Clinical Diagnosis Treatment and Nursing
of Common Surgical Diseases

常见外科疾病临床诊治与护理

主　编　李　寅　　原高燕　　郭书坤　　丁海涛
张海军　　卫　星　　张晓平　　刘晶菁

中国海洋大学出版社
·青岛·

图书在版编目(CIP)数据

常见外科疾病临床诊治与护理 / 李寅等主编. —青岛：中国海洋大学出版社，2024.5

ISBN 978-7-5670-3834-9

Ⅰ.①常… Ⅱ.①李… Ⅲ.①外科－常见病－诊疗②外科－常见病－护理 Ⅳ.①R6②R473.6

中国国家版本馆 CIP 数据核字(2024)第 082100 号

出版发行	中国海洋大学出版社		
社　　址	青岛市香港东路 23 号	**邮政编码**	266071
出 版 人	刘文菁		
网　　址	http://pub.ouc.edu.cn		
电子信箱	369839221@qq.com		
订购电话	0532－82032573(传真)		
责任编辑	韩玉堂	**电　话**	0532－85902349
印　　制	北京虎彩文化传播有限公司		
版　　次	2024 年 5 月第 1 版		
印　　次	2024 年 5 月第 1 次印刷		
成品尺寸	185 mm×260 mm		
印　　张	63.25		
字　　数	1620 千		
印　　数	1～1000		
定　　价	298.00 元		

发现印装质量问题，请致电18600843040，由印刷厂负责调换。

《常见外科疾病临床诊治与护理》编委会

前　言

　　外科学是研究外科疾病的发生、发展规律及临床表现、诊断、治疗和预防的科学,是以手术切除、修复机体病损为主要治疗手段的专业科室。护理学是以自然科学和社会科学理论为基础的、为人类健康服务的综合性应用科学,是医学科学中一门独立且非常重要的学科。为了促进医护人员在临床工作中更好地认识、了解外科相关疾病,普及和更新外科的临床及护理知识,满足外科专业人员以及广大基层医务工作者的需要,我们组织编写了本书。

　　本书从诊疗和护理两个方面入手。诊疗方面通过临床常见病与多发病,并针对每种疾病详细阐述了其病因、临床表现、诊断与治疗方法。既有传统内容的讲述,又有新技术的应用。护理方面详细介绍了各个疾病在护理过程中需要关注的内容,充分体现了各个疾病的护理特色。本书可作为临床护理工作的指导工具用书,也可作为临床护理教学的参考书籍。希望广大医务工作者能够从本书中有所获益。

　　本书各章节内容编写设置如下:主编李寅编写了前言、第十五章第五节至第十三节、第三十节至第三十二节、第四十一节至第四十四节,共 153.22 千字;主编原高燕编写了第十五章第一节、第十九节、第三十三节、第三十五节、第三十八节至第四十节、第五十四节至第五十九节,共 102.78 千字;主编郭书坤编写了第五章第二节至第四节,共 21.23 千字;主编丁海涛编写了第一章第十四节至第十五节、第二十六节至第二十八节,共 31.45 千字;主编张海军编写了第六章,共 31.12 千字;主编卫星编写了第一章第三十三节至第四十节,共 52.67 千字;主编张晓平编写了第十三章第一节至第五节,共 21.13 千字;主编刘晶菁编写了第十五章第十四节至第十七节、第二十二节至第二十四节、第四十七节至第五十一节,共101.56 千字;副主编毛任浩编写了第三章,共 51.55 千字;副主编孟祥鑫编写了第一章第十六节至第十七节、第二十四节至第二十五节,共 21.11 千字;副主编陈雯编写了第十五章第二节至第四节、第三十四节、第四十五节至第四十六节、第六十节至第六十一节,共 51.23 千字;副主编何威编写了第一章第二十二节至第二十三节、第三十二节,共 21.07 千字;副主编张慧玲编写了第十五章第十八节、第二十节至第二十一节、第二十五节至第二十九节、第三十六节至第三十七节、第五十二节至第五十三节、第六十二节,共 101.45 千字;副主编董娜编写了第十章,共 102.11 千字;副主编牛丽娜编写了第十六章第一节至第十一节,共 101,43 千字;副主编王晓燕编写了第七章第三节至第四节,共 10.57 千字;副主编王晓红编写了第七章第二节、第八节,共 10.45 千字;副主编李宗富编写了第一章第二节至第七节、第九节至第十二节、第十八节至第二十一节、第二十九节至第三十一节,共 101.54 千字;副主编马骥编写了第二章,共 51.78 千字;副主编管进进编写了第十六章第十二节,共 5.67 千字;副主编吴峰阶编写了第一章第十三节,共 5.78 千字;副主编陈俊儒编写了第四章,共 11.76 千字;副主编张磊编写了第七章第一节,共 5.56 千字;副主编赵金荣编写了第十七章第十节,共 5.45 千字;副主编王红宇编写了第七章第七节,共 5.34 千字;副主编冀慧编写了第十一章第一节至第二节,共 10.34 千字;副主编王菊琴编写了第七章第五节至第六节,共 16.54 千字;副主编郭佳丽编写了第九章,共 52.23 千字;副主编麻世宏编写了第八章,共 52.12 千字;副主编宋菲编写了第十七章第一节至第九节,共 51.95 千字;副主编申田丽编写了第十四章,共 101.23 千字;副主编张丽丽编写了第十二章,共 31.34 千字;副主编疏燕编写了第十一章第三节,共 5.67 千字;编委刘彩艳编写了第十三章第六节,共 2.56 千字;编委王利编写了第五章第五节,共 3.35 千字;编委魏建军编写了第一章第一节,共 3.46 千字;编委许中敏编写了第一章第八节,共 2.23 千字;编委张明编写了第五章第一节,共 3.12 千字;编委张翎编写了第十一章第四节,共 3.18 千字。

本书在编写过程中,承蒙诸位学者精心筹划,投入了大量时间和精力,并力求做到内容科学、准确。但由于写作风格不尽相同,书中难免存在疏漏与不足之处,希望广大读者不吝指正。

编 者

2024 年 4 月

目 录

第一章 普外科疾病诊治

第一节 甲状腺功能减退症

甲状腺功能减退症简称甲减,是由多种原因引起的甲状腺激素(thyroid hormone ,TH)合成、分泌或生理效应不足所致的全身性疾病。

一、病因

病因有多种,以甲状腺性为多见,其次为垂体性,下丘脑性及 TH 抵抗性少见。发病机制也随病因类型不同而异。临床以起病年龄分类较为实用,因此病因亦按起病年龄分述如下。

(一)幼年甲状腺功能减退症

病因与成人患者相同。

(二)成年甲状腺功能减退症

成年期发病,常引起黏液性水肿,按累及的器官分为三大类型:甲状腺性(甲状腺激素缺乏);垂体性或下丘脑性;促甲状腺激素及释放激素缺乏周围性(末梢组织对甲状腺激素不应症)。

1. 甲状腺性甲减

由于甲状腺本身病变致甲状腺激素缺乏,有原发性和继发性两种病因。

(1)原发性:病因未明,故又称"特发性"。可能与甲状腺自身免疫反应有关,病例较多发生甲状腺萎缩,为甲减发病率的 5%,偶见由 Graves 病转化而来。亦可为多发性内分泌功能减退综合征(Sehmidt 综合征)表现之一。

(2)继发性:有以下比较明确的病因。①甲状腺破坏:甲状腺手术切除,放射性碘或放射线治疗后;②甲状腺炎:与自身免疫有关的慢性淋巴细胞性甲状腺炎,由亚急性甲状腺炎引起者罕见;③伴甲状腺肿或结节的功能减退:慢性淋巴细胞性甲状腺炎多见,偶见侵袭性纤维性(Reidel's)甲状腺炎,可伴有缺碘所致的结节性地方性甲状腺肿和散发性甲状腺肿;④腺内广泛病变:多见于晚期甲状腺癌和转移性肿瘤,少见于甲状腺结核、淀粉样变、甲状腺淋巴瘤等;⑤药物:抗甲状腺药物治疗过量;摄取碘化物(有机碘或无机碘)过多;使用阻碍碘化物进入甲状腺的药物,如过氯酸钾、对氨基水杨酸钠、保泰松、磺胺类药物、碳酸锂等。

2. 由于促甲状腺激素或释放激素不足引起的甲减

(1)垂体性甲减:由于垂体前叶功能减退,使促甲状腺激素(thyroid-stimulatinghormone,TSH)分泌不足所致,常称为"垂体性甲状腺功能减退"。可因肿瘤、手术、放疗和产后垂体坏死所致。垂体前叶被破坏广泛者,多表现为复合性促激素分泌减少;个别原因不明者表现为单一性 TSH 分泌不足,但较少见。本症最常见的疾病为希恩综合征、嫌色细胞瘤及颅咽管瘤。

(2)下丘脑性甲减:由于下丘脑及其周围组织病变(肿瘤、炎症、变性、出血等)使 TRH 分泌不足而发病。又称为下丘脑性(或三发性)甲状腺功能减退症。本型甲减典型表现为血中促甲状腺激素低值,经用 TRH 刺激血中 TSH 可增高。

3.周围性甲减

周围性甲减指末梢组织对甲状腺激素不应症。主要是周围组织的甲状腺激素受体缺陷或数目减少,使组织对甲状腺激素的敏感性降低而出现功能低下现象。本病多为先天性、家族性发病,父母往往为近亲结婚。本病又称 Refet-off 症群。此外,有的是由于甲状腺分泌的 T_4 不能转变为 T_3 而转变为无生物活性的反 T_3(rT_3)。其特点释血中 rT_3 增多。多见于营养不良症、神经性呕吐等。另一种是血中出现能与甲状腺激素结合的抗体,使甲状腺激素失去生物效应,因而出现甲减症。

二、临床表现

(一)幼年型甲减

临床表现随起病年龄而异,年龄小者临床表现与呆小病相似。较大儿童及青春期发病者,大多似成人型甲减。

(二)成年型甲减

1.精神神经系统

精神迟钝、嗜睡、理解力和记忆力减退。听觉、触觉、嗅觉均迟钝,伴有耳鸣、头晕,有时多虑而有神经质表现,可发生妄想、幻觉、抑郁或偏狂;严重者可有精神失常,呈木僵、痴呆、昏睡状,在久病未获治疗及刚接受治疗的患者易患精神病。一般认为精神症状与脑细胞对氧和葡萄糖的代谢减低有关。因黏蛋白沉积可致小脑功能障碍,呈共济失调、眼球震颤等。亦可有手足麻木,痛觉异常,腱反射变化具有特征性,反射的收缩期往往敏捷、活泼,而松弛期延缓,跟腱反射减退,膝反射多正常,脑电图亦可异常。

2.心血管系统

脉搏缓慢,心动过缓,心音低弱,心排血量减低,常为正常之一半,由于组织耗氧量和心排血量减低相平行,故心肌耗氧量减少,很少发生心绞痛和心力衰竭。但个别患者可出现心肌梗死之心电图表现,经治疗后可消失。超声心动图常提示心包积液,很少发生心脏压塞。同时也可有胸腔或腹腔积液,久病者由于血胆固醇增高,易发生冠心病。

3.肌肉和骨骼

肌肉松弛无力,主要累及肩、背部肌肉也可有肌肉暂时性强直、痉挛、疼痛或出现齿轮样动作,腹背肌及腓肠肌可因痉挛而疼痛,关节亦常疼痛,骨质密度可增高,少数病例可有肌肥大。

三、实验室检查

(一)一般检查

(1)由于 TH 不足影响促红细胞生成素合成,而骨髓造血功能减低,可致轻、中度正常细胞型正常色素性贫血。由于月经量多而致失血及铁吸收障碍,可引起小细胞低色素性贫血,少数由于胃酸低、缺乏内因子、维生素 B_{12} 或叶酸可致大细胞性贫血。

(2)基础代谢率减低,常为 -15% 以下,有的为 $-45\% \sim -35\%$,严重者达 -70%。

(3)血清胡萝卜素增高。

(4)血脂:病因起始于甲状腺者,胆固醇、三酰甘油、G-脂蛋白均升高;病因始于垂体或下丘脑者胆固醇多属正常或偏低。但克汀病婴儿,三酰甘油增高,LDE 增高,HDL-胆固醇降低。

（5）跟腱反射迟缓,时间延长,常大于 360 ms,严重者达 500～600 ms。

（6）磷酸肌酸激酶、乳酸脱氢酶增高,尿 17-酮类固醇,17-羟类固醇降低。糖耐量试验呈扁平曲线,胰岛素反应延迟。

（7）心电图示低电压,窦性心动过缓,T 波低平或倒置,偶有 P-R 间期延长及 QRS 波时限增加。

（8）脑电图检查某些呆小病患者有弥散性异常,频率偏低,节律不齐,有阵发性双 Q 波,无 α 波提示脑中枢功能障碍。

（9）X 线检查:骨龄检查有助于呆小病的早期诊断,X 线片骨骼特征有:骨龄延迟,骨骺与骨干愈合延迟,成骨中心骨化不均匀呈斑点状（多发性骨化灶）。95% 呆小病患者蝶鞍的形态异常。心影在胸片常为弥散性增大,记波摄影及超声检查示心包积液。

（10）甲状腺 ECT 检查:有助于检查甲状腺形态,诊断先天性阙如及甲状腺异位功能不全所致的甲减,判断亚急性甲状腺炎性甲减或桥本氏甲炎所致的甲减。并根据甲状腺内核素分布情况间接判断甲状腺的功能情况。

（二）甲状腺功能检查

（1）血清 TSH（或 STSH）升高为原发性甲减最早表现;垂体性或下丘脑性甲减,TSH 则偏低乃至测不出,同时可伴有其他垂体前叶激素分泌低下。不管何种类型甲减,血清总 T_4 和 FT_3,大多均低下,轻症患者 T_3 可在正常范围,重症患者可以降低。临床无症状或症状不明显的亚临床型甲减中部分患者血清 T_3、T_4 可正常,此系甲状腺分泌 T_3、T_4 减少后,引起 TSH 分泌增多呈进行性代偿反馈的结果。部分患者的 T_3 正常,T_4 降低,可能是甲状腺在 TSH 刺激下或碘不足情况下合成生物活性较强的 T_3 相对增多,或周围组织中的 T_4 较多地转化为 T_3 的缘故。因此 T_4 降低而 T_3 正常可视为较早期诊断甲减的指标之一。新生儿采脐血或新生儿血或妊娠 22 周羊水测 sTSH 及 T_4 有助于新生儿和胎儿甲减症的早期诊断。另外,本病血清 rT_3 明显降低,是由于 T_4 转化为 T_3 倾向增多而减少 rT_3 的转化所致。

（2）甲状腺吸^{131}I 率明显低于正常,常为低水平曲线,而尿^{131}I 排泄量增大。

（3）促甲状腺激素（TSH）兴奋试验:原发性甲减用本试验后,甲状腺摄^{131}I 率不升高或血中 T_4、T_3 增加反应很低,而继发性甲减则可得正常反应。

（4）促甲状腺激素释放激素试验（TRH 兴奋试验）静脉注射 TRH 200～500 μg 后,血清 TSH 无升高反应者提示为垂体性甲减,延迟升高者为下丘脑性。如果 TSH 基值已增高,TRH 刺激后更高,提示原发性甲减。

（5）抗体的测定:病因与自身免疫有关的甲减患者,可测出抗甲状腺球蛋白抗体（anti-thyroglobulin antibodies,TGAb）和（或）抗微粒体抗体（Anti microsomal antibodies,TMAb）,目前认为 TMAb 是抗甲状腺过氧化物酶抗体（Antithyroid Peroxidase Antibody,ATPO）。

四、诊断与鉴别诊断

当甲减临床表现很典型时,诊断并不困难,但早期患者多不典型,特别是呆小病的早期诊断更为重要,为了避免或尽可能减轻永久性智力发育缺陷,应常规进行新生儿的甲状腺激素及 TSH 检查项目,争取早日确诊、早日治疗。在婴儿期应细微观察其生长、发育、面貌、皮肤、饮食、睡眠、大便等各方面的情况。必要时做有关实验室检查,对疑似不能确诊病例,实验室条件有限者,可以试验治疗,由于呆小病的特殊面容应注意和先天性愚呆（伸舌样痴呆称唐氏综合征)鉴别。

年龄稍长者,智力和体格发育障碍与正常相比日趋明显,诊断不难,但应和其他原因所致的侏儒症相区别。对疑似贫血、肥胖、特发性水肿、慢性肾小球肾炎、肾病综合征、冠心病、低代谢综合征、月经紊乱、垂体前叶功能减退症等病,临床确诊证据不足时,应进行甲状腺功能测定,以资鉴别。对末梢性甲减的诊断有时不易,患者有临床甲减征象而血清乃浓度增高为主要实验室特点,甲状腺^{131}I摄取率可增高,用T_3、T_4治疗疗效不显著,提示受体不敏感。部分患者可伴有特征性面容、聋哑、点彩样骨骺,甲状腺可以不肿大。

五、治疗

(一)成人黏液性水肿治疗

甲状腺激素替代治疗效果显著,并需终身服用。使用的药物制剂有合成甲状腺激素及从动物甲状腺中获得的甲状腺球蛋白。

1.甲状腺片

其应用普遍,从小剂量开始,每日为15～30 mg,最终剂量为120～240 mg。已用至240 mg而不见效,应考虑诊断是否正确或为周围型甲减。当治疗见效至症状改善,脉率及基础代谢率恢复正常时应将剂量减少至适当的维持量,每日为90～180 mg。如果停药,症状常在1～3个月复发。治疗过程中如有心悸、心律不齐、心动过速、失眠、烦躁、多汗等症状,应减少用量或暂停服用。

2.L-甲状腺素钠(T_4)或-碘甲状腺原氨酸(T_3)

T_4 100 μg 或 T_3 20～25 μg 相当于干甲状腺片60 mg。T_3 的作用比 T_4 和干甲状腺制剂快而强,但作用时间较短,作为替代治疗则干甲状腺片和 T_4 比 T_3 优越。由于干甲状腺制剂生物效价不稳定,而以 T_4 片治疗为优。

3.甲状腺提取物

USP 和纯化的猪甲状腺球蛋白已用于临床。年龄较轻不伴有心脏疾患者,初次剂量可略偏大,剂量递增也可较快。干甲状腺片可从每日60 mg开始,2周后每日再增60 mg至需要的维持量。老年患者剂量应酌情减少,伴有冠心病或其他心脏病史以及有精神症状者,甲状腺激素更应从小剂量开始,并应更缓慢递增,干甲状腺片每日15 mg开始,每两周或更久增加一次,每次15 mg。如导致心绞痛发作,心律不齐或精神症状,应及时减量。

垂体前叶功能减退且病情较重者,为防止发生肾上腺皮质机能不全,甲状腺激素的治疗应在皮质激素替代治疗后开始。

周围型甲减治疗较困难可试用较大剂量T_3。伴有贫血的患者,应给予铁剂、叶酸、维生素B_{12}或肝制剂。铁剂治疗时尚须注意胃酸水平,低者须补充。

有心脏症状者除非有充血性心力衰竭一般不必试用洋地黄,在应用甲状腺制剂后心脏体征及心电图改变等均可逐渐消失。

(二)黏液性水肿昏迷的治疗

(1)甲状腺制剂:由于甲状腺片及 T_4 作用太慢,故必须选用快速作用的三碘甲状腺原氨酸(T_3)。开始阶段,最好用静脉注射制剂(D,L-三碘甲状腺原氨酸),首次40～120 μg,以 T_3 每6 h静脉注射5～15 μg,直至患者清醒后改为口服,如无针剂,可将三碘甲状腺原氨酸片剂研细加水鼻饲,每4～6 h一次,每次20～30 μg。无快作用制剂时可采用T_4,首次剂量

200～500 μg 静脉注射，以后静脉注射 25 mg，每 6 h 一次或每日口服 100 μg。也有人主张首次剂量 T_4 200 μg 及 T_3 50 μg 静脉注射，以后每日静脉注射 T_4，100 μg，T_3 25 μg 也可用于甲状腺片每 4～6 h 一次，每次 40～60 mg，初生儿剂量可稍大，以后视病情好转递减，有心脏病者，起始宜用较小量，为一般用量的 1/5～1/4。

（2）给氧、保持气道通畅，必要时可气管切开或插管，保证充分的气体交换。

（3）保暖，增加室温，添加被褥，室温要逐渐增加，以免耗氧骤增对患者不利。

（4）肾上腺皮质激素：每 4～6 h 给氢化可的松 100～200 mg 静脉滴注；如清醒后血压稳定，可适当减量。

（5）积极控制感染，给予一定量的抗生素。

（6）补液及电解质：给予 5％～10％葡萄糖盐水静点，一般每日仅需 500～1 000 mL，补液中加维生素 C、氯化钾，并随时注意电解质平衡及酸碱平衡、尿量、血压等。如血压经补液后仍不升者，可用少量升压药，给药时注意心率的变化。因甲状腺激素与升压药合用易发生心律失常。经以上治疗，24 h 左右病情可有好转，一周后可逐渐恢复。如 24 h 后不能逆转，多数不能挽救。

（魏建军）

第二节 甲状腺功能亢进症

甲状腺功能亢进症（简称甲亢）是指多种疾病导致甲状腺合成和分泌甲状腺激素过多，致血液循环中甲状腺激素水平升高；临床常表现为怕热多汗，多食易饥而体重下降，大便次数增多，心悸乏力等。

甲状腺毒症指血液循环中甲状腺激素水平升高出现甲亢类似的症状，但除甲亢外，尚包括其他原因导致的血液循环中甲状腺激素水平升高，如外源性甲状腺激素摄入不当、各种甲状腺炎破坏使甲状腺滤泡中激素释放入血过多而甲状腺本身合成激素减少等。

一、弥漫性甲状腺肿伴甲亢

弥漫性甲状腺肿伴甲亢又称 Graves 病（Graves disease，GD）。1835 年 Robert Graves 首先描述了该综合征，包括高代谢、弥漫性甲状腺肿、突眼和皮肤局部的黏液性水肿等。

（一）病因及发病机制

该病的确切病因尚不全清楚，目前认为在一定的遗传易感性（如 HLA-DR，CTLA-4，CD25，PTPN22，TSH 受体等基因多态性）基础上，环境因素如感染、应激、性别、性腺激素、妊娠、药物和辐射等诱发人体免疫功能异常，使抑制性 T 淋巴细胞功能降低和辅助性 T 淋巴细胞不适当增敏，使 B 细胞产生针对自身甲状腺成分的抗体，主要为 TSH 受体抗体（TRAb），故疾病本质为甲状腺器官特异性自身免疫性疾病。TRAb 为多克隆抗体，与甲状腺滤泡上皮细胞膜上的 TSH 受体结合后，激活 Gsα 和 Gq 信号复合体，发挥不同作用。

Graves 病患者发生突眼和常见于胫前的黏液性水肿与眶后、胫前局部皮肤的成纤维细胞和脂肪细胞高表达 TSH 受体有关。局部高表达 TSH 受体在高浓度血清 TRAb 情况下，发生免疫应答,导致局部细胞因子释放、淋巴细胞浸润和成纤维细胞释放葡糖胺聚糖增加和积聚,进一步导致水肿和细胞功能损伤。

(二)临床表现

GD 在女性更为多见,患者男、女之比为 1∶(7~10);高发年龄为 21~50 岁。该病起病缓慢,典型者高代谢症群、眼症和甲状腺肿大表现明显。

1.甲状腺毒症的临床表现

各种病因所致的甲状腺毒症的症状体征相似,可累及全身各个系统。临床表现与患者年龄、甲状腺毒症的严重性,持续时间,个体对过多甲状腺激素的易感性等相关。老年患者的症状可较隐匿,仅表现为乏力、体重下降,称淡漠型甲状腺功能亢进症。亚洲男性可表现为发作性低钾麻痹。其中 GD 甲亢患者往往缓慢隐匿起病,逐步加重,病程常长于 3 个月。

2.甲状腺肿大

甲状腺肿大为 GD 的主要临床表现或就诊时的主诉。双侧对称性甲状腺呈弥散肿大,质软,无明显结节感。少数(约 10%)肿大不明显或不对称。在甲状腺上下特别是上部可扪及血管震颤并闻及血管杂音。

3.眼症

眼睑挛缩、眼裂增大、眼球内聚不佳、下视时上眼睑不随眼球下降、上视时前额皮肤不能皱起等症状可见于所有甲状腺毒症患者,主要机制是高甲状腺激素水平时交感神经兴奋使眼外肌和上睑肌张力增高。

GD 相关眼症为浸润性突眼,为 GD 所特有,又称 Graves 眼病,独立于甲状腺毒症,可与甲亢同时出现,也可早于或晚于甲亢发生;可以是单侧也可以是双侧眼病。临床表现轻者为异物感、易流泪;眶周、眼睑、结膜等水肿、结膜充血、眼球突出、复试、眼球运动障碍;严重者眼睑不能闭合致角膜暴露继发溃疡、视力下降、视野缺损等。

4.黏液性水肿

黏液性水肿为 GD 特有的病变,见于不到 5% 的 GD 患者,常合并浸润性突眼。表现局灶性的皮肤隆起呈橘皮样或结节样非凹陷性硬肿,初期为粉红色或紫色,后期为色素沉着,呈褐色。与周围皮肤有一定的边界。常见于胫前,但也可见于其他任何部位。

5.其他

GD 患者长期甲状腺毒症未得到控制时可表现出杵状指。

(三)诊断与鉴别诊断

对于有上述临床症状与体征者应做进一步甲状腺相关检查。诊断步骤分为:明确是否存在甲状腺毒症;明确是否甲亢;明确甲亢病因为 Graves 病。对表现为典型浸润性突眼和(或)局部皮肤黏液性水肿的甲亢患者基本上可确诊为 GD。

1.检测血清甲状腺激素水平

有任何临床疑似甲状腺毒症症状的患者或甲状腺肿大等患者应进行包括 TT_3、TT_4、FT_3 和 FT_4 在内的血清甲状腺激素水平检测。如果血清 TT_3、TT_4、FT_3 和 FT_4 升高,即可确认为甲状腺毒症。

2.吸碘率测定

甲亢患者表现为甲状腺功能活跃,除碘甲亢外,吸碘率升高。但并非所有的甲状腺毒症患者均需进行该测试。建议在病程短于 3 月、病情较轻或伴有其他发热、甲状腺痛等患者进行。

GD甲亢患者吸碘率升高。借此检测可鉴别各种甲状腺炎性一过性毒血症。

3.TSH 测定

GD甲亢患者 TSH 明显降低,为最敏感的指标,其变化早于甲状腺激素水平的升高。通过 TSH 测定可鉴别 TSH 瘤、中枢性甲状腺激素抵抗综合征所致甲亢,后两者 TSH 正常或升高。

4.甲状腺自身抗体的检测

甲状腺自身抗体的检测包括 TRAb、甲状腺过氧化物酶抗体(TPOAb)和甲状腺球蛋白抗体(TGA),阳性者提示甲状腺自身免疫性疾病,有助于诊断 GD,特别是 TRAb。而高功能腺瘤、结节性甲状腺肿伴甲亢患者常为阴性。

5.其他

碘甲亢患者,通过确认碘摄入病史即可鉴别。甲状腺超声可帮助判断甲状腺的结构和功能,显示甲状腺大小、是否存在结节,上动脉流速的测定可部分反映甲状腺的功能状况。GD甲亢患者往往为弥漫性肿大伴上动脉流速增加,部分患者可合并结节;高功能腺瘤可见单一性结节;结节性甲状腺肿伴甲亢患者,则甲状腺明显肿大伴多发结节。甲状腺核素显像也可有效判断甲状腺的摄碘或摄锝功能,GD患者表现为弥漫性摄取功能亢进,而高功能腺瘤表现为孤立性热结节,结节性甲状腺肿伴甲亢患者可为多发热结节。而其他一过性甲状腺毒血症患者显示摄碘或锝功能低下。

(四)治疗

GD甲亢的治疗包括一般治疗和针对甲状腺激素过多合成的治疗。一般治疗包括:注意休息,适当营养,β受体阻滞剂减慢心率改善心悸症状等。针对甲状腺素过多合成和分泌的治疗方法包括:抗甲状腺药物、^{131}I 核素治疗和手术治疗。每种治疗方法不同,各有利弊,临床上适合不同的患者。

1.抗甲状腺药物治疗

国内可选药物包括甲巯咪唑和丙硫氧嘧啶(PTU)。两者作用机制基本相同,通过抑制甲状腺内过氧化物酶的作用而使碘离子转化为活性碘受抑,从而妨碍甲状腺激素的合成,但无法抑制已合成激素的释放。甲巯咪唑半衰期 4～6 h,长于 PTU 的 1.5 h,导致前者可每天 1～2 次服用,而后者需每日 3 次服用。甲巯咪唑抑制作用强于 PTU,故前者 5～10 mg 等效于 PTU 的 100 mg。目前临床上首选甲巯咪唑治疗。PTU 有阻滞 T_4 转化为 T_3 的功能,故适合甲状腺危象等紧急情况。甲巯咪唑可通过胎盘且有可能致胎儿畸形,妊娠早期禁用;而 PTU 极少通过胎盘,妊娠早期可以使用。

2.^{131}I 治疗

甲状腺具有高度选择性聚^{131}I 能力,^{131}I 衰变时放出 γ 和 β 射线,其中占 99% 的 β 射线在组织内射程仅为 2 mm,破坏甲状腺滤泡上皮细胞的同时不影响周围组织,从而达到治疗目的。目前多用单次剂量口服法。口服前禁食 2 h 以上,服后适量饮水,2 h 后可进食;不要揉压甲状腺,注意休息,避免劳累和精神刺激;继续服用 β 受体阻滞剂致症状缓解;2 周内避免与婴幼儿及妊娠妇女密切接触;治疗后 1～3 个月复查,如果病情较重或临床表现变化较大时,应根据需要密切随诊,甲状腺激素水平严重升高且无 ATDs 禁忌者可在^{131}I 治疗后 3～7 d 重新开始 ATDs 治疗,随访甲状腺功能调整剂量逐步停用,并监测可能不良反应;育龄期女性治疗后半年内应采取避孕措施。

3.手术治疗

甲亢手术治疗的病死率<0.1%，并发症低，复发率约为3%，可迅速和持久达到甲状腺功能正常，并有避免放射性碘及抗甲状腺药物带来的长期并发症和获得病理组织学证据等独特优点，手术能快速有效地控制并治愈甲亢；但仍有一定的复发率和并发症，所以应掌握其适应证和禁忌证。

（1）手术适应证：甲状腺肿大明显或伴有压迫症状者；中至重度以上甲亢（有甲状腺危象者可考虑紧急手术）；抗甲状腺药物无效、停药后复发、有不良反应而不能耐受或不能坚持长期服药者；胸骨后甲状腺肿伴甲亢；中期妊娠又不适合用抗甲状腺药物者。

若甲状腺巨大、伴有结节的甲亢妊娠妇女（或近期有妊娠计划）常需大剂量抗甲状腺药物才有作用，所以宁可采用手术，但妊娠早期和后期尽量避免，而选择在妊娠中期。超声提示有恶性占位者。

（2）手术禁忌证：青少年（<20岁），轻度肿大，症状不明显者；严重突眼者手术后突眼可能加重手术应不予以考虑；年老体弱有严重心、肝和肾等并发症不能耐受手术者；术后复发因粘连而使再次手术并发症增加、切除腺体体积难以估计而不做首选。但对药物无效又不愿意接受放射治疗者有再次手术的报道，术前用超声检查了解两侧腺体残留的大小，此次手术腺叶各留2 g左右。

（3）术前准备：术前除常规检查外，应进行间接喉镜检查以了解声带活动情况。颈部和胸部X线片了解气管和纵隔情况。查血钙、磷。为了减少术中出血、避免术后甲状腺危象的发生，甲亢手术前必须进行特殊的准备。手术前准备常采用以下两种准备方法。

1）碘剂为主的准备：在服用抗甲状腺药物一段时间后患者的症状得以控制，心率为80～90次/分钟，睡眠和体重有所改善，基础代谢率在20%以下，即可开始服用复方碘溶液又称卢戈（Lugol）液。该药可抑制甲状腺的释放，使滤泡细胞退化，甲状腺的血运减少，腺体因而变硬变小，使手术易于进行并减少出血量。

卢戈溶液的具体服法有两种：①第一天开始每日3次，每次3～5滴，逐日每次递增1滴，直到每次15滴，然后维持此剂量继续服用；②从第一天开始即为每次10滴，每日3次。共2周左右，直至甲状腺腺体缩小、变硬、杂音和震颤消失。局部控制不满意者可延长服用碘剂至4周。但因为碘剂只能抑制释放而不能抑制甲状腺的合成功能，所以超过4周就无法再抑制其释放，会（或者反而）引起反跳。故应根据病情合理安排手术时间，特别是对女性患者注意避开经期。开始服用碘剂后可停用甲状腺片。因为抗甲状腺药物会加重甲状腺充血，除病情特别严重者外，一般于术前1周停用抗甲状腺药物，单用碘剂直至手术。妊娠合并甲亢需手术时也可用碘剂准备，但碘化物能通过胎盘引起胎儿甲状腺肿和甲状腺功能减退，出生时可引起初生儿窒息。故只能短期碘剂快速准备，碘剂不超过10 d。术后补充甲状腺素片以防流产。对于特殊原因需取消手术者，应该再服用抗甲状腺药物并逐步对碘剂进行减量。术后碘剂10滴，每日3次，续服5～7 d。

2）普萘洛尔准备：普萘洛尔除可作为碘准备的补充外，对于不能耐受抗甲状腺药物及碘剂者，甲状腺癌合并甲亢，避免碘剂预处理者或严重患者需紧急手术而抗甲状腺药物无法快速起效可单用普萘洛尔准备。普萘洛尔不仅起到抑制交感兴奋的作用，还能抑制T_4向T_3的转化。美托洛尔同样可以用于术前准备，但该药无抑制T_4向T_3转化的作用，所以T_3的好转情况不及普萘洛尔。普萘洛尔剂量是每次40～60 mg，6 h一次。一般经4～6 d心率即接近正常,甲亢症状得到控制,即可以进行手术。由于普萘洛尔在体内的有效半衰期不满 8 h,所以最后一次用药应于术前 1～2 h 给予。术后继续用药 5～7 d。特别应该注意手术前后都不能使用阿托品,以免引起心动过速。单用普萘洛尔准备者麻醉同样安全、术中出血并未增加。严重患者可采用大剂量普萘洛尔准备但不主张单用(术后普萘洛尔剂量也应该相应地增大),并可加用倍他米松 0.5 mg 每 6 h 一次和碘番酸 0.5 mg 每 6 h 一次。甲状腺功能可在 24 h 开始下降,3 d 接近正常,5 d 完全达到正常水平。短期加用普萘洛尔的方法对妊娠妇女及小孩均安全。但前面已提及普萘洛尔的不良反应,所以应慎用。以往认为严重甲亢患者手术会引起甲状腺素的过度释放,但通过术中分析甲状腺静脉和外周静脉血的 FT_3、FT_4 并无明显差异,所以认为甲亢危重病例紧急手术是可取的。

(4)手术方法:以往常采用颈丛麻醉,术中可以了解发声情况,以减少喉返神经的损伤。对于巨大甲状腺有气管压迫、移位甚至怀疑将发生气管塌陷者,胸骨后甲状腺肿者以及精神紧张者应选用气管插管全麻。随着喉返神经监测技术的普及,全麻更为常用。

(5)手术方式:切除甲状腺的范围即保留多少甲状腺体积尚无一致的看法。若行次全切除即每侧保留 6～8 g 甲状腺组织,术后复发率为 23.8%;而扩大切除即保留约 4 g 的复发率为 9.4%;近全切除即保留<2 g 者的复发率为 0。各组之间复发时间无差异。但切除范围越大发生甲状腺功能减退即术后需长期服用甲状腺片替代的概率越大。若甲状腺共保留 7.3 g,或若双侧甲状腺下动脉均结扎且保留 9.8 g 者,可不需长期替代。

考虑到甲状腺手术不仅可以迅速控制其功能,还能使自身抗体水平下降,而且甲减的治疗远比甲亢复发容易处理,所以建议切除范围适当扩大即次全切除还不够,每侧应保留 5 g 以下(2～3 g,峡部全切除)。当然也应考虑甲亢的严重程度、甲状腺的体积和患者的年龄。巨大而严重的甲亢切除比例应该大一些,年轻患者考虑适当多保留甲状腺组织以适应发育期的需要。术中可以从所切除标本上取同保留的甲状腺相应大小体积的组织称重以估计保留腺体的重量。但仍有误差,所以,有学者建议一侧行腺叶切除和另一侧行大部切除(保留 6 g)。但常用于病变不对称的结节性甲状腺肿伴甲亢者,病变严重侧行腺叶切除。但该侧发生喉返神经和甲状旁腺损伤的概率较保留后包膜的高,所以也要慎重选择。

对极少数或个别 Graves 病突眼显著者,选用甲状腺全切除术,其好处是可降低 TSH 受体自身抗体和其他甲状腺抗体,减轻眶后脂肪结缔组织浸润,防止眼病加剧以致牵拉视神经而导致萎缩,引起失明以及重度突眼,以及角膜长期显露而受损导致的失明。当然也防止了甲亢复发,但需终身服用甲状腺素片。毕竟个别患者选用本手术,要详细向患者和家属说明,取得同意。术前检查血清抗甲状腺微粒体抗体,阳性者术后发生甲减的病例增多。因此,此类患者术中应适当多保留甲状腺组织。

(6)手术步骤:切口常采用颈前低位弧形切口,甲状腺肿大明显者应适当延长。颈阔肌下分离皮瓣,切开颈白线,离断颈前带状肌。先处理甲状腺中静脉,充分显露甲状腺。离断甲状腺悬韧带以利于处理上极。靠近甲状腺组织妥善处理甲状腺上动静脉。游离下极,离断峡部。将甲状腺向内侧翻起,辨认喉返神经后处理甲状腺下动静脉。按前所述保留一定的甲状腺组织,超声刀将其余部分予以切除。创面严密止血后缝闭。另一侧同样处理。术中避免喉返神经损伤以外,还应避免损伤甲状旁腺。若被误切应将其切成 1 mm 小片种植于胸锁乳突肌内。缝合前放置皮片引流或负压球引流。缝合带状肌、颈阔肌及皮肤。

内镜手术治疗甲亢难度较大,费用高,但术后颈部,甚至上胸部完全没有瘢痕,美容效果明显,受年轻女性患者欢迎。与传统手术相比,内镜手术时间长,术后恢复时间也无明显优势。甲状腺体积大时不适合该方式。

术后观察与处理:严密观察患者的心率、呼吸、体温、神志以及伤口渗液和引流液。一般在2 d后可拔除引流,4 d拆线。

二、毒性结节性甲状腺肿

本病又称Plummer病,在多年非毒性结节性甲状腺肿的基础上,隐匿缓慢出现功能亢进。该病特点是:随时间演变的结构和功能的异质性、功能的自主性。具体发病机制不详。碘摄入增加是可能诱因之一。

该病多见于中老年人,女性多见;有多年结节性甲状腺肿的病史;甲状腺毒症症状较轻或不明显,老年患者心血管表现可较为突出,包括房颤、心衰等。本病不伴浸润性突眼和黏液性水肿。触诊甲状腺多数肿大,伴结节感;部分患者肿大不明显,但可触及结节。血清甲状腺激素水平检测可见TSH水平降低,T_4水平正常或略微升高,T_3的升高幅度通常超过T_4。超声可见甲状腺肿大伴多发结节。甲状腺核素显像显示甲状腺肿伴多区域的摄取值不等(升高及降低),24 h吸碘率不一定升高。毒性结节性甲状腺肿可选择手术治疗。手术治疗前须用ATDs将甲状腺激素水平控制基本正常。

三、毒性甲状腺腺瘤

毒性甲状腺腺瘤亦称高功能腺瘤,指甲状腺体内有单个(少见多发)的不受脑垂体控制的自主性高功能腺瘤,而其周围甲状腺组织则因TSH受反馈抑制呈相对萎缩状态。主要是与TSH受体基因发生体细胞突变相关。发病年龄多为中年以后,甲亢症状一般较轻,某些仅有心动过速、消瘦、乏力和腹泻。不伴浸润性突眼。

实验室检查显示TSH降低伴或不伴T_3、T_4、FT_3和FT_4升高;TRAb、TSAb多为阴性;甲状腺超声多显示单结节;核素扫描可见热结节,周围组织仅部分显示或不显示。

可选择[131]I治疗或手术治疗。手术治疗前须用ATDs将甲状腺激素水平控制基本正常,术前不需要碘准备。

(李宗富)

第三节　单纯性甲状腺肿

单纯性甲状腺肿是一类仅有甲状腺肿大而无甲状腺功能改变的非炎症、非肿瘤性疾病,又称为无毒性甲状腺肿。其发病原因系体内碘含量异常或碘代谢异常所致。按其流行特点,通常可分为地方性和散发性两种。

一、病因

1.碘缺乏

居住环境中碘缺乏是引起地方性甲状腺肿的主要原因。地方性甲状腺肿,又称缺碘性甲状腺肿,是由于居住的环境中缺碘,饮食中摄入的碘不足而使体内碘含量下降所致。根据

WHO的标准,弥散性或局限性甲状腺肿大的人数超过总人口数10％的地区称为地方性甲状腺肿流行区,流行区大多远离河海,以山区、丘陵地带为主。由于世界很多地方采用了食盐加碘的措施,目前该病发病率明显下降。

2.生理因素

青春发育期、妊娠期和绝经期的妇女对甲状腺激素的需求量增加,也可发生弥漫性甲状腺肿,但程度较轻,多可自行消退。

3.致甲状腺肿物质

流行区的食物中含有的致甲状腺肿物质,也是造成地方性甲状腺肿的原因,如萝卜、木薯、卷心菜等。如摄入过多,也可产生地方性甲状腺肿。

4.水污染

水中的含硫物质、农药和废水污染等也可引起甲状腺肿大。饮水中锰、钙、镁、氟含量增高或钴含量缺乏时可引起甲状腺肿。钙和镁可以抑制碘的吸收。氟和碘在人体中有拮抗作用,锰可抑制碘在甲状腺中的蓄积,故上述元素均能促发甲状腺肿大。铜、铁、铝和锂也是致甲状腺肿物质,可能与抑制甲状腺激素分泌有关。

5.药物

长期服用硫尿嘧啶、硫氰酸盐、对氨基水杨酸钠、维生素 B_1、过氯酸钾等也可能是发生甲状腺肿的原因。

6.高碘

长期饮用含碘高的水或食用含碘高的食物可引起血碘升高,也可以出现甲状腺肿,如日本的海岸性甲状腺肿和中国沿海高碘地区的甲状腺肿。其原因:一是过氧化物功能基被过多占用,影响酪氨酸氧化,使碘有机化受阻;二是甲状腺吸碘量过多,类胶质产生过多而使甲状腺滤泡增多和滤泡腔扩大。

二、临床表现

单纯性甲状腺肿除了甲状腺肿大以及由此产生的症状外,多无甲状腺功能方面的改变。甲状腺不同程度的肿大和肿大的结节对周围器官的压迫是主要症状。

国际上通常将甲状腺肿大的程度分为四度:Ⅰ度是头部正常位时可看到甲状腺肿大;Ⅱ度是颈部肿块使颈部明显变粗(脖根粗);Ⅲ度是甲状腺失去正常形态,凸起或凹陷(颈变形),并伴结节形成;Ⅳ度是甲状腺大于本人一拳头,有多个结节。

早期甲状腺为弥散性肿大,随病情发展,可变为结节性增大。此时甲状腺表面可高低不平,可触及大小不等的结节,软硬度也不一致。结节可随吞咽动作而上下活动。囊性变的结节如果囊内出血,短期内可迅速增大。有些患者的甲状腺巨大,可如儿头样大小,悬垂于颈部前方;也可向胸骨后延伸,形成胸骨后甲状腺肿。过大的甲状腺压迫周围器官组织,可出现压迫症状。气管受压时可出现呼吸困难,胸骨后甲状腺肿更易导致压迫,长期压迫可使气管弯曲、软化、狭窄、移位;食管受压可出现吞咽困难。胸骨后甲状腺肿可以压迫颈静脉和上腔静脉,使静脉回流障碍,出现头面部及上肢淤血水肿。少数患者压迫喉返神经引起声音嘶哑,压迫颈交感神经引起霍纳综合征等。

影像学检查方面,对弥散性甲状腺肿B超和CT检查均显示甲状腺弥漫性增大。而对有结节样改变者,B超检查显示甲状腺两叶内有多发性结节,大小不等,达数毫米至数厘米不等,结节呈实质性、囊性和混合性,可有钙化。血管阻力指数 RI 可无明显变化。CT 检查可见甲状腺外形增大变形,其内有多个大小不等的低密度结节病灶,增强扫描无强化。病灶为实质性、囊性和混合性。可有钙化或骨化。严重患者可以看到气管受压,推移、狭窄。还可看到胸骨后甲状腺肿以及异位甲状腺肿。

三、诊断

单纯性甲状腺肿的临床特点是早期除了甲状腺肿大以外多无其他症状,开始为弥漫性肿大,以后可发展为结节性肿大,部分患者后期甲状腺可以变得巨大,出现邻近器官组织受压的现象。根据上述特点诊断多无困难。当患者的甲状腺肿大具有地方流行性、双侧性、结节为多发性、结节性质不均一性等特点时,可以做出临床诊断,进而选择一些辅助检查以帮助确诊。对于结节性甲状腺肿,影像学检查往往提示甲状腺内多发低密度病灶,呈实性、囊性和混合性等不均一改变。甲状腺功能检查多数正常。早期可有 T_4 下降,但 T_3 正常或有升高,TSH 升高。后期 T_3、T_4 和 TSH 值都降低。

核素扫描示甲状腺增大、变形,甲状腺内有多个大小不等、功能状况不一的结节。在诊断时除与其他甲状腺疾病如甲状腺腺瘤、甲状腺癌、淋巴细胞性甲状腺炎鉴别外,还要注意与上述疾病合并存在的可能。甲状腺结节细针穿刺细胞学检查对甲状腺肿的诊断价值可能不是很大,但对于排除其他疾病则有实际意义。

四、治疗

流行地区的居民长期补充碘剂能预防地方性甲状腺肿的发生。一般可采取两种方法:一是补充加碘的盐,每 $10\sim20$ kg 食盐中加入碘化钾或碘化钠 1 g,可满足每日需求量;二是肌内注射碘油。碘油吸收缓慢,在体内形成一个碘库,可以根据身体需碘情况随时调节,一般每 $3\sim5$ 年肌内注射 1 mL。但对碘过敏者应列为禁忌,操作时碘油不能注射到血管内。

已经诊断为甲状腺肿的患者应根据病因采取不同的治疗方法。对于生理性的甲状腺肿大,可以多食含碘丰富的食物,如海带、紫菜等。对于青少年单纯甲状腺肿、成人的弥散性甲状腺肿以及无并发症的结节性甲状腺肿可以口服甲状腺制剂,以抑制腺垂体 TSH 的分泌,减少其对甲状腺的刺激作用。常用药物为甲状腺干燥片,每天 $40\sim80$ mg。另一种常用药物为左甲状腺素片,每天口服 $50\sim100$ μg。治疗期间定期复查甲状腺功能,根据 T_3、T_4 和 TSH 的浓度调整用药剂量。对于因摄入过多致甲状腺肿物质、药物、膳食、高碘饮食的患者应限制其摄入量。

对于结节性甲状腺肿出现下列情况时应列为手术适应证:①伴有气管、食管或喉返神经压迫症状;②胸骨后甲状腺肿;③巨大的甲状腺肿影响生活、工作和美观;④继发甲状腺功能亢进;⑤疑为恶性或已经证实为恶性病变。

手术患者要做好充分术前准备,尤其是合并甲亢者更应按要求进行准备。至于采取何种手术方式,目前并无统一模式,每种方式都有其优势和不足。根据不同情况可以选择下列手术方式。

1. 两叶大部切除术

该术式由于保留了甲状腺背侧部分,因此喉返神经损伤和甲状旁腺功能低下的并发症较少。但对于保留多少甲状腺很难掌握,切除过多容易造成甲状腺功能减退,切除过少又容易造成结节残留。将来一旦复发,再手术致喉返神经损伤和甲状旁腺功能减退的机会大大增加。

2.单侧腺叶切除和对侧大部切除

由于单侧腺体切除,杜绝了本侧病灶残留的机会和复发的机会。对侧部分腺体保留,有利于保护甲状旁腺,从而减少了甲状旁腺全切的可能。手术中先行双侧叶探查,将病变较严重的一侧腺叶切除,保留对侧相对正常的甲状腺。

3.甲状腺全切或近全切术

本术式的优点是治疗的彻底性和不存在将来复发的可能。但喉返神经损伤,尤其是甲状旁腺功能低下的发生率较高。因此该术式仅在特定情况下采用,操作时应仔细解剖,正确辨认甲状旁腺并对其确切保护十分重要。术中如发现甲状旁腺血供不良应先将其切除,然后切成细小颗粒状,种植到同侧胸锁乳突肌内。切除的甲状腺应当被仔细检查,如有甲状旁腺被误切,也应按前述方法处理。

选择保留部分甲状腺的术式时,切除的标本应当送冷冻切片检查,以排除恶性病变。一旦证实为恶性,应切除残留的甲状腺并按甲状腺癌的治疗原则处理。

对于甲状腺全切的患者,尤其是巨大甲状腺肿,应注意是否有气管软化,必要时做预防性气管切开,以免发生术后窒息。对于术后出现暂时性手脚和口唇麻木甚至抽搐的患者,应及时补充维生素 D 和钙剂,并监测血钙浓度和甲状旁腺激素浓度。多数患者在 1～2 周间症状缓解。不能缓解者需终身服用维生素 D 和钙制剂。甲状旁腺移植是最好的解决方法。

术后患者甲状腺功能多有不足,因此应服用甲状腺制剂。其目的:一是激素替代治疗;二是抑制腺垂体 TSH 的分泌。服用剂量应根据甲状腺功能进行调节。

(李宗富)

第四节　甲状腺腺瘤

甲状腺腺瘤是最常见的甲状腺良性肿瘤,各个年龄段都可发生,但多发生于 30～45 岁,以女性为多,男、女性之比为 1:(2～6)。多数为单发性,有时为多发性,可累及两叶。右叶稍多于左叶,下极最多。

一、病理

传统上将甲状腺腺瘤分为滤泡性腺瘤和乳头状腺瘤。2004 年 WHO 的肿瘤分类及诊断标准中已经取消了乳头状腺瘤这一类别。多数人认为,真正的乳头状腺瘤不存在,如果肿瘤滤泡中有乳头状增生形态者多称为"伴有乳头状增生的滤泡性腺瘤",这种情况主要发生在儿童,常伴出血囊性变,组织学特征为包膜完整、由滤泡组成、伴有宽大乳头状结构、细胞核深染且不具备诸如毛玻璃样核、核沟、核内假包涵体等乳头状癌的特征。

滤泡性腺瘤是甲状腺腺瘤的主要组织学类型。肉眼观肿瘤呈圆形或椭圆形,大多为实质性肿块,表面光滑、质韧、有完整包膜,大小为数毫米至数厘米不等。如发生退行性变,可变为囊性,并可有出血,囊腔内可有暗红色或咖啡色液体,完全囊性变的腺瘤仅为一纤维性囊壁。除囊性变外,肿瘤还可纤维化、钙化,甚至骨化。显微镜下观察,其组织学结构和细胞学特征与周围腺体不同,整个肿瘤的结构呈一致性。滤泡性腺瘤有一些亚型,它们分别是嗜酸细胞型、乳头状增生的滤泡型、胎儿型、印戒样细胞型、黏液细胞型、透明细胞型、毒性(高功能型)和不典型等。这些腺瘤共有的特征是：①具有完整的包膜；②肿瘤和甲状腺组织结构不同；③肿瘤组织结构相对一致；④肿瘤组织压迫包膜外的甲状腺组织。

二、临床表现

多数患者往往无意中或健康体检时发现颈前肿物，一般无明显自觉症状。肿瘤生长缓慢，可保持多年无变化。但如肿瘤内突然出血，肿块可迅速增大，并可伴局部疼痛和压痛。体积较大的肿瘤可引起气管压迫和移位，局部可有压迫或哽噎感。多数肿瘤为无功能性，不合成和分泌甲状腺激素。少数肿瘤为功能自主性，能够合成和分泌甲状腺素，并且不受垂体 TSH 的制约，因此又称高功能性腺瘤或甲状腺毒性腺瘤。该型患者可出现甲亢症状。体检时直径大于 1 cm 的肿瘤多可扪及，多为单发性肿块，呈圆形或椭圆形，表面光滑，质韧，边界清楚，无压痛，可随吞咽而活动。如果肿瘤质变硬，活动受限或固定，出现声音嘶哑、呼吸困难等压迫症状，要考虑肿瘤发生恶变的可能。

B 超检查可见甲状腺内有圆形或类圆形低回声结节，有完整包膜，周围甲状腺有晕环，并可鉴别肿瘤为囊性或是实性。如肿瘤内有细小钙化，应警惕恶变的可能。颈部薄层增强 CT 检查可见甲状腺内有包膜完整的低密度圆形或类圆形占位病灶，并可观察有无颈部淋巴结肿大。

^{131}I 核素扫描可见肿瘤呈温结节，囊性变者为冷结节，高功能腺瘤表现为热结节，周围甲状腺组织显影或不显影。无功能性腺瘤甲状腺功能多数正常，而高功能性腺瘤 T_3、T_4 水平可以升高，TSH 水平下降。

三、诊断

20～45 岁青壮年尤其是女性患者出现的颈前无症状肿块，应首先考虑甲状腺腺瘤的可能性。根据肿块的临床特点和必要的辅助检查如 B 超等，多数能做出诊断。细针穿刺细胞学检查对甲状腺腺瘤的诊断价值不大，但有助于排除恶性肿瘤。而 ^{131}I 扫描有助于高功能性腺瘤的诊断。该病应当注意与结节性甲状腺肿、慢性甲状腺炎和甲状腺癌鉴别。结节性甲状腺肿多为双侧性、多发性和结节性质不均一性，无包膜，可有地方流行性。而慢性甲状腺炎细针穿刺可见到大量的淋巴细胞，且抗甲状腺球蛋白抗体和微粒体抗体多数升高。与早期的甲状腺乳头状癌术前鉴别比较困难，如果肿瘤质地坚硬、形状不规则，颈部可及肿大淋巴结、肿瘤内有细小钙化，应考虑恶性的可能。应当注意的是甲状腺腺瘤有恶变倾向，癌变率可达 10% 左右。故对甲状腺"结节"的诊断应予全面分析，治疗上要采取积极态度。

四、治疗

甲状腺腺瘤虽然为良性肿瘤，但约有 10% 的腺瘤可发生恶变，且与早期甲状腺癌术前鉴别比较困难，因此一旦诊断，即应采取积极态度，尽早行手术治疗。对局限于一叶的肿瘤最合理的手术方法是甲状腺腺叶切除术。切除的标本即刻行冷冻切片病理检查，一旦诊断为甲状腺癌，应当按照其处理原则进一步治疗。虽然术前检查多可明确肿瘤的部位和病灶数目，但术中仍应当仔细探查对侧腺体，以免遗漏。必要时还要探查同侧腺叶周围的淋巴结，发现异常时需做病理切片检查，以防遗漏转移性淋巴结。

目前临床上腺瘤摘除或部分腺叶切除术，仍被广泛采用。但常常遇到两个问题，一是术中冷冻病理切片虽然是良性,而随后的石蜡切片结果可能为癌;二是残余的甲状腺存在腺瘤复发的可能。上述两种情况都需要进行再次手术,而再次手术所引起的并发症尤其是喉返神经损伤的机会大大增加。鉴于此,除非有特殊禁忌证,甲状腺腺瘤的术式原则上应考虑行患侧腺叶切除术。而对于涉及两叶的多发性腺瘤,处理意见尚不统一。有下列几种方法:①行双侧腺叶大部切除;②对主要病变侧行腺叶切除术,对侧做腺瘤摘除或大部切除;③行甲状腺全切术。凡保留部分甲状腺者,都需对切除的标本做冷冻病理切片检查,排除恶性肿瘤。对甲状腺全切术要采取谨慎态度,术中应当尽力保护甲状旁腺和喉返神经。超过一叶范围的切除术可能会造成术后甲状腺功能减退,应当给予甲状腺激素替代治疗,并根据甲状腺功能测定情况调整用药剂量。

对于伴有甲亢症状的功能自主性甲状腺腺瘤应给予适当术前准备,以防术后甲状腺危象的发生。手术方式为腺叶切除术。对于呈热结节而周围甲状腺组织不显影的功能自主性甲状腺腺瘤,有人主张放射性碘治疗,可望破坏瘤体组织,但治疗效果无手术治疗确切。

(李宗富)

第五节　乳腺纤维腺瘤

乳腺纤维腺瘤(fibroadenoma of breast)是由纤维组织和上皮组织异常增生所致的良性肿瘤;是青年女性中最常见的乳腺良性肿瘤,约占乳腺良性肿瘤的 3/4,多发生在卵巢处于功能活跃时期的 20～35 岁青年女性,绝经后女性少见。

一、病因及病理

乳腺纤维腺瘤的发生与机体雌激素水平过高及局部乳腺组织对内分泌激素(雌激素)反应过于敏感有关,故常伴有乳腺小叶的其他增生性变化。大体观察:肿瘤多呈圆形或椭圆形,有完整包膜。直径为 1～3 cm,也可大于 10 cm。表面光滑、结节状、中等硬度、质韧、与周围乳腺组织分界清楚。切面质地均匀,灰白或淡粉色,稍外突。当其上皮成分丰富时,切面呈淡粉红色,质地偏软;镜下观察:根据肿瘤巾纤维组织和腺管结构之间的关系,一般将乳腺纤维腺瘤病理类型分为以下五型。

1. 向管型(管内型)

主要为腺管上皮下结缔组织增生形成的肿瘤,上皮下平滑肌组织也参与肿瘤的形成,但无弹性纤维成分。

2. 围管型(管周型)

病变主要为腺管周围弹力纤维层外的管周结缔组织增生,弹力纤维参与肿瘤形成,但无平滑肌成分,亦不成黏液变性。

3. 混合型

同时存在向管型及围管型两种病变者。

4. 囊性增生型

腺管上皮和上皮下或弹力层外结缔组织增生而形成。

5.分叶型

基本结构似向管型纤维腺瘤,上皮下纤维组织从多点突入高度扩张的管腔,但不完全充满,因此无论用肉眼观察及镜下检查均呈明显分叶状。

二、临床表现

患者常无意中发现乳房肿块,无疼痛、压痛及乳头异常分泌物。肿块好发于乳腺外上象限。常为单发,亦有多发者。肿块多成圆形、卵圆形或扁形,表面光滑,质地坚韧,边界清楚,与表皮或胸肌无粘连,活动度大,触之有滑动感。腋下淋巴结无肿大。肿瘤增长速度很慢,数年或数十余年无变化。如果静止多年后肿瘤突然迅速增大,出现疼痛及腋窝淋巴结肿大,要高度怀疑恶变。根据肿瘤临床表现又可分为如下几类。

1.普通型纤维腺瘤

普通型纤维腺瘤最多见,瘤体小,生长缓慢,一般在 3 cm 以下。可发生于乳腺各个部位,以外上象限为主。大多为单发,也可多发。

2.巨纤维腺瘤

巨纤维腺瘤多见于青春期和 40 岁以上女性。特点是生长迅速,短时间可占据整个乳房。肿块直径一般超过 5 cm,最大可达 20 cm,边界清,表面光滑,活动度良好,与表皮无粘连。乳房皮肤紧张,发红。

3.青春型纤维腺瘤

青春型纤维腺瘤临床上较少见。发病于月经初潮前,在初潮后数月及 1～2 年瘤体迅速增大,病程约 1 年瘤体即可占满全乳房,肿块最大径为 1～13 cm。由于瘤体快速膨胀生长,使乳房皮肤高度紧张,致使乳房表浅静脉曲张,此体征易被误诊为恶性肿瘤。

三、诊断

1.乳腺彩超

瘤体多为圆形或卵圆形暗区,边界清晰,形态规则,包膜回声完整,呈均匀的中低回升。彩色多普勒表现为以周边性为主的血流信号,体积较大者,血流信号较丰富。频谱多普勒表现为 $RI \leqslant 0.7$ 作为纤维腺瘤的诊断标准。

2.乳腺钼靶 X 线摄影

X 线下肿块表现为等密度,边缘光滑,边界清楚的肿块,有时伴有良性钙化灶,但比较少见。

3.针吸细胞学检测

针感介于韧与脆之间,针吸细胞量较多。涂片常见三种成分:导管上皮细胞片段、裸核细胞和间质细胞片段,诊断符合率达 90％以上。

四、鉴别诊断

1.乳腺囊性增生病

乳腺囊性增生病好发于 30～50 岁。表现为单侧或双侧乳腺腺体增厚,肿块以双侧多发者较为常见,可呈结节状、片块状或颗粒状。肿块常有明显压痛,双侧或单侧乳房疼痛,且与月经有明显关系。经前整个乳房常有胀感,经后可缓解。必要时可行有关辅助检查予以鉴别,如钼靶 X 线片等。病理检查可确诊。

2.乳腺癌

乳腺癌肿块可呈圆形、卵圆形或不规则形,质地较硬,表面欠光滑,活动度差,易与皮肤及周围组织发生粘连,肿块生长迅速,同侧腋窝淋巴结常有肿大。乳癌肿块介于 0.5～1.0 cm时,临床酷似纤维腺瘤。如发现肿瘤与表皮或深部组织有部分粘连者,应首先考虑乳腺癌。必要时行针吸细胞学检查及病理检查可提供组织学证据进行鉴别。

3.乳腺囊肿

乳腺囊肿多见于绝经前后的中老年女性。乳腺囊肿的肿块较纤维腺瘤有囊性感,活动度不似纤维腺瘤那样大。此外,可行肿块穿刺予以鉴别,腺瘤为实性肿块,无液体,而囊肿则可抽出乳汁样或浆液性的液体。

五、治疗

1.药物治疗

药物治疗纤维腺瘤效果不好。因此临床主张:一旦确诊,均应手术的治疗原则。未婚女性一旦发现此病,应在婚前,至少妊娠前切除肿瘤。孕后发现肿瘤,可在妊娠 3～4 个月时切除肿瘤。乳腺纤维腺瘤虽属良性肿瘤,但少数也有恶变可能,因此术后均应将切除的组织标本送病理检查,以明确肿块性质。

2.开放手术

开放手术多采用以乳头为中心的放射状切口,不致损伤乳管;切口应尽量小而美观,使愈合后的瘢痕能缩小到最低程度。当肿瘤位于乳晕旁时,可在乳晕边缘做一弧形切口。当肿瘤位置较深、较大或多发时,可在乳腺下方做弧形切口,经乳腺后间隙切除肿瘤。由于该病有时包膜不完整,应做包括肿瘤及其周围至少 0.5 cm 正常组织在内的局部切除术。

3.超声引导下 Ma mmotome 微创旋切术

超声引导下 Ma mmotome 微创旋切术适用于小于 2.5 cm 的乳腺良性肿物以及病理性质不明、需要进行切除活检的乳房肿物。对可疑乳腺癌患者可进行活检,但应避免行肿块旋切手术。有出血倾向、血管瘤及糖尿病患者为手术的禁忌证。对于肿块较大且血流丰富以及肿块位于乳晕且直径＞2.5 cm 者,仍然选择外科手术传统切除。与传统手术相比,超声引导下的Ma mmotome 微创旋切技术的优点:①精确定位,准确切除病灶:传统手术方式为凭手感盲切,Ma mmotome 微创旋切术在高频 B 超精确定位下完整切除病灶,其过程为实时监控,因此其精确度较高。②切口微小,美容效果好:传统开放手术,切口较多、术后瘢痕明显。Ma mmotome 微创旋切术手术切口只有 3～5 mm,无须缝合、不留瘢痕。而且同一侧乳房多个病灶,可以通过一个切口切除,避免了切开皮肤、皮下组织和正常腺体,组织损伤小,恢复快。

(李宗富)

第六节 乳腺导管内乳头状瘤

乳腺导管内乳头状瘤(breast intraductal papilloma)是发生于乳腺导管上皮的良性肿瘤,大多发生在乳晕下方的输乳管内,肉眼可见导管内壁有米粒大小的乳头状结节突入管腔。其瘤体较小,直径仅数毫米,带蒂及绒毛,瘤体血管丰富,易出血。根据其病灶的多少及发生部位可将其分为单发性、大导管内乳头状瘤和多发性、中小导管内乳头状瘤两种类型。前者源于输乳管的壶腹部内,多为单发,位于乳晕下区,恶变者较少见;后者源于乳腺的末梢导管,常为多发,位于乳腺的周边区,此类较易发生恶变。该病发生于青春期后任何年龄的女性,以经产妇多见,尤其多发于40～50岁妇女。本病有一定的恶变率。一般认为本病与雌激素的过度刺激有关。

一、病理改变

1. 大体形态

大导管内乳头状瘤类型的瘤体位于乳头或乳晕下的大导管内,肿瘤直径为0.5～1.0 cm,边界清楚,无纤维性包膜,多数为单发,少数可同时在几个大乳腺导管内发生,瘤体自导管腔内突出,由许多细小的树枝状或乳头状突起粘连在一起而形成"杨梅样"结节。结节常有粗细、长短不同的蒂,亦可无蒂。一般粗短的乳头状瘤纤维成分较多,切面呈灰白色,质韧。细长且顶端呈颗粒状鲜红的乳头状瘤,质脆,容易出血,易恶变。瘤体所在的部位导管扩张,内有浅黄色或咖啡的液体残留,有时可伴有黏液或血性液体。中小导管内乳头状瘤类型位于中小乳腺导管内,瘤体呈白色半透明小颗粒状,无蒂,附着于管壁上,质韧,上皮生长旺盛,属癌前病变,癌变率达5%～10%。

2. 组织形态

由导管上皮细胞及间质增生形成的乳头状肿物突入由扩张导管围成的腔内,在以纤维组织和血管构成乳头的轴心外覆盖1～2层柱状上皮细胞。

根据乳头状瘤细胞分化的程度及间质细胞的多少,可将其分为以下3种类型。①纤维型管内乳头状瘤:其特点为乳头粗短,间质内纤维组织层丰富,乳头的表面被覆的多为立方上皮或柱状上皮,也可为上皮与肌上皮双层细胞。细胞排列整齐,分化良好,无异形性。由于瘤体内纤维组织成分较多,故称纤维型管内乳头状瘤,是临床上较为常见的一种。②腺型管内乳头状瘤:导管增生的上皮细胞构成细小的乳头,反复分支,相互吻合形成不规则的腺样结构,间质内纤维组织较少,常呈细条索状夹杂在上皮细胞之间。③移行型管内乳头状瘤:其特点为导管上皮高度增生,形成乳头,突入管腔。增生的上皮为立方或低柱状上皮细胞,细胞排列均匀一致,无异形性,排列类似移行上皮。

二、临床表现

乳腺导管内乳头状瘤以间歇性、自主性乳头溢液为主要临床表现,溢液可为黄色、暗棕色或血性液体。也可在挤压乳晕区或乳头时,从乳头溢出液体。部分患者在乳晕下方可触及小结节,质地较软,可推动。绝大多数为单侧乳房发病。

1. 单发性大导管内乳头状瘤

该类型肿瘤组织比较脆弱,血管丰富,导管内积血积液,轻微的挤压即可引起出血或分泌铁锈色液体,这是本病呈血性溢液的最常见的原因。在乳晕下或乳晕边缘部位能触及长约为1 cm的索状肿块,或扪及枣核大小结节。本病常为间歇性自发溢液或挤压、碰撞后溢液。多数患者以发现内衣上留下棕黄色的污迹而就诊。当肿瘤阻塞大导管时,可有乳头、乳晕区胀痛,并发现乳晕下或乳晕附近小肿块,一旦积血、积液排出后,肿块即变小或消失,疼痛缓解,该症状可反复出现。该类型恶变较少见。

2.多发性、中小导管内乳头状瘤

该类型源于末梢乳腺导管,是由于中小导管内的腺上皮增生而形成。乳头溢液较少见。此时患者多无特殊不适感。体检时,约有 2/3 的患者不能触及肿块,仅在压迫乳晕区附近某处时,可见血液或浆液血性液从乳头相应乳管溢出。1/3 患者可扪及乳晕区小肿块,1～2 cm 大小、圆形、质韧、光滑,活动度好,压迫该肿块时上述液体可溢出,随即肿块变小或消失。腋窝淋巴结通常不肿大。部分有溢液症状,溢液呈血样、黄色水样、咖啡样。本病恶变率可达 5%～10%,为癌前病变,诊断时应予以高度重视。

三、诊断

在乳晕下方或周边扪及一小肿块或结节,轻压时有血性或浆液性液体溢出,即可做出诊断。如未能扪及肿块,以示指尖围绕乳头按压乳晕区,如见到乳头乳腺导管口有溢液,也可做出诊断。部分病例虽可触及结节,但按压时乳头无溢液。乳腺 X 线钼靶摄影检查、乳腺导管造影可显示肿瘤所在部位及大小。乳腺导管内镜检查可以对乳管内乳头状病变做出明确诊断和定位,是乳头溢液病因诊断的有效方法。乳头溢液细胞学检查亦可明确诊断。

凡发现乳头有血性溢液者,应先明确出血导管的部位和性质,再根据具体情况确定手术方案。术前准确定位是手术成功的关键。

四、鉴别诊断

1.乳腺导管内乳头状癌

乳腺导管内乳头状癌与乳腺导管内乳头状癌均可见到自发的、无痛性乳头血性溢液,均可扪及乳晕部肿块,且按压该肿块时可自乳管开口处溢出血性液体。由于两者的临床表现及形态学特征都非常相似,故两者的鉴别诊断十分困难。

一般认为,乳腺导管内乳头状瘤的溢液可为血性,亦可为浆液血性或浆液性。而乳头状癌的溢液则以血性者为多见,且多为单侧单孔。乳头状瘤的肿块多位于乳晕区,质地较软,肿块一般不大于 1 cm,同侧腋窝淋巴结无肿大。而乳头状癌的肿块多位于乳晕区以外,质地硬,表面不光滑,活动度差,易与皮肤粘连,肿块一般大于 1 cm,同侧腋窝可见肿大的淋巴结。乳腺导管造影显示导管突然中断,断端呈光滑杯口状,近侧导管显示明显扩张,有时为圆形或卵圆形充盈缺损,导管柔软、光整者,多为导管内乳头状瘤;若发现断端不整齐,近侧导管轻度扩张扭曲、排列紊乱、充盈缺损或完全性阻塞、导管失去自然柔软度而变得僵硬等情况时,则多为导管内癌。溢液涂片细胞学检查乳头状癌可找到癌细胞。最终确立诊断则以病理诊断为准,而且应做石蜡切片,避免因冰冻切片的局限性造成假阴性或假阳性结果。

2.乳腺导管扩张综合征

两者在溢液期均可以乳头溢液为主要症状,但导管扩张综合征常伴有先天性乳头凹陷,溢液多为双侧多孔,性状可呈水样、乳汁样、浆液样、脓血性或血性。

乳头状瘤与导管扩张综合征在肿块期均可见到乳晕下肿块,但后者的肿块常较前者为大,且肿块形状不规则,质地硬韧,可与皮肤粘连,常发生红肿疼痛,后期可发生溃破和流脓。导管扩张综合征还可见患侧腋窝淋巴结肿大、压痛。乳腺导管造影显示导管突然中断,有规则的充盈缺损者,多为乳头状瘤。若较大导管呈明显扩张,导管粗细不均匀,失去正常规则的树枝状外形者,则多为导管扩张综合征。必要时可行肿块针吸细胞学检查或活组织病理检查。

五、治疗

1.手术治疗

手术治疗是本病的首选治疗方法。通常认为乳管内乳头状瘤属良性,但有 6%～8% 的病例可发生恶变,尤其对起源于小乳管的乳头状瘤应警惕其恶变的可能。故应在早期手术治疗。对单发的乳管内乳头状瘤应切除病变的乳管系统。

术前需正确定位,可先循乳头溢血口插入细探针,尔后沿探针切开乳管,寻找肿瘤,予以切除;或经探针注入少许亚甲蓝注射液,然后依染色所示的乳管分布范围和方向做腺体的楔形切除,切除部位包括病变乳管及其周围组织。年龄较大的患者,可考虑行患乳单纯切除。切除标本应送常规病理检查,如有恶变应施行乳腺癌根治术。对年龄较大、乳管上皮增生活跃或渐变者,可行单纯乳房切除术。

2.中医中药治疗

因本病多以乳头溢血、溢液为主要症状,故中医称之为"乳衄"。中医认为患者因脾虚失摄,肝气郁结,瘀血阻络则引致乳头局部肿硬,郁热日久,热伤血络则乳头溢血。故治疗多采用疏肝解郁、清泄肝火及益气健脾、养血摄血等法。

(李宗富)

第七节　乳腺癌

乳腺癌是女性最常见的恶性肿瘤之一。全世界每年死于乳腺癌的病例为 41.1 万人,占女性全部癌症死亡病例的 14%,居女性癌症死因的第 1 位,男、女性合计居全部癌症死亡的第 5 位。

一、病因

乳腺癌的病因尚不清楚。乳腺是多种内分泌激素的靶器官,如雌激素、孕激素及催乳素等。20 岁前本病很少见,20 岁以后发病率迅速上升,45～50 岁较高,绝经后发病率迅速上升,可能与雌酮含量升高有关。良性乳腺疾病史、生活精神刺激、不哺乳、肿瘤家族史、月经周期长、初潮年龄早、初胎活产年龄大、足月产次少、未生育、营养过剩、肥胖、脂肪饮食与乳腺癌发病均有关。北美、北欧地区乳腺癌发病率为亚、非、拉美地区的 4 倍,低发地区居民移居至高发地区后,第二、第三代移民的乳腺癌发病率逐渐升高,提示环境因素及生活方式与乳腺癌的发病有一定关系。

二、病理类型

乳腺癌有多种分型方法,目前国内多采用以下病理分型。

1.非浸润性乳腺癌

非浸润性乳腺癌包括小叶原位癌、导管原位癌。

2.浸润性乳腺癌

浸润性乳腺癌包括浸润性导管癌、乳头状癌、髓样癌、小管癌、腺样囊性癌、黏液腺癌、大汗腺癌和鳞状细胞癌等。

3.特殊类型癌

特殊类型癌包括分叶状肿瘤、Paget 病、炎性乳腺癌。

三、临床表现

1.乳房肿块

患乳出现无痛性并呈进行性生长的肿块是最常见首发症状。多数患者以乳房无痛性肿块就诊。一般单侧乳房的单发肿块较常见,肿块绝大多数位于乳房外上象限。肿块大小形态不一,一般为不规则形,亦可见圆形、卵圆形等。肿块质地大多为实性,较硬,甚至为石样硬。但富含细胞的髓样癌及小叶癌常较软,黏液癌质地韧,囊性乳头状癌则呈囊状有波动感。肿块可活动,较晚期时活动度较差。

2.乳头改变

(1)乳头溢液:乳头溢液可为乳汁样、水样、血性,50 岁以上患者的乳头血性溢液,乳腺癌可达 64%。但乳腺癌以乳头溢液为唯一症状者少见,多数伴有乳腺肿块。

(2)乳头和乳晕改变:正常乳头双侧对称。癌灶侵及乳头或乳晕时,牵拉乳头,使乳头偏向肿瘤一侧,病变进一步发展可使乳头扁平、回缩、凹陷,直至完全回缩到乳晕下。Paget 病的典型症状是乳头糜烂、结痂等湿疹样改变。

3.乳房皮肤改变

根据乳腺癌病期的早晚可出现不同的皮肤改变。肿瘤侵犯乳房悬韧带,或与皮肤粘连使皮肤外观凹陷,出现"酒窝征"、癌细胞堵塞皮下淋巴管,出现皮肤水肿,呈"橘皮样变"。肿瘤侵入皮内淋巴管,可在肿瘤周围形成卫星结节,如多数小结节成片分布,则出现"铠甲样变"。晚期癌患者皮肤与肿瘤粘连可出现完全固定甚至破溃,呈"菜花样"改变。局部皮肤颜色由淡红到深红,同时伴有皮肤水肿,触之感皮肤增厚、粗糙、皮温增高,则是炎性乳腺癌特征表现。

4.乳房轮廓改变

由于肿瘤浸润,可使乳房弧度发生变化,出现轻微外凸或凹陷。亦可见乳房抬高,令两侧乳头不在同一水平面上。

5.乳房疼痛

当乳腺癌发展到一定阶段时,可有不同程度的疼痛,表现为持续性或阵发性乳房刺痛、钝痛或隐痛不适。

6.区域淋巴结肿大

乳腺癌细胞常可随淋巴回流转移到该引流区域淋巴结。临床上腋窝淋巴结转移最常见,肿大淋巴结质硬、无痛、可被推动,随着病情进展数目增多,并融合成团,甚至与皮肤或深部组织粘着,值得注意的是,隐匿性乳腺癌往往以腋下或锁骨上淋巴结肿大为首发症状,而乳房内原发病灶很小,临床难以扪及。

四、诊断与鉴别诊断

1.诊断

详细询问病史及临床检查后,大多数可以得出正确诊断。但乳腺组织在不同年龄及月经周期中可出现多种变化,因而应注意体检方法及时机。另外,不能忽视一些早期乳腺癌的体征,如局部乳腺腺体增厚、乳头溢液、乳头糜烂和局部皮肤内陷等。乳腺 X 线检查、超声显像检查、磁共振检查和 CT 检查均有助于乳腺癌的诊断，ECT 有助于骨转移的诊断，正电子发射计算机体层成像(positron emission tomography，PET)检查是全身扫描能早期发现淋巴结、骨和肺转移的重要方法，有助于乳腺癌的术前分期，制订治疗计划。对隐匿性乳腺癌病灶定位和良恶性鉴别有重要价值。细胞病理学诊断是乳腺癌的最终确诊手段。

2.鉴别诊断

(1)乳腺腺病：也就是乳腺增生从肿块的特点来看，乳腺腺病常同时或相继在两侧乳腺发现多个大小不等，界限不清的结节，可被推动。

(2)乳腺纤维腺瘤：多为单发，摸起来境界清楚，边缘整齐，表面光滑，且可活动。

(3)乳腺囊肿：是乳腺组织老化时形成的肿大的小叶，肿块是光滑的且可移动。

(4)导管内乳头状瘤：常在乳晕下或乳晕边缘摸到一圆形质地较软的肿物，直径为 0.3~1 cm，多数伴有乳头溢液。

(5)乳腺导管扩张症：又名浆细胞性乳腺炎，常以肿块为首发症状，边缘不整，表面欠光滑，多位于乳晕深处，大小常在 3 cm 以内。

(6)乳腺结核：初起时多为孤立结节，逐渐形成一个至数个肿块，边界不甚清楚，易与皮肤粘连。乳腺肿块中仅少数为癌，乳腺癌的肿块多为单发结节，边缘不规则，多数质地较硬，常与皮肤粘连。

(7)乳房恶性淋巴瘤：较少见，分为原发性和继发性。原发性指结外型，即仅仅来源于乳腺肿块，并经穿刺活检确诊的恶性淋巴瘤。继发性为全身疾病的一部分。乳腺淋巴瘤好发在年轻女性，25％病变表现为双侧乳房弥散性肿大。年老者，以单侧乳房受累多见，表现为边界清楚、质软的多个或单个肿块。X 线不能确定性质，最终确诊以病理为准。

五、治疗

手术治疗是乳腺癌的主要治疗方法之一，放疗、化疗、内分泌治疗及生物治疗等在乳腺癌治疗中也占有相当的地位。经典的乳腺癌 Halsted 根治术为癌瘤根治术概念的产生与发展奠定了基础；乳腺癌改良根治术的产生为癌瘤治疗的功能保存提供了新的研究思路；保留乳房的乳腺癌治疗使癌瘤治疗发生了划时代的革命，使癌瘤治疗从单一的解剖生物学模式向社会心理-生物学模式转化，充分体现了医疗实践的人性化。乳腺癌外科治疗历经了根治术、扩大根治术、改良根治术、保留乳房手术四大历程，形成了当今扩大与缩小手术并存、治愈与生活质量兼顾的个体化规范。但合理的乳腺癌综合治疗策略并不是所有治疗方法简单的叠加。乳腺癌治疗策略的合理选择，除患者因素外，必须避免医者"各自为政"的陈旧观念。即外科、放疗科或内科医生各自仅注意自己治疗手段的适应证，而忽略治疗总体计划的合理设计及各疗法间的有机结合。

(一)乳腺癌术前准备

术前准备是手术治疗的重要环节和成功保证，尤其是对病情较重、年老体弱或者有其他合并疾病的患者要更加重视。乳腺癌的术前准备包括术前诊断评估与术式选择、一般术前准备和特殊术前准备等。

1.术前诊断评估与手术方式选择

术前诊断评估包括定性、定量、定位和分期，不仅要初步查明乳腺病变的性质和类型，还要确定乳腺病灶的数目和位置，是单侧还是双侧，是单个还是多灶性，病变范围多大，位于乳房的哪个象限,距离乳头乳晕有多远。除此之外,还要了解腋窝、锁骨上下和内乳等区域淋巴结转移状态、远处有无转移以及转移状况如何等,据此进行临床分期评估。

临床上一般可根据病史、临床表现和体检对乳腺癌做出初步诊断。辅助检查对乳腺癌的诊断有重要作用,尤其是乳腺彩超检查,简便无害,普及率高,经济高效,可重复进行。结合血流分析,对判断乳腺癌的定性、定量和定位诊断有很高的价值,灵敏性和特异性均较高,是目前乳腺检查中最常用的检查。

乳腺钼靶 X 线检查是乳腺的常用检查,对乳腺癌的诊断有较高的价值,尤其是对钙化性病变灵敏性和特异性高,但对非钙化病变阳性率和特异性不高。CT 对乳腺癌的诊断价值有限,主要用于了解乳腺癌有无胸部肌肉和胸壁的浸润及远处转移,一般较少用于乳房本身的检查。MRI 对乳腺癌的诊断、分期和疗效评估有较大的价值,发现病变的阳性率较高,但特异性不足。PET/CT 灵敏性和特异性均高,但对病变大小的评估不够精确,费用昂贵,主要用于检查区域淋巴结和远处有无转移。其他检查如乳管镜对乳头溢液的定性定位有一定的帮助,核素检查在乳腺癌主要用于骨转移的检测,化验检查目前尚缺乏特异性和灵敏性高的定性指标。

病理检查是乳腺癌的最终确诊方法,包括细胞学和组织学检查,细胞学检查假阳性和假阴性率稍高,最后诊断应以病理切片组织学检查为准,并结合免疫组化等特殊检查做出判断。所有乳腺癌患者术前应常规行双乳钼靶、双乳和区域淋巴结(包括双侧腋窝、锁骨上下和内乳区)的彩超检查,以便准确评估病灶大小、部位和区域淋巴结转移状态,避免遗漏同侧和对侧病变,尤其是拟行保乳手术的乳腺癌患者,有条件或必要时行乳腺 MRI 检查。乳腺 MRI 检查可以减少隐匿性病灶的漏诊,但因有一定的假阳性,可能降低保乳概率,因此对 MRI 发现的乳腺阳性病变应综合判断,避免不必要的乳房切除。

乳腺癌的手术方式应以术前检查为依据,根据病变的大小、数目、位置、类型、距乳头乳晕的距离、浸润情况、乳房的大小、淋巴结转移和分期等因素进行综合考量,并结合患者的全身情况和意愿以及医疗条件进行选择。

2.一般术前准备

乳腺癌的一般术前准备与普通手术相同,包括了解和改善患者全身情况、治疗和控制合并疾病、病情和围术期相关情况的告知和心理指导、手术区域皮肤的准备、饮食和术前用药等。特别要注意的是乳腺癌患者手术前的心理准备。乳腺癌患者不仅要承担患癌的沉重打击,还要承受乳房丧失美观甚至失去乳房的巨大痛苦,手术可能给患者的工作、社会和家庭生活带来巨大的影响,因此患者往往有很重的心理负担,尤其是年轻、未婚女性和特别爱美者,并可能因此出现过激行为。

医护人员应高度重视患者的心理变化,术前应与患者和家属进行深入的沟通和交流,针对性地进行心理疏导和解释,解除患者和家人的后顾之忧,使患者和家属愉快地接受和配合手术,以便患者顺利康复。

3.特殊术前准备

乳腺癌手术相比其他手术也有其特殊性。乳腺癌患者如在哺乳期,应立即断奶并回奶,并禁用雌激素。乳腺癌如属局部晚期,应先行术前化疗等新辅助治疗,待适当时机再行手术。化疗后如有白细胞减少等化疗并发症,应治疗好转后再手术。有局部糜烂、破溃、出血、感染等情况时术前应予适当治疗和处理。拟在根治手术同时行一期乳房整形、重建或再造的患者应同时做好假体和供区的准备。

（二）乳腺癌根治手术方式、适应证和方法

自 1894 年 Halsted 报道乳腺癌根治术以来，该术式一直作为乳腺癌外科治疗的标准术式，沿用半个多世纪。20 世纪 50 年代，有学者考虑到乳房内侧或中央部的肿瘤向内乳淋巴结转移，因而提出"扩大根治术"的必要性，后来随着对乳腺癌本身生物特性及转移规律的认识，自 20 世纪 70 年代又开展了保留胸肌的"乳腺癌改良根治术"。随着 Fisher 等提出保留乳房手术可以达到与根治术相似的效果以来，保留乳房手术在乳腺癌外科治疗中已占据重要地位，在欧美国家成为手术治疗的主流，但这并不意味传统切除乳房的乳腺癌根治手术失去意义。

乳房切除术仍是乳腺癌患者的选择之一。再后来，Toth 和 Lappert 发展了一种保留皮肤的皮下乳房切除术，保留皮肤方便了乳房重建，在肿瘤安全性方面没有不利的影响。此外，尚有保留乳头乳晕复合体的乳房切除术，后者美容效果更好。

随着腔镜技术的成熟，国内外均已开展了腔镜辅助或全腔镜乳腺切除手术，微创优势更为突出，美容效果更佳。

1. 保留乳房和腋窝手术——局部扩大切除和前哨淋巴结活检（sentinel lymphnode biopsy，SLNB）

近年来，保留乳房手术适应证及禁忌证已逐步成为乳腺癌外科治疗的重点。保留乳房手术应严格掌握手术适应证，病例的选择是否合适将直接影响疗效和保留乳房形体美容效果。选择保留乳房手术首先应考虑肿瘤大小与乳房大小的比例关系。保留乳房手术适合原发肿瘤大小≤3 cm，腋窝淋巴结未触及、无远处转移并具有强烈保留乳房意愿的乳腺癌患者。对于肿瘤大小与乳房大小比例不合适的浸润性乳腺癌患者，可通过术前化疗使肿瘤缩小，从而使患者适合保乳手术。选择保留乳房手术也应考虑肿瘤距离乳头的距离，肿瘤距离乳头 2 cm 以上患者适合选择保乳手术。选择腋窝淋巴结阴性的患者可以降低术后腋窝局部复发的概率。

手术要点：选择行保留乳房手术的乳腺癌患者在术前需全面检查，仔细诊断，行乳腺钼靶或乳腺磁共振检查以排除多中心病灶或微小钙化灶。切口的设计原则以尽量保持乳房外形同时兼顾手术操作方便为准。若肿块位于内上象限者，可顺皮纹即郎格氏线取弧形切口，腋窝则另做切口，位于外上象限者可取弧形切口也可做放射状切口并向腋窝延伸，这样可以使乳房上端在术后保持美容效果。若肿块位于外下或内下象限者取放射状切口，腋窝另做切口。此时沿郎格氏线所做的切口具有明显的美容缺陷，会导致乳头乳晕复合体向乳房下皱襞偏斜。至于肿块表面皮肤是否切除根据肿块距皮肤距离及局部皮肤是否有轻度改变。

目前对保留乳房手术肿瘤扩大切除范围尚无统一标准，术式主要包括肿瘤局部扩大切除术（Lumpectomy）、乳房部分切除术（segmental mastectomy 或 partial mastectomy）以及乳房象限切除术（quadrantectomy）等，肿瘤扩大切除术在美容效果上更具优势，临床应用较多，但术后局部复发率相对较高，象限切除术根治性较好，但美容效果一般，目前已较少应用。切开皮肤后，锐性分离皮肤与皮下组织，在距离肿块边缘 2～3 cm（少数病例为 1 cm）处切除皮下组织、腺体及乳房后间隙筋膜脂肪组织，完整切除肿瘤，切除标本后应对切缘进行标记，在手术标本上标记上、下、内、外侧切缘及基底部切缘，以便明确阳性切缘的部位，标记好各切缘后送病理检查。如切缘阴性则逐层缝合腺体、皮下组织及皮肤，如切缘阳性则需再次扩大切缘切除或改为乳房全切术，腋窝则根据情况选择行前哨淋巴结活检或淋巴结清扫术。

前哨淋巴结探测活检术是通过在瘤周腺体组织或术腔瘤周局部、乳头乳晕复合体周围的淋巴丛内（乳晕下注射）或肿瘤表面皮肤注射示踪剂以探测前哨淋巴结的一种手术技术。常用

的示踪剂包括蓝色染料、活性炭和纳米碳、放射性锝^{99m}（^{99m}Tc）-硫胶体（过滤或非过滤）或^{99m}Tc-白蛋白、荧光染料示踪剂（如吲哚菁绿，又名靛氰绿），这些材料可以单独或联合使用。

前哨淋巴结活检从腋窝淋巴引流区域切除 1 个或多个淋巴结进行腋窝淋巴结分期。83%的前哨淋巴结位于Ⅰ水平淋巴结，15.6%位于Ⅱ水平淋巴结，0.5%位于Ⅲ水平淋巴结，0.5%的前哨淋巴结位于内乳区域，0.1%的前哨淋巴结位于锁骨下，其他位置占 0.3%。

SLNB 的适应证包括：①SLNB 用于肿瘤小于 T_2，临床淋巴结检查阴性，无转移的患者；②肿瘤为 T_3，局部晚期肿瘤或多中心肿瘤谨慎考虑使用 SLNB；③既往进行过腋窝手术，术前放疗或化疗，外上象限行大范围手术切除（这些因素可能会阻断引流腋窝的主要淋巴途径）者谨慎选择行 SLNB；④对恶性肿瘤（导管原位）或巨大占位病变（>2.5 cm）考虑仅行 SLNB 而非腋窝Ⅰ站淋巴结清扫。

术前准备：注射示踪剂：①注射放射性胶体：外科医生或放射科医生可在核医学科或其他放射安全有保证的地点于术前 24 h 内或术中注射^{99m}Tc 示踪剂。对外科医生而言，辐射暴露剂量很低，对其他人员则更低。②蓝色染料的注射方法和注射放射性胶体相似。对外象限的病灶，于术前约 5 min 在乳晕下、瘤周及瘤内注射染色剂，对乳房外上部有瘢痕者，采用真皮注射。对乳房内象限的肿瘤，于术前 10～15 min 在腺体实质内注射染色剂。

手术要点：对于注射放射性胶体探测前哨淋巴结的患者，在切开前使用手持型 γ 探测器扫描并标记所有"热点"，手持型 γ 探测器对术中 SLN 的定位非常敏感。定位一个疑似的前哨淋巴结后，离开热点位置 1～2 cm，算作一个本底计数。热点与本底计数比为 10:1，则可以确定 SLN 的位置。在定位的热点处做一个 2～3 cm 切口，如果没有使用放射性示踪剂或 SLN 定位失败，就在腋前线和腋后线间垂直于胸大肌做一皮肤切口。用电切或钝性分离皮下组织至腋筋膜，与切口面平行切开腋窝的两层筋膜。不用考虑筋膜上的蓝色染料，因为所有的腋窝淋巴结都在筋膜下。随着蓝色染料和放射性示踪剂的注入，SLN 会变"热"（放射活性），变蓝，或既变热又变蓝，或只是变得容易触及。这些迹象均表明淋巴结是"前哨淋巴结"，即我们所寻找的 SLN。把 γ 探测器插入切口并慢慢在各个方向前后摇动寻找"最热"（计数增加）的方向。切开腋窝的脂肪层，使用探针不断探查切口，以确定方位（"路径"）。如果顺行切至 SLN，计数应逐渐增加。如果自 SLN 逆行切开，计数会逐渐减小。明确是否跨过 SLN 而切开或重置器械后 SLN 移位。若仍不能找到 SLN，移开所有牵引器，自皮肤往下重新操作。一旦切开腋窝筋膜，操作应注意避开那些蓝染的淋巴管。如果注射了放射性示踪剂，应该用 γ 探测器顺着蓝染的淋巴管去寻找它们的汇合点。向下分离但不要提拉 SLN，避免错误识别 SLN。避免缩小 SLN 的范围。在 SLN 周围脂肪组织的血管中较少发现转移。平行于淋巴管轻轻分离蓝染的 SLN，用无损伤 Allis 钳钳夹 SLN。一旦找到变热和（或）蓝染的淋巴结，可用术者习惯的方式切除，对主要淋巴管进行结扎、钳夹和电凝止血时应小心。如果不结扎淋巴管，可能在分离淋巴结床后导致淋巴性积液（淋巴液积聚）。

计算清扫的淋巴结数目，把 γ 探测器从患者体内取出并将 SLN 置于 γ 探测器尖端。触诊手术分离区并定位可触及的可疑淋巴结。理论上，如遇上被肿瘤阻断的淋巴结，示踪剂会引流至邻近淋巴结。在清扫全部 SLN 后，记录最终的床旁计数。如果床旁计数高于本底计数的10%，全面探查术野，寻找遗漏的 SLN。如果扩散区充分重叠，床旁计数应该不低于本底计数的 10%。术中评估 SLN 的方法包括触诊、印片细胞学和冰冻切片检查。彻底止血并逐层缝合切口。

2.单纯乳房切除术

单纯乳房切除术（simpletotal mastectomy）的适应证是：已确诊并行乳腺癌保留乳房手术，但最终病理显示切缘阳性的患者，保乳术后局部复发的患者，乳腺原位癌、乳腺癌早期浸润等早期乳腺癌且前哨淋巴结无转移者，乳腺叶状囊肉瘤，乳腺结核病已形成多处窦道且抗结核治疗无效者，乳腺囊性增生病变广泛，有较多沙砾样钙化、活检证实有Ⅱ级不典型增生者。也适用于有乳腺癌根治术指证但因其他原因不能耐受较大手术者和晚期乳腺癌的姑息性切除。预防性对侧乳房单纯切除的适应证如下：有双侧发病的高风险患者（小叶癌，局部晚期，炎性乳腺浸润性癌，多中心病灶且有家族史）或不能进行可靠筛查的患者（行乳房X线片或检查有困难者）。

手术要点：对于大多数患者，全身麻醉更为安全。也可单独或联合使用腰麻或硬膜外麻醉或局部阻滞麻醉。单纯乳房切除术的标准切口是一个包括肿瘤和乳头乳晕复合体的梭形切口，适用于任何方位的肿瘤。理论上，如果肿瘤位于3点钟方向，可做水平切口（Stewart切口）；如果在12点钟，做纵向切口（Ha mington切口）。实际情况下，大多数为水平切口或对角线切口。内侧缘离胸骨边缘2 cm或3 cm，外侧缘应到胸大肌外侧缘或背阔肌边缘。如果考虑即刻重建乳房，则应采用"保留皮肤"的切口。如果要植入假体，可在乳头-乳晕复合体开个小的梭形切口，如果要用组织和皮肤进行组织重建，可在乳头乳晕复合体周围或乳晕上做环状切开。切除乳房需在上至锁骨，下至腹直肌前鞘，内至胸骨旁，外至背阔肌解剖边界内，沿着胸大肌筋膜完整切除乳腺组织及乳头乳晕复合体。皮瓣厚度应为切除所有乳腺实质组织后所留下的薄层皮下脂肪和表面血管，以减少皮瓣坏死风险。皮瓣厚度主要取决于外科医生喜好和技术以及患者体型等因素。然而，如果皮瓣厚度超过5 mm，就可能明显残留乳腺组织，目前尚无能够可靠评估皮瓣厚度的技术。外科医生通常依据个人喜好选择使用手术刀、剪刀或电刀分离皮瓣。当不需行乳房重建时，手术的目的仅为切除乳房，同时保留足够而不多余的皮肤覆盖胸壁，且利于后期放置假体。在切除乳房时，对于所有的浸润性乳腺癌患者均应切除胸大肌筋膜，而仅在较大肿瘤侵犯肌肉时才需切除部分肌肉组织。

切除乳房时，遇有自胸壁穿出的血管应切断结扎，避免血管断端回缩。彻底止血后，于皮瓣下放置引流管，经腋中线最低位另行戳孔引出并固定，缝合皮下组织和皮肤。对恶性肿瘤皮肤切除范围较大致缝合张力过大者，可行游离皮移植并加压包扎。若需要术中行即刻乳房重建时，则需选择保留皮肤的手术切口。若选择行保留乳头乳晕或保留全部皮肤的乳房切除术，选择的切口包括环乳晕并横向延伸的切口，越过乳晕的内侧或横向延伸切口及乳房下皱襞切口。

对于距离乳头乳晕复合体1 cm以内的乳晕后病变、由乳头乳晕复合体延伸出的钙化灶、肿瘤超过3 cm或术中乳头乳晕复合体活检阳性的患者不宜选择保留乳头乳晕复合体的乳房切除术。对适合保留乳头乳晕复合体的患者手术时既要保证切缘足够薄又要避免乳头乳晕复合体坏死等问题。

3.改良根治术

乳腺癌改良根治术（modifiedradical mastectomy）的适应证是：改良根治术的手术范围包括全部乳腺组织，胸大、小肌间的淋巴脂肪组织，腋窝及锁骨下区的淋巴脂肪组织。保留胸大、小肌。适用于临床Ⅰ～Ⅲ期乳腺癌。该手术即可达到根治术的治疗效果，又可以保持患侧上肢良好的功能，减轻术后胸部毁坏程度，得到外科医生的广泛认可和推广，并且存在不同种类的进一步改良。目前主要应用于临床的乳腺癌改良根治术主要包括:乳腺癌改良根治术Ⅰ式(Auchincloss-Madden法),即手术切除全部乳腺组织,胸大、小肌间的淋巴脂肪组织,腋窝及锁骨下区的淋巴脂肪组织,保留胸大、小肌,主要用于非浸润性癌和Ⅰ期浸润性癌。Ⅱ期临床无明显腋窝肿大淋巴结者也可选用。乳腺癌改良根治术Ⅱ式(Patey法),即切除胸小肌,而保留胸大肌,淋巴结清扫范围与根治术相当,多应用于腋窝淋巴结转移较多的患者,需进行包括胸肌间Rotter淋巴结在内的腋窝淋巴结彻底清扫的进展期乳腺癌患者。

手术要点:按照根治术要点设计切口和分离皮瓣。自内、上方沿胸大肌筋膜深面向外、下方向游离乳房,连同胸大肌筋膜一并分离,切除乳房至胸大肌边缘。解剖胸大肌外侧缘,分离胸大肌边缘并向内侧翻起,分离胸大、小肌,清除胸肌间淋巴结(Rotter淋巴结)及脂肪组织,注意保护胸肩峰动脉胸肌支和胸前神经外侧支及内侧支。对于腋窝淋巴结转移较广泛的患者可采用Patey法切断胸小肌的起止点进行更为彻底的淋巴结清扫。于胸小肌外缘切开喙突筋膜,显露腋静脉及锁骨下静脉,逐一结扎分支,清扫levelⅡ区域淋巴结。于胸小肌下方胸壁处向内上方清扫,直至与腋静脉交叉的胸小肌内缘。必要时,将胸小肌向外下牵拉,以清扫levelⅢ区域淋巴结。改良根治术Ⅰ式也可清扫胸小肌内侧的LevelⅢ区域淋巴结,但因该术式适应证为早期乳腺癌病例,转移至LevelⅢ区域的概率很小,此外行LevelⅢ区域淋巴结清扫后常导致上肢水肿,故不常规清扫LevelⅢ区域淋巴结。

继续清扫LevelⅠ区域淋巴结,注意保护胸长神经、胸背神经及胸背动静脉,选择性保留肋间臂神经。向下分离前锯肌筋膜和腋窝后壁的肩胛下肌、背阔肌表面筋膜,最后将乳房、胸肌间淋巴结、腋窝及锁骨下区域淋巴结整块切除。彻底止血并冲洗伤口,于胸壁及腋窝放置引流管后缝合皮下组织、皮肤并加压包扎。

4.经典根治术

经典的乳腺癌根治术(radical mastectomy)又称Halsted根治术,是标准的乳腺癌手术方式,该术式是切除全部乳房及其周围脂肪组织,切除胸大、小肌,清扫腋窝及锁骨下淋巴结和脂肪组织。切除的所有组织均应做到整块切除,以防止术中癌组织播散。作为乳腺癌的基本术式,在任何需要行腋窝淋巴结清扫术的术式中,若想确定进行淋巴结清扫,都需要掌握乳腺癌适应证:目前,乳腺癌根治术主要适用于临床ⅡB~Ⅲ期乳腺癌伴有胸大肌侵犯、胸大、小肌之间有淋巴结转移且与肌肉粘连者,或腋窝和锁骨下转移淋巴结融合并与静脉粘连或包裹静脉,或淋巴结转移癌侵犯淋巴结与周围肌肉粘连者。

手术要点:患者取仰卧位,患侧上肢外展90°,肩胛部垫高,向外侧牵引患肢。根据肿瘤部位及大小选择不同的梭形切口(同单纯乳房切除术),切口边缘需距离肿瘤3 cm以上。分离皮瓣时勿过深,以刚露出真皮下脂肪组织为宜。切开皮肤后,可以组织钳提起外侧皮缘,使其成一平面,切开皮肤后距离皮肤约5 mm在皮肤与浅筋膜间锐性分离或使用电刀分离皮瓣。远离切缘5 cm以上时皮瓣可逐渐增厚,以保证皮瓣血供。接近终点时保留全层脂肪。注意腋窝处皮瓣不保留脂肪,因腋窝皮肤松弛且与皮下组织连接紧密,可将皮肤绷紧后进行分离,避免剥破皮肤。皮瓣分离的范围为上至锁骨,下至肋弓、腹直肌前鞘,内至胸骨中线,外达背阔肌前缘。分离皮瓣顺序:①横切口:上→下→内侧→外侧、腋窝;②纵切口:外侧、腋窝→内侧。分离完皮瓣后,在腋窝前方分离胸大肌外缘,于锁骨下方、胸大肌和三角肌间沟分开胸大肌至肱骨大结节。在近肱骨胸大肌肌腱处切断胸大肌并向内侧翻起,肱骨处胸大肌断端应妥善结扎。在锁骨下保留1~2 cm的胸大肌以保护行走于其中的头静脉和后方的锁骨下静脉。切断结扎胸小肌前方的胸肩峰血管,分离胸小肌,于喙突处切断胸小肌肌腱。将胸小肌翻向内下方,沿血管走行切离胸锁筋膜,显露腋静脉和锁骨下静脉。注意切断结扎腋静脉、锁骨下静脉的分支,清扫锁骨下区和腋窝的全部淋巴脂肪组织,直至显露腋窝后壁的肩胛下肌和背阔肌,期间注意分离保护胸长神经和胸背神经。将胸大、小肌在肋骨和胸骨附着处一一钳夹、切断。同时结扎肋间和内乳血管的穿支血管。将乳房、胸大、小肌、锁骨下及腋窝淋巴脂肪组织整块切除。术毕以灭菌蒸馏水冲洗术腔,于胸骨旁及腋中线皮瓣底部背阔肌前缘处放置引流管并另行戳孔穿出、固定。缝合皮下组织及皮肤并加压包扎。

5.扩大根治术

乳腺癌扩大根治术(extensiveradical mastectomy)的适应证:从整块切除乳腺及局部转移淋巴结的意义上考虑,Halsted的经典乳腺癌根治术遗漏了同样可以作为乳腺淋巴引流第一站的内乳淋巴结的切除。由此探索开展的乳腺癌扩大根治术正是在根治术的基础上加行胸骨旁(内乳区)淋巴链清扫术。该术式适用于肿瘤位于乳房内侧和中央区的乳腺癌患者,也适合行乳腺癌根治术但可疑有临床或影像学胸骨旁淋巴结转移者。近年来随着放疗技术的进步,可用术后放疗替代内乳淋巴链清扫术。因此,目前已较少应用乳腺癌扩大根治术。但在医疗条件较差,不具备内乳区放疗条件而患者具有乳腺癌扩大根治术指证者仍可考虑采用该术式。

常用的内乳淋巴结清扫术方法有两种。即1949年由Margottini和Auchincloss首先提出的胸膜外清除内乳淋巴结的手术方法(简称为"胸膜外法")和1952年由Urban等提出的胸膜内清除内乳淋巴结的手术方法(简称为"胸膜内法")。

手术要点:"胸膜外法"扩大根治术的手术要点是在完成乳腺癌根治术后,于胸骨旁横行切开同侧第1肋间肌肉组织,显露胸廓内动静脉,胸廓内淋巴链则围绕在该血管周围。分离、结扎、切断胸廓内动静脉;在第4肋间切开肋间肌,经第4肋间向上分离推开胸横肌及胸膜;在第4肋上缘处结扎切断胸廓内动静脉下端;切除第2至第4肋软骨,在胸膜外将第1~4肋间的胸廓内动静脉连同其周围的淋巴及脂肪组织一并切除。"胸膜内法"扩大根治术的手术要点是完成乳腺癌根治术后,同胸膜外法,于胸骨旁分别切断第1、4肋间肌、分离、结扎、切断胸廓内动静脉;横向切开第1肋间胸膜和第4肋间胸横肌及胸膜;先于肋骨和肋软骨交界处切断肋软骨、肋间组织,纵向切开胸膜,再经胸骨旁逐一切断上述组织,使之连同胸廓内淋巴链整块切除;用阔筋膜修补胸膜缺损,根据情况行胸腔引流。

6.乳腺癌腔镜手术

乳腺腔镜手术的发展相对较晚,是在腹腔镜外科发展成熟的基础上探索发展而来。乳腺腔镜手术最早报告应用于乳房整形美容。1992年Kompatscher首先报道用腔镜技术将隆乳术后乳房内挛缩假体取出,成为乳腺腔镜手术的开端。此后腔镜辅助下的义乳植入式隆乳术发展迅速,并发展成为整形美容外科的一个常规手术。此后,腔镜手术广泛应用于乳房整形外科的各个方面,如乳房巨乳缩小术、乳房固定术和乳房重建、男性乳房发育症腺体切除术等。国内医院至今已经开展一系列乳腺腔镜手术,包括乳腺癌腔镜皮下乳腺切除、腔镜腋窝前哨淋巴结活检和淋巴结清扫、腔镜内乳淋巴结活检和清扫、腔镜乳腺癌局部扩大切除、腔镜辅助乳房假体植入、背阔肌瓣和大网膜分离乳房填充成形等。目前,国内多家医院开展各类乳腺腔镜手术。

7.乳腺癌复发、转移的手术治疗

原则上,仅有乳房、胸壁、腋窝或锁骨上等局部或区域复发转移而无远处转移的乳腺癌,如果在术前辅助治疗后能达到局部病变的全部或相对彻底的切除,应争取行局部根治性手术,同时进行综合治疗。对某些有同侧锁骨上转移或内乳区转移的局部晚期的乳腺癌,也适用上述原则,力争完全切除锁骨上和内乳区转移病灶。这样不仅可以改善患者的无病生存期和生存质量,减少其他治疗的费用和副反应,也可能延长患者总的生存时间。对远处转移病灶的外科处理则存在较多的争议。有人主张,对乳腺癌术后发生的单一的远处转移灶,如果病灶可完全切除,患者全身情况和条件允许,也可以积极进行手术以改善患者的生存。乳腺癌的手术治疗还包括乳房整形、重建或再造等手术。

（李宗富）

第八节　胃十二指肠溃疡穿孔

　　胃十二指肠溃疡穿孔是溃疡病的严重并发症,穿孔多发生在 30～60 岁,占 75%,其中男性占 90%。十二指肠溃疡穿孔较胃溃疡穿孔多见,约有 2% 的十二指肠溃疡患者以急性穿孔为首发症状。十二指肠溃疡穿孔多发生在球部前壁小弯侧,而胃溃疡穿孔虽前后壁均可发生,但多见于近幽门前壁小弯侧。5%～10% 的病例前壁溃疡穿孔的同时,十二指肠后壁也存在溃疡,称为对吻溃疡。对十二指肠溃疡穿孔合并上消化道出血的患者,须注意对吻溃疡存在的可能。

一、发病机制

　　生理条件下胃十二指肠黏膜有一套完善有效的防御和修复机制,足以抵御胃酸和胃蛋白酶的侵蚀。当致病因素损害了这一机制,胃酸和胃蛋白酶侵蚀黏膜就会导致溃疡的发生。目前认为幽门螺杆菌感染、应用非甾体抗炎药和胃酸过度分泌等是造成溃疡发病的主要病因。

　　在溃疡的形成、发展和愈合过程中,黏膜的破坏和修复处于动态平衡之中。致病因素持续存在,强于黏膜防御和修复机制时,则发生溃疡且向广度与深度发展。病情进一步发展,溃疡穿透胃肠壁全层则发生穿孔。多数患者在穿孔发生前数日常有溃疡症状加剧的病史,但临床上约有 20% 的病例发病前并无溃疡病史。这类患者在溃疡周围常缺少瘢痕组织,称为急性溃疡,应激性溃疡即属此类。部分患者病情呈慢性经过,溃疡反复发作与缓解。溃疡周边常有较多瘢痕形成,并与邻近器官粘连,甚至穿入胰腺、肝脏等形成穿透性溃疡或溃疡慢性穿孔。这种慢性穿孔一般不出现急性溃疡穿孔所常见的急腹症表现,但常伴疼痛和出血。

　　胃十二指肠溃疡急性穿孔后,酸性胃内容物及胆汁、胰液进入游离腹腔,迅速引起弥漫性腹膜炎,随后产生细菌感染,造成一系列严重病理及病理生理变化。胃液及十二指肠液呈高度酸性或碱性,使腹腔受到强烈的化学刺激,有人比喻为"腹膜腔的烧伤"。在短期内即有大量细胞外液渗入腹腔,其量可与 50% 面积的烧伤相比,患者常陷于低血容量性休克。空腹胃液中由于胃酸的作用并无细菌,但在餐后由于食物及唾液的中和,胃内容物中可有肠杆菌、拟杆菌及乳酸杆菌类等细菌,其量达 10^{15}/mL。在穿孔后 6～8 h,由于病原菌生长(以大肠埃希菌及拟杆菌为主),逐渐转变为细菌性腹膜炎。穿孔后的病情演变取决于穿孔前胃内容的多少(空腹或饱餐后穿孔)、穿孔的大小、部位、患者的全身情况及治疗措施是否及时得当等因素。若身体虚弱、合并其他基础疾病、穿孔大，进入腹腔胃内容物多或治疗延迟，则病情严重，易出现感染中毒性休克，甚至死亡。相反，若穿孔较小、腹腔污染轻、穿孔处迅速与周围脏器或大网膜发生纤维粘连而自行闭合，仅形成较轻的腹膜炎或局限性腹膜炎，则患者预后良好。

二、临床表现

典型的胃十二指肠溃疡穿孔患者多有溃疡病史，穿孔前症状加重，急性穿孔常发生在饱餐后或夜间空腹时。典型症状是突发性上腹剧痛，可向肩背部放射，迅速扩散至全腹。疼痛呈刀割样，非常剧烈，难以忍受，患者常采取被动体位以减轻腹痛。疼痛发作后可能伴随恶心及呕吐，穿孔同时合并大出血的少见，故呕血不多见。发病数小时后，由于腹腔内大量渗出液的稀释，化学性刺激减弱，疼痛可稍减轻。但此后由于细菌繁殖，症状又渐加重，呈现细菌性腹膜炎表现，并可发生低血容量性及感染性休克。

查体可见患者常面色苍白、出冷汗、并有脉弱数等休克征象，患者表情痛苦，呈重病容，发病数小时后即可有脱水容貌。采仰卧位，不敢改变体位、大声说话及做深呼吸。在早期多数患者心率稍快、血压正常、体温正常。全腹有压痛、反跳痛、肌紧张明显，呈"木板样"，尤以上腹及右下腹为最明显。肝浊音区缩小或消失，肠鸣音消失或减弱。发病数小时后患者可有发热、心率增快、白细胞计数增加、血细胞比容增高等，随病情进一步发展，感染中毒症状更加突出。此时腹肌紧张非但不明显，反而呈现腹胀和肠麻痹。

实验室检查常可见白细胞升高和核左移，但应用免疫抑制剂的患者和老年患者可不明显。血清淀粉酶一般正常或略升高，通常其值小于正常 3 倍。腹部 X 线片 80% 的患者可见腹腔游离气体，对诊断有决定性意义。但应至少采取立位 5 min 后再检查，病情重者也可行左侧卧位检查。当疑为上消化道穿孔，但又无气腹出现，可经胃管注气或经胃管注入水溶性造影剂以确定有无穿孔及穿孔部位。

三、诊断及鉴别诊断

根据上述典型的临床表现，胃十二指肠溃疡急性穿孔的诊断多无困难。但对一些不典型病例，亦可发生误诊和漏诊，需注意以下几方面情况。

1.过分强调溃疡病史

胃十二指肠溃疡病急性穿孔患者有 15%～20% 并无溃疡病史，这类患者多属急性溃疡穿孔，穿孔是其首次出现的临床表现。某些非腹部大手术后早期发生溃疡急性穿孔的病例也无明显溃疡病史，但不能据此否定诊断。

2.过分强调"板状腹"

虽然大多数患者会出现典型的临床体征，但在下列情况时可不具备典型的"板状腹"：①穿孔较小或穿孔很快被堵塞，消化液流入腹腔很少时；②患者年老体弱、多次妊娠、四肢瘫痪或昏迷，腹肌薄弱无力无法形成"板状腹"；③肥胖或腹壁脂肪较厚时，"板状腹"不容易检查出来；④应用哌替啶等止痛药后；⑤穿孔超过 6～12 h，腹腔内大量渗出液的稀释或较长时间的腹肌持续痉挛性收缩致使腹肌疲劳时。

3.过分强调腹腔游离气体

虽然腹腔内游离气体是胃肠道急性穿孔的特征性证据，但应正确分析腹腔内游离气体的诊断价值。有些病例穿孔后漏入腹腔气体较少（曾有实验证明腹腔内注入 20～30 mL 气体才能显示有膈下游离气体），或 X 线检查时患者采取直立位时间太短都可能造成假阴性。而临床上少见的子宫穿孔或肠穿孔等急腹症同样可以出现腹腔游离气体,这就需要医生对信息进行综合分析,才能降低误诊率。

4.与其他急腹症鉴别

①急性阑尾炎:穿孔后胃液可沿升结肠旁沟或小肠系膜右侧流至右下腹,而穿孔部位发生粘连或堵塞,致使右下腹触痛及肌紧张反较上腹重,此时易误诊为急性阑尾炎。②急性胰腺炎和急性胆囊炎:有时穿孔漏出的消化液积存在胆囊和十二指肠附近,类似急性胆囊炎。急性胰腺炎可和溃疡急性穿孔的临床表现十分相似,但常无"板状腹"、气腹和高淀粉酶血症。③急性乙状结肠憩室炎:穿孔溢出的消化液向下流向左结肠旁沟可误诊。④腹主动脉瘤破裂及肠系膜血管病。

5.与内科腹痛鉴别

①下叶肺炎或胸膜炎;②急性肝炎;③急性心绞痛或心肌梗死;④急性胃肠炎。

四、治疗

1.非手术疗法

非手术疗法既可以是手术治疗的前期准备,本身又是治疗方案之一。其适应证包括:①患者全身情况较好,血流动力学稳定;②穿孔小,腹腔内渗液少,症状及体征轻微,腹膜炎范围局限,无弥漫性腹膜炎;③口服水溶性造影剂,渗漏不明显;④空腹穿孔。

具体措施包括:禁食水、持续胃肠减压、静脉输液、应用抑酸药及全身给予广谱抗生素等,病情重时还需监测生命体征及尿量。这些患者易于发生膈下或肝下脓肿,必要时可在超声引导下行经皮穿刺置管引流治疗。治疗过程中要严密观察病情变化,如症状和体征不见好转,则应果断行手术治疗。非手术疗法治疗溃疡病穿孔具有一定的盲目性,具体体现在:①穿孔的大小很难在术前判定。②胃溃疡穿孔时难以除外胃癌穿孔或溃疡已有癌变。③尽管有研究显示非手术疗法在选择性病例中是安全的,但非手术疗法的病死率因适应证的不同而波动在1%～11%。④单从病史及穿孔的时间难以判断是否"空腹"穿孔。⑤有些溃疡病可无临床表现,所谓急性溃疡穿孔病例,多数在手术中及术后病理证实仍属慢性溃疡。⑥保守治疗后有12%～15%的患者仍需手术治疗。因此,非手术疗法不宜作为常规的治疗方法。施行时必须严格掌握适应证,严密观察病情变化,必要时及时中转手术,才能取得良好的疗效。另外,由于老年患者对非手术疗法失败后并发症的耐受性较差,因此应用于老年虚弱者时需慎重。

2.手术疗法

凡不适合非手术疗法或非手术疗法治疗无效者均应及早手术治疗,治疗延迟将增加并发症发生率并延长住院时间。手术方式的选择要综合分析患者的全身状况、局部解剖条件、既往内科治疗效果和术者经验等因素,按损伤控制性的原则处理。对于全身状况(严重休克、年老体衰及有严重伴发病等)和局部状况(组织炎症、水肿、瘢痕、粘连等较重)不佳者,穿孔缝合术是最佳选择。鉴于治疗溃疡病药物的进步、彻底性溃疡手术的并发症风险及穿孔患者所处的危重状态,越来越多的医生都首选穿孔缝合术。但对于合并幽门梗阻、有消化道出血病史及不能除外恶性病变者,如患者一般情况较好,局部炎症较轻还应该行彻底的溃疡手术。彻底性手术包括胃大部切除术、穿孔修补后加高选择性迷走神经切断术及迷走神经切断附加胃窦部切除或幽门成形术。

(1)手术探查:一般十二指肠球部溃疡穿孔多发生在前壁,局部可见纤维蛋白性渗出液和胆汁染色的液体。但由于穿孔局部充血水肿，有时很难判定穿孔发生在幽门的近端还是远端。若胃十二指肠前壁未发现穿孔，必须彻底探查从贲门至十二指肠球部的前后壁，此时常需切开胃结肠韧带和肝胃韧带。如果仍无法发现穿孔，则需探查整个腹腔。

（2）十二指肠溃疡穿孔：大多数十二指肠球部溃疡穿孔采用间断缝合修补加大网膜覆盖的方法可以治愈；若穿孔较大或溃疡边缘炎症水肿较重，无法行间断缝合，可使用带蒂的大网膜覆盖在十二指肠溃疡穿孔处，并在穿孔四周缝合固定。研究显示，高选择性迷走神经切断不增加手术死亡或并发症发生率，而溃疡复发率和需要再次手术率明显降低。因此如全身及局部条件允许，穿孔闭合后可考虑行溃疡彻底性手术。对合并幽门梗阻的患者，可行胃大部切除术。

（3）胃溃疡穿孔：由于胃溃疡存在恶性病变的可能，因此术中需在溃疡边缘多点活检以明确诊断。根据患者全身状况、溃疡部位、腹腔污染程度和病变性质（是否为恶性），可以采取单纯缝合、溃疡切除后单纯缝合或胃部分切除术。位于胃远端的溃疡，胃窦切除不但解决了穿孔问题，还彻底解决了溃疡本身；病情不稳定或老年患者的良性溃疡可以局部切除溃疡后缝合或仅行缝合后以大网膜覆盖；小弯侧的高位溃疡一般需要切除缝合。

（4）微创手术：腹腔镜技术的发展为胃十二指肠溃疡穿孔的治疗提供了新的选择，其手术方法与开放手术相同，但患者创伤小、恢复快。有经验者还可以施行各种迷走神经切断术，唯对技术要求很高，尚未普及。

（许中敏）

第九节　急性胃扭转

胃扭转是指胃或胃的一部分发生旋转，胃的部分或全部大小弯位置发生变换，即大弯在上，小弯在下或大弯在右，小弯在左。胃扭转主要见于老年人，少数也发生在儿童和青年人。急性胃扭转在临床上虽不常见，但如果是完全性扭转，可因胃壁血供障碍致胃绞窄、坏死和穿孔，严重者会导致患者迅速死亡。值得注意的是，扭转范围小于 $180°$ 的部分性胃扭转仍可发生胃壁血供障碍致坏死和穿孔。急性胃扭转由于病情急骤常伴有休克，病死率高达 $40\%\sim80\%$ ，主要死因是绞窄坏死穿孔和低血容量性休克。所以，急性胃扭转一旦确诊，就应立即采取措施抢救，迅速改善患者的全身状况，并及时手术。

一、病因

胃扭转的病因不同，治疗的方法也不同。因此，对胃扭转的诊断除明确扭转的轴向程度之外，还需进一步了解引起胃扭转的原因。胃的正常位置主要依靠食管下端和幽门部的固定，肝胃韧带、胃结肠韧带和胃脾韧带也对胃大、小弯起了一定的固定作用。胃扭转发病多数存在解剖学因素，在不同的诱因激发下而致病。胃转位不全，胃周围韧带松弛、阙如、延长，十二指肠上 $1/3$ 移动度增大和十二指肠降段外侧腹膜过度松弛均是胃扭转发病的解剖学因素。较大的食管裂孔疝、膈疝、膈神经损伤致膈肌麻痹、膈肌上抬、膈肌损伤、膈肌膨隆等，由于胸腔内负压的作用，使活动度较大的胃进入这些异常间隙，形成胃扭转。胃及胃周器官发生病变如炎症、溃疡、肿瘤及腹腔内粘连等也可以压迫或牵拉游离度较大的胃,引起扭转。这些病变所形成的粘连束带也可能形成扭转轴的固定点,使移动度较大的胃扭转。剧烈呕吐、急性胃扩张、急性结肠胀气、饱食后剧烈活动、强烈的胃的逆蠕动等均可以成为胃的位置突然改变的动力,故常是促发急性型胃扭转的诱因。

二、分型

1.从解剖学角度,根据胃扭转方式分类

(1)器官轴型或纵轴型扭转:即以贲门与幽门连线为纵轴心,向上翻转,致小弯向下、大弯向上。

(2)系膜轴型或横轴型扭转:即以大网膜与小网膜之间的轴(即胃大、小弯中点连线)为轴心,从右向左或从左向右旋转,即以长轴相垂直的方向,向左或向右翻转。系膜轴型胃扭转造成胃呈前、后壁对折状态,使胃形成两个小胃腔。

依旋转方向不同,系膜轴型可分为2个亚型:①幽门由右向上、向左扭转,胃窦转到胃体之前,有的病例幽门可达贲门水平。右侧横结肠也可随胃幽门移到左上腹;②胃底由左向下、向右旋转,胃体转到胃窦之前。

(3)混合型扭转:混合型兼有上述两型的特点。

三种类型中以器官轴型扭转为常见,占59%,系膜轴型次之,混合型少见。

2.依胃扭转的范围和扭转角度分类

依胃扭转的范围和扭转角度分为完全性扭转(扭转180°或以上)和不完全性扭转(扭转小于180°)。

3.依扭转程度分类

(1)全部扭转:除了与膈相贴的部分外,全部胃均向前向上扭转,使胃大弯达到肝与膈之间,而胃的后壁则面向前方。

(2)部分扭转:仅胃的一部分出现扭转,常见为胃窦部。

4.依胃扭转起病性质分类

依胃扭转起病性质分为急性胃扭转和慢性胃扭转。急性胃扭转多起病急,症状重,有急腹症的临床表现。慢性胃扭转临床症状反复出现或经常存在,但症状较轻,常被怀疑有溃疡病或消化系统其他慢性疾病。

依胃绕轴心旋转的角度分析,发生胃全部扭转时,若旋转的角度不超过180°,则无贲门或幽门梗阻,并且有时可以自行复位,很少发生急性胃扭转。一般认为要形成急性完全胃扭转,胃至少要沿着轴心旋转180°。在胃部分扭转发生时,发生扭转的部分胃可以循轴心旋转180°、270°甚至达360°。所以,胃部分扭转更容易引起血供障碍导致部分胃壁坏死。

三、临床表现和诊断

1.急性胃扭转的临床表现

急性胃扭转的临床表现取决于扭转的轴向、程度和病因。急性胃扭转常有暴饮暴食史,发病前一般健康状况良好,起病较突然,发展迅速,起病时常有骤发的上腹部疼痛,程度剧烈,并牵涉至背部。常伴频繁呕吐,呕吐物中不含胆汁。如为胃近端梗阻,则为干呕。此时如拟放置胃肠减压管减压胃腔,胃管常不能插入胃内。急性胃扭转的临床表现与溃疡病急性穿孔、急性胰腺炎及急性肠梗阻等急腹症颇为相似,有时与急性胃扩张不易鉴别。体检可见上腹膨胀,并向左下胸部扩展,叩诊为鼓音,有时上腹部可触及有压痛的光滑包块。肠鸣音减弱或消失。而下腹检查相对平坦。如果胃扭转程度为完全性胃扭转,梗阻部位在胃近端,则会出现典型的 Bochardt 三联征。即:①严重而持续的上腹疼痛,并迅速出现上腹部局限性腹胀;②重复性干呕,即剧烈而顽固的恶心、呕吐,但少有呕吐物,如有少量呕吐物也不含有胆汁;③如为器官轴型胃扭转,则胃管不能插入胃腔内。此三联征是诊断急性胃扭转的重要依据,但此三联征在贲门扭转程度轻时并不一定存在,即如果胃扭转程度较轻时,临床表现往往很不典型。有时,急性胃扭转常在手术探查时才能明确诊断。

慢性胃扭转常呈间歇性发病。发作时有消化不良或溃疡病的症状,如上腹部隐痛,进食后上腹闷胀,症状可以反复发作,亦可出现呕吐、呃逆等,腹部体检常无阳性体征。

如临床上出现消化道出血、腹膜炎、急性心肺功能衰竭甚至休克等症状时,要注意发生绞窄性胃扭转的可能。发生绞窄时,患者还可出现气腹、腹胀、压痛反跳痛、肌紧张和肠麻痹等表现。纵轴型胃扭转以完全性扭转为多,较易发生绞窄,发作时多具有典型的 Bochardt 三联征。而横轴型胃扭转患者发生绞窄机会较少。

2.X 线表现

(1)腹部 X 线片是有价值的辅助检查,腹部 X 线片常见上腹部巨大气泡,立位片可见有大的气液平,有时可见两个气液平。

(2)X 线钡餐检查对确定和全面了解胃扭转的情况有重要意义,是确诊胃扭转的最常用方法。X 线钡餐检查不仅能明确有无扭转,且能了解扭转的轴向、范围和方向,有时还可了解扭转的病因。但由于患者常有顽固干呕,钡餐检查方法的应用受到一定限制。器官轴型胃扭转的 X 线表现:胃大弯、胃底向前,从左侧转向右侧,钡餐造影显示食管远端梗阻,腹段食管延长,胃底与膈分离,食管与胃黏膜呈十字形交叉,胃大弯朝向膈面,胃小弯向下,后壁向前呈倒置胃。系膜轴型的 X 线表现:左膈上抬,膈下有扩张的胃底胃体所致的大液平面,胃底与左膈紧贴。幽门旋向贲门而居于脊柱左侧,胃向左前扭转后钡剂难于通过十二指肠。混合轴型则兼有器官轴型和系膜轴型之 X 线表现。

X 线钡餐检查有常规法和低张双重对比造影法两种方法。低张双重对比造影法对了解胃扭转的轴向及扭转程度,以及分析胃扭转的原因等方面的价值远比常规方法好。低张双重对比造影法的优点是在胃张力减低状态下,能够看到胃壁上较为细小的病灶。低张双重对比造影法在立位时可以观察到胃壁扭转的轴向及扭转程度。低张双重对比造影法仰卧位能显示来自胃外的粘连等病变的部位和形式,这是胃镜也难以解决的问题。所以 X 线检查胃扭转应选用胃低张双重对比造影法,分别在仰卧位和立位进行观察。

3.胃镜检查

器官轴型胃扭转在胃镜下可观察到胃形态改变:胃大弯侧脑回样纵行皱襞在上方,胃小弯在下方,前后位置发生颠倒,胃角形态改变或消失,有时胃体腔有大量液体潴留。系膜轴型胃扭转在胃镜通过贲门后注气,使胃腔扩张,可观察到胃大弯纵行黏膜皱襞在扭转处突然中断,远端看不见幽门。

四、治疗

(一)非手术治疗

(1)症状轻微的慢性不完全性胃扭转,可先采用内科保守治疗,包括胃管持续减压、输液、饮食控制、体位调整、胃镜下复位等,多能自动复位。但若经内科治疗仍反复发作的慢性胃扭转,则应进行手术治疗。手术不仅可消除症状且可预防一旦出现急性胃扭转引起绞窄所致的生命危险。

(2)胃镜下复位:对于年老体弱、不能耐受手术的症状较轻患者,胃镜下复位不失为一种良好的治疗方法。慢性胃扭转胃镜复位方法:胃镜通过贲门后先注气扩张胃体腔,然后循腔进镜,以确定胃扭转的类型、部位、方向及程度。依胃扭转的类型采取不同方法的复位。若胃体腔潴留液过多,应首先吸出液体,然后注气循腔进镜。根据扭转方向逆时针 180° 或顺时针 180° 旋转镜身并向前推进。若能看见幽门,继续注气即可复位。侧卧不能进入胃窦腔时,需令患者仰卧位则容易奏效。

(3)急性胃扭转可先试行胃肠减压,如能插入胃管,吸出大量气、液体,症状缓解,多为系膜轴型胃扭转,可继续保守治疗,待病情稳定后,再详细检查确定原因,择期手术治疗。

如胃管不能插入或胃肠减压后病情继续恶化,则应及早手术治疗。否则可能会因胃壁血液循环障碍,发生坏死和穿孔。

胃扭转特别是急性胃扭转,可能发生胃的缺血、坏死和穿孔,病情急骤常伴有休克,因此大多数急性胃扭转患者需急诊手术治疗,以免延误病情而危及生命。

(二)手术治疗

手术前要注意水、电解质失衡的纠正。术后应持续进行胃肠减压数天。

(1)在手术剖开腹腔时,首先看到的多是横结肠系膜后面绷紧的胃后壁,由于解剖关系的紊乱以及膨胀的胃壁影响,常不易认清病变情况。此时宜通过胃壁穿刺将胃内积气和积液抽尽,缝合穿刺处。同时插入胃管,术者引导胃管经过贲门进入胃腔减压。胃排空后,仔细将胃扭转复位,恢复胃的血供后,再进行探查。

(2)发现急性胃扭转病因极为重要,是防止术后胃扭转复发的关键。行胃扭转手术时,在完成扭转复位以后,应仔细检查引起胃扭转的原因,根据病因进行相应的根治性手术。如未能找到有关的病因和病理机制者,可行胃固定术,以防扭转再度复发。胃部分扭转伴有溃疡或葫芦形胃等病变者,可行胃部分切除术;因粘连引起的胃扭转则予以分离切断粘连;有胃十二指肠溃疡或肿瘤的患者,则行胃切除及肿瘤根治术;如因膈疝、食管裂孔疝、腹内疝和腹壁疝引起的胃扭转,则复位后行疝缝合修补术;而对绞窄性胃扭转患者,则行胃部分切除术。因胃周韧带松弛所致慢性复发性胃扭转,在复位后行胃固定术。胃扭转的术式较多,手术中应根据产生扭转的病因及患者的状态合理选择手术方式。

(三)常用手术方式

1.胃造瘘术

胃造瘘术能在术后继续有效的减压胃腔,可以避免放置鼻胃管的不适,并可术后早期行肠内营养。而且胃造瘘后,胃前壁与腹前壁之间的粘连可能具有固定胃的作用。但也有人认为,胃造瘘术造成了另一个旋转轴,术后反而更容易引起胃扭转复发。所以,胃造瘘术仅适用于一般状态极差或高龄不适合进行较大根治性手术的患者。

2.膈疝、腹壁疝及食管裂孔疝修补术

膈疝、腹壁疝及食管裂孔疝常因胃的疝入引起胃扭转。对这部分患者可以在疝复位后经腹进行疝缝合修补术,而复位的胃不必加行任何固定术。这类手术较适合采用腹腔镜手术进行治疗,近年来应用愈加广泛。腹腔镜手术不仅安全有效,而且,只要病例选择适当,不仅具有

腹壁创伤小的优点,而且较常规剖腹探查出血少,视野清晰,操作简便易行,安全可靠,术后患者康复快,住院时间短,疗效确切,远期并发症少。

3.胃部分切除术

胃部分切除术曾被广泛的采用治疗胃扭转,对防止复发效果满意。因为胃部分切除术术后并发症和后遗症问题,不加选择的应用本术式治疗胃扭转会对患者造成不必要的损害。所以,胃部分切除术应该仅用于伴有胃壁坏死或伴有溃疡病、胃十二指肠有良恶性肿瘤的患者。

4.Maingot胃固定术

本手术是将胃脾韧带和整个胃结肠韧带缝到前腹壁的壁腹膜上,形成一个沿着脾下极到幽门的半圆弧线来加强胃的固定。

5.结肠转位-胃固定术

左膈膨出而伴发胃扭转时,简单的胃固定不能防止胃扭转复发。结肠转位-胃固定术是从十二指肠起离断全部胃结肠韧带,使胃与横结肠完全分离,继而再离断升结肠、结肠肝曲及结肠脾曲与周围的粘连,使整个大网膜和横结肠充分游离,之后将大网膜和横结肠移到左膈下填满胃扭转复位后所留下的间隙,同时将胃小弯缝到肝和肝圆韧带的游离缘做固定。

(李宗富)

第十节　粘连性肠梗阻

粘连性肠梗阻是指由于各种原因引起腹腔内肠粘连导致肠内容物在肠道中不能顺利通过和运行。当肠内容物通过受阻时,则可产生腹胀、腹痛、恶心呕吐及排便障碍等一系列症状。属于机械性肠梗阻范畴,按起病急缓可分为急性肠梗阻和慢性肠梗阻;按梗阻程度可分为完全性肠梗阻和不完全性肠梗阻;按梗阻部位可分为高位小肠梗阻、低位小肠梗阻和结肠梗阻;按肠管供血情况分为单纯性肠梗阻和绞窄性肠梗阻。该病部分可经非手术治疗获得症状消退,但大多数反复发作或保守治疗无效,仍需要接受手术治疗,而手术又与腹腔粘连密切相关。手术并不能解除病因,甚至术后再致粘连梗阻,反复发作,有的患者遭受多次手术痛苦。因此,防治腹腔粘连所致的肠梗阻,仍为今日外科领域所要解决的重要课题。

一、病因与病理

腹膜具有强大的再生和修复能力,形成粘连是机体对抗外来损害的保护反应,但也带来由于粘连和牵拉而造成的持续性腹痛或不适,推移或压迫脏器所引起的消化功能障碍以及粘连性肠梗阻等不良反应。

粘连带是由于腹部手术、炎症、创伤、出血、异物刺激等所引起。常见有两大类:①广泛性粘连,包括片状粘连;②索带状粘连。粘连最常见的部位是小肠,容易发生在阑尾切除手术后(尤其是阑尾穿孔腹腔引流术后)或盆腔手术后。粘连和粘连带虽然是导致肠梗阻的常见原因,但粘连的存在并不等于必然会产生肠梗阻。在下列情况下容易发生肠梗阻:①一组肠袢彼此紧密粘连成一团,并固定于腹壁切口瘢痕下,因为肠腔狭小,肠蠕动受到影响,肠管不能扩张,容易发生梗阻;②一段肠袢粘连并固定于自身折叠的位置,使曲折处的肠腔狭小,容易发生梗阻;③一段肠袢粘连于距离较远的一点,由于牵拉肠袢使其粘连点成一锐角,容易发生梗阻;④腹腔索带状粘连的另一端固定于腹后壁,将肠管压迫造成梗阻;⑤索带状粘连的两端覆盖有两个固定点,在其下方形成一环孔,肠袢穿孔后突然膨胀,形成钳闭;⑥肠壁黏着于腹壁的一点,肠袢其他部分无粘连,由于强烈的肠蠕动或身体姿势的突然改变,肠袢可能以黏着处为支点而扭转,引起绞窄性肠梗阻。

因此,肠梗阻的真正发生原因是在粘连的基础上,还需外界因素的影响而诱发。①暴饮暴食后近端肠内容物骤然增多,不能顺利通过已狭窄的肠腔,形成相对的梗阻;②粘连部位发生炎症或粘连水肿,以及食物残渣,异物的堵塞,都能导致肠腔狭窄。

二、临床表现

粘连性肠梗阻依梗阻部位、程度、发展急缓等而异,但多数有腹痛、腹胀、呕吐、肛门停止排便排气,即通常所说的痛、吐、胀、闭。

1.腹痛

单纯性肠梗阻为阵发性绞痛;绞窄性肠梗阻多为持续性腹痛有阵发性加剧。

2.呕吐

起病初期为反射性呕吐,以后为肠内容物逆流入胃呕吐。高位小肠梗阻,呕吐出现较早而频繁;低位小肠梗阻,呕吐迟而次数少,常一次吐出大量粪样物;由于回盲瓣有阻止结肠内容物反流入小肠的功能,因此结肠梗阻时呕吐较轻或无呕吐。

3.腹胀

其程度与梗阻部位及性质有密切关系。高位小肠梗阻由于频繁呕吐无明显腹胀,低位小肠梗阻则呈全腹胀,结肠梗阻多为周边性腹胀,绞窄性肠梗阻表现为不对称的局限性腹胀。

4.肛门排便、排气停止

急性完全性肠梗阻者有此症状,但因梗阻部位以下肠段常积蓄气体和粪便,因此,梗阻早期仍可有少量排便、排气。

5.休克

早期单纯性肠梗阻患者,全身情况无明显变化,后可出现脉搏细速、血压下降、面色苍白、眼球凹陷、皮肤弹性减退,四肢发凉等征象。

实验室检查:因脱水、血液浓缩可致血红蛋白值及血细胞比容升高;绞窄性肠梗阻白细胞计数及中性粒细胞明显增高;检查血清 Na^+、Cl^-、K^+、HCO_3^- 的变化及血气分析以了解电解质紊乱和酸碱平衡失调的程度。

三、诊断及鉴别诊断

1.诊断

根据肠梗阻的典型症状和体征以及有过腹腔手术或感染的病史,再结合 X 线所见,一般不难确诊,但是应当判明梗阻的性质,以便决定治疗方针。若以往有过多次发作且临床表现为不完全性梗阻,则应考虑可能为广泛粘连所造成的单纯性肠梗阻。局限性粘连易引起扭转、内疝等闭袢性肠梗阻,发病多较急。同一患者,可由单一因素造成粘连性肠梗阻,也可由几个因素构成复杂的粘连性并有绞窄因素的肠梗阻。临床上常表现为,最初类似粘连性单纯性肠梗阻,但经较长时间的保守治疗不见缓解。有些绞窄性肠梗阻在 X 线片上可见特殊影像,如孤立或突出胀气肠袢屈曲成所谓"咖啡豆"样改变,常为粘连带所致之闭袢性肠梗阻的 X 线表现。患者无发热、脉快，无局限性压痛，白细胞不高则多为单纯性肠梗阻。但如上述条件，虽仅有一项突出，也应考虑为绞窄性肠梗阻。B超发现腹腔液平面或诊断性腹腔穿刺抽出血性液体也为绞窄性肠梗阻之佐证。此外，腹部多层螺旋CT平扫与增强检查以及图像重建技术能确诊肠梗阻，并且能明显提高对梗阻部位、梗阻程度、有无闭袢和绞窄及对梗阻原因的正确诊断率。

2.鉴别诊断

(1)鉴别单纯性肠梗阻和绞窄性肠梗阻：绞窄性肠梗阻可发生于单纯性机械性肠梗阻的基础上，单纯性肠梗阻因治疗不善而转变为绞窄性肠梗阻的占15%～43%。一般认为出现下列征象应疑有绞窄性肠梗阻。①急骤发生的剧烈腹痛持续不减，或由阵发性绞痛转变为持续性腹痛，疼痛的部位较为固定。若腹痛涉及背部提示肠系膜受到牵拉，更提示为绞窄性肠梗阻。②腹部有压痛，反跳痛和腹肌强直，腹胀与肠鸣音亢进则不明显。③呕吐物、胃肠减压引流物、腹腔穿刺液含血液，亦可有便血。④全身情况急剧恶化，毒血症表现明显，可出现休克。⑤X线片检查可见梗阻部位以上肠段扩张并充满液体，状若肿瘤或呈"C"形被称为"咖啡豆征"，在扩张的肠管间常可见有腹腔积液。⑥螺旋CT检查：当发现局部肠管强化弱、不强化或延迟强化时，则肠缺血的诊断较为肯定。但缺血早期这些改变可能并不明显，此时，结合肠系膜血管成像的表现，如血管扭转、成角、漩涡或静脉曲张，或显示闭袢征象做出判断。闭袢性肠梗阻形成时，扩张的肠袢可呈C形或U形，梗阻处常出现鸟嘴状改变，但此类征象在横轴面图像上观察有时并不满意，多平面重建(MPR)图像多方位观察有助于提高检出率。

(2)鉴别小肠梗阻和结肠梗阻：高位小肠梗阻呕吐频繁而腹胀较轻，低位小肠梗阻则反之。结肠梗阻的临床表现与低位小肠梗阻相似，但腹部X线片检查则可区别。小肠梗阻是充气之肠袢遍及全腹，液平较多，而结肠则不显示。若为结肠梗阻，则在腹部周围可见扩张的结肠和袋形，小肠内积气则不明显。

(3)鉴别完全性肠梗阻和不完全性肠梗阻：完全性肠梗阻多为急性发作而且症状明显，不完全性肠梗阻则多为慢性梗阻、症状不明显，往往为间歇性发作。X线片、CT检查完全性肠梗阻者肠袢充气扩张明显，不完全性肠梗阻则否。

四、治疗

对于大多数肠梗阻，只要诊断明确就不难做出治疗决策，然而粘连性肠梗阻则不然。因粘连性肠梗阻早期多为单纯性，但有可能发展为绞窄性梗阻。绞窄与非绞窄有时临床上很难区分，因此有学者主张粘连性肠梗阻一经诊断，无论绞窄与否均早期手术治疗，但是术后复发率高，而且每次手术可导致更严重的粘连且无有效预防手段，故有的则强调非手术治疗。上述两种处理都有片面性，目前绝大多数医者认为，粘连性肠梗阻首选非手术治疗，若非手术治疗无效或有绞窄倾向，则应果断中转手术。然而问题的关键在于如何确定中转手术，手术的指征是什么。对此，目前主要有两种观点：一是根据临床观察进行判断。患者入院时腹部持续疼痛、压痛、反跳痛、肠鸣音消失、白细胞计数升高、X线片或CT检查有肠绞窄征象者应手术治疗。非手术治疗过程中腹痛转为持续性、腹胀加剧、脉率快、血压有下降趋势、X线片、CT检查有绞窄征象者应中转手术治疗。事实上这些观察指标不一定可靠。有人发现在绞窄与非绞窄性肠梗阻中，这些指标的变化并无显著差异。但若同时出现以上2～3项变化时有重要意义。二是以非手术治疗的时间决定。有人认为12～24 h非手术治疗无效，即使病情未加重，应中转手术。也有人认为 $24\sim48$ h 为宜。其依据是,经这段时间非手术治疗后大多数患者已得到缓解。再延长非手术治疗时间所能缓解者甚少,而肠绞窄、穿孔、死亡率明显增加。即使未出现绞窄,也因为束带压迫、肠袢成角、扭转、内疝等情况,非手术治疗不能解除。以上两种观点对指导临床实践均有重要意义,外科医生对每个病例应具体分析,并结合自己的经验与水平,进行处理,当确实难以定夺时,要及时与上级医生沟通,手术的时机把握的总体原则是宜早不宜迟。

1.非手术治疗

粘连性肠梗阻有 $60\%\sim70\%$ 的患者经非手术治疗可缓解而不需手术,主要措施有禁食,包括禁水及禁服药;胃肠减压;纠正水、电解质与酸碱平衡失调;注射抗生素预防感染;忌用吗啡镇痛、灌肠等。近年来临床研究发现,经鼻肠梗阻导管在单纯性粘连性小肠梗阻中的减压作用要优于传统鼻胃管,不仅可提高保守治疗成功率,而且可缩短解除梗阻所需时间。有的单位用生豆油自胃管注入,约 4 h 后洗肠,观察有无油花排出,以此判断粘连性肠梗阻患者肠管的通畅情况。需要注意的是,注入生豆油必须在充分有效的胃肠减压基础上,待腹胀症状明显缓解或消失后实施,否则反而有可能加重病情。

近年来使用生长抑素治疗肠梗阻取得了较好的效果。生长抑素是一种肽类激素,大量存在于胰腺 D 细胞,胃肠道自主神经系统等处。对胃肠液、胰岛素、胰腺多肽的分泌有明显的抑制作用,并能抑制胰酶对胆囊收缩素及促胰液素的反应。应用生长抑素可减轻肠腔内消化液大量积聚而导致的肠管扩张和缺血性改变,利于肠壁血液循环的恢复,并降低肠黏膜的通透性,维护黏膜屏障的完整性,减轻毒素吸收和细菌易位,加速炎症的消退,对于肠梗阻的非手术治疗有积极的意义。

2.手术治疗

手术的目的是松解粘连,恢复肠道通畅,防止复发。根据不同情况可采用不同的手术方法,具体分述如下。

(1)粘连松解术:对于点状、束带状或小片状粘连的处理较简单,广泛性粘连的处理原则上应先松解与腹壁的粘连,再松解肠管间的粘连。若肠袢近于生理排列而无梗阻,可不予处理。肠粘连松解应从外围向中心,从简单到复杂,对粘连松解后的肠壁浆肌层若损伤面或浆膜粗糙面过大,可用相邻肠袢与之相贴,缝合掩盖,但应注意不要留下间隙以防内疝形成。近年来不少单位利用腹腔镜技术行肠梗阻粘连松解术积累了宝贵的经验,如果条件许可,应予以鼓励推广。

(2)肠切除术、肠造瘘术和短路术:在术中发现肠管已坏死、系膜血管损伤、肠管血液循环障碍、肠管因瘢痕收缩明显狭窄,粘连肠团无法松解或肠壁严重损伤等情况者,应行肠切除术。一般行一期肠吻合术,只有在病情危重、患者不能耐受长时间手术时,才可行小肠造瘘术。当出现急性炎症粘连,肠管水肿脆弱、粘连肠团无法切除时,可选择梗阻近端较正常的肠管与远端肠管行短路术。但应避免侧-侧吻合以防止盲袢综合征。通常可采用曾宪九教授创用的平行 T 形吻合法。

(3)肠排列术:在大部分或全部小肠粘连行松解术后,为防止复发,可考虑行小肠排列术。小肠排列可从回盲部至 Treitz 韧带,也可反向进行。无论何种排列方法均有一共同点,即将小肠近似生理位置排列。

(李宗富)

第十一节 肠 瘘

肠瘘是一种较常见的外科病理状态。凡因各种原因所形成的肠道之间的异常交通、肠管与其他器官之间或肠道与体表之间的病理通道，皆属于肠瘘的范畴。

一、病因

绝大多数小肠外瘘的发生与炎症及胃肠道手术有关。72.6%的肠瘘发生在手术后，并多发生在一些常见的手术之后。手术前已经存在的病理改变，如腹腔内严重感染，广泛的肠管粘连，使正常解剖标志难以辨认，全身营养状态不良，皆可成为促进肠瘘发生的客观因素。但也有一些肠瘘的发生，显然与手术适应证选择不当或操作粗暴有关，这类肠瘘本来是可能防止的。关于小肠瘘发生的具体病理过程可分为以下4种情况。

1. 肠吻合口破裂

肠吻合口破裂是常见的吻合口破裂原因，除患者周身情况不良及吻合技术欠佳之外，主要是由于局部组织供血不良、水肿、感染、局部张力过大，以及肠吻合口的远端梗阻未完全解除等原因所致。

2. 分离肠粘连时的损伤

在分离粘连时损伤肠管，修补后发生的肠瘘是另一个肠瘘的常见原因。有的病例在粘连分离时只损伤浆肌层，但由于水肿及血运障碍，在术后出现肠瘘。故对粘连较重而又累及的肠段不长时，应考虑切除粘连肠团，利用病理损害较轻的远近端进行肠吻合。这样既可避免因分解粘连所造成的肠管损伤，又有助于预防术后再次梗阻。对于有广泛粘连的肠梗阻，术前最好放置双腔长管，以便进行有效的肠腔减压，对于预防分离粘连时的损伤是有帮助的。

3. 继发于术中肠管切开减压

术中作肠管切开减压，也可导致肠瘘的发生。应该强调指出，在手术中进行肠管穿刺或切开减压，一般很难达到有效的减压，因而不能完全消除手术操作中所遇到的困难，故对切开减压严格掌握。在需行肠切除的病例，可利用断端通畅地排除肠内容物以达到有效的减压。

4. 继发于腹壁切口裂开

由于腹壁切口裂开、肠管外露、感染，或因张力缝线安置失当，或在更换敷料时损伤肠管，均可引起肠瘘的发生。

二、诊断

肠瘘的诊断比较容易。在胃肠道手术后，凡出现以下几种情况时，即应考虑到肠瘘的可能。①腹部切口或引流管出现多量渗液者；②自切口或引流管出现胆汁样液体、排出气体或引流出粪便气味液体者；③手术后原因不明的持续性腹痛或发热；④出现膈肌刺激（如呃逆）、盆腔刺激或腹膜炎体征者。当发现上述可疑情况时，应及时对切口及患者周身情况进行认真的检查。适当拆除缝线，观察有无感染及积液，必要时进行胸、腹部 X 线检查及 B 超检查。一般经过短时间的观察多可做出肯定的判断。如一时不能完全排除肠瘘，可先按早期肠瘘对待，患者禁食，安放胃肠减压。

对于病情已经稳定、炎症已经局限的肠瘘，为了进一步了解肠瘘的部位、大小及肠瘘近远端肠管的情况，可进行以下特殊检查辅助肠瘘的诊断。

1. 口服染料检查

常用炭末、亚甲蓝、靛胭脂等,根据染料出现在瘘口的时间及量的多少,来判断瘘的位置的高低及瘘的大小。

2. 瘘管造影

经瘘管插入导管注入造影剂,可以帮助了解肠瘘的部位、大小、瘘管的走行方向,以及周围肠管的情况等。

3. 胃肠钡剂检查

胃肠钡剂检查有助于了解瘘的部位、瘘的大小及瘘远端有无梗阻等。

三、治疗

肠瘘的治疗可分为局部治疗与全身治疗两个方面,应根据不同阶段的病理特点,把局部治疗与全身治疗有机地结合起来,方能收到良好的治疗效果。

(一)第 1 阶段

此阶段的主要治疗包括以下几点。

1. 做好患者的思想工作,稳定情绪

当患者出现腹膜炎症状或发现大量肠液外流后,患者多感恐惧,情绪波动,烦躁不安。医务人员应及时并恰如其分地向患者及家属解释病情,进行安慰及鼓励,使患者树立信心,在治疗上进行充分的合作。

在许多治疗成功的病例中,患者自身所起的作用及家属所给予的密切配合是不能低估的。医务人员则应对治疗肠瘘的复杂性与长期性要有充分的思想准备,不能抱有"速战速决"的幻想,认真地对待每一项具体治疗措施,务必不再发生疏漏失误,尽最大努力缩短疗程,提高疗效。

2. 改善引流,控制感染

由于腹膜炎及腹腔脓肿是本阶段的主要矛盾,故首先应建立通畅的引流及合理使用抗菌药物以控制感染。在此阶段肠瘘所在部位的肠管存在着炎症、水肿等病理改变,故任何试行缝合或压迫堵塞肠瘘的企图,不但无益,反而可能加重已有的病理变化,使病情更加复杂。如切口已经感染,可拆除部分缝线敞开切口,探明脓腔部位,安放导管进行引流;如消化液自手术中留置的引流管流出,可视引流的通畅与否再决定是否需要进行进一步的处理,如引流不畅则应扩大原来的引流切口,根据脓腔的方向及部位,重新放置合适的引流管;在腹腔的其他部位发现的脓肿,则应选择适当的进路进行引流。为了能把脓液及外漏的消化液及时引出,可采用双套管连续负压装置持续引流,待脓腔已开始缩小,引流量也逐渐减少时,再改用单管引流。

3. 补充水分、电解质,纠正酸碱失衡、进行营养支持

这是第 1 阶段非常重要的治疗措施,除及时补充水分及电解质外,静脉高价营养疗法应提早进行。大量的临床观察及实验研究证实,静脉高价营养不但能补充所需的热量及营养物质,而且能抑制胰腺的分泌,对于高位、高流量肠瘘也是一项有意义的治疗措施。由于外周静脉补充营养受到输液量及浓度的限制,很难满足治疗高流量肠瘘的需要,故近年来多采用中心静脉插管,有效地补充所需的热量、氨基酸、脂肪乳剂及各种维生素。通过这种治疗,能够较快地达到氮的正平衡,从而可促进肠瘘的愈合。应用时要加强对患者的监护,定期检查各项血、尿指标,进行代谢监测,根据病情的变化修订营养方案。

4.合理地选用抗生素,消除腹腔炎症

针对肠道内的常见菌种,选用适当的抗生素,单药常用含 β 内酰胺酶抑制剂的药物如哌拉西林他唑巴坦、头孢哌酮舒巴坦等;碳青霉烯类药物如厄他培南,亚胺培南/西司他丁,美罗培南等;喹诺酮类的如莫西沙星等。因为肠瘘多为合并厌氧菌的混合感染,故甲硝唑、替硝唑等常被选做联合应用的药物。

(二)第 2 阶段

当瘘已完全形成,流出量不再增加或开始减少,瘘附近的感染已经控制,患者周身情况已趋稳定时,即可转入第 2 阶段的治疗。第 2 阶段除继续进行全身营养支持疗法外,应积极加强局部治疗。在肠瘘的局部治疗上,容易出现两种偏向:一是在瘘的初期过于急躁,企图匆忙地处理局部,往往事与愿违,使瘘扩大病情更加复杂;二是在第 2 阶段,对瘘的处理放任自流,未进行积极的局部处理,拖延了时间,造成了患者的长期消耗。

1.外堵法

此法主要适用于管状瘘。首先要测定瘘管的长度、大小及位置,使堵塞物恰好接近瘘孔所在部位,长期阻止肠液外流,促进肠瘘的闭合。

(1)使用医用黏合胶(2-氰基丙烯酸丁酯或异丁酯)黏合的方法:将胶直接灌入直径小于 1 cm 的瘘管内,胶即迅速凝固,经 2~3 周渐被排出或松动之时将其拔除。如病例选择得当经过 1 次或几次粘堵之后,瘘即可愈合。

(2)水压法:选择直径合适的导管放入瘘管内,其长度略短于瘘管全长,使其距肠壁瘘口 1~2 cm,导管接输液瓶,持续均匀地滴入无菌等渗盐水,以 1 000 mL/24 h 为度,并置放在距伤口 1 m 左右高度以维持一定的压力。这样的压力可对抗肠液自瘘口外溢,同时达到使局部处于清洁的状态,促进肉芽组织生长。如漏液渐少,可更换较细导管直到盐水不再进入肠腔,然后拔除。一般需 3 周左右。这种方法适用于细长且较直的瘘管。在瘘道内放入一直径大小合适的一端闭合的管子,顶端距肠瘘内口约 1 cm,使肠液不向外漏,如从导管周围仍有少量外漏时,可在导管外注入少量黏合剂,以补充管堵之不足。

2.内堵法

本法主要适用于唇状瘘。这一方法的优点是能保持肠管的通畅,有利于恢复肠道营养且便于管理。使用硅橡胶片,从肠腔内将瘘口自内堵住,在肠瘘外口使用一个固定架以保持内堵硅橡胶片的位置。黎介寿使用这种方法,取得较满意的效果。在得不到硅橡胶片时亦可用一般的软橡胶片代替之。在局部治疗时,尚需注意患者皮肤的清洁卫生,不应使用多种有刺激性的药膏,以免引起药物过敏性反应。如患者体质好,应帮助患者洗浴,这对肠瘘的愈合也是有好处的。采用局部理疗,保护局部皮肤,也是可以选用的治疗方法。

(三)第 3 阶段

第 3 阶段为瘘的修复性手术治疗阶段。一般肠瘘经过前两个阶段的治疗,大部分患者已闭合治愈,尚有一部分病例,全身情况虽已日趋好转,但肠瘘仍不能自然闭合,探讨其原因有下列几种情况:①肠瘘口太大,成为一个完全性瘘,虽经各种方法处理仍不能闭合者;②在肠瘘的远端梗阻病变未能解除,使肠瘘难于闭合者;③有一些管状瘘,瘘管已完全上皮化,难于粘连封闭者;④有异物存留或属于特异性病理性瘘,难于闭合治愈者。

1.手术适应证

凡有以上情况存在时,用一般方法很难收到好的效果,即或暂时封闭,也多一再反复。因此,在经过 1~3 个月的一般治疗后,如肠瘘仍无闭合的趋势时,应考虑进一步的治疗。以下条件可作为选择手术治疗的参考。

(1)患者全身情况稳定或已显著改善,体重已在恢复。

(2)患者的贫血及低蛋白血症已得到纠正。

(3)患者重要脏器功能良好,无施行修复肠瘘手术的禁忌证者。

(4)局部组织较好,炎症及水肿已消除。

(5)引起肠瘘的腹内原发疾病已经治愈,腹内的急性炎性病理改变已基本消散,腹腔粘连已局限者。

2.手术原则

这类手术是一种没有固定术式的手术,要根据每个患者的具体情况来选择最佳的手术方法。手术原则是切除肠瘘及其周围的瘢痕肉芽组织,为瘘口修复或肠切除吻合创造良好的愈合条件。还应充分地考虑到修复失败的可能性,做出适当地安排,不至于使治疗陷入更加被动的局面,态度要积极而又稳妥,手术的规模宜小不宜大。

3.术前准备

在手术前应进行充分的术前准备,应包括以下内容。

(1)术前要作瘘液及切口部位的细菌培养,以便更合理地选用抗生素类药物。

(2)对局部皮肤要进行妥善的准备,如有皮炎必须进行治疗使之完全治愈,手术前数日采用物理及药物方法使周围皮肤保持清净。

(3)按常规准备肠道,彻底排除结肠粪便,这一方面便于术后管理,同时也有助于预防结肠损伤,万一在术中损伤结肠,由于肠道已经过充分的准备,也可以进行修补缝合。

(4)肠瘘发生后,瘘的远端肠管,特别是结肠,长时期处于功能静止状态,术前要注意到这一点,可通过灌肠等方法促进其功能恢复,对于减少术后并发症可能是有益的。

4.手术方式

手术方式很多,过去多主张分期手术,即先将肠瘘旷置,建立正常的肠管通道;第 2 期再将肠瘘切除。在现代条件下,分期手术已较少采用,多主张 1 期手术,切除病变的肠管后同时进行修复或吻合。在皮肤准备时,可经瘘口分别向近、远端肠管插入导管,以便于辨别方向。应在距瘘口稍远一点处切开皮肤,并一并切除附近的瘢痕组织。开腹后进行必要的探查是不可缺少的一个步骤。在分离受累肠段附近的粘连后,借助事先插入的导管找到近、远端肠襻并切断之,暂时用止血钳夹两个断端,随后切除肠瘘及部分肠管,再进行两断端的端端吻合。在吻合口的附近应放置引流,以备失败时,做好引流的准备。对于那些有广泛肠粘连的病例,在松解粘连之后,可考虑施行肠排列手术,以预防肠梗阻的发生。肠排列的方法可根据术者的经验来选择,但编者认为先向肠内插入长导管,以后再进行排列比较安全。术后(或在手术前几天)开始静脉高价营养治疗,对保证吻合口的安全愈合,有着肯定的意义。

(李宗富)

第十二节 肠套叠

肠套叠是一段肠管以及与其相连的肠系膜(套入部)被套入与其相邻的另一段肠管内(鞘部)引起内容物通过障碍所致的肠梗阻。成人肠套叠缺乏典型的临床表现,最常见的症状有腹痛、恶心、呕吐。在我国,肠套叠在全部肠梗阻中占15%～20%。儿童肠套叠多见,居急性肠梗阻首位,约占50%。成人肠套叠较为少见,仅占肠梗阻的1%,占所有肠套叠的5%。

一、病因

成人肠套叠与小儿不同,常有明确的病因,有80%～90%的成人肠套叠继发于其他肠管疾病。肿瘤是成人肠套叠最常见的病因之一,其中良性或恶性肿瘤约占65%。非肿瘤性病变占15%～25%,特发或原发的套叠约占10%。

在各种继发病因中,良性病变有脂肪瘤、平滑肌瘤、血管瘤、神经纤维瘤、腺瘤样息肉、感染性病变、Meckel憩室、术后粘连及肠动力性病变等;恶性病变有转移癌、腺癌、类癌、淋巴瘤、平滑肌肉瘤等。肠道各种炎性疾病,如溃疡性结肠炎、肠型过敏性紫癜、克罗恩病、阑尾炎、梅克尔憩室等均可引起肠套叠。先天性因素,主要有盲肠过长、活动度大,少数为肠重复畸形所致。HIV感染患者由于免疫功能低下,易并发各种肠道炎症性及肿瘤性病变,包括感染性肠炎、Kaposi肉瘤及非霍奇金淋巴瘤等,因此AIDS患者合并肠套叠的报道较多见。成人术后肠套叠通常较少发生。原因不明的特发性肠套叠病因不十分清楚,任何可致肠蠕动失去正常节律、肠环肌局部持续痉挛的因素均可引起肠套叠。

二、临床表现

成人肠套叠缺乏典型的临床表现,最常见的症状有腹痛、恶心、呕吐,较少见的症状有黑便,体重减轻,发热和便秘。少数患者可扪及腹部肿块。发作时仍以阵发性腹痛为主,同时伴有恶心、呕吐一般在右上腹或右下腹摸到肿块。多数表现为症状反复发作,病程可从几周到几个月不等,儿童肠套叠的特异性"三联征"在成人很少见。成人肠套叠的临床表现还受头端部肿瘤的影响。头端部无肿瘤的肠套叠常表现为弥漫性腹痛,多在CT检查中偶然被发现。通常只是短暂发作,不会引起临近肠段的梗阻。头端部有肿瘤的肠套叠常间断发作,通常不会表现为套叠本身特异性的症状,而表现为腹痛,恶心,呕吐等部分肠梗阻的症状,也可表现为与肿瘤发展相关的临床症状,包括便秘,体重减轻,黑便,或者体检时可触到的腹部肿块。不同部位的肠套叠其临床特点也有所不同:回回型肠套叠发作时,多表现为阵发性腹痛伴呕吐,间歇时可无症状;回结型腹痛多为持续性,阵发加重,可伴肿块;结结型则常有腹痛、腹部肿块、血便等。

三、诊断与鉴别诊断

(一)诊断

本病诊断较小儿肠套叠困难,临床上遇到下列情况应考虑本病:①成人突然发作的腹部绞痛,伴有可消散或随腹痛而出现的腹部肿块者;②急性腹痛伴腹部包块或(和)黏液血便;③原因不明反复发作的慢性肠梗阻;④腹部手术或外伤后恢复期出现急慢性肠梗阻者。当怀疑有肠套叠时,应多次反复进行腹部检查和直肠指诊。尚需进行相关影像学检查,以明确诊断。

1. 超声检查

B 超检查对肠套叠诊断敏感性较强,声像图具有典型的"靶环征"、"同心圆征"或"假肾型征",并且超声检查迅速、无创、简便、可反复检查,因此可以作为肠套叠的首选辅助检查。但 B 超检查受患者肥胖和气体干扰较大,和操作者手法及熟练程度关系很大,诊断有很大的局限性。

2. X 线检查

腹部透视往往缺乏典型的肠梗阻表现,因此早期临床诊断常有困难。钡剂灌肠造影在评估成人肠套叠中很少应用。因为成人肠套叠多数为继发性,使用钡剂灌肠可能使套叠复位,而且肠道有肿瘤时会表现出套叠的影像,假阳性较高,并且在上消化道造影中典型的"弹簧征"并不多见,灵敏度不高。目前在成人肠套叠的术前诊断中较少采用。

3. CT 检查

螺旋 CT 不受气体影响,可清晰显示腹内肠道病变的情况,病变检出率高,是目前应用最广的影像学检查手段,在诊断成人肠套叠中的作用已越来越受到重视。肠套叠可以通过 CT 上特异性的影像确诊,直接征象有靶形征和彗星尾征或肾形征。靶形征见于各型肠套叠,而肾形肿块和彗星尾征主要见于小肠型肠套叠。这三种典型的表现,可反映疾病的不同进程及严重程度。有时头端部的肿瘤可在逐渐变细的套入部远端见到,在 CT 上显示为特异性肠内肠的征象,伴有或不伴有脂性密度和肠系膜血管。除了直接征象外,间接征象的显示也很重要,表现为肠襻扩张、积气及气液平面腹腔积液等。如果肠壁节段性环形增厚 2～3 mm,肠系膜结构模糊、腹腔积液,螺旋 CT 增强扫描肠壁强化减弱或不强化,延迟扫描强化正常,说明肠缺血水肿。

由于原发病变和套叠肠管的肿块常混为一体,其形态大小及强化特点判断困难,而且原发病变种类多,故原发病变诊断困难。良、恶性肠套叠在 CT 上表现的直接征象无明显差异,但间接征象可帮助诊断。CT 可观察邻近器官有无受侵、转移、腹膜后淋巴结肿大等,如肠壁不规则增厚或见密度小均匀的软组织块影,伴周围系膜及筋膜浸润、腹膜后淋巴结增大,则提示病因是恶性肿瘤。

4. MRI

MRI 采用 HASTE 成像技术在诊断肠套叠中具有独特的作用,在 T_2 加权像中能够通过高信号腔内水和低信号肠壁间的强烈对比,清楚地显示肠套叠的范围及可能存在的病灶。但 MRI 检查费用昂贵、易受呼吸等多种因素影响,目前还不宜作为常规检查方法。最近超快多翼机技术可以使图像基本不受肠道运动的影响。

5. 内镜检查

纤维结肠镜可发现结肠套叠及引起套叠的原因,起到定性和定位的作用。胃镜仅对术后空肠胃套叠有诊断价值。纤维结肠镜在有的病变段进入困难且不能了解病变肠管周围情况,但可取病变组织活检。随着诊断性腹腔镜在临床上越来越广泛地应用,这项技术有望成为成人肠套叠确诊手段之一。

（二）鉴别诊断

1. 胃肠道肿瘤

胃肠道肿瘤也可出现类似"靶环征"和"假肾征"的超声征象,但其形态多不规则,肠壁厚薄不均,肿瘤中心部呈现较强的气体反射,长轴段面多无对称的多层回声,而肠套叠鞘部形成的外圆轮廓规整,中心部环状高回声直径较大,多较稳定、整齐,同时两者病史也有区别。

2.肠梗阻

肠梗阻患者也可表现为腹痛、腹胀及腹部包块,超声检查梗阻部位以上肠管扩张明显,并伴有积气、积液,成人肠套叠的套叠部位以上肠管可无扩张,但要注意的是成人肠套叠可合并肠梗阻。

3.急性阑尾炎

急性阑尾炎超声上也可表现为腹部包块,形似"假肾征",但其常位于右下腹麦氏点附近,合并有积气或粪石时有助于诊断。

4.Crohn 病

Crohn 病超声纵切面形似"假肾征",但其外层为增厚的肠壁,厚度范围在 $1\sim2$ cm,超声表现为均匀一致的低回声,病变周围可见肿大淋巴结,合并内瘘时可出现肠周围脓肿,而成人肠套叠纵切面外层为鞘部,其外圆直径与肠套叠类型有关,病变周围一般无肿大淋巴结。

四、治疗

成人肠梗阻由于多继发于肠管其他疾病,非手术治疗不能发现病因和并发症,不易确定是否完全复位,即使复位成功,难免遗漏恶性肿瘤的可能。因此,应首选手术治疗。

(一)非手术治疗

1.保守治疗

持续胃肠减压、纠正水电解质紊乱和酸碱失衡、抗感染、抑制消化液分泌(生长抑素及其类似物)、对症治疗(镇静、解痉)等。

2.结肠充气复位法

利用向结肠内注入气体所产生的压力,将套叠顶点推向回盲部,迫使套入段完全退出。适用于回盲型和结结型套叠的患者且未超过 48 h,一般情况良好,体温正常,无明显腹胀,无腹膜刺激征,无中毒、休克等表现。

3.钡剂灌肠治疗

少数病例在行 X 线钡剂造影检查时,套叠肠管可解除套叠,但由于成人肠套叠多继发于肠管原发病,钡剂灌肠有可能延误病情甚至加重病情可能,因此,无论是在诊断还是治疗成人肠套叠时钡剂灌肠要慎重考虑。

(二)手术治疗

成人肠套叠多继发于肠管原发病变引起,常难以自行复位,一经确诊,应及早手术治疗。手术治疗不仅可解除肠套叠引起的梗阻,而且可祛除存在的器质性病变。手术方法应根据肠套叠的部位、类型、引起套叠的病因、受累肠管的情况、患者的一般情况,决定治疗的方法和手术方式。

1.手术方式

(1)术前或术中探查明确为恶性肿瘤引起肠套叠者,不应手法复位,应行包括肿瘤、引流淋巴在内的根治性切除术。

(2)术中发现套叠严重、复位困难及有明显肠壁血供不良或坏死者,应直接行相应肠段切除。

(3)肠管易于复位且血供良好,可先行复位,再根据探查情况决定是否行肠切除术。

（4）对于回结肠型套叠,如手法复位后未发现其他病变以切除阑尾为宜。

（5）盲肠过长者则应作盲肠固定术。

2.手术步骤

（1）切口:可采用右中腹部旁正中或经腹直肌纵切口或横切口进腹。

（2）探查:进腹后应先仔细探查,找到病灶所在部位,观察套入肠管的局部情况以及全身情况选择适当的手术方法。

（3）对外观无肠坏死的肠套叠,可采用挤捏外推的手法,注意用力持续,将套入的肠管轻轻地、缓缓地加大挤压力量,渐渐地将肠管退出,完全复位。由于肠管套入后,肠壁水肿,组织脆弱,不能承受牵扯的拉力,若采用牵扯的方法,容易造成肠管肌层撕裂甚至肠管全层断裂,而导致腹腔感染,肠瘘发生。

（4）当套叠的肠管复位后,如发现肠壁有较广泛的出血或破损、坏死,或套叠系由肿瘤、局部肠管病变等引起,则根据病变的性质进行手术治疗。

（5）套叠部位处理结束后,根据腹腔的污染程度进行清洗,如果有肠坏死或污染程度较重,还考虑是否需要放置腹腔引流。

（李宗富）

第十三节　十二指肠憩室

十二指肠憩室主要是先天性发育不佳,造成十二指肠肠壁局限性向外呈囊状突出(原发性憩室)或由胃十二指肠溃疡所形成的瘢痕牵拉所引起(继发性憩室)。本病多发生于 40～60 岁中年人,男性略多于女性。多数憩室并不产生症状而于 X 线钡餐检查或胃镜检查时发现。仅少数病人可出现梗阻、穿孔、出血等症状,或继发胆管炎、胰腺炎、胆石症等并发症。

一、病因

憩室形成的基本病因是十二指肠肠壁的局限性薄弱和肠腔内压力升高。肠壁局限性薄弱可能与肠壁肌层先天性肌层发育不良或退行性变有关。十二指肠憩室好发于十二指肠降部内侧,接近十二指肠乳头处。该部位是胚胎前肠与中肠的结合部,又有胆胰管通过,因此缺乏结缔组织支持,为一先天性薄弱区。随着年龄的增长,十二指肠腔内长期的压力冲击,使薄弱区肠壁向外膨出,形成憩室。Oddi 括约肌收缩牵拉十二指肠,也是促进憩室形成的因素之一。

1.先天性憩室

少见,是先天性发育异常出生时即存在。憩室壁的结构包括肠黏膜下层及肌层,与正常肠壁完全相同,又称为真性憩室。

2.原发性憩室

因部分肠壁有先天性解剖上的缺陷,由于肠内压增高而使该处肠黏膜及黏膜下层组织向外脱出形成憩室。此种憩室壁的肌层组织多是缺如或薄弱。

3.继发性憩室

多是因为十二指肠溃疡瘢痕收缩或慢性胆囊炎粘连牵拉所致,故均发生在十二指肠的第

1部,又称为假性憩室。

二、临床表现

绝大多数的十二指肠憩室并无临床症状,可能是在 X 线钡餐检查、十二指肠镜检查、手术或尸检时偶然发现。当憩室出现并发症时则可有相应的临床表现,其主要临床表现大致可分为以下五类。

1.憩室炎

表现主要是由于食物的潴留和继发性感染炎症所致,常见有上腹部疼痛、饱胀、嗳气、呕吐、腹泻、黑便等。腹泻可能与憩室内食物潴留、细菌过度繁殖有关。部分患者可因腹泻而致严重营养不良,或因反复出血黑便而致贫血。

2.胆胰疾病

表现多见于 JPD 患者主要表现为胆囊结石、反复发作的胆管结石、胆管炎或胰腺炎。症状的出现与 JPD 对胆总管和胰管的机械性压迫导致胆胰液引流不畅,憩室内细菌过度繁殖和乳头功能不良引起的上行性胆道感染有关。此类患者,如仅行胆囊切除和(或)胆总管探查,而未作憩室的相应处理,则术后胆总管结石、复发性胆管炎或胰腺炎发生率很高。

3.急性大出血

急性大出血虽较少见,但出血量可以很大,严重时可致失血性休克。DSA 检查偶可显示出血部位,其他现代检查手段对确定出血部位鲜有帮助。多数患者需经手术探查后方告确诊。

4.十二指肠梗阻

腔内型憩室易引起十二指肠梗阻。较大的腔外形憩室也可因内容物潴留压迫十二指肠致肠梗阻。

5.急性穿孔

临床罕见,但后果严重,死亡率高达 50%。表现为急腹症,腹痛表现与急性胰腺炎相似,且伴有血清淀粉酶升高,因而常常与急性胰腺炎相混淆。唯腹部 X 线片检查可显示右上腹部气体聚积,若同时口服泛影葡胺则可显示十二指肠穿孔,并可见造影剂被局限于腹膜后。CT检查有助于进一步确诊。然而大多数憩室穿孔术前诊断困难,甚至剖腹探查时仍遭误诊。若术中发现胰十二指肠附近腹膜后蜂窝织炎或脓肿内含有胆汁样液体,则应考虑到十二指肠憩室穿孔可能。

三、诊断

十二指肠憩室无特异性临床表现,症状性憩室的诊断率与临床医师的重视程度和所采用的检查方法直接相关。因此,对 50 岁以上的患者若出现反复发作的上腹部疼痛、饱胀、嗳气、呕吐、腹泻、黑便等消化道症状,经多项检查排除了消化道炎症、结石、肿瘤等常见病变后,应想到症状性十二指肠憩室存在的可能,并作相关检查予以确定或排除。

JPD 与某些胆胰疾病的发病有关,胆胰疾病伴 JPD 者临床上并不少见,但却屡遭漏诊。主要是因为临床医师对 JPD 与胆胰疾病发病之间的关系认识不足,往往满足于胆胰疾病的诊断,忽视了作为病因的 JPD 的存在。因此,充分认识 JPD 与胆胰疾病之间的关系,对疑有 JPD的患者积极采用十二指肠镜和低张十二指肠造影检查是提高此类疾病诊断率的关键。尤其是遇到下列情况时应考虑到 JPD 存在的可能:①胆囊切除术后症状仍存在,或反复发作胆管炎而无胆道残留结石者;②胆总管探查术后反复发作胆总管结石、胆管炎者;③反复发作原因不明的胆道感染;④反复发作的胰腺炎。十二指肠憩室的诊断可分为两步进行,首先是确定憩室的存在,然后是明确憩室与临床症状的关系。为确定憩室的诊断,目前主要采用以下几种检查方法。

1.上消化道钡剂造影

常规钡剂造影能显示大部分十二指肠憩室,但对较小或颈部狭窄的憩室诊断较难。低张十二指肠造影能显示小而隐蔽的憩室,是目前首选的检查方法。

2.电子十二指肠镜检查

十二指肠镜检查的憩室检出率高于钡剂造影,且能同时除外胃十二指肠其他疾病,

并可直接观察憩室与乳头的关系。若同时作 ERCP 检查则能显示憩室与胆胰管的关系,了解是否同时存在胆胰管病变。尤其适用于 JPD 伴有胆胰疾病拟行手术治疗的患者。

3.CT 检查

较小的憩室不易显示,对突入胰腺实质内的较大憩室 CT 检查常能显示。通过上述检查绝大多数十二指肠憩室可被检出。但要准确判定临床症状是否由憩室引起常有一定困难。若十二指肠造影显示憩室内钡剂滞留 6 h 以上,憩室相应部位有深在压痛,则憩室炎的诊断基本明确。必须强调的是,十二指肠憩室在临床上非常常见,但出现临床症状者仅约 10%,同时约 1/3 的十二指肠憩室患者可伴有溃疡病、空肠憩室、结肠憩室等疾病,十二指肠憩室的症状又与此类疾病的症状常难以区别。因此,在确定症状性憩室诊断之前,必须进行系统而详细的检查,排除消化道其他病变,警惕把检查中无意发现的十二指肠憩室作为"替罪羊"而遗漏引起症状的真正原因。

四、治疗

1.治疗原则

无症状的十二指肠憩室不需要治疗。已确诊为急慢性憩室炎者,若未合并大出血或穿孔,也应首先采用非手术疗法,包括饮食调节、制酸剂、解痉剂的应用,调整体位促进憩室排空,酌情应用抗生素等。手术指征应从严把握,对内科治疗无效并屡发憩室炎、出血、压迫邻近器官或穿孔者可考虑手术治疗。

2.手术治疗

(1)手术指征:①十二指肠憩室诊断明确,有长期的上腹痛、呕吐或反复出血,憩室相应部位有压痛,经各种检查排除了其他腹部疾病,内科治疗无效者;②憩室合并胆道结石、梗阻或胰腺炎者;③憩室并发大出血者;④憩室穿孔,出现腹膜炎或腹膜后蜂窝织炎及脓肿形成者;⑤憩室并发十二指肠梗阻,非手术治疗无效者。

(2)术前准备:充分的术前准备是确保手术成功的关键。术前憩室的准确定位有利于术中探查和术式选择。术者必须观看正位和左、右前斜位钡剂十二指肠造影片,以明确憩室的部位、大小和数目。JPD 患者应争取行十二指肠镜检查,观察憩室开口的大小、位置及与乳头开口的关系。对伴有胆总管扩张、胆管结石、波动性黄疸及有胆管炎病史者应行 ERCP 或MRCP 检查,尽可能了解憩室与胆胰管之间的关系。憩室炎患者若伴有严重的营养不良,应在术前加以纠正。

(3)手术方法:十二指肠憩室的手术方法分为两类,一类是直接针对憩室的手术方法,包括憩室切除术和憩室内翻缝合术;另一类是不直接处理憩室而采用各种转流(十二指肠憩室化)

或内引流手术。术式的选择应根据憩室本身的解剖情况、伴发疾病的类型和严重程度以及术者的经验决定。单纯憩室切除术原则上最为理想，其优点在于：①直接纠正异常病理解剖，保留正常的解剖和生理功能，消除了憩室炎引起的消化道症状及出血、穿孔等并发症；②避免了转流手术后胃动力障碍、反流性胃炎、吻合口溃疡以及残胃癌等远期并发症的发生；③消除了憩室对胆胰管的机械性压迫，减少了逆行性胆道感染的发生，有利于伴发胆胰疾病的彻底治疗。

剖腹后应首先探查有无胃十二指肠溃疡、胆道结石、胆总管扩张及慢性胰腺炎，同时核实憩室的大小、部位、解剖关系以确定手术方式。继发性憩室无需切除，仅需处理原发病。大多数十二指肠憩室的显露和游离并无困难。升部和水平部憩室的显露需横行切开横结肠系膜，解剖水平部憩室的过程中应避免损伤肠系膜上血管和结肠中血管。降部憩室的显露需作 Kocher 切口，切开十二指肠旁沟侧腹膜充分游离十二指肠和胰头，直至肠系膜上血管右侧，并将胰头和十二指肠向左侧掀起。大多数 JPD 位于十二指肠降部后内侧，伸向胰头背侧或实质内，作 Kocher 切口后即可显露。伸向胰头腹侧，凸向乳头前方的 JPD 较少，但显露较难，需仔细分离胰头和十二指肠附着部，此处为胰十二指肠上下血管弓的汇合部，血供丰富，极易出血，解剖操作应力求精细。偶有憩室由于体积较小定位困难，则可用肠钳阻断十二指肠球部和升部，细针穿刺肠管，并以注射器向肠腔内注入空气使憩室膨胀以利寻找。游离憩室时应紧贴憩室壁解剖，以钝性与锐性结合法分离，自憩室底部向体部分离，直至憩室颈部，显露憩室颈部四周肠壁肌层，然后依据憩室部位的不同以及憩室与乳头关系的密切程度选择不同的切除方法。

颈部直径小于 5 mm 的非乳头旁憩室，可结扎憩室颈部，切除憩室，荷包缝合憩室颈部四周肠壁肌层。颈部直径大于 5 mm 者，可于颈部横行切开憩室壁，边切开边以 3-0 可吸收线间断缝合十二指肠黏膜，然后再间断缝合肌层。乳头旁憩室的切除难度较大，常会遇到一些困难，且有损伤胆胰管的潜在危险，早期报道憩室切除的并发症率和死亡率均较高。如能熟悉局部解剖，仔细操作，多数 JPD 是可以安全切除的。切除 JPD 时应仔细辨别憩室与十二指肠乳头及胆胰管的关系。颈部距离乳头 1 cm 以上的 JPD 多可采用前述的非乳头旁憩室切除法切除之。颈部距离乳头 0.5～1 cm 的 JPD，宜先切开憩室底部和体部打开憩室，找到乳头开口，在不损及乳头的前提下，采用边切边缝法切除憩室。若颈部距离乳头不足 0.5 cm，则宜在乳头对侧纵行切开十二指肠，将憩室内翻，在乳头内插入细导管作导引后切除憩室。乳头分辨不清或插管困难者则应作胆总管探查，将导尿管或软探条自上而下插入直至乳头部做引导。切除憩室后双层内翻缝合十二指肠切口。

JPD 的切除术中尚需注意以下几点：①分离切除憩室时应注意辨认憩室与毗邻的关系，以免损伤胆总管、胰管和胰腺实质。若发现乳头开口于憩室内或憩室深入胰腺实质与周围严重粘连时，应放弃切除憩室，改行转流手术。②无论采用何种切除方法，憩室颈部的切开和肠壁的缝合原则上均采用横切横缝；作憩室内翻切除时，十二指肠切口应纵切纵缝，一般会导致肠腔狭窄，相反，如采用纵切横缝，则缝合后多有张力而影响愈合，易致术后肠漏。③对乳头旁憩室伴胆总管下端瘢痕性狭窄者，在憩室切除的同时应加作 Oddi 括约肌切开成形术。④术中要尽量减少对胰腺组织的损伤，若因粘连较重在分离时损伤了部分胰腺组织，则应在局部放置妥善的引流，并在术后应用生长抑素以减少胰腺炎和胰瘘的发生。⑤无论采用何种切除方法，术中均应将鼻胃管放置于十二指肠内，以利术后引流减压。憩室内翻缝合术操作较简单，游离憩室后将其内翻入肠腔，荷包缝合或间断缝合憩室颈部肠壁肌层。适用于直径在 2 cm 以内的小憩室。其优点是保持了十二指肠黏膜的完整性，不易发生十二指肠瘘。但对较大憩室因有产生术后肠梗阻之虞，不宜采用。此外，若憩室内存在异位胃黏膜或胰腺组织，憩室内翻则可能导致术后出血。

难以切除的憩室，多发性憩室且合并的胆胰疾病症状较轻以及憩室穿孔伴腹膜后严重感染者可施行十二指肠憩室化手术，包括 Billroth Ⅱ 式胃切除术和十二指肠空肠 Roux-en-Y 吻合术等。若同时伴有胆总管显著扩张、Oddi 括约肌明显狭窄，可选择胆总管空肠 Roux-en-Y 吻合术。

（吴峰阶）

第十四节　克罗恩病

克罗恩病是一种病因尚不明确的胃肠道慢性非特异性炎症。1932 年 Crohn（克罗恩）等介绍了一种好发于末段回肠的炎症病变，将该病与其他慢性远端小肠炎性病变相区别，因此称为克罗恩病（Crohn disease），多见于年轻人，常导致肠狭窄和多发瘘，其临床特点为：病变呈节段性或跳跃式分布，病情进展缓慢，临床表现呈多样化，易出现梗阻或穿孔等各种并发症以及手术后高复发率等表现。内科、外科治疗都可以缓解病情。若手术能切除病变肠段，则可以较长时间缓解症状。

一、病因

克罗恩病的发病机制尚未完全明了，有环境、遗传、免疫、炎症细胞因子和介质等参与发病，构成肠黏膜炎症和肠动力紊乱。肠道存在黏膜上皮的机械性屏障和免疫性屏障，正常状态下肠道免疫细胞持续地监控着肠道菌群并维持内环境的稳态，但当上述多种因素可能影响炎症反应的启动，并存在免疫负性调节障碍，免疫细胞包括 B 细胞，以 Th_1、Th_2、Th_{17} 为主的效应性 T 细胞以及调节性 T 细胞（Treg）被过度激活，导致组织损伤过程持续增强，难以终止其进行性组织损害。

克罗恩病可累及从口腔到肛门的胃肠道任何部位，以末段回肠和右半结肠处最常见，有 80% 的病例可同时累及回肠和结肠，典型的好发部位是距回盲瓣 15～25 cm 的末段回肠，偶见病变仅累及结肠。

二、临床表现

本病临床表现多样化，根据其起病急缓、病变范围、程度及有无并发症而异，可分为初发型和慢性复发型。病程常为慢性、反复发作性，逐渐进展，缺乏特异性。有些是在出现并发症如肠梗阻、肠穿孔、肠瘘等才作出诊断。有 10%～25% 的病例起病较急，表现为脐周或右下腹痛伴有压痛，并可有发热、恶心、腹泻、血白细胞升高等，在临床上酷似急性阑尾炎，一般在术前很难做出诊断，往往在手术时才发现阑尾正常而见到末端回肠局限性充血、水肿、肠系膜增厚、系膜淋巴结肿大而才得以确诊。本病常见症状如下。

1.腹痛

临床常见脐周或上腹部间歇性腹痛。是由于一段肠管的肠壁增厚、使肠腔环形狭窄引起部分性肠梗阻所致。近端肠袢剧烈的蠕动刺激传入神经产生中腹部反射性阵发性疼痛。当炎症波及壁腹膜时可产生局部腹壁持续性疼痛伴触痛。如病变累及肠系膜可出现腰背部酸痛,易被误诊为骨骼或肾脏病变。

2.腹泻

80%～90%病例主诉大便次数增多,每日2～5次,一般为水样便,不含脓血或黏液。腹泻是由于小肠广泛的炎症影响正常的营养吸收;滞留的肠内容物中细菌滋生能加重腹泻;末段病变的回肠不能正常地吸收胆盐,胆盐进入结肠后抑制水和盐的吸收也促进水泻。

3.腹块

多数是病变的肠段与增厚的肠系膜与邻近器官粘连形成的炎性肿块或脓肿。

4.全身症状

全身症状有活动性肠道炎症时可出现中等程度的间歇性发热,如伴有腹腔脓肿,可出现高热及毒血症状。因慢性腹泻和肠吸收功能降低,加上进食后腹痛加重造成畏食等原因,可引起营养不良、贫血、体重减轻、低蛋白血症、电解质紊乱。

三、辅助检查

1.实验室检查

无特异性试验,约有70%的患者有不同程度的贫血,活动期血白细胞升高。尚可有血沉加快、免疫球蛋白增高、低蛋白血症、大便隐血试验阳性等。

2.放射学诊断

肠道钡餐检查在克罗恩病的诊断上极为重要,尤其是气钡双重造影,而CT和各种扫描的影像检查帮助不大。早期的改变为黏膜和黏膜下炎症水肿和增厚,在放射学检查时表现为黏膜面变粗钝、扁平,并有黏膜轮廓不规则且常不对称;当肠壁全层炎症、水肿和痉挛时可造成肠腔狭窄,即 Kantor 线状征,是本病的一种典型 X 线表现。黏膜病变发展成纵或横向线状溃疡或裂隙时,可形成条纹状钡影,这些不规则的纵横线状溃疡网状交织,结合黏膜下水肿,产生典型的"鹅卵石"征。病变后期黏膜可完全剥脱,X 线表现为一个无扩张性的僵硬管道;肠管纤维化狭窄且可产生线状征;病变肠段可单发或多发,长短不一,多发时出现典型的跳跃式病灶;并发肠瘘时可见钡剂分流现象。结肠病变时可作钡剂灌肠,X 线改变与小肠相同。

3.内镜检查和活组织检查

乙状结肠镜或纤维结肠镜检查可了解结肠是否有节段性病变,包括裂隙样溃疡、卵石样改变、肠管狭窄、瘘管等,如黏膜活检见到非干酪性肉芽肿则有助于诊断。

4.B超和CT扫描

对观察肠壁厚度以及鉴别脓肿有参考价值。

四、诊断

目前尚无统一的金标准,需结合临床表现、内镜检查、影像学表现及病理结果进行综合判断。临床出现下列表现需考虑 Crohn 病可能:①上述炎性肠病的临床症状;②X 线表现有胃肠道的炎性病变如裂隙状溃疡、鹅卵石征、假息肉、多发性狭窄、瘘管形成等,病变呈节段性分布。CT 扫描可显示肠壁增厚的肠袢,盆腔或腹腔的脓肿;③内镜下见到跳跃式分布的纵形或匍行性溃疡,周围黏膜正常或增生呈鹅卵石样;或病变活检有非干酪样坏死性肉芽肿或大量淋巴细胞聚集。

五、治疗

本病无根治的疗法,手术后复发率高,所以除非发生严重并发症外,一般宜内科治疗,主要为对症治疗包括营养支持、抗炎、免疫抑制剂治疗等。此外,安慰患者,稳定情绪也颇为重要。

1.内科治疗

(1)支持疗法:纠正水电解质紊乱,改善贫血、低蛋白血症状态,病变活动期进食高热量、高蛋白、低脂肪、低渣饮食。近年来应用的要素饮食能提供一种高热卡、高蛋白、无脂肪、无残渣的食物,可在小肠上段被吸收,适用于几乎所有病例,包括急性发作者。患者常可因此避免手术或术前准备成最佳状态。

(2)抑制炎症药物:适用于慢性期和轻、中度急性期患者,不用于预防该病的复发。①水杨酸柳氮磺吡啶(SASP):发作期 $4 \sim 6$ g/d,病情缓解后维持量为 0.5 g,每日 4 次,应注意消化道反应、白细胞减少等磺胺类不良作用;5-氨基水杨酸(5-ASA)是柳氮磺吡啶的分解产物及有效成分,如美沙拉秦(pentasa)、奥沙拉嗪(olsalazine)等,正代替柳氮磺吡啶成为治疗克罗恩病的有效药物,美沙拉秦的用法为 $3 \sim 4$ g/d;②甲硝唑:对肠道厌氧菌有抑制作用,临床研究其对克罗恩病治疗有效,往往用在水杨酸制剂治疗无效后。

(3)糖皮质激素:类固醇皮质激素仍然是目前控制病情活动最有效的药物,适用于中、重度或爆发型患者。成年人一般起始用量为泼尼松 $30 \sim 60$ mg/d,为病情炎症急性期的首选药物。常用的给药途径有口服和静脉注射(氢化可的松琥珀酸钠)两种,偶尔也用于保留灌肠。用药原则为:①初始剂量要足;②待症状控制后采取逐渐减量维持的办法,在数周至数月内将剂量逐渐递减到 $5 \sim 15$ mg/d,其维持剂量的大小因人而异。目前布地奈德(budesonide)是一种新型皮质激素,不良反应少,可以灌肠及口服。

(4)免疫调节药物:如 6-硫基嘌呤、甲氨蝶呤对慢性活动性克罗恩病有效。环孢素宜用于重症克罗恩病,每日 4 mg/kg,起效快,但由于价格昂贵,不能普遍应用。近年来有人应用生物治疗,如针对 CD4 及 TNF-α 的单克隆抗体、重组 IL-10 和黏附分子抑制剂等,取得一定的疗效。

(5)生物制剂:包括肿瘤坏死因子阻断剂如英利昔、阿达木单抗,抑制 T 细胞激活药物如嵌合型扩大 CD40 单体(ch5D12),抑制炎症细胞迁移和黏附药物如那他珠单抗,作用于其他细胞因子的药物如 Fontolizumab、IL-6R 单克隆抗体(MRA)。

2.外科治疗

本病大多为慢性,病程长,易反复发作,所以很多患者最终需要手术治疗。手术虽然不能改变基本病变进程,但多数并发症可经外科治疗获得缓解。手术指征:经内科治疗无效或有并发症的患者,如梗阻、穿孔、内瘘、腹腔脓肿、肠道出血和肛周疾病等,其中尤以肠梗阻为最常见的手术指征,梗阻通常多为不完全性,并不需急症手术。术后需消化内科进一步治疗控制病情。手术方式如下。

(1)肠段切除术:适用于肠管局限性病变。关于切除病变肠管周围多少正常肠管,在过去50 年来争论很多:1958 年,Crohn 等主张 $30 \sim 45$ cm,其后英国和瑞典的报道认为 $10 \sim 25$ cm,现在不少作者提议少切除正常肠管 $2 \sim 5$ cm,认为复发与切缘有无病变并无密切关系。本病病变常呈多发性,多处的肠切除可导致短肠综合征和营养不良。近年来有人作狭窄段成形术治疗炎症性狭窄。

肿大的淋巴结也不需要全部清除,因为这并不能改变复发率,相反易损伤系膜血管。手术最困难的步骤是切断肠系膜,对增厚、水肿、发硬的系膜在结扎血管时需加小心。

(2)捷径手术:适用于老年、高危、全身一般情况较差、严重营养不良、病变广泛者。为缓解梗阻症状可先行肠捷径吻合,3个月后如情况好转再行二期切除吻合术。目前除了对胃十二指肠克罗恩病作胃空肠吻合较切除为好外,一般不主张捷径手术。因病变虽可以静止,但旷置的病变肠腔内细菌易滋生,出现滞留综合征,并容易发生穿孔和癌变。

(3)内瘘的手术:对于无明显症状的内瘘患者,一般不需要手术。当因内瘘造成严重腹泻、营养障碍时需及早手术。手术根据两端肠管有无病变而定,原则上切除瘘口处病变肠段,修补被穿透的脏器。外瘘患者同样需切除病变肠管及瘘管。

(4)十二指肠Crohn病:发生率为$2\%\sim4\%$,一般伴回肠炎或空肠炎。主要表现为溃疡病症状即出血、疼痛、狭窄,临床上很难与溃疡病尤其是球后溃疡相鉴别。手术指征为大出血,梗阻,宜作胃空肠吻合加迷走神经切断,以减少吻合口溃疡的发生,但要注意保留迷走神经后支即腹腔支,以免使已存在的回肠炎所致的腹泻加重。

(丁海涛)

第十五节 急性坏死性肠炎

急性坏死性肠炎是一种发生于肠管的急性炎症病变,因可有充血、水肿、出血、坏死、穿孔等不同的病理变化,故又有急性出血性肠炎或急性出血坏死性肠炎之称。本病主要发生于回肠末段及升结肠起始部位,国际上将此病称之为坏死性小肠结肠炎(necrotizing enterocolitis,NEC)。既往认为本病多见于年长儿,在我国20世纪六七十年代有大量病例报道,可能与不洁饮食史和肠道蛔虫感染有关。以后随着生活水平和卫生状况的改善而锐减。目前,该病多发于早产儿以及人工喂养的婴儿,多在出生后2周内发病,也可迟发到$2\sim3$个月,有时足月儿也可发生。对于体重低于1500g的婴儿,发病率可高达10%且有较高的死亡率。随着早产儿存活率的升高,NEC已经成为新生儿监护病房(NICU)中较常见的疾病之一,对早产儿的预后具有非常重要的影响。

一、病因及发病机制

本病的确切病因和发病机制尚未完全明确。大量的动物模型研究显示,肠道致病菌感染、肠道缺血再灌注损伤以及肠黏膜发育不成熟,并由此引起的肠道内致病菌群移位在疾病的发生、发展中起了关键的作用。

1.病原微生物感染

正常机体肠道内菌群主要为双歧杆菌,而患者肠道内通常出现其他致病菌,其中最为常见的是大肠埃希菌及肺炎克雷白杆菌,其他细菌包括葡萄球菌,肠球菌以及铜绿假单胞菌。有时也可出现真菌和病毒等机会感染。一些散发病例出现后,短时间内可出现该病的暴发流行,而对其采取传染病控制手段后,可明显降低发病率,这表明病原微生物的感染在本病的发病中具有重要作用。

2.肠道缺血

产前妊娠妇女出现重度妊娠期高血压疾病或吸食可卡因等可破坏胎盘血流量,产后新生儿出现先天性心脏病、动脉导管未闭等可导致系统血流量减少。这些因素均可引起患儿肠道缺血,并且引发炎症级联反应及再灌注损伤,导致肠坏死并破坏肠黏膜屏障功能,使致病菌及其内毒素发生移位。

3.肠黏膜发育不成熟

早产儿存在许多生理以及免疫缺陷,影响了肠道的完整性。早产儿在出生后1个月内,肠道蠕动不协调,各种消化酶分泌不足,包括胃蛋白酶及胰蛋白酶等,后者可将肠毒素水解后失活。早产儿肠道杯状细胞发育不成熟,导致黏液分泌不足。此外,不成熟的肠黏膜不能大量产生分泌型IgA,如无母乳喂养,肠道内缺乏分泌型IgA,对细菌及其毒素的防御能力下降。

此外,许多药物被认为有增加NEC发病的风险。黄嘌呤衍生物,如茶碱及氨茶碱,可减少肠蠕动,同时在代谢成为尿酸的过程中产生氧自由基。吲哚美辛,既往被用于治疗动脉导管未闭,能引起内脏血管收缩,导致肠黏膜缺血。维生素E可损害淋巴细胞的功能,与NEC的发生有关。近期多项研究显示,胃酸抑制药物,如雷尼替丁可增加婴儿罹患NEC的风险,其原因可能是引起肠道内的菌群失调。

二、临床表现

本病一般起病急骤,但有时也可缓慢发病且仅有轻微临床表现。消化道症状主要为腹痛,腹泻及血便。腹痛位于脐周或全腹,呈阵发性绞痛或持续性腹痛伴阵发性加剧。粪便初为黄色稀便,继而为暗红色血便,无里急后重感。腹胀是值得重视的症状,其轻重往往反映了病情的轻重,有时也是诊断的唯一依据。由于腹胀,胃肠潴留,所以呕吐也为常表现。腹泻可以不出现,或出现得较晚。粪便含血少,不加注意观察不易发现,或仅为潜血阳性。烦躁、哭闹可能与腹痛有关,易被忽视。重症病例可见肉眼血便,呈果酱样或洗肉水样。本病全身中毒症状明显,起病即有寒战高热,体温可高达39 ℃~40 ℃以上。同时伴有精神萎靡、嗜睡等精神症状。重症者在病后1~2 d即出现中毒性休克,呼吸循环衰竭以及DIC,如此时还缺乏腹痛、腹泻等消化道表现,易发生误诊。主要腹部体征包括腹部膨隆,有时可见肠型。对于出血坏死明显者,可出现腹壁红斑及阴囊颜色改变。肠鸣音减弱或消失。腹部可有轻微压痛,如压痛明显,同时伴有肌紧张及反跳痛等腹膜炎表现,多提示存在肠穿孔可能。

三、诊断

儿童或青少年有不洁饮食或蛔虫感染的病史,早产儿或低体重儿有缺血、缺氧病史,突发腹痛、腹泻、血便及呕吐,伴发热,或突然腹痛后出现休克症状者,均应考虑本病的可能。血常规检查可发现周围血白细胞和多核粒细胞增多,常有核左移,伴红细胞和血红蛋白降低。若多核粒细胞减少或血小板计数进行性降低常提示预后不良。患者可出现代谢性酸中毒、血糖增高、C-反应蛋白增高等实验室检查异常。粪便中可见大量红细胞或潜血试验阳性。粪便及血液培养阴性并不能排除此病。腹部X线片检查可见局限性小肠积气及液平,肠管扩张,肠壁增厚,肠间隙增宽,肠管狭窄。肠穿孔者可见气腹征象。有时可见门静脉内气栓,为预后不良的表现。超声介入下腹部穿刺可吸出血性或脓性液体。重症患者有肠壁内线样或囊肿样积气,积气是由于细菌侵入后产生。虽然肠壁内气体的阳性率较低,但对诊断本病具有较高的特异性。

四、治疗

1.非手术治疗

目的是减轻症状,防止肠道的进一步损伤。对于 Bell I 期的患者,治疗主要包括:禁食、胃肠减压;肠外营养支持(TPN);纠正水、电解质及酸碱失衡;应用针对革兰阴性杆菌及厌氧菌的广谱抗生素,控制感染。Bell II 期患者除上述治疗措施外,还需给予必要的呼吸、循环支持以及液体复苏,必要时反复输少浆血,以免发生呼吸循环衰竭。同时应密切观察病情,评估是否存在手术指征。

2.手术治疗

手术指征:NEC 并发肠坏死及穿孔是最主要的手术指征。出现下列情况可考虑手术探查:①有明显的腹膜刺激征;②顽固性中毒性休克经积极抗休克治疗病情仍无好转;③经内科治疗后仍反复大量肠道出血;④肠梗阻进行性加重无法缓解;⑤腹部 X 线片出现气腹征;⑥腹腔穿刺有阳性发现;⑦新生儿 NEC 出现腹壁红斑及门静脉气栓,多提示肠穿孔可能,为相对手术指征;⑧不能排除其他急腹症。

手术要点:手术前应尽量改善患者的一般情况,给予有效的复苏,纠正贫血及凝血功能障碍等。由于患者肠腔明显扩张,进腹时需注意防止损伤肠管。腹水需常规进行有氧菌、厌氧菌以及真菌培养,同时注意腹水的颜色和性状,如为棕色混浊的液体,表明已出现肠穿孔。进腹后需全面而系统地进行腹腔探查。由于末端回肠及升结肠最常受累,右下腹需特别注意。手术切除范围仅限于已发生穿孔或明确坏死的肠管,尽可能保留回盲瓣的功能。因黏膜、黏膜下层及肌层病变范围往往超过浆膜病变范围,故行坏死肠段切除时,要注意切缘应在正常肠管处,但绝不可因肠管广泛水肿或点状出血而贸然行广泛的小肠切除,否则会导致短肠综合征。手术方式的选择主要依据病变肠管的情况、患者的全身状况以及外科医师的个人经验而定。

1.坏死或穿孔肠段切除,远近端肠管造口

坏死或穿孔肠段切除,远近端肠管造口是 NEC 的标准术式,待患者病情好转后再进行造口回纳。与肠切除后一期吻合相比,造口术避免了发生吻合口瘘的风险,是一种较为安全的术式。造口回纳一般在首次手术后 8 周进行最为合适,过早进行因腹腔粘连及炎症反应较重致手术较为困难。然而,造口术后有接近 1/3 左右的患者术后存在造口相关的并发症,包括造口周围皮肤的损伤,造瘘口狭窄及回缩,造口旁疝以及切口感染等。此外,高位小肠造口流量较大,易导致大量的营养物质及电解质丢失,且明显延长了 TPN 的时间。

2.肠切除后一期吻合

肠切除后一期吻合可避免造口相关的并发症的发生,并且逐渐被用于坏死穿孔局限、其余肠管非常健康、同时一般情况良好的患者的首选术式。回顾性研究显示,与造口术相比,可改善患者的预后,但尚无 RCT 研究支持。

3.腹腔引流术

可在床边局麻下进行,创伤较小且 RCT 研究结果显示近期效果与肠造口术无差异。然而,初步研究显示,与肠造口相比,该术式可能影响胎儿神经发育;并且仅有不超过 11% 的患者将来无需进行肠造口而能治愈的。因此,腹腔引流术目前仅用于病情不稳定,无法进行肠造口的患者。

(丁海涛)

第十六节 先天性巨结肠症

先天性巨结肠症是由于结肠远端肠壁内缺乏神经节细胞,处于痉挛狭窄状态,肠管蠕动、收缩功能减弱,导致近端结肠积粪、积气,继发肥厚、扩张,形成巨结肠改变。

先天性巨结肠症在消化道先天性畸形中,其发生率仅次于先天性直肠肛门畸形,位居第二,有逐年增加趋势。近年来的多数文献报道发病率为1:5 000,白种人发生率明显高于黑种人。性别构成比与病变范围有关,病变范围越短,男性越多。一般常见型为3.7:1(男、女性之比),长段型为1.5:1(男、女性之比),全结肠型巨结肠为1:1.6(男、女性之比)。75%的患者的移行段位于直肠乙状结肠区,8%的患者可达全结肠和回肠末端。近年来,随着对先天性巨结肠症基础、诊断和治疗的深入研究,80%～90%的先天性巨结肠症可以在新生儿时期确诊,治疗上以一期微创手术为主流。

一、病因

本病的病因目前尚未完全清楚,多数学者认为与遗传有密切关系,本病的发病机制是远端肠管神经节细胞缺如或功能异常,使肠管处于痉挛狭窄状态,肠管通而不畅,近端肠管代偿性增大,壁增厚。本病有时可合并其他畸形。

二、分型

1.短段型

病变位于直肠近、中段交界处远侧,相当于第2骶椎以下。

2.常见型

病变位于乙状结肠中段远侧,多数位于直肠近端或直肠乙状结肠交界处。

3.长段型

病变位于乙状结肠中段近侧或降结肠。

4.全结肠型

病变累及全结肠,包括30 cm以内的末端回肠。

三、临床表现

绝大多数先天性巨结肠症在新生儿时期出现症状,部分患者在婴幼儿期或儿童期甚至成人时才表现出症状。不同时期儿童的临床表现不尽相同。新生儿先天性巨结肠症多表现为急性完全性的肠梗阻,同时伴有腹胀、呕吐和不排胎便或胎便排除延迟的症状。有94%～97.7%的正常新生儿生后24 h内排出黑色黏稠胎粪,而94%的先天性巨结肠症患儿在生后24 h内不排胎便,48 h不排胎便则对先天性巨结肠症的诊断更有帮助。体格检查表现为腹胀但腹软,肛门指诊有大量稀便和气体排出,随后腹胀立即好转。婴幼儿先天性巨结肠症多表现为慢性便秘。生后母乳喂养、排便一般不困难,如果患儿在人工喂养后立即出现便秘症状,对诊断具有重要的提示意义。便秘往往需要经过洗肠或其他处理后方可缓解,数日后症状复发。帮助排便的方法效果愈来愈差,以致不得不改用其他方法,久后又渐失效,便秘呈进行性加重。年长儿或成年人先天性巨结肠症多表现为慢性便秘、明显腹胀、营养不良、生长发育迟缓及四肢消耗性表现。多数为短段型先天性巨结肠症,少数为表现不典型的长段型或全结肠型先天性巨结肠症,无神经节细胞的肠段长短与临床症状之间没有明显的相关性。便秘一般在新生儿阶段出现,表现较轻,多数有腹胀表现。肛门指诊直肠内空虚、无粪便。

四、诊断和鉴别诊断

先天性巨结肠症的诊断主要根据临床表现、钡剂灌肠、直肠肛管测压、直肠黏膜活检等。

新生儿先天性巨结肠症的症状需要与其他疾病鉴别。常规行肛门指诊检查,不仅有助于诊断和治疗新生儿先天性巨结肠症,而且可避免或减少错误诊断。凡有胎便排出延迟,肛门指诊有大量胎便和气体排出,随之症状缓解,均应高度怀疑先天性巨结肠症。钡剂灌肠检查可能不能显示狭窄段与扩张段,但均应进行 24 h 后延迟腹部 X 线片检查,如果发现钡剂没有完全排净也提示先天性巨结肠症可能。应用钡剂灌肠诊断新生儿先天性巨结肠症误诊率约为20%。先天性巨结肠症的确诊依赖于直肠黏膜活检,乙酰胆碱酯酶染色易出现假阴性结果,免疫组织化学检查可提高诊断率。在取标本时必须在黏膜与皮肤交界处以上 2～3 cm 取材,因为正常新生儿在此位置远端肠管也可能没有或很少神经节细胞。直肠肛管测压用于新生儿先天性巨结肠症的诊断要慎重。

在婴幼儿,有慢性便秘症状,又有新生儿先天性巨结肠症病史,应用钡剂灌肠、直肠肛管测压、直肠黏膜活检等客观检查,确诊一般不困难。在儿童和成年人,有慢性便秘,钡剂灌肠和直肠肛管测压对诊断有重要意义。儿童和成年人的黏膜层较厚,吸取标本有时不能达到黏膜下层,容易出现假阴性,全层直肠活检更有利于确诊。

超短段型先天性巨结肠症病变位于直肠远端 2～4 cm 的内括约肌部,约占全部病例的2.6%。便秘症状出现晚、轻,腹胀不明显。钡剂灌肠显示病变位于直肠远端,部分病例可能为阴性结果。直肠黏膜活检意义不大,直肠肛管测压可显示直肠扩张时没有出现 RAIR。全结肠型先天性巨结肠症,出生后为小肠梗阻表现,洗肠后多半不能缓解,术前诊断困难。多在剖腹探查和病例活检后得出正确诊断。20%～30%的患者可根据放射性检查明确诊断,钡剂灌肠显示可疑标志性的圆形脾曲和肝曲结肠形态。直肠肛管测压、直肠黏膜活检意义不大。跳跃型先天性巨结肠症临床罕见,有人认为是先天性巨结肠症及其同源病的混合型,部分患儿可表现为先天性巨结肠症便秘症状,探查可见肠管一处或多处狭窄环,确诊依靠术中快检和术后常规病理检查。

五、治疗

完全切除病变肠管是先天性巨结肠症的最好治疗方法,手术时机依赖于患儿的病情及对初步治疗的反应而定。生理盐水灌肠,能迅速减轻结肠内的压力,达到有效治疗效果。对病情不稳定的患儿,结肠造口是安全的治疗手段。病情稳定有轻微小肠结肠炎病史的儿童经过一段时间的清洁灌肠后,可以行根治性手术。应用内服中药结合扩肛治疗超短段型和短段型先天性巨结肠症患儿,有效率达 70%以上。长段型先天性巨结肠症患儿可不需灌肠而应紧急行结肠造口术。结肠造口位置选择在移行段,可避免三次手术治疗。

1. 经典先天性巨结肠症根治术

1948 年 Swenson 和 Bill 第一次报道了先天性巨结肠症根治手术,在他随访的 25 年中没有勃起功能障碍和尿失禁发生,1.4%患儿需要肠造瘘,3.2%的患儿发生持续粪污,90%的患儿排便功能正常。但是再没有其他医生报道类似好结果(可能因为缺乏经验)。这种术式是在腹腔内游离结肠和直肠,切断直肠上端,切除扩大结肠,封闭两端断端,然后经肛门将结肠和直肠外翻拖出,肛门外进行环状吻合。由于盆腔分离面广泛,术后吻合口狭窄、尿潴留、盆腔感染、便秘等并发症多,国内外目前已少有人使用此法。1956年Duhamel介绍了直肠后拖出手术。盆腔内的解剖只限于直肠后区域,保留直肠前壁,近端结肠从直肠后壁拖出,避免了盆底神经损伤的可能性。该手术对患儿侵袭小,避免了尿潴留,但术后肛门拖带钳子。如直肠残端保留得相对长一些,容易形成闸门。在此基础上改良的术式有:结肠套出、肛管后壁缝合前壁钳夹术;直肠后结肠拖出、直肠前壁环钳术;直肠后结肠拖出、直肠结肠Z形吻合术,这些手术应用不同的方法消除了盲袋和闸门,取得了满意的治疗效果。1956年Rehbein介绍了Rehbein术,该手术在腹腔内切除大结肠,于盆腔腹膜反折下吻合结肠、直肠。不解剖盆腔,但将常见型变成短段型,需要长期扩肛。1960年Soave介绍了Soave直肠内拖出术,该手术的理念是剥离黏膜和黏膜下层,从无神经节细胞鞘中拖出正常肠管。早期手术没有正规吻合,经Boley和Coran改良在肛门外齿状线附近进行吻合。1986年王果教授吸取各种手术的优点,设计出一种新的术式,即"直肠肛管背侧纵切、心形斜口吻合术"。该手术避免了吻合口瘘和狭窄,防治术后粪污、小便失禁或便秘。

2. 一期腹腔镜辅助拖出术

(1)术前准备:在行一期根治术前需行结肠灌洗,方法是将较粗的肛管轻柔地放入肛门,头端应超过狭窄部达扩张段,经肛门注入生理盐水10~20 mL/kg,每日1~2次,持续1~2周(部分新生儿3~4 d即可),注意流出量应与注入量基本相符。如有粪石,注入甘油、50%硫酸镁液保留灌肠。术前1 d口服肠道消炎药物如新霉素100 mg/(kg·d),分3~4次服用,手术开始前1~2 d静脉内应用抗生素。并在手术室于手术开始前用稀释的聚维酮碘清洗灌肠。合并小肠结肠炎、病情难以控制的患儿,应在适当位置行结肠造瘘。

(2)手术操作:腹腔镜辅助直肠肛管背侧纵切、心形斜口吻合术。进行气管插管静脉复合麻醉,常规监测呼气末CO_2浓度。新生儿、婴儿放在手术台末端,取仰卧蛙状位,骶部抬高,屈曲外展置于消毒单上,3岁以上患儿两腿分开固定于支架上。①腹部、臀部、会阴部及双下肢消毒,并用无菌巾包裹双下肢,插入胃管及导尿管。②穿刺孔位置选择脐部、左中腹、右中腹三孔,根据情况可以在右下腹再置入第四个0.5 cm套管针。直视下脐部切开置入5 mm或10 mm套管针,注入CO_2气体建立气腹,气压保持在8~12 mmHg,气体流量保持在2~5 L/min。③探查腹腔,找到扩张肠段和正常肠段的移行区,距移行区3~5 cm的正常肠段处浆肌层缝线,为切断平面标志。必要时于外观正常肠段起始处向近侧每隔2.0 cm取肠壁浆肌层组织,快速冰冻切片查神经节细胞,确保切除全部无神经节细胞肠段。④将手术台置于头稍低、向右倾斜位,腹腔镜直视下辨清双侧输尿管、髂血管、卵巢或睾丸血管。从腹膜反折上方5~10 cm直肠乙状结肠交界处开始解剖,提起结肠,将系膜展平,超声刀靠近肠管壁从右侧开始分离直肠、乙状结肠系膜。先将系膜切开一小孔,沿此孔靠近肠管壁向下切割系膜,紧靠直肠游离直肠系膜和直肠侧韧带中上1/3,前至腹膜反折,后方沿直肠后间隙做骶前分离至尾管尖。继续向上用超声刀沿血管弓下缘切割乙状结肠、降结肠系膜,直至预计切除水平。此时应仔细检查标记处肠管壁微细血管的跳动,如无搏动,则标记线应向上移至血供良好为止。对长段型需游离降结肠、结肠脾曲或结肠肝曲。抓住移行段近侧10~20 cm处肠管,向下拖至会阴部深处,以验证结肠有无足够的游离度。⑤术者转至会阴部操作,扩张肛管,婴儿肛管扩大至两指进入,年龄较大儿童肛管则需扩大至三指进入,这样能保证扩大肠管由直肠内顺利拖出。用0.5 cm钝头抓钳抓住直肠上段向肛门推送,肛门也可插Allis钳,钳夹直肠前壁,两者配合慢慢使扩张的结肠翻转拖出;⑥靠近直肠基底部环形切断直肠全层,用血管钳钳夹并封闭结肠远端,继续拖出结肠至标记线;⑦于直肠背侧正中纵行劈开至齿状线上0.5 cm处,切口两翼呈V形分开。仔细分离直肠周围的疏松结缔组织,使直肠肌层和结肠浆肌层吻合时能够贴紧,切勿在两肠壁间夹入脂肪垂或结缔组织,以致愈合不良,造成术后吻合口瘘;⑧在腹腔镜下仔细观察结肠有无扭转,确定血供良好及无张力后,在V形尖端靠近齿状线处缝两针,3点、9点、12点各缝一针作为固定牵引线,12点牵引线距肛门缘约2.5 cm,在两线间依次间断缝合浆肌层一周;⑨将多余的肠管切除并吸尽肠腔内粪汁,消毒后将干纱布塞入结肠内,手术完成后取出。在四周3点、6点、9点、12点各缝一针作为牵引线,在相邻两线间依次作全层缝合。然后将翻转的肠管送回盆腔。再次在腹腔镜下观察腹内肠管有无扭曲、结肠和直肠血供是否良好及腹腔内有无出血。同时可观察到吻合口前壁距肛门5 cm左右,后壁距肛门1~2 cm。用3-0的可吸收线依层关闭腹壁套管针通过的切口,用生物胶水黏合皮肤。肛门内放置一肛管,术后3~4 d拔出。

(3)腹腔镜辅助Soave手术:①腹腔内操作基本同直肠肛管背侧纵切、心形斜口吻合术,但直肠的游离达腹膜反折水平即可;②将患儿臀部稍抬高,扩肛后将齿状线与周围3 cm皮肤均匀缝合6~8针牵引线或用肛门牵拉器使肛门扩张外翻。在齿状线上方0.5 cm处用电刀环形切开黏膜;③建立黏膜下层和肌层之间的平面,近端黏膜切缘置12~16根牵引线,向下牵拉的同时向上用蚊式钳、针形电刀分离黏膜,使黏膜与肌鞘分离4~6 cm,直肠从肛门内轻松脱出,此时提示已达腹腔内水平。于此处环行切断直肠肌鞘,向上环周游离直肠,直至腹内直肠游离处,在腹腔镜的监视下,将腹内已游离的肠管从直肠鞘内拖出肛门外,注意避免结肠扭转;④环形剪短肌鞘至3 cm以下,并将肌鞘后壁部分切除,将近端正常的结肠断端与齿状线、上直肠黏膜切缘两层间断缝合。重建气腹,仔细检查拖出结肠有无扭转,结肠180°扭转可致梗阻。另应检查结肠有无可能存在潜在穿孔,可导致小肠疝的腔隙应行间断缝合,拔出套管针,解除气腹,脐部切口缝合后用生物胶黏合,余切口直接对齐黏合。

(4)腹腔镜辅助Duhamel手术:对于病变肠段位于降结肠近端的患者,可采用腹腔镜辅助Duhamel手术。①腹腔镜下超声刀游离结肠系膜,保留边缘血管。游离直肠后间隙达尾骨尖水平,向上游离到标记线处。②远端直肠通过右下腹1.0 cm套管针孔用腹腔镜下胃肠切缝器闭合,留下5~10 cm的直肠残端。③扩肛后暴露肛门。在齿状线上0.5~1.0 cm直肠后壁作一个1.0 cm横切口,放入1.0 cm套管针重新建立气腹。④用腹腔镜抓钳从直肠后壁孔将肠管抓住,拖出结肠直至标记线,拖出过程中注意不要有肠管扭转。切断结肠,用可吸收线将新直肠与原来直肠后壁切口环形吻合。⑤将切割器两肢分别放入无神经节细胞的直肠和有神经节细胞的结肠,切开直肠后壁和拖出结肠前壁,同时使直肠与结肠侧侧吻合。

(5)手术后并发症的预防及处理:①腹腔、盆腔出血:术中牵拉或分离操作一定要轻柔,以免损伤肠管或血管造成出血。血管须分离清晰,小血管直接用超声刀切割,粗大血管应先用低挡凝固,再用高档切割、HemLok结扎或丝线双重结扎。②输尿管损伤:术中应确认左、右输尿管位置妥善并加以保护,在游离直肠系膜或侧韧带前应先检查输尿管,以确保不会被损伤,特别应使左侧输尿管靠直肠比较近。③吻合口瘘:与肠管游离不充分导致吻合口张力过高,或者断离系膜血管超出了吻合口范围导致其血运不良有关,需要紧急再手术或行肠造瘘手术。④尿潴留:超声刀游离直肠侧韧带,若太靠近膀胱则致热损伤,影响膀胱的排空。⑤术后便秘:与痉挛段、移行段切除不充分有关,手术中必须明确病变肠管及正常肠管的位置,彻底切除病变肠管,无张力地拖出正常肠管进行吻合。在经肛门 Soave 手术中,还与肌鞘过长或背侧未纵切有关。⑥肌鞘内感染:发生在经肛门 Soave 手术。术中止血要彻底,剥离黏膜时应保持其完整性,吻合前反复应用生理盐水冲洗。应用电刀分离很少出现该并发症。⑦盲袋及闸门综合征:Duhamel 手术特有的并发症,直肠结肠间隔切割过低,隔前直肠形成盲袋。应重新切除直肠结肠间隔,目前使用吻合、切除器械很少发生。⑧其他并发症的预防和处理同常规开腹手术。

3. 单纯经肛门 Soave 手术

单纯经肛门 Soave 手术由腹腔镜辅助下经肛门 Soave 手术演变而来,少了经肛门分离前的腹腔镜下活检及远端肠系膜游离。因其应用简便,故愈来愈广泛。适用于新生儿、小婴儿的常见型或短段型先天性巨结肠症患儿。①扩肛、直肠内消毒,肛门牵拉器呈放射状缝合齿状线及肛门周围皮肤共 6～8 针,暴露肛门。②在齿状线上方 0.5～1.0 cm 水平用针形电凝刀环形切开直肠黏膜,在近端黏膜袖置线牵引,尽量密置,以防撕裂黏膜。③将缝线集中牵引,电凝刀建立黏膜下平面,用针形电凝刀在黏膜下层与环肌之间分离,解剖肌鞘。当剥离肌鞘达 4～6 cm 后,拖动黏膜直肠很容易脱垂,表示已到达腹腔内。④环形切断直肠肌鞘并进入腹腔,直视下游离直肠与结肠系膜,从肌鞘中拖出结肠。在拟切断处行浆肌层活检,确定正常神经节细胞肠段。⑤结肠拖出前剪短肌鞘至 3 cm 左右,肌鞘后壁做 V 形部分切除,将近端正常的结肠断端与齿状线上直肠黏膜切缘处两层间断或连续缝合。

4. 保留部分无神经节细胞肠段手术

这种手术的适应证是全结肠型先天性巨结肠症,将无神经节细胞肠段与正常肠段进行侧侧吻合,重建肠壁一半有神经节细胞,有蠕动排便功能,另一半没有神经节细胞,有储存和吸收水的功能,减少腹泻的发生。这种补片手术的缺点是保留了较长的无神经节细胞肠段,利用这种补片进行 Soave 手术的患者有 25% 需要行内括约肌切开术。①Martin 手术:这种手术实际上是 Duhamel 手术的一个改良,切除升结肠、横结肠,将正常回肠与降结肠、乙状结肠、直肠在系膜对缘行侧侧吻合,回肠后壁与肛管吻合,前壁与直肠后壁钳夹。Martin 等人最初描述保留整个左半结肠,现在建议保留至左结肠动脉水平,以降低术后便秘、肠炎的发生率。②Boley 手术:切除降结肠和乙状结肠,将 15～20 cm 包括盲肠在内的右半结肠与正常回肠侧侧吻合,保留回结肠和右半结肠血管。回肠末端留 5～10 cm 再进行直肠内拖出术。Kimura 手术与 Boley 手术相似,先行右半结肠与正常回肠远段侧侧吻合,建立供应结肠补片侧支循环,6 个月后将结肠补片的原始血运切断结扎,有神经节细胞的回肠末端行经肛门 Soave 手术。

(孟祥鑫)

第十七节　先天性十二指肠闭锁与狭窄

先天性十二指肠闭锁与狭窄是由于胚胎发育过程中十二指肠部位发生障碍而引起的先天性十二指肠腔内梗阻。本病是先天性十二指肠梗阻最常见原因之一,多见于低出生体重儿且多合并其他先天畸形。在全部小肠闭锁中占 37%～49%,国内报道较低,约占 1/15。

一、病因

十二指肠闭锁与狭窄的病因不十分清楚,由于临床上该病常与其他畸形并存,故多数学者认为该病与胚胎期消化道和全身发育缺陷有关。在胚胎第5周起原肠上皮细胞迅速过度分裂增生为复层,使肠腔闭塞成为一个暂时性的充实期,发育至第9～11周,上皮细胞间形成许多空泡,并逐渐扩大而相互融合发生空化(腔化期),使肠腔再度贯通,至第12周时形成正常的肠管。若空泡形成受阻,保留在充实期,或空泡未完全融合,肠管重新腔化发生障碍,即可形成十二指肠闭锁与狭窄,大多数学者认同这是本病的主要发病原因。由于十二指肠闭锁与狭窄常伴发其他畸形,如唐氏综合征(30%)、肠旋转不良(20%)、环状胰腺、食管闭锁及肛门直肠、心血管和泌尿系统畸形等,多系统畸形的同时存在,提示与胚胎初期的全身发育缺陷也有关,而非单纯的十二指肠局部发育不良所致。胚胎期肠管血液供应障碍,如缺血、坏死、吸收、修复异常等,亦可形成十二指肠闭锁与狭窄。

二、临床表现

1.孕期症状

十二指肠闭锁与狭窄的患儿,其母亲在妊娠早期可能有病毒感染、阴道流血等现象,常伴有羊水过多征。

2.呕吐

呕吐是其主要症状,十二指肠闭锁与狭窄表现为反复发作的食后呕吐。一般而言,由于十二指肠闭锁梗阻部位高,呕吐出现的时间比较早,患儿出生后数小时或生后第一次喂奶时即可出现呕吐;十二指肠狭窄程度相对较轻,间歇性呕吐可在出生后数周或数月出现,甚至在几年后开始呕吐。早期病例一般情况良好,呕吐物为所进饮食及乳块,可呈喷射状,以后为持续性反复呕吐并进行性加重。胆汁性呕吐为常见的具有特征性的症状,多数情况下因呕吐物含胆汁而呈淡黄色,但如闭锁隔膜位于胆总管开口之上,则呕吐物中可以不含胆汁,加上部分患儿呈喷射状呕吐,容易和幽门肥厚性狭窄和颅内压增高的症状混淆,应注意鉴别。

3.腹胀

由于十二指肠闭锁或狭窄属于高位梗阻,一般仅有上腹部出现轻度腹胀,偶可见到自左向右推进的胃蠕动波,频繁呕吐之后腹胀可以缓解。

4.胎便

十二指肠闭锁患儿生后多无正常胎便排出,而是排出灰白或青灰色大便,但有少数因血循环障碍而造成的闭锁患儿以及十二指肠狭窄者,在妊娠后期胎便已形成,可排出1～2次少量的白色黏液或油灰样大便。

5.全身情况

多次呕吐后呈现消瘦、脱水、营养不良、酸碱失衡及电解质紊乱,全身情况迅速恶化。晚期病例甚至可继发吸入性肺炎和胃十二指肠穿孔,危及生命。

6.其他

若伴发其他畸形则有相应的表现,如21-三体综合征、心血管畸形、泌尿系统畸形、骨关节畸形等,还可能有通贯手、发绀、隐睾等。

三、诊断和鉴别诊断

患儿生后不久即出现持续性呕吐,吐出物多含有胆汁,无正常胎粪排出或有进行性上腹部膨胀者,即应怀疑有十二指肠闭锁或狭窄的可能。进一步行腹部正立位 X 线片可见双气泡征明确诊断。偶尔由于频繁呕吐,十二指肠内气体向上排出,或十二指肠内被液体充满而呈现单气泡征;或由于扩张的胃发生某种程度的扭转,使胃体、胃窦部出现两个液气平面,加上扩张十二指肠内液气平面而出现三气泡征。十二指肠闭锁者,腹部其他部位无气体;十二指肠狭窄者,腹部其他部位有少量气体,此时应行钡餐胃肠透视检查确诊。

本病主要与其他能引起呕吐的疾病进行鉴别,如先天性幽门梗阻、肥厚性幽门狭窄、环状胰腺和肠旋转不良等。

四、治疗

十二指肠闭锁或狭窄,确定诊断后应采取手术治疗。早发现早手术是本病治疗的关键,手术实施的早晚,手术前准备及手术前后的护理,如保暖、胃肠减压、矫正脱水、静脉营养及清洁口腔分泌物等,直接影响其预后。产前得到诊断的患儿,出生后可立即送至新生儿重症监护室,予以静脉输液和放置鼻胃管减压,然后还要进一步检查,确定有无其他伴发畸形,如心脏发育畸形、肠旋转不良和环状胰腺等。术前了解这些畸形,对选择麻醉及手术方式都有重要意义。

传统手术方法采用右上腹区横切口或旁正中切口入腹,开腹后全面探查,确定十二指肠闭锁或狭窄类型,有无多发闭锁或狭窄及其他伴发畸形,再确定手术方式。传统手术方法创伤相对较大,近几年随着腹腔镜外科技术在成人的广泛开展,以及镜下分离、结扎、缝合等基本技术的逐渐成熟,使得腹腔镜技术在小儿腹部疾病的诊断和治疗中的运用也日益广泛,对先天性十二指肠闭锁或狭窄等梗阻性疾病,既可作为一种检查手段明确诊断,又可直接进行手术矫治。一般先于脐环左侧切开入腹,直视下放置 5 mm 套管针(trocar),建立 CO_2 气腹,腹腔镜监视下于右上腹腋前线、右中腹或左上腹分别穿置两个或三个 3～5 mm 套管针,同常规手术方法一样,先仔细检查腹腔内脏器病变情况,除十二指肠近端扩张外,同时注意有无肠旋转不良、环形胰腺等其他合并畸形。治疗本病目前有以下几种手术方法可供选择。

1. 隔膜切除、肠管纵切横缝术

单纯的膜状闭锁及狭窄应首选隔膜切除及肠管纵切横缝术。该术式的优点是手术简便、损伤小、出血少、符合生理功能,缝合吻合口径宽大,术后并发症少,有利于肠功能恢复和避免盲端综合征的发生。术中确认隔膜位置十分重要,充分游离暴露十二指肠梗阻的远近端后,隔膜附着处多位于粗细肠管交界处,常有一颜色稍苍白的环状浅凹迹,触之局部肠管增厚;风袋状隔膜可向远端肠腔脱垂,挤压可有滑动感。在十二指肠扩张与狭窄交界处纵向切开肠管前壁,长约 1.5 cm,显露隔膜,做切除时注意观察胆胰管开口与隔膜的关系,以免损伤。胆胰管开口多位于十二指肠壁的内后方,常呈乳头状突起,挤压胆囊时开口处有胆汁溢出;若合并胰胆管异常或胆总管开口靠近隔膜或位于隔膜上,可将隔膜大部分切除,而保留内后侧部分隔膜不缝合;在开始缝合肠壁之前,应该再次按摩胆囊直至胆汁流出,以明确胆胰管开口通畅。

在切除隔膜后,应经十二指肠切口向远端肠腔内注水或注气,逐段探查,观察是否通畅;向近端可用导尿管探查或将胃管下引,以确定隔膜上下有无其他梗阻因素存在,避免因漏诊造成术后治疗观察困难。另外,十二指肠闭锁的病理检查发现,靠近隔膜上、下方的肠壁往往变薄,为加强局部肌层,保证术后肠蠕动的连续性,有利于肠功能恢复,应将隔膜附着处上、下端肠壁肌层折叠靠拢缝合,但不宜缝合过多,以免造成术后狭窄。

2.十二指肠菱形吻合术

十二指肠闭锁与狭窄近、远两端比较接近或同时有环状胰腺者常采取这种术式。其手术方法是在十二指肠外侧切开后腹膜,充分游离十二指肠,使梗阻近端扩张的十二指肠可以无张力地靠拢远端萎瘪的肠管,在近端扩张部肠管做一横形切口,而在梗阻远端肠管做纵形切口,对位后行端端缝合,使吻合口呈菱形。这一术式切口较短,更符合生理,而且菱形吻合口较线形吻合口更利于胃内容物通过。

3.结肠后十二指肠-空肠吻合术

此术式曾是治疗本病的传统手术方法,近年来已很少应用,仅适合于闭锁盲端距离较大、采用十二指肠菱形吻合术比较困难,或梗阻部位在十二指肠水平段的病例。一般在结肠后,距屈氏韧带 10~15 cm 处空肠向右上方牵移,按顺蠕动方向与扩张十二指肠行侧侧吻合。切忌肠输入襻不宜过长,以免食物滞留引起盲襻综合征或肠扭转。

4.胃空肠吻合术

此术式由于术后并发症多,可能造成吻合口溃疡且留下一个无功能的十二指肠盲袋,不利于胆汁和胰液的引流,故现一般已不再应用。

术中如发现伴有其他畸形应同时纠正,若发现肠旋转不良可以行 Ladd's 手术。

术后正确的处理,对于提高该病患儿的生存率和治愈率非常重要。新生儿,特别是早产儿和低体重儿易受环境温度的影响出现体温过低,体温过低可导致呼吸抑制,循环、中枢神经系统功能低下,代谢紊乱,同时出现硬肿症。因此,应将新生儿裸体置于温箱内,保持皮肤温度在36 ℃左右,温箱内湿度控制在 50%~70%。所有处置如采血、输液、给氧及运送出入手术室均不应干扰患儿的环境。手术后患儿肠功能恢复较慢,需耐心治疗。肠功能恢复后,饮食应坚持少量多次,根据患儿的消化道反应逐步增加;若进食后有明显呕吐,则需胃肠减压、输液、静脉输入高能营养和支持治疗,待症状缓解后再逐步恢复饮食。

(孟祥鑫)

第十八节　肝损伤

在开放性腹部外伤中,肝是最容易受伤的器官;在闭合性腹部外伤中,其受伤机会仅次于脾。作为体内最大实质性脏器,正常情况下肝质脆,包膜脆弱,易在外力影响下发生裂伤甚至碎裂。肝结构复杂,血液循环丰富,承担着复杂而重要的生理功能。复杂肝外伤的处理对外科医师来讲,至目前仍是棘手的问题。这些患者早期往往死于出血性休克,稍晚多死于胆汁性腹膜炎、继发性出血及感染等并发症。肝外伤还往往合并其他器官损伤,从而使伤情及处理更复杂化,并发症率及病死率亦随之升高。

一、损伤机制

正常情况下,肝质地脆,包膜薄弱;从解剖位置上看,肝与脊柱关系密切,右肝更与肋弓有密切联系。在外力作用下,肝易受挤压伤,有时外伤致肋骨骨折,断端可能会直接刺伤肝;肝膈面与膈肌间有韧带相连,在剪切外力作用下,可发生撕脱,损伤肝包膜甚至肝实质。另外,在特殊情况下,临床上某些有创操作有时可致肝损伤,如 TIPS、肝穿刺活检、肝穿刺引流、胆道系统引流等。肝包膜甚至肝实质在操作过程中撕裂或穿破后,可发生出血或胆漏。

在钝性腹部外伤中,肝损伤机制一般有下面两种情况。①在车祸伤或高空坠落伤中,常见肝减速伤。身体因外力突然停止移动,而肝还在运动中,此时,往往在其与膈肌附着部发生包膜甚至肝实质的撕裂伤。裂隙常见于右前叶、右后叶之间。②外力直接作用于腹部,如钝击伤,肝间接受力发生挤压伤,受伤部位常见肝中间部分。如果挤压严重,脊柱前方的尾状叶亦可能受伤。

贯通伤常见原因有枪伤、刀刺伤,根据伤道不同位置,可伤及肝任何部位。而在枪伤,往往同时并发其他脏器损伤,使病情复杂化。

二、肝损伤分级

根据美国创伤外科协会(AAST)脏器损伤分级委员会(OIS)1994 年肝损伤分级,按损伤的程度,肝损伤分为 6 级。

1. Ⅰ级

(1)血肿:被膜下,<10%肝表面积。

(2)裂伤:被膜撕裂,肝实质裂伤深度<1 cm。

2. Ⅱ级

(1)血肿:被膜下,占肝表面积 10%~50%;位于肝实质内,直径<10 cm。

(2)裂伤:被膜撕裂,肝实质裂伤深度为 1~3 cm,长度<10 cm。

3. Ⅲ级

(1)血肿:被膜下,>50%肝表面积,位于包膜下,但表面破裂或肝实质血肿;肝实质内血肿直径>10 cm 或为扩展性。

(2)裂伤:肝实质裂伤深度>3 cm。

4. Ⅳ级

裂伤:肝实质破裂累及 25%~75%肝叶或 1~3 个肝段。

5. Ⅴ级

(1)裂伤:肝实质破裂累及 75%以上肝叶或单个肝叶中累及 3 个以上肝段。

(2)血管:肝附近静脉损伤,如肝后下腔静脉或主要肝静脉损伤。

6. Ⅵ级

血管:肝撕脱。

一般来讲,Ⅰ、Ⅱ级损伤属于轻度肝损伤,占 80%~90%肝损伤患者,非手术治疗效果良好,或仅须简单手术治疗;Ⅲ至Ⅴ级属于严重损伤需要手术治疗;Ⅵ级肝损伤一般没有生存机会。

三、诊断

(一)症状与体征

肝外伤的临床表现因致伤原因、损伤程度及病理类型而异。主要表现是腹腔内出血、休克或腹膜刺激症状。表浅裂伤出血和胆汁外渗不多且在短期内多能自行停止,故临床表现轻微,一般仅有上腹部疼痛,很少出现休克,且症状可逐渐消退。严重肝裂伤或贯通伤,因广泛肝组织碎裂和肝内较大胆管及血管断裂,腹腔内出血和胆汁渗出较多。临床上常有不同程度的休克,剧烈腹痛,体格检查时有明显的腹膜刺激征。肝严重碎裂或合并有肝门大血管、下腔静脉破裂时,可发生大出血。患者往往因失血过多来不及抢救而死亡。

(二)辅助检查

肝在实际工作中,应根据致伤原因及部位或者开放性损伤的伤道来判断有无肝外伤可能。但在合并多处、多发伤时,或创伤严重,患者神志不清,不能配合临床检查时,诊断常有困难。如果患者血流动力学暂时稳定,可借助辅助检查明确诊断。常用辅助检查方法如下。

1.诊断性腹腔灌洗(diagnostic peritoneal lavage,DPL)

肝损伤较明显,出血量相对较多时,腹腔穿刺多能获得阳性结果。当穿刺阴性仍然疑诊肝破裂时,可行腹腔灌洗协助诊断。以细导管经穿刺针插入腹腔内,进行抽吸,如抽吸不到液体,即将无菌生理盐水(20 mL/kg)经导管注入腹腔内,并轻柔地帮助患者向左右两侧移动,2～3 mm后,将液体吸出,进行检查。若液体清亮则为阴性。若红细胞>10万/mm³,白细胞>500/mm³,或检测出胆红素,表明有肝破裂可能。

2.创伤患者重点超声(focused abdo minal sonography for trauma,FAST)

腹部超声通常作为肝外伤初诊首选的影像学检查方法。随着现代技术的发展,超声检查设备的移动性得到加强,更有便携设备在临床得到广泛应用。在创伤外科,超声具备了无创、快速、便携的特点,结果判读实时化,可快速发现腹腔内异常积液、积血,对肝实质的损伤亦可清晰地发现,创伤外科医师尝试将其作为 DPL 的替代检查方法。实际应用中,对于腹部创伤,发现病变的敏感度为 82%～88%,特异度可达到 99%,但超声检查对检查者的依赖性较强,结果判读时应充分考虑这个不确定因素。

3.CT

一般情况稳定的腹部实质脏器创伤患者,CT 扫描是目前普遍应用的影像学检查方法。对于肝创伤,CT 有很高的敏感度与特异度,随着创伤与扫描间隔时间的延长,这个敏感度与特异度会更加升高。CT 扫描不仅能发现肝创伤,而且对创伤部位,创伤程度可以清晰显示,并可以据此对肝损伤进行精确分级;在检查肝的同时,CT 还能发现腹腔内其他脏器损伤,减少遗漏诊断的机会。

4.选择性肝动脉造影

借助数字减影血管造影(digital subtraltion angiography,DSA),选择性肝动脉造影可清晰显示肝内血管破损部位。在其他诊断方法无效时,可考虑行血管造影明确诊断。选择性血管造影不仅有重要诊断价值,还有重要的治疗价值。损伤位置借造影明确后,可同时行选择性肝动脉栓塞,达到止血的目的。

5.腹腔镜技术

腹腔镜技术在腹部创伤患者中的应用日益广泛。对于诊断困难的患者,腹腔镜探查可明确诊断;对于非严重创伤,腹腔镜下可同时给予治疗。初步应用表明,腹腔镜的应用可以减少阴性或非治疗性开腹探查率,缩短患者住院时间,减少治疗费用。

四、治疗

肝外伤的治疗分为一般治疗与肝损伤的治疗两大部分。对于肝损伤本身而言,又包括非手术治疗及手术治疗。

(一)一般治疗

一般治疗包括抗休克、补充血容量及其他部位并存损伤的初步处理。为了能及时补充血容量及维持机体的水、电解质平衡,应迅速建立静脉输液通道。中心静脉穿刺置管应尽早进行,既可以快速补液,又可在治疗过程中,监测中心静脉压力,指导补液速度及补液量。在抗休克治疗的同时,应积极做开腹探查准备。部分患者因出血量大,抗休克治疗不理想,可能需紧急开腹探查止血才能挽救生命。对于合并伤,应按其实际情况安排处理的顺序,如张力性气胸的处理应先于肝损伤处理或与肝损伤同时处理,而长骨骨折等损伤可先做简单固定,待腹腔内大出血控制后再做进一步处理。处理顺序不当可能会延误肝损伤治疗的最好时机。

(二)肝损伤的处理

1.肝损伤的非手术治疗

随着对肝疾病本身认识的深入以及医疗技术的进步,肝损伤的处理方法一直在不断演变中。在 20 世纪之前,肝损伤一般采用比较消极的处理方式,认为"因肝外伤所致出血性休克患者或者在 24 h 内死亡,或者不需要手术治疗即能生存",这种治疗方法的病死率高达 65%。

在 20 世纪初,随着对肝外伤病理生理过程及肝解剖结构认识的深入以及医疗技术的进步,肝外伤后,手术治疗成为主流。第二次世界大战后,肝外伤的病死率已从 62.5% 下降为 27.7%。手术作为肝外伤的主导治疗方式一直持续至 20 世纪 90 年代。其后至今,在临床实践中,创伤外科医生逐渐观察到大部分肝损伤患者可经非手术治疗痊愈。在密切临床观察下,对部分肝损伤患者,非手术治疗成为大家普遍接受的治疗方式。这个转变不是偶然的,首先,广泛应用的 CT 扫描可以更准确地诊断肝损伤并判断损伤程度,对损伤进行分级;CT 间隔一定时间的系列检查可以对病情进行可靠监测;超声的普遍应用提高了病情判断的时效性;对肝损伤的解剖及病情生理有了更深入的认识;非手术支持治疗方法也在不断进步。在报道中,肝损伤非手术治疗的成功率为 82%~100%,总体病死率<10%。

尽管这样,非手术治疗在目前仍没有广为接受的适应证标准。有医师认为,不管 CT 扫描损伤程度如何,如果伤者来诊时或经简单复苏治疗后,血流动力学和生命体征仍平稳,均可以非手术治疗观察。所谓血流动力学稳定,大部分医师认为收缩压应该在 90 mmHg 以上,心率在 100 次/分钟以下。当然,所有这些的先决条件是有良好的监护条件,并有随时开腹探查、手术治疗的保证。

需要注意的是,肝开放性损伤目前仍然以手术治疗为主,虽然有医师非手术治疗成功的少量病例报道,但仍需大量临床观察确定其有效性。

虽然非手术治疗的适应证标准仍没有共识,但有一些因素与非手术治疗失败有关。首先,血流动力学不稳定者占非手术治疗失败 75% 的病例。一般表现为液体复苏治疗需持续进行,或者在复苏治疗过程中,酸中毒不能缓解,或者复苏一停止,血压、脉搏即出现不稳定状态;其次,CT 强化扫描时,肝内见造影剂聚积成片或大片外渗。这些患者情况不稳定,有时甚至可以有突然的病情恶化。一般需要开腹探查手术治疗,或者进行其他介入治疗,如选择性肝动脉造影、血管栓塞等。最后,在合并其他器官损伤时,非手术治疗的成功机会极小;肝损伤非手术治疗过程中,若发现合并其他器官伤,应积极手术治疗。

2.肝损伤非手术治疗的并发症

肝损伤后,肝实质损伤部位会发生出血、胆汁漏。据报道,存活 24 h 以上的患者,约 25%

会发生并发症,包括胆漏、胆道出血、肝坏死、肝脓肿、腹腔间室综合征和迟发出血等。非手术治疗并发症的发生率与肝损伤程度有一定关联。Ⅲ级损伤者,并发症率约 1%,Ⅳ级损伤者,并发症发生率达 21%,而Ⅴ级损伤者,并发症率高达 63%。

迟发性出血的发生率并不高,为 2.8%～3.5%,但这是肝损伤非手术治疗并发症之一,也是死亡主要原因之一。对这部分患者的处理目前没有统一意见。有医师建议行开腹手术治疗,有建议行介入治疗(肝动脉选择性栓塞)。但随着肝损伤分级的升高,如果血流动力学稳定,手术可能反而增加失血、增加死亡概率。哪种治疗方法更合理有待临床进一步验证。

胆管损伤后,在非手术治疗过程中,可能形成胆瘤、胆汁性腹腔炎、胆漏等并发症,发生率约 3%。在Ⅲ级以下损伤患者,胆源性并发症较少见。而在Ⅳ、Ⅴ级损伤患者,胆源性并发症发生率很高。此类并发症发生后,通畅引流是首要的处理方法。具体方法包括 CT 或超声引导下经皮穿刺置管引流,经内镜逆行胰胆管造影、鼻胆管引流或临时支架置入,或者腹腔镜探查,腹腔冲洗引流等方法。

其他少见并发症还包括腹腔内脓肿、肝坏死、腹腔间隔室综合征、胆道出血以及遗漏诊断等。肝外伤后腹腔脓肿易发生于肝实质内及右肝下,右膈下间隙,一般均可以经皮穿刺引流缓解。肝坏死多见于较重肝损伤(Ⅳ、Ⅴ级肝损伤),特别是经选择性肝动脉栓塞治疗者。一般的并发症不须特殊处理,个别情况下,如果局部产生积液,可经皮穿刺置管引流缓解。腹腔间隔室综合征在治疗过程中应时刻注意,如果发生此情况,一般需要行开腹探查,扩大腹腔容积来缓解高压状态。胆道出血表现为血便或呕吐物带血,一般有上腹部不适,可经十二指肠镜检查确认,镜下可见到十二指肠乳头血性液体流出,因为肝内胆管与肝实质内血管相通所致,常用血管造影并选择性肝动脉栓塞治疗。

3.肝损伤的手术治疗

尽管多数患者可经非手术治疗控制病情,但仍有一部分严重肝损伤患者需要紧急开腹探查手术治疗来挽救生命。手术的主要目的首先是尽快控制出血,其次可以考虑将失活肝组织切除、检查胆道系统、处理胆漏以及处理其他脏器合并伤等。

一般情况下采用右上腹形切口或双肋缘下切口,以获得良好显露。出血汹涌时,应该先将右上腹肝周以大量纱垫填塞,以暂时控制出血,给麻醉师进行液体复苏争取时间。患者循环稍稳定后,可小心查找出血部位,做相应处理。如果纱垫填塞不能控制出血,应将肝十二指肠韧带暂时控制(Pringle manoeuvre),如果控制后仍有出血,提示肝静脉或肝后下腔静脉损伤出血的可能。肝十二指肠韧带控制后,出血停止,放开后,复出血,提示肝动脉出血的可能,可以选择性结扎受伤侧肝动脉分支以制止出血。检查肝具体受伤情况时,特别是背侧伤情,应该将肝充分游离,切断其与膈肌间韧带,一方面充分显露受伤部位,另一方面,对于出血也能更好地控制。如果伤情严重或客观条件不允许对出血部位彻底控制,可将填塞纱布或纱垫留置肝周,术后 3～5 d 分次拔出。肝损伤其他常用手术方法如下:

(1)连续缝合法:适用于浅表,伤缘较整齐的裂伤。首先清除失活的肝组织,彻底止血并处理胆漏,以 3-0 至 5-0 可吸收线或血管缝线做间断褥式缝合或连续缝合。为防止结扎时拉裂肝组织,可在结扎缝线前用大网膜或止血纱布等填入伤口。亦可以将缝线穿过止血纱布等,使止血纱布成为衬垫防止打结时肝包膜进一步撕裂。

(2)清创并部分肝切除术:肝损伤面较大或失活的肝组织较多,且有较大血管或肝管破裂时,应先清除失活的肝组织或基本脱落的部分叶、段,直接结扎破裂的血管或胆管,创面如有可能对拢缝合时可用间断褥式缝合对拢,但必须无张力。如果不能对合,创面破裂的血管、胆管处理稳妥后可用大网膜覆盖创面。不能将肝断面强行对合,否则肝实质有可能被缝合线切开,造成术后再次出血甚或胆漏。

(3)解剖性肝切除术:肝外伤后,对损伤肝行解剖性肝切除的治疗方法提出于20世纪60年代。但其后因为其过高的病死率临床应用渐减少。目前,肝损伤患者有2%～4%行解剖性肝切除,病死率在多数报道中为50%左右。一般认为,解剖性肝切除适用于其他止血方法无效时进行。肝受损的严重情况、其他器官的并发伤、凝血功能障碍和失血性休克的打击等因素,是解剖性肝切除术后高病死率的常见原因。

(4)可吸收网包裹法:近年来,有报道借助可吸收网包裹破损肝的左叶或右叶甚至两叶,达到止血的目的,较之肝周填塞效果好,并发症少,不需再次手术。本法可能会成为替代纱布填塞的较好的手术方法。

(5)肝静脉及肝上下腔静脉损伤的处理:可采用如下方法。①全肝血流阻断法,依次为阻断膈下腹主动脉、第一肝门和肝与肾静脉之间下腔静脉,在完全无血下显露与修复受损的下腔静脉;②纱布填压法,在行选择性下腔静脉阻断术前,先用纱布填压止血,由于肝上下腔静脉位置深、管壁薄,上固定于膈肌,下固定于肝,有一定的张力解剖特点,此时用力压迫,可能进一步撕裂下腔静脉损伤处,肝上下腔静脉出血较快,这一点不同于肝后下腔静脉,只要稍加压力对合挤压肝,既可使肝后下腔静脉破裂口闭;③手指压迫法,用剪刀剪断肝三角韧带、肝肾韧带和右冠状韧带,游离至肝上下腔静脉破裂口处,此过程用时较短,用左手示指和中指指腹由右后向左前按压,快速阻断第一肝门,如小的破裂口,由于手指按压并起到指示作用,即可缝合,如破裂口较大,上两把组织钳,钳夹、提起对拢,破裂口处出血立即减少,即可在直视下缝合,切不可盲目用血管钳钳夹止血,此法适用于肝上下腔静脉较大破裂口者,是一种简单、省时、有效的办法。

(6)胆管损伤的处理:根据胆管损伤的情况,选用相应的手术方式。胆管损伤行胆总管T管引流可减少胆汁漏,促进愈合。但对于严重的胆管损伤,需根据具体情况做进一步处理。①肝叶切除可将损伤的胆管一并切除;②剩余肝的左肝管或右肝管的裂伤可局部修补、导管支撑,外搽以医用创面封闭胶,并以肝圆韧带、大网膜覆盖,温氏孔处放置乳胶管引流;③剩余肝的左肝管或右肝管内径在6 mm以上,可行肝肠 Roux-en-Y 吻合术,经桥襻空肠放置导管行胆道引流;④"窑洞式"胆道外引流;⑤Ⅰ级肝门胆管损伤致狭窄,一般于伤后3个月,行肝胆管盆式 Roux-en-Y 吻合术。

(7)肝移植术:肝移植目前已是终末期肝病成熟的治疗方法。有报道在严重肝外伤,肝实质绝大部分失活的患者,施行肝移植术挽救生命。但至目前,病例数尚少,其最终效果有待进一步验证。另外肝移植手术受限于供体,鉴于目前供体严重短缺的情况,在肝外伤患者中,其应用价值有限。

(李宗富)

第十九节 门静脉高压症

门静脉高压症(portal hypertension)是指各种肝内外因素引起的肝门静脉系统压力持续增高,继而出现脾增大和功能亢进、食管胃底静脉曲张和上消化道出血、腹腔积液等临床综合征。绝大多数情况下由肝硬化引起。

正常人群的肝门静脉压力为 $1.27 \sim 2.35$ kPa ($13 \sim 24$ cmH$_2$O),平均值为 1.76 kPa (18 cmH$_2$O),比肝静脉压高 $0.49 \sim 0.88$ kPa($5 \sim 9$ cmH$_2$O),门静脉高压症时,肝门静脉压力持续>2.45 kPa(25 cmH$_2$O),大都增至 $2.9 \sim 4.9$ kPa($30 \sim 50$ cmH$_2$O)。

一、病因

门静脉高压的主要病因是肝炎后肝硬化、血吸虫病、酒精性肝硬化,但常常也能被右心衰原发性血流量增加、原发性血流阻力增高型等因素诱发。本病常好发于肝炎和肝硬化患者、长期酗酒的患者、血吸虫病患者等群体。

二、诊断

(一)症状与体征

门静脉高压症的临床表现主要由两大类构成。

1.肝门静脉压力持续升高引发的综合征

(1)脾增大、脾功能亢进症:患者出现鼻出血、皮肤瘀斑及牙龈出血,血小板及白细胞减少、贫血等。

(2)食管胃底曲张静脉出血:曲张的食管、胃底静脉一旦破裂,患者立刻发生急性大出血,呕吐鲜红色血液,便血或黑粪。由于肝功能损害引起凝血功能障碍,又因脾功能亢进引起血小板减少,因此出血不易自行停止。大出血可以引起肝组织严重缺氧,进一步导致肝功能的恶化,容易诱发肝性脑病。

(3)腹腔积液及腹胀。

2.基础肝病的表现

门静脉高压症绝大多数由各种肝硬化引起,患者还表现出肝硬化的临床表现——非特异性全身症状(如疲乏、嗜睡、厌食)、蜘蛛痣、黄疸和少尿等。

3.体征

视诊可以看到黄疸、肝掌、上腔静脉引流区域的蜘蛛痣、男性乳房发育等,特征性的表现前腹壁的静脉曲张。触诊肋缘下可以触及增大的脾,有时能触到质地较硬、边缘较钝而不规整的肝,但肝硬化严重时肝萎缩难以触到。叩诊有腹腔积液时可以有移动性浊音阳性。听诊脐周扩张的皮下静脉分流量大时可听到"莹莹"的静脉杂音,即"克-鲍"综合征。

(二)化验检查

1.全血细胞分析

脾功能亢进时,全血细胞计数都会减少,其中以白细胞和血小板计数减少更为显著。白细胞可减少至 3×10^9/L 以下,血小板计数减少至($70 \sim 80$)$\times 10^9$/L 以下甚至更低。出血、营养不良或骨髓抑制都可以引起及加重贫血。

2.肝功能检查

主要是基础肝病的表现。表现为血浆清蛋白降低而球蛋白增高,清蛋白、球蛋白比例降低甚至倒置。由于多种凝血因子是在肝内合成的,加上慢性肝病患者有原发性纤维蛋白溶解,所以凝血酶原时间可以延长。

还应做肝炎病毒相关的血清学抗原抗体检测及病毒拷贝数的检查。常规做甲胎蛋白检查以排除原发性肝癌。

(三)影像学检查

腹部超声检查、食管吞钡 X 线检查、腹腔动脉造影的静脉相或直接肝静脉造影、CT、MRI等影像学检查对于门静脉高压症的诊断及治疗有重要的意义。影像学可以明确有关肝门静脉系统的解剖结构、侧支血管的分布及通畅程度。在影像学的介导下,还可以对某些情况下的门静脉高压症进行介入治疗。

(四)内镜诊断

内镜是诊断食管胃底静脉曲张的金标准。内镜不仅能在直视下判断是否有食管胃底静脉曲张、出血的原因和部位,同时还能对静脉曲张发生破裂出血的危险性进行判断,必要时还能进行内镜下急诊止血治疗。超声内镜可在内镜直视下对食管胃底的管壁或邻近脏器进行断层扫描,获得管壁各层次及周围重要脏器的超声影像。

(五)肝门静脉压力的测定

术前通过核素心肝比来推测肝门静脉压力是目前唯一的无创测压方法。它通过肛门给予放射性核素栓剂,经过一定时间后检查心和肝核素放射量的比值,然后代入回归方程的公式中计算出肝门静脉压力。

(六)其他

根据患者既往肝炎病史或血吸虫的病史,以及脾大、脾功能亢进、呕血或黑粪、腹腔积液等临床表现来诊断。当发生急性上消化道大出血时,不仅要与其他疾病导致的消化道出血鉴别,还要鉴别是食管胃底曲张静脉破裂出血还是门静脉高压性胃病导致的上消化道出血。加上化验检查、影像学及内镜检查可以明确诊断。

三、治疗

对门静脉高压症的治疗目的分两种,一是对症治疗,即针对门静脉高压症的各种并发症,即脾大、脾功能亢进,食管胃底曲张静脉破裂出血,腹腔积液及肝性脑病的治疗;另一种则是对因治疗,即从根本上解除肝门静脉入肝血流的受阻,降低肝门静脉的压力。对于食管胃底曲张静脉破裂出血的预防主要是靠药物及内镜手段。治疗曲张静脉破裂出血的措施主要包括 3 个方面:第一线治疗是药物和内镜治疗,第二线治疗是外科分流术和断流术,而肝移植治疗是终末期肝病和门静脉高压症的根治性治疗。肝移植以外的其他外科手术措施治疗门静脉高压症的主要目的是降低门静脉压力,预防和治疗食管胃底曲张静脉破裂出血。

1.非手术治疗

对于所有的门静脉高压症急性曲张静脉破裂出血患者,都可以首先尝试非手术治疗。尤其是有黄疸、大量腹腔积液等肝功能严重受损的患者(Child C 级)发生食管胃底曲张静脉破裂导致的上消化道大出血,如果急诊行外科手术的话,围术期病死率可高达 60%～70%。对这类患者应尽量采用非手术疗法,建立有效的静脉通道,扩充血容量,监测患者的生命体征,并使用药物、三腔管压迫、急诊内镜或介入治疗。有实验研究发现,给食管胃底曲张静脉破裂出血的患者补足全部丢失的血液,不仅导致肝门静脉压力比基线还高,还导致更高的再出血率及病死率。因此液体复苏的目标是维持稳定的血流动力学,并且血红蛋白在 80 g/L 左右,应避免扩容过量,以防止肝门静脉压力反跳性增加从而引发再次出血。

(1)药物治疗:①血管升压素(vasopres-sin),最早用来降低肝门静脉压力的药物是垂体后叶激素,其中血管升压素是主要成分。目前多用成分单一的血管升压素,它是最强力的内脏血管收缩药。初始剂量为 20 U,溶于生理盐水或 5% 葡萄糖溶液 200 mL 内,于 30 min 左右快速静脉滴注,必要时 4 h 后可重复应用。也可以 24 h 持续泵入 20~40 U。由于不良反应比较大,一般使用时间不超过 24 h。②三甘氨酰赖氨酸加压素(特立加压素,terlipressin, or glypressin)是合成的加压素衍生物,其半衰期较长而不良反应明显减少。初始剂量 2 mg,每 4 h 静脉注射 1 次,一旦出血停止逐渐减少到 1 mg 每 4 h 静脉注射 1 次。③生长抑素(soma-tostatin)及其八肽衍生物奥曲肽(octreotide)具备选择性减少内脏血流量,尤其是门脉和其侧支血流量的作用,从而降低肝门静脉压力,有效控制食管胃底曲张静脉破裂大出血,而对心排出量及血压无明显影响。④预防性抗生素的应用,有证据表明有上消化道出血的肝硬化患者,无论有无腹腔积液,短期预防性应用抗生素不仅能减少细菌感染的发生,还能提高患者的生存率。生产率的增加部分与接收预防性抗生素的患者发生再出血的比例减少有关。因此推荐对于肝硬化门静脉高压症急性曲张静脉破裂出血的患者常规短期预防性应用抗生素。推荐的抗生素为诺氟沙星 400 mg 每日 2 次,口服 1 周。诺氟沙星口服吸收很少,可以选择性地清除或减少肠道内的革兰阴性细菌。如果无法口服的话可以考虑静脉途径给予环丙沙星。

(2)三腔两囊管压迫止血(balloon tamponade):三腔管压迫法是急诊治疗食管胃底曲张静脉破裂出血的有效方法,80% 的患者可以获得即可止血。其原理是利用充气的气囊分别压迫胃底和食管下段的曲张静脉,以达止血目的。通常用于对药物治疗或内镜治疗食管胃底静脉曲张出血无效的患者。

(3)内镜治疗:①内镜静脉曲张硬化剂注射术(endoscopic variceal sclerotherapy,EVS)。其原理是将硬化剂注入血管内或血管旁,使之产生无菌性炎症,刺激血管内膜或血管旁组织,引起血栓形成、血管闭塞和组织纤维化,从而使静脉曲张消失,达到止血和预防再出血的目的。本疗法目前已成为治疗急性食管曲张静脉破裂出血最常用的方法之一,有效率为 80%~90%。硬化剂注射可在急性出血期或在出血停止后 2~3 d 进行。注射方法有血管腔内注射、血管旁注射及两者联合使用。②经内镜静脉曲张套扎术(endoscopicvariceal ligation,EVL):基本原理是在套扎局部产生缺血性坏死和形成浅溃疡,急性无菌性炎症累及曲张静脉内膜,局部产生血栓,导致静脉曲张闭塞。EVS 和 EVL 在控制曲张静脉破裂出血的有效性方面无显著性差别,但 EVL 并发症较少。③组织黏合剂栓塞治疗术。胃底静脉曲张原则上以手术治疗为主,但对急性胃底曲张静脉破裂出血者,首选内镜下静脉曲张注射组织黏合剂治疗,控制急性出血,并为手术创造条件。组织黏合剂亦可用于食管静脉曲张内注射。主要并发症有黏膜溃疡出血,肝门静脉、肺、脑等部位异位栓塞。

(4)颈静脉肝内门体静脉分流术(TIPS):是采用介入放射方法,经颈静脉途径在肝内肝静脉与门静脉主要分支间建立通道,置入支架以实现门体分流,TIPS 的内支撑管的直径为 8~12 mm,TIPS 可明显降低肝门静脉压力,一般可降低至原来压力的 1/2,能治疗急性出血和预防复发出血。其主要问题是支撑管可进行性狭窄和并发肝衰竭(5%~10%),肝性脑病

(20%～40%)。目前 TIPS 的主要适应证是药物和内镜治疗无效、肝功能差的曲张静脉破裂出血患者和用于等待行肝移植的患者,作为术前预防食管胃底曲张静脉破裂大出血的措施。

(5)膨胀式食管支架:亦有报道使用膨胀式食管支架,对于门静脉高压症食管急性破裂出血有良好的止血作用。

2.手术治疗

手术治疗主要适用于曾有食管胃底曲张静脉破裂大出血,尤其是对非手术治疗失败的患者。

(1)适应证:择期手术治疗对于没有黄疸、没有明显腹腔积液的患者(Child A、B 级)如发生大出血,经过复苏期处理和严格的内科治疗控制出血后,应争取即时或经短时间准备后即行手术;曾发生过(特别是多次发生)食管胃底曲张静脉破裂大出血者应该认识到,食管胃底曲张静脉一旦破裂引起出血,就会有很大可能反复出血,而每次出血必将给肝带来损害。积极采取手术止血,不但可以防止再出血,而且是预防发生肝性脑病的有效措施。

(2)手术治疗:①大量的统计数字表明,预防性手术在肝硬化患者中仅有 40%出现食管胃底静脉曲张,而有食管胃底静脉曲张的患者中有 50%～60%并发大出血,说明有食管胃底静脉曲张的患者不一定发生大出血。某些患者在经过预防性手术后反而引起大出血。任何一种手术对患者来说都是负担,加重肝损害,甚至引起肝衰竭。目前多数学者倾向不做预防性手术,对这类患者重点应是内科的护肝治疗。但是,如果有重度食管胃底静脉曲张,特别是镜下可见曲张静脉表面有"红色征",为了预防首次急性大出血,可酌情考虑行预防性手术,主要是断流术。②急诊手术:患者以往有大出血的病史,或本次出血来势凶猛,出血量大,或经短期积极止血治疗仍有反复出血者,应考虑急诊手术止血;经过严格的内科治疗 48 h 内仍不能控制出血,或短暂止血又复发出血,应积极行急诊手术止血。手术不但可防止再出血,而且是预防发生肝性脑病的有效措施。但因病情严重、多合并休克,所以急诊手术病死率高,应尽量避免。Child C 级患者不宜行急诊手术。急诊手术宜采取贲门周围血管断离术,该术式对患者打击较小,能达到即刻止血,又能维持入肝血流,对肝功能影响较小,手术病死率及并发症发生率低,术后生存质量高,而且操作较简单,易于推广。

(3)手术的术式:手术治疗主要分为三类:第一类是通过各种不同的分流手术,使肝门静脉的血流避开阻力增加的部位,从而降低肝门静脉压力;第二类是阻断门奇静脉间的异常血流,达到止血的目的;第三类就是终末期肝病患者常常采用的肝移植手术。应根据手术时机,手术适应证、病因、患者肝功能和血流动力学状况及外科医师的经验等因素来选择手术方法。对分流术应注意在保持吻合口通畅的前提下限制吻合口的大小适当,以减少脑病的发生;对断流术应注意断流完全和防止新的门奇静脉侧支循环的形成。

A.分流手术:可分为非选择性和选择性门体分流术(包括限制性分流)。大口径的门腔静脉侧侧分流术和端侧分流术目的是使处于高压状态下的肝门静脉血流分流到压力较低的体静脉系统,降低了肝门静脉系统的压力而控制出血;非选择性门体分流术治疗食管胃底曲张静脉破裂出血效果好。但由于门脉血中含有肝营养因子,其缺失可造成肝细胞再生障碍,某些毒性物质亦可绕过肝的解毒作用而直接作用于脑组织,故术后肝性脑病发生率高且易引起肝衰竭。由于破坏了第一肝门的结构,为日后肝移植造成了困难。门腔静脉分流术与传统药物治疗的随机对比研究发现,手术组的生存率无明显提高;因而这种全门腔静脉分流术基本已经被摈弃不用。限制性门腔静脉分流术:由于全门体静脉分流术存在诸多缺点,人们将其改进成限制性门腔静脉分流术;目的是既能充分降低肝门静脉压力,制止食管胃底曲张静脉出血,又能保证部分入肝血流;代表术式是限制性门腔静脉分流(侧侧吻合口直径控制在 10 mm)和门-腔静脉桥式(H 形)分流。外周型门体静脉分流术,即离开肝门一定距离、小口径的门体静脉分流术,包括脾肾、脾腔、肠腔静脉分流术等。脾肾静脉分流术(spleno renal shunt,SRS),该术式门体静脉分流量适中,仍有相当量的门脉血供肝,术后肝性脑病发生率较低;由于吻合口小、脾肾静脉易扭曲,吻合口闭塞率高达 25%~50%。而且手术显露差,操作难度大。肠系膜上静脉、下腔静脉分流术,有端侧、侧侧和 H 形架桥多重发放吻合;适用于脾静脉条件不好,肝门粘连难以分离、门静脉闭塞或曾行脾切除术者;该术式避开了门静脉主干,属于外周型分流;与限制性门-腔静脉分流相似,其分流量较小,对肝门静脉供血影响较小,术后肝性脑病发生率及远期存活率均较好;当肠系膜上静脉有明显炎症,静脉周围粘连等,静脉解剖条件所限,则不适合这种分流术。脾腔静脉分流术:因下腔静脉腔大,壁较厚,易于显露,成功率高,吻合口血栓形成的机会较小。手术后效果与传统的脾肾静脉分流术和肠腔静脉分流术相似。

选择性门体静脉分流术:旨在保存门静脉的入肝血流,同时降低食管胃底曲张静脉的压力。代表术式是远端脾肾静脉分流术和冠腔静脉分流术。

远端脾肾静脉分流术:通过结扎胃冠状静脉、胃右静脉和胃网膜右静脉,将胃脾区与肠系膜区分开。保留脾和保留脾胃韧带。然后游离脾静脉,离断脾胰静脉支。自肠系膜上静脉汇合处切断脾静脉,近断端缝闭,远断端与左肾静脉行端侧吻合。选择性地将胃及食管下段的静脉血通过胃短静脉-脾静脉-左肾静脉减压,同时维持门脉、肠系膜上静脉的向肝血流。此手术能有效地控制肝门静脉高压食管胃底曲张静脉破裂出血,同时能维持门静脉地向肝灌注血流,肝性脑病发生率低于其他全门腔静脉分流术,故可提高术后存活率,对日后可能进行肝移植手术操作也不会造成太大的影响。这种分流术适合于肝功能代偿良好,并有合适的静脉解剖条件和肝门静脉向肝血流的患者。有腹腔积液、肝门静脉栓塞、肝门静脉离肝血流、肝功能代偿差的患者不适合做此分流术。

冠腔静脉分流术:将胃冠状静脉(胃左静脉)与下腔静脉直接吻合,或用自体静脉及人造血管移植架桥分流,该术式须将胃左静脉游离足够长度(8~10 cm),直接与下腔静脉吻合,同时结扎胃网膜右静脉,并行脾切除,既降低食管及胃底曲张静脉压力,又不影响肝血流灌注量,再出血率及肝性脑病发生率均低。

B.断流术:凡减少或阻断门、奇静脉之间反常血流的手术统称为门奇静脉断流术。较常用的术式有食管下端横断术、胃底横断术、自动吻合器行食管下端横断术、食管下端胃底切除术以及贲门周围血管离断术。在这些断流术中,食管下端横断术、胃底横断术,阻断门奇静脉间的反流血流不够完全,也不够确切,食管下端胃底切除术的手术范围大,并发症多,病死率较高。

肝炎后肝硬化合并食管胃底静脉曲张的患者有时脾并不很大,可不必强行切除脾。因急性大出血情况下,脾切除术已十分危险、由于周围粘连等情况易并发大出血和损伤周围器官,故应慎重。

贲门周围血管离断术:是目前国内治疗食管胃底曲张静脉出血的主要术式,不仅离断了食管胃底的静脉侧支,还保存了肝门静脉入肝血流。这一术式还适用于肝门静脉循环中没有可供与体静脉吻合的通常静脉,肝功能差(Child C 级),既往分流手术和其他非手术疗法失败而又不适合分流手术的患者。传统的贲门周围血管离断术包括脾切除及贲门周围所有血管的离断,包括胃冠状静脉的主干及其分支、胃短静脉、胃后静脉及左膈下静脉,同时结扎切断与静脉伴行的同名静脉,做到了食管下段和胃底血管的彻底离断。然而即便如此术后仍有一定的再出血率,其原因除了血管离断的范围不够或仅予以缝扎而遗漏了形成静脉曲张的主要输入静脉外,最主要原因是血管离断的范围太大,过多地破坏了门奇静脉间的无害侧支循环,加重了门静脉血液回流障碍;断流后门静脉压力仍较高,侧支循环重新形成;断流术加剧胃黏膜淤血、缺血,导致胃黏膜病变出血;继发肝门静脉系统血栓,使内脏血流动力学的紊乱更趋恶化。因此,近年来对其做了改进,提出了选择性贲门周围血管离断术,主要的此术式要求紧贴下端食管壁和上半胃的外膜,精细地逐一离断进入管壁内的穿支血管,但保留左静脉主干和食管旁静脉丛的完整,这样既能达到彻底断流的目的又不会过多地破坏门奇静脉之间的自发性分流,从而在一定程度上降低肝门静脉压力和缓解胃的淤血状态。

联合断流术:由 Sugiura 于 1967 年首先报道,故简称 Sugiura 手术。手术步骤包括经胸和腹两部分:一是经左胸腔将左下肺静脉以下至膈肌之上所有通向食管(长为 12～18 cm)的侧支静脉均结扎,在膈肌上处横段食管,结扎血管,重新吻合;二是经腹部行脾切除,离断贲门小弯侧(长约 7 cm)的血管,将食管及贲门周围组织完全分离,选择性切断胃迷走神经,加做幽门成形术。我国门静脉高压症患者以肝炎后肝硬化为主,肝功能分级较差,Sugiura 手术创伤太大,术后并发症多,我国基本不采用此手术方式,而多采用改良的 Sugiura 手术,即不开胸而在腹部完成食管的横断吻合。

C.断流加分流术:即在同一术野中同时做断流术和分流术。如断流术采取贲门周围血管离断术,分流术采用肠腔静脉侧侧分流术,肠腔桥式分流术或脾肾分流术。因贲门周围血管离断术后门脉压仍较高,术后仍可能重新形成门体静脉间的侧支循环,并且肝门静脉高压性胃黏膜病变的发生率较高。因此理论上附加外周型的门体静脉分流术,适当降低部分门脉压力,但又维持门脉的血供,能抵消贲门周围血管离断术的不利之处。但该术式同时又有分流和断流的并发症,其远期疗效有待进一步研究证实。

D.肝移植术:肝移植已经成为外科治疗终末期肝病的有效措施,是治疗中、晚期肝病合并门静脉高压、食管胃底曲张静脉出血患者的理想方法。用肝移植治疗晚期肝硬化术后生活质量高、远期效果好,有 75％～85％ 的患者能恢复正常生活。

(李宗富)

第二十节　细菌性肝脓肿

细菌性肝脓肿常指由化脓细菌引起的感染,故亦称化脓性肝脓肿。肝脓肿在发达国家中以细菌性肝脓肿占多数,约为 76％,多发生于年长者,无性别差异,可合并有糖尿病、胆石症等。

一、病因

肝由肝动脉和肝门静脉双重供血,并通过胆道与肠道相通,故发生感染的机会很多,但由于肝血供丰富和有单核吞噬细胞系统强大的吞噬作用,可以杀灭入侵的少量细菌或阻止其生长,因而化脓性肝脓肿并不常见。当机体抵抗力弱时,入侵的病原菌会引起肝感染而形成脓肿。

病原菌可经血行、胆道、直接感染等途径侵入肝。与肝门静脉系统有关或邻近器官的细菌感染如化脓性阑尾炎、胰腺脓肿、脐部感染、痔核感染、肠道感染及化脓性盆腔炎等,均有向肝播散的可能。肝门静脉系统血行感染是细菌性肝脓肿的主要病因,其中以化脓性阑尾炎所致的细菌性肝脓肿最多。随着对腹腔炎性疾病治疗的进步,继发肝脓肿已大为减少。体内任何部位的化脓感染性疾病所致的菌血症和脓毒血症,其病原菌均可由肝动脉入肝,在肝内繁殖而引起肝脓肿。胆道逆行感染是目前细菌性肝脓肿最常见的病因,胆管炎、胆管结石、胆道蛔虫和胆道肿瘤等均可导致胆道梗阻、胆道感染。

当出现急性重症胆管炎时,胆道压力升高,细菌可沿胆管上行,使胆管周围肝组织感染而形成肝脓肿。与肝邻近部位的感染,如胃、十二指肠溃疡穿孔,膈下脓肿,右肾脓肿等均可直接蔓延至肝发生脓肿。开放性肝外伤病原菌由伤口直接侵入肝引起肝脓肿。闭合性肝外伤后坏死肝组织、血肿继发感染也可形成肝脓肿。肝动脉结扎、肝动脉栓塞、肝动脉及肝门静脉插管化疗药物灌注均可造成肝组织坏死感染。临床上还有一些难以明确发病灶者,可能与肝内已存在隐匿病变有关,这种类型肝脓肿患者常伴有免疫功能低下和全身代谢性疾病。

引起细菌性肝脓肿的病原菌种类较多,多菌种混合感染多于单一菌种感染。致病菌主要是金黄色葡萄球菌、大肠埃希菌、白色葡萄球菌、链球菌,其次有变形杆菌、铜绿假单胞菌、产气杆菌等。从胆道系统及肝门静脉侵入的多为大肠埃希菌等革兰阴性杆菌和厌氧性链球菌;经肝动脉血行感染或隐源性肝脓肿则以金黄色葡萄球菌为主。在细菌性肝脓肿中,有25%～45%为厌氧菌感染,厌氧菌中常见者为脆弱类杆菌、巨核梭形杆菌、消化链球菌属等。

二、临床表现

1.症状

细菌性肝脓肿常继发于某种前驱性疾病之后,大多急性起病、病情重,单发者发病较缓慢。寒战、高热多见于发病早期,是最常见的症状,体温为38 ℃～40 ℃,最高可达41 ℃,多为弛张热,一日数次,伴有大汗、脉快。由于肝增大,肝被膜张力增加,肝区常出现持续性钝痛,疼痛剧烈者常提示为单发性脓肿。有时因炎症刺激膈肌或感染向胸膜、肺扩散,还可引起胸痛、刺激性咳嗽及呼吸困难等。疼痛常向右肩放射,左肝脓肿也可向左肩放射。由于脓毒性反应及全身消耗,多数患者可有乏力、食欲缺乏、恶心、呕吐等消化道症状,短期内即可出现严重病容,少数患者还可出现腹泻、腹胀及呃逆等症状。

2.体征

70%的患者有肝增大。肝明显向肋缘下增大者,多发性肝脓肿可能较大。增大肝常伴有明显压痛,叩击肝区时疼痛。肝右叶的脓肿,多有右肋缘下压痛,肝左叶的脓肿可能有上腹部压痛。肝区有局限性压痛点者多为单发性,并可能靠近肝表面。部分患者肝区可有局限性隆起,右胸呈饱满状态,肋间隙增宽,并有触痛。如果脓肿靠近体表,可出现皮肤红肿和触及波动感。有的患者可出现呼吸运动受限,呼吸音减弱,肺底部有啰音及摩擦音。肝脓肿患者还可出现黄疸、脾大、腹腔积液等表现。

3.化验检查

白细胞计数和中性粒细胞比例多显著增多。红细胞及血红蛋白降低。当有黄疸及其他慢性病时可出现肝功能异常。患者急性期血培养及肝脓肿穿刺液培养常可培养出致病菌。

4.影像学检查

(1)X线检查:肝阴影增大,右膈肌抬高和活动受限,还可伴有右下肺受压、肺段不张、胸膜反应或胸腔积液甚至脓胸等。合并胸膜炎、脓胸者可出现肋膈角消失。产气细菌感染或与支气管穿通的脓肿内可见到气液面。

(2)超声检查:可以分辨肝内 2 cm 的脓肿病灶且可以测定大小及深度,为确定脓肿穿刺点或手术入路提供参考,检查中典型病灶为回声强度减低的暗区,边缘不整齐,形态不规则。

(3)CT:CT 扫描可以多层次立体定位,对定位诊断有帮助。肝脓肿病灶大多是圆形或椭圆形低密度区。在彩超或者 CT 定位下,在距病灶最近处进行肝穿刺抽脓,有很大诊断价值,抽出的脓液因感染细菌种类不同,颜色也不同,抽出脓液后应立即进行细菌培养及药物敏感试验。

三、治疗

1.非手术治疗

非手术治疗适用于急性期肝脓肿尚未液化或液化不完全及多发性小脓肿患者,在治疗原发病灶的同时,使用大剂量有效抗生素和全身支持疗法,控制感染,促使炎症和脓液吸收。由于细菌性肝脓肿患者病程长,全身状况较差,可出现营养不良、贫血、低蛋白血症等,故在应用大剂量抗生素控制感染的同时,应积极补液,补充足够的热量,纠正水与电解质紊乱,给予多种维生素及微量元素,必要时可多次输入小剂量新鲜血液和血浆,以纠正贫血及低蛋白血症,增强机体抵抗力。

抗生素的选择应根据细菌培养及药敏结果。由于目前肝脓肿病原菌以大肠埃希菌和金黄色葡萄球菌、厌氧性细菌多见,故在未确定致病菌以前,可根据感染来源分析可能的病原菌,选用相应抗生素。如感染源不明,可同时针对需氧菌和厌氧菌联合用药。

2.经皮肝脓肿穿刺引流术

肝脓肿可在彩超引导下进行穿刺吸脓,对脓液进行细菌培养和药物敏感试验,这既是一种诊断方法,也可作为一种治疗方法。在尽可能吸尽脓液后可在脓腔内注入抗生素,也可沿穿刺置管方向置入引流管,持续引流,并可反复冲洗脓腔和注入抗菌药物,待脓肿缩小后无脓液引出时,可将引流管拔除。

3.手术治疗

(1)腹腔镜引流:该术式是近年来外科技术的一个进步,并逐渐取代开腹手术,成为治疗肝脓肿的常规方法,适用于位于肝表面的利于腹腔镜操作的巨大肝脓肿,如位于肝左叶或肝右叶前下方者。本术式对机体创伤小,切口感染率低,术后恢复快,同时可处理胆道疾病。

(2)脓肿切开引流术:对于较大的脓肿,估计有穿破可能,或已穿破并发腹膜炎、脓胸以及胆源性肝脓肿或慢性肝脓肿,在应用抗生素治疗的同时,应积极进行脓肿切开引流。

常用的引流途径有以下几种。①经腹切开引流术,在右肋缘下做斜切口(右肝脓肿)或做经腹直肌切口(左肝脓肿),进入腹腔后,探查肝,确定脓肿部位,用湿盐水纱布垫保护手术野四周,以免脓液扩散污染腹腔。用针穿刺吸得脓液后,沿针头方向用血管钳插入脓腔,排出脓液,再用手指伸进脓腔,轻轻分离腔内间隔,用生理盐水反复冲洗脓腔,留置有效抗生素,腔内最低位置放引流管,引流管从腹壁引出,脓液送细菌培养。这种方法可达到充分而有效的引流。不仅可治疗肝脓肿,同时还可以探查原发病灶,给予及时处理。对伴有急性化脓性胆管炎患者,可同时行胆总管切开引流术。②经腹前壁切开引流术,适用于位于肝右叶前侧和左外叶的肝脓肿以及与前腹膜已发生紧密粘连或表浅靠近腹膜者。右肋缘下或经腹直肌切口时,不切开前腹膜,用手指在腹膜外钝性分离肌层,直达脓肿部位,穿刺吸到脓液后,切开脓肿壁,排出脓液。具体处理方法与经腹切开引流相同。③经后侧脓肿切开引流术,主要适用于肝右叶膈顶部和后侧的脓肿。患者取左侧卧位,沿右侧第12肋骨稍偏外侧切口,切除一段肋骨,在 L_1 棘突水平的肋骨床做一横切口,显露膈肌,有时需将膈肌切开到达肾后脂肪囊区。用手指沿肾后脂肪囊向上钝性分离,直达脓肿,用针穿刺抽得脓液后,用长弯血管钳顺穿刺方向插入脓腔,排出脓液,并用手指扩大引流口,冲洗脓腔后,放引流管,切口部分缝合。

(3)部分切除术:其主要适应证包括:慢性厚壁脓肿,引流术后长期难以闭合者;脓肿与胆道相通,长期引流不愈合者;肝内胆管结石反复并发肝脓肿,肝组织萎缩者;位于肝边缘的较大脓肿,随时有可能破溃入胸腔、腹腔者;诊断不明确,与肝癌难以鉴别者均须行手术切除病灶肝叶。

(李宗富)

第二十一节　肝包虫病

肝包虫病又名肝棘球蚴病,是犬绦虫(棘球绦虫)的囊状幼虫(棘球蚴)寄生在肝脏所致的寄生虫病。本病系由细粒棘球蚴、多房性棘球蚴或泡状棘球蚴所引起。有两种类型:一种是由细粒棘球绦虫卵感染所致的单房性棘球蚴病(即包虫囊肿),另一种是由多房性或泡状棘球绦虫感染所引起的泡状棘球蚴病或称滤泡型肝棘球蚴病。临床多见单房性棘球蚴病。本病可发生在任何年龄和性别患者,以 20~40 岁最多见。儿童发病率也较高,男性略多于女性。

一、病因

细粒棘球绦虫的终末宿主主要是犬,也可以是狐、狼等。中间宿主是羊、马、牛、骆驼和人等,其中以羊最多见。成虫寄生于犬等的小肠内,虫卵随粪便排出后,污染草场和水源,被羊吞食,则在羊肝或其他脏器寄生发育成棘球蚴。当人与皮毛上粘有虫卵的犬、羊接触或食入被虫卵污染的食物后被感染,虫卵在胃、十二指肠内孵化为六钩蚴,穿透小肠黏膜进入肝门静脉系统,部分停留在肝内发育成囊,其余的虫蚴可随血流播散至肺、肾、脑、脾、肌肉、眼眶和脊柱等部位。肝发病率最高,在肝内单发占70%,多发占15%,肝与其他脏器同时发病占15%。多房性棘球绦虫的生活史与细粒棘球绦虫类似,其终末宿主为狐,偶尔犬也可成为终末宿主。

二、诊断

1.症状与体征

患者常有多年病史,症状可随囊肿的部位、大小、对周围脏器压迫的程度及有无并发症而表现不一。单纯性包虫囊肿在早期症状不明显,囊肿较大时可出现上腹部包块、腹胀、腹痛以及压迫邻近脏器的症状。如压迫胃肠道时可出现腹胀、食欲缺乏、恶心、呕吐等症状;胆道受压可出现不同程度的黄疸;肝门静脉和下腔静脉受压可出现胃肠道淤血、腹腔积液、脾大和下肢水肿等;位于肝膈顶部的囊肿可使膈肌抬高压迫肺而引起呼吸困难。在发病过程中,患者可有过敏反应史,如皮肤瘙痒、荨麻疹、呼吸困难、咳嗽、发绀等症状。当囊肿继发感染时,会出现细菌性肝脓肿的一系列症状。如果囊肿穿破,除了出现过敏反应外,还会出现相应的临床表现。体检时能在肝区触及巨大包块,边界清楚,囊性感,压痛不明显。如囊肿较大时,将一只手的手指放在右侧胸壁肋间,另一只手轻轻叩击囊肿,可体会到囊液冲击感,称为肝包虫囊肿震颤征。病程较长时患者还可出现贫血、体重减轻,甚至恶病质等表现。肝泡状棘球蚴可有慢性进行性肝增大病史,肋缘下可扪及坚硬的肿块,表面不平滑,酷似肝癌。若病程较长,病变可累及整个肝,出现黄疸、发热、腹腔积液等症状。

2.化验检查

(1)包虫囊液皮内过敏试验(Casoni 试验):阳性率可达 90% 左右,阳性结果为皮丘扩大或周围红晕直径>2 cm。有的在注射后 6~24 h 才出现阳性反应,成为延迟性阳性反应,仍有诊断价值。泡状棘球蚴阳性率更高。

(2)间接血凝试验(IHA):特异性较高,罕见假阳性反应,阳性率可达 90%,是当前诊断包虫病最常用的方法,摘除包囊 1 年以上,其结果常转为阴性,可借此确定手术效果及有无复发。

(3)间接荧光抗体试验(IFAT):用羊棘球蚴囊壁冷冻切片作为抗原,行间接荧光抗体试验,阳性率为 100%;对健康人阴性率为 95.8%~100%。敏感性、特异性均较高,是理想的免疫诊断方法。

3.影像学检查

(1)X 线检查:可见肝区有密度均匀、边界整齐的肿块影。囊肿位于肝顶部时,可使膈肌抬高呈半圆形。病程较长的包囊,外囊壁有钙盐沉积,显示周围形成团块状且不均匀的絮状钙化影。位于肝前下部的巨大囊肿,胃肠钡剂检查可见胃肠道受压移位。彩超囊肿部位表现为液性暗区,边缘光滑,界限清晰,可为多囊表现,囊内可见子囊、孙囊,有时暗区内可见漂浮光点反射,囊肿邻近的肝组织可有回声增强。

(2)超声检查:可清楚地显示囊肿大小、部位及其与周围组织的关系,对肝包虫囊肿的诊断有很大的意义。

(3)CT:可见肝内圆形或类圆形边界清楚的低密度影,囊内密度均匀一致,增强后无强化表现;大的囊腔内可见子囊(囊内囊),子囊的数目和大小不一,密度略低于母囊,呈蜂窝状或车轮状排列。囊内壁破裂,囊液进入内外囊之间,可造成内囊分离,内、外囊部分分离表现为“双壁征”或“双囊征”;内、外囊完全分离,内囊悬浮于囊液中,呈“水中荷花征”偶尔完全分离脱落的内囊散开,呈“飘带征”。囊壁可见钙化,呈壳状或环状,厚薄可以规则,为肝包虫病特征性表现。泡状棘球蚴病病变部位与周围组织分界不清,呈低密度灶,形态不规则、密度不均匀,病灶内可见钙化,中心部易缺血性坏死,坏死物质呈水样密度。因缺少血供,增强扫描病灶内无明显强化。

MRI:对直径>3 cm 者均可检出。此外还可显示下腔静脉、肝门静脉系统、胆管等。T_1WI 为低信号,T_2WI 为高信号,子囊信号在 T_1WI 上明显低于母囊,T_2WI 上稍高于母囊。囊内可见纤维间隔,T_1WI 为相对高信号,T_2WI 为相对低信号,增强扫描时不强化或仅有轻度强化。

三、治疗

手术治疗仍是主要治疗手段,应根据病情及有无并发症选用不同的手术方法,手术原则是彻底清除内囊,防止囊液外溢,消灭外囊残腔和预防感染。

1.内囊摘除术

内囊摘除术是临床上广泛应用的手术方法。适用于无继发感染的病例,简便可辟。切口一般选择在上腹包块隆起较明显处。然后在外囊上轻柔地逐层切开,当外囊仅剩一层薄膜时,可轻压包虫囊,产生微小的张力将该膜胀破,再挑起外囊逐渐扩大切口,在内外囊之间滴水以利于解剖,并用手指轻轻分离,将内外囊间的疏松粘连分开,以卵圆钳摘除内囊。无感染者,一般内外囊之间无粘连或粘连很轻,易于摘除。对于难以分离者可在囊壁上缝两针牵引线,于两线间刺入套管针,用注射器抽吸囊液看是否混有胆汁,再用吸引器吸净囊液。在无胆汁漏的情况下,向囊内注入10%甲醛溶液以杀灭头节,5 min后吸出,如此反复3~5次,最后将囊内液体尽量吸净,拔除套管针。注入甲醛溶液,浓度不宜过高,如有胆瘘存在可先注入少量10%甲醛溶液以杀灭头节,经5~10 min,再将囊液连同甲醛溶液一并吸出。囊液吸净后,内囊塌陷,与外囊分离,将外囊提起、沿牵引线剪开、摘除内囊及子囊。必须将所有破碎的包虫囊、内囊皮和囊内所有碎屑取净,再用10%甲醛或过氧化氢擦拭外囊内壁,以破坏可能消灭残留的生发层、子囊和头节,然后用生理盐水洗净囊腔,纱布擦净。最后用干纱布检查有无胆汁漏。如有胆瘘,应用丝线缝合瘘口。

2.闭式引流法

对于感染的肝包虫囊肿,总的原则是内囊摘除加外引流术。摘除内囊后,在残腔内放置至少2根引流管,术后持续吸引或负压吸引,可反复冲洗,待引流液减少,彩超或囊腔造影证实残腔消失后逐步拔除引流管。如化脓感染较重,引流量多,残腔缩小不明显或外囊壁厚不易塌陷时,可在引流一段时间后用空肠与最低位残腔壁行 Roux-en-Y 吻合。

3.肝切除术

本方法能完整切除包虫,治疗效果最佳。对以下情况可考虑做肝叶或肝部分切除术。①局限于肝左或右叶单侧,体积巨大、单一囊肿;②局限于肝的一叶的多发性囊肿;③引流后囊腔内胆漏或经久不愈者;④囊肿感染后形成厚壁的慢性脓肿;⑤局限的肝泡状棘球蚴病者。

4.腹腔镜手术

腹腔镜手术是近年来应用于临床的一种微创有效方法,创伤小,术后恢复快,但需有经验的医生进行且术前应严格选择手术对象。①位于肝表面易于暴露部位的囊肿;②囊腔直径<10 cm,因囊肿体积过大、易破,大量囊液溢入腹腔可致过敏性休克或腹腔种植等严重并发症;③无腹腔多脏器包虫病和包虫腔无合并感染,包虫腔合并感染主要原因是因其与胆道相通,术后易出现胆漏者;④周围脏器与包虫囊粘连较重操作困难。术中如用腹腔镜无法完成手术时,应果断中转开腹手术。

5.肝移植治疗

由于泡状棘球蚴病呈浸润性生长,临床发现多在中晚期,病灶广泛浸润,无法切除,能达到根治性切除病灶的病例不到30%,严重影响了患者的生活质量和生存率,大多数患者在5年内死亡。通过采用原位肝移植手术可成功治疗泡状棘球蚴病,并且晚期肝包虫病是肝移植的良好指征。此外,肝包虫病因多次手术或严重感染导致肝衰竭也可考虑肝移植。

6.药物治疗

目前国内外药物治疗以苯并咪唑衍生物为主,首推甲苯达唑和阿苯达唑。甲苯达唑400~600 mg,每日3次,1个月为1个疗程。甲苯达唑能通过弥散作用透过包虫囊膜,对棘球蚴的生发细胞、子囊和头节有杀灭作用,长期服药可使包虫囊肿缩小或消失。在常用剂量下患者能很好耐受,未见严重的不良反应。阿苯达唑吸收好,不良反应小,用量为 10 mg/kg 口服,每日 2 次。

(李宗富)

第二十二节　阿米巴肝脓肿

阿米巴肝脓肿是由于溶组织阿米巴滋养体从肠道病变处经血流进入肝脏,使肝发生坏死而形成,实为阿米巴结肠炎的并发症,但也可无阿米巴结肠炎而单独存在。以长期发热、右上腹或右下胸痛、全身消耗及肝脏肿大压痛、血白细胞增多等为主要临床表现,且易导致胸部并发症。回盲部和升结肠为阿米巴结肠炎的好发部位,该处原虫可随肠系膜上静脉回到肝右叶,故肝右叶脓肿者占绝大部分。

一、病因

溶组织阿米巴是阿米巴肝脓肿的病原体,可分为滋养体和包囊两个时期。患者粪便排出的阿米巴包囊污染食物或饮水,经口进入体内,经过胃和小肠上段,在小肠下段经碱性消化作用,囊壁破坏,虫体脱囊而出,分裂成 4 个小滋养体。正常情况时,小滋养体并不侵犯肠黏膜,而是随粪便下移,变成包囊排出体外;当机体或肠道局部抵抗力弱时,"定居"在结肠黏膜的滋养体可侵入肠壁,分泌溶解组织的酶类,破坏肠壁组织形成溃疡,侵入小静脉,经肠系膜上静脉、肝门静脉血流进入肝。此外还可以通过肠壁直接侵入肝或经淋巴道到达肝。

大多数滋养体达到肝后即被消灭。少数存活并在肝门静脉内迅速繁殖,而阻塞肝门静脉小支,造成肝组织局部缺血性坏死,加之阿米巴滋养体不断分泌溶组织酶,破坏静脉壁,溶解肝组织,致使肝组织呈点状或斑片状坏死,周围充血,成为肝脓肿前期。此时如能得到及时有效治疗,坏死灶可被吸收,代之以纤维结缔组织;如果不治疗或治疗不及时,坏死的肝组织进一步溶解液化最终将变成肝脓肿。

二、诊断

1. 病史

阿米巴肝脓肿多数继发于阿米巴痢疾和肠炎,既往没有痢疾和肠炎而肠道携带溶组织内阿米巴也可以出现肝脓肿。

2. 症状及体征

阿米巴肝脓肿起病较为复杂,有急性起病者,也有起病隐匿直接形成慢性脓肿者。其临床表现如下,主要为发热、肝区疼痛及肝增大。多数患者有发热,体温持续在 38 ℃～39 ℃,热型多为弛张热,也可为间歇热、稽留热,在肝脓肿后期,体温可正常或仅低热。如继发细菌感染,体温可达 40 ℃以上,伴有畏寒、寒战。肝区常有持续性钝痛。如脓肿位于右膈顶部,可有右肩胛部或右腰背放散痛,有时放散到下腹部。左叶肝脓肿者疼痛可放散至左肩。脓肿位置较深者可感觉不到疼痛,仅有肝区饱胀感。还可有食欲缺乏、恶心、呕吐,甚至腹泻、痢疾等消化道症状。

患者多呈慢性病容,可有消瘦、贫血等表现。多数患者伴有肝弥散性肿大,边缘钝圆,触痛明显,隆起区压痛明显处常为脓肿部位,该处软组织可有水肿。较大的右肝脓肿可出现右上腹膨隆,肋间饱满,局部皮肤水肿与压痛,肋间隙增宽,肌肉紧张或扪及肿块。脓肿压迫胆管或肝组织破坏范围较大时可出现黄疸,但程度多较轻。Ⅶ、Ⅷ段脓肿可引起胸腔积液、肺部感染等体征,如肺部啰音、摩擦音等,甚至突破肝和膈肌,形成支气管瘘。大的脓肿也可侵入心包导致心包积液。

3.化验检查

患者白细胞总数及中性粒细胞数往往增多,急性期白细胞总数增多显著,可＞$50×10^9$/L,中性粒细胞80%左右,有继发感染者更高。病程较长时白细胞总数大多接近正常或减少,还可出现贫血、红细胞沉降率加快。少数患者粪便中可找到溶组织阿米巴滋养体和包囊,而在组织标本中只能检查到滋养体。肝功能检查丙氨酸氨基转移酶、碱性磷酸酶轻度升高,少数患者胆红素可增高,胆固醇和清蛋白大多降低,其他各项指标基本正常。血清学检查分抗原检测和抗体检测。检测到血中的抗原提示肠外阿米巴病。抗体在阿米巴局限于肠管时,结果多为阴性,阿米巴已从体内消失后,抗体还可在血清中存在相当长的一段时间,故阳性结果只反映既往或现在受到阿米巴侵袭。近年来主要通过间接血凝试验、琼脂扩散试验、间接荧光抗体试验等方法进行检测。

4.影像学检查

超声显像敏感性高,可以在脓肿所在部位显示与脓肿大小基本一致的液平面,反复探查可观察脓腔的进展情况。还可见肝增大、肝上界升高、肝下界增大增厚、肝厚度增加等;在超声波定位下进行肝穿刺吸脓,如吸得典型的果酱色无臭脓液。但与其他液性病灶鉴别较困难,需做动态观察。

X线检查,可见到肝阴影增大,右膈肌抬高、运动受限或横膈呈半球状隆起等,有时尚能见到胸膜反应或积液等。CT、肝动脉造影、放射性核素肝扫描、磁共振均可显示肝内占位性病变,对阿米巴肝脓肿和肝癌、肝囊肿鉴别有一定帮助。X线检查可见膈肌抬高,运动受限,胸膜反应或积液,肺底肺炎、肋膈角消失等。当肝脓肿向肺或支气管破溃后,肺内可有肺脓肿、脓气胸,在肝区可见到不规则液气影。

5.乙状结肠镜检查

乙状结肠镜检查可发现结肠黏膜有特征性凹凸不平的坏死性溃疡,或愈合后的瘢痕,自溃疡面刮去组织做镜检,有时能找到阿米巴滋养体。

三、治疗

1.抗阿米巴药物治疗

选用组织内杀阿米巴药物为主,辅以肠内杀阿米巴药物以根治。常用的抗阿米巴药物为甲硝唑、氯喹和依米丁(吐根碱)。

甲硝唑对肠道阿米巴病和肠外阿米巴原虫有较强的杀灭作用,对阿米巴性肠病和肝脓肿都有较好的疗效,是治疗阿米巴病的首选药物。成年人每次口服0.4～0.8 g,每日3次,5～10 d为1个疗程。偶有恶心、腹痛、皮炎、头晕及心慌等症状,不需特殊处理,停药后即可消失。少数服甲硝唑疗效不佳者可换用氯喹或依米丁。

氯喹对阿米巴滋养体有杀灭作用,口服后肝内浓度较高,排泄也慢,毒性小,偶有胃肠道反应、头晕、皮肤瘙痒等,疗效高,对一般体弱者较为适用。该药在大肠内浓度极低,对阿米巴痢疾及无症状阿米巴携带者疗效较差,复发率较高。常用量为成年人每次口服 0.5 g,每日 2 次,连用 2 d 后改为每次口服 0.25 g,每日 2 次,14~20 d 为 1 个疗程。

依米丁对阿米巴滋养体有较强的杀灭作用,对包囊无效,该药在肝中的浓度远远超过肠壁中的浓度,对阿米巴肝脓肿有特效。成年人体重 60 kg 以下者,按 1 mg/(kg·d)计算,体重超过 60 kg 者 60 mg/d,每日分 2 次肌内注射,连续 6 d 为 1 个疗程,如未愈,30 d 后再用第 2 个疗程。本品毒性大,后者有较多心血管和胃肠道反应,可引起心肌损害、血压下降、心律失常等。故在应用此药期间,每日需要监测血压变化。由于该药毒性大,目前多用甲硝唑或氯喹。

2.穿刺引流术

对超声明确脓腔积脓或病情较重、药物治疗无改善者或肝局部隆起显著、有穿破危险者应穿刺引流。穿刺点应视脓肿部位而定。一般在压痛最明显处或在超声引导下穿刺,穿刺时应严格无菌操作,针进入脓腔后尽量将脓液吸净,用生理盐水反复冲洗脓腔,术后患者应卧床休息;脓腔较大者可置入引流管持续引流,隔 2~5 d 间断冲洗,至超声检查示脓腔很小、体温下降至正常为止。如合并有细菌感染,穿刺吸脓后,可于脓腔内注入抗生素。必要时扩张窦道,放入较粗引流管保证引流通畅。肝多发脓肿也可一次同时多处穿刺置管引流。

3.手术治疗

(1)腹腔镜引流:适用于位置较为表浅的脓肿、肝左叶脓肿及右前叶下方脓肿,药物及穿刺引流疗效不佳者。

(2)脓肿切开引流术:阿米巴肝脓肿需手术引流者一般在 5% 左右。有下列情况者考虑切开引流:①脓肿穿破入胸腔或腹腔,并发脓胸或弥散性腹膜炎者;②脓肿合并细菌感染,脓液黏稠不易吸出或经综合治疗不能控制者;③经抗阿米巴药物治疗及穿刺排脓后高热不退者;④脓肿位置较深(>8 cm)者、位置特殊、贴近肝门、大血管者及穿刺容易损伤腹腔脏器或污染腹腔者;⑤多发肝脓肿,穿刺引流困难或失败者。

(3)肝部分切除术:脓肿切开引流术后形成难以治愈的残留死腔或窦道者,慢性厚壁脓肿,药物治疗效果不佳,切开引流腔壁不易塌陷者,以及脓肿穿破肝内胆管或形成脓肿支气管瘘,单纯引流不易愈合者,可考虑行肝叶切除术。

(何　威)

第二十三节　胆囊结石

胆囊结石是外科的常见病、多发病,随着近年来生活水平的提高,发病率有明显上升的趋势,并发症多且胆囊癌之间有密切联系。因此,对胆囊结石研究越来越重视,以找出与其发病的相关因素,更好的预防,同时减少并发症。

一、病因

胆囊结石是多种发病因素作用的结果,因素之间常相互影响,如随着年龄增长和多次怀孕、妇女趋于肥胖、口服避孕药等都会导致其发病增加。胆囊结石类型按化学成分主要分为两种,即胆固醇结石和胆色素结石。由于结石的类型不同,形成原因亦不尽相同。

(一)胆固醇结石

在胆囊结石中,有70%~80%为胆固醇结石,对其确切的形成机制至今尚未清楚,目前考虑与脂质代谢异常、促成核因子作用、胆囊功能异常、致石基因等多种因素密切相关。

1.脂质代谢异常

胆汁中胆固醇过饱和是胆石形成的前提条件。胆盐在胆汁中呈离解状态,但当其浓度增大超过一定的临界浓度后,胆盐的分子便互相聚合形成微胶粒。一定量比例的卵磷脂、胆盐、胆固醇便可以溶解于胆汁,溶液中多余的胆固醇则形成结晶析出。有研究认为,胆汁中的微泡可能是胆固醇除了微胶粒以外的另一种载运形式,并且当胆盐的浓度降低时,微泡是胆固醇溶解于胆汁中的主要形式。

2.促成核因子

研究发现,胆囊胆固醇结石患者的胆汁出现胆固醇结晶的速度要快于相同胆固醇饱和度的对照胆汁。胆固醇结石形成时的最基本的单位是四边形的胆固醇层状晶体,再由此等晶体的堆积而形成结石,可以认为胆固醇结石的形成首先是从成核开始的。成核时间的长短可能是决定胆固醇过饱和胆汁是否在胆囊内形成结石的重要因素。在正常情况下,胆囊胆汁中存在促(抗)成核因子,并且两种因子力量相对平衡;胆固醇结石患者的胆囊胆汁中促成核的力量增加,使促(抗)成核力量平衡破坏,则成核过程迅速发生,成核时间缩短。

3.胆囊功能的异常

(1)胆囊黏膜功能异常:黏膜对水、电解质的吸收增加,胆汁浓缩钙盐过饱和沉淀,胆囊黏膜分泌过量的黏蛋白,促使胆固醇成核。

(2)胆囊收缩功能异常:胆囊收缩功能异常、排空延迟,使得胆囊内胆汁滞留,而已形成的胆固醇结晶不能被及时的排入肠道,聚集成石。

(二)胆色素结石的形成机制

确切的成石机制尚未明了,多数学者赞同胆色素结石的形成是一种与细菌感染、胆汁淤滞、胆汁成分代谢失常等多种因素相关的多机制参与的病理过程。

1.细菌和寄生虫感染

(1)细菌感染:细菌感染在胆色素结石中的重要作用已得到普遍认同。胆汁、胆石中细菌的存在,是细菌在胆结石形成中起作用的最可靠、最客观的证据。胆管感染的细菌多直接或间接来源于肠道,促进胆色素的沉淀和聚集,形成结石。

(2)寄生虫感染:寄生虫感染也是引起结石的一个重要因素,国内以华支睾吸虫(俗称肝吸虫)多见,吸虫可以直接破坏胆管上皮细胞,使其脱落、坏死、增生,引起胆管壁的狭窄、增厚,死虫、虫卵等可作为胆石的核心,加上胆汁淤积、易并发胆管细菌感染等都是诱发结石的原因。

2.胆管梗阻、胆管狭窄与胆汁淤积

在胆管梗阻、感染、炎症的情况下,胆管壁炎性增生、纤维化,继而弹性张力减弱,使胆管内压力明显下降,致使胆汁流速减慢而造成胆汁淤滞,为成形的结石提供了足够的时间和停留的场所。同时胆管狭窄上方的胆流产生漩涡,为结石的形成提供了外加动力,易使细小的微粒发生聚集形成结石。

3.肝细胞的代谢与胆汁成分的改变

成石性胆汁中胆红素的主要变化是结合胆红素含量减少,不溶性胆红素包括游离胆红素

和单结合胆红素含量增加。此外,胆汁中胆汁酸含量的下降、钙盐过饱和也是胆红素钙结石形成的先决条件。

二、诊断

(一)症状与体征

胆囊结石引起的临床表现因其结石的大小、临床症状的轻重以及有无并发症不尽相同。

1.无症状胆囊结石

约有 60% 的胆囊结石患者无明显临床表现,于查体或行上腹部其他手术而被发现,被称为无症状性胆囊结石。

有些患者仅有所谓的"慢性胃病症状",主要表现为胃肠道功能紊乱和腹部隐痛,如右上腹不适、隐痛、食后上腹部饱胀、压迫感、打嗝、嗳气,部分患者进食油腻食物后上述症状加重,另有些患者除右上腹隐痛外常有右腰背部、右下胸部、右肩胛区疼痛等症状。

2.症状性胆囊结石

(1)腹痛:疼痛多在夜间或进油腻食物后发生,于心窝部或右肋缘下阵发性剧痛,重者大汗淋漓、辗转不安,可伴右肩背部放射,持续十几分钟至数小时后自然缓解或用解痉药后缓解。

(2)可有恶心、呕吐。

(3)合并感染者伴有寒战、高热等全身炎症表现,合并胆道梗阻或压迫胆道者可出现黄疸。

(4)合并症包括胆绞痛、急性胆囊炎、急性胆管炎、胆源性急性胰腺炎、Mirizzi 综合征、胆囊肠道瘘、胆石性肠梗阻等。此外,有报道指出隐性结石经 5～20 年发生胆囊癌者占 3.3%～50%。

结石造成胆道梗阻后,引起梗阻上游的胆囊或胆管扩张,结石可因此而松动、向上漂浮使梗阻解除。或造成梗阻的结石不大,也可能被驱过胆囊管或 Oddis 括约肌而使梗阻解除。随后炎症消退,症状消失。经过一段平静的间隙期后,一般都会再次发作。处于间隙期的患者,又像出现梗阻前一样,或无任何临床症状,或有突发的胆绞痛伴恶心、呕吐。胆绞痛可诱发心绞痛。

3.体征

早期右上腹局部可仅有压痛无反跳痛,后期病变加重,由于胆囊周围有炎性渗出波及腹膜,右上腹的压痛范围加大,伴明显肌紧张、反跳痛,在呼吸时右上腹有疼痛。检查右上腹胆囊部位时患者可因疼痛而暂时停止吸气,称 Murphy 征阳性,有时右上腹可触及一巨大压痛肿块。如出现合并症,则腹部的体征范围较广。

(二)影像学检查

1.腹部 X 线

X 线片上显影的结石约占胆囊结石 20%,有时可显示肿大的胆囊影像,它常表示为胆囊积水或积脓,少见的胆囊慢性炎症或钙化,在平片上可显示胆囊不透光的轮廓,称为"瓷胆囊"。

2.口服法胆囊造影

当胆囊在片中显示后,可以通过多个体位摄片了解胆囊位置、大小、有无固定或可移动的充盈缺损等,在胆囊显影后食脂餐可以了解胆囊收缩功能。

3.腹部超声

胆囊结石的超声诊断率可达 94%～97%,典型图像为胆囊液性腔内有强回声团后伴声影,改变体位时除结石嵌顿在颈部外多可移动。结石充满囊腔时,液性腔消失,在胆囊床是边界清楚的弧形强回声带。结石位于胆囊颈部则表现为胆囊肿大。如果见到胆总管内结石回声可明确诊断,但未见结石回声不能排除胆总管十二指肠后段结石的可能。

4.CT/MRI检查

CT除可提示胆囊增大,胆囊壁增厚,阳性胆囊、胆管结石,胆总管扩张之外,还可见到胰腺肿胀、胰周有渗出液等征象。当胆囊积脓时,由于炎症碎屑或黏稠脓液,使胆汁出现不均质,比正常胆汁密度高,需结合患者资料综合分析。正常胆囊MRI呈圆形或椭圆形,胆囊的MRI信号强度与胆汁浓度有关,对阴性结石判断优于CT。

(三)实验室检查

急性发作期可见血常规中白细胞计数和中性粒细胞占百分比升高,当炎症对肝功能损害或胆道梗阻时,可有血清ALT、AST、TBIL等生化指标增高。如同时有血、尿淀粉酶增高,提示可能合并急性胰腺炎。

三、治疗

自1882年Langenbuch首次成功实施开腹胆囊切除术以来,胆囊切除术便成为目前治疗胆囊结石的主要方法,但医务工作者们一直在不断寻求和探讨更为安全有效、痛苦少、微创伤和更易于患者接受的治疗方法。

近年曾出现许多对胆囊结石病的新治疗方法,有的曾风行一时,最终还需通过实践的检验。目前胆囊结石治疗分非手术治疗和手术治疗。

(一)非手术治疗

1.口服溶石药物治疗

目前口服溶石治疗的主要药物是鹅去氧胆酸及熊去氧胆酸。

(1)鹅去氧胆酸(chenodeoxycholic acid,CDCA):吸收后转运至肝,在肝与甘氨酸和牛磺酸结合,随胆汁分泌至胆道。CDCA的作用机制可以归纳为:①通过抑制肝HMG-COA限制胆固醇的生物合成;②减少肠道胆固醇的吸收;③降低7α-羟化酶活性,以抑制内源性胆酸的生物合成,同时减少胆固醇进入可交换的胆固醇池;④CDCA有增加血中低密度脂蛋白的作用。

其不良反应包括:①血清转氨酶升高,一般为暂时性,很少超过正常的2倍;②血清胆固醇持续升高;③大剂量时发生腹泻。

(2)熊去氧胆酸(ursodeoxycholic acid,ursodiol,UDCA):是CDCA的$7-\beta$同分异构体。其作用优于CDCA,且无CDCA的不良反应。二者的作用机制不同,UDCA对胆固醇的生物合成和胆酸生物合成没有抑制作用,可使胆汁中UDCA含量增加。UDCA的不良反应少,效果可能较好。

CDCA和UDCA只对胆固醇结石有效,仅适用于直径<1 cm的结石,数量可以是单个或多个,结石为透X线者,且胆囊功能良好的患者。持续服药半年到2年有效。由于疗程长,能坚持治疗者不足10%。复发率高,药物有不良反应,药价昂贵,使其应用受到限制。

2.灌注溶石法

甲基叔丁醚(MTBE)和单辛酯(MO)能溶解胆固醇结石,MTBE作用较MO至少强50倍。可经皮肝穿刺胆囊置管注入MTBE,也可通过胆囊管内镜套管插管注入MTBE溶石。

MTBE 能迅速有效地溶解胆固醇结石,其沸点为 55.2 ℃,较乙醚的沸点高,进入人体内不会立即挥发,接触 24 h 左右胆固醇结石可以溶解。应用条件要求胆囊结石数量较少、能透 X 线、胆囊功能良好、无急性炎症。必须注意注药前应尽可能抽尽胆汁,MTBE 的比重是 0.74,有胆汁存在则分层,会影响溶石效果。MTBE 药液应定时更换,以保证有效药液与胆石接触。综合文献资料,应用此药接触溶石的不良反应包括:①上腹部烧灼痛;②引起肠炎和溶血,多在药液灌注过快时发生;③局限性肝实质坏死和出血性肺炎。因此,用 MTBE 溶石存在一定的危险,必须十分慎重。

3.体外冲击波碎石(biliary extracorporeal shock waves lithotrity,ESWL)治疗

目前临床上多把 ESWL 与溶石合用,因存在结石复发问题,费用亦高,效果不甚确切,所以 ESWL 在临床应用受到一定限制。

(1)分类:按冲击波的发生原理不同分为 3 种类型:①液电冲击波;②电磁冲击波;③压电冲击波。

(2)适应证:我国首届(1991)胆道 ESWL 会议制订的适应证:①症状性胆囊结石;②口服胆囊造影确定胆囊功能正常;③胆囊阴性结石;④5～25 mm 单颗或 5～15 mm 的 2～5 颗结石。

(3)禁忌证:①口服胆囊造影胆囊不显影或胆囊位置过高或有畸形致结石定位困难;②阳性结石;③胆囊萎缩或胆囊壁增厚达 5 mm 以上;④胆囊急性炎症时期;⑤凝血机制有障碍;⑥有心、肺、肝、肾以及十二指肠溃疡病,特别有起搏器者不宜选择行此治疗;⑦妊娠期;⑧碎石 3 次仍无效者。

(4)并发症及预防:常见并发症有胆绞痛,约 1/3 患者发生;皮下瘀斑,约 14% 患者出现;胰腺炎,约 1.2% 患者发生。此外尚有发热、黄疸、心律失常、胆管炎、黑便、血尿、血丝痰、胆道出血等,严重者有休克发生为了提高冲击波碎石的安全性,防止不良反应的发生,必须严格掌握病例选择,不断提高碎石机的整体性能和工作人员的素质,应当由有经验的外科医师组成治疗小组,指导 ESWL 治疗。

(二)手术治疗

1.保胆取石

近年来国内不少学者,对于传统的切胆理论提出了怀疑和挑战,争论的焦点主要是切胆和保胆。这些学者提出了保胆取石的新概念,开展了内镜微创保胆取石的临床实践。

(1)保胆取石不同阶段:保胆取石术经历了胆囊造口取石术、经皮胆镜碎石清除术(PCCL)和纤维胆道镜保胆取石术 3 个阶段。早期的胆囊造瘘取石术结石复发率太高,目前仅用于危急病例无法行胆囊切除而病情不允许继续非手术治疗者;PCCL 由学者于 1988 年首先实施并获得成功,并作为一项新技术得到推广,但其所用的硬性胆囊镜不能弯曲,故术后因结石遗漏所致的"复发率"较高,因此该手术逐渐被废弃;纤维胆道镜弥补了硬性胆囊镜的缺点,其导光及显像系统均由光导纤维组成,末端可弯曲,能全面探查胆囊内部的情况,并允许使用取石网或篮进行微创取石,避免了对胆囊黏膜的损伤。

(2)适应证:多数学者认为,为了减少术后胆囊结石的复发,避免保胆取石术的滥用,胆囊结石患者在具备以下条件时可以考虑保胆手术:①胆囊大小基本正常,胆囊壁厚<3 mm;②胆囊功能良好;③胆囊管无结石梗阻;④胆囊结石少;⑤近期无急性发作;⑥患者有明确的保胆要求,并且完全理解结石复发的可能性。

(3)禁忌证:出现以下情况之一,应视为保胆手术的禁忌证,必须胆囊切除。①胆囊炎症明显;②胆囊充满型结石;③胆囊分隔;④胆囊萎缩;⑤伴发胆管结石或急性胰腺炎;⑥可疑胆囊恶性肿瘤;⑦胃大部切除术后;⑧严重糖尿病患者。

(4)手术方法:术前 B 超检查可充分了解胆囊大小、壁厚情况、结石数目及大小,并且可对胆囊底的位置进行定位。在肋缘下 2 cm 做 2～3 cm 皮肤切口,逐层切开入腹。对个别胆囊位置较深者,不易探及,常需扩大切口。直视下寻找胆囊,用卵圆钳通过小切口将胆囊底提出到腹壁外,也可通过腹腔镜引导的方法完成上述操作。注意牵拉胆囊要轻柔,以防将其撕裂。将胆囊壁浆膜层与周围腹膜固定数针,或者用纱布垫保护切口,以防胆汁流入腹腔。于胆囊底做一长约 1 cm 切口(视结石大小而定),用 0 号丝线缝扎 3 针并牵拉固定。插入纤维胆道镜,通过吸引器吸净胆汁,注入生理盐水清晰视野。在纤维胆道镜直视下,用取石网或取石篮套取结石。禁用钳夹、勺刮,以免结石破碎。取净后再反复用纤维胆道镜检查,确认无残留结石及胆囊管通畅,胆汁反流良好后,用 5-0 可吸收线缝合胆囊黏膜下层及浆肌层。关闭腹壁切口,皮肤用免缝胶带拉拢。

2.开腹胆囊切除术

传统的开腹手术分顺行性切除和逆行性切除两种,如遇胆囊三角解剖异常或炎症、水肿、严重粘连不易分离时,亦可采用顺逆结合的方法切除胆囊。

(1)开腹手术适应证:胆囊结石伴急性胆囊炎,发病 72 h 以内,有明确手术指征(化脓性、坏疽性、梗阻性);慢性胆囊炎胆囊结石反复发作,经非手术治疗无效,超声提示胆囊壁增厚者;有症状的胆囊结石,尤其是易造成嵌顿的小结石;胆囊萎缩已无功能;胆囊内、外瘘,特别是胆囊造口术后的黏液性瘘管;糖尿病患者的胆囊结石。

(2)开腹手术禁忌证:不能用胆囊病变解释的右上腹部慢性疼痛,超声和胆囊造影未发现胆囊异常,梗阻性黄疸病因未明确前不应盲目切除胆囊;严重心、肺、肝、肾功能不全或有其他严重内科疾病不能耐受胆囊切除者。对符合以下情况的急性胆囊炎患者可以先用非手术治疗,待急性期过后施行择期手术:①初次发作症状较轻的年轻患者;②非手术治疗后病情迅速缓解者;③临床症状不够典型者;④发病已 3 d 以上,无紧急手术指征、非手术治疗症状减轻者。

(3)顺行性胆囊切除:①显露和处理胆囊管,沿肝十二指肠韧带外缘剪开胆囊颈部左侧的腹膜,仔细分离出胆囊管,距胆总管 0.5 cm 处钳夹切断胆囊管结扎。②处理胆囊动脉,解剖胆囊三角,找到胆囊动脉,注意其与肝右动脉的关系,证实其分布至胆囊后,在靠近胆囊一侧钳夹、切断并结扎,近端双重结扎。如能清楚辨认局部解剖关系,可先于胆囊三角区将胆囊动脉结扎切断后,再处理胆囊管。这样手术野干净、出血少,可放心牵拉胆囊管,使扭曲盘旋状的胆囊管伸直,容易认清和胆总管的关系。如胆囊动脉没有被切断、结扎,在牵拉胆囊时,很可能撕破或拉断胆囊动脉,引起大出血。③剥除胆囊:在胆囊两侧与肝面交界的浆膜下,距离肝边缘 1～1.5 cm处,切开胆囊浆膜,如近期有过急性炎症,即可用手指或纱布球沿切开的浆膜下疏松间隙进行分离。如胆囊壁增厚、与周围组织粘连不易剥离时,可在胆囊浆膜下注入少量无菌生理盐水或 0.25%普鲁卡因,再进行分离。分离胆囊时,可从胆囊底部和胆囊颈部两端向中间会合,切除胆囊。如果胆囊和肝之间有交通血管和迷走小胆管时,应予结扎、切断,以免术后出血或形成胆瘘。④处理肝:剥除胆囊后,胆囊窝的少量渗血可用热盐水纱布垫压迫 3～5 min 止血。活动性出血点应结扎或缝扎止血。止血后,可将胆囊窝两侧浆膜用丝线做间断缝合，以防渗血或粘连。但若胆囊窝较宽、浆膜较少时，也不一定做缝合。

(4)逆行胆囊切除术：①切开胆囊底部浆膜，用卵圆钳夹住胆囊底部做牵引，在胆囊周边距肝界 1 cm 处的浆膜处切开。②分离胆囊，由胆囊底部开始，在胆囊的浆膜下间隙分离胆囊至体部。分离时的结扎、切断都必须紧靠胆囊壁进行。遇粘连紧密、分离困难，可切开胆囊底，用左手示指伸入胆囊内做引导，在胆囊壁外周进行锐性分离。③显露、结扎胆囊动脉，当分离达胆囊颈部时，在其内上方找到胆囊动脉，在贴近胆囊壁处将动脉钳夹、切断、结扎，近端双重结扎。④分离、结扎胆囊管，将胆囊颈部夹住向外牵引，分离覆盖的浆膜，找到胆囊管，分离追踪到与胆总管的交界处。看清二者的关系，在距胆总管 0.5 cm 处钳夹、切断后，切除胆囊。胆囊管残端用中号丝线结扎后加缝扎。

3.腹腔镜胆囊切除术

腹腔镜胆囊切除术现已成为一种成熟的外科技术，并以创伤小、患者痛苦少、恢复快为特点，为广大患者所接受。但应严格掌握手术的适应证、禁忌证，并加强技术训练。

(1)适应证：①有症状的胆囊结石；②有症状的慢性胆囊炎；③直径＞3 cm 的胆囊结石；④充满型胆囊结石；⑤有症状的和有手术指征的胆囊隆起性病变；⑥急性胆囊炎经过治疗后症状缓解有手术指征者；⑦患者对手术的耐受良好者。

(2)禁忌证：①合并急性胆管炎，或 Mirizzi 综合征；②胆源性胰腺炎；③急性胆囊炎合并严重并发症如胆囊积脓、坏疽、穿孔等；④原发性胆总管结石及肝内胆管结石；⑤胆肠内瘘；⑥胆囊癌或胆囊隆起性病变疑为癌变；⑦腹腔感染、腹膜炎；⑧中、后期妊娠。其他尚有慢性萎缩性胆囊炎。伴有出血性疾病、凝血功能障碍。重要脏器功能不全，难以耐受手术、麻醉以及安放有心脏起搏器者。全身情况差不宜手术或患者已高龄。国外有学者将手术医生经验不足认定为腹腔镜胆囊切除术的手术禁忌证。

腹腔镜手术的适应证范围随着技术的发展不断扩大。某些原来是手术禁忌证的疾病也不断被尝试用腹腔镜来完成。如继发胆总管结石已部分能用腹腔镜手术来解决。

(3)手术步骤

1)制造气腹：沿脐窝下缘做弧形切口，长约 10 mm，若下腹有过手术，可在脐上缘以避开原手术瘢痕，切开皮肤。术者与第一助手各持布巾钳从脐窝两侧把腹壁提起。术者以右手拇指、示指夹持气腹针，腕部用力，垂直或略斜向盆腔刺入腹腔。在穿刺过程中针头突破筋膜和腹膜时有 2 次突破感；判别针尖是否已进入腹腔。可接上抽有生理盐水的注射器，当针尖在腹腔内时呈负压。接上气腹机，若充气压力显示不超过 1.73 kPa，表明气腹针在腹腔内。开始充气时不应过快，采用低流量充气，1～2 L/min。

同时观察气腹机上的腹腔内压力，充气时压力应不超过 1.73 kPa，过高说明气腹针的位置不正确或麻醉过浅及肌肉不够松弛，要做适当调整。当腹部开始隆起和肝浊音界消失时，可改为高流量自动充气，直至达到预定值(1.73～2.00 kPa)，此时充气 3～4 L，患者腹部完全隆起，可以开始手术操作。

在脐部气腹针处用巾钳将腹壁提起，用 10 mm 套管针穿刺，第 1 次穿刺带有一定的"盲目性"，是腹腔镜中较危险的一个步骤，要格外小心。将套管针缓慢地转动，用力均匀地进针，进入腹腔时有一个突然阻力消失的感觉，打开封闭的气阀有气体逸出，此即穿刺成功。连接气腹机保持腹腔内恒定压力。然后将腹腔镜放入，在腹腔镜的监视下进行各点的穿刺。一般在剑突下 2 cm 穿刺，放入 10 mm 套管以备放电凝钩、施夹器等器械；在右锁骨中线肋缘下 2 cm 或腹直肌外缘和腋前线肋缘下 2 cm 各用 5 mm 的套管针穿刺,以放入冲洗器和胆囊固定抓钳。这时人工气腹和准备工作已完成。由于制造气腹和第 1 次套管针穿刺可误伤腹腔内的大血管和肠管,且术中不易发现。近来有改为在脐部开一小口,找到腹膜,直接把套管针放入腹腔充气。

2)解剖 Calot 三角区:用抓钳抓住胆囊颈部或 Hartmann 囊,向右上方牵引。最好将胆囊管牵引与胆总管垂直,以便明显区分两者,但注意不能把胆总管牵引成角。用电凝钩把胆囊管上的浆膜切开,钝性分离胆囊管及胆囊动脉,分清胆总管和肝总管。因该处离胆总管较近,尽量少用电凝,以免误伤胆总管。用电凝钩上下游离胆囊管。并看清胆囊管和胆总管的关系。在尽量靠近胆囊颈的地方上钛夹,两个钛夹之间应有足够的距离。在两钛夹之间用剪刀剪开,不能用电切或电凝以防热传导而损伤胆总管。而后在其后方找到胆囊动脉,并置钛夹剪断。切断胆囊动脉后不能用力牵拉,以免拉断胆囊动脉,并注意胆囊的后支血管。仔细剥离胆囊,电凝或上钛夹止血。

3)切除胆囊:夹住胆囊颈向上牵引,沿着胆囊壁小心剥离,助手应协助牵拉使胆囊和肝床有一定的张力。将胆囊完整地剥下,放在肝右上方。肝床用电凝止血,用生理盐水仔细冲洗,检查有无出血和胆漏(在肝门处置一纱布块,取出后检查有无胆汁染色)。吸尽腹腔内积水后将腹腔镜转换到剑突下套管中,让出脐部切口,以便下一步从结构比较松弛、容易扩张的脐部切口取出>1 cm 的含结石的胆囊,如果结石较小也可以从剑突下的戳孔取出。

4)取出胆囊:从脐部的套管中将有齿爪钳送入腹腔,在监视下抓住胆囊管的残端,将胆囊慢慢地拖入套管鞘内,连同套管鞘一起拔出。在抓胆囊时要注意将胆囊放在肝上,以避免锋利的钳齿误伤肠管。如果结石较大或胆囊张力高,切不可用力拔出,以免胆囊破裂,结石和胆汁漏入腹腔。这时可用血管钳将切口撑大后取出,也可用扩张器把该切口扩张至 2.0 cm,如果结石太大可将该切口延长。如有胆汁漏至腹腔,应用湿纱布从脐部切口进入将胆汁吸净。结石太大不能从切口中取出时也可以先把胆囊打开,用吸引器吸干胆囊内的胆汁,钳碎结石后一一取出,如果发现有结石落入腹腔中要予取尽。检查腹腔内无积血和液体后拔出腹腔镜,打开套管的阀门排出腹腔内的二氧化碳气体,然后拔出套管。在放置 10 mm 套管的切口用细线做筋膜层缝合 1~2 针,将各切口用无菌胶膜闭合。

(何　威)

第二十四节　急性胆囊炎

急性胆囊炎是外科常见的急腹症,发病率仅次于急性阑尾炎,居急腹症第 2 位,约 95% 的患者伴有胆囊结石。近年来随着胆囊结石发病率明显提高,急性胆囊炎患者也明显增多。本病以中年女性多见,男、女性之比为 1:(1~2),急性胆囊炎病死率为 5%,但老年急性胆囊炎患者易于并发胆囊坏疽和穿孔,病死率高达 10% 左右。

一、病因及分类

急性胆囊炎的起病大多是由于结石阻塞胆囊管,造成胆囊内胆汁滞留,继发细菌感染而引起胆囊的急性炎症。若病因持续存在,病情则继续发展,约有10%的患者会出现胆囊炎的并发症,如胆囊坏疽、积脓、穿孔等。

(一)病因

1.胆囊管梗阻、胆汁排出受阻

约90%的患者是由于胆囊结石引起的,尤其是小结石易于嵌顿在胆囊管或胆囊颈部引起梗阻,少数因胆囊管扭曲、粘连或炎症狭窄致使胆囊内胆汁排空不畅。此外,胆囊功能性障碍也可引起诸如胆囊管括约肌或胆道肌层功能紊乱,使胆汁长时间滞留在胆囊内,浓缩的胆盐刺激胆囊壁的黏膜上皮,引起化学性炎症。

胆囊炎症使胆囊黏膜水肿,黏液分泌增加,因胆汁排出障碍而使胆囊膨胀,胆囊腔内压力增高,囊壁的血管和淋巴管受压致缺血和水肿加重。同时胆囊上皮细胞也因炎症损伤而释放出磷脂酶,使胆汁中的卵磷脂变成有毒性的溶血卵磷脂,从而加重了黏膜上皮的损害,使黏膜屏障受到破坏。

2.致病菌入侵

急性胆囊炎发病早期一般不存在细菌感染,但由于胆囊的缺血、损伤和抵抗力降低等,50%以上的患者在发病1周后可继发细菌感染,感染细菌多为肠道菌属,大肠埃希菌最为多见,其次为链球菌、肠球菌和克雷伯杆菌等。细菌感染的主要途径为:①血源性,如伤寒、副伤寒及大肠埃希菌等所致全身性细菌感染,病原菌可随血流进入胆囊;②肠肝源性,肠道细菌自肝门静脉回流至肝,如未被单核-巨噬细胞消灭,肝内细菌可经淋巴管蔓延至胆囊,或随胆汁排出进入胆囊,引起感染;肠道内细菌也可由蛔虫钻入胆道而带入胆囊,并引起胆道梗阻。

3.胆囊壁血供障碍

供应胆囊的动脉为1~2支,系终末动脉。在有慢性血管疾病的基础上,如果出现多器官系统功能衰竭的低血液灌注、严重的脓毒血症,低血容量休克、严重创伤和烧伤、重症胰腺炎,以及交感神经兴奋性增高等,可以引起胆囊血管收缩,加重胆囊局部血液循环障碍,引发急性缺血性胆囊炎。同时胆囊内的高浓度胆汁酸盐亦加重胆囊黏膜的坏死、脱落改变,最终发生胆囊壁缺血和坏疽。缺血性胆囊炎的病理改变较一般的胆囊炎严重,由于病情发展迅速,并发症率和病死率均较高。

4.化学刺激

长期禁食,应用解痉镇痛药,全胃肠外营养及妇女妊娠期等,胆囊扩张,胆汁淤滞且黏稠度增高,高浓度的胆盐和胆红素对胆囊黏膜具有较强的化学刺激性,再加上细菌的作用,致使胆汁酸盐对胆囊壁的刺激更加强烈,造成胆囊黏膜损伤;术后肠道麻痹和奥狄括约肌痉挛,使胰液反流入胆囊内,胰蛋白酶原被胆汁激活,可引起胆囊黏膜强烈的炎症反应;迷走神经切断或胃大部切除术亦可造成胆囊排空功能障碍,胆汁淤滞,均有助于急性胆囊炎的发生。总之,急性胆囊炎的病因,并非孤立存在,胆囊管梗阻、胆汁淤积、致病菌入侵、化学刺激以及胆囊壁血供障碍等因素,往往是相互促进、相互影响,致使胆囊炎症进行性加重。

(二)分型

1.急性单纯性胆囊炎

急性单纯性胆囊炎常常多见于炎症发生的早期,胆囊肿胀,胆汁正常或略混浊。此时胆囊壁充血、水肿、炎性细胞侵入胆囊黏膜。急性单纯性胆囊炎多由化学性刺激引起,伴有胆囊黏膜腺体分泌亢进。此型胆囊炎经治疗后易于吸收消退。

2.急性化脓性胆囊炎

急性化脓性胆囊炎多由继发细菌感染所致,胆囊壁明显增厚,胆囊黏膜高度水肿,腔内胆汁混浊或呈脓性,黏膜常有表浅溃疡。急性化脓性胆囊炎常并存胆囊结石,可压迫胆囊黏膜,呈现绿色污秽及坏死。

3.坏疽性胆囊炎

坏疽性胆囊炎除了胆囊急性炎症外,主要由于胆囊的血液循环障碍引起胆囊壁组织坏死。胆囊极度肿大,表面呈暗紫色或发黑,壁薄而脆,胆囊内可出现气体(急性气肿性胆囊炎),若胆囊壁坏死穿孔,胆汁或脓液流入腹腔可引起弥散性腹膜炎。若胆囊已被网膜等附近组织器官所包围,可形成局限性腹膜炎。急性坏疽性胆囊炎常见于老年人或糖尿病患者。

4.胆囊穿孔

由于胆囊炎症和血液循环障碍持续加重,导致胆囊壁坏死、穿孔。常见穿孔在胆囊底部血管分支较少的部位,穿孔后的脓性胆汁污染腹腔或整个胆道而引起胆汁性腹膜炎及肝内、外胆道感染等。

二、诊断与鉴别诊断

(一)症状

急性胆囊炎常在进油腻食物后或夜间发作,开始时可为剧烈的绞痛,位于上腹中部,可能伴有恶心、呕吐。在绞痛发作过后,便转为右上腹部疼痛,呈持续性,疼痛可放射至右肩背部。急性结石性胆囊炎较常表现有胆绞痛。部分患者,特别是急性非结石性胆囊炎,起病时可能没有明显的胆绞痛,而是上腹部及右上腹部持续性疼痛。当胆囊肿大,胆囊的炎症刺激邻近腹膜时,则右上腹部疼痛的症状更为突出。但是,如果胆囊的位置很高,则常没有右上腹部痛,右肩背部疼痛则表现得更为突出。老年人因反应性下降和感觉迟钝,其症状隐蔽,临床表现和病理变化不一致,易延误诊治。

随着腹痛的持续加重,常有畏寒、发热,若发展至化脓性胆囊炎或合并有胆道感染时,则可出现寒战、高热、烦躁及谵妄等,严重的可发生感染性休克。此情况在老年患者更为突出。

(二)体征

腹部查体可见右上腹稍膨隆,腹式呼吸受限;右肋缘下胆囊区有压痛、腹肌紧张、反跳痛、墨菲征(Murphy sign)阳性。胆囊化脓坏疽时可触及肿大的胆囊,压痛明显,范围增大,右上腹部可出现反跳痛和肌紧张。伴胆囊积脓或胆囊周围脓肿者于右上腹部可扪及包块。若腹部压痛及腹肌紧张扩展至腹部其他区域或全腹部,则提示有急性腹膜炎、胆囊坏疽穿孔等并发症。

另外,患者多呈急性病容,呼吸表浅,严重呕吐者可有脱水现象。部分患者可出现黄疸,黄疸是因炎症经淋巴管蔓延至肝,造成肝损害,或炎症累及胆总管,造成 Oddi 括约肌痉挛和水肿;也可能系胆囊内结石排入胆总管引起胆管梗阻;如果嵌于胆囊管或 Hartmann 囊的结石引起胆囊炎,同时压迫胆总管,引起胆总管堵塞;或者胆结石嵌入肝总管,产生胆囊胆管瘘,引起胆管炎或黄疸,称为 Mirizzi 综合征,表现为反复发作的胆囊炎、胆管炎及梗阻性黄疸。

(三)实验室和影像学检查

1.白细胞计数及分类

一般情况下白细胞计数常轻度升高$(10\sim15)\times10^9$ L,但在急性化脓性胆囊炎、胆囊坏疽等严重情况下,白细胞计数可上升至 20×10^9 L 以上。

2.血清学检查

胆道梗阻或胆道感染时引起肝功能损害,患者可有血清胆红素、转氨酶、碱性磷酸酶、γ-谷氨酰转肽酶升高。当并发急性胰腺炎时,血清或尿淀粉酶升高。

3.超声检查

超声检查显示胆囊肿大,胆囊壁水肿可呈双边影,厚度＞3 mm,囊内透光差,可见有弱光点或光斑块。

超声探头下胆囊区有压痛,亦称超声墨菲征(sonographic Murphy sign),胆囊穿孔时,可见胆囊壁有小缺损,胆囊内液性暗区与胆囊周围液性暗区相通,或囊腔内积气声像。若伴胆囊结石,可见囊腔内液性暗区内强回声光团伴声影。

4.CT 检查

胆囊壁显示弥散性均匀增厚,胆囊增大。胆汁浓缩时,CT 值增高,坏疽性胆囊炎时,可出现胆囊周围积液,呈低密度水肿带。急性气肿性胆囊炎时,表现为胆囊内积气。

5.腹部 X 线片

腹部 X 线片可见右肋缘下胆囊区阳性不规则结石影。在气肿性胆囊炎时,于胆囊区可见积气和液平面。

6.放射性胆道核素扫描

胆道排泄的放射性核素 ^{99m}Tc-EHIDA 胆系扫描时,胆总管可以显示,但胆囊不显影。本法特异性为 95%,准确性为 99.6%,假阳性为 0.58%。胆囊纤维化患者可出现假阳性结果,应注意鉴别。

(四)鉴别诊断

该病需与上消化道溃疡穿孔、急性胰腺炎、急性阑尾炎、心脏病心绞痛和胆绞痛鉴别。

三、治疗

急性胆囊炎治疗方法的选择和手术治疗的时机,应根据每个患者的具体情况,区别对待。急性结石性胆囊炎在一般的非手术治疗下,有 60%～80% 的患者可以病情缓解后择期施行手术,择期行胆囊切除术比急性期手术切除的并发症率和病死率均要低得多。因而需要掌握最有利的手术时机。急性非结石性胆囊炎的情况较为复杂,严重并发症的发生率高,故多趋向于早期手术处理。

(一)非手术治疗

非手术治疗包括对患者的全身支持,禁食,解痉止痛,抗生素使用,补充水、电解质,以及严密的临床观察。对伴发病如老年人的心血管系统疾病、糖尿病等给予相应的治疗,亦同时为一旦需要手术治疗时做好手术前准备。如果急性胆囊炎病情无缓解,或者已诊断为化脓性或坏疽穿孔性胆囊者,需要尽早手术治疗。

(二)手术治疗

1.手术时机

①临床症状较轻的患者,在非手术治疗下,病情稳定并显著缓解者,宜待急性期过后,择期手术治疗。此项处理适用于大多数患者。②起病急,病情重,局部体征明显的老年患者,应在纠正急性生理紊乱后,早期施行手术处理。③病程已较晚,发病 3 d 以上,局部有肿块或炎症已局限,经非手术治疗病情尚稳定者,宜继续非手术治疗,待后期择期手术治疗。

2．急诊手术指征

急性胆囊炎患者若发生严重并发症(如化脓性胆囊炎、化脓性胆管炎、胆囊穿孔、败血症、多发性肝脓肿等)时,病死率高,应注意避免。在非手术治疗过程中,有以下情况者,应急诊手术或尽早手术:①寒战、高热,白细胞计数在 $20 \times 10^9/L$ 以上;②黄疸加重;③胆囊肿大,张力高;④局部腹膜刺激征;⑤并发重症急性胰腺炎;⑥60 岁以上的老年患者,容易发生严重并发症,应多采取早期手术处理。

3．手术方式

对于急性胆囊炎患者,不但要考虑手术的彻底性亦要考虑手术的安全性,以达到治病同时减少术后并发症的目的。急性胆囊炎的彻底手术方式应是胆囊切除术。它分为开腹胆囊切除术和腹腔镜胆囊切除术,开腹胆囊切除术是急性胆囊炎手术治疗的常规术式,但随着腹腔镜技术的发展和广泛应用,腹腔镜胆囊切除术的适应证范围也不断扩大,许多急性化脓性胆囊炎、坏疽性胆囊炎也在很多医院成功采用腹腔镜切除。对于一般情况较差或伴有严重的心肺疾病,估计不能耐受麻醉或胆囊切除手术者,或者急性期胆囊周围解剖不清而致手术操作困难者,也可先做经皮经肝胆囊穿刺引流术或胆囊造口术,使患者度过危险期,待其病情稳定后,再做胆囊切除以根治病灶。

(孟祥鑫)

第二十五节　先天性胆管囊肿

先天性胆管囊肿(congenital choledochal cyst,CCC/congenital biliary dilatation,CBD)又名先天性胆管囊状扩张症(congenital cystic dilatation of the bile duct),其大体解剖早在 1723 年 Vater 对其进行了描述。1818 年 Todd 首次报道了一例胆总管囊肿扩张。该病多见于亚洲地区的儿童,成年人报道较少,但有文献报道约 25％的先天性胆管囊肿在成年人发病。随着胆道影像学的发展,成年人胆管囊肿的检出率有增加趋势。由于该病多数症状不典型,或其他合并肝胆胰系疾病,常致误诊或诊断延误。近年来,随着对本症的病理、形态、病因等研究的深入,发现除了胆总管的囊性扩张之外,约有 50％的患者仅表现为胆总管的梭形或圆柱形扩张,而非巨大的囊肿。在手术治疗过程中虽然有一定的手术定式,如何采取更有效的术式治疗减少手术后的合并症仍是研究和探讨的问题之一。

一、病因

病因尚未完全明确。目前多数学者认为胰、胆管合流异常为该病的主要病因。所谓胰胆管汇合异常(anomalous junction of pancreatico biliary ductal system, AJPBDS)是指在解剖学上胰胆管共同开口于十二指肠乳头部之前,形成一长的共同管,在十二指肠壁外合流的畸形;功能上由于十二指肠乳头部 Oddi 括约肌的作用不能控制合流部而发生胰液与胆汁相混合及逆流,最终导致胆道及胰腺的一系列病理改变:

1936 年 Yotsuyanagi 提出了先天因素学说,他认为胚胎时期胆管发生过程中,其上皮增生异常,下部入十二指肠段狭窄,使胆管压力增高,近端胆管扩张而发病。Alonson-Lej 等提出胚胎期胆管上皮空泡化,局部管壁薄弱。有报道在胎儿 15 周前检查发现胆总管囊肿的情况,此时胰腺尚未发育成熟到具有产生胰酶的功能。

Kusumoki 的胆道神经发育不良理论。经过解剖发现胆总管囊状扩张其远端胆管壁明显缺乏神经节细胞,提示神经节细胞缺乏是胆管囊状扩张的病因。

二、分类

多数学者倾向于 Alonso-Lej 分类方法,即:Ⅰ型胆总管囊状扩张;Ⅱ型胆总管憩室;Ⅲ型胆总管末端囊肿。目前广泛采用的标准将胆管囊肿分为五型,即:Ⅰ~Ⅲ型与 Alonson-Lej 分型相同;ⅣA 肝内及肝外胆管多发囊肿;ⅣB 肝外胆管多发囊肿;Ⅴ肝内胆管单发或多发囊肿(Caroli 病)。

三、诊断

(一)症状与体征

主要分三类:①以右上腹不适和(或)疼痛 50%~92%;②黄疸 39.3%~68.4%,多为间断发生黄疸,每次程度不同,区别较大;③腹部包块 36%~42.1%,多见于肝外胆管囊状扩张者,包块位于右上腹部,肿块光滑而且为囊实性。兼有腹痛、黄疸及包块者临床比例并不高 8%~38%,并且多数合并有肝胆胰系统疾病;有 2.5%~15%癌变率。

(二)影像学检查

1.超声

超声是首选的检查方法,诊断的正确率为 80%左右,曾有报道儿童患者的诊断特异性达 97%。典型声像图表现:胆总管局部呈梭形或囊状膨大,囊壁薄,膨大端显示狭小的入口与出口,其上、下端胆管相通。胆囊大小、形态正常,但其位置更靠腹前壁。肝内胆管一般正常。非典型声像表现有巨大囊肿,从右上腹到下腹见一巨大囊肿,肝及胆囊被推移,注意寻找胆囊与门脉的关系,并排除位于右侧腹部的其他囊性包块。合并感染时囊壁增厚,不光滑,囊内透声差,其内有时可见高回声光点及絮状物漂移。合并结石则囊肿内显示强回声光团并伴声影。

2.CT

CT 是常用的诊断方法之一,也是确定手术方案的重要依据。CT 可清晰地显示囊肿的部位、大小、类型及与周围组织器官的关系,特别是对于末端胆总管囊肿Ⅲ型(辅以三维 CT 重建技术更佳)、Caroli 病(Ⅴ型)的诊断效果明显,Caroli 病 CT 特殊征象为:①中心点征:即在囊状阴影内的小点状软组织影,为肝内门静脉分支的影像;②新月征:表现为紧贴底部胆管壁的新月形密度稍高阴影,为少量泥沙沉积所致;③串珠征:肝内胆管囊肿表现为多个圆形水样密度灶,彼此间或其边缘上轻度扩张折细小胆管与囊状病变相同。

3.经皮经肝胆管造影术

经皮经肝胆管造影术(percutaneous transhepatic cholangiography,PTC)显示肝内胆管囊肿有确切的价值,因属创伤性检查而受到限制。

4.经内镜逆行性胰胆管造影术

经内镜逆行性胰胆管造影术(endoscopic retrograde cholangiao pancreatography,ERCP)是诊断该病最佳的检查手段,其最大优点是清晰地显示全程胆管、胰管,显示各型囊肿位置、大小和形态,对选择治疗方案有决定作用。经内镜下直视十二指肠乳头及周围区域的情况,如Ⅳ

型胆管囊肿;它能很好地显示胰胆管接合处,判断有胆胰合流异常;还可以发现一些特殊类型的胆管囊肿,如肝内外胆管囊肿合并胆胰合流异常、肝外胆管节段性扩张、胆囊管囊肿、巨大的肝内外胆管囊肿等。

5. MRCP

在诊断胆总管囊肿中具有特殊的优越性,它不仅可以清晰地显示囊肿的形态、大小、部位,还可以显示异常的胆胰管合流,避免行 ERCP 给患者带来的痛苦以及 ERCP 检查可能引发的急性胆管炎、胰腺炎且几乎没有检查不成功的情况,因而 MRCP 在一定程度上可代替 ERCP,但 MRCP 在发现胰胆管合流异常方面不及 ERCP。

另外,小儿 MRCP 诊断效果不及成年人。Caroli 患者应与多发肝囊肿鉴别,Caroli 患者可见"中心点"征且可见囊状扩张的胆管相连。与胰头癌或壶腹癌导致的胆道梗阻鉴别:先天性胆管囊肿的患者囊状扩张的胆管呈节段性或梭形,但不如梗阻引起的张力高且实验室检查肝功能基本正常。

四、治疗

外科手术是治疗先天性胆管囊肿的根本方法,原则上本病应早期诊断,早期手术治疗。完全切除囊肿和建立胆肠引流是理想的手术选择,单行胆肠吻合的术式已不主张应用,但在全身情况难以耐受切除手术或年龄太小的患者,可作为过渡性手术,待二期再行根治性手术。有学者认为,不切除囊肿而仅行胆肠吻合术,非但不能解决问题,甚或术后胆管炎、肝硬化、胰腺炎及囊肿癌变的问题会更为严重。

(一)先天性胆管囊肿不同类型应采用不同术式

1. Ⅰ型胆管囊肿

Ⅰ型胆管囊肿基本术式是尽可能彻底切除囊肿,并行胆管空肠 Roux-en-Y 吻合术。因患者常合并胰胆管合流异常,可在术中行胆道造影和检测胆汁淀粉酶证实之。因Ⅰ型约占90%,所以胆管囊肿切除、肝总管空肠 Roux-en-Y 吻合是本病的首选术式,由于囊肿远端出口的绝对或相对狭窄以及往往伴有胰胆管汇合异常,胰液反流以及胆汁滞留,是导致胆道感染、结石形成和囊壁癌变等,因而只有切除囊肿、胰胆分流,才能终止本病的病理过程。

手术中应注意以下几点:①囊肿上端应全部切除,具有正常黏膜的肝总管或左右肝管与空肠吻合可减少吻合口狭窄发生;②囊肿下端亦应尽量剥离、完全切除不能完全剥离者也要将残留黏膜用石炭酸(或碘酒)、酒精、盐水彻底处理,避免胰液反流入残留胆管壁,理论上胰胆分流后残留囊壁癌变机会应显著减少,即所谓的 Lilly 法切除胆总管囊肿;③如在囊肿切除时发现胰管单独汇入囊肿,则应将胰管断端与空肠襻吻合,保证胰液的畅通。为了减少术后并发症,胆肠吻合可采用抗反流术式,如折叠瓣、人工乳头、间置空肠、矩形瓣等。吻合口狭窄是该手术的重要并发症,所以要保证足够大的吻合口。手术时,使胆总管切缘成喇叭口状,既方便吻合,又减少了吻合口狭窄的机会,这样或许有少许囊肿壁残留于肝总管的断端,但目前尚未见到此部位癌变的报道。囊肿切除后吻合的方式还有胆管十二指肠吻、胆管胃窦吻合,但两者均未被大多数学者认同。

2. Ⅱ型胆管囊肿

Ⅱ型胆管囊肿较少见,手术方式也简单,仅行囊肿切除或附加胆管成形术即可,手术效果满意,预后优良。

3.Ⅲ型胆管囊肿

Ⅲ型胆管囊肿与十二指肠重复畸形囊肿难以鉴别,在组织学上前者内膜为胆管上皮,后者为肠上皮。

Ⅲ型癌变者罕见,治疗以 EST 或囊肿开窗引流术为常用。无症状者可密切观察而不手术,其原因:①术前难以与十二指肠重复畸形囊肿区别;②此型囊肿术后病理检查囊壁内膜多为肠上皮而非胆管上皮,而前者通常是无须手术的。

4.Ⅳ型胆管囊肿

术式选择与Ⅰ型相同。ⅣA 型处理上较为复杂,应根据不同情况选择相应术式。如肝内胆管囊肿局限于一叶肝,可以考虑肝外胆管囊肿切除同时行病变部位肝部分切除术。如果肝内为弥散多发性囊肿,可按Ⅰ型方案处理,肝内病变严密观察。如肝内囊肿反复感染、结石、肝脏严重损害可考虑肝移植术。选择先处理肝外病变的一个理由是一些患者在切除肝外胆管囊肿后肝内胆管扩张自行缓解,表明这部分病例可能是Ⅰ型,其肝内胆管扩张为继发性。

5.Ⅴ型胆管囊肿

Ⅴ型胆管囊肿处理上很困难,如病变局限于一侧肝,应选择部分肝切除术,可达到治愈的目的。对两叶肝内病变者,如临床症状明显,可考虑左半肝切除,右肝管空肠吻合术。病情较重者,肝移植可作为一个选择。

(二)先天性胆管囊肿发生癌变者

先天性胆管囊肿发生癌变者应按胆管癌处理;近肝门部者,宜按肝门部胆管癌行根治术,于胆管中下部者,则应行胰十二指肠切除术。

(三)合并严重梗阻性黄疸或化脓性胆管炎者

合并感染严重如行手术,此时因囊壁炎性水肿,剥离囊肿壁易发生大出血等。并且,由于胆管仍处于急性炎症期不利于胆-肠吻合后的愈合。因此对于并发急性重症胆管炎,严重阻塞性黄疸、囊肿穿孔等不能耐受复杂手术操作的危重症患者,应采取以抢救生命为第一位,手术操作简单、损伤小、手术时间短为主的手术。暂时先采用胆总管或囊肿切开,置 T 管行外引流手术,为行二次手术做准备。囊肿外引流手术只是一种急救措施。合并梗阻性黄疸或化脓性胆管炎时的另一选择是:经 ERCP 后可行经内镜鼻胆管引流术(endoscopic nasobiliary drainage,ENBD)、经皮肝胆管引流(percutaneous transhepatic biliary drainage,PTBD);可迅速降低患者血清胆总管素、血常规及肝功能指标,改善患者状况,降低囊肿手术治疗的风险,避免了行急诊手术带来的不能一次手术治疗彻底问题。

(四)囊肿内引流术已基本弃用

囊肿内引流术主要包括囊肿十二指肠吻合术和囊肿空肠 Roux-en-Y 吻合术。由于囊肿十二指肠吻合术和囊肿空肠吻合术因疗效差、并发症多,再手术率和癌变率高,自 20 世纪 80 年代后期此术式基本被摒弃。Todani 等报道囊肿内引流术后癌变年龄比胆管囊肿原发癌提前 15 年。因而建议即使是急诊手术也不应采用囊肿引流。但对于老年人,心肺功能不良者仍不失为可酌情采取的术式。

(孟祥鑫)

第二十六节　先天性胆管扩张症

先天性胆管扩张症为临床上最常见的一种先天性胆道畸形。其病变主要是指胆总管的一部分呈囊状或梭状扩张,有时可伴有肝内胆管扩张的这样一种先天性畸形。目前在我国,主要教科书、正式的学术刊物已经将本症统一命名为先天性胆管扩张症,但无论在国内还是在国外的文献上,本症的病名仍有多种叫法。如被称为胆总管囊肿、先天性胆总管囊肿、先天性胆总管扩张症、原发性胆总管扩张或巨胆总管症等。近年来随着对本症的病理、形态、病因等研究的深入,发现除了胆总管的囊性扩张之外,约有半数的患者仅表现为胆总管的梭形或圆柱形扩张,而非巨大的囊肿。另外,除了肝外胆总管的扩张外,约 1/4 的病例同时合并有肝内胆管的扩张,肝内胆管可呈梭形甚至小囊样扩张,因此,近来国内外普遍倾向认为将该症统一称为先天性胆管扩张症更为合理,更能全面地反映本病的病理变化,更好地包容该症的多个方面。

一、病因

尽管自 20 世纪 30 年代以来、特别是 20 世纪 80 年代后,国际上许多学者对于先天性胆管扩张症的病因进行过各种研究和探讨,但其具体的发病原因仍未完全明了。在对该症认识发展的过程中曾有胚胎期胆管空化异常学说、病毒感染学说、胆总管远端神经、肌肉发育不良学说等。至 20 世纪 60 年代末,Babbitt 提出先天性胆管扩张症与胰胆管合流异常存在密切联系,特别是 20 世纪 70 年代后日本学者古味信彦教授创立胰胆管合流异常研究会,将关于胰胆合流异常的研究推向深入后,胰胆合流异常在先天性胆管扩张症的发病过程中所起的作用越来越引起了大家的关注。目前,大多数学者认为这是一种先天性疾病。

1. 胆道胚胎发育畸形

肝外胆管系统的形成多在胎儿第 5～7 周。在胎儿体长 5 mm 时期,十二指肠、腹侧胚芽和近端肝外胆道发生旋转,胆总管进入十二指肠的左后部。胆道系统管内的上皮细胞增生,形成实性细胞索。后空泡形成并融合成胆道的管腔。如果某部分上皮细胞过度增生,在空泡化再贯通时远端狭窄而近端过度空泡化就可能形成胆管的扩张。

2. 胆总管末端梗阻

由于胆总管末端梗阻,胆汁排出不畅而导致胆总管的近端继发性扩张。而远端梗阻的原因可能是:①胆总管进入十二指肠壁的角度异常,形成 S 状扭曲;②胆总管末端先天性狭窄;③炎症纤维性瘢痕形成;④胆总管末端管壁中存在迷生的胰腺组织等。

3. 病毒感染学说

Landing 通过病毒分离、胆管组织电镜检查等研究,提出病毒感染学说。认为胆道闭锁、新生儿肝炎综合征和胆管扩张都可能是病毒感染导致,特别是巨细胞包涵体病毒(CMV)。病毒感染引起肝脏细胞、毛细胆管上皮细胞发生巨细胞变性、细胞损坏而导致胆管壁薄弱而发生扩张。国内也有学者在先天性胆管扩张症病例的肝脏中检测出巨细胞包涵体病毒。但目前随着对该症认识的深入,支持该学说的学者越来越少,而认为可能是在原发病基础上发生病毒感染,是合并存在的一种病毒感染病理改变。

4. 胆总管远端神经、肌肉发育不良

先天性胆管扩张症病例胆总管远端管壁明显缺少神经节细胞,提示神经节细胞这种自主运动神经的缺少可能导致胆总管节律性运动降低而远端肌肉功能性或结构性发育不良可能引起胆总管的梗阻、胆汁排出障碍、近端胆道内压力上升，最终导致不同程度的胆管扩张。我国学者进行的相关研究中也发现胆总管囊肿末端狭窄部位的肌层有明显增厚且神经节细胞异常。

5. 遗传性因素

尽管没有证据证实本病有肯定的遗传途径链，但国际上及国内均有家系发病的报道。

6. 胰胆合流异常致病学说

先天性胆管扩张症胆管壁经常存在十二指肠上皮化生，化生的十二指肠黏膜上皮会分泌肠激酶，而后者恰是激活胰蛋白酶原的原动力。由于胰胆管的异常交汇，而胰腺的胰液分泌压明显高于胆汁的分泌压，胰液会大量反流入胆道，特别是胆汁内的胰蛋白酶被激活，导致胆管壁破坏而最终导致胆管扩张。

7. 多种因素合并致病学说

近年来诸多学者的研究发现，临床上最常存在的两种先天性胆管扩张症类型，囊肿型与梭状型之间，其病理改变并不完全一致。因此认为其病因可能是由于多种因素引起的先天性发育畸形。胚胎早期发育时，由于某种致病因素导致胰胆分化异常引起胰胆管的合流异常、胆总管远端的狭窄及 Oddi 括约肌的发育异常是本病的基础性的综合致病因素。无论囊肿型还是梭状型均可见上述三种病理改变。但在囊肿型与梭状型先天性胆管扩张症类型之间，三种致病因素所起的作用不完全相同。

二、临床表现

本症患者女性多于男性。以往国内报道发病年龄较小，约半数以上为 3 岁以前获得诊断，但随着对梭状型胆管扩张症认识程度的提高，检出率大为增加，成人的发病病例也逐渐占有相当的比率。如日本的报道，14 岁以上的病例占发病的半数以上。相信随着梭状型病例获得诊断的增多，平均发病年龄会上升。许多教科书都描述腹痛、黄疸及腹部肿块为本病的三种典型症状。但许多患儿，特别是梭状型者多不同时具有上述的"三主征"。临床上常以其中 1~2 种表现就诊。

1. 腹痛

腹痛多局限在上腹、右上腹部或脐周围。疼痛性质以绞痛为多，也可表现为持续性或间歇性的钝痛、胀痛或牵拉痛。有时高脂肪或多量饮食可诱发腹痛发生。幼小患儿因不会诉说腹痛，常易误诊。相当一部分婴幼儿腹痛时常呈头肩向下的跪卧位姿势，似可作为一种参考。有的腹痛反复发作，间歇性发作迁延数月乃至数年，疼痛发作时常伴有黄疸，并可同时有恶心、呕吐、厌食等消化道症状。

据统计，具有腹痛者占 60%~80%。有的腹痛突然加重并伴有腹膜刺激征，常见胆总管穿孔、继发胆汁性腹膜炎。

2. 肿块

多于右上腹部或腹部右侧有一囊性感光滑肿块，上界多为肝边缘所覆盖，大小不一。部分囊肿的下端胆总管处有瓣状皱襞，起活瓣作用。囊内胆汁排出后，囊肿体积会变小，见黄疸亦渐消退，这时囊肿体积会变小，黄疸减轻。在本病的诊断上有较高的参考价值。梭状型胆管扩张症则多不会触及腹部肿块。

3.黄疸

间歇性黄疸为其特点,大多数病例均存在此症状。严重黄疸可伴有皮肤瘙痒,全身不适。黄疸出现和加深说明因胆总管远端梗阻,胆汁引流不畅所致,合并囊内感染或胰液反流会导致加重。当炎症减轻,胆汁排出通畅,黄疸可缓解或消退。部分患儿黄疸加重时,粪便颜色变淡,甚至呈白陶土色,同时尿色深黄。

除三个主要症状外,合并囊肿内感染时可有发热,体温可高达 38 ℃～39 ℃,亦可因炎症而引起恶心、呕吐的消化道症状。病程较长或合并黄疸者,患儿可因脂溶性维生素吸收障碍而导致凝血因子合成低下,患儿有易出血的表现。个别还表现有维生素 A 缺乏的一系列症状。

三、实验室检查

大多数患者血、尿及粪的检查呈阻塞性黄疸所见。可有不同程度的急性肝功能不良的表现。少数患者各项检查指标可基本正常。合并囊肿内感染者可见血常规增高等的炎症改变。本症有相当比例的病例,尤其是梭状型者病程中被发现血、尿的胰淀粉酶增高,而被误诊为单纯的急性胰腺炎。临床实际病例中确有合并胰腺炎者,但多数病例为由于胰胆合流异常存在,胰液会反流入胆管,甚至肝内胆管,在毛细胆管中胰淀粉酶可通过肝静脉窦而反流入血液循环所致,多非真性胰腺炎。

四、特殊检查

1.B超检查

B超检查是最为简便且无创的检查手段,可初步获得诊断。肝脏下方显示界限清楚的低回声区,并可查明肝内胆管扩张的程度和范围及是否合并胆管内结石。

2.X线检查

当囊肿较大时,于右上腹部可见边缘光滑、密度均匀的软组织肿块,并可见胃及结肠被推移,可见胃窦部被推向左上方,十二指肠段向右推移,十二指肠框扩大,但对于梭状型胆管扩张症,普通 X 线检查较难诊断。

3.胆道造影

口服或静脉胆道造影,因造影剂被稀释,多数显影不清楚。当有肝功能严重损害时不宜采用。由于目前多可通过较先进的检查方法来替代,所以临床已基本停用。

4.经皮肝胆管造影(percutaneous transhepatic cholangiography,PTC)检查

通过该项检查可以了解肝内胆管囊性扩张的部位,可为手术选择提供指导。了解有无胰腺管的合流异常及胰胆管远端的病理变化,明确诊断,了解远近端胆管的狭窄程度、采取胆汁,进行细菌学检查。但由于本检查法需全身麻醉配合且损伤大,有一定的危险性,目前多由 ERCP 所替代。

5.逆行性胰胆管造影(endoscopic retrograde cannulation of the pancreatic,ERCP)

逆行性胰胆管造影损伤较小,对小儿需全麻,成人仅黏膜浸润麻醉即可,无明显的器质性损伤。造影易成功,且可获得优于 PTC 的诊断效果。目前,在国外也可对新生儿顺利进行 ERCP 的检查,对胰胆合流异常的诊断更为有效。

6.放射性核素[131]I 肝胆 ECT 扫描

放射性核素[131]I 肝胆 ECT 扫描可直接动态观察肝胆系统的形态与功能,亦可观察胆总管囊肿的位置、大小、形态及排泄状态。

7. CT 检查

CT 检查可明确胆总管扩张的程度、位置,胆总管远端狭窄的程度以及有无肝内胆管扩张,扩张的形态及部位等,有助于术式的选择。近年来由于螺旋 CT 及其三维甚至四维成像技术的发展,可以立体性地全面地反映肝内胆管的影像。

8. 磁共振及磁共振胰胆管成像技术(magnetic resonance cholangiopancreatography, MRCP)

磁共振及磁共振胰胆管成像技术是 20 世纪 90 年代才成熟应用到临床的一种高新无创成像技术。利用磁共振的特殊成像技术获得清晰的胰胆管成像效果,甚至可明确地判断出是否合并胰胆合流异常。近年来大量临床研究表明,单纯的胆管扩张症的诊断远不能正确指导手术。

9. 术中胆道造影

对于无术前 ERCP 或 MRCP 的病例,在已明确诊断的情况下,术中胆道造影仍十分必要。详细了解肝内胆道及胆总管远端和胰胆分流异常的病理形态仍十分重要。因部分肝内胆管的囊性扩张或狭窄需行适当的肝门部甚至肝内胆管成形术,以确保防止术后并发症的出现,术中胆总管造影就可很好地提供帮助和指导手术。

五、鉴别诊断

1. 胆总管囊肿

以右上腹或上腹部肿块为突出表现,而无黄疸者,应与肝囊肿、腹膜后囊肿、肾积水、肾胚胎瘤、大网膜囊肿和肠系膜囊肿相鉴别。

(1)肝棘球蚴病:其与胆管扩张症的不同之处为患者存在畜牧区与狗、羊等动物接触史。囊肿会逐渐增大。B 超及 CT 检查均示为肝内占位性病变,肝外胆总管显示正常。多半嗜酸性粒细胞计数增多。Casoni 试验(包虫皮内试验)阳性率高达 80%～95%。80% 补体结合试验阳性。

(2)肝囊肿:肝较大,硬且有结节感,无触痛。肝功能检查一般均正常,多囊肝患者有时可同时伴有肾、胰腺或脾的多囊性病变,B 超及 CT 检查多可明确显示囊肿位于肝内而肝外胆道正常。

(3)腹膜后囊性肿物:如囊性畸胎瘤、淋巴管瘤等。从症状和体征来看较难与无黄疸的胆总管囊性扩张鉴别,B 超、CT 可基本区别,行 ERCP 检查可除外胆管扩张。右侧肾积水 体格检查不易与胆管扩张相区别,但肾积水多偏侧方,腰三角区常饱满,特别是借助 B 超、静脉肾盂造影(IVP)或胰胆管逆行造影(ERCP),两者很易鉴别。

(4)肾母细胞瘤:主要不同点为:①肿瘤生长较快,可有高血压或血尿,患儿一般情况多较差;②肿瘤为实体性,中等度硬;③腹部 X 线片可见肿块将肠推向内侧,有时瘤体内有散在点片状钙化点。静脉肾盂造影可见肾盂肾盏变形或被挤压破坏不显影或仅少量造影剂显于肾盂。

(5)胰腺囊肿:儿童假性胰腺囊肿与外伤有密切关系,囊肿多位于左上腹部或脐上,常伴有腹痛。尿糖及血糖升高,血清淀粉酶升高或正常。以 B 超、CT 或 ERCP 检查,区分多无困难。

2. 胆总管囊肿

以黄疸为突出表现者,应与胆道闭锁、胆管癌、右上腹部腹膜后肿瘤压迫胆总管等相鉴别。

（1）胆道闭锁：主要不同点为：①出生 1～2 周患儿出现胆汁淤滞性黄疸，并迅速加深而无间隙。尿呈深褐色，粪便为淡黄色，后发展为陶土色大便；②皮肤、巩膜黄染明显，病程后期可出现腹腔积液或门静脉高压症；③超声检查探不到胆总管，无胆囊或仅有萎缩的胆囊，而胆管扩张则表现为肝外胆管的扩张。

（2）胆总管口壶腹周围癌：主要鉴别点为：①患者多为中年或以上，病程短；②黄疸为进行性加深而非间歇性出现；③全身情况恶化快，可出现消瘦、贫血等症；④肿块大者可触及，但坚硬呈结节感；⑤CT、B 超或 MRI 可发现胆总管远端壶腹部的实性肿物，而先天性胆管扩张症则无。值得注意的是先天性胆管扩张症有较高的胆道癌的癌变率。胆管扩张症发生胆道癌后以间歇性发作的腹痛、发热为主诉的约占一半以上，与不合并癌变的先天性胆管扩张症相比，这一频度稍高。约 30％出现黄疸并触到腹部肿块。当出现背部疼痛、消瘦则提示为进展期。由于其癌变后并无特异性的表现，故容易与原发病相混淆。因此，B 超、CT、ERCP 造影等一旦发现扩张胆管内有肿块阴影，就应高度怀疑。

3.胆总管囊肿

胆总管囊肿以急性右上腹痛或上腹部疼痛为突出症状者，应与胆道蛔虫病、急性胆囊炎、急性胰腺炎及肠套叠相鉴别。

（1）胆道蛔虫病：①突然发生的右上腹或上腹部钻顶样疼痛，发作后可缓解或恢复正常。症状严重而体征较轻为其特点；②多无黄疸，有时也较轻；③右上腹或上腹部无肿块；④超声检查可见胆总管内有虫体样回声影，胆总管可有轻度的扩张，而胆管扩张症无虫体样回声，可见胆总管的囊状或梭状扩张。ERCP 可见胆管扩张及胰胆合流异常，而胆道蛔虫则无。

（2）急性胆囊炎：多发于成人，发热、右上腹疼痛、触痛和肌紧张明显，Murphy 征阳性。有时可触及胆囊随呼吸移动并较浅表，不像胆总管扩张症的位置深并范围大。黄疸如有也较轻。B 超的实时检查多可较容易地鉴别两者。急性胆囊炎无囊状或梭状扩张的胆总管。

（3）肠套叠：本病主要症状为较有规律的阵发性腹痛。腹部肿块呈椭圆形或长圆形，易移动，稍偏韧，位置多位于右上方，可有果酱样大便。钡灌肠或空气灌肠可见典型的套叠头部的杯口状影。

（4）急性胰腺炎：本病以成人多见，腹痛较剧，常位于上腹正中偏左，可牵涉及左腰背部及左肩部，严重者可发生休克、恶心呕吐、发热，可有腹膜刺激征。生化检查可见血、尿淀粉酶明显增高。行 B 超、CT 检查，可见肿大的胰腺并且胆总管是正常的。特别值得注意的是，先天性胆管扩张症病程中 20％～40％曾表现高胰淀粉酶血症，尿中也可查得淀粉酶增高。部分病例为真性合并的胰腺炎，而大多为毛细胆管中的淀粉酶反流入血液中而引起所谓"假性胰腺炎"的表现。该种病例胰腺病变多较轻。除了获得病名诊断和基本分类之外，胰胆管合流异常的存在与否及形态、其共同通道内有否结石、肝内胆管有否扩张、肝门部胆管有无狭窄等病变均应在术前或术中了解，以指导正确的治疗。

六、治疗

手术治疗是先天性胆管扩张症获得治愈的唯一方法。

1.手术的原则

手术的原则是：①手术的主要目的是恢复胆汁向肠道内排泄，尽量防止消化液向胆管内反流而发生逆行性胆管炎；②消除胆胰合流的病理状态，使胆胰分流；③切除扩张的胆总管，以防日后癌变;④预防吻合口狭窄。

2.手术方式

(1)胆总管囊肿切开,T管引流术:适用于急性重症胆管炎,囊肿穿孔所致泛发性胆汁性腹膜炎等急性重症患者,或周身状态不佳,重要器官功能不能耐受根治手术的危重患者。手术以减压、引流为目的,待患者状态恢复后需行二次手术切除囊肿。

(2)胆总管囊肿内引流术:曾经是20世纪60年代风靡一时的首选术式,包括囊肿十二指肠吻合,囊肿空肠吻合,囊肿空肠Roux-en-Y吻合等方法。这种手术方法简便、费时短、创伤小,但是术后癌变率高,并能够加速囊肿癌变的发生,所以是一种应该被废弃的术式,如在之前行此术式,应果断二次手术切除囊肿。

(3)囊肿切除,胆道重建术:为根治性手术,首先切除囊肿,然后进行胆道重建,重建的方法有多种,包括肝管十二指肠吻合术、肝管空肠吻合术、肝管空肠Roux-en-Y吻合术,空肠间置十二指肠吻合术等,其中胆管空肠Roux-en-Y吻合术是最常用的术式,属金标准手术(gold standard operation)。一方面胆总管囊肿胆汁排出不畅,合并感染,胆石形成;另一方面时间愈长恶变的概率愈大,因此应尽早择期手术治疗。早年,施胆总管囊肿与胃,或十二指肠,或空肠吻合内引流,由于胆总管囊肿的排空能力很差,其结果并发症较多,包括由于胆汁淤滞形成胆泥、结石、胆管炎、慢性炎性纤维化、吻合口狭窄、未切除的囊肿恶变等。因此,手术应彻底切除胆总管囊肿壁,去除囊肿恶变的危险,重建胆管引流。同时,切除胆囊。当然,小儿术后应定期随访,注意吻合口狭窄和肝内胆管结石形成。在此强调凡是在小儿期施先天胆总管囊肿与消化道吻合内引流、囊肿未切除者,均应尽早再次手术彻底切除囊肿。

3.肝叶切除

肝叶切除适用于单纯的左或右肝内胆管囊状扩张的患者,如同时合并有肝外胆管扩张,宜一并切除后行胆道重建。主要目的是切除病灶,消除癌变的基础。

七、先天性胆总管囊肿切除的手术要点和技巧

1.麻醉、体位和切口

全麻,仰卧,上腰部垫枕,采用右上腹经腹直肌切口,切口上端向剑突延长;也可采用上腹正中切口,在脐上向右转延长切口。用腹部切口牵开器牵开切口,用大纱布和拉钩将横结肠向下拉,用拉钩将肝脏面向上拉,必要时切断肝圆韧带和切开镰状韧带将肝向上牵拉,有利于显露囊肿上方;用拉钩向左牵拉小网膜,显露肝十二指肠韧带。

2.剥离胆囊

用电刀逆行性剥离胆囊。其技术要点同前述。这里强调说明的:胆囊床浆膜应保留,并将胆囊床缝合使之浆膜化。胆囊动脉常规切断妥善结扎。因胆囊多不扩张、比较小,不碍手术,宜将胆囊与囊肿连接,保持切除标本的完整性。

3.囊肿切除术

(1)先将囊肿中部横断使囊肿变成上、下两部分,再分别剥除。此种方法适用于囊肿巨大,难以完整剥除的情况下采用。其优点如下。①像剥离疝囊那样紧贴囊壁剥除囊壁。②可从囊腔内观察囊肿下端开口,有利于保护主胰管;在囊肿下端开口(1~3 mm大小)边缘切除囊肿下半部,开口用6-0无损伤线缝合关闭;也可在囊肿外结扎囊肿下端。应注意避免损伤主胰管,必要时可术前先行主胰管插管以便术中保护主胰管。③从腔内观察肝总管、左、右肝管开

口,有利于正确选择肝总管切断的水平。

(2)自上而下全囊肿剥除术:此方法适用于囊肿相对较小的病例。①先在囊肿左侧缘纵向切开肝十二指肠韧带浆膜,在囊肿上端相当于颈部横向切开浆膜、显露囊肿壁。多保留浆膜待囊肿切除后包盖创面。②局部小心剥离显露肝总管与囊肿移行部,用扁桃体钳经肝总管后方游离,用剪刀在移行部稍下方(0.5 cm)横断胆总管囊肿。横断后肝总管断端呈小喇叭口状。可见新鲜胆汁自肝管内流出。

在经验不足的情况下,囊肿切除过多不利于肝总管与空肠吻合。因此,从囊肿腔内观察确定囊肿切除的水平是最稳妥的。

(3)囊肿剥除方法:用钳钳夹囊肿下断端并牵拉囊肿。①紧贴囊肿壁剥离囊肿内侧壁及后壁。剥离过程中一方面要注意彻底止血,另一方面要重点保护门静脉勿致损伤。②在剥离囊肿胰头后部时,仍要紧贴囊壁,避免胰腺的损伤,胰腺的小渗血点可用电凝或氩气刀止血,小血管出血用 6-0 无损伤线缝扎止血。③至囊肿下端狭窄处,即与主胰管交会处,先用 1-0 丝线结扎,在结扎线近端剪断囊肿,囊肿下端结扎处再用 6-0 无损伤线缝合结扎,防止结扎线脱落;④囊肿剥除后的胰头创面应彻底止血。

(4)止血后的创面处理也有多种方法:①喷涂生物蛋白胶,用周围浆膜缝合包盖创面;②用止血纱布敷盖创面,再用浆膜缝合包盖;③止血后直接喷化学胶。

(5)黏附于胰头后方的囊肿壁旷置:胆总管囊肿在胰头后方,与胰头紧密粘连,剥离困难时,也可将贴附于胰头上的囊壁旷置,用 6-0 无损伤线将其端孔缝闭,然后切除已剥离的囊肿壁。旷置残留在胰头后方的囊肿壁用电刀喷凝或氩气刀处理,将囊肿壁内层彻底破坏掉。如此操作既符合彻底切除囊肿的原则,又不损伤胰腺、无出血、术后无胰瘘,非常安全。

4.囊肿切除后的胆道重建

行肝总管与空肠 Roux-en-Y 吻合。

(1)胆总管囊肿上端的处理:胆总管囊肿上端与正常肝总管移行部突然变细呈囊肿颈,如肝总管≤1.5 cm,可在颈下保留 3 mm 以避免胆肠吻合口狭窄;如肝总管直径≥1.5 cm,应在颈部水平剪断肝总管,再行肝总管与空肠端侧吻合。肝总管断端用锐剪剪断,勿用电刀切断避免胆管的电灼伤;保留胆管周围的结缔组织和浆膜以便保留胆管的血供。

(2)肝总管与空肠吻合技巧:①先在后正中(6 点位)和前正中(12 点位)各缝一针,6 点位缝线结扎,12 点位牵拉暂不结扎,在这两针缝线两侧分别加针缝合,先从 6 点到 3 点正手缝合,针距 3 mm;同法再从 6 点至 9 点缝合;线结均扎在吻合口外。如此缝合较得手。待经吻合口向胆管内放置内支撑引流管后,间断缝合吻合口前壁(3 点→12 点→9 点)。②先从 9 点→6 点→3 点位间断缝合后壁,线结扎在吻合口外;再同①中所述完成前壁吻合。

(3)肝总管空肠黏膜乳头成形术:适用于肝总管直径<1.5 cm 的病例。①肝总管内置相当口径的内支撑引流管,并将肝总管壁用可吸收线缝扎(3 针)在内支撑引流管上。该内支撑管术后支撑引流 8 周以上拔出。②在空肠襻拟吻合处做小口约 0.6 cm 大小,先用锐剪刀先剪去一小片浆肌层,黏膜层自然会膨出,再用电刀在膨出的黏膜中间戳孔或剪孔,这样即可做出一个小圆孔。③肝总管引流管经空肠黏膜造孔送入空肠襻,距空肠黏膜造口处 15 cm 处经空肠侧壁戳口引出空肠;④拉直胆管内引流管并将空肠襻向上推送使膨出的空肠黏膜包盖在肝总管缘上。⑤用 4/0 可吸收线间断缝合造口处空肠浆肌层与肝管周围的浆膜及 Glisson 鞘。⑥轻轻牵拉胆管引流管,其在空肠壁引出处缝荷包线固定第一次,再做一个大一点的荷包缝线

结扎,二次固定并形成一个短的隧道。⑦该支撑引流管经右侧腹壁戳口引出。该法优点:肝总管较细,用内支撑引流管全量引流;空肠黏膜罩盖在胆管上,可避免吻合口炎性狭窄;空肠浆肌层与胆管周围组织吻合,使胆管向空肠腔内突出形成胆管空肠黏膜乳头成形,其近远期疗效好。

(丁海涛)

第二十七节　肝胆管结石

　　肝胆管结石是指原发于肝内胆管的结石。由于这种结石所在的位置特殊,它所引起的病理改变和临床症状,与胆道其他部位的结石有很大的区别。

　　肝胆管结石梗阻所致的化脓性肝胆管炎及其所引起的并发症远较胆囊结石及原发性胆总管结石的并发症多见而且复杂严重。肝胆管化脓性炎症所致的肝胆管狭窄,是肝胆管结石的又一个难以处理的常见并发症。有30%~40%的肝内胆管结石患者合并有肝胆管狭窄,在再次手术者中,其比例更高。肝胆管狭窄发生后加重肝胆管的梗阻和感染,使结石更难于清除并不断加重。由于肝胆管结构复杂,变异多,临床上诊断治疗的手段仍有许多缺欠。目前用于肝胆管的外科手术尚不能完全满足治疗上的要求,因而不仅仍有相当高的结石残留率,而且对病灶的清除也受到许多限制,这在右肝管病变中尤其突出。

一、病因

　　目前肝胆管结石病因尚未完全清楚,目前认为主要与胆道感染(胆道慢性炎症)、胆道寄生虫(如蛔虫、华支睾吸虫)、胆汁淤滞、胆道结构异常等有关。如胆道发生感染时,细菌会分泌各种酶促使胆红素钙过饱和,与胆汁中其他物质结合形成结石。结石和淤积的胆汁刺激胆管壁发生慢性增生性胆管炎,慢性增生性胆管炎是促使结石形成和术后复发的重要因素。

二、临床表现

　　肝胆管结石症多发生于中、青年。病史漫长,可于幼时有上腹痛发作或吐蛔虫历史。临床表现多种多样。在平时,常有上腹部不适等类似消化不良的症状,直至某一胆管支发生嵌闭性梗阻时,才在临床上表现"第一次"发作。因之,详尽地询问病史十分重要。

　　肝胆管结石症突出的临床表现,主要是胆管梗阻和炎症时出现的一系列症状和体征,它的急性表现可分三种类型。

　　1.急性化脓性胆管炎症

　　大多数肝胆管结石患者表现为胆总管结石梗阻的急性化脓性胆管炎的症状。患者突发上腹痛及右上腹阵发绞痛、寒战高热,巩膜及全身黄染,以及一系列全身感染的毒血症症状和上腹部腹膜刺激征。重者可以表现为低血压、休克、神志不清。这种情况,不应只考虑原发性胆总管结石的肝外胆管梗阻,也应考虑到肝外胆管和肝内胆管的复合型胆管梗阻。

　　2.急性化脓性肝胆管炎型

　　急性化脓性肝胆管炎型主要见于单纯的肝胆管结石和狭窄的病例。常不表现明显和突出的上腹绞痛,往往主诉病变部位肝区的胀痛和相应的后腰背疼痛。由于某侧半肝、肝叶、肝段的嵌闭性阻塞、感染,患者可表现为严重的毒血症、败血症等一系列全身感染的症状而不出现明显的梗阻性黄疸,有时即使出现黄疸,也往往在病程的晚期表现为因严重肝实质损伤所致的双相反应的轻度黄疸。对这种病例,临床上要提高警惕,不要因无梗阻性黄疸而忽视了一侧肝内胆管或叶、段肝管梗阻的诊断。

3.慢性梗阻性黄疸型

慢性梗阻性黄疸型往往见于肝门部胆管结石嵌顿,肝门部胆管狭窄合并肝内胆管结石的病例。有些完全梗阻的病例,并不表现为胆管炎的急性发作,而为持续加重的梗阻性黄疸,黄染表现很深。有的也可有不规则发热,而无典型的上腹绞痛。发热时黄疸加深,不发热期间则稍有减轻,但不完全消退。该种患者,极易导致胆汁性肝硬化、门静脉高压症,应引起注意。

三、诊断

依据临床表现一般可以诊断肝胆管结石症。但外科治疗还要求能够进一步地确定肝脏的状态,病灶部位、范围、程度。除结石以外,有否并存胆管狭窄以及狭窄的程度、位置。用于肝胆管结石和(或)狭窄的特殊诊断方法如下。

1.B超实时显像

B超实时显像可提供肝内胆管有无扩张及扩张程度,了解肝胆管内有无结石,以及肝脏的大致情况。但对色素性结石的显像不如胆固醇结石,因而多需重复检查,对比观察。近年来术中超声的应用为肝胆管结石的诊断与定位提供了有力的证据,对指导外科医生手术操作,取尽结石,减少术后结石残留有重要意义。

2.CT

CT可全面显示肝胆管结石分布、胆管和肝实质病变的系统图像,对肝胆管结石具有重要的诊断价值;系统地观察各层面CT照片,可获取肝内胆管系统的立体构象及肝内结石的立体分布情况。CT与B超联合应用,能为手术方案的制订提供可靠的依据。

3.磁共振胰胆管造影(magnetic resonance cholan-giopancreatography,MRCP)

磁共振胰胆管造影属于无创的胆道影像诊断方法,可多方位显示肝内胆管树,结合原图像可准确判断肝内结石的分布、胆管系统和肝实质的病变。它兼具断层扫描及胆道成像的优点,对肝胆管结石的诊断价值优于CT和直接胆道显像方法。是目前临床上诊断肝胆管结石最为常用可靠的诊断方法,基本取代了ERCP与PTC检查。

4.肝脏的核素扫描

肝脏的核素扫描可观察肝脏大小、形态的变化。

5.经内镜逆行胰胆管造影(ERCP)

经内镜逆行胰胆管造影是一个有用的诊断方法。在一部分不完全梗阻的病例,它是可显示胆系全面情况的X线片。但若肝外、肝门或某一主胆管有完全性阻塞,则阻塞以上的近端胆管无法显示。由于其属于有创性,且可能诱发急性胰腺炎、消化道出血等严重并发症,目前已很少为诊断肝胆管结石而施行ERCP检查。

6.经皮经肝穿刺胆道造影(PTC)

经皮经肝穿刺胆道造影曾是肝内胆管结石或狭窄阻塞时较为常用的诊断方法,能清晰显示胆管系统的全貌,为外科手术方案提供重要的依据。但其与ERCP一样不能显示胆管以外的病变,均为有创的检查手段,可引起一些严重并发症,近年来基本被MRCP所取代。

7.术中胆道造影

术中胆道造影是有用、省时、经济的诊断手段,也曾是肝胆管结石、肝胆管狭窄患者外科治疗必需的检查。所得的清晰的 X 线片,可为外科治疗提供多方面的资料,避免对"胆石症"患者盲目探查和处理。但目前基本被术中胆道镜检查所取代。

8.术中胆道镜检查

胆道镜是胆管内病变诊断的金标准,结合 CT、MRCP 等多项检查可以对结石、狭窄、变异、并发症做出精确诊断,同时还兼备冲洗、取石等治疗功能。但由于镜身大小和弯曲度的限制,往往难以对诸如高位胆管、锐性成角胆管进行探查,也无法对狭窄胆管进行有效的扩张,此为其不足。

四、治疗

手术治疗的基本要求是解除梗阻,去除病灶,通畅引流。临床资料证明,手术方式虽多,凡能满足这三方面要求的效果就好,否则,残石率及复发率就高。三个要求是紧密联系,缺一不可的,而解除结石或狭窄造成的梗阻则是手术的关键,去除病灶常是解除梗阻的重要手段。胆-肠吻合内引流术必须以解除梗阻,去除病灶为前提。非手术治疗只能针对机械性梗阻因素引起的急性化脓性胆管炎,而且这些治疗也有一定的限度。只有完成上述三个基本要求后才能奏效。目前手术处理仍是肝胆管结石最为有效的治疗手段,在临床上占绝对的主导地位,绝不应消极对待。

肝胆管结石症的外科治疗中,至今还存在的一些复杂和困难的问题是:①肝胆管解剖变异,致使重要病变未得及时发现和处理;②肝胆管多发性狭窄,泛发性结石,手术难以解除小胆管病变;③手术方式选择不当,阻塞未解决即盲目进行内引流术;④未确切处理好主要病变,或遗留肝内病变。

随着临床经验的积累及诊断手段的改善,某些困难正在被克服,疗效可望再有提高。肝胆管结石症病程长,病变复杂,肝功能可能有不同程度的损害。手术的范围广,程序多,费时久,对全身及重要器官影响大。因此,围术期管理十分重要。

手术中要对肝脏和胆道进行全面的探查,决定必要而又合理的手术方式。对于每一病例的手术处理,不可能有一固定的"模式",手术前虽能提出种种治疗方案,但最后还需依术中探查的结果来加以选择,因此术中探查对手术治疗效果的影响是十分重要的。术式选择及适应证如下。

1.急诊手术

急诊手术在于紧急解除胆道梗阻和引流以减轻胆道感染。适应于急性化脓性胆管炎和急性化脓性肝胆管炎以及并发肝脓肿无法进行穿刺引流者。

2.择期手术

适于肝胆管结石症的手术有多种,临床应用时取决于对病变的探查和分析。

(1)经肝外胆管切开探查取石:基本的步骤是要做一个长而高达肝门的肝外胆管切口,以利于在直视下对各只要肝管开口逐一探查和清除结石,也利于用纤维胆道镜对肝内病变进行观察和处理。这一手术对清除肝门部大胆管结石是有用的,但对并有肝脏和胆管复杂病变的肝胆管结石作用和效果则不尽理想。

(2)经肝实质切开取石术:仅限于远离肝门的右前叶或左肝外叶胆管孤立或集簇的结石。

多需将结石处和局限性扩张胆管一并切除。

（3）肝部分切除术：切除病变肝段以最大限度地清除含有结石、狭窄及扩张胆管的肝脏病灶，是治疗肝胆管结石最有效的手段，是提高肝胆管结石症外科治疗效果最为重要的途径。适应证：凡一叶的多发性肝胆管结石，难于取净者，即可采用肝叶切除术，尤其常用于结石好发的肝左外叶。对于右后叶肝内胆管结石病变的处理，理应亦予以切除，但由于其位置比较特殊，在技术方面有一定难度。尤其是当左外叶与右后叶均存在结石、肝组织萎缩时，左内叶与右前叶往往增生肥大，对安全切除右后叶构成技术挑战。

（4）肝胆管狭窄的处理：外科手术主要在于解除一级或二级胆管分支开口的狭窄，三级以上分支开口的狭窄，已深入肝实质中，往往需行肝部分切除术。肝胆管狭窄的切开整形术可避免术后再狭窄，但只适用于狭窄早期、程度较轻、范围较局限、周围粘连固定较少及炎症已较稳定的病例。否则，再狭窄的机会很大。肝门部胆管狭窄，往往需要充分切开各胆管狭窄段及其两端的胆管，切除瘢痕化的胆管组织，缝合肝胆管瓣形成胆管的后壁，胆管前壁的缺损可用带血运的肝圆韧带瓣、胆囊瓣、胃瓣、空肠瓣或其他自体组织补片修复，有时还需将切开后的各胆管侧壁做成形缝合，取净结石后，再行肝胆管空肠的大口侧-侧吻合术。对于左肝管狭窄、结石并肝左外叶炎症性病灶或萎缩的复杂病例，则应选用肝左外叶切除，而后进行左肝内胆管（断面上）空肠端-侧吻合并肝总管胆总管空肠侧-侧吻合术。左外叶、右前叶或右后叶肝管的狭窄，经扩大取出结石后，相应区域肝实质无明显的纤维化、萎缩或左右肝管均有主要分支开口狭窄，而不适于肝切除手术时，可在取石后于狭窄肝管内置 U 形管支撑，半年至一年后，病变可望得以稳定，必要时可定期在 X 线下对胆管狭窄部位行球囊扩张，可望解除狭窄。

（5）肝胆管空肠内引流的合并应用问题：它是通畅胆肠间胆汁流通的措施。意义在于：①作为肝胆管狭窄切开后修复的措施，可避免切开处胆管因缝合而更狭窄；②有利于感染的引流，避免炎症复发；③有利于残留结石的排除和减少结石的再生。实践证明，治疗效果的好坏，不取决于内引流手术本身，而在于其应用是否合理。应强调以下四点：①内引流术只应在解除梗阻和去除病灶的基础上应用；②任何形式的内引流术，在吻合口以上的胆管内，不应存在梗阻因素。因为内引流术并不能代替外科技术对肝内胆管结石或狭窄的处理。否则，势必加重胆管的炎症和导致严重并发症的发生；③胆总管十二指肠吻合术和 Oddi 括约肌切开术是用以处理胆总管下段病变的手术，不宜用来治疗肝胆管结石或狭窄；④不宜在急诊和尚未弄清楚肝内情况下进行任何方式的内引流术。胆肠吻合技术要求：①吻合口要够大，并且不能因端-侧吻合后肠壁环肌纤维化而缩窄；②黏膜对黏膜的间断缝合；③缝合线的选择非常重要，避免选用不可吸收的丝线缝合，建议选用 PDS、抗菌微乔等可吸收缝线，以避免线头反应或诱发感染，导致吻合口再度狭窄；④对有结石残留或复发可能的病例，可将空肠袢残端顺位埋置于腹壁皮下作为术后取石的通路。

3. 合并门静脉高压症的肝内胆管结石患者手术方案的选择

肝内胆管结石患者因长期反复发作的胆管炎症和机械性梗阻导致继发性胆汁性肝硬化，甚至出现胆源性门静脉高压症。此时外科治疗方式的选择常常十分困难。一方面患者对重大手术的耐受力极差，手术并发症发生率和死亡率较高。另一方面是门静脉高压症时肝门区存在许多扩张的侧支循环血管，手术常因大量的出血而更为艰难。是先解决门静脉高压症还是先处理胆道梗阻？是一次手术同时处理还是分期手术治疗？有时候难以抉择，考验着肝胆外科医生对复杂病例的综合判断与处理能力。一般认为，如果胆管狭窄及肝内病变比较简单、门静脉高压明显而肝脏代偿功能尚好者,可在一期手术同时处理胆道及门静脉高压的问题。如果胆道及肝脏的病变复杂、门静脉高压症明显、肝功能损害严重,则以分期手术为宜。胆管梗阻严重及肝功能损害者,特别是合并感染时,应先行胆管引流,待肝功能改善后择期进行确定性胆道手术。若门静脉高压显著,肝十二指肠韧带曲张血管阻碍胆道手术,则先做门腔静脉分流术,待门静脉高压缓解后择期进行确定性胆道手术。然而不可否认的是,在临床面对此类具体患者时,常让我们陷入两难境地,此时必须进行个体化的分析与处理,必要时应组织诸如介入科、消化内科、内镜中心等进行全面会诊,制定切实可行的治疗方案,再决定具体手术方法。

至于肝内广泛性结石伴终末期肝硬化而肝功能陷入失代偿状态时,肝移植手术是较好的选择,但因供体短缺、排斥反应、治疗费昂贵等问题限制了其在临床的应用。

(丁海涛)

第二十八节　重症急性胆管炎

急性胆管炎(acute cholangitis,AC)是指肝、内外胆管的急性炎症,大多是在胆道梗阻的基础上发生;单纯的胆道感染在没有胆道梗阻的情况下可以不引起急性胆管炎的症状。而当胆道梗阻未能解除、胆道感染未被控制时,急性胆管炎向严重阶段发展,即成为重症急性胆管炎或急性重症胆管炎(acute cholangitis of severe type,ACST)。AC 和 ACST 是胆管感染发生和发展的不同阶段和程度,而 ACST 具有起病急、变化快和病死率高等特点,是胆道良性疾病死亡的主要原因。

一、病因

急性胆管炎或 ACST 绝大多数是继发性的,其基本的发病因素是胆道梗阻和胆道感染。由化脓性胆囊炎等非胆道梗阻性病因所致急性胆管炎少见,为感染的胆汁直接流入胆总管或胆囊炎症波及胆总管所致。绝大多数 ACST 患者的发病过程中均有胆道梗阻和胆汁细菌感染这两个因素且互为因果、相辅相成。近年来随着疾病谱的变化及胆道手术和介入治疗的发展,作为胆道梗阻主要病因的胆管结石病所引发的 ACST 发病率有下降的趋势;而恶性肿瘤、硬化性胆管炎以及各种胆道介入诊疗操作所引发的 ACST 发病率有逐渐增多趋势。尤其是对于全身抵抗力降低的患者,如在老年人、肿瘤晚期患者和免疫功能抑制的患者等,更容易在急性胆管炎发作时进展为 ACST,以致危及生命。

二、临床表现

胆管结石病所引发的急性胆管炎中 ACST 的发生率为 $11\%\sim24\%$。大多数患者均有反复发作的胆道疾病病史,部分患者可有胆道手术史。由于病因和病理生理机制较为复杂,依据胆道梗阻部位和程度的不同、胆道感染严重程度的不同、机体抵抗力的差异以及所伴随基础疾病的不同,ACST 的临床表现也不完全相同。尤其是老年患者,常常缺乏典型的临床表现,从而易导致诊断的延误和治疗的不及时。

1.症状

典型的临床表现为伴有寒战的间歇性发热、右上腹疼痛和黄疸(Charcot 三联征)。腹痛常在发热前数小时发生,表现为右上腹持续性疼痛伴阵发性加重,向右肩部放射,常伴有恶心、呕吐等。若为胆总管结石或胆管蛔虫病,可表现为典型的剧烈胆绞痛;若为肝内胆管梗阻或恶性肿瘤所致胆道梗阻,则可能为右上腹或肝区的持续性胀痛,而胆绞痛不明显。寒战高热较常见,体温一般在 39 ℃以上,甚至达 40 ℃~41 ℃,有时每天也可以有不止一次地寒战和弛张高热。少数危重患者反应低下,体温可低于正常。黄疸因病程的长短和胆道梗阻部位的不同而表现各异,约 20%的患者没有明显的黄疸表现。病程长者,多有较明显的黄疸,来源于胆管的梗阻及肝细胞的急性损害;而病程短者,黄疸可能较轻或暂未出现。一侧肝胆管梗阻所引起的急性梗阻性化脓性肝胆管炎,可能没有黄疸表现或黄疸程度较轻。待病情进一步发展,则出现低血压和神志改变(Reynolds 五联征)。低血压常在腹痛和寒战之后出现。有些病情严重者在发病早期的数小时后即可出现低血压表现。在出现低血压前,患者常有烦躁不安、脉搏增快、呼吸急促,有时血压可一度略升高,随后快速下降。继而出现休克的表现,如脉搏弱而快、少尿、发绀、神志恍惚、烦躁不安加重或表情淡漠、谵妄等,直至昏迷、死亡。

2.体征

一般情况差,急性痛苦病容,呼吸急促,体温常在 39 ℃以上,心率增快,血压下降,表情烦躁不安或淡漠,嗜睡,甚至昏迷。腹部查体主要为剑突下或偏右上腹部有明显的压痛、反跳痛和肌紧张,肝脏可增大并伴有压痛,肝区叩痛等。肝外胆管梗阻时,肝脏多呈一致性增大并有压痛,有时胆囊亦增大。若为一侧肝胆管梗阻,肝脏增大多呈不对称性;当患侧肝脏无萎缩时,表现为患侧肝脏增大伴有压痛和肝区叩痛;若患侧肝脏萎缩,而对侧肝脏代偿性肥大时,则肝区叩痛可不明显。

三、辅助检查

1.实验室检查

除老弱和机体抵抗力很差的患者以外,血常规检查多有白细胞计数明显升高,常大于 $20×10^9/L$,其上升程度多与胆道感染的严重程度相一致;中性粒细胞比例亦明显升高。血小板计数可降低,最低可达$(10~20)×10^9/L$。尿常规检查可见尿胆红素阳性及蛋白和颗粒管型阳性等。肝功能检查可见血清胆红素水平的升高,尤其是结合胆红素水平的升高,以及谷丙转氨酶、谷草转氨酶、γ-谷氨酰转肽酶和碱性磷酸酶等转氨酶水平的升高。C 反应蛋白升高、凝血酶原时间延长、肾功能异常、代谢性酸中毒、水电解质紊乱和低氧血症等也比较常见。部分患者寒战时做血培养多有细菌生长,细菌的种类与胆汁培养的结果相一致;而外周血中内毒素的含量常可超过正常人数十倍(正常值<50 pg/mL)。

2.影像学检查

经常用于急性胆管炎的影像学检查包括腹部 B 超检查、CT、磁共振成像(MRI)/磁共振胆胰管成像(MRCP)、内镜超声(EUS)、ERCP 和 PTC 等。通常影像学检查难以直接确认胆管的急性炎症(除非 ERCP 或 PTC 检查时抽吸胆汁行细菌学等检查),但可以通过发现胆管扩张来证明胆道梗阻的存在,同时也通过发现其他病因学证据(如肿瘤、胆囊结石、寄生虫等)来间接支持急性胆管炎的诊断。

四、诊断

依据典型的腹痛、发热、黄疸以及低血压和精神症状等临床表现,结合既往胆道疾病或胆道手术病史,辅以实验室检查中炎症反应和肝功能指标的异常表现以及影像学检查中胆管扩张和胆道梗阻的征象,多可确诊 ACST。

急性胆管炎的诊断依据如下。

(1)全身炎症反应:①发热(体温>38 ℃)和(或)寒战;②实验室检查:炎症反应指标异常,如白细胞计数<0.4×10⁹/L 或>1.0×10⁹/L,血 C 反应蛋白≥1 mg/dL 及其他炎症改变。

(2)胆汁淤积:①黄疸,TB≥2 mg/dL(34.2 μmol/L);②实验室检查:肝功能指标异常,如 ALP、γ-GTP、AST 或 ALT>正常值上限×1.5(IU)。

(3)影像学检查:①胆管扩张;②病因学证据,如狭窄、结石、胆道内支架等。

诊断标准:符合(1)、(2)、(3)中分别至少有一项指标者可确诊为急性胆管炎;符合(1)中的一项指标+(2)或(3)中的一项指标为疑似急性胆管炎。其他有助于诊断急性胆管炎的指标还包括腹痛(右上腹痛或上腹痛)和胆道病史(如胆结石病史、既往胆道手术或操作病史和留置胆管支架病史)。

更为重要的是这些相关的临床指南中均对急性胆管炎的严重程度做了详细分级,目前对于 ACST 的诊断和治疗策略均可参照其中关于重度急性胆管炎的判定标准加以把握。中华外科学会胆道外科学组 2011 版急性胆道系统感染的诊断和治疗指南中将急性胆管炎按病情的严重程度分为轻、中、重度三级。

(1)重度急性胆管炎为至少合并下列器官/系统功能障碍中的一项:①心血管功能不全:低血压,需要使用多巴胺≥5 μg/(kg·min)维持,或需要使用多巴酚丁胺;②中枢神经功能不全:意识障碍;③呼吸功能不全:PaO₂/FiO₂ 比值<300;④肝功能不全:PT-INR>1.5;⑤肾功能不全:少尿,血肌酐>2.0 mg/dL(176.8 μmol/L);⑥血液系统功能不全:血小板<10×10⁹/L。

(2)中度急性胆管炎为符合下列指标中的两项:①白细胞计数>1.2×10⁹/L 或<0.4×10⁹/L;②高热:体温≥39 ℃;③年龄≥75 岁;④高胆红素血症:总胆红素≥5 mg/dL(85.5 μmol/L);⑤低白蛋白血症:ALB<正常值下限×0.7(g/L)。

(3)轻度急性胆管炎为尚不符合上述中度和重度急性胆管炎判定标准者。

五、治疗

ACST 是急性胆管炎发展的严重阶段,共同的发病基础是胆道梗阻和胆道感染,同时胆管炎又是一个波及全身多个系统器官的炎症反应综合征。所以在早期诊断的基础上,及时有效的胆道引流和解除胆道梗阻的病因、合理有效的抗菌药物治疗以及完善的全身性综合支持治疗,不仅是 ACST 的治疗原则,也同样适用于早期急性胆管炎的治疗。在急性胆管炎患者初始治疗(全身性支持治疗和抗菌药物治疗)的 12 h 内,如果病情不缓解或加重则应该立即采取积极的胆道引流措施,并妥善进行病因学治疗。

如果 ACST 患者内镜下胆道引流和 PTCD 治疗失败,或存在禁忌证时,应及时考虑开腹胆道引流术。由于内镜等非手术治疗技术的不断提高和抗菌药物的更新换代,需要急诊手术胆道减压处理的 ACST 等中重度急性胆管炎患者有减少的趋势。而且,同内镜等非手术治疗方法相比,外科急诊手术治疗也具有创伤较大、并发症较多等不足,死亡率高达 50%,往往不允许详细探查和处理肝胆管和肝脏疾病,需要再次手术解决。但内镜等非手术治疗措施尚不能完全替代外科手术治疗。除了有些胆道梗阻或狭窄的病因仅能由外科手术才能彻底治愈以外,内镜等非手术治疗还存在一定的失败率和不彻底性,而外科手术治疗则成为唯一可供选择的治疗方案。因此,只有更好地把握外科手术治疗的适应证和手术时机的选择,并与内镜等非手术治疗措施相互辅助,才能最大限度地提高 ACST 患者的治愈率、降低病死率。

1.急诊手术

经 3～6 h 短暂的术前全身性支持治疗后,ACST 患者应积极争取在 MODS 出现之前进行手术治疗。手术要力求简单、微创、准确、有效。手术的目的也非常明确,就是以胆道引流、降低胆管内压为主,解除梗阻的病因为辅,即使仍有胆管梗阻或狭窄因素未完全解除,可留待二期治疗,不宜在取石等操作上费时太多。在强调急诊手术治疗的同时,也不应忽视充分的抗休克治疗等全身支持性治疗,匆忙或慌乱的手术只会增加 MODS 的发病率,也是 ACST 死亡的主要原因。急诊手术主要采取剖腹探查、胆总管切开取石、T 形管引流术。如果腹腔粘连或炎症水肿较重,寻找胆道困难,可采用术中超声检查或细针穿刺抽吸胆汁进行定位的方法帮助确认胆道位置。找到胆总管后,应结合术前的检查结果和术中探查情况来进一步明确胆道梗阻的位置和数量。

术中造影费时且可能诱发或加重脓毒症,术中胆道镜和超声检查是更为安全便捷的检查方式。应在梗阻部位以上的胆管内放置 T 形管引流,术后留置 4～6 周,直至造影显示胆管恢复正常为止。对于肝门部和肝内主胆管梗阻为主的患者应争取解除梗阻或通过狭窄段胆管留置 U 形管或于近侧肝胆管穿刺并置管引流。对胆总管下端的结石,如易于取出,也应尽量取出,有利于恢复胆肠内循环。在病情较重及未能详细了解肝内外胆管情况的时候,急诊手术不宜采取胆肠吻合等创伤较大的手术方式。目前腹腔镜手术技术愈发成熟,有报道显示腹腔镜手术治疗常可获得较传统开腹手术更佳的微创治疗效果,但应由技术熟练的有经验的专科医师操作,以免弄巧成拙。

对于一般继发的急性胆囊炎,在胆管炎问题解决后,多可恢复正常,故不应随意切除。当胆囊炎症较重或合并坏疽、穿孔等,可同时切除胆囊。但对病情危重体征不稳定者,选择胆囊造瘘更为恰当。除了因为既往手术腹腔粘连过重、胆管周围组织炎症瘢痕纤维化过重或胆管周围组织中出现异常严重的血管扩张充血等,导致肝外胆道无法寻找或止血困难,并可证实胆囊管尚通畅的等少数情况,不宜单独行胆囊造瘘术治疗。

2.择期手术

急性炎症期消退或脏器功能好转后,可计划择期手术以彻底解除胆道梗阻的病因或建立较长久的胆汁流出通道。胆总管切开取石、T 形管引流术仍是最常用的手术方法。其他术式尚包括胆管空肠 Roux-en-Y 吻合、胆总管十二指肠侧-侧吻合、间置空肠胆管十二指肠吻合及肝叶切除术。

肝叶切除术仅限于合并肝内胆管结石的肝内胆管炎患者。在急性期应以抗菌药物治疗和 PTCD 等非手术治疗为主,控制炎症和通畅引流。当反复胆道感染和局限性胆管狭窄导致肝叶局限性萎缩及纤维化时,应在急性胆道感染完全控制后方可施行病变肝叶切除术,以彻底解除病因。

3.并发症的处理

(1)肝脓肿:小的多发性肝脓肿经充分的胆道引流和抗菌药物治疗可缓解。对于较大的肝脓肿,经皮肝穿刺置管引流是首选的治疗方法,同时将引流的脓液做细菌培养。对于其他部位的脓肿也可采用介入穿刺置管引流的方法进行治疗。穿刺引流失败而脓肿病灶对肝组织的破坏逐渐加重时,应考虑采取手术的方式进行切开外引流。

（2）胆道出血：胆道出血与胆道感染密切相关，在胆道梗阻和炎症得到控制后，多可自行停止；如出血量较大，可采用肝动脉结扎或介入栓塞的方式进行治疗。

（丁海涛）

第二十九节 胆道大出血

凡由于外伤、炎症、肿瘤或动脉瘤造成肝内或肝外动脉、静脉与胆管或胆囊相通，引起上消化道出血均称为胆道出血。国外所见的胆道出血多继发于肝外伤，而在国内以胆道感染所引起的胆道出血较为常见，近年来医源性损伤所致的胆道出血有所增加。

一、病因与分类

胆道出血由于出血部位不同分为肝内与肝外两型。病因大致可分为以下 5 种：①胆道感染：主要并发于胆道结石、梗阻或继发于胆道蛔虫病；②外伤：多见于因车祸、坠落、打斗等非穿透性外伤所致的中央性肝破裂；③血管性病变：多见于肝动脉瘤或假性动脉瘤；④肿瘤：常见有肝癌、胆管癌或胆囊癌；⑤医源性损伤：肝穿刺活检、经皮肝穿刺胆管造影术（PTC）或引流术（PTCD）、PTCD 加内支架置入术、肝脏手术及胆管镜手术等均可损伤肝内血管及胆管，从而引起胆道出血。

二、临床表现

患者常出现疼痛、出血、黄疸即所谓胆道出血三联征。患者表现为右上腹阵发性绞痛，同时伴有呕血或便血，皮肤及巩膜出现黄疸，感染性胆道出血时常有高热和寒战。胆道出血虽然也表现为上消化道出血，但有不同的特点：①出血常表现与右上腹疼痛有密切关系，呕血或便血以前往往右上腹疼痛加重，而当呕血或便血以后右上腹疼痛常明显减轻；②出血有周期性。PTC 或 PTCD 所致的胆道出血可无右上腹疼痛，用过 T 形管或其他胆道减压措施的胆道出血可以不出现黄疸。

体格检查时患者常有发热，巩膜黄染，腹部检查剑突下及右上腹有肌紧张及压痛与反跳痛，部分病例可以触到肿大的肝脏及胆囊。实验室检查，红细胞及血红蛋白减少，白细胞增多，血清胆红素增高，碱性磷酸酶及谷丙转氨酶均增高。

三、诊断及鉴别诊断

对于上消化道出血的患者，既往无溃疡病或肝硬化门静脉高压症，但近期或以前有过肝胆疾患或右上腹外伤，肝胆手术病史，此次临床上出现了典型的胆道出血三联征，则胆道出血的诊断基本可以确立。有时所以误诊主要因询问病史不细，或对胆道出血的特点体会不深，因而没有对其临床表现进行全面的分析。另外胆道出血需要与胰管出血鉴别，一般胰管出血的患者有胰腺炎病史，表现为间断性上腹部绞痛，可伴背部放射痛，之后伴便血、黑便或呕血，出血量多者可伴失血性休克，部分患者可伴黄疸、呕吐、体重减轻。疼痛系血液进入胰管产生胰管内高压和凝血块形成堵塞胰管所致。血管造影可发现正在出血的动脉，ERCP 可发现扩张胰管中的凝血块，并确认胰腺形态及胰管出血病变部位。胰管镜检查则应用较少，可显示胰管出血,帮助证实出血部位。

1.超声检查

超声检查对胆道出血的诊断具有很大价值。胆囊和胆道内积血表现为腔内回声增强,后方无声影,肝内胆管扩张。同时可检出胆石、炎症、脓肿、肿瘤、肝内血肿等原发病。

2.X线检查

选择性肝动脉造影是本病目前最有价值的诊断方法,成功率高,对胆道出血的定位、定性诊断能提供可靠的依据。造影还可显示肝内出血部位血管的病理影像,据此可对原发病灶做出定性诊断,并可经导管进行灌注或栓塞止血。

3.CT检查

CT扫描能发现胆道出血的某些间接征象,如果为新鲜出血,则CT平扫表现为肝内外胆管或胆囊内密度增高,出血量大时可使胆道铸型。由于血液进入胆道后与胆汁混合,故CT值一般不超过8 Hu,根据CT值不难与胆系阳性结石相鉴别,但与阴性结石区别仍有困难。此外,CT扫描对发现胆道出血的原发病灶,如肝脓肿、肝肿瘤以及肝外伤等有价值。

4.MRI检查

MRI急性期胆道出血呈等T_1、短T_2异常信号,亚急性期呈短T_1、长T_2信号混杂信号影。同时可显示肝内脓肿或肿瘤。磁共振胰胆管造影(MRCP)可清楚显示胆道梗阻的部位、形态、长度及程度。

5.选择性动脉造影

选择性动脉造影是胆道活动性出血最有价值的诊断和定位方法,具有快捷、安全、准确等优点。当出血量达到$1.5\sim2.0$ mL/min时即可迅速明确出血部位。对已有T形管引流的患者,为进一步明确诊断及查明出血部位,可经T形管逆行性胆道造影,往往有阳性所见。急性出血期血块由病灶堆积到正常胆管,可使显影有假象,因此有人主张最好在间歇期造影,造影前冲洗T形管将血块清除。

四、治疗

胆道出血往往出血量大,病情危急,病死率高,治疗比较困难,治疗方法的选择与评价,存在的分歧也比较大。

(一)非手术治疗

由于感染性肝内胆道大出血有相当一部分病例有自行停止的倾向,因此均可首先试行非手术治疗,边治疗边为手术创造条件与做好术前准备,如非手术治疗无效,则随时改为手术治疗。

1.非手术治疗方法

非手术治疗包括输血、补液,进行营养支持疗法,应用足量广谱抗生素控制肝内胆道感染,选用各种止血剂进行止血,如患者已经过手术并置有T形管,亦可从T形管注入去甲肾上腺素等止血药。此外还应进行疏肝利胆清热凉血止血的中医中药治疗。对于一些病情较轻,出血量不大的胆道出血患者,通过非手术治疗,出血多半可以自行停止,但对出血量大,肝内感染严重的病例,非手术治疗效果不够满意,还需手术治疗。

2.非手术治疗的适应证

(1)初次出血且出血量不大,或虽多次出血,但出血量逐渐减少,出血间隔时间趋于延长,而且每次出血容易停止。

(2)无寒战、高热、黄疸或中毒性休克等严重胆道感染表现。

(3)患者周身状态差,不能耐受手术治疗。

(二)经导管动脉栓塞术(transcatheter arterialembolization,TAE)

通过非手术的方式,明确病因,有效阻塞造成出血的血管分支而达到止血的目的,越来越引起人们的关注,血管造影和介入栓塞治疗为胆道出血的临床诊治提供了有效的手段。目前认为尽可能早地采用选择性肝动脉栓塞术治疗胆道出血,可获得较好的临床效果,特别是能有效地挽救那些不能耐受再次手术患者的生命。同时介入还可以稳定病情,作为术前的一种姑息治疗手段。

(三)手术治疗

对于经过保守治疗和介入治疗后仍持续出血的患者,开腹手术治疗目前仍是最后的选择。

1.手术时机

急诊手术虽然术中寻找出血灶比择期手术容易,但手术危险性较大,因此对所有病例均应首先试行非手术治疗以及介入治疗,争取非手术治疗成功或进行择期手术,改善患者周身状态,同时抓紧进行必要的术前检查和准备工作,为手术创造条件,以备一旦非手术治疗无效,随时可以手术治疗。

2.术中出血灶的探查方法

(1)肝脏的视诊与触诊:感染性肝内胆道大出血的肝脏常呈灰白色或白红相间,周围有粘连,肝表面可触及散在大小不等的炎性硬结,或有波动的血肿样改变,触摸时偶尔可诱发胆道大出血。

(2)高位切开胆总管直达左右肝管汇合处,清除其中的积血和血块,用干纱条分别塞住一侧肝管,以判明出血来自哪一侧。如当时出血已停止,可用导尿管或硅胶管分别插入两侧肝管,以无菌等渗盐水反复冲洗或用器械清除肝管内的凝血块诱发出血,以查清出血的来源。

(3)有条件的,术中做胆道造影,或肝动脉造影,对出血灶的定位将更有意义。术中探查切忌穿刺胆囊有血即误认为出血性胆囊炎造成的胆囊出血,不切开胆总管进行肝内外胆道的全面探查,即盲目切除了胆囊,草率结束了手术,以致术后仍然出血不止,造成诊断不清,治疗迷失方向,类似的错误,并不罕见。

3.手术方式的选择

(1)胆总管探查引流:肝内胆道大出血术中探查时,必需切开胆总管以判定肝内出血的来源和去除胆道蛔虫或胆结石等原发病,术后引流可以减轻胆道及肝内感染,还可通过 T 形管进行胆道造影,进一步查明出血灶。

(2)肝动脉结扎术

1)肝动脉结扎术的适应证:①术中阻断肝固有动脉或其一侧分支,出血立即停止,或肝动脉细微震颤消失,判定出血来自肝动脉;②出血来自哪一侧判定不清或两侧同时出血;③术中出血已经停止,未能查到出血灶;④肝癌、胆管癌引起的出血,而病灶已无法切除。

2)肝动脉结扎的方法及选择:①肝总动脉结扎,虽可避免缺血造成的肝细胞的坏死,但止血效果差,术后常仍有断续的出血;②肝固有动脉结扎:虽可引起肝缺血严重,肝细胞坏死,但止血效果确切;③肝固有动脉分支结扎:在术中已查明出血来自肝内哪一侧的前提下,单独进行肝固有动脉的分支结扎效果最好,既止血彻底又不致造成全肝缺血和广泛的肝细胞坏死。

(3)肝叶或半肝切除术：肝叶或半肝切除术的适应证：①病灶限于肝脏一侧或一叶；②出血来自一侧肝内，虽然出血灶的性质和具体部位尚不明确，肝切除对肝内胆道大出血的疗效是肯定的，不仅止血彻底又能同时清除病灶，但是由于手术创伤大，危险性大，许多危重患者难以耐受，要求的技术条件较高，尤其不少病例出血灶判定不清或出血来自两侧，因而其应用实际上受到许多因素的限制。

（李宗富）

第三十节　继发性急性腹膜炎

继发性急性腹膜炎是指由各种腹内病变或外伤所继发的腹膜急性炎症，为外科临床上最为常见的一种腹膜炎。由于该症的病因极多，该症也是急性腹痛症（急腹症）中最主要的病症。

一、病因

(1)腹腔内空腔脏器穿孔或破裂、实质性脏器破裂所致急性腹膜炎，是常见的病因，约占所有病因中的 2/3。

穿孔或破裂的原因可为脏器疾病或外伤，较常见的如阑尾炎穿孔、胃或十二指肠溃疡穿孔、胃肠道炎症或肿瘤穿孔、胆囊穿孔、肝脓肿或肝癌破裂、损伤性肝脾破裂或结肠破裂、胰腺假性囊肿破裂、盆腔性生殖器官破裂、腹主动脉瘤破裂等。

(2)腹内脏器炎症扩散导致的急性腹膜炎，如胰腺炎、胆管炎、坏死性肠炎、女性生殖器官炎症等。

(3)血管疾患导致的急性腹膜炎，如肠系膜动脉栓塞或动脉闭塞症，由于肠壁缺血，甚至坏死后失去正常屏障作用，肠道内细菌发生移位导致急性腹膜炎；肠系膜静脉血栓形成后也可因肠道血液循环障碍出现腹膜炎表现。

(4)肠梗阻后肠壁水肿、缺血性坏死，黏膜屏障功能障碍，导致大量肠道细菌移位，出现透壁性感染，甚至出现中毒性休克，尤其是闭袢性肠梗阻、绞窄性肠梗阻。

(5)医源性如各种腹部诊断性穿刺后渗漏、内镜检查损伤、手术后吻合口瘘、手术污染、异物残留、人工流产损伤子宫甚至肠管等。

二、分类

继发性急性腹膜炎可从不同角度进行分类，最常应用的有以下两种分类法。

(一)按腹膜炎累及的范围分类

1.弥漫性腹膜炎

弥漫性腹膜炎指炎症累及绝大部分或全部腹膜腔，这是比较严重的腹膜炎，若不能及时而正确地进行处理，病死率会很高。

2.局限性腹膜炎

局限性腹膜炎指炎症被腹内脏器或网膜所包裹而局限于腹腔内某一局部。如经过及时正确的处理，可较快好转。反之，病变可扩大，而转变为弥漫性腹膜炎。

(二)按病因性质分类

1. 细菌性(或化脓性)腹膜炎

因细菌感染引起的腹膜炎,多为革兰阴性杆菌,厌氧性杆菌等所致。

2. 化学性腹膜炎

化学性腹膜炎指由于胃液、胰液、胆汁、血液、尿液等逸入腹腔引起强烈化学性刺激的腹膜炎。后期多合并感染而转变为化脓性腹膜炎。

三、临床表现与诊断

(一)症状

腹膜炎最突出的临床症状为腹痛,多为突然发病,偶尔也可较缓慢,通常为持续,烧灼性,并因身体活动而加重。在炎症最明显处疼痛最重。当疼痛范围缩小,程度减轻,则提示炎症限局,反之则表示炎症扩散。其他常见症状尚有恶心、呕吐、食欲缺乏、口渴及自觉发热等,发病后多有尿少及便秘。

不同病因所致之腹膜炎尚可表现不同发病的特点。例如,胃十二指肠溃疡穿孔者多先有剑突下或右上腹突然发作剧痛,伴大汗淋漓,然后腹痛向右侧腹乃至全腹蔓延。急性阑尾炎穿孔可先有上腹或脐部疼痛,以后转移至右下腹,但腹痛多自右下腹向全腹扩展。肠绞窄引起的腹膜炎多先有阵发绞痛,其后出现持续性疼痛伴阵发性加重。

(二)体征

在早期体温可不升高,炎症明显后体温可高达 38 ℃及以上。体健者体温反应更明显,年老体弱者仅有中度发热或无发热表现。心动过速及脉搏减弱多为血容量过少及剧痛所致。早期患者血压尚可维持,后期血压多下降。呼吸多呈快或浅,快的原因是组织需氧增加以及代谢性酸中毒所致,发热时尤甚。

腹膜炎时腹式呼吸常减弱或消失。腹部压痛和反跳痛:弥漫性腹膜炎时全腹可出现压痛和反跳痛,但往往在原发病灶处最明显,如溃疡病穿孔时压痛最明显处多为右上腹,阑性穿孔压痛最突出处为右下腹;与压痛相比,叩击痛常更准确。腹部肌紧张:腹膜炎时腹肌由早期的肌抵抗发展为肌紧张,这是由于壁腹膜受累出现反射性腹肌痉挛所致。在弥漫性腹膜炎,尤其是化学性刺激,如溃疡病穿孔者可出现板状腹肌紧张。由于肠麻痹及肠内积气,腹部叩诊多呈鼓音,在空腔器官穿孔时可有气腹征,肺肝界叩不清或完全消失。早期腹膜炎时,可听到肠鸣音,随着炎症加重、扩散后肠鸣音多出现减弱或消失。直肠或阴道(在妇女)指诊时有触痛或出现盆腔压痛性肿物说明盆腔腹膜受累。

(三)实验室检查

急性腹膜炎时,血常规检查白细胞多升高并有核左移现象,后期感染严重时,白细胞可明显增高,甚至可出现类白血病血象;早期多伴有血液浓缩表现,如血细胞比容升高,如果腹膜炎或感染长时间没有得到控制,可出现消耗性贫血。血生化检查变异较大,常可出现低蛋白血症、代谢性酸中毒。在后期可有血尿素氮增高等改变。血电解质紊乱程度则随病情轻重程度而变化不一,早期或轻症患者多变化不大。

(四)影像学检查

腹部超声可提示腹腔有无积液和积液量、有无脓肿形成及部位,还可在超声定位和引导下腹腔穿刺;超声在腹膜炎的病因诊断方面也具有重要价值,尤其是在胆石症、胆道蛔虫等的诊断。腹部透视或腹部 X 线片,表现肠麻痹征象如小肠膨胀及由于肠壁水肿显示的肠管间距加宽。若有空腔器官穿孔时,则可出现膈下游离气体征象。腹部 CT 扫描是另一项重要的影像学检查,它可现实腹膜炎征象如腹膜增厚、大网膜和肠系膜炎性改变等,还能直接显示原发病灶、脓肿形成和部位,增强 CT 扫描对胰腺炎时胰腺坏死程度、肠系膜血管病变等的确定具有重要意义。

(五)腹腔穿刺

腹腔穿刺有助于腹膜炎的诊断,通过观察腹腔穿刺液的性状有时可判断腹膜炎的原因。例如腹腔液中若含有胆汁样液则可因胆囊穿孔或十二指肠溃疡穿孔所致。若为粪样则多为下段小肠或盲肠穿孔所致。如果在闭合性腹部外伤后腹腔穿刺吸出不凝的血液,则说明有腹内实质器官,如脾、肝的损伤。如果吸出肠内容,则表示有肠管破裂。在骨盆骨折时也会穿刺吸出不凝血,但无腹内脏器损伤,这是由于下腹及盆腔腹膜外出血穿过腹膜而致。在腹胀严重且腹腔液体较少时腹腔穿刺应慎重或选择在超声引导下穿刺。在没有内脏损伤时是不宜施行手术的。因此,诊断时应加以注意。

四、治疗

继发性腹膜炎的治疗在多数情况以手术为主,但在某些情况炎症较局限的也可采用非手术方法治疗。同时非手术疗法也可作为手术前的准备而进行。

(一)非手术治疗

当急性腹膜炎患者入院后只要不是有大血管破裂或严重的内脏破裂继续出血,都应一面进行诊断,一面进行治疗,而早期的处理应针对全身状况的复苏。

1.监测、胃肠减压及留置尿管

根据入院时患者的状态,可决定采取何种监测手段。对早期者或中毒症状较轻者可定时测定血压、脉率、体温等。重症合并休克者尚应进行中心静脉压测定、血气分析等。要留置尿管测定每小时尿量。弥漫性腹膜炎者应常规禁食并留置胃管行胃肠减压,排空胃及防止呕吐,减少麻痹肠管中气体的潴留,避免因腹胀引起的不适和呼吸限制。

此外,根据血尿生化检查结果了解代谢情况,随时调整治疗措施。

2.液体疗法

液体补充在急性腹膜炎的治疗上十分重要。初期治疗时需要快速给予大量液体以使血容量及尿量得以恢复及维持。重症者应通过中心静脉压(CVP)测定指导输液量。

3.抗生素治疗

一旦患者诊断或疑为腹腔内感染,应开始抗感染治疗。

4.给氧及呼吸支持

感染时代谢旺盛,耗氧量增加,同时腹膜炎时常合并肺换气功能障碍及轻度缺氧,这种情况必须在手术前就应加以注意,一般可通过鼻导管给氧 5 L/min。要注意患者的潮气量及呼吸功能,疑有异常情况,则应测定换气量及动脉血气分析。当患者动脉血氧分压(PO_2)降至93 kPa(70 mmHg)以下时,则应开始用 40% 氧浓度的气体进行换气支持。若 PO_2 降至8.0 kPa(60 mmHg)以下或患者发生其更为严重的呼吸窘迫,则应采用呼吸机进行呼气终末正压呼吸(PEEP),设法使氧-血红蛋白离解曲线保持正常,甚至右移,因为红细胞有机磷酸盐常在脓毒症时减少。

5.感染性休克的处理

腹膜炎时由于体液丧失可导致休克,但在较晚期发生的休克多因感染等原因所致。因此,除及时补充血容量及手术去除病灶、通畅引流外,尚应应用血管活性药物、类固醇激素等治疗。

(二)手术治疗

手术治疗是最重要的治疗手段。然而在什么时机、进行何种手术,则应随具体病情而定。

1.手术的目的

主要是:①终止污染的继续;②对腹腔污染处进行清创;③对已经发生感染的腹腔进行引流;④消除引起腹膜炎的病因,包括切除炎灶、坏死的器官、止血等。

2.手术的适应证

当身体自然的防御功能不能控制继续发生污染时就应考虑手术治疗。在继发性急性腹膜炎时优先考虑手术治疗的情况有:①空腔器官穿孔或破裂不能自然闭合者;②实质或空腔器官损伤合并继续大出血者;③病灶主要为某些器官发生坏疽的情况;④弥漫性腹膜炎无局限趋势者;⑤炎症局限后又继续扩大者。

3.手术时机

凡适应手术的患者应尽可能早地施行手术。最好是在还未出现明显全身状态恶化之前(如休克,明显感染等)施行手术。对早期病例手术过于拖延或对晚期病例手术过急施行,都可能造成不良后果。

4.术前准备

一般来说,术前准备也即采用非手术治疗措施,但应根据患者的具体情况及需要进行。例如,在早期急性阑尾炎穿孔或溃疡穿孔引起之腹膜炎一般仅需一些基本的准备即可进行手术,不需要常规做中心静脉压测定。在术前可给予镇痛剂或阿托品(全身麻醉时)。有高热者宜采取降温措施使体温下降。如果术前存在有感染性休克,则应按休克进行必要的治疗。即使手术对消除致休克病因十分必要,也要进行适当的抗休克处理,否则患者可能在手术中导致不可回逆的休克,甚至突然发生心搏骤停等严重后果。

5.手术技术及手术操作

(1)切口:手术切口应根据术前对腹膜炎病因的了解而定,例如由胃十二指肠溃疡穿孔所致者,手术多采取右上腹直肌切口或正中切口。胆囊穿孔手术多取右上腹经腹直肌切口。阑尾穿孔则多用右下腹经腹直肌切口。肠穿孔或肠梗阻引起者多采用中腹部正中切口或正中旁切口。有人主张对2岁以内婴幼儿最好采用中腹横切口。有时,溃疡病穿孔误为急性阑尾炎穿孔而施行了右下腹切口,此时应自上腹正中线施行另一切口来手术,不要将原切口向上延长而勉强手术,否则增加腹壁创伤,易引起感染,而且暴露不好,极不方便。为此,对腹膜炎病例施行手术时,消毒范围宜扩大些为好。

(2)腹腔探查:术中的探查主要根据病情以及外科医生对其了解的程度而定。一般原则是最好不要破坏那些纤维素性粘连包裹的病灶,以免感染的扩散。例如,阑尾炎穿孔局限性腹膜炎时,只需在局部切除阑尾而不要破坏纤维素与肠袢形成的屏障。但对弥漫性腹膜炎病例,探查要涉及全腹,因而对形成之纤维素性屏障应打开,以便彻底清除所有的脓性物,寻找病灶,特别是在腹部闭合性外伤时更应详细探查腹内各种器官以免遗漏某个(些)破裂或穿孔处。对由炎性肠病引起之肠穿孔者,常常会有多处穿孔,探查时不要遗漏。尤应注意腹腔液的性状、颜色、气味等,以协助判断病灶位置及感染性质。

（3）炎性病灶处理：可采取多种方法，如切除、修补、外置、引流、清创、灌洗、减压等。

1）切除术：这是直接处理炎性病灶的方法，如阑尾切除、胆囊切除，憩室切除以及肠、胃的部分切除等。在外伤严重损伤某些实质或空腔器官时，也可行部分器官切除，如肝破裂时的部分肝切除，脾破裂时的脾切除或部分切除以及胃、肠的部分切除等。然而，在确定是否切除某一器官时需要认真考虑该器官切除的可能性、必要性以及是否会增加病死率等。

2）修补术：主要适用于某些病变引起器官穿孔，而患者全身状况又不适合于采取较大术式者。常用的如胃十二指肠溃疡穿孔修补术、小肠穿孔修补、外伤性器官破裂的修补术（如胃、肠修补、肝破裂修补等）。近年来有人倡导对小儿及青少年脾破裂做修补术以保留脾脏的免疫功能。

3）外置术：对发生于肠管（小肠或结肠）的肠绞窄，因患者全身状况极差而不宜做切除术，应将病变外置于腹腔外，以避免肠内容或毒物进入腹腔。有时由于结肠的外伤性破裂事先未能施行肠道准备，切除或修补常无把握，也可行肠外置术。

4）腹内清创：手术中所有腹腔内脓性渗液，纤维蛋白性假膜及其他渗液（如血液、胆汁等）；均应在原发病灶彻底控制后完全清除。这种清创应包括某些较隐蔽的间隙，如膈下、盆腔以及肠间等处。

5）肠腔减压：肠腔减压在腹膜炎时应用的目的如下。①腹膜炎引起麻痹导致肠腔积液积气及肠膨胀，进一步引起肠循环障碍及呼吸受限。肠腔减压吸出积气与液体，可改善肠管循环，减轻腹胀及膈运动的不良影响。②在有肠绞窄的腹膜炎时，吸出有毒的肠内容将对全身状况有利；③肠腔减压有利于肠蠕动的恢复。④肠腔减压有利于修补肠管的愈合，防止发生瘘或裂开。肠腔减压的方法：术前主要是通过鼻，将胃管（levin管）插入胃内进行吸引，可吸出胃液、部分肠液以及吞咽的空气。术中的肠腔减压则包括：①通过胃造口将导管插入十二指肠或胃进行吸引，可用在十二指肠破裂修补术后的肠减压。可免除鼻腔插管的痛苦或不适，尤其是需要较长期肠减压者。②没有绞窄的肠道有明显扩张时，可将肠内容顺肠管挤向结肠并经肛门排出。③术中经肠破裂口或肠切口插入多孔双套管吸引管进行负压吸引，在十二指肠破裂修补术后也可经空肠上段切口逆行插一导管至十二指肠内进行减压。④个别情况可采用长Baker管（此管不硬，不致压迫导致肠管坏死，具有弹性不易弯折）插入小肠全长起着减压与小肠支架作用，适用于合并肠梗阻的腹内感染。

6）灌洗：在病灶得到控制，就需考虑是否要进行加或不加抗生素的腹腔灌洗问题。对此措施虽尚有争论，但目前总的看法是：当感染是限局性者，则不宜做灌洗，以防感染扩散。若为弥漫性腹膜炎，则不存在感染扩散问题，因而可做腹膜灌洗。也有一些人主张术中于腹内置管（采用单一导管进液及出液或进液及排液管分置），在手术后继续进行灌洗。如采用抗生素液灌洗时可能会有部分抗生素被吸收，所用剂量应适当考虑，以免药物中毒反应。也有人认为手术后的灌洗多不能奏效，因为肠管间的愈着仅在术后几小时内即可形成，致使灌洗不能达到目的。

7）引流：早期弥漫性腹膜炎时不适于做引流，如较早期的溃疡穿孔、脾破裂、阑尾穿孔等。因为腹腔的任何引流都不会很充分，经12~24 h腹膜对异物（引流管）的反应常使其被包裹不能发挥引流作用，而只能起到引流该引流道本身的作用。但在一些情况下仍需使用腹腔引流：①在化脓性腹膜炎时，即使无脓肿形成，将引流管放在炎性病灶附近并经皮肤切口引出可避免局部积液，也可防止切口脓肿；②当腹腔内已形成脓肿，置管引流是一有效的治疗；③在某些化学性腹膜炎时如溃疡病穿孔等,在穿孔修补或胃切除后十二指肠残端闭合不满意,可在局部置放引流以防止局部积液感染导致修补或闭合处裂开,或防止万一发生胃肠漏时胃肠内容可引流至体外;④为施行术后腹腔灌洗置入导管排液。此外,尚有一些置入器官的引流管,如胃造口导管引流,胆囊或胆总管置管引流,十二指肠残端(胃切除术时)内置导管引流,膀胱破裂时置导管引流等。结肠内置管引流多无效,遇到必须行结肠引流的情况,宜施行结肠造口术。

(4)切口闭合:继发性急性腹膜炎手术由于创口污染,切口感染的可能性往往较大。一般来说,上消化道穿孔(胃十二指肠)、胆囊穿孔、肝、脾破裂等手术后多可一期缝合切口。但由小肠破裂、肠梗阻、结肠的破裂、阑尾穿孔等所致的腹膜炎,切口感染的可能性较大。因此,应在手术中较好地保护切口组织,尽可能避免或减少污染。其次是在缝合腹膜后(多可用铬肠线缝合之),进行充分的切口冲洗,并用聚丙烯或尼龙线缝合筋膜或腹直肌鞘,皮下缝合时勿留无效腔,同时需擦净切口内冲洗液及血液,勿使其积存于皮下;对于肥胖患者或切口污染较重、考虑到切口感染风险较大者,可于皮下放置引流。对于腹壁张力大者或年老体弱者、合并慢阻肺疾病等术后有较大切口裂开风险患者,需用减张缝合线或双 7 号丝线做减张缝合。

如已缝合的皮肤及皮下组织发生感染,则应除去缝线,清除脓液,敞开切口。对此情况应注意尽量消除腹胀,减少胸部并发症,以防止发生切口裂开及内脏脱出。

(李宗富)

第三十一节　急性阑尾炎

阑尾属腹膜内位器官,由阑尾系膜附着于回肠系膜下面,其根部位于盲肠内后方的三条结肠带汇集处。阑尾腔与盲肠腔交界处有一半月形黏膜皱襞,称为 Gerlach 瓣,有阻挡异物进入阑尾腔内的作用。阑尾腔随年龄增长而变化,婴幼儿期开口较大,整个管腔呈漏斗状,异物不易在内存留,故此期发病率偏低。青少年期阑尾变得均匀,直径一般为 0.3~0.4 cm,为阑尾炎发病率最高年龄组。中年以后,阑尾腔变得很窄,有人出现分段闭锁或完全闭锁。到了老年,阑尾逐渐萎缩,甚至完全退化。故中、老年阑尾炎发病率很低。阑尾的血运由肠系膜上动脉所属回结肠动脉分支-阑尾动脉供给。因其是终末动脉,若其血运发生障碍,阑尾壁即可发生坏死。伴行静脉通过肠系膜上静脉汇入门静脉,当阑尾有化脓性炎症时,常可并发化脓性门静脉炎,甚至入肝引起肝脓肿。

阑尾在儿童及青年时期,具有发达的淋巴组织,能转输具有免疫活性的淋巴细胞,是与抗体免疫有一定关系的器官。但到中年以后,此功能已为全身淋巴结和脾脏所取代,手术切除对人体多无任何影响。

一、病因

1.阑尾腔内异物

在某种刺激作用下使阑尾开口处的黏膜皱襞失去功能,或在肠腔内压力突然增高(如肠梗阻等)时,肠石等异物常可落入阑尾腔内。落入的异物若嵌顿在阑尾腔内狭窄部位或刺激阑尾壁使之发生痉挛,则导致阑尾腔内压力增高,而发生血运障碍,使黏膜受损,随之发生感染。

2.血管痉挛

胃肠道功能障碍时(如便秘、腹泻等),阑尾肌肉、血管可能随之发生反射性痉挛而使血运障碍,导致阑尾黏膜受损,引起感染。

3.血行感染

阑尾黏膜下丰富的淋巴组织常可消灭血液循环中的细菌,当细菌量达到不能被杀灭的程度时,便可以引阑尾急性感染。

二、临床表现

1.症状

(1)腹痛:70%～80%的患者先有上腹痛或脐周痛,数小时后转移到右下腹痛,表现为典型的所谓转移性右下腹痛。但也有部分病例一开始即表现为右下腹痛者。患者不敢直腰,在走动时常引起右下腹疼痛。

(2)消化道症状:多数患者伴食欲低下、恶心呕吐、便秘或腹泻。

(3)全身症状:患者周身不适、乏力、发热,很少有寒战。盆位阑尾炎时,由于炎症刺激直肠周围,出现腹泻或里急后重症状;炎症刺激输尿管时,亦可出现尿频尿急症状。如果并发化脓性门静脉炎,则患者可有高热、寒战,巩膜轻度黄染,肝区出现疼痛及叩痛与压痛。

2.体征

腹部检查时,右下腹有限局固定的压痛点。由于阑尾位置的不同,压痛点位置亦随之变化。随着阑尾炎症的程度不同,右下腹尚可有不同程度的肌紧张及反跳痛与叩痛等腹膜炎症刺激体征。此外,对急性阑尾炎还可进行下列各项特殊物理检查。

(1)结肠充气试验(Rovsing 试验):以双手按压左侧结肠,将肠腔内气体推向右侧结肠,如引起右下腹疼痛为试验阳性。

(2)Soveci 试验:患者左侧卧位,压迫右半结肠肝曲,令患者咳嗽或行深呼吸,若阑尾区疼痛加剧为试验阳性。

(3)腰大肌试验:患者左侧卧位,医生将患者右侧下肢向后面过伸,引起右下腹疼痛者为试验阳性。提示阑尾位置较深,常为盲肠后位,由于阑尾的炎症刺激了腰大肌所致。

(4)闭孔肌试验:患者仰卧位,右下肢前屈 90°同时内旋,如引起右下腹疼痛者为试验阳性,提示阑尾位置较低,靠近闭孔内肌。

(5)Beck 试验:患者仰卧位,医生轻轻触扣右下腹,遇有肌抵抗时进行深压迫,若疼痛突然加剧则为试验阳性。此法适用于老年与肥胖腹肌紧张不明显的患者。

(6)Rosenstein 试验:患者左侧卧位时如压迫阑尾压痛点则较仰卧时疼痛明显,判定为试验阳性。反之,若左侧卧位时疼痛反而减轻,则应考虑为移动性盲肠症。

(7)直肠指诊:盆位阑尾炎时,直肠指诊于右侧上前方有明显的压痛。

三、实验室检查

白细胞总数升高,核左移,但总数不高而分数(中性粒细胞)如果高,亦有诊断意义。尿常规检查一般无改变,但如盆位或盲肠后位阑尾炎刺激输尿管时,镜下亦可出现少量红细胞及白细胞。

四、诊断与鉴别诊断

根据有转移性右下腹痛和右下腹有限局固定压痛点,一般不难做出急性阑尾炎的正确诊断,但如果症状不典型时,则极易与其他腹部急症相混淆,因而必须加以注意进行鉴别。

该病需与十二指肠溃疡穿孔、肠蛔虫病、胆道蛔虫病、胆囊炎、胆石症、右侧输尿管结石、异位妊娠破裂、黄体破裂、急性化脓性输卵管炎、卵巢囊肿蒂扭转、急性肠梗阻、克罗恩病、急性坏死性肠炎等加以鉴别。

五、治疗

1.手术治疗适应证

阑尾炎诊断一旦确立,应积极考虑手术治疗。手术治疗适用于:①急性单纯性阑尾炎;②急性化脓性或坏疽性阑尾炎;③急性阑尾炎穿孔伴发全腹膜炎;④有炎症扩散趋向的阑尾周围脓肿;⑤反复发作的阑尾炎。非手术治疗仅适用于:①单纯性阑尾炎,炎症较轻,患者不同意手术;②阑尾周围炎症性包块、炎症已限局;③有严重的周身性疾病,患者不能耐受手术。

2.手术方法——阑尾切除术

(1)麻醉:以硬膜外麻醉较为理想,镇痛完善,肌肉松弛。少数情况下可采用局部麻醉或全麻。

(2)切口选择:一般采用右下腹斜形切口(McBurney 切口),如诊断不清,术中有可能需要探查时,可改用右侧经腹直肌切口。

(3)术中操作要点:寻找阑尾时应当先用大纱布垫包好,然后用腹腔拉钩将小肠拉向内侧,以便充分暴露盲肠。一般沿盲肠结肠带来寻找阑尾,阑尾找不到时可能为盲肠后腹膜外阑尾,应剪开盲肠外侧腹膜,在腹膜外寻找阑尾。先切断及缝扎阑尾系膜,操作要确切,防止阑尾系膜断端滑脱、出血。阑尾位置较深或因粘连在腹后壁提出如有困难,可采取逆行切除法,即先切断阑尾根部,然后再逐次向下分离及切断与缝扎阑尾系膜。在切断阑尾前,先在盲肠壁上围绕阑尾根部周围 0.5～1 cm 处用 4 号丝线做好浆肌层荷包缝合,然后再切断阑尾,残端消毒后,扎紧荷包缝合线,将其包埋,并可加盖结扎阑尾系膜残端。右髂凹如有少量脓性纤维性渗出液,可将其吸出,亦可用少量无菌盐水局部冲洗,不宜行腹腔广泛冲洗,以免使感染在腹腔内扩散;但如阑尾已穿孔,腹腔内有较多的脓汁,此时亦可将脓汁吸净,进行较彻底的冲洗,以防术后形成肠间脓肿或粘连性梗阻。关于切口的处理及引流,单纯性急性阑尾炎,切口可一期缝合,腹腔及切口内不放置引流。如阑尾已穿孔,腹腔内有大量脓汁则彻底冲洗干净即可,也有人主张腹腔内应放置烟卷引流或同时放置胶管引流。

(4)阑尾切除术后并发症:①切口感染:多因术中未能严格无菌操作,污染了切口。亦可由于阑尾穿孔腹腔感染严重所致。患者表现为术后 5～6 d 再度发热,切口处跳痛,检查时可见切口处肿胀发红,压痛明显,应剪去几针缝线将切口局部分开,脓汁有时在皮下,有时在肌肉深层。为了及时发现切口感染情况,术后应注意检查切口。对污染严重的切口必要时可做延期缝合。为了控制厌氧菌的感染,有人用甲硝唑溶液冲洗切口或在术中、术后静脉滴注甲硝唑,亦有术前、术后用甲硝唑栓剂预防阑尾切口术后感染,均收到明显效果。②腹腔内残余脓肿:多因腹腔污染重,残留感染的脓汁术后形成肠间脓肿或盆腔脓肿。少数病例偶然亦可因阑尾残端结扎或荷包缝合线脱落等原因招致腹腔内感染。患者表现为术后腹胀、腹痛、发热、全身中毒症状重,如有盆腔脓肿形成,还可有直肠膀胱刺激征,大便带有黏液,甚而出现尿频、尿急症状。腹腔脓肿的治疗早期主要是用抗生素抗感染及支持疗法,晚期如脓肿形成,则应切开引流。肠间脓肿因常形成多房状,不限局,因而手术引流较困难,效果不好。近年来由于介入放射医学的发展,有人在 X 线电视荧屏下或 B 超导引下直接通过肠壁进入脓腔进行穿刺排脓,不过此法有导致肠瘘的危险,实际应用不多,效果也有待进一步观察。③腹腔内出血:多因阑尾系膜断端结扎线不牢、脱落。患者表现为腹痛、贫血,有内出血症状,若出血量达到一定程度,则出现失血性休克,应立即再次手术止血。④粪瘘:多因阑尾炎症重,阑尾残端脆弱、溃烂,结扎线脱落。或在术中损伤了盲肠壁又没有缝合修补,或者由于原来即有盲肠癌或回盲部结核,造成阑尾切除断端破裂。粪瘘形成后炎症若已限局,不致引起患者水及电解质失衡及营养障碍,可暂不需再次手术处理,待其自愈。粪瘘经久不愈或腹腔内炎症扩散,可考虑手术治疗。

(李宗富)

第三十二节　腹股沟疝

腹股沟区是前外下腹壁一个三角形区域,其下界为腹股沟韧带,内界为腹直肌外侧缘,上界为髂前上棘至腹直肌外侧缘的一条水平线。腹股沟疝是指发生在这个区域的腹外疝。腹股沟疝分为斜疝和直疝两种。疝囊经过腹壁下动脉外侧的腹股沟管深环(内环)突出,向内、向下、向前斜行经过腹股沟管,再穿出腹股沟管浅环(皮下环),并可进入阴囊,称为腹股沟斜疝。疝囊经腹壁下动脉内侧的直疝三角区直接由后向前突出,不经过内环,一般也不进入阴囊,称为腹股沟直疝。斜疝是最多见的腹外疝,发病率占全部腹外疝的 75%～90%,或占腹股沟疝的 85%～95%。腹股沟疝发生于男性者占大多数,男、女性发病率之比为 15:1;右侧比左侧多见。

一、发病机制

腹股沟斜疝有先天性和后天性之分。先天性解剖异常:胚胎第 3 个月位于腰部腹膜和腹横筋间的睾丸开始逐渐下降,同时在未来的腹股沟管深环处带动腹膜、腹横筋膜以及各肌经腹股沟管逐渐下移,并推动皮肤而形成阴囊。随之下移的腹膜形成一鞘突,睾丸则紧贴在其后壁。鞘突下段在婴儿出生后不久成为睾丸固有鞘膜,其余部分即自行萎缩闭锁而遗留一纤维索带。如鞘突不闭锁或闭锁不完全,就成为先天性斜疝的疝囊。右侧睾丸下降比左侧略晚,鞘突闭锁也较迟,故右侧腹股沟疝较多。

后天性腹壁薄弱或缺损:任何腹外疝,都存在腹横筋膜不同程度的薄弱或缺损。此外,腹横肌和腹内斜肌发育不全对发病也起着重要作用。腹横筋膜和腹横肌的收缩可把凹间韧带牵向上外方,而在腹内斜肌深面关闭了腹股沟深环。如腹横筋膜或腹横肌发育不全,这一保护作用就不能发挥而容易发生疝。已知腹肌松弛时弓状下缘与腹股沟韧带是分离的。但在腹内斜肌收缩时,弓状下缘即被拉直向腹股沟韧带靠拢,有利于覆盖精索并加强腹股沟管前壁。因此,腹内斜肌弓状下缘发育不全或位置偏高者,易发生腹股沟疝(特别是直疝)。

腹内压升高是疝发生中的重要诱发因素。由于腹膜腔是个密闭的囊袋,所以当腹压升高时,较薄弱的腹股沟处压力较高时而易诱发疝。患慢性便秘、肝硬化腹腔积液、慢性支气管炎、前列腺肥大等患者易发生疝,显然与腹压长期升高有关。

二、临床表现和诊断

腹股沟斜疝的基本临床表现是腹股沟区有一突出的肿块。发病初肿块位于腹股沟管内,肿块较小,也不明显,呈不完全性疝,仅有轻度坠胀感,此时诊断较为困难;一旦肿块突出皮下环,呈完全性疝,疝块也明显时,诊断就较容易。当疝内容已进入阴囊,构成阴囊疝时,斜疝的诊断很容易被确定。

1.易复性斜疝

表现腹股沟区有肿块和偶有胀痛外,并无其他症状。肿块常在站立、行走、咳嗽或劳动时出现,多呈带蒂柄的梨形,并可降至阴囊或大阴唇。用手按肿块并嘱患者咳嗽,可有膨胀性冲击感。如患者平卧休息或用手将肿块向腹腔推送,肿块可向腹腔回纳而消失。回纳后,以手指通过阴囊皮肤伸入浅环,可感浅环扩大、腹壁软弱;此时如嘱患者咳嗽,指尖有冲击感。用手指紧压腹股沟管深环,让患者起立并咳嗽,斜疝疝块并不出现;但一旦移去手指,则可见疝块由外上向内下鼓出。疝内容物如为肠袢,则肿块柔软、光滑,叩之呈鼓音。回纳时常先有阻力;一旦回纳,肿块即较快消失,并常在肠袢进入腹腔时发出咕噜声。若疝内容物为大网膜,则肿块坚韧叩呈浊音,回纳缓慢。

2.难复性斜疝

在临床表现方面除胀痛稍重外,其主要特点是疝内容物不能完全回纳。滑动性斜疝疝块除了不能完全回纳外,尚有消化不良和便秘等症状。滑动性斜疝多见于右侧,左右发病率之比为1:6。滑动性斜疝常为巨大疝,腹壁缺损较大,但滑入疝囊的盲肠或乙状结肠可能在疝修补手术时被误认为疝囊的一部分而被误伤。

3.嵌顿性斜疝

嵌顿疝通常发生在斜疝,腹内压骤增是其主要原因。临床上表现为疝块突然增大,并伴有明显疼痛。平卧或用手推送不能使疝块回纳。肿块紧张发硬,且有明显触痛。嵌顿内容物如为大网膜,局部疼痛常较轻微;如为肠袢,不但局部疼痛明显,还可伴有腹部绞痛、恶心、呕吐、停止排便排气、腹胀等机械性肠梗阻的临床表现。疝一旦嵌顿,自行回纳的机会较少;多数患者的症状逐步加重,不能手法回纳,如不及时手术处理,将会发展成为绞窄性疝。肠管壁疝(Richter疝)嵌顿时,由于局部肿块不明显,又不一定有肠梗阻表现,容易被忽略。

4.绞窄性斜疝

其疝内容被嵌顿并发生供血障碍,临床症状较嵌顿疝更严重。但在肠袢坏死穿孔时,疼痛可因疝块压力骤降而暂时有所缓解。因此,疼痛减轻而肿块仍存在者,不可认为是病情好转。绞窄时间较长者,由于疝内容物发生感染,侵及周围组织,引起疝被盖组织的急性炎症。严重者可发生脓毒症及休克等。

5.腹股沟直疝

常见于年老体弱者。其主要临床表现是当患者直立时,在腹股沟内侧端、耻骨结节上外方出现一半球形肿块,并不伴有疼痛或其他症状。直疝囊颈宽大,疝内容物直接从后向前顶出,故平卧后疝块多能自行消失,不需用手推送复位;直疝很少进入阴囊,极少发生嵌顿。直疝内容物常为小肠或大网膜;膀胱有时可进入疝囊,成为滑动性直疝,此时膀胱即成为疝囊的一部分,手术时应予以注意。

三、诊断与鉴别诊断

(一)诊断

腹股沟疝的诊断一般不难,但确定是腹股沟斜疝还是直疝有时并不容易,其中第4条和第6条是鉴别的关键。

(二)鉴别诊断

腹股沟疝的诊断虽较容易,但需与如下常见疾病相鉴别。

1. 睾丸鞘膜积液

睾丸鞘膜积液所呈现的肿块完全局限在阴囊内,其上界可以清楚地摸到;用透光试验检查肿块,鞘膜积液多为透光(阳性)。腹股沟斜疝时,可在肿块后方扪及实质感的睾丸;鞘膜积液时,睾丸在积液中间,故肿块各方均呈囊性而不能扪及实质感的睾丸。

2. 交通性鞘膜积液

肿块的外形与睾丸鞘膜积液相似。于每日起床后或站立活动时肿块缓慢地出现并增大。平卧或睡觉后肿块逐渐缩小,挤压肿块,其体积也可逐渐缩小。透光试验为阳性。

3. 精索鞘膜积液

肿块较小,在腹股沟管内,牵拉同侧睾丸可见肿块移动。

4. 隐睾

腹股沟管内下降不全的睾丸可被误诊为斜疝或精索鞘膜积液。隐睾肿块较小,挤压时可出现特有的胀痛感觉放射至同侧腰背部。如患侧阴囊内睾丸缺如,则诊断更为明确。

5. 急性肠梗阻

肠管被嵌顿的疝可伴发急性肠梗阻,但不应仅满足于肠梗阻的诊断而忽略疝的存在;尤其是患者比较肥胖或疝块较小时,更易发生这类问题而导致治疗上的错误。建议腹股沟区常规查体和B超检查。

6. 脂肪瘤

腹股沟区脂肪瘤,为实质性肿块,无大小变化及疼痛等,B超有助鉴别诊断。

四、治疗

腹股沟疝如不及时处理,疝块可逐渐增大,终将加重腹壁的损坏而影响劳动力;斜疝又常可发生嵌顿或绞窄而威胁患者的生命。因此,除少数特殊情况外,腹股沟疝一般均应尽早施行手术治疗。

(一)非手术治疗

(1)1岁以下婴幼儿可暂不手术。因为婴幼儿腹肌可随躯体生长逐渐强壮,疝有自行消失的可能。可采用棉线束带或绷带压住腹股沟管深环,防止疝块突出并给发育中的腹肌以加强腹壁的机会。

(2)年老体弱或伴有其他严重疾病而禁忌手术者,可在回纳疝内容物后,将医用疝带一端的软压垫对着疝环顶住,阻止疝块突出。长期使用疝带可使疝囊经常受到摩擦变得肥厚坚韧而增加疝嵌顿的发病率,并有促使疝囊与疝内容物发生粘连的可能。

(二)手术治疗

腹股沟疝最有效的治疗方法是手术修补。如有慢性咳嗽、排尿困难、严重便秘、腹腔积液等腹内压力增高情况，或合并糖尿病，手术前应先予处理以避免和减少术后复发。手术方法可归纳为传统的疝修补术、无张力疝修补术和腹腔镜疝修补术。

1.传统的疝修补术

手术的基本原则是疝囊高位结扎、加强或修补腹股沟管管壁，现已较少采用。

疝囊高位结扎术(marcy法)：显露疝囊颈，予以高位结扎、贯穿缝扎或荷包缝合。婴幼儿的腹肌在发育中可逐渐强壮而使腹壁加强，单纯疝囊高位结扎常能获得满意的疗效，不需施行修补术。绞窄性斜疝因肠坏死而局部有严重感染，通常也采取单纯疝囊高位结扎、避免施行修补术，因感染常使修补失败；腹壁的缺损应选择适合的材料或在以后另择期手术加强。加强或修补腹股沟管管壁：成年腹股沟疝患者都存在程度不同的腹股沟管前壁或后壁薄弱或缺损，单纯疝囊高位结扎不足以预防腹股沟疝的复发，只有在疝囊高位结扎后，加强或修补薄弱的腹肌沟前壁或后壁，才有可能得到彻底的治疗。加强或修补腹股沟管前壁的方法：以Ferguson法最常用。它是在精索前方将腹内斜肌下缘和联合腱至腹股沟韧带上，目的是消灭腹内斜肌弓状下缘与腹股沟韧带之间的空隙。适用于腹横筋膜无显著缺损、腹股沟管后壁尚健全的患者。加强或修补腹股沟管后壁的方法常用的有四种。①Bassini法：提起精索，在其后方把腹内斜肌下缘和联合腱缝至腹股沟韧带上，置精索于腹内斜肌与腹外斜肌腱膜之间。以前临床应用最广泛。②Halsted法：与Bassini法很相似，但把腹外斜肌腱膜也在精索后方缝合，从而把精索移至腹壁皮下层与腹外斜肌腱膜之间。③McVay法：是在精索后方把腹内斜肌下缘和联合腱缝至耻骨梳韧带上。适用于后壁严重薄弱患者，还可用于股疝修补。④Shouldice法：将腹横筋膜自耻骨结节处向上切开，直至内环，然后将切开的两叶予以重叠缝合，先将外下叶缝于内上叶的深面，再将内上叶的边缘缝于髂耻束上，以再造合适的内环，发挥其括约肌作用，然后按Bassini法将腹内斜肌下缘和联合腱缝于腹股沟韧带深面。这样既加强了内环，又修补了腹股沟管薄弱的后壁，其术后复发率低于其他方法。适用于较大的成人腹股沟斜疝和直疝。

浅环在修补术中显露疝囊前切开，缝合切口时可再塑，使其缩小仅容精索通过。

2.无张力疝修补术

传统的疝修补术存在缝合张力大、术后手术部位有牵扯感、疼痛等缺点。无张力疝修补术是在无张力情况下，利用人工高分子材料网片进行修补，具有术后疼痛轻、恢复快、复发率低等优点。常用的无张力疝修补术有三种：①平片无张力疝修补术(Lichtenstein手术)，使用一适当大小的补片材料置于腹股沟管后壁；②疝环充填式无张力疝修补术(Rutkow手术)，使用一个锥形网塞置入疝囊已返纳的疝环中并加以固定，再用一成形补片置于精索后以加强腹股沟管后壁；③巨大补片加强内脏囊手术(GPRVS)，又称Stoppa手术，是在腹股沟处置入一块较大的补片以加强腹横筋膜，通过巨大补片挡住内脏囊，后经结缔组织长大，补片与腹膜发生粘连实现修补目的，多用于复杂疝和复发疝。人工高分子修补材料毕竟属异物，有潜在的排异和感染危险，故临床上应选择适应证应用。

3.经腹腔镜疝修补术(LIHR)

方法有四种：①经腹膜前法(TAPP)；②完全经腹膜外法(TEP)；③经腹腔补片植入技术(IPOM)；④单纯疝环缝合法。

前三种方法的基本原理是从后方用网片加强腹壁的缺损；最后一种方法是用钉或缝线使内环缩小，只用于较小儿童斜疝。经腹腔镜疝修补术具有创伤小、术后疼痛轻、恢复快、复发率低、无局部牵扯感等优点，但因需全身麻醉、腹腔镜手术学习曲线长、手术费用高等原因，目前临床应用受限。然而,对于双侧腹股沟疝的修补,尤其是多次复发或隐匿性疝,经腹腔镜疝修补更具优势。

(三)嵌顿性和绞窄性疝的处理原则

嵌顿性疝具备下列情况者可先试行手法复位:①嵌顿时间为 3~4 h,局部压痛不明显,也无腹部压痛或腹肌紧张等腹膜刺激征者;②年老体弱或伴有其他较严重疾病而估计肠祥尚未绞窄坏死者。复位方法是让患者取头低足高卧位,注射吗啡或哌替啶,以止痛和镇静,并松弛腹肌。然后托起阴囊,持续缓慢地将疝块推向腹腔,同时用左手轻轻按摩浅环和深环以协助疝内容物回纳。此法虽有可能使早期嵌顿性斜疝复位,暂时避免了手术,但有挤破肠管、把已坏死的肠管送回腹腔或疝块虽消失而实际仍有一部分肠管未回纳等可能。因此,手法必须轻柔,切忌粗暴;复位后还需严密观察腹部情况,注意有无腹膜炎或肠梗阻的表现,如有这些表现,应尽早手术探查。由于嵌顿性疝复位后,疝并未得到根治,大部分患者迟早仍需手术修补,而手法复位本身又带有一定危险性,所以要严格掌握手法复位的指征。除上述情况外,嵌顿性疝原则上需要紧急手术治疗,以防止疝内容物坏死并解除伴发的肠梗阻。绞窄性疝的内容物已坏死,更需手术。手术的关键在于正确判断疝内容物的活力,然后根据病情确定处理方法。在扩张或切开疝环、解除疝环压迫的前提下,凡肠管呈紫黑色,失去光泽和弹性,刺激后无蠕动和相应肠系膜内无动脉搏动者,即可判定为肠坏死。如肠管尚未坏死,则可将其送回腹腔,按一般易复性疝处理。不能肯定是否坏死时,可在其系膜根部注射 0.25%~0.5%普鲁卡因60~80 mL,再用温热等渗盐水纱布覆盖该段肠管或将其暂时送回腹腔,经10~20 min 再行观察。如果肠壁转为红色,肠蠕动和肠系膜内动脉搏动恢复,则证明肠管尚具有活力,可回纳腹腔。如果肠管确已坏死,或经上述处理后病理改变未见好转,或一时不能肯定肠管是否已失去活力,则应在患者全身情况允许的前提下,切除该段肠管并进行一期吻合。患者情况不允许肠切除吻合时,可将坏死或活力可疑的肠管外置于腹外,并在其近侧段切一小口,插入一玻璃管,以期解除梗阻;经 7~14 d,全身情况好转,再施行肠切除吻合术。绞窄的内容物如系大网膜,可予切除。

手术处理中应注意:①如嵌顿的肠祥较多,应特别警惕逆行性嵌顿的可能。不仅要检查疝囊内肠祥的活力,还应检查位于腹腔内的中间肠祥是否坏死。②切勿把活力可疑的肠管送回腹腔,以图侥幸。③少数嵌顿性或绞窄性疝,临手术时因麻醉的作用疝内容物自行回纳腹内,以致在术中切开疝囊时无肠祥可见。遇此情况,必须仔细探查肠管,以免遗漏坏死肠祥于腹腔内。必要时切开扩大疝环口或另作腹部切口探查之。④凡施行肠切除吻合术的患者,因手术区污染,在高位结扎疝囊后,一般不宜作疝修补术,以免因感染而致修补失败。

(四)复发性腹股沟疝的处理原则

腹股沟疝修补术后发生的疝称复发性腹股沟疝(简称复发疝)。实际上,包括如下三种情况。

1.真性复发疝

由于技术上的问题或患者本身的原因,在疝手术的部位再次发生疝。再发生的疝在解剖部位及疝类型上,与初次手术的疝相同。

2.遗留疝

初次疝手术时,除了手术处理的疝外,还有另外的疝,也称伴发疝,如右侧腹股沟斜疝伴发右侧腹股沟直疝等。由于伴发疝较小,临床上未发现,术中又未进行彻底的探查,成为遗留的疝。

3.新发疝

初次疝手术时，经彻底探查并排除了伴发疝，疝修补手术也是成功的。手术若干时间后再发生疝，疝的类型与初次手术的疝相同或不相同，但解剖部位不同，为新发疝。后两种情况，又称假性复发疝。从解剖学、病因及发病时间等方面来看，上述三种情况并不完全相同，分析处理也应有所区别。但在临床实际工作中，再次手术前有时很难确定复发疝的类型。再次手术中，由于前次手术的分离、瘢痕形成，局部解剖层次发生不同程度的改变，要区分复发疝的类型有时也不容易。疝再次修补手术的基本要求是：①由具有丰富经验的、能够作不同类型疝手术的医师施行；②所采用的手术步骤及修补方式只能根据每个患者术中所见来决定，而辨别其复发类型并非必要。

（何　威）

第三十三节　肝切除术概述

一、手术适应证

近年来，肝切除术的主要对象是肝脏恶性肿瘤，其次为良性肿瘤，两者约占肝切除的80%。其他肝切除术包括肝内胆管结石、肝外伤、肝脓肿、肝囊肿、肝棘球蚴病等。

1.原发性肝癌

原发性肝癌是我国最常见的恶性肝癌之一。到目前为止，肝切除术是治疗原发性肝癌的首选方法，特别是早期肝癌。可以说，肝切除术在原发性肝癌治疗中占有重要的地位。原发性肝癌多合并有慢性肝炎或肝硬化，使肝切除的范围受到了限制。因此，并非原发性肝癌患者都适于手术。一般情况下，原发性肝癌手术应具备三个基本条件：①全身情况良好，无严重的心、肺、肾等重要脏器的病变；②肝功能正常，或基本正常，或经保肝治疗后有明显的改善或已恢复到正常；③肿瘤比较局限在肝的一叶或半肝以内、未侵及第1～3肝门、无远处转移，均可行肝切除术。此外，对合并有肝硬化者，应考虑到肝功能是否能代偿。手术切除的范围不应超过全肝的5%。

原发性肝癌如有下列情况时，不宜手术治疗：①已有肺、骨、脑或腹腔淋巴结转移；②病变为多发性、弥散性、病变累及两叶以上或侵及第1～3肝门者；③患者有明显黄疸、腹水或恶病质；④合并有肝硬化，余肝无明显代偿性增大，血浆总蛋白、白蛋白分别低于 50 g/L、30 g/L，经补充白蛋白后仍不能恢复者；⑤合并有明显的动脉高压症者；⑥有严重的出血倾向，凝血时间低于50%，经用维生素 K 仍不能纠正者。另外，原发性肝癌术后复发，只要患者全身情况好，肝功能正常，复发癌灶较局限，仍可考虑再次切除术。对于不能切除的大肝癌，经肝动脉结扎、栓塞、介入治疗、导向治疗后，患者的病灶明显缩小，亦可再行手术，切除肿瘤。近年来，随着手术方法和技巧的逐步改进，对一些原来认为不宜手术的患者亦进行了手术治疗，如肝切除加肺部转移瘤联合切除术以及原发性肝癌合并门静脉高压症同时手术，获得了较好的治疗效果。

2.继发性肝癌

肝脏是较易发生转移性肝癌的器官,尤以直肠癌、胃癌、胰腺癌等肝转移较为常见。转移性肝癌早期无症状,待有症状出现时已属晚期。继发性肝癌施术时,一般具备两个条件:①原发部位癌能切除或根治;②转移性肝癌为单发或局限一叶,能施行较彻底的肝切除术。胆囊癌转移时,可行包括胆囊在内的肝中叶切除并清除附近淋巴结,疗效较满意。

3.肝脏良性肿瘤

肝脏良性肿瘤是肝切除术的最好适应证,肝切除术后并发症少,愈合良好。

(1)肝海绵状血管瘤是良性肿瘤中最常见的病变。由于生长缓慢,余肝往往代偿性增大,给手术切除创造了条件,可以做半肝或肝三叶切除。如肿瘤不大,在 10 cm 以内可做缝扎、结扎术,疗效满意。

(2)肝腺瘤:肝腺瘤边界清楚,多有包膜,便于手术切除。有一定的癌变率,尚有破裂出血的危险。一旦疑为肝腺瘤,可做肝段或肝叶切除。

(3)肝局灶性结节增生:有时不易与肝脏的恶性肿瘤鉴别,治疗上多采取肝叶切除术,预后良好。

(4)肝脂肪瘤:临床上不多见。较小的脂肪瘤可暂时观察,如有明显增大,应手术切除。

(5)肝囊肿:较常见。小于 10 cm 的肝囊肿可穿刺引流,但穿刺处易粘连,囊肿易复发。手术开窗去顶治疗效果较好。此手术简单方便,创伤小,适用于多发性肝囊肿。

4.肝内胆管结石

肝内胆管结石是常见的胆道疾病,手术治疗肝内胆管结石的目的是解除梗阻,清除病灶,通畅引流。肝切除不仅可清除结石,还可清除感染病症。因此,肝内胆管结石是肝切除术的适应证之一。

5.肝外伤

由于肝脏是实质性脏器,组织较脆,各种外伤的因素都可造成不同程度的肝组织损伤,引起大出血,需急诊手术治疗。一般情况下不必行肝切除,但在下列情况下应考虑肝切除术:①严重肝外伤致大块肝组织离断或破碎,失去生机;②肝内较大血管断裂,使局部肝组织失去血供,或较大肝管断裂失去修补的可能;③大块肝组织破裂难以修补或修补后仍不能控制出血;④深部肝组织损伤并有大血管损伤,出血无法控制或形成巨大血肿,需切肝后方能止血者。

6.慢性肝脓肿

阿米巴肝脓肿和细菌性肝脓肿,周围已形成原壁纤维组织,药物治疗无效,或因蛔虫、结石发生的脓肿,其他方法难以治愈者,可考虑肝切除术。

7.肝棘球蚴病

单房性的肝棘球蚴病可用内囊摘除术治疗,手术易行,疗效满意。但囊肿位于右外叶或肝脏浅表部位的囊肿,易于手术切除者。另外囊肿摘除后遗留残腔并发感染或有外瘘形成者。泡状棘球蚴病唯一的手术治疗方法是肝切除术,术后效果良好。

二、术前准备

肝脏手术不但影响到肝脏自身的正常生理功能,同时,还会影响到全身各器官的正常运转,特别是肝切除量大的肝右叶切除(肝极限切除),合并有明显的肝硬化者,术前做好充分的准备极为重要。

（1）术前除详细询问病史了解患者基本情况，还应系统检查，了解患者的心、肺、肾功能情况，以及全面评估肝脏病变的性质、大小、范围及整个肝脏的质量。

（2）肝功能的好坏对肝脏手术患者具有极其重要的意义。肝功能检查包括肝脏的血供、白蛋白含量、血清胆红素、凝血功能以及各种酶学检查。肝脏严重损害时血清白蛋白含量下降，白/球比例倒置，术前必须纠正。血清总胆红素升高时，应鉴别是梗阻性黄疸还是肝细胞性黄疸——梗阻性黄疸应尽早解除梗阻恢复肝脏的受损，肝细胞性黄疸则不宜手术。肝手术时凝血酶原时间应在 50％以上，如补充维生素 K 后，凝血酶原时间仍在 50％以下，提示肝功能不全，手术时出血不易控制。

（3）根据患者术前检查结果和对患者全身情况以及肝功能检查的全面评估，进行积极而有针对性的处理，术前 1～2 d 给予抗生素治疗。

（4）根据手术切除的范围，备好全血，有肝硬化者应备新鲜血液，以免输大量库血后导致凝血功能障碍等并发症。

（5）术前置放胃肠减压管及导尿管。

三、术前检查

其主要目的是确定病变的性质及有无切除的可能性。术前估计肿瘤侵及的程度及范围很重要，这是选择手术方法和手术径路的主要决定因素。肝切除术的主要危险是出血、胆道狭窄和胆瘘，多发生在切除贴近下腔静脉的巨大肿瘤或邻近第一肝门大血管的分支部位的肿瘤时。故术前影像学检查有助于了解血管的分布及异常血管的走行，有利于手术的进行和术式的选择。

1. 肝血管造影

并非所有患者都需要这项检查。近年发生的数字减影血管造影技术使图像显影更加确切。如系肝中叶较大肿瘤，可做 MRI 或下腔静脉造影前后位及侧位像，以证实下腔静脉是否受压或被侵及。

2. 超声检查

此项检查可以动态观察肿瘤的大小和范围以及与毗邻管道结构的关系。

3. CAT 扫描

可用于证实肝周围型病变，肝门及下腔静脉是否侵及，避免使用肝血管造影及下腔静脉造影等检查。对于中央型病变可做冠状面及矢状面 CAT 扫描以确定肿瘤是否侵及大血管及邻近肝门。即使巨大肿瘤侵及血管及肝门，有条件的医院及有经验的医师也可能切除肿瘤。

4. 其他检查

如有梗阻性黄疸则需要做 ERCP 检查。

四、切除肝占位性病变的评估

手术前应对每一个病理的肝肿瘤做出有无切除可能性的估计。在详细检查的基础上，只要肝肿瘤与大血管有一定的距离，又无肝外转移，虽然开腹后发现肝门有淋巴结转移，仍然有切除的可能。如肿瘤紧贴肝门的主要血管或胆管，明显压迫或侵及下腔静脉，术前难以判断有无切除的可能性。再有，巨大肿瘤将主要的管道结构向另一侧推移，但生长缓慢，难以确定界限，在影像学上很类似侵犯的征象。这类肿瘤应该开腹探查，充分的显露与游离肝周围韧带后，才可能决定有无切除的可能性。影像学包括肝血管造影虽然可能有误导作用，但仍不能忽视,其估计手术困难及最后决定剖腹探查直视下选择的参考价值。

五、麻醉方式

根据手术的类型,结合患者的全身状态、肝功能的状况等选用合适的麻醉方式。

(1)持续硬膜外麻醉:适于不开腹的切除术。

(2)气管插管全身麻醉:适于开腹做肝切除术、硬膜外麻醉失败或患者不同意硬膜外麻醉者。

(3)近年来,多选用硬膜外麻醉加气管插管麻醉。

六、体位

根据病变的范围及手术方式选择适当的体位有利手术操作。左半肝切除患者取平卧位;右半肝或后三叶切除时于患者右肩部、腰部及臀部各垫一布枕,使身体向左倾向 $30°\sim45°$,右上肢固定于头架上。

七、术后处理

(1)除按腹部大手术及麻醉后处理外,应需观察患者心、肺、肾、肝等主要器官的功能情况,注意血压、脉搏、呼吸、体温、心电图、血液和尿的色泽、量和比重的变化。

(2)继续使用抗生素,以防感染。

(3)每日肌内注射或静脉滴注维生素 B、维生素 C 和维生素 K。

(4)术后 2～3 d 禁饮食,保持胃肠减压通畅,增加肝细胞的供氧量,术后 48～72 h 间给氧吸入。

(5)在禁食期间补充葡萄糖及生理盐水,保持水、电解质及酸碱平衡。

(6)对于切除半肝以上或合并肝硬化者,除术后积极的保肝外,术后 2 周内补充适量的血浆和白蛋白。特别是术后 7 d 内,血浆、白蛋白、氨基酸等,必要时输入鲜血。

(7)保持腹腔引流管或胆管 T 形管的通畅,观察引流量的性状,如引流量逐日减少色泽无特殊可疑,一般 5 d 左右拔除腹腔引流管。T 形管引流 2 周,造影后决定可否拔除。

(8)术后给予适当的镇痛药,注意防止呼吸道的并发症。

(9)术后 8～10 d 拆线,出院时及出院后定期做腹腔 B 超等检查。

八、肝切除后并发症

肝切除术后并发症有出血、肝功能衰竭、膈下感染、胆汁瘘、胸腔积液等,对这些并发症的预防和正确及时的处理是降低手术病死率和提高手术疗效的关键。由于肝脏解剖复杂,血供丰富,组织脆弱,并有产生各种凝血因子的重要功能,手术时和术后极易出血,出血是肝脏手术最严重和最危险的并发症,也是肝手术死亡的主要原因。

1.手术中意外损伤大血管

在处理第一肝门和第二肝门处门静脉和肝静脉的过程中,容易损伤这些大血管,在处理第三肝门的肝短静脉时,也易损伤下腔静脉。一般门静脉损伤出血较易控制,只要控制住肝十二指肠韧带,吸净血液,予以修补或缝扎,亦可达到止血目的。但损伤肝静脉主干或下腔静脉,出血来势迅猛,处理不及时、准确,后果严重。

(1)肝左静脉出血:做肝左外叶或左半肝切除术时,如术野显露不佳或过度牵拉肝脏时易损伤出血。此时勿盲目钳夹或缝扎，应加快输血，手指压迫出血部位，吸净积血，用大弯针 4 号或 7 号丝线在血管破口近端连同部分肝组织一并缝扎，可达到止血目的。为避免肝左静脉的损伤，在切肝达左叶间裂上方时，应在肝左静脉的主干上

用血管钳连同肝组织一道夹住，切断缝扎。最后在肝静脉的走行处（相当于镰状韧带膈面附着点延长线上深达 1 cm 的贯穿缝扎亦可避免该血管损伤）。

（2）肝右静脉损伤出血：该静脉粗短，壁薄，走行变异多，又深埋于肝组织中。右半肝切除时，如盲目钳夹穿破静脉，或结扎不可靠均可引起大出血。此时应用右手示指压住肝右静脉的根部及下腔静脉（从后方向前方顶压）可暂时止血，看准血管损伤的位置后缝扎止血。为避免肝右静脉的损伤，在切肝达右上方肝组织时，应用刀柄仔细分离肝组织，尽量显露肝右静脉钳夹止血。在切肝时勿过度牵拉肝脏，以避免损伤肝右静脉。

（3）肝短静脉及下腔静脉损伤出血：在做肝右三叶及左半肝切除术时，极易损伤肝短静脉或下腔静脉发生大出血。直接从右半肝进入下腔静脉的肝短静脉中，最粗一支右后侧静脉，其余都比较细小，数目不定，该处为第三肝门。为避免损伤这些静脉，术中可不必将肝短静脉逐一分离出来，离断肝组织到下腔静脉处时，用血管钳沿下腔右侧壁自下而上将肝短静脉连同肝组织逐一夹住，结扎、切断。可预先上好肝下及肝上的下腔静脉和肝十二指肠阻断带，在无血状态下修补血管的破口。

（4）右肾上腺静脉破裂出血：右半肝或右三叶肝切除术中，在分离肝裸区内侧后腹膜时，可能损伤该静脉出现出血，难以直视下处理，应尽快切除肝组织以获得较满意的直视下缝扎止血。靠近右肾上腺处，有一支较粗大的右后侧肝静脉，其口径最大可达到 1.5 cm，紧贴于肝脏面的浅表，向内上方靠近右门静脉后上方走行，开口于下腔静脉肝段的远端右侧壁，做右半肝切除时极易损伤引起大出血。右后侧肝静脉吸纳右前叶下段的静脉血流，在肝外较易分离，在切肝时，应先将此血管分离出来，结扎切断。

（5）主干及一级门静脉支损伤，当病灶靠近第一肝门或行规则性的肝叶切除时，可能损伤该血管，因此应控制肝十二指肠韧带，控制出血后修补损伤血管。

2.肿瘤破裂大出血

海绵状血管瘤出血严重，多与术中探查时操作不当有关。可做肝动脉结扎加局部缝扎止血。

3.肝切面出血

可用热盐水纱垫整压。肝断面的出血点仅漏胆汁可 8 字缝扎，加大网膜覆盖固定。

4.肝裸区及后腹膜创面渗血

可加凝胶海绵缝扎止血，必要时用纱布垫压迫填塞术。

5.术后出血

常见的原因有：①术中止血不彻底；②血管结扎线脱落；③肝断面组织坏死并感染；④引流不畅所致的肝断面感染；⑤凝血功能障碍等。肝切除术后最容易发生的出血部位：①切断肝周韧带处；②肝裸区的后腹膜粗糙面；③肝断面。因此，术中应注意各个环节的处理。

6.肝功能不全和肝功能衰竭

这是肝切除术后严重的并发症，也是常见的并发症。常发生于右半肝或左半肝以上并有明显肝硬化者，即使手术顺利完成，也可有轻微的黄疸、血浆的蛋白降低、血清转氨酶升高等变化，但在余留肝脏代偿的情况下，手术后 1 周可逐渐恢复正常。如合并有严重的肝硬化，肝功

能又不正常者,可在术后数日内发生肝功能不全或衰竭。常与患者术前患有慢性活动性肝病或中度以上肝硬化、肝切除量较大、术中失血过多、肝门阻断时间过长及围术期应用的药物对肝脏的损害等因素有关。因此,要严格掌握肝切除术的指征及手术期的处理。

7.胆汁漏

在肝创面有少量胆漏,在引流管通畅的情况下,5～7 d能自行停止。否则应保持引流管通畅。全身支持下3个月内可愈合。预防应在术中可靠处理肝断面,必要时可同时做胆总管T管引流术。

8.膈下感染

肝切除创面大,渗血多,术中止血不彻底、引流不畅或拔除引流管过早都可续发膈下感染积脓,应在B超引导下穿刺或置管引流,加强抗生素的应用等。

9.胸腔积液

开胸或不开胸手术的患者都可发生,原因多为膈下积液,引流不畅,刺激膈胸膜引起渗液多。B超确定后穿刺引流,或做胸腔闭式引流。总之,肝切除术后并发症发生率较高,有些严重并发症可危及生命。因此,把握好手术适应证和手术方式的选择,注意术中各环节的精细操作,术后充分引流,加强保肝治疗。同时要意识到各种并发症的可能发生,做好处理并发症的思想准备,以提高肝切除术的疗效。

(卫　星)

第三十四节　肝切除术的显露、出血控制

一、肝切除术的显露

肝脏深位于膈下,其前方大部分被肋弓掩盖,后面有脊柱、肋骨和肌肉,很多韧带将肝脏固定于上腹的膈下。因此,充分显露肝脏及其周围组织是肝切除术重要的第一步。手术步骤如下。

1.切口的选择要求

对第一肝门的门静脉、肝动脉和胆管以及第二肝门的肝静脉有良好的显露,以利于手术进行,一般采用经腹和胸腹联合切口。近年来,由于腹腔悬吊拉钩的改进,对于复杂肝手术也可获得良好的显露,因此多选用经腹入口。左肝叶切除可取左肋下切口,左半肝或左三叶切除可选上腹部人字形切口。

右肝部分切除、右半肝切除可选右肋缘下斜切口或剑突向下6～10 cm直切口再转向右腋中线的切口。如病变紧贴第二肝门及下腔静脉,上述显露仍不满意时,可将切口改为胸腹联合切口。

2.分离肝周围韧带和粘连组织

为了充分显露肝脏,必须将患侧肝脏周围的韧带和粘连的组织充分的分离,以利切除病肝。做左外叶或左半肝切除时,需将肝圆韧带、镰状韧带、左冠状韧带、左三角韧带和肝胃韧带全部切除;如做右半肝或右三叶或中肝叶、右肝部分切除时,应将肝圆韧带、肝镰状韧带、右冠

状韧带、右三角韧带、肝胃韧带和肝结肠韧带完全切除，同时要将肝裸区充分游离直达下腔静脉，使右侧肝脏完全游离。必须可靠结扎分离、切断韧带中的血管。

3. 腹腔探查

确认肝脏的肿瘤能否切除，有时还需要离断肝周韧带后才能确定。为了完全显露下腔静脉和右侧肝静脉，仍需要切断下腔静脉韧带，该韧带是覆盖在下腔静脉上部左侧的舌状纤维组织。如发现肿瘤已侵及膈肌，可进行部分切除后进行修补。

二、肝切除出血的控制

肝脏的血供极为丰富，手术时容易出血，控制肝出血是肝切除术成功的关键。术者应根据术中的具体情况，处理好各种不同情况下发生的肝出血。

1. 肝脏褥式缝合法

目前只适应于肝边缘切除或肝组织较薄的肝切除术，其方法用大弯针 7 号丝线离肝组织切口边缘 2～3 cm 处做一排贯穿肝组织全层间断交锁褥式缝合。切除肝组织后结扎断面的血管及胆管，再将肝组织对拢缝合。

2. 入肝血流控制法

即在第一肝门处控制入肝血流而达到止血的目的，常用的有肝门血管结扎法、常温下间歇性阻断肝门血流法及选择性半肝血流阻断法。

（1）肝门血流结扎法：此法适用于各种肝叶切除术，又称规则性肝切除术，是肝切除术中较为合理的处理方法。先切开肝脏的肝十二指肠韧带，找到肝动脉，将患侧的肝动脉、门静脉及胆管逐一结扎，不需要切断。因肝断面还要缝扎各断支。肝静脉可在肝内和肝外处理：肝内处理即在切肝的同时结扎切断；肝外处理见肝切除术后并发症（包括第三肝门的肝短静脉和右缘侧肝静脉的处理）。肝门血管结扎法是较符合解剖的理想方法，但较费时，且解剖时可能因变异而损伤血管致大出血，故目前也不常用。

（2）常温下间歇性阻断肝门血流法（Pringle 法）：是目前常用的可简单有效地控制肝血流的方法，适应于各种类型的肝切除术。其方法是用一根乳胶管扎紧肝十二指肠韧带，一般每次在 20 min 左右。用此法切肝时应注意：①扎紧十二指肠韧带，使肝脏处于缺血状态，立即沿预定切线切开肝脏 1 cm 深，用血管钳将肝实质内的胆管、血管逐一钳夹、切断、结扎，松开乳胶管后，肝切面不会有大出血，渗血处结扎止血；②切肝时应熟悉肝内解剖，特别是处理肝门的时候，必须认清其血管、胆管的走向，之后再结扎患侧肝脏的血管和胆管。

（3）选择性半肝血流阻断法：适用于肝叶、肝段及半肝切除尤其合并有肝硬化的肝癌患者。此法用直角钳从左右肝管汇合处上方肝横沟的后面紧靠肝脏插入分离，直达温氏孔。根据对手术部位左半肝、右半肝套上细胶管，行相应阻断。阻断时间可随手术的需要而定，如左半肝切除术，可交替阻断左半肝血流，每次阻断时间为 30 min。该法可使余肝不致因缺血缺氧及再灌注损伤。目前，有经验的医师常用该阻断方法。但用直角钳分离肝门部时切勿损伤血管特别是门静脉支，以避免大出血。

3. 全肝血流阻断法

这是一种控制肝脏全部血流，使肝脏处于完全无血情况下进行肝切除手术。适用于常规方法不能切除的肝肿瘤，或波及肝静脉和下腔静脉的肝肿瘤或严重肝外伤等。近年来对常温无血切肝术进行了改进，简化了操作，对血流动力学影响小，并发症少。主要改进以下程序：

①不阻断腹主动脉，简化操作，减少了血液动力的改变；②在膈下分离出下腔静脉进行阻断，不用开胸阻断肝上下腔静脉，减少了开胸的并发症；③先阻断肝十二指肠韧带，待切肝到下腔静脉第二肝门处，再阻断肝上、肝下下腔静脉，在全肝无血情况下切除病变及处理下腔静脉，这样操作简便，阻断时间短，安全性大，术后并发症少。改进后的全肝血流阻断法为肝上下腔静脉＋肝下下腔静脉＋入肝血流控制法。

由于全肝血流阻断的肝上下腔静脉的游离较困难，有学者认为经腹、经心包全肝血流阻断切肝方法，距肝上下腔静脉前壁 4～5 cm，上下垂直切开膈肌的黏膜约 3 cm，下端水平切开 3 cm 呈倒 T 形，注意避开心脏及膈静脉，用分离钳钝性分离心包下腔静脉，预置阻断带，术毕留 2～3 cm 的膈肌开窗引流口做引流，以防心包积液。

三、肝断面的处理及引流

肝切除术后留下的阻断面有少量的渗血和胆汁漏，需要妥善进行处理，以防术后出血、感染和胆汁漏的并发症。当肝切除术后，肝脏的余留断面应用热盐水纱布垫敷压 3～5 min，出血点和小胆管均以细丝线 8 字缝合结扎，用热盐水冲洗创面吸净后，再用干净的热盐水纱布压迫肝断面。如发现有黄色渗液染色点，该处即为小胆管断端所在，应以细丝线 8 字缝合结扎。可用游离或带蒂的大网膜覆盖创面，并以细丝线在肝断面四周和中间区缝合固定数针，既光滑断面，止血彻底，又可防止术后肠与肝断面粘连。如肝断面能对拢缝合。消灭无效腔，是较好的肝断面处理方法。关腹前应在肝断面的膈下放置双套管引流，术后持续负压吸引。如胸腹联合切口，应置放胸腔闭式引流管。

（卫　星）

第三十五节　各种类型肝切除术

按照肝内血管分布的规律进行肝切除称为肝叶切除术，常用的方法是沿肝裂切除肝组织。现将各类型肝切除术分述如下。

一、肝楔形切除术

适宜于肝边缘较薄，肝边缘部位较小病变或需做肝活检组织的检查，如右下缘的肝楔形切除术。手术步骤如下。

（1）仰卧位。右肋缘下切口进腹腔探查后，用大弯针 7 号丝线在预定切线外 1～2 cm 处，做一排贯穿肝组织全层的间断褥式缝合。

（2）在预定的切线上切除肝病变组织，切面较大的血管、胆管用丝线结扎。

（3）切除病肝的断面充分止血后，中号丝线间断全层缝合打结，使两侧的肝断面对合。检查无出血后，在肝手术下方适当位置放引流物，关腹。

二、肝部分切除术

肝部分切除术又称局部肝切除术。因其不涉及肝门的大血管和胆管，只是将通向病变部位的血管和胆管结扎切断，这种病变不需要做肝叶或半肝切除，特别适宜于病变较小又合并有肝硬化的患者,如右肝后下段肿瘤部分切除术。手术步骤如下。

(1)左侧卧位。右肩部、右腰部和右臀部各垫一布垫,使身体左倾 $30°\sim40°$。右上肢固定于头架上,做右肋缘下切口。

(2)进腹后探查腹腔,了解病变的范围,分离右三角韧带、右冠状韧带、右肝胃韧带、肝结肠韧带,使右肝下部肿瘤充分游离。

(3)用一根乳胶管通过小网膜孔阻断肝十二指肠韧带内的肝动脉、门静脉血流,立即做肝切除术。术者左手托住病变组织,右手持手术刀柄在距病变部位 2 cm 处切开肝包膜及肝实质,用手指或刀柄分离肝实质,遇管道逐一钳夹、切断、结扎。直至肝肿瘤完全切下,放开肝门阻断带,用热盐水纱布垫按压肝断面数分钟,仔细检查,有渗血及漏胆汁应 8 字缝合。

(4)肝切面处理完善后,用温盐水冲洗创面,然后用大网膜或带蒂网膜覆盖肝创面,并用丝线四周及中间缝合固定。最后是在肝切面下放置双套管腹壁另切口引出固定。逐层关腹。

三、肝左外叶切除术

肝左外叶位于左叶间裂的左侧,膈面以镰状韧带为界,脏面以左纵沟为标志,可称为肝脏第 2、第 3 段。如病变局限于肝左外叶者,可做肝左叶切除术。

(一)手术步骤

(1)平卧位。左肋缘下切口进腹探查确定做左叶切除后,即将肝圆韧带切断结扎。用中弯血管钳夹住肝圆韧带断端,把肝脏轻轻向下牵拉,以显露镰状韧带,靠近腹前壁剪开,注意留足够宽度,用于肝切除后断面的覆盖。

(2)分离肝脏镰状韧带到顶部时,向下推压肝左外叶,靠近肝门剪开冠状韧带,结扎切断左三角韧带。此时,肝左外叶完全游离。

(3)在镰状韧带的左侧 $0.5\sim1$ cm 处切开肝包膜,钝性分开肝实质,遇血管、胆管逐一钳夹结扎。

(4)沿左纵沟深处分离左门静脉矢状部,用刀柄将肝组织轻柔的向左外侧推开,解剖出矢状部外侧缘发出的 $2\sim3$ 支门静脉支,钳夹、结扎切断。同时,结扎切断伴随着左门静脉支走行的左外叶肝动脉和肝胆管。

(5)向肝后上方分离肝实质,在左冠状韧带起始部深面 $2\sim3$ cm,离肝上缘 $3\sim4$ cm 处,可见到肝左静脉,用刀柄沿肝左静脉方向轻轻向左侧推开肝实质,钳夹、切断、可靠结扎。余下的左上缘肝组织连同其中的左后上缘肝静脉一并夹住,切断结扎。此时完全离断肝左外叶。

肝切面用热盐水纱布垫压迫数分钟,如发现断面仍有渗血或胆汁漏,用细丝线 8 字缝合结扎。

(6)再次检查肝切面已无出血及胆汁渗出后,再用热盐水冲洗创面,除去凝血块。将镰状韧带向下翻转以覆盖肝断面,并用丝线缝合固定,如镰状韧带不够,可用大网膜覆盖。检查术野无出血后,于左膈下置放 1 根双套管引流,腹壁另做切口引出固定,逐层关腹。

(二)术中注意要点

(1)在分离左三角韧带时,应注意勿损伤胃贲门部,肝三角韧带内有血管,切断后做双重结扎。

(2)在处理左外叶门静脉支时,要认清门静脉支的解剖关系,不能将肝门横沟内的门静脉左干或矢状部结扎,否则可导致左内叶缺血性坏死。若在处理过程中不慎引起出血,切记不要盲目钳夹,应控制肝十二指肠韧带,控制出血后吸净积血,认清解剖关系,再行处理。

(3)由于肝左静脉与肝中部静脉解剖上多数合干后汇入肝静脉前给予结扎。在处理肝左静脉时如发生破裂出血,立即用手指压住出血点,用大圆针做深入肝组织的 8 字缝合即可止血。为防止肝左静脉的损伤出血,笔者常规在切肝断面近肝左静脉时,用大圆针 7 号丝线在镰状韧带膈面附着点延长线上做深达 1 cm 的贯穿缝扎,肝断面上再结扎或缝扎,未再发生过肝左静脉的损伤出血。

(4)肝断面用镰状韧带大网膜覆盖应紧贴肝断面,不要遗留无效腔,以免发生积液感染。

(5)肝左外叶切除时,可以在肝门阻断下切肝,即出血少。笔者认为,采用手控法,即先预置阻断带,术中再用左手控制住肝脏(拇指在膈面,示指在断面),一般情况下,可顺利完成肝左叶切除术,不需要阻断肝门,预防再灌注损伤肝脏,特别是并有肝硬化者。但没有手控法经验的医师或初学者,最好将阻断时间掌握在每次 20 min 左右的情况下切肝,较为安全。

四、左半肝切除术

左半肝以正中裂为界。左半肝切除包括左外叶和左内叶(亦称为肝的第 2、第 3、第 4 段)一并切除,左半肝的界面标志是:膈面从下腔静脉到胆囊切迹的联系;脏面与胆囊左侧壁为界,达横沟上缘时转向左侧直至左纵沟,位于左外叶和尾状叶之间,一旦病变侵及镰状韧带者,均需做左半肝切除。

(一)手术步骤

(1)平仰卧位。做左肋缘下切口,进腹探查后先切断肝圆韧带、镰状韧带、左冠状韧带、左三角韧带、肝胃韧带和一部分右冠状韧带,以充分游离左半肝。

(2)将左半肝向上翻起,切开肝十二指肠韧带,分离出肝左动脉和左门静脉干和左肝管。注意在分离解剖左肝管和左门静脉支,应先在肝门横沟的左侧剪开 Glisson 鞘后进行分离。

(3)将肝脏推向下方,以显露第二肝门,在下腔静脉左壁切开肝包膜,用刀柄钝性切分开肝实质,以显露出肝中静脉及肝左静脉的中部及分叉部。用刀柄钝性分开肝左静脉,用动脉瘤针或大弯直角钳穿过底部肝实质,带线结扎,暂不切断,注意切不可结扎到肝中静脉。

(4)左半肝所属的血管和胆管结扎后,左右半肝之间可出现明显的分界线,即被离断血管的半肝出现缺血的表现。切肝时可依此分界线进行。如界限不清,也可直接沿正中裂左侧 1 cm 处切开肝包膜,钝性分开肝实质,所遇的管道均逐一结扎。

(5)将肝脏向上翻起,切开胆囊左侧的肝包膜和肝实质,分离时肝的切面应向横沟左侧倾斜,到左纵沟与横沟交界处,将已经结扎的左门静脉支和左肝管用血管钳夹住后切断、结扎。再将原已结扎的左肝静脉切断、结扎。

(6)左半肝离断后,断面仔细止血,用温盐水冲洗及手术创面及肝断面,检查肝断面无出血及漏胆汁后,用一网膜或带蒂网膜覆盖肝创面,丝线缝合固定。左膈下放置双套管引流 1 根,网膜孔放置引流 1 根,另做切口引出固定。逐层关腹。

(二)术中注意要点

(1)在第 1 肝门分离左肝管和左门静脉的横部时,应尽量靠近左纵沟,即离门静脉分叉部尽可能远一些距离,以免损伤左门静脉横部的尾状叶左支或右前叶门静脉支,如该术式即使损伤右前叶静脉支,只要能结扎止血,勿损伤门静脉主干对术后疗效影响不大。

(2)由于肝中静脉行走在正中裂中,在分离肝实质时,尽量不要损伤肝中静脉。

(3)遇到左半肝的巨大肿瘤或肝门粘连,显露困难,不易结扎左半肝管道时,可在常温下间断阻断肝门切肝。在肝内分离出各种管道逐一结扎切断,直到左半肝完全切除。但在近第1、第2肝门时,必须辨清解剖关系,应确定是进入或来自左半肝的血管和胆管后,方能结扎、切断。目前有经验的医师多采用选择常温下半肝血流阻断法切除半肝。该法要求悉知肝内血管的分布以及熟练的操作技巧。

五、肝左三叶切除术

肝脏左三叶包括左半肝和右前叶、膈面以右叶间裂为界,脏面以肝门右切迹右侧端延伸到右肝下缘,向左缘肝门横沟上缘至左纵沟。左三叶切除术即将左半肝和右前叶全部切除,又称为左侧肝极量切除术。病变位居与左半肝区侵及右前叶者,可做左三叶切除,但必须是右后叶有足够维持正常的肝功能,若合并有肝硬化者不宜做肝左三叶切除术。

(一)手术步骤

(1)仰卧位。做上腹部人字形切口,腹腔探查决定左三叶切除后,用腹腔悬吊拉钩牵拉开切口,显露手术野。切断肝圆韧带、镰状韧带、左右韧带、肝胃韧带,充分显露肝脏。

(2)切除胆囊,以显露肝门右切迹。用乳胶管阻断肝十二指肠韧带,控制肝门入肝血流,沿右叶间裂左侧1 cm处切开肝包膜,即在膈顶部绕过第2肝门达下腔静脉左壁,钝性分开实质,肝切面应斜向左后方达下腔静脉左壁,注意不能损伤肝右静脉,可结扎肝右静脉的左侧属支并予切断。

(3)将肝脏向上翻转,向右肝下缘斜向肝门右切迹切开肝组织,在右门静脉干、右肝管和肝右动脉上方的肝实质内,将右前叶的门静脉支、动脉和胆管均结扎、切断。

(4)再沿肝门横沟上缘到左纵沟切开肝包膜,推开肝实质,在横沟与左纵沟交界处将左门静脉干、左肝管和左肝动脉结扎并切断。

(5)将左三叶轻轻提起,沿下腔静脉前壁钝性分离肝组织,所遇到的管道均于结扎、切断,这时应特别注意勿损伤下腔静脉。达第二肝门时,钳夹住肝中静脉和肝左静脉连同肝组织分别夹住、切断、结扎。注意勿损伤肝右静脉和下腔静脉,以免发生致命的大出血。肝切除后松开阻断带,肝残面的出血点和胆汁外溢处以细丝线分别8字缝扎。

(6)检查无出血及胆汁外漏后,用大网膜或带蒂网膜覆盖肝断面,缝合固定,左膈下置负压引流管1根,另做切口引出。逐层关腹。

(二)术中注意要点

(1)左三叶切除术必须术中严密注意保留肝左静脉、右后门静脉、动脉和右后肝管,否则会影响肝右后叶的血液循环和胆汁引流,造成严重的致命后果。

(2)当在解剖分离肝门区时,应在肝门横沟上缘 Glisson 鞘外和下腔静脉的前面进行,可避免伤及门静脉和胆总管分叉部及下腔静脉。

(3)切肝时因肝表面无明显标志线,应沿叶间裂偏左侧切开肝组织,也可在肝门右切迹向右延长线与右肝下缘交叉点为肝下缘的标示点,从这一点斜向上达第2肝门下腔静脉左壁的连线作为肝膈面的切线。这样既掌握肝切面,又可避免肝右静脉的主干,不至于损伤肝右静脉。

六、肝右后叶切除术

肝右后叶位于右叶间裂的右侧,分上下两段,亦称为肝第6、第7段。肿瘤局限于右后叶者,可做右后叶肝切除术。

(一)手术步骤

(1)左侧卧位。患者右肩部、右腰部及右臀部均各垫一布垫,使其身体向左侧倾斜 40°～50°,右上肢固定于头架上,做右肋缘下从剑突至腋中线斜切口,用腹腔悬吊拉钩牵拉开切口,手术显露良好,如处理显露困难,可做右侧胸腹联合切口。

(2)切断肝右三角韧带,右冠状韧带、肝结肠韧带和肝肾韧带,钝性分开肝裸区,直达下腔静脉右侧壁,即右半肝完全游离。

(3)阻断第一肝门,即用一根细软的乳胶管缩紧肝十二指肠韧带,控制进入肝血流,即刻沿右叶裂间切开肝包膜,分开肝实质,逐一结扎,切断通向右后叶的血管和胆管,切肝斜向下腔静脉,在近下腔静脉右侧时,钳夹肝短静脉,连同肝组织一道结扎、切断,应勿损伤下腔静脉。肝右静脉可结扎、切断,也可根据手术具体情况仅结扎,切断右侧静脉的属支。

(4)右后叶完全离断后,松开肝门阻断带,肝断面彻底止血后,用热盐水冲洗肝断面及右膈下,吸净凝血块和冲洗液后,再次检查无出血及胆汁外溢后,用大网膜或带蒂大网膜覆盖肝断面,并缝合固定,或肝断面对拢缝合。右膈下放置 1 根双套管引流,另做切口引出固定。

逐层关腹,胸腹联合切口者,应同时置放胸腔闭式引流管。

(二)术中注意要点

(1)解剖上的表现为肝右后叶膈面小,脏面大,右叶间裂的平面与水平面交成 30°～50°的开口向右侧,因在进行右后叶切除术时,切肝面应从膈面斜向内侧达下腔静脉。

(2)肝右后叶是肝肿瘤的好发部位,特别是在第Ⅶ段靠近下腔静脉,手术时应注意勿损伤下腔静脉及肝右静脉。

(3)肝右后叶肿瘤常与横膈粘连,在分离粘连和肝裸区时,注意勿撕破横膈,此处的膈膜较薄弱,一旦破损应及时修补,以避免发生气胸。

七、肝中叶切除术

肝中叶是左内叶和右前叶的总称,含肝的第Ⅳ、Ⅴ、Ⅷ段,将这两个肝叶的切除术称为肝中叶切除术。该手术适用于肝中叶肿瘤或胆囊癌合并肝转移者。肝中叶左界为左叶间裂,右界为右叶间裂,其脏面为肝门所在部位,膈顶部为肝静脉进入下腔静脉处,肝中叶后面紧贴下腔静脉。肝中叶的血供来自左、右门静脉干的右内叶支和右前叶支及左右肝动脉的左内叶动脉和右前叶动脉,胆汁引流经过右前叶和左内叶肝管注入左、右肝管,肝中叶的血液回流是经过肝中裂的肝中静脉注入下腔静脉。

(一)手术步骤

(1)平卧位。做上腹部人字切口。进腹探查腹腔及肝脏,确定做肝中叶切除术后,切断肝圆韧带、镰状韧带、右三角韧带、肝结肠韧带及肝胃韧带,钝性推开肝裸区直达下腔静脉,以充分游离肝脏。

(2)在第二肝门处,充分显露下腔静脉及肝中静脉,沿肝中静脉走向切开肝膜,在肝内结扎肝中静脉主干,即可避免损伤肝脏静脉及下腔静脉,更不会损伤肝中静脉汇合的总干。

(3)切除胆囊,已显露肝右切迹,在右切迹处切开 Glisson 韧带,推开肝实质,显露出右前叶的门静脉支、动脉和胆管支,确认后给予结扎、切断。用乳胶管阻断肝十二指肠韧带,在胆总管左侧分离出肝左动脉,靠近左纵沟处找到左内叶动脉给予结扎,切断。在门静脉左干矢状部和囊部内侧分离出左内叶门静脉和胆管支,分别予以结扎、切断。

(4)沿右叶间裂和左叶间裂的膈面标界处切开肝包膜,钝性分离肝实质逐一结扎肝内小血管和胆管。应避免损伤肝右后叶及左外叶的血管、胆管。注意下腔静脉前壁的肝短静脉应予结扎、切断。

(5)最后切断肝中静脉,将肝中叶连同胆囊块移除。松开阻断带,肝断面彻底止血和冲洗,无渗血及胆汁外漏后,用一块大网膜覆盖两个肝断面及下腔静脉前壁,并用丝线缝合固定。于小网膜孔处放置双套管引流,另切口引出缝合固定,关腹。

(二)术中注意要点

(1)肝中叶属于肝脏的中叶部分,必须熟悉第一、第二肝门的管道解剖结构,切忌损伤主要的血管和胆管。

(2)肝中叶的左侧切面应在左右叶间裂和左纵沟右侧 1 cm 处切开,以免损伤肝左静脉的叶间支和门静脉主干的矢状部。如肝左静脉叶间支损伤可结扎,但门静脉的矢状部损伤切不可结扎,只能修复。肝中叶的右侧切面应在左右叶间裂的左侧 1 cm 处切开肝组织,以免损伤肝右静脉的主干。分离时不能损伤右后叶的门静脉支、动脉及胆管。当显露下腔静脉时,应细心地在下腔静脉前壁分离肝组织,钳夹切断小血管。

(3)肝中叶切除时,两个切面应斜向下腔静脉,与下腔静脉前壁汇合,整个标本呈楔形。

八、右半肝切除术

右半肝包括右前叶、右后叶和尾状叶后端,亦称为肝的Ⅴ、Ⅵ、Ⅶ、Ⅷ段及尾状叶后端,膈面以下腔静脉后壁和胆囊切迹之间的连线为界。脏面以下腔静脉右壁为界。右半肝切除术包括右前叶、右后叶和尾状叶的右端。右半肝比左半肝大,凡病变侵及右后叶及左前叶,均应做右半肝切除术。

(一)手术步骤

(1)平仰卧位。患者右肩部、右腰部及臀部各垫一布垫,使其体位向左倾斜 30°～50°。右上肢固定于头架上。切口取右肋缘下 2 cm 处,从剑突到右腹中线斜切口。进腹探查腹腔及肝脏,确定做右半肝切除后,用腹腔拉钩悬吊牵开切口,显露右肝及第二肝门。分离切断肝圆韧带、镰状韧带、右冠状韧带、右三角韧带、肝结肠及肝肾韧带。

(2)钝性分离肝裸区,直达下腔静脉。在分离肝肾韧带及肝裸区时,应注意勿损伤右肾上腺及其血管。

(3)将右半肝游离完后,先切除胆囊,显露出肝门的右切迹和右纵沟。由于胆囊颈部覆盖了右切迹处,该切迹是门静脉右干,右胆管和肝右动脉的所在部位,同时胆囊床也是肝门右纵沟的所在部位。左右半肝切除前,先将胆囊切除,以显露出肝门右切迹和右纵沟。

(4)在常温下阻断第一肝门的入肝血流,即用 1 根乳胶管通小网膜孔,扎住肝十二指肠韧带,在肝脏暂时缺血下切肝。从肝的膈面沿下腔静脉右壁到胆囊切迹切开肝包膜。

(5)钝性分开肝实质,所遇血管及胆管,包括肝中静脉的右属支均逐一钳夹、切断、结扎。注意切勿结扎肝中静脉的主干。

(6)将肝脏向上翻起,从胆囊窝的右纵沟切开肝脏,钝性分离肝实质直达肝门右切迹,显露出门静脉的右干、右肝管和右肝动脉,可用刀柄或手指将肝组织向右侧推开约 2 cm,用弯血管钳将这些管道逐一钳夹切断、结扎。

(7)再将肝脏向下翻转,向上分离出肝右静脉,用直角钳穿过肝右静脉的后面,先带线结扎一道后,再从结扎线的远端钳夹、切断、结扎。

(8)在处理肝短静脉时,术者可用左手示指保护下腔静脉,在下腔静脉的右侧壁,顺示指外侧,连同肝短静脉和肝组织一并夹住,切断、结扎。此时,特别注意切勿损伤下腔静脉。

(9)最后将右后上缘的肝静脉连同周围肝组织一并钳夹,切断、结扎。至此,右半肝已全部离断。

(10)松开肝门阻断带,移除离断的右半肝,用热盐水纱布垫压迫肝断面,热盐水冲洗手术创面,彻底止血后,用一大网膜或带蒂的网膜覆盖断面,用细丝线缝合固定。右膈下置放1根双套管引流,腹壁另切口引出固定,如做胸腹联合切口者,应置放胸腔闭式引流。应将肝圆韧带及镰状韧带重新固定于原位置,以防肝下垂。

(二)术中注意要点

(1)在分离右冠状韧带时,应紧靠近肝脏剪开,推开疏松组织,显露肝上下腔静脉。此时应注意勿损伤下腔静脉和肝右静脉及后上缘的静脉支,这些血管常位于膈顶部的前后的冠状韧带之间。

(2)分离肝裸区时,勿损伤下腔静脉和右肾上腺及其血管。在肝下缘后面,有一支粗大的右后侧肝静脉,应可靠的钳夹、切断、结扎。

(3)切肝时靠近正中裂右侧 $0.5 \sim 1$ cm 处,以免损伤肝左静脉。

(4)在分离和结扎肝右静脉时,一旦损伤或结扎线滑脱而引起大出血时,应即刻用左手示指压住出血处。如胸腹切口者,应伸入胸内横膈后面向前压住下腔静脉,拇指压住肝右静脉断端,即刻止血。吸净积血后,看清断端,可靠缝扎。

(5)肝短静脉的数目多少不等。除右后侧肝静脉较粗大外,其余的均细小,故不需要逐个分离结扎,应连同肝组织一并钳夹、切断、结扎,较为安全。

九、肝右三叶切除术

肝右三叶切除术又称为肝极量切除术小于肝极限切除术。是将右半肝和左内叶全部切除(含第 4~8 段)。肝右三叶切除术必须在肝左外叶有代偿增大或足以维持正常肝功能的基础上。否则,术后将并发肝功能衰竭等严重并发症。合并有肝硬化而左外叶又无代偿性增大者,更不宜施行该术式。

(一)手术步骤

(1)患者体位同右半肝切除术。先做右肋缘下切口,使用腹腔悬吊拉钩牵开切口,如显露仍不满意,可做胸腹联合切口。切除肝右三叶应沿镰状韧带右侧 1 cm 处和下腔静脉右侧壁之间切肝,脏面从左纵沟的右侧转向肝门横沟上缘经肝门右切迹达下腔静脉的右壁。

(2)先按右半肝切除法充分游离右侧肝脏。切除胆囊时剥离到胆囊体部并将胆囊颈管蜷曲缝合固定于胆囊底部即可。阻断第一肝门后,从下腔静脉右壁至镰状韧带右侧切开肝包膜,钝性分离肝实质,肝内的管道逐一结扎、切断。

(3)将右侧肝向上翻转,沿左纵沟右侧和肝门横沟上缘切开肝包膜,分开肝实质以显露左门静脉矢状部和囊部。此时尽量向左内叶推开肝实质以显露左内叶的门静脉支,动脉及肝管支,并结扎,切断。

(4)沿肝门横沟的上缘分离开肝实质,在肝门右切迹处将肝组织尽量向右侧推开,以充分的显露右门静脉干、右肝动脉和右肝管,将其逐一结扎、切断。

(5)向上分出肝右静脉及其肝中静脉,在肝实质内给予结扎、切断。右后上缘的肝静脉连同肝组织一并结扎、切断。

(6)肝切面尽量斜向下腔静脉的右壁。肝短静脉的处理同右半肝切除术。

(7)肝右三叶切除后,松去肝门阻断带,肝断面彻底止血。检查无渗血及胆汁外漏后,用一游离或带蒂的大网膜覆盖断面,并缝合固定。

(8)肝圆韧带和镰状韧带固定于原位置,右膈下放置1根双套管引流,另切口引出固定。如胸腹腔联合切口者,应置放胸腔闭式引流。

(二)术中注意要点

(1)在分离左内叶的管道时,切忌结扎左门静脉的横部、矢状部囊部,否则可导致左外叶坏死。处理右半肝门静脉支和胆管时,应远离门静脉和肝总管分叉部的左侧,以防损伤左门静脉和左肝管。处理肝中静脉时,应认清肝中静脉及肝左静脉的汇合后,再将肝中静脉分出一段后,即远离肝左静脉结扎肝中静脉。

(2)肝中静脉壁较薄,分离时勿损伤出血及空气栓塞。

(3)肝的切面应从膈面斜向左侧脏面,以达下腔静脉的右壁。

十、肝尾叶切除术(肝第1段切除)

肝尾叶即肝第1段。手术切除一直被认为难度高,风险大,国内外文献报道不常见。对于伴有肝硬化的原发性肝癌患者做尾叶切除,是当代外科医师面临的严峻挑战。

(一)肝尾叶的外科解剖

肝尾叶位于第1肝门与下腔静脉之间,左侧为静脉韧带,右侧与肝右后叶相连,头侧与肝中静脉毗邻。尾状叶又可分为左尾叶和右尾叶,前者又称 Spigels 叶(SL),后者可分为尾状(CP)和下腔静脉旁部(PP),SL 位于 IVC 左侧缘,为小网膜覆盖;CP 位于门静脉主干,右支和 IVC 之间并向脏面突出,其右缘与肝右后叶融合;PP 则为尾叶的剩余部分,位于 IVC 之前,紧靠肝中静脉和右肝静脉平面的下方,并向头侧伸至肝静脉的根部。

尾叶的动脉由两支组成,一支来自右后叶动脉,供应尾状突和腔静脉旁部;另一只来自左肝动脉,供应左尾叶。尾叶的门静脉分别从门静脉的左右干发出数小支至 SL,通常为 1~3 支。门静脉右干发出 1~3 支分布于 CP 和 PP。少数尾叶的右段来自右后叶门静脉。尾叶的左右段肝管分别开口于左、右肝管占多数,少部分共开口于左、右肝管汇合处后方引流胆汁。尾叶的静脉回流可分为两组:一组主要收集左尾叶的血液,汇入 IVC 的左侧壁,静脉细小,多为上下两支。另一组收纳右尾叶血液,汇入 IVC 的前壁,尾状突的静脉回流有时走于肝表面。此组静脉中常有一支粗大的血管收纳右后叶及右尾叶血液,称为肝右静脉,在分离中勿损伤致大出血,应可靠结扎。尾叶前部邻第1肝门,上邻第2肝门,后方则是第3肝门和下腔静脉。这种特殊的解剖关系使肝尾叶切除十分艰难和危险。手术分离前面时容易伤及肝门结构,造成出血或胆管损伤;分离后面易损伤下腔静脉,造成难以控制的致命性大出血。手术的困难还在于手术位置深,而第1肝门是最大的障碍,必须绕过它方能从容进行尾叶切除。

(二)手术步骤

肝尾叶切除包括单纯的尾叶切除和联合尾叶切除。前者指仅仅切除部分或全部尾叶;后者指切除尾叶的同时联合切除其他肝叶。联合肝叶切除切除率高,临床常采用。而单纯的尾叶切除操作复杂,创伤大,临床较少应用。

(1)体位及切口:如同时准备做右半肝切除,则体位左倾30°,右上肢固定于头架上。如左半肝加尾叶切除或单纯尾叶切除,则只需平卧位。做左右肋缘下人字形切口,进腹用悬吊拉钩牵开切口,探查肝肿瘤的大小与肝门的关系。

(2)游离肝脏,切断肝圆韧带、镰状韧带、左冠状韧带及左三角韧带,游离肝左叶,切断肝胃韧带,显露左尾叶。游离右侧肝脏同右半肝切除顺序相同。

(3)预置阻断带:于右肾静脉上缘分离出肝下下腔静脉,上阻断带;分离第2肝门即将肝左外叶翻转向右侧,显露下腔静脉左侧壁,分离出肝上下腔静脉,上阻断带;第1肝门也上阻断带。完成全肝血流的预置阻断。

(4)分离结扎肝短静脉:将肝脏向左上方翻起,以显露肝下下腔静脉前壁和右侧壁,剪开后腹膜后,按由下至上,由右至左的原则,逐一分离、结扎、切断肝短静脉,右后下缘的静脉较粗大,应予缝扎。向上分离至肝右静脉,向左将左尾叶完全游离,使尾叶与下腔静脉完全离开。如左尾叶血管显露困难时,也可采用左向右的原则,即将左尾叶向右翻起,离断左尾叶与腔静脉之间的韧带并结扎腔静脉左侧的肝短静脉。

(5)分离结扎尾叶门脉三联:显露第1肝门,分离解剖门静脉主干及左右分支,沿着左叶间裂基底部分离结扎切断门静脉左肝分出的尾叶血管,再继续向门静脉右干上缘分离结扎,切断进入尾叶的血管,将尾叶与第1肝门分离。

(6)尾叶切除:一般情况下,联合尾叶切除时应根据肝叶切除的不同而分为右侧入路、左侧入路及前方或中央入路;即尾叶加右半肝切除时采用右侧入路;尾叶加左外叶或左半肝切除时采用左侧入路;单纯的尾叶切除采用前方入路。

1)右侧入路:间歇性阻断第1肝门,沿正中裂和肝中静脉的右侧切开肝实质,直达尾叶的腹侧面,缝扎、离断右肝门,切断缝扎右肝静脉,在沿肝中静脉的后缘与尾叶之间向左分离,直达静脉韧带,向上分离到肝中静脉与左肝静脉的汇合处,离断左尾叶与腔静脉的韧带附着处,将尾叶与右半肝一并切除。

2)左侧入路:同样在间歇性肝门阻断下,沿正中裂分离肝实质,沿肝中静脉的左侧离断左半肝,切断结扎左肝门管道,双重结扎左肝静脉,再从肝中静脉的后面向右分离肝实质,结扎、切断进入尾叶的分支,直到门静脉右前支和右后支分叉处,以显露门静脉右干后缘的尾状突(VP),在此处的右侧切开肝实质,向上分离,在中肝静脉和右肝静脉的后方分离结扎进入腔静脉旁部(PP)的血管,将尾叶右半部(CP和PP)完全游离并完整切除尾叶及门静脉、肝中静脉及门静脉右干均显露在肝切面上。

3)前方入路:该术式仅切除尾叶,而不切除其他肝叶,手术难度更大:①沿正中裂切开肝实质,至肝中静脉的左侧缘完全显露,同时也显露出尾叶肿瘤的包膜;②沿肿瘤包膜向左侧分离,结扎肝脏进入肿瘤的小血管直至静脉韧带,以显露出肿瘤的腹面,此时已完成左半尾叶的离断;③沿肿瘤与肝中静脉的后缘之间腹侧面向右分离并切断进入尾叶的分支,直到门静脉右前支和右后支分叉处以充分显露;④PP右缘切开肝组织,将肝脏右叶向左上方翻转,分离尾叶的背面,离断进入CP的分支,进到右肝静脉后缘充分显露;⑤最后从肝右静脉和肝中静脉的后方从右向左分离中,切除尾叶高位背侧达肝静脉主干与IVC汇合处,从而使尾叶完整切除。此时,肝中静脉、肝右静脉、下腔静脉、门静脉左右干均显露于肝创面上。

(7)检查手术创面有无活动性出血及胆汁外漏,如有渗血、漏胆者用细线8字缝扎。将切开的肝创面可对拢缝合,缝合时要注意勿将肝中静脉和肝右静脉缝扎。

(8)于右肝裸区腔静脉旁及肝左外叶脏面腔静脉旁各置放 1 根双套管,自腹壁另做切口引出固定,关腹。

(三)术中注意要点

(1)分离尾叶一般情况下宜采用从左向右,从下到上的分离原则,肝短静脉容易显露,结扎其血管要可靠,必要时加缝扎。

(2)如肿瘤与腔静脉粘连紧,或肿瘤侵及腔静脉,应先置放肝上下腔静脉的阻断带,预防分离时损伤血管致大出血,以便阻断后修复止血。

(3)在分离第 2 肝门的主干静脉汇合口处时,如果静脉位置深或肿瘤挤压推移造成分离困难时,可不必将主干静脉分离出来,应在切肝时在肝内处理肝静脉与肿瘤之间的粘连,即可预防肝静脉损伤。

(4)尾叶肿瘤常将第 1 肝门推向前上方,瘤体挤压门脉三联分叉处。因此,在分离结扎尾叶血管时应仔细认清与其之间的关系,特别注意勿损伤保留肝叶的胆管。

(5)根据肿瘤的位置不同选择不同的切除途径。如肿瘤位于左尾叶者可采用左侧入路,联合左半肝及左尾叶切除;肿瘤位于尾状突或腔静脉旁时(CP 或 PP),可采用右侧入路,连同右肝叶下段或右半肝及尾叶肿瘤一并切除。做全尾叶切除者多采用左半肝一并切除的左侧入路,较右侧入路简便安全。有学者提出采用正中裂即前方入路做尾叶切除,切面上没有主要的胆管,仅有肝中静脉分支,整个切面只有 2~3 处需要结扎。一旦完全切开正中裂,左右肝及其汇合部的尾叶门脉三联分叉处很容易游离结扎。因此,行正中裂切开,直达肝门,是十分方便而又重要的途径。

十一、肝癌合并门静脉癌栓的切除术

原发性肝癌合并门静脉栓塞并不少见,肝癌易侵犯门静脉系,形成癌栓并导致早期肝内转移。一般肝癌>5 cm 时,癌细胞常突破包膜,向外浸润生长。癌周的血供主要来自门静脉,血供丰富,门静脉支壁较薄,最易被癌组织侵及、突破。小肝癌合并癌栓虽然少,但也可发生于门静脉癌栓,癌栓可由患侧分支蔓延至主干或延伸到对侧分支。由于肝硬化结节使肝静脉受压,肝癌的出瘤血管过多地进入门静脉,即门静脉是肝癌的主要流出道,故在各种癌栓中肝癌合并门静脉癌栓最常见。当门静脉主干或左右分支被癌栓填塞后,门静脉血流受阻,压力增高,如伴有肝硬化,门静脉压力增高更为明显,从而产生门静脉高压的一系列症状和体征,即引起顽固性腹水及食管胃底静脉曲张破裂出血,导致患者死亡。近年来通过积极的手术治疗,大大改善了肝癌合并门静脉癌栓的预后,有些患者获得较长的生存机会。

肝癌合并门静脉癌栓的手术方式,要看原发病灶的大小和癌栓分布的范围而定。一般为原发灶切除＋癌栓切除和原发病灶切除＋门静脉切开取癌栓两大类。如原发灶不可切除,仅切开门静脉取除癌栓,一般无治疗意义或治疗意义不大。手术步骤如下。

1.原发病灶切除＋癌栓切除

该术式是最彻底的治疗方法,适用于癌栓范围局限于肝癌所在段、叶的门静脉支,如左肝癌合并门静脉左支的癌栓,做左半肝一般切除原发灶和左门静脉支及其癌栓;右后叶肝癌,癌栓局限于肝癌所在的右后叶支,在做右后叶切除时,一并将右后叶门静脉支癌栓切除。有学者报道,做半肝切除时也可一并切除对侧的门静脉癌栓支(门静脉的一级分支),将门静脉主干与对侧门静脉断端做对端吻合,但手术复杂,要求高,肝脏缺血的时间长,一般情况下不宜采用,其临床实用价值还待进一步评价。

2.原发病灶切除＋门静脉切开取栓

(1)经肝断面门静脉取栓:当肝脏的肿瘤切除后仍在肝门阻断下,敞开肝断面门静脉,用卵圆钳或吸引器头吸取癌栓,逐步伸入到门静脉主干或对侧支,取净后松开肝门阻断带,让门静脉的血涌出的同时也将残留的癌栓组织冲出。如松开肝门阻断带仍无血涌出,提示门静脉干内还有较大的癌栓阻塞,应再次取癌栓,直至有血液涌出。在取癌栓时可将对侧的门静脉支予以阻断,以防残留的癌栓冲入到对侧门静脉支。在确定癌栓已取净后,肝断面的门静脉用无损伤血管钳夹住,小圆针细丝线连续缝闭如静脉管口小可8字缝扎。

(2)门静脉主干切开取癌栓:如经肝断面门静脉不能取净主干癌栓,可直接切开门静脉主干取栓,时有原发病灶小仅位于肝的表面,但形成的癌栓可延伸到门静脉主干,这种情况可仅局部切除原发癌后,直接切开门静脉主干取栓。方法是先切开肝十二指肠韧带右侧的浆膜,将胆总管牵向左侧,分离、显露其后内方的门静脉右后壁,在肝门阻断下纵向切开门静脉取栓。取栓方法同前。癌栓取净后,用5-0无损伤缝线连续缝合切口。尽管多数癌栓与门静脉内膜粘连,但经病理检查,癌栓一般不与门静脉内膜粘连,所以癌栓较易去除。临床上左肝切除后经门静脉左支残端取癌栓几乎可全部取出。右肝切除者,因右门静脉支未能显露,仅从2级分支取癌栓是困难的。一旦癌栓取出困难,应果断做门静脉主干切开取栓术。

(卫　星)

第三十六节　肝海绵状血管瘤手术

肝海绵状血管瘤是肝脏最为常见的良性肿瘤,但多数均为小的血管瘤,没有重要的临床意义。由于B超广泛应用于临床诊断和健康检查,发现肝血管瘤较往昔为多。临床中通常将<4.0 cm直径的称为小血管瘤;5~10 cm者为大血管瘤;直径>10 cm时称为巨大肝海绵状血管瘤。外科治疗主要是5.0 cm以上,特别是巨大的肝海绵状血管瘤。巨大的肝海绵状血管瘤常见症状为上腹胀痛不适,呈持续性,在餐后尤其是饮食后加重,少数患者可出现贫血、消瘦以及体重下降。

肝海绵状血管瘤虽可引起明显的临床症状,但发生致命的严重并发症少有。其严重并发症主要是肿瘤内出血,使肿瘤急剧增大、膨胀、疼痛、肝大;突破至胆道引起胆道出血,突破至腹腔引起腹腔大出血则少见。肝血管瘤发生腹腔内出血的主要原因是医源性的。

手术切除肿瘤是治疗肝血管瘤最有效的方法,基于有手术潜在的危险性,曾有过不少问题的讨论。但在当前肝脏外科的发展已趋于成熟的情况下,掌握好手术指征和手术适应证是可取的。

一、血管瘤缝扎术

(一)适应证

(1)血管瘤直径在6.0 cm以内者。

（2）瘤体呈梭形者为首选。

（3）瘤体位于肝脏中心部位者。

（4）已确诊排除恶性肿瘤者。

（5）患者身体其他器官功能良好者。肝海绵状血管瘤缝扎术的方法简便、可靠，且不需要切除大量肝组织，不但能控制其发展，术后血管瘤可机化缩小。

（二）术前准备

（1）做相应的各项检查及处理，年龄在 50 岁以上的患者应做心、肺功能检查，以便评估对手术的耐受能力。

（2）术前均应行肝 CT 和 B 超检查，以便了解病变部位、范围及与大血管的关系，必要时行肝血管造影等，以供术中参考。

（3）根据患者全身及检查情况，进行适当的保肝治疗。术前 2～3 d 流向给予维生素 K，以增强肝脏的储备功能，改善凝血机制。根据术前评估做好备血，以备手术之需。

（三）麻醉与体位

同肝叶切除术。

（四）手术步骤

（1）根据肿瘤生长部位及肝叶切除术的手术方案，选择左或右肋缘下切口或上腹直切口进腹，先探查肝脏，仔细查清确认血管瘤的部位、大小及范围，尤其是侵入肝实质的深度。

（2）根据肿瘤的部位所在、游离右三角韧带、右冠状韧带或肝圆韧带、肝脾韧带及左三角、冠状韧带，使患侧的肝脏占位病变显露良好。如血管瘤位置易显露，部位浅在，亦可直接缝扎。

（3）肝脏游离完毕后，可阻断第一肝门，即用乳胶管束紧肝十二指肠韧带的数分钟后瘤体变软、缩小，即用肝缝针粗丝线，从血管瘤边缘正常的肝组织进针，穿过瘤体基底部至正常的对侧肝组织出针，以 8 字缝合，针距 1.5～2.0 cm，缝合数针后收紧打结。解除肝门阻断。

（4）如见缝针处有渗血，用热盐水纱布压迫数分钟多可止血，如仍无效可用细丝线加缝吸收性明胶海绵即可止血。关腹。

（五）术中注意要点

（1）掌握缝针的进针要点，切忌在瘤体上进针缝扎，以避免不可控制的出血。

（2）如进针处出血经压迫、缝合等方法无效时，可阻断第一肝门再行缝合止血，仍不奏效时，可行瘤体所属支动脉或瘤体所在部位的半肝动脉血管结扎可止血。

（3）进针应以左手指引导触扪瘤体的基底部，不能误伤主要管道，尤其是靠近肝门处的管道。

（4）若手术顺利，可不放置腹腔引流物。

（六）术后处理

（1）严密观察生命体征的变化，尤其不可忽视未放置引流者。24 h 内可间断吸氧，用 1～2 d 止血药。

（2）禁食 1～2 d。补给生理需要量及保肝药物，应用抗生素 3～5 d。

（3）置放有腹腔引流者 3 d 左右拔除。

二、肝海绵状血管瘤切除术

下面主要介绍右及左肝极限切除术。

（一）适应证

(1)巨大的血管瘤伴有明显临床症状。

(2)年龄<60岁,全身情况良好。

(3)主要脏器功能及凝血机制正常。

(4)无慢性肝病及肝硬化,无腹水、黄疸。

(5)瘤体在肝脏的解剖部位,如紧贴腔静脉或骑跨于腔静脉上,均可考虑手术切除。

（二）禁忌证

(1)年龄在60岁以上并有严重并发症者。

(2)多发性或弥漫性右肝血管瘤。

(3)肿瘤的解剖部位致使手术有极大的困难和风险。

(4)瘤体已侵及3根肝静脉或侵及左右肝门者。

(5)患者的身体条件差,不能承受重大手术,以及院方缺乏技术条件和必要的相应设施。

（三）术前准备

(1)做肝功能、三抗、AFP、血生化、凝血机制、心肺功能及胃镜检查;

(2)肝脏影像学检查,了解血管瘤与肝门的关系,尤其注意分析健侧肝静脉与肝门受侵及的情况,以便评估手术方案及患者的耐受能力;

(3)保肝及注射维生素K等治疗。根据手术方式及患者情况准备血量。

（四）麻醉与体位

气管插管+持续硬膜外麻醉。左肝手术者仰卧位。右肝手术者左侧30°卧位。

（五）手术步骤

1.切口的选择

切右肝可选右肋缘下切口,即从剑突下至右腋中线,必要时可延长至左肋下,切左肝可用左肋下人字形切口,必要时可切取肋弓软骨以便显露术野。

2.探查

注意在探查中避免粗暴操作,以避免瘤体破裂造成大出血,特别是已做过TAE或肝动脉结扎者,如有严重粘连待分离后再进行必要的探查,注意瘤体的大小、侵及肝脏的范围,与尾叶的关系,特别注意第1、第2肝门受侵情况及瘤体与周围脏器的关系。

三、右叶肝血管瘤切除术

1.右肝动脉结扎

患侧的肝动脉结扎后瘤体或缩小,以便分离肝周粘连。若结扎肝动脉困难可阻断右侧肝门或施行第一肝门阻断法(Pringle法)。

2.处理肝周韧带

离断法结扎肝圆韧带、镰状韧带、右三角韧带、冠状韧带及肝肾韧带,分离肝裸区属疏松结缔组织、用手术分离即可,切忌粗暴进行以免分破瘤体致大出血。一旦破损,切忌血管钳夹,以免更大的破损出血。如瘤体的纤维化程度高,可缝扎止血;否则可覆盖温盐水纱垫用手压迫,尽快游离切除肝脏。

3.处理第3肝门

(1)先从下腔静脉的最下缘开始,将瘤体向左上推开,尽可能显露出下腔静脉,剪开其后腹膜,直视下沿瘤体与腔静脉之间锐性及钝性分离,避免损伤肝短静脉及瘤体。

(2)肝短静脉在腔静脉左右两侧约有6支,其中1支较粗,直径可达1.5 cm(活体肝移植时可选用于血管吻合),位于右后侧,用4号丝线轻巧缝扎,防止撕裂致大出血,继续向上同法处理。

(3)当分离到第2肝门时,注意右肝静脉及肝中静脉,该静脉进入肝上下腔静脉段较粗,由于不能完全所见故暂不处理。术者的左手伸入到瘤体的后面将其托住。此时,腔静脉位于背侧,瘤体与腔静脉已完全分离。

4.胆囊的处理

一般情况下先将胆囊管结扎切断,暂不必切下胆囊,留待与瘤体一并切除,减少瘤体损伤的可能(以完整右肝三叶的标本)。

5.切除瘤体

①距瘤体1 cm做切除线,钝性分开肝实质,沿瘤体的内侧缘逐一切断血管和胆管;②切离肝脏至第1肝门时,术者可用手指或刀柄分离避开左肝门,遇到细小血管应妥善结扎,直到分离到胆囊床部位。确认为右肝后,距门静脉和胆总管1.5 cm处钳夹、切断、缝扎。

6.第2肝门的处理

待瘤体大部分游离后,术者左手尽量靠近第2肝门托住瘤体,拇指置放在第2肝门的前方以便更有效地控制肝静脉,用刀柄将瘤体向下方顺肝静脉走向轻轻推开,显露部分肝静脉后,在示指的引导下于右肝静脉的根部用7号或双4号粗丝线缝扎,在腔静脉端再双重钳夹后切断、结扎。肝中静脉通常与肝左静脉合干进入下腔静脉,故尽可能远离汇合部,勿损伤腔静脉,缝扎加结扎。

7.松解肝门阻断带

仔细检查肝断面的出血及胆汁漏,缝扎可靠,再次检查无渗血、渗胆汁后,断面对拢缝合,如张力大仔细止血后用网膜覆盖,肝残面置放负压引流管。

四、左三叶肝血管瘤切除术

(一)手术注意要点

(1)先结扎左肝动脉后,继之分离切断肝圆韧带、镰状韧带、左右冠状韧带、左右肝三角韧带、肝胃韧带、肝结肠及肝胃韧带、用粗丝线双重结扎。胆囊的处理与右三叶肝血管瘤切除相同,留待与瘤体一并切除。

(2)瘤体切除:因肝十二指肠韧带的阻碍,无法处理腔静脉左侧的肝短静脉,也可将肝右叶翻向左侧,经腔静脉右侧解剖、切断、结扎所有的肝短静脉。但由于瘤体常侵及左、右肝静脉并时有紧贴右肝静脉,在切除分离中易损伤右肝静脉,故切肝时在肝内切断结扎肝短静脉,而保留右侧的肝短静脉以保证右肝血液回流起到重要的作用。切除血管瘤应注意:①当肝门阻断后,术者应位于左侧左手伸至瘤体后面将其托住,距瘤体1.0 cm切开肝实质,用刀柄或手指分离,进入瘤体内的细小管道逐一结扎、切断。②游离到第1肝门时,可能遇到巨大的肿瘤推移正常解剖的位置,此时应注意尽可能沿瘤体向左侧分离,逐一结扎所遇的小管道,分离到肝十二指肠韧带左侧的左纵沟部位,将左肝管、左门静脉及左肝动脉一并结扎切断。③处理肝短静脉时,尽量将肝脏的切断面分开,在腔静脉的表面分离,肝短静脉两端钳夹后切断,腔静脉端双重结扎,分离结扎直达第2肝门。术者左手经肝断面紧贴第2肝门托住瘤体,拇指在前以便控制肝中、左静脉，并将瘤体向下牵引，用刀柄分离显露部分肝静脉，在手指的引导下 7 号丝线缝扎肝左、肝中静脉，将瘤体完整切除。④检查肝断面有无出血及胆汁漏，可靠的 8 字缝扎，对拢缝合肝断面，不能勉强缝合，可用大网膜覆盖固定，肝残面置放引流管。

（二）术中意外情况的处理

1.术中大出血

多因探查时强行分离粘连等，致使瘤体破裂出血。如粘连严重应结扎肝动脉，待瘤体变软缩小后进行探查分离，更能将瘤体向下推移，充分的显露，便于稳妥的处理。一旦瘤体破裂应用热盐水纱垫压迫，尽快分离切除瘤体，切忌反复缝扎止血，以免进一步处理的被动。

2.肝短静脉破裂出血

肝短静脉破损是发生大出血的常见原因。避免这一并发症的关键点是在处理每一根静脉时，都要在直视下进行，看清血管的粗细及走行。一旦被损伤，切忌盲目钳夹，以免造成更大的撕裂。术者应用左手提供出血部位，吸净积血，看清楚后准确地钳夹或用辛氏钳连同腔静脉部分钳夹后再行处理。

3.第 2 肝门的肝静脉损伤

肝静脉易受撕裂致大出血。因此在处理第 2 肝门时应在第 3 肝门即肝短静脉处理完毕后，此时在瘤体已大部切除游离之，术者的左手易于控制出血的部位，便于抉择处理的方法。

4.肝门的血管受压

肝门的血管受损或肝切面对拢缝合后压迫肝门的血管，因此手术时应注意到解剖关系，切忌损伤肝门部血管和肝管，一旦损伤，应正确处理。肝断面的对拢缝合如张力大，不需要采用，断面可止血可靠后，用带蒂或大网膜缝合固定即可。

（三）术后处理

术后处理一般同肝切除术。腹腔引流管的置放不要紧贴腔静脉，防止可能负压的吸导致使肝短静脉结扎线脱落。在拔除腹腔引流管时应嘱患者平卧位，防止体位的改变使双套引流管靠近腔静脉。

（卫　星）

第三十七节　胆囊癌手术

胆囊癌在整个消化道恶性肿瘤中位居第五，但在胆道系统恶性肿瘤中发病率居首位。当癌组织侵及胆囊壁肌层时，可发生早期淋巴结转移，最常发生在胆囊颈部淋巴结，然后从胆总管右侧的淋巴结转移。如肝床处的胆囊癌，早期可侵及邻近肝组织，胆囊胰淋巴结主要位于胆囊管与肝总管汇合处，并与肝胰淋巴管相通。因此，淋巴结区域性清除，应包括上述淋巴结。

一、胆囊癌根治术

（一）适应证

（1）老年患者胆囊结石病合并胆囊息肉样病变行胆囊切除时发现已侵及胆囊浆肌层。

（2）术前已明确诊断胆囊癌，术中未发现广泛转移。

（3）晚期胆囊癌，但未发现远处转移。

（4）患者身体情况能够耐受重大手术。

（二）禁忌证

（1）老年、重度黄疸、全身情况差，宜行姑息性手术。

（2）已有远处转移，肝脏转移不能同期手术切除者。

（3）肝门部广泛侵及。

（三）术前准备

（1）同一般的胆道外科手术。

（2）肝脏的 B 超、CT 等项探查，以除外肝内、外的转移。

（3）重要脏器功能的检查，包括凝血功能。

（4）预防性抗生素的应用。

（5）改善营养状况并做好胃肠道准备，特别是结肠的准备。

（四）麻醉与体位

气管插管全身麻醉。平卧位。

（五）手术步骤

（1）右肋下式腹直肌切口进腹。探查腹腔后，如为早期胆囊癌或腺瘤性局部癌变者，可行连同胆囊床的肝包膜一并切除的单纯胆囊切除术。

（2）在十二指肠上缘切开肝十二指肠韧带的前腹膜，依次分离出肝固有动脉、肝总管、门静脉主干，分别用细硅胶管牵开，以利于解剖肝十二指肠韧带上淋巴及脂肪组织。

（3）向上逐一解剖分离肝动脉、胆总管、门静脉以外的淋巴结、神经、纤维脂肪组织，达肝管分叉处肝横沟部。切断胆囊管并送冷冻病理切片检查。向上沿肝总管分离胆囊三角处淋巴、脂肪组织，结扎切断胆囊动脉，注意肝右动脉、门静脉、保留的肝十二指肠韧带上的重要结构是否与需要切除的组织已完全分开。

（4）楔形切除肝中部的肝组织连同胆囊病灶，先在第一肝门用 8 号导尿管阻断第一肝门，沿预计的切线切开肝包膜，钝性分离肝实质，所遇的管道均逐一钳夹，切断，将相关联的肝组织、胆囊病灶连同肝十二指肠韧带上的淋巴组织一并整块切除。切肝可用微波刀凝固肝组织而达到止血，而不必阻断肝门。

（5）缝扎肝断面出血点和漏胆汁处，将肝脏还于原位。仔细探查肝断面无渗血及漏胆汁区，冲洗创面，用大网膜覆盖创面并予固定。肝断面及右肝下间隙旋转硅胶管，腹壁另做切口引出。

（六）术中注意要点

（1）从肝动脉、胆管、门静脉周围分离清除淋巴、神经纤维、脂肪组织是此手术的关键。

（2）胆总管的管腔较细，务必选择合适的 T 形管剪裁后引流，以胆管缝合后无张力为宜。

（3）肝切除可能是该手术失血较多的步骤，术中所遇到的主要肝断面的较大血管是肝中静脉的左属支和右属支。应结扎切断。如分离时出血，用手指压迫，缝扎止血。

（4）胆囊癌的根治性切除术是一较复杂的手术。手术时间长，手术范围广，应注意患者的血液循环。

(七)术后处理

(1)注意生命体征的变化 维持水、电解质的平衡,必要时输血、血浆、白蛋白等。

(2)注意 T 形管及腹腔引流的通畅 术后经 3～5 d 一般可拔除引流管;经 3～4 周经造影无特殊后可拔除 T 形管。

(3)适当时机可行抗肿瘤药物化疗。

(4)其余同胆囊切除术。

二、晚期胆囊癌根治术

晚期胆囊癌的手术疗效很差,有部分患者手术探查时已不能切除,少数能手术切除者极少有生存 3～5 年。近年文献上有报道对晚期胆囊癌行扩大根治术获得一定的疗效。然而在这方面的临床经验较少,尚不能作为常规手术。

(一)适应证

(1)胆囊癌已有外侵,但在可切除的范围。

(2)伴有左或右侧的肝内转移。

(3)侵及肝门部右肝管,近端胆管梗阻及黄疸。

(4)肝十二指肠及胆总管旁,十二指肠后等处淋巴转移。

(5)侵及邻近脏器,结肠肝曲最常见。

(6)如有梗阻性黄疸,不需要术前减黄。

(二)禁忌证

(1)高龄体弱患者伴严重梗阻性黄疸。

(2)合并有严重的梗阻性黄疸、腹水、肝肾功能不全。

(3)有腹腔内肝十二指肠以外的转移。

(4)肝十二指肠韧带呈冷冻样改变。

(5)有双侧肝内及远处转移。

(三)术前准备

(1)同胆囊癌根治术。

(2)肠道准备。

(四)麻醉与体位

气管插管,全身麻醉。平卧位。

(五)手术步骤

(1)多采用右肋缘下斜切口,必要时向左或向下延伸。

(2)腹腔内系统探查:切除的范围依据探查的情况及活组织冷冻切片检查结果。可能的手术类型有:①胆囊癌根治切除:包括胆囊癌侵及肝组织及肝十二指肠韧带上淋巴结;②附加肝叶切除:如右叶、中叶、右三叶及左三叶;③附加邻近的脏器切除:如横结肠、胰十二指肠切除等。由于创面大、手术范围广、手术死亡率及手术病死率高,因此,应根据患者自身条件和现有的设备与技术条件综合考虑,做出决策。

(3)附加肝右叶切除:是治疗晚期胆囊癌常用术式,多有右肝内转移或肝门部胆管侵及,特别是较常见于右肝管。十二指肠韧带内分离出肝固有动脉直达门静脉前面,分离出门静脉干、肝动脉、胆总管,均用细橡胶管提起做牵引,以方便进一步的分离和切除周围淋巴结、脂肪及纤维组织。翻起胰头及十二指肠,切除其后面的淋巴结及胆总管下端,肝动脉、门静脉骨骼化,从下向上分离。

(4)清除肝总动脉周围淋巴结,切断肝动脉左侧及肝十二指肠韧带左侧缘的淋巴结、脂肪及纤维组织。认清肝右动脉及肝左动脉和向肝固有动脉的分出部。即在胆管的左缘处结扎切断肝右动脉支。

(5)向上提起胆总管下端作为牵引,将胆管从门静脉的前面分开,同时将门静脉与其右淋巴结,脂肪神经组织分开,直达门静脉分叉的上方。当分离上达肝门横沟后,分离解剖出因肿瘤阻塞而扩张的左肝管横部,距肿瘤 1 cm 处切断左肝管,远端留作吻合的左肝管缝 1 针,牵引残留作为标志,近端向右牵引,翻转,以便向肝门右侧分离。

(6)在镰状韧带的右侧,切断门静脉矢状部至肝左内叶的分支及其伴行的胆管与血管,可暂时阻断肝门,分离肝实质,钳夹切断所遇到的管道结构直到第一肝门上方处。肝左内叶的切缘与左肝管切断处会合。如遇肝中静脉,应切断,缝扎。

(7)分离切断肝右三角韧带和冠状韧带,游离肝右叶并向左侧翻转,分离右肾上腺与肝脏的粘连,分出肝下下腔静脉,逐一结扎切断右侧的肝短静脉,此时注意粗大的肝右下静脉汇入下腔静脉。最后将肝右叶、部分左内叶、胆囊及肝门区的淋巴组织整块切除。

(8)保留的左肝叶断面彻底止血。提起空肠上端,确认与 Treitz 韧带的关系,行肝断面的左肝管与空肠襻 Roux-en-y 吻合,可放置 1 根胆管内引流管。

(卫　星)

第三十八节　胆管上端癌手术

胆管上端癌又称肝门部胆管癌,是肝外胆管癌最常见的部位。由于现代影像学诊断技术的发展,发现肝门部胆管癌有增多的趋向。

一、临床病理分型

1965 年 Klatskin 在美国内科学杂志上发表一篇综合报告,提出肝门部胆管分叉腺癌是具有明显的临床和病理学特征的肿瘤。它的形状在显微镜下类似瘢痕组织,容易误诊为良性狭窄和局限性硬化性胆管炎,采用姑息性外科引流手术常可延长患者生存期。Klatskin 报告 12 例手术后平均生存时间为 15.5 个月,因此肝门部胆管分叉部癌又称为 Klatskin 瘤。肝门部胆管癌生长缓慢,由于来自胆管不同的平面,因而引起临床表现不同,如左肝管癌早期无黄疸,只有侵及胆管分叉部时才表现出黄疸和右侧的肝内胆管扩张。根据病变的起始部位,Bismuth 及 Corlette 将共分成四型。肝门部胆管癌的临床分型:Ⅰ 型:肿瘤来自肝总管上部。Ⅱ 型:肿瘤来自肝总管分叉部。Ⅲ 型:分为 Ⅲa、Ⅲb 两种类型。前者来自左肝管,后者来自右肝管,最后均侵犯到分叉部和肝总管,并出现黄疸。Ⅳ 型:肿瘤在肝外胆管呈弥漫性侵犯,侵及两侧的二级肝管开口。若属于第Ⅲ型的病例,必须施行同侧肝切除。肝门部胆管癌一旦确诊,需要进行较详细的术前评估,以确定根治性手术切除的可行性和手术切除的范围。然而,根治性手术是一创伤大、风险大的手术,术前评估主要应注意以下几点:①确定肿瘤的起始部位;②肿瘤与肝门部血管(门静脉、肝动脉)的关系;③肝内胆管侵及的范围;④胆管肿瘤的下限(必要时做 PTC 及 ERCP 同时造影,日本称为夹击造影);⑤必要时行 PTBD 减黄后手术。经充分考虑后,做出手术方法的抉择。

二、胆管上端癌根治性切除术

(一)适应证

(1)癌肿侵及胆管分叉部。

(2)有一侧肝内转移或限一侧的胆管浸润,对侧代偿性肝叶增大,需同时切除病变侧肝叶者。

(3)胆管乳头状腺瘤、乳头状腺癌、高分化胆管分叉处癌。

(二)禁忌证

(1)双侧肝内转移及远处转移(不包括肝十二指肠韧带以外)。

(2)血管造影显示双侧肝动脉或门静脉及主干受累。

(3)病毒性肝炎合并肝实质受损。

(4)重度梗阻性黄疸,全身情况差,不能耐受手术者。

(5)重要脏器功能差的患者。

(三)术前准备

(1)确定病变梗阻的部位和范围,除 B 超、CT、MRCP 等检查外,必要时应做 PTC 和 ERCP 检查。

(2)如术前已行 PTC 及 PTCD 检查,应尽早手术,延迟手术可并发致死性的胆道感染。

(3)若能经内镜置管通过梗阻达近端扩张的胆管做引流,其效果更佳,优于 PTCD。

(4)补充静脉内营养,纠正低钠,低钾,贫血及低蛋白血症,补充维生素 K 等。

(5)其余的同胆道手术及肝叶切除术。

(四)麻醉与体位

全麻＋硬膜外麻醉。仰卧位。

(五)手术步骤

(1)一般采用右肋下长切口,如肝脏明显肿大,可采用屋脊形双肋下切口,切断腹直肌、肝周韧带,以腹腔牵开器向上牵开右肋弓,充分显露肝门部及左右侧肝脏。

(2)仔细探查腹腔:当确定施行根治性切除时,行肝门重要血管的"骨骼化"。首先在十二指肠上缘切开肝十二指肠韧带前面的浆膜,在肝动脉搏动的位置上分离出肝固有动脉。用细硅胶管牵引向下分离到与胃十二指肠动脉汇合处,切除其周围淋巴、神经及脂肪组织。显示出门静脉主干,用细硅胶管牵引。最后在胰腺上缘处分离出胆总管下端并将其提起,达到将肝十二指肠韧带内的重要结构"骨骼化"。若肿瘤在肝门部位置较深,必要时可先切除肝方叶以利显露。

(3)切断胆总管:在胰腺上缘切断正常的胆总管下端远端缝合关闭。将胆总管向上牵引,在门静脉鞘内将胆管与门静脉前壁分离,连同其周围淋巴、脂肪组织直至胆管的上端一并分离。

(4)游离胆囊:从胆囊底部开始,逆行剥离,结扎出血点,将游离的胆囊向下牵引,分离肝门板时须紧贴肝包膜下进行,以免深入肝实质损伤肝中静脉支发生大量出血,将游离的胆囊和胆总管的断端向上牵引翻起,逐一将胆总管上端与肝右动脉和门静脉的左、右分支分离。较早期病例,肿瘤可从门静脉的分叉部分开。

(5)将胆管及胆囊向右牵引,切开肝左外叶及左内叶间的肝组织桥,以充分显露肝左裂,进一步将门静脉左支与胆管分开。经穿刺定位后,在肿瘤的界线以上约 1 cm 处缝牵引线,切开左肝管前壁,逐步横向剪开其周径,直至将其横断,近端左肝管缝牵引线作为标志,远端胆管同为牵引,沿门静脉前壁将门静脉分叉部与胆管肿瘤分开,如只做肝管分叉部切除时,门静脉的左、右支可保留完整。如门静脉有局限侵犯,应在无损伤血管钳控制下,切除部分门静脉壁再行修复。

切断左肝管如靠近胆管分叉部,肝门的左端可能只有一较粗的左肝管的开口。若肝管切断的平面接近左肝裂时,则左侧肝内胆管开口不只 1 个,常有 3 个左右,包括左内叶、左外叶及尾叶的开口,时有可能左外叶上段(Ⅱ段)胆管还有分别开口。

(6)右肝管较短,平均不足 1.0 cm,肝管的分叉部癌肿可能累及右前、右后肝管的开口;在向右侧分离时,应不时地用细针穿刺抽吸,以确定是扩张的胆管还是门静脉支。保持胆囊及胆管向右牵引,逐步切断扩张肝管,直到整块切除肝外胆管及其分叉部肿瘤、胆囊、肝十二指肠韧带的淋巴、脂肪、神经纤维组织,连同部分肝脏。在肝门处留下左、右肝管的开口,准备重返修复。在门静脉分叉以上的肝门沟内肝内胆管开口多可达 4~8 个,与门静脉分支关系密切,手术处理时应避免损伤门静脉支。

(7)提起横结肠,左上腹找到 Trie 韧带,做 Roux-en-y 空肠襻,断端封闭,肠襻长为 40~50 cm,根据横结肠系膜长短及术者的经验,行结肠前或后空肠胆管吻合。常用方法是将肝管的开口作为一个整体与 Roux-en-y 空肠襻吻合,逐一从外向内缝过空肠上切口的前缘,待全部缝完后,逐一打结,线结留在肠腔内。

(8)根据术中所见选择 U 形管放置的合适方式。

(9)手术探查发现一侧的二级肝管受累需要同时行肝叶或肝中叶切除术,临床上左叶切除最为常用,当门静脉左干及右肝动脉切断后,肝左叶呈现缺血的分界可能欠清楚,要常规应用胆囊床的左侧至下腔静脉左缘的连线平面切断肝脏。肝左叶切除时,有时并非沿正中裂,更常见的是包括右前叶的部分,因而肝断面上可有 2~3 个右侧肝断面的胆管开口。

(10)若肝门部胆管癌侵犯右肝管,可行肝中叶切除,并切除左内叶和右前叶。如病情许可,可行右半肝或右三叶切除。若全身情况差,严重黄疸及肝功能差,应改做内引流或置管外引流术。

(六)术中注意要点

(1)术中确定是否能根治性切除,主要根据肿瘤是否侵犯肝门部血管及浸润胆管的范围。术中用细穿刺针不时地沿肝内胆管抽吸,不但能确定肿瘤侵犯的范围,胆管的位置,还利于手术进行。

(2)肝管分叉部癌肿往往侵及门静脉左支,应附加肝左叶切除。

(3)胆肠通道的重造是另一关键步骤,胆管分叉部癌肿切除后,肝门处可留下大小不等的多个肝内胆管开口,多达 6~8 个,应将这些胆管开口做一总开口处理,即将空肠黏膜缝于胆管外周的纤维鞘上,亦作为一个肝门空肠吻合。此法省时,亦可减少术后胆汁漏的机会。

(七)术后处理

(1)术后患者安置于监护室,严密观察生命体征,纠正酸碱紊乱情况,输血,补充白蛋白及维生素 K,必要时给予静脉营养。

(2)观察腹腔 U 形管引流情况。

(3)术后注射雷尼替丁 50 mg,每日 2～3 次。

(八)术后主要并发症

(1)感染:包括肝上、下及 U 形管出肝处及胆道感染。

(2)大量腹水,应激性溃疡,胆汁性肝硬化。

(3)肝、肾衰竭,特别是胆汁性肝硬化,病毒性肝炎后肝硬化合并有肝切除术的患者。

(卫　星)

第三十九节　胰十二指肠切除术

胰十二指肠切除通常指切除胃远端、全十二指肠、空肠上段 10～15 cm、胰头部和部分肝外胆道。胰十二指肠切除常用于胰头胆总管下段,十二指肠部及壶腹部的恶性肿瘤,由于解剖部位紧密相连(邻),在手术方法上有许多共性,手术治疗时常将其作为一个单元对待。对于特殊情况下手术范围的改变,如保留幽门的胰十二指肠切除,是根据术中病变侵及范围而定,不影响手术的原则。

胰十二指肠切除术是一个比较复杂的手术,胰腺癌的病死率近年来有增高的趋势,有资料统计在一般情况下手术死亡率为 15％左右,手术并发症很高。胰十二指肠切除是一项难度较高的手术,目前对胰腺癌的外科治疗和手术方法的选择仍有不同意见。一旦确定手术和术式,应加强围术期的处理,注意术中的技术环节。

一、Whipple 手术

(一)适应证

(1)壶腹周围癌。

(2)胆总管中、下段癌。

(3)胰头癌。

(4)巨块型头部慢性胰腺炎不能除外癌变者。

(5)十二指肠恶性肿瘤。

(6)严重的胰十二指肠损伤。

(二)禁忌证

(1)腹腔内已有广泛转移者。

(2)胰腺晚期癌肿已侵及肠系膜上血管者。

(3)高龄、严重营养不良、重度梗阻性黄疸、全身情况差者。

(4)重要脏器功能衰退,不能承受重大手术者。

(三)术前准备

(1)胸部 X 线片。

(2)心、肺、肝、肾等功能的检查。

(3)纠正水、电解质紊乱。

(4)肌内注射维生素 K,以提高凝血酶的活动度。

(5)补充营养,输新鲜全血或血浆纠正贫血,低蛋白血症。

(6)梗阻性黄疸患者,术前 1 周给胆盐制剂口服,以减少肠道内细菌生长。

(7)预防性应用抗生素,术前置放胃管及尿管。

(8)术前晚口服雷尼替丁 150 mg,以降低胃酸。

(9)合并有糖尿病者,术前控制血糖。术中应用胰岛素。

(10)血清胆红素>171 μmol/L,全身情况尚好者,可不需要术前经皮肝穿胆道引流(PT-BD)降黄疸。若已应用 PTBD 者,一般引流 2~3 周再施行手术。若条件具备,应做 ERCP,并通过胆总管开口尽可能放一较粗的特制内置引流管至梗阻部上方。

(四)麻醉与体位

硬膜外麻醉或全身麻醉,或硬膜外麻醉同时气管插管全麻。仰卧位。

(五)手术步骤

(1)手术切口根据术者的习惯而定。一般情况下采用右上腹直切口上至剑突,下至脐部再向左走向 3~5 cm,或采用上腹横切口,探查有无腹膜、盆腔内、大网膜、肝十二指肠、胰腺周围、腹腔动脉周围、肠系膜根部、腹主动脉旁淋巴结转移。如疑有转移,应取组织冷冻切片检查。胰头及壶腹部周围癌时,胆囊及肝外胆管明显扩张,常需胆囊减压,有利显露。

(2)切开十二指肠外侧腹膜:将十二指肠第 2 段连同胰头从腹膜后向前游离,Kocher 手法以进一步探查胰腺的后面。其后面结构间有一正常的解剖间隙,如无癌肿侵及时,可钝性手指分离,游离范围从左到腹主动脉的前方,十二指肠第 3 段也得到游离,必要时剪开横结肠系膜前叶,十二指肠及胰头游离后,可提出术野的浅面,其后方垫热盐水纱布,以便进一步手术操作。

(3)术者以左手示指及中指在十二指肠后方,拇指在其前方,触扪胆总管下段、壶腹部及胰头部的肿块,观察其性质与邻近结构的关系。游离十二指肠胰腺头部,可探查肿块与下腔静脉和腹主动脉间的关系,并注意胰头后方是否有淋巴结转移。位于胆总管下端和壶腹部的肿块,最重要的是确定其性质是良性还是恶性,良性病变多为结石和慢性胰腺炎胰头部硬结。慢性胰腺炎与早期胰头部癌的鉴别时有困难,因胰腺癌常合并慢性胰腺炎,当癌灶位置较深时,未能准确切取到癌变组织而得出的病理报告多为慢性炎症,故应将穿刺针直接刺入肿块提取组织送病理检查,既可做出准确病理判断,又可减少并发症,避免胰瘘。

(4)在横结肠上缘剪开大网膜,打开小网膜囊,将胃向上钩开,显露整个胰腺的前面。探查胰腺的变化及与肿块的关系。胰头癌常呈头部不均匀的肿大、质硬,而体尾部不均匀地萎缩、纤维化。但这并不是定性诊断的依据,因炎症和癌肿常可以合并存在,胆总管下端及十二指肠癌可不影响胰管的引流,故胰腺可接近正常,胰管不扩张。

(5)在胰腺的下缘,根据肠系膜搏动的位置,剪开腹膜层及纤维脂肪组织,稍加分离,可达肠系膜上静脉,剪开静脉前面的疏松结缔组织,继续向上分离,胰颈部背面与门静脉之间,一般血管交通,容易分离,直至可用手指沿门静脉前方伸至胰腺上缘,说明门静脉尚未被肿瘤侵及。如寻找肠系膜上静脉困难时,也可沿结肠静脉寻找。当手术步骤进入到此阶段,一般就可以确定能否施行胰十二指肠切除术。

(6)当决定施行胰十二指肠切除术后,一般先横断胃体部,切除约 50%,连同网膜及幽门周围的淋巴结。近端胃小弯侧缝闭,留 4～5 cm 大弯侧备吻合用。根据动脉的搏动,分离出肝总动脉及肝固有动脉,游离出动脉周围淋巴结及脂肪组织,将其与胰十二指肠一并切除。分离出胃十二指肠动脉,有时该主干较短,尽量靠近远端可靠结扎切断,近端可加缝扎 1 道,以防滑脱大出血。

(7)在一般情况下应连同胆囊一并切除,在肝总管处切断胆管与空肠吻合。对于早期的壶腹部周围癌可在胆总管处横断胆管,保留胆囊,但胆囊管的位置低时,则必须切除胆囊。胆管切断后,连同胆总管旁的淋巴结向下分离,缝合关闭胆管远侧断端,剪开门静脉外的疏松组织,便门静脉得以显露。沿门静脉前面向下分离,可从肠系膜上静脉向上分离的手指或大弯血管钳会合。在肠系膜上静脉左侧胰腺的上、下缘各缝 1 针粗丝线结扎止血并做牵引,胰颈部结扎粗丝线以控制胰腺切断时来自胰头部的出血。

(8)在肠系膜上静脉的左侧逐一切断胰腺,注意发现胰管所在的位置。胰管断端留 0.3 cm 并缝 1 针细线做牵引。胰腺切断完后,从胰管内置放 1 根有侧孔的硅橡胶管,胰腺断面上仔细缝扎止血,断面不需要间断褥式缝合。

(9)将胃远端和胰头向右翻转,以显露脾静脉,肠系膜上静脉和门静脉,引流胰头部及钩突的门静脉汇入到肠系膜上静脉及门静脉的右侧及后侧,其中,有管径较粗的胰上静脉和胰下静脉以及大小不等的血管支,应细心灵巧地结扎切断,当该处的静脉分支处理完毕后,门静脉和肠系膜上静脉便可以与胰头及其钩突部分离。

(10)提起横结肠,在空肠上端,剪开 Treitz 韧带游离近端空肠,在距 Treitz 韧带 10～15 cm 处切断空肠,远端缝闭,近端以粗丝线暂时结扎,从小肠系膜后方拉至右侧,逐一分离、结扎,切断一些引流静脉支之后,将门静脉与胰头钩突部位游离开。

(11)将胃远端、胰头、十二指肠、空肠上端向右侧牵引,用门静脉拉钩将门静脉牵至左上方便可显露肠系膜上动脉,该动脉有纤维鞘包裹,可用手指触扣搏动的行径。沿该动脉前壁纵向剪开动脉外鞘,向右侧缘分离,可清楚地显示肠系膜上动脉及十二指肠下动脉的分支,将其结扎,切断。显露和分离肠系膜上动脉后,能使胰腺钩突部较彻底切除。

切断空肠上端和胰腺钩突部与肠系膜上动脉的联系之后,选择适当的部位切断胆总管,移除标本,送冷冻切片病理检查,以确保切除的彻底性。

(12)胰腺十二指肠切除术后,消化道重造方法较多,一般多采用胰管空肠吻合术。缝闭小肠系膜与后腹壁间隙,在结肠膜即结肠中动脉左侧无血管区切开。将空肠上提在无张力情况下,首先与胰腺端胰管吻合,胰腺断端上的缝线作为牵引,提起胰腺,将胰腺后缘的包膜与空肠襻的对肠系膜缘相对应部位以细丝线或合成线连续缝合对拢。

切开相应空肠襻的浆肌层,在其相对应的空肠黏膜层剪开一小孔,以供胰管黏膜与空肠黏膜吻合。一般以 3 针法在相应部位胰管空肠黏膜后壁用 3-0 无损伤缝线吻合。

继之将放置在胰管内的引流管经空肠引出(一般是在吻合口上端),导管经吻合处以缝线固定,以防滑脱,导管穿出空肠壁处做荷包缝合,以防术后早期胰液渗漏。然后以 3 针法吻合胰管与空肠吻合口的前壁,最后将空肠与胰腺前壁的浆肌层和胰包膜缝合固定。当胰管扩张明显时,胰管空肠吻合容易,术后发生胰瘘的机会少,这种情况,胰管引流管只作为暂时性的支撑引流,不必引出体外。

(13)胆管空肠吻合是消化道重造的第 2 个吻合,一般距胰管空肠吻合口 8～10 cm,应注意此段空肠不宜过长,以防扭曲。根据术者的经验,胆管空肠吻合可行双层或单层全层缝合。最好用 3-0 可吸收缝线缝合,以减少术后缝线反应,产生炎症及吻合口狭窄或形成结石。肌管内根据局部情况放置 T 形管或大号尿管从远端空肠襻引出,吻合完毕后将空肠襻缝合固定于肝脏下缘,使之呈自然位置而不扭曲呈角。

(14)胃空肠端-侧吻合术是消化道重造的第 3 个吻合口,一般情况下也是最后一道吻合口。在结肠前输入端空肠对胃小弯,胃肠吻合口距胆肠吻合口 30~40 cm,如梗阻性黄疸的胃肠吻合时,应注意胃壁血管的黏膜下缝扎止血。胃肠吻合一般采用双层吻合法,也可单层全层缝合。置放好腹腔引流管,胆管引流及胰管引流管均另做切口引出。清理腹腔,关腹。

(15)典型 Whipple 胰十二指肠切除术的范围应包括:胃远端、胆囊及胆总管(时可保留胆囊)、全部十二指肠空肠上段的 10~15 cm。手术切除后消化道重造的方法,不同学者之间的观点亦有一定差别,有以胆-胰-胃为序,也有以胰-胆-胃为序。

(六)术中注意要点

(1)决定行胰十二指肠切除术之前,对病变的性质必须做出正确的判断。关键是术中探查时对此病变的认识要有一定的经验,可最大限度降低并发症和病死率。胰十二指肠切除术的决定性步骤,是从切断胰腺开始,之前的游离十二指肠、分离肠系膜上静脉和门静脉、切断胆管,甚至切断胃体,此时若遇有不宜做根治性切除术的情况时,仍可做姑息性的手术,因此在准备切断胰腺时,应对情况有清楚的估计。

(2)术后腹腔出血,常见的部位是胃十二指肠动脉残端,胰头钩突部的系膜断端以及胰腺断端的上缘或后下缘。有时门静脉与胰头的粘连较紧,可能门静脉壁有小块浸润,不宜强行分离,可用无损伤血管弯钳钳夹部分门静脉,再行锐性分离。如已切断部分门静脉壁,用 5-0 无损伤缝线连续缝合修复。切断胰腺时,术者左手 4 指在肠系膜上动脉的后方感受其搏动的位置,要注意防止损伤肠系膜上动脉。

(3)胰管空肠吻合是关键的步骤,当胰管有明显扩张时,直径>1 cm,效果较为满意,但胰管扩张不明显,术后发生胰液渗漏或胰瘘的机会较高,而胰瘘常是术后多种并发症的原因。因此,如胰管无明显扩张时应注意:①细心的行胰管与空肠吻合,胰管内置细导管引出体外;②胰腺断端与空肠侧壁的连续缝合,实际上是将胰腺断端包埋在空肠壁内,一旦有胰液外渗即可从肠黏膜上的开口流入肠腔内;③必要时应改为空肠套入胰腺断端吻合;④胰管吻合部位的有效引流和肠道外营养支持在 2 周左右,估计无胰液漏的可能后方可开始进食。以上的处理,可以防止胰瘘的发生和降低胰瘘导致的并发症。

(七)术后处理

(1)胰十二指肠切除术是一复杂而创伤大的手术,术前多有营养不良及梗阻性黄疸,术后应进入重症监护室,严密观察生命体征和各种临床指标。

(2)根据循环情况及出量来调节入量,稳定血压,保持尿量 1 500 mL/24 h 和水、电解质平衡。

(3)重度黄疸患者,手术过程中给予 20%甘露醇 125~250 mL,注意尿量在 50 mL/h 以上,以确保肾灌注。

(4)保持引流管及胃肠减压管的通畅。

(5)使用抗生素时注意到防止对肾功能有损害。

(6)术后 2 周内保持肠外营养的供给。

(7)胆、胰管引流在术后 2～3 周关闭,根据情况决定拔除。

(8)使用防范应激性溃疡发生的药物。

（八）主要并发症

(1)术后 48 h 内腹腔内出血,多与术中止血不完善有关。

(2)术后消化道出血较常见,多为:①胃肠吻合口出血;②应激性溃疡或出血性胃炎;③吻合口溃疡出血,少见;④来源于胰腺断面或其他血管的出血穿入消化道;⑤术后合并胆瘘或胰瘘时,腐蚀邻近的血管而致出血。

(3)胰瘘、胆瘘、胃肠吻合口瘘。

(4)腹腔感染、膈下感染、脓肿,多与吻合口瘘有关。

(5)急性肝肾衰竭。

(6)胃潴留,胃排空功能障碍。

(7)门静脉血栓形成等。

(8)心肺功能障碍、吻合口溃疡、糖尿病、胰腺外分泌功能障碍等晚期并发症。

二、Child 手术

（一）适应证

(1)胰腺较正常,无明显胰管扩张者。

(2)胰腺体积小,慢性炎症,纤维化,断端易套入空肠者。

(3)胰管空肠吻合技术上有困难。

(4)施术者习惯应用该手术方法。

（二）禁忌证

(1)同 Whipple 手术。

(2)胰肿大,断端不能套入空肠内。

（三）术前准备、麻醉与体位

同 Whipple 手术。

（四）手术步骤

(1)手术步骤与 Whipple 手术相同,其不同点主要是胰腺与空肠吻合的方式。

(2)游离近端空肠,从结肠前或结肠后拉至胰腺断端以备吻合。将胰腺后方的脾静脉分离出不短于 2.0 cm 的长度,使之能顺利套入空肠。

(3)在胰腺断端背面 2.0 cm 处与空肠切缘 2.0 cm 处相对应的胰腺空肠的后壁外层缝合。吻合口的外层可用不吸收线连续缝合,以免胰液外渗。

(4)空肠断端的后缘与胰腺断端用不吸收线间断缝合,成为胰腺空肠吻合后壁的内层,胰管内放置支撑引流管。

(5)缝合胰腺断端前壁与空肠断端的前壁,将胰腺套入至空肠内,距吻合口 2.0 cm 处空肠及胰腺加固缝合。胰十二指肠切除后,按 Child 方法重造消化道术式即胰-胆-胃。

(6)Child 手术的要点是做空肠胰腺吻合,而不是胰管空肠吻合,所以在肠胰吻合的操作上较容易,可减少胰瘘的发生。手术的关键是将胰腺断端顺利套入空肠端内,而无明显张力,为能顺利置入胰管引流管,应常规支撑引流。

三、保留幽门的胰十二指肠切除术

（一）适应证
（1）慢性胰腺炎及良性病需行胰十二指肠切除术。

（2）早期胰头部癌。

（3）早期胆总管下端癌。

（4）早期壶腹周围癌。

（5）重度胰头十二指肠外伤。

（二）禁忌证
（1）十二指肠癌。

（2）较晚期胰头部癌。

（3）较晚期的壶腹周围癌。

（三）术前准备、麻醉与体位
同 Whipple 手术。

（四）手术步骤
（1）手术探查的步骤和方法同 Whipple 手术。需要保存胃幽门时，切断十二指肠上段胆总管及其周围的淋巴结，胆囊一般可保留原位，分离出胃十二指肠动脉，双重结扎切断。可同时保留胃右动脉及 Latarjet 神经向幽门部的分支，以减轻手术后的胃潴留。

（2）切断胃结肠韧带，如属恶性病变时，需切除幽门下淋巴结直到十二指肠旁，距幽门环 2 cm 处用两把有齿直血管钳钳夹并从中间切断十二指肠，处理好残端，胰腺切除的其他手术步骤同 Whipple 手术。

（3）胰管空肠吻合或胰断端空肠吻合及胆管空肠吻合方法同 Whipple 手术或 Child 手术。

（4）胃肠道重造顺序一般是胰-胆-胃肠，空肠襻可经结肠前或后。先做十二指肠后壁与空肠对系膜缘的侧壁间断缝合，切开空肠行十二指肠与空肠的间断全层缝合，最后缝合前壁及浆肌层。完成吻合后，一般均要放置胰管、胆管引流及胃造口管。其他手术步骤处理同 Whipple 手术。

（五）术中注意要点
保留胃幽门的胰十二指肠切除术，需要保存十二指肠的血运和胃窦及幽门的神经支配，因而在清扫肝十二指肠韧带、肝动脉周围的淋巴组织时受到一定的限制。本术式只适应于早期的癌肿及良性病变等，并具有较好的优越性。

（卫　星）

第四十节　胰岛素瘤手术

胰岛素瘤引起的综合征特点是继发于高胰岛素血症的证候性低血糖，临床上表现为 Whipple 三联症：①空腹或活动后的低血糖症状发作；②症状出现耐血糖值低于 2.78 mmol/L（50mg/dL）；③口腔或静脉注射葡萄糖后症状消失。本病有以下特点：①60%左右为男性，多发于中老年人。②90％为良性，10％为恶性。③90％左右为单发胰岛素瘤。④良性肿瘤的直径<1.5 cm，约为70％，恶性者直径为6 cm左右，恶性者为47％左右。⑤肿瘤分布于全胰腺内。2％～3％可能为异位，包括十二指肠黏膜、脾门及胃结肠韧带等。⑥胰岛素瘤的临床表现是低血糖综合征。⑦实验室检查对胰岛素瘤的诊断有决定性意义。⑧定位诊断对外科治疗特别重要。术中B超检查的敏感率可达85％左右，密切配合手的触扪，诊断成功率可达95％～100％。外科手术治疗是治愈该病的主要方式。手术主要采用：胰岛细胞瘤局部剜出术、胰体尾部切除术、胰十二指肠切除术，鉴于该病90％为良性，多数是单发，故多不采用胰十二指肠切除术。

一、胰岛素瘤剜出术

（一）适应证

胰头部、体尾部瘤，位于浅表部位1～3个，剜出后不至于损伤主胰管者。

（二）禁忌证

(1)恶性胰岛素瘤者。

(2)有主要脏器功能障碍，不能耐受手术者。

(3)证实有多发肿瘤并伴有MEN-Ⅰ型者（胰腺神经内分泌肿瘤、垂体瘤及甲状旁腺功能亢进）。

（三）术前准备

给予足够的水分，保持水、电解质和酸碱平衡。为避免低血糖发生，术前补充适量的糖和盐水。

（四）麻醉与体位

一般采用全身麻醉。平卧位。

（五）手术步骤

(1)切口：上腹正中切口或上腹横切口。

(2)显露胰腺：较瘦型者可切开肝胃韧带或切开横结肠系膜（在肠系膜血管的左侧），将大网膜及横结肠向上牵开。切开胃结肠韧带是常用的途径，此时注意保护胃网膜血管和结肠的完整，将胃向上拉开，显露胰体尾部，必要时可切断结扎一部分胃短血管以更好地显露出胰尾部。

(3)游离胰腺的体尾部，以钝性分离为主。注意保护肠系膜下血管及脾血管，游离后可对胰体尾部及周围组织结构进行探查。

胰头及钩突部的显露和探查：切开十二指肠右外侧后腹膜，钝性分离，将胰头十二指肠第2、第3段向左侧游离翻转，此时可清楚地看到下腔静脉和部分腹主动脉。左手中指在胰头部后，拇指在前扪及确定有无异常，术者的右手可在横结肠系膜下，分开部分系膜血管可从后方进行探查。

(4)胰头部胰岛素瘤的剜出：由于胰岛素瘤多为良性，有较完整的包膜，钝锐结合可轻柔地将肿瘤剜出。若为胰头后面的肿瘤，可将十二指肠和胰头向左翻转，同法剜出肿瘤。

(5)胰体尾部胰岛细胞瘤的剜出比较容易，如遇深部靠近胰腺后面，应分离胰腺后面组织，将体尾部向上翻转，显露胰后部。剜出方法同上述。

(6)用细丝线缝合胰腺切口，勿损伤主胰管。冲洗术野，放置引流管另做切口引出。关腹。

（六)术中注意要点

(1)避免损伤邻近血管及脏器。

(2)探查切除胰岛素瘤是否准确和完整,典型的胰岛素瘤为单发,呈棕色,直径 1.5 cm 左右,边界清楚,易辨认。

(3)全面探查胰腺组织,避免遗漏。

(4)缝合胰腺创口时,勿损伤胰管,特别是胰头的主胰管。

(5)充分引流以减少术后并发症。

（七)术后处理

(1)给予抗生素,预防感染。

(2)术后高血糖可能持续 10～20 d,一般不需特殊处理。如仍有低血糖症状,给予药物处理。

(3)保持引流管通畅,观察引流量及性状,引流管无液体溢出后即可拔除。

二、胰体尾部切除术

（一)适应证

(1)胰腺体尾部多发性腺瘤或增生性胰岛素瘤。

(2)胰岛素瘤直径＞3.0 cm,靠近体尾部。

(3)胰腺体尾部胰岛细胞增生。

(4)胰腺体尾部胰岛细胞癌。

(5)伴有 MEN-Ⅰ型的体尾部胰岛细胞瘤。

（二)禁忌证

全身情况差,合并重要脏器功能受损不能耐受手术以及诊断不确切者。

（三)术前准备

同胰岛细胞瘤(胰岛素瘤)剜出术。

（四)麻醉与体位

全身麻醉。仰卧位。

（五)手术步骤

(1)采用上腹正中切口并加左横切口,胰腺的显露和探查同胰岛素瘤剜出术。

(2)游离体尾部:切开胃结肠韧带,显露胰体尾部,从脾门向肠系膜上血管左侧游离。

(3)钝性分离肠系膜上动脉及静脉的前面和胰头部的后面,分离出脾动脉及脾静脉后给予双重结扎,以减少胰腺和脾脏的出血。将脾膈、脾肾及脾结肠韧带切断,予以结扎。

(4)切除胰腺体尾部:胰体尾部完全游离后,在胰腺后面近肠系膜上血管部仔细分离。在预定切除线平面缝线支持,切除胰体尾部。断面出血点缝扎止血,可靠结扎胰管。

(5)胰腺残端的处理:妥善结扎胰管,彻底止血后,将胰腺前后包膜间断缝合,关闭残端。

(6)冲洗腹腔,在胰腺残端附近及脾窝和膈下放置引流管,另做切口引出固定。

（六)术中注意要点

(1)避免过多损伤胰腺组织,可靠结扎胰管。

(2)胰腺残端缝合严密,可用网膜覆盖固定。

（3）止血彻底,避免损伤。

（4）探查手术是否彻底,如有残留,做法同剜出术。

（5）充分引流,以减少腹腔感染机会。

（6）必要时也可保留脾脏。

（七）术后处理

（1）同胰岛素瘤剜出术。

（2）药物治疗对有转移的胰岛素癌、胰岛素瘤术后症状仍然存在者是必需的。

（3）链佐星对抑制胰岛素癌的转移有一定作用。

（卫　星）

第二章　肛肠科疾病诊治

第一节　痔

痔是最常见的肛门良性疾病。肛垫的支持结构、静脉丛及动静脉吻合支发生病理性改变或移位为内痔；齿状线远侧皮下静脉丛的病理性扩张或血栓形成外痔；内痔通过丰富的静脉丛吻合支和相应部位的外痔相互融合为混合痔。

一、病因

1.解剖因素

①肛门直肠位于人体下部，由于重力和脏器的压迫；②直肠上静脉无静脉瓣；③回流静脉穿越肛周丰富的肌肉群；④直肠黏膜下层的组织疏松，血管壁周围阻力弱。这些因素共同作用使局部血液回流差，造成血管扩张淤血成痔。

2.感染因素

痔静脉丛的血管内膜炎和静脉周围炎可导致部分血管壁纤维化、脆化、变薄，使得局部静脉曲张。

3.排便因素

长期便秘，时间过久，粪便不易排空，对直肠下段、肛管部产生较大压力，使血管受压；蹲厕过频，久泻久痢，反复使腹压增加，肛门直肠静脉回流障碍。

4.其他因素

长期饮酒和摄入大量刺激性食物；妊娠、前列腺肥大、下腹部肿瘤致使腹内压增高；过度性生活、肛交、性和谐失调；高血压、肝硬化、动脉硬化、肛门直肠慢性炎症等。

二、分类分期

根据发生的部位，以齿线为界将痔分为内痔、外痔和混合痔。发生在齿线以上叫内痔，发生在齿线以下叫外痔，跨越齿线上下的叫混合痔。

1.内痔

临床上最为多见，位于齿状线上方，表面为直肠黏膜所覆盖。常见于直肠下端的 3 点、7 点、11 点处。根据脱出程度，将内痔分为四度：Ⅰ度，只在排便时出血，痔不脱出于肛门外；Ⅱ度，排便时痔脱出肛门外，便后自行还纳；Ⅲ度，痔脱出于肛门外需用手辅助才可还纳；Ⅳ度，痔长期在肛门外，不能还纳或还纳后又立即脱出。

2.外痔

(1)炎性外痔：是肛缘皮肤皱襞突起，有红、肿、热、痛等炎性表现。

(2)血栓外痔：是肛门静脉炎或静脉血栓形成。多因便秘或排便时用力而致肛门静脉丛破裂，血液漏出血管外，形成血栓在皮下隆起。局部有肿胀、疼痛。

(3)结缔组织性外痔：因慢性炎症的刺激，反复发炎、肿胀，致使肛门静脉丛周围结缔组织增生,形成皮赘。

(4)静脉曲张性外痔:下蹲时增加腹压、排便时均可见肛缘周围皮下有曲张的静脉团淤血,呈圆形或不规则突起,恢复正常体位后又可消散。

3.混合痔

混合痔是内痔通过静脉丛和相应部位的外痔静脉丛相互融合而形成,位于齿状线上下,表面为直肠黏膜和肛管皮肤覆盖。内痔发展到Ⅱ度以上时多形成混合痔。混合痔逐步发展,周围组织被破坏和发生萎缩,肥大的肛垫逐渐增大、下移,脱出到肛门外。当脱出痔块在肛周呈梅花状时,称为环形痔。脱出痔若被痉挛的括约肌嵌顿,以致发生水肿、淤血甚至坏死,临床上称为嵌顿痔或绞窄痔。

三、临床表现

1.便血

无痛性间歇性便后出鲜血是内痔早期的常见症状。因粪便擦破痔黏膜,出现大便时滴血或纸上带血,少数呈喷射状出血,可自行停止。便秘、饮酒及进食刺激性食物常是出血的诱因。长期出血可导致缺铁性贫血。

2.内痔脱出

Ⅱ、Ⅲ、Ⅳ度的内痔或混合痔可出现痔脱出。

3.疼痛不适

单纯性内痔无疼痛,可有坠胀感。当合并有血栓形成、嵌顿、感染等情况时,才感到疼痛。内痔或混合痔脱出嵌顿和血栓性外痔在发病的最初 1～3 d,患者疼痛剧烈,坐立不安,行动不便。

4.肛门潮湿瘙痒

痔脱出时常有黏液分泌物流出,可刺激肛门周围皮肤,引起瘙痒。局部卫生情况改善后,症状减轻或消失。

5.便秘

患者常因出血或疼痛而人为的控制排便,造成习惯性便秘,由于便秘极易擦破痔黏膜而出血,形成恶性循环。

四、诊断与鉴别诊断

根据临床表现、局部检查容易对本病做出诊断,其中局部检查尤为重要。首先做肛门视诊,除Ⅰ度内痔外,其他都可在肛门视诊下见到。最好在蹲位排便后立即观察,可清晰见到痔大小、数目及部位。

早期内痔因痔核柔软,直肠指诊一般不易触及;如痔核反复脱出,其表面纤维化,可触及柔软的包块隆起。窥镜检查可见局部黏膜鲜红、充血糜烂,有时可见出血点,早期痔核一般不相连;中、后期痔核逐渐增大,邻近的痔核可融合相连,表面发生纤维化则呈灰白色。该病需与直肠癌、直肠息肉、直肠黏膜脱垂、肛乳头肥大、肛裂、溃疡性直肠炎鉴别。

五、治疗

痔的治疗应遵循以下三个原则:①无症状的痔不需要治疗;②有症状的痔不需要根治;③以非手术治疗为主。

（一）非手术治疗

1.药物治疗

（1）局部药物治疗：包括栓剂、乳膏、洗剂。其中栓剂适用于各期内痔。具有清热消肿、止痛止血等作用。含有角菜酸黏膜修复保护和润滑成分的栓剂、乳膏对痔具有较好的治疗作用。含有类固醇衍生物的药物可在急性期缓解症状，但不应长期和预防性使用。熏洗疗法适用于各期内痔及内痔脱出或伴有脱肛者。具有活血止痛、收敛消肿等作用。以药物加水煮沸，先熏后洗，或用药液湿热敷。

（2）全身药物治疗：常用药物包括静脉增强药、抗炎镇痛药、中成药。①静脉增强药：常用的有微粒化纯化黄酮成分、草木犀流浸液片、银杏叶萃取物等，可减轻内痔急性期症状，但数种静脉增强药合用无明显优越性；②抗炎镇痛药：能有效缓解内痔或血栓性外痔所导致的疼痛；③中成药：常用的有化痔栓、槐角丸、脏连丸、痔宁片、补中益气丸等。

2.硬化剂注射疗法

黏膜下层硬化剂注射是常用治疗内痔的有效方法，主要适用于Ⅰ、Ⅱ度内痔，近期效果显著。并发症有局部疼痛、肛门部烧灼感、组织坏死溃疡或肛门狭窄、痔血栓形成、黏膜下脓肿与硬结。外痔及妊娠期痔应禁用。

3.器械治疗

（1）胶圈套扎疗法：适用于各度内痔和混合痔的内痔部分，尤其是Ⅱ、Ⅲ度内痔伴有出血或脱出者。套扎部位在齿状线上区域，并发症有直肠不适与坠胀感、疼痛、胶圈滑脱、迟发型出血、肛门皮肤水肿、血栓性外痔、溃疡形成、盆腔感染等。

（2）中药线结扎：用丝线或药制丝线、痔裹药线缠扎在痔核的根部，使痔核坏死脱落，创面经修复而愈。

4.物理治疗

物理治疗包括激光治疗、冷冻疗法、直流电疗法和铜离子电化学疗法、微波热凝疗法、红外线凝固治疗等。主要适应证为Ⅰ、Ⅱ、Ⅲ度内痔。主要并发症为出血、水肿、创面愈合延迟及感染等。

（二）痔结扎注射术

1.适应证

（1）内痔已发展至Ⅲ、Ⅳ度，或Ⅱ度内痔伴出血严重者。

（2）急性嵌顿性痔、坏死性痔、混合痔以及症状和体征显著的外痔。

（3）非手术治疗无效且无手术禁忌者。

2.禁忌证

严重高血压、心脏疾病、凝血机制障碍、腹泻、瘢痕体质者。

3.术前准备

（1）完善辅助检查，血常规、生化、凝血机制、尿常规等实验室检查。

（2）腹部彩超等影像学检查；清洁洗肠1次或2次。

（3）如采用骶管阻滞麻醉、腰部麻醉、硬膜外麻醉或全身麻醉，需术前禁食水。

4.麻醉选择

（1）可采用局部麻醉、骶管阻滞麻醉、腰部麻醉、硬膜外麻醉、全身麻醉等各种麻醉方式，门诊手术以局部麻醉为主，住院手术以骶管阻滞麻醉为主。

（2）体位：对体位无特殊要求，侧卧位、膀胱截石位均可。左侧卧位操作方便，尤其适用于年老体弱、合并有心肺疾病的患者。

5.手术步骤

常规消毒，铺无菌巾，消毒肛管，肛检。用止血钳将痔核牵拉出肛门外，根据痔核大小和数量分为3～5组。肛门后位纵行切开少量括约肌，横行缝扎。剪开每组痔核之间的皮肤组织，剥离外痔部分皮肤。分别结扎或缝扎每组痔核。每组痔核结扎后注射少量枯痔液。剪去痔核残端，加压包扎固定。注意事项术中应注意合理保留皮肤桥、黏膜桥的部位及数量，可缩短创面愈合时间。

6.术后处理

（1）当日不排便，避免切口出血。

（2）第2d排便后中药坐浴、检查肛门情况，每日换药。

（三）痔上黏膜环切钉合术

痔上黏膜环切钉合术(PPH)即用吻合器经肛门环形切除部分直肠黏膜和黏膜下组织。

1.适应证

（1）环状脱垂的Ⅲ、Ⅳ度内痔，反复出血的Ⅱ度内痔。

（2）导致功能性出口处梗阻型便秘的直肠前膨出、直肠内脱垂。

2.禁忌证

（1）血栓性外痔、炎性外痔、外痔水肿。

（2）内痔嵌顿合并有血栓形成、局部坏死。

（3）痔本身引起的出血，如合并门静脉高压等。

（4）谨慎选择伴发肛乳头肥大、息肉、直肠炎等疾病的患者，治疗前除外恶性肿瘤。

3.术前准备

（1）完善辅助检查，血常规、生化、凝血机制、尿常规等实验室检查。

（2）进行腹部彩超等影像学检查，直肠镜或乙状镜检查。

（3）术前晚口服清肠药清洁肠道，或术日晨清洁洗肠1次或2次。

（4）如采用骶管阻滞麻醉、腰部麻醉、硬膜外麻醉或全身麻醉，需术前禁食水。麻醉选择及体位同痔结扎注射术。

4.手术步骤

常规消毒，铺无菌巾，消毒肛管，肛检。用圆形肛管扩肛器进行扩肛，在扩肛器引导下置入透明肛镜并固定。若脱垂的痔组织过多，宜用无创钳向肛管外牵拉以便于置入。根据病变情况，在肛镜缝扎器的显露下，于齿状线上2.5～4.0 cm做荷包缝合。可行单荷包缝合或双荷包缝合，若行双荷包缝合，其间距应为1.0～1.5 cm。荷包缝合应全部潜行黏膜下层并保持在同一水平，荷包缝针应尽量自出针点原位进针，一般以3～7针为宜。旋开圆形吻合器至最大位置，将钉砧头导入并使之置于荷包线之上，将荷包线收紧并打结。用带线器将荷包线尾端从吻合器侧孔中拉出。适度牵拉荷包线，同时旋紧吻合器，将圆形吻合器送入肛门直至4 cm刻度处。

女性患者应注意防止误伤阴道后壁。击发吻合器，松开手柄，静待30 s，将吻合器旋开1/2～3/4圈后移出，检查切除黏膜的完整性。仔细检查吻合口，遇有活动性出血的部位必须用可吸收线缝扎止血。

5.术后处理

术后应注意防治出血、坠胀、肛门狭窄、感染等并发症。

(1)观察有无出血(包括早期及延迟性出血)。

(2)可置入直肠黏膜保护药,利于伤口愈合及排便。

(3)对尿潴留、疼痛等给予相应处理。

(4)宜适当给予预防性抗菌药物。

(5)麻醉恢复后可进食,应避免刺激性食物。

(四)开环式微创痔上黏膜切除吻合术

此术式是利用开环式微创痔吻合器进行痔病治疗的一种手术方式,简称 TST。该术式遵循了人体痔的形成机制,依照痔的生理病理结构设计而成,旨在纠正痔的病理生理性改变,而非将肛垫全部切除,保留了正常的肛垫及黏膜桥,维护了肛门的精细功能,可以减少手术创伤,缩短治疗时间,使痔手术更加微创化。

1.适应证

环状脱垂的Ⅲ、Ⅳ度内痔,反复出血的Ⅱ度内痔。

2.禁忌证

同"痔上黏膜环切钉合术"。

3.术前准备

同"痔上黏膜环切钉合术"。

4.麻醉选择及体位

同痔结扎注射术。

5.手术步骤

常规消毒,铺无菌巾,消毒肛管,肛检。适度扩肛,也可采用肛门镜内栓外涂液体石蜡润滑扩张,防止肛管损伤。观察痔核的位置形态、数目、大小,选择合适的肛门镜。TST 的开环式肛门镜分为:单开式肛门镜、双开式肛门镜、三开式肛门镜。若痔核以一侧为主,则选择单开式肛门镜;痔核以两侧为主,则选择双开式肛门镜;痔核在三个或以上,须选择三开式肛门镜。将表面涂有液状石蜡的肛门镜插入肛门,用手固定肛门镜后拔除内筒,可左右适当旋转肛门镜以调整其位置,充分显露欲切除的痔上黏膜,方便下一步的手术操作。通过肛门镜外孔和肛门镜边缘皮肤缝合固定,并且在缝合固定后肛门镜仍可以进行适度的旋转调整,利于手术的操作。选择齿状线上 2.5～3.5 cm 分段性荷包缝合或点线牵引,吻合切除后吻合口大概在齿状线上1.5～2.5 cm。仔细检查 TST 一次性吻合器后,旋转 TST 一次性吻合器的尾翼,将吻合器的头部与本体完全分开,取走头体之间的塑料隔板,顺着肛门镜的轴线将吻合器头部纳入直肠内,头部伸入缝合线的上端,让吻合器和肛门镜持续在同一轴线上。旋紧 TST 一次性吻合器,检查刻度指示,到达保险刻度后进行击发。将吻合器尾翼反向旋转半圈后取出吻合器,检查切除黏膜组织的数目和大小,与开窗数目是否对应。检查吻合口,如有出血,即缝扎止血。

6.注意事项

(1)扩肛应适度,不应使用暴力引起肛门括约肌损伤。

(2)分段性荷包缝合或点线牵引也是 TST 手术操作的核心。缝线的选择、缝合的深度、高度以及缝合的方法同样会直接影响 TST 手术的效果。

(3)取出吻合器后要仔细反复检查吻合口,如有出血或者可疑出血必须行"8"字缝扎。

(4)取出肛门镜时需注意应将内栓纳入肛门镜后方可取出,否则肛门镜不易取出并容易损伤吻合口。

7.术后处理

(1)观察有无早期及延迟性出血。

(2)置入直肠黏膜保护药,利于切口愈合及排便。

(3)尿潴留、疼痛等给予相应处理。

(4)宜适当给予预防性抗菌药物。

(5)麻醉恢复后可进食,应避免刺激性食物。

(五)多普勒超声引导下痔动脉结扎术

多普勒超声引导下痔动脉结扎术(DG-HAL)是一种集超声检查、缝扎手术为一体的新的诊疗技术。

手术时将一个特制的外径为 28 mm 探头置入肛内,通过探头上的感应器,找出痔上方的动脉血管并进行结扎,结扎直肠上动脉远支痔动脉后,使动脉-静脉分流处处于关闭状态,使毛细血管血液交换得以进行。特定的刺激也无法使这种分流打开,减少了因组织灌注减少导致的毛细血管前括约肌痉挛,避免了痔核内部压力增加,减轻痔静脉丛扩张的严重程度;结扎痔动脉后痔核的血流供应减少,痔核开始萎缩,从而出血和疼痛等症状均得到缓解,在痔核病变处的张力降低后痔核内的结缔组织开始再生,这又进一步促进了痔核的萎缩,并且最终使痔核脱垂症状显著减轻;而在齿状线上 2~3 cm 痔动脉处的"8"字缝扎也起到将痔核悬吊固定在肛管直肠肌层的作用,从而减轻了痔核脱出的症状。因手术时结扎部位是在肛门齿状线上进行,此处的神经是自主神经,对疼痛不敏感,所以没有明显的痛觉。术后不需要换药,恢复快,住院 2~3 d 即可出院。该手术不用刀,不适感甚微,不用切除痔组织,无创伤,无术后并发症,对肛门功能不产生任何影响,安全、有效。

1.适应证

(1)适用于各型内痔,尤其以出血为主要症状的Ⅰ、Ⅱ、Ⅲ度内痔,Ⅳ度内痔在不伴有血栓、坏死等情况下,伴有轻度静脉曲张型外痔,无症状的结缔组织外痔也属适应证。

(2)对年老体弱、合并有内科慢性疾病不能承受其他手术的出血性痔,可作为重要的非手术治疗手段。禁忌证同"痔上黏膜环切钉合术"。

2.术前准备

同"痔上黏膜环切钉合术"。

3.麻醉选择及体位

同痔结扎注射术。

4.手术步骤

常规消毒,铺无菌巾,消毒肛管,肛检。多普勒超声肛门镜置入直肠,并将多普勒超声探头置于齿状线上 2~3 cm 处。旋转整个器械,同时寻找所需动脉。在接收到多普勒超声信号处,在多普勒超声探头上方使用 2-0 的可吸收缝线进行"8"字缝合,完毕后旋转肛门镜寻找下一条动脉。在完成第一轮缝合后,将肛门镜退出 0.5 cm,进行第二轮缝合以确保手术的准确性。在接收到动脉声波时,都应当对之进行新的缝合,不过应当尽量保持其距离齿状线至少 0.5 cm。在痔核脱出的痔核部位上方另加 1~2 针"8"字缝合固定直肠黏膜;有肛外小皮赘者同时剪除。治疗后取出肛门镜,纳入黏膜保护栓剂或消炎栓,加压包扎固定。

5.注意事项

(1)缝扎高度:缝扎在齿状线上 1~3 cm 处进行,如遇出血视野不清时注意不要缝在齿状线上,以免术后疼痛。

(2)缝扎深度:从阻断动脉角度上说,缝针深度应结扎黏膜下动脉为宜,考虑到对黏膜的固定作用,应将黏膜缝合固定在肌层上。一些患者,术后有阵发痉挛性疼痛,但程度轻,持续时间短。

(3)缝扎数量:大多数在多普勒引导下可找到 6~8 条动脉分支,直接缝扎即可。个别患者在探测动脉时达 10 条以上甚至更多。

(4)其他:术中出血及时退镜、止血,以免出现退出肛门镜困难。结束手术前检查,及时发现出血和缝合过低的情况。

6.术后处理

(1)预防性抗感染治疗,可静脉滴注或口服抗生素。

(2)辅以消肿镇痛、活血化瘀、润肠通便治疗。

(3)保持排便通畅,必要时清洁灌肠。

(4)局部应用消炎栓(内部制剂)7~10 d。

(5)便后中药坐浴、每日检查肛门情况,必要时换药。

(马　骥)

第二节　直肠肛管周围脓肿

直肠肛管周围脓肿是指直肠肛管周围软组织内或其周围间隙发生的急性化脓性感染,并形成脓肿。本病占外科疾病的 3‰~5‰,占肛肠疾病的 8%~25%,任何年龄段均可发生,以 20~40 岁青壮年多见,老年及儿童时有发生,男、女性发病比例为(3~4):1。脓肿破溃或切开后常形成肛瘘。脓肿是肛管直肠周围炎症的急性期表现,而肛瘘则为其慢性期表现。

一、病因

肛管直肠脓肿多由肛窦炎和肛腺感染所引起。肛腺开口于肛窦,位于内外括约肌之间。因肛窦开口向上,呈口袋状,存留粪便易引起肛窦炎,感染延及肛腺后导致括约肌间感染。肛管直肠周围脓肿也可继发于肛周皮肤感染、损伤、肛裂、内痔、药物注射、骶尾骨骨髓炎等。克罗恩病、溃疡性结肠炎及血液病患者易并发肛管直肠周围脓肿。

二、临床表现

一般症状是患者先感到肛门周围出现了一个小硬块或肿块,突然剧烈疼痛,红肿发热,坠胀不适,坐卧不安,夜不能眠,全身体温升高,同时伴随倦倦不舒,食欲缺乏,大便秘结,排尿不畅。深部脓肿还会引起会阴及骶尾部胀痛,出现发热、寒战等全身中毒症状。一般 1 周左右即可形成脓肿,在肛门周围或直肠内指诊时可以摸到波动、柔软的脓腔,用注射器穿刺可抽出脓液。此时,经切开排脓或自溃流脓后,疼痛就会缓解或消失、体温下降、全身情况好转。但流脓的伤口却不愈合,或暂时愈合后又反复发作流脓,经久不愈,就成了肛瘘。不同位置肛周脓肿症状略有不同,其表现如下。

三、诊断与鉴别诊断

(一)诊断

诊断以局部检查为主。

1. 视诊

视诊观察局部脓液及皮肤状态。脓液厚稠、色黄、量多,多是金黄色葡萄球菌等所致的急性炎症。混有绿色脓液,应考虑绿脓杆菌感染;浓稠色黄而臭,多属大肠杆菌感染;脓液呈清稀米泔样,多属结核分枝杆菌感染。脓血相混,夹有胶冻样物,应考虑癌变。皮肤红、肿、热、痛是急性炎症的表现,皮肤不变色或色暗,无明显热痛,多是慢性炎症,如结核等。

2. 指诊

指诊对了解脓肿的形态、性质、有无瘘管、瘘管走行,波及肌肉层次等都有重要意义。

3. 探针检查和亚甲蓝检查

探针检查和亚甲蓝检查用以确定内口的位置。

4. 内镜检查

内镜检查观察直肠内有无内口、脓血及其他病变。

5. 脓液细菌培养和活组织检查

脓液细菌培养和活组织检查确定致病细菌和病变性质。

6. 直肠腔内超声检查

直肠腔内超声检查能够准确诊断肛周脓肿,尤其是对通常方法难以确诊的高位脓肿的诊断效果尤佳。超声显像脓肿多表现为肛管直肠周围软组织内低回声或液性暗区,为圆形或椭圆形,亦有不规则形,边界模糊不清,后壁回声稍强。其中超声显示不均匀低回声型,为脓肿早期,软组织充血水肿改变,尚未形成脓液;超声显示不均匀液性暗区,为脓肿形成中期,软组织为蜂窝织炎伴部分液化;超声显示均匀性液性暗区,为脓肿后期,软组织坏死明显,大量脓液形成;超声显示强回声与低回声混合型,临床多因脓肿迁延时间较长,部分软组织机化,纤维组织增生,多是瘘管形成所致。有研究根据手术记录与超声检查报告相对照,其结果显示,直肠腔内超声对肛周脓肿之位置、范围、深度及与肛管直肠、肛门括约肌之关系,判断准确率为100%,对低位脓肿内口位置判断准确率为 93.9%,高位脓肿内口位置判断准确率为 95.8%。

7. 核磁共振(MRI)

核磁共振检查准确率不低于直肠腔内超声,无疼痛等优点,但费用偏高。

(二)鉴别诊断

肛门直肠脓肿应与放线菌性脓肿、结核性脓肿、汗腺炎性脓肿、毛囊炎和疖肿、远端流注肛门旁脓肿、骶前囊肿、畸胎瘤、梅毒性脓肿、骶骼骨结核性脓、肛门旁粉瘤肿物、平滑肌瘤肿物、血栓外痔感染化脓、克罗恩病导致的肛周脓肿等加以鉴别。

四、治疗

肛周脓肿具体的手术方式多种多样。但手术必须注意以下问题:①定位准确:一般在脓肿切开前应先穿刺,抽出脓液后再行切开引流;②切口:浅部脓肿行放射状切口,深部脓肿距肛缘旁 2.5~3 cm 行前后方向的切口,避免损伤括约肌,但切口应尽可能靠近内侧;③引流彻底:切开脓肿后,用示指深入脓腔,分开脓肿间的纤维隔,以利引流;④脓液送培养:术中应将脓液送需氧菌及厌氧菌培养及细菌药敏试验,以便术后有针对性地应用抗生素,控制感染。目前,常见的手术方式如下。

(一)切开排脓术

这是治疗脓肿使用最悠久的方法。小的脓肿采用切口皮下浸润麻醉方法即可,而深部脓肿宜用腰麻或骶麻。切口应选择在脓肿波动最明显,即自然破溃的位置。切口方式有环状、放射状和两侧切开法等。一般距肛缘近的采用环状,较远的用放射状,大而深的用两侧切开、对口引流法。脓肿切开后应将左手示指插入肛管内,右手持血管钳分离切口,使切口扩大,排脓通畅。脓液排净后再用生理盐水或甲硝唑溶液冲洗脓腔。如脓腔内有间隔,应用手指将间隔分离,使引流通畅。术后留置引流胶条或纱条,术后每日坐浴换药。

1.高位黏膜下脓肿切开法

高位黏膜下脓肿切开法宜在肛门镜下沿直肠纵轴平行切开直肠内脓肿区最膨隆部分。切开时可不用麻醉,但要注意有无损伤血管,排脓后如无出血,留置胶条引流。如有出血,应寻找出血点结扎止血。

2.骨盆直肠窝脓肿切开法

骨盆直肠窝脓肿切开法宜在骶麻或腰麻下进行。内口在齿线附近的耻骨直肠肌或肛提肌上脓肿,为保存肛门括约肌,切口应选择在患侧坐骨直肠窝,外括约肌外侧。切开皮肤及皮下组织后,宜用血管钳分离至耻骨直肠肌,在示指插入直肠内导引下,分离开耻骨直肠肌,使脓液由坐骨直肠窝溢出,脓液溢净后用生理盐水冲洗脓腔,如已发现内口,可由内口经脓腔留置一标志线,待脓净炎症控制后,再行二次手术。对肛提肌上脓肿不能一次切开,这样会造成肛门失禁。处理方法有两种,一种是能找到内口的可行切开挂线术或留置线作标志等待二次手术。另一种是找不到明确的内口,切开引流,待后按高位肛瘘处理。

(二)一次性根治法

1.能否找到脓肿的原发灶是脓肿根治术成功与否的关键

(1)压迫排脓法:即用双叶肛门镜或扩张器暴露脓肿部位的肛隐窝,然后压迫脓肿,仔细观察脓液排出的部位,即内口所在。该法是确定原发病灶的最简便可靠手段。

(2)双合诊法:用示指插入肛管,拇指在皮肤,触摸脓肿波动最明显,皮肤及黏膜最薄区,即是内口及外口的位置。

(3)肛门镜检查:一般原发灶处有隐窝炎,局部充血明显,隐窝加深形成凹陷。可见有脓性分泌物或肛乳头炎。

(4)探针检查:一般采用有钩圆头探针,在双叶肛门镜下探查脓肿部位的肛隐窝,感染隐窝多凹陷加深,探针进入容易,如有脓液溢出即是内口;也可切开脓肿后由脓腔内探查,用示指在肛管内触摸,探针头下最薄,只隔一层黏膜处,即是内口。但要切忌盲目乱戳,人为造成假内口,使手术失败。

(5)直肠肠腔内超声检查。

2.不同部位的脓肿行根治术的方法

(1)低位肌间脓肿根治术:对脓肿位于低位内、外括约肌之间,穿越外括约肌皮下部、浅部的脓肿,找到原发内口后,可行一次性切开。方法是局麻或骶麻下,首先寻找感染原发病灶-内口。一般内口多位于脓肿的放射状肛隐窝处,压迫脓肿后,如此处有脓液溢出,即是内口。如内口不明确,可在有明显波动或炎性充血水肿的肛隐窝处用有钩探针进一步寻找,钩出脓液处即是内口。然后沿探针放射状切开全部脓肿,切除或结扎切除原发病灶处肛隐窝,切断部分内括约肌,外括约肌皮下部或浅部。扩大创面,使呈三角形,引流通畅。术后换药,通过肉芽填充愈合。

(2)高位肌间脓肿根治术:骶麻下,用双叶式扩张器扩开肛管,暴露脓肿、压迫脓肿观察肛隐窝脓液溢出部位,寻找原发病灶。由原发病灶处插入探针,沿探针纵行切开直肠黏膜及内括约肌,使脓腔引流通畅,脓液排空后,如有出血,应结扎出血点。然后沿皮肤做一放射状引流切口,并切开部分内括约肌,使引流创面扩大。术后由基底部留置引流纱条,每日坐浴后换药至创面愈合。

(3)双侧坐骨直肠窝脓肿根治术:骶麻,截石位。先在后正中处肛隐窝用有钩探针寻找原发病灶,压迫脓肿见有脓液溢出后,沿探针切开原发部位的肛隐窝、内括约肌、外括约肌皮下部、浅部及深部,结扎内口两侧黏膜及感染病灶,扩创使呈三角形,引流通畅。此时可在脓肿的两侧做两个半环形切口,用盐水冲洗脓腔后,做对口引流,不再切开皮肤,优点是可提前愈合时间,减少瘢痕。如脓腔深、比较复杂,也可将其全部切开开放。

(4)骨盆直肠窝脓肿根治术:宜采用切开挂线术。找到原发病灶后,沿坐骨直肠窝皮肤做切口,用血管钳分离耻骨直肠肌排脓,然后按切开挂线原则,切开外括约肌皮下部及浅部,在深部和耻骨直肠肌挂线。术后处理高位肛瘘。

(三)切开引流术

对肛提肌以上深部脓肿、后蹄铁型脓肿等复杂性肛门直肠周围脓肿,防止一次性根治切断括约肌引起排便失禁等后遗症,也可采用切开排脓,用生理盐水彻底清洗脓腔后对肛提肌以上部分通过外口经脓腔仔细找到原发内口后引出橡皮筋引流处理,对后蹄铁型或较大脓肿也可采用留置橡皮筋对口引流处理。采用不损伤括约肌手术治疗高位肛周脓肿。复杂的瘘最好通过挂线的方法处理,通过齿状线的内口瘘道、脓腔壁上的瘘道开口,放置一个烟卷大小的环状引流管置入脓腔并由脓腔切口引出。切开瘘道内口与脓肿切口之间的皮肤,系紧挂线。当水肿和炎症消散后,可能会较好地了解外括约肌的平面。当上述操作没有发现瘘道则有可能在脓肿形成之前瘘道已经消失并永远找不到,这种情况只要行脓肿切开及引流即可。

如果肛周脓肿在双侧出现,则这两个脓腔总是通过浅部或深部的肛门后间隙相通。第一次手术必须处理好。对于双侧脓肿,肛腺隐窝具有一个指向肛门后间隙的深陷处,脓肿可扩展到双侧坐骨直肠窝。因此找到齿状线处的内口及潜在的肛门后深部间隙中的瘘道十分重要,压迫齿状线对发现内口有帮助。引流方法复杂,需要切开中线两侧的任何一侧并进入肛门后间隙,做一距肛缘 2.0 cm 的近后中线切口,向深方进入肛门后间隙。对一个体型较大的患者需要很深的切入,进入肛门后深部间隙后,再将两侧脓肿切开,明确脓腔与深部后间隙的关系。分别在后中线切口与两侧脓肿切口之间的深部后间隙中的瘘道内放置环状引流管。齿状线内口与深部后间隙之间的瘘道穿过内及外括约肌的,也应予以挂线处理,通过紧线使肛周逐渐切割内、外括约肌,这样不会引起肛门失禁。

(四)肛周脓肿负压引流术

负压伤口治疗(negative pressure wound treatment,NPWT)是近年来开展的一种治疗新方法,包含封闭负压引流(vacuum sealing drainage,VSD)和负压辅助闭合伤口(vacuum assisted closure,VAC)两个关键技术。作用机制是增加血运,减少渗液,达到抑制细菌和促进肉芽生长的作用。

(五)微创材料封堵术

微创材料封堵术的主要方法是采用各种材料封堵内口,使之封闭修复,从而达到治愈目的。目前报道较多的封堵材料有脱细胞异体真皮基质(acelluar dermal martix,ADM)和医用生物胶蛋白。前者方法是根据脓腔大小修剪材料,将材料拉入内口后缝合,外口开放。后者是作为乳白色凝胶物,经过自带导管系统输送到脓腔顶端,导管边送边退,达到封堵效果。

(六)切开缝合引流术

对于某些类型的大切口在清创后远端做适当的缝合,既可以缩短愈合时间,也可避免肛门变形。而对于多间隙脓肿多采用弧形加放射状切口,即坐骨直肠间隙部位做弧形切口,内口与肛管后间隙部位做放射状切口。先在一侧坐骨直肠间隙脓肿顶部,距肛缘 2 cm 处,由前向后做弧形切口。排脓后,沿小切口向肛门后做弧形切口,切开两侧坐骨直肠间隙,显露脓腔。再用探针从肛管后深间隙脓腔探入,由内口出,然后从内口与肛管后间隙之间做放射状切口。然后用过氧化氢及甲硝唑冲洗伤口,用丝线全层间断缝合两侧坐骨间隙的切口,最后适当向上方和肛门后延长切口,使其引流通畅。此术式短期疗效很好,但在临床上肛周脓肿愈合后到再次复发积脓的时间无法测定,所以此种手术的远期疗效不能判定。

(马　骥)

第三节　肛　瘘

肛瘘是指肛门直肠因肛门周围间隙感染、损伤、异物等病理因素形成的与肛门周围皮肤相通,形成异常通道的一种疾病。一般由原发性内口、瘘管和继发性外口三部分组成。内口为原发性,绝大多数在肛管齿线处的肛隐窝内;外口是继发性的,在肛门周围皮肤上,常不止一个。肛瘘是临床常见的肛肠疾病,多由肛门直肠周围脓肿溃破后形成。其临床特点为:肛门周围硬结、局部反复破溃流脓、疼痛、潮湿、瘙痒。

一、病因

肛瘘的病因主要是细菌感染,以大肠埃希菌、结核分枝杆菌、变形杆菌为主,可以为单一病因引起,也可以由多种原因共同致病。肛瘘的感染的区域及分类取决于瘘管与肛门括约肌的关系:括约肌间、经括约肌、括约肌上方、括约肌外方。其中括约肌间瘘管发生率为 $55\%\sim70\%$,是最为常见的类型。经括约肌瘘管发生率为 $20\%\sim25\%$;括约肌上方瘘管发生率为 $1\%\sim3\%$;括约肌外方瘘管发生率为 $2\%\sim3\%$,多考虑外伤及炎症性肠病为其诱发因素。肛瘘的病因学说大致归纳为以下几类。

二、临床表现

肛瘘常有肛周脓肿自行溃破或切开排脓的病史。主要症状是肛门肿胀、疼痛、溢液反复发作。如外口闭合脓液积存,局部呈红肿,则有胀痛。封闭的外口可再破溃,或在附近穿破形成另一新外口。若外口破溃,引流通畅,脓水流出,则胀痛迅速减轻或消失。有时脓性分泌物刺激肛周皮肤,会有瘙痒感。继发于克罗恩病、肠结核、溃疡性结肠炎或放线菌病的患者,常有发热、贫血、消瘦、腹痛、腹泻、食欲缺乏全身症状。也应排除 AIDS、癌症和淋巴瘤等全身性疾病。

三、诊断

(一)视诊

视诊可观察外口的数目、部位等情况。外口距肛缘较近,表明瘘管单纯;多个外口距肛缘较远,说明瘘管复杂;外口的数目和位置对寻找内口可能有帮助。根据 Goodsall 定律,在肛门正中点画一横线,若肛瘘外口在此线前方,瘘管常呈放射状直线走行,内口位于外口的相应位置;若外口在横线后方,瘘管常呈弯型,内口多在肛管后正中处。

(二)直肠指诊

直肠指诊自外口可触及皮肤下方条索状质硬结构,沿硬索进入肛管,若扪及硬结或凹陷处多为内口,直肠双合诊有助于确定瘘管和括约肌的关系。麻醉下施行该检查,结果更准确。

(三)肛门镜检查

插入肛门镜后观察,内口多在充血红肿的肛隐窝处,自外口挤压瘘管,若见脓液自内口向肠腔溢出,则可确定内口的位置。

(四)探针检查

探针检查因易引起患者疼痛,探针多在手术中使用,很少用于诊断。探针自外口探入,可查明瘘管的走向和内口的位置。探查时,手法必须轻柔,严禁强行用力,以防形成人工假道。

(五)瘘管注液检查

瘘管注液检查常用亚甲蓝液,自外口注入,使瘘管管壁着色,显示内口位置,确定瘘管的数量和走向。该法尤适用于复杂性肛瘘和复发性肛瘘的诊断,可防止遗漏支管和窦腔,提高手术治愈率。也可用牛奶、过氧化氢液等其他液体做瘘管注液检查,有助于寻找内口。

(六)影像学检查

在肛瘘的诊断中,影像学检查有着重要意义;其中腔内三维立体超声识别内口、瘘管的准确率接近 90%,磁共振(MRI)大于 90%。上述两种方法中的任何一种方法结合麻醉下查体的联合诊断的正确率会明显提高。传统的瘘管造影检查因准确率低于 16%,已被逐渐摒弃。

(七)鉴别诊断

鉴别诊断该病需与克罗恩病、肛门化脓性汗腺炎、骶尾部囊肿、肛管直肠周围恶性肿瘤等加以鉴别。

四、治疗

(一)肛瘘切开术

目前瘘管切开术主要运用于单纯性括约肌间型肛瘘和低位经括约肌型肛瘘。用探针自外口进入瘘管,沿瘘管到达位于齿状线附近的内口。将探针上方的组织切开,将肉芽组织用刮匙刮除并送病理检查。用探针轻柔的探查以证实是否存在高位盲道或继发分支。如果发现,需将其切开去顶。瘘管切开术后肛瘘的复发率约为 5%,盲道、支管的遗漏常是术后复发主要原因之一。瘘管切开后袋形缝合术有助于创面愈合,同时可减轻患者手术出血疼痛,缩短住院时间。瘘管切开术的另一风险是术后肛门失禁。由于内括约肌的离断,有 15%～33% 的患者术后可能出现轻度的肛门失禁。

1.适应证

(1)病程短,瘘管走行清晰且管壁纤维组织不多的低位肛瘘。

(2)黏膜下瘘或肛管皮下瘘。

(3)多发性肛瘘为减少肛管周围组织的缺损,侧支瘘管或较小的瘘管可行切开术。

(4)结合挂线疗法、部分切开或部分缝合用于高位或复杂肛瘘的治疗。

(5)婴幼儿肛瘘病程较短,病变相对单纯,单纯行肛瘘切开术多效果良好。

2.禁忌证

肛瘘伴有急性感染或脓肿形成时,须先控制感染,必要时切开引流,也有研究认为伴有脓肿形成时也可行脓肿引流并肛瘘一期切开,但尚有争议。

3.麻醉与体位

静脉麻醉、骶管内麻醉或硬膜外麻醉,体位:截石位、左侧卧位。

4.手术步骤

(1)患者麻醉后取截石位或左侧卧位,用手指逐渐扩肛。

(2)确定内口放置半圆肛门镜,视诊或触诊确定内口,或在肛门内放置纱布,于瘘管外口注入美兰溶液1~2 mL,观察肛管和纱布上蓝染部位可大致确定内口位置,注意部分肛瘘可存在多个内口。此方法还可判断各瘘管之间彼此是否相通。

(3)将探针自外口轻柔插入,利用示指在肛内引导探针自内口伸出。若探针插入困难可运用 Goodsall 规律判断探针应采取的方向,或以血管钳自外口插入引导逐步切开瘘管,并根据窦道壁确定切开方向。多外口的肛瘘,最先出现的外口常为瘘管的主要外口。

(4)弯转探针头部,触摸评估探针穿过肛门括约肌的范围及切开后肛门功能受损程度。

(5)若瘘管仅穿过外括约肌皮下部,可单纯切开瘘管,直至切开内口,清理创缘两边的少许皮肤和皮下组织,创面开放,避免创面底部未愈合前过早闭合。切开括约肌时要注意须垂直切断而勿斜切,避免多处切断或成段切除肌纤维,以防术后肛门失禁。

(6)创面以纱布或凡士林纱布填压,术后24 h 内除去。

5.术中注意要点

(1)肛瘘切开术的基本原则包括:明确从内口到外口的整个瘘管,确定和清除主管和支管。影响治愈率的关键在于能否准确判断肛瘘的复杂情况,要警惕某些看似单纯实际上病变复杂的肛瘘。应在良好的麻醉下,充分显露,找到正确的内口,检查瘘管情况及与周围组织关系,切开或切除全部瘘管,术后创面引流通畅,要避免仅单纯切开低位瘘管而遗漏残腔、支管等病变,当瘘管及内口位于后正中时,更要加以注意。

(2)多个内口的肛瘘:应行分期手术,第一次可将外口与一个内口之间的瘘管切开,待创面内侧部愈合后再切开第二个内口及瘘管,分期进行可避免术后出现肛门失禁。仅有两个内口的患者也可在切开第一个瘘管的同时对第二个内口进行挂线疗法,可能避免二次手术。

(3)后方马蹄形瘘:内口多位于直肠肛管线正后方或稍偏部位,可将一侧的外口与内口之间的瘘管全部切开,探查对侧瘘管是否与此侧瘘管相通。若二者相通位置且位于外括约肌浅面,则对侧瘘管也可完全切开,若二者相通于外括约肌深方,则仅能切开其括约肌外侧瘘管,深入到括约肌内的一段可暂不处理,多数可痊愈无须二次手术。

(4)前方马蹄形瘘:处理方式同后方马蹄形瘘,但内口不一定在前方中线,此类肛瘘多为低位肛瘘,内口多位于外括约肌的浅面,可直接切开。

(5)全内瘘:原发口多位于某一肛隐窝内,瘘管多向上行,可于黏膜下或肠壁外向直肠各个方向走行,继发口位于直肠壁上,应在直肠腔内进行手术,切开两瘘口之间肠壁,修整切口边缘部分黏膜,使引流通畅,彻底止血,术后无须换药。

(6)合并肛周脓肿的肛瘘:是否要行一期切开目前尚有争议,应权衡降低复发与失禁率升高之间的利弊,术中内口是否确切可作为行一期手术的标准,一般说来,术中能找到明确内口者,行一期根治是合理的,可避免二期肛瘘手术。

(7)婴幼儿肛瘘:应选择短期内(3个月内)反复发作,有扩大、复杂化趋势,且每日排便次数少于3次的患儿,术前须征得全体家属同意和确认,要注意以下几点:①婴幼儿肛瘘具有自愈倾向,应重视保守治疗,如通便、局部清洁、抗生素使用等手段;②以直接切开为主,避免多次、过大、过深的手术,对极个别高位肛瘘者,可给予挂线疗法,因婴幼儿肌肉娇嫩,挂线不宜过紧,避免过早切断而起不到保护肛门功能的作用;③换药时手法轻柔,避免使用强腐蚀性药物,特别是包括砷等重金属成分的制剂,以免引起中毒。

(二)肛瘘切除术

肛瘘切除术是在肛瘘切开术的基础上,将瘘管壁全部切除,直至健康组织,并使创面呈内小外大,以利引流。任东林在切除缝合术的基础上提出"解剖学肛瘘切除术",切除从内口、瘘管至外口所有的肛瘘病变组织,缝合修补切除内口后的缺损,术后无出现肛门失禁,复发率仅6%。各类脱管疗法和高野正博手术也属于本术式。土耳其伊斯坦布尔大学 Tasci 研制出机电一体小型可操纵的导管,其头部有一类似牙科钻插入瘘管每分钟旋转150圈,将瘘管内2 mm厚的周围肉芽组织和异物等研磨打碎,通过输出管道排出体外,缝闭内口,使肛瘘形成一个圆柱状空腔,放置引流促进瘘管愈合。

1.适应证

(1)适用于非急性期、瘘管与周围组织关系清晰、反复发作且管道纤维化明显或呈肿块状、瘘管走行位于外括约肌深部下方的低位肛瘘。

(2)可配合挂线疗法治疗高位肛瘘。

2.禁忌证

肛瘘伴有急性感染或脓肿形成时,须先控制感染,必要时切开引流。

3.手术步骤

初期步骤同肛瘘切开术:①扩肛;②确定内口;③将探针自瘘管外口轻轻插入,利用示指在肛内引导探针自内口探出,或根据窦道壁确定切开方向自外口逐步切开瘘管;④观察和触摸评估探针穿过肛门括约肌范围及切开后肛门功能损伤程度;⑤若瘘管仅穿过外括约肌皮下部,可单纯切开瘘管,直至切开内口。若瘘管位置偏高,可结合挂线疗法进行处理。切开瘘管后,组织钳夹住外口的皮肤,切开瘘管外口周围的皮肤和皮下组织,再沿探针方向用电刀或剪刀切除皮肤、皮下组织、染有亚甲蓝的管壁、内口和瘘管周围的所有瘢痕组织,使创口完全敞开。严格止血后,创面内填塞凡士林纱布。切除缝合术使用可吸收线间断缝合括约肌及脂肪层,肛管表面处用细可吸收线间断缝合,皮肤用细不吸收线间断缝合或垂直褥式缝合。

4.术中注意要点

肛瘘切除术要求外科医生遵循肛周肌肉结构的解剖,在尽可能保护重要结构完整的前提下,对瘘管进行解剖学分离,彻底祛除感染组织,既保证切口愈合防止肛瘘复发,又要最大限度避免肛门的节制功能受损。

(三)肛瘘切开挂线术

1.适应证

(1)挂线常作为辅助方法处理高位复杂性肛瘘,结合肛瘘切开术和挂线术两者的优点,既祛除了病灶又可在一定程度上避免肛门失禁。适用于距肛缘3～5 cm内,有内外口的低位或高位单纯性肛瘘,也可作为辅助手段处理高位复杂性肛瘘。

(2)无明显禁忌证。

2.手术步骤

(1)用探针自瘘管外口轻轻伸入,自瘘管内口穿出,注意操作时轻柔,避免造成假瘘管或内口。

(2)将丝线穿在探针尾部孔内,丝线牵引橡皮筋,将探针及丝线与橡皮筋一并自内口引出,使之贯通瘘管内外口。

(3)切开瘘管,清理括约肌周围组织,收紧橡皮筋结扎括约肌组织,使之产生压迫力,逐步坏死分离。

(4)术后若发现橡皮筋松弛,应及时收紧,一般术后8～10 d,橡皮筋可切割开括约肌组织脱落。

3.术中注意要点

应明确挂线目的是引流还是切割,挂线时,避免盲目大束挂线,而应仅切挂可能引起肛门失禁的括约肌部分;对于大束肌肉组织,可采用分组挂线或双挂线法。

(四)经肛直肠黏膜瓣内口修补术

经肛直肠黏膜瓣修补术(Anorectal advancement flap,AAF)是治疗复杂性肛瘘的一种保护括约肌的技术,核心是切除内口及其周围约1 cm左右的全厚直肠组织,然后游离其上方的直肠瓣,并下移修复内口处缺损。

通过清除感染灶,游离内口上方直肠黏膜肌瓣或内口下方肛管皮瓣覆盖缝合于内口上,阻断直肠内容物使之不能再进入瘘管管道。

1.适应证

治疗高位复杂性肛瘘,还可应用于直肠阴道瘘、直肠尿道瘘、直肠癌、肛管狭窄、肛管缺损、肛裂等治疗。

2.禁忌证

对于炎症性肠病及长期服用类固醇者,应慎用此方法。

3.麻醉与体位

静脉麻醉、骶管内麻醉或硬膜外麻醉均可。

4.手术步骤

(1)麻醉成功后,充分暴露,明确内口部位,完整切除内口及周围病变组织,搔刮清理瘘管。

(2)直肠黏膜瓣推移:在内口上方行"U"型切口,游离一段正常的近端黏膜瓣(包括肛管直肠黏膜、黏膜下层和肌层),黏膜瓣呈 U 型,底部宽度应约为顶部两倍,覆盖瘘管内口,无张力情况下以可吸收线缝合固定。

(3)肛周皮肤瓣推移:在肛周皮肤行"V"型切口,于皮下脂肪层游离皮瓣,向上方推移覆盖内口,以可吸收线无张力缝合固定。

5.术中注意要点

(1)术前精确定位,明确瘘管走行。

(2)术前充分引流可使瘘管简单化。

(3)手术成功的关键在于黏膜瓣或皮瓣的血运是否良好及与周围组织的是否无张力缝合,达到这个目的,应将黏膜瓣向近端游离至少 4 cm,并保证黏膜瓣的基底部(头侧)宽度是顶部(尾侧)的两倍。

(4)分层缝合内口,避免无效腔、张力下缝合及组织缺血。

(5)彻底处理瘘管避免感染组织残留。

(6)外口至外括约肌之间的瘘管可采取隧道式挖除,经过括约肌的瘘管可进行搜刮,避免处理瘘管时造成医源性肛门括约肌损伤。

(7)黏膜瓣厚度的选择:黏膜瓣厚度分为含少量内括约肌的部分层瓣、包含黏膜层、黏膜下层和全层内括约肌和部分直肠环肌的全层瓣和不含肌层的黏膜瓣。黏膜瓣术后早期可因血供差等原因发生坏死,故有学者认为黏膜瓣可能与术后更高的复发率有关。全层瓣的游离操作有一定的手术风险,而部分层瓣操作相对简便安全。全层瓣和部分层瓣可能对术后肛门造成一定的影响。AAF 虽没有切断括约肌,但术后轻、中度肛门失禁的发生率仍达 7%～38%。文献报道的 AAF 术后复发率为 13%～56%。AAF 治疗失败的相关因素包括放射治疗后、克罗恩病、甾体类药物的使用、活动性直肠炎、直肠阴道瘘、恶性肿瘤和既往修补手术的次数。较大内口(>2.5 cm)是 AAF 的禁忌证,因为较大内口可能导致修补口的破裂。此外,严重瘢痕、肛门直肠狭窄、严重括约肌缺损、硬结、会阴纤维化等也会妨碍术野的充分暴露和皮瓣的制作使用。

(马　骥)

第四节　肛　裂

肛裂是齿状线下肛管黏膜纵向全层裂开后形成的缺血性溃疡。以肛裂出现 8～12 周为界,分为急性和慢性两大类。以排便时和排便后周期性剧烈锐痛、少量鲜红色便血为主要临床症状,常有便秘时用力过度努振或特发性腹泻病史。

一、病因

肛裂是在长期的、多种诱因的基础上发生的一种疾病。这些因素包括肛管后壁解剖学结构上易于损伤、血供较差以及皮肤弹性降低、内括约肌痉挛导致肛管压力升高、肛管损伤及损伤后局部生化环境改变等。

二、临床表现

肛裂主要有三大主要症状,即疼痛、便血、便秘。但随着病情的发展,可伴有肛门潮湿、肛门瘙痒,甚至引起全身症状,严重影响着患者的日常生活、工作及学习等。

1.疼痛

疼痛是肛裂主要的症状,表现为典型的伴随排便而出现的周期性疼痛。初期表现为便时痛,便后痛减。后期不仅便时痛,且便后疼痛不减,甚至加重,可持续数小时甚至到下次排便时间。

2.出血

肛裂的出血时有时无,主要由于粪便损伤创面所致,一般出血量不多,粪便干硬时可见大便带血、或滴血、或手纸带血,血色鲜红。

3.便秘

肛裂患者多伴有便秘,便秘既是肛裂的发病原因之一,又是肛裂的主要伴随症状。因肛裂患者恐惧排便时疼痛,常有意推迟排便时间,减少排便次数,结果使粪便在直肠内停留时间延长,水分被完全吸收,大便变得越发干硬,再次排便就会更加损伤裂口,疼痛加重,形成"疼痛→恐惧排便→久忍大便→粪便水分被重吸收→粪便愈加干燥→再次排便,裂口损伤更深→疼痛更加剧烈",以致形成恶性循环。为使大便变软,患者多长期服用泻剂,还会因长期腹泻,致肛管狭窄,或形成泻剂依赖性便秘。

此种便秘称为直肠型便秘,粪便堆积于直肠处,滞留过久,排出困难,患者有肛门下坠感、排便不净感、残留感,直肠指诊可触及粪块,但患者排便意识淡漠,不能及时地对进入直肠的粪便产生排便反射。

4.瘙痒

一般肛裂创面只有少量血清样分泌物,创面常可继发感染,形成肛缘脓肿或皮下瘘,肛裂创面和皮下瘘的分泌物多为脓性,可刺激肛缘皮肤引起肛门湿疹和肛门瘙痒,并污染内裤,自觉肛门潮湿,瘙痒不适等。

5.全身症状

剧痛可影响患者休息,加重精神负担,甚至引起自主神经功能紊乱,有的患者会因排便恐惧,有意减少进食量,长期下去,可引起轻度贫血和营养不良,妇女还可出现月经不调,腰骶部疼痛,肛裂感染期可有发热,肿痛和流脓血等。

三、诊断

(一)诊断

根据病史及典型的排便周期性疼痛,结合以下专科检查,即可做出明确诊断。

1.肛门视诊

肛裂检查以肛门视诊为主,即患者放松肛门,医生用双手拇指将肛缘皮肤轻轻向两侧分开,可见肛管皮肤有梭形裂口,多见于肛门前、后位,以后位居多,偶见于肛管其他部位。急性肛裂的特点是裂口新鲜,色红,底浅,边缘柔软。慢性肛裂的裂口呈棱形,色白,底深,边缘不整齐,质硬。裂口旁结缔组织增生而形成"外痔"。指诊时因肛门括约肌痉挛可引起剧烈疼痛,需注意。

2.肛门指诊

肛门指诊可引起肛门剧烈疼痛,一般不做,必要检查时在裂口处及其周围涂抹表面麻醉剂,或局部用 0.5%～1% 利多卡因做浸润麻醉,等镇痛后再行肛门指诊检查。Ⅰ期肛裂指诊时,手指在肛管内可摸到边缘稍有突起的纵形裂口。Ⅱ期、Ⅲ期肛裂指诊时可摸到裂口的边缘隆起肥厚、坚硬,可有肥大的肛乳头,肛管多狭窄。Ⅳ期肛裂指诊时还可伴有脓性分泌物,肛管狭窄严重。

3.肛镜检查

肛门镜检查更容易引起剧烈疼痛,一般不做此项检查。如有必要,可在裂口处及其周围涂抹表面麻醉剂,或局部用 0.5%～1% 利多卡因做浸润麻醉,等痛觉消失后再行肛镜检查。肛镜检查时可见裂口处呈椭圆形或梭形溃疡,Ⅰ期肛裂的溃疡边缘整齐,底呈红色;Ⅱ期、Ⅲ期肛裂的溃疡边缘不整齐,底深,呈灰白色,溃疡上端的肛隐窝呈深红色,可见肥大的肛乳头;Ⅳ期还可见深大的肛隐窝,在裂口下端轻轻按压,可见有少量脓性分泌物从裂口下端溢出。

(二)鉴别诊断

该病需与肛门皲裂、肛管损伤、肛管结核性溃疡、梅毒性溃疡、软性下疳、肛管上皮癌、克罗恩病的肛管溃疡等加以鉴别。

四、治疗

肛裂的治疗方法多达 100 余种,据不完全统计手术方法也有 32 种之多。各种治疗方法都是以消除症状、促进肛裂创面愈合为目的。一般肛裂初期,大多不必手术治疗,保守治疗即可治愈。若病程日久,溃疡久不愈合,边缘增生、肥厚、坚硬,或伴有裂痔、肛乳头肥大、皮下瘘时,均需手术治疗才能治愈。

1.手术适应证

手术适应证如下:①肛裂经保守治疗无效者。②伴有裂痔、肛乳头肥大者。③伴有裂口边缘脓肿或皮下瘘者。④溃疡边缘肥厚、坚硬,久不愈合者。⑤伴有肛门中、重度狭窄者。

2.术前准备

肛裂手术前应排空大便,或术晨清洁灌肠。局部麻醉或骶管麻醉者一般不需禁食水,正常饮食即可。若采用腰麻或硬膜外麻醉时,术前 6 h 应禁食水,肛门局部毛发旺盛者应术区备皮。对于少数患者精神紧张者,术前晚可给予安定口服或肌注,以保证良好的精神状态。

3.手术方式

肛裂的手术方法主要有扩肛法、切除法、括约肌松解法等,但在具体应用中,手术方法不断改良,不断完善,都取得了显著效果。

(1)扩肛术:又称肛门扩张术,适用于没有前哨痔及其他并发症的Ⅰ期肛裂。该方法于 1829 年由 Recamier 予以推广,方法简单有效。

1)手术方法:患者取侧卧位或截石位,肛周常规消毒麻醉成功后,术者将戴有无菌手套之双手食、中两指涂以润滑剂,先将右手示指伸入肛内,再伸入左手示指,两手腕部交叉或不交叉缓缓扩张肛管两侧,接着逐渐伸入两手中指,呈四指扩肛。扩张时间不限,一般维持扩张 3～5 min。扩肛时用力应均匀,切忌快速粗野,以免造成皮肤及黏膜撕裂。本法简单易行,无严重并发症和痛苦,目前广泛采用。

2)并发症:扩肛用力过猛,可再次造成肛管及黏膜损伤,致使裂口更大,甚至形成血肿,创面愈合后形成瘢痕,引起肛门狭窄。若用力过猛,内括约肌断裂严重,也可造成肛门失禁。若扩肛不到位,达不到治疗目的,术后易复发率高。

(2)肛裂挂线术:适用于伴有潜行性瘘管的肛裂患者。

1)手术方法:患者取侧卧位或截石位,肛周常规消毒麻醉成功后,用大圆针 7 号或 10 号丝线从肛门裂口下端 0.2～0.5 cm 处进针,贯穿肛裂基底部后从裂口上缘 0.2 cm 处出针,将贯穿丝线一端系一橡皮筋并引出,两端收紧结扎,结扎区及附近注射少量复方亚甲蓝长效止痛剂,外盖无菌纱布即可。橡皮筋约1周自行脱落,局部常规换药。

2)并发症:橡皮筋结扎不紧,长时间不脱可致肛周皮肤过敏,出现潮湿、瘙痒等。

(3)肛裂切除术:适用于Ⅱ~Ⅳ期肛裂,即切除增生的裂缘、前哨痔、肥大的肛乳头及皮下瘘等,或切断部分内括约肌。本法能一次根治,具有创面引流良好,复发率低等优点。

1)手术方法:患者取侧卧位或截石位,肛周常规消毒麻醉成功后,在肛裂正中做纵向切口,上自齿线,下到肛缘偏外0.5~1 cm,切开深度以切开溃疡中心,切断部分内括约肌至手指无紧缩感为度,此时肛管可容纳2指。同时将裂痔、肥大肛乳头、瘘道甚至充血水肿的肛隐窝一并切除,再将溃疡边缘的结缔组织切除,修剪创缘。用止血纱布或吸收性明胶海绵压迫创面,肛内置入排气管,加压包扎固定即可。

2)并发症:切口过小,或切除增生组织不全,容易复发;切口过大,愈合时间延长;切断括约肌过多,可致肛门收缩功能下降,出现漏液、漏便等现象。

(4)纵切横缝术:适用于Ⅱ~Ⅳ期肛裂,特点是恢复快。

1)手术方法:患者取侧卧位或截石位,肛周常规消毒麻醉成功后,上齿线、下至肛缘将肛缘及其下病理组织切除,切断栉膜及部分内括约肌,同时将裂痔及肛乳头、瘘道一并切除,潜行分离切口边缘皮肤及黏膜,然后,用细丝线或可吸收线将黏膜与皮瓣做横行缝合3~5针,缝合时的张力不宜过紧,张力过大时,可在肛缘外1.0~1.5 cm处与缝合口做一平行减张切口,此切口开放或纵向缝合,术后用止血纱布或吸收性明胶海绵覆盖,肛内置入排气管,加压包扎固定。

2)并发症:切除缝合后应控制饮食,减少排便次数,宜继发感染形成脓肿,甚至延长愈合时间。

(5)括约肌切断术:即切断部分括约肌肌束以消除或减轻括约肌的痉挛,从而达到治疗的目的。Boyer曾提倡外括约肌浅层切断术,1948年Gabriel曾主张后中位部分内括约肌切断术,1967年Parks提出侧位内括约肌切断术,其他还有后位外括约肌切断术,侧位外括约肌切断术等,但目前采用较多的是后方正中位内括约肌切断术和侧方位内括约肌切断术。不管是后方正中位内括约肌切断术或侧方内括约肌切断术,均在肛管外侧1.5 cm处局麻下将肛门内括约肌在正后位或侧位切断,注意被挑出切断的肌束要深达齿线。另外将肥大肛乳头及皮下瘘一并切除。

1)后位内括约肌切断术:①手术方法:患者取侧卧位或截石位,肛周常规消毒麻醉成功后,用双叶肛门镜或用两把组织钳牵拉,充分暴露后正中位裂口,直接经肛裂处切断内括约肌下缘,切口上至齿线,下至肛缘,同时切除并发的裂痔、肛乳头及肛瘘等,术后创面开放,外敷止血纱布或吸收性明胶海绵,包扎固定;②并发症:创面损伤大,愈合时间长。

2)侧位内括约肌切断术:①手术方法:患者取侧卧位或截石位,肛周常规消毒麻醉成功后,在肛门左侧或右侧距肛缘1.0~1.5 cm处做一弧形切口,长约2.0 cm,显露内括约肌后,在直视下用剪刀将内括约肌剪断,查无出血后缝合伤口;②并发症:止血不彻底易形成血肿,切口易并发感染形成脓肿。

(6)皮瓣移植术:国外做肛裂皮瓣移植术较多,常用的方法有Ruiz-Moreno法、Samson法、Nickell法、Carmel法等,操作复杂,恢复快,但不易成功,临床上应用不多。现仅将倒"Y-V"带蒂皮瓣移植术介绍如下。

1)手术方法:患者取侧卧位或截石位,肛周常规消毒麻醉成功后,沿肛裂正中起自齿线上方0.5 cm处,做一纵切口直至肛缘,切断部分内括约肌肌纤维,并在肛缘外做分叉切口使呈倒

"Y"形，再将肛门外的倒"V"形皮片游离，将皮片尖端向肛管内牵拉，并缝合于肛管内的纵切口处，使倒"Y"形切口变成倒"V"形缝合口，缝合后肛管应容纳2指为度，术后用止血纱布或吸收性明胶海绵覆盖，肛内置入排气管，加压包扎固定。

2)并发症：术后切口感染，或并发皮下脓肿，致皮瓣移植失败。

（马　骥）

第五节　肛隐窝炎

肛隐窝炎又称肛窦炎、肛腺炎，是指齿线上方肛隐窝部位发生的炎症性疾病，一般由细菌感染引起，可发生于任何年龄，以青壮年为主，女性多于男性，多有食辛辣、饮酒、便秘、腹泻史。由于炎症的慢性刺激，常并发肛乳头的炎症及肥大。由于症状较轻，肛窦炎常易被忽视，在学术会议和论文中也很少提及，因医生对本病的认识不足而易于疏忽，常被诊断为内痔、肛裂等疾病，得不到正确的诊断和治疗。但本病是一种重要的潜在感染病灶，大多肛门直肠周围脓肿、肛瘘、肛乳头肥大等是由肛窦感染引起的，因此，积极防治肛隐窝炎，对于预防多种肛门直肠疾病的发生具有重要的意义。

一、临床表现

（一）临床症状

症状不典型，无特异性，轻重不一。可表现为钝痛、刀割样痛、针刺样痛、灼热疼痛、坠胀疼痛、跳痛等，可呈持续性，与身体活动无关；也可呈间断性，与体位或身体活动有关，如久坐、行走、排便时疼痛，严重者还可放射到臀部、骶尾部或会阴部等处，甚至引起小便不畅。较轻症状的也可表现为排便不尽感、异物感和（或）下坠感，严重者可伴有里急后重感。肛隐窝炎还可导致分泌物、排泄物增加，刺激或污染肛周皮肤而发生肛周湿疹，若伴有较大的肥大肛乳头常脱出肛门外，可加重肛门潮湿、瘙痒等症状。

（二）体检

肛门外观大多正常，可伴炎性分泌物溢出，肛周皮肤潮湿；指诊肛门口有紧缩感和灼热感，病变肛隐窝处有明显的压痛、硬结、隆起或凹陷，有时可触及肿大、有压痛的肛乳头。

二、辅助检查

1.肛门镜检查

肛门镜检查帮助了解病变的部位及程度，肛门镜下可见肛窦焮红、充血、水肿，可伴有肛乳头肥大。

2.肠镜检查

对于需要进一步检查而排除其他疾病时采用肠镜检查。

3.探查

采用球头银丝探针探查肛隐窝，探查时可将球头银丝探针呈弯曲状从肛门内向外倒勾，常可探入病变肛隐窝较深的部位，一般很少有脓液流出。

4.腔内超声检查

对于病情较为复杂,病变部位不清时,可采用双平面宽频直肠腔内探头检查,能较为准确地显示病变部位、大小以及与肛门和齿线的关系,有效地帮助诊断和治疗。

三、鉴别诊断

1.肛乳头炎

肛乳头炎是由肛窦炎引起的疾病,这是由于肛窦两旁就是肛乳头,因此,肛窦炎后首先侵及肛乳头,引起肛乳头炎,使之肿胀肥大。这两者同时存在。

2.肛裂

疼痛剧烈如刀割,呈周期性,便后疼痛减轻,常伴有便血;肛管有纵行裂口,可增生哨兵痔。

3.高位肛周脓肿肛

提肌以上间隙的脓肿,肛门疼痛或下坠,全身感染症状重,局部检查肛周无异常,指诊直肠壁外有压痛、隆起或质韧肿物,可有波动感。

4.肛门异物

肛门异物如枣核、鱼刺等卡于肛窦内,引起肛窦炎,一般发病急骤,近期有特定饮食,指诊可明确诊断。

四、治疗

(一)非手术治疗

1.内治

内治适用于急性期肛窦炎,本病一般多为大肠埃希菌感染所致,也有变形杆菌、结核分枝杆菌等所致者。可根据感染的细菌的不同种类,给予相应的药物,必要时可做药敏试验,以提高用药针对性,大部分广谱抗菌药物对肛窦炎的致病菌均有较好的敏感性。

2.外治

(1)熏洗法:中药,温水坐浴,每天2次。

(2)塞药法:用消炎栓等,每天坐浴后塞入肛内,每天2次,或用复方丁卡因膏搽入肛内。

(3)灌肠法:抗生素(如甲硝唑、庆大霉素)、复方白及灌肠液等保留灌肠。

(二)手术治疗

肛隐窝感染后形成黏膜下或肛管皮下结节,隐窝扩大,引起肛门持续不适,疼痛、坠胀,经保守治疗无明显好转者可采取手术治疗。

1.术前准备

完善术前辅助检查:血、尿常规,凝血机制,生化等实验室检查;腹部彩超等影像学检查。清洁灌肠1～2次。可采用局部麻醉、骶管阻滞麻醉、腰部麻醉、硬膜外麻醉或全身麻醉等各种麻醉方式,门诊手术以局部麻醉为主,住院手术以骶管麻醉为主,如采用骶管阻滞麻醉、腰部麻醉、硬膜外麻醉或全身麻醉,需术前禁食水。对体位无特殊要求,侧卧位、膀胱截石位均可,左侧卧位操作方便,尤其适用于年老体弱,或合并有心肺疾病的患者。

2.手术方法

(1)肛窦切开引流术操作方法:在分叶肛门镜下暴露病灶,用弯头探针倒勾该肛隐窝,沿着窦道缓缓深入,沿肛隐窝自内向外逐层切开,做纵向切口,用刮匙刮除创面腐肉,将感染的肛门腺导管及肛乳头一并切除，修剪创缘使创口呈窄长梭形，创口不缝合，使引流通畅，创口用紫草膏纱条压迫止血。

（2）切除法操作方法：在分叶（二叶、三叶均可）肛门镜下暴露病灶，将肛隐窝、肛门瓣做纵向切口，并剥离至肛乳头根部，用弯血管钳夹住肛乳头基底部，贯穿结扎并切除。

（三）术后处理

（1）中药熏洗坐浴 2 次。

（2）创面每日换药 1～2 次。

（四）注意事项

（1）肛隐窝炎常常症状不典型，要仔细辨别，禁止盲目手术。

（2）肛窦切除勿出现兜状伤口，以防引流不畅。

（马　骥）

第六节　肛门周围化脓性汗腺炎

肛门周围化脓性汗腺炎是由于各种因素导致的肛周顶泌汗腺开口发生角化性阻塞而继发的慢性复发性感染，是一种慢性蜂窝织炎样皮肤疾病，见于顶泌汗腺（即大汗腺、顶浆分泌腺）分布区域，致病菌主要为金黄色葡萄球菌、链球菌。本病以 20～40 岁青壮年男性为多，尤其是有吸烟习惯、糖尿病、痤疮和肥胖者易患此病，可能与雄性激素分泌异常相关。由于本病有家族高发倾向，因此可能存在遗传易感性。其特点为肛周、会阴、臀部或骶尾反复出现疖肿，自行溃破或切开后形成窦道和瘘管，反复发作，甚至相互连通而形成"桥形瘢痕"，病程较长，发病缓慢，常影响患者生活质量，若疏于治疗有恶变倾向。

一、临床表现

（一）临床症状

初起肛门周围皮肤表面出现单发或多发的、皮下或皮内、大小不等、与汗腺毛囊位置一致的小硬结，色红肿胀时有脓液，形如疖肿，触痛明显。脓肿自溃或切开后排出黏稠糊状有臭味的脓性分泌物，反复发作，愈合与复发交替出现，逐渐形成广泛皮下窦道和瘘口，融合成片，瘘口可达数个至数十个。一般全身症状较轻，若继发感染，向深部蔓延，则有发热、头痛、全身不适、白细胞升高、淋巴结疼痛肿大等症。病程较长的可表现为慢性病容，贫血、消瘦、低蛋白血症等。

（二）体检

病变部位色素沉着，皮肤呈褐色；皮肤萎缩、变硬、肥厚，形成片状瘢痕；窦道、瘘管和小脓肿融合成片，相互连通，炎症可广泛蔓延至会阴、臀部等处。病变一般相对浅表，仅位于皮下，但极少情况下也可侵犯深部组织，扩展至股部血管组织周围；一般不深入内括约肌。若伴有腋窝、乳腺等顶泌汗腺分布处相同的感染，则更易确诊。

（三）分类

赫尔利分期：Ⅰ期单发或多发的孤立性脓肿形成，不伴窦道和瘢痕。Ⅱ期≥1 个复发性脓肿,伴有窦道形成和瘢痕。Ⅲ期多个窦道相互联通和广泛脓肿形成。辅助检查腔内彩超检查可见瘘管表浅,位于皮下组织,未深及肌肉筋膜。

二、诊断

诊断要点如下:①病史:肛周有反复发作的化脓性感染、破溃或切开引流史,病程持续 3 个月以上;②典型的症状:肛门周围可见数个甚至数十个瘘口,瘘口周围增厚、变硬,色素沉着,呈暗紫色,瘘口处瘢痕多,融合成片,以致病变区凹凸不平;③专科检查:若诊断有困难时,可在麻醉下探查,瘘道在肛管内表浅,位于内括约肌表面。病变起源于肛管下端的皮内,在肛管内可能发现一个或多个化脓性汗腺炎特征的下陷性瘢痕。切开肛管段瘘道,可见瘘道壁平整已上皮化。在臀部、肛门周围或会阴部的瘘道较硬,切开可见丰富的肉芽组织。该病需与复杂性肛瘘、疖、坏死性筋膜炎、潜毛囊肿、肛门周围克罗恩病等鉴别。

三、治疗

肛周化脓性汗腺炎的治疗,初期以抗感染治疗为主,可以局部或系统使用抗生素治疗;成脓、形成窦道或反复感染者,以手术彻底切除炎症累及的顶泌汗腺组织为主。

(一)非手术治疗

1.抗生素的使用

抗生素可根据培养加药敏决定,针对软组织感染经验性抗生素,推荐头孢菌素类、克林霉素、青霉素、米诺环素、环丙沙星等,虽然抗生素不能治愈,但能有效缓解疼痛和减少排脓,可以对赫尔利Ⅰ期的患者起到控制感染的作用,宜早期介入。由于本病病变部位长期慢性炎症刺激,局部病灶纤维化明显,药物浸润困难,所以药敏试验不一定与临床效果一致。

2.抗雄性激素治疗

没有足够的证据支持化脓性汗腺炎患者使用抗雄激素治疗。对于疾病分期为轻、中度(赫尔利Ⅰ、Ⅱ期)、抗感染治疗无效的女性患者或激素水平异常的女性患者可考虑抗雄激素治疗。

3.类固醇治疗

早期皮损局部使用类固醇软膏可以迅速缓解局部症状。大剂量抗生素控制不佳的患者可全身性使用类固醇,阻止硬结形成脓肿。类固醇治疗需要尽快减量并撤药。

4.急性炎症期治疗

急性炎症期可局部应用温高渗性盐水冲洗。

(二)手术治疗

反复发作形成皮内窦道、瘘管及瘢痕时,应选择手术治疗。

1.术前准备

完善术前辅助检查:血、尿常规,凝血机制,生化等实验室检查;腹部彩超等影像学检查。清洁灌肠 1~2 次。根据病情选择腰部麻醉、硬膜外麻醉或全身麻醉,需术前禁食水。一般取侧卧位或俯卧位。

2.手术方法

(1)急性期:脓肿可简单切开引流术。

(2)缓解期:根据病变情况,手术可一期或分期进行。初期阶段,各病变部位范围局限且独立未融合,可将各病灶分别切开,并充分敞开引流。病灶广泛,有感染,深达正常筋膜者可行扩创术,充分切开潜在皮下瘘管,术中将病变区瘘管全部切开,切除瘘管两侧,彻底搔刮管壁,术中用过氧化氢溶液冲洗。手术时充分暴露化脓性汗腺炎瘘管的基底,修剪时必须在正常组织的边缘,目的是去除可能因炎症的纤维化反应而使汗腺管道堵塞,防止病变复发,细心检查残留的瘘管基底。任何微小的残留肉芽都应用细探针详细探查,以发现极微细的瘘管,广泛切除感染灶,开放引流,用填塞法或袋形缝合术创口二期愈合或植皮。切除时,既要范围广泛,使窦道彻底开放,又要尽量保留皮岛或真皮小岛,以利于伤口愈合。病灶特大者,可行广泛切除加转流性结肠造口术。造口是为了避免创口污染,并非常规,一般不轻易采用。

(三)术后处理

由于本病的手术主要是扩创,故术后换药至关重要,密切观察创面,直到整个创面完全被皮肤覆盖。可选用甲硝唑、碘附等局部换药,紫草膏等促进愈合。

(马　骥)

第七节　肛门直肠狭窄

肛门直肠狭窄是指肛门、肛管或直肠的直径缩小变窄,粪便通过受阻,排便困难。多伴有肛门疼痛,粪便变形变细,严重者出现进行性便秘、腹胀、腹痛或肠梗阻。根据狭窄部位,分为肛门狭窄和直肠狭窄。同时又分为先天性和后天性两种,前者为先天性肛门直肠发育异常所致,此处所述指后天性狭窄。

一、病因

肛门直肠狭窄病因主要有炎症、损伤或手术后、外伤、肿瘤、痉挛性狭窄。

二、临床表现

1.病史症状

(1)排便困难:便条变细或变扁,便时便后肛门疼痛,排便不尽感。

(2)长期排便困难可致腹胀、腹痛、恶心、食欲缺乏、肠梗阻等症状。

(3)瘢痕性狭窄可因括约肌收缩功能减退,分泌物溢出肛外而伴发湿疹皮炎而瘙痒。

2.体格检查

(1)肛门直肠局部检查可见肛门狭小,直肠狭窄者视诊可无肛门狭小征。

(2)指诊时示指通过困难,或可触及坚硬之线状、环状狭窄的纤维索带,或管状狭窄环。

3.狭窄分度

轻度症状较轻,以排便不畅为主要症状,指诊可通过示指,但麻醉下不能通过两指。多呈线状或半环状狭窄。中度多呈环状或管状狭窄,直径在1 cm左右,示指通过困难。重度直径小于1 cm,或仅容指尖或棉签,患者可伴有较重的全身症状或不完全性、慢性结肠梗阻症状。

三、辅助检查

1.肛门镜或电子直乙镜

肛门镜或电子直乙镜通过困难或无法通过。

2.电子结肠镜

电子结肠镜在狭窄段通过困难或无法通过。在结肠镜下可见狭窄下端,黏膜肥厚、粗糙,如已形成瘢痕,则呈黄白色。

3.X线检查

钡剂灌肠可显示环状狭窄哑铃状;管状狭窄显示漏斗状;部分狭窄显示残缺不规则的影像。

四、鉴别诊断

1.炎性肠病性狭窄克罗恩病

炎性肠病(inflammatory bowel disease,IBD)性狭窄克罗恩病为一种进行性透壁性炎症,病变进展可致直肠肛管狭窄,溃疡性直肠炎中的直肠多发溃疡在愈合过程中,形成广泛肉芽肿和瘢痕而致直肠狭窄,患者常有反复发作的腹泻、腹痛、脓血便、发热、消瘦等全身症状。

2.直肠肿瘤

直肠肿瘤早期无症状,或仅偶有里急后重感、脓血便等表现,至中晚期可逐渐形成狭窄,指诊可触及质硬、固定肿块,向肠腔隆起或浸润肠壁生长,内镜下可见病灶,病理检查可确诊。

3.性病性淋巴肉芽肿病变

性病性淋巴肉芽肿病变主要侵及外生殖器及腹股沟淋巴结,属病毒性感染,女性多见,一般有接触史,有肛门刺激症状,狭窄一般在齿线以上,质硬光滑,实验室病原体检查阳性。

五、治疗

(一)非手术治疗

1.通便,软坚活血

口服药物治疗,如聚乙二醇类电解质散、乳果糖类、麻仁润肠丸、苁蓉润肠液、液体石蜡、酚酞片等。

2.外治法

温盐水灌肠可使排便困难症状得到缓解;瘢痕局部可注射醋酸氢化可的松等激素类药物,或肌内注射糜蛋白酶、胎盘球蛋白等软化剂,以促进瘢痕的软化;轻度狭窄也可用红外线照射或微波透热进行理疗。

3.扩肛疗法

环形或半环形狭窄可用此法,尤其对于术后狭窄之早期阶段,部分患者可得到好转或治愈。可用手指或不同型号肛门镜、扩肛器进行。每次扩 3～5 min,初始每日一次,逐渐延长间隔至每周1～3 次,至排便正常,不再复发,可纳入 2 指后可停止,需 4～8 个月。扩肛时注意避免暴力,循序渐进。

(二)手术治疗

1.适应证

(1)中、重度狭窄,显著影响生活质量者。

(2)经非手术治疗无明显效果。

2.术前准备

(1)术前详细了解病史,认真做好全身检查,注意患者有无心脏病、高血压、糖尿病等全身性疾患。常规行血、尿、便、胸片、凝血机制、心电图、肝功能、肾功能等检查,肛门直肠的局部检查包括直肠指诊、直肠乙状结肠镜检查、X线钡剂灌肠等。

(2)饮食:术前当晚不禁饮食,于术日晨禁食。

(3)肠道准备:术前需清洁洗肠2～3次。

(4)术前用药:一般不须用药。对有精神紧张者,可于术日前晚给予安定。

3.经典手术方式

(1)肛门狭窄皮瓣(Y-V)成形术适用于各种肛门(肛管)狭窄。

方法步骤:于肛门后正中位纵行切开狭窄环至皮下,尾端分叉呈Y形,头端进入肛管,切除切口周围瘢痕组织;游离分叉处皮瓣,并部分切断内括约肌下部和外括约肌皮下部;将皮瓣尖端推移入肛管,与切口最前端对合,覆盖创面无张力,间断缝合黏膜及皮肤组织,Y形切口成为V形切口,油纱敷料包扎固定;必要时可于前正中位做同样处理,但不再切断括约肌。

(2)肛管狭窄切开扩张术适用于肛门及肛管的轻、中度狭窄。

方法步骤:于后正中位,从齿线至肛缘外1～2 cm放射状切开肛管皮肤,根据病变程度可行1～3个切口;切断部分内括约肌及外括约肌皮下部,使肛内可入2～3指为度;两侧楔形切除部分瘢痕,电凝止血或横行缝合1针止血;油纱敷料包扎固定;注意术后1周开始间断扩肛直至伤口愈合,排便通畅。

(3)直肠狭窄瘢痕切除术适用于直肠下段部分或环形狭窄。

方法步骤:探查确认狭窄部位后,缝扎器或分叶镜下显露狭窄处瘢痕组织;于狭窄段正中做纵向切口,切开瘢痕,环形切除瘢痕组织;切口上缘黏膜适当游离0.5～1.0 cm,可吸收线横行缝合,可边切边缝以利止血;止血敷料缠绕肛门排气管放置包扎固定。注意术后1周开始间断扩肛直至伤口愈合,排便通畅。

(4)直肠狭窄挂线术适用于轻、中度直肠狭窄。

方法步骤:将一探针尾端缚扎丝线或橡皮筋备用;确认狭窄部位后,钳夹住此处黏膜,将探针自狭窄下缘穿入,经基底从上缘穿出,引入丝线或橡皮筋,将其拉紧结扎遂挂线;根据病变范围,可同时多处挂线;术后7～10 d丝线或橡皮筋脱落,间断扩张直肠,直至狭窄解除,排便通畅。

(5)直肠后纵切横缝术适用于腹膜返折以下的直肠狭窄。

方法步骤:自尾骨尖下至肛门上2～3 cm做纵向切口,切除尾骨下段;显露并游离直肠两侧,金属扩张器伸入肛门通过狭窄;在直肠后壁做纵向切口,切开狭窄;将切口两侧牵拉成为横切口,逐层横行缝合直肠切口;缝合皮肤。

(6)直肠狭窄经腹切除术适用于直肠管状狭窄经其他治疗方法无效的患者。

方法步骤:在保留肛管和肛提肌的情况下,经腹将直肠拉出进行狭窄段切除吻合术,具体步骤见"直肠癌经腹切除吻合术";在伴有完全性结肠梗阻、内瘘、肛周感染等情况时,应先行横结肠造瘘术,待二期关闭造瘘口,行乙状结肠直肠吻合术。

(马　骥)

第八节　直肠脱垂

直肠脱垂是指肛管、直肠,甚至乙状结肠下端向下移位,翻出或不翻出肛门之外的一种慢性疾病。仅有黏膜下移者称黏膜脱垂或不完全脱垂;直肠全层下移脱出者称完全脱垂。若下移的直肠壁在肛管直肠腔内称为内脱垂或内套叠,脱出肛门外称外脱垂,中医称为"脱肛"。目前病因尚不完全明确,概括起来有局部解剖因素、长期腹压增加、其他慢性脱出性疾病的诱发等几方面。现代医学多认为整体功能状况尤其是神经系统功能低下对本病影响很大。

一、病因

1.解剖因素

先天发育不良、营养不良患者、年老衰弱者,易出现肛提肌和盆底筋膜薄弱无力,使直肠周围组织失去支持固定作用;婴幼儿骶骨弯曲度小、过直;手术、外伤损伤周围神经肌肉组织使肛管直肠支持组织松弛无力、下移等。

2.长期腹压增加

慢性咳嗽、哮喘、便秘、腹泻、前列腺增生、多次分娩等。

3.其他脱出性疾病

诱发痔、直肠息肉等经常脱出,牵拉黏膜下移,易引起黏膜层与肌层分离而致脱垂。

二、临床表现

(一)病史症状

(1)常见于 3 岁以下儿童和 60 岁以上成人,成人中女性较常见,完全性外脱垂患者中,青壮年男性并不少见。

(2)糖尿病、脊髓脊膜膨出、脊柱裂、马尾综合征、椎间盘疾病、脊髓或脑肿瘤和多发性硬化在直肠脱垂患者中较常见,成为影响治疗方法的重要因素。

(3)可以是独立疾病,也可与其他盆底异常合并存在。有些合并有产伤或既往有直肠肛管手术史,子宫切除是女性引发盆底薄弱的危险因素。

(4)部分患者合并慢性便秘、大便失禁等。

(5)脱出为本病主要症状。轻者在排便时脱出,便后可自行缩回。严重者在咳嗽、喷嚏、用力或行走时也可脱出且不易自行回纳。少数未能及时复位,脱垂肠段可发生水肿、绞窄,甚至有坏死的危险。

(6)排便异常:大便失禁、便秘,伴有肛门括约肌拉长松弛。粪便或黏液污染内裤。实际上真正达到完全性外脱垂程度时,便秘症状往往得到缓解或已不存在。

(7)黏液分泌、直肠出血和肛门瘙痒,由于直肠黏膜长期反复刺激所致。

(8)其他症状:肛门坠胀感、疼痛、里急后重、尿频、腹胀等。

(二)体格检查

(1)可见黏膜或肠管脱出:部分脱垂可见圆形、红色、光滑的脱出物,黏膜皱襞呈"放射状",脱出长度一般不超过 3 cm,仅触及两层折叠的黏膜,柔软有弹性;完全性直肠脱垂,表面黏膜有"同心环"皱襞;脱出较长圆锥状,触诊较厚;直肠指诊时见肛门口扩大,感到肛管括约肌松弛无力；直肠指诊时感到肛管括约肌收缩无力，嘱患者用力收缩时，仅略有收缩感觉。但肛门括约肌收缩有力并不能排除脱垂。部分时间较长的完全脱垂，可见肛管外翻。

(2)对于内脱垂，可触及脱垂肠段、黏膜堆积感，特别是在嘱患者做用力排便动作后。

(3)触摸直肠前壁还可确定直肠膨出和阴道后疝。

(4)因长期黏液刺激、粪便污染和反复清洗，会阴皮肤常存在湿疹及瘙痒。

(三)分度

一般将直肠外脱垂分为三度。

Ⅰ度脱垂排便或腹压增加时直肠黏膜下移，脱出肛门外，长度为 3 cm 左右，便后脱垂部分能自行复位，无自觉症状。Ⅱ度脱垂便时直肠全层外翻脱出，长度为 4～8 cm，必须用手压迫复位。Ⅲ度脱垂便时肛管、直肠和部分乙状结肠外翻脱出，长达 8 cm 以上，用手压迫较难复位，脱出黏膜部分糜烂、肥厚，括约肌松弛。

三、辅助检查

1.结肠镜或钡灌肠

判断是否合并结直肠肿瘤、结肠冗长、憩室、炎症等结直肠器质性病变；镜检可见到远端直肠充血、水肿，有时可在套叠处或脱垂折叠处见糜烂红斑，孤立性直肠溃疡等。

2.排粪造影

排粪造影对诊断直肠内脱垂有重要作用，可见到近端直肠套入远端直肠内。当考虑有其他盆底薄弱疾病时，如会阴下降综合征、直肠前突等，应联合进行盆腔造影或排便造影与阴道、膀胱同步造影，以获得更完整的盆底内脏动态影像资料。

3.直肠腔内超声

直肠内脱垂可发现黏膜上皮下增厚，同时可判断内括约肌厚度及直肠内外的其他异常病变。

4.直肠肛管测压

直肠全层套叠时肛管静息压显著降低，黏膜脱垂时肛管压力也会降低；伴有便秘、大便失禁时均可发现相应异常改变。

5.结肠传输试验

结肠传输试验用以判断是否合并慢传输型便秘，慢通过型直肠内脱垂的排空延迟可发生于各段结肠。

6.动态磁共振

动态磁共振有效显示直肠周围软组织的情况。

四、治疗

(一)非手术治疗

1.一般治疗

调理饮食，加强营养，软化大便，尽量缩短蹲位排便时间，脱垂后应及时还纳复位，积极治疗便秘、咳嗽等引起腹压增高的疾病，以避免加重脱垂程度和手术治疗后复发。

2.幼儿直肠脱垂以保守治疗为主

应注意缩短排便时间.便后立即将脱出直肠复位，取俯卧位，用胶布固定双臀等。

3.激光疗法

插入直肠周围后起到直接焊接作用,产生无菌性炎症使直肠固定。无明显疼痛感,作用快,不易产生并发症。

4.注射疗法

将硬化剂注射到脱垂部位的黏膜下层内,使黏膜与肌层产生无菌性炎症,粘连固定;或注射到直肠周围间隙,使直肠壁与周围组织粘连固定。常用硬化剂为5%苯酚植物油、消痔灵、95%酒精、5%盐酸奎宁尿素水溶液。对儿童疗效尚好,对成年人配合肛门紧缩手术也有一定的治愈率,但容易复发。一般分为黏膜下点状注射法、黏膜下柱状注射法、直肠周围注射法等。注意当用药量和浓度过大时,可能引起直肠黏膜或直肠周围组织坏死,甚至感染或形成脓肿。成人的黏膜脱垂可采用硬化剂注射治疗;成人的完全性直肠脱垂建议以手术治疗为主。

(二)手术治疗

1.适应证

(1)中、重度直肠黏膜脱垂,症状显著,影响生活质量者。

(2)经非手术治疗无明显效果。

2.术前准备

(1)术前详细了解病史,认真做好全身检查注意患者有无心脏病、高血压、糖尿病等全身性疾患。常规行血、尿、便、胸片、凝血机制、心电图、肝功能、肾功能等检查,肛门直肠的局部检查包括直肠指诊、直肠乙状结肠镜检查、排粪造影、直肠肛管测压等。做好患者的思想工作,消除其紧张情绪。

(2)饮食:术前晚不禁饮食(经腹手术除外),于术日晨禁食。

(3)肠道准备:术前需清洁洗肠1~2次。经腹手术术前需每晚清洁灌肠2~3 d。

(4)术前用药:一般不须用药。对有精神紧张者,可于术日前晚给予地西泮(安定)。

3.经典手术方式

本病术式多达百余种,常用的也达数十种,从手术途径上分为经腹、经会阴、经腹会阴和经骶部四类。前两类应用较多。

(1)经会阴手术

1)肛门环缩术(Thierch 手术):适用于肛门松弛无力的年老、体质虚弱且不适合较大手术者。方法步骤:在局麻或腰麻下,在肛门前后各做一小切口,用血管钳经皮下绕肛门潜行分离一圈,用金属线或涤纶带在皮下环绕肛门并结扎,经2~3 个月取出皮下埋置物,使肛门缩小以阻止直肠脱垂。单独应用疗效较差,常用于辅助性处理。

2)肛门紧缩术:适用于直肠脱垂并发肛门松弛者。方法步骤:在肛门后位距肛缘 2 cm 处起始,沿两侧肛缘行 V 形切口,切开皮肤及皮下组织,游离皮瓣并向上牵拉,暴露肛门外括约肌皮下部、浅部及部分肛尾韧带达肛管后间隙,将外括约肌纵向缝合 2~4 针,闭合肛管后间隙,缝合皮肤 V 形切口,切除其上的游离皮瓣。术后早期宜禁食控便,伤口每日清洁换药。

3)直肠黏膜柱状缝扎术:用于治疗轻、中度完全性外脱垂。方法步骤:用爱利斯将松弛的直肠黏膜提出,在脱出的黏膜 2 点、5 点、7 点、11 点位用可吸收线分别做纵向柱状连续"8"字缝合,远端达肛缘上 0.5 cm 左右,每针纵向距离 0.5~1.0 cm,深度达黏膜下层及肌层,直肠黏膜退回肠腔。

4)Delorme 术:1900 年由 Delorme 报道此术,到 20 世纪 70 年代末得到广泛使用。通过缩短黏膜长度、使折叠的直肠纤维化,控制直肠脱垂。该术式改善失禁作用较好,无形成便秘的危险,适用于直肠外脱垂或低位内脱垂。对严重心血管疾病、便失禁和一般状况较差的患者可考虑行此术。方法步骤:充分扩肛,牵开肛门,将脱垂直肠拉出肛外。齿线上 $1\sim1.5$ cm 环形切开直肠黏膜,沿黏膜下向上分离,直至黏膜无法进一步拉出,常可分离出 $10\sim15$ cm 的黏膜。从分离处到肛管黏膜切缘,在四个象限垂直折叠直肠肌肉并缝合,其间各加 1 针,共达 8 针。当缝线收紧时,直肠被折叠。切除过多的黏膜,远近端黏膜做间断缝合。

5)吻合器直肠黏膜环切钉合术(PPH 手术):常用于治疗内脱垂。方法步骤:充分扩肛后,置入肛管扩肛器并取出内栓加以固定,于齿线上 $4\sim6$ cm 水平做荷包缝合,根据脱垂程度做单荷包或双荷包,深度潜行于黏膜下层,将吻合器张开最大,置入荷包上方,收紧荷包线打结由侧孔拉出,牵拉缝线同时旋紧吻合器后击发,旋开吻合器并轻缓拔出,吻合口在齿线上方 $2\sim4$ cm为宜。检查切除的黏膜段是否完整,检查有无活动性出血,必要时给予电凝或缝扎止血。如此环形切除齿线上 $2\sim5$ cm 直肠黏膜,理论上可以拉紧松弛的直肠黏膜,造成黏膜与肌层粘连而达到治疗目的。由于一些患者同时合并有直肠前突,因此通过切除一定宽度的直肠黏膜及黏膜下层,可以缩小直肠前突的宽度;同时吻合口处术后形成的瘢痕愈合环,使直肠前壁的顺应性降低,前突变浅。

(2)经腹手术

1)经腹乙状结肠切除:从降结肠和乙状结肠结合部游离乙状结肠和直肠,向下达到直肠骶骨韧带,保留两侧直肠鞘的完整。切除乙状结肠并完成直肠结肠吻合,使直肠附着在骶骨前。行直肠固定时应慎防骶前静脉破裂出血。

2)经腹直肠悬吊固定术:治疗直肠脱垂疗效肯定。术中游离直肠后,可通过多种方法将直肠、乙状结肠固定在周围组织上,主要为骶前两侧的组织上,注意勿损伤周围神经及骶前静脉丛;可同时缝合松弛的盆底筋膜、肛提肌;切除冗长的乙状结肠、直肠。可将脱出的直肠甚至乙状结肠自肛门直接切除缝合。主要有 Repstein 直肠固定术、Pemberton-Stalker 直肠固定术、Nigro 直肠悬吊术、Well 直肠固定术(Ivalon 海绵植入术)、Orr 手术等。

3)Repstein 直肠固定术:适用于大多数直肠脱垂的患者。方法步骤:患者截石位,取下部正中切口,自耻骨联合至脐孔;进腹显露 Douglas 窝,沿直肠-乙状结肠系膜根部切开两侧腹膜至直肠前会合;提起直肠-乙状结肠,从骶岬上进入骶前间隙,紧贴直肠背侧分离盆底,超越尾骨尖,紧贴直肠切断双侧-侧韧带,结扎双侧直肠中动、静脉;取 Teflon 人造血管一根直径 1 cm,长 5 cm,纵向剖开;上提拉紧直肠,将人造织物包绕缝合于直肠前壁和两侧壁,织物左右两端固定于两侧骶岬;盆底腹膜重建、抬高乙状结肠系膜和后腹膜间隙缝闭,分层缝合切口。术后给予胃肠减压、禁食补液至肛门排气。卧床休息 $1\sim2$ 周,注意保持排便通肠。

4)Pemberton-Stalker 直肠固定术:适用于脱垂程度较轻的患者。方法步骤:患者截石位,取下部正中切口,自耻骨联合至脐孔;进腹显露 Douglas 窝,提起直肠-乙状结肠,沿系膜根部左侧切开后腹膜,向下延伸至 Douglas 陷窝;紧贴直肠背侧分离直肠至盆底尾骨尖平面;在直肠后把切开的右侧后腹膜边缘缝合于左侧后腹膜和骶骨上;直肠上提拉紧,缝合固定于骶岬上,逐层缝合切口。术后给予胃肠减压、禁食、补液至肛门排气。卧床休息 $1\sim2$ 周,注意保持排便通肠。

5)Well 直肠固定术(Ivalon 海绵植入术):适用于成年完全脱垂的患者。方法步骤:患者截石位,取下部正中切口,自耻骨联合至脐孔;逐层切开显露 Douglas 窝,沿直肠-乙状结肠系膜根部切开两侧腹膜至直肠前会合；提起直肠-乙状结肠，从骶岬上进入骶前间隙，紧贴直肠背侧分离盆底，超越尾骨尖；将半圆形 Ivalon 海绵薄片缝合在骶骨凹内，直肠向上拉，放在 Ivalon 薄片前面；将 Ivalon 海绵与直肠侧壁缝合，直肠前壁保持开放 2～3 cm 间隙，防止肠腔狭窄；盆腔腹膜遮盖海绵片及直肠，逐层缝闭切口。

（马　骥）

第九节　直肠前突

直肠前突即直肠前壁突出，也称直肠前膨出。为出口梗阻型便秘之一。患者直肠阴道隔薄弱，直肠壁突入阴道内。本病多见于中老年女性，也可见于青年女性。女性直肠前壁由直肠阴道隔支撑，该隔主要由骨盆内筋膜构成，内有肛提肌的中线交叉纤维组织及会阴体。女性尿生殖三角区的肌肉筋膜不甚坚固，骨盆出口宽度和长度又较大，当老年人全身组织松弛、多产妇、排便习惯不良、会阴部松弛时，则直肠阴道隔松弛，直肠前壁易向前凸出，此时排便时直肠内压力朝向阴道方向，而不向肛门，粪块积存于前突内，从而引起排便困难。

一、分型与分度

根据排粪造影结果将直肠前突分为 3 型。Ⅰ型：指状前突或直肠阴道隔孤立疝出。Ⅱ型：大的囊袋状前突，直肠阴道隔松弛，直肠前壁黏膜脱垂，Douglas 窝凹陷，常伴有阴道后壁疝。Ⅲ型：伴有黏膜脱垂或直肠脱垂。

国内医学界根据排粪造影检查，将其分为轻中重三度。轻度：深度为 0.6～1.5 cm；中度：深度为 1.6～3.0 cm；重度：深度为 3.0 cm 以上。该分度法在临床上普遍被采用。有学者按照解剖位置把直肠前突分为低位（阴道下 1/3）、中位（阴道中 1/3）和高位（阴道上 1/3）3 种。

二、临床表现

（一）病史

(1)排便困难，排便费力，便不尽，肛门堵塞感。

(2)患者用手托起会阴部或将手伸入阴道以阻挡直肠前壁突出能改善症状。

(3)部分患者排便时肛门和会阴部有坠胀感，或有肛门疼痛。

（二）体格检查

(1)做排便动作时可见阴道后壁呈卵圆形凹陷。

(2)直肠指诊在肛管上方的直肠前壁触可及膨出的薄弱区，做排便动作，可使薄弱区向前方突出更明显，重者可将阴道后壁推至阴道外口。

三、辅助检查

1. 排粪造影

诊断直肠前突的首选检查。力排相直肠前下壁向前突出呈囊袋状，边缘光滑。如前突深度超过 2 cm，其囊袋内多有钡剂潴留；如合并耻骨直肠病变，则多呈鹅头征。直肠前突分为轻中重三度。轻度：深度为 0.6～1.5 cm；中度：深度为 1.6～3.0 cm；重度：深度为 3.1 cm 以上。

该分度法在临床上较常用。

2.球囊逼出试验

球囊排出时间延长,常超过 5 min(正常 1 min),或不能排出。

3.直肠测压

直肠前突患者多表现为直肠顺应性增大,感觉阈值升高。鉴别诊断高位直肠前壁膨出应与阴道后疝鉴别。阴道后疝是指阴道和直肠之间的腹膜囊疝,其内容物为小肠、乙状结肠、或大网膜等。患者多有盆腔的坠胀感,站立式症状可加重。鉴别要点:嘱患者做 Valsalva 动作做双合诊检查可鉴别,方法:患者站立有下坠感时用拇指和示指同时做直肠和阴道的检查,若两指间感觉饱满,表明有阴道后疝。

四、治疗

(一)非手术治疗

直肠前突有症状者,首先采用保守治疗,主要为饮食疗法。

(1)多食粗粮或富含植物纤维的水果、蔬菜。

(2)多饮水,每天达 2 000~3 000 mL。

(3)多运动,以促进肠蠕动。必要时可口服乳果糖等缓泻剂。

(二)手术治疗

手术的原则是修补缺损,消灭薄弱区。

1.适应证

(1)有典型的出口梗阻型便秘症状,并有手助排便病史。

(2)排粪造影中直肠前突≥3 cm,并且前突内钡剂有一半潴留。

(3)经规范保守治疗 3 个月以上无效。

2.术前准备

(1)完善术前常规检查。

(2)术前一天口服聚乙二醇电解质散进行肠道准备。

(3)术晨清洁灌肠。

3.手术方式

直肠前突修补手术自 20 世纪初开展以来,国内外学者报道的术式较多。根据修补手术入路的不同可分为经直肠、经阴道、经会阴和经腹部四类。综合国内外报道对四种入路手术的病例选择和疗效上均无显著性差异。近年来也有一些如 PPH、直肠黏膜下注射、直肠黏膜胶圈套扎等手术疗法的报道,但远期疗效多不尽满意。多数学者认为应同时治疗其他肛肠伴随疾病,以改善症状,提高疗效。

(1)经直肠入路直肠前突修补

1)经直肠闭式修补:该术式于 20 世纪初最早采用于保守治疗无效的直肠前突患者,由于操作简便,并发症少等优点而一直被传承使用,并不断得到改进。主要适用于中低位中度直肠前突。Block 术为常用的改良术式:用连续锁边缝合的方法,在直肠前壁薄弱区缝合黏膜和黏膜下肌层,使之压榨后坏死、形成新鲜创面,有利于伤口愈合。须注意缝合必须紧密,自齿状线上 0.5 cm 向上纵行连续缝合黏膜及肌层,直至耻骨联合水平,两侧包括肛提肌边缘,在直肠前突缺损以外正常组织处进针,上窄下宽,使折叠组织呈塔形,以免在上端形成黏膜瓣。

2)经直肠开放式修补:该术式具有便于同时治疗伴随其他肛管疾病以及易于重建肛管直肠角等优点而被广泛推广。

3)经直肠黏膜补片修补:由于直肠内粪便和分泌物的污染,容易造成创口感染,以至于手术失败和直肠阴道瘘的发生,故该术式临床采用较少。

(2)经阴道入路直肠前突修补

1)经阴道后壁切开修补:经阴道后壁切开修补直肠前突的方法因具有手术野显露清楚、肠道准备简单、感染率低、恢复排便快、操作方法简单等优点而迅速在国内外推广。但又因不便同时处理其他伴发肛肠疾病以及并发症较高等因素而在临床选择中受到一定的限制。因该术式更有利于改善前突症状,近年来临床上推荐采用较多。由于医师的习惯和经验不同,切开缝合的方式各异,但疗效上无显著差异。手术一般采用截石位,置入阴道撑开器,用1:20万单位的肾上腺素盐水浸润阴道上皮,纵切口或横切口,锐性分离皮瓣,上至盆底腹膜外,两侧暴露肛提肌角。荷包缝合关闭Douglas陷窝。用慢吸收缝线缝合肛提肌至中线,并加强耻骨直肠肌,并且要牵带部分直肠肌层,加强重建直肠前壁。因产伤导致的肛门内外括约肌损伤需同时行括约肌成形术,如果直肠前突伴有内括约肌失弛缓症则可行内括约肌部分切断术。直肠前突伴有阴道后壁疝需将阴道后穹隆固定至骶棘韧带上。

2)经阴道闭式修补:通过阴道后壁黏膜折叠或荷包缝合的方法加固直肠阴道隔,从而缩小前突的囊袋,以缓解症状。

3)经阴道补片植入修补:该术式临床开展时间短,尚缺乏远期疗效和大量病例的报道,远期疗效和手术并发症还有待于进一步观察。

(3)经会阴入路直肠前突修补

1)经会阴直肠阴道隔折叠加固法:该法具有无菌切口,恢复快等优点;但因手术损伤大、术野暴露欠佳、操作难度较大等因素而受到临床推广限制。

2)经会阴补片植入法:经会阴补片植入法治疗直肠前突临床开展时间不长,国内外相关研究报道不多。

(4)经腹腹腔镜直肠阴道固定术:采用腹腔镜下缝合固定直肠后壁和松弛的阴道黏膜,以缩小或消除直肠前壁囊袋。

(5)痔吻合器直肠黏膜环切术:采用痔吻合器行直肠黏膜环切术(PPH)治疗直肠前突是近几年兴起的新技术,通过切除一定宽度直肠黏膜及黏膜下层,缩小了直肠前突的宽度和深度而改善症状。该术式操作简便、创伤小、痛苦轻、术后恢复快;同时可解决部分直肠黏膜脱垂及内痔,因而在临床上得到较为普遍的推广应用。

(三)注意事项

(1)经直肠闭式修补直肠前突手术时,仅需在直肠前壁薄弱区缝合黏膜和黏膜下肌层,切勿贯穿阴道,避免造成直肠阴道瘘。

(2)注射治疗时,硬化剂注射应于直肠黏膜下,注射药量不宜过多,避免局部组织的感染和坏死。

(3)采用痔吻合器行直肠黏膜环切术治疗直肠前突时,注意荷包缝合,将所要切除的直肠黏膜完整拉入钉仓,避免形成直肠口袋症。

(马　骥)

第三章　血管外科疾病诊治

第一节　下肢动脉硬化闭塞症

动脉硬化闭塞症(arteriosclerosis obliterans,ASO)是一种全身性疾病,可以发生在全身的大、中动脉,但以腹主动脉下端和髂、股、腘动脉最为多见。由于动脉硬化斑块和继发血栓形成导致动脉管腔狭窄或闭塞,引起下肢慢性缺血的临床表现。本病多见于男性,男、女之比为4:1,发病年龄多在50岁以上。国外文献统计,55～70岁年龄组中发病率达5％,而70岁以上年龄组中可达8％。随着国人饮食结构的改变、社会老龄化和影像诊断技术的发展,本病在我国的发病率有增高趋势。

一、病因

动脉粥样硬化的斑块好发于动脉分叉部位,可阻塞管腔,影响血流。当动脉狭窄闭塞持续进展,管腔半径减小超过50％后,肢体远端的血供大幅减少,逐渐出现肢体缺血表现。外周动脉疾病(peripheral arterial disease,PAD)随年龄增加而进展,年龄越大,发病率越高;高血压、糖尿病、高脂血症、吸烟等危险因素加快病程,高血压、糖尿病对女性患者的影响比男性显著;少见原因有高半胱氨酸血症、血液高凝状态、红细胞增多症、高纤维蛋白原血症等。控制危险因素可以减缓外周动脉疾病(peripheral arterial disease,PAD)的发展。

二、临床表现

起病缓慢,缺血加重后,下肢可先后出现间歇性跛行、静息痛、皮肤溃疡、肢体坏疽等症状。体检可见毛发稀少、趾甲增厚、肌肉萎缩、皮肤苍白、溃疡、坏疽及Buerger试验阳性。股动脉、腘动脉、足背动脉、胫后动脉的搏动常消失或减弱,并可有血液通过狭窄管腔引起的血管杂音和震颤,常提示该部位有动脉狭窄。这些临床表现取决于动脉阻塞的部位和程度、侧支循环的情况等。

三、辅助检查

1.踝肱指数(ankle-brachial index,ABI)、趾肱指数、节段压力测量

节段性测压是一种无损伤性血管检查方法,ABI可以初步评估动脉阻塞和管腔狭窄程度。ABI计算方法是踝部动脉(胫后动脉或足背动脉)收缩压与上臂收缩压(取左右手臂数值高的一侧)的比值,正常值为1.0,CLI时ABI常小于0.40。ABI可以用于筛选患者及术后随访,但不能提供动脉狭窄闭塞的部位和程度的具体图像,不能用于直接指导手术方案。

2.平板运动试验(treadmill exercise test)

部分PAD患者在安静状态下,ABI几乎正常,运动试验有助于排除非PAD引起的间歇性跛行。先测定患者静息状态下的ABI后,患者以3.5km/h的速度在坡度为12％的平板检查仪上行走,出现间歇性跛行症状时测量运动后的ABI,ABI明显降低提示PAD。

3. 多普勒超声检查（Duppler ultrasound）

多普勒超声检查可以诊断下肢动脉硬化，可以发现动脉狭窄的部位和程度，提供血流动力学资料，以及判断斑块的硬化性质。但多普勒超声检查不能提供全程的动脉图像，检查准确性和特异性与检查者的经验密切相关，限制了彩超在术前确定治疗方案中的价值。但在术后随访效果显著。

4. 计算机体层摄影血管造影

CTA 是术前最常用的无创伤性诊断方式，已经在一定程度上替代动脉造影。不适用于进行 MRA 的患者可用 CTA。由于动脉壁的钙化影响动脉树的有效显影，CTA 对远端小动脉的显影有时不理想。可以通过阅读断面原始图像提高诊断准确性。

5. 磁共振动脉造影

MRA 可显示 PAD 的解剖部位和狭窄程度，但 MRA 图像有时会夸大动脉狭窄程度，体内有金属植入物不适合行 MRA。同时存在扫描时间长、患者不能耐受、造影剂有肾功能损害等缺点。

6. DSA 动脉造影

动脉造影可在所有动脉疾病的诊断中应用，是诊断下肢动脉缺血性疾病的"金标准"，可以准确显示病变部位、范围和程度。DSA 是有创检查，有一定的并发症发生率，通常可以在无损伤检查提供初步资料后再行 DSA。如果患者行腔内治疗的可能性大，则首选无损伤诊断措施，将 DSA 的诊断和治疗同时进行；如果患者可能行外科手术，则可在术前作 DSA。

四、诊断与鉴别诊断

诊断不难，主要应与血栓闭塞性脉管炎相鉴别。此外，还应与下肢神经性疼痛和继发于椎管狭窄的下肢痛鉴别：前者通常不发生在下肢主要肌群，不因运动诱发，直腿抬高试验常为阳性，可伴下肢皮肤感觉异常；后者的疼痛多从腰骶向足跟放射，躯干前屈时可缓解，但休息后不会立刻缓解。

五、治疗

（一）非手术治疗

非手术治疗主要目的是降低血脂和血压，控制高血糖，改善血液高凝状态，促进侧支循环形成。一般治疗包括严格戒烟，进行适当的步行锻炼，注意加强足部护理、避免损伤。

（二）药物治疗

目前临床应用药物多数是通过降低血液黏度，改善血液流变学特性来增组织灌流量。常用的药物有阿司匹林、氯吡格雷、西洛他唑、己酮可可碱、沙格雷酯、前列腺素 E_1 等。动脉硬化闭塞症患者的病变动脉已代偿扩张至最大限度，故单纯使用扩血管药物治疗的疗效并不确实。

对无法行手术治疗的严重缺血肢体，促进新生血管形成是理想的治疗方法。目前临床上正在研究将具有促进新生血管生成的活性基因如血管内皮生长因子（VEGF）或自体干细胞通过定位转移途径导入缺血肢体，以促进侧支血管的形成而改善肢体的缺血状况，其疗效还有待进一步观察。

（三）手术治疗方法

主髂动脉硬化闭塞的手术治疗：根据 2007 年发表的《下肢动脉硬化闭塞症的治疗——跨

大西洋国际血管外科协会共识报告》(TASCⅡ),主髂动脉硬化闭塞症被分为4型。

A型:①位于单侧或双侧髂总动脉的狭窄;②位于单侧或双侧髂外动脉,长度为3 cm的单一性狭窄。

B型:①位于肾动脉下腹主动脉,长度备3 cm的狭窄;②单侧髂总动脉闭塞;③未累及股总动脉,总长度为3~10 cm的单一或多发性狭窄;④未累及股总动脉和髂内动脉开口的单侧髂外动脉闭塞。

C型:①双侧髂总动脉闭塞;②未累及股总动脉,长度为3~10 cm的双侧髂外动脉狭窄;③累及股总动脉的单侧髂外动脉狭窄;④累及股总动脉和(或)髂内动脉开口的单侧髂外动脉闭塞。

D型:①肾动脉下主髂动脉闭塞;②位于腹主动脉和双侧髂动脉的广泛性病变;③位于单侧髂总动脉、髂外动脉和股总动脉的广泛多发性狭窄;④位于髂总动脉和髂外动脉的单侧性闭塞;⑤双侧髂外动脉闭塞;⑥同时伴有无法行血管腔内治疗的腹主动脉瘤或其他需要行主动脉或髂动脉手术的病变。

A型和D型病变可选择血管腔内治疗和旁路手术方法,B型病变比较适合行血管腔内治疗,而C型病变行旁路手术的疗效优于血管腔内治疗。需要指出的是,治疗方法的选择不能仅依据病变的解剖学特点,必须同时考虑患者的全身状况是否适合行开放性的旁路手术。因此,术前必须进行心、肺等脏器功能的全面评估。对于有严重伴发疾病的部分C型和D型高危患者,仍应尽量考虑行血管腔内治疗。随着科技发展及腔内技术的成熟,腔内手术指征有进一步扩大趋势。

1.经皮腔内血管成形术(percutaneoustranslu minalangioplasty,PTA)

单个或多个节段性下肢动脉狭窄者,PTA可经皮穿刺插入球囊导管至动脉狭窄段,以适当的压力使球囊膨胀,扩大病变管腔,恢复血流。结合血管腔内支架的应用,可以提高远期通畅率。对位于髂总动脉开口和腹主动脉分叉部的病变行PTA时,为了避免将斑块推向对侧髂动脉,可采用"亲吻式"支架置入术(kissing stent),可选择球囊扩张式支架以保证定位准确。部分长段的髂动脉闭塞可伴有管腔内的血栓形成,为了避免血管再通后导致远端动脉栓塞,可先置管溶栓或取栓后再行腔内治疗。

2.动脉旁路手术

采用人工血管或自体静脉,于闭塞动脉段近、远端作旁路转流,仍是治疗下肢动脉闭塞症的主要方法之一。分为解剖内旁路和解剖外旁路两种。

解剖内旁路:即按照人体血管行经架设旁路血管,为首选。常用的有主-髂动脉旁路术、主-股动脉旁路术、髂-股动脉旁路术、股-腘动脉旁路术、股-胫后动脉旁路术等。主-髂动脉闭塞症一般选用主-髂、主-股或髂-股动脉旁路术,采用匹配口径的聚四氟乙烯(PTFE)人工血管作为移植物,疗效好,远期通畅率较高。股-腘段旁路手术分膝上段和膝下段两种。膝上段股-腘动脉旁路不跨关节,可以用自体大隐静脉或直径为6~8 mm的人造血管作为移植物;而膝下段尽量选用自体大隐静脉原位或倒置移植。

解剖外旁路:适用于全身情况差,无法耐受常规旁路手术,或者发生移植血管感染无法行解剖内旁路的患者。常用的解剖外旁路有腋-股动脉旁路、股-股动脉旁路、经闭孔髂-股动脉旁路、经大腿外侧股-腘动脉旁路等。由于腋-单股动脉旁路的远期通畅率明显低于腋-双股动脉旁路,因此应尽量采用腋-双股动脉旁路移植术。

3.动脉内膜切除术

动脉内膜切除术适用于短段动脉硬化闭塞的患者。方法是显露病变动脉,上下阻断后,作动脉纵向切口,用蚊式钳或剥离子将斑块与动脉中层分离并切除,远端内膜用尼龙线固定,缝合管壁。长段血栓内膜切除后,容易继发血栓。

4.静脉动脉化

静脉动脉化仅适用于无流出道而有严重静息痛者,但疗效不佳。将动脉与静脉吻合,使动脉血通过静脉逆灌入毛细血管床,增加组织灌注。静脉动脉化术后易发生患肢水肿,易使干性坏疽变为湿性坏疽,故患肢已有坏疽时慎用。

5.截肢术

对于因不能耐受血管重建手术或因无流出道无法行动脉旁路术的静息痛和下肢已大片坏疽的患者,只能截肢。一般小腿段动脉闭塞,行膝下截肢;股-腘段动脉、主-髂段动脉闭塞,行膝上截肢,后者截肢平面较前者更高。手术中如发现创面血供较差,则应考虑提高截肢平面。附下肢下动脉旁路术的预后。

(毛任浩)

第二节　急性下肢深静脉血栓形成

下肢深静脉血栓(deep venous thrombosis,DVT)是严重的常见疾病,不仅发病率高,其并发症与后遗症还严重影响患者的生存质量及劳动能力,甚至可威胁患者的生命。在重症监护室内DVT的发生率为25%~32%,其中,30%的患者会在10年内复发,9%的DVT患者会导致致命性的肺栓塞。因此,积极预防及治疗,挽救患者的生命、提高其生活质量有着重要意义。

一、病因

1.静脉壁的损伤

尤其是内膜的损伤,如手术、创伤等造成静脉壁的损伤。静脉内膜下基底膜和结缔组织中的胶原裸露、致静脉壁电荷改变,同时引起多种具有生物活性的因子释放,启动内源性凝血系统,导致血小板的聚集。

2.血流缓慢

长期卧床、妊娠、静脉曲张和肿瘤压迫等,均可使下肢静脉内血流缓慢或产生涡流,使血液中的部分有形成分由中轴流动转而进入边流,增加了和血管内膜接触的机会,血流缓慢也使激活的凝血酶和其他凝血因子容易在局部达到凝血过程所必需的浓度。

3.血液高凝状态

妊娠、外伤、手术及长期服用避孕药、肿瘤组织裂解产物等可使血小板增加,凝血因子增加引起血栓。另外,烧伤、严重脱水所致的血液浓缩、纤维蛋白原增高、高脂血症或红细胞增多症、血小板异常、抗凝因子缺乏、纤溶障碍等都可使血液的凝固性增高。以上这些因素都是引起静脉血栓形成的重要因素,但病变往往是上述三种因素的综合性结果。

二、临床表现

根据血栓发生部位分成中央型、周围型和混合型。

1. 中央型

髂-股静脉部位的血栓形成。

(1)症状：患肢沉重、胀痛或酸痛，可有股三角区疼痛。在初期时由于病情轻，症状不明显，所以往往被忽略。

(2)体征：起病急，患肢肿胀明显，患侧髂窝股三角区有压痛；胫前可有压陷痕，患侧浅静脉怒张，可伴发热，肢体皮肤温度可增高，左侧多于右侧。

2. 周围型

股-腘静脉及小腿端深静脉处的血栓形成（也有仅仅在腓肠肌静脉丛的血栓形成）。

(1)症状：患肢大腿或小腿肿痛、沉重、酸胀，发生在小腿深静脉者疼痛明显，直立时疼痛加重。

(2)体征：血栓位于股静脉者，患肢大腿肿胀，但程度不是很重，皮温一般升高不明显，皮肤颜色正常或稍红。局限于小腿深静脉者，小腿剧痛，不能行走，行走则疼痛加重，往往呈跛行，腓肠肌压痛明显，Homans征阳性（即仰卧时双下肢伸直，将踝关节过度背屈，会引发腓肠肌紧张性疼痛）。

3. 混合型

整个下肢深静脉的血栓形成。

(1)症状：下肢沉重、酸胀、疼痛，股三角、腘窝和小腿肌肉疼痛。

(2)体征：下肢肿胀，股三角、腘窝、腓肠肌处压痛明显。如果体温升高和脉率加速不明显，皮肤颜色变化不显著者，称股白肿；如果病情严重，肢体肿胀明显，影响了动脉供血，则足背及胫后动脉搏动减弱或消失，肢体皮肤青紫，体温升高，称股青肿，有发生肢体坏疽的可能。

4. 并发症及后遗症

(1)并发症：下肢深静脉血栓形成可向远、近端蔓延，进一步加重回流障碍。如血栓波及下腔静脉则可引发双侧下肢回流障碍。血栓脱落，随血流回流至肺动脉处，可引发肺栓塞。

(2)后遗症：下肢深静脉血栓形成后可破坏静脉瓣膜，遗留下深静脉瓣膜功能不全综合征。

三、辅助检查

1. 下肢顺行静脉造影

下肢顺行静脉造影是诊断DVT的金标准，可显示静脉阻塞的部位、范围及侧支循环情况。患者仰卧，取半直立位，头端高30°～45°。先在踝部扎一橡皮管止血带压迫浅静脉。用12号穿刺针直接经皮穿刺入足背浅静脉，在1 min内注入40%泛影葡胺80～100 mL，在电视屏幕引导下，先摄小腿部X线片，再摄大腿及骨盆部X线片。但是受制于静脉造影的不方便、射线、造影剂过敏反应等不足，静脉造影在急性深静脉血栓的诊断应用逐渐被超声等无创检查代替。

2. 静脉测压

用盛满生理盐水的玻璃测量器连续针头，穿刺足或踝部浅静脉，站立位足背静脉正常压力一般为130 cmH$_2$O，踝关节伸屈活动时，一般下降为60 cmH$_2$O。停止活动后，压力回升，回升时间超过20 s。主干静脉有血栓形成时，站立位无论静息或活动时压力，均明显升高，回升时间增快。这种检查用于病变早期侧支血管建立之前，才有诊断价值。

3.血管无损伤性检查法

近年来对诊断深静脉血栓形成的检查法有很大进展，无损伤技术的发展为本病的诊断提供了多种途径，彩色超声、阻抗体积描记（impedance plethysmogram，IPG）、磁共振静脉造影（magnetic resonance venography，MRV）、放射性核素检查及 D-二聚体浓度测定等对本病的诊断都有较高准确性。

4.血管腔内超声

IVUS 将超声探头装在导管头端，通过高频超声从血管壁反射回来的信号，形成图像。在高位的静脉血栓或盆腔内的髂静脉内血栓诊治中，由于位置较深而且盆腔内的肠道气体可能影响普通的多普勒超声的诊断准确。IVUS 利用能实时呈现血管的横断面的特点，使超声探头在血管腔内轴向移动，扫描出的血管横断面图像，能重建出扫描血管的三维立体图像，对于判断血管壁、血管内膜下病变及血流流速提供重要的信息。对于一些高度狭窄和闭塞的病变，导管的无法通过病变。欧美正在研究一些前视性的超声导管，如 Ramnarine 等采用三维前视IVUS 导管，能观察到迂曲的病变血管或完全闭塞的血管远端-端数厘米的影像，并可以应用多普勒超声对其进行测量。IVUS 下肢静脉性疾病也可以发挥重要作用，对于陈旧性血栓、隐匿性血栓以及髂静脉压迫综合征合并血栓的病变可以有更直观的认识。在介入治疗造影中发现不了的细节：如血管壁的局部钙化、血管壁的纤维束、局部的血栓、血管的痉挛、支架是否贴壁等。随着研究的不断深入，技术上不断成熟 IVUS 在临床上应用也会越来越广泛。

四、诊断与鉴别诊断

（一）诊断

（1）急性期：发病急骤，患肢肿胀疼痛，股三角区或小腿可有明显压痛，患肢广泛性肿胀，或局限于小腿部；患肢皮肤可呈暗红色，温度升高；患肢广泛性浅静脉怒张；腓肠肌静脉丛血栓时 Homans 征阳性。

（2）慢性期（深静脉血栓形成后综合征）：慢性期具有下肢静脉回流障碍和后期静脉血液逆流，浅静脉怒张，活动后肢体凹陷性肿胀、疼痛，出现营养障碍改变，皮肤色素沉着，可致皮炎、溃疡等。

（3）多普勒超声血流图和静脉造影等提示静脉阻塞，D-二聚体可呈阳性。

（4）排除急性动脉栓塞、急性淋巴管炎、丹毒、原发性盆腔肿瘤、小腿纤维组织炎等疾病。在下肢深静脉血栓形成的诊断中，特别要注意原发性和继发性髂-股静脉血栓形成的鉴别，因为其不仅关系到治疗方法的选择，而且直接影响到预后。因此在诊断时一定要结合病史、体征及辅助检查做出明确诊断。

（二）鉴别诊断

在下肢深静脉血栓形成的急性期和慢性期分别应和急性动脉栓塞、急性下肢弥散性淋巴管炎、淋巴水肿等鉴别。

五、治疗

深静脉血栓形成能诊断明确后，治疗主要目的是减少肺栓塞、预防血栓后综合征和慢性血栓栓塞性肺动脉高压、预防 VTE 的复发。因此治疗应包括急性期下肢静脉血栓本身、预防肺栓塞的发生以及慢性血栓后综合征的防治。抗凝治疗是静脉血栓栓塞性疾病治疗基础,新的治疗策略变化中,低分子量肝素的治疗依旧是非常重要,口服维生素 K 拮抗剂(VKA)的时间更加明确,新型的抗凝治疗药物的日益得到认可,溶栓、介入或外科取栓及腔静脉滤器的适应证更加严格。

(一)急性期深静脉血栓的治疗

1. 一般处理

下肢抬高,垫高床脚 20～25 cm,使下肢高于心脏平面,可改善静脉回流,减轻水肿和疼痛。应该早期开始下床活动时,穿弹力袜或用弹力绷带,可以减少下肢肿胀。

2. 抗凝疗法

主要应用普通肝素、低分子量肝素、香豆素衍生物、新型的抗凝药物等。

3. 溶栓疗法

常用药物有尿激酶、链激酶和纤维蛋白溶酶。由于抗凝治疗明显可以降低 VTE 的复发和死亡。所以在国际上对于 VTE 的治疗是否需要溶栓治疗目前还存在争议。

4. 手术疗法

手术治疗肢体深静脉血栓在 20 世纪五六十年代曾经盛行,后因术后复发率高等原因逐渐减少。但国内外仍有一些学者认为手术治疗在改善患者症状和减少深静脉血栓形成后综合征等方面具有优势。近年来手术治疗在我国亦逐渐增多。国内外有些学者认为手术治疗和单纯抗凝治疗相比,静脉取栓术能改善静脉通畅性,可减少静脉反流和血栓形成综合征。手术的目的在于尽早去除血栓,恢复血流,减轻症状;减少肺栓塞的发生;保护瓣膜功能,减少深静脉血栓形成后综合征。目前取得一致认同的手术适应证是股青肿、股白肿等症状严重的髂股静脉血栓及有致肢体坏死危险的患者等。对于陈旧性血栓、有凝血功能障碍或恶性肿瘤等所致的继发性血栓,反复发作性深静脉血栓等,不推荐手术治疗。关于手术时机,显然是手术越早越好,一般在 3～5 d,3 d 之内效果最好。常用的手术方法有股或腘静脉切开取栓术和下肢深静脉顺行取栓术。近年来,有报道在静脉取栓后做暂时性动静脉瘘可提高静脉通畅率,有助于提高疗效。

5. 导管溶栓治疗(CDT)

溶栓药物经周围静脉输注全身性应用,往往难以达到理想的溶栓效果。血栓形成的时间和血栓量是影响溶栓效果的主要原因,当广泛髂股静脉血栓造成深静脉完全阻塞时,溶栓药物难以随血流进入血栓中充分发挥溶栓作用。而介入疗法能提高局部溶栓药物的浓度,从而提高溶栓效果和速度,介入溶栓过程中可及时观察溶栓效果,介入溶栓全身出血不良反应较小。

(1)经静脉插管介入接触性溶栓:采用插管技术,将溶栓导管或溶栓导丝插入血栓内或接近血栓,局部注入溶栓剂溶解血栓。穿刺置管的部位:患侧腘静脉、患侧股静脉、健侧股静脉、胫后静脉、足背静脉,必要时超声引导下穿刺。采用溶栓剂有尿激酶、链激酶、r-tPA,将药物溶解稀释于 250 mL 生理盐水中,使用压力泵以 150 000～200 000 U/h 速度进行灌注。需同时抗凝,经静脉以 500～1 000U/h 的速度持续灌注肝素,直至溶栓治疗终止。留置导管持续给药,随访静脉造影。

(2)经动脉插管介入药物溶栓:在全下肢深静脉血栓形成时,由于患肢极度肿胀,足背或小腿浅静脉常不能寻及,髂股静脉顺流或逆流插管困难,为此采用经动脉保留导管局部溶栓,经健侧股动脉穿刺插管至患侧髂股动脉内,溶栓剂经下肢动脉注入后,经过组织循环即向下肢深静脉均匀回流,静脉内可保持较高的药物浓度,溶栓效果较好,尤其对小腿肌肉静脉、股深静脉内血栓的疗效较其他介入溶栓法为优。

6.导管抽吸或粉碎术治疗

导管抽吸或粉碎术治疗有 Amplatz 血栓消融术(ATD)、超声血栓消融术、Oasis 经导管血栓抽吸术/Angiojet 吸栓导管和 Aspirex 导管。对于下肢静脉急性血栓甚至出现股青肿或股白肿的患者,需要救治肢体迅速恢复静脉血流的患者,可以明显缩短治疗时间。

(1)Amplatz 血栓消融术:Amplatz 血栓消融导管是一种经皮血管腔内放置的旋转式血栓消融导管,内有一根纤细可弯曲、旋转的金属驱动主轴,并与导管远端的微型叶轮相连,通过压缩空气提供能量,以 100 000 rpm 速度旋转,产生一个环流漩涡,将形成的血栓浸软、切割和溶解,血栓粉碎成极细的颗粒,碎片直径约 100 μm,无须抽出体外。主要用于急性或亚急性期的髂股静脉血栓,对于 5 d 以内的新鲜血栓可予较好清除。ATD 是目前应用最多的血栓消融术,对血管内皮和瓣膜损伤较轻,但对血栓尤其是病史>7 d 的清除不净,由于缺乏导丝,操控性较差,同时还需要辅助其他腔内治疗。

(2)超声血栓消融术:超声血栓消融是近年来发展的新技术,主要通过低频高强度超声的机械振动、空化作用等生物学效应,选择性作用于血栓,进而消融血栓,使已狭窄或闭塞的血管再通。血管壁因含大量胶原和弹性基质可防御超声的损伤作用,亚急性期血栓则对超声损伤作用特别敏感。主要适用于亚急性期患者,病程在 1 周~1 个月以内,急性期消融效果不佳。仅开通一个 4~6 mm 的管腔,对于血管直径在 10 mm 以上的髂股静脉较难完全清除血栓,需辅助其他腔内治疗,缺乏导丝导引,操控性差,并发症主要为探头热损伤血管以及血管穿孔。

(3)经导管血栓抽吸术:利用高压注射器注入肝素溶液,溶液经过导管头端-侧孔流出,从而在血管内形成负压状态,使得血栓破碎并顺导管和肝素溶液流出体外,设计有三腔:冲洗、回吸和导丝,目前常用的有美国 Cordis 公司生产的水流式负压切吸导管行血栓粉碎抽吸和美国 Boston 公司的 Oasis 吸栓导管。适用于静脉内血栓形成后,范围广,血栓较陈旧,溶栓治疗不满意或使用溶栓剂受限制的患者。抽吸后,留置溶栓导管行 5~7 d 连续溶栓,对较硬、较长的血栓,亦可先溶栓,再行抽吸。经导管血栓抽吸术碎栓能力强,安全性和有效性好,但可引起体液负荷过重、溶栓和失血,导管尖端的开口为偏心性,它产生的吸引涡流可能引起局限性的血管内皮损伤。

7.下腔静脉滤器置入

对于大多数深静脉血栓的患者,指南及国内的专家共识中不推荐常规抗凝上使用腔静脉滤器。下腔静脉滤器的适应证有:①充分抗凝治疗中,仍有发作下肢深静脉血栓形成和肺栓塞者;②下肢深静脉血栓形成或肺栓塞而抗凝禁忌者;③下肢深静脉血栓进行手术取栓、导管溶栓、超声消融或腔内成形治疗前;④超声发现中心静脉内出现漂移血栓;⑤伴有肺动脉高压的慢性复发性的肺动脉栓塞者。

目前滤器主要为临时滤器和永久性滤器。临时滤器主要有:OPTEASE(Cordis),Tempo FilterⅡ(BRAUN),Tulip(COOK)、先健等。主要适用于:DVT 高危患者预防性使用;介入治疗时辅助使用,一般在滤器置放 10~15 d 后复查造影,如果滤器内未发现血栓可回收。永久性滤器适用于全下肢或长段血栓。Trap Ease(Cordis),Greenfield(Boston Sci),Simon Nitinol Filter(Bard)适用于下腔静脉直径小于 28 mm 的患者;Vena Tech-LP(BRAUN)、Bird Nest Filter(COOK)适用于下腔静脉直径大于 28 mm 的患者。滤器释放的途径:对于一侧病变者可选用健侧股静脉,对于双侧下肢病变者,以颈内静脉、锁骨下静脉或肘静脉入路。滤器置入的并发症主要有:静脉损伤、穿孔、移位、滤器相关性血栓(滤器以及远端双下肢深静脉血栓形成)。

(毛任浩)

第三节　下肢慢性静脉功能不全和静脉曲张

下肢静脉疾病是一古老而常见的疾病,除因静脉血栓形成引起外,很大一部分是静脉瓣膜关闭不全所致。20世纪中叶人们对下肢静脉瓣膜进行深入研究并发现瓣膜关闭不全是引起下肢静脉疾病的重要原因。原发性下肢静脉瓣膜关闭不全包括单纯性下肢浅静脉曲张、原发性下肢深静脉瓣膜关闭不全和穿通静脉瓣膜关闭不全等一组疾病,其中以浅静脉曲张最为常见。

一、病因

引起原发性下肢静脉瓣膜关闭不全的病因有:①瓣膜发育异常或缺如;②瓣膜结构薄弱,在长期逆向血流或血柱重力作用下,瓣膜游离缘松弛而不能紧密闭合;③静脉壁弹性下降,发生扩张,造成瓣膜相对性关闭不全。重体力劳动、长时间站立和各种原因引起的腹腔压力增高等,均可使瓣膜承受过度的静脉压力,在瓣膜结构不良的情况下,瓣叶会逐步松弛,游离缘伸长、脱垂,终致瓣膜关闭不全,产生血液反流。

由于浅静脉管壁肌层薄且周围缺少结缔组织,血液反流可引起静脉增长增粗,出现静脉曲张。由于下肢静脉压的增高,在足靴区可出现大量毛细血管增生和通透性增加,产生色素沉着和脂质硬化。由于大量纤维蛋白原的堆积,阻碍了毛细血管与周围组织间的交换,可导致皮肤和皮下组织的营养性改变。踝上足靴区为静脉压较高的部位且有恒定的穿通静脉,皮肤营养状况差,一旦破溃会引起难愈性溃疡,常并发感染。深静脉瓣膜关闭不全时,可造成血液反流,产生静脉高压。当关闭不全的瓣膜平面位于小腿以上时,产生的血流动力学改变可被腓肠肌的肌泵作用所代偿,不致产生明显症状。当病变一旦越过小腿平面,因离心较远,血柱压力明显升高,同时腓肠肌收缩不但促使血液回流,而且也加强血液反流,从而加速小腿深静脉和穿通静脉瓣膜的破坏,产生明显症状。穿通静脉瓣膜关闭不全时,血液将由深静脉向浅静脉反流,产生继发性下肢浅静脉曲张和皮肤和皮下组织的营养性改变。

二、临床表现

单纯性下肢浅静脉曲张患者常出现进行性加重的下肢浅表静脉扩张、隆起和迂曲,尤以小腿内侧为明显。发病早期,患者多有下肢酸胀不适的感觉,同时伴肢体沉重乏力,久站或午后感觉加重,而在平卧或肢体抬高后明显减轻,有时可伴有小腿肌肉痉挛现象。部分患者则无明显不适。病程较长者,在小腿尤其是踝部可出现皮肤营养性改变,包括皮肤萎缩、脱屑、色素沉着、皮肤和皮下组织硬结、湿疹和难愈性溃疡,有时可并发血栓性静脉炎和急性淋巴管炎。由于曲张静脉管壁较薄,轻微外伤可致破裂出血且较难自行停止。原发性下肢深静脉瓣膜关闭不全患者常伴有浅静脉曲张,但下肢肿胀不适较单纯性浅静脉曲张者为重。绝大多数穿通静脉瓣膜关闭不全同时伴有下肢深、浅静脉瓣膜关闭不全。患者可有深、浅静脉瓣膜功能不全的相应表现，同时下肢皮肤营养性改变如皮肤萎缩、脱屑、色素沉着、皮肤和皮下组织硬结、湿疹和难愈性溃疡等常较严重。

三、辅助检查

1.体格检查

（1）浅静脉瓣膜功能试验（Trendelenburg 试验）：患者仰卧，抬高下肢使静脉排空，于腹股沟下方缚止血带压迫大隐静脉。嘱患者站立，释放止血带后 10 s 内如出现自上而下的静脉曲张则提示大隐静脉瓣膜功能不全。同样原理，在窝处缚止血带，可检测小隐静脉瓣膜功能。

（2）深静脉通畅试验（Perthes 试验）：患者取站立位，于腹股沟下方缚止血带压迫大隐静脉，待静脉充盈后，嘱患者用力踢腿或下蹲 10 余次，如充盈的曲张静脉明显减轻或消失，则提示深静脉通畅。反之，则可能有深静脉阻塞。

（3）穿通静脉瓣膜功能试验（Pratt 试验）：患者仰卧，抬高下肢，于腹股沟下方缚止血带，先从足趾向上至胭窝缠第 1 根弹力绷带，再从止血带处向下缠第 2 根弹力绷带。嘱患者站立，一边向下解开第 1 根绷带，一边继续向下缠第 2 根绷带，如果在两根绷带之间的间隙出现曲张静脉，则提示该处有功能不全的穿通静脉。

2.无损伤检查

（1）容积描记：容积描记有多种方法，临床上常用的是光电容积描记。它通过记录下肢静脉容积减少和静脉再充盈时间来反映静脉血容量的变化，判别深浅静脉和穿通静脉瓣膜功能情况和反流水平。

（2）多普勒超声检查：多普勒超声显像仪可观察深静脉通畅程度、瓣膜关闭情况及有无血液反流。于近心端挤压或作 Valsalva 屏气动作可提高诊断准确性。由于多普勒超声检查操作简便、直观、无创，目前在临床应用最为广泛。

3.CTV、MRV

CTV 是在下肢增强 CT 扫描静脉相的基础上进行三维重建，可以较清晰地显示下肢深浅静脉以及穿通静脉的通畅情况，如果主干静脉有堵塞，甚至可以显示侧支循环情况。MRV 是在下肢 MRI 扫描静脉相的基础上进行三维重建，同样可以显示下肢深浅静脉的通畅情况，清晰度不如 CTV，适用于肾功能不全的患者。

4.下肢静脉造影

下肢深静脉造影虽然是一种创伤性检查，但是最可靠的诊断手段，可准确了解病变的性质、程度、范围和血流动力学变化，分为顺行和逆行造影。顺行造影主要用于观察下肢深静脉通畅度和穿通静脉瓣膜功能，而逆行造影主要用于观察下肢深静脉瓣膜功能。

四、诊断和鉴别诊断

根据临床症状、体征和辅助检查，下肢静脉瓣膜关闭不全诊断并不困难，但尚需与以下疾病鉴别。

1.下肢深静脉血栓形成后遗综合征

起病前多有患肢突发性肿胀等深静脉回流障碍表现，早期浅静脉曲张是代偿性症状。病程后期可因血栓机化再通，造成静脉瓣膜破坏，产生与原发性下肢深静脉瓣膜功能不全相似的临床表现。Perthes 试验、多普勒超声、容积描记和静脉造影有助于明确诊断。

2.动静脉瘘

患肢局部可扪及震颤及闻及连续性血管杂音,皮温增高,远端肢体可有发凉等缺血表现。浅静脉压力高,抬高患肢不易排空。

3. Klippel Trenaunay 综合征

本病为先天性血管畸形引起。静脉曲张较广泛,常累及大腿外侧和后侧,患肢较健侧增粗增长,且皮肤有大片"葡萄酒色"血管痣。据此三联征,鉴别较易。

五、治疗

1.保守治疗

对于大部分患者保守治疗效果不满意,仅适用于早期轻度静脉曲张、妊娠期妇女及难以耐受手术的患者。可要求患者适当卧床休息,避免久站,休息时抬高患肢。在行走或站立时采用加压治疗,减轻下肢酸胀和水肿。根据病变范围选用合适的弹力袜,一般建议Ⅰ～Ⅱ级的压力梯度。另外服用一些静脉活性药物,如马栗种子提取物或者地奥司明可以增加静脉壁张力、促进静脉血液回流并减少毛细血管渗出,从而减轻静脉功能不全的症状。

2.大隐静脉高位结扎加剥脱术

对于下肢浅静脉和穿通静脉瓣膜功能不全且深静脉通畅者,可行手术治疗。深静脉瓣膜功能不全者同样可以手术。手术主要是剥脱曲张浅静脉并消除引起下肢浅静脉高压的原因(股静脉或穿通静脉血液反流)。目前多提倡采用的是大隐静脉高位结扎＋曲张静脉点式剥脱术。术前嘱患者站立,用记号笔标记曲张静脉。手术步骤:患者取仰卧位,自足背向上驱血,将驱血带缚于大腿中段。于腹股沟皮纹下方 0.5～1 cm 做平行切口 4～5 cm。切开浅筋膜,显露大隐静脉主干后结扎各属支,距隐股交界点约 0.5 cm 切断大隐静脉,近端结扎并缝扎。结扎大隐静脉应距股静脉 0.5 cm,过长可能残留属支导致复发,过短则可使股静脉狭窄。向远端大隐静脉内插入剥脱器至膝关节附近引出,将静脉残端缚于剥脱器头部,慢慢抽出。同法剥脱静脉主干至内踝。对术前标记的曲张静脉做长约 5 mm 的小切口,用纹式血管钳于皮下进行分段剥脱。对湿疹及溃疡部位,应剥脱位于其下的穿通静脉。剥脱曲张静脉时,应尽量避开伴行的隐神经,避免术后小腿及足内侧的感觉障碍。缝合切口,弹力绷带自足背向上加压包扎至腹股沟。术后鼓励患者尽早活动,一般术后第 2 d 可下床行走,第 7 d 拆线。术后穿弹力袜2～4 周。

3.大隐静脉高位结扎加电动刨切术

该术式是在大隐静脉高位结扎的基础上,采用微创手术器械,即动力静脉切除器以及灌注照明棒,配合充盈麻醉,对曲张浅静脉行微创刨吸切除术。目前手术器械主要采用美国 Smith-Nephew 公司的 TriVex 系统,由切除刨刀和带灌注的冷光源组成。术中首先完成大隐静脉高位结扎,在大腿部用剥脱器将大隐静脉主干剥出。然后在小腿曲张静脉的近端和远端各做一个切口,一个插入刨刀头,一个插入冷光源。经切口将冷光源插入静脉下至少3～4 mm 处。液体由头端注入,以显现曲张静脉的范围和轮廓,同时将其与周围组织分离。刨刀头插入静脉周围的皮下组织内,沿着组织的侧方和下方轻轻滑动,力求将更多的静脉组织切除。切口可交替使用,以减少切口数目。该手术适用于下肢深静脉通畅的曲张静脉病例,但对于有血栓性浅静脉炎和溃疡的患者,效果欠佳。其优越性在于:①切口数少,美观;②在直视下进行曲张静脉刨吸术,③避免在皮肤存在病变区做切口,减少术后创口不愈的机会。

4. 静脉腔内激光治疗术和射频消融术（radiofrequency ablation，RFA）

静脉腔内激光治疗术（endovenous laser treatment，EVLT）和射频消融术（radiofrequency ablation，RFA）治疗下肢静脉曲张可在局麻下进行，具有不遗留手术瘢痕，恢复时间较短，并发症少，兼具美容效果等优点。两者均是通过光纤或导管，以脉冲式或持续向静脉腔内输入不同波长（810～1046 nm）红外线激光或射频，损伤内皮细胞和整层管壁，使受损管壁纤维化愈合和腔内少量血栓形成，最终导致大隐静脉永久性闭合。治疗适应证类同于大隐静脉高位结扎加剥脱术，但无法治疗穿通静脉瓣膜功能不全。术中最好先显露并高位结扎大隐静脉主干，然后由踝部穿刺大隐静脉向上将光纤、导管导入至隐-股静脉交界结扎处，连续脉冲或者间断脉冲方式，一边发射激光或者射频，一边将光纤缓慢持续后撤将静脉闭合。对大隐静脉的分支用多点穿刺方法导入光纤。术毕患肢用弹力绷带均匀加压包扎。综合文献资料，近期和中期疗效较满意，但术后有闭塞浅静脉再通引起症状复发的情况。

5. 硬化剂治疗

硬化剂治疗适用于浅静脉主干无明显反流或反流已得到纠正的静脉曲张。适应证包括：①毛细血管扩张症；②网状静脉曲张；③孤立的静脉曲张；④术后残留和复发的静脉曲张；⑤难以耐受手术的患者。治疗的原理是向曲张的静脉内注入硬化剂后加压包扎，使静脉壁发生炎性反应相互粘连而闭塞。传统硬化剂有鱼肝油酸钠、十四烷基硫酸钠和高渗生理盐水等，但是目前国内使用较多的为泡沫硬化剂，可在彩超定位下泡沫硬化剂注射治疗，短期疗效满意。治疗时患者先取站立位或斜卧位使静脉充盈，细针穿刺静脉后改平卧位，患肢 45°抬高以利排空静脉。每处注射完毕 1 min 后，局部用纱布垫压迫。随后用弹力绷带自足背向上加压包扎至最高注射点上方 10 cm，并可加穿弹力袜。术后即应鼓励患者主动活动，避免持久站立。加压包扎时间争议较多，为 1～6 周不等。但目前硬化剂治疗复发率较高，而且有硬化剂过敏、局部炎症反应明显、硬化剂外渗局部皮肤坏死等并发症。

6. 深静脉瓣膜手术

对保守治疗无效且具有下肢皮肤营养性改变的深静脉瓣膜关闭不全患者，以及有Ⅲ～Ⅳ级严重反流的下肢肿胀患者，可考虑行深静脉瓣膜手术。但是此类手术效果总体不理想，因此对无胀痛且无皮肤营养性改变的患者，应慎行手术。术前应明确静脉反流的程度并除外深静脉血栓形成后遗症。

（1）静脉瓣膜修复术：1975 年 Kistner 首先报道股浅静脉瓣膜修复术治疗原发性下肢深静脉瓣膜关闭不全获得成功。手术取腹股沟股动脉搏动内侧纵切口或皮纹下斜切口。显露股总、股浅和股深静脉的汇合处，股浅静脉最高一对瓣膜常位于其远端 1～1.5 cm 处，测试证实反流后可行瓣膜修复。瓣膜修复分腔内修复、腔外修复、血管镜辅助腔外修复和静脉壁修复等多种方法。行腔内修复时需清楚辨别两瓣叶的会合处，于瓣膜会合处向近远端切开静脉壁各约 3 cm 行修复。行腔外修复时，不需切开静脉壁而直接于腔外自瓣叶会合处向下作一系列贯穿缝合，将两瓣叶的附着缘拉紧，从而使松弛的瓣叶游离缘拉直。腔外修复有一定盲目性，准确性不如腔内修复，但操作简便，可适用于小口径静脉。单纯修复股浅静脉第一对瓣膜即能取得一定的临床疗效，但仍有约 20％的患者术后再次出现反流或溃疡复发。此时可修复股浅静脉第二对瓣膜、股浅静脉下段瓣膜甚至腘静脉瓣膜予以纠正。

（2）股静脉瓣膜人造血管套袖术：在手术显露股静脉时，因操作可致静脉痉挛而使瓣膜处反流消失。此时，可选择长约 2 cm 的短段 PTFE 或 Dacron 人造血管包绕于股浅静脉最高一对瓣膜处,使静脉维持于痉挛状态下的口径,消除反流。此法不需切开静脉,操作简便,可适用于小口径静脉。但缩窄程度较难掌握,过度可导致静脉血栓形成。

(3)静脉瓣膜移植术:移植段静脉可选取腋静脉、肱静脉、颈外静脉和健侧股浅静脉,而以腋静脉和肱静脉效果较理想。手术方法为:腹股沟切口显露股总、股浅和股深静脉,测试股浅静脉最高一对瓣膜证实反流后,于一侧上臂内侧近腋窝处作纵向切口,显露腋静脉和肱静脉。证实瓣膜功能良好后,切取长约 2 cm 带有瓣膜的静脉段,上肢静脉不需要重建。在股深静脉和股浅静脉汇合处以下,切除相应一段股浅静脉,用 7-0 无损伤缝线将自体带瓣静脉段移植其间。移植静脉段外应用 PTFE 或 Dacron 人造血管作套袖加强,以免日后移植静脉扩张。该术式近期效果较理想,但由于上肢静脉抗逆向压力较股浅静脉最高一对瓣膜为弱,远期效果受到影响。此外,因上肢静脉与股浅静脉口径常相差太大,该术式应用有一定限制。

(4)静脉瓣膜移位术:该术式由 Queral 于 1980 年报道,目的是将瓣膜关闭不全的股浅静脉远端与瓣膜功能健全的大隐静脉或股深静脉相吻合,借助后者的正常瓣膜防止血液反流。如大隐静脉瓣膜关闭不全,可将股浅静脉远端与瓣膜功能良好的股深静脉吻合。由于临床上股浅、股深和大隐静脉瓣膜关闭不全多同时存在,适宜手术的患者不多。同时术后血栓形成率较高,较难普及。

(5)肌襻代瓣膜术:1968 年 Psathakis 首创股薄肌-半腱肌肌襻代瓣膜术治疗下肢深静脉血栓形成后遗症。20 世纪 80 年代后适应证被推广至原发性下肢深静脉瓣膜关闭不全。该术式于 80 年代初被引入我国,经改良后成为股二头肌-半腱肌肌襻代瓣膜术。手术原理是在肌襻形成后,当腓肠肌收缩时肌襻放松,使静脉完全开放,以利深静脉回流;当腓肠肌放松时肌襻收缩,静脉即因肌襻收缩而产生的悬吊作用受压闭合,从而阻挡深静脉的血液反流。手术时患者健侧-侧卧,于腘窝处做 S 形切口或于腘窝两侧做纵切口,显露胫神经、腓总神经和动静脉。动静脉间只能游离 1 cm 的间隙,以免肌襻形成后上下移动。解剖股二头肌和半腱肌肌腱并于各自起点处切断,将两肌腱断端作重叠 1 cm 缝合形成肌襻,置于胫神经和腓总神经深面、动静脉之间。因肌襻的作用仅局限于下肢活动时,术后久站患肢仍有肿胀。同时,由于肌襻的长度较难掌握,使手术效果的确切性受到影响。

7.穿通静脉手术

(1)筋膜下穿通静脉结扎术:Linton 于 1938 年首创筋膜下穿通静脉结扎术。由于采用自膝至踝的小腿内侧切口,术后切口并发症多,不久即被改良。目前常见的是做数个平行于皮纹的短切口,于筋膜下结扎穿通静脉。此外,也可在术前多普勒超声定位下做点式切口剥脱穿通静脉。

(2)内镜辅助筋膜下穿通静脉阻断术(SEPS):内镜辅助筋膜下穿通静脉阻断术始于 1985 年,由 Hauer 首先采用。方法为经皮下隧道置入内镜,直接电凝或钳夹穿通静脉。近年来主要采用腹腔镜技术行穿通静脉阻断术。首先在筋膜下间隙充二氧化碳,做小切口置入内镜,经另一小切口置入操作器械,在内镜直视下钳夹穿通静脉。操作范围应包括胫骨内缘至后侧中线的小腿部分。随访表明 SEPS 手术疗效明确,术后下肢静脉血淤滞得到明显缓解,色素沉着减轻,溃疡愈合,目前在国内逐渐推广。

(毛任浩)

第四节　腹主动脉瘤

　　腹主动脉瘤(abdominal aortic aneurysm，AAA)是最常见的动脉扩张性病变,它并非"肿瘤",而是指腹主动脉的局限性"瘤形"扩张,当扩张腹主动脉的直径超过正常值的 1.5 倍时,即称腹主动脉瘤。扩张的腹主动脉结构薄弱,一旦发生破裂,常常导致患者迅速死亡,是一种严重威胁生命的疾病。腹主动脉瘤主要发生在高龄人群中,男、女性发病率之比为 4∶1,肾下段腹主动脉最易受累。随着我国的人口老龄化和饮食结构改变,该病的发病率逐年升高。

一、病因和病理

　　与正常腹主动脉血管壁相比,腹主动脉瘤瘤壁的病理特点是血管壁的慢性炎症反应、中层平滑肌细胞缺失、动脉壁粥样硬化性改变和细胞外基质降解。腹主动脉瘤的病因仍不清楚。随着研究的深入,目前认为该病是由遗传学、环境学、酶化学和解剖学缺陷等多种因素共同作用的结果。动脉壁由内膜、中膜和外膜 3 层构成,中膜由平滑肌细胞及其合成的弹力蛋白和胶原纤维组成,这两者是承受血流压力负荷、维持动脉正常管径的主要结构。遗传改变和动脉硬化、吸烟、炎症等环境因素,可通过激活基质金属蛋白酶破坏弹力蛋白和胶原纤维,同时,平滑肌细胞难以合成、补充足够的弹力蛋白和胶原纤维,使得中膜不断变薄,强度下降,最终形成动脉瘤。

二、临床表现

　　腹主动脉瘤在早期常无临床症状,多数是在体检时发现腹部包块,进而经彩超、CT 等检查确诊。

　　腹主动脉瘤增大后可出现下列症状:①腹部搏动性包块。是最常见的标志性体征。腹主动脉瘤的触诊方法是,一只手先触及瘤体的一侧边缘并固定瘤体位置,另一只手触摸瘤体的另一侧边缘,从而触诊瘤体的搏动性、部位、范围、活动度、表面张力、是否存在震颤等特点。在肥胖或者存在腹水等情况下,腹部包块触诊会受到明显影响。腹主动脉瘤患者包块多位于脐周或偏左上腹,随着瘤体的形态不同,位置可略有区别。膨胀性搏动是区别于其他腹部包块的重要特点,需要注意和腹主动脉旁的其他肿瘤、腹主动脉迂曲相区别。②疼痛。约 1/3 的患者可出现钝痛或隐痛,疼痛部位多位于脐周和腰背部。突然出现的剧烈腹痛往往是腹主动脉瘤急性扩张或破裂的表现,是腹主动脉瘤破裂的危险信号。③压迫症状。由于瘤体压迫周围脏器引起,常见的有肠道压迫症状,如腹部不适、饱胀、食欲缺乏等;泌尿系统压迫症状,尤其是左侧输尿管常见,可产生肾盂积水等;胆道压迫症状,如肝区不适、黄疸等。④栓塞症状。瘤腔内的附壁血栓或硬化内膜一旦脱落,则成为栓子,造成腹主动脉远端或分支动脉的栓塞,引起急性缺血症状。如累及下肢动脉时,出现下肢疼痛、苍白、发凉等症状;累及肾动脉时,出现腰痛、血尿;累及肠系膜动脉时,出现腹痛、血便等。⑤破裂症状。是腹主动脉瘤最凶险的表现,患者常常在短时间内死亡。动脉瘤破裂前,多数患者会出现腹痛、腰痛等前驱症状,为血管壁表面张力增大引起。动脉瘤可破入腹腔或腹膜后间隙,导致大量出血。破裂发生时患者出现突然发作的剧烈腹痛或腰痛,继而血压下降,出现休克。突然腹痛、腹部搏动性包块和休克被称"腹主动脉瘤破裂三联征"。动脉瘤也可破入十二指肠或空肠并发上消化道出血,破入下腔静脉形成腹主动脉-下腔静脉瘘,表现为严重的难以纠正的心力衰竭。

三、诊断

临床症状和体征是诊断腹主动脉瘤的线索，影像学检查是确诊腹主动脉瘤的重要方法。通过影像学检查还可以了解动脉瘤的大小、范围及形态等，为治疗方法的选择提供依据。

1.多普勒彩色超声

多普勒彩色超声具有无创伤、便捷、价格低廉等优点，敏感性及特异性较高，因此超声是筛查和检测腹主动脉瘤的首选方法。超声检查不但能够描述瘤体在横向和纵向上的大小，还能够详细观察瘤壁结构，包括有无附壁血栓和动脉硬化斑块，主要分支和动脉瘤破裂口的位置等。

2.CT检查

CT扫描简便快捷，常常是临床医生能得到的第一手影像学资料。但未注射造影剂的普通CT平扫提供的信息量有限，只能提供横断面图像，不能提供三维结构特征，对多数真性腹主动脉瘤可以做出诊断，但在假性动脉瘤或动脉瘤破裂的情况下特异性不足，需要和腹主动脉旁的其他肿瘤相鉴别。

CTA是指通过静脉将造影剂注入血管内，当造影剂在靶血管内充盈达到高峰期时，进行CT扫描和数据收集，再通过计算机的后处理重建血管影像，是目前临床上最常用的影像学检查方法。CTA可实现薄层扫描，最小层厚在1 mm以下，提供最详细的瘤体信息和测量信息，是腹主动脉瘤血管腔内修复术前的主要测量依据。

3.磁共振检查

磁共振检查是一种无创伤性检查，避免了放射线损害。MRI可以得到冠状面、矢状面、横断面等任意断面的影像，通过注射造影剂，可以得到更清晰的磁共振血管成像（MRA），但磁共振扫描时间长，成像受呼吸运动和心跳的影响，体内有金属植入物时不能进行检查，分辨率尚不能和CTA相比，因此临床上应用不及CTA和彩色超声广泛。

4.DSA血管造影

数字减影血管造影术（digital subtraction angiography，DSA）是通过动脉穿刺将造影导管置入腹主动脉，在注入造影剂的同时进行扫描，收集到的信息经过计算机处理去除血管周围组织影像，从而清晰地显示血管管腔的形态。DSA提供的是血管二维结构形态，但不能提供血管管壁的结构信息，同时它是一种有创伤性的检查，具有放射线损害，多用于血管腔内治疗过程中指导支架的释放或术前经CTA检查仍存在疑问时，已经不作为术前的常规检查手段。

四、治疗

腹主动脉瘤的治疗目的是预防因瘤体破裂引起的突然死亡。主要治疗方法包括：药物治疗、开放手术治疗和血管腔内治疗。

1.药物治疗

目前还没有药物能够阻断或逆转腹主动脉瘤瘤体的扩张和破裂。药物主要应用于以下几方面：①动脉粥样硬化性动脉瘤患者常常伴有高血压、糖尿病、冠心病、脑动脉硬化、慢性阻塞性肺疾病等伴发疾病，应用药物对伴发疾病进行治疗有助于降低围手术期并发症和死亡率；②感染性腹主动脉瘤（如梅毒性腹主动脉瘤）需要应用抗生素控制病原体；③自身免疫因素引起的腹主动脉瘤（如多发性大动脉炎引起的动脉瘤）常常需要应用激素或其他免疫抑制剂控制疾病活动性。

2.开放手术治疗

腹主动脉瘤的外科治疗经历了漫长的探索过程,直到 20 世纪 50 年代出现的腹主动脉瘤切除人工血管重建逐渐成熟起来,成为治疗腹主动脉瘤的标准术式。

(1)手术适应证:①直径＞5 cm 的无症状性腹主动脉瘤;②直径＜5 cm,但瘤体扩张速度每半年超过 0.5 cm;③无论瘤体大小,有腹痛、压迫、缺血等症状者;④瘤体呈偏心性生长,瘤体形态不规则,存在子瘤破裂风险较大者。瘤体直径大于 5 cm 且无症状的腹主动脉瘤在充分准备后应尽早手术;出现腹痛症状的动脉瘤有破裂征象时应立即手术,对于明确诊断的腹主动脉瘤破裂应急诊手术以挽救生命。

(2)手术方法:通常采用的手术入路有经腹腔或经腹膜外径路。以经腹腔入路为例,切口为自剑突至耻骨联合的直切口,进入腹腔后探查腹腔脏器,推开肠管,打开后腹膜,解剖腹主动脉瘤,上至左肾静脉,下至双侧髂总动脉,如髂动脉同时存在动脉瘤,则应将人造血管吻合在更远的髂外动脉或股动脉。瘤体远近端阻断后,切开瘤体,缝扎瘤体后壁的腰动脉,以人工血管与瘤颈及髂总动脉吻合,最后将修剪后的瘤壁覆盖人工血管缝合,关闭后腹膜以保护人工血管。

(3)手术并发症:腹主动脉瘤择期手术后的近期并发症包括腹腔内出血、心肌梗死、肾衰竭、结肠缺血、远端动脉栓塞等。远期并发症包括人工血管内膜增生、血栓形成及感染等。

开放性腹主动脉瘤切除人工血管重建术的创伤较大,对于高龄或伴有严重的心、脑、肾、呼吸系统疾病的患者围手术期并发症发生率和死亡率较高,宜选择创伤小、风险低的血管腔内治疗。

3.血管腔内治疗

腹主动脉瘤腔内修复术的原理是应用血管型支架,即覆膜支架在血管腔内固定于瘤体近远端的正常血管壁,动脉血流压力作用于覆膜支架,从而使得瘤体被完全隔绝,瘤腔内形成血栓,瘤体逐渐萎缩。血管腔内治疗技术具有创伤小、术后恢复快、并发症少、死亡率低等优点,尤其适用于合并症多而无法耐受传统手术的患者。

(1)手术适应证:与开放性手术治疗适应证一致,但对于一部分因年老体弱或合并症较多不能耐受大手术的患者可选择血管腔内治疗,因此扩展了腹主动脉瘤治疗的适应证。

(2)血管腔内治疗器材:与传统的外科手术有明显的区别,手术需要在具备 DSA 造影机的复合手术室内进行。手术中除了术者、助手和麻醉师外,还需要 DSA 操作技师的密切配合才能完成。介入手术需要的特殊器材有各种类型的导管、导丝、血管鞘、支架和球囊等。用于腹主动脉瘤治疗的支架系统包括腔内移植物和导入系统两部分。腔内移植物也称支架-人工血管复合体或覆膜支架,多为分叉型结构。腔内移植物被压缩放置在导入系统内,在固定导入系统推杆的情况下后撤导鞘,便能释放出腔内移植物,并依靠支架的弹性张力自动撑开,与血管壁固定。

(3)术前准备:血管腔内治疗前除了需要常规手术准备外,还需要仔细测量和分析动脉瘤的相关径线,通过测得数据选择直径和长度合适的血管腔内移植物。常规测量指标包括瘤颈直径、瘤颈长度、瘤体直径、瘤体长度、髂动脉直径等。

(4)手术方法:经腹股沟小切口游离出双侧股动脉(也可在预置血管缝合器后,在穿刺下完成),在 X 线透视的监视下,经一侧股动脉导入腔内移植物主体至肾动脉开口下缘释放,两端分别固定于瘤颈和髂动脉,再经对侧股动脉导入对侧单肢与主体对接释放,使腹主动脉血流经移植物腔内流过,瘤壁被隔绝在外不受冲击,从而达到避免破裂的治疗目的。

(5)手术并发症:与传统手术比较,腔内隔绝术的并发症发生率明显降低,但内瘘为其特有并发症,是指术后仍有血流进入移植物与瘤壁之间的瘤腔。持续存在的内瘘可使瘤体继续增大,甚至破裂而死亡。

(6)术后随访:腹主动脉瘤行腔内修复术后需要定期进行复查,观察支架形态、是否有移位以及是否有延迟内漏、瘤体直径是否缩小等变化。

(毛任浩)

第五节　周围动脉瘤

周围动脉瘤通常指主动脉以外的动脉区域发生的局限性扩张。可发生于四肢动脉、颈动脉以及锁骨下动脉等处,以股动脉瘤及腘动脉瘤最为常见,大约占周围动脉瘤的90%左右。瘤壁由动脉内膜、中膜和外膜构成者称为真性动脉瘤,而瘤壁由纤维组织构成者称为假性动脉瘤,有内膜撕裂者称夹层动脉瘤动脉瘤壁。

一、病因

周围动脉瘤病因复杂,动脉粥样硬化是真性动脉瘤的最常见原因,损伤、感染、炎症引起的动脉瘤以假性动脉瘤居多,但好发于颈、四肢动脉等各主干动脉的动脉瘤。

二、临床表现

周围动脉瘤的主要临床表现为搏动性肿物、压迫症状及瘤体远端肢体或器官的栓塞症状。

1.局部搏动性包块

动脉瘤典型的表现为搏动性包块,表面光滑,触诊时具有膨胀性而非传导性搏动,且与心脏搏动一致,可伴震颤及杂音等,压迫病变近端动脉,使包块缩小、张力降低,震颤及杂音减弱。

2.压迫症状

主要压迫周围神经和静脉以及邻近器官出现相应症状。颈动脉瘤压迫喉返神经可引起一侧声带麻痹,出现声音嘶哑;压迫颈交感神经节可出现霍纳综合征(Horner's syndrome);压迫气管可引起呼吸困难;压迫食管则引起吞咽困难等。锁骨下动脉瘤压迫臂丛可引起上肢感觉异常和运动障碍;压迫静脉可引起上肢的肿胀。股动脉瘤压迫股神经时可出现下肢的麻木和放射痛;压迫股静脉则出现下肢肿胀和下肢浅静脉怒张。腘动脉瘤压迫神经和静脉时则出现小腿的疼痛和肿胀,双侧腘动脉瘤常并发腹主动脉瘤。

3.瘤体破裂

动脉瘤在压力作用下不断扩张、增大,最终可突然破裂、出血,甚至危及生命。此外,也可能破入邻近脏器,则引起相应脏器出血症状;如破入伴行静脉则导致动-静脉瘘。周围动脉瘤中,因颈动脉瘤周围肌肉和筋膜的保护性差,较易破裂,后果十分严重。

4.局部疼痛、器官缺血

随动脉瘤逐渐扩大,局部可出现胀痛或跳痛,突然出现的疼痛或疼痛突然加重,可能是动脉瘤急性扩张,或是破裂的先兆。瘤腔内的附壁血栓、粥样硬化斑块脱落,可导致远端动脉栓塞,急性缺血。症状随栓子大以腘动脉瘤对肢体的威胁性最大。

5.其他症状

如瘤体增大较快或先兆破裂,局部可有明显疼痛。感染性动脉瘤不但有局部疼痛,还可有全身感染表现,如发热、周身不适等症状。

三、辅助检查

1.实验室检查

对怀疑感染性或炎症性动脉瘤者,血液化验如血常规、血培养、血沉、CRP等,可能会对诊断提供帮助。对于老年患者,应全面评估患者的心、肺、肝、脑、肾等重要器官功能。

2.影像学检查

(1)彩色多普勒B超声:为无创检查方法,可区别动脉瘤与邻近其他肿物,并初步了解动脉瘤的大小、部位等情况。

(2)CTA或MRA:为临床诊断的首选方法,以CTA更为常用,可明确动脉瘤部位、大小、腔内附壁血栓及邻近器官受累情况。

(3)DSA:为血管检查的标准方法,可显示动脉瘤大小、部位及侧支循环情况;但无法区分附壁血栓,可能低估动脉瘤的大小。

四、诊断

根据周围动脉瘤的临床表现和瘤体所在部位进行详细体格检查可以诊断。但应注意寻找可能的病因,因为这会对治疗方案的选择产生影响。如创伤后局部搏动性包块,提示为创伤后假性动脉瘤可能;发生在感染性心内膜炎急性期,或就诊前存在较长时间发热者,应警惕感染性动脉瘤可能。锁骨下动脉瘤和腋动脉瘤及腘动脉瘤可因瘤体小或患者肥胖而漏诊。当动脉瘤伴周围组织炎症或腔内血栓闭塞时搏动不十分明显,切勿误诊为脓肿或良性肿瘤而行穿刺检查或切开引流术。

五、治疗

周围动脉瘤形成后进展较快,有血栓栓塞致残和破裂致死的危险,因此一旦确诊,除患者年老体弱,合并严重的心、脑、肾等疾病者,可应用降压及降脂药物治疗外,一般应尽早手术治疗。治疗方法应根据动脉瘤的部位、大小、局部解剖条件、侧支循环及有无感染等具体情况而定。主要有以下几种。

1.动脉瘤切除及动脉端端吻合术

适用于动脉缺损在2cm以下者,切除动脉瘤后动脉无张力,可直接行端端吻合术,该术式并发症少。

2.动脉瘤切除、自体大隐静脉或人工血管间置术或旁路移植术

动脉瘤切除、自体大隐静脉或人工血管间置术或旁路移植术是最常用的术式。适用于动脉损伤严重,缺损范围大于2cm,无法直接吻合或修补,以及合并动脉瘤局部污染、炎症较重者。自体静脉移植取材方便,可充分切除损伤动脉,抗感染力强,是首选的移植物。但在主干动脉,有时仍需使用人工血管,为提高远期通畅率,一般选用ePTFE人工血管,远期通畅率高,但人工血管没有抗菌能力,反而会起到异物刺激作用,因此容易发生感染。间置术即纵行切开动脉瘤前壁,在囊内找到近端及远端的动脉开口,将其与相应长度的大隐静脉或人造血管吻

合,最后将动脉瘤壁包绕于移植的血管周围;如动脉瘤近心端血供受限或动脉瘤前壁,在囊内找到近端及远端的动脉开口,将其与相应长度的大隐静脉或人造血管吻合,最后将动脉瘤壁包绕于移植的血管周围;如动脉瘤近心端血供受限或动脉瘤破裂,局部感染较重,尤其是使用人工血管,则必须解剖外旁路移植,可采用股-股、髂-股、腋-股旁路术等。

3.动脉瘤线性切除及动脉修补术

适用于囊状动脉瘤及假性动脉瘤,破口小、瘤体小动脉壁损伤轻、修补后不致引起管腔狭窄或者闭塞的病例,其主要并发症为狭窄或动脉瘤复发。

4.动脉结扎术

动脉结扎术适用于非主干动脉或分支小动脉的动脉瘤,动脉瘤切除后动脉吻合困难,而结扎不会引起供血区缺血,尤其是合并感染或已建立侧支循环者。

5.动脉瘤腔内修补术

切开瘤体前壁,找到动脉壁的破损,缝合数针而将瘤壁留置在伤口内。注意修补后的动脉不能多于狭窄,必要时需要加用补片,适合于瘤体与周围组织粘连紧密的情况。

6.腔内治疗

腔内治疗包括血管内支架和栓塞术等,是一种用于治疗动脉瘤的微创血管外科技术,是将带支架的人工血管完全固定在动脉瘤两端的动脉壁上,达到完全封闭的程度,将动脉瘤腔与循环血流隔离,使动脉瘤腔内血形成血栓,逐渐机化吸收,达到治疗目的。主要适用于部位深在、常规手术操作复杂、危险性大的病例,如头臂干、锁骨下或髂动脉瘤等,有时部分动脉瘤合并动静脉瘘的病例亦可选用此方法。腔内治疗方法简便、创伤小,能达到立竿见影的疗效,随着腔内技术的成熟和器械的改进,适应证的范围逐渐扩大,已成为一种重要的治疗手段。但是腔内治疗动脉瘤还缺乏长期随访的数据,包括支架的移位、狭窄、血栓形成以及神经并发症,还需要进行大样本的随访观察。

(毛任浩)

第六节　急性动脉栓塞

急性动脉栓塞是指源于心脏或近侧动脉壁的血栓或动脉硬化性斑块脱落,或外源性栓子进入动脉,被血流冲向远侧,造成远端动脉管腔堵塞,肢体、脏器、组织等缺血的病理过程。肢体动脉栓塞时,出现肢体苍白、疼痛、无脉、运动和感觉障碍,下肢动脉栓塞较上肢动脉常见且易造成肢体缺血、坏疽;既往栓子来自风湿性心脏瓣膜的血栓脱落而致外周动脉栓塞。目前动脉栓塞的主要原因是动脉硬化性心脏病,导致心房颤动和心肌梗死,心脏附壁血栓脱落或动脉硬化性斑块脱落。患者年龄由既往平均50余岁上升到目前70余岁。尽管外科手术技巧、术后护理、监护和支持手段等医疗措施增强,由于患者平均年龄增加和伴发疾病复杂,仍有较高的病死率和手术死亡率。

一、病因

血栓的来源非常广泛,具体如下。

1. 心源性血栓

心源性血栓目前仍是动脉栓塞的最主要原因,占所有病例的 80%～90%。在过去 50 年中,心脏疾病谱发生显著变化,由风湿性心脏病为主渐向动脉硬化性心脏病转换。过去血栓主要来源于风湿性心瓣膜病的附壁血栓,而今动脉硬化性心脏病引起房颤或心肌梗死,心房或心室附壁血栓脱落是主要原因。动脉硬化性心脏病占心源性血栓来源的 70%～80%,而风湿性心瓣膜病变占 20%～30%。

(1)心房颤动:是心源性血栓的主要原因。房颤患者血栓常在左心耳内形成,普通心脏超声难以探及此处血栓,食管超声也不易准确探及此处血栓。动脉硬化是房颤的主要致病因素,这也解释在风湿性心瓣膜病变日渐减少的情况下,动脉栓塞仍常见。

(2)心肌梗死:是仅次于房颤的心源性致病因素。心肌梗死致心肌纤维化,室壁瘤形成,导致心脏附壁血栓。Panetta 及同事报道 400 例外周动脉栓塞病例中,心肌梗死占 20%。前壁心肌梗死易致左室附壁血栓。有 5% 的左室附壁血栓病例发生动脉栓塞。

(3)人工心瓣膜:人工机械瓣膜置换术的患者,抗凝不充分或因种种原因停止抗凝后,常发生血栓。血栓常发生在人工瓣膜缝线周围,或在血流较慢的瓣叶交界处。

(4)其他心源性血栓来源:心房黏液瘤、细菌或真菌性心内膜炎等是少见的心源性血栓致病因素。在没有风湿性和动脉硬化心脏病的年轻动脉栓塞患者,需警惕感染性心内膜炎可能。取出血栓做病理检查,当血栓中发现白细胞和细菌时,更应高度怀疑有该病可能。

2. 非心源性血栓

非心源性血栓占动脉栓塞原因的 5%～10%。

(1)血管源性:①近端血管的动脉硬化性斑块脱落,动脉瘤如主髂动脉瘤、股动脉瘤、腘动脉瘤或锁骨下动脉瘤的附壁血栓脱落引起肢端动脉栓塞;②反常栓塞:常发生在肺动脉栓塞后,肺动脉高压引起右心室向左心室的反流,静脉系统的血栓从右心跨过开放的卵圆孔到达左心,引起动脉栓塞。

(2)外源性:非心源性肿瘤或其他外源性物质进入血管系统,常见原发性或转移性肺恶性肿瘤,易侵犯肺血管床和心脏。心脏、血管手术及腔内血管诊断治疗,大大增加医源性动脉栓塞比例。Sharma 报道 45% 动脉硬化性斑块栓塞是医源性,其中 85% 发生在腹主动脉、髂动脉或股动脉造影时,约占 15% 发生在手术中。应用抗血小板聚集的药物,可降低血管造影时动脉栓塞发生率。

(3)隐匿性:占 5%～10%。虽然随着诊断技术不断改进,但有些急性栓塞仍找不到确切病因。有时急性动脉栓塞和血栓形成不易鉴别。在特殊人群如恶性肿瘤患者,应考虑高凝状态。

二、临床表现

急性动脉栓塞的临床表现很大程度上取决于动脉栓塞的部位及局部侧支循环的情况。如果股总、股浅和股深动脉同时栓塞,局部侧支循环未及时建立,极易导致肢体坏疽。既往有下肢慢性缺血的动脉硬化患者,下肢侧支循环已逐渐建立,发生下肢动脉栓塞时,可能仅表现为间歇性跛行加重。急性动脉栓塞典型的临床表现可归纳为 6P 征:无脉(pulselessness)、苍白(pallor)、疼痛(pain)、肢体发冷(coolness,poikilothermia)、感觉障碍(paresthesia)和运动障碍(paralysis)。正常肢端脉搏突然消失提示急性动脉栓塞而非动脉硬化基础上急性血栓形成。

然而既往肢端动脉搏动资料常不能详细得到,此时除仔细询问病史外,对侧肢端动脉搏动常提供有效对比。如对侧肢端动脉搏动正常,往往提示动脉栓塞。肢体皮温降低平面常低于动脉栓塞,疼痛由肢体远端的足趾很快波及小腿及大腿肌肉。动脉栓塞后期,组织缺血加重而疼痛减轻,常提示病情加重,患者有截肢(截趾)危险。感觉变化是神经缺血结果,偶尔可成为首发症状而掩盖疼痛,感觉障碍平面常低于动脉栓塞的部位。动脉栓塞的皮肤苍白呈蜡样,后期青紫并呈现大理石样花斑。如不作处理,皮肤最终坏死脱落。运动障碍开始是神经缺血结果,后期是肌肉缺血性坏死造成,是判断肢体缺血程度有效指标。肌肉强直、木质样坚硬,提示肌肉不可逆缺血。完全性运动障碍是神经肌肉严重缺血造成,此时虽重建血供,肢体常遗有功能障碍,并且术后坏死组织及毒素大量入血造成机体代谢变化,威胁患者生命。

三、诊断

动脉栓塞病因及典型 6P 临床表现,常可做出诊断。临床诊断尚需判断肢体缺血准确部位及严重程度。

1. 动脉栓塞定位诊断

四肢动脉触诊,初步判断动脉栓塞部位。动脉栓塞和血栓形成的血管触诊有区别。动脉栓塞血管有压痛,并且可及柔软、质韧的条索状物,而血栓形成常扪及坚硬、钙化、僵硬的血管。

2. 动脉栓塞的严重程度

临床表现结合多普勒超声听诊,可把肢体缺血严重程度分成四级,Ⅰ级为轻度缺血,药物治疗常取得较好疗效;Ⅱ级为肢体活力受到威胁需尽快治疗;Ⅲ级为肢体活力受到威胁需立即治疗;Ⅳ级常伴有肢体坏疽而需行截肢术。

3. 辅助检查

(1)多普勒超声节段性测压:判断肢体动脉缺血严重程度。除听诊动脉搏动外,静脉回流声也需仔细辨听。多数严重肢体缺血病例动静脉超声听诊均寂然,踝/肱指数小于 0.3 且踝部血压低于 30 mmHg。节段性测压包括膝下、膝上和高位大腿,如邻近平面的血压相差 30 mmHg,提示近端闭塞。

(2)彩超:准确定位肢体动脉栓塞部位,测动脉内径、血流速度及阻力指数等指标,判断肢体缺血严重程度及间接判断侧支循环情况。彩超成像因仪器受限,仅能提供局灶图像,不能提供肢体缺血动脉全貌,且精确的彩超检查费时、费力,并受检测者经验的影响。

(3)动脉造影:诊断肢体缺血的黄金标准。动脉造影范围应包括腹主动脉、髂动脉到踝关节。数字减影血管造影可减少造影剂用量、提高摄片质量。

除非诊断明确的股动脉栓塞,目前均提倡病情许可情况下行动脉造影。动脉造影明确肢体动脉缺血的原因。急性动脉栓塞行取栓术常可取得完美疗效,动脉硬化基础上急性血栓形成,单纯取栓疗效差。术前动脉造影鉴别缺血原因意义重要。

四、治疗

(一)非手术治疗

非手术治疗是手术治疗的有效辅助方法。治疗手段的选用应基于:①受累肢体的病理变化;②栓塞动脉继发血栓蔓延情况;③患者伴发疾病情况。除非患者伴发严重心、脑血管等疾病,不能耐受手术或肢体已明显坏疽不宜采用取栓等手术疗法,一般不单独采用非手术治疗。

1.一般治疗

患肢减少活动,体位低于心脏平面 15°～20°,以利动脉血流入肢体。患肢注意保暖,最好室内有恒温,禁止热敷(即使温度不高也易造成烫伤,并加重组织代谢),禁止冷敷,以免患肢血管收缩,动脉血流减少,并注意观察生命体征,维持水电解质酸碱平衡,疼痛剧烈时可予对症处理。

2.抗凝治疗

防止栓塞动脉内继发血栓形成、心房内附壁血栓生成发展以及静脉血栓形成。急性期常用肝素,或低分子量肝素,监测凝血酶原时间,一般控制在 20 s 以内,控制高血压,以免引起脑出血等严重并发症。慢性期可用双香豆素衍生物如华法林,维持治疗 3～6 个月,并监测凝血酶原时间。

抗凝治疗主要并发症是出血,常见皮下淤血、创口渗血或血肿,消化道或泌尿道出血,甚至脑出血。肝素可用鱼精蛋白对抗,一般鱼精蛋白 1 mg 对抗肝素 1 mg,肝素在体内半衰期短,注射肝素后间隔时间越长,所需鱼精蛋白剂量越小。如继续出血,可输新鲜血或血浆及凝血酶原复合物,应用香豆素类衍生物抗凝者,可肌内注射或静滴 Vit K 10～50 mg。

3.溶栓治疗

成败关键是早期用药。发病后 3 d 内用药,疗效好,发病后 6～7 d,血栓机化,溶栓疗效差。发病 3 d 内,可用尿激酶 25 万 U/次,2 次/日,外周静脉注入。也可经栓塞动脉近端血管内直接注入或采用导管溶栓。

溶栓治疗前后应了解患者有无溶栓治疗禁忌证。发现注射部位出血或血肿,鼻衄或消化道出血等,应立即停药,并输新鲜血或纤维蛋白原,必要时应用纤溶抑制剂。

4.祛聚治疗

抑制血小板黏附、聚集,常用药物有肠溶阿司匹林、潘生丁、低分子右旋糖酐、前列环素、复方丹参等。可单独使用或两种药物合用(如低分子右旋糖酐合用复方丹参等),抗血小板疗法的出血作用少见,对抗凝或溶栓疗法有禁忌时,可酌情选用抗血小板疗法。可监测血小板计数,出凝血时间,有条件可行血栓弹力图检查,判断体内血小板数量及功能。

5.扩血管疗法

直接或间接作用于周围血管而增加血流。血管扩张药在治疗血管痉挛性疾病比治疗血管壁结构改变而引起的缺血性疾病更为有效。理论上治疗周围血管疾病的理想药物应仅使缺血部位血管扩张,增加缺血部位血流。目前此种药物不存在。由于血管阻力关系,体内无病变区域的血管扩张,实际上可造成病变血管区域内血流"窃血",加重栓塞部位缺血。近来,许多新的扩血管药物如前列腺素 E_1、前列环素等应用临床,并取得一些疗效。也可用交感神经阻滞或硬脊膜外麻醉,解除动脉痉挛,促进侧支循环建立。

6.其他

高压氧舱可增加血氧分压及血氧饱和度,一定程度上改善肢体缺血。

(二)手术治疗

1.手术适应证

(1)早期取栓术:急性趾(指)动脉分支以上动脉栓塞,力争在发病 8～12 h 间取栓,是最佳手术时机。

(2)后期取栓术:超过上述时限,只要远端肢体未发生坏疽,患者一般情况尚可,抓紧时机尽早手术。

2.手术禁忌证

(1)受累肢体已坏疽。

(2)全身情况差,处于濒危状态。

3.麻醉

硬脊膜外阻滞麻醉,可扩张患肢血管、改善微循环,应注意防止低血压,也可用局部麻醉。

4.术前准备

(1)术前心电图,了解心脏情况并尽可能改善心功能。

(2)术前血、尿常规,肝肾功能。

(3)术前血电解质和血气分析,尽量纠正电解质和酸碱平衡紊乱,低血钾时补钾不宜过多、过快,以防血流恢复后,坏死组织及代谢产物大量入血造成代谢性酸中毒和高钾血症。

(4)检查凝血酶原时间,出凝血时间,纤维蛋白原。

(5)术前静脉推注肝素20 mg,以防继发血栓形成和/或蔓延。

5.手术方法

(1)股动脉切开取栓术:适用于主动脉栓塞(主动脉骑跨栓),髂股动脉栓塞和腘动脉栓塞。

切口:采用股部纵形直切口。主动脉骑跨栓采用双侧股部纵形直切口。

暴露股动脉:切开皮肤、皮下组织,避免损伤大隐静脉主干,打开股动脉鞘,暴露股总动脉、股浅动脉和股深动脉,分别绕以塑料带控制血流,注意不要损伤动脉内后方的股静脉和外侧的股神经,解剖股浅动脉时,应避免损伤横跨其表面的隐神经。如为主动脉骑跨栓,应同时解剖暴露双侧股动脉。

近端动脉取栓:肝素化后,阻断股总动脉、股浅动脉和股深动脉,在股总动脉前壁作纵(或横)切口,放松股动脉近端塑料带,以5 F Fogarty导管向上插入40 cm至腹主动脉,注入肝素盐水充起导管球囊,缓慢、持续、用力拉出导管,用血管钳自股动脉切口处取出血栓;重复上述过程,直至股动脉近端出现搏动性喷血,再次收紧塑料带,阻断近端股动脉血流。

远端动脉取栓术:放松股动脉远端塑料带,以4 F Fogarty导管插入股浅动脉远端(当病变范围广时,需分次逐渐取栓),导管插入踝部附近动脉,依次取出血栓,直至远端股浅动脉回血良好。

股深动脉取栓术:放松股深动脉塑料带,以3 F或4 F Fogarty导管插入股深动脉取栓,常可插入20 cm左右,取栓至良好回血后,以稀肝素盐水灌注冲洗远端血管床。在股浅动脉取栓不畅者,股深动脉取栓建立大腿血供,对挽救肢体尤为重要。

远端动脉灌注尿激酶:以冲洗导管向远端动脉灌注尿激酶25万~50万U,溶解残留在细小分支内或微循环内的血栓。

对侧股动脉取栓:如为主动脉骑跨栓或双侧髂股动脉血栓,则对侧股动脉重复上述取栓步骤。

缝合股动脉切口:放松股动脉近端塑料带,如股动脉喷血佳,再次阻断,以肝素盐水冲洗血管腔后,6-0 prolene线,股动脉边距1 mm,针距1 mm,连续外翻缝合股动脉壁。

关闭切口:仔细止血,切口置乳胶引流一根,逐层关闭。

(2)腘动脉切开取栓术:腘动脉栓塞比髂股动脉栓塞预后差,特别是伴有动脉硬化、糖尿病的老年患者,糖尿病患者血管侧支循环及微循环差,膝下动脉病变严重而广泛。

　　腘动脉栓塞可通过腹股沟切口或大腿中下 1/3 内侧直切口,经股动脉或膝上腘动脉取栓,有时经股动脉取栓时,导管插至膝关节后不能再插入,暴力操作容易引起血管穿孔或夹层,此时可取膝下内侧直切口,在接近胫动脉起始部,游离腘动脉,切断结扎其周围静脉血管网,分开比目鱼肌,暴露腘动脉近端和分支起始部,以塑料带阻断腘动脉近端和各分支后,直视下,向腘动脉近端插入 3 F 或 4 F Fogarty 导管,取出腘动脉近端血栓至喷血良好,2 F 或 3 F Fogarty 导管分别插入腘动脉分支内,取出血栓至远端回血良好,向远端血管床灌注稀肝素盐水和尿激酶后,7-0 prolene 线连续外翻缝合腘动脉壁,创口放置乳胶引流管一根,逐层关闭。

　　腘动脉取栓术比股动脉更应轻柔操作,注意球囊充盈大小,过大易导致内膜撕脱,过小导致血栓残留,糖尿病和动脉硬化的老年患者,更易发生内膜撕脱、夹层等并发症,术后继发血栓形成,加重肢体缺血。有时腘动脉分支有闭塞,导管不能插至踝关节,则不必强求,以免造成血管穿孔等严重并发症。腘动脉分支中如能取通 1～2 支,对恢复膝下动脉血供、挽救肢体至关重要,当然,如果三支都能取通,则疗效更为理想。

　　(3)肱动脉切开取栓术:上肢动脉栓塞是急性手缺血的重要原因,仅有 17% 的栓子引起上肢动脉栓塞。大部分上肢动脉栓塞发生在动脉分叉处,如肱动脉起始部或肱动脉分出桡动脉和尺动脉处。发生在锁骨下动脉、腋动脉、肱动脉、桡动脉或尺动脉的急性动脉栓塞,均可行肱动脉切开取栓术。

　　切口:上臂中下 1/3 肘内侧直切口。

　　暴露肱动脉:在肱二头肌内侧打开血管鞘,暴露肱动脉,避免损伤贵要静脉、肘正中静脉和正中神经,必要时可取 S 形切口超过肘关节,切断肱二头肌腱膜,暴露桡动脉、尺动脉起始部,绕以塑料带控制血流。

　　近端动脉取栓:放松近端塑料带,以 4 F Fogarty 导管向近端肱动脉插入,一直插有阻力感并超过此阻力时,注入肝素盐水冲起球囊,缓慢、持续、用力拉出导管,用血管钳自肱动脉切口处取出血栓;重复上述过程,直至肱动脉近端出现搏动性喷血,再次收紧塑料带,阻断近端肱动脉血流。

　　远端动脉取栓术:放松肱动脉远端塑料带,以 3 F 或 4 F Fogarty 导管插入肱动脉远端至腕关节,取出桡动脉和/或尺动脉血栓,直至远端动脉回血良好;以冲洗导管向远端动脉灌注尿激酶 25 万 U～50 万 U,溶解残留在细小分支内或微循环内的血栓;有时导管不能插至腕关节而手缺血严重,可直接暴露腕部桡动脉或尺动脉切开取栓。

　　缝合肱动脉切口:放松肱动脉近端塑料带,如肱动脉喷血佳,再次阻断,以肝素盐水冲洗血管腔后,7-0 prolene 线,连续外翻缝合肱动脉。

　　关闭切口:仔细止血,切口置乳胶引流一根,逐层关闭。

(毛任浩)

第七节　颅外颈动脉狭窄症

　　颈动脉狭窄病因 90% 为动脉硬化闭塞症,其余 10% 包括纤维肌性发育不良、头臂型多发性大动脉炎、外部压迫、创伤性闭塞、炎性血管病、放射性血管炎及淀粉样变性等。颈动脉狭窄可以导致严重的脑缺血症状,甚至缺血性脑卒中,使患者生活严重受限,甚至日常生活均不能自理,致残和死亡率很高。如同时合并锁骨下动脉窃血综合征和(或)椎动脉病变,更将加重病情。因此,改善患者脑部血供对延长患者寿命及提高生活质量甚为重要。

一、病因和病理

颈动脉狭窄病因多为动脉硬化闭塞症,其次为头臂型多发性大动脉炎。动脉硬化闭塞症性颈动脉狭窄,好发部位为颈总动脉分叉处,特别是颈动脉球,其次为颈总动脉起始段;斑块可分为纤维性斑块和复合性斑块两类。

头臂型多发性大动脉炎病变可以累及颈动脉全程,常呈节段性病变。病变可造成管腔狭窄以至完全闭塞,并可继发血栓形成。如合并锁骨下动脉窃血综合征和(或)椎动脉病变,更将加重病情。

颅外段颈动脉硬化病变引起脑缺血症状主要通过下述两种机制:斑块或血栓脱落形成栓子致颅内动脉栓塞;狭窄造成远端脑组织血流低灌注。近年来研究表明,颈动脉管腔狭窄引起缺血及低灌注导致脑卒中的发生率极低,绝大多数脑缺血病变为斑块成分脱落引起脑栓塞。

二、临床表现

动脉硬化闭塞症性颈动脉狭窄多见于中、老年人,头臂型多发性大动脉炎临床上青少年发病率较高,尤其以女性多见。

(一)症状

(1)脑部缺血症状:可有耳鸣、视物模糊、头晕、头痛、记忆力减退、嗜睡或失眠、多梦等。也可有短暂性脑缺血性发作如眩晕、黑矇,重者可有发作性昏厥甚至偏瘫、失语、昏迷,少数患者有视力下降、偏盲、复视甚至突发性失明。颈动脉狭窄以后可引起眼部的缺血表现,如角膜白斑、白内障、虹膜萎缩、视网膜萎缩或色素沉着、视乳头萎缩、静脉出血等。患者失明多因白内障引起。

(2)斑块或血栓脱落可导致短暂性脑缺血(TIA)和脑梗死。常见于动脉硬化闭塞性颈动脉狭窄和重症的头臂型多发性大动脉炎。临床症状持续时间在 24 h 以内。发作后能完全消退。

(3)多发性大动脉炎活动期可有全身不适、发热、易疲劳、食欲缺乏、体重下降、多汗、月经不调等症状。有时可有不典型表现如无原因发热或心包积液等。皮肤表现有感染性皮肤结节、结节性红斑、坏疽性脓皮病。有些患者可有结核、风湿热。亦有与 Crohn 病并发。轻者可无明显临床症状,严重时出现局部症状。

(二)体征

颈动脉搏动减弱或消失。听诊颈根部和颈动脉行径可以听到杂音。神经系统检查可以有阳性体征,有助于了解脑缺血的程度和部位。眼底检查可在眼底动脉分叉处见到微栓,多为胆固醇结晶。

三、辅助检查

1. 数字减影血管造影(digital substaction angiograhy,DSA)

数字减影血管造影是主要的检查手段。可以详细了解病变的部位、范围及程度,以及侧支形成情况。动脉造影为手术和介入治疗提供最有价值的影像学依据。动脉造影时,常可发现病变动脉段闭塞或狭窄,侧支血管的影像,动脉硬化斑块的情况,以及对侧颈动脉、椎动脉和颅内 Willis 环的完整性、颅内动脉及交通建立的情况等。病变位于颈动脉分叉时,需要加照斜位像,以避免颈内、外动脉影像重叠。

2.彩超-多普勒双功仪(Duplex scanning)检查

彩超-多普勒双功仪为颈动脉无创检查仪,可以准确地显示颈动脉的通畅情况,还能够显示有无继发血栓形成和血流速、血流方向、阻力指数和狭窄率等。诊断颈动脉的通畅程度的准确性在 95% 以上。彩超检查还可以判断动脉硬化斑块的性质,为治疗方案的制定和判断预后提供比较可靠的资料。同时也是疾病筛查和随访的有效手段。

3.经颅多普勒(transcranial Doppler,TCD)检查

经颅多普勒(TCD)检查可以了解颅内动脉的血流速度、血流方向和频谱,以判断颅内动脉有无狭窄,同时可以评价前、后交通建立的情况等。双功经颅彩色多普勒超声(TCCD)是常规 TCD 的改进,它将二维图像与彩色多普勒血流频谱有机结合起来,能提供直观的脑血管影像。应用超声增强剂进行双功能超声检查(ECCD),可检出常规 TCCD 无法探及的高度狭窄区细小的血流信号,从而增加了检出率。

4.磁共振显像和 CT 血管造影

磁共振显像(magnetic resonance angiography,MRA)和 CT 血管造影(CT angiography,CTA)是无创性的血管成像技术,能极清晰地显示颈动脉及其分支的三维形态、结构,并且能够重建头臂动脉和颅内动脉影像。可以确切地显示动脉的走行、通畅情况、斑块、有无夹层形成,以及颅内动脉的情况等。对于动脉内膜和管壁的早期病变参考价值较大,对诊断和确定治疗方案极有帮助。CTA 在诊断动脉管壁的钙化方面具有优势,但在诊断狭窄程度上欠准确。MRA 对狭窄程度有夸大的倾向。

5.血管内超声

血管内超声提供较传统超声更佳的影像,在评价斑块方面更为准确,但是费用昂贵,临床应用较少。

6.眼底检查

眼底检查包括常规眼底检查、荧光素血管检查、电子视网膜照相检查。颈动脉重度狭窄或闭塞者可致眼部缺血,眼底检查可发现视网膜缺血性变性或萎缩等病变。荧光素血管检查可见视网膜静脉扩张、动静脉短路、新生血管及缺血管区。有报道约有 35% 的患者出现无症状性视力功能损害。因此有学者建议行常规眼底检查。

7.X 线片检查

一些动脉硬化性病例有时可在 X 线片上发现钙化斑块。

四、诊断

通过临床表现和辅助检查,多可诊断颈动脉狭窄,并可以初步完成病因学诊断。以往认为动脉造影是必不可少的确诊和制订治疗方案的依据,目前颈动脉 CTA 检查多可以替代动脉造影。明确的病因学诊断亦需病理诊断。

五、治疗

颈动脉狭窄的治疗目的在于改善脑供血,纠正或缓解脑缺血的症状;防止脑卒中的发生。治疗方法有保守治疗、手术治疗和介入治疗。

(一)保守治疗

对于颈动脉狭窄性病变,严格的抗血小板和他汀类药物治疗是目前公认的有效的治疗方法。可以延缓病变的进展,降低脑卒中的发生率。对没有禁忌证的患者无论手术与否都应给予抗血小板药物治疗。目前常用的抗血小板聚集药物包括阿司匹林和氯吡格雷。与单用阿司匹林相比,阿司匹林联合氯吡格雷虽能更有效地抗血小板聚集,但有增加出血的风险,是否需要双抗治疗需要严格评估。推荐用法、用量:阿司匹林 50～325 mg/d;氯吡格雷 75 mg/d。

他汀类药物可起到降低血脂水平、恢复内皮功能和稳定斑块的作用。对无禁忌证患者应常规给予他汀类药物,注意同时进行肝功能的监测。同时注意高血压、糖尿病、高脂血症、吸烟、酗酒、肥胖等危险因素的控制,每天应该进行中等强度的体育锻炼。其他药物治疗包括:罂粟碱和尼莫地平等扩张血管治疗、前列腺素 E_1 和降纤酶类药物、能量合剂和高压氧舱的应用,以及针对病因的药物治疗等。对于大动脉炎活动期患者,应用皮质激素或免疫抑制剂等药物控制病情发展。更重要的是保守治疗是手术和介入治疗颈动脉狭窄不可缺少的辅助手段,通过保守治疗,患者脑缺血的症状均可以得到不同程度的缓解,使其能够耐受手术的打击,提高手术或介入治疗的安全性,使重症患者获得进一步治疗的机会。少数患者临床症状基本消失,不需要手术治疗,但对这样的病例要严密随访。药物治疗也是术后巩固疗效,防止复发的主要方法。

(二)手术治疗

1.手术指征

(1)绝对指征:①6 个月内 1 次或多次短暂性脑缺血发作,且颈动脉狭窄度≥70％。②6 个月内 1 次或多次轻度非致残性卒中发作,症状或体征持续超过 24 h 且颈动脉狭窄度≥70％。

(2)相对指征:①无症状性颈动脉狭窄度≥70％。②有症状性狭窄度范围是 50％～69％。③无症状性颈动脉狭窄度＜70％,但血管造影或其他检查提示狭窄病变处于不稳定状态。同时要求术者有症状患者围手术期总卒中发生率和死亡率＜6％;无症状患者围手术期总卒中发生率和死亡率＜3％;患者预期寿命＞5 年。

2.手术禁忌证

手术禁忌证包括:①颅内血管畸形;②急性、亚急性脑梗死;③全身情况差,无法耐受手术打击者;④颈动脉完全长段闭塞者不推荐手术;⑤颈内动脉颅外段完全闭塞者。

3.手术时机选择

①急性脑梗死多建议在发病 6 周后手术较为安全,但是对于近期出现症状发作,影像学检查提示为不稳定斑块时,可推荐选择于 2 周内手术。②如为双侧病变,多建议两侧手术间隔至少 2 周,狭窄严重和(或)有症状侧优先手术。

4.手术方法

(1)颈动脉内膜剥脱术(carotid endarterectomy,CEA):手术适用于病因为动脉硬化闭塞症的患者,且病变范围为颈总动脉分叉部和(或)颈内动脉起始段,颈总动脉通畅、远端颈内动脉通畅者。

术前颈动脉压迫试验(Matas 试验)可以帮助判断颅内侧支循环建立充分与否,还可以反复施行以帮助颅内交通的建立。有学者认为此试验有导致斑块脱落的危险。在我们的临床经验中并无颈动脉压迫试验导致有症状的脑梗死或 TIA 发生;在患者能够耐受压迫试验 20～30 min后行颈动脉内膜剥脱术,术中、术后并无因脑缺血而导致有症状的神经系统并发症出现,但尚无大宗的远期随访来证实其优越性和安全性,也没有辅助检查的量化指标来验证其可靠性。在施行颈动脉压迫试验前应常规行颈动脉彩色超声检查,对颈总动脉近段无明显动脉硬化斑块者,酌情行颈动脉压迫试验,不建议常规应用。

仰卧位,肩下垫高,头偏向对侧。全身麻醉、颈丛阻滞或局部麻醉,头枕冰帽。有文献报道局部麻醉下行颈动脉内膜剥脱术,可以在术中持续监测患者神经系统的功能;可能会降低内转流管的使用率;在保持血压稳定的同时,减少抗高血压药物的应用;减少手术时间和缩短住院时间。其主要缺点是患者痛苦较大,并且尤其要考虑到患者情绪紧张的因素。目前临床上多采取全身麻醉。多取胸锁乳突肌前缘斜切口;少有采用下颌骨下 2 横指环绕下颌角切口。游离、显露并控制颈总和颈内、外动脉,注意保护舌下、迷走神经和颈襻等。经静脉全身肝素化(肝素 0.5～1 mg/kg)后,ACT 保持 200 s 以上。分别阻断上述动脉。沿颈总动脉做纵向切口,延至颈内动脉病变部位以远,完全暴露斑块。以剥离子于动脉中膜和内膜间,完整剥除血栓内膜。肝素盐水确切冲净碎屑,远端的内膜以 Prolene 线固定,6-0 Prolene 线连续外翻缝合动脉切口,注意确切排气。切口放置引流,关闭切口。

术中注意事项:①分离颈动脉时手法要轻柔,以免斑块脱落导致脑梗死。②阻断颈动脉前要确保全身肝素化,并适当提高血压。③术中酌情应用颈动脉内转流管,保证颅内供血。术中颈动脉内转流管的应用可能会增加栓塞、术后颈动脉血栓形成和再狭窄的发生率,也有文献报道其远期神经系统并发症的发生率可能较高。因此不主张常规应用内转流管。术中测量颈内动脉反流压力,文献报道多建议反流压力小于 50 mmHg 者应用内转流管;有报道反流压力低于 40 mmHg 者建议应用内转流管;也有报道反流压力大于 30 mmHg 者不应用内转流管手术的成功经验。④动脉远端内膜要确切固定,以避免其翻转或形成夹层。⑤若估计颈动脉切口缝合后会有明显狭窄,则需要补片成形。术中补片的应用可以扩大局部颈动脉管径,明显降低局部再狭窄的发生率;但其会延长颈动脉阻断时间,有少数报道其增加了局部血栓形成甚至颅内缺血的风险。⑥颈动脉开放前要确切排气,先松颈外动脉阻断,再恢复颈内动脉血流。⑦颈动脉开放前应用皮质激素、甘露醇等脱水药物,开放后适当降低血压是预防或降低脑水肿的有效措施。术后应酌情应用甘露醇和控制血压。⑧切口引流必不可少,可以避免术后血肿压迫动脉或气管。

(2)外翻式颈动脉内膜切除术(eversion carotid endarterectomy,e-CEA):此术式在 1959 年由 DeBakey 等首先报道。于颈动脉分叉处斜行切断颈内动脉,用剥离子将增厚的内膜与动脉外膜及中层分离,助手夹住增厚的内膜,术者用无损伤镊夹住动脉外、中膜向上翻起至内膜薄弱处,将增生的内膜切除,同样剥离颈总动脉及颈外动脉增厚的内膜,仔细修整切除边缘及剥离面,冲洗残留碎屑,6-0 Prolene 线连续缝合吻合原切口,依次开放颈总动脉、颈外动脉及其分支,最后开放颈内动脉排气。

优点:内膜剥脱操作方便,因仅需环形吻合血管切口,故缩短了颈动脉阻断时间;吻合口位于颈动脉分叉膨大处且为端-端吻合,不易产生狭窄;可同时处理迂曲延长的颈内动脉;有文献报道其具有较低的颅内微栓发生率。

缺点:对于斑块狭窄范围较大,或斑块距切口较远者,采用 EFA 处理颈总动脉和颈外动脉狭窄斑块操作不便。亦有报道行 EEA 环行切断颈动脉分叉处,破坏了颈动脉体对血压的调节功能,可能引起术后高血压。

(3)锁骨下动脉-颈动脉转流术:适用于颈总动脉起始段闭塞,远端颅外段颈内动脉及以远动脉通畅者,血流经锁骨下动脉人工血管再灌注到颈动脉。

体位为仰卧位,头偏向对侧。选择全身麻醉,头部置冰帽。转流血管可采用自体大隐静脉或直径 8 mm 的带支撑环人工血管。

手术取锁骨上横切口。于胸锁乳突肌锁骨头在锁骨的附着处切断之,向上翻起。分离脂肪组织,显露前斜角肌和膈神经。酌情切断前斜角肌,牵开膈神经,多不需要切断中斜角肌,显露并游离锁骨下动脉,套带控制。将颈内静脉向牵开,显露并控制颈总动脉。全身肝素化后,Satinsky 钳阻断颈总动脉,取转流血管与其行端-侧吻合,确切排气后将阻断钳移到转流血管上,松颈总动脉阻断。完全阻断锁骨下动脉,取转流血管另一端与其行端-侧吻合。切口放置引流。术中酌情应用颈动脉内转流管来保证颅内动脉供血。阻断颈动脉前需要全身肝素化,并适当提高血压。手术过程中手法要仔细、轻柔,以避免颈动脉硬化斑块脱落造成脑梗死。术中要注意避免出血和损伤胸导管、膈神经或导致气胸。同类手术还包括:左侧颈总动脉-锁骨下动脉侧-侧吻合术、颈总动脉-颈总动脉转流术、锁骨下动脉-对侧颈动脉转流术。

(4)主动脉-颈动脉(无名动脉)转流术:此术式适用于单侧或双侧颈总动脉完全闭塞或长段重度狭窄的病变,且远端颈内动脉流出道通畅者:能够耐受开胸手术的患者,可同时行至单、双侧锁骨下动脉转流术。此术式多用于头臂型多发性大动脉炎的病例。

体位为仰卧位,头偏向健侧。选择全身麻醉,头部置冰帽。转流血管可采用直径 6 mm、8 mm 直型带支撑环人工血管。手术取正中劈开胸骨的方法显露升主动脉,再根据情况向上延至颈部,或在颈部另做切口。人工血管走行于胸骨后前纵隔,牵开胸骨,切开心包,充分显露升主动脉。少有采用右侧第 4 肋间开胸的方法显露升主动脉,人工血管从第 1 肋间出胸,经皮下、锁骨前进入颈部。用 3-0 或 4-0 无创线将人工血管与升主动脉行端-侧吻合术,人工血管另一端与头臂动脉行端-侧吻合。术中升主动脉采用无创阻断钳侧壁钳夹部分阻断法。

如用口径较细的 6 mm、8 mm 直型人工血管,应选择正中劈开胸骨的方法,行人工血管与升主动脉吻合较易,且人工血管的走行更符合血流动力学的要求。如用口径较粗的"Y"形人工血管可以选择右侧第 4 肋间开胸的方法,以避免胸骨柄的压迫。直径为 6～8 mm 的人工血管均可与颈动脉相吻合,从临床症状改善情况比较,二者无明显差异,但是应用 6 mm 直型人工血管,临床观察可以明显减少或避免术中、术后脑水肿的发生。对于有严重脑缺血的患者,只改善一侧颈动脉供血(用直径为 6 mm 人工血管)就足以改善脑缺血症状,并能较好地避免或减少脑水肿的发生。

(5)升主动脉双颈动脉转流术:双侧颈动脉病变可以行此术式。手术采用直径 s16 mm×8 mm 及 14 mm×7 mm"Y"形人工血管。多采用右侧第 4 肋间开胸的方法显露升主动脉,人工血管从第 1 肋间出胸,经皮下、锁骨前进入颈部。手术方法和注意事项同上述。此种术式术后容易出现严重的脑水肿,而导致患者死亡。临床上发现双侧颈动脉病变的患者,多只行升主动脉-单侧颈动脉转流术,就可以取得满意的疗效。因此许多外科医师已经放弃了升主动脉-双颈动脉转流术术式。

(三)介入治疗

近年来国内外腔内治疗已广泛地应用于治疗颈动脉狭窄。其具有微创及可多次反复应用的特点。有不少学者将腔内列为首选的治疗方法。对于危重病例,一般状况差,无法耐受外科手术的打击,此时腔内治疗应作为首选;对于有气管切开、颈部瘢痕、接受体外放疗、既往有脑神经损伤史的症状性的颈动脉狭窄病例,CAS 较 CEA 更具有优势;对于病变累及双侧颈动脉甚至椎动脉和（或）颅内动脉者，患者可能难以耐受外科手术时的颅内缺血（即使是术中内转流管的情况下），CAS 较 CEA 可能更具有优势。

头臂型大动脉炎的病例多为长段的动脉狭窄或闭塞，不适于腔内治疗；且其再狭窄率远较动脉硬化为高。因此 CAS 多建议应用于病因为动脉硬化者。

相对禁忌证：①颅内血管畸形；②急性、亚急性脑梗死；③血管造影禁忌证（严重的造影剂反应、慢性肾衰竭）；④严重钙化性病变，扩张困难者；⑤环稳定斑块者。

绝对禁忌证：①颈动脉内附壁血栓形成；②腔内方法无法到达的病变（主动脉弓分支严重扭曲、无合适导入动脉、主动脉弓解剖特殊、病变段颈动脉严重的狭窄）；③颈动脉瘤附近的病变。

腔内治疗过程中栓子的脱落是限制其广泛应用于治疗颈动脉狭窄的主要原因，无保护的腔内治疗围手术期神经系统并发症高，为 5%～10%。因此，对于介入治疗术中的脑保护是十分必要的。

脑保护的措施包括：术前应用抗血小板药物，术中有效的预扩张，以及更为重要的术中血管腔内脑保护装置的应用。

（毛任浩）

第八节　血管损伤

血管损伤不仅战时常见，在和平时期由于工农业和交通事业迅速发展以及医源性血管插管、造影等检查的增多，它的发生并不少见。在身体各部位血管损伤中，以四肢血管损伤较多，其次为颈部、骨盆部、胸部和腹部。动脉损伤多于静脉。对血管损伤的处理优劣直接影响患者是否致残以及影响患者未来生活质量，因此，熟练掌握血管损伤的病因、病理及诊疗原则，具有特别重要的意义。

一、病因及分类

任何外来直接或间接暴力侵袭血管，均可能发生开放性或闭合性血管损伤。血管损伤的病因复杂，因而分类也不一致。按作用力情况而言，可分为直接损伤和间接损伤；按致伤因素可分为锐性损伤和钝性损伤；按损伤血管的连续性可分为完全断裂、部分断裂和血管挫伤；按血管损伤的程度可分为轻、中、重型损伤。

在血管损伤中，作用力不同，其血管损伤情况各异。血管损伤不同程度的病理改变致使其临床表现和预后也不尽相同。一般说来，锐性损伤可造成血管的完全断裂或部分断裂，以出血为主。钝性损伤可造成血管内膜、中膜不同程度的损伤，形成血栓，以阻塞性改变为主。

二、临床表现

出血、休克、伤口血肿或远端肢体缺血为血管损伤的早期临床表现，病情危重。病变后期主要为外伤性动脉瘤和动静脉瘘。如并发其他脏器或组织损伤，还将出现相应的症状。

1. 出血

锐性血管损伤一般在受伤当时均有明显的伤口出血。急速的搏动性鲜红色出血是动脉出血,而持续的暗红色出血是静脉出血。应该注意,血栓阻塞断裂的血管可暂时停止出血,但血栓被动脉压力冲掉或被外界力量擦掉便可再次大出血。另外,胸腹部血管损伤出血是游离性的,出血量大且体表看不到出血,易致急性血容量锐减。

2.休克

由于出血、创伤及疼痛,一般患者均可发生不同程度的创伤性或出血性休克。开放性损伤可粗略估计出血量,闭合性损伤则很难估计其出血量。大血管的完全断裂或部分断裂常死于现场,少数因凝血块的堵塞才有机会到医院救治。

3.血肿

血管损伤出血的途径除流向体表或体腔外,还可以流向组织间隙形成血肿。血肿的特点为张力高、坚实而边缘不清。血肿和血管裂孔相沟通形成交通性血肿,该血肿具有膨胀性和波动性,这是诊断钝性血管损伤的局部重要体征。如误诊为脓肿而贸然切开,可引起灾难性的后果。

4.组织缺血表现

肢体动脉断裂或内膜损伤所致的血栓可使肢体远端发生明显的缺血现象,即所谓的"5 P"表现:①动脉搏动减弱或消失;②远端肢体缺血疼痛;③皮肤血流减少发生苍白,皮温降低;④肢体感觉神经缺血而出现感觉麻木;⑤肢体运动神经失去功能出现肌肉麻痹。应该注意,约有20%的动脉损伤的患者仍可以摸到脉搏,这是因为损伤血块堵塞裂口可保持血流的连续性,再者是因为脉搏波是一种压力波,其波速可达 10 m/s,故可越过血管内膜、局限的新鲜血块或经侧支循环传向远端。

5.震颤和杂音

当受伤部位出现交通性血肿以及动脉损伤部位有狭窄者,听诊可闻及收缩期杂音,触诊时感到震颤。在外伤性动静脉瘘时可闻及血流来回性连续性杂音。

6.并发脏器或神经组织损伤的症状

当血管损伤并发其他脏器(如肺、肝、脑、肾等)或神经组织损伤,出现的症状是多种多样的。应该指出,肢体神经的损伤和缺血所引起的感觉障碍有所不同,前者是按神经所支配的区域分布,后者神经麻木感觉范围则成袜套式分布。

三、诊断

单纯性急性血管损伤根据致伤暴力、伤及部位、伤口急性出血及肢体远端缺血性改变、远端动脉搏动消失或肢体肿胀、发绀等临床表现,诊断并不困难。但在伴有并发损伤或钝性伤造成动脉内膜挫伤,肢体缺血症状不明显时,诊断有时会被并发伤的症状所遮盖,而未能及时进行血管探查。所以,在处理复杂性损伤时,要警惕血管损伤存在的可能性和熟悉血管损伤的临床特点,一般在出现下列情况时,应疑有血管损伤并应做血管探查:①喷射状或搏动性和反复出血者;②巨大或进行性增大的血肿,如搏动性血肿等;③不明原因的休克;④钝性损伤后有远端的血供障碍,疑有动脉内膜挫伤继发血栓者;⑤沿血管行径及其邻近部位的骨折和大关节损伤,并有远端血供障碍者。

血管造影由于其高度的敏感性和特异性被认为是诊断血管损伤的金标准。它不仅能对血管损伤做出定性和定位的诊断,而且能作为有潜在性血管损伤的筛选检查,尤其对于胸主动脉减速伤的病例,一旦误诊,将导致灾难性的后果。术前动脉造影对诊断动脉损伤固然有重要意义,但对于急性血管损伤的患者,大多伴有休克,需紧急手术,不应过于强调术前动脉造影而延误诊治时机。近年来,对于创伤部位靠近四肢主要血管为适应证常规使用动脉造影术的做法提出了疑问,因为这类患者中血管损伤的发生率低(4.4%),动脉造影术阴性率高(89.4%),这样做无疑对患者造成不必要的损伤和经济负担。因此必须建立选择性动脉造影术的概念,选择的依据主要是体格检查和超声、X线等简便易行的辅助检查结果。

多普勒超声检查用于血管损伤,显示了无创、安全、价廉、可反复进行的优越性,除了可检出动脉损伤外,还可检出静脉损伤。在必要时,超声检查仪还可推至急诊室、重症监护病房、手术室去检查患者,这是其他影像学诊断仪器难以做到的。超声诊断血管损伤的敏感性、特异性和准确性分别为 83%～95%、99%～100%、96%～99%。与动脉造影术相比,超声可能漏诊动脉内膜微小损伤、小动脉阻塞和直径较小(<1 mm)的假性动脉瘤。

尽管如此,多普勒超声技术实时地显示受检部位的血流速度和特征性波形,帮助血管外科医师判断损伤部位血流动力学的改变,从而决定是否需行其他检查和手术治疗。目前多普勒超声检查在血管损伤方面主要用于四肢血管损伤和颈部血管损伤的筛选以及骨筋膜室间综合征的诊断。进一步提高多普勒超声检查的诊断价值有待于技术人员或外科医生诊断技术的提高和经验的积累。

四、治疗

急性血管损伤的治疗原则首先是止血、补充血容量、抗休克以挽救生命,然后是正确修复血管损伤,以保证组织恢复正常的灌注来挽救肢体。总的来说,与血管损伤有关的治疗因素包括:①伤后距手术时间:急性血管损伤应尽量在 6 h 内进行血管修复重建术,超过 2 h 后修复者,截肢率达 80%;②血管修复方法的选择:根据损伤情况、损伤部位以及患者的全身情况选择合适的血管修复方法是手术成功的关键;③受损血管及软组织的彻底清创:血管重建成功的另一关键在于彻底清创,一般血管断裂的两端各切除 0.5～1 cm,才能达到血管的彻底清创,否则术后易形成血栓,在血管修复之后应将健康的肌肉组织或腹膜及大网膜覆盖于修复的血管上予以保护;④并发伤的合理处理:对于并发伤与血管损伤的先后处理的问题,以首先处理危及生命或影响重要器官功能的损伤为原则,争取早期修复神经损伤。总体而言,在血管损伤的治疗上应把握急救措施、手术方法和术后处理等三方面环节。

1.急救措施

(1)首先应保证气道的通畅,为了保证有足够的气体交换,应采用机械通气。

(2)迅速建立安全可靠的输液通路,当胸廓入口受到锐性损伤,应避免同侧的输液通路;而并发腹部损伤、髂血管或腔静脉损伤的情况下,应建立上肢的输液通路。

(3)伤口止血应根据外伤情况而定,首先应考虑血管裂口直接压迫,其次为间接近端动脉压迫止血。如能暴露损伤血管采用无损伤血管钳钳夹血管止血最为理想。用气囊导管充气扩张,血管腔内近心端阻断止血的办法较先进,应争取逐渐推广。

(4)近年来对术前积极输液抗休克的做法提出了疑问,有研究表明,对开放性损伤患者术前大量输液并没有使其生存率提高,反而可导致稀释性凝血功能障碍、ARDS 等并发症的发生,而且积极抗休克的治疗延误了手术时机,使出血和死亡率增高。因此强调手术是抗休克的重要组成部分;低血压只是一种保护性机制,血压指标并不是复苏过程中监测的理想指标,尿量和脑部活动状态可能更为重要。

2.手术处理

(1)血管结扎术：主要用于静脉或非主要动脉，结扎后不产生远端组织坏死者；当患者情况不稳定无法行血管重建术时，也可用血管结扎术。

(2)血管修复重建术：一般常用的方法有 6 种，需根据损伤情况、血管口径大小、损伤部位而定。

(3)球囊导管暂时阻断动脉腔内血流与血管重建相结合的方法邻近躯干部位（锁骨下、颈、腋、骨盆与股部近端）大血管损伤，尤其是假性动脉瘤破裂大出血的患者，因局部组织水肿、质脆，直接解剖病变近、远端动、静脉控制血流。施行血管重建难度较大。对于此类患者，可运用球囊导管暂时阻断动脉腔内血流，然后再行手术切除与血管重建术。其中球囊导管阻断动脉腔内血流时间 30～90 min，平均 45 min，球囊内压力为 0.6～1 个大气压。此方法既控制了大出血，又为后续治疗争取了时间。实践证明，该方法使复杂的手术简单化，大大提高了大血管损伤救治的成功率，同时还减少了术中失血量。

(4)腔内血管技术：随着腔内技术的发展，血管外科进入了一个飞跃发展的阶段，标准的开放修复手术已逐渐被腔内介入手术等微创手段所取代。在某些情况下，血管损伤部位不便于手术直接暴露，或巨大的血肿和假性动脉瘤使解剖结构不清，以及动静脉瘘产生静脉高压时，血管修补术变得十分困难。而腔内技术可从远端部位进入损伤处进行治疗，无需对损伤部位直接暴露，从而可降低死亡率，这些优点使腔内技术越来越为人们所关注。目前腔内技术对血管损伤的治疗包括栓塞性螺旋线圈的应用、腔内支架和腔内血管支架复合物的应用，其中腔内血管支架复合物几乎可用于身体各部位各种类型的损伤，具有广阔的前景。

3.术后处理

(1)首先应注意患者全身情况，重危患者应在监护病房进行监护、治疗，严密监测患者的呼吸、循环系统、肝、肾和胃肠道功能，特别应该注意防治 ARDS、MODS、应激性溃疡等并发症。

(2)术后应用抗生素，如果创口污染严重，应使用足量有效抗生素。

(3)术后每天用低分子右旋糖酐 500 mL，连续 7 d 左右，以减低血液黏滞性，改善微循环。抗凝和溶栓药物应用与否应根据术中情况而定。

(4)肢体动脉外伤，无论做任何手术都应十分注意肢体的血运、皮温、色泽、感觉运动恢复情况，必要时监测踝肱指数和超声显像监测血栓形成或栓塞。必要时可再行手术，或用气囊取栓。

(5)如肢体发生严重肿胀，原因是肢体软组织广泛的挫伤及静脉、淋巴回流不畅，应及时做肢体两侧深筋膜纵行切开减压术，以保证患肢血液循环。

（毛任浩）

第四章　神经外科疾病诊治

第一节　头皮损伤

头皮损伤是急诊外科中最常见的一种创伤,颅脑创伤时也多合并有头皮损伤。单纯的头皮损伤不会造成严重后果,但其损伤部位、类型和程度对判断颅脑创伤的伤情可提供一定的依据。根据头皮损伤的程度,临床上将其分为头皮擦伤、挫裂伤、撕脱伤和头皮血肿。需要早期和急诊处理的是头皮挫裂伤和撕脱伤。治疗上应遵循库欣(Cushing)所提出的"清洁、探查、清创和闭合"的原则。对有头皮损伤的患者,均应考虑是否伴有颅脑创伤和其他部位伴发伤的可能性。婴幼儿头皮血肿常会带来严重的全身反应。

一、病因

头皮损伤均由暴力与物体直接作用于头皮所致,如锐器伤、钝器伤、碰撞伤和拳击伤。

二、临床表现

头皮损伤均由直接外伤造成,损伤类型与致伤物种类密切相关,单纯性头皮损伤一般不会引起严重后果,但在颅脑外伤的诊治中不可忽视。

(一)头皮血肿

头皮富含血管,遭受钝性打击或碰撞后,可使血管破裂,而头皮仍保持完整,形成血肿。

1.皮下血肿

比较局限,体积小、张力高、无波动,周边较中心区硬,疼痛十分明显。

2.帽状腱膜下血肿

血肿较大,触之较软,有明显波动,疼痛较轻,婴幼儿巨大腱膜下血肿可引起贫血甚至休克。

3.骨膜下血肿

血肿也较大,但不超越颅缝,张力较高,可有波动,疼痛明显。

4.头皮血肿

经 X 线平片及 CT 扫描可确诊。

(二)头皮裂伤

1.头皮单纯裂伤

头皮单纯裂伤常因锐器刺伤或切割伤,裂口较平直,创缘整齐无缺损。

2.头皮复杂裂伤

头皮复杂裂伤常因钝器损伤或因头部碰撞在外物上所致,裂口不规则,创缘有损伤痕迹。

3.头皮撕裂伤

撕裂伤大多为斜方向暴力所致,失血较多,常有一蒂部与头部相连。

（三）头皮撕脱伤

头皮最严重的头皮损伤，几乎均因发辫卷入转动机器所致。

(1)头皮在强力的牵扯下，往往头皮全部撕脱，使颅骨裸露。

(2)患者大量出血，可致休克，但较少合并颅骨骨折或脑实质的损伤。

三、辅助检查

（一）CT 扫描

可见头皮软组织高密度肿胀影，并可提示颅骨连续性完整与否及颅内损伤情况。

（二）颅骨 X 线片

加摄切线位片可明确有无凹陷骨折。

四、诊断与鉴别诊断

（一）头皮损伤分类

1.头皮血肿

根据血肿发生的部位不同，可分为皮下血肿、帽状腱膜下血肿和骨膜下血肿。皮下血肿位于皮下组织层，局限、无波动，由于血肿周围的组织受伤后肿胀而增厚，故触之有凹陷感，易误为凹陷性骨折，可摄血肿区切线位 X 线片鉴别。帽状腱膜下血肿位于帽状腱膜与骨膜之间，由于该层系疏松结缔组织，血肿极易扩散，可蔓延及全头，不受颅缝限制，触之有明显波动感。若血肿继发感染，则局部肿胀、触痛更加明显，并伴有全身感染症状。骨膜下血肿位于骨膜和颅骨之间，张力大，波动感不如帽状腱膜下血肿明显，血肿边界不超越颅缝。

2.头皮挫裂伤

头皮挫伤和裂伤是两种不同的损伤，临床上常合并存在。头皮挫伤时，伤处及周围组织肿胀、瘀血、压痛明显，常有皮下血肿合并存在。头皮裂伤则属开放性损伤，伤口大小、形状和深度不一，出血较多，其凶猛者，短时间内即可休克。同时，伤口内常混有各种异物，也可能有头皮组织缺损。

3.头皮撕脱伤

系指头皮大块自帽状腱膜下或连同骨膜一并撕脱所造成的损伤，分部分撕脱和全部撕脱两种，是头皮损伤中最为严重者。其特点是失血多，易感染，常因大量失血及疼痛而发生创伤性休克。

（二）鉴别诊断

头皮血肿常需与凹陷骨折相鉴别，后者在 CT 骨窗相或颅骨切线位 X 线片有明显骨折线。

五、治疗

对创口和创面的清创术，要求尽早、彻底。

（一）头皮血肿

通常不需特殊处理，可待其自行吸收。头皮血肿早期予以冷敷，以减少出血，经 24~48 h 改热敷，促进血液自行吸收。若疼痛剧烈，可适当给予止痛药如散利痛 1 片，每日 3 次口服。预防感染给予口服抗生素，如头孢呋辛 0.25 g，每日 1~2 次。

围手术期用抗生素头孢曲松 2.0 g 静脉滴注，每日 1 次。有皮肤破损者术后肌内注射破伤风抗毒素 1 500 U。一般较小的血肿需 1~2 周,巨大的血肿吸收时间较长可达 4~6 周。适当的加压包扎可阻止血肿扩大。对广泛性巨大血肿亦可对血肿进行穿刺抽吸并加压包扎,包扎应切实可靠,时间不短于 3 天,酌情予以抗生素防治感染。对小儿及年老体弱的患者,注意防治贫血和休克,必要时予以输血。

(二)头皮挫裂伤

应尽早清创缝合,细致探查伤口,彻底清除头发、泥土、玻璃等异物,剪除破碎失活的头皮组织。探查时如发现脑脊液或脑组织溢出,即应严格按开放性颅脑创伤处理。由于头皮组织血运丰富,清创缝合时间可放宽至 24 h 内。对伴有头皮损伤而缝合困难的患者,应根据缺损的大小、形状分别处理。

一般通过潜行分离伤口两侧帽状腱膜下层使之松解后,即可闭合伤口;对有较大缺损的伤口,利用"S、Z、Y"等形状切口,亦可使伤口闭合;若缺损过大,可采用转移皮瓣进行闭合。涉及额面部的伤口,应使用小缝针,4~6 个"零"的缝线,运用美容、外科缝合技术,以期达到美观的目的。常规应用 TAT,给予抗生素防止感染。酌情予以止痛、镇静等对症处理。

(三)头皮撕脱伤

随着现代社会的发展,头皮撕脱伤已很少见,但一旦发生,则早期的急救措施,包括止血、抗休克、镇静止痛等处理,尤为重要。患者情况稳定后,尽早对伤口清创,并闭合创面是治疗的关键。对撕脱的皮瓣,应尽力采用显微外科技术吻合小血管,至少包括 1 支小动脉和 1 支小静脉,使皮瓣成活,达到最佳治疗效果。若无吻合条件,可将撕脱之皮瓣制成中厚皮片植于骨膜上,加压包扎。如皮瓣挫伤破损严重或明显污染而不能利用时,则伤口早期处理后,择期行游离植皮闭合创面。在上述措施无效或伤口暴露时间过长的情况下,可在颅骨上多处钻孔,待肉芽长出后植皮。

治疗中应注意观察皮瓣或皮片的状况并及时处理。加强抗感染治疗和护理,注意改善患者的一般情况。

(陈俊儒)

第二节　颅骨骨折

颅骨骨折是因暴力作用头颅使颅骨变形超过其弹性限度而产生的颅骨连续性中断。在闭合性颅脑损伤中约占 15%,在重型颅脑损伤中约占 70%。若暴力强度大、作用面积小,常致颅骨局部变形,产生凹陷骨折,所伴脑损伤也较局限;若暴力强度小而作用面积大,多数发生线形骨折或粉碎性骨折,伴发的脑损伤亦较广泛。颅底复杂的骨结构使得其骨折具有特殊的表现。颅骨骨折治疗的重要性主要在于颅内结构的损伤。

一、病因

颅骨骨折因直接暴力、间接暴力均可引起,颅骨骨折引起的局部变形是直接暴力损伤的结果,其所产生的骨折类型及范围,常取决于致伤物体的速度和大小。如体积大、速度慢,常发生线形骨折;如速度快,则多为凹陷或粉碎凹陷骨折;体积小而速度高则常造成穿入性损伤。也可由间接暴力引起,如被两个外物挤压,或者头顶遭受重物击伤时,暴力借颅骨向下传导至枕骨髁,而冲击于寰椎上关节凹,由此引起整个颅腔发生变形,甚至可发生危及生命的颅基底内陷骨折。或者自高处坠落,臀部或足跟着地,暴力通过脊柱上传引起颅底骨折。

二、临床表现

颅骨骨折的临床表现主要是受伤部位头皮软组织的外伤表现,以及由骨折造成的血管、脑组织、神经等损伤的表现。根据骨折部位、性质的不同,临床表现也各有特点。

(一)颅盖骨折

骨折部位可出现肿胀、瘀血、压痛和头皮血肿等软组织损伤表现。骨折线通过脑膜中动脉沟、矢状窦和横窦时,容易损伤这些血管造成硬膜外血肿,出现急性颅内压增高和神志改变等脑组织受损征象。凹陷性和粉碎性骨折者,则可能产生局部脑受压或脑挫裂伤,出现偏瘫、失语、癫痫发作等脑功能障碍的表现。亦可造成颅内血肿,出现颅高压、意识障碍和各种神经体征。

(二)颅底骨折

1.前颅凹骨折

前颅凹骨折可有额部软组织损伤的表现。出血进入眶内,可见眼睑和结膜下瘀血,即所谓"熊猫眼"或"眼镜征"。骨折线通过额窦或筛窦时,造成鼻出血或脑脊液鼻漏。当气体由破损的鼻旁窦进入颅腔内,则产生外伤性颅内积气。嗅、视神经损伤则有嗅觉丧失,视力下降等表现。

2.中颅凹骨折

中颅凹骨折常伴有面神经和听神经的损伤,出现周围性面瘫、听力减退、眩晕等。骨折累及蝶骨时,会造成脑脊液鼻漏。岩骨骨折时,脑脊液经中耳和破裂的鼓膜流出,形成脑脊液耳漏。血液或脑脊液亦可经咽鼓管流向口、鼻腔。骨折经过蝶骨损伤颈内动脉,形成颈内动脉-海绵窦瘘时,临床表现为头部或眶部的连续杂音、搏动性突眼、眼球活动受限和视力减退。少数患者因颈内动脉损伤造成致命性出血,大量鲜血自口鼻流出而危及生命。动眼神经、滑车神经、外展神经和三叉神经第一支损伤时,则有瞳孔散大、眼球运动受限、前额部感觉障碍,即"眶上裂综合征"的表现。动眼神经损伤时,应注意和颅内血肿等引起的瞳孔改变相鉴别。

3.后颅凹骨折

后颅凹骨折可在枕下或乳突部发现皮下瘀血(Bathe 征),但常出现在数小时或数天后。下咽困难、声音嘶哑则提示后组脑神经损伤。后颅凹骨折常伴脑干损伤而致病情严重。

三、辅助检查

(一)常规检查

1.CT 扫描

不仅可了解骨折情况,还可了解脑损伤及出血状况。

2.头颅 X 线片

判断骨折线走向及骨折范围。

3.MRI 扫描

可明确脑干及脊髓处的损伤。

（二）实验室检查

收集耳鼻流液的常规检查,细胞计数及糖、蛋白、氯化物定量判断是否符合脑脊液,是否伴有颅内感染。

四、诊断

颅骨骨折分类诊断如下。

（一）颅盖骨折

颅盖骨折以顶骨、额骨居多,枕骨、颞骨次之。

1.线形骨折

注意有无合并脑损伤及颅内出血表现。

2.凹陷骨折

常见于额顶部,幼儿多见,重点要了解凹陷范围及深度。

3.粉碎骨折

注意骨折片的分布,脑损伤的程度。

（二）颅底骨折

诊断主要依靠临床表现,X线片难以显示颅底骨折,CT扫描利用颅底重建,对诊断有重要价值。

1.前颅窝底骨折

骨折线经过眶板、筛板、蝶骨平台等处。以"熊猫眼征"及脑脊液鼻漏多见,可伴嗅觉及视觉障碍。

2.中颅窝底骨折

骨折线常经过颞骨岩部、蝶骨翼等。多见有脑脊液耳漏,耳后皮肤瘀斑及动眼、滑车、三叉、外展、面、耳蜗前庭神经损伤。

3.后颅窝底骨折

骨折线常经过颞骨岩部、乳突部、枕骨等处。多见乳突部瘀斑及后组脑神经损伤表现。另外,按骨折处头皮或硬脑膜是否破损分为闭合性与开放性骨折。

五、治疗

主要对因骨折造成的脑膜、脑、脑神经、血管损伤进行治疗。

（一）一般治疗

单纯线形骨折只需对症治疗,无须特殊处理,密切观察病情变化,及时复查CT排除颅内血肿。颅底骨折本身无须特殊手术处理,应平卧头高位,避免擤鼻,促其自愈,切忌填塞鼻腔、外耳,保持清洁。

（二）药物治疗

重点对开放性骨折应用抗生素,选择广谱及抗厌氧菌抗生素,足量、足够长时间。另外选择抗癫痫药物治疗,如苯妥英钠0.1 g,每日3次,口服。

（三）手术治疗

1.手术指征

(1)凹陷骨折深度超过1 cm;凹陷处有脑功能区,出现偏瘫、癫痫;凹陷面积大,致颅内压增高。

（2）开放性粉碎凹陷骨折。

（3）颅底骨折患者视力进行性下降；经非手术治疗 1 个月以上仍有脑脊液漏或反复发生颅内感染的患者。

2.术前准备

头颅摄片了解骨折程度，配血做好输血准备。

3.手术方式

在全身麻醉下行凹陷骨折撬起复位。若骨折呈粉碎凹陷，刺入脑膜，则尽可能摘除碎骨片，探查硬膜下及脑组织，清除血肿及异物，严格止血，修补硬膜。对刺入矢状窦及脑深部的碎骨片，若无充分准备，不可勉强摘除。颅底骨折行经额视神经管减压术，行经额、鼻蝶、枕部硬膜外或硬膜下施行脑脊液漏修补等手术。

（四）预后评价

颅骨骨折的预后主要与骨折部位是否为开放伤有关。单纯线形骨折及简单凹陷骨折无须手术或单纯颅底骨折预后较好。若有骨缺损较大或伴有骨感染患者预后较差。对骨缺损较大者可行二期颅骨成形术。

（陈俊儒）

第三节　迟发性外伤性颅内血肿

迟发性外伤性颅内血肿是指头外伤后首次检查（脑血管造影或 CT 扫描）未发现颅内血肿，经过一段时间后再次检查发现的颅内血肿，或清除外伤性颅内血肿一段时间后，又在颅内不同部位发现血肿者。可为硬膜外、硬膜下、脑内、脑室内或多发性血肿。迟发性外伤性颅内血肿的发病率为 1.37%～30%，迟发性外伤性硬膜外血肿的发病率为 9%～30%。

一、病因

迟发性外伤性颅内血肿的病因目前尚不清楚，一般认为是多种因素相互作用而形成，可能与血管麻痹、低氧血症、低血压等全身因素或脑挫裂伤本身有关。发病机制有以下 3 种常见的学说。

（一）血管舒缩功能障碍

外伤后引起血管麻痹，出现血管收缩功能障碍，局部二氧化碳和酸性物质蓄积，导致血管扩张，血细胞渗出，形成血管周围血肿。外伤导致血管反射性痉挛，脑血管痉挛引起脑组织缺血、坏死、水肿，脑组织压力增高压迫止血，而当开颅术后或急剧减压后，血管破裂出血形成迟发性血肿。损伤区释放出的酸性物质对血管的软化与破坏也起了一定作用。

（二）低血压、低血氧等全身因素

低血压是颅内血肿形成的最大的"保护机理"，对于低血压患者，当其血压上升后可发生迟发性外伤性颅内血肿。低血氧可使动脉压升高，因脑受伤区血管自主调节丧失，有利于血细胞外渗形成血肿。脑损伤区释放组织凝血激酶，引起局部凝血异常、全身性弥散性凝血障碍或局部纤维蛋白溶解,可在骨与板障静脉破损处形成迟发性外伤性颅内血肿。

(三)脑挫裂伤与迟发性外伤性颅内血肿

脑挫裂伤后毛细血管、小静脉扩张、充血,血细胞外渗形成点状出血,最后融合成血肿。临床表明迟发性外伤性颅内血肿多数伴有脑挫裂伤,因此,认为脑挫裂伤是迟发性外伤性颅内血肿的发病基础。脑挫裂伤引起局部血管调节机制障碍,产生脑组织缺氧、高碳酸血症,加重脑水肿和肿胀,促进血细胞外渗,形成血肿。

二、临床表现

(一)年龄与性别

该病可发生于任何年龄,但以中老年多见,男性明显多于女性。

(二)发生时间

头外伤至迟发性外伤性颅内血肿发生的时间最短为 6 h,最长 11 年,80% 发生在伤后 2 周之内,多发生在伤后 72 h 内或清除其他颅内血肿之后。

(三)起病方式

起病方式可为急性、亚急性或慢性,症状和体征逐渐发生。

(四)迟发血肿部位

迟发血肿部位以额颞部最多见,这与颅中窝、颅前窝的生理解剖特点及头部的减速损伤易引起对冲伤有关。

(五)受伤方式

绝大多数为减速性损伤,损伤不一定很重。

(六)临床表现

入院时一般症状较轻,而意识障碍进行性加重,逐渐出现局限性神经症状。

(七)促发因素

低血压、脑脊液外引流、过度换气或强力脱水是其促发因素。

(八)术后变化

手术后苏醒慢或清醒后又昏迷,切口局部张力增高,引流管不通畅。

三、辅助检查

早期诊断及时手术是降低迟发性外伤性颅内血肿病死率的关键,而能否早期诊断取决于对该病的临床征象及 CT 复查必要性的正确认识。是否复查 CT 应考虑到以下几点。

(1)凡具备上述某些临床表现特点的急性颅脑损伤患者,均应立即或 3 天内常规复查 CT。

(2)由于脑挫裂伤及蛛网膜下隙出血是引起迟发性外伤性颅内血肿的主要先决条件,因此,对这类患者应 24 h 内复查 CT,不应等到出现明显的临床症状、体征恶化时。

(3)继发性癫痫患者应立即复查 CT。

(4)颅内血肿清除术后意识无好转或恶化,骨窗压力增高,应立即复查 CT。

(5)伤后立即 CT 扫描的头外伤患者,应在经 6~7 h 常规复查 CT。

四、诊断

迟发性外伤性颅内血肿目前尚无统一诊断标准。有学者提出迟发性外伤性颅内血肿的诊断标准为：①既往无脑血管病；②有明显的头外伤史；③有中间无症状期；④卒中样发作。也有学者提出如下诊断标准：①头部在运动中受伤，有短暂或持久的意识丧失，有局限性神经症状或颅骨骨折；②头外伤距出现颅内血肿的时间少于 2 周；③多次 CT 确诊首次 CT 扫描的无血肿区发生了血肿。

五、治疗

迟发性外伤性颅内血肿原则上应手术治疗。对于迟发性外伤性颅内血肿占位效应不明显、血肿小于 35 mL、中线结构移位小于 1 cm 且患者清醒者，可保守治疗，但必须严密观察病情变化及 CT 动态观察，有条件者应行颅内压监护。对于占位效应明显的迟发性外伤性颅内血肿，幕上血肿量大于 35 mL 或颅后窝血肿、中线结构移位大于 1 cm，应积极手术治疗。无CT 复查条件者，若出现以下情况应积极开颅探查。

（1）头外伤后，经确切治疗意识障碍无改善或恶化或局限性神经系统体征加重或出现癫痫者。

（2）血肿清除后症状无改善或一度好转又恶化或出现对侧瞳孔散大者。

（3）年轻患者血肿清除术后，对侧有颅骨骨折。

（4）首次 CT 扫描不能解释临床症状和体征。

（5）麻醉时或治疗时进行过度换气治疗的患者。

（6）多发伤伴有低血压，虽首次 CT 扫描正常，但不久血压明显升高者。

（陈俊儒）

第五章　肿瘤外科疾病诊治

第一节　小细胞肺癌

小细胞肺癌(small cell lung cancer,SCLC)是原发性支气管肺癌中恶性程度最高的一种，包括变异性和复合性小细胞癌，占肺癌总数的15%～20%。

一、病因

通常认为，肺癌的发生是由环境因素单独作用引起的，吸烟是确定的肺癌发病相关危险因素，已有研究表明，环境性吸烟(enviromental tobacco smoke,ETS)被动烟草吸入亦明显增加肺癌的发病风险。研究表明，有16%～24%的非吸烟者或戒烟者肺癌患者是由于环境性吸烟引起的。

分析显示，暴露在工厂被动吸烟环境中的工人罹患肺癌风险会增加24%，并且该风险与暴露持续的时间密切相关。某些职业，如矿工、石棉暴露、建船和石油冶炼工与肺癌的发病相关密切。

二、临床表现

小细胞肺癌临床表现的特殊性在于它的高度恶性，往往在肺内原发灶很小时即有转移，有些患者以转移病灶为首发表现。小细胞肺癌(SCLC)易发生血行转移，确诊时约2/3已有远处转移，80%以上为胸腔内转移，胸腔外转移以脑、骨转移多见。早期多数患者以咳嗽、咳痰、痰中带血、气促、胸痛、胸闷不适、发热等症状常见，晚期表现为胸腔外扩散，以脑转移、骨转移及各种内分泌综合征多见，脑转移多可表现为局部无力，全身或局部抽搐，意识模糊，共济失调等；而内分泌综合征大多数以抗利尿激素分泌异常综合征、异位ACTH综合征、神经综合征及其他内分泌副癌综合征常见。

三、诊断

小细胞肺癌的治疗效果与其早期诊断密切相关，因此，应该大力提倡早期诊断、及早治疗以提高生存率甚至治愈率。

详细采集病史，对小细胞肺癌的症状、体征、影像学仔细分析，及时进行细胞学及纤维支气管镜等检查，可以使得小细胞肺癌得到确诊。

（一）高危因素

有吸烟史并且吸烟指数大于400支/年、高危职业接触史（如接触石棉）以及肺癌家族史等，年龄在45岁以上者，是肺癌的高危人群。

（二）详细的病史询问和物理检查

咳嗽、气促、痰中带血、胸痛、胸闷不适、发热等症状常见，晚期表现为胸腔外扩散，以脑转移、骨转移及各种内分泌综合征多见。

（三）影像检查

1.胸部 X 线检查

胸片是早期发现肺癌的一个重要手段,也是术后随访的方法之一。

2.胸部 CT 检查

胸部 CT 可以进一步验证病变所在的部位和累及范围,也可大致区分其良、恶性,是目前诊断肺癌的重要手段,而 CT 引导下经胸肺肿物穿刺活检是重要的获取细胞学、组织学诊断的技术。SCLC 周围型较少见,CT 表现为肺内原发灶较小,密度较均匀,坏死不明显,可呈类球形、多芽孢或桑葚状,边缘相对光整,较少毛刺,可有深切迹;中央型小细胞肺癌的 CT 表现:叶支气管管腔不规则狭窄或管外沿受累支气管走行边界清晰的肿块。

3.超声检查

超声检查主要用于发现腹部重要器官以及腹腔、腹膜后淋巴结有无转移,也用于双锁骨上窝淋巴结的检查。

4.MRI 检查

MRI 检查对肺癌的临床分期有一定价值,特别适用于判断脊柱、肋骨以及颅脑有无转移。

5.骨扫描检查

骨扫描检查用于判断肺癌骨转移的常规检查。当骨扫描检查提示骨可疑转移时,可对可疑部位进行 MRI 检查验证。

6.PET/CT 检查

PET/CT 检查不推荐常规使用。在诊断肺癌纵隔淋巴结转移时较 CT 的敏感性、特异性高。

四、治疗

（一）外科治疗

1.外科治疗的理由

(1)手术可以治愈某些局限期肿瘤。

(2)手术不但可控制原病灶,还可减少放化疗后原发病灶复发及局部区域淋巴结转移,回顾性研究表明手术联合化疗的多模式治疗的生存期与相同 TNM 分期的非小细胞肺癌的相近。

(3)混合细胞对化疗反应稍差,其晚期复发有可能是非小细胞成分引起的。

2.外科治疗原则

肺癌手术分为根治性手术与姑息性手术,应当力争根治性切除,以期达到最佳、彻底的切除肿瘤,减少肿瘤转移和复发,并且进行最终的病理分期,指导术后综合治疗。应当遵守下列外科原则。

(1)全面的治疗计划和必要的影像学检查均应当在非急诊手术治疗前完成,充分评估决定手术切除的可能性并制订手术方案。

(2)尽可能做到肿瘤和区域淋巴结的完全性切除,同时尽量保留有功能的健康肺组织。

(3)电视辅助胸腔镜手术(video-assisted thoracic surgery,VATS)是近年来发展较快的微创手术技术,主要适用于Ⅰ～Ⅱ期肺癌患者。

(4)如果患者身体状况允许,应当行解剖性肺切除术(肺叶切除、支气管袖状肺叶切除或全肺切除术)。如果身体状况不允许,则行局限性切除:肺段切除(首选)或楔形切除,亦可选择VATS术式。

(5)完全性切除手术除完整切除原发病灶外,应当常规进行肺门和纵隔各组淋巴结(N_1和N_2淋巴结)切除并标明位置送病理学检查。最少对3个纵隔引流区(N_2站)的淋巴结进行取样或行淋巴结清除,尽量保证淋巴结整块切除。建议右胸清除范围为:2R、3a、3p、4R、7~9组淋巴结以及周围软组织;左胸清除范围为:4 L、5~9组淋巴结以及周围软组织。

(6)术中依次处理肺静脉、肺动脉,最后处理支气管。

(7)袖状肺叶切除术在术中快速病理检查保证切缘(包括支气管、肺动脉或静脉断端)阴性的情况下,尽可能保留更多肺组织(包括支气管或肺血管),术后患者生活质量优于全肺切除术患者。

(8)肺癌完全性切除术后6个月复发或孤立性肺转移者,在排除肺外远处转移的情况下,可行复发侧余肺切除或肺转移病灶切除。

(9)心肺功能等机体状况经评估无法接受手术的Ⅰ期和Ⅱ期的患者,可改行根治性放疗、射频消融治疗以及药物治疗等。

3.手术禁忌证

外科手术的禁忌证争议较大,目前大部分学者认可的禁忌证有:①心、肺、肝、肾等重要脏器功能不能耐受手术者;②分期晚于$T_{1\sim2}N_{0\sim1}M0$期的小细胞肺癌。

(二)放疗

局限期SCLC经全身化疗后部分患者可以达到完全缓解,但是如果不加用胸部放疗,胸内复发的风险很高,加用胸部放疗不仅可以显著降低局部复发率,而且死亡风险也显著降低。

在广泛期SCLC患者,远处转移灶经化疗控制后加用胸部放疗也可以提高肿瘤控制率,延长生存期。如果病情许可,小细胞肺癌的放射治疗应当尽早开始,可以考虑与化疗同步进行。如果病灶巨大,放射治疗导致肺损伤的风险过高的话,也可以考虑先采用2~3个周期的化疗,然后尽快开始放疗。

(三)化疗

局限期小细胞肺癌(Ⅱ~Ⅲ期)推荐放、化疗为主的综合治疗。

(张　明)

第二节　胃　癌

胃癌是我国最常见的恶性肿瘤之一,在我国其发病率居消化道肿瘤的首位,是一种严重威胁人民身体健康的疾病。胃癌可发生于任何年龄,但以40~60岁多见,男、女性之比为2:1。癌变可发生于胃的任何部位,但多见于胃窦部,尤其是胃小弯侧。

一、病因

1.地域环境及饮食生活因素

胃癌发病有明显的地域性差别,在我国西北及东部沿海地区胃癌发病率比南方地区明显高。长期食用盐腌、烟熏、炭烤食品的人群中胃远端癌发病率高,与食品中的亚硝酸盐、真菌毒素、多环芳烃化合物等致癌物或前致癌物含量高有关。

2.癌前病变

癌前病变指一些使胃癌发病危险性增高的良性胃疾病和病理改变。胃癌的癌前病变有慢性萎缩性胃炎、胃息肉及胃部分切除后的残胃。这些病变常伴有不同程度的长期慢性炎症过程、胃黏膜肠上皮化生或非典型增生。癌前病变本身不具备恶性特征,是交界性的病理变化。胃黏膜上皮的异型增生属于癌前病变,根据异型程度可分为轻、中、重三度。重度异型增生易发展成胃癌。

3.幽门螺杆菌

幽门螺杆菌感染是引发胃癌的主要因素之一。我国胃癌高发区人群 HP 感染率高,在60%以上。HP 能促使硝酸盐转化成亚硝酸盐及亚硝胺而致癌;HP 感染引起胃黏膜慢性炎症并通过加速黏膜上皮细胞的过度增殖导致畸变致癌;HP 的毒性产物可能具有促癌作用。

二、临床表现

1.症状

早期胃癌多无明显症状,少数患者可有恶心、呕吐或类似溃疡病的上消化道症状,无特异性。因此,早期胃癌的诊断率很低。进展期胃癌最常见的临床症状是疼痛与体重减轻。患者常有上腹不适、进食后饱胀,而后病情进展出现上腹疼痛加重、食欲下降、乏力、消瘦等。肿瘤的部位不同其临床表现也不尽相同。幽门附近癌有幽门梗阻表现。贲门胃底癌可有胸骨后疼痛和进行性吞咽困难。肿瘤破坏血管可有呕血和黑便等消化道出血症状。晚期胃癌患者常出现贫血、消瘦、营养不良甚至恶病质状态。

2.体征

早期无明显体征,可仅有上腹部深压不适感或疼痛。晚期可扪及上腹部肿块。若出现肝脏等远处转移时,可有肝大、腹腔积液、锁骨上淋巴结肿大等。发生直肠前凹种植转移时,直肠指诊可摸到肿块。

三、辅助检查

通过 X 线钡餐检查和纤维胃镜加活组织检查,诊断胃癌已不再困难。由于早期胃癌无特异性症状,患者的就诊率低,加上缺乏有效便利的普查筛选手段,目前国内早期胃癌占胃癌住院患者的比例尚不足 10%。

为提高早期胃癌诊断率,对有胃癌家族史或原有胃病史的人群定期检查。对 40 岁以上有上消化道症状而无胆道疾病者,原因不明的消化道慢性失血者,短期内体重明显减轻、食欲缺乏者应做胃的相关检查,以防漏诊胃癌。

目前临床上用于诊断胃癌的检查主要有以下几种。

1.X 线钡餐检查

数字化 X 线片胃肠造影技术的应用,使得影像分辨率和清晰度大为提高,目前仍为诊断胃癌的常用方法。常采用气钡双重造影,通过黏膜相和充盈相的观察做出诊断。早期胃癌的主要改变为黏膜相异常,进展期胃癌的形态与胃癌大体分型基本一致。

2.纤维胃镜检查

直接观察胃黏膜病变的部位和范围,并可获取病变组织做病理学检查,是诊断胃癌的最有效方法。为提高诊断率,对可疑病变组织活检不应少于4～6处,不要局限于一处或取材过少。内镜下刚果红、亚甲蓝活体染色技术,可显著提高小胃癌和微小胃癌的检出率。采用带超声探头的纤维胃镜,对病变区域进行超声探测成像,有助于了解肿瘤浸润深度以及周围脏器和淋巴结有无侵犯和转移。

3.腹部超声

在胃癌诊断中,腹部超声主要用于观察胃的邻近脏器(特别是肝、胰)受浸润及淋巴结转移的情况。

4.螺旋CT与正电子发射成像检查

多排螺旋CT扫描结合三维立体重建和模拟内腔镜技术,是一种新型无创检查手段,有助于胃癌的诊断和术前临床分期。

利用胃癌组织对于$[^{18}F]$氟-2-脱氧-D-葡萄糖(FDG)的亲和性,采用正电子发射成像技术(PET)可以判断淋巴结与远处转移病灶情况,准确性较高。

5.胃癌的微转移

主要采用连续病理切片、免疫组化、反转录聚合酶链反应(RTPCR)、流式细胞学、细胞遗传学、免疫细胞化学等先进技术。检测淋巴结、骨髓、周围静脉血及腹腔内的微转移灶,阳性率显著高于普通病理检查。

四、诊断与鉴别诊断

大多数胃癌患者经过外科医师初步诊断后,通过X线钡餐或胃镜检查都可获得正确诊断。在少数情况下,胃癌需与胃良性溃疡、胃肉瘤、胃良性肿瘤及慢性胃炎相鉴别。

1.胃良性溃疡

胃良性溃疡与胃癌相比较,胃良性溃疡一般病程较长,曾有典型溃疡疼痛发作史,抗酸剂治疗有效,多不伴有食欲缺乏。除非合并出血、幽门梗阻等严重的并发症,多无明显体征,不会出现近期明显消瘦、贫血、腹部包块甚至左锁骨上窝淋巴结肿大等。更为重要的是X线钡餐和胃镜检查,良性溃疡常小于2.5 cm,圆形或椭圆形龛影,边缘整齐,蠕动波可通过病灶;胃镜下可见黏膜基底平坦,有白色或黄白色苔覆盖,周围黏膜水肿、充血,黏膜皱襞向溃疡集中,而癌性溃疡与此有很大的不同。

2.胃肉瘤

胃原发性恶性淋巴瘤(gastric primary malignant lymphoma)分霍奇金病和非霍奇金淋巴瘤两种类型。后者占绝大多数,以B淋巴细胞为主,无特异性,常被误诊为胃溃疡或胃癌等疾病,误诊率高达90%以上。胃间质瘤属于胃肠道间质瘤(gastroitestinal stromal tumor,GIST),源于胃肠道未定向分化的间质细胞,可见于胃的任何部位,但以近侧胃多见。内镜加病理可予以明确提示。

3.胃良性肿瘤

胃良性肿瘤多无明显临床表现,X线钡餐为圆形或椭圆形的充盈缺损,而非龛影。胃镜则表现为黏膜下包块。

4.胃外肿物或脏器压迫

胃外肿物压迫其隆起形态与大小多不恒定,边界不清晰。向胃内充气后可见隆起明显,抽出气体后隆起则缩小或消失。

表面黏膜完整,外观正常,用钳触之无黏膜下滚动感。超声内镜可清晰地显示肿物位于胃壁第5层以外。

5.其他需要相鉴别的相关疾病

如胃憩室等。

五、治疗

1.内镜下黏膜切除(endoscopic mucosal resection,EMR)

早期胃癌是指癌组织局限在黏膜层或黏膜下层,而不论癌肿大小及有否淋巴结转移。目前,无论早期胃癌抑或进展期可切除胃癌,其标准根治术式均为胃大部切除术＋D_2淋巴结清扫。但其创伤大,存在一定病死率,且部分患者生活质量严重下降。

随着内镜技术的发展,发现早期胃癌经内镜下治疗仍能获得高达96%～99%的5年生存率,且能满足人们越来越高地对生活质量的要求。因此,对某些早期胃癌,内镜下治疗会是一个更好的选择。20世纪90年代,透明帽辅助内镜下黏膜切除术(EMR-C)和套扎辅助内镜下黏膜切除术(EMR-L)相继出现,即用透明帽或套扎器套在内镜前端,黏膜下注射后通过负压吸引将病变吸入透明帽或套扎器内,再用高频圈套器切割。EMR适应证由淋巴结转移的风险度、病变部位及大小和可利用的设备及技术决定。对于该适应证的界定一直存在争议。目前公认的EMR绝对适应证是由日本胃癌协会推荐的:①分化型腺癌;②黏膜内癌;③直径≤2mm;④无溃疡。EMR应尽量遵循单块切除的原则。因为分块切除难以重现整个病变,造成病理评估困难,不能有效判断是否完全切除、有否脉管浸润而影响后续治疗,增加了胃癌的复发率。Ono等数据统计显示:分3块或3块以上切除,其癌肿的完全切除率为单块切除的一半甚至更低,胃癌局部复发率可高达20%。只有符合适应证,才能尽可能地提高单块切除率,降低复发率。EMR最常见的术后并发症为出血,已有报道的EMR术后出血率为1.4%～20%,而因为严重出血而需要输血的患者可达4%～14%。即时出血常发生在位于上1/3胃的癌肿切除时。术中应及时处理,如用热活检钳夹闭或电凝烧灼出血的小血管,严重者可用钛夹夹闭小血管。

2.早期胃癌缩小手术

缩小手术主要是胃切除范围的缩小和淋巴结清扫程度的缩小。按日本胃癌治疗纲要及规约规定,胃切除范围的缩小是指胃局部切除、节段切除及保留幽门胃切除术。后者是淋巴结清扫范围的缩小。

3.远端胃大部切除术

胃大部切除术是临床最常见的胃癌手术方式,迄今为止它的应用已有百余年的历史了,在临床实践中被广泛使用,并取得了良好的疗效。胃大部切除术后的消化道重建方式有多种,其主要目的是减少并发症,提高患者术后远期整体生活质量。

目前临床常用的远端胃大部切除术后的三种消化道重建方式分别是Billroth Ⅰ式吻合术、Billroth Ⅱ式吻合术和胃空Roux-en-Y吻合术。

Billroth Ⅰ式吻合术是在1881年由Billroth首先应用的,所以由此而得名。其吻合术是在胃大部切除后,将残胃与十二指肠直接吻合。Billroth Ⅱ式吻合术是Billroth于1885年继Billroth Ⅰ式胃大部切除术后应用的,简称Billroth Ⅱ式。即胃大部切除后将残胃与距十二指肠Treitz韧带15～20 cm处空肠吻合,而将十二指肠残端关闭。胃空肠Roux-en-Y吻合术的原则是在距屈氏(Treitz)韧带 10～15 cm 处切断空肠,将远端空肠经结肠前或后与残胃吻合,距此吻合口下 50 cm 左右行近、远端空肠端侧或侧侧吻合。三种术式的特点为 Billroth I 式吻合术手术。

(1)操作较简单,吻合后的胃肠道接近于正常解剖生理状态。

(2)能减少或避免胆汁、胰液反流入残胃,从而减少了残胃炎、残胃癌的发生。

(3)胆囊收缩素分泌细胞主要位于十二指肠内。

Billroth I 式吻合术后食物经过十二指肠,能有效地刺激胆囊收缩素细胞分泌胆囊收缩素,降低了手术后胆囊炎、胆囊结石的发病率。所以该术式术后由于胃肠道功能紊乱而引起的并发症较少,但其缺点是对肿瘤较大的患者,不适合做 Billroth I 式吻合。因为要完全切除肿瘤,有损伤胰腺或胆管的危险,如切除不足,吻合口张力大,而且术后易复发。而 Billroth II 式吻合术的优点是能切除足够大小的胃而不必担心吻合口张力过大问题,术后吻合口溃疡发生率低;缺点是手术操作比较复杂,胃空肠吻合改变了正常解剖生理关系,术后发生各种后遗症较多,胆汁、胰液必经胃空肠吻合口,致碱性反流性胃炎。胃肠功能紊乱的可能性较 Billroth I 式为多。相比之下,胃空肠 Roux-en-Y 吻合术的优点是在于能较好地预防胆汁、胰液反流。空肠间吻合夹角越小,其抗反流效果越佳;两个吻合口之间的距离应在 50 cm 左右,过短则抗反流作用不佳。其缺点则是手术操作较烦琐,如不同时切断迷走神经,易引发吻合口溃疡。此外,胃切除术后的后遗症也并未减少,因此只适用于部分患者。

4.经腹根治性近端胃大部切除术

贲门胃底癌发病率近年来有所上升,其治疗仍以手术切除为最佳选择。但采用何种术式,意见尚未统一。临床上既往常采用经胸全胃切除术治疗,认为可以保证手术切除的彻底性,但近年的研究认为全胃切除与其 5 年生存率的提高并不相称,而全胃切除创伤大、术后并发症发生率及病死率较高。同时该类患者年龄较大,心肺功能均欠佳,经胸全胃切除必将影响其呼吸循环系统,增加术后肺部感染、心力衰竭等并发症发生机会。我们体会经腹根治性近端胃切除术治疗贲门胃底癌,术后并发症发生率低、手术安全性较大、住院时间短,有利于患者的恢复和改善预后。全胃切除术因失去了整个胃,也就失去了食物储存的作用,限制了进食量,影响了营养物质摄入,尤其全胃切除后内因子缺乏,使患者常伴有中重度贫血及消瘦,术后的综合治疗常受到影响。根治性近端胃切除由于保留了远侧胃,胃的功能得以部分保留,重建的消化道更符合生理要求,患者的全身营养状况获得维持,为综合性治疗奠定了基础。幽门管的保留可防止肠内容物反流入胃而引起的反流性胃炎或食管炎。

胃癌的预后主要取决于病期的早晚及其淋巴结转移情况。胃底癌由于其解剖位置特殊,症状出现时大多已为进展期,且多已有淋巴结转移及肿瘤侵犯周围组织和邻近器官。肿瘤侵犯肌层即可有第 5、第 6 组淋巴结转移,随外侵程度加重,邻近淋巴结及向下和远处转移率增加,除大结节融合型淋巴结术中容易确认有转移外,即使有经验的外科医师也难以确认一般型和孤立小结节型淋巴结有否转移,且有部分区域淋巴结尚未转移但已有淋巴管癌细胞侵袭。因此根治性近端胃切除治疗胃底癌常有淋巴结清除不彻底,导致术后复发和转移,手术治疗后 2 年生存率较低,低于贲门癌。我们体会,若肿瘤体积较大,周围有肿大淋巴结尤其是大网膜或幽门上下有肿大淋巴结者,仍应考虑根治性全胃切除术。而对于贲门癌,其病期相对较早,只要肿瘤侵犯食管不大于 2 cm,根治性近端胃切除可获良好效果。手术操作注意事项如下几点。

（1）取上腹部正中切口,切除剑突,有利于术野的良好显露,若需经胸也可方便延长切口。

（2）食管下段要充分游离6～8 cm,在贲门上方切断迷走神经,以保证食管切除的长度。

（3）术中如发现吻合口张力过大,可游离十二指肠并推向中线,减小吻合口张力。

（4）术中胃管应置入十二指肠降部,保证有效的胃肠减压,有利于吻合口愈合,一旦发生吻合口瘘可经此管行肠内营养,促进愈合。

5.经胸腹根治性全胃切除术

该手术技术:气管插管加静脉复合麻醉,右侧卧位约45°,上腹正中切口左侧绕脐下3 cm,D_2 淋巴结清扫,幽门下3 cm切断十二指肠,术中探查肿瘤大小、部位、外侵程度,如侵犯腹腔食管或食管切除后断端较高吻合有困难,则左侧第6肋间开胸至左侧腋中线,清扫膈上食管旁淋巴结,主动脉弓下平面切断食管,食管空肠Roux-en-Y吻合,第8肋间放胸管。术中常规放置空肠营养管至肠肠吻合口下10 cm处。胸腹联合切口优点在于以下几点。

（1）术野开阔,能够切除病灶以上足够长度的食管,防止食管残端癌细胞残留。

（2）有利于清扫食管旁膈上淋巴结以及腹腔相关淋巴结,膈肌受侵犯时可以将部分膈肌切除。

（3）易于消化道重建,防止因追求食管残端阴性切除腹段食管过高,造成吻合困难,术后易发生吻合口瘘。

6.全胃切除术

（1）适应证:我国于20世纪50～60年代陆续开展胃癌手术治疗,当时因医疗条件落后切除范围小,术后5年生存率不超过20%。全胃切除术偶有报道。从20世纪70年代开始,各大医院开始用全胃切除术治疗胃癌,但适应证为全胃癌和皮革胃,对胃上部癌多采用近端胃切除术。近几年来,人们逐渐认识了胃上部癌的特殊性。①胃上部癌不易早期发现,就诊时多为Ⅲ期以上。②胃底贲门癌多属浸润生长型,恶性程度高,生物学行为差。因此,不少学者主张对胃上部癌行全胃切除术。同时,由于医学科学的迅猛发展,尤其是围术期各种强化监测及营养处理的进步,以及外科技术,尤其是吻合器的应用和改进,已大大降低全胃切除术的手术病死率和并发症发生率,几乎达到近端胃切除的水平,为全胃切除术奠定了安全保障。

此外近端胃切除后有排空障碍、反流性食管炎及残胃癌等后期并发症。因此,除早期和原位癌外,对胃上部癌多主张全胃切除术。

（2）手术技术:由于吻合器的应用和改进,全胃切除术的高年资外科医师并非难题,但手术技巧是否合理和娴熟则直接关系到患者的术后并发症、术后生活质量及存活时间,这也是东西方之间治疗结果不同的主要原因之一。总结大量文献,很多名家近几年认同的有两个手术技巧方面的问题值得在此强调。食管裂孔周围切除如下。胃底贲门癌多侵犯食管裂孔周围组织,将食管裂孔周围组织包括部分膈肌切除,既可防止癌组织残留,又可将食管裂孔上的小淋巴结一并清扫,达到根治目的,延长存活时间。全胃切除术后尤其是癌肿侵犯食管下端者,由于部分食管应被切除,吻合时食管下拉,术后由于食管的收缩会将空肠储袋上拉,因食管裂孔的阻挡而发生吻合口裂漏,是部分术后吻合口瘘的根源。将食管裂孔周围组织切除后空肠储袋可自由升降,避免了吻合口瘘的发生。食管裂孔切除后膈肌还可纵向切开,扩大食管的显露,对侵犯食管5 cm以内的病变可避免开胸。关于食管裂孔切除的方法,则是将食管裂孔周围的膈肌半圆形切除2 cm。首先要切断三角韧带,将肝左外叶折向右侧,切除裂孔周围膈肌组织,注意一定要缝扎膈肌和膈静脉,电刀切断和结扎不可取,因为随着术后膈肌恢复运动,会发生结扎线脱落而再出血。此外,还要注重淋巴结清扫技巧。全胃切除术的淋巴结清扫要坚持左中右三个重点区,即肝门上下肝十二指肠韧带(右),腹腔动脉干(中)和脾门(左):此三处的清扫重在显露,一般来讲,腹腔动脉干更易显露,清扫较为彻底,左右两侧的清扫则容易忽略。近来的大量研究表明,左右两侧的清扫同样重要。

7. 扩大切除术

手术范围包括全胃(适用于贲门、胃体部癌,切除部分食管和十二指肠)、近全胃(适用于胃窦部和胃小弯癌,切除胃小弯近全部及大弯 90%)和大、小网膜及横结肠系膜前叶;清扫淋巴结的范围包括腹腔动脉旁淋巴结、胃左动脉周围淋巴结(包括贲门右侧淋巴结)和肝动脉周围淋巴结。日本的胃癌标准根治术规范中,对胃切除和淋巴结清扫范围有严格的界定。对于 D_3 以上的手术由于争议较大,目前尚缺乏循证医学的证据,没有具体标准。

胃癌扩大切除术包括大器官切除和扩大淋巴结清扫术。对于胃癌已侵及器官者主张将受累的器官、组织连同淋巴结整块切除,包括胃癌合并胰脾联合切除术、胃癌合并胰十二指肠切除术、胃癌合并横结肠系膜和横结肠切除术、胃癌合并部分肝切除术、左上腹脏器联合切除术、将胃及引流淋巴结的大小网膜和横结肠及其系膜、脾、胰体尾切除等,必要时将左肝、左肾、左肾上腺、部分食管及部分膈肌切除。

Appleby 手术为在腹腔动脉根部离断,同时行远侧 2/3 胰、脾、全胃及相应区域淋巴结与原发病灶整块切除。胃癌扩大切除术的淋巴结清扫应包括所有的第二站淋巴结和部分甚至全部的第三站淋巴结。

8. 姑息手术

在临床上早期胃癌多无症状或仅有轻微症状。但是当临床症状明显时,病变大多已属晚期。胃癌姑息性手术是指患者肿瘤浸润超过浆膜层并累及周围重要脏器,比如发生肝转移、腹膜转移或广泛的淋巴转移,为了解决胃癌带来的出血、梗阻或者疼痛等问题,于是对原发癌施行胃大部切除术,通过手术切除一部分肿瘤。这种姑息性切除术能有效减少出血、梗阻、疼痛等肿瘤并发症的发生。通过这种胃癌姑息性手术,相对有效地提高了患者的生命长度和质量。

9. 腹腔镜胃癌根治术

通常在治疗原则中,该类术式应遵循传统性开腹手术有关肿瘤的根治原则。主要包含对肿瘤及其周围组织整块切除和操作非接触性原则,足够边缘及彻底淋巴清扫等。而合理实施淋巴结清扫为该类术式最为关键的问题。且必须遵循以下两点。

(1)严格遵照国际上公认的日本胃癌相应规约要求,判断肿瘤部位及分期以选择实施不同程度的清扫范围,以达到彻底实施清扫患者各组淋巴结的目的。

(2)清扫时力求遵守整块切除原则。

该术式依腹腔镜有关技术可分成全腹腔镜根治术、腹腔镜辅助根治术以及手助腹腔镜根治术;依手术方式加腹腔镜可分成根治性近、远端胃大部分切除术以及全胃切除术;依照淋巴结有关清扫范围可分成 D_1、D_1+D_α、D_1+D_β、D_2、D_3 等。手术方式和类型的选择与患者肿瘤的大小、部位以及分期,术者的经验、熟练程度、患者的情况等诸多因素密切相关。

(郭书坤)

第三节　胰腺癌

胰腺癌(carcinoma of the pancreas)主要指胰外分泌腺的恶性肿瘤,约占消化道恶性肿瘤的 10%,发病率近年来明显增高,恶性程度高、发展较快、预后较差。临床上主要表现为上腹部疼痛、食欲缺乏、消瘦和黄疸等。发病年龄以 45～65 岁最多见,男、女性之比为 1.8 : 1。

一、病因

1.吸烟

国外研究吸烟与胰腺癌的发病率密切相关,无论男女,吸烟者的胰腺癌发病率比不吸烟者高出 1～2 倍。其机制为吸烟可使血液中的致癌物质的浓度明显升高,转而通过血液循环直接作用于胰腺,也可经由肝脏的胆汁分泌,反流至胰腺,此外,大量吸烟可使血脂浓度增加,后者可促进胰管上皮出现不典型增生。

2.饮食

大量的高蛋白,高脂肪饮食可增加胰腺癌的发病率,机制为此类饮食可促进促胃液素、促胰液素、缩胆囊素-胰酶泌素(CCK-PZ)等大量释放,而这些胃肠道激素均为强烈的胰腺增生性刺激药,可使胰管上皮增生和间变,并增加胰腺组织对致癌物质的易感性。

3.咖啡

有报道表明,根据 16 个国家的近 15 年的统计,随着咖啡进口量和消耗量的增加,胰腺癌的发病率和病死率也逐年上升,其机制不甚清楚。

4.糖尿病

有学者认为。糖尿病是胰腺癌的病因之一,因为需用胰岛素控制症状的糖尿病患者,胰腺癌的发病率比健康人高 2～3 倍;而另一些研究者认为,糖尿病常为胰腺癌的继发症状,约 80%的胰腺癌患者存在糖尿病症状或无症状糖耐量异常,其主要表现为葡萄糖负荷后胰岛素释放降低或延缓所致。

5.饮酒及慢性胰腺炎

长期大量饮酒者常患有慢性胰腺炎,慢性胰腺炎时胰腺导管上皮反复增生、纤维化可导致细胞的间变。

6.致癌物质

诱发实验性胰腺癌 Reddy 用甲基亚硝酸脲饲养豚鼠,在经 1～2 年,有 25%的豚鼠发生胰腺癌、叙利亚金色仓鼠在食用 2,2-二羟基-2N-丙基亚硝胺后会发生胰腺癌,这些动物模型具有与人类胰腺癌相似的生物学特性,可表达胰腺癌相关抗原。但发生于人类的胰腺癌极少与上述人类胰腺癌相似的生物学特性,可表达胰腺癌相关抗原。但发生于人类的胰腺癌极少与上述化学品有直接关系。在日常生活中,食物防腐剂如亚硝胺制品,可在烹调中转变为亚硝胺,可能有潜在的致癌作用。

二、临床表现

取决于癌的部位、胆管或胰管梗阻情况、胰腺破坏程度及转移等情况。一般而言,起病隐匿,早期无特殊表现,可诉上腹不适,食欲减退,乏力等,出现明显症状时,病程多已进入晚期。整个病程短、病情发展快、迅速恶化。

1.腹痛

约有90％以上患者可在早期表现为上腹部不适、闷胀、酸痛、钝痛等，以后出现顽固性疼痛。其特点为当有梗阻发生时，胆道腺收缩导致右上腹部阵发性绞痛，可在进食后因分泌增加致使胆管胰管内压增高而加重；病变累及腹壁神经丛时，表现为腰背部持续性疼痛。

2.黄疸

进行性持续性阻塞性黄疸见于90％以上的患者，为胰腺癌的突出症状。有10％～15％的患者以黄疸为首发症状而就诊。大多数是在疼痛后或疼痛时出现。但有20％～30％的患者为无痛性黄疸。特点为尿色进行性加深；大便颜色逐渐变浅；皮肤逐渐出现瘙痒症。

3.消化道症状

消化道症状多有明显改变。83.9％的人厌油腻，77％厌食动物蛋白、同时伴有饱胀，拒食恶心呕吐，甚或便秘、腹泻、少数有大便潜血。

4.体重减轻与消瘦乏力

70％以上患者短期内出现体重减轻和全身乏力。

5.其他

部分患者还会出现发热、寒战、腹腔积液、肝大、低蛋白血症及门静脉高压等症状。

6.体征

患者消瘦、营养不良、黄疸、全身状况极差。50％的患者可以扪及肿大的肝脏和胆囊，肝边钝质硬。上腹部肿块质硬，结节感，边缘不清，有压痛和肌紧张；出现黄疸的病例扪及肿大的胆囊是胰头部癌肿的重要体征。

三、辅助检查

1.影像学

（1）超声波：B超为胰腺癌的首选检查项目，能发现直径2 cm以上的胰腺肿瘤，还能发现胰管扩张、胆管扩张、胆囊肿大及肝内转移灶，但对较小的肿瘤常难以检出。

（2）CT：可以发现胰腺内直径＞1 cm的肿瘤，还可发现胰腺癌所致胰胆管扩张、肝转移灶、淋巴结转移、胰周组织浸润及大血管受累等征象。

（3）MRI：总体不优于CT，可行胆道系统水成像，对手术有指导作用。

2.实验室检查

（1）胰头癌致梗阻性黄疸时，可发现血清胆红素明显升高，其中以直接胆红素升高为主。血清碱性磷酸酶升高亦显著。ALT常在正常范围或可稍升高。

（2）肿瘤标志物检测包括癌胚抗原（CEA）、CA199、CA724，CA50的测定，CA199对胰腺癌具有高度敏感性和特异性，胰腺癌诊断准确率达86％。

四、诊断和鉴别诊断

（一）诊断

胰腺癌患者在初发病时多无特征性表现，常被患者或临床医师所忽视不易早期发现和确诊。当患者出现腹痛、体重减轻、进行性黄疸等胰腺癌的典型症状时，虽易做出诊断，但多已属于晚期，失去治疗的时机。近年来，随着诊断技术特别是影像学方法的不断发展，对提高胰腺癌诊断水平发挥了积极作用。

（二）鉴别诊断

1.胃十二指肠疾患（包括炎症、溃疡、肿瘤等）

一般利用 X 线钡餐和纤维内镜检查,不难鉴别清楚,特别是壶腹部肿瘤,几乎有 1/3 被误诊为胰头癌。此病多起源于壶腹本身,部分来自十二指肠黏膜或胆总管末端。最终鉴别靠内镜活检。

2.肝脏疾病

胰腺癌常可误诊为黄疸型肝炎,但后者多有接触史和明显的转氨酶升高,黄疸数周后消退,体重无明显下降。肝癌中晚期,黄疸、疼痛、腹块都较明显并呈进行性加重,常与胰腺癌混淆,但肝癌黄疸多在肝大后出现,甲胎蛋白显著增高,腹痛与体位无关、影像学检查可有助鉴别。

3.胆道疾病

慢性胆囊炎、胆石症与胰头癌多有共同之处,但其多有反复发作病史。黄疸持续时间不长波动性较大,影像仅有胆囊改变,治疗效果佳。

4.慢性胰腺炎

鉴别较困难,有时需靠活检或手术鉴别。

五、治疗

（一）手术治疗

胰腺癌的治疗目前仍以手术切除为主。对于无明显转移或晚期病例,也应尽可能在剖腹探查基础上,争取切除。

1.胰腺癌围手术期治疗

胰腺癌围手术期治疗是提高治愈率,减少并发症的重要措施,理由如下:①胰腺癌手术是腹部外科较复杂手术,时间长,创伤大,出血多,并发症多,病死率高。②贫血、消瘦、营养不良,应积极给予支持疗法,积极纠正酸碱平衡失调,纠正低血容量、低蛋白血症等。③积极纠正心、肝、肾功能不全,控制感染,减少手术和术后并发症。④关于黄疸的处理目前均在争议中,但作为危险因素之一,应在手术前一并考虑改善。

2.手术原则及方式

手术选择一般原则是:诊断明确而且有转移病灶者应避免根治性手术;无转移症状者应做到剖腹探查术并做根治术的准备;有胆道梗阻并伴有转移者可做旁路手术或置管引流。①根治性手术:胰头癌主要做胰十二指肠切除术或保留幽门式胰十二指肠切除术,尽量切除胰头、胰钩窦部、胃窦、十二指肠全部、空肠上段、胆总管下段以及局部淋巴结,有条件者应做扩大切除;胰体尾癌,行体尾切除术同时切除脾脏。②姑息性手术:常用术式有胆囊空肠吻合术、经皮穿刺胆管置管引流术,或行胆道空肠与胃空肠吻合术等,或胆囊切口术。

（二）放射治疗

由于胰腺癌属于放射线低度的敏感肿瘤,所以临床上并不普遍单独应用。而是经常与化疗一起用于手术后减少复发及失去手术机会的晚期胰腺癌患者。

（郭书坤）

第四节　肾　癌

肾脏肿瘤在泌尿,男性生殖系统肿瘤中发病率仅次于膀胱肿瘤。据国内外统计占全身肿瘤的 $0.4\%\sim3\%$。肾脏肿瘤多数为恶性肿瘤,其中以肾细胞癌最为常见,占肾脏肿瘤的 $80\%\sim85\%$。多发生于肾实质,少数发生于肾盂。

一、病因

肾癌的病因未明。其发病与遗传、吸烟、肥胖、抗高血压治疗等有关,不吸烟以及避免肥胖是预防发生肾癌的重要方法。遗传性肾癌或家族性肾癌占肾癌总数的 4%。非遗传因素引起的肾癌称为散发性肾癌。

二、临床表现

肾癌的临床表现变化多端,可因发病肿瘤来源、病理类型、发生部位、病程长短不同而临床表现不一。在无任何症状的情况下,有时肿瘤已在体内广泛进展。甚至出现肺、骨等处的转移征象。但血尿、腰痛和肿块仍是肾脏恶性肿瘤的三大典型症状,同时还存在不少非泌尿系统的肾外表现。特分述如下。

1.局部肿瘤引起的症状

肾脏肿瘤可出现血尿、腰部疼痛、腰部肿块的典型表现。但此多表示肿瘤已到晚期。临床上三联症出现的机会不多,占总数的 $10\%\sim15\%$。

(1)血尿:血尿为最常见的症状,约有 60% 的患者出现血尿。可为肉眼血尿和(或)镜下血尿。多数为无痛性血尿,尿内有时还带有血丝。大多数病例血尿是因为肿瘤侵入肾盂、肾盏而引起。肾盂癌患者血尿几乎是唯一的症状。

(2)腰痛:由于肿瘤长大后肾包膜紧张增大,或侵犯周围组织而出现腰痛。表现为持续性钝痛,当肿瘤已侵入神经或腰椎可造成剧烈的持续性疼痛。血尿中的血在输尿管内凝固成条索状血块,随尿排出,可引起肾绞痛。

(3)腰部肿块:有 10% 的患者腰部或上腹部可触及肿块。有时可为唯一症状。肿块质硬,表面高低不平或结节状。患者消瘦或肿块位于肾脏下极者查体可扪及肿块。若肿块固定,表示肾周围有浸润,预后不佳。

(4)精索静脉曲张:当左侧肾实质肿瘤压迫左侧精索静脉时,常发生左侧精索静脉曲张,由于静脉内有癌栓或其他阻塞,平卧后曲张静脉不消失。当下腔静脉受侵时,可同时有下肢水肿出现。

2.全身中毒症状

发热、贫血、消瘦、食欲减退为恶性肿瘤的常见表现。由于肾癌的恶性程度较高,就诊时许多患者的全身症状已经明显,甚至已有肺、骨骼的转移等。发热是肾癌最常见的全身表现之一,低热、高热均可出现,持续高热者可过 $39\ ℃\sim40\ ℃$。多数学者认为发热与癌组织致热原有关。肿瘤排除后体温恢复正常。少数患者($2\%\sim3\%$)发热是肾癌的唯一表现,某些不明原因发热的中老年患者,应警惕肾癌的存在。

肾癌患者尿血可以造成贫血,但多数肾癌患者其失血量并不足以造成贫血。因此,考虑肾癌患者的贫血主要是因为肿瘤生长产生肿瘤毒素及大量肾组织的破坏抑制骨髓造血功能。并有部分患者出现类白血病表现,血中白细胞可高达正常值的数倍至数十倍。肾癌患者亦可出现肝功能异常,肝、脾大,而产生腹部胀痛、厌油腻、腹腔积液、食欲缺乏、乏力等症状。

3.内分泌异常

肾脏在人的内分泌系统中占据非常重要的位置。能分泌多种内分泌素。肾脏也因此而出现多种内分泌素的异常,其中包括促红细胞生成素、肾素、甲状旁腺素、高血糖素等。少数肾癌并发促性腺激素增高。在临床上表现为红细胞增高症、肾性高血压、高钙血症、胃肠道运动及吸收功能异常等。

三、辅助检查

1.实验室检查

(1)尿常规检查:间歇性发作的无痛性血尿在肾癌中是最常见的症状,同时也是某些肾癌患者的首发症状。据统计,肾癌患者出现血尿常是癌肿侵入肾盂、肾盏引起,因此,血尿已是晚期症状。

(2)尿液细胞学检查:如能在尿液中检查到肿瘤细胞则可确诊,但其阳性率极低,一般对肾癌诊断意义不大。血沉、血清碱性磷酸酶、肝肾功能检查对肾癌的预后估计有一定意义。

2.超声检查

B超显像是近年来诊断肾脏肿瘤的重要方法之一。因肾脏为一较大的实质性脏器,并且与周围组织有明显分界,超声对液体、肾实质、肾周围脂肪有良好的回声反射界面。同时,超声检查方法简便,无创伤性,价格便宜,可在正常的身体健康普查中应用。因此,在肾脏肿瘤的诊断中广泛应用。有时能在患者无任何症状时发现肾癌,做到早期诊断。不同的肿瘤在超声检查时有不同表现,因此,在对肾脏肿瘤的定性中有特殊的价值。囊性和实性肿块的鉴别准确率可达 90%~98%。并能诊断 0.5~1 cm 的实性肿块。同时还可探查肿瘤是否有周围侵犯,是否有肝、脾转移及周围淋巴结肿大,对肾癌的分期有一定帮助。

3.X 线检查

X 线检查是诊断肾肿瘤的重要方法。随着设备技术的不断提高,X 线检查的准确性也在明显提高。

(1)尿路平片:可见患侧肾影像不规则增大,腰大肌影模糊,有 10% 的患者可发现肾癌肿块或肿块周围有钙化影。

(2)肾盂造影:静脉肾盂造影及逆行肾盂造影是诊断肾脏肿瘤的最基本方法。肾癌肾盂造影片上常有不同的改变。如肾盂、肾盏的受压、变形、拉长或扭转,是肾盏间的距离增大;有时肾盂、肾盏充盈不全或阙如;当肾盂被肿瘤完全阻塞时,患肾功能丧失,患肾不显影。造影时加拍断层片,可以显示和区分肿瘤的囊实性等。

(3)腹主动脉肾动脉造影:是肾肿瘤早期诊断及定性诊断的一项重要手段。经过穿刺股动脉插管,可以做腹主动脉选择性肾动脉造影及对合适病例同时行动脉栓塞术。

(4)下腔静脉造影:有 5%~15% 的肾癌肾静脉内有癌栓,造影可以了解下腔静脉、肾静脉内有无癌栓,有无压迫浸润等改变。

4.CT 检查

CT 对肾癌的诊断有重要意义。对囊性实性占位的鉴别诊断准确率达 93%。据统计其在肾癌的诊断准确率:侵犯肾静脉 91%,下腔静脉 92%,肾周围扩散 78%,淋巴结转移 87%,邻近脏器受累 96％。CT 在肿瘤探查时,可有如下表现:①能清晰显示直径 1 cm 以上占位性病变。平扫时,根据占位性病变所显示密度同正常肾组织密度的差异,可初步鉴别肿瘤的性质。其中透明细胞癌的密度略低于正常,而颗粒细胞癌的密度略高于正常;②增强扫描后肿瘤密度可有不同程度增强,增加了肿瘤与肾组织的密度差,可以更清楚地显示肿瘤的大小和分界线;③对于肿瘤经常出现的出血、液化、坏死及钙化灶等,CT 可显示出肿瘤内不均性的密度改变;④CT 能精确估计病变的范围大小。还可以了解周围有无浸润、淋巴转移、远处播散等,为肾癌分期治疗提供证据。

5. MRI 检查

MRI 显示肿瘤侵犯范围优于 CT。肾脏 MRI 检查,可清楚显示肾脏的皮质、髓质及其分界,与 CT 相比有如下优点:①一次扫描可获得肾脏的横断面、冠状面和矢状面的图像;②没有 CT 中的伪影,准确性高;③不需注射造影剂。

6. 放射性核素检查

放射性核素检查对脏器功能的了解有重要价值,同时也能用显像技术来达到既反映脏器功能,又能显示脏器形态的目的。对一些不能做 X 线检查的患者更为合适。

7. 肾脏的肿瘤标志物

肾脏的肿瘤标志物是利用简单的实验室检查查出体内某些化学成分及微粒的含量,来对肾癌进行早期诊断和判断预后。

四、诊断

肾癌的临床诊断主要依靠影像学检查。实验室检查作为对患者术前一般状况、肝肾功能以及预后判定的评价指标,确诊则需依靠病理学检查。推荐必须包括的实验室检查项目:尿素氮、肌酐、肝功能、全血细胞计数、血红蛋白、血钙、血糖、血沉、碱性磷酸酶和乳酸脱氢酶。推荐必须包括的影像学检查项目:腹部 B 超或彩色多普勒超声,胸部 X 线片(正、侧位)、腹部 CT 平扫和增强扫描(碘过敏试验阴性、无相关禁忌证者)。腹部 CT 平扫和增强扫描及胸部 X 线片是术前临床分期的主要依据。综合影像学检查结果评价 cTNM 分期,根据 cTNM 分期初步制订治疗原则。

五、治疗

(一)局限性肾癌的治疗

外科手术是局限性肾癌首选治疗方法。行根治性肾切除术时,不推荐加区域或扩大淋巴结清扫术。

1. 根治性肾切除手术

根治性肾切除手术是目前唯一得到公认可能治愈肾癌的方法。切除范围包括:肾周筋膜、肾周脂肪、患肾、同侧肾上腺、肾门淋巴结及髂血管分叉以上输尿管。如临床分期为Ⅰ或Ⅱ期,肿瘤位于肾中、下部分,肿瘤＜8 cm、术前 CT 显示肾上腺正常,可以选择保留同侧肾上腺的根治性肾切除术。但此种情况下如手术中发现同侧肾上腺异常,应切除同侧肾上腺。根治性肾切除术可经开放性手术或腹腔镜手术进行。

2. 保留肾单位手术(nephron sparingsurgery,NSS)

其疗效同根治性肾切除术。NSS 肾实质切除范围应距肿瘤边缘 0.1～1.0 cm,不推荐选择肿瘤剜除术治疗散发性肾癌。对肉眼观察切缘有完整正常肾组织包绕的病例,术中不必常规进行切缘组织冷冻病理检查。NSS 可经开放性手术或腹腔镜手术进行。

(1)NSS 适应证:肾癌发生于解剖性或功能性的孤立肾,根治性肾切除术将会导致肾功能不全或尿毒症的患者,如先天性孤立肾、对侧肾功能不全或无功能者以及双侧肾癌等。

(2)NSS 相对适应证:肾癌对侧肾存在某些良性疾病,如肾结石、慢性肾盂肾炎或其他可能导致肾功能恶化的疾病(如高血压、糖尿病、肾动脉狭窄等)患者。NSS 适应证和相对适应证对肿瘤大小没有具体限定。

(3)NSS 可选择适应证:临床分期 T_1a 期(肿瘤<4 cm),肿瘤位于肾脏周边,单发的无症状肾癌,对侧肾功能正常者可选择实施 NSS。

(4)NSS 手术的风险:术后肿瘤的复发及出血。

3.腹腔镜手术

手术方式包括腹腔镜根治性肾切除术和腹腔镜肾部分切除术。手术途径分为经腹腔、腹膜后及手助腹腔镜。切除范围及标准同开放性手术。腹腔镜手术适用于肿瘤局限于肾包膜内,无周围组织侵犯以及无淋巴转移及静脉瘤栓的局限性肾癌患者,其疗效与开放性手术相当。但对≥T_3 期的肾癌、曾有患肾手术史以及其他非手术适应证的患者应视为腹腔镜手术的禁忌证。

4.微创治疗

射频消融(radio-frequency ablation,RFA)、高强度聚焦超声(high-intensity focused ultrasound,HIFU)、冷冻消融(cryoablation)治疗肾癌处于临床研究阶段,远期疗效尚不能确定,应严格按适应证慎重选择,不推荐作为外科手术治疗的首选治疗方案。

适应证:不适于开放性外科手术者、需尽可能保留肾单位功能者、有全身麻醉禁忌者、肾功能不全者、有低侵袭治疗要求者。多数研究认为适于<4 cm 位于肾周边的肾癌。

5.肾动脉栓塞

对于不能耐受手术治疗的患者可作为缓解症状的一种姑息性治疗方法。肾动脉栓塞术可引起穿刺点血肿、栓塞后梗死综合征、急性肺梗死等并发症。不推荐术前常规应用。

6.术后辅助治疗

局限性肾癌手术后尚无标准辅助治疗方案。pT_1a 肾癌手术治疗 5 年生存率高达 90%以上,不推荐术后选用辅助治疗。pT_1b~pT_2 期肾癌手术后 1~2 年有 20%~30%的患者发生转移。手术后的放、化疗不能降低转移率,不推荐术后常规应用辅助性放、化疗。

(二)局部进展性肾癌的治疗

局部进展性肾癌首选治疗方法为根治性肾切除术,而对转移的淋巴结或血管瘤栓需根据病变程度选择是否切除。术后尚无标准治疗方案。对手术后有肿瘤残留的患者,建议以免疫治疗或二氟脱氧胞苷(商品名 gemcitabine,健择)为主的化疗和(或)放疗。

1.区域或扩大淋巴结清扫术

区域或扩大淋巴结清扫术对术后淋巴结阴性患者只对判定肿瘤分期有实际意义;而淋巴结阳性患者区域或扩大淋巴结清扫术只对少部分患者有益,由于多伴有远处转移,手术后需联合免疫治疗或化疗。

2.下腔静脉瘤栓的外科治疗

多数学者认为 TNM 分期、瘤栓长度、瘤栓是否浸润腔静脉壁与预后有直接关系。建议对

临床分期为 $T_3bN_0M_0$ 的患者行下腔静脉瘤栓取出术。不推荐对 CT 或 MRI 扫描检查提示有下腔静脉壁受侵或伴淋巴结转移或远处转移的患者行此手术。

静脉瘤栓美国梅约医学中心（MayoClinic）五级分类法：①0 级：瘤栓局限在肾静脉内；②Ⅰ级：瘤栓侵入下腔静脉内，瘤栓顶端距肾静脉开口处<2 cm；③Ⅱ级：瘤栓侵入肝静脉水平以下的下腔静脉内，瘤栓顶端距肾静脉开口处>2 cm；④Ⅲ级：瘤栓生长达肝内下腔静脉水平，膈肌以下；⑤Ⅳ级：瘤栓侵入膈肌以上下腔静脉内。

3.术后辅助治疗

局部进展性肾癌根治性肾切除术后尚无标准辅助治疗方案，肾癌属于对放射线不敏感的肿瘤，单纯放疗不能取得较好效果。术前放疗一般较少采用，对未能彻底切除干净的Ⅲ期肾癌可选择术中或术后放疗。

（三）转移性肾癌（临床分期Ⅲ期）的治疗

转移性肾癌尚无标准治疗方案，应采用以内科为主的综合治疗。外科手术主要为转移性肾癌辅助性治疗手段，极少数患者可通过外科手术而治愈。

1.手术治疗

切除肾脏原发灶可提高 IFN-α 和（或）IL-2 治疗转移性肾癌的疗效。对根治性肾切除术后出现的孤立性转移瘤以及肾癌伴发孤立性转移、行为状态良好、低危险因素的患者可选择外科手术治疗。对伴发转移的患者，可视患者的身体状况与肾脏手术同时进行或分期进行。对肾肿瘤引起严重血尿、疼痛等症状的患者可选择姑息性肾切除术、肾动脉栓塞以缓解症状，提高生存质量。

2.内科治疗

目前 IFN-α 和（或）IL-2 为转移性肾癌治疗的一线治疗方案，有效率约为 15%。

(1)IFN-α 推荐治疗剂量 IFN-α 每次 9 mU，肌内注射式皮下注射，每周 3 次，共 12 周。可从每次 3 mU 开始逐渐增加，第 1 周每次 3 mU，第 2 周每次 6 mU，第 3 周以后每次 9 mU。治疗期间每周检查血常规 1 次，每月查肝功能 1 次，白细胞计数<3×10^9/L 或肝功能异常时应停药，待恢复后再继续进行治疗。

(2)国外常用 IL-2 方案。

大剂量方案：IL-2(6.0~7.2)×10^5 U/(千克体重・8 h)，15min 内静脉注射，第 1~5 d，第 15~19 d。间隔 9 d 后重复 1 次。大剂量应用 IL-2 有 4% 的病死率。

小剂量方案Ⅰ：IL-2 2.5×10^5 U/kg，皮下注射，每周 5 d，用 1 周。IL-2 1.25×10^5 U/kg，皮下注射，每周 5 d，连用 6 周。

小剂量方案Ⅱ：18 mU/d，每周 5 d，连用 8 周，每 8 周为 1 个周期。尚不能确定常用化疗药物（无论是单用还是联合应用）对转移性肾癌的疗效，化疗联合 IFN-α 和（或）IL-2 也未显示出优势。近几年以二氟脱氧胞苷为主的化疗对转移性肾癌取得了一定疗效，也可作为一线治疗方案。

3.放疗

对局部瘤床复发、区域或远处淋巴结转移、骨骼或肺转移患者，姑息放疗可达到缓解疼痛、改善生存质量的目的。近年来开展的立体定向放疗、三维适形放疗和调强适形放疗对复发或转移病灶能起到较好的控制作用。

（郭书坤）

第五节　肾上腺嗜铬细胞瘤

嗜铬细胞瘤是一种较少见的疾病,但它却是肾上腺髓质的最主要疾病。患者可因高血压造成严重的心、脑、肾血管损害,或因高血压的突然发作而危及生命;但是如能早期、正确诊断并行手术切除肿瘤,它又是临床可治愈的一种继发性高血压。

一、病因

嗜铬细胞瘤是由神经嵴起源的嗜铬细胞产生的肿瘤,属 APUD(amine precursoruptake and decarboxylation)系列,这些肿瘤合成、贮存和释放大量儿茶酚胺(catecholamine, CA),表现为高儿茶酚胺血症,引起持续性或阵发性高血压和多个器官功能及代谢紊乱,故近年来有的学者又称其为儿茶酚胺分泌瘤。90％的嗜铬细胞瘤来源于肾上腺,但由于神经嵴起源的嗜铬细胞可分布在颈动脉体、主动脉化学感受器、交感神经节、嗜铬体等肾上腺外部位,包括腹主动脉两旁、输尿管末端的膀胱壁、胸腔、心肌、颈动脉体及颅脑等处。故肾上腺外的嗜铬细胞瘤又可按其解剖部位不同而称为副神经节瘤、化学感受器瘤、颈动脉体瘤或膀胱嗜铬细胞瘤等。嗜铬细胞瘤除产生肾上腺素(epinephrine, E)和去甲肾上腺素(Norepinephrine, NE)外,还可分泌嗜铬粒蛋白、促肾上腺皮质激素、促肾上腺皮质激素释放激素、生长激素释放激素、降钙素基因相关肽、心钠素等多种肽类激素,也可并发其他内分泌系统肿瘤,引起多种内分泌功能失调。儿茶酚胺几乎影响体内每一组织和器官,它通过靶细胞膜上的特异受体,即 α_1、α_2、β_1、β_2、多巴胺-1 及多巴胺-2 等不同的肾上腺能受体亚型,在全身多个系统中发挥不同的生理学效应。

二、临床表现

当嗜铬细胞瘤阵发或持续性地分泌释放大量儿茶酚胺,作用在不同组织上的 α 和(或)β 肾上腺能受体时,可产生不同的效应。由于上述不同的分泌方式、肿瘤的大小、E 和 NE 分泌量的多少及比例不同等差异,使嗜铬细胞瘤的临床表现多种多样。

(一)高血压

嗜铬细胞瘤患者最常见的临床症状即是血压增高,由于肿瘤分泌 E 及 NE 的方式不同,高血压可表现为阵发性、持续性或在持续性高血压的基础上阵发性加重。

(二)头痛、心悸、多汗三联征

嗜铬细胞瘤高血压发作时最常见的伴发症状为头痛、心悸、多汗,其发生率分别为59％～71％、50％～65％、50％～65％。近年来较多学者认为高血压发作时伴头痛、心悸、多汗三联征,对嗜铬细胞瘤的诊断有重要意义,其特异性及灵敏性均为90％以上。

(三)直立性低血压

大多数持续性高血压的嗜铬细胞瘤患者,在治疗前常出现明显的直立性低血压,其原因可能与长期儿茶酚胺水平增高而使血管收缩、循环血容量减少、肾上腺能受体降调节、自主神经功能受损致反射性外周血管收缩障碍等多因素有关。

(四)嗜铬细胞瘤高血压危象

当嗜铬细胞瘤患者的血压时而急剧增高,时而骤然下降,出现大幅度波动,即高、低血压反复交替发作,甚至出现低血压休克时,称为嗜铬细胞瘤高血压危象发作。有的患者可同时伴有全身大汗、四肢厥冷、肢体抽搐、神志不清及意识丧失,有的患者在高血压危象时发生脑出血或急性心肌梗死。

(五)代谢紊乱

嗜铬细胞瘤分泌大量儿茶酚胺可引起糖代谢功能障碍,肾上腺素和去甲肾上腺素在体内可促进肝糖原、肌糖原分解及糖原异生;抑制胰岛素分泌及对抗内源或外源性胰岛素的降血糖作用,而使血糖升高。因此嗜铬细胞瘤患者高血压发作时可伴有血糖增高,有的患者可出现糖耐量减退或糖尿病,甚至发生糖尿病酮症酸中毒。

三、诊断

生化检查是定性诊断肾上腺嗜铬细胞瘤的重要依据。目前常用的是测定尿 VMA,其具有价格低廉,操作简便,特异度高等优点,但由于灵敏度低,易出现假阴性,尤其是在高血压未发作期间所测。综合和合理地运用各种影像学检查方法可提高肾上腺细胞瘤的定位诊断水平。

(一)定性诊断

实验室测定血浆和尿的游离儿茶酚胺(CA)及其代谢产物如 VMA(virtual memory area)是传统诊断嗜铬细胞瘤的重要定性诊断方法。由于肿瘤儿茶酚胺的释放入血是呈间歇性的,直接检测易出现假阴性。但 24 h 儿茶酚胺仍是目前定性诊断的主要生化检查手段,对于结果阴性而临床高度可疑者建议重复多次和(或)高血压发作时留尿测定,阴性不排除诊断。

1.激素及代谢产物测定

在嗜铬细胞瘤的定性诊断中,测定血浆或尿游离儿茶酚胺(包括去甲肾上腺素、肾上腺素、多巴胺)及其代谢产物的浓度具有很重要的意义。

2.激素及代谢产物测定

激素及代谢产物测定的意义及影响因素:在上述各种测定中,没有一种单一的测定手段可100%的肯定诊断嗜铬细胞瘤,但测定 24 h 尿儿茶酚胺或 MN+NMN 水平却有相对高的灵敏度和特异性,因此如能同时或多次测定基础状态下及高血压发作时的血或尿儿茶酚胺及其代谢产物的浓度,则可大大提高嗜铬细胞瘤的诊断符合率。

3.药理试验

(1)激发试验:包括冷加压试验、胰高糖素试验、酪胺试验、甲氧氯普胺试验等,他们适用于临床上疑诊为嗜铬细胞瘤的阵发性高血压患者,在其血压正常时或较长时间未能观察到症状发作而不能排除或确诊的患者。因该类试验有一定危险性,故对持续性高血压或年龄较大的患者,不宜做此试验,以免发生心、脑血管意外。某些阵发性高血压患者在发作时已测定到血、尿儿茶酚胺水平明显增高并已能确诊者,也不需再做此试验。

(2)抑制试验:包括酚妥拉明试验、可乐定试验等,适用于持续性高血压、阵发性高血压发作期,或上述激发试验阳性的患者,当血压>22.7/14.7 kPa(170/110 mmHg)或血浆儿茶酚胺水平中度升高为 5.9～11.8 nmol/L(1 000～2 000 pg/mL)时,可做抑制试验以进一步明确诊断。

(二)定位诊断

1.B超

B超是一种非侵害性检查手段,具有操作简便、经济易行、重复性强等优点,是一种常规手段。肾上腺嗜铬细胞瘤的典型声像图特征为：肾上腺的中等大小肿块，呈圆形或类圆形，边界回声强而清楚，形态规则；较小肿块内部回声低而均质，较大肿块回声不均，中心常可见液化坏死形成的不规则暗区；实性部分血流信号较为丰富；肿块后方回声稍衰减或不变。恶性嗜铬细胞瘤肿块形态多不规则，常有周围组织的浸润及远处转移，生长速度较快，但超声定性诊断比较困难。

2.CT 检查

CT 检查被认为是肾上腺嗜铬细胞瘤定位诊断的"金标准"，特别是多层螺旋 CT 对肾上腺嗜铬细胞瘤的诊断具有明显优势。

3.MRI 检查

MRI 检查也是解剖学定位的重要手段。T_1WI 上嗜铬细胞瘤表现为较肝实质稍低的信号，如瘤内伴有出血，可表现为混杂的稍高信号；T_2WI 上呈明显不均匀高信号，多较肾实质信号高，甚至与脑脊液信号相仿，这种表现在 T_2WI 脂肪抑制序列上更为明显。瘤内伴有囊性变时，信号不均匀，可见 T_1WI 明显低信号、T_2WI 明显高信号的区域，且增强扫描无强化或中等强化。

四、鉴别诊断

肾上腺嗜铬细胞瘤应与皮质腺瘤、皮质癌、转移瘤鉴别。

五、治疗

手术切除肿瘤是唯一的治疗方法。

(一)关于手术径路的选择，手术方式及术中注意事项

目前外科手术切除肿瘤是治愈本病的唯一有效方法。手术径路的选择，必须以损伤小，显露满意，便于操作为准则。要做到这一点，必须通过对患者影像学资料的分析，根据肿瘤大小、部位、数目以及肿瘤与周围脏器，血管的毗邻关系，对手术难易度做出评估。随着微创腹腔镜手术技术的发展，越来越多的肾上腺嗜铬细胞瘤能通过腹腔镜实施手术切除，已成为泌尿外科医师的首选，但一部分巨大肾上腺嗜铬细胞瘤仍需要行开放手术，而机器人辅助腹腔镜技术的兴起无疑为外科医师切除肿瘤提供了更多的选择。

(二)腹腔镜肾上腺切除术

腹腔镜肾上腺切除术(Laparoscopic adrenalectomy，LA)的优势显而易见，患者术后疼痛较轻，恢复快，住院时间短，术中出血量少，深部手术视野显露较好。有证据表明，LA 同其他肾上腺手术一样安全，而且患者恢复较好对于位置深、体积小、显露困难的肾上腺肿瘤，腹腔镜手术更能体现出巨大优势，目前 LA 被认为是治疗肾上腺良性肿瘤的金标准。但 LA 治疗嗜铬细胞瘤尚存在争议，肾上腺嗜铬细胞瘤的特点是血供丰富，肿瘤体积大于其他的肾上腺肿瘤，术中易产生的并发症包括无法控制的高血压、血流动力学不稳定、侵犯周围组织及局部复发。这些因素均可能导致 LA 进行困难而中转开放手术，而 LA 本身气腹的建立也可能刺激儿茶酚胺的分泌，从而增加手术的风险。有研究表明，LA 中，肿瘤较大($\geqslant 5$ cm)、体质指数(BMI)$\geqslant 24$ kg/m^2 及嗜铬细胞瘤本身都是导致中转开放手术的高危因素。过去经常认为，肾上腺嗜铬细胞瘤的直径<6 cm 可选择 LA，随着外科医师手术技术的提高，一些临床医学中心甚至报道了切除肿瘤直径为 11 cm 的病例。术中如果发现肿瘤有局部侵犯现象，不少外科医

师建议中转开放手术是一个比较恰当的选择。LA 术后肿瘤复发的可能性较大,这可能与局部无法完全切除侵犯灶以及肿瘤组织碎块残留有关。

LA 的手术径路又可分为经腹入路(Transabdominal approach,TLA)和经后腹膜入路(Retroperitoneal approach,RLA)。TLA 又可分前入和侧入,其优势在于视野开阔,操作空间大,解剖清楚,显露肾上腺完全,能及早控制肾上腺血供,而且能同时检查腹腔脏器情况;主要缺点在于手术过程中易受腹腔脏器干扰,术后易发生肠粘连、感染等。RLA 又可分为侧入和后入,其主要优点在于能快速进入手术视野,对腹腔脏器干扰少,泌尿外科医师对此途径熟悉;主要缺点在于操作空间小,立体空间感差等。采用何种径路取决于患者的病情以及术者的经验和操作水平。手术医师应分别掌握这两种手术路径,以便对不同患者能灵活运用腹腔镜技术,从而更好地解决患者的痛苦。

(三)机器人辅助腹腔镜技术

机器人辅助腹腔镜技术(RA),这项技术被越来越多的外科医师掌握。RA 和 LA 一样非常安全,出血较少,患者恢复快,住院时间短,围术期并发症发生率也与 LA 相似。与 LA、开放手术相比,RA 具有独特的优势。

(王　利)

第六章 整形外科疾病诊治

第一节 Ⅱ度烧伤创面的处理

一、浅Ⅱ度创面的处理

浅Ⅱ度创面的特点是肿胀明显,有水疱,渗液多。早期清创时,对未游离的疱皮应尽量保留,它可保护创面,减少渗出。除面、颈、会阴等部位外,一般均采用包扎疗法。采用包扎疗法时,因早期渗出多,敷料要适当加厚,肢体抬高以利消肿。如敷料被渗液浸透,范围小者外加纱布垫包扎;范围大者要更换敷料,但内层敷料一般不需更换。若病情平稳,一般在伤后 6 d 左右进行第一次换药,如见内层纱布干燥并与创面紧贴,表示无感染可不必揭去,以免损伤新生的上皮,创面可继续包扎或改用半暴露疗法,处理得当可在 7~14 d 达一期愈合。如伤员高热、创面有持续性跳痛和敷料潮湿有臭味,应及时更换敷料,视感染情况做进一步处理(详见感染创面的处理),同时应将原保留的水疱皮除去,以免感染扩散。

若采用暴露疗法,应经常用消毒棉球或纱布拭干渗出液,外用碘酊,可迅速结痂,减少渗出。暴露彻底者多可获得痂下一期愈合的效果。若发现药痂潮湿软化或痂下积脓,应立即除去药痂,将分泌物清洗干净后改用半暴露治疗。

二、深Ⅱ度创面的处理

深Ⅱ度创面的愈合,有赖于真皮深层残存的毛囊、汗腺及皮脂腺的上皮再生。而且这些残存上皮的再生,除与全身因素和烧伤的深浅有关外,还与局部处理方法有关。由于采取不同的局部处理方法,其转归有三种可能。①积极去痂(削痂、切痂)植皮:病程短、瘢痕增生少、功能恢复好。②依靠真皮深层残存附件上皮再生:如暴露处理良好,无感染者一般在 3~4 周愈合。深Ⅱ度较浅者,可以痂下愈合;较深者则多自然脱痂后愈合。但愈合后的上皮多较脆弱,经活动牵拉和摩擦后,往往会出现水疱,甚至破裂;抗感染能力较差,易起小脓疱或形成糜烂面;瘢痕增生也较多,有时可形成严重挛缩畸形,严重影响局部功能。③残存的真皮组织因干枯、感染、坏死而被毁损,深Ⅱ度变为Ⅲ度,一般需植皮方能愈合。

对于深Ⅱ度创面的处理,以往是在功能部位进行切痂移植自体皮,其他部位则采用各种非手术措施,自然脱痂促使其自愈。若感染使创面加深而不能自愈时,再予以植皮。

三、削痂术

Jackson 把烧伤创面分为三带,即中心为凝固坏死带(血管栓塞、细胞坏死);中层为损伤变性带亦称淤滞带(血管扩张、血流停滞、淤血、细胞变性);外层为充血反应带(血管充血、白细胞渗出)。坏死细胞是细菌繁殖的良好培养基,易引起感染应予去除;损伤细胞应给予良好条件使其得以恢复正常;而反应区未受损的细胞,则应使其生长繁殖。深Ⅱ度创面的治疗过程是一个值得重视的问题,它处于间生状态,可因良好的覆盖而恢复循环,从而出现上皮再生;也可由于感染等因素而转向细胞变性坏死,加深创面损害。削痂就是基于这一理论而提出的,通过手术方法清除表面的凝固坏死层,保留真皮深层未受损害的上皮,使其在一定条件下得以恢复和再生,从而达到缩短疗程、减少并发症,改善功能的目的。削痂术成败的关键:坏死组织必须削除干净和对削痂创面进行有效的覆盖,否则不仅不能达到预期效果,创面还容易加深。

1.削痂的适应证与时机

削痂术主要适用于深Ⅱ度烧伤或以深Ⅱ度为主而混合有少量Ⅲ度创面也可应用。但以Ⅲ度创面为主者,还是以切痂为好,因容易误伤健康组织、出血较多和不易削除彻底。削痂术一般应在休克期过后,创面未感染前进行。如伤后立即削痂,创面深度范围判断有困难。有的认为过早削痂,组织水肿未消,局部渗液较多,特别是大面积削痂,对全身影响较大;如延迟在 7 d以后进行,往往由于创面感染和加深,影响了手术的效果,同时也延长了病程。因此,认为伤后3~4 d 是削痂植皮的理想时间。对已经开始自溶和感染的创面,通常用换药脱痂的方法治疗。但为了挽救重要部位的功能,如手背烧伤痂皮虽已开始自溶,经充分清洗和消毒后仍可进行削痂。术后创面应用抗生素溶液冲洗,并立即移植大块自体皮,可获得良好效果。但局部已有感染及炎症充血者,削痂时可能渗血较多,术前应有所准备。

2.削痂的面积与部位

一般认为一次削痂面积以体表面积的 20% 为宜。国内也有一次削痂面积45%的报道,这要根据伤员情况、技术条件和物资设备而定。分次削痂的患者,两次间隔时间为2~3 d。削痂部位一般先肢体后躯干,因肢体可在止血带下手术,出血较少,有利于功能的早日恢复。会阴、头面颈部不宜行削痂手术。因出血较多,又不易施行加压包扎,容易导致植皮失败。

3.术前准备

凡早期有休克症状者,应积极抗休克处理,补充血容量、纠正水和电解质紊乱。如有血小板减少者,术前应给止血药。局部创面除小面积烧伤手术前可用包扎疗法外,一般采用暴露疗法,但创面暴露后痂皮变硬,常出现皱褶,给手术操作带来困难。故主张拟削痂的部位采用包扎、手术时痂皮柔软便于削切,深浅也容易判断。但包扎的时间不宜过长,否则容易招致创面感染而失去手术的时机。不论采用包扎或暴露。创面均可用收敛、杀菌、消炎等外用药,促进干燥结痂。术前应加强局部及全身抗感染处理。

4.手术方法与步骤

(1)手术创面用碘仿、酒精常规消毒。如创面有感染,可先用 1/1 000 苯扎溴铵(新洁尔灭)清洗后,再行常规消毒,必要时可用甲紫划出削除范围。

(2)四肢削痂可上止血带,以减少术中出血。感染创面上止血带前,只抬高患肢驱血,不用宽橡皮绷带驱血,以免感染扩散。如小面积削痂可不用止血带,以利判断削痂的深浅。

(3)将滚轴取皮刀的刻度调节到合适厚度,在助手的协助下,绷紧皮肤,以徒手取皮动作削除坏死组织,先可试削一刀,判断创面深浅,再调节刻度,争取将坏死组织一次削除干净,以免重复削痂操作困难,重复切痂往往偏深或增加出血量,延长手术时间。另外刀片要锋利,钝刀容易过深。

(4)削痂深度辨别的依据:理想的削痂平面,是既彻底去除了烧伤坏死组织,又最大限度保留了真皮深层未烧伤的上皮成分。这有赖于术前对烧伤深度的正确判断与手术时对削痂创面基底组织的正确辨认。目前主要依靠肉眼观察。①在止血带下深Ⅱ度创面削痂基底呈瓷白色,组织致密,湿润,有光泽,肉眼看不到栓塞的网状血管。松开止血带后创面呈现密布针尖样的活泼出血点,表示已削到合适层次。如基底发暗、污秽、有小血管栓塞,放止血带后呈散在稀疏不均匀的出血点,证明坏死组织尚未削净,应补削。如基底出现黄色未烧伤脂肪颗粒,则表示削痂过深。②不上止血带深Ⅱ度创面削痂,往往创面出血较多。则根据出血情况,如呈均匀密布针尖样出血者,为削痂深度合适。也可利用削下的痂皮的肉面观察是否带有健康组织,作为削痂深浅的辅助诊断。③亚甲蓝染色:拟削痂创面术前24h用亚甲蓝包扎,使坏死组织染成蓝色(健康组织不着色),削痂时只需将已着色的坏死组织削除即可。

5.止血

削痂后创面先用温盐水纱布压迫止血,对较大的出血点要用电灼止血;对于小的渗血用去甲肾上腺素纱布压迫止血。有时为了缩短手术时间、减少出血,在四肢削痂后立即用异体皮或人工皮覆盖。外加敷料加压包扎,然后再放止血带。若创面用自体皮覆盖,则不要轻易采用此种方法,以免造成皮片下血肿而致植皮失败。

6.削痂创面的覆盖

削痂后创面的覆盖依情况而定,可采用自体皮、同种异体皮或异种皮覆盖。主要根据烧伤面积、深度及是否为功能部位来选用。一般烧伤面积大,自体皮源不足时,可用异体(种)皮覆盖。如创面较深或为功能部位,应以自体皮覆盖。若用大张自体皮或异体皮,均应以细丝线作简单缝合固定,使之绷紧以免皱缩、滑动。需强调削痂后创面不可用油质纱布包扎,因创面裸露大,不仅大量体液由创面渗出,而且细菌也可侵入导致创面感染。此外创面裸露可因细菌感染、暴露干燥、血管栓塞等而致创面加深,反而延长了病程,增加了伤员的痛苦。因此。削痂后创面的良好覆盖十分重要。

7.术后处理

患肢应适当抬高,避免长期受压,根据伤员的情况,局部敷料渗液的多少,一般在术后5～8 d进行敷料更换,观察皮片颜色及皮下有无积血,若有积血,应立即剪开引流,挖出血块。若皮片坏死,则应补充移植。

(张海军)

第二节　Ⅲ度烧伤创面的处理

小面积Ⅲ度烧伤,无论采用保守疗法或早期手术治疗都能得到治愈。关键在于如何处理好大面积Ⅲ度烧伤,提高治愈率,减少残废率。对如何处理好Ⅲ度创面保痂与切痂的关系,我国烧伤工作者经过反复的实践,总结出了一套比较有效的治疗方法。

一、Ⅲ度创面的处理原则

1.保护创面

大面积Ⅲ度烧伤,其创面宜在早期清创后即行暴露疗法,重点是保持Ⅲ度焦痂干燥。可外用 SD-Ag 等杀菌药预防创面感染,并要定期翻身,避免Ⅲ度焦痂因受压而过早溶痂。

2.尽早清除焦痂

焦痂虽然在早期有暂时防止感染的作用。但它毕竟是一层坏死组织,容易招致细菌生长繁殖,并且当焦痂被细菌产生的酶分解后,可产生许多有毒物质使机体中毒。因此,早期除去焦痂可减少毒素的吸收和细菌的感染。有利于提高治愈率。

3.大面积Ⅲ度焦痂的清除

一般以手术切除为主,以药物脱除为辅。对于Ⅲ度焦痂比较集中的部位、功能部位或感染的部位,均应早期切除;散在的、非功能部位或不宜行切痂的部位(如面、颈、会阴部等),可用药物脱痂。切痂手术虽不复杂,但对伤员却是一次较严重的打击,故应从伤员整体出发,全盘考虑利弊关系。如由于全身情况较差或某些条件的限制不能行切痂手术者,药物脱痂较为安全。但药物脱痂疗程较长,全身反应较大,应有计划地进行。背部皮肤较厚,一般不考虑切除;如有必要可行削痂术。

4.切除病灶

已有创面脓毒症的伤员,如能判定病灶部位且估计一次手术可以切除,可经适当准备后给予切除治疗,往往可以挽救伤员的生命,国内已有成功的报道。但若病灶部位不明确,或可疑的创面较大,一次手术无法切净,是否手术切痂应慎重考虑。

5.其他

切痂后的创面应立即用自体皮、异体(种)皮或人工皮覆盖,以免造成由于大面积创面暴露对伤员产生的威胁。对于深达骨、关节的Ⅲ度烧伤,应在周围软组织创面封闭后,再行坏死骨质和关节的处理。

二、手术切痂

(一)切痂的时机与范围

1.轻度烧伤

为了更好地恢复功能,对有可能发生功能畸形的深度烧伤(如手、足关节等部位),应早期切痂与植皮。

2.中度烧伤

一般情况下很少发生休克,故在伤后即可切除全部或大部焦痂。但若有休克或烧伤深度判断不清,可待休克平稳,深度已明确后,再行手术。

3.重度和特重烧伤

因早期发生休克的概率较高,故一般在伤后第3天休克期过后病情平稳时切痂。近10年来亦有在休克期行大面积切痂者,许多临床研究认为休克期切痂的病例较休克期后切痂的病例治愈率高、并发症少,力主推广。但休克期切痂对病例的要求、医生的经验和医院的监护设备等均较高。故在开展休克期大面积切痂时应根据自身的经验和条件有选择地进行,以确保患者安全。

一次切痂的范围无严格限制,有一次切除60%焦痂成功者。目前多数学者主张首次切痂面积应大,一次切痂面积应在45%左右,第二次切痂手术时间可根据伤员首次切痂后反应而定,一般间隔2～3 d,力争在伤后1周之内将适合切痂的Ⅲ度焦痂全部切除。一般切痂的顺序是先四肢后躯干,但躯干焦痂有明显感染病灶、躯干部环形焦痂影响呼吸或已行切开减张时,则应首次切除躯干焦痂,以去除病灶和缓解呼吸困难。

(二)切痂术前准备

(1)术前伤员应无休克,全身情况良好,同时加强全身支持疗法,纠正水和电解质失衡。

（2）选用有效抗生素，加强全身抗感染治疗，必要时做创面细菌培养及药敏试验。

（3）创面应保持干燥，焦痂部位用 2.5% 碘仿涂搽或外用 SDAg 以控制创面感染。

（4）做好输血准备。每切除 1% 焦痂失血 50～100 mL，早期双下肢在止血带下切痂，备血 1 600～2 000 mL；四肢切痂备血 3 000～4 000 mL。当创面已有感染或对躯干进行切痂时，更应适当增加备血量。

（5）大面积切痂手术所需人力、物力较多，如手术人员的分组（切痂组、麻醉组、供皮组、巡回组），切痂后创面所用的异体皮、人工皮等，术前做充分准备，以免临时忙乱，延长手术时间。

（6）为了保证手术安全而顺利地进行，必须在术前建立可靠的静脉通道，通常需建立两条，一条输血，另一条给各种药物，如麻醉药物、抗生素等。

（7）术前做好伤员的思想工作，解除顾虑，以求其密切配合。

（三）手术方法与步骤

（1）四肢切痂手术可在止血带下进行。上止血带前一般不用驱血，将肢体抬高数分钟即可，因烧伤创面均有不同程度的感染。

（2）四肢切痂可先止血带以下，腕、踝部以上或掌指关节、跖趾关节处做上下两个环形切口，再在肢体前侧做纵形切口，连接上下两端切口。躯干以正中切口为好，深达深筋膜，在环形和纵形切口交叉于深筋膜平面切除焦痂，能清楚暴露出血点，便于止血。然后向两侧伸延，逐渐切除焦痂。若遇到皮下重要组织，如跟腱、腕部肌腱和大血管等，应尽量保留，避免切得过深。切断的血管应随时结扎。

（3）发现有坏死肌肉，应一并切除。

（4）焦痂切除后，创面用温盐水纱布垫包扎，放止血带后等数分钟，逐步揭开纱布垫，结扎出血点。

（5）彻底止血后，用盐水冲洗创面，植上所准备的皮片，必要时皮片下用抗生素溶液冲洗，最后加压包扎。

（四）注意事项

（1）大面积烧伤切痂的主要目的是切除坏死组织，严密覆盖创面，预防感染以抢救生命。应尽力缩短手术时间，肢体切痂时对指（趾）处焦痂不予切除，因为指、（趾）等部位，出血较多，止血也较困难，加之植皮缝合也较费时，往往使手术时间延长，增加对全身的干扰，可能导致不良后果。中小面积Ⅲ度烧伤，主要解决功能问题，可同时切除指（趾）背侧焦痂，并植大块中厚自体皮。

（2）注意深筋膜是否健康，可通过深筋膜表面的小血管充盈试验来辨别。如小血管内血液暗红，流动不畅或充盈迟缓，均表示血管已栓塞。深筋膜颜色暗淡，无光泽，说明深筋膜可能坏死，此时应检查肌肉是否坏死，坏死肌肉应一并切除。有时深筋膜血运良好，而其下肌肉已坏死，或者浅层肌肉正常而深层肌已坏死。这种情况多见于电击伤患者或因焦痂紧缩、循环障碍引起。若深筋膜张力较大，则应切开检查是否有肌肉坏死。

三、蚕食脱痂

Ⅲ度烧伤在伤后 3 周左右因局部炎症、肉芽逐渐形成而使焦痂分离。焦痂分离的早晚受多种因素影响：如包扎疗法的焦痂较暴露疗法早；受压或活动（关节）的焦痂较不受压不活动的早；烫伤或火焰烧伤较强酸烧伤早；血供良好的部位（颜面、颈和会阴）比较差的部位早；经常受液体浸渍的创面(眼裂、口周)较未浸渍的创面早。蚕食脱痂即是根据伤员不同部位的焦痂分离时间有早有晚,多次对已分离的创面肉芽移植自体皮,分离一部分焦痂就及时为该部分植皮,如此循环直至全部脱痂植皮结束,故名蚕食脱痂。在脱痂过程中,有时创基坏死组织脱离不干净,可外用脱痂药或湿敷,以加快坏死组织的脱落并可培养肉芽组织以利植皮。蚕食脱痂植皮的注意事项。

(1)一次脱痂面积不宜过大,以5％～10％为宜。一次脱痂面积过大,患者会因创面暴露过多而感染,毒素吸收而致体温过高等全身中毒反应。

(2)脱痂后的创面应以自体皮或自体皮和异体(种)皮相间移植,严密覆盖。

(3)尚未脱痂的创面应保持干燥,以防大面积溶痂。

(4)焦痂已经脱落的创面,应尽快培养肉芽以利植皮。如有坏死组织存在,可用湿敷或酶溶痂剂(如爱疗素)加速坏死组织脱落。

四、剥痂

剥痂是介于切痂与蚕食脱痂之间的做法,即焦痂开始松动后在麻醉下用手术刀或剪刀辅助去除焦痂。去痂时间比蚕食脱痂早,常在伤后第3周进行,由于焦痂大多尚未松动,故可有计划地控制去除焦痂的面积和部位,且能缩短病程。

上述三种去痂方法,在治疗大面积Ⅲ度烧伤中均可使用,它们相互补充,大块Ⅲ度焦痂,若处于便于切除的部位,可行大面积切痂术,而不成片或不便于切痂的部位则用蚕食脱痂法或剥痂法。

五、大面积深度烧伤治疗方案

烧伤救治中对大面积深度烧伤的治疗已形成了基本一致的看法,即早期进行大面积切痂异体皮覆盖嵌植自体皮或同时移植自体微粒皮。

大面积深度烧伤救治中应注意的几个问题。

1.平稳度过休克期

强调"平稳"而不仅仅是渡过休克期。为此应适当增加补液量和尿量。生理需水量3 000 mL/d以维持尿量50～80 mL/h;适当放宽气管切开手术指征,以维持气道通畅和便于麻醉中呼吸道管理;为了便于液体的输入,应行静脉插管,所用的静脉插管管径不应过细,以保证有足够流速。静脉插管时间无悬浮床者休克期患者不宜翻身,应睡平床,第3d后改睡翻身床;有悬浮床者入院后(休克期)睡悬浮床不宜过长,应严密注意套管感染。

2.切痂时机

大面深度烧伤早期切痂已为大家共识。所谓早期切痂是指烧伤水肿回收前(含休克期)切痂,它对防治烧伤早期感染和脏器功能损伤有很好的作用。

3.大面积切痂后

用异体皮覆盖加自体微粒皮移植术,可节省自体皮源和缩短手术时间。

4.创面覆盖物

创面覆盖物的质量是首选条件,一般情况而言:新鲜同种异体皮优于低温冷藏同种异体皮;后者又优于异种皮(猪皮)。

5.抗生素的应用

抗生素是防治烧伤感染的重要手段。抗生素应用指征应明确,针对性要强,不以体温为依据,敢用敢停。抗生素的应用应注意以下几点。

(1)用药个体化:不同患者,不同病程不同用法。

(2)用药时机:休克期和感染期是重点,尤以大面积烧伤患者延迟复苏者易感性高,更是用药重点对象。

(3)大面积Ⅲ度烧伤患者与中轻度烧伤患者用药有别。

(4)应强调围手术期用药。

6.早期肠道营养

早期肠道营养能促进肠蠕动,改善血液循环,减轻缺血—再灌注损伤,维护肠道屏障,抑制肠道细菌和毒素易位等作用,其意义已超出单纯补充营养。

7.严密覆盖创面

严密覆盖创面力争控制暴露创面在5%以下。

(张海军)

第三节　植皮术

植皮术是治疗Ⅲ度烧伤创面最基本的方法之一,是每位烧伤科医师必须掌握的技能。随着小血管吻合技术的发展,游离皮瓣移植得到发展,解决了许多烧伤后功能受损问题。现就常用的游离植皮技术介绍如下。

一、游离皮肤移植的分类

1.自体皮肤移植

皮肤来源于患者自身,移植后无排斥反应,可永久成活,是最理想的皮肤移植材料。

2.同种异体皮肤移植

皮肤来源于异体,因移植皮肤的组织相容性抗原不同,皮肤成活后可产生排斥反应,仅能在受体成活3周左右(同卵孪生个体间则无排斥,可永久成活),一般用来作大面积烧伤切、削痂后创面的临时覆盖物。

3.异种皮肤移植

皮肤来源于动物,最常用者为猪皮,也有用羊、鸡、猴皮等。但因其组织相容性抗原与人类差别大,移植成活后排斥反应发生快,仅能成活2周左右,主要用来代替异体皮临时覆盖切、削痂创面,亦有用于浅Ⅱ度创面,防止创面加深,收到较好效果。

二、皮肤移植方式分类

1.皮片移植

皮片移植是烧伤最常用的移植方法,按其厚薄又可分为刃厚皮片,中厚皮片,全厚皮片和真皮下血管网皮片。

2.皮瓣移植

根据皮瓣血液供应类型不同,可分为随意型皮瓣、轴型皮瓣和游离皮瓣三类。

(1)随意型皮瓣:该类皮瓣的血供无知名动脉,仅靠紧连躯体的皮瓣蒂部的肌皮动脉穿支供给血液,因此使切取皮瓣的范围受到一定的长宽比例限制,一般长、宽之比为(1～1.5):1。若要超过此比例,则需做延迟手术。常用的有局部皮瓣,邻位皮瓣,管型皮瓣等。

(2)轴型皮瓣:皮瓣带有知名的动脉,皮瓣的血供由知名动脉供给,故血供良好。

(3)游离皮瓣:将带有知名动脉的皮瓣连同2条以上的静脉游离切取离体,利用小血管吻合技术移植在受瓣区,其血运由吻合后的血管供应。

3.皮片大小分类

(1)大张皮片:按创面大小和形状切取的皮片,多用于功能部位,其优点是外观平整美观、功能好;但所需供皮量大。

(2)网状皮片:为了扩大皮片覆盖面积,将大张皮片经拉网机压制成筛状,不同的刀具可压制成扩大倍数不同的网状皮,常用1:3刀具压制,即1%片皮经1:3刀具压制成3%网状皮。移植后外观不平整,如鱼鳞状;但可省自体皮源,愈合后功能较好。

(3)邮票状皮片:将切取的自体皮片剪成邮票大小移植于受皮区。

(4)小皮片:将皮片剪成0.5 cm×0.5 cm左右大小,移植时小皮片间隔一定距离或用异体(种)皮移植时嵌植自体皮用。优点是节约自体皮源;但手术时间长,工作量大,愈合后瘢痕增生较明显,功能部位常有畸形和功能障碍。小块刃厚皮片游离植皮术,是深度创面常用的植皮方法,传统的方法耗时费力。刃厚自体皮切取后须手工剪成0.5 cm×0.5 cm左右大的皮块,然后手工一片片地贴在创面上,耗时费力。MEEK植皮术是将切取好的刃厚皮片,将皮片的肉面向下附于42mm×42 mm专用的软木板上,经MEEK植皮机纵横两次切成196块3 mm×3 mm皮块,在皮片表皮层上喷涂黏胶使皮片富有黏性,将附有皮片的软木板置于特制的褶皱聚酰胺纱布上按压,去除软木板,皮片留在薄纱上,上下左右牵拉薄纱直至所有褶皱完全展开,正方形皮块间即等距离拉开,其比例规格有1:3、1:4、1:6和1:9四种,将附有小皮片的聚酰胺纱布有皮片面贴于受皮创面,术后常规包扎固定。该法可谓省时省力。目前我国烧伤专科已在普及这一技术。

(5)微粒皮移植:将切取的刃厚皮剪成1mm×1mm左右大小用盐水漂浮或直接涂抹于大块异体皮内面移植。优点为能节约自体皮源,供皮面积与移植面积之比可高达1:20,但常用比例为1:(10～16)。

三、游离皮片移植后生长过程

皮片移植于受皮区后,立即被受区创面渗出的血浆纤维蛋白粘贴于创面。所植皮片从受皮区创面渗出的血浆中获取所需的营养维持其存活。此时皮片血管内充满血清样液体和来自受区的红细胞,移植皮片靠血浆循环的方式获取营养,新生毛细血管的内皮细胞迅速长入移植皮片的真皮,建立起新的血管网。新血管网的形成有三种形式:移植皮片血管与受区新生血管互相直接吻合;受区新生血管垂直直接长入移植皮片的原有血管内血管道内;受区血管通过移植皮片内已失活的血管腔穿入移植皮片的真皮内,形成新的血管。较薄的皮片移植3 d后可见到新生的毛细血管网,较厚的皮片需在第4 d才能见到。在新生血管的生长过程中同时伴有移植皮片原有部分血管的退行性变,此时,移植皮片的表皮细胞染色加深,部分细胞有退行性变,表皮变薄,甚至出现剥离现象和真皮水肿。此变化可在移植后第4～8 d逐渐消失;术后8 d,皮片血液循环已基本建立,皮片颜色开始转淡红色;第10 d移植皮片与受区创面纤维性愈合,皮片完全生长于创面,植皮成活。在上述过程中,成活的表皮细胞于术后第6～8 d开始增生,表皮逐渐增厚;9~12 d开始出现角质层。当皮片移植后,血液中的中性粒细胞、淋巴细胞和巨噬细胞大量渗出于受区创面,开始发挥其吞噬和溶解作用,清除皮片下的异物、细菌及凝血块等以促进皮片的愈合。皮片愈薄,此生长过程进行愈迅速,皮片愈易成活。若受皮区有大量细菌或坏死组织及异物,将出现严重的炎性浸润或异物反应,使移植皮片部分或全部坏死而导致植皮失败。

皮肤移植成活后,真皮层弹力纤维有退化现象,虽在 1 年后可能复生,但排列结构和形式已与正常不同。因为在移植皮肤生长的同时伴有皮下的大量纤维组织增生,可引起移植皮片的收缩。皮片愈薄,含真皮组织愈少,收缩愈严重。移植成活皮肤感觉的恢复以带蒂皮瓣移植最快最好,其次为刃厚皮片、中厚皮片,最迟为全厚皮片。感觉的恢复以痛、触觉恢复最快,温觉较慢,6~12 个月感觉可恢复正常,而痛觉过敏可持续 1~2 年。感觉的恢复是由移植皮肤边缘向中心逐渐发展的。

四、游离皮片移植术供皮区选择

(一)供皮区选择

(1)供皮区皮肤颜色与质地应尽量与受皮区皮肤相似。

(2)供皮区应以易被衣服遮盖或隐蔽部位为宜。

(3)供皮区周围应无感染病灶。

(4)颈部、关节活动部、手、足及会阴部除非在供皮区来源极度困难而非植皮不能挽救生命,一般不宜做供皮区,以免影响外貌和功能。根据上述原则,面、颈部创面可选择上胸、侧胸、上臂内侧、耳后和腰腹部皮肤。四肢、躯干的创面,可选择背部和大腿的皮肤。对于特大创面需植皮而自体皮源极困难者,头皮是最好的供皮区。头皮厚、血运好,取皮后愈合快,在取刃厚皮后 5~7 d 可再行第二次取皮,并可视需要反复数次取皮,取皮后不影响毛发的生长。必要时还可选足跖部为供皮区。

(二)术前准备

接受皮肤移植手术的患者要求一般情况良好,无休克、失水、贫血、低蛋白血症和其他并发症及手术禁忌证,若有上述情况之一,应采取积极有效的治疗措施,待病情有明显好转或稳定后方可进行手术。

1.供皮区准备

被选作供皮区的皮肤应远离感染病灶,局部无皮疹以及其他急、慢性皮肤病灶。术前按一般手术要求准备皮肤,术时不宜用碘仿等刺激性较大的消毒剂消毒皮肤。

2.植皮区创面准备

(1)无菌创面:术前按一般外科术前准备皮肤。如系瘢痕皮肤,应特别仔细地清除瘢痕凹陷内的污垢。

(2)污染创面:主要指焦痂削、切除后的创面,切、削痂手术应争取在伤后 3~5 d 进行。此时创面局部炎症反应不重,患者经抗休克等治疗,全身情况趋于稳定,有利手术进行。瘢痕凹陷内有感染病灶者,术前数日开始对瘢痕凹陷感染病灶进行清洗引流,使感染基本控制后才考虑手术。

(3)肉芽创面:肉芽创面的皮片移植,术前准备十分重要,植皮能否成活及成活率的高低,在很大程度上取决于术前准备充分与否,因此,必须予以重视。①术前数日取创面分泌物做细菌培养和药敏试验,了解创面细菌的种类,选择有效抗生素。若有乙型溶血性链球菌生长,应选用青霉素治疗,控制感染后方可考虑行植皮手术。②一般肉芽创面水肿苍白者,术前用5%盐水湿敷1~3 d,待肉芽颜色红润或刮除老化的肉芽,无明显水肿才可手术。肉芽创面周围有急性炎症时,应进行积极的治疗,待炎症消退后才考虑手术。③肉芽创面进行清理后为减少局部细菌,应用1∶1 000苯扎溴铵(新洁尔灭)液和生理盐水进行清洗,再进行皮片移植。

(三)刃厚皮片切取法

1.头皮取皮

头皮只能切取刃厚皮片。取刃厚皮片后5~7 d即可愈合,可以反复切取,很少形成瘢痕,又不影响头发生长,是人体最好的天然皮库。在切取头皮时,为减少术中出血,并有利于头皮切取,可环绕枕骨隆凸下扎止血带或头皮下注射含肾上腺素的生理盐水,使头皮隆起,取皮不宜过厚,小孩更应谨慎,否则皮片中可含有部分毛囊,当含有毛囊的头皮移植受皮区后,会生长毛发,而且供皮区亦会出现毛发稀少。若需切取枕后头皮时,术前可用硬物将枕部垫高5~10 cm,有利于皮片的切取。

2.足底取皮

足底不宜做供皮区,但特大面积烧伤患者皮源极度困难时可予考虑。由于足底角质层厚,为防止取皮时仅取下无活性的角质层,术前应泡洗刮除大部分角质。切取的皮片不能过薄,亦不能过厚,过薄仅切取了角质层而皮片不能成活;过厚则供皮区不易愈合或愈合后皮肤较薄而影响负重。一般以取下的皮片能见到一薄层瓷白色真皮组织为宜。皮片移植后角质层皮肤很快脱落,不要误认为皮片未成活。足底血供差,故供区创面愈合慢。虽足底皮肤厚,但只能切取一次刃厚皮。

3.取皮方法

取皮器械采用滚轴取皮刀,调好所取皮片厚度。若无滚轴取皮刀也可用剃须刀切取,但要求术者有较熟练的操作技巧,否则,皮片厚度不易掌握。取皮时应备有两块各10 cm×15 cm×0.5 cm的木板,助手用一木板或手掌(无木板时)将供区取皮入刀处一端的皮肤牵拉压紧;术者左手用木板或手掌于供区另一端逆向牵拉压紧皮肤,使供皮区皮肤变平整紧张,术者右手持取皮刀以一定角度切取皮片,当刀刃切入皮肤后,术者右手将刀柄做前后拉锯式运动,并稍向前推动,此时,取皮刀就随着滚轴的滑动而向前推进,切取的皮片逐渐延长。随着切取皮片的延长,术者和助手牵压皮肤的木板或手掌随取皮刀向前滑动,使供皮区皮肤始终保持于平整至皮片取完为止。如供皮区凹凸不平,术前应注生理盐水(最好含肾上腺素)于皮下,使供皮区平整便于取下整张平整均匀的皮片。手术中要时刻注意所取皮片厚度的变化,皮片厚度的调节除取皮刀刻度盘调节外,还可通过术中调整刀刃与供区皮肤平面的角度来调节,当所取皮片较薄时,增大取皮刀刃与皮肤平面的角度,当皮片较厚时,则减小取皮刀刃与皮肤平面的角度;一般以15°~30°为宜。若采用大角度仍达不到理想的厚度,则需重新调整滚轴刀两端的刻度盘。

(四)中厚皮片切取法

中厚皮片为皮肤全厚的1/3~3/4,它包括表皮和部分真皮。中厚皮片供区因保留有毛囊、汗腺等皮肤附件,可在15~20 d自行愈合。但愈合后留有程度不一的瘢痕。中厚皮片因兼有刃厚皮片和全厚皮片的大部分优点,使用比较广泛。皮片成活后,因含弹力纤维较多,皮片质地较软,牵缩性较小,颜色变化较刃厚皮轻,能耐受挤压和摩擦。适用于修复功能或与外观有关部位的皮肤缺失。取皮所使用的器械为鼓式取皮机,它可取下厚薄均匀,边缘整齐的大张完整皮片。鼓式取皮机有电动式、气动式和手动式三种,最常用的是手动取皮机。手动取皮机由半圆形的鼓和一个刀架及手柄组成,在手柄的一端有调节取皮厚度的刻度盘。鼓面长20 cm,宽10 cm,一次可切取200 cm^2 的皮片。

单鼓皮取皮方法:取皮前先将刀片固定于刀架上,调节取皮机刻度盘至所需取皮厚度,用乙醚或酒精擦洗供皮区皮肤和取皮机鼓面,使其脱脂,待皮肤和鼓面干后分别均匀涂上补轮胎用的胶水或将专用双面胶纸贴于鼓面,待皮肤和鼓面的胶水干后将取皮机鼓面前缘与供皮区皮肤紧密结合,确信紧密黏合后将鼓面向前推并稍向上提,使粘合于鼓缘的皮肤被提起,此时将刀架落下,术者右手左右推拉刀架将皮肤切开。握鼓的左手缓慢转动鼓,右手握刀架作连续拉锯动作,直至切取到所需皮片大小为止。

(五)全厚皮片移植

全厚皮片包括皮肤的全层组织,其厚度因个体和部位的不同而异。全厚皮片是游离移植皮片中较难成活的一种,成活后也是效果最好的一种。皮片成活后色泽正常、挛缩少、质地柔软,适用于眼睑、颜面、手掌和足底等功能部位的创面修复。选择皮肤较松弛,部位较隐蔽,不受摩擦,不负重而皮肤质地和颜色接近于受区的部位。一般面部受皮可选择两侧锁骨下、上臂内侧、侧胸和腰腹部为供皮区。在取皮前先用消毒纸片按创面形状剪好纸样,要求纸样与创面相吻合,将纸样铺于供皮区上,用亚甲蓝或手术刀沿纸样边缘划出所取皮片的轮廓,然后按轮廓线切开皮肤,为便于供区缝合,切口应深及深筋膜上,将脂肪组织连同皮肤一并切下,供区直接缝合,不能缝合者可另行刃厚或中厚植皮修复供区创面。切下的皮肤组织块剪除脂肪组织,即成了所需要的全厚皮片。缝合后根据创面情况选择加压包扎法或打包加压包扎法。全厚植皮须注意切勿使用毛发茂密的皮肤做全厚皮片,否则将来在植皮区会有毛发生长,影响外貌;用于眉毛修复的皮片,在剪除脂肪组织时,应特别注意勿将毛囊破坏,以免皮片成活后影响再造眉毛的生长。感染创面、肉芽创面不宜用全厚皮片修复。

(六)真皮下血管网状皮片

真皮下血管网状皮片除含有皮肤的全层组织外,还保留了完整的真皮下血管网及附带的一薄层脂肪组织。由于含有一薄层脂肪组织,皮片成活后,较之全厚皮片质地更柔软,弹性更好而无挛缩,同时也无皮瓣移植后的臃肿外观,故在功能与外观上均可获满意的恢复。真皮下血管网状皮片移植成活条件要求较高,仅适用于无菌创面的修复。皮片移植成活后,在大张移植皮片上常会发生不同程度的散在性表层真皮坏死性水疱及小局灶性坏死,愈合后常留下"花斑"而影响其最终效果,故而也限制了此种植皮方法的广泛应用。

真皮下血管网状皮片移植术的术前准备、手术适应证与全厚皮片移植基本相同,仅受区创面要求更严格,必须是无菌创面。

手术方法在按全厚皮片取皮法取下皮肤组织块后,在手术放大镜下用锐利的剪刀细心剪除大部分脂肪组织,注意尽量保留真皮下血管网和血管网周围的少许脂肪组织,以防损伤血管网,影响皮片的成活。移植时可根据受区创面情况选择恰当的包扎固定方法,但固定时间要长,首次换敷料时间在术后15 d以后。打开敷料后如有水疱,不应揭去疱皮,仅用针头抽出积液以防真皮干燥坏死和减少"花斑"现象。供区创面处理同全厚皮片移植。

(七)大张异体(种)皮嵌植自体皮

嵌皮术是将有活力的异体或异种皮打洞移植于创面,再在洞内嵌入自体小皮片的一种植皮方法。因能节省皮源,又能有效地封闭创面,故曾是大面积深度烧伤患者切痂后创面的主要修复方法,并收到了很好效果。主要用于大面积深度烧伤自体皮源极困难患者的切、削痂创面的修复。方法是将具有活力的大张异体或异种皮按各受皮区形状修整拼接好,用网状皮片打孔机或尖手术刀片打洞,要求洞孔长 0.5~1 cm,孔距 1~1.5 cm,最大间距不超过 2 cm。将打好洞孔的异体或异种皮用一定张力缝植于切痂后创面上,使每一洞孔尽量张开。自体刃厚皮片。剪成0.3×(0.3~0.5)cm,然后将自体小皮片嵌入洞孔中或埋植于异体或异种皮片下,移植完毕后皮片表面覆盖一层抗生素液的网眼状纱布及数层吸水性能良好的敷料,稍加压包扎。大张异体(种)皮嵌植自体小皮片,手术时间长,术者劳动量大,现已渐为自体微粒皮移植所替代。

(八)自体微粒皮移植

1985 年,北京积水潭医院张明良教授首次应用微粒皮移植术于大面积深度烧伤切痂创面获得成功。因其效果良好而又极大限度地节省了自体皮源,现已广泛应用于临床,成为大面积深度烧伤患者创面修复的主要方法。微粒皮移植术是将刃厚皮片剪成 1 mm^2 大小的微粒皮,然后将皮粒置于特制漂浮盘中经等渗盐水漂浮,使其均匀分布于盘底的绸布上,将绸布提起让皮粒粘于异体或异种皮的内面,再移植于创面上。微粒皮移植的扩展比例可达 1:18,从而大大节省了自体皮源。自体微粒皮移植应注意以下问题。

(1)切痂创面坏死组织必须切净,止血必须彻底。

(2)制作微粒皮的皮片以头皮为首选,因头皮的漂浮性能优于其他部位的皮片。皮片一定要将毛发根清除干净,以免移植于创面产生异物反应形成感染,影响微粒皮及其覆盖皮片的成活。

(3)垫于漏盘底部的绸布需平整无皱褶,否则,当微粒皮沉着于绸布上时,皱褶处会有较多微粒皮,使微粒皮分布不均匀。

(4)制作微粒皮的皮片以薄刃厚皮片为佳,其大小应在 1 mm^2 左右,否则影响漂浮效果。

(5)当微粒皮成团沉附于绸布上时,应轻轻在水中抖动漏盘,使皮粒团块均匀漂浮。

五、植皮失败的原因及预防

1.坏死组织清除不彻底

烧伤创面深浅不一,混合在一起,当切、削痂时,坏死组织清除不彻底,或自然溶痂时创面残留坏死组织,使移植的皮片不易获取营养,创面易发生感染而导致植皮失败。因此,术中仔细、彻底清除坏死组织,是防止此类情况发生的关键。

2.皮片质量

皮片太厚或太薄都会影响皮片成活。有时取下皮片未及时移植又未置于生理盐水中保持湿润而暴露于空气中过久,使皮片细胞脱水甚至干燥变性;或供皮区消毒时选择了刺激性强的消毒剂,使部分皮片细胞变性甚至坏死;嵌皮术和微粒皮移植术时,用于覆盖创面的异体或异种皮活力低,甚至是无活力的皮。

3.皮片下血肿

皮片下血肿是植皮失败最常见的原因。血肿阻碍皮片与创面基底建立血液循环,主要原因是术中止血不彻底,或固定不妥及术后患者活动造成创面出血。当出现血肿时,应立即清除移植皮片下的血凝块,重新加压包扎,皮片仍有成活的可能。

4.感染

感染是植皮失败的常见原因之一。大多数发生在肉芽创面或污染较重的创面,新鲜无菌创面上的植皮失败多见于血肿或有无效腔时;肉芽创面感染的细菌以乙型溶血性链球菌和金黄色葡萄球菌多见,术前应选用青霉素等有效抗生素,同时应认真做好创面的引流、清洗、湿敷等准备工作。对于有污染的创面,除进行彻底清创外,应反复清洗创面。

5.包扎固定不当

适当的压力包扎和妥善的固定,是移植皮片与受区创面建立血液循环的必要条件。否则,皮片在创面上移动,其与创面的血液循环无法建立,或已建立在新生毛细血管也会因皮片的移动而断裂,使皮片得不到所需的血液供应而失活,因此,术后的固定至为重要。而包扎时的压力,以30~50 mmHg(4~7 kPa)为宜,过大则皮片与基底压迫过紧不利于毛细血管的生长,引起皮片的坏死。特别在枕部、额部、骨突出部位的植皮压力不宜过大。过大不但会引起皮片坏死,受区创面的软组织亦可能因压迫缺血而坏死。四肢末端亦不宜包扎过紧,以防出现手指、足趾的缺血性坏死。颈部、全身各大关节、会阴、腋窝等部位植皮应用夹板等妥善固定制动;面颊、颈部植皮后应予流质或鼻饲饮食 3~5 d,尽量少说话或吞咽,以免因皮片移动影响血运重建。

6.受区创面血供不佳

如裸露的骨、软骨或肌腱等,因其血运不佳,皮片移植后不能获取营养而坏死。对于此种创面,应改用皮瓣移植或用邻近的血运良好的组织做带蒂转移,覆盖裸露的血供不佳的骨、软骨、肌腱后再进行皮片移植。

(张海军)

第四节　眼、眉部烧伤瘢痕畸形的修复

眼部皮肤是全身最薄的,烧伤后易产生瘢痕,发生挛缩。眼睛是人体最重要的感觉器官之一,对眼部烧伤瘢痕的治疗应积极而慎重。

一、眼部烧伤后畸形的修复

眼部烧伤后畸形包括眼眦瘢痕畸形和眼睑畸形,眼睑畸形又包括眼睑外翻、眼睑内翻、眼睑缺损、球睑瘢痕粘连等。

(一)眼眦瘢痕畸形

主要为内、外眦蹼状瘢痕。若瘢痕在内眦平面以下,牵拉内眦角向下移位,可采用单个或连续"Z"成形术矫正;若是跨越上下睑的蹼状瘢痕,遮盖内眦角,可采用墨氏手术(Mustard operation)、五瓣成形术进行矫治。

(二)眼睑外翻

颜面部烧伤后易发生眼睑外翻,表现为睑缘和睑结膜向外翻转,易引起炎症、溢泪、干燥、溃疡等,严重睑外翻导致眼睑闭合不全时,角膜失去滋润和保护,有可能发生溃疡和溃疡穿孔而导致失明。睑外翻发生时应及时治疗:睑外翻的治疗主要有皮片移植和局部皮瓣转移修复法。

1.皮片移植修复法

皮片移植修复法适用于瘢痕松解切除后出现皮肤缺损,而睑板等支持组织仍结构完好者。切口距睑缘 2 mm 左右,切口两端一定要超过内外眦,松解要彻底,使泪小点与眼球相贴,忌剥离过深,以免形成凹陷。植皮时将切口两侧创缘向上下拉开,植入大小合适皮片。眼睑皮肤张力小,皮片移植后收缩率可达 30%～50%,皮片移植面积足够大,松解彻底是预防术后复发的关键。皮片选择中厚或全厚皮片,如全厚皮片最好选用耳后皮片或于臂内侧皮片。

2.局部皮瓣转移修复法

对直线瘢痕引起的轻度睑外翻可采用"V-Y"和"Z"成形术矫治;对伴有皮下组织和睑板缺损的睑外翻,可采用从额颞部、颧部易位皮瓣与前额颞浅动脉岛状皮瓣进行修复。在修复眼睑组织全层缺损时,内层衬里的解决是关键。如下眼睑缺损面积不大,可于距上缘 2 mm 左右处由内眦到外眦做一平行切口,将皮肤、眼轮匝肌自睑板浅层剥离,下睑者在结膜与瘢痕的分界处切开,剥离残留的睑板结膜,用 3-0 丝线将下睑残留的结膜与上睑结膜边缘缝合,在上、下睑之间形成一创面,在创面上植皮或覆盖皮瓣,10 d 拆线,术后 2～3 个月,自上睑缘缝合处剪开皮肤和结膜组织,将睑缘的结合膜与皮肤缝合。

另外,也可采用皮瓣预制眼睑组织的方法进行修复。先将额颞部或颧部易位皮瓣游离、掀起,然后取口腔下唇黏膜组织移植于皮瓣内层,将黏膜与皮肤缝合,制成内衬黏膜的复合皮瓣,将皮瓣在原位延迟 3 周后,再行睑外翻松解,易位修复创面,将黏膜与缺损区睑结膜缝合,然后分层缝合皮下、皮肤。

(三)眼睑内翻

瘢痕性睑内翻的病理基础是睑板瘢痕收缩变形,手术治疗也围绕睑板进行,临床表现为倒睫,倒睫刺激摩擦角膜,可引起疼痛及角膜损伤。

1."Z"成形术

在睑缘下方设计两条约 3 mm 宽的狭长皮瓣,其中一条皮瓣包含倒翻的睫毛及其毛囊在内,将两条皮瓣分离后按"Z"成形术原则互换位置,完成睑缘"Z"成形术,使内翻的睫毛离开眼球,矫正睑内翻倒睫。

2.霍茨(Hotz)手术

Hotz 适应于上睑内翻。手术切口设计于重睑线上,楔形切除睑板和部分眼轮匝肌,对皮肤松弛者需要切除部分皮肤,缝针由皮肤切口下唇进针,穿经睑板切口下唇前面,再向上经睑板上缘,从皮肤切口,上唇出针,缝合后即可见睑内翻得到矫正,同时完成重睑术。

3.潘作新手术

此手术属睑板切断术,适合于睑内翻较重的患者。手术时翻转眼睑,沿睑板沟切断睑板,褥式缝合时穿过切口,上唇之结膜、睑板,于睫毛前 1～2 mm 处穿出皮肤,结扎,如此缝合3 针。

4.睑板切除术

睑板切除术适合于睑板有增生性瘢痕明显变形者。手术时翻转眼睑,在睑结膜面距睑缘2 mm 处做平行于睑缘的切口,游离并切除睑板,缝合结膜切口。

(四)睑球粘连

睑球粘连是指睑结膜与球结膜以致角膜间发生的粘连。多由化学烧伤引起,热烧伤、眼裂伤、结膜疾病等引起者,亦偶尔见到。睑球粘连临床表现为眼球活动受限,严重者因眼球活动不能同步出现复视,若粘连累及角膜,则视力受损。粘连可发生在下睑,亦可上下睑同时发生,常见为下睑不完全性粘连。根据粘连的范围和部位可将粘连分为 3 种:①睑球前粘连,粘连发生于睑缘附近的睑结膜与球结膜之间,穿隆部结构正常。②睑球后粘连,粘连发生于穿隆部,睑缘部结构是正常的。③睑球全粘连,睑结膜与球结膜全粘连,严重时,上下睑缘也粘连,患者穿隆部结膜囊完全消失。轻微睑球粘连,并无功能损害者,一般无须治疗。粘连限制眼球活动,影响视力者均需要手术治疗。

1.睑球粘连瘢痕为索状者

切开瘢痕,解除粘连后,行"Z"成形术缝合修复。

2.小片状粘连

在球结膜粘连部边缘做切口,沿眼球向穿隆部剥离粘连,形成瘢痕结膜瓣,用此组织瓣修复睑结膜创面,球结膜创面采用结膜下分离,结膜瓣推进,拉拢缝合。

3.黏膜移植术

黏膜移植术适合较大面积的粘连手术时分开粘连,直达穿隆底部并看眼球活动是否恢复正常,然后在眼穿隆部、下唇或口颊部切取黏膜一片,覆盖并间断缝合在眼球与睑板的创面上,下穿隆底部应用褥式缝合 3 针在下睑皮肤上穿出固定,结膜囊内置入事先制备好的丙烯酸酯薄壳状弧形模型,以保持上下穿隆的深度,术毕加压包扎,术后 4 d 隔日清拭分泌物,更换干净敷料,至术后 10 d 拆除缝线,取出模型,清洗后继续戴用此壳状模型 3～6 个月,以防止黏膜后期收缩。

4.结膜桥形瓣术

对粘连分离后角膜下方的球结膜缺损创面,可于角膜上方做双蒂结膜瓣即桥形结膜瓣移植修复球结膜缺损区。具体操作是于角膜缘上 1～2 mm 做弧形切口,切口两侧与角膜下方的缺损相连接,再根据球结膜缺损创面的宽度做双蒂结膜瓣的另一切口,游离后越过角膜,移植到下部的球结膜缺损区。在其上部供区广泛结膜下游离后,缝合切口。

(五)睑缺损

睑缺损即眼睑的全层缺失。眼睑是眼球特别是角膜的保护屏障,一旦发生缺损,需要及时进行手术修复。眼睑全层缺损小可如切迹状,大则包括全部眼睑。严重烧伤时,眼睑的全层缺损常限于睑缘部分。全眼睑缺损者极为少见。眼睑缘损伤常合并睫毛缺损。

1.直接缝合

直接缝合适用于下眼睑缺损不超过全睑长 1/4,老年人不超过 1/3 者。沿灰线将缺损两侧眼睑劈开为前后两片,分层拉拢缝合,应避免两片的缝线在同一平面上。

2.推进式睑板结膜瓣加皮瓣修复术

推进式睑板结膜瓣加皮瓣修复术适用于睑缺损超过全睑长度的 1/4 者。于缺损处沿肌层与睑板间分离至穿隆部,形成睑板结膜瓣,向缺损部推进修复睑板结膜。皮肤侧用推进皮瓣修复。

3.外眦及韧带切开松解缝合术

外眦及韧带切开松解缝合术适用于睑缺损水平宽度小于 1 cm 者。在距外眦角 0.5 cm 的灰线处做与灰线垂直的 1 cm 长切口,分离结膜与皮肤、肌肉,切断外眦韧带上脚或下脚,将外眦角部的垂直切口横行缝合。

4.旋转皮瓣法

旋转皮瓣法适用于睑缺损达睑长40%者。在外眦角处形成直径约2.0 cm的半圆形皮瓣,其方向是背向缺损侧,内侧与外眦相接,切断睑缺损侧的外眦韧带脚和睑结膜,将皮瓣旋转,修复缺损,分层缝合。

5.颞部推进皮瓣

颞部推进皮瓣适用于下睑缺损小于全睑长度1/2者。自外眦角向颞部发际方向做切口,外端附加"Z"形切口,切断外眦韧带下脚,睑外侧组织向鼻侧推移,修复缺损,分层缝合。将颞部皮瓣推进修复继发缺损,穹隆部结膜分离后移作皮瓣衬里,"Z"形皮瓣交错缝合。

6.睑板结膜或眼睑全层复合游离片移植

前者适用于修复上、下睑板部分缺损或上睑板或下睑板全缺损,方法为在同侧或对侧上睑板上缘切取一块与缺损同大的睑板结膜复合游离移植片缝于缺损部位,供区行直接拉拢缝合。

(六)眼窝缩窄

化学性烧伤或烧伤合并爆炸伤,以及眼部高温物直接接触烧伤均可引起眼球毁损,眼内感染、结膜缺损,眶内瘢痕性愈合,以致结膜囊缩窄,甚至闭锁。有时可伴有上、下眼睑阙如。

1.扩张法

扩张法适用于眼窝轻度狭窄,结膜正常者。利用正常结膜和皮肤的弹性与伸展性,先后置入由小到大的眼模,加压包扎,逐渐扩张成能容纳正常大小和形状的义眼球的结膜囊。

2.眶内瘢痕切除矫正术

眶内瘢痕切除矫正术适用于眶内瘢痕与结膜相粘连的轻度结膜囊狭窄。自眶上缘外侧做3 cm长的弧形切口,分离眼轮匝肌,暴露眶上外缘骨膜,在距眶缘3~4 mm的骨膜上做一与眶缘平行的切口,用骨膜剥离子将眶骨膜向眶内剥离,在已剥离的骨膜上做一长约为2.5 cm纵形切口。使上睑提肌位于切口的鼻侧,用眼科弯剪以锐钝性分离相结合的方式或用手指导引剪刀方法,进入眶内分离粘连的结膜并彻底切除结膜下瘢痕组织,使眶内组织变平、结膜复位。注意勿损伤上睑提肌。纱布填塞结膜囊止血,用5-0丝线分层缝合骨膜、眼轮匝肌及皮肤切口。术后结膜囊用凡士林纱布填塞或放置眼模。术后7 d拆线,佩戴合适的义眼。

3.全结膜囊成形术

全结膜囊成形术适用于全部或绝大部分结膜为瘢痕所替代的患者。全结膜囊成形术可采用中厚皮片游离移植法、双旋转皮瓣法或口腔黏膜移植法。

(七)泪点外翻

瘢痕涉及内眦部位时,常导致下泪点外翻,内眦角裂开变钝,可出现溢泪,周围皮肤可发生湿疹样改变。轻度泪点外翻可采用布拉斯考威克斯和克雷克法矫正,也可采用电烙法修复。重度泪点外翻常采用双"V"形切开缝合法治疗。

(八)睫毛缺失

睫毛可遮挡阳光直射,并因其灵敏的反射功能,有助于防止灰尘和飞虫落入眼内,故睫毛缺失,既影响外观,也有功能障碍。睫毛缺失最简易的修复方法为黏着人造睫毛,但烦琐不便,多数患者愿采用手术方法修复。以上睑睫毛为例。先在同侧眉偏内侧端的中央区、毛发方向指向外下方的部位,根据所需要修复的长度,切取包含2~3排毛发的移植片一条。于相当上睑游离缘外上方2~3 mm部位,做与睑缘平行、深及睑板的切口,稍将切口创缘两侧游离,将移植片嵌植其中,用细丝线缝合固定,最后包扎。经10~12 d拆线,正常眼球角膜的存在,有助于使移植的睫毛从睑缘向外前方的方向生长。如发现睫毛方向不符合要求时，可及早在一定时间内用火棉胶黏着以资引导，有可能使其按所要求的方向转变。

二、眉烧伤后畸形的修复

眉毛参与构成人的容貌特征，在面部表情起着重要作用，还可阻挡汗水直接流入眼内。烧伤后眉畸形主要包括眉缺损和眉移位。

（一）眉缺损

烧伤后眉缺损常与，上睑烧伤同时发生，对于缺损眉毛可采用画眉、文眉或者手术再造。手术包括毛囊移植，复合头皮片游离移植，头皮带蒂或岛状皮瓣移植，根据缺损情况和性别加以选择。

1. 毛囊移植法

毛囊移植法适用于眉部分缺损的患者。耳后发际内切取全层头皮一块，顺毛发方向切取有毛囊的头发，用特制的注射推进器穿刺眉再造部位，将毛囊逐一移植到皮下组织内，针刺时与皮面呈 45°角，使植入的毛囊与正常眉毛方向一致。此法效果较好，但手术时间长。

2. 复合头皮片游离移植法

复合头皮片游离移植法适用于一侧或者双侧眉毛缺损的患者。先在眉部受区切开眼轮匝肌或额肌、帽状腱膜层，形，成良好的血液供应创面基底。在同侧耳后发际按再造眉的形状，顺毛发方向切取带脂肪层的全层头皮片，宽度以 0.5～0.8 cm 为宜。剃除毛囊间的脂肪颗粒，将皮片移植于眉部创面间断缝合创缘，敷料加压包扎。术后 10～12 d 拆线，该法更适合于女性的眉再造。

3. 头皮动脉岛状瓣修复法

一般采用颞浅动脉顶支作为眉再造的血管。术前眉形设计、定位同头皮移植法。剃头后，用超声血管探测仪标出颞浅动脉及其分支：顶支、额支的行走方向，在顶支的末端画出眉形，使动脉的走向包括在眉形的中央。手术根据动脉走向做一切口，将头皮瓣于帽状腱膜深层掀起后，由皮瓣向血管蒂根部游离，在帽状腱膜浅层，分离头皮，找出动脉，在动脉旁开 0.5～1 cm 的距离结扎动脉分支，于帽状腱膜深层将动脉蒂游离出来，观察血液循环良好后，做眉部切口，在颞部打一皮下隧道至颞浅动脉根部，将皮瓣牵引至眉区创面。将头皮、皮瓣缝合，颞部置一橡皮引流片，适当加压包扎，在眉头留一小洞观察皮瓣血液循环。术后 9～10 d 拆线。

（二）眉移位

表现为眉倾斜、眉过高或过低、眉向心性或离心性移位。有时几种畸形可同时存在。

1. 眉倾斜

周围瘢痕牵拉造成，多使用"Z"成形术。

2. 眉过高或过低

由额部或睑部瘢痕牵拉造成，可采用切除瘢痕，松解植皮术。

3. 眉向心性或离心性移位

这是指眉头向内侧移位，或眉尾向外侧移位，由局部瘢痕牵拉。采用：①"V-Y"或"Y-V"切开缝合术，适合于轻度移位者。②松解移位，游离植皮术。

（张海军）

第五节 鼻部烧伤瘢痕畸形的修复

鼻部位于颜面部中央,容易被烧伤。深度烧伤后,鼻部可出现瘢痕增生、挛缩,也可导致鼻孔缩窄、鼻翼缺损或鼻大部缺损,严重影响美观和功能,均需要后期整形修复,其手术时机一般等瘢痕成熟、软化后,以确保手术效果。

一、鼻部表浅瘢痕的修复

对仅有色素沉着和表面凹凸不平的表浅瘢痕以磨削为主,辅以其他治疗。磨削术理论上为磨除皮肤的表皮层或包括一部分表浅真皮层,达到消除凸或凹的瘢痕,使皮肤表面平滑的目的。磨除的厚薄或多少依皮肤的厚薄而定,磨除最深处犹如中厚植皮取皮的厚度,但通常情况下不宜太深,宁可多做几次,也不要一次磨得过深,以免造成新的瘢痕或色素沉着。瘢痕凸出或凹陷过重的部位,磨削的效果差,可在周围已经磨平后再沿皮肤皱纹线切除较大瘢痕,缝合,术后几乎无痕迹。其较浅的部分用磨削术去除,则效果较好。一般情况下,磨削一次后待 2~3 个月,皮肤完全恢复后再行第二次磨削,有的患者需要磨削 3~4 次,才能收到较好效果。

二、鼻背部瘢痕的修复

深度烧伤后鼻部出现瘢痕增生、挛缩,外形破坏,鼻翼内缘外翻,鼻孔朝天,严重者出现鼻前庭黏膜外露。如没有组织明显缺损,采用瘢痕切除松解后皮片移植修复,效果确实可靠。皮片采用全厚皮或厚中厚皮片,手术切除瘢痕时,须包括鼻根部、鼻翼部与鼻尖部连同部分正常皮肤一并切去,形成一个比较规整、左右对称的创面,在松解瘢痕时应充分纠正鼻翼内缘外翻,鼻尖部应切至鼻小柱部分成为"V"形,鼻两侧鼻颊沟、鼻根部横切口,如内眦或其他部位有挛缩时应充分松解且不应使切口线弯曲。瘢痕组织切除时,须仔细顺皮下组织层剥离,注意防止洞穿黏膜到鼻腔内,亦不得伤及鼻软骨。缝合时,先固定鼻根、鼻尖与鼻侧翼,使皮片能均匀对称,然后再继续细致地将皮片缝合固定于创缘,创缘留长线备打包包扎用。创面覆盖一层凡士林纱布,再用 5~6 层纱布打包包扎。两鼻孔内用橡皮指套填塞后,再用牙印模或金属夹板固定之。利用皮瓣、皮管修复广泛鼻部瘢痕时,目前主张选择额部扩张后的皮瓣转移修复、皮片打包包扎,绷带固定。鼻孔前庭用油纱布填塞,以确保鼻翼创面与皮片贴合,至少填塞 5d 后才能取出。

三、鼻翼缺损的修复

鼻部深度烧伤后,常出现不同程度的鼻翼缺损,轻者鼻翼缩小,失去圆润外形并伴有鼻黏膜轻度外翻;中度者鼻翼游离缘缺损达 1/2,黏膜外翻,鼻孔朝向前方;严重者鼻下端大部缺失,包括鼻尖、鼻翼与鼻小柱的缺失。轻、中度的鼻翼缺损可采用全厚皮片移植、鼻唇沟皮瓣或游离耳郭复合组织移植修复。在残留的鼻翼瘢痕上距鼻翼缘瘢痕与黏膜交界 0.3~0.5 cm 处做一弧形切口,切开瘢痕,在皮下层将切口下缘的瘢痕向下分离方向鼻孔成为鼻前庭衬里和鼻孔缘,分离时必须掌握好层次,过深或太浅均可造成向下、向内翻的瘢痕血液循环不良。形成的创面根据血液循环状况的好坏和面积的大小,可采用全厚皮片、鼻唇沟皮瓣及耳郭复合组织移植。若创面面积小,血液供应又好可采用耳郭复合组织移植;若血液供应较差,皮片移植难以成活应考虑采用鼻唇沟皮瓣修复。如创面面积较大,血液供应较好,可采用全厚皮片移植修复。

(一)鼻翼缺损的复合组织移植

鼻翼全层缺损,原则上要求修复衬里、软骨支架和被覆组织 3 层结构。耳郭也是 3 层结构,其与鼻翼的组织结构相似,成活后,在颜色、质地、厚度及外形等方面均与鼻翼相匹配。手术能一期完成,治疗时间短,患者痛苦小。因此,游离耳郭复合组织移植是临床上修复鼻翼全层缺损的最佳手术方法。但受组织移植块成活的限制,复合组织块移植宽度不得超过 1 cm,否则,难以成活,影响手术效果。因此,游离耳复合组织移植只适用于轻、中度鼻翼缺损的治疗。耳轮和耳轮脚的厚度及弯曲度与鼻翼相似,适用于鼻翼缺损的修复。鼻翼外下方的缺损,以从对侧耳郭后上缘切取为宜;鼻翼前方缺损,从同侧耳郭后上缘切取为好;耳轮尾部较宽厚,软骨有一定硬度和韧性,皮肤颜色组织厚度接近鼻小柱,适用于鼻翼鼻小柱缺损修复。瘢痕较少的鼻翼缺损,采用单纯耳郭复合组织块移植,而瘢痕较多的鼻翼缺损,采用带有真皮下血管网的耳复合组织块在修复鼻翼缺损的同时,也修复鼻翼的瘢痕,可取得更佳的效果。

(二)手术方法和注意事项

局部麻醉成功后,完全切除鼻翼缺损边缘的瘢痕组织,露出健康的组织及软骨。根据鼻翼缺损的大小,用纱布或 X 线片取模确定耳郭复合组织的大小。如果患者鼻翼表面有较多的瘢痕组织,可将其一并切除,所取的模型应包括真皮下血管网皮片的大小。根据模型,用美蓝在耳郭上标记后切取组织块;将切取的组织块放置在鼻翼缺损区,先缝合鼻翼衬里层,再缝合鼻翼外侧皮肤,软骨不需要缝合。手术后,向鼻腔内填塞碘仿纱条要适度,以对鼻翼形成支撑为宜,不要填塞过紧;否则,会影响鼻翼血液供应,也可能造成切口裂开。注意观察耳郭组织块的血液供应。一般手术后,耳郭组织块先水肿变紫,然后变红,逐渐过渡到正常颜色。

四、鼻尖、鼻下端缺损畸形的修复

鼻下端为鼻部形态的特征,包括鼻翼、鼻小柱和鼻尖。鼻下端缺损为严重的颜面部烧伤畸形,需要采用全鼻再造手术进行修复,常用的方法有前额皮瓣、上臂内侧皮管修复法。目前多采用扩张器前额皮瓣法。除正常皮肤外,额部Ⅱ度烧伤愈合的成熟瘢痕也可采用此方法进行鼻再造。手术应注意以下几个方面:①植入的扩张器要够大(200 mL),扩张的时间要够长(2 个月以上)。②扩张器植入的层次应在额肌以下,使皮瓣内包含有眶上动脉或滑车上动脉,以保证皮瓣的血液供应。③皮瓣的设计有多种形式,应根据患者鼻部的瘢痕和周围情况灵活选择。额侧皮瓣,靠一侧滑车上动脉和鼻背动脉供血,皮瓣旋转达 180°,蒂部扭转较大;额侧皮瓣,以一侧滑车上动脉为蒂,适合于发际较低者。术前应用血管多普勒探查血管血流情况及走向,确定皮瓣蒂的位置。④皮瓣外形设计,远端为三叶状,中叶宽 2 cm,用于鼻小柱及鼻尖塑形,两侧叶相距 6~7.5 cm,用于两侧鼻翼的塑形。近端形态、宽窄根据术中鼻根部创面大小决定。采用扩张器皮瓣在术后皮瓣有 20%~40% 的缩小,因此,应考虑到鼻部今后的缩小量。⑤鼻衬里,可利用外翻的黏膜复位,将鼻根部的瘢痕性皮肤向下翻转与鼻再造皮瓣内翻作为衬里。⑥术后放置负压引流,引流管由额部达鼻背,鼻背覆盖塑形纱布,适当加压包扎,鼻孔放置支撑通气橡皮管,注意观察皮瓣血液循环情况。⑦鼻孔支撑管应放置 6 个月以上,防止鼻孔挛缩,术后 1 年半到 2 年,鼻部外形才基本稳定,如外形有不满意的部位叫进行修整。

五、鼻孔缩窄的整复

轻度狭窄表现为鼻孔缘瘢痕蹼遮住部分鼻孔,重度可出现鼻孔环状挛缩,仅存留一小气孔,严重影响呼吸。根据不同临床表现采用不同的修复方法。

1."Z"成形术

"Z"成形术适用于轻度鼻孔缩窄。在鼻孔边缘蹼状瘢痕内上方鼻尖部、内下方鼻小柱基部内侧和外下方鼻翼外脚,以蹼状瘢痕边缘为长轴,设计"Z"形皮瓣,切开、交错、缝合即可扩大鼻孔。

2.鼻唇沟皮瓣

鼻唇沟皮瓣适用于鼻孔底部与鼻孔外侧壁瘢痕导致的鼻孔狭窄。根据狭窄侧鼻孔与正常鼻孔大小的差距,确定鼻唇沟皮瓣的大小,以鼻翼沟为中心轴线,设计一不等"Z"形皮瓣,将鼻翼外脚三角瓣与鼻唇沟瓣交错,即可扩大鼻孔。

3.皮片移植法

皮片移植法适用于鼻孔严重狭窄,鼻前庭有广泛瘢痕者。手术先松解、切除鼻孔内与周围瘢痕直达梨状窝,达到呼吸通畅。取薄中厚皮片,将皮片与鼻孔外创缘缝合,后将皮片塞于鼻腔内,覆盖鼻浅创面,用油纱布将鼻腔填满,使皮片与创面紧贴,术后 6 d,用外裹油纱布的通气橡胶管替换填塞的油纱布,术后 9 d 拆线。放置鼻孔扩张橡胶管半年以上,可预防鼻孔再次挛缩。

六、全鼻缺损再造

鼻位于颜面部中央的突出部位,其下端的鼻尖和鼻翼易遭受创伤或烧伤,造成鼻部分缺损或鼻部瘢痕挛缩畸形。鼻下端较大缺损或全鼻缺损严重影响美观,需要通过全鼻再造来修复。

(一)鼻部缺损的分类

1.轻度鼻缺损畸形

轻度鼻缺损畸形常见于以下几种情况:鼻部深 Ⅱ 度烧伤、创面愈合后,鼻翼和鼻尖部挛缩变形,鼻下端缺损小于 0.5 cm,鼻翼软骨边缘仅少许缺损;外伤引起的鼻下端缺失,如鼻尖与鼻小柱大部分缺损或鼻翼缺失。

2.中度鼻缺损畸形

中度鼻缺损畸形常见于鼻下部分外伤或感染造成的鼻尖和鼻翼缺失。其特点是鼻的梨状孔上缘基本正常、鼻中隔外露。鼻翼一侧或两侧缺失,残留的鼻翼与鼻小柱因瘢痕挛缩明显上提。该类鼻缺损临床最常见,除需要再造鼻衬里外,还需要做鼻延长。

3.严重鼻缺损畸形

严重鼻缺损畸形系指鼻部毁损性损伤,如鼻部Ⅲ度烧伤,创面愈合后严重畸形。

(二)常用的修复方法

鼻部结构包括皮肤软组织覆盖、软骨和鼻骨支架与黏膜衬里 3 个部分。因此,全鼻再造就是重建上述 3 种结构,完整的全鼻再造可分解为衬里再造,鼻支架再造和外覆盖再造。根据外覆盖的制作方法不同,将伞鼻再造分为不同方法。根据鼻外覆盖的形成部位不同,分为额部皮瓣法、前臂皮瓣法和皮管法。其中额部皮瓣在皮肤的色泽、质地、血液供应,以及外形方面较其他皮瓣有明显优势,为首选。

额部皮瓣是所有前额皮瓣的总称,根据皮瓣轴型血管的不同,分为以滑车动脉为主的前额正中皮瓣、以眶上动脉为主的额部皮瓣和以颞浅动脉为主的额斜皮瓣。其中以滑车动脉为主的前额正中皮瓣,因血液供应可靠、容易旋转,只需要一次手术就可以完成鼻外覆盖的修复,是额部皮瓣全鼻再造的首选。其他皮瓣主要用于前额正中有瘢痕的患者,由于鼻再造时皮瓣的旋转幅度大,为保证手术成功,往往需要先行皮瓣延迟手术。根据鼻外覆盖的制作不同,额瓣法全鼻再造术分为额部正中皮瓣全鼻再造术和额部扩张皮瓣全鼻再造术。额部正中皮瓣全鼻再造术是将额部正中皮瓣易位反转,形成鼻外覆盖,皮瓣供区通过皮片移植来修复,优点是治疗时间短,再造鼻不回缩;缺点是额部供区不美观。额部扩张皮瓣全鼻再造术是通过埋置扩张器,待额部获得足够多余组织后,再形成鼻外覆盖。皮瓣供区直接拉拢缝合。该法除了具有传统额部皮瓣的优点外,额部供区可以直接缝合而不需要植皮,对额部外观影响不大。另外,额部皮瓣经过扩张,组织结构明显变薄,有利于鼻下端(鼻尖、鼻翼、鼻小柱)的塑形。但该法要求有良好的组织支撑,否则皮瓣易收缩,引起再造鼻的变形。

1.额部正中皮瓣全鼻再造术

额部正中皮瓣全鼻再造术主要适用于额部发际较高的患者。

(1)手术前设计:轻度鼻缺损的衬里设计:由于鼻翼外侧脚和鼻小柱残基仍存在,鼻长度在正常范围内,故设计时,不需要考虑鼻定位和鼻延长问题,可根据鼻尖与鼻翼缺损的大小,以鼻残端部为蒂设计局部皮瓣,将皮瓣翻转,形成鼻衬里。

中度鼻缺损的衬里设计:①单侧鼻翼缺失,根据健侧确定鼻翼外侧角,使两边对称。②双侧鼻翼均缺失,自鼻中嵴向两侧做一水平线,自双眼内眦向下做垂线,垂线与水平线相交点为患者新的鼻翼点。另外,设计时应考虑松解瘢痕后,残存的鼻翼复位后的位置变化。

手术后鼻外形是否美观,很大程度上取决于鼻翼外侧角的外形。因此,残存的鼻翼应尽量保存,缺损侧在鼻翼点处沿标准的鼻翼缘设计弧形线。标记梨状孔的正中点边缘为鼻延长的切口线。沿双侧鼻面沟向上画线,经过内眦的内侧向上,与通过鼻黄金点的水平线相交设计为以梨状孔边缘为蒂的鼻背部舌状皮瓣,然后自鼻黄金点沿正中画线向下至梨状的正中点,形成两个舌状瓣,翻转后交错缝合固定鼻尖形成两侧鼻翼的衬里,夹层埋植支架,有时还考虑用皮管做全鼻再造。

(2)手术操作:以中度鼻缺损的衬里制作为例。沿梨状孔边缘 ABC 线切开至鼻腔,将切口下鼻组织整个下移。使残存的鼻翼及鼻小柱复位。沿 OB 线切开皮肤至鼻背部肌肉,沿 AOC 线切开皮瓣至骨膜。在骨膜上游离皮瓣至梨状孔缘约 2 mm,将皮瓣翻向下面。覆盖鼻下移形成的洞穿性损伤。将 OB 线两边的皮肤分别与鼻中隔黏膜缝合以封闭鼻中隔缺损,沿鼻翼缘切开皮肤至鼻软骨,在鼻翼软骨的表面游离皮瓣至鼻缺损的边缘,形成蒂在内侧的局部皮瓣,将残存的鼻小柱自鼻嵴处切开,向上游离,形成蒂在鼻小柱残端的皮瓣,然后反转,形成鼻小柱的衬里。将鼻背部形成的几个皮瓣缝合形成鼻衬里、外覆盖的再造。

额部三叶皮瓣的设计:三叶瓣是目前临床上最常采用的额部皮瓣设计法,其中二叶分别形成患者的两个鼻翼,中间一叶形成鼻尖部及鼻小柱,三叶柄形成鼻背,三叶的长度是鼻黄金点至唇红缘的距离,二叶间的距离为 6~7.5 cm,每叶宽度为 2.5~3.0 cm,三叶的柄宽根据模拟的实际鼻高度用软尺测量。将设计的三叶瓣放置在额部正中,使瓣尽量靠近发际,柄放置在额部正中,距眉毛 0.5~1 cm 处,如果柄端距眉毛少于 0.5 cm,应将二叶瓣的瓣稍偏离正中,偏离方向同额瓣旋转的方向。用 2%利多卡因行局部浸润麻醉。麻醉后,按设计线切开皮肤和额肌,在额肌与骨膜之间游离皮瓣。在柄端与眉毛之间逐渐切断额肌在皮肤下游离,切断额肌时,不要损伤滑车上动脉,将皮瓣反转 180°,观看皮瓣是否与衬里缝合无张力。如皮瓣蒂部张力过大,应继续游离蒂部,以加长蒂部。

鼻支架的制作:根据鼻下部软骨缺损的情况,用"L"形硅胶雕刻合适的假体,以对鼻尖构成支撑。假体雕刻完成后,将其与鼻衬里缝合固定,特别注意与鼻骨骨膜的(梨状孔处)的固定,在此处固定牢固,可防止鼻成形后假体下移。先将三叶瓣中叶的中点与鼻小柱的中点对位缝合,然后将另外两叶与鼻翼沟中点对位缝合,再缝合两侧鼻翼外侧角。缝合时,不是将外覆盖与鼻翼衬里简单的对位缝合,而是在缝合鼻翼沟中点时,应使外覆盖在缝合鼻翼外侧角时有一定的张力,这样才能形成鼻翼外侧角的形态。定点缝合完成后,依次缝合切口。在鼻翼沟的上缘横向贯穿缝合一针,内收鼻翼上端,向鼻孔内塞入碘仿纱条,对鼻孔塑形。取上臂内侧全厚皮片,将其缝合于额部供区,打包加压包扎。打包时,不要让蒂部受压,用油纱布覆盖蒂部创面外露术后注意观察鼻外覆盖血液供应,及时处理引起血液供应障碍的原因。术后3周开始蒂部训练,开始每天训练2~3次,每次阻断15 min。以后逐渐增加训练次数和加长训练时间,待阻断蒂部,鼻外覆盖血液供应无障碍时,断开蒂部,修整鼻根部。

2.额部扩张皮瓣全鼻再造术

主要适用于额部发际较低的患者。分为2期,第1期为额部扩张器的埋置与皮瓣扩张,第2期为全鼻再造。

(1)额部扩张器的埋置与皮瓣扩张。

手术设计:切口一般选择额部正中上方发际内,长度约4 cm;扩张器一般选用容量170 mL长方形立体扩张囊,该种扩张器完成扩张后,获得纵行和横行的皮肤面积大;用紫药水标记皮瓣游离范围,向下至眉弓,两侧至通过左、右眉弓中点的垂线。

手术操作:获得纵行和横行的右眉弓中点的垂线。按手术前设计好的切开皮肤及帽状腱膜,在帽状腱膜、额肌与骨膜之间游离皮瓣,同向下至眉上0.5 cm,两侧至眉峰的上方;皮瓣游离完成后置入扩张器,将注射壶埋入切口七方的发际内;通过注射壶向扩张器内注入20 mL生理盐水,看注水是否通畅;在直视下缝合切口,以免损伤扩张器,切口处放置一橡皮引流条。扩张器取出:当扩张完成后就可以进行鼻再造手术,但由于扩张皮瓣存在收缩,故最好在注液扩张完成后3个月以上再行二期手术。

(2)全鼻再造。

手术设计:确定皮瓣主要血管的走行,在暗环境中通过电筒透光试验,观察并标记滑车上血管、眶上血管的走行及交通支,作为设计皮瓣方位及真皮下组织蒂的依据。因取出扩张囊后皮肤回缩15%~20%,应将三叶瓣设计的较大。常用的三叶瓣参数如下:宽度为7.0~7.6 cm,由鼻根黄金点至鼻尖长为5.0~5.5 cm,由鼻尖点至小柱基点长为2.5~3.0 cm。以鼻尖点为圆心,直径为2.5 cm范围内组织专供形成半球形鼻尖。一般情况下宽度为7.5~7.6 cm三叶瓣即能造出国人中等大新鼻(临床上最常选用)。

手术操作:根据设计,剪裁三叶瓣膜片,在扩张区皮肤按三叶瓣标记出切口线。鼻衬里再造和支架的雕刻同普通额部皮瓣法。衬里再造后,按设计线切开,取出扩张囊。将皮瓣旋转180°,覆盖鼻背部创面,具体操作同额部皮瓣全鼻再造术。

(张海军)

第七章　普外科疾病护理

第一节　胃十二指肠损伤

胃在人体剑突下方肚脐上部略偏左。其主要用于将大块食物研磨成小块（物理消化），并将食物中的大分子降解成较小的分子（又称化学消化），以便于进一步吸收。十二指肠位于胃与空肠之间，呈"C"形、绕胰头，主要接受胃液，又有胰液和胆汁的注入，其消化作用十分重要。

一、护理评估

（一）病理生理

在受到外来暴力作用下，胃、十二指肠可能致伤。如锐器刺伤、钝器所致挤压伤、化学物质腐蚀伤。胃受到肋弓保护，而十二指肠深居腹膜后，贴近脊柱前方，受伤机会较实质脏器小。故发生胃、十二指肠损伤的患者往往合并脾、胃、肝结肠等其他脏器的损伤，甚至合并休克症状。

（二）临床表现

胃、十二指肠因其周围解剖关系复杂，发生损伤后往往根据损伤部位而临床表现有所不同。部分患者可呕吐血性液。损伤发生在腹膜前时消化液可由受损部位流入腹腔内，故腹膜炎症状明显；发生在腹膜后的损伤早期则无明显症状，常以腹膜后的感染引起持续进行性右上腹和腰背部疼痛为主要症状。

（三）辅助检查

①腹部 X 线片；②CT；③直肠指检。

（四）治疗要点

1. 抗休克治疗

建立静脉多通道，快速补充血容量。

2. 手术

（1）单纯修补术：损伤不大、边缘整齐、血运良好者适用。

（2）带蒂肠片修补术：损伤较大不能直接缝合者。

（3）损伤过大不宜吻合者：可行损伤肠段切除缝合术、十二指肠憩室化、胰头十二指肠切除术。

二、主要护理诊断/问题

1. 焦虑/恐惧

焦虑/恐惧与患者对腹腔内出血、呕血的恐惧有关。

2. 体液不足

体液不足与损伤致腹腔内出血、渗出液、呕吐有关。

3.舒适的改变

舒适的改变与疼痛等有关。

4.潜在并发症

休克、肠瘘、腹腔感染、腹腔脓肿等。

三、护理目标

(1)患者焦虑/恐惧程度减轻,配合治疗及护理。

(2)患者营养状况得到改善或维持。

(3)患者主诉不适感减轻或消失。

(4)术后未发生相关并发症或并发症发生后能得到及时治疗与处理。

四、护理措施

(一)术前护理

1.心理护理

(1)解释手术探查的必要性、手术方式、注意事项。

(2)鼓励患者表达自身感受,勿紧张。

(3)教会患者自我放松的方法。

(4)针对个体情况进行针对性心理护理。

2.补液抗休克

(1)建立多静脉通道,快速输入液体,及时补充血容量。

(2)交叉配血,必要时输入红细胞悬液、血浆。

3.胃肠道准备

(1)饮食:损伤发生后即禁食,避免食物流入腹腔加重病情。

(2)胃管:入院后立即安置胃肠减压。

(3)禁止患者口服洗肠液、灌肠。

4.病情观察及护理

(1)观察并记录患者生命体征、腹部体征。

(2)准确记录出入量:补液量、呕吐液量、胃肠减压引流量、尿量、排便量等。

(3)遵医嘱使用止血药物,并观察效果。

5.术前常规准备

(1)术前行抗生素皮试,遵医嘱带入术中用药。

(2)积极完善相关术前检查:心电图、B超、出凝血试验等。

(3)更换清洁患者服。

(4)术区备皮:范围为上至双乳连线平面,下至耻骨联合,两侧至腋中线。

(5)安置尿管。

(6)术前与手术室人员进行患者、药物核对后,送入手术室。

(二)术后护理常规

1.全麻术后护理常规

(1)了解麻醉和手术方式、术中情况、切口和引流情况。

(2)持续氧气吸入。

(3)持续心电监护。

(4)床档保护,防坠床。

2.病情观察

(1)严密监测生命体征。

(2)监测生命体征变化,尤其是呼吸、循环和肾功能的监测和维护。

(3)注意观察腹部体征,有无腹胀腹痛等不适,及早发现出血、感染等并发症。

3.伤口观察及护理

观察伤口有无渗血渗液,若有渗液及时更换敷料,有渗血时根据出血量做相应处理。

4.各管道观察及护理

(1)输液管道保持通畅,留置针妥善固定。

(2)注意观察穿刺部位皮肤有无肿胀及渗血留置尿管者按照尿管护理常规进行,病情平稳后即可拔除尿管,拔后注意关注患者自行排尿情况。

5.呼吸道管理

(1)协助患者翻身、拍背,鼓励其深呼吸、咳嗽、咳痰。

(2)必要时行雾化吸入,稀释痰液,促进痰液排出。

6.疼痛护理

(1)提供安静舒适的环境。

(2)提前镇痛,正确评估患者疼痛程度,选择合适的镇痛药物。

(3)有镇痛泵患者,注意检查管道是否通畅,评价镇痛效果。

7.营养支持

禁食期间给予肠外营养支持。

(三)重症监测

1.生命体征

体温、脉搏、心率、呼吸、血压。

2.血流动力学监测

中心静脉压、肺动脉压、心排血量等。

3.呼吸功能监测

潮气量、肺活量。

4.血气分析指标

pH、血氧饱和度、氧分压、二氧化碳分压。

5.中枢神经系统功能监测

意识状态、瞳孔、病理生理反射。

6.肾功能监护

肾功能、准确记录 24 h 尿量、血常规、尿常规。

(四)造瘘管护理/胃、空肠造瘘管的护理

1.通畅

(1)勿折叠、扭曲、压迫管道。

(2)每次营养液滴入前、后用温水冲洗管道。

2.固定

(1)每班检查胃、空肠造瘘管安置的长度。

(2)每日更换固定胃、空肠造瘘管的胶布及纱布。

(3)胶布注意正确粘贴,确保牢固。

(4)告知患者胃、空肠造瘘管重要性,切勿自行拔出。

(6)若胃、空肠造瘘管不慎脱出,切勿自行安置,应立即通知主管医生,由医生根据病情进行处理。

3.肠内营养的护理

(1)每次胃造瘘管进行肠内营养前进行抽吸,液量超过100 mL时应停止管喂。

(2)管喂时应将营养液加温至37 ℃~40 ℃。

(3)肠内营养原则:速度从慢到快、数量由少到多、浓度由稀到稠。

(4)观察患者腹部体征,有无腹胀、腹泻、腹痛。

(5)监测患者酸碱、电解质平衡,是否有低氯、代谢性碱中毒等。

4.拔管

胃肠功能恢复、确认无肠瘘发生方可拔管。

5.健康宣教

患者术后忌食辛辣刺激性食物,避免剧烈活动、再次外伤。

(张　磊)

第二节　胃、十二指肠溃疡大出血

胃、十二指肠溃疡患者出现呕血或柏油样黑便,引起红细胞、血红蛋白、血细胞比容均急剧下降、脉率加快、血压下降、发生休克前期症状或休克称溃疡大出血。

一、护理评估

(一)病因

胃溃疡可因基底的胃左、右动脉分支的侧壁被溃疡侵蚀而破裂大出血,十二指肠溃疡可侵蚀胰十二指肠上动脉或胃十二指肠动脉及其分支引起动脉破裂大出血。胃十二指肠动脉破裂急性大出血,导致肝的血流量显著减少,肝血流量不足诱发低氧症,加重出血性休克,因此溃疡病引起的大出血常是致命性的,应予以高度重视。

(二)临床表现

主要症状是突然大呕血或排柏油样大便,迅猛的出血则为较鲜红的大便。患者过去多有典型溃疡病史或过去检查已证明有溃疡病者。患者感到周身软弱无力、心慌、口渴,甚至发生昏厥,可出现明显休克现象。

(三)辅助检查

急诊纤维胃镜检查不仅可用于胃、十二指肠溃疡出血的鉴别诊断,同时可采用电凝、激光、注射药物等局部止血措施。

(四)治疗原则

1.非手术治疗

非手术治疗主要是对失血性休克的预防,急救措施如下。

(1)补充血容量:立即建立静脉输液通道,快速滴注平衡液,同时严密观察血压、脉搏、尿量和周围循环状况,并判断失血量。

(2)给氧、镇静、H_2受体拮抗剂及生长抑素的应用。

(3)急诊纤维胃镜可明确诊断和局部止血。

2.手术治疗

大多数胃、十二指肠溃疡大出血,可经非手术治疗止血,少数须急症手术治疗。

二、主要护理诊断/问题

1.焦虑/恐惧

焦虑/恐惧与患者对腹腔内出血、呕血的恐惧有关。

2.体液不足

体液不足与损伤致腹腔内出血、渗出液、呕吐有关。

3.舒适的改变

舒适的改变与疼痛等有关。

4.潜在并发症

休克、肠瘘、腹腔感染、腹腔脓肿等。

三、护理目标

(1)患者焦虑/恐惧程度减轻,配合治疗及护理。

(2)患者营养状况得到改善或维持。

(3)患者主诉不适感减轻或消失。

(4)术后未发生相关并发症或并发症发生后能得到及时治疗与处理。

四、护理措施

(一)术前护理

1.禁食,持续胃肠减压

保持胃肠减压持续负压吸引状态,及时吸引出胃内积血,了解出血情况,减轻胃肠道张力。

2.病情观察

严密观察患者的血压、脉搏、尿量、周围循环状况、中心静脉压等,准确记录出入水量,为医生补充血容量和诊断提供准确的依据。

3.呕血和便血的护理

(1)患者绝对卧床休息,取平卧位头偏一侧,防止误吸或窒息,必要时用负压吸引器清除口腔、气道内的分泌物和血液,保持呼吸道通畅。

(2)准确记录呕血和便血的发生时间、次数、量和性状,以评估出血量和速度。

(3)呕血和便血后要及时清除血迹、污物,以减少对患者的不良刺激。

(4)预防休克,建立静脉通路,根据患者失血量输入红细胞或新鲜全血等补充血容量。若患者失血性休克症状未改善或病情加重,要做好急诊手术准备。

（二)术后护理

1.病情观察

严密监测患者呼吸、血压、脉搏、尿量及切口渗液情况。

2.胃管及腹腔引流管的护理

妥善固定,密切观察引流液的颜色、性质及量,若有较多鲜血,提示有再出血的可能。

3.饮食

拔除胃管当日可少量饮水或喝米汤;第2天进半量流质,第3天进全量流质饮食。如进食后无腹胀、腹痛不适,以后逐渐减少进餐次数并增加进食量,逐步恢复正常饮食。

4.术后并发症的观察和处理

掌握各并发症的病因、临床表现及处理原则,加强病情观察,做到及时发现、及时处理。

（三)健康指导

(1)向患者及家属讲解引起胃、十二指肠溃疡出血的病因和诱因、预防、治疗和护理知识,以减少再度出血的危险。

(2)注意饮食卫生和饮食规律,进食营养丰富、易消化的食物,避免过饥或暴饮暴食,避免粗糙、刺激性食物,合理饮食是避免诱发溃疡出血的重要环节。

(3)生活起居要有规律,劳逸结合,保持乐观精神。避免长期精神紧张,过度劳累。应戒酒、戒烟,在医生指导下用药,勿擅自用药。

(4)教会患者及家属早期识别出血征象及应急措施;出现头晕、心悸等不适,或呕血、便血时,立即卧床休息,保持安静,呕吐时取侧卧位以免误吸,立即送医院治疗。

(5)定期复查,出现胃部不适,及时就诊。

（王晓红）

第三节　肠梗阻

肠内容物不能正常运行、顺利通过肠道称为肠梗阻。为常见急腹症。肠梗阻不但可引起肠管本身解剖和功能上的改变,并可导致全身性生理上的紊乱,临床病象复杂多变。

一、护理评估

（一)病因

1.肠管阻塞

肠管阻塞如寄生虫、粪块、大胆石、异物等。

2.肠管受压

肠管受压如粘连与粘连带压迫、肠扭转、嵌顿疝或肿瘤压迫等。

3.肠壁病变

肠壁病变如先天性肠道闭锁、炎症性狭窄、肿瘤等引起。

4.动力性肠梗阻

由于神经反射或毒素刺激引起肠壁功能紊乱,使肠蠕动丧失或肠管痉挛,但无器质性肠腔狭窄；低血钾；手术后麻痹性肠梗阻。

5.血运性肠梗阻

由于肠系膜血管栓塞或血栓形成，使肠管血运障碍，继而发生麻痹性肠梗阻。

6.单纯性肠梗阻

只是肠内容物通过受阻，而无肠管血运障碍。

7.绞窄性肠梗阻

绞窄性肠梗阻是指梗阻并伴有肠壁血运障碍者，可因肠系膜血管受压、血栓形成或栓塞引起。

（二）临床表现

1.腹痛

机械性小肠梗阻发生时，由于梗阻部位以上的肠管强烈蠕动，表现为阵发性绞疼，疼痛多位于腹中部，逐步加剧至高峰持续数分钟后缓解，间歇期可以完全无痛，但过段时间后可以再发。绞痛的程度和间歇期的长短则与梗阻部位的高低和病情的缓急有关。

2.呕吐

肠梗阻患者几乎都有呕吐，早期为反射性，呕吐物多为胃内容物，呕吐物随梗阻部位高低有所不同，高位梗阻时呕吐物主要为胃及十二指肠容物，低位梗阻时吐出物可呈粪样。

3.腹胀

腹胀是较迟出现的症状，其程度与梗阻部位有关。高位小肠梗阻由于频繁呕吐多无明显腹胀；低位小肠梗阻或结肠梗阻的晚期常有显著的全腹膨胀，闭袢性梗阻的肠段膨胀很突出，常呈不对称的局部膨胀，麻痹性肠梗阻时全部肠管均膨胀故腹胀显著。

4.停止肛门排气排便

完全性肠梗阻时患者排便和排气现象消失。

（三）辅助检查

1.实验室检查

（1）血常规：单纯性肠梗阻早期无明显改变。随病情发展可出现白细胞升高、中性粒细胞比例升高（多见于绞窄性肠梗阻）。

（2）血生化：随着病情的发展血红蛋白值、血细胞比容可因缺水、血液浓缩而升高。

（3）出现水、电解质和酸碱失衡。

（4）尿常规：血液浓缩，尿比重增高。

（5）呕吐物及粪便：肠血运障碍时，可含大量红细胞或潜血阳性。

2.X线检查

见肠腔内气体。小肠梗阻站立位时见小肠阶梯样液平。

（四）治疗原则

肠梗阻的治疗方法取决于梗阻的原因、性质、部位、病情和患者的全身情况，但不论采取何种治疗方法，纠正肠梗阻所引起的水、电解质和酸碱平衡的失调，持续胃肠减压以及控制感染等皆属必要。绝大多数机械性肠梗阻须作外科手术治疗、缺血性肠梗阻和绞窄性肠梗阻更宜及时手术处理。手术的主要方式为肠粘连松解术、肠扭转复位术、肠-肠吻合术、肠造口或肠外置术等。

二、主要护理诊断/问题

1.急性疼痛

急性疼痛与肠蠕动增强或肠壁缺血有关。

2.体液不足

体液不足与频繁呕吐、腹腔及肠腔积液、胃肠减压等有关。

3.潜在并发症

潜在并发症包括术后肠粘连、腹腔感染、肠瘘。

三、护理目标

(1)腹痛程度减轻。

(2)体液能维持平衡,能维持重要器官、脏器的有效灌注量。

(3)未发生并发症,或并发症得以及时发现和处理。

四、护理措施

(一)术前护理

1.饮食

肠梗阻患者应禁食、禁水,待梗阻缓解后 12 h 方可进少量流食,但忌甜食和牛奶等,以免引起肠胀气。

2.持续有效胃肠减压

持续有效胃肠减压是治疗肠梗阻的重要方法之一。胃肠减压目的是清除肠腔内积气,积液,以减轻腹痛、腹胀,还可以减少肠腔内的细菌与毒素,改善肠壁血液循环,有利于改善局部病变和全身情况。胃肠减压期间应保持通畅,做好减压期间相关护理,若发现有血性液体引流出应考虑有绞窄性肠梗阻的可能。

3.体位

生命体征稳定者取半卧位,意义详见胃癌章节。

4.解痉、止痛

在确定无绞窄性肠梗阻后可应用阿托品、654-2 等抗胆碱类药物,以解除胃肠道平滑肌的痉挛,抑制胃肠道腺体的分泌,使患者腹疼得以缓解。禁用吗啡类止痛药,以免掩盖病情而延误诊断。

5.记录出入水量和合理输液

肠梗阻患者液体丢失量显著,应注意观察患者脱水情况,观察和记录呕吐量、胃肠减压量和尿量等。

6.防治感染和脓毒血症

正确、按时应用抗生素可有效防治细菌感染,以减少毒素产生,同时观察用药效果与不良反应。

7.严密观察病情变化

定时测量记录体温、脉搏、呼吸、血压,严密观察腹痛、腹胀、呕吐及腹膜刺激征的变化;出现下列情况时应考虑到有绞窄性肠梗阻的可能,应及早采取手术治疗。

(1)腹痛发作急剧,开始即为持续性剧烈腹痛,或在阵发性加重之间仍有持续性腹痛。肠鸣音可不亢进。呕吐早、剧烈而频繁。

（2）病情发展迅速，早期出现休克，抗休克治疗后改善不明显。

（3）有明显的腹膜刺激征，体温上升，脉率增快，白细胞计数和中性粒细胞比例均增高。

（4）不对称性腹胀　腹部有局部隆起或触及有压痛的肿块。

（5）呕吐物、胃肠减压抽出液、肛门排出物为血性，或腹腔穿刺抽出血性液体。

（6）腹部 X 线检查符合绞窄性肠梗阻的特点。

绞窄性肠梗阻患者病情危重，多处于休克状态，须紧急手术治疗。应立即通知医生，并积极做好手术准备。

（二）术后护理

1.体位

血压平稳后给予半卧位，头偏向一侧。

2.饮食

术后暂禁食、静脉补液，待肠蠕动恢复后可逐步过渡恢复饮食，开始进少量流质；进食后若无不适，逐步过渡到半流质。

3.术后并发症的观察和护理

（1）肠梗阻：鼓励患者术后早期活动，如病情平稳，术后 24 h 即可开始床上活动，3 d 后下床活动，以促进机体和胃肠道功能的恢复，防止肠粘连。一旦出现阵发性腹痛、腹胀、呕吐等，应积极采取非手术治疗措施，一般可缓解。

（2）腹腔内感染及肠瘘：术后加强腹腔引流管的护理，更换引流管时注意无菌操作。若出现局部或弥漫性腹膜炎表现，腹腔引流管周围流出液体带粪臭味时，应警惕腹腔内感染及肠瘘的可能。感染者给予全身营养支持和抗感染治疗，局部双套管负压引流，必要时再次手术处理。

（三）健康指导

（1）注意饮食卫生，预防肠道感染：不食刺激性的食物，不暴饮暴食，多吃易消化的食物，进食后不做剧烈运动，避免腹部受凉。

（2）保持大便通畅：便秘者应注意通过调整饮食、腹部按摩等方法保持排便通畅，老年及肠功能不全者应及时给予缓泻剂，必要时灌肠，促进排便。

（3）告知患者若有腹痛、腹胀、恶心、呕吐等不适，及时前来医院就诊。

（4）保持愉悦心情，每天安排适量活动，促进胃肠蠕动和身体康复，预防术后肠粘连。

（5）遵医嘱定期复查。

（王晓燕）

第四节　肠　瘘

肠瘘是指肠管与其他脏器、体腔或体表之间出现病理性通道，造成肠内容物流出肠腔，进入其他脏器、体腔或体外，引起严重感染、体液丢失、营养不良及器官功能障碍等一系列病理生理改变，是腹部外科常见的重症疾病之一。非手术治疗包括纠正水、电解质紊乱和酸碱失衡、营养支持、控制感染，穿刺置管引流、封堵瘘管等。手术治疗适用于管状瘘已上皮化或瘢痕化、唇状瘘伴有肠梗阻、多个瘘存在、特异性病变。手术方式包括肠瘘局部楔形切除缝合术、肠段部分切除吻合术、肠瘘旷置术、小肠浆膜补片覆盖修补术等。

一、护理评估

（一）病因

按肠瘘发生的原因、是否与其他器官或体表相通、肠道的连续性及所在部位有不同的分类。

1.按肠瘘发生的原因

（1）先天性：与胚胎发育异常有关，如先天性异常卵黄管未闭可造成先天性脐部肠瘘。

（2）后天性：占肠瘘发生率的95％以上，与多种因素有关。

1）腹腔或肠道感染，如憩室炎、腹腔脓肿、克罗恩（Crohn）病、溃疡性结肠炎等。

2）肠道缺血性疾病。

3）腹腔内脏器或肠道的恶性病变，如肠道恶性肿瘤。

4）腹部手术或创伤，绝大多数肠瘘都是由手术或创伤引起，如腹部损伤导致的肠管损伤或手术时误伤、吻合口愈合不良等。

（3）治疗性：是指根据治疗需要而施行的人工肠造瘘，如回肠造瘘等。

2.按肠腔是否与体表相通

（1）肠外瘘：指肠腔通过瘘管与体表相通。肠外瘘又可根据瘘口的形态分为管状瘘及唇状瘘。前者是肠外瘘中较常见的类型，是指肠壁瘘口与腹壁外口之间存在一瘘管；后者为肠壁直接与皮肤黏着，瘘口处肠黏膜外翻成唇状。

（2）肠内瘘：指肠腔通过瘘管与腹内其他脏器或肠管相通，如胆囊横结肠瘘、直肠膀胱瘘、直肠阴道瘘和空肠结肠瘘等。

3.按肠道连续性是否存在

（1）侧瘘：肠壁瘘口小，仅有部分肠壁缺损，肠腔仍保持连续性。

（2）端瘘：肠腔连续性完全中断，其近侧端与体表相通，肠内容物经此全部流出体外，亦称为完全瘘。此类型很少见，多为治疗性瘘。

4.按瘘管所在的部位

（1）高位瘘：指距离十二指肠及屈氏韧带下方100 cm范围内的肠瘘，如胃十二指肠瘘、十二指肠空肠瘘。

（2）低位瘘：指距离十二指肠及屈氏韧带下方100 cm范围外的肠瘘，如空肠下段瘘、回肠瘘和结肠瘘。

5.按肠瘘的日排出量

（1）高流量瘘：指每天排出的消化液在500 mL以上。

（2）中流量瘘：指每天排出的消化液在200～500 mL范围内。

（3）低流量瘘：指每天排出的消化液在200 mL以内。

（二）临床表现

肠瘘的临床表现因不同部位、不同病因而异，而且肠瘘形成的不同时期亦有不同的表现。十二指肠瘘流出物含有胆汁及胰液。空肠瘘流出黄色稀蛋花样液。瘘口位置越高、瘘口越大或瘘口远端有梗阻者,流出的消化液越多。如无适当治疗,脱水、酸中毒、急性肾衰竭、恶病质等将很快出现。瘘口周围常有皮肤糜烂。

（三）辅助检查

稀钡造影和口服染料等,可以确定瘘的内口位置。

（四）治疗原则

凡因肠壁有病变而发生的肠瘘,或肠瘘下方肠腔有梗阻的,均难自行愈合。肠外瘘一旦发生,都应视为一种较严重的情况,须进行积极的处理,包括维持患者的营养和水分,保护肠瘘周围的皮肤和控制感染。经过一段时期的治疗后,如果肠瘘仍无自愈的趋势时,即应考虑进行肠瘘切除术或肠瘘修补术。内肠瘘无自愈趋势,而且常引起与肠道相通的器官的反复感染,应尽早采用手术治疗。

二、主要护理诊断/问题

1.体液不足

体液不足与禁食、消化液大量漏出有关。

2.营养失调:低于机体需要量

营养失调与消化液大量丢失、炎症或创伤引起的机体高消耗状态有关。

3.皮肤完整性受损

皮肤完整性受损与消化液腐蚀瘘口周围皮肤有关。

4.潜在并发症

潜在并发症包括出血、腹腔感染、粘连性肠梗阻。

三、护理目标

(1)体液能维持平衡,能维持重要器官、脏器的有效灌注量。

(2)未发生并发症,或并发症得以及时发现和处理。

四、护理措施

（一）非手术治疗护理

1.心理护理

向患者和家属解释肠瘘的原因、发展过程和治疗措施,消除恐惧心理,增强对疾病的治疗信心,取得对治疗和护理的配合。做好瘘口的护理,减少异味,及时更换敷料、衣物及床单,树立良好的生活形象。

2.维持体液平衡

早期禁食期间静脉补液,根据出入液量,脱水程度,血电解质和血气分析检测结果及时调整,以维持水、电解质及酸碱平衡。

3.体位

一般取低半坐位,使炎症局限,减少毒素的吸收,利于引流和呼吸。

4.腹腔灌洗及负压引流的护理

(1)确保引流通畅:妥善固定引流管,衔接紧密,避免受压、扭曲和脱落;定时挤压引流管,及时清除双腔套管内的血凝块、坏死组织等,避免堵塞。若出现管腔堵塞,可顺时针方向缓慢旋转松动外套管,无效者,应及时通知医生更换引流管。通过灌洗量和引流量判断进出量是否平衡,若灌洗量大于引流量,常提示引流不畅,须及时处理。

(2)保持适当负压:引流过程中应根据肠液黏稠度及日排出量及时调整负压,避免负压过小导致引流不充分或负压过大造成肠黏膜损伤。当瘘管形成、漏出肠液减少时,应适当降低吸引的压力。

(3)调整灌洗液的量、速度及温度:通过腹腔灌洗可稀释黏稠的肠液,减少其对周围组织的刺激,同时有利于保持引流通畅。灌洗液一般用等渗生理盐水,若腹腔内感染严重或有脓腔形成时,可在灌洗液内加入敏感的抗生素。灌洗量及灌洗速度取决于引流液的量及性质,一般每天的灌洗量为 2 000～4 000 mL,速度 40～60 滴/分;若引流量多且黏稠,可适当加大灌洗量并加快灌洗速度;当瘘管形成肠液漏出量减少时,灌洗液量可适当减少。灌洗过程应注意保持灌洗液的温度为 30 ℃～40 ℃,避免温度过低造成不良刺激。

(4)观察和记录:腹腔灌洗和引流过程中应严密观察患者有无畏寒、心慌气急、面色苍白等不良反应,一旦出现,应立即停止灌洗,并对症处理。观察并记录引流液的量和性状,以便计算每天肠液排出量。多发肠瘘的患者,腹部常有多根引流管同时进行冲洗和对流,应分别标记清楚,便于观察和记录。

5.瘘口周围皮肤的护理

(1)及时清除溢出的肠液,是防止肠液腐蚀皮肤的最有效的方法。若引流管或瘘口堵塞,须设法放进引流或采用瘘口阻塞的方法,使瘘口肠液的溢出量减至最低程度。

(2)敞露瘘口:敞露瘘口周围皮肤,不加盖敷料,有肠液漏出时则及时吸净,保持干燥、清洁。

(3)保护瘘口周围皮肤:若局部皮肤发生糜烂,可用护肤粉或皮肤保护膜给予保护瘘口周围皮肤。局部肠液渗出较多时,可用造口袋进行收集。

6.营养支持

肠瘘患者丢失大量肠液,又不能正常饮食,加之感染和消耗,将迅速发生营养不良,因此,须加强营养支持,早期应给予完全静脉内营养支持,使肠道得到充分的休息,有利于清除肠内的食物残渣及粪便。

(二)手术治疗护理

1.术前护理

协助做好术前检查和准备,同时还应做好以下工作。

(1)肠道准备:术前 2 d 进食少渣半流质饮食,术前 1 d 进无渣流质饮食;术前 3 d 起每日生理盐水灌洗瘘口 1 次,术晨从肛门或瘘管清洁灌肠。

(2)皮肤准备:清除瘘口周围皮肤的污垢及油膏残迹,保持皮肤清洁。

(3)口腔护理:观察口腔黏膜情况,每日生理盐水或漱口液漱口 2 次。

2.术后护理

(1)严密观察病情:复杂的肠外瘘手术创伤大,术中失血、失液多,术后腹腔内可继续渗血、渗液。故应严密观察生命体征变化,伤口渗血、渗液情况,以及腹腔引流液的性状、颜色和量,警惕出血性休克的发生。

(2)各种引流管的护理:肠瘘术后常留置各种引流管,应了解各种管道的名称,严格无菌操作,妥善固定,防止其移位、脱出,保持各管道的通畅;观察并记录各引流液的颜色、性状和量。

(3)营养支持:继续应用 TPN,肠功能恢复后进行肠内营养。因肠瘘患者病程长、营养状况差,一般术后放置空肠造瘘管进行术后营养支持,或用内镜经皮介入放置空肠造瘘管。

(4)术后并发症的预防和护理

1)腹腔感染:观察患者有无持续高热、腹胀、恶心、呕吐、腹部压痛、腹肌紧张等腹腔内感染的症状,一旦发生腹腔感染,协助医生行腹腔引流、保持引流通畅、全身应用抗生素等。

2)腹腔内出血:原因有消化液腐蚀瘘周围组织,导致血管破裂出血;胃肠黏膜弥散性糜烂出血;应激性溃疡。应安慰患者,使之保持安静,局部应用血管收缩剂,预防胃肠道出血的有效措施是充分引流漏出肠液,有效控制感染。

3)肝、肾功能障碍:大量肠液丧失致水、电解质、酸碱平衡失调,循环血量减少及腹腔内感染,是肠外瘘早期并发肝功能、肾功能障碍的主要原因。因此,应定期复查肝功能、肾功能及尿常规,详细记录 24 h 出入水量,合理输液,有效控制感染,减少毒素吸收,以期预防和早期发现肝功能、肾功能障碍。

(三)健康指导

(1)指导患者进食:肠瘘患者由于较长时间未能正常进食及手术切除部分肠段,消化吸收功能有所减退,故开始进食时应以低脂肪、适量蛋白质、高糖、低渣饮食为主,等肠功能恢复,可逐步增加蛋白质和脂肪量。

(2)鼓励患者进行床上被动和主动活动:开始被动性肢体活动,如按摩四肢、肢体伸屈运动,指导患者做深呼吸,随着体质恢复,逐步增加活动量。若腹部伤口愈合,无其他制动因素,可指导患者早期离床活动。腹腔引流管冲洗期间,可暂将腹腔冲洗液和负压吸引器关闭,鼓励患者下床活动,待患者上床后再进行腹腔冲洗。

(3)指导患者如果出现以下症状,如持续性发热,体温超过 38.5 ℃,腹部异常疼痛、腹胀等,应及时就医。

(王晓燕)

第五节　急性阑尾炎

急性阑尾炎不仅是阑尾最主要的病变且在外科急腹症中也是最常见的疾患。据统计,急性阑尾炎常占一般医院中急腹症之首位,占普外科住院患者的 10%～15%。目前急性阑尾炎的死亡率虽较以往已大为降低,但仍有 0.1%～0.5%,且其诊断有时并不容易,处理上有时也较为复杂,仍可发生严重的并发症,甚至造成死亡,因此急性阑尾炎在临床上依然是一个重要问题。急性阑尾炎之发病率一般估计为 1∶1 000,即每一千个居民中每年约有一人患急性阑尾炎。患者大多为青少年,尤以 20～30 岁间发病率最高,几乎占病例总数之 40%(85% 的病例年龄在 10～40 岁),5 岁以下和 50 岁以上的患者少见,但任何年龄亦不例外。通常男性患者较女性患者为多,其比例为(2～3)∶1。

一、病因

1.阑尾管腔阻塞

阑尾管腔阻塞是急性阑尾炎最常见的病因。淋巴滤泡的明显增生是阑尾管腔阻塞的最常见原因,约占 60%,多见于年轻人。阑尾管腔狭窄、腔内粪石、异物、蛔虫及肿瘤等亦可导致管腔阻塞。由于阑尾管腔细,开口狭小,系膜短使阑尾蜷曲,这些都是造成阑尾管腔易于阻塞的因素。阑尾管腔阻塞后阑尾黏膜仍继续分泌黏液,腔内压力上升,血运发生障碍,阑尾壁缺血、组织破坏,有利于细菌入侵,发生感染。

2.细菌入侵

由于阑尾管腔阻塞,细菌繁殖,分泌内毒素和外毒素,损伤黏膜上皮并使黏膜形成溃疡,细菌穿过溃疡的黏膜进入阑尾肌层。阑尾壁间质压力升高,妨碍动脉血流,造成阑尾缺血,最终造成梗死和坏疽。致病菌多为肠道内的各种革兰阴性杆菌和厌氧菌。其途径有下列几点。

(1)直接入侵。当阑尾黏膜受损破坏时,腔内存在的细菌即可侵入。

(2)血液入侵。细菌经血液循环侵入阑尾,可引起急性阑尾炎。

3.胃肠炎性疾病蔓延

如急性肠炎、节段性肠炎、急性坏死性肠炎等,都可直接蔓延至阑尾,导致其功能及血运障碍,引起阑尾炎。

二、临床表现

(一)症状

1.腹痛

70%~80%的患者具有典型的转移性右下腹痛,为临床诊断重要依据之一。腹痛发作始于上腹部或脐周围,疼痛为阵发性而且不甚严重,数小时(6~8 h)后转移并局限在右下腹。此过程的时间长短取决于病变发展的程度和阑尾位置。早期阶段阑尾炎症局限于其黏膜和黏膜下层,刺激内脏神经,疼痛为反射性,范围弥散,程度不重,定位不明确,待炎症扩展至浆膜层或腹层腹膜疼痛固定于右下腹,定位确切,是由体神经刺激的结果。

20%~30%的患者没有转移性腹痛特征,如阑尾黏膜层内脏神经感受器已损害(见于慢性阑尾炎急性发作病例)或阑尾壁感染迅速蔓延至全层(见于小儿的血循性细菌感染)而未能反映内脏神经传导腹痛的情况时,此时并不能否定阑尾炎的诊断。不同位置的阑尾,疼痛部位可有差异。如盆位阑尾炎腹痛在耻骨上区,盲肠后位阑尾炎疼痛在右侧腰部,肝下区阑尾炎可引起右上腹痛,极少数左下腹部阑尾炎呈左下腹痛。不同病理类型的阑尾炎,其疼痛表现亦并不一致。如单纯性阑尾炎表现为轻度隐痛,化脓性阑尾炎呈阵发性胀痛和剧痛,坏疽性阑尾炎呈持续性剧烈腹痛,穿孔性阑尾炎因穿孔后阑尾腔压力骤减,腹痛虽有短暂减轻,并不是病情好转,应高度警觉是否有弥漫性腹膜炎的发生。

2.胃肠道症状

发病早期可能有恶心、呕吐,不思饮食,但多不严重。有的病例可能发生腹泻。如后期出现排便次数增多,里急后重感或尿痛等症状,提示为盆腔位阑尾炎或坏疽性阑尾炎已合并穿孔,为炎症或脓液直接刺激直肠与膀胱所致。如并发弥漫性腹膜炎,可引起麻痹性肠梗阻,腹胀、排气排便减少。

3.全身症状

除乏力外,全身症状极少,主要为不同程度的发热。在发生坏疽、穿孔之前,体温一般不超过 38 ℃,且多出现在腹痛之后。如发热为首发症状,要首先考虑内科疾病。如出现寒战、高热伴黄疸,提示有化脓性门静脉炎发生。

（二）体征

1.右下腹压痛

右下腹压痛是急性阑尾炎最常见的重要体征。压痛点通常位于麦氏点，可随阑尾位置的变异而改变，但压痛点始终在一个固定的位置上。发病早期腹痛尚未转移至右下腹时，右下腹便可出现固定压痛。压痛的程度与病变的程度相关。当炎症加重，压痛的范围也随之扩大。当阑尾穿孔时，疼痛和压痛的范围可波及全腹。但此时，仍以阑尾所在位置的压痛最明显。可用叩诊来检查，更为准确。

2.腹膜刺激征

反跳痛（Blumberg 征）、腹肌紧张、肠鸣音减弱或消失等是壁腹膜受炎症刺激出现的防卫性反应，提示阑尾炎症加重，出现化脓、坏疽或穿孔。腹膜炎范围扩大，说明局部腹腔内有渗出或阑尾穿孔。但是，在小儿、老人、孕妇、肥胖、虚弱者或存在盲肠后位阑尾炎时，腹膜刺激征可不明显。

3.右下腹包块

如体检发现右下腹饱满，扪及压痛性包块，固定，边界不清，应考虑阑尾周围脓肿的形成。

4.结肠充气试验（Rovsing 征）

患者仰卧位，用右手压迫左下腹，再用左手挤压近侧结肠，结肠内气体可传至盲肠和阑尾，引起右下腹疼痛者为阳性。

5.睾丸回缩试验（La Rogue 征）

压迫麦氏点压痛区，可见右睾丸回缩，移去压迫，睾丸回原状。坏疽性阑尾炎常为阳性。

6.皮肤感觉过敏征

右髂前上棘、脐与右耻骨脊之间的三角区皮肤由胸 10～12 神经分布。因内脏体壁神经反射，在急性阑尾炎早期，尤其是阑尾有梗阻者，此三角区皮肤痛觉过敏。针刺或捏提该三角区皮肤，患者感疼痛为阳性。但如阑尾已坏死穿孔，此过敏现象将消失。此外，以下体征对于阑尾位置判断也具有一定意义。

（1）腰大肌试验（Psoas 征）：患者左侧卧位，右大腿后伸，出现右下腹疼痛症状者为阳性。此试验说明阑尾位于腰大肌前方，为盲肠后位或腹膜后位。

（2）闭孔内肌试验（Obturator 征）：患者仰卧位，右髋和右大腿屈曲，然后被动向内旋转，出现右下腹疼痛症状者为阳性。此实验提示阑尾靠近闭孔内肌。

（3）抬腿试验：患者仰卧位，用手轻压于右下腹部，嘱患者将伸直的右下肢逐渐抬高，至一定高度时感右下腹痛加剧为阳性。因阑尾被挤压在收缩的腰大肌与手之间，见于盲肠后位阑尾炎。

（4）股动脉试验：于右腹股沟韧带下方压迫股动脉，若腹痛加重，说明阑尾靠近髂动脉。

（5）直肠指检：若直肠右前方有触痛，提示阑尾位于盆腔或阑尾炎症已波及盆腔。若阑尾周围脓肿波及盆腔，则可触及痛性肿块，或可有波动感。

三、辅助检查

1.实验室检查

急性阑尾炎患者血常规检查中，白细胞计数和中性粒细胞比例增高。白细胞计数升高到 $(10～20)×10^9/L$，可发生核左移。部分单纯性阑尾炎或老年患者白细胞可无明显升高。尿常规检查一般无阳性发现,盲肠后位阑尾炎累及输尿管或膀胱时,尿内可见少许红细胞、白细胞。血尿明显说明存在泌尿系统的原发病变。

2.腹部 X 线片

作为不典型急性阑尾炎的辅助性检查,可见右下腹盲肠和回肠末端反射性肠腔积气或液气平面;偶见阑尾结石影;若阑尾腔外气体影,提示阑尾穿孔。临床 X 线的主要目的还在于鉴别其他急腹症,如消化道穿孔、肠梗阻,以及胸部疾病如肺炎等。

3.B 超检查

有时可发现肿大的阑尾或脓肿。其用于急性阑尾炎的诊断,方便、安全、可靠、可重复观察,尤适用于小儿阑尾炎或其他可疑阑尾炎患者。

4.螺旋 CT 扫描

作为诊断急性阑尾炎的检查手段,国外报道较多。国内作为急性阑尾炎的诊断方法尚少。可获得与 B 超相似的效果,尤其有助于阑尾周围脓肿的诊断。当诊断不肯定时可选择应用,以发现与急性阑尾炎相混淆的其他腹部病变。

5.核素扫描

腹腔镜检查对于高度怀疑急性阑尾炎又尚不能确诊的患者,采用腹腔镜检查既可明确诊断,同时又能施行阑尾手术,不失为一举两得的诊治方法。

四、诊断和鉴别诊断

(一)诊断要点

诊断根据三大临床表现为主,即腹痛、压痛和血白细胞数及中性粒细胞分类增高。典型的急性阑尾炎诊断比较容易,但有 20％～30％ 的患者缺乏典型的临床表现,误诊和漏诊时有发生,其主要原因在于草率从事和忽视不典型急性阑尾炎的多变的临床表现;或对转移性右下腹痛的理解出现偏差,而把其他疾病的右下腹痛均认为是急性阑尾炎的表现。另外,对于腹痛和压痛部位的认识不足也是误诊的原因之一,急性阑尾炎的腹痛和压痛通常位于右下腹,但如果中肠旋转异常、盲肠和阑尾异位,则腹痛和压痛部位会发生相应变化,故要重视病史的采集,详细询问腹痛的起始、性质和变更。腹部检查是重点,但也不能忽视胸部的检查。凡腹痛、压痛及血液检查三者均典型者,可列为诊断明确。如症状和体征中任一项典型者应列为可疑病例,宜严密观察随访,暂留急诊室,如其中伴有血白细胞数增高者要考虑腹腔镜探查。对于急性阑尾炎的诊断不可仅仅满足于"是"与"不是",还应根据其临床表现估计其病理类型,以便制定相应的治疗方案。

(二)鉴别诊断

需要与急性阑尾炎相鉴别的疾患很多,几乎一切具有"腹痛"症状的疾患,均可构成急性阑尾炎的鉴别诊断问题。但总的说来,需要与急性阑尾炎相鉴别的病变大致可以分为以下三类。

1.根本不应手术的疾患

这类疾患虽也有腹痛症状,但纯属内科范围,一旦误诊为急性阑尾炎而施行手术,对患者不仅无益而且有害,有时甚至可以危及生命。外科医师对之必须慎重考虑。

2.不需紧急手术的疾病

这些疾病发展至某个阶段虽也可能需要手术治疗,但在早期却大多无需手术,且这些疾患经过非手术的保守治疗以后,多数可望好转。因而对这类疾病如误诊为急性阑尾炎而行紧急手术,既不必要,亦属错误。

3.同样需要紧急手术的疾患

有些疾病虽非急性阑尾炎,仅同属急腹症而需行紧急手术。对这类疾患,虽误诊关系不大,但由于术前的准备、麻醉的选择、切口的部位、手术的规模等各有不同,故术前的正确诊断还是需要的。

五、手术治疗

(一)开放的阑尾切除术

一旦急性阑尾炎诊断明确后,应尽早手术切除阑尾。如诊断不能完全肯定,经短期观察后症状和体征继续加重,尤其是右下腹压痛明显或已能排除内科疾病的可能,还是以手术探查为宜。非手术治疗只适合于早期单纯性急性阑尾炎,因伴其他严重器质性疾病而禁忌手术者;或者感染已局限而形成炎性包块,且病情有进一步好转。

1.禁忌证

(1)阑尾脓肿经药物治疗后好转,不必急予手术,可择期行阑尾切除术。

(2)阑尾坏疽伴周围脓肿,尚未局限者。

(3)术中见阑尾脓肿周围粘连致密,解剖不清或组织严重水肿,不要强行剥离以解剖阑尾而致肠道损伤,改作引流术。

2.术前准备

应在短期内补液以初步纠正失水和电解质紊乱,尤在病情较重、小儿或老年患者。全身感染严重或伴腹膜炎者应给予抗菌药物治疗,但在急性单纯性阑尾炎病例不宜常规使用抗菌药物。切口的选择:诊断明确的作右下腹麦氏切口,其优点如下:更符合解剖学,肌肉和筋膜损伤最少;切口虽小,但距阑尾较近,瘢痕愈合好,不易发生切口疝等。但其最大的缺点是暴露不够,不能有效地详细探查腹内脏器。故凡诊断不完全肯定而需探查其他脏器者,以作右腹直肌旁切口为好。操作要点如下。

3.寻找阑尾

宜首先找到盲肠,因阑尾部恒定位于盲肠3条结肠带的会合处。用海绵钳轻轻提起盲肠,沿纵行结肠带向下即可找到阑尾。尽量不用手接触阑尾,更不可用手指挖出阑尾。如未能找到,可扩大切口沿斜方向切开原切口的上、下端1~2 cm。如在充分的显露下,仍不能找到者,要考虑盲肠后位阑尾的可能,将盲肠向左侧推开,使盲肠的外下方清楚暴露。切开盲肠外侧的后腹膜,游离盲肠并将其向内上方翻起,盲肠和结肠后面得以显露,有时仍不能发现阑尾,仔细触摸盲肠后壁,始能在其浆膜下摸到,切开浆膜,即可将阑尾分出。凡经努力仍找不到阑尾者应终止手术。

4 分离阑尾系膜和切除阑尾

如系膜暴露容易,用阑尾钳或鼠齿钳夹住阑尾系膜向外提出,但不能钳夹阑尾本身。游离和全部提出阑尾后,用两把止血钳钳夹阑尾系膜,在其间切断和结扎贯穿缝扎。最后将阑尾自根部直至其尖端完整取出。

5.处理阑尾残端

阑尾残端先后用纯苯酚烧灼(破坏残端腔内黏膜,以防黏液分泌和黏液囊肿形成),75%乙醇中和盐水棉签涂抹,弃去围在盲肠上的纱布,助手一手将无齿镊提起盲肠,另一手持蚊式止血钳将残端向盲肠内推入,使残端内翻,术者则收紧预置的荷包缝线后打结。残端的处理方法很多,术者可根据各自的实践经验和习惯采用不同的方法,如残端不推入盲肠内或推入后仅作荷包缝合。残端结扎处血管钳压榨几下,然后结扎,期望缝线在数天后脱落,不使结扎处和荷包缝合之间的残端有无效腔形成。也有主张以电灼法切除阑尾,残端结扎后不作内翻包埋,或用网膜或邻近组织覆盖,操作简易,效果也满意,但须注意电灼时易灼伤肠壁。前述的荷包缝合法在有些单位已长期习用,仍不失为一种可以应用的方法,但不宜应用于小儿阑尾切除术中,因幼儿的肠壁较薄,荷包缝合时易穿破肠壁。

6.缝合切口

依次缝合腹膜、肌筋膜、皮下和皮肤。不管采用什么方法,留有阑尾残端,不属阑尾全切除术,仍属近似全切除范畴。引流物的放置:凡有下列情况,宜引流腹腔:①阑尾坏疽已伴穿孔;②伴腹膜炎和腹腔内积液、积脓;③阑尾残端周围组织水肿严重经估计愈合不良而有肠内容物渗漏可能者。凡阑尾无穿孔,伴有腹腔内清澄积液,可吸净积液而不予引流。在切除手术中,不慎挤破阑尾而污染腹腔不严重者,清洗后也可不予引流,但术后可适当应用抗菌药物治疗。引流物有双套管和闭式引流塑料管两种,前者用于腹腔积脓、感染严重或有坏死组织者。引流管均需另作戳创引出引流管,不宜经切口引出,以免污染切口。引流管放置的数目依具体情况而定,阑尾残端附近髂窝必须放置一根,有积液、积脓处(如盆腔)也须放置一根。待感染控制和渗液量极少时先后分别拔除。

(二)腹腔镜阑尾切除术

近年腹腔镜阑尾切除术已经得到逐步推广。腹腔镜阑尾切除的手术原则与常规手术基本一样,但较常规手术创伤更小,寻找阑尾更方便,切口感染发生率较低,在诊断不能完全肯定但有手术指征时还有利于腹腔的全面探查。以往腹腔镜阑尾切除术的指征相对严格。随着科学技术的发展,微创已经是阑尾切除的常规术式,对经脐单孔腹腔镜下阑尾切除亦已经达到共识。已经有临床报道经自然腔道行阑尾切除。

1.禁忌证

①不能耐受全身麻醉,如严重的心、肺、肝等主要脏器功能不全;②严重凝血功能障碍;③妊娠期患者;④肠梗阻伴有明显腹胀;⑤阑尾穿孔合并急性腹膜炎⑥腹腔广泛严重粘连等导致不能进行穿刺;⑦身体衰竭,如感染性休克等。

术前准备:同开放阑尾切除术。腹腔镜摆放:腹腔镜屏幕置于患者右膝水平,术者立于患者左脚侧,扶镜手立于患者左头侧。患者体位:在造气腹时取平卧位,置入腹腔镜探查全腹后改头低脚高的左倾位;若腹腔积脓时,宜采用头高脚低位的左倾位,以防止脓液流入膈下造成膈下感染,若术野显露不清,可采用小纱布推开小肠,以充分显露视野。Trocar数量和位置:常用3枚trocar,脐上置入10 mm trocar为观察孔,麦氏点、反麦氏点和耻骨联合上方2 cm阴毛处任选两点置入5 mm trocar为操作孔。取耻骨联合上方穿刺点时,应注意预先留置导尿排空膀胱,以免穿刺损伤膀胱。

2.操作要点

(1)腹腔镜探查:脐上缘做弧形切口,建立气腹(压力12 mmHg左右),置入10 mm trocar与镜头,再于麦氏点或反麦氏点置入5 mm trocar,在肠钳辅助下探查腹盆腔积液性状、阑尾周围粘连情况及是否有脓肿形成等。

(2)手术步骤:顺结肠带找寻阑尾,如有粘连,可用电钩或超声刀予以分离;牵起阑尾,于其根部系膜上开窗,超声刀或 ham-lock 离断阑尾系膜,圈套器套扎阑尾根部,注意不要套扎过紧,以免造成切割,导致阑尾残端漏,再用超声刀距离阑尾根部 5 mm 处离断阑尾,阑尾标本装入异物袋取出;阑尾残端用电灼法去除黏膜;若阑尾炎性水肿明显或根部坏疽,残端电灼后再荷包缝合包埋;必要时于麦氏点 trocar 孔放置引流。

(3)缝合切口:10 mm 穿刺口用胖圆针粗线缝合,5 mm 穿刺口创可贴粘合。近来单孔腹腔镜或经自然腔道的内镜(NOTES)阑尾切除术也有开展,在病情允许、术者操作熟练或患者对腹壁外形要求高的情况下可以考虑应用,其操作要点同上,本章节不再赘述。

(三)阑尾包块的治疗

1.治疗原则

已如前述,所谓阑尾包块者,有两种情况,一种是炎性阑尾与其周围组织包括网膜粘在一起成块,病史较短,2~3 d 者仍可行急症手术,此时较易钝性分离粘连而完成阑尾切除手术。如粘连的网膜水肿严重,也可予一并切除。如病程历时较长,可先予抗菌药物治疗和继续观察。

另一种是阑尾周围脓肿,均应暂缓手术,行保守疗法(旧称 Ochner-Sherran 疗法),伴急性腹膜炎时处 Fowler 半坐位,禁食 48 h,给静脉营养输注,给抗菌药物治疗,待包块逐渐缩小乃至消失,在 2~3 个月后再行阑尾切除。在保守治疗过程中,肿块无缩小趋向,或反见增大,体温和白细胞值继续增高,则需行引流手术。

2.脓肿引流术

切口同常规阑尾切除术。如阑尾容易见到而不需寻找或估计切除阑尾毫无困难者,可同时切除阑尾。否则,不应强行分离粘连,以免引起炎症扩散,仅置一引流管引流,待切口愈合后2~3 个月再择期切除阑尾。

六、预后

急性阑尾炎的死亡率现时为 0.1%~0.2%,其预后决定于下列因素。

1.性别和年龄

性别于预后无重大影响,但年龄的关系很大,一般 15~30 岁的死亡率最低,婴儿和 60 岁以上的老年人死亡率最高,约占死亡总数的 75%。

2.病期早晚和病变程度

病期愈早,死亡率愈低,在单纯性急性阑尾炎时即进行治疗者,预后最为良好(死亡率为0.1%~0.9%)。相反,如阑尾已有坏死穿孔.则死亡率较高,并发症亦较多。并有弥漫性腹膜炎的患者,死亡率自属最高(5%~10%)。

3.术前治疗

术前治疗是否恰当,与预后有密切关系。通常最容易犯的错误是滥用止痛剂,以致掩盖了症状而延误了正确诊断。其次是滥服泻药或妄加灌肠,以致肠蠕动的亢进而导致阑尾穿破及感染扩散,这些都可直接增加死亡率。

4.手术治疗

手术的时机是否适当,方式是否正确,方法是否完善,与预后有直接关系。阑尾脓肿和弥漫性腹膜炎患者,如能引流数日,一般多可降低死亡率。

七、护理

(一)适应证

(1)急性、慢性阑尾炎。

(2)妊娠 20 周以内发作的急性阑尾炎。

(二)禁忌证

(1)因严重心肺疾病等不能耐受气管插管全身麻醉者。

(2)有腹腔复杂手术史,存在广泛粘连者。

(三)术前准备

1. 器械准备

(1)基本用物准备:腹腔镜主机(Storz/Olympus/Stryker)、摄像头、镜头、光缆线(Olympus 为一体化的)、气腹管、镜头保护套、保温杯、摄像工作站、超声刀主机、超声刀刀头、超声刀手柄、扭力扳手、腹腔镜器械包。

(2)特殊用物准备:止血夹:钛夹和吸收夹。无创抓钳。

(3)显示器的位置选择:术者对侧放置。

2. 患者准备

(1)询问病史,评估患者腹痛的病因及诱因,询问有无不洁饮食史,发病前有无剧烈活动,了解腹痛的部位和性质,询问有无转移性右下腹痛,疼痛是阵发性还是持续性的,了解既往有无消化性溃疡、慢性结肠炎和克罗恩病病史。

(2)体位:协助取半卧位或斜坡卧位,以减轻腹壁张力,指导有节律地深呼吸,达到放松和减轻疼痛的效果。

(3)纠正水、电解质及代谢紊乱,遵医嘱应用足量有效抗生素,以有效控制感染。

(4)拟手术治疗的患者,指导其禁食,必要时遵医嘱给予胃肠减压,以减轻腹痛和腹胀。

(5)非手术治疗的患者,应在严格病情观察下,指导患者进食清淡食物,防止腹胀发生。

(6)术前常规留置胃管,进行胃肠减压,预防胃反流和误吸;留置导尿管,使膀胱处于空虚状态,以利于暴露手术视野。

(四)术中护理配合

(1)对伴有心脏疾病的患者,应该用更低的气腹压力(8~10 mmHg)。

(2)对老人、儿童、孕妇患者应适度降低气腹压力(≤12 mmHg)。

(3)手术时患者取仰卧位,开始后酌情调至头低左倾位,以利于暴露回盲部。术者立于患者左侧,扶镜手立于术者右侧,显示器设置在术者对面。

(4)若局部情况复杂,暴露不良,手术视野不清,腹腔镜手术操作困难,估计耗时过长应及时中转开腹。

(5)对妊娠期阑尾炎患者实施腹腔镜手术时,患者取仰卧位,手术床向左倾斜 30°,使子宫向左移位,有利于暴露,同时有利于下肢静脉回流。入穿刺套管时应注意角度,尖端朝向上腹部逐渐进入,避免损伤膨大的子宫,另须根据子宫大小向上调整操作套管位置。

(五)术后护理

1. 一般护理

(1)术毕返回病房后与麻醉医师做好交接工作,如是否留置深静脉导管和镇痛泵等。检查患者静脉输液、各引流管是否固定、通畅及身体受压部位皮肤是否完好。

(2)协助取平卧位,头偏向一侧,指导禁食、禁水,以防误吸。

(3)年老及体形瘦弱者应使用气垫床,防止压疮。

(4)给予低流量氧气吸入,心电监护24～48 h,每15～30 min记录生命体征1次,4～6次平稳后改为每小时一次。

(5)待患者清醒后协助翻身拍背,鼓励患者深呼吸咳嗽、咳痰、多漱口,指导其咳痰时用手按住伤口可减轻疼痛。

(6)注意观察腹部伤口情况,有无渗血渗液,有无皮下气肿等;注意观察引流管,排除活动性出血和胆汁漏;观察巩膜、皮肤及尿液颜色。

(7)重视患者主诉,发现异常及时报告医师。

(8)术后患者可能出现体温下降(<36℃),与术中体表大面积暴露、输入大量冷液体及冷藏血液、手术室气温低等有关,要重视保暖,为患者加盖棉被、毛毯,并注意观察体温变化,随时调整。

(9)鼓励患者早下床活动,以利于肠道功能恢复,防止肠粘连。

2.引流管护理

(1)患者术后可能留置各种引流管,如胃管、导尿管、腹腔管等,各引流管应妥善固定于床边,并留有足够长度,以免翻身或活动时牵拉脱落;防止引流管扭曲、受压、堵塞,经常顺向挤压各管,保持通畅,每天更换引流袋,保持引流袋低于患者身体,以防逆流。

(2)引流液自管周渗漏较多时,可用造口袋套入引流管后贴在皮肤管口处,不仅可以收集渗液,还可以保护皮肤。

(3)定时准确记录引流液的量、性质和颜色。

(4)胃管负压引流盒要持续处于负压状态,每天更换胃管的鼻贴,嘱患者用温开水漱口或用生理盐水为患者行口腔护理,每天2次。

(5)指导患者定时夹闭和开放导尿管,以锻炼膀胱功能,保证在拔除导尿管后能顺利小便,第1天每夹闭2 h开放5 min,夜间持续开放;第2天每夹闭3 h开放5 min;第3天夹闭至有尿意时才开放。留置导尿管期间每天用碘伏消毒会阴部2次。

3.血管护理

(1)预防下肢深静脉血栓形成:静脉栓塞气腹和术中体位改变均可能影响深静脉回流,使术后发生深静脉血栓的风险增高。

术前应评估患者静脉血栓形成的高危因素,如年龄在50岁以上、吸烟、既往血栓病史等,与医师共同制订围手术期护理方案。术后帮助患者按摩和活动下肢,未下床活动前让患者先在床上做抬腿、伸腿运动,垫高双下肢,穿弹力袜。鼓励患者早下床活动。不能下床者可给予气压治疗,通过空气波压力仪由远心端至近心端依次充、放气,促进淤血静脉排空和肢体血液循环,从而达到预防静脉血栓形成的目的。

(2)静脉留置针护理:每天输液完毕后,用生理盐水10 mL脉冲式冲管后正压封管,注意冲管力度不可过大,以免损伤血管。封管时要边推盐水边退针,最后将管夹夹在留置针Y形延长管的近心端,以免血液倒流发生堵管。注意观察置管血管有无红肿、疼痛或渗液,一旦出现应及时拔除留置针,重新选择血管穿刺,并用50%硫酸镁热敷肿胀处,必要时给予红外线照射治疗或水凝胶贴外敷。留置针最多可保留4 d。

4.饮食指导

(1)由于腹腔镜阑尾切除对腹腔骚扰少、创面小、胃肠道功能恢复快,术后第 1 天即可恢复流质饮食,如米汤、面汤等,也可用专门的肠内营养剂,量由少到多;如无不适可进食高蛋白质食物,如鱼汤、肉汤等。以后逐渐过渡到半流质饮食(面条、汤米粉等)和普通饮食。对于腹腔感染重、老年、肠道功能恢复不良者应酌情推后。

(2)应避免牛奶、豆浆等产气食物。

(3)饮食恢复期间应避免辛辣、油炸、坚硬、浓茶、咖啡、黏质等刺激性,不易消化的食物,鼓励患者多吃蔬菜、水果以利于通便。

5.妊娠期阑尾炎处理

对妊娠期阑尾炎患者围手术期使用硫酸镁抑制子宫收缩,常规用量为 25%硫酸镁 30 mL 加入 5%葡萄糖液 500 mL,1～2 g/h 静脉滴注,每天可用至 15 g。用药期间应注意监测呼吸、膝反射和尿量,及时排除镁中毒表现。术后应给予大剂量抗生素,如离预产期尚远,应予以镇静和抑制子宫收缩等保胎治疗。如已临近预产期或胎儿已发育成熟(≥37 周),可任其自然分娩。

(六)并发症及防治

1.术后出血

阑尾系膜的结扎线松脱是导致术后出血的主要原因,肥厚的系膜需要分段分次结扎。

2.肠漏

术中带电操作过于贴近肠壁,或显露不清时在分离过程中损伤盲肠或末端回肠。若术中未发现,则将导致术后肠漏。应在手术视野清晰暴露良好的情况下规范、精细操作,随时发现损伤并及时修补。术中未发现损伤但存在疑问时可留置腹腔引流管,术后严密观察,一旦发现应尽早手术探查。

3.腹腔脓肿

若术中遗漏清除盆腔、膈下等隐蔽部位的脓液,或化脓感染严重的病例未留置引流管,术后可能形成腹腔脓肿,故术毕前应彻底吸除脓液和脓胎,必要时局部冲洗,并放置引流管。若术后 5～7 d 患者体温下降后又升高且伴腹痛、腹胀、腹肌紧张或腹部包块等,B 超、CT 等检查发现脓肿形成,应先予广谱抗生素治疗,非手术治疗无效必须行 B 超引导穿刺引流或开腹手术清除引流。

4.切口感染

术后注意观察手术切口情况,若术后 2～3 d,切口部位出现红肿、压痛、波动感,且伴体温升高,应考虑切口感染,配合医师做好穿刺抽出脓液,或拆除缝线放出脓液及放置引流,定期给伤口换药,及时更换被渗液浸湿的敷料,保持敷料清洁、干燥,合理使用抗生素,对化脓坏疽或穿孔的阑尾炎患者,可根据对脓液或渗液做细菌培养和药物敏感试验的结果应用敏感抗生素。

(王菊琴)

第六节　内镜下逆行阑尾炎治疗术

内镜下逆行阑尾炎治疗术（endoscopic retrogradeappendicitis therapy，ERAT）是一种新型的微创内镜治疗术，损伤较小，安全性较高，费用也低于一般的外科手术。它是通过头端带有透明帽的结肠镜经盲肠内阑尾开口入路，在 X 线的监视下，予以阑尾插管、造影以明确阑尾炎诊断，并在此基础上解除阑尾管腔梗阻，引流脓液，从而控制炎症。成人急性阑尾炎的起因多为阑尾的管腔阻塞，ERAT 可通过对阑尾管腔的冲洗、取出粪石、置管引流再结合抗生素治疗，相比于单纯抗生素治疗，其疗效更为显著。ERAT 在小儿中的疗效也令人满意，其优势在于避免了因误诊而切除正常阑尾的风险及外科手术所带来的风险和创伤，减少患儿的痛苦，同时缓解患儿术后腹痛。

一、护理评估

（一）术前评估

1.健康史

（1）一般情况：了解患者年龄、性别，女性患者月经史、生育史；饮食习惯，有无不洁饮食史、有无经常进食高脂肪、高糖、低纤维食物等。

（2）现病史：询问患者有无腹痛及其伴随症状。评估腹痛的特点、部位、程度、性质、疼痛续的时间以及腹痛的诱因、有无缓解和加重的因素等。

（3）既往史：了解患者有无急性阑尾炎发作、胃十二指肠溃疡穿孔、右肾与右输尿管结石、急性胆囊炎或妇科病史，有无手术治疗史。老年人需要注意有无心、肺、肾等重要脏器疾病和糖尿病等。

2.身体状况

（1）症状与体征

1）症状：评估有无乏力、发热、恶心、呕吐等症状；有无腹泻、里急后重等。新生儿及小儿需评估有无脱水和/或呼吸困难的表现；妊娠中后期急性阑尾炎患者可出现流产或早产征兆，注意观察其腹痛的性质有无改变，有无阴道流血。

2）体征：评估腹部压痛的部位，麦氏点有无固定压痛，有无腹膜刺激征；腰大肌试验、结肠充气试验、闭孔内肌试验的结果；直肠指检有无直肠前壁触痛或触及肿块等。

（2）辅助检查：评估血白细胞计数和中性粒细胞比值；影像学检查有无异常。

3.心理-社会状况

了解患者及其家属对急性腹痛和阑尾炎的认知、心理承受能力及对手术的认知。

（二）术后评估

评估患者手术方式和术中情况如阑尾有无化脓或穿孔，腹腔有无脓液及清除情况；有无放引流管及其部位，引流是否通畅，评估引流液的颜色、性状及量是否发生并发症等。

二、主要护理诊断/问题

（1）急性疼痛与阑尾炎症刺激壁腹膜有关。

（2）体温过高与阑尾炎症有关。

（3）焦虑与起病急、担心手术有关。

（4）潜在并发症：阑尾穿孔、出血，支架移位、造影剂过敏，术后阑尾炎复发等。

三、护理措施

（一）术前护理

（1）评估患者情况：评估患者的病情、身体状况、心理状态及对治疗的了解程度，以便制定合适的护理计划。

（2）疼痛护理：协助患者取舒适体位，指导其有节律的深呼吸，观察疼痛程度，性质，及时报告医生。

（3）肠道准备：术前需进行严格的肠道准备，包括饮食调整（低脂、易消化食物）和清洁肠道（使用适当的肠道清洁剂）。

（4）心理护理：由于该手术方式是一种新的无创治疗方式，患者难免会对其存有疑虑，对手术效果和安全性产生怀疑，导致患者产生紧张、恐惧心理。向患者解释治疗方法、预期效果及可能的风险，以减轻患者的焦虑和不安。

（二）术后护理

1. 一般护理

患者取半卧位，术后密切观察患者的生命体征、腹部症状及体征，及时发现处理可能出现的问题。

2. 疼痛护理

术后患者主诉腹痛明显减轻，查体麦氏点深压痛呈阳性，无反跳痛。

3. 饮食及活动指导

术后当日禁饮食，给予静脉输入抗生素，静脉高营养。患者术后第 1 天均已排气，给予指导流质饮食，逐渐过渡至半流食及普食。术后患者即可下床活动。

4. 心理支持

关注患者的心理状态，提供必要的心理支持，帮助患者保持良好的心态。

5. 并发症观察及护理

（1）出血：术后观察患者有无大便带血、面色苍白、血压下降及脉搏增快。如有出血，及时通知医生处理。

（2）穿孔：为最严重的并发症。观察患者的腹部体征，如腹痛加重，出现腹膜炎。及时行腹部 X 线片检查，如确诊为穿孔，及时做相应处理。

（3）感染：严密监测患者生化指标，观察白细胞及中性粒细胞变化，静脉输入抗生素。监测患者体温变化，观察患者有无寒战、高热。体温升高给予物理降温，必要时应用药物治疗。

（4）腹胀：术后观察患者有无腹胀，如肠腔内积气难以排出，必要时给予肛管排气。

（三）健康教育

1. 预防指导

指导健康人群注意劳逸结合，勿暴饮暴食，改变不良的生活习惯，如改变高脂肪、高糖、低膳食纤维的饮食，注意饮食卫生。积极治疗或控制消化性溃疡、慢性结肠炎等。

2. 知识指导

向患者介绍阑尾炎护理、治疗知识。告知手术后康复方面的相关知识及配合要点。

3.复诊指导

观察腹部情况,若出现身体不适,如出现严重并发症(如出血、穿孔等),应及时就医。术后定期进行复查,观察治疗效果,出院后如出现腹痛、腹胀等不适及时就诊。

（王菊琴）

第七节　胰腺损伤

胰腺位于腹膜后,从右向左横跨第 1～2 腰椎的前方,分为胰头、颈、体、尾四部分。胰腺损伤占腹部创伤的 1%～2%,常系上腹部强力挤压暴力直接作用于脊柱所致,损伤常在胰的颈、体部,常属于严重多发伤的一部分。由于胰腺位于腹膜后,早期不易发现,损伤后常并发胰液漏或胰瘘,因胰液腐蚀性强,又影响消化功能,故胰腺损伤总病死率高达 20% 左右。

一、护理评估

（一）病因

1.开放性损伤

开放性损伤常由刀刃、枪弹、弹片等利器所引起。

2.闭合性损伤

闭合性损伤常系坠落、碰撞、冲击、挤压、拳打脚踢、棍棒等钝性暴力所致。

（二）临床表现

(1)急性腹痛:常位于上腹部正中偏左。

(2)腹胀:与腹痛同时存在。

(3)恶心、呕吐:呕吐剧烈而频繁,呕吐后疼痛不缓解。

(4)肩部放射疼痛:膈肌受胰液刺激导致。

(5)腹膜刺激征:压痛、反跳痛、肌紧张。

（三）辅助检查

(1)实验室检查:血、尿淀粉酶升高。

(2)影像学检查:B 超、增强 CT、MRI 等。

（四）治疗要点

高度怀疑或诊断为胰腺损伤者,应立即手术治疗,原则是全面探查、彻底清创、止血、制止胰液外漏及处理合并伤。根据胰腺受损的部位及程度选择不同的手术方式,包括胰腺缝合修补术、部分切除术、远端与空肠 Roux-Y 吻合术等。

二、主要护理诊断/问题

1.体液不足

体液不足与严重腹膜炎症、呕吐及禁食有关。

2.急性疼痛

急性疼痛与消化液刺激腹膜有关。

3.恐惧

恐惧与意外损伤的打击和担心预后、剧烈疼痛有关。

4.有休克的危险

有休克的危险与出血、感染、穿孔、脓肿的形成有关。

三、护理目标

(1)患者的体液平衡得到维持。

(2)患者自诉腹痛缓解或得到控制,舒适感增加。

(3)患者恐惧程度缓解或减轻,情绪稳定。

(4)患者未发生休克或被及时发现并处理。

四、护理措施

(一)术前护理措施

1.心理护理

(1)护士应向患者讲解治疗的目的和必要性。

(2)鼓励患者树立战胜疾病的信心。

(3)帮助患者保持良好的心态接受治疗并减轻患者及家属的疑虑。

2.疼痛护理

(1)禁食、持续胃肠减压以减少胰液对胰腺及周围组织的刺激给予抑制胰液分泌及抗胰酶药物。

(2)疼痛剧烈者予解痉或镇痛药物,肠麻痹者慎用山莨菪碱予舒适体位,生命体征平稳的患者给予半卧位

3.补液治疗

(1)维持水、电解质平衡,准确记录 24 h 出入量,必要时监测中心静脉压及小时尿量。

(2)发生休克时给予及时有效的抗休克治疗。

4.病情观察及护理

(1)监测生命体征,密切关注心率、血压、呼吸变化。

(2)观察患者神志、腹部体征、皮肤黏膜的温度和色泽。

(3)吸氧、保持呼吸道通畅。

(4)保持胃肠减压引流通畅,观察胃液的颜色、性状及量。

(5)监测血糖,及时调整。

(6)对发热患者给予及时的药物及物理降温。

5.营养治疗

禁食期间给予肠外营养支持,注意有无导管性、代谢性等并发症发生。

6.生活护理

(1)更换舒适体位,注意保持环境的安静、维持充足的睡眠。

(2)制订翻身计划,保护皮肤完整性。

(3)安置胃管期间,每日 2 次口腔护理。

(4)指导患者深呼吸及有效排痰,预防肺部感染。

7.完善术前准备

完善各项术前检查、药物过敏试验等。

(二)术后护理常规

1.全麻术后护理常规

(1)了解麻醉和手术方式、术中情况、切口和引流情况。

(2)持续氧气吸入持续心电监护。

(3)床档保护,防坠床。

(4)严密监测生命体征

2.病情观察

(1)监测生命体征变化,尤其是呼吸、循环和肾功能的监测和维护。

(2)注意观察腹部体征,有无腹胀腹痛等不适,及早发现出血、感染等并发症。

3.伤口观察及护理

观察伤口有无渗血渗液,若有渗液及时更换敷料,有渗血时根据出血量做相应处理。

4.各管道观察及护理

(1)输液管道保持通畅,留置针妥善固定。

(2)注意观察穿刺部位皮肤有无肿胀及渗血。

(3)留置尿管者按照尿管护理常规进行,病情平稳后即可拔除尿管,拔后注意关注患者自行排尿情况。

5.呼吸道管理

(1)协助患者翻身、拍背,鼓励其深呼吸、咳嗽咳痰。

(2)必要时行雾化吸入,稀释痰液,促进痰液排出。

6.疼痛护理

(1)提供安静舒适的环境。

(2)提前镇痛,正确评估患者疼痛程度,选择合适的镇痛药物。

(3)有镇痛泵患者,注意检查管道是否通畅,评价镇痛效果。

7.营养支持

禁食期间给予肠外营养支持。

(三)腹腔引流管的护理

1.保持引流通畅

(1)定时挤捏腹腔引流管,保持通畅勿折叠、扭曲、压迫管道。

(2)保持引流管口与引流袋 60～70 cm 的有效引流距离。

2.妥善固定

(1)妥善固定腹腔引流管于床旁。

(2)保持引流袋的位置要低于引流口平面,以防引流液逆流造成感染。

(3)翻身活动时注意管道保护,防止牵拉引起脱管。

(4)告知患者安置腹腔引流管的重要性,切勿自行拔管。

3.观察和记录

(1)观察引流液性状、颜色和量。

(2)观察腹腔引流管周围情况,如有渗出,及时更换敷料。

(3)观察患者腹部体征,了解患者有无腹痛、腹胀等情况。

(4)定期更换引流袋,注意无菌技术操作,避免感染。

(5)引流袋上要标明管道安置时间、引流袋更换时间。

4.拔管

(1)根据患者病情及引流情况,由医生判断是否拔管。

(2)拔管后患者应卧床休息。

(3)观察引流管口处渗血渗液情况,如有渗液及时更换敷料,有渗血时根据出血量做相应处理。

(四)空肠造瘘管的护理

1.保持管道通畅

勿折叠、扭曲、压迫管道,将空肠造瘘管妥善固定于腹壁。

2.妥善固定

(1)翻身活动、更换衣服时应防止牵拉引起管道脱出。

(2)每次滴注营养液前后应用生理盐水或温水冲洗管道,防止堵塞,持续输注时每 4 h 冲洗 1 次。

(3)若发生滴注不畅或管道堵塞,可用生理盐水或温水行"压力冲洗"或负压抽吸,使之恢复通畅。

3.观察和记录

(1)每天记录排便次数和排便量,听诊肠鸣音,观察有无恶心、呕吐等不良反应发生。

(2)遵医嘱定时监测血糖、尿糖、电解质的变化准确记录 24 h 出入量。

4.注意事项

营养液现配现用,使用时间不超过 24 h 输注时注意营养液的速度、温度和浓度。

(五)体位与活动

1.全麻清醒前

去枕平卧位,头偏向一侧。

2.全麻清醒后手术当日

低半卧位,适当床上活动。

3.术后第 1 天

半卧位为主,增加床上运动,可在搀扶下适当下床沿床边活动。

4.术后第 2 天

半卧位为主,可在搀扶下适当屋内活动,活动时注意引流管保护。

5.术后第 3 天起

适当增加活动度,可在搀扶下适当屋内活动。

(六)健康宣教

1.饮食

(1)饮食规律、少食多餐、营养丰富、容易消化。

(2)忌刺激性、坚硬、易胀气食物,忌烟酒。

2.休息与活动

根据体力,适当活动,保持良好心情,避免疲劳和情绪激动,注意休息和睡眠。

3.复查

术后定期门诊随访。

术后每 3 个月复查一次,6 个月后每半年复查一次。

(王红宇)

第八节　脾破裂

脾是体内最大的淋巴及免疫器官,位于左季肋区后方肋弓深处,与第 9~11 肋相对,长轴与第 10 肋一致,它是腹腔脏器中最容易受损伤的器官之一。脾损伤的发生率在腹部创伤中可高达 40%~50%,而有慢性病理病变(如疟疾、淋巴瘤等)的脾脏更易损伤甚至破裂。

一、护理评估

(一)病因

1.开放性损伤

开放性损伤常由刀刃、枪弹、弹片等利器所引起。

2.闭合性损伤

闭合性损伤常系坠落、碰撞、冲击、挤压、拳打脚踢、棍棒等钝性暴力所致。

(二)临床表现

(1)失血性表现:以腹腔内出现症状为主,表现为面色苍白、脉率加快,严重时脉搏微弱、血压不稳、尿量减少,甚至出现失血性休克。

(2)腹痛:呈持续性,一般不严重,腹膜刺激征并不剧烈。

(三)辅助检查

(1)实验室常规检查:尤其注意监测红细胞计数、血红蛋白和血细胞比容。

(2)影像学检查:B 超、CT 及 MRI。

(四)治疗要点

1.非手术治疗

无休克或容易纠正的一过性休克,脾损伤比较局限、表浅无其他腹腔脏器合并伤者,在严密观察生命体征、腹部体征、血细胞比容及影像学变化的条件下行非手术治疗。

2.手术治疗

非手术治疗观察中发现急性出血或发现有其他脏器损伤,应立即手术。根据具体伤情选择保留脾脏手术、脾切除术等。

二、主要护理诊断/问题

1.体液不足

体液不足与脾损伤致腹腔内出血有关。

2.外周组织灌注无效

外周组织灌注无效与脾损伤导致腹腔出血,体液丢失有关。

3.有休克的危险

有休克的危险与损伤后出血、感染、脓肿的形成等有关。

4.急性疼痛

急性疼痛与脏器损伤及内出血刺激有关。

5.恐惧

恐惧与意外损伤的刺激、出血的视觉刺激等有关。

6.有感染的危险

有感染的危险与免疫力低下、腹腔脓肿继发感染等有关。

三、护理目标

(1)患者临床症状得到有效缓解。

(2)患者体液平衡得到维持。

(3)患者外周组织灌注有效。

(4)患者未发生休克或被及时发现并处理。

(5)患者自诉腹痛缓解或得到控制,舒适感增加。

(6)患者恐惧程度减轻或缓解,情绪稳定。

四、护理措施

(一)术前护理措施

1.休息及体位

(1)绝对卧床休息,不要随意搬动患者,以免加重伤情。

(2)出现休克体征者,采取休克体位。

(3)病情平稳,可采取半卧位。

2.病情观察

(1)持续心电监护及低流量吸氧。

(2)每 15～30 min 监测 1 次脉搏、呼吸、血压。

(3)每 30 min 检查 1 次腹部体征,注意观察腹膜刺激征的程度和范围变化。

(4)动态掌握各项实验室检查指标,以判断腹腔内有无活动性出血。

(5)观察每小时尿量变化,监测中心静脉压,准确记录 24 h 出入量。

3.维持体液平衡

补充足量的液体及电解质,预防水、电解质、酸碱平衡失调。

4.维持体液平衡

(1)维持有效的循环血量,使收缩压升至 90 mmHg 以上。

(2)监测中心静脉压结合血压变化,调整输液速度及量,避免过量过快补液,导致心力衰竭、肺水肿发生。

5.胃肠道管理

(1)安置胃肠减压,注意胃肠减压负压效果维持及胃液性状做好口腔护理。

(2)腹部损伤患者可能出现胃肠道穿孔或肠麻痹,未明确诊断之前应绝对禁饮、禁食和禁灌肠。

6.预防感染

规范正确合理使用抗生素监测患者体温变化。

7.镇静、镇痛

(1)诊断未明时,禁用镇痛药。

(2)诊断明确后,可根据病情遵医嘱使用解痉或镇痛药物合并空腔脏器损伤者安置胃肠减压可减少胃肠内容物漏出并达到缓解疼痛的作用。

(3)提供安静舒适的环境。

8.心理护理

(1)加强与患者交流,鼓励其说出内心感受并及时加以疏导。

(2)做好相关健康教育工作,使患者能正确认识疾病的发展过程以及各项检查、治疗和护理目的、注意事项等。

9.完善术前准备

完善各项术前检查、药物过敏试验等。

(二)术后护理常规

1.全麻术后护理常规

(1)了解麻醉和手术方式、术中情况、切口和引流情况。

(2)持续氧气吸入。

(3)持续心电监护。

(4)床档保护,防坠床。

2.病情观察

(1)监测生命体征变化,尤其是呼吸、循环和肾功能的监测和维护。

(2)注意观察腹部体征,有无腹胀腹痛等不适,及早发现出血、腹腔脓肿等并发症。

3.伤口观察及护理

观察伤口有无渗血渗液,若有渗液需要及时更换敷料,有渗血时要根据出血量做出相应处理。

4.各管道观察及护理

(1)输液管道保持通畅,留置针妥善固定。

(2)注意观察穿刺部位皮肤有无肿胀及渗血。

(3)留置尿管者按照尿管护理常规进行,病情平稳后即可拔除尿管,拔管后注意关注患者自行排尿情况。

5.呼吸道管理

协助患者翻身、拍背,鼓励其深呼吸、咳嗽、咳痰必要时行雾化吸入,稀释痰液,促进痰液排出。

6.疼痛护理

(1)提供安静舒适的环境。

(2)提前镇痛,正确评估患者疼痛程度,选择合适的镇痛药物。

(3)有镇痛泵患者,注意检查管道是否通畅,评价镇痛效果。

7.营养支持

禁食期间给予肠外营养支持。

8.基础护理

做好口腔护理、定时翻身、保持皮肤清洁等工作。

(三)腹腔引流管的护理

1.保持引流通畅

(1)定时挤捏腹腔引流管,保持通畅,勿折叠、扭曲、压迫管道。

(2)保持引流管口与引流袋60～70 cm的有效引流距离。

2.妥善固定

(1)妥善固定腹腔引流管于床旁。

(2)保持引流袋的位置要低于引流口平面,以防引流液逆流造成感染。

(3)翻身活动时注意管道保护,防止牵拉引起脱管。

(4)告知患者安置腹腔引流管的重要性,切勿自行拔管。

3.观察和记录

(1)观察引流液性状、颜色和量。

(2)观察腹腔引流管周围情况,如有渗出,及时更换敷料。

(3)观察患者腹部体征,了解患者有无腹痛、腹胀等情况。

(4)定期更换引流袋,注意无菌技术操作,避免感染。

(5)引流袋上要标明管道安置时间、引流袋更换时间。

4.拔管

(1)根据患者病情及引流情况,由医生判断是否拔管。

(2)拔管后患者应卧床休息。

(3)观察引流管口处渗血渗液情况,如有渗液及时更换敷料,有渗血时根据出血量做相应处理。

(四)胃管护理

1.保持引流通畅

(1)定时挤捏管道,保持引流通畅。

(2)勿折叠、扭曲、压迫管道。

(3)及时倾倒胃液,保持胃肠减压的有效性。

2.妥善固定

(1)将胃管妥善的固定于床旁,每班检查胃管安置的长度,及时发现胃管是否脱出,若脱出及时处理。

(2)注意清洁患者脸部油脂,确保胃管固定妥当。

(3)更换胃管胶布时应调整胃管粘贴方向,避免鼻黏膜同一部位持续受压。

(4)翻身活动时应防止牵拉引起胃管脱出。

3.观察记录

(1)观察胃液颜色、性状及量:通常为无色透明、淡黄色或墨绿色,若引流液为褐色、咖啡色或血性液体应警惕应激性溃疡的发生。

(2)观察患者腹部体征及肠功能恢复情况。

4.拔管

待胃肠功能恢复,胃肠减压引流液颜色正常后可拔除胃管。

（五）体位与活动

1.全麻清醒前

去枕平卧位,头偏向一侧。

2.全麻清醒后手术当日

低半卧位,适当床上活动。

3.术后第 1 天

半卧位为主,增加床上运动,可在搀扶下适当下床沿床边活动。

4.术后第 2 天

半卧位为主,可在搀扶下适当屋内活动。

5.术后第 3 天起

适当增加活动度。

（六）健康宣教

1.饮食指导

(1)循序渐进、饮食规律、营养丰富、容易消化。

(2)高蛋白、高维生素、高热量饮食。

(3)忌刺激性易胀气食物、忌烟酒。

2.活动

根据体力,适当活动,注意休息和睡眠,劳逸结合,避免疲劳。

3.复查

术后定期门诊随访。

（王晓红）

第八章 甲状腺乳腺外科疾病护理

第一节 单纯性甲状腺肿

单纯性甲状腺肿是指甲状腺功能正常的甲状腺肿,是以缺碘、致甲状腺肿物质或相关酶缺陷等原因所致的代偿性甲状腺肿大,不伴有明显的甲状腺功能亢进或减退。

一、病因

单纯性甲状腺肿是由于缺碘、甲状腺素需要量增加及甲状腺素合成或分泌障碍等原因引起的甲状腺持续性肿大,不伴有明显的功能异常。

二、临床表现

单纯性甲状腺肿多发于女性,一般发生在青春期,流行地区常发生于入学年龄。甲状腺肿大小不等、形状不同。弥漫性肿大仍显示正常甲状腺形状,两侧常对称。结节性肿大常一侧较显著。

囊肿样变结节若并发囊内出血,结节可在短期内增大。腺体表面较平坦、光滑,质软;吞咽时,腺体随喉和气管上下移动。甲状腺不同程度的肿大和肿大结节有时可压迫周围器官引起相应症状。

1.压迫气管

压迫气管比较常见。自一侧压迫,气管向对侧移位或变弯曲;自两侧压迫,气管变为扁平。由于气管内腔变窄,呼吸发生困难,尤其是在胸骨后甲状腺肿时更严重。受压过久还可使气管软骨变形、软化,引起窒息。

2.压迫食管

压迫食管少见。仅胸骨后甲状腺肿可能压迫食管,引起吞咽时不适感,但不会引起梗阻症状。

3.压迫颈深部大静脉

压迫颈深部大静脉可引起头颈部的血液回流困难。此种情况多见于位于胸廓上口、大的甲状腺肿,尤其是胸骨后甲状腺肿。患者面部呈青紫色水肿,同时出现颈部和胸前表浅静脉的明显扩张。

4.压迫喉返神经

压迫喉返神经可引起声带麻痹(多为一侧),患者声音嘶哑。压迫颈部交感神经节可引起霍纳综合征,此种极为少见。

三、辅助检查

1.甲状腺摄^{131}I率测定

缺碘性甲状腺肿可出现摄碘量增高,但吸碘高峰一般正常。

2.B 超

B 超为首选检查。可确定有无结节和扫查出 1 cm 以下的结节,结节的大小,结节为单发还是多发,还可明确结节是囊性、实性还是混合性。此外,对于 B 超提示有沙砾样钙化改变的甲状腺结节应警惕甲状腺癌的可能。

3.CT 检查

CT 检查可显示甲状腺结节的情况,还有助于了解甲状腺肿大的范围、气管压迫的情况以及有无胸骨后甲状腺肿等。另外,对于怀疑甲状腺恶性肿瘤伴有淋巴结转移的时候,甲状腺 CT 检查有助于发现其转移灶。

4.X 线检查

本身不能发现甲状腺肿的原发灶和转移灶,但颈部 X 线检查有助于发现不规则的胸骨后甲状腺肿及钙化的结节,还能确定气管受压、移位及狭窄的有无。

5.细针穿刺细胞学检查

病变性质可疑时,可行细针穿刺细胞学检查以确诊。

四、治疗

1.青春期、妊娠期生理性甲状腺肿

无须治疗,可多吃含碘丰富的食物,如海带、紫菜等。

2.单纯性甲状腺肿

压迫气管、食管、血管或神经引起临床症状时,应尽早手术治疗,可行甲状腺大部切除术。

3.巨大的单纯性甲状腺肿

虽没有引起压迫症状,但影响生活和工作,也应予以手术。

4.结节性单纯性甲状腺肿

继发功能亢进的综合征,或怀疑有恶变的可能,应尽早手术治疗。

五、护理措施

1.非手术治疗及术前护理

(1)心理护理:针对患者生理、心理的异常变化,如脖子增粗,既影响生活、工作,又有失美观,一旦决定手术,又担心手术效果能否如意,对预后缺乏足够的信心,进而导致心理障碍。因此,对其进行耐心、细致的心理辅导,告知手术治疗的必要性及安全性,以解除患者的思想顾虑,消除其不良情绪,争取其积极、主动地配合医护人员做好各项工作。

(2)用药护理:遵医嘱使用甲状腺制剂及复方碘剂。常用复发碘化钾溶液,使用方法为:每日 3 次,第 1 天每次 3 滴,第 2 天每次 4 滴,以后逐日每次增加 1 滴,至每次 16 滴为止,然后维持此剂量至手术前。

(3)饮食护理:对非手术治疗者告知使用加碘食盐,并经常进食含碘丰富的食物,如海带、海藻、紫菜等。

(4)体位要求:巨大甲状腺肿伴有压迫症状的患者,嘱其取半坐卧位,保持呼吸道通畅。一旦确认手术则指导患者进行甲状腺手术体位训练,即去枕仰卧,肩下垫一软枕,使颈呈过伸卧位,目的是锻炼其耐受性,以便手术时手术野暴露充分,使手术得以顺利进行。

(5)术前准备:按常规做好术前准备如备皮、抗生素皮肤敏感试验、交叉配血及卫生处置等。手术日备气管切开包于床旁;如为巨大甲状腺肿疑有可能发生手术后气管塌陷者,术前即行气管插管或气管切开术,预防术后窒息的发生。

2.术后护理

(1)饮食护理:手术后 6 h 麻醉药药效基本消退,此时嘱患者试喝冷开水,在无呛咳的情况下,进食流质、半流质,再过渡到普通饮食。冷开水既可湿润咽喉部黏膜,又能使局部血管收缩,从而使局部水肿消退,疼痛减轻。同时喝水不呛咳,说明喉上神经未受损,可正常进食。选择食物应避免过热、辛辣、刺激性大的食物,以免食用后加剧咽喉部黏膜充血,使疼痛加剧;并防止咽喉部受刺激而发生剧咳,导致切口出血或切口裂开。

(2)体位要求:术后取半坐卧位,利于呼吸顺畅,使切口引流更彻底,能减轻切口的张力,促进切口愈合。

(3)活动指导:手术后 6 h 或全身麻醉完全清醒后,一般情况,患者可自由活动,但需注意颈部活动动作不要过于剧烈,幅度不要过大;说话时音调不要过高,时间不能过长,否则,不利于术后切口及声音的恢复。

(4)切口和管道护理:保持切口敷料的清洁、干燥和固定。如有引流管,必须将其妥善固定,确保有效引流,观察并记录其引流的量和性质。发现异常,如敷料渗血严重或短时间内引流出大量血性液体,应及时通知医师处理。

(5)呼吸困难和窒息的护理:床旁常规备气管切开包。一旦患者发生呼吸困难或窒息,立即行气管插管,必要时行气管切开术;一旦实施,则按气管切开术护理常规护理。

(麻世宏)

第二节 甲状腺功能亢进

甲状腺位于甲状软骨下方的气管两侧,分左、右两叶,中间以峡部连接。在甲状腺的背面附有 4 粒甲状旁腺。甲状腺的血液供应十分丰富,甲状腺动脉有两条,即甲状腺上动脉和甲状腺下动脉;甲状腺静脉有三条,即甲状腺上、中、下静脉。

甲状腺的神经支配来自迷走神经的分支:喉上神经(分内、外两支)和喉返神经。甲状腺功能亢进简称甲亢,是由各种原因引起循环中甲状腺素异常过多而出现以全身代谢亢进为主要特征的疾病。

一、病因和病理

目前认为原发性甲亢是一种自身免疫性疾病,其淋巴细胞产生的两类 G 类免疫球蛋白,即"长效甲状腺激素"(long acting thyroid stimulator,LATS)和"甲状腺刺激免疫球蛋白"(thyroid stimulating immunoglobulin,TSI)能抑制垂体前叶分泌 TSH,并与甲状腺滤泡壁细胞膜上的 TSH 受体结合,导致甲状腺分泌大量甲状腺素。继发性甲亢和高功能腺瘤的发病原因未完全明确,可能与结节本身自主性分泌紊乱有关。甲亢病理学改变主要表现为甲状腺腺体内血管增多、扩张,淋巴细胞浸润;滤泡壁细胞多呈高柱状增生,并形成乳头状突起伸入滤泡腔内,腔内胶质减少。

二、临床表现

主要症状包括甲状腺素分泌过多综合征、甲状腺肿及眼征。

1. 甲状腺素分泌过多综合征

由于甲状腺素分泌增多和交感神经兴奋,患者可出现高代谢综合征和各系统受累,表现为性情急躁、易激惹、失眠、双手颤动、疲乏无力、怕热多汗、皮肤潮湿;食欲亢进却体重减轻、肠蠕动亢进和腹泻;月经失调和阳痿;心悸、脉快有力(脉率常在 100 次/分钟以上,休息与睡眠时仍快)、脉压增大(主要由于收缩压升高)。其中脉率增快及脉压增大常可作为判断病情程度和治疗效果的重要指标。合并甲状腺功能亢进性心脏病时,易出现心律失常、心脏增大和心力衰竭。少数患者可伴有胫前黏液性水肿。

2. 甲状腺肿大

甲状腺肿大呈弥散性、对称性,质地不等,无压痛,多无局部压迫症状。甲状腺扪诊可触及震颤,听诊时闻及血管杂音。

3. 眼征

眼征可分为单纯性突眼(与甲亢时交感神经兴奋性增高有关)和浸润性突眼(与眶后组织的自身免疫炎症有关)。典型者双侧眼球突出、眼裂增宽。严重者,上、下眼睑难以闭合;瞬目减少;眼向下看时上眼睑不随眼球下闭;上视时无额纹出现;两眼内聚能力差;甚至伴眼睑肿胀、结膜充血水肿等。

三、辅助检查

1. 基础代谢率测定

用基础代谢率测定器测定较为可靠。临床上常根据脉压和脉率计算。一般在清晨患者完全安静、空腹时测量。正常值为 $\pm 10\%$,$+20\% \sim +30\%$ 为轻度甲亢,$+30\% \sim +60\%$ 为中度甲亢,$+60\%$ 以上为重度甲亢。

2. 甲状腺摄 ^{131}I 率测定

正常甲状腺 24 h 内摄取人体总 ^{131}I 量的 $30\% \sim 40\%$。若在 2 h 内超过总量的 25% 或在 24 h 内超过总量的 50%,且吸收 ^{131}I 高峰提前出现,都表示有甲亢,但不反映甲亢严重程度。

3. 血清 T_3 和 T_4 测定

甲亢时,血清 T_3 可高于正常值 4 倍左右,而 T_4 仅为正常的 2.5 倍,因此 T_3 诊断的敏感性较高。

诊断困难时可进行促甲状腺激素释放激素(TRH)兴奋试验,静脉注射 TRH 后,促甲状腺激素不增高能协助诊断。

四、治疗原则

手术治疗、抗甲状腺药物治疗及放射性 ^{131}I 治疗是治疗甲亢的主要方法。手术的痊愈率达 $90\% \sim 95\%$,手术病死率低于 1%。主要缺点是有一定的并发症和 $4\% \sim 5\%$ 的患者术后甲亢复发,也有少数患者术后发生甲状腺功能减退。

手术适应证:①继发性甲亢或高功能腺瘤;②中度以上的原发性甲亢;③腺体较大,伴有压迫症状或胸骨后甲状腺肿;④抗甲状腺药物或 ^{131}I 治疗后复发者;⑤妊娠早、中期的甲亢患者具有上述指征者,应考虑手术治疗,并可以不终止妊娠。

手术禁忌证:①青少年患者;②症状较轻者;③老年患者或有严重器质性疾病不能耐受手术治疗者。

五、护理评估

(一)术前评估

1.健康史

了解患者的发病情况,病程长短;是否患有结节性甲状腺肿、甲状腺腺瘤或其他自身免疫性疾病;有无甲状腺疾病的用药或手术史等;近期有无感染、劳累、创伤或精神刺激等应激因素;有无甲亢家族史。

2.身体状况

(1)症状:注意有无甲状腺功能亢进的表现及其程度,了解患者有无性情急躁、易激惹、失眠、怕热多汗等高代谢症状;有无双手颤动、疲乏无力、食欲亢进却体重减轻、心悸等神经系统、消化系统、心血管系统等受累的表现。

(2)体征:评估甲状腺有无弥散性、对称性肿块;肿块大小、形状、质地,有无触痛、震颤和血管杂音;有无眼球突出、眼裂增宽;脉快有力、脉压增大、心率增快、心脏扩大;胫前黏液水肿等。

(3)辅助检查:了解患者的基础代谢率、甲状腺摄^{131}I率、血清 T_3、T_4 含量、同位素扫描、B超等结果。

(二)术后评估

1.术中情况

了解麻醉方式与效果、手术种类及病灶处理情况、术中出血与补液、输血情况。

2.术后情况

(1)评估患者呼吸道、生命体征、神志、切口、引流情况及其心理反应等。

(2)评估患者是否出现术后常见并发症,如呼吸困难和窒息、喉返神经损伤、喉上神经损伤、手足抽搐和甲状腺危象等。

(三)心理-社会状况

了解患者有无情绪不稳、易激动,以及由此带来的人际关系恶化;有无疾病造成的自我形象紊乱;是否害怕手术而产生焦虑或恐惧心理;了解患者及家属对甲亢和甲亢手术的认识程度,家庭经济情况及承受能力,患者所在的单位和社区医疗保健服务情况。

六、主要护理诊断/问题

1.营养失调:低于机体需要量

营养失调与甲亢所致高代谢状态有关。

2.清理呼吸道无效

清理呼吸道无效与咽喉部及气管受刺激、分泌物增多及切口疼痛有关。

3.有受伤害的危险

受伤害与眼球突出至眼睑不能闭合,可能导致角膜损伤、感染甚至失明有关。

4.潜在并发症

潜在并发症有呼吸困难和窒息、喉返神经损伤、喉上神经损伤、手足抽搐和甲状腺危象等。

七、护理目标

(1)患者营养状况稳定,体重得以维持。

(2)患者能有效清除呼吸道分泌物,呼吸道保持通畅。

(3)患者未发生意外伤害,角膜未出现损伤和感染。

(4)患者术后未发生并发症,或并发症能被及时发现和处理。

八、护理措施

(一)术前护理

1.休息与活动

保持病房安静,告知患者减少活动,适当卧床,以免体力消耗,保证充足的休息与睡眠。对精神过度紧张或失眠者可遵医嘱应用镇静和安眠药。

2.心理护理

多与患者交谈,消除顾虑和恐惧心理;避免外来刺激,保持情绪稳定。为患者提供疾病及治疗相关的知识,满足患者的日常需求,协助患者减轻心理压力。

3.饮食护理

给予高热量、高蛋白质和富含维生素的食物;勿进食富含粗纤维的食物以免发生腹泻。嘱患者多饮水,禁用浓茶、咖啡等刺激性饮料,戒烟、酒。有心脏疾病的患者应避免摄入大量水,以防水肿和心力衰竭。每周测体重了解营养状况的变化。

4.完善术前检查

除常规检查外,还包括测定基础代谢率、颈部摄片、喉镜检查确定声带功能、测定血清 T_3 和 T_4 等。

5.用药护理

通过药物降低甲亢患者基础代谢率是术前准备的重要环节。

(1)单用碘剂:适合症状不重,以及继发性甲亢和高功能腺瘤患者。碘剂可抑制蛋白水解酶,减少甲状腺球蛋白的分解,逐渐抑制甲状腺素的释放,避免术后甲状腺危象的发生。但由于碘剂不能持续阻止甲状腺激素的合成,应用 3 周后将进入不应期,一旦停服,甲亢症状可能重新出现甚至加重。因此,凡不准备施行手术治疗的甲亢患者不宜服用碘剂。

常用的碘剂与用法:复方碘化钾溶液口服,每日 3 次,第 1 天每次 3 滴,第 2 天每次 4 滴,依次逐日每次增加 1 滴至每次滴满 16 滴止,然后维持此剂量。服药 2~3 周后甲亢症状得到基本控制,表现为患者情绪稳定、睡眠好转、体重增加,脉率稳定在 90 次/分钟以下,脉压恢复正常,基础代谢率+20%以下,便可进行手术。

(2)硫脲类药物加用碘剂:先用硫脲类药物,待甲亢症状基本控制后停药,再单独口服用碘剂 1~2 周后手术。由于硫脲类药物能使甲状腺肿大和动脉性充血,手术时极易发生出血;而碘剂能减少甲状腺的血流量,减少腺体充血,使腺体缩小变硬,因此服用硫脲类药物后必须加用碘剂。

(3)碘剂加用硫脲类药物后再单用碘剂:少数患者服碘剂 2 周后症状改善不明显,可加服硫脲类药物。待甲亢症状基本控制、停用硫脲类药物后再继续单独服用碘剂 1~2 周后手术。

(4)普萘洛尔单用或合用碘剂:普萘洛尔是肾上腺素能受体阻滞剂,能控制甲亢症状,且用药后不引起腺体充血。对碘剂或硫脲类药物不能耐受或无反应的患者,主张单用普萘洛尔或与碘剂合用做术前准备,每6 h服药1次,每次20～60 mg,一般服用经4～7 d脉率即降至正常水平。由于普萘洛尔半衰期不到8 h,故最末1次须在术前1～2 h服用,术后继续口服4～7 d。术前不用阿托品,以免引起心动过速。

6.眼部护理

眼球突出者注意保护眼睛,常滴眼药水。外出戴墨镜或眼罩以免强光、风沙及灰尘刺激;睡前用抗生素眼膏敷眼,戴黑眼罩或以油纱布遮盖,以免角膜过度暴露后干燥受损,发生溃疡。

7.其他护理

术前教会患者头低肩高位,使机体适应术时颈过伸的体位。指导患者学会有效咳嗽,有助于术后保持呼吸道通畅。患者前往手术后备麻醉床,床旁备引流装置、无菌手套、拆线包及气管切开包等。

(二)术后护理

1.体位和引流

取平卧位,待血压平稳或全麻清醒后取半坐卧位,以利呼吸和引流切口内积血。指导患者在床上变换体位、起身活动、咳嗽时可用手固定伤口部位以减少震动。术野常规放置橡皮片或胶管引流24～48 h,注意观察引流液的颜色、性质和量,保持引流通畅,及时更换敷料,估计并记录引流量。

2.保持呼吸道通畅

鼓励和协助患者深呼吸和有效咳嗽,遵医嘱采用超声雾化吸入,促进痰液排出,保持呼吸道通畅。因切口疼痛无法有效咳嗽排痰者,可遵医嘱给予镇痛药。

3.饮食护理

术后清醒患者,即可给少量温水或凉水。若无呛咳、误咽等不适,可给予微温流质饮食,之后逐步过渡到半流质和软食,避免饮食温度过高引起手术部位血管扩张,加重创口渗血。鼓励患者少量多餐,加强营养,促进愈合。

4.用药护理

术后继续服用复方碘化钾溶液,每日3次,以每次16滴开始,逐日每次减少1滴,直至病情平稳。年轻患者术后常口服甲状腺素,每日30～60 mg,连服6～12个月,以抑制促甲状腺激素的分泌和预防复发。

5.并发症的观察与护理

密切观察患者生命体征变化及发音、吞咽情况。尽早发现术后并发症,并及时通知医师、配合抢救。

(1)呼吸困难和窒息:是最危急的并发症,多发生于术后48 h内。常见原因:①切口内出血压迫气管;②喉头水肿;③气管塌陷;④双侧喉返神经损伤。临床表现:按呼吸困难的程度可分为轻度、中度及重度3种。轻度呼吸困难有时临床上不易发现,中度呼吸困难时患者往往坐立不安,重度呼吸困难时可有端坐呼吸,胸骨上窝、锁骨上窝及肋间隙凹陷,称为"三凹征",甚至有窒息感和口唇、指端青紫。护理:对于血肿压迫所致呼吸困难和窒息,须立即进行床边抢救,剪开缝线,敞开伤口,迅速除去血肿,结扎出血的血管。若呼吸仍无改善则行气管切开、给氧;待病情好转,再送手术室进一步检查、止血和其他处理。喉头水肿者立即应用大剂量激素,如地塞米松30 mg静脉滴入,皮质激素做雾化吸入,对严重者应紧急行环甲膜穿刺或气管切开。

(2)喉返神经损伤:发生率约为 0.5%,大多数是手术处理甲状腺下极时损伤,喉返神经被切断、缝扎、钳夹或牵拉造成永久性或暂时性损伤所致,少数是由于血肿压迫或瘢痕组织的牵拉引起。钳夹、牵拉或血肿压迫所致损伤多为暂时性,经理疗等及时处理后,一般在 3～6 个月内可逐渐恢复。一侧喉返神经损伤可由健侧声带向患侧过度内收而代偿,但不能恢复原音色;双侧喉返神经损伤会导致声带麻痹,引起失声或严重的呼吸困难,甚至窒息,需立即做气管切开。

(3)喉上神经损伤:多在处理甲状腺上极时损伤喉上神经内支(感觉支)或外支(运动支)所致。外支受损可使环甲肌瘫痪,引起声带松弛和声调降低。内支受损会使喉部黏膜感觉丧失,在进食特别是饮水时,患者因丧失喉部反射性咳嗽而易发生误咽或呛咳,一般经理疗后可自行恢复。发生呛咳者,协助其采取坐位进食半固体食物。

(4)手足抽搐:多于术后 1～3 d 出现症状。多因手术时甲状旁腺被误切、挫伤或其血液供应受累,致甲状旁腺功能低下、血钙浓度下降至 2.0 mmol/L 以下,严重者可降至 1.0～1.5 mmol/L,神经肌肉应激性显著提高,引起手足抽搐。多数患者症状轻且短暂,仅有面部、唇部或手足部的针刺感、麻木感或强直感,严重者可出现面肌和手足伴有疼痛的持续性痉挛,每日发作多次,每次持续 10～20 min 或更长,甚至可发生喉和膈肌痉挛,引起窒息死亡。经 2～3 周后,未受损伤的甲状旁腺增大或血供恢复,起到代偿作用,症状可消失。预防的关键在于切除甲状腺时注意保留腺体背面的甲状旁腺。

护理:①一旦发生应适当限制肉类、乳品和蛋类等食品,因其含磷较高,影响钙的吸收;②症状轻者口服葡萄糖酸钙或乳酸钙 2～4 g,每日 3 次;症状较重或长期不能恢复者,可加服维生素 D_3,每日 5 万～10 万 U,以促进钙在肠道内的吸收;也可口服双氢速甾醇(双氢速变固醇)油剂,能明显提高血钙含量,降低神经肌肉的应激性;③抽搐发作时,立即遵医嘱静脉注射 10%葡萄糖酸钙或氯化钙 10～20 mL;④定期检测血钙,以调整钙剂的用量。

(5)甲状腺危象:是甲亢术后危及生命的并发症之一,与术前准备不充分,甲亢症状未能很好控制及手术应激有关。表现为术后 12～36 h 间出现高热(>39 ℃)、脉快而弱(>120 次/分钟),同时合并神经、循环及消化系统严重功能紊乱,如大汗、烦躁不安、谵妄,甚至昏迷,常伴有呕吐、水泻。

若不及时处理可迅速发展至休克、昏迷甚至死亡,病死率为 20%～30%。预防甲状腺危象的关键在于做好充分的术前准备,使患者基础代谢率降至正常范围后再手术。

术后早期加强巡视和病情观察,一旦发生危象,立即通知医师予以处理:①碘剂:立即口服复方碘化钾溶液 3～5 mL,紧急时将 10%碘化钠 5～10 mL 加入 10%葡萄糖 500 mL 中静脉滴注,以降低循环血液中甲状腺素水平;②氢化可的松:每日 200～400 mg,分次静脉滴注,以拮抗应激反应;③给予肾上腺素能阻滞剂:利血平 1～2 mg,肌内注射;或普萘洛尔 5 mg,加入葡萄糖溶液 100 mL 中静脉滴注,以降低周围组织对甲状腺素的反应;④镇静剂:常用苯巴比妥钠 100 mg,或冬眠合剂Ⅱ号半量肌内注射,每 6～8 h 1 次;⑤降温:采用退热药物、冬眠药物或物理降温等措施,使体温保持在 37 ℃左右;⑥静脉输注大量葡萄糖溶液补充能量,维持水电解质平衡,并补充维生素 C、维生素 B_1 等;⑦给氧:以减轻组织缺氧;⑧有心力衰竭者,加用洋地黄制剂。

护理:①休息与体位:绝对卧床休息,呼吸困难时取半卧位,立即吸氧;②密切观察病情:监测生命体征,准确记录 24 h 出入量,烦躁不安者防止意外损伤;③用药护理:遵医嘱及时用药,注意观察用药效果;④保证静脉输液通道畅通:根据病情及时调整滴速,防止液体渗出血管外,预防静脉炎的发生;⑤高热护理:观察降温效果,及时更换潮湿的床单位或衣裤;⑥其他护理:给予患者精神和心理上的支持;鼓励患者多饮水;腹泻严重者便后注意清洁肛门。

(三)健康教育

1.生活指导

指导患者以乐观的心态面对疾病,保持心情愉快。告知患者合理安排休息与活动,劳逸结合。加强营养,维持机体代谢需求。

2.用药指导

说明甲亢术后继续服药的重要性并督促执行。教会患者正确服用碘剂的方法,如将碘剂滴在饼干、面包等食物上,一并服下,以保证剂量准确、减轻胃肠道不良反应。

3.复诊指导

定期至门诊复查,告知患者出现心悸、食欲增大、消瘦、急躁易怒、注意力不集中、失眠、双手震颤、抽搐等不适及时就诊。

4.康复训练

拆线后教会患者练习颈部活动的方法,同时注意 1 个月内避免颈部活动幅度过大,防止伤口出血。对于声音嘶哑者,指导患者练习发音。

(麻世宏)

第三节　原发性甲状旁腺功能亢进

甲状旁腺功能亢进症(简称甲旁亢)可分为原发性、继发性、三发性和假性四类。原发性甲旁亢是由于甲状旁腺本身病变引起的甲状旁腺激素(parathyroid hormone,PTH)合成、分泌过多。

继发性甲旁亢是由于各种原因所致的低钙血症,刺激甲状旁腺,使之增生肥大,分泌过多的 PTH 所致,见于肾功能不全、骨质软化症和小肠吸收不良或维生素 D 缺乏与羟化障碍等疾病。三发性甲旁亢是在继发性甲旁亢的基础上,由于腺体受到持久和强烈的刺激,部分增生组织转变为腺瘤伴功能亢进,自主地分泌过多的 PTH,常见于肾脏移植后。假性甲旁亢是由于某些器官,如肺、肝、肾和卵巢等的恶性肿瘤,分泌 PTH 多肽物质,致血清钙增高。

一、病因

原发性甲状旁腺功能亢进症(原发性甲旁亢)是由于甲状旁腺本身病变引起的甲状旁腺素合成、分泌过多,从而引起钙、磷和骨代谢紊乱的一种全身性疾病,表现为骨吸收增加的骨骼病变、泌尿系结石、高钙血症和低磷血症等。

二、临床表现

悲叹、呻吟、结石、骨病(moans,groans,stones and bones,4S)是本病的典型症状。以往的甲旁亢(PT)主要是骨骼和泌尿系病变，患者可有多种症状和体征，包括复发性肾石病、消化性溃疡、精神改变以及广泛的骨吸收。目前大多数患者在发现时没有症状或诉说的症状相当含糊。精神神经的症状较前多见(尤其在老年病例)。约50%的无症状 PT 患者只表现为血清钙。磷生化改变和血 PTH 升高。具有显著高钙血症的患者可表现出前述高钙血症的症状和体征。

临床症状可分为高血清钙、骨骼病变和泌尿系等三组，可单独出现或合并存在。一般进展缓慢，常数月或数年才引起患者的注意，甚至不能叙述明确的发病时间。在极少数情况下，该病可以突然发病，患者可有严重的并发症，如明显的脱水和昏迷(高钙血症性甲状旁腺危象)。

三、诊断

(一)基本诊断依据

原发性甲旁亢的诊断主要依靠临床和实验室资料。临床上遇有以下情况者，应视为本病的疑诊对象。

(1)屡发性、活动性泌尿系结石或肾钙盐沉积症者。

(2)原因未明的骨质疏松，尤其伴有骨膜下骨皮质吸收和(或)牙槽骨板吸收及骨囊肿形成者。

(3)长骨骨干、肋骨、颌骨或锁骨巨细胞瘤，特别是多发性者。

(4)原因未明的恶心、呕吐，久治不愈的消化性溃疡，顽固性便秘和复发性胰腺炎者。

(5)无法解释的精神神经症状，尤其是伴有口渴、多尿和骨痛者。

(6)阳性家族史者以及新生儿手足搐搦症者的母亲。

(7)长期应用抗惊厥药或噻嗪类利尿剂而发生较明显的高血清钙症者。

(8)高尿钙伴或不伴高钙血症者。

(二)定位诊断

PT 的定位诊断对于 PT 的手术治疗非常重要。诊断方法包括 B 超、CT、MRI、数字减影血管造影和核素扫描等。对有经验的外科医师第一次手术探查的成功率可达90%～95%。第一次颈部探查前的定位诊断主要是仔细的颈部扣诊，符合率约为30%。高分辨 B 超可显示甲状旁腺腺瘤，其阳性率也较高。如第一次手术失败，则再次手术前的定位诊断尤其重要。

1.颈部超声检查

B 超(10 Hz)可显示较大的病变腺体，定位的敏感性达89%，阳性正确率达94%。假阴性的原因是位置太高或太低，或藏在超声暗区，腺体太小等。检查时，患者取仰卧位，颈部后伸，肩部垫枕，作纵切面及横切面检查，对每枚腺体作 3 个方位测定。有时颈部斜位、头转向左或右侧，可帮助显露腺体。

2.放射性核素检查

(1)^{123}I 和^{99m}Tc-sestamibi 减影技术可发现82%的病变。

(2)^{99m}Tc 和^{201}TI 双重核素减影扫描(与手术符合率可达92%)可检出直径大于 1 cm 的病变，对于甲状腺外病变也特别敏感，阳性率为83%，敏感性为75%。

3.颈部和纵隔 CT 检查

颈部和纵隔 CT 能发现纵隔内病变，对位于前上纵隔腺瘤的诊断符合率为67%。可检出直径大于 1 cm 的病变。对手术失败的病例，可利用高分辨 CT 检查以排除纵隔病变。

4.选择性甲状腺静脉取血测免疫反应性甲状旁腺激素(iPTH)

血 iPTH 的峰值点反映病变甲状旁腺的位置,增生和位于纵隔的病变则双侧甲状腺上、中、下静脉血的 iPTH 值常无明显差异。虽为创伤性检查,但特异性强、操作较易,定位诊断率为 $70\% \sim 90\%$。国内用此方法定位正确率为 83.3%。

5.选择性甲状腺动脉造影

选择性甲状腺动脉造影对其肿瘤染色的定位诊断率为 $50\% \sim 70\%$。

(三)诊断标准

(1)具备以下第①~⑧项即可诊断。①血清钙经常大于 2.5 mmol/L,且血清蛋白无显著变化,伴有口渴、多饮、多尿、尿浓缩功能减退、食欲缺乏恶心、呕吐等症状;②血清无机磷低下或正常下限(小于 1.13 mmol/L);③血氯上升或正常上限(大于 106 mmol/L);④血 ALP 升高或正常上限;⑤尿钙排泄增加或正常上限(大于 200 mg/d);⑥复发性两侧尿路结石,骨吸收加速(广泛的纤维囊性骨炎,骨膜下骨吸收,齿槽硬线消失,病理骨折,弥散性骨量减少);⑦血 PTH 增高(大于 0.6 μg/L)或正常上限;⑧无恶性肿瘤。若偶然合并恶性肿瘤,则手术切除后上述症状依然存在。

(2)具备以下第①~③项及第④项中的 a 即可诊断,兼有第④项 b 及第⑤项可确诊,第⑥项可作为辅助诊断。①周身性骨质稀疏,以脊椎骨及扁平骨最为明显;②颅骨内外板模糊不清,板障增厚呈毛玻璃状或颗粒状改变;③纤维囊性骨炎样改变,可成网格状及囊状改变;④骨膜下骨吸收:a.皮质的外缘密度减低或不规则缺失,呈花边状或毛糙不整,失去原有清晰的边缘;b.指骨骨膜下骨吸收最为典型,尤常见中指中节骨皮质外面吸收,出现微细骨缺损区;⑤软骨下骨吸收,锁骨外端、耻骨联合等处;⑥常伴有异位钙化及泌尿系结石。

四、治疗

1.手术指征

(1)对所有明显高血清钙者(若无禁忌证),均应作颈部探查,理由如下:①可以明确诊断;②难以预料靶器官损害;③该病会导致骨质改变加速,特别是老年妇女;④$26\%$患者在 10 年内可发生并发症;⑤手术安全,手术成功率高达 95% 以上。

(2)无症状的原发性甲旁亢需手术治疗的指征。一般认为,无症状而仅有轻度高钙血症的原发性甲旁亢病例需随访观察。如有以下情况,则需手术治疗:①骨吸收病变的 X 线表现;②肾功能减退;③活动性尿路结石;④血清钙水平超过或等于 3 mmol/L(12 mg/dL);⑤血 iPTH 较正常增高 2 倍以上;⑥严重的精神病、溃疡病、胰腺炎和高血压等。

2.手术方式

射线引导下的甲状旁腺切除术可以治愈 95% 的患者,并大大降低了老式手术方式的危险性,故用福善美增加骨钙而放弃手术治疗的做法不妥。

(1)手术优点:射线引导下的微创性甲状旁腺切除术是近年来开展的新技术,可在局麻下施行。它的优点是:①术前已知 4 个腺体中哪一个活性较高;②创伤小,对侧不受影响;③麻醉方式多为局麻;④切口只有 2.5 cm,为时 25 min(常规 $1 \sim 2 \text{ h}$),术后即可进食,第 2 天即可恢复日常工作;⑤耐受性好;⑥治愈率为 $99\% \sim 100\%$(常规手术为 $90\% \sim 96\%$);⑦价格低廉;⑧甲旁减的风险为零,术后并发症少。但适宜本手术治疗的患者只包括那些 sestamibi 扫描证实为单个腺瘤的原发性甲旁亢患者($85\% \sim 90\%$ 的患者属于此类)。

（2）术前准备：对已确诊者，按一般术前处理即可。血清钙明显升高者，应先行内科治疗，将高血清钙控制在安全范围内，并加强支持治疗，改善营养，纠正酸中毒。其中要特别注意中性磷酸盐的补充，以增加骨盐沉积，缩短术后骨质和血生化的恢复时间。高钙血症易导致严重的心律失常，除采用有效措施降低血清钙外，还应根据病情和心律失常的性质给予相应治疗。

（3）手术步骤：手术常选用全身麻醉，横形切开颈部切口。在中线分离带状肌后，选择一叶甲状腺并向内侧翻转。清除甲状腺叶下方的组织直至气管以显示喉返神经和甲状腺下动脉。在大多数患者，喉返神经位于气管食管沟内，较少见的也可位于气管旁；在气管前侧方常见但特别容易造成损伤。喉返神经也可在颈部直接发出而不像往常那样环绕右锁骨下动脉。喉上神经外支是声带张力最重要的神经，它通常紧邻甲状腺上极血管束的内侧。游离甲状腺时应小心操作以免损伤该神经。可能存在4个以上的甲状旁腺，因此，颈部探查需要非常耐心。由于冰冻切片有助于判定甲状旁腺而需要一名有经验的病理学家的帮助。上甲状旁腺较易发现，通常位于甲状腺背侧表面的上2/3水平。下甲状旁腺较上甲状旁腺大，且位置常不固定，正常情况下可存在自甲状腺上1/2水平至深入纵隔内。下甲状旁腺较上甲状旁腺位置更靠前。如果上甲状旁腺已被发现则应仔细检查另一侧的胸腺蒂并切除。从颈部切口可切除绝大多数位于纵隔内的甲状旁腺腺瘤。

五、主要护理诊断/问题

（1）便秘与甲状旁腺功能亢进导致的高血钙有关。

（1）潜在并发症：病理性骨折与钙磷代谢紊乱有关。

（3）生活自理能力缺陷（如厕、洗浴、进食等）与骨骼病变、活动受限有关。

（4）皮肤完整性受损与长期卧床有关。

（5）缺乏甲状旁腺功能亢进及相关检查的知识。

六、护理评估

（1）评估本病可能的主要临床表现：高钙血症引起的多系统症状，如中枢神经系统有无记忆力减退、情绪不稳定；神经肌肉系统有无倦怠、四肢乏力，甚至肌萎缩；消化系统有无食欲减退、腹胀、消化不良、便秘、恶心、呕吐，有无皮肤瘙痒等；骨骼系统如骨痛、骨骼畸形、病理性骨折等；泌尿系统如肾小管浓缩功能受损，多尿、夜尿、口渴、血尿、尿痛、排尿困难、肾结石等。

（2）了解 PTH、血钙、尿钙等检测的结果。

（3）评估患者的心理状态及对疾病的认识。

七、护理措施

（一）术前护理

1. 配合完成术前常规检查

胸部 X 线片、心电图、血尿常规、出凝血常规、B 超、声带检查，注意血甲状腺素全段、血磷、血钙，严防高钙血症及低磷血症，并全面了解患者心、肺、肝、肾等重要器官功能。

2. 饮食指导

指导低钙、高蛋白清淡饮食、多饮水。

3. 预防骨折

由于高血钙，容易造成骨质疏松，应预防骨折。需对患者自理能力进行评估，建立防跌倒警示标识。积极做好疾病知识的健康教育,让患者掌握自我保护知识。告知患者活动时动作轻缓,用力均匀,穿防滑拖鞋,保持病房地面干燥,避免摔伤、滑倒造成骨折;外出检查时坐轮椅接送;护理时动作轻柔,禁推、拖、拉等硬动作,避免因外力造成患者骨折。

4.心理护理

针对患者心理状况,评估其焦虑程度,主动关心患者,耐心倾听患者倾诉,尽可能满足患者的要求;利用术前谈话和宣教,向患者和家属解释疾病的表现在全身,主要根源在甲状旁腺,说明手术治疗的必要性,让患者和家属了解治疗方案,手术方式及术后情况等,帮助其正视疾病,使患者对疾病及治疗有所认识,消除思想顾虑,调整情绪状态,能积极配合治疗及护理。

5.高钙护理

高钙血症是甲状旁腺癌的主要临床表现,由于大量 PTH 入血而出现高钙危象,当血钙＞3.75 mmol/L 易发生高钙危象。多数高钙危象患者的临床表现缺乏特异性,伴有明显脱水表现,如少尿、无尿、氮质血症等;另外可伴有恶心、呕吐、倦睡、木僵及意识障碍,严重者可发生心律失常或心搏骤停。

临床表现的严重程度通常与血钙升高的程度、速度及患者对高血钙的耐受程度有关。因此术前监测血钙并密切观察有无高钙危象的发生。

6.保持大便通畅

由于高血钙引起胃肠蠕动减慢,易出现腹胀、便秘。可鼓励患者多饮水,多吃香蕉,蔬菜等。

(二)术后护理

1.物品准备

氧气、气管切开包、吸痰装备、必要时给予心电监护。

2.体位

麻醉清醒,血压稳定者可采取半坐卧位。

3.病情观察

术后床边心电监护,严密监测患者的心率、血压、脉搏、呼吸,氧饱和度的变化,观察神志、面色,伤口敷料渗血情况,妥善固定引流管,保持引流通畅,观察引流液的颜色、性质及量。术后 6 h 给予半卧位,有利于伤口引流和呼吸。该患者术后伤口敷料干燥无渗出,引流管引流通畅,于术后第 2 天拔除引流管。

4.低钙血症

由于甲状旁腺切除术后甲状旁腺激素分泌减少,甲状旁腺功能不足及骨骼缺钙,使大量钙磷回到骨骼中,引起低血钙,使神经、肌肉兴奋性增高,出现手足麻木及抽搐,严重时可出现喉、支气管痉挛,甚至窒息,多发生在术后 1～3 d。术后每日检测血钙,询问患者有无口唇、面部、头皮、手足麻木及抽搐等症状。轻度麻木一般给予口服钙 3～6 g/d,血钙逐渐恢复,症状也消失。严重时四肢麻木、手指呈爪形,是抽搐的前兆,应及时给予静脉补钙,补钙时速度不能太快,以免发生心脏停搏,注意保护静脉,防止钙剂外渗,如发生钙剂外渗,可用 25％硫酸镁湿敷。详细记录患者的血钙值、出现低钙症状和时间、补钙量与效果,以摸索规律。尽量避免患者发生四肢抽搐后才补钙。一般术后 2 周左右甲状旁腺功能恢复正常,补钙量减少。

5.并发症的观察

(1)出血。一般发生于术后 24 h 内。加强巡视,如患者出现脉搏细速、血压下降,伤口大量渗血或引流量＞200 mL/h,立即报告医生处理,如确认为切口出血,做好再次手术清除血肿准备。

(2)呼吸困难和窒息:多发生在术后 48 h 内。一般颈部手术可因出血、喉头水肿、痰液阻塞等压迫气管引起呼吸困难,如抢救不及时可致生命危险。术后床边备气管切开包,严密观察患者生命体征和氧饱和度,询问患者有无胸闷气急,压迫感,有无呼吸不畅等,如有上述症状立即报告医生,必要时行气管切开。

(3)神经损伤:喉上神经损伤可使喉部黏膜感觉丧失,饮水时易发生呛咳、误咽。一侧喉返神经损伤,可出现声音嘶哑,双侧喉返神经损伤导致声带麻痹,引起失音、呼吸困难,严重时窒息,多需气管切开。本例患者术后未发现声音嘶哑,回病房 6 h 后第 1 次进食,协助患者坐起进食温凉半流质,未发生呛咳、误咽等情况。

(4)甲状腺危象:严密监测患者生命体征,床边心电监护,严密观察有无高热、大汗、心动过速、烦躁、焦虑不安、谵妄、恶心、呕吐、腹泻等症状。

6.饮食指导

术后进食高钙低磷温冷食物,如水果、蔬菜、牛奶、豆制品、虾皮等,保持大便通畅,并适量补充维生素 D,以帮助钙的吸收。

(三)出院指导

(1)门诊随访。术后甲状旁腺功能亢进持续或复发患者仍占 2.5%～5%。患者出院后需定期门诊随访,按医嘱服用钙剂,术后 1 周复查血钙,如有麻木、抽搐等症状,及时就诊。

(2)饮食指导。嘱患者合理膳食,进食优质蛋白,指导摄入钙磷比例适当的饮食,如水果、蔬菜、牛奶、豆制品、虾皮等,并予适量添加维生素 D,促进钙的吸收,保持大便通畅。

(3)活动指导。向患者说明康复期间配合适当的活动可以促进骨再钙化和肌力的恢复,鼓励患者参加锻炼,但活动时需要自我保护,动作轻缓,用力均匀,预防骨折。

(4)向患者讲解避免高钙血症复发的预防措施,出现可能系高钙血症的症状时,及时与医师联系和就医。

(麻世宏)

第四节　甲状腺腺瘤

甲状腺腺瘤是最常见的甲状腺良性肿瘤,多见于 40 岁以下的妇女。病理上分为滤泡状和乳头状囊性腺瘤两种,前者多见。乳头状囊性腺瘤少见,且不易与乳头状腺癌区分。腺瘤周围有完整的包膜。

一、病因

目前甲状腺腺瘤的病因及发病机制尚未明确,可能与癌基因表达、性别、遗传因素、放射线损害、促甲状腺激素过度刺激、低碘和高碘饮食以及内分泌功能紊乱等有关。

1.癌基因

一部分甲状腺腺瘤患者中可发现癌基因 c-myc 的表达。

2.放射线损害

长时间接受放射线损害是甲状腺腺瘤发病的病因之一,尤其是在婴幼儿头颈部放射线外照射中癌变的危险性较高。

3.家族性肿瘤

甲状腺腺瘤可见于一些家族性肿瘤综合征中,包括 Cowden 病和 Catney 联合体病等。

4.促甲状腺激素过度刺激

部分甲状腺腺瘤病人可发现其血促甲状腺激素水平增高,可能与其发病有关。实验发现,促甲状腺激素可刺激正常甲状腺细胞表达前癌基因 c-myc,从而促使细胞增生。

二、临床表现

多数患者无不适症状,颈部出现圆形或椭圆形结节,多为单发,表面光滑,质地较周围甲状腺组织稍硬,无压痛,边界清楚,随吞咽上下移动。

腺瘤生长缓慢,大部分患者无任何症状。乳头状囊性腺瘤因囊壁血管破裂而发生囊内出血,肿瘤可在短期内迅速增大,局部出现胀痛。

三、辅助检查

1.B超检查

B超检查可发现甲状腺肿块;伴囊内出血时,提示囊性变。

2.放射性^{131}I 或^{99m}Tc 扫描

放射性^{131}I 或^{99m}Tc 扫描多呈温结节,伴囊内出血时可为冷结节或凉结节,边缘一般较清晰。

四、治疗原则

因甲状腺腺瘤有引起甲亢(约 20%)和恶变(约 10%)的可能,故应早期行包括腺瘤的患侧甲状腺腺叶或部分(腺瘤小)切除。切除标本必须立即行冷冻切片检查,以判定有无恶变。

五、护理评估

(一)术前评估

1.健康史

了解患者的发病情况,病程长短;有无甲状腺疾病的用药或手术史;有无家族史等。

2.身体状况

(1)症状:评估肿块生长的速度;患者有无声嘶、呼吸困难等伴随症状。

(2)体征:评估肿块大小、形状、质地,有无压痛。

(3)辅助检查:了解 B 超、放射性核素扫描等检查结果。

(二)术后评估

1.术中情况

了解麻醉方式与效果、手术种类及病灶处理情况、术中出血与补液、输血情况。

2.术后情况

①评估患者呼吸道、生命体征、神志、切口、引流情况及其心理反应等;②评估患者是否出现术后常见并发症。

（三）心理-社会状况

了解患者及家属的心理状态,了解患者及家属对疾病与手术的认识程度,家庭经济情况及承受能力,患者所在的单位和社区医疗保健服务情况。

六、主要护理诊断/问题

1. 焦虑

焦虑与颈部肿块性质不明、担心手术及预后有关。

2. 潜在并发症

潜在并发症有呼吸困难和窒息、手足抽搐及甲状腺危象等。

七、护理措施

1. 术前护理

指导患者练习术时体位,(将软枕垫于肩部,保持头低、颈过伸位)为术中手术野的充分暴露做好准备。对精神过度紧张或失眠者,注意做好解释工作,术前晚上予以镇静安眠类药物。

2. 术后护理

(1)病情观察:密切监测患者生命体征的变化。观察切口渗血情况,注意引流液的量、性质和颜色,及时更换浸湿的敷料,估计并记出血量。了解患者的发音和吞咽情况,判断有无声音嘶哑或音调降低、误咽或呛咳。

(2)体位和引流:患者血压平稳或全身麻醉清醒后取半坐卧位,以利于呼吸和引流切口内积血。

(3)活动与咳嗽:指导患者在床上变换体位,起身活动时可用手置于颈后以支撑头部。指导患者深呼吸、有效咳嗽,并用手固定颈部以减少震动;也可行雾化吸入帮助患者及时排出痰液,保持呼吸道通畅,预防肺部并发症。

(4)饮食:先给予患者少量温水或凉水,若无呛咳、误咽等不适,可给予便于吞咽的微温流质饮食,饮食过热可使手术部位血管扩张,加重渗血。以后逐步过渡到半流质饮食和软食。

(5)并发症的处理:如颈部肿胀、敷料上渗血较多或皮下积血,立即拆除缝线,敞开伤口、清除血肿然后送手术室彻底止血;如痰液堵塞,立即吸除痰液。排除以上原因后,可能为喉头水肿、气管软化、双侧喉返神经损伤所致,应立即协助医师行气管切开术,及时吸氧。

3. 健康教育

(1)功能锻炼:切口愈合后开始颈部的功能锻炼,至少持续 3 个月。

(2)定期复诊:指导患者进行颈部自我检查,若有不适,及时就诊。

（麻世宏）

第五节　甲状腺癌

甲状腺癌是最常见的甲状腺恶性肿瘤,约占全身恶性肿瘤的 1‰,近年来呈上升趋势。除髓样癌外,多数甲状腺癌起源于滤泡上皮细胞。

一、病理分类

1.乳头状癌

乳头状癌约占成人甲状腺癌的 70％和儿童甲状腺癌的全部。多见于 21～40 岁女性。此型分化好，生长缓慢，恶性度低，颈淋巴结转移出现早，但预后较好。

2.滤泡状腺癌

滤泡状腺癌约占 15％，常见于 50 岁左右妇女，肿瘤生长较快，属中度恶性，且有侵犯血管倾向，可经血运转移到肺、肝和骨及中枢神经系统。颈淋巴结转移仅占 10％，因此患者预后不如乳头状癌。

3.未分化癌

未分化癌占 5％～10％，多见于 70 岁左右老年人。发展迅速，高度恶性，且约 50％早期便有颈淋巴结转移，或侵犯气管、喉返神经或食管，常经血运向肺、骨等远处转移。预后很差，平均存活 3～6 个月，一年存活率仅为 5％～15％。

4.髓样癌

髓样癌仅占 7％。起源于滤泡旁细胞，可分泌降钙素。细胞排列呈巢状或囊状，无乳头或滤泡结构，呈未分化状；间质内有淀粉样物沉积。恶性程度中等，可有颈淋巴结侵犯和血行转移，预后不如乳头状癌，但较未分化癌好。

二、临床表现

1.早期

乳头状癌和滤泡状癌初期多无明显症状，前者可因颈淋巴结肿大而就医。随着病程进展，肿块增大常可压迫气管，使气管移位，并有不同程度的呼吸障碍症状。未分化癌常以浸润表现为主。

2.晚期

癌肿常因压迫喉返神经、气管或食管而出现声音嘶哑、呼吸困难或吞咽困难；压迫颈交感神经节，可产生 Horner 综合征（表现为同侧瞳孔缩小、上眼睑下垂、眼球内陷、同侧面部无汗等）；侵袭颈丛浅支，可有耳、枕、肩等部位的疼痛。可有颈淋巴结转移及远处脏器转移，有的患者甲状腺肿块不明显，转移灶出现早；远处转移常转移到扁骨（颅骨、椎骨、胸骨、盆骨等）和肺等。因髓样癌组织可产生激素样活性物质（5-羟色胺、降钙素、肠血管活性肽等），患者可出现腹泻、颜面潮红、多汗和血钙降低等类癌综合征或其他内分泌失调的表现。

三、辅助检查

1.影像学检查

①B 超：可区分结节的实体性或囊肿性，若结节为实体性低回声结节；结节内血供丰富；结节形态和边缘不规则、晕圆缺如；微小钙化、针尖样弥散分布或簇状分布的钙化；颈淋巴结呈圆形、边界不规则或模糊、内部回声不均等，提示恶性可能大；②X 线：胸骨及骨骼摄片可了解有无肺或骨转移；颈部摄片可了解有无气管移位、狭窄、肿块钙化及上纵隔增宽。若甲状腺部位出现细小的絮状钙化影，可能为癌。

2.放射性核素扫描

甲状腺癌的放射性^{131}I 或^{99m}Tc 扫描多提示为冷结节，边缘一般较模糊。

3.细针穿刺细胞学检查

将细针自 2～3 个不同方向穿刺结节并抽吸、涂片,正确率可高达 80％以上。

4.血清降钙素测定

血清降钙素测定可协助诊断髓样癌。

四、治疗原则

除未分化癌外,手术切除是各型甲状腺癌的基本治疗方法,并辅助应用内分泌、放射性核素及外照射等疗法。

1.手术治疗

手术治疗包括甲状腺本身的切除及颈淋巴结的清扫。治疗疗效与肿瘤的病理类型有关。

2.内分泌治疗

甲状腺癌行次全或全切除者终身服用甲状腺素制剂,以预防甲状腺功能减退及抑制 TSH。分化型甲状腺癌细胞均有 TSH 受体,TSH 通过其受体能影响甲状腺癌的生长,剂量以保持 TSH 低水平但不引起甲亢为原则。

3.放射性核素治疗

甲状腺组织和分化型甲状腺癌细胞具有摄^{131}I 的功能,利用^{131}I 发射出的 β 射线的电离辐射生物效应的作用可破坏残余甲状腺组织和癌细胞,从而达到治疗目的。适用于 45 岁以上乳头状腺癌、滤泡状腺癌、多发性病灶、局部侵袭性肿瘤及存在远处转移者。

4.放射外照射治疗

放射外照射治疗主要用于未分化型甲状腺癌。

五、护理评估

(一)术前评估

1.健康史

了解患者的发病情况,病程长短;既往健康情况,是否患有结节性甲状腺肿、甲状腺腺瘤或其他自身免疫性疾病;有无甲状腺疾病的用药或手术史等;有无肿瘤或甲状腺疾病家族史。

2.身体状况

(1)症状:评估肿块生长的速度,有无伴随症状如声音嘶哑、呼吸困难、吞咽困难等;有无压迫症状和转移症状的表现。

(2)体征:评估肿块大小、形状、质地,有无触痛等。

(3)辅助检查:了解 B 超、放射性^{131}I 或^{99m}Tc 扫描、X 线及穿刺细胞学等检查结果。

(二)术后评估

参见甲状腺功能亢进患者的护理。

(三)心理-社会状况

了解患者有无担心疾病预后而产生的不良心理反应;有无疾病造成的自我形象紊乱;了解患者及家属对甲状腺癌的认识程度,家庭经济情况及承受能力,患者所在的单位和社区医疗保健服务情况。尤其是在儿童甲状腺结节中,甲状腺癌的比例高达 50％～70％。患者家属可能出现恐慌、焦虑和对预后的担心,儿童则害怕手术,故需要了解患者及家属的情绪、心理。

六、主要护理诊断/问题

1.焦虑

焦虑与颈部肿块性质不明、担心手术及预后有关。

2.清理呼吸道无效

清理呼吸道无效与咽喉部及气管受刺激、分泌物增多及切口疼痛有关。

3.潜在并发症

潜在并发症有呼吸困难和窒息、喉返/喉上神经损伤、手足抽搐等。

七、护理目标

(1)情绪稳定,焦虑减轻。

(2)能有效清除呼吸道分泌物,呼吸道保持通畅。

(3)术后未发生并发症,或能被及时发现和处理。

八、护理措施

(一)术前护理

1.心理护理

护理人员应与患者建立良好的护患关系,多与其及家属进行沟通和交流。向患者宣教有关甲状腺癌的知识,说明手术的必要性、手术的方法、术后恢复过程及预后情况,消除患者的顾虑,帮助患者树立战胜疾病的信心,配合治疗。

2.术前准备

配合医师完成术前检查及相关准备。指导患者练习头低、颈过伸的手术体位。必要时,剔除耳后毛发。告知患者避免进食刺激性的饮食,术前晚可遵医嘱服用镇静安眠类药物。整理床单位,床旁备气管插管及气管切开包等急救物品。

(二)术后护理

1.体位

术后取平卧位;若麻醉清醒、生命体征平稳、无其他不适后可取半卧位,以利呼吸和引流。妥善放置引流管,保持引流通畅,且正确连接引流装置。

2.呼吸道护理

保持呼吸道通畅,协助患者有效排痰。

3.病情观察

严密监测生命体征,注意有无并发症发生;了解患者的呼吸、发音和吞咽情况,判断有无呼吸困难、声音嘶哑、音调降低、误咽、呛咳等;观察有无颈部肿胀、创面渗血,估计渗血量,予以更换敷料。

4.饮食护理

病情平稳或麻醉清醒后,给少量饮水。若无不适,鼓励患者进流质饮食,克服吞咽不适的困难,逐步过渡为半流质饮食及软食。禁忌过热饮食。遵医嘱补充水、电解质。

5.用药护理

术后应进行内分泌治疗,遵医嘱服用甲状腺素制剂,早餐前空腹顿服。患者应根据 TSH 水平变化调整用量。

(三)健康教育

1.功能锻炼

卧床期间鼓励患者床上活动,促进血液循环和切口愈合。头颈部在制动一段时间后,可开始逐步练习活动。颈部淋巴结清扫术者,斜方肌不同程度受损,故切口愈合后应开始肩关节和颈部的功能锻炼,随时注意保持患肢高于健侧,以防肩下垂。功能锻炼应至少持续至出院后3个月。

2.心理调适

帮助患者面对现实,调整心态,积极配合后续治疗。

3.后续治疗

指导甲状腺全切除者遵医嘱坚持服用甲状腺素制剂,预防肿瘤复发。注意甲状腺素片中毒症、焦虑、睡眠障碍、心悸、心房颤动及骨质疏松等不良反应。

服药期间若出现心慌、手颤或倦怠、无力、怕冷等症状,应考虑药物过量或药量不足。术后遵医嘱按时进行放疗等。

4.定期复诊

出院后定期复诊,检查颈部、肺部及甲状腺功能等。教会患者自行检查颈部,若发现结节、肿块应及时就诊。

(麻世宏)

第六节　急性乳腺炎

急性乳腺炎(acute mastitis)是乳腺的急性化脓性感染,常见于初产妇,多发生于产后3~4周的哺乳期妇女。

一、病因

1.乳汁淤积

乳汁淤积有利于入侵细菌的生长繁殖。常见于乳头发育不良、乳管不通畅、乳汁分泌过多、婴儿吸乳过少,导致乳汁排空不全。

2.细菌入侵

主要致病菌为金黄色葡萄球菌。常见于乳头破损或皲裂,此为细菌沿淋巴管入侵造成感染的主要途径。如果婴儿患口腔炎或含乳头入睡,细菌可直接侵入乳管,上行至腺小叶致乳腺感染。

3.抵抗力下降

患者产后抵抗力下降。

二、临床表现

1.局部表现

初期表现为乳房红肿、胀痛、压痛、皮温升高,边界不清的硬结,严重者形成脓肿。常伴患侧腋窝淋巴结增大和触痛。

2.全身表现

患者可出现寒战、高热、脉搏加快、头痛、乏力、食欲下降等症状,严重感染者并发脓毒血症。

三、辅助检查

1.实验室检查

白细胞计数及中性粒细胞比例均升高。

2.诊断性脓肿穿刺

抽出脓液可确诊脓肿形成,脓液应做细菌培养及药物敏感试验。

四、治疗原则

处理原则包括控制感染,排空乳汁。脓肿形成前以抗生素治疗为主,脓肿形成后,应及时行脓肿切开引流。

(一)非手术治疗

1.局部处理

(1)患乳暂停哺乳,并用吸乳器排空乳汁。

(2)理疗、热敷或外敷,有利于炎症消散。可用金黄散或鱼石脂软膏等中药外敷;局部水肿明显者可用25%硫酸镁溶液湿热敷。

2.全身抗感染

(1)抗生素:原则为早期、足量应用抗生素。首选青霉素类抗生素,或根据脓液的细菌培养和药物敏感试验结果选用抗生素。

(2)中药治疗:服用清热解毒类中药,如野菊花、蒲公英等。

3.终止乳汁分泌

感染严重、脓肿引流后并发乳瘘者终止乳汁分泌。可服用中药炒麦芽,或口服溴隐亭、己烯雌酚,或肌内注射苯甲酸雌二醇。

(二)手术治疗

1.脓肿切开引流术

注意事项。①正确选择切口:乳晕下脓肿应沿乳晕边缘做弧形切口;乳房深部脓肿或乳房后脓肿可沿乳房下缘做弧形切口;乳房其他部位的脓肿以乳头为中心做放射状切口,避免损伤乳管形成乳瘘。②保证引流通畅:离断多脓腔的隔膜,以利引流;在脓腔的低位切口,且足够大;在脓腔深部置引流条,必要时做对口引流。

2.激光打孔术

在脓肿波动感最明显处,用激光打孔吸出脓液后,将抗生素药液注入脓腔。此法创伤小,换药次数少,患者易接受。

五、护理评估

(一)术前评估

1.健康史

了解患者的生育史、乳房发育情况、婴儿口腔卫生情况及哺乳习惯,有无乳腺炎病史、乳头破损或皲裂等。

2.身体状况

(1)症状:了解患乳疼痛的部位、程度,有无畏寒、发热、头痛、乏力等全身感染症状。

(2)体征:评估了解患乳局部红、肿、热、痛的位置、范围和严重程度,有无压痛性肿块或波动感;脓肿的部位及范围等;患侧腋窝淋巴结有无肿大和触痛。

(3)辅助检查:了解血常规、诊断性脓肿穿刺和 B 超的结果。

(二)术后评估

了解患者术中所采取的麻醉、脓肿切开方式及术中输液等情况,评估患者回病房后的神志、生命体征及切口情况;评估引流管是否通畅,引流液的颜色、性质和量。

(三)心理-社会状况

观察患者的情绪变化,有无担心婴儿的喂养与发育、乳房外形改变及功能等。评估患者和家属对该病的认识,对治疗方法的知晓程度;注意患者家属的情绪对患者生活和情绪的影响。

六、主要护理诊断/问题

1.急性疼痛

急性疼痛与乳腺炎症、肿胀、乳汁淤积有关。

2.体温过高

体温过高与乳腺炎症有关。

七、护理目标

(1)患者疼痛减轻或缓解。

(2)患者感染得到控制,体温逐渐下降并维持在正常范围内。

八、护理措施

(一)非手术治疗护理/术前护理

1.缓解疼痛

①防止乳汁淤积:患乳暂停哺乳,定时用吸乳器吸净乳汁;②局部托起:用宽松胸罩托起患乳,以减少疼痛和肿胀;③热敷、药物外敷或理疗,以促进局部血液循环和炎症消散。

2.控制体温和感染

①控制感染:遵医嘱早期应用抗生素;②病情观察:密切观察体温、脉搏和呼吸;观察患乳局部红、肿、热、痛情况及有无波动感,有无全身感染症状;了解白细胞计数及分类变化,必要时做血培养及药物敏感试验,选用敏感抗生素;③降温:高热者遵医嘱给予物理或药物降温。

3.休息与营养

注意休息,适当活动。指导患者多饮水,进食高热量、高蛋白质、高维生素、低脂肪的易消化饮食,少食荤腥汤水,以免乳汁分泌增加,加重疼痛。

4.心理护理

多与患者沟通,提供疾病相关的知识,缓解其不良情绪。

(二)术后护理

脓肿切开引流术后,应保持引流通畅。注意观察引流脓液颜色、性质及量,及时更换切口敷料。

(三)健康教育

1.保持乳头清洁

孕期、妊娠后期用肥皂和温水清洗乳头,产后、哺乳前后均用温开水清洗乳头,保持局部清洁干燥。

2.纠正乳头内陷

乳头内陷者在妊娠期和哺乳期每日挤捏、提拉乳头或用吸乳器吸引,改善内陷。

3.养成良好哺乳习惯

定时哺乳,每次哺乳时尽量让婴儿吸空乳汁,如有淤积应通过按摩或用吸乳器排空乳汁。不让婴儿含乳头睡觉。指导产妇采取正确的哺乳姿势,避免侧卧位哺乳时乳房长时间受压。

4.口腔护理

保持婴儿口腔卫生,及时治疗婴儿口腔炎症。

5.及时处理乳头破损

乳头、乳晕破损或皲裂者,暂停哺乳,改用吸乳器吸出乳汁;局部用温水清洗后涂抗生素软膏,待愈合后再哺乳;症状严重时应及时就诊。

(麻世宏)

第七节　乳腺癌

乳腺癌是女性发病率最高的恶性肿瘤之一,也是女性最常见的癌症死亡原因。在我国占全身各种恶性肿瘤的 7%～10%,呈逐年上升趋势,部分大城市报告乳腺癌占女性恶性肿瘤首位。

一、病因与发病机制

乳腺癌的病因尚不清楚。目前认为与下列因素有关:①激素作用:乳腺是多种内分泌激素的靶器官,其中雌酮及雌二醇对乳腺癌的发病有直接关系。20 岁前本病少见,20 岁以后发病率迅速上升,45～50 岁较高,绝经后发病率继续上升,可能与年老者雌酮含量升高有关。②家族史:一级亲属中有乳腺癌病史者的发病危险性是普通人群的 2～3 倍;癌基因 BRCA-1 和 BRCA-2 在乳腺癌家族遗传中起重要作用。③月经婚育史:月经初潮年龄早、绝经年龄晚、不孕及初次足月产年龄与乳腺癌发病相关。④乳腺良性疾病:与乳腺癌的关系尚有争论,多数认为乳腺小叶有上皮高度增生或不典型增生可能与本病有关。⑤饮食与营养:营养过剩、肥胖和高脂肪饮食可加强或延长雌激素对乳腺上皮细胞的刺激,从而增加发病机会。⑥环境和生活方式:如北美、北欧地区乳腺癌发病率约为亚、非、拉美地区的 4 倍。

二、临床表现

1.乳房肿块

(1)早期:表现为患侧乳房出现无痛性、单发小肿块,好发于乳房外上象限,患者常在洗澡或更衣时无意中发现。肿块大多为不规则的团块,呈实性、质硬,表面不光滑,与周围组织分界不清,在乳房内不易被推动。

(2)晚期:乳腺癌发展至晚期可出现:①肿块固定:癌肿侵入筋膜和胸肌时,固定于胸壁不易推动;②卫星结节:癌细胞沿淋巴管、腺管或纤维组织直接浸润皮内并继续生长,在主癌灶周围的皮肤形成散在分布的质硬结节即为皮肤卫星结节;③皮肤破溃:癌肿处皮肤可破溃而形成溃疡,常有恶臭,易出血。

2.乳房外形改变

随着肿瘤增大,可引起乳房外形改变:①酒窝征:若肿瘤累及 Cooper 韧带,可使其缩短而致肿瘤表面皮肤凹陷,出现"酒窝征";②乳头内陷:邻近乳头或乳晕的癌肿因侵入乳管使之缩短,可将乳头牵向癌肿一侧,进而可使乳头扁平、回缩、凹陷;③橘皮征:如皮下淋巴管被癌细胞堵塞,引起淋巴回流障碍,可出现真皮水肿,乳房皮肤呈"橘皮样"改变;④局部隆起:乳房肿块发展到一定程度,将隆起于皮肤表面,伴或不伴有皮肤表面色素沉着。

3.转移征象

①淋巴转移:最初多见于患侧腋窝,少数散在、肿大的淋巴结,质硬、无痛、可被推动,继而逐渐增多并融合成团,甚至与皮肤深部组织粘连;②血行转移:乳腺癌转移至肺、骨、肝时,可出现相应症状。如:肺转移,可出现胸痛、气急,骨转移可出现局部骨疼痛;肝转移,可出现肝大或黄疸等。

三、辅助检查

1.X 线

X 线常用方法是钼靶 X 线片,可区别乳房内各种密度的组织,广泛应用于乳腺癌的普查。乳腺癌 X 线表现为密度增高的肿块阴影,边界不规则,或呈毛刺状,或可见细小钙化点,颗粒细小、密集。

2.B 超

B 超对乳腺内囊性和实质性肿块的鉴别准确率高,能清晰显示乳房各层次软组织结构及肿块的形态和质地,结合彩色多普勒超声检查观察血液供应情况,可提高判断敏感性。

3.磁共振

磁共振软组织分辨率高,敏感性高于 X 线检查,能三维立体地观察病变,不仅能够提供病灶的形态学特征,而且运用动态增强还能提供病灶的血流动力学情况。

4.活组织病理检查

近年来,结合超声、钼靶 X 线片、磁共振显像等进行立体定位空芯针穿刺组织学检查,此法具有定位准确、取材量多、阳性率高等特点。经上述方法仍不能明确者,可将肿块连同周围乳腺组织一并切除,做快速病理检查。乳头溢液未触及肿块者,可行乳腺导管内镜检查或乳管造影,亦可行乳头溢液涂片细胞学检查。乳头糜烂疑为湿疹样乳腺癌时,可做乳头糜烂部刮片或印片细胞学检查。

四、治疗原则

手术治疗为主,辅以化学药物、内分泌、放射、生物等治疗。

1.手术治疗

手术治疗是乳腺癌的主要治疗方法之一。其发展过程大致经历了 4 个阶段,即 19 世纪的

Halsted 根治术(1894 年),20 世纪 50 年代的扩大根治术、60 年代的改良根治术、80 年代以来的保乳手术。

(1)乳腺癌根治术:切除整个乳房、胸大肌、胸小肌、腋窝及锁骨下淋巴结。

(2)乳腺癌扩大根治术:在乳腺癌根治术基础上行胸廓内动、静脉及周围淋巴结(即胸骨旁淋巴结)清除术。

(3)乳腺癌改良根治术:有两种术式。一是保留胸大肌,切除胸小肌;二是保留胸大、小肌。该术式保留了胸肌,术后外观效果较好,适用于Ⅰ、Ⅱ期乳腺癌患者,与乳腺癌根治术的术后生存率无明显差异,目前已成为常用的手术方式。

(4)全乳房切除术:切除整个乳腺,包括腋尾部及胸大肌筋膜。适用于原位癌、微小癌及年迈体弱不宜做根治者。

(5)保留乳房的乳腺癌切除术:完整切除肿块及周围 1 cm 的组织,清扫腋窝淋巴结。术后必须辅以放疗、化疗等。

(6)乳癌根治术后乳房重建术:包括即刻和延期乳房重建。可采用自体组织、人造材料或联合使用。关于手术方式的选择目前无定论,应根据病理分型、疾病分期及辅助治疗的条件综合确定。对病灶可切除者,手术应最大程度清除局部及区域淋巴结,以提高生存率,其次再考虑外观及功能。

2.化学治疗

乳腺癌是实体瘤中应用化疗最有效的肿瘤之一。常用的药物有环磷酰胺(C),氨甲蝶呤(M)、氟尿嘧啶(F)、阿霉素(A)、表柔比星(E)、紫杉醇(T)。传统联合化疗方案有 CMF 和 CAF。术前化疗又称新辅助化疗,多用于Ⅲ期病例,可探测肿瘤对药物的敏感性,并使肿瘤缩小,减轻与周围组织的粘连,有利于降级降期,对于有保乳意愿者也可提高保乳手术率。可采用 CMF 或 CEF 方案,一般用 2～3 个疗程。一般认为辅助化疗于术后早期应用,联合化疗的效果优于单药化疗。辅助化疗应达到一定剂量,治疗期以 6 个月左右为宜,能达到杀灭亚临床型转移灶的目的。

浸润性乳腺癌伴腋窝淋巴结转移者应进行辅助化疗改善生存率。对腋淋巴结阴性者是否应用辅助化疗尚有不同意见。

3.内分泌治疗

肿瘤细胞中雌激素受体(estrogen response,ER)含量高者,称激素依赖性肿瘤,此类病例对内分泌治疗有效。ER 含量低者称激素非依赖性肿瘤,对内分泌治疗效果差。因此,对手术切除标本做病理检查外,还应测定 ER 和孕激素受体(PgR)。ER 阳性者优先应用内分泌治疗,阴性者优先应用化疗。

(1)他莫昔芬:系非甾体激素的抗雌激素药物,其结构式与雌激素相似,可在靶器官内与雌二醇争夺 ER,他莫昔芬、ER 复合物能影响 DNA 基因转录,从而抑制肿瘤细胞生长。该药可降低乳腺癌术后复发及转移,对 ER 和 PgR 阳性的绝经后妇女效果尤为明显。同时可减少对侧乳腺癌的发生率。他莫昔芬的用量为每日 20 mg,一般服用 5 年。该药安全有效,不良反应有潮热、恶心、呕吐、静脉血栓形成、眼部不良反应、阴道干燥或分泌物多。长期应用后少数病例可发生子宫内膜癌,但发病率低,预后良好。

(2)芳香化酶抑制剂:该药能抑制肾上腺分泌的雄激素转变为雌激素过程中的芳香化环节,从而降低雌二醇,达到治疗乳腺癌的目的。用于绝经后患者效果优于他莫昔芬。

4.放射治疗

放射治疗是乳腺癌综合治疗的重要组成部分,在保留乳房的手术后应在肿块局部广泛切除后给予较高剂量放射治疗。乳腺癌根治术后不做常规放疗,对复发高危病例可行术后放疗,降低局部复发率。

5.生物治疗

人类表皮生长因子受体2(human epidermal growth factor receptor-2,HER_2)是影响乳腺癌预后的主要癌基因,有20%～30%的乳腺癌患者HER_2表达为阳性,细胞会因过度刺激而造成不正常的快速生长,最终导致乳腺癌发生。

临床上已推广使用的曲妥珠单抗注射液,是通过转基因技术制备,对HER_2过度表达的乳腺癌患者有一定效果。

五、护理评估

(一)术前评估

1.健康史

评估患者的年龄、月经史、婚育史、哺乳史、饮食习惯及生活环境等;既往是否患乳腺良性肿瘤,有无乳腺癌家族史等。

2.身体状况

(1)症状:评估乳房肿块生长的速度,是否伴有疼痛、乳头溢液、皮肤溃疡等症状;评估患者有无胸痛、气急、局部骨骼疼痛等远处转移症状;有无低热、消瘦、乏力、贫血等全身症状。

(2)体征:观察两侧乳房的形状、大小是否对称;乳房皮肤有无红、肿、局限性隆起、凹陷、酒窝征及橘皮样改变;评估乳房肿块的位置、大小、光滑度、活动度等;局部是否突起、凹陷,乳头是否偏移或回缩,局部皮肤是否水肿;有无乳头溢液及溢液的性质;有无淋巴结肿大;淋巴结的位置、大小、数目、质地和活动度;有无肺、骨、肝等远处转移的表现。

(3)辅助检查:了解乳房钼靶X线检查、B超、MRI和活组织病理检查的结果。

(二)术后评估

1.术中情况

了解手术、麻醉方式与效果、病变组织切除情况、术中出血、补液、输血情况和术后诊断。

2.术后情况

了解皮瓣和切口愈合情况,有无皮下积液,患侧上肢有无水肿,肢端血液循环情况,患肢功能锻炼计划的实施及肢体功能恢复状况。患者对保健和疾病相关知识的了解和掌握程度。

(三)心理-社会状况

评估患者有无因疾病、手术、各种治疗等产生不良心理反应及其应对情况;评估患者对手术方式及术后康复锻炼知识的了解和掌握程度;家属、尤其是配偶对本病及其治疗、预后的认知程度及心理承受能力;家庭经济情况及承受能力,患者所在单位和社区医疗保健服务的情况。

六、主要护理诊断/问题

1.自我形象紊乱

自我形象紊乱与乳腺癌切除术后造成乳房缺失和术后瘢痕形成有关。

2.知识缺乏

缺乏有关术后患肢功能锻炼的知识。

3.潜在并发症

潜在并发症有出血、患侧上肢水肿、皮下积液、皮瓣坏死等。

七、护理目标

(1)患者能够积极面对自我形象的变化。

(2)患者能复述患肢功能锻炼的知识且能正确进行功能锻炼。

(3)患者未发生并发症,或被及时发现并处理。

八、护理措施

(一)术前护理

1.饮食护理

给予高蛋白、高能量、富含维生素的饮食。

2.终止妊娠或哺乳

妊娠期及哺乳期发生乳腺癌的患者应立即停止妊娠或哺乳,以减轻激素的作用。

3.心理护理

患者面对癌症的恐惧、消极抵触心理强烈、不确定的疾病预后、乳房缺失导致女性特征受损、各种复杂而痛苦的治疗(手术、放疗、化疗、内分泌治疗等)、婚姻生活可能受到影响等问题容易产生焦虑、恐惧等心理反应,多了解和关心患者,鼓励患者表达对疾病和手术的顾虑和担心,有针对性地进行心理护理。向患者及其家属解释手术方案、术后恢复情况、术后功能锻炼的方法,同时说明手术的必要性和重要性。告诉患者行乳房重建的可能,鼓励其战胜疾病的信心。对已婚患者,应同时对其丈夫进行心理辅导,鼓励夫妻双方坦诚相待、取得丈夫的理解、关心和支持,并能接受妻子手术后身体形象的改变。让患者与已经痊愈的患者建立联系,帮助患者度过心理调适期。

4.完善术前准备

做好术前常规检查和准备。对手术范围大、需要植皮的患者,除常规备皮外,同时做好供皮区(如腹部或同侧大腿区)的皮肤准备。乳房皮肤溃疡者,术前每日换药至创面好转。乳头内陷者应清洁局部。

(二)术后护理

1.体位

术后患者取去枕平卧位,头偏向一侧;麻醉清醒、血压平稳后取半卧位,以利呼吸和引流。

2.病情观察

严密观察生命体征变化,观察切口敷料渗血、渗液情况,并记录。乳腺癌扩大根治术有损伤胸膜可能,若患者感到胸闷、呼吸困难,应及时报告医师,以便早期发现和协助处理肺部并发症,如气胸等。

3.伤口护理

(1)有效包扎:手术部位常用弹力绷带、胸带进行加压包扎,使皮瓣紧贴胸壁,防止积血积液。应注意包扎的松紧度,以维持正常血运、不影响呼吸为宜。过紧可引起皮瓣、术侧上肢血运障碍,甚至坏死;包扎过松,易出现皮下积液,不利于皮瓣愈合。包扎期间告知患者不能自行松解绷带,瘙痒时不能将手指伸入敷料下搔抓。若绷带松脱,应及时重新加压包扎。

(2)观察皮瓣及患侧肢体血液循环:注意皮瓣颜色及创面愈合情况,正常皮瓣温度较健侧略低,颜色红润,并与胸壁紧贴;若皮瓣颜色暗红,或呈黑色、出现黑痂,提示血液循环欠佳、皮瓣坏死,应报告医师及时处理。若患者出现手指发麻、皮肤发绀、皮温下降、动脉搏动不能扪及,提示腋窝部血管受压,应及时调整绷带松紧度。

4.引流管护理

乳腺癌根治术后因腋窝淋巴结清扫导致大量淋巴管断离,淋巴液积聚于皮下,皮瓣剥离时的渗血亦可同时积聚在皮下,因此术后常规放置引流管并接负压引流装置,以便及时、有效地吸出残腔内的积液、积血,并使皮肤紧贴胸壁,从而有利于皮瓣愈合。

(1)保持有效负压吸引:临床中常用一次性负压吸引器或负压球连接引流管,压力为$-40 \sim -80$ mmHg。若负压过高可导致引流管瘪陷,引流不畅;过低则不能有效引流。应注意观察负压引流装置是否处于负压状态,若引流量大,应及时倾倒,以保证有效引流。

(2)妥善固定引流管:引流管的长度要适宜,患者卧床时将其固定于床旁,起床时固定于上衣,告知患者负压引流装置不能高于伤口,防止引流液倒流。

(3)保持引流通畅:防止引流管受压和扭曲。引流过程中若有局部积液、皮瓣不能紧贴胸壁且有波动感,报告医师及时处理。

(4)观察引流液的颜色、性质和量:术后密切观察,及早发现出血现象,若每小时血性引流液>100 mL,呈颜色鲜红、质地黏稠则提示有活动性出血,应立即通知医生。术后$1 \sim 2$ d,每日引流血性液$50 \sim 200$ mL,以后颜色逐渐变淡、减少。

(5)拔管:术后$4 \sim 5$ d,若引流液转为淡黄色、24 h引流量少于$10 \sim 15$ mL,创面与皮肤紧贴,血运良好,手指按压伤口周围皮肤无空虚感,即可考虑拔管。若拔管后仍有皮下积液,可在严格消毒后抽吸并局部加压包扎。

5.预防上肢肿胀

乳腺癌术中由于患侧腋窝淋巴通路阻断,淋巴回流不畅,大量含蛋白质的淋巴液滞留于组织间隙形成水肿。淋巴细胞和巨噬细胞循环被阻断,细胞介导的免疫减弱,一旦皮肤破损,极易继发感染。护理要点如下。

(1)避免损伤:避免患肢受伤及患肢的任何皮肤破损,包括各种注射、抽血、测血压等,避免烫伤、蚊虫叮咬等。清洗玻璃器皿、碗盘时应戴手套,避免割伤。避免患肢过度负重和外伤。

(2)保护患侧上肢:平卧时患肢下方垫枕抬高$10° \sim 15°$,肘关节轻度屈曲;半卧位时屈肘$90°$放于胸腹部;下床活动时用吊带托或用健侧手将患肢抬高至胸前,需要他人扶持时只能扶健侧,防止患肢早期外展、腋窝皮瓣滑动而影响愈合;避免患肢下垂过久;睡觉时尽量避免患肢受压。不要以患侧肢体支撑身体,以防皮瓣移动而影响愈合。

(3)一旦发生肢体肿胀,可按摩患侧上肢或进行握拳、屈、伸肘运动,促进淋巴回流。肢体肿胀严重者,用弹力绷带包扎或戴弹力袖促进淋巴回流;局部感染者及时应用抗生素治疗。

6.患侧上肢功能锻炼

乳腺癌术后规律而充分的锻炼,可以防止因长时间的关节制动而造成的关节内粘连,可增强肌肉力量,松解和预防粘连,最大限度地恢复肩关节的活动范围。患肢功能锻炼对于恢复肩关节功能和消除水肿至关重要。

护士应指导患者尽早开始锻炼,但必须严格遵守循序渐进的顺序,不可随意提前,以免影响伤口愈合。皮下积液较多及进行乳房重建术的患者应适当推迟锻炼时间。功能锻炼必须持之以恒,建议持续时间在半年以上。

(1)术后 24 h 内:活动手指和腕部,可做伸指、握拳、屈腕、旋腕等锻炼。

(2)术后 1~3 d:进行上肢肌肉等长收缩,利用肌肉泵作用促进血液和淋巴回流;可用健侧上肢或他人协助患侧上肢进行屈肘、伸臂等锻炼,逐渐过渡到肩关节的小范围前屈、后伸运动(前屈小于 30°,后伸小于 15°)。

(3)术后 4~7 d:鼓励患者用患侧手洗脸、刷牙、进食等,并用患侧手触摸对侧肩部及同侧耳朵。

(4)术后 1~2 周:术后 1 周皮瓣基本愈合后,开始做肩关节活动,以肩部为中心,前后摆臂。术后 10 d 左右皮瓣与胸壁黏附已较牢固,循序渐进地做抬高患侧上肢(将患侧肘关节伸屈、手掌置于对侧肩部,直至患侧手指能高举过头)、梳头(以患侧手越头顶梳对侧头发、扪对侧耳朵)等上臂全范围关节活动。指导患者做患肢功能锻炼时应根据患者的实际情况而定。一般以每日 3~4 次、每次 20~30 min 为宜;循序渐进,逐渐增加功能锻炼的内容。功能锻炼要根据病情进行锻炼,避免过度劳累和下垂过久,以免引起肢体肿胀,肩部活动以不引起明显疼痛为限。一般在拔除引流管前不外展肩关节;皮瓣愈合后可逐渐进行上臂全范围关节活动。

(三)健康教育

1.控制危险因素

避免患侧上肢搬动或提拉过重物品;术后 5 年内避免妊娠,防止乳腺癌复发。

2.后续治疗

放疗期间应注意保护皮肤,出现放射性皮炎时及时就诊。化疗期间定期检查肝、肾功能,每次化疗前 1 d 或当日查血白细胞计数,化疗后 5~7 d 复查,若白细胞计数$<3\times10^9/L$,需及时就诊。放疗、化疗期间因抵抗力低,应避免感冒、少到公共场所,以减少感染机会;加强营养,进食高蛋白、高维生素、高热量、低脂肪的食物,以增强机体抵抗力。

(麻世宏)

第八节　乳房良性肿瘤

女性乳房良性肿瘤的发病率甚高,良性肿瘤中以乳房纤维腺瘤为最多,约占良性肿瘤的 3/4,其次为乳管内乳头状瘤,约占良性肿瘤的 1/5。亦有乳腺囊性增生病。

一、乳房纤维腺瘤

乳房纤维腺瘤(fibroadenoma)是女性常见的乳房良性肿瘤高发年龄是 20~25 岁,其次为 15~20 岁和 25~30 岁。以手术为主,对单发的乳管内乳头状瘤应切除病变的乳管系统。术前需正确定位,用指压确定溢液的乳管口,插入钝头细针,也可注射亚甲蓝,沿针头或亚甲蓝显色部位作放射状切口,切除该乳管及周围的乳腺组织。

常规进行病理检查,如有恶变应施行乳腺癌根治术。对年龄较大,乳管上皮增生活跃或间变者,可行单纯乳房切除术。

(一)病因

主要是小叶内纤维细胞对雌激素的敏感性异常增高,可能与纤维细胞所含雌激素受体的量或质的异常有关。雌激素是本病发生的刺激因子,所以纤维腺瘤好发生于卵巢功能期。

(二)临床特点

主要是乳房肿块,好发于乳房外上象限,单发占75%,少数为多发。肿块增大缓慢,质似硬橡皮球的弹性感,表面光滑,易于推动。月经周期对肿块的大小并无影响。除乳房肿块外,临床上患者常无明显自觉症状。

(三)治疗

手术切除肿块是治疗纤维腺瘤唯一有效的方法。

(四)主要护理问题

(1)缺乏疾病诊治的相关知识。

(2)舒适的改变:与术后伤口疼痛有关。

(3)潜在并发症:伤口出血。

(五)护理目标

(1)提供相关疾病知识。

(2)患者主诉伤口疼痛减轻或消失。

(3)无出血并发症的发生或发生出血后得到及时治疗和护理。

(六)术前护理措施

1.提供疾病的相关知识

(1)告知患者乳腺纤维腺瘤的病因及治疗方法。

(2)暂不手术者应密切观察肿块的变化,明显增大者应及时到医院就诊。

2.术前常规准备

(1)协助完善相关术前检查:超声、心电图、凝血常规检查等。

(2)更换清洁病员服。

(3)备皮:备皮范围为上至锁骨上部,下至脐水平,两侧至腋后线,包括同侧上臂上 1/3 和腋窝。

(4)术前建立静脉通道。

(5)入手术室时与手术室人员进行患者药物核对后,送入手术室。

(七)术后护理措施

1.术后护理常规

(1)全麻术后护理常规:①了解麻醉和手术方式,术中情况、切口和引流情况;②持续低流量吸氧;③持续心电监护;④床档保护防坠床;⑤严密监测生命体征。

(2)伤口观察及护理:观察伤口有无渗血渗液,若有,应及时通知医生并更换敷料。

(3)各管道观察及护理:输液管保持通畅,留置针妥善固定,注意观察穿刺部位皮肤情况,如有胸腔引流管应注意妥善固定,保持有效负压吸引,观察并记录引流液的量和性状。

(4)疼痛护理:①评估患者疼痛情况;②对有镇痛泵(PCA)患者,注意检查管道是否畅通,评价镇痛效果是否满意;③遵医嘱给予镇痛药物。

（5）饮食护理：全麻醉清醒后 6 h 进普食，局麻者可尽早进食。

（6）体位与活动：①全麻清醒前去枕平卧位头偏向一侧；②全麻清醒后手术当日取平卧位或半卧位；③术后第 1 天起，可下床活动并逐渐增加活动量。

2.伤口出血的观察及护理

（1）表现：在短时间内伤口渗出较多颜色鲜红的液体。

（2）处理：给予更换敷料、加压包扎、用止血药；如无效者，应及时再次手术止血。

（八）健康宣教

（1）保持愉快心情。

（2）遵医嘱定期复查、随访，一般每年一次。

（3）每月进行乳房自查，发现有异常及时就诊。

二、乳管内乳头状瘤

乳管内乳头状瘤（intraductal papilloma）多见于经产妇，以 40～50 岁为多。属于良性肿瘤，但有恶变的可能，恶变率为 6%～8%，尤其对起源于小乳管的乳头状瘤应警惕其恶变的可能。

（一）病因

乳管内乳头状瘤发病原因尚不明确。多数学者认为其与雌激素的过度刺激有关。

（二）诊断要点

1.临床表现

乳头溢血性液为主要表现。因瘤体小，常不能触及。

2.辅助检查

①乳腺导管造影检查；②乳管内镜检查；③乳腺超声；④溢液涂片检查。

（三）治疗

诊断明确者以手术治疗为主，行乳腺腺叶切除并做病理学检查，若有恶变应施行根治性手术。

（四）主要护理问题

（1）焦虑：与乳头溢液、缺乏相关疾病知识有关。

（2）舒适的改变：与伤口疼痛有关。

（3）潜在并发症：伤口出血。

（五）护理目标

（1）提供相关疾病知识，焦虑减轻。

（2）患者主诉伤口疼痛减轻或消失。

（3）无出血并发症的发生或发生出血后得到及时治疗和护理。

（六）术前护理措施

（1）提供疾病的相关知识，减轻患者的思想顾虑。

（2）术前常规准备：①协助完善相关术前检查：超声、心电图、凝血常规检查等；②更换清洁病员服；③备皮：备皮范围为上至锁骨上部，下至脐水平，两侧至腋后线，包括同侧上臂上1/3和腋窝；④术前建立静脉通道；⑤入手术室时与手术室人员进行患者药物核对后，送入手术室。

（七）术后护理措施

1.术后护理常规

(1)全麻术后护理常规：①了解麻醉和手术方式，术中情况、切口和引流情况；②持续低流量吸氧；③持续心电监护；④床档保护防坠床；⑤严密监测生命体征。

(2)伤口观察及护理：观察伤口有无渗血渗液。若有，应及时通知医生并更换敷料。

(3)各管道观察及护理：①输液管保持通畅，留置针妥善固定，注意观察穿刺部位皮肤情况；②如有创腔引流管应注意妥善固定，保持有效负压吸引，观察并记录引流液的量和性状。

(4)疼痛护理：①评估患者疼痛情况；②对有镇痛泵（PCA）患者，注意检查管道是否畅通，评价镇痛效果是否满意；③遵医嘱给予镇痛药物。

(5)基础护理：做好患者生活护理。

(6)饮食护理：全麻醉清醒后6 h进普食。

(7)体位与活动：①全麻清醒前去枕平卧位头偏向一侧；②全麻清醒后手术当日取平卧位或半卧位；③术后第1天起，可下床活动并逐渐增加活动量。

2.伤口出血的观察及护理

(1)表现：在短时间内伤口渗出及引流管流出较多颜色鲜红的液体。

(2)处理：给予更换敷料、加厚包扎、用止血药；如无效者，应及时再次手术止血。

（八）健康宣教

(1)保持愉快心情。

(2)遵医嘱定期复查、随访，一般每年一次。

(3)每月进行乳房自查，发现有异常及时就诊。

三、乳腺囊性增生病

乳腺囊性增生病是女性多发病，好发于中年妇女，属于乳腺组织的良性增生。

（一）病因

本病的发生多与内分泌失调有关：①体内雌孕激素的比例失调，使乳腺实质增生过度和复旧不全；②部分乳腺实质成分中女性激素受体内质和量异常，使乳腺各部分的增生程度不同。

（二）病理

本病的病理形态复杂，其病理特征主要有：①小导管高度扩张形成囊肿；②导管壁衬里的上皮细胞呈乳头状增生形成乳头状瘤病；③导管上皮细胞出现异型性增生形成导管上皮的非典型增生。

（三）临床表现

1.乳房周期性胀痛

乳房周期性胀痛表现为月经来潮前疼痛加剧，月经结束后疼痛减轻或消失，有时整个月经周期都有疼痛。

2.乳房肿块

(1)特点：一侧或双侧乳腺有弥散性增厚，多位于乳房外上象限呈局限性改变，也可分散于整个乳腺，轻度触痛。

(2)发生部位：可发生于腺管周围并伴有大小不等的囊肿形成；也可发生于腺管内，表现为不同程度的乳头状增生伴乳管囊性扩张；也有发生在小叶实质者，主要表现为乳管及腺泡上皮增生。

(3)肿块特征:呈结节状或片状,大小不一,质韧而不硬。增厚区与周围乳腺组织分界不明显。

3.乳头溢液

少数患者可有乳头溢液,呈黄绿色或血性,偶为无色浆液。病理学检查为主。由于本病有恶变的可能,嘱患者每 2~3 个月到医院复查,有对侧乳腺癌或乳腺癌家族史者密切随访。

(四)辅助检查

(1)乳腺钼靶 X 线片。

(2)乳腺超声。

(3)乳腺肿块针吸细胞学检查或活体组织检查。

(五)治疗

1.非手术治疗

本病因有恶变可能,故应嘱患者定期到医院复查,一般为 3~6 个月,乳腺癌的高危人群应密切随访;可进行对症治疗,一般用中医中药调理,症状严重时可采用抗雌激素治疗,口服三苯氧胺。

2.手术治疗

若肿块周围组织局灶性增生明显或行超声、钼靶 X 线片发现局部有沙粒样钙化灶者。应予切除并做病理学检查。

(六)主要护理问题

(1)舒适的改变与疼痛有关。

(2)缺乏疾病诊治的相关知识。

(3)潜在并发症:伤口出血。

(七)护理目标

(1)患者不适感减轻或消失。

(2)患者掌握了疾病诊治的相关知识。

(3)无出血并发症的发生。

(八)护理要点

1.疼痛护理

(1)解释疼痛发生的原因,消除患者的思想顾虑,保持心情舒畅。

(2)用宽松胸罩托起乳房。

(3)遵医嘱服用中药调理或应用对症药物。

2.手术患者护理

行肿瘤切除术者,术后嘱患者保持切口敷料清洁干净,并按时换药。

3.病情观察

暂不手术者应密切观察肿块的变化,定期进行乳腺自查,以便及时发现恶变。嘱患者定期到医院进行复查,肿块明显增大者应及时到医院诊治。

4.知识指导

向患者说明各种乳房良性肿瘤的病因及治疗方法,指导乳房自查的方法。

（九）健康教育

(1)讲解疾病诊治的相关知识。

(2)保持愉快心情。

(3)遵医嘱定期复查、随访,一般 3～6 个月一次。

(4)每日进行乳房自查,发现病情变化及时就诊。

(麻世宏)

第九章 心胸外科疾病护理

第一节 冠状动脉粥样硬化性心脏病

冠状动脉粥样硬化性心脏病（coronary atherosclerotic heart disease，CAD，简称冠心病）是冠状动脉内膜脂质沉着、局部结缔组织增生、纤维化或钙化，形成粥样硬斑块，造成管壁增厚、管腔狭窄或阻塞，使冠状动脉血流不同程度地减少，心肌血氧供应与需求失去平衡而导致的心脏病。它主要侵犯冠状动脉主干及其近段的分支。

一、护理评估

（一）症状评估

1.疼痛的评估

患者是否有绞痛发作史，发作时疼痛的部位，是否有放射痛；疼痛持续的时间，休息或含服硝酸甘油片后有无缓解；发作的频率，疼痛是否有诱发因素。

2.心肌梗死的评估

评估患者是否出现严重、压榨性的胸痛并向他处放射，持续时间在 30 min 以上，且硝酸甘油不能缓解；胸痛的出现是否与运动无关，是否伴有大汗、恶心、呕吐、心搏加快、心律失常，甚至出现心力衰竭等症状。

（二）体征评估

评估患者有无心率增快、心律失常或有无高血压；有无心力衰竭等征象。症状未发作时可无特殊体征。

（三）日常生活形态

了解患者是否吸烟，是否喜欢吃胆固醇高及动物脂肪高的食物，如蛋黄、动物内脏、鸡、鸭皮等；体重是否超过理想体重。

（四）既往健康状况

患者是否有糖尿病、原发性高血压、慢性阻塞性支气管炎及下肢血管病等慢性疾病；是否系统地进行过治疗和用药情况。

（五）辅助检查

1.心电图检查

心电图检查是对冠心病很有诊断价值的一种方法。静息心电图 ST 水平下移或下斜形压低说明心肌缺血，ST 段弓背升高则揭示急性心肌梗死，陈旧性心肌梗死时出现病理性 Q 波。运动试验是确定心肌缺血的重要手段，ST 段压低＞1 mm 以上为运动试验阳性，揭示冠心病存在。

运动时明显 ST 段压低或伴有低血压，常是左主干或三支病变等严重冠状动脉狭窄表现，也说明单纯内科治疗预后不良。

2.超声心动图检查

超声心动图检查主要用于估测左心室功能及是否有节段性心室壁运动异常,心脏各瓣膜功能,同时也用于鉴别瓣膜乳头肌功能状态,室壁瘤室间隔穿孔等心肌梗死后并发症的存在。

3.选择性冠状动脉造影及左心室造影检查

选择性冠状动脉造影及左心室造影检查是显示冠状动脉解剖及病理改变,明确诊断的最可靠的方法,可准确了解动脉狭窄及阻塞部位、程度、范围、病变远端冠脉血流通畅状况和侧支循环情况。为手术适应证的选择和手术方案的制订提供可靠依据。

(六)心理评估

患者对疾病的认识和对康复的期望值如何,家属对疾病的态度和此次手术的经费问题,以便有针对性地进行疏导。

二、治疗原则

1.非手术治疗

一般治疗包括休息、吸氧、监护等;解除疼痛;溶解血栓疗法;消除心律失常;治疗心力衰竭和控制休克。

2.介入治疗

经皮冠状动脉腔内成形术(percutaneous transluminal coronary angioplasty,PTCA)及冠脉内支架植入术。

3.手术治疗

体外循环下冠状动脉旁路移植术和非体外循环下冠状动脉旁路移植术。

三、主要护理诊断/问题

(1)恐惧。

(2)有生命体征改变的可能。

(3)潜在并发症:出血、低心排出量综合征、心律失常。

(4)呼吸形态的改变。

(5)知识缺乏。

四、护理措施

(一)非手术治疗及术前护理

1.心理护理

既往心绞痛时产生的濒死感,使患者处于恐惧之中。此外,看到医护人员紧张的抢救工作以及身处陌生的、充满仪器的监护室也易使患者由此产生不安,以及对手术的担心、焦虑等情绪反应,护士应注意观察了解,及时疏导并强调避免情绪激动的重要性。减轻患者的思想负担,避免精神紧张诱发急性心肌梗死。

2.饮食

指导患者正确饮食,避免饮食不当而增加心脏负担。嘱患者少食多餐,宜低脂、高维生素饮食同时控制钠盐的摄入,肥胖、糖尿病患者要控制食物总热量的摄入。

3.体位

心绞痛发作时绝对卧床休息,以后据患者病情、耐力情况逐渐增加活动量。

4.术前指导

指导患者学会手术后必须施行的活动,如训练有效地咳嗽、深呼吸、腹式呼吸、翻身及肢体的运动等有利于减少术后并发症。

(1)深呼吸训练:手术后正确的呼吸方式是横膈-腹部的呼吸。指导患者取坐位或仰卧位,屈膝以放松腹部肌肉,双手放于腹部中的外侧,经鼻吸气使上腹部向外膨胀,用嘴呼气并收缩腹肌将气体排出。

(2)咳嗽训练:患者取坐位或半卧位,上身稍向前倾,双手手指交叉按在胸部伤口部位,咳嗽时以手支托伤口,令患者做 1 个深呼吸,张嘴将气呼出。然后,连作 3 次短呼吸,干咳 1 声,嘴保持微张,快速深呼吸后用力咳嗽 1～2 次。

(3)腿部运动:下肢肌肉运动包括:肌肉压缩运动,收缩小腿(腓肠肌)和大腿的肌肉运动持续几秒钟再放松,如此重复至少做 10 次。股四头肌训练,膝关节弯曲 90°至足掌平踏在床面上,再将小腿伸直置于床上,至少重复 5 次。

(4)翻身和起床在床上的移动和翻身以预防肺部并发症和压疮的发生,并能刺激肠蠕动减少腹胀。指导患者利用床栏翻身和由床上坐起,以减轻伤口受牵拉。翻身时,先转向一侧,上面的腿弯曲并在两腿间垫以枕头支托。

5.病情观察

(1)呼吸道准备:术前 3 周戒烟,合并呼吸道感染或呼吸功能不全者,应配合医生完成相应的治疗,以控制感染、改善呼吸功能。

(2)测上下肢血压:如发现双侧上肢血压不同,可能提示一侧锁骨下动脉狭窄,则不宜选该侧乳内动脉作桥血管;下肢血压低,股、足背动脉细弱,要考虑股动脉病变的可能(如夹层动脉瘤),行主动脉内球囊反搏术时要注意。

(3)了解下肢大隐静脉有无曲张,避免下肢静脉输液;如选用桡动脉,应避免在该处采血做血气检查。

6.用药护理

术前遵医嘱适当应用 β 受体阻滞剂、降压药以及冠状动脉扩张等药物,控制血压在正常范围,心率维持在 $60～80$ 次/分钟。对患有糖尿病患者,术前监测血糖变化,控制空腹血糖在 1.5 mmol/L 以下。

7.保证充分休息和睡眠

术前 1 d 建议患者少会客和避免紧张。睡前遵医嘱予以镇静药物,使患者得到充分睡眠。

8.介入治疗的护理

①持续 ECG 监护 24 h,严密观察心率、心律等生命体征,注意有无心绞痛发作,ECG 有无缺血性改变及心肌梗死,严重心律失常等并发症。②监测血压的变化,冠状动脉介入治疗后患者血压多较术前有不同程度的下降,所以术后应维持收缩压在 100 mmHg 以上或与术前持平。血压过低易增加支架内血栓形成的机会。③注意观察穿刺部位有无出血、渗血及皮下血肿形成,足背动脉搏动是否正常等。④遵医嘱持续静脉滴注硝酸甘油及口服钙通道阻滞剂及适量镇静剂,以防冠状动脉痉挛。遵医嘱予以抗凝治疗,并观察患者全身及穿刺部位有无出血及渗血。⑤6 h 后拔除血管鞘,应于血管鞘周围注射少量局麻药,以防止拔管时疼痛刺激引起迷走神经张力增高而造成患者心动过缓、低血压、虚脱等情况的出现。⑥48 h 后如病情允许,可鼓励患者下床活动。

(二)术后护理

1.心理护理

CABG 的患者大多数年龄偏大,术后在 ICU 期间,面对陌生的设备和环境极易产生认知障碍(如错觉、幻觉、时间感觉障碍、谵妄)等精神症状。医护人员要给予患者悉心的照顾,尊重患者。各种操作尽量集中处理,动作轻柔并适当给予镇静药物。对思想负担较重的患者,术后易出现焦虑、抑郁、烦躁甚至绝望等情绪变化。护理人员应观察此类患者的情绪反应,尊重并理解其感受,对其进行开导鼓励,增强战胜疾病的信心。

2.饮食

术后拔除气管插管后 2~3 h,无呕吐者即可给患者进水,24 h 后则可逐渐恢复普通饮食。指导患者进食高蛋白、低脂肪、高维生素的饮食。肥胖、糖尿病患者要控制食物总热量的摄入。对于气管插管时间长等情况不能进食的患者,从术后第 3 天起开始遵医嘱静脉给予脂肪乳剂、氨基酸,糖的补充根据血糖水平而决定,或留置胃管鼻饲。

3.体位

斜坡卧位,以利呼吸和引流;抬高取血管侧肢体,以改善静脉回流,减轻患侧肢体水肿。

4.病情观察

(1)镇静、保温:术后镇静、止痛,能减轻患者术后应激反应引起的高血压、心率增快,从而减少心肌氧耗。遵医嘱应用异丙酚 5~15 mL/h 静脉泵入。术后早期维持适当的体温(37 ℃),有助于减轻应激反应的程度。

(2)维持循环稳定:观察神志、皮肤色泽、四肢温度、脉搏强弱、静脉充盈情况及尿量。患者清醒、安静,四肢温暖,脉搏洪大表示心排出量足够;四肢厥冷、黏膜苍白、少尿,常指示细胞灌注不足。循环不稳定,特别是低血压或高血压未及时纠正,容易引起围术期心肌梗死。故术后应严密监测动脉压、中心静脉压(CVP),重危患者放置 Swan-Ganz 漂浮导管测量心排出量。维持 CVP6~12 mmHg,肺毛细血管楔压(PCWP)10~15 mmHg,血细胞比容＞30％,血红蛋白 100 g/L 以上。术后早期出现的高血压,需遵医嘱及时应用血管扩张剂硝普钠或硝酸甘油,并给予适当镇静。术后维持适合患者自身的血压(即要参考术前的基础血压),对术前合并高血压者术后血压控制在不低于术前血压的 20~30 mmHg 为宜。

(3)积极防治心律失常:术后心电监测固定一个 R 波向上的导联,并每日描记 18 导联 ECG 1 次。及时观察各种原因引起的心肌缺血,T 波及 S-T 段改变和各种心率、心律等异常。冠状动脉旁路移植术后,常见的心律失常有房性期前收缩、房颤和室性期前收缩,可能是由于心肌缺血、低血钾、酸中毒和再灌注损伤等所致。术后应及时进行血气分析及血清电解质的监测,特别注意纠正低血钾、低氧血症和酸中毒。拔除气管插管后,可遵医嘱口服 β 受体阻滞剂以预防室上性心动过速,心率最好控制在 60~80 次/分钟;对多发室性期前收缩及时给予利多卡因或胺碘酮。

(4)呼吸道管理:CABG 术后早期死亡的重要原因之一是肺功能衰竭。因该类手术患者术前往往就有不同程度的老年性慢性支气管炎或通气功能障碍,所以应特别注意对呼吸功能的监测和支持:术后常规辅助呼吸 6~8 h,以减轻心脏做功和提高氧供。如血氧分压低,可加用 5 cmH$_2$O 的 PEEP。循环稳定、血气正常、肌力恢复正常后可脱离呼吸机。如拔除气管插管后 PO$_2$ 低,可采用鼻塞和面罩给氧。加强呼吸系统管理,协助翻身、叩背,指导患者主动咳嗽咳痰,保持呼吸道通畅,预防肺不张的发生。

5.潜在并发症的观察

(1)围术期心肌梗死:术后局灶性心肌梗死对患者影响较轻或不易被发现。严重时能引发低心排出量综合征或心律失常。所以术后应注意:观察有无心绞痛发作,如出现无原因的心率增快,血压下降;全导联 ECG 示有 S-T 段及 T 波的改变或出现心肌梗死的 ECG 特征;肌钙蛋白检查升高等。

处理:梗死范围小,无其他临床表现,不需特殊处理;梗死范围大,有低心排出量综合征表现者,按低心排出量综合征处理。

(2)出血:心血管外科术后出血是较常见并发症,发生率为 3%～5%。做好引流管护理:确保引流管通畅,以防积血残留在胸腔或心包腔内。密切观察引流液速度和颜色。如果引流液浓如血液,出血量>4～5 mL/(kg·h)且连续 4 h 以上不减少,则应警惕术后大出血。大量出血用纤维蛋白原和钙剂等止血作用较强的药物后引流液突然减少,必须警惕急性心脏压塞。

(3)低心排出量综合征主要表现为:左房压和中心静脉压升高,血压低,心率快,末梢凉,尿量<0.5 mL(kg·h),混合静脉血氧饱和度<60%。其原因是术前严重的左室功能不全(EF<40%)、缺血性心肌病、巨大室壁瘤、合并严重的瓣膜病,伴有心源性休克的急症手术;术中心肌保护欠佳以及围术期发生心肌梗死。处理:病因处理;积极补充血容量,纠正水、电解质及酸碱平衡紊乱和低氧血症;及时、合理、有效地应用正性肌力药物;经皮主动脉内球囊反搏(IABP)。

6.血糖的监测

冠心病患者常合并有糖尿病,手术本身亦可导致应激性血糖升高。血糖过高可致酮症昏迷及一系列代谢紊乱;过低可致脑细胞能量代谢障碍,出现脑死亡和昏迷。因此,CABG 术后常规检测血糖,以保持血糖稳定。脱离呼吸机前,1～2 h 监测血糖 1 次;拔除气管插管后,每日早、中、晚餐前常规检测。据此调整降糖药或胰岛素用量。

7.患肢的护理

注意观察患肢循环、温度及颜色等情况,抬高患肢 15°～30°。间断被动或主动活动患肢,防止血栓形成。

(三)出院指导

1.合理饮食,控制体重

饮食以低脂肪、高蛋白、低盐(每日食盐量<6 g),不吃或少吃咸菜及腌制品、高纤维素为宜,限制膳食中的高热量食品如脂肪、甜食等,增加水果、蔬菜的摄入。适当增加体育活动,如行走、慢跑、体操等,一般应每日坚持,以达到热量收支平衡控制肥胖的目的。

2.保健

术后一般恢复大约需要 6 周;胸骨愈合约 3 个月。在恢复期内,要避免胸骨受到较大的牵张,如举重物、抱小孩、拉重物、移动家具等。并应注意以下几点。

(1)保持正确姿势:当身体直立或坐位时,胸部应尽可能挺起,将两肩稍向后展,保持这种姿势在术后早期可能感觉有点不适。但如不这样,以后挺胸站立时,胸部会有被勒紧的感觉。

(2)两上肢水平上抬:可使上肢肌肉保持一定的张力,避免肩部僵硬。出院后的 1 个月内,每日坚持 2 次做两上肢水平上抬是很重要的。

(3)护袜:在恢复期内,穿弹力护袜能改善下肢血液供应,并减少体液在下肢聚集。在手术后 4～6 周,离床活动时穿上,回到床上休息时再脱出。

3.生活

在术后 2 周左右如自我感觉恢复良好,可以开始做家务劳动,如清理桌面灰尘、管理花木、帮助准备食物等。出院后的前几周,应注意安静,避免与伤风感冒或患感染的人接触,避免被动吸烟。

4.服药指导

患者应完全遵照医生指导服用药物,注意以下几点。

(1)要知道服用每种药物的名称和外观。

(2)遵照医生的指导,按时服用药物。

(3)未经医生准许,勿擅自停用或加用药物。

5.复诊

术后 3～6 个月复查 1 次。如出现心绞痛或心功能不全等,应及时到医院就诊。

(郭佳丽)

第二节 二尖瓣狭窄

二尖瓣狭窄(mitral valvular stenosis)即在二尖瓣膜的水平发生左室流入道的梗阻。其血流动力学改变为左心房梗阻造成的继发性肺动脉压力增高,心排出量降低。二尖瓣狭窄大多是由风湿性炎症导致的瓣膜损害,其他原因很少见,包括感染性心内膜炎合并较大的赘生物、类癌、心脏肿瘤和心内膜的纤维化等。二尖瓣狭窄多见于女性。

一、护理评估

1.症状评估

评估患者有无因肺静脉淤血引起的呼吸困难、咳嗽、胸闷、气促、咯血等症状。临床症状的轻重主要取决于瓣口狭窄的程度及活动量。瓣口面积缩小至 $2.5 \, \text{cm}^2$ 左右,静息时无症状;$<1.5 \, \text{cm}^2$ 时,可出现气促、咳嗽、咯血、心悸、胸痛、发绀等症状,伴有左心衰时症状加重且咳嗽频繁,咳白色或粉红色泡沫样痰。

2.体征评估

望诊:是否呈现"二尖瓣面容",即口唇发绀、两侧颧部暗红;有无颈静脉怒张、肝大及下肢水肿等体循环淤血体征。触诊:可否扪及收缩期抬举性搏动;心尖部能否触及舒张期震颤。听诊:心尖区可否闻及第一心音亢进和舒张中期隆隆样杂音;胸骨左缘第 3、第 4 肋间,可否听到二尖瓣开瓣音;有无心律不齐。

3.辅助检查

①心电图检查:呈现电轴右偏、P 波增宽、呈双峰或电压增高,右束支传导阻滞或右心室肥大。病程长者常有心房颤动;②X 线检查:常见心房扩大;③超声心动图检查:为明确和量化诊断二尖瓣狭窄的可靠方法;④食管超声检查:对检出左心房血栓的意义极大。

二、主要护理诊断/问题

(1)焦虑与担心手术和预后有关。

(2)低效性呼吸型态与应用呼吸机、切口疼痛、咳痰无力有关。

(3)心排血量减少与心脏病、血容量不足及心律失常有关。

(4)潜在并发症:左心室破裂、低心排出量综合征、出血、血栓栓塞等。

三、护理目标

(1)患者焦虑情绪得到缓解。

(2)维持有效的呼吸,缺氧得到有效解决。

(3)能维持正常的心排出量。

四、护理措施

(一)非手术治疗及术前护理

1.防治上呼吸道感染

二尖瓣狭窄患者因肺淤血导致咳嗽和咳痰且易患肺部感染,尤以冬、春两季为主。故应保持室内空气清新,吸烟的患者必须戒烟,避免对支气管黏膜的恶性刺激,必要时遵医嘱服用祛痰药物或给予雾化吸入治疗。

2.防治急性肺水肿

避免呼吸道感染、情绪激动、剧烈体力活动、心动过速等诱发急性左心衰竭的因素。发生急性肺水肿时,立即采用有效的抢救措施。①采取坐位,减少回心血量;②加压给氧,同时湿化瓶内给予 20%~30% 的酒精降低肺泡内泡沫的表面张力;③遵医嘱予镇静剂、扩血管药物、利尿剂,如吗啡、硝酸甘油、呋塞米等。正性肌力药物对二尖瓣狭窄引起的肺水肿无益,仅当心房纤颤伴快速心室率时,可静脉注射毛花苷 C 以降低心室率;④做好心理护理,减轻患者的恐惧和焦虑情绪。

3.介入治疗的护理

①连续心电监护 12~24 h,监测心率、心律、血压的变化。因机械刺激可发生房性或室性心律失常,及时发现并报告医生予以有效处理;②穿刺侧下肢制动。平卧 24 h,穿刺部位沙袋压迫 12 h。如未行股动脉穿刺,平卧时间可减至 12 h,沙袋压迫 6 h 即可;③注意观察穿刺部位出血、渗血情况,以及足背动脉搏动情况;④注意听诊有无心脏杂音及肺部啰音。二尖瓣关闭不全是二尖瓣球囊扩张术后常见并发症,少数患者在发生严重二尖瓣关闭不全后,由于左心室前负荷急剧增加,可导致急性肺水肿。约有 3% 的严重二尖瓣关闭不全患者需行瓣膜置换术;⑤术后 3 d 复查超声心动图、胸部 X 线片。每半年至 1 年复查 1 次;⑥做好出院宣教,强调抗凝的重要性和必要性,告知患者坚口服阿司匹林 3 个月并动态监测凝血功能。避免引起出血的危险因素,如碰撞,跌伤等意外。

(二)术后护理

1.呼吸道管理

肺动脉高压者二尖瓣置换术后,适当应用 PEEP(5~8 cmH$_2$O),延长呼吸机支持时间,并应用芬太尼或吗啡,必要时加用肌肉松弛药如阿曲库铵(卡肌宁)等保持患者安静,防止缺氧,以减轻心肺负担,改善心肺功能。

2.术后并发症

左心室破裂是二尖瓣置换术后最凶险的并发症,抢救成功率极低。预防为主,防止术中的损伤,术后注意控制血压平稳勿过高,可能会减少左心室创面撕裂的危险。根据其发生的时间分为早期、延期和晚期破裂。早期破裂为停止体外循环后发生在手术室内。术后返至监护室数小时或数日,如患者突然出现室性心律失常,继之血压下降,心包引流管内有大量鲜红色血液涌出,随之患者进入休克状态或心搏骤停应考虑到延迟破裂的可能,争分夺秒配合医生抢救。事实上此类患者多因来不及抢救而死亡。晚期破裂发生于术后数日或数年。其临床表现为左室假性室壁瘤,可以无症状,经术后复查时可发现。

(郭佳丽)

第三节 动脉导管未闭

动脉导管原本系胎儿时期肺动脉与主动脉间的正常血流通道,由于此时肺呼吸功能障碍,来自右心室的肺动脉血经导管进入降主动脉,而左心室的血液则进入升主动脉,故动脉导管为胚胎时期特殊循环方式所必需。出生后,肺膨胀并承担气体交换功能,肺循环和体循环各司其职,不久导管因废用即自行闭合。如持续不闭合而形成动脉导管未闭。应施行手术,中断其血流。

动脉导管未闭是一种较常见的先天性心血管畸形,占先天性心脏病总数的 12%～15%,女性约两倍于男性。约 10% 的病例并存其他心血管畸形。

一、护理评估

(1)健康史:孕母早期有无感冒,受风疹、柯萨奇病毒感染;有无糖尿病、酗酒、接触放射性物质;在怀孕早期不知已怀孕而服用苯丙胺等药物;怀孕早期先兆流产应用某些保胎药物如孕酮等。有无遗传因素。

(2)症状和体征:重症患者可有反复呼吸道感染、肺炎、呼吸困难、发育不良,甚至心力衰竭。听诊时于胸骨左缘第 2 肋间闻及粗糙的连续性机器样杂音。

(3)辅助检查:主要为心电图检查、胸部 X 线检查,超声心电图检查可显示未闭动脉导管管径与长度。

(4)心理评估。

二、主要护理诊断/问题

(一)活动无耐力

活动无耐力与心脏畸形导致的心排血量下降有关。

(二)营养失调(低于机体需要量)

营养失调与疾病导致的生长发育迟缓有关。

(三)潜在并发症

心力衰竭、肺部感染、感染性心内膜炎。

(四)焦虑

焦虑与自幼患病,症状长期反复存在有关。

（五）知识缺乏

缺乏疾病相关知识。

三、护理目标

(1)患者活动耐力有所增加。

(2)患者营养状况得到改善或维持。

(3)未发生相关并发症,或并发症发生后能得到及时治疗与处理。

(4)患者焦虑减轻或消除,情绪良好。

(5)患者或家属能说出有关疾病的自我保健方面的知识。

四、护理措施

（一)术前护理

(1)主动和患者交谈,尽快消除陌生感,生活上给予关怀和帮助,介绍恢复期的病例,增强患者战胜疾病的信心。

(2)做好生活护理,避免受凉,患感冒、发热要及时用药或用抗生素,控制感染。

(3)术前准确测量心率、血压,以供术后对比。

(4)测量患者体重,为术中、术后确定用药剂量提供依据。

(5)观察心脏杂音的性质。

（二)术后护理

(1)注意血压和出血情况。因导管结扎后阻断了分流到肺循环的血液,使体循环血容量较术前增加,导致术后患者血压较术前增高。术后严密监测血压变化,维持成人收缩压在18.7 kPa(140 mmHg)以下,儿童收缩压维持在16 kPa(120 mmHg)以下。若血压持续增高不降者,应用降压药物如硝普钠、硝酸甘油等,防止因血压过高引起导管缝合处渗血或导管再通,故术后要观察血压及有无出血征象。

(2)保持呼吸道通畅。有的患者术前肺动脉内压力增高,肺内血流量过多,肺脏长期处于充血状态,肺小血管纤维化使患者的呼吸功能受限,虽手术后能减轻一些肺血管的负担,但在短时间内,肺功能仍不健全;其次是由于麻醉的影响,气管内分泌物较多且不易咳出,易并发肺炎、肺不张。因此术后必须保持呼吸道通畅,轻症患者机械辅助通气1～2 h,但合并肺动脉高压者要适当延长辅助通气,协助咳嗽、排痰、雾化吸入,使痰排出。

(3)观察有无喉返神经损伤。因术中喉返神经牵拉,水肿或手术损伤,可出现声音嘶哑,以及进流质时引起呛咳。

全麻清醒后同患者对话,观察有无声音嘶哑、进水呛咳现象。如发现声音嘶哑、进水呛咳应根据医嘱给予营养神经的药物,并防止患者饮水时误吸,诱发肺内感染。若出现上述症状,应给予普食或半流质。

(4)观察有无导管再通,注意心脏听诊,如再次闻及杂音,应考虑为导管再通,确诊后应尽快再次手术。

(5)观察有无假性动脉瘤形成。按医嘱合理应用抗生素,注意体温变化。如术后发热持续不退,伴咳嗽、声音嘶哑、咯血,有收缩期杂音出现,胸片示上纵隔增宽,肺动脉端突出呈现块状影,应考虑是否为假性动脉瘤,嘱患者卧床休息,避免活动,并给予祛痰药、缓泻药,以免因剧烈咳嗽或排便用力而使胸膜腔内压剧烈升高,导致假性动脉瘤的破裂。一旦确诊,尽早行手术治疗。

(6)胸腔引流液的观察。留置胸腔引流管的患者,注意观察胸腔引流液的性质和量,若引流速度过快,管壁发热,持续两小时引流量都超过 4 mL/(kg·h),应考虑胸腔内有活动性出血,积极准备二次开胸止血。

(7)术前有细菌性心内膜炎的患者,术后应观察体温和脉搏的变化,注意皮肤有无出血点,有无腹痛等,必要时做血培养。

(8)避免废用综合征,积极进行左上肢功能锻炼。

(三)出院指导

(1)进行左上肢的功能锻炼,避免废用综合征。

(2)逐步增加活动量,在术后 3 个月内不可过度劳累,以免发生心力衰竭。

(3)儿童术后应加强营养供给,多进高蛋白、高热量、高维生素饮食,以利生长发育。

(4)注意气候变化,尽量避免到公共场所,避免呼吸道感染。

(郭佳丽)

第四节　法洛四联症

法洛四联症是一种最为常见的发绀型复杂先天性心脏病,占整个先天性心脏病的 12%~14%。法洛四联症包括室间隔缺损、肺动脉狭窄、主动脉骑跨、右心室肥厚四种畸形或病变。本病在先天性心脏病中占 10%~14%,在儿童发绀型心脏畸形中占 50%~90%。其病因尚不清楚,可能有少数病例与母亲妊娠期感染和遗传有关。临床症状较轻者,可等待至 5 岁后施行根治术。在婴儿期,如缺氧严重、屡发呼吸道感染或晕厥,可先行姑息性分流术过渡,待长大些再行根治术。有条件者也可进行根治术。

一、护理评估

1.健康史

评估患儿的健康史,了解有无发育不良及既往病史。

2.临床表现

主要是自幼出现的进行性发绀和呼吸困难,易疲乏,劳累后常取蹲踞位休息。严重缺氧时可引起晕厥外,常伴有杵状指(趾),心脏听诊肺动脉瓣第二心音减弱以至消失,胸骨左缘常可闻及收缩期喷射性杂音。脑血管意外(如脑梗死)、感染性心内膜炎、肺部感染为本病常见并发症。

3.全身情况评估

观察患儿生命体征时需注意以下几项。

(1)呼吸:呼吸加快时应注意是否有缺氧、心力衰竭或呼吸道感染;呼吸浅慢时应注意是否有呼吸抑制或呼吸衰竭。

(2)体温:体温升高提示有感染、炎症存在或散热不好,体温过低则提示循环功能不良或保温不够。

(3)脉搏:心率过快时应注意是否有发热或心力衰竭;过缓时则应注意心律失常、药物影响等。

(4)血压:监测上、下肢血压,血压过低应注意心力衰竭的可能。

4. 辅助检查

(1)血常规检查:可显示红细胞、血红蛋白及血细胞比容均显著增高。

(2)心电图:可见电轴右偏、右心室肥厚。

(3)X线片检查:主要为右心室肥厚表现,肺动脉段凹陷,形成木靴状外形,肺血管纹理减少。

(4)超声心动图:可显示右心室肥厚、室间隔缺损及主动脉骑跨。右心室流出道狭窄及肺动脉瓣的情况也可以对各种解剖结构异常进一步清晰显示。

(5)心导管检查:对拟行手术治疗的患者应行心导管和心血管造影检查,根据血流动力学改变,血氧饱和度变化及分流情况进一步确定畸形的性质和程度,以及有无其他合并畸形,为制订手术方案提供依据。

5. 心理-社会因素

婴幼儿年龄小,无法用语言进行心理护理和指导。患儿家属自得知自己的孩子患有先天性心脏病起,整个家庭都陷入不安与担忧之中。

二、主要护理诊断/问题

(1)活动无耐力与心脏畸形导致的心排血量下降有关。

(2)营养失调与疾病导致的生长发育迟缓有关。

(3)潜在并发症:心力衰竭、肺部感染、感染性心内膜炎。

(4)焦虑与自幼患病、症状长期反复存在有关。

(5)知识缺乏:缺乏疾病相关知识。

三、护理目标

(1)患者活动耐力有所增加。

(2)患者营养状况得到改善或维持。

(3)未发生相关并发症,或并发症发生后能得到及时治疗与处理。

(4)患者焦虑减轻或消除,情绪良好。

(5)患者或家属能说出有关疾病的自我保健方面的知识。

四、护理措施

(一)术前护理

(1)贫血的处理:大多数法洛四联症患者的血红蛋白、红细胞计数和红细胞比积都升高,升高程度与发绀程度成正比。发绀明显的患儿,如血红蛋白、红细胞计数和红细胞比积都正常,应视为贫血,术前应给予铁剂治疗。

(2)进一步明确诊断:术前对患者做全面复查,确认诊断无误且对疾病的特点搞清楚,如肺动脉、肺动脉瓣、右室流出道狭窄的部位及程度;主动脉右移骑跨的程度;左室发育情况,是否合并动脉导管未闭、左上腔静脉、房间隔缺损等。

（3）入院后每日吸氧两次，每次 30 min；发绀严重者鼓励患者多饮水，预防缺氧发作；缺氧性昏厥发作时，给予充分供氧的同时，屈膝屈髋，可增加外周阻力，减少左向右的分流，增加回心血量，增加氧合；肌肉或皮下注射吗啡（0.2 mg/kg）；幼儿静脉注射 β-受体阻滞剂有缓解效应；静滴碳酸氢钠或输液扩容；使用增加体循环阻力的药物如去氧肾上腺素等。

（4）预防感染性心内膜炎：术前应注意扁桃体炎、牙龈炎、气管炎等感染病灶的治疗。

（5）完成术前一般准备。

（二）术后护理

（1）术后应输血或血浆使胶体渗透压达正常值 2.27～2.67 kPa（17～20 mmHg），血红蛋白达 120 g/L 以上。一般四联征术后中心静脉压仍偏高，稍高的静脉压有利于右心排血到肺动脉。

（2）术后当天应用洋地黄类药物，力争达到洋地黄化，儿童心率维持在 100 次/分钟，成人 80 次/分钟左右。

（3）术后当天开始加强利尿，呋塞米效果较好，尿量维持＞1 mL/(kg·h)，利尿不充分时肝脏肿大，每日触诊肝脏两次，记录出入水量，出量应略多于入量。

（4）术后收缩压维持 12 kPa（90 mmHg）左右，舒张压维持 8～9.33 kPa（60～70 mmHg），必要时用微泵输入多巴胺或多巴酚丁胺，以增强心肌收缩力，增加心脏的兴奋性。

（5）术后左房压与右房压大致相等，维持在 1.18～1.47 kPa（12～15 cmH$_2$O）。若左房压比右房高 0.49～0.98 kPa（5～10 cmH$_2$O），左室发育不良、左室收缩及舒张功能的严重损害，或由左向右残余分流，预后不良；若右房压比左房压高 0.49～0.98 kPa（5～10 cmH$_2$O），表明血容量过多或右室流出道或肺动脉仍有狭窄，负荷过重，远端肺血管发育不良，或右室功能严重受损。

（6）呼吸机辅助通气，当患者出现灌注肺时，延长机械通气时间，采用小潮气量通气，避免肺损伤。用呼气末正压促进肺间质及肺泡水肿的消退，从而改善肺的顺应性和肺泡通气，提高血氧分压。

（7）术后加强呼吸功能监测，检查有无气胸，肺不张。肺不张左侧较易出现，往往因气管插管过深至右支气管所致，摄胸片可协助诊断。如不能及时摄片，必要时可根据气管插管的深度拔出 1～2 cm。再听呼吸音以判断效果。术中损伤肺组织或放锁骨下静脉穿刺管时刺破肺组织，可致术后张力性气胸。

（8）拔出气管插管后雾化吸氧，注意呼吸道护理，以防肺不张及肺炎的发生。

（9）每天摄床头片一张，注意有无灌注肺、肺不张或胸腔积液征象。

（三）出院指导

（1）遵医嘱服用强心利尿剂，并注意观察尿量。

（2）逐步增加活动量，在术后 3 个月内不可过度劳累，以免发生心力衰竭。

（3）儿童术后应加强营养供给，多进高蛋白、高热量、高维生素饮食，以利生长发育。

（4）注意气候变化，尽量避免到公共场所，避免呼吸道感染。

（5）3 个月门诊复查。

（郭佳丽）

第五节　心脏肿瘤

心脏肿瘤是指发生在心腔或心肌内的良性或恶性肿瘤,是一种少见的疾病,分为心脏原发性肿瘤和继发性肿瘤两大类,除黏液瘤外均较少见。心脏原发性肿瘤中良性肿瘤占75％,如心脏黏液瘤(cardiac myxoma)约50％、横纹肌瘤约20％以及纤维瘤、血管瘤、畸胎瘤等;恶性肿瘤占25％,如各种肉瘤约20％、淋巴瘤、间皮瘤等。由于心脏黏液瘤占原发性心脏肿瘤的50％,有其独特的临床过程,在心脏外科中比较常见。本节仅介绍心脏黏液瘤。

心脏各房室均可发生黏液瘤,但以左心房者最多,超过93％,其次为右心房,心室黏液瘤较少见。少数患者可有多发性心脏黏液瘤,并有再发倾向及家族史。其主要的病理生理改变是突入心腔内的瘤体妨碍正常血流。左房黏液瘤常造成二尖瓣口梗阻和(或)影响瓣膜的开放和闭合,产生二尖瓣狭窄或关闭不全。

一、护理评估

1.症状评估

(1)全身状况:评估患者是否有发热、消瘦、贫血、食欲缺乏、关节痛、荨麻疹、无力、血沉增快、血清蛋白的电泳改变等因黏液瘤出血、变性、坏死引起全身免疫反应的表现。

(2)血流阻塞现象:评估患者是否有心悸、气促、端坐呼吸、昏厥、咯血、非典型,性胸痛等因房室瓣血流受阻而出现的与风湿性二尖瓣病变相类似的表现;是否有颈静脉怒张、肝大、腹腔积液、下肢水肿等右心房黏液瘤造成三尖瓣口阻塞时而出现的与三尖瓣狭窄或缩窄性心包炎相类似的症状;评估患者是否出现昏厥、抽搐甚至导致猝死等因移动度较大的黏液瘤如突然堵塞房室瓣口引起的症状。

(3)动脉栓塞:评估患者是否有无昏迷、偏瘫、失语;急性腹痛(肠系膜动脉栓塞);肢体疼痛、缺血(肢体动脉栓塞)等栓塞现象。

2.体征评估

评估患者心脏杂音是否有随体位改变,杂音性质和强弱也随之改变的特点。

3.健康史

评估患者既往健康状况;家庭其他成员有无类似疾病,因黏液瘤有家族史。

4.辅助检查

超声心动图是最简便可行的诊断方法,可显示肿瘤的大小、部位及活动情况还可提示肿瘤引起瓣膜狭窄和关闭不全的情况,诊断率可达98％。

二、治疗原则

心脏黏液瘤无论大小、部位,一经确诊,应尽早手术。

三、常见护理问题

(1)焦虑。

(2)有生命体征改变的可能。

(3)潜在并发症:肿瘤堵塞房室瓣口、动脉栓塞、心力衰竭、心律失常、复发。

四、护理措施

（一）非手术治疗及术前护理

1.心理护理

心脏黏液瘤的临床表现酷似各种各样的病症,甚至有的被长期误认为癌症。术前要向患者介绍心脏黏液瘤的有关知识,解除顾虑,鼓励其保持积极、良好的心态,增强战胜疾病的信心。

2.饮食

给予高热量、高蛋白、富含维生素、易消化的饮食。对于贫血者应同时进行全身的支持疗法,遵医嘱少量多次输血、血浆、人血白蛋白、复方氨基酸等,增强患者抵抗力,力求纠正贫血,维持正氮平衡。

3.体位、活动

曾有过黏液瘤体堵塞房室瓣,口或大血管出口,或体位改变有过间歇性昏厥史的患者,或超声心动图示瘤体较大者,应严格卧床休息,避免突然改变体位,尽量避免左侧卧位。切忌剧烈活动且尽量减少活动,以免因瘤体破碎引起栓塞,或因突然移位而堵塞二尖瓣口或三尖瓣口发生猝死。

4.病情观察

(1)术前有中度以上充血性心力衰竭者,遵医嘱给予利尿药物治疗,并在严密观察下应用洋地黄类药物。如有急性肺水肿和循环衰竭表现,可遵医嘱给予多巴胺、多巴酚丁胺类药物。必要时做气管插管,采用呼气末正压通气,并做好急症手术准备。

(2)肿瘤堵塞房室瓣口:若在待手术期间突然出现昏倒、心搏骤停,应高度怀疑瘤体阻塞了房室瓣口,形成了嵌顿。这时除立即设法呼叫医生外,护士应指挥陪护迅速改变患者体位,最好处于失低位,并行拍背等急救处理。

（二）术后护理

1.心理护理、饮食

参见本节术前相关内容。

2.潜在并发症的观察与护理

(1)动脉栓塞:观察意识状况及肢体活动情况。患者清醒前,每小时检查并记录意识恢复程度,瞳孔对光反射及四肢活动能力。患者苏醒后,检查患者对指令所做出的反应。如术后超过 6 h 还没有苏醒,或瞳孔大小、对光反射、肢体活动异常,说明有瘤栓栓塞的可能,应及时向医生报告,确诊后按神经系并发症进行处置:包括及时予以头部降温,利尿脱水,使用甘露醇降低颅压等。

(2)心力衰竭:严密监测心率和心律、血压、中心静脉压、末梢循环、尿量、血气分析等,术前合并心力衰竭的患者术后遵医嘱常规使用洋地黄制剂,利尿脱水,减轻心脏容量负荷;并给予多巴胺、多巴酚丁胺等增强心肌收缩力;应用硝普钠等扩血管药物,降低压力负荷。呼吸机治疗采用呼气末正压通气,减少肺泡间质水肿,增强弥散功能,避免缺氧加重心力衰竭。控制液体入量和速度,防止短时间内输入过多的液体。因心脏黏液瘤患者病史较短,对循环的梗阻是间歇性的,故肺血管病变较轻,患者体内的血容量一般接近正常,心肌一般也无严重的器质性改变,因此不能承受过大的容量负荷,故术后早期切忌补液过快和过多,以免引起急性肺水肿、左心衰竭及急性右心衰竭发生。

（3）心律失常：心脏黏液瘤术后最常见的并发症是心律失常，以频发房性期前收缩、室上性心动过速、房颤和传导阻滞多见，如对血流动力学影响不显著，可严密观察暂不做处理。如有明显症状和影响血流动力学可据情况做适当处理，遵医嘱给予抗心律失常的药物：室上性心动过速遵医嘱用维拉帕米（异搏定）缓慢静脉注射，将心率控制在 100～120 次/分钟，心动过缓可静脉注射异丙肾上腺素，将心率提高到 70～80 次/分钟。应注意给药的途径、剂量、给药速度，并观察药物的作用和不良反应，严密监测心电图、血压的变化，及时发现因用药而引起的新的心律失常。同时给予鼻导管吸氧，改善因心律失常造成血流动力学改变而引起的机体缺氧。

（4）复发：心脏黏液瘤切除术后一般远期效果良好。少数患者可复发，文献报道复发率为 5％～14％，术后平均复发时间为 2 年左右。复发的部位大多位于原来的心腔内，但也可在其他的心腔甚至多个心腔。因此对心脏黏液瘤患者做好出院指导特别重要，以提高自我判断病情的能力。

（三）出院指导

（1）出院后要特别注意有无瘤栓栓塞症候，如有肢体栓塞，要积极取栓；脑栓塞要积极对症、支持治疗。若为心脏转移性肿瘤，应积极治疗原发肿瘤，避免病情恶化。

（2）长期随诊，确保随诊要求，力争及早发现再发或复发。

（3）随诊内容：除自我感觉（症状）和体征外，一般主要为超声心动图检查，一般要求术后 4 年内每半年 1 次，4 年后每年 1 次。

（4）按医嘱服用强心、利尿及对症、支持和抗肿瘤的药物治疗。

（郭佳丽）

第六节　脓　胸

脓胸是化脓性致病菌感染胸膜造成胸膜腔积脓。常见的致病菌为金黄色葡萄球菌、肺炎双球菌等。根据病理发展过程可分为急性和慢性两种，根据脓胸的范围大小可分为局限性脓胸和全脓胸。胸膜感染后，先有胸膜充血、水肿和浆液性渗出。早期渗出液为浆液性，随着炎性细胞和纤维蛋白增多，逐步变为脓性。经 6～8 周转为慢性，随着纤维蛋白沉积于胸膜表面，形成纤维素膜，最后机化为纤维板，固定现组织并限制胸廓活动，患者出现限制性呼吸功能障碍。

一、护理评估

（一）健康史

了解患者有无引起脓胸的相关病因及处理经过，既往有无结核病病史。脓胸常见的致病因素如下。

1.急性脓胸

①肺部感染病灶直接侵入胸膜腔，如肺炎、肺脓肿等；②邻近器官感染侵入胸膜腔，如膈下脓肿、纵隔内的感染等；③全身化脓性感染，经血流侵入胸膜腔，如脓毒症等；④胸部开放性损

伤、胸腔手术污染、食管或支气管胸膜瘘继发感染。

2.慢性脓胸

①急性脓胸未及时治疗或治疗不彻底;②结核等慢性感染;③食管或支气管胸膜瘘。

(二)身体状况

1.急性脓胸

急性脓胸主要表现为急性化脓性感染和胸膜刺激症状。患者常有高热、脉快、胸痛、胸闷、气急、乏力、咳嗽、咳痰等症状。严重者可出现发绀和休克。患侧呼吸运动减弱,肋间隙饱满,语颤减弱,气管向健侧移位,叩诊呈浊音,听诊呼吸音减弱或消失。

2.慢性脓胸

慢性脓胸主要表现为长期感染和营养消耗性症状。患者常有低热、食欲缺乏、消瘦、贫血、低蛋白血症等慢性感染中毒症状;还可有气促、咳嗽、咳痰等症状,支气管胸膜瘘时可有大量脓性痰。患侧胸廓内陷,肋间隙变窄,呼吸运动减弱,气管偏向患侧,叩诊呈浊音,呼吸音减弱或消失。可有杵状指(趾),严重者形成脊柱侧弯。

(三)心理-社会状况

急性脓胸患者及家属常出现烦躁不安、焦虑、恐惧等情绪反应。慢性脓胸患者由于病史较长、治疗费用较高,患者及其家属常有焦虑、悲哀、无助、绝望等消极情绪反应。

(四)治疗原则

1.急性脓胸

控制感染、去除病因、排出脓液(胸腔穿刺或闭式引流)、促使肺复张、加强营养支持。

2.慢性脓胸

改善全身情况,消除中毒症状和营养不良;积极治疗病因;胸腔引流和有效抗生素,尽量使肺复张;必要时手术治疗消灭脓腔,尽可能恢复肺功能。

(五)辅助检查

1.实验室检查

血化验检查白细胞计数及中性粒细胞增高。

2.X线检查

急性脓胸显示胸腔积液阴影,纵隔向健侧移位;脓气胸者可见液平面。慢性脓胸显示胸膜增厚及大片密度增高的模糊阴影或钙化,也可见液平面、肋间隙变窄、纵隔向患侧移位。脓腔造影或瘘管造影可明确脓腔范围和部位。

3.B超检查

B超检查可确定胸腔的部位、范围及性质,配合医生作胸膜腔穿刺。

4.诊断性胸腔穿刺检查

胸腔穿刺可抽得脓液,并可做细菌培养和药敏试验。

二、主要护理诊断/问题

1.营养失调:低于机体需要量

营养失调与感染发热,机体代谢增高、食欲下降、营养摄入不足有关。

2.气体交换受损

气体交换受损与脓胸压迫肺组织,限制胸壁运动,引起通气量和换气量不足有关。

3.体温过高

体温过高与感染有关。

4.疼痛

疼痛与胸膜炎性刺激有关。

5.焦虑

焦虑与疾病反复发作、长期发热、长期用药、手术治疗有关。

三、护理目标

患者树立战胜疾病的信心；营养状况逐步改善；肺功能得到改善；感染控制，体温恢复正常；疼痛减轻或消失。

四、护理措施

（一）非手术治疗及术前护理

1.一般护理

（1）体位：一般取半卧位，以利于呼吸和引流。有支气管胸膜瘘者取患侧卧位，以免脓液流向健侧或发生窒息。

（2）加强营养，给予患者高蛋白、高热量和高维生素饮食。必要时可给予肠内、肠外营养支持或少量多次输血、血浆，以纠正贫血和低蛋白血症，增强机体抵抗力，提高对手术的耐受力。

（3）鼓励患者深呼吸和有效咳嗽排痰，促使肺充分膨胀，增加通气量。必要时助咳排痰或体位引流。

（4）保持皮肤清洁，及时更换衣服。指导患者翻身和肢体活动，改善局部血液循环，预防压疮。

2.病情观察

密切观察患者的神志、体温、血压、脉搏、呼吸、咳嗽、咳痰等情况，注意有无呼吸困难和休克等情况，如有异常及时向医师汇报。

3.心理护理

加强与患者及家属的沟通，帮助患者树立信心，配合治疗。

4.对症护理

（1）按医嘱合理使用抗生素；长期使用抗生素者要注意药物的不良反应，同时注意二重感染的发生。

（2）高热者给予冰敷、酒精擦浴等物理降温，必要时遵医嘱应用药物降温，并鼓励患者多饮水。

（3）协助医生行胸膜腔穿刺抽脓，指导患者取适当的体位，解释其操作的目的、意义、过程及注意事项，协助医生固定穿刺针头和钳夹针头的橡胶管等。

（二）术后护理

1.一般护理

（1）体位：麻醉作用消失、血压平稳后一般取半卧位，以利于呼吸和引流。

（2）加强营养，给予高热量、高蛋白、高维生素、低脂、清淡易消化的饮食，适当配合静脉营养，促进机体的恢复。

（3）保持呼吸道通畅，鼓励患者深呼吸、有效咳嗽，协助患者翻身拍背，痰液黏稠者给予超声雾化吸入。咳嗽无力或衰弱者给予助咳排痰或吸痰。

2.病情观察

密切观察生命体征，注意血压、体温、神志等方面的情况，同时注意伤口有无渗血、渗液等情况，及时发现，及时处理。

3.治疗配合

（1）按医嘱继续使用抗生素，促进感染控制和炎症消退。

（2）胸膜腔穿刺抽脓的护理：急性脓胸每日或隔日穿刺抽脓1次，尽量将脓液抽尽，然后向胸膜腔内注入抗生素。但每次抽出量不应超过1 000 mL，以防纵隔移动过速。在穿刺过程中及穿刺后要观察患者情况，发现异常应及时报告医生。

（3）闭式胸膜腔引流术的护理：闭式胸膜腔引流术具有排脓快、中毒症状消失快、疗效确切、恢复胸膜腔负压好等优点。术中要保持引流管通畅以及该管切口处皮肤的清洁，可每天更换敷料1次；感染症状消失、肺复张、脓液引流量每天<10 mL时，即可拔管。

（4）开放式引流术的护理：开放引流术适用于慢性脓胸的患者。术后按医嘱每天更换敷料1~2次，同时保持创口周围皮肤清洁。

（5）胸膜纤维板剥除术的护理：胸膜纤维板剥除（脱）术是治疗慢性脓胸较为理想的方法。术后易发生大量渗血，应严密观察生命体征及引流的性质和量。若有出血，应遵医嘱快速输血、给予止血药，必要时做好再次手术止血的准备。

（6）胸廓成形术的护理：胸廓成形术适用于病程长，肺组织严重纤维化不能复张的慢性脓胸患者。术后给予患者术侧向下侧卧位，用厚棉垫、胸带加压包扎固定3~4周，以反常呼吸。包扎要松紧适宜，应经常检查，随时调整。注意观察有无反常呼吸；保持引流通畅。

（三）健康指导

（1）稳定患者情绪，鼓励患者树立信心，保持乐观的态度，积极配合治疗和护理。

（2）说明营养与疾病的关系，指导患者营养、饮食，增强机体抵抗力。

（3）术前指导患者作体位引流排痰。

（4）做好卫生宣传工作，加强户外锻炼，养成良好的生活习惯。

（5）及时治疗呼吸道疾病。

（6）胸廓成形术后指导患者功能锻炼。采取躯干正直姿势，坚持练习头部前后左右回转运动，练习上半身的前屈运动及左右弯曲运动。

（郭佳丽）

第七节　肺　癌

胸部肿瘤包括肺癌、食管癌、纵隔肿瘤，其中较常见的是肺癌和食管癌，发病年龄多在40岁以上。肺癌大多数起源于支气管黏膜上皮，又称支气管肺癌。男、女性之比为（3~5）：1，起源于主支气管、肺叶支气管的肺癌，位置靠近肺门，称中心型肺癌；起源于肺段支气管以下的肺癌，位置在肺的周围部分称为周围型肺癌。按细胞类型可将肺癌分为鳞状细胞癌（鳞癌）、小细胞癌(未分化小细胞癌)、腺癌、大细胞癌 4 种。肺癌可通过直接浸润、淋巴转移、血行转移 3 条途径转移,其中主要是淋巴转移。

一、护理评估

(一)健康史

了解患者的个人生活史,包括年龄、性别、居住地、烟酒嗜好、饮食习惯等;职业史,其他与肺癌相关的疾病病史。相关资料表明,肺癌是多方面因素综合作用的结果,其主要病因与下列因素有关。

1.年龄性别

肺癌好发于 40 岁以上,男性居多。

2.不良的生活方式

大量资料表明长期大量吸烟是肺癌发病的一个重要因素。

3.环境因素

空气污染与肺癌的发病有关;长期家庭炊烟的小环境污染也是重要病因。

4.职业因素

从事粉尘污染职业、长期接触石棉、铬、镍、铜、锡、砷、放射性物质的职业易患肺癌。

5.某些良性疾病

肺的慢性疾病。

6.其他

其他如免疫、遗传因素等。

(二)身体状况

早期肺癌,特别是周围型肺癌没有任何症状。部分可出现刺激性干咳伴血痰。多为痰中带血丝或断续地少量咯血,中晚期可有大咯血。继发感染后可有脓痰。部分患者可出现阻塞性肺不张,出现胸闷、气促、哮喘、胸痛、发热等症状。晚期肺癌除食欲缺乏,体重减轻、倦怠、乏力等全身症状外,可出现癌肿压迫或侵犯邻近组织、器官或发生转移的症状。如声音嘶哑、吞咽困难、胸膜腔积液、胸痛、肝大、黄疸、抽搐等。

(三)心理-社会状况

当患者被诊断为癌症时,会产生对癌症的恐惧,对治疗的预后、手术及其他治疗带来的不良反应及高额费用而感到焦虑、担忧、无助甚至绝望。

(四)辅助检查

1.胸部 X 线检查

肺癌在肺部可见块状阴影、边缘不清或呈分叶状、周围有毛刺,若有支气管梗阻,可见肺不张,若肿瘤坏死液化,可见空洞。

2.CT 检查

CT 检查可发现早期的周围型肺癌,还可显示淋巴结转移和邻近器官受侵犯情况。

3.痰脱落细胞检查

80%以上的患者在反复痰液检查时可检出癌细胞,即可明确肺癌的诊断。

4.纤维支气管内镜检查

支气管镜诊断中心型肺癌阳性率较高,可直视肿瘤的部位、大小、并取小块组织做病理检查,也可取支气管内分泌物进行细胞学检查。

（五）治疗原则

以手术治疗为主,辅以化学药物治疗、放射治疗、中医中药治疗及免疫治疗等在内的综合治疗措施。

手术是最重要和最有效的治疗手段,一般行肺叶切除术或一侧全肺切除术。小细胞癌转移较早,对放射治疗最敏感,鳞癌次之。

二、主要护理诊断/问题

1.气体交换受损

气体交换受损与肺组织病变、肺不张、手术切除肺组织等有关。

2.营养失调

低于机体需要量,与消耗增加有关。

3.恐惧

恐惧与担心手术、疾病预后等因素有关。

4.潜在并发症

肺不张、支气管胸膜瘘、胸腔内出血、肺炎、心律失常等。

三、护理目标

患者恢复正常换气功能,呼吸平稳;营养状况得到改善;恐惧减轻或消失。

四、护理措施

（一）术前护理

1.一般护理

按照一般手术做好术前常规护理如备皮、消化道准备、交叉配血和备血、药物过敏试验等。

2.呼吸道的护理

呼吸道的护理是肺癌手术术前护理的重点。

（1）防治呼吸道感染:患者术前应戒烟2周以上,以减少呼吸道分泌物;注意口腔卫生,若有龋齿、口腔溃疡、口腔慢性感染者应先治疗;对有上呼吸道感染、慢性支气管炎、肺内感染、肺气肿的患者,遵医嘱应用抗生素。

（2）保持呼吸道通畅:训练患者腹式呼吸、有效咳嗽、咳痰。若有大量支气管分泌物,应先体位引流。痰液黏稠不易咳嗽出者,可行超声雾化,遵医嘱应用支气管扩张剂、祛痰剂等药物;大量咯血时,用吸引器吸出或取头低足高位引流出口腔和呼吸道内的血液,以防窒息,并遵医嘱给镇静剂、止血剂和静脉输血等。对呼吸功能失常的患者,根据需要应用机械通气治疗。

3.心理护理

患者在疾病的不同阶段,心理问题可以不同,应关心体贴患者,启发患者说出心理问题的原因,有针对性地进行心理疏导,消除患者对癌症的恐惧,增强患者战胜疾病和康复的信心,提高生活质量。

（二）术后护理

1.一般护理

麻醉未清醒者取平卧位,头偏向一侧;清醒、血压平衡后改为半卧位;肺叶切除后可取完全侧卧位,可翻向任一侧。

其中健侧卧位有利于患侧肺膨胀;但呼吸功能较差者,应取患侧卧位,以免压迫健侧肺而限制通气。侧全肺切除者可采取 1/4 侧卧位。一般 1～2 h 应给患者变换体位 1 次,有利于皮肤保护及预防呼吸和循环系统并发症。

2.病情观察

监测生命体征,每 15 min 测 1 次,麻醉苏醒,且血压脉搏平稳后改为 0.5～1 h 测 1 次。同时观察患者神志、面色、末梢循环等情况。检查切口敷料有无出血、渗血、渗液,局部有无皮下气肿。

3.心理护理

鼓励和启发患者说出心理问题,根据术后患者产生焦虑的原因,进行有针对性的心理疏导,增强患者康复的信心,提高生活质量。

4.呼吸道护理

呼吸道护理是术后护理的重点。

(1)术后带气管插管返回病房者,应严密观察呼吸频率、幅度及节律,监测动脉血氧饱和度,若有异常及时通知医生。

(2)保持呼吸道通畅,常规给予吸氧。

(3)鼓励患者做深呼吸,每隔 1～2 h 叫醒患者做深呼吸 5～10 次(可用深呼吸器或让患者吹气球)。

(4)鼓励并协助患者有效咳嗽排痰:定时翻身、叩背;指压胸骨切迹上方的气管刺激患者咳痰;患者咳痰时固定其胸壁切口,减轻疼痛,指导患者先慢慢轻咳,再用力将痰咳出;痰液黏稠者可行雾化吸入;咳嗽无力者可行鼻导管吸痰,必要时协助医生行支气管镜下吸痰或气管切开术。

5.饮食与输液

遵医嘱输液,以维持体液平衡。严格掌握输液量和速度,全肺切除者 24 h 补液量控制在 2 000 mL 以内,速度以每分钟 20～30 滴为宜。肠蠕动恢复后即可开始进食,伴营养不良者,可行肠内外营养,以提高机体抵抗力,促进伤口愈合。

6.做好闭式胸膜腔引流的护理

妥善固定引流管和水封瓶;保持引流通畅;注意清洁,保持无菌,每天在无菌操作下更换水封瓶 1 次;注意观察引流量、颜色、性质,并做好记录。全肺切除后胸腔引流一般呈钳闭状态,以保证术后患者胸腔内有一定的积气积液,减轻或纠正明显的纵隔移位。但要根据胸腔内压力的变化酌情放出适量的气体或液体,每次放出液不超过 100 mL,速度宜慢,避免快速过量放液引起纵隔突然移位,导致心脏停搏。

7.鼓励并指导患者早期活动

肺癌术后还应进行肩臂功能锻炼。

(1)肩臂上举与后伸运动。

(2)肩外展与旋前、后旋运动。

(3)肩臂外展与上举运动。

8.术后并发症的护理

(1)肺不张、肺炎:主要是阻塞性肺不张,然后继发感染。表现烦躁不安、脉快、发热、哮鸣、呼吸困难等症状,其护理重在预防,确保呼吸道通畅是关键。若发现以上情况,应立即给氧,遵医嘱合理使用抗生素,鼓励患者深呼吸、有效咳嗽、排痰,助咳排痰,必要时吸痰器吸痰。

(2)支气管胸膜瘘:是肺切除后严重并发症之一。多发生于术后 1 周。患者可出现发热、呼吸急促、刺激性咳嗽伴血痰等,患侧出现液气胸体征。将亚甲蓝溶液注入胸腔,患者咳嗽出带有蓝色痰液即可确诊。主要护理措施是行闭式胸膜腔引流,遵医嘱应用抗生素,必要时做好手术修补的准备。

(郭佳丽)

第八节　食管癌

食管癌多见于男性,发病年龄多在 40 岁以上。我国是世界上食管癌高发地区之一。食管癌多位于胸中段,下段次之,上段较少。大多为鳞癌,按病理形态分类髓质型、蕈伞型、溃疡型、缩窄型 4 种,以髓质型最常见。食管癌可通过直接浸润、淋巴转移、血行转移 3 条途径转移,其中主要是淋巴转移。

一、护理评估

(一)健康史

了解患者的个人生活史,包括年龄、性别、居住地、烟酒嗜好、饮食习惯等;职业史,其他与食管癌相关的疾病病史。食管癌也是多种因素综合作用的结果,其主要致病因素如下。

1.年龄性别

食管癌好发于 40 岁以上人群,男性居多。

2.不良的生活方式

嗜好烟酒、食物过热、粗糙、刺激性,进食过快易患食管癌。

3.饮食与营养

食物中富含亚硝胺类(腌菜、泡菜、熏制品、烧烤等)、霉菌污染,缺乏维生素 A、维生素 B_2、维生素 C 等,易患食管癌。

(二)身体状况

早期症状不明显,值得注意的早期征象有:①吞咽食物时偶有哽噎感、停滞感;②胸骨后烧灼样、针刺样疼痛感;③咽部干燥不适感。随着病情的发展,出现典型症状,即进行性吞咽困难。先是难咽干硬食物,继而半流质,最后水和唾液也不能咽下,患者逐渐出现消瘦、贫血、乏力、脱水及营养不良。

晚期出现恶病质,当癌肿侵及喉返神经出现声音嘶哑;累及气管,形成食管气管瘘,出现呛咳和肺部感染;侵入主动脉,溃烂破裂时,可引起大量呕血;此外,还可出现锁骨上淋巴结肿大、肝大、胸腔积液、腹腔积液等转移症状。

(三)心理-社会状况

当患者诊断为食管癌,并出现进行性加重的吞咽困难及对治疗预后的担忧,使患者产生不同程度的焦虑、恐惧、悲哀或绝望感。

（四）辅助检查

1.食管吞钡 X 线检查

了解有无黏膜破坏，充盈缺损、管腔狭窄等。

2.脱落细胞检查

带网气囊食管细胞采集器做食管拉网查脱落细胞，早期阳性率可达 90％以上。

3.纤维食管镜检查

纤维食管镜检查可直视病变的部位、大小、并取活组织做病理检查，对食管癌的诊断具有确诊价值。

（五）治疗原则

以手术治疗为主，辅以化学药物治疗、放射治疗、中医中药治疗及免疫治疗等在内的综合治疗措施。

手术可彻底切除肿瘤及周围受侵组织，以胃、结肠或空肠做食管重建术，晚期病例可做姑息性手术。

二、主要护理诊断/问题

1.营养失调

低于机体需要量与进食不足、消耗增加有关。

2.体液不足

体液不足与吞咽困难、水分摄入不足有关。

3.恐惧

恐惧与担心手术、疾病预后等因素有关。

4.潜在并发症

潜在并发症包括吻合口瘘、乳糜胸等。

三、护理措施

（一）术前护理

1.一般护理

按照一般手术做好术前护理。如备皮、呼吸道准备、交叉配血和备血、药物过敏试验等。

2.胃肠道准备

胃肠道准备是食管癌患者术前护理的重点。

（1）术前 1 周遵医嘱口服肠道抗生素，如甲硝唑等。

（2）术前 3 d 改流质饮食，术前 1 d 禁食。

（3）对进食后有食物滞留感或反流者，术前 3 d 每晚以抗生素盐水 100 mL 经鼻胃管冲洗食管。

（4）以结肠代食管手术的患者，术前做好结肠肠道准备。

（5）手术日晨常规置胃管或一并置十二指肠营养管（后者也可在术中留置）。

3.心理护理

应关心体贴患者，启发患者说出心理问题的原因，有针对性地进行心理疏导，消除患者对癌症的恐惧，增强患者战胜疾病的信心。

（二）术后护理

1.一般护理

麻醉未清醒者取平卧位，头偏向一侧；清醒、血压平衡后改为半卧位；一般 1～2 h 应给患者变换体位 1 次。

2.病情观察

监测生命体征，每 15 min 测 1 次，麻醉苏醒，且血压脉搏平稳后改为 0.5～1 h 测 1 次。严密观察呼吸频率、幅度及节律，同时观察患者神志、面色、末梢循环等情况。检查切口敷料有无出血、渗血、渗液，局部有无皮下气肿。

3.心理护理

术后应关心患者，鼓励患者说出自己的心理感受和心理需求，分析患者心理问题的原因，针对性的进行安慰、解释等思想工作，帮助患者树立战胜疾病和康复的信心，延长生命，提高生活质量。

（郭佳丽）

第九节　肋骨骨折

肋骨骨折是指暴力直接或间接作用于肋骨，使肋骨的完整性和连续性中断，在胸部损伤中最为常见，可分为单根和多根肋骨骨折。同一根肋骨可有一处或多处骨折。根据骨折断端是否与外界相通，分为开放性和闭合性肋骨骨折。肋骨骨折多发生于第 4～7 肋，因其前接胸骨，后连胸椎，长且前后固定，最易在受伤后折断；第 1～3 肋骨较短且有锁骨、肩胛骨和胸壁肌肉保护，较少发生骨折；第 8～10 肋骨虽然较长，但前端与胸骨连成肋弓，弹性较大，不易折断；第 11～12 肋骨前端游离，较少发生骨折。老年人骨质疏松，可因咳嗽或喷嚏引起肋骨骨折。

一、临床表现

1.单根或多根单处肋骨骨折

骨折处局部疼痛，深呼吸、咳嗽或改变体位时加剧，伤者可因疼痛而不敢深呼吸或咳嗽，常以手保护骨折部位。若骨折断端刺破肺组织，则痰中带血或有少量咯血。受伤胸壁局部肿胀或皮下血肿，有时可触及骨折断端、骨摩擦感或皮下气肿。

2.多根多处肋骨骨折

特别是前侧胸壁的多根多处肋骨骨折，局部胸壁可因失去完整肋骨的支撑而软化，产生反常呼吸运动：吸气时，软化区的胸壁内陷；呼气时，该处胸壁向外鼓出，此类胸廓称为连枷胸。若软化区范围较广泛，呼吸时两侧胸膜腔压力不平衡，影响换气和静脉血回流，导致缺氧和二氧化碳潴留，患者表现呼吸困难、发绀，甚至出现呼吸窘迫、休克。

二、治疗要点

1.闭合性肋骨骨折

（1）单根或多根单处肋骨骨折：①固定胸廓。用胸带固定胸部。②药物镇痛。遵医嘱口服布洛芬、可待因、吗啡、曲马朵等镇痛镇静药物，或中药三七片、云南白药等，也可用患者自控镇痛装置，亦可用1‰普鲁卡因溶液封闭骨折处或行肋间神经阻滞。③防治并发症。鼓励患者有效咳嗽排痰，预防肺炎及肺不张。

(2)多根、多处肋骨骨折：①镇痛、局部固定或加压包扎。②纠正反常呼吸。对胸壁软化范围小、反常呼吸运动不严重的患者可采用多头胸带或加压包扎固定胸廓；对胸壁软化范围大、反常呼吸明显的连枷胸患者可采用切开固定，也可在电视胸腔镜直视下导入钢丝固定；合并呼吸困难的患者可采用呼吸机辅助通气，以控制软化胸壁的浮动，消除或减轻反常呼吸，促进伤侧肺复张。③保持呼吸道通畅。对咳嗽无力、不能有效排痰或呼吸功能不全者，行气管插管或气管切开呼吸机辅助呼吸。

2.开放性肋骨骨折

开放性肋骨骨折治疗包括：①清创与固定。彻底清创骨折处伤口，分层缝合后包扎固定。多根多处肋骨骨折者，清创后用不锈钢丝行内固定术。②防治感染。应用抗生素和破伤风抗毒素预防感染。③合并血气胸者，行胸膜腔闭式引流术。

三、护理评估

1.现病史

(1)局部：评估受伤部位及性质，包括疼痛程度；有无多根多处肋骨骨折、反常呼吸；有无气胸、血胸或气管位置偏移；有无颈静脉怒张或皮下气肿，肢体活动情况。

(2)全身：评估生命体征是否平稳，是否有呼吸困难或发绀，有无休克或意识障碍；是否有咳嗽、咳痰，痰量和性质；有无咯血，咯血次数和量等。

2.健康史

(1)一般资料：患者的性别、年龄、职业、社会、文化背景等。

(2)受伤史：了解患者受伤时间与经过、受伤部位、暴力大小，有无恶心、呕吐、昏迷等；伤后是否接受过处理和具体的处理方法。

(3)既往史：有无胸部手术史、服药史和过敏史。

3.实验室及辅助检查

(1)血常规检查：出血量大者，红细胞计数、血红蛋白和血细胞比容明显下降。

(2)影像学检查：重点了解肋骨骨折的程度及有无气胸、血胸、胸腔内器官损伤等。

4.心理-社会因素

心理-社会因素包括心理承受能力、对所发生的损伤的相关知识的了解程度及社会支持系统等。

四、主要护理诊断/问题

1.气体交换障碍

气体交换障碍与肋骨骨折导致的疼痛、胸廓运动受限、反常呼吸运动有关。

2.疼痛

疼痛与胸部损伤有关。

3.潜在并发症

潜在并发症包括肺部和胸部感染。

五、护理目标

护理目标包括：①患者能维持正常的呼吸功能，呼吸平稳。②疼痛得到缓解或控制，自述疼痛减轻。③并发症得到及时发现和处理，或没有并发症发生。

六、护理措施

1. 非手术治疗护理/术前护理

(1)维持有效气体交换：①现场急救。对于严重肋骨骨折，尤其是胸壁软化范围大、出现反常呼吸且危及生命的连枷胸患者，应协助医生采取紧急措施给予急救。②保持呼吸道通畅。及时清理呼吸道分泌物，鼓励患者咳出分泌物和血性痰；对气管插管或气管切开、应用呼吸机辅助呼吸者，应加强呼吸道管理，主要包括湿化气道、吸痰及保持呼吸道通畅等。

(2)减轻疼痛：①妥善固定胸部；②遵医嘱镇痛；③患者咳嗽咳痰时，协助或指导其用双手按压患侧胸壁。

(3)病情观察：①密切观察生命体征、神志、胸腹部活动及呼吸等情况，若有异常，应及时报告医生并协助处理；②观察有无皮下气肿，记录气肿范围，若气肿迅速蔓延，应立即报告医生。

(4)术前护理：作好血型鉴定和交叉配血试验、药敏试验等术前准备。

2. 术后护理

(1)病情观察：密切观察呼吸、血压、脉搏及神志的变化，观察胸部活动情况，及时发现有无呼吸困难或反常呼吸，发现异常应及时通知医生并协助处理。

(2)防治感染：①监测体温变化，若体温>38.5 ℃且持续不退，通知医生及时处理；②协助并鼓励患者深呼吸、咳嗽、排痰，以减少呼吸系统并发症；③及时更换创面敷料，保持敷料清洁、干燥和引流管通畅。

3. 健康教育

(1)合理饮食：食用清淡且富含营养的食物，多食水果、蔬菜，保持大便通畅；忌食辛辣、生冷、油腻食物，以防助湿生痰。

(2)休息与活动：保证充足睡眠，骨折已临床愈合者可逐渐练习床边站立、室内活动，活动时绑好胸带。骨折完全愈合后，可逐渐加大活动量。

(3)用药指导：遵医嘱按时服用药物，服药时防止呛咳或呕吐，以免影响伤处愈合。

(4)定期复查，出现不适症状时随诊。

（郭佳丽）

第十节　损伤性气胸

胸膜腔内积气称为气胸。在胸部损伤中，气胸的发生率仅次于肋骨骨折。气胸是因利器或肋骨断端刺破胸膜、肺及支气管后，空气进入胸膜腔导致。根据损伤发生后胸膜腔的压力变化，气胸分为以下3种类型：①闭合性气胸，是指空气通过胸壁或肺的伤口进入胸膜腔后，伤口立即闭合，不再有气体进入胸膜腔，此类气胸抵消胸膜腔内负压，伤侧肺部分萎陷。②开放性气胸，是指胸膜腔通过胸壁伤口或软组织缺损处与外界大气相通，外界空气可随呼吸自由出入胸膜腔。③张力性气胸,是指伤口与胸膜腔相通,且形成活瓣,吸气时空气从伤口进入胸膜腔,呼气时活瓣关闭,空气只能进入而不能排出,使胸膜腔内积气不断增多,压力不断升高,因此又称为高压性气胸。

一、临床表现

1.闭合性气胸

根据胸膜腔积气量及肺萎陷程度可分为少量、中量和大量气胸。少量气胸是指肺萎陷<30%,患者可无明显症状。中量气胸时肺萎陷为30%～50%,而大量气胸肺萎陷>50%,均可出现胸闷、胸痛和气急等症状,气管向健侧移位,伤侧胸部叩诊呈鼓音,听诊呼吸音减弱或消失。

2.开放性气胸

开放性气胸患者常在伤后迅速出现重度呼吸困难、烦躁不安、脉搏细弱频数、发绀和休克。胸部检查时可见胸壁有明显伤口通入胸腔,呼吸时可闻及空气进入胸膜腔伤口的响声。

3.张力性气胸

主要表现为极度呼吸困难、发绀、烦躁不安、大汗淋漓、昏迷、休克,甚至窒息。可见气管向健侧偏移,伤侧胸部饱胀,肋间隙增宽,呼吸幅度减小,可见明显皮下气肿。伤侧叩诊呈鼓音,听诊呼吸音消失。

二、治疗要点

1.闭合性气胸

少量气胸可于1～2周内自行吸收,无须特殊处理,但应注意观察其发展变化。中、大量气胸需行胸膜腔穿刺抽气减轻肺萎陷,若一次抽不尽、抽气不久又达抽气前的积气量、合并血胸或需行机械通气治疗时,应行胸膜腔闭式引流术。

2.开放性气胸

开放性气胸治疗包括:①紧急封闭伤口,根据患者所处现场条件,尽快封闭胸壁伤口,变开放性气胸为闭合性气胸。②排气减压,如行胸膜腔穿刺、减轻肺受压、缓解呼吸困难。③及早清创,如缝合胸壁伤口,并留置胸膜腔闭式引流管。清创既要彻底,又要尽量保留健康组织,并积极预防感染发生。④疑有胸腔内脏器损伤或活动性出血者宜尽早剖胸探查,予以止血、修复损伤或清除异物。⑤防治并发症,如吸氧、纠正休克、应用抗生素预防感染。

3.张力性气胸

张力性气胸治疗包括:①立即排气减压,如在危急状况下可用粗针头在伤侧第2肋间锁骨中线处刺入胸膜腔,可见气体喷射而出,即达到排气减压的效果。②行胸膜腔闭式引流术,如在积气最高部位留置胸膜腔闭式引流管,一般肺裂口多在创伤后3～7 d闭合,待漏气停止24 h,胸部X线检查证实肺已膨胀后拔除引流管。③剖胸探查,若胸膜腔闭式引流管内不断有大量气体溢出、患者呼吸困难未见好转,提示可能有肺或支气管严重损伤,应行剖胸探查并修补裂口。④应用抗生素预防感染。

三、护理评估

1.现病史

(1)局部:评估受伤部位及性质;有无开放性伤口,有无活动性出血,伤口是否肿胀;是否有肋骨骨折、反常呼吸或呼吸时空气进出伤口的吸吮样音,气管位置是否偏移;有无颈静脉怒张或皮下气肿,肢体活动情况。

(2)全身:评估生命体征是否平稳,是否有呼吸困难或发绀,有无休克或意识障碍;是否有咳嗽、咳痰,痰量和性质;有无咯血,咯血次数和量等。

2.健康史

(1)一般资料:患者的性别、年龄、职业、社会、文化背景等。

(2)受伤史:了解患者受伤时间与经过、受伤部位、暴力大小,有无恶心、呕吐、昏迷等,伤后是否接受过处理和具体的处理方法。

(3)既往史:有无胸部手术史、服药史和过敏史。

3.实验室及辅助检查

(1)胸部 X 线检查:重点了解气胸的程度、性质及有无胸腔内器官损伤等。

(2)诊断性穿刺:胸腔穿刺既能明确有无气胸的存在,又能抽出气体降低胸腔内压,缓解症状。张力性气胸者胸腔穿刺有高压气体向外冲出,外推针筒芯。

4.心理-社会因素

心理-社会因素包括心理承受能力、对本次损伤相关知识的了解程度及社会支持系统等。

四、主要护理诊断/问题

1.气体交换受损

气体交换受损与胸部损伤、疼痛、胸廓活动受限或肺萎陷有关。

2.疼痛

疼痛与组织损伤有关。

3.潜在并发症

潜在并发症包括胸腔或肺感染。

五、护理目标

护理目标包括:①患者能维持正常的呼吸功能,呼吸平稳。②自述疼痛缓解或减轻,并可以耐受。③无并发症发生,或并发症得到及时发现和处理。

六、护理措施

1.非手术治疗护理/术前护理

(1)现场急救:患者若出现危及生命的征象时,护士应协同医生实施急救。对开放性气胸者,立即用敷料封闭胸壁伤口,使之成为闭合性气胸,阻止气体继续进入胸膜腔。闭合性或张力性气胸积气量多者,应立即协助医生行胸膜腔穿刺抽气或胸膜腔闭式引流排气。

(2)保持呼吸道通畅:协助和鼓励患者有效咳嗽、排痰,及时清理口腔、呼吸道内的呕吐物、分泌物、血液及痰液等,保持呼吸道通畅,预防窒息。痰液黏稠不易咳出者,应用祛痰药物、氧气驱动雾化,稀释痰液以利排出,必要时吸痰。不能有效排痰或呼吸衰竭者,实施气管插管或气管切开给氧、吸痰或呼吸机辅助呼吸。病情稳定者取半坐卧位,使膈肌下降,利于呼吸。呼吸困难和发绀者,予以吸氧。

(3)缓解疼痛:因疼痛不敢咳嗽、咳痰时,协助或指导患者及家属用双手按压患侧胸壁,以减轻伤口震动产生的疼痛,必要时遵医嘱给予镇痛药。

（4）观察病情变化：观察血压、心率、意识等变化，观察患者呼吸频率、节律和幅度，有无气促、呼吸困难、发绀和缺氧等症状，有无气管移位或皮下气肿，是否发生低血容量性休克等。

（5）预防感染：对有伤口者，遵医嘱注射破伤风抗毒素及合理使用抗生素。

（6）术前护理：①输液管理。对于病情危重、有胸腔内器官、血管损伤出血或呼吸困难未能缓解者，除做好手术准备外还应遵医嘱及时输血、补液并记录出入液量，避免输液过快、过量而发生肺水肿。②术前准备。急诊手术患者，做好血型、交叉配血及药敏试验；择期手术者，鼓励其摄入营养丰富、易消化食物，术前禁食、禁饮。

2.术后护理

（1）病情观察：患者术后返回病房，妥善安放、固定各种管路并保持通畅。密切观察患者生命体征变化，给予心电监测，并详细记录。

（2）呼吸道管理：①协助患者咳嗽咳痰。卧床期间，定时协助患者翻身、坐起、叩背、咳嗽；指导患者做深呼吸运动并鼓励其早期下床活动，促使肺扩张，预防肺不张或肺部感染等并发症的发生。②气管插管或切开的护理。实施气管插管或气管切开呼吸机辅助呼吸者，作好呼吸道护理，主要包括气道的湿化、吸痰及保持管道通畅等，以维持有效气体交换。

（3）并发症的观察与护理：①切口感染。保持切口敷料完整、清洁、干燥并及时更换，同时观察切口有无红、肿、热、痛等炎症表现，如有异常，及时报告医生采取抗感染措施。②肺部感染和胸腔内感染。监测体温，因开放性损伤易导致肺部或胸腔感染，应密切观察体温变化及痰液性状，如患者出现畏寒、高热或咳脓痰等感染征象，及时报告医生。

（4）基础护理：由于切口疼痛及多种管道留置，患者自理能力下降，根据病情和患者需要做好基础护理和生活护理，如口腔护理、皮肤护理、会阴护理等；鼓励并协助患者早期离床活动，促进疾病康复。

3.健康教育

（1）有效咳嗽、咳痰：向患者讲解腹式呼吸和有效咳嗽、咳痰的意义并予指导，出院后仍应坚持腹式呼吸和有效咳嗽。

（2）功能锻炼：告知患者恢复期胸部仍有轻微不适或疼痛，但不影响患侧肩关节功能锻炼，应早期进行并循序渐进；但在气胸痊愈的1个月内，不宜参加剧烈的体育活动，如打球、跑步、抬举重物等。

（3）定期复诊：胸部损伤重症患者出院后需定期来医院复诊，发现异常及时治疗。肋骨骨折患者术后3个月应行胸部X线检查，以了解骨折愈合情况。

（郭佳丽）

第十一节　损伤性血胸

胸膜腔积血称为血胸，是由利器损伤胸部或肋骨断端均可刺破肺、心脏和大血管等引起血胸。出血量取决于血管破口的大小、血压的高低和出血的持续时间。肺组织裂伤出血，由于肺循环压力较低，一般出血量少，可自行停止；若肋间血管或胸廓内血管损伤出血或伤及压力较高的动脉，出血不易自行停止，出血量多；心脏或胸内大血管，如主动脉及其分支、上下腔静脉和肺动静脉破裂,出血量多而急,可导致有效循环血量减少而出现循环障碍,甚至在短时间内因失血性休克而死亡。血胸可与气胸同时存在,称为血气胸。

一、护理评估

1.现病史

(1)局部:评估受伤部位及性质;有无开放性伤口,伤口大小,有无活动性出血及出血量的多少;是否有肋骨骨折、反常呼吸或呼吸时空气进出伤口的"吸吮"样音,气管位置有否偏移;有无颈静脉怒张或皮下气肿,肢体活动情况。

(2)全身:评估生命体征是否平稳,是否有呼吸困难或发绀,有无休克或意识障碍;是否有咳嗽、咳痰,痰量和性质;有无咯血,咯血次数和量等。

2.健康史

(1)一般资料:性别、年龄、职业、社会、文化背景等。

(2)受伤史:了解患者受伤经过与时间、受伤部位、暴力大小,有无恶心、呕吐、昏迷等;伤后是否接受过处理。

(3)既往史:有无胸部手术史、服药史和过敏史。

3.实验室及辅助检查

(1)实验室检查:血常规检查显示红细胞计数、血红蛋白含量和红细胞比容下降。继发性感染者,血白细胞计数和中性粒细胞比例增高,积血涂片和细菌培养可发现致病菌。

(2)胸部 X 线检查:重点了解血气胸及纵隔偏移的程度,有无胸腔内器官损伤等。

4.心理-社会因素

心理-社会因素包括心理承受能力、对所发生损伤的相关知识的了解程度及社会支持系统等。

二、主要护理诊断/问题

1.心输血量减少

心输血量减少与大出血有关。

2.气体交换受损

气体交换受损与胸部损伤、肺萎陷有关。

3.潜在并发症

潜在并发症包括肺部感染或胸腔感染、心脏压塞。

三、护理目标

护理目标包括:①能维持有效循环血量;②能维持正常的呼吸功能,呼吸平稳;③无感染等并发症发生。

四、护理措施

1.术前护理

(1)现场急救:胸部有较大异物者,不宜立即拔除,以免出血不止。

(2)病情观察:①严密监测生命体征,注意呼吸频率、节律、幅度及缺氧症状,如有异常,立即报告医生予以处理。②观察胸腔引流液量、色、质和性状。若每小时引流量＞200 mL 并持续 3 h 以上、引流出的血液很快凝固,脉搏加快,血压降低,补充血容量后血压仍不稳定,血红细胞计数、血红蛋白含量及血细胞比容持续下降,胸部 X 线检查显示胸腔阴影增大,则提示有活动性出血的可能,应积极做好开胸手术的术前准备。

(3)维持有效循环血容量和组织灌注量:迅速建立静脉输液通路,积极补充血容量和抗休克治疗;遵医嘱合理安排晶体和胶体溶液的输注顺序,根据血压和心肺功能控制输液速度。

2.术后护理

(1)血流动力学监测:监测血压、脉搏、呼吸、体温及引流变化,若发现有活动性出血的征象,立即汇报医生并协助处理;病情危重者,可监测中心静脉压(CVP)。

(2)维持呼吸功能:①密切观察呼吸形态、频率及呼吸音变化;②根据病情给予吸氧,观察血氧饱和度变化;③若生命体征平稳,可取半卧位,以利呼吸;④为患者叩背,协助排痰,指导其掌握深呼吸和有效咳嗽的方法,清理呼吸道分泌物。

(3)预防并发症:①遵医嘱合理使用抗生素;②密切观察体温、局部伤口和全身情况的变化;③鼓励患者咳嗽、咳痰,保持呼吸道通畅,预防肺部并发症;④在进行胸膜腔闭式引流护理过程中,严密遵循无菌操作原则,保持引流通畅,以防胸部继发感染。

3.健康教育

(1)休息与营养:指导患者合理休息,加强营养,提高机体免疫力。

(2)呼吸与咳嗽:指导患者腹式呼吸及有效咳嗽的方法,教会其咳嗽时用双手按压患侧胸壁,减轻切口疼痛。

(3)自我保健:定期复诊,出现呼吸困难、高热等不适时随时就诊。

(郭佳丽)

第十二节 心脏损伤

心脏损伤(heart injury)分为心脏挫伤和心脏破裂。心脏挫伤(cardiac contusion)多因前胸受重物、驾驶盘等撞击或从高处坠落,猛烈震荡心脏所致,亦可因腹部和下肢突然遭受挤压,大量血液涌入心脏和大血管,使腔内压力骤增而引起,还可因直接或间接暴力猛然将心脏推压与胸骨和脊柱之间,突然的加速或减速亦可使悬垂的心脏碰撞胸骨或脊柱后遭受损伤。右心室紧贴胸骨,最易发生挫伤。

心脏破裂(cardiac rupture)以右心室破裂最常见,其次为左心室和右心房,左心房、心包内大血管破裂则少见。多由锐器、子弹、弹片等穿透胸壁伤及心脏所致,少数则由于暴力撞击前胸或因胸骨和肋骨断端向内移位所引起。

一、护理评估

(一)健康史

了解患者有无前胸受重物、驾驶盘等撞击或从高处坠落等情况发生;有无腹部和下肢突然遭受挤压;有无直接或间接暴力猛然将心脏推压与胸骨和脊柱之间;有无锐器、子弹、弹片等穿透胸壁伤及心脏等情况的发生。

(二)身心状况

1.症状

(1)心脏挫伤:轻者无明显症状,较重者出现心前区疼痛,可伴有心悸、呼吸困难等。

(2)心脏破裂:①开放性胸部损伤:心脏破裂患者,胸壁伤口有鲜血不断涌出,患者表现为面色苍白、呼吸浅快、脉搏细速、血压下降等,很快陷入休克,甚至死亡。因伴有出血症状,不难做出诊断。②闭合性胸部损伤:心脏破裂患者可出现低血容量征象。

2.体征

闭合性胸部损伤患者的体征明显,可伴有颈静脉怒张和 Beck 三联症,包括:①静脉压升高,大于 1.47 kPa(15 cmH_2O);②脉搏微弱,心音遥远;③动脉压降低,甚至难以测出。

3.辅助检查

(1)心电图检查:有异常表现,如 ST 段抬高、T 波低平或倒置等,且常提示心律失常如心动过速、房性或室性早搏等。

(2)二维超声心动图:心脏挫伤超声心动图可示心脏结构和功能的改变,且二维超声心动图可确定心包积血的诊断。

(3)血生化检查:心脏严重挫伤时,磷酸肌酶-同工酶(CPK-MB)、乳酸脱氢酶(LDH_1 和 LDH_2)明显升高。

(4)心包腔穿刺:心包积血时可抽出不凝固血液,但该项检查有一定危险,在超声定位下比较安全。

4.心理-社会状况

患者病情严重,有濒死感,可减少与患者的交谈,多用肢体语言表达对患者的关心。

二、主要护理诊断/问题

1.组织灌注量改变

组织灌注量改变与失血引起的血容量不足有关。

2.低效性呼吸型态

低效性呼吸型态与胸部积血所致的疼痛、胸部活动受限、肺组织受压有关。

3.体液不足

体液不足与失血等有关。

4.疼痛

疼痛与损伤有关。

5.心排血量减少

心排血量减少与大量出血有关。

6.焦虑或恐惧

焦虑或恐惧与外伤及惧怕手术有关。

三、护理措施

(一)一般护理

1.休息

向患者强调卧床休息是关键。

2.吸氧

给予氧气吸入,以纠正低氧血症。

(二)心理护理

主要是减轻患者的恐惧心理和焦虑情绪。多数心脏损伤都是突然或意外发生的,加之出现大出血,患者多表现为紧张、焦虑和恐惧,有濒死感,不知所措并担心预后。故应耐心向患者解释病情,关心、安慰患者;及时帮助患者并满足其合理要求,在患者面前不谈论疾病的严重性。

(三)病情观察

严密观察病情,做好心脏监护,若患者出现面色苍白、呼吸浅快、脉搏细速、血压下降等表现,应立即报告医师。必要时测定中心静脉压和尿量等,注意观察有无心脏压塞征象。若出现心脏压塞征象,应立即通知医师予以处理。

(四)对症处理

1.组织灌注量不足

给予液体输入。

2.疼痛

剧烈疼痛者,遵医嘱使用镇痛药。

(五)治疗指导

1.治疗原则

心脏挫伤主要是休息、严密监护、吸氧、镇痛等。心脏破裂时病情进展迅速,抢救成功的关键是尽早开胸手术。

(1)床旁急救:对疑有心脏压塞者,应迅速配合医师行剑突下心包穿刺或心包开窗探查术,以解除急性心脏压塞,并尽快做好剖胸探查术的准备。术前以快速输血为主,其他抗休克措施为辅。若发生心搏骤停,需配合医师行床旁开胸挤压心脏,解除心脏压塞,指压控制出血,迅速送入手术室继续抢救。

(2)非手术治疗:主要是心脏挫伤的患者,主要措施如下:①补足血容量维持血压;②抗心律失常。

2.手术治疗护理

(1)术前护理:应在执行上述护理措施的基础上,做好必要的手术前准备。

(2)术后护理:重点是观察病情、心电监护、保持呼吸道通畅、预防感染、保护心功能及做好胸膜腔闭式引流护理等。①剖胸探查术后6 h,若无异常,取半坐卧位,有利于咳嗽、排痰、呼吸、引流和减轻伤口疼痛。②做好胸腔闭式引流的护理。③抗感染:根据药敏试验选用有效的抗生素。④做好术后病情观察,发现异常及时报告医师,并积极配合处理。

(六)健康教育

防止意外事故的发生。指导患者练习腹式呼吸及有效咳嗽、排痰。注意合理休息。

(郭佳丽)

第十章　肝胆外科疾病护理

第一节　肝囊肿

肝囊肿是较常见的肝良性疾病,分为寄生虫性和非寄生虫性肝囊肿。后者又可分为先天性、创伤性、炎症性和肿瘤性四类。临床多见先天性肝囊肿。

一、病因病理

单纯性肝囊肿起源于肝内迷走胆管或肝内胆管和淋巴管的发育障碍,导致管腔内容物停滞潴留而成。近年来有人提出后天肝组织退行性改变的说法。

孤立性囊肿好发于肝右叶近膈面,据统计囊肿生于肝右叶与左叶的比例为2∶1。囊肿大小有1～300 mm。囊肿可以占据整个肝叶,外表平滑反光,呈乳白色或蓝灰色。多发性囊肿多数累及整个肝脏,肝组织被无数大小不等囊肿占据,肝大变形,外观十分典型。

二、诊断要点

1.临床表现

先天性肝囊肿生长缓慢,小的囊肿无临床症状,多在体检时发现。囊肿增大到一定程度,可因压迫邻近器官而出现食后饱胀、恶心、呕吐、右上腹疼痛等。

2.辅助检查

(1)实验室检查。

(2)影像学检查:①B超检查,是诊断肝囊肿的首选方法;②X线检查,可显示膈肌抬高或胃肠受压等征象;③CT及MRI可明确囊肿的大小、部位、数目及形态。

三、治疗

1.非手术治疗

经皮囊肿穿刺抽液引流术。

2.手术治疗

手术方法主要有囊肿抽液术、囊肿开窗术、囊肿内引流术、根治性切除术。

四、主要护理诊断/问题

1.焦虑

焦虑与担心疾病预后有关。

2.舒适的改变

舒适的改变与疼痛或手术、不适有关。

3.潜在并发症

出血、感染、膈下积液或脓肿。

五、护理目标

(1)患者愿意表达出焦虑,能正确面对疾病、手术和预后,并参与治疗、护理决策。

(2)患者疼痛减轻或缓解,感觉舒适。

(3)患者未出现出血、感染、膈下积液或脓肿等并发症;若出现,能及时发现与处理。

六、护理措施

(一)术前护理

1.心理护理

(1)解释手术的必要性、手术方式、注意事项。

(2)鼓励患者表达自身感受。

(3)教会患者自我放松的方法。

(4)请手术成功、术后康复较好患者进行病友交流、分享。

(5)鼓励患者家属和朋友给予患者关心和支持。

2.胃肠道准备

(1)饮食:术前 3 d 少渣饮食,术前禁食 12 h,禁饮 4 h。

(2)胃管:择期手术患者视手术大小情况及手术方式,由医师决定术晨是否安置胃管。

(3)灌肠:术前 1 d 和术晨行大量不保留灌肠一次。

3.术前常规准备

(1)术前行抗生素皮试,术晨遵医嘱带入术中用药。

(2)协助完善相关术前检查:心电图、B 超、出凝血试验等。

(3)术晨更换清洁病员服。

(4)术晨备皮:清洁上腹部皮肤为主,视患者上腹部毛发情况确定是否备皮。

(5)术晨建立静脉通道。

(6)术晨与手术室人员进行患者身份、药物核对后,送入手术室。

(二)术后护理措施

1.术后护理常规

(1)全麻术后护理常规:了解麻醉和手术方式、术中情况、切口和引流情况,持续低流量吸氧,持续心电监护。

(2)伤口观察及护理:①床档保护防坠床;②严密监测生命体征;③观察伤口有无渗血渗液,若有,应及时通知医生并更换敷料;④观察腹部体征,有无腹痛、腹胀等。

(3)各管道观察及护理:输液管保持通畅,留置针妥善固定,注意观察穿刺部位皮肤;安置尿管者行尿管护理常规,一般术后第 1d 可拔除尿管,拔管后注意关注患者自行排尿情况。

(4)疼痛护理:①评估患者疼痛情况;②重视患者主诉;③对有镇痛泵(PCA)患者,注意检查管道是否通畅,评价镇痛效果是否满意;④遵医嘱给予镇痛药物。

(5)基础护理:提供安静舒适的环境,做好口腔护理、尿管护理、定时翻身、雾化、患者清洁等工作。

2.腹腔引流管的护理

(1)保持通畅:①定时由引流口端向引流袋挤捏管道,使之保持通畅;②勿折叠、扭曲、压迫管道;③及时倾倒,保持通畅。

(2)妥善固定:①每班检查并妥善固定腹腔引流管;②平躺时固定高度不超过腋中线;③离床活动时,不超过引流口处;④搬动患者时,应先夹闭引流管,防止逆行感染;⑤在给患者做翻身等护理操作时一定要注意保护引流管,避免引流管的脱出;⑥若腹腔引流管不慎脱出,应立即通知主管医生处理。

(3)标识清楚、及时更换、观察与记录:①每条引流管上均需注明管道在腹腔内放置的位置、安置时间,引流袋上要注明管道名称、安置时间、引流袋更换时间。②定期在无菌操作下更换引流袋,避免感染,必要时做细菌培养。③观察引流液性状、颜色和量:一般引流的血性液应该由多到少、由浓变淡。如果引流液由淡变浓,突然增加应注意内出血的发生。④观察腹腔引流管安置处敷料情况,如有渗出,及时换药。⑤观察患者腹部体征,有无腹胀、全身情况、症状是否减轻,生命体征是否正常。⑥观察患者酸碱、电解质是否平衡。

(4)拔管:①医生根据患者病情及引流情况拔管,一般小于 20 mL/d 可拔管;②拔管后应指导患者卧床休息,观察置管处有无局部出血,如有渗液及时更换敷料,有渗血时准确评估出血量并做相应处理。

3.胃管护理

(1)保持通畅:①定时挤捏管道,使之保持通畅;②勿折叠、扭曲、压迫管道;③及时倾倒胃液,保持有效负压。

(2)妥善固定:①固定胃管于床旁,每班检查胃管安置长度;②胶布注意正确粘贴,确保固定妥当;③每日更换固定胃管的胶布,胶布如有脱落,及时更换翻身、活动时应防止牵拉引起胃管脱出;④告知患者胃管重要性,切勿自行拔管;⑤若胃管不慎脱出,应通知医生查看患者后,遵医嘱安置胃管。

(3)观察与记录:①观察胃液颜色、性状及量并准确记录;②胃肠减压引流液通常为无色透明、淡黄色或墨绿色,若引流液为褐色、咖啡色或血性液体,应警惕应激性溃疡的发生;③观察安置胃管处鼻黏膜情况,调整胃管角度,避免鼻黏膜受压;④观察患者有无腹胀及胃肠功能恢复情况;⑤监测患者电解质、酸碱平衡情况。

(4)拔管:胃肠功能恢复后即可拔管或视手术情况 24 h 内早期拔除胃管。

4.饮食护理

根据手术情况术后第 1 天拔除胃管,给予饮水及流质,第 2 天给予半流质,第 3 天可进软食,逐渐过渡至正常饮食,注意进食高蛋白、高维生素、高热量、低脂肪的饮食,忌生冷、产气(如豆制品、薯类、南瓜、牛奶等)、刺激性食物,肝功能不良者应限制蛋白质摄入。

5.健康宣教

(1)饮食:①四要:要饮食规律、要少食多餐、要营养丰富、要容易消化;②四忌:忌刺激性食物、忌坚硬食物、忌易胀气食物、忌烟酒。

(2)活动:根据体力,适当活动,注意休息和睡眠。

(3)复查:术后 1 个月复查一次,检查肝功能、血常规等。

(三)并发症的处理及护理

1.出血

(1)临床表现:在术后 6 h 内出现早期出血,表现为面色苍白、表情淡漠、四肢湿冷、脉搏细速(>120 次/分钟)、血压下降(<140/50 mmHg),少尿(<20 mL/h)或无尿,腹腔引流管持续

血性液流出,引流量＞200 mL/h,连续 3 h,血常规检查示红细胞计数、血红蛋白和血细胞比容等降低。

(2)处理及护理:①体位:平卧位;②密切监测生命体征,每 5～10 min 测量脉搏、血压一次,每 15～30 min 挤压,引流管一次,观察引流液量及性质变化,及时发现术后出血;③迅速扩充血容量及抗休克;④立即做好术前准备,再次剖腹探查。

2.肺部感染

(1)临床表现:①发热、咳嗽、咳痰;②肺部有痰鸣音;③白细胞计数增高;④X 线片显示肺部感染。

(2)处理及护理:①加强呼吸道护理,指导患者每日胸式呼吸 2 次,每次 10 min;②遵医嘱雾化吸入每日 2～3 次,每次 20 min,雾化吸入时患者取坐位,体位有利于吸入药液沉积到终末细支气管及肺泡;③雾化吸入后给患者翻身、拍背,协助按压创口,鼓励患者行有效咳嗽,留痰液做细菌培养及药敏试验。

3.膈下脓肿

(1)临床表现:表现为寒战、高热、右上腹疼痛、咳嗽、消瘦、乏力、出汗、脉快、白细胞计数增高等症状;②B 超提示膈下脓肿。

(2)处理及护理:①保持胃肠减压管通畅,接负压引流,以免患者胃过度饱胀出现呕吐而引起误吸;②鼓励患者半卧位,有利于引流;保持引流管通畅,定时挤压;③加强营养支持,提高患者抵抗力;④按医嘱予抗生素治疗;⑤密切观察体温、白细胞计数变化。

4.胆瘘

(1)临床表现:①表现为术后 1 周腹腔引流管,有胆汁样液流出,引流管周围有少量胆汁外渗;②患者出现消瘦、厌油、腹痛、腹胀及发热;③腹部体征:压痛、跳痛。

(2)处理及护理:①保持引流管通畅,定时挤压,注意引流量、性质变化;②密切观察引流管周围有无渗液,及时更换引流管口敷料,保持干燥,涂氧化锌软膏或用凡士林纱条保护引流口周围皮肤,预防皮肤发生糜烂及湿疹;③加强营养,调节水和电解质;④平衡腹腔引流液少于 10 mL/d,可给予拔除腹腔引流管,拔管后患者无腹痛、发热,引流管口周围敷料干燥无渗液,证明瘘口已闭合。

(董　娜)

第二节　肝棘球蚴病

肝棘球蚴病(echinococcosis of liver)又称肝包虫病(hydatid disease of liver),是犬绦虫的囊状幼虫(棘球蚴)寄生在肝脏所发生的寄生虫病。因此,肝包虫病是牧区的一种常见多发病。

一、病因病理

细粒棘球绦虫的终末宿主为狗,中间宿主是羊、牛等。虫卵污染草场、水源和黏附在狗、羊等动物的皮毛上。人在与这些动物接触后吞食了棘球蚴虫卵,虫卵就在胃或十二指肠内孵化成六钩蚴,穿过肠壁进入门静脉系统。所以,有 65％～75％ 的六钩蚴停留在肝脏发育形成包虫囊肿而发病,70％为单发。

细粒棘球蚴在肝内发育成小的空囊,即初期的包虫囊肿,以后逐渐长大,形成具有角质和生发层的内瘘(即包虫本体)。角质层系内囊外层,为白色。柔软而富有弹性的半透明膜,状如粉皮。内层为生发层,有生发层细胞增生内突而形成生发囊,后者脱落于囊液之中形成子囊,子囊又可产生孙囊。

二、诊断要点

1.临床表现

本病在早期多无明显症状,由于医疗条件的局限,患者就诊时往往有腹部明显包块并伴有各种腹部压迫症状,如腹胀、腹痛、食欲缺乏、恶心、呕吐、黄疸、胆绞痛、腹腔积液、脾大,甚至恶病质等。所以,来自牧区有上述情况且包虫试验阳性者首先应考虑。

2.辅助检查

(1)实验室检查:①甲胎蛋白;②血清酶学;③肝功能及乙肝抗体系统检查。

(2)影像学检查:①B超检查;②X线检查;③CT和MRI检查;④放射性核素扫描;⑤选择性的腹腔动脉或肝动脉造影检查。

(3)肝穿刺活检术。

(4)腹腔镜检查。

三、治疗

1.手术治疗

肝包虫内囊切除术、肝叶切除术。

2.药物治疗

甲苯达唑抗虫治疗。

四、主要护理诊断/问题

1.知识缺乏

知识缺乏与缺乏相关疾病的知识有关。

2.舒适的改变

舒适的改变与疼痛或手术不适有关。

3.营养失调:低于机体需要量

营养失调:低于机体需要量与疾病有关。

4.潜在并发症

出血、胆瘘、感染或脓肿。

五、护理目标

(1)患者能了解肝包虫疾病的知识。

(2)患者疼痛减轻或缓解,感觉舒适。

(3)患者能主动进食富含蛋白质、能量、维生素等营养均衡的食物或接受营养支持治疗。

(4)患者未出现出血、胆瘘、感染或脓肿并发症;若出现,能及时发现与处理。

六、护理措施

(一)术前护理措施

1.心理护理

(1)解释手术的必要性、手术方式、注意事项。

(2)鼓励患者表达自身感受。

(3)教会患者自我放松的方法。

(4)请手术成功、术后康复较好患者进行病友交流、分享。

(5)鼓励患者家属和朋友给予患者关心和支持。

2.营养支持

(1)根据情况给予高蛋白、高热量、高维生素、低脂、易消化、少渣食物。

(2)不能进食者遵医嘱静脉补充热量及其他营养。

3.胃肠道准备

(1)饮食:术前 3 d 少渣饮食,术前禁食 12 h,禁饮 4 h。

(2)胃管:择期手术患者术晨安置胃管。

(3)灌肠:术前 1 d 和术晨行大量不保留灌肠次。

4.术前常规准备

(1)术前行抗生素皮试,术晨遵医嘱带入术中用药。

(2)协助完善相关术前检查:心电图、B超、出凝血试验等。

(3)术晨更换清洁患者服。

(4)术晨备皮:以清洁上腹部皮肤为主,视患者上腹部毛发情况确定是否备皮。

(5)术晨建立静脉通道。

(6)术晨与手术室人员进行患者、药物核对后,送入手术室。

(7)麻醉后置尿管。

(二)术后护理措施

1.术后护理常规

(1)全麻术后护理:常规了解麻醉和手术方式、术中情况、切口和引流情况持续低流量吸氧;持续心电监护;床档保护防坠床;严密监测生命体征。

(2)伤口观察及护理:观察伤口有无渗血、渗液,若有,应及时通知医生并更换敷料;观察腹部体征,有无腹痛、腹胀等。

(3)各管道观察及护理:输液管保持通畅,留置针妥善固定,注意观察穿刺部位皮肤;进行尿管护理常规,一般术后第 1 天可拔除尿管,拔管后注意关注患者自行排尿情况。

(4)疼痛护理:评估患者疼痛情况;重视患者主诉;对有镇痛泵(PCA)患者,注意检查管道是否通畅,评价镇痛效果是否满意;遵医嘱给予镇痛药物。

(5)基础护理:提供安静舒适的环境;做好口腔清理、尿管护理、定时翻身、雾化、患者;清洁等工作。

2.饮食护理

根据手术情况常规于术后第 1 天拔除胃管,给予饮水及流质,第 2 天给予半流质,第 3 天可进软食,逐渐过渡至正常饮食,注意进食高蛋白、高维生素、高热量、低脂肪的饮食,忌生冷、产气、刺激性食物,肝功能不良者应限制蛋白质摄入。

3.体位与活动

(1)全麻清醒前:去枕平卧位,头偏向一侧。

(2)全麻清醒后手术当日:低半卧位。

(3)术后第 1 天:半卧位为主,增加床上运动,可在搀扶下适当下床沿床边活动。

(4)术后第 2 天:半卧位为主,可在搀扶下适当屋内活动。

(5)术后第 3 天起:适当增加活动度。

4.健康宣教

(1)饮食:不吃生的牛肉等食物;多吃富含能量、蛋白质和维生素丰富的食物,以清淡、易消化为宜。

(2)坚持后续治疗:坚持抗虫治疗。

(3)预防为主:工作、生活中不与狗、牛、羊同住或亲密接触。

(4)注意休息:体力许可,可做适当的活动和部分的工作。

(三)并发症的处理及护理

1.出血

(1)临床表现:在术后 6 h 内出现早期出血,表现为面色苍白、表情淡漠、四肢湿冷、脉搏细速(>120 次/分钟)、血压下降($<80/50$ mmHg)、少尿(<20 mL/h)或无尿腹腔引流管持续血性液流出,引流量>200 mL/h,连续 3 h;血常规检查示红细胞计数、血红蛋白和血细胞比容等降低。

(2)处理及护理:体位:平卧位;密切监测生命体征,每 $5\sim10$ min 测量脉搏、血压一次,每 $15\sim30$ min 挤压引流管一次,观察引流液量及性质变化,及时发现术后出血;迅速扩充血容量及抗休克;立即做好术前准备,再次剖腹探查。

2.肺部感染

(1)临床表现:发热、咳嗽、咳痰;肺部有痰鸣音;白细胞计数增高;X 线片显示肺部感染。

(2)处理及护理:加强呼吸道护理,指导患者每日胸式呼吸 2 次,每次 10 min;遵医嘱雾化吸入每日 $2\sim3$ 次,每次 20 min,雾化吸入时患者取坐位,体位有利于吸入药液沉积到终末细支气管及肺泡;雾化吸入后给患者翻身、拍背,协助按压创口,鼓励患者行有效咳嗽,留痰液做细菌培养及药敏试验;保持胃肠减压管通畅,接负压引流,以免患者胃过度饱胀出现呕吐而引起误吸。

3.膈下脓肿

(1)临床表现:表现为寒战、高热、右上腹疼痛、咳嗽、消瘦、乏力、出汗、脉快;白细胞计数增高等症状;B 超提示膈下脓肿。

(2)处理及护理:鼓励患者半卧位,有利于引流保持引流管通畅,定时挤压加强营养支持,提高患者抵抗力,按医嘱予抗生素治疗;密切观察体温、白细胞计数变化。

4.胆瘘

(1)临床表现:表现为术后 1 周腹腔引流管有胆汁样液流出,引流管周围有少量胆汁外渗;患者出现消瘦、厌油、腹痛、腹胀及发热;腹部体征:压痛、跳痛。

(2)处理及护理:保持引流管通畅,定时挤压,注意引流量、性质变化密切观察引流管周围有无渗液,及时更换引流管口敷料,保持干燥,涂氧化样软膏或用凡士林纱条保护引流口周围皮肤,预防皮肤发生糜烂及湿疹;加强营养,调节水和电解质平衡;腹腔引流液少于 10 mL/d,可给予拔除腹腔引流管,拔管后患者无腹痛、发热,引流管口周围敷料干燥无渗液,证明瘘口已闭合。

（董　娜）

第三节　门静脉高压症

门静脉高压症是由于门静脉系统血流受阻、血液淤滞而造成门静脉及其分支压力增高,导致脾大伴有脾功能亢进、食管-胃底静脉曲张破裂大出血、腹腔积液等一系列临床综合征。正常门静脉压力为 $13\sim24$ cmH$_2$O($1.27\sim2.35$ kPa),门静脉高压时可达 $25\sim50$ cmH$_2$O($2.45\sim4.90$ kPa),当肝静脉压力梯度不超过 16 cmH$_2$O(1.6 kPa)时很少发生食管-胃底曲张静脉破裂出血。正常人全肝血流量每分钟约 1 500 mL,门静脉与肝动脉所供血流量比例为 $3:1$,但因为肝动脉压力大、血氧含量高,所以门静脉和肝动脉对肝的供氧比例却几乎相等。门静脉和腔静脉之间有四个交通支。其中胃底、食管下段交通支最主要,在正常情况下这些交通支的血流都很少,当门静脉高压症时则开放,血流增多。

一、病因与分类

门静脉没有静脉瓣,其压力是通过流入的血量和流出阻力形成并维持的。门静脉血流增加是门静脉高压症的始动因素。根据阻力增加的部位不同,将门静脉高压症分为三种类型。

1.肝前型

肝前型常见病因是肝外门静脉血栓形成,由脐炎、腹腔内感染(如急性阑尾炎和胰腺炎)、创伤等引起;肝外门静脉先天性畸形,如闭锁、狭窄或海绵样变等;肝外门静脉外存在压迫,如转移癌、胰腺炎等所致。此型患者肝功能多正常或轻度损害,预后较肝内型好。

2.肝内型

肝内型占 95% 以上,是我国门静脉高压症的最常见类型。可分为窦前、窦后和窦型。在我国,窦前型主要病因是好发于南方的血吸虫病肝硬化;我国窦型和窦后型门静脉高压症常见病因是肝炎后肝硬化,在西方国家则是酒精性肝硬化。

3.肝后型

肝后型病因包括巴德-吉利亚综合征、缩窄性心包炎、严重右心衰竭等。

二、临床表现

1.脾大、脾功能亢进

门静脉高压症的早期即可有脾大,程度不一,在左肋缘下可扪及,巨脾下缘可达脐下、内侧可超过腹中线。

脾脏早期肿大时质软、活动,晚期则变硬、活动受限。患者伴不同程度的脾功能亢进,表现为全血细胞减少,出现贫血、黏膜及皮下出血倾向。

2.呕血和(或)黑便

呕血和(或)黑便较多见,由于食管、胃底曲张静脉破裂出血所致,是门静脉高压症最危险的并发症。由于肝功能损害致凝血功能障碍,脾功能亢进使血小板减少,加之曲张静脉压力高,故出血不易自行停止。少量出血时呈柏油样便,急性大出血时患者出现呕血,颜色鲜红,常达 $500\sim1000$ mL,可引起休克和肝性脑病。

3.腹腔积液

腹腔积液是肝功能严重损害的表现,大出血后可引起或加剧腹腔积液形成,有些顽固性腹腔积液会难以消退。患者常伴腹胀、食欲减退、气急,也可引起脐疝、腹腔积液感染。

4.其他

其他可伴有黄疸、蜘蛛痣、肝掌、痔、腹壁静脉曲张、下肢水肿、男性乳房发育等体征。多数患者还会有疲乏、厌食、无力等症状。

5.并发症

约20%的门静脉高压症患者可并发门静脉高压性胃病。还可并发肝性脑病,但自然发展者不足10%,多因为存在胃肠道出血、感染、过量摄入蛋白质、镇静药、利尿剂等诱发因素。

三、辅助检查

1.血常规检查

脾功能亢进时,全血细胞减少,以白细胞和血小板计数下降最为明显。白细胞 $<3\times10^9$/L,血小板$<(70\sim80)\times10^9$/L。

2.肝功能检查

常伴有血浆白蛋白降低而球蛋白升高,白蛋白与球蛋白比例倒置,凝血酶原时间延长。肝炎后肝硬化患者血清转氨酶和血胆红素增高明显。

3.影像学检查

(1)腹部超声:可了解肝脏和脾脏的形态、大小,有无腹腔积液及门静脉扩张。多普勒超声可以测定血流量。

(2)食管吞钡 X 线检查:可发现食管和胃底静脉曲张的征象。食管钡剂充盈时,可见食管黏膜呈虫蚀状改变;排空时,黏膜像则表现为蚯蚓样或串珠状负影。

(3)CT、MRI:CT 用于测定肝体积从而推断分流术后肝性脑病发生率;MRI 用于推测门静脉血流量及方向,为确定手术方案提供依据。

(4)腹腔动脉造影和肝静脉造影:显影门静脉系统和肝静脉,可以确定静脉受阻的部位及侧支回流情况,还可以为确定手术方式提供参考。

四、治疗原则

门静脉高压症以非手术治疗为主。外科手术治疗的目的是预防和控制急性食管-胃底曲张静脉破裂出血,解除或改善脾大、脾功能亢进,治疗顽固性腹腔积液。

(一)食管-胃底曲张静脉破裂出血的治疗

1.非手术治疗

有黄疸、大量腹腔积液、肝功能严重受损的门静脉高压症患者发生大出血,如果进行外科手术,病死率可高达 $60\%\sim70\%$。该类患者应尽量采用非手术治疗。

(1)补充血容量:立即输液、输血,肝硬化者应输入新鲜全血,因其中富含凝血因子且氨较少,有利于止血并防止发生肝性脑病。注意避免过量扩容,以免引起门静脉压力反跳性增高诱发再出血。

(2)应用止血药物：首选血管收缩药或与血管扩张药硝酸酯类合用，但药物治疗早期有较高的再出血率发生。常用的药物有：三甘氨酰赖氨酸升压素、生长抑素、奥曲肽、垂体后叶激素、普萘洛尔等。生长抑素能够选择性减少内脏血流，尤其是门静脉系统的血流量，减低门静脉压力，首次剂量 250 μg 静脉注射，以后每小时 250 μg 维持静脉滴注，连续 3～5 d。

(3)内镜治疗：硬化剂注射疗法(esophageal variciform sclerotherapy，EVS)、经内镜食管曲张静脉套扎术(endoscopic vricel ligtion，EVL)是目前公认的急性出血期间首选的止血方法，需多次进行，但对胃底曲张静脉破裂出血无效。EVS 即经内镜将硬化剂（如鱼肝油酸钠）直接注射到曲张静脉腔内，使曲张静脉闭塞、黏膜下组织硬化，达到治疗食管曲张静脉出血和预防再出血的目的，对急性出血的长期疗效优于药物治疗，但可发生食管溃疡、狭窄或穿孔等并发症，其中食管穿孔最为严重。EVL 是经内镜将要结扎的曲张静脉吸入到结扎器中，用橡皮圈套扎在曲张静脉基底部，套扎组织坏死结痂脱落时间 7～15 d，可发生再出血。此外，还可经内镜下进行高频电凝、热探头凝固、激光凝固、微波凝固等方法止血。

(4)三腔两囊管压迫止血：利用充气的气囊分别压迫胃底和食管下段的曲张静脉，达到止血目的。这一种是暂时控制出血的有效方法，通常用于对血管加压素或内镜治疗食管-胃底曲张静脉出血无效的患者。三腔双囊管一腔通圆形气囊，压迫胃底；一腔通椭圆形气囊，压迫食管下段；一腔通胃内，可进行吸引、冲洗、注入止血药物。

(5)经静脉肝内门体分流术(transjug gular intrahepatic portosystemic shunt，TIPS)：经颈静脉在肝静脉与门静脉的主要分支间建立通道，并置入支架，实现门体分流。该介入疗法目前适用于食管-胃底曲张静脉破裂出血经药物和硬化剂治疗无效、肝功能失代偿、不宜行急诊手术或等待肝移植的患者。

2.手术治疗

没有黄疸及明显腹腔积液的患者发生大出血，应该及早手术治疗。

(1)非选择性门体分流术：是将入肝的门静脉血完全转流入体循环，代表术式是门静脉与下腔静脉端侧分流术、门静脉与下腔静脉侧侧分流术，对治疗食管-胃底曲张静脉破裂出血效果好，但肝性脑病发生率高达 30%～50%，易引起肝衰竭且第一肝门被破坏，日后肝移植困难。另外，此术式还包括肠系膜上腔静脉与下腔静脉"桥式"分流术和中心性脾-肾静脉分流术，术后血栓形成发生率较高，影响远期疗效。

(2)选择性门体分流术：保存门静脉的入肝血流，同时降低食管-胃底曲张静脉的压力。代表术式是远端脾-肾静脉分流术，即将脾静脉远端与左肾静脉端侧吻合，并离断门-奇静脉侧支，包括胃冠状静脉和胃网膜静脉。其优点是术后肝性脑病发生率低。限制性门体分流术的目的是充分降低门静脉压力，制止食管-胃底曲张静脉出血，并且能够保证部分入肝血流。代表术式是限制性门-腔静脉分流（侧侧吻合口控制在 10 mm）和门-腔静脉"桥式"（H 形）分流（桥式人造血管口径在 8～10 mm）。前者吻合口可逐渐扩大，如同非选择性门体分流术；而后者近期可形成血栓，需要取栓或溶栓治疗。

(3)断流术：手术方式很多，以脾切除加贲门周围血管断离术最有效。该术式彻底阻断了门-奇静脉间的反常血流，能制止或预防曲张静脉破裂出血；还保存了门静脉的入肝血流，有利于术后肝功能恢复；切除了脾即纠正了脾功能亢进。但由于侧支循环的建立，食管-胃底静脉易再次曲张，加之术后胃黏膜病变发生率高，均可导致术后再出血。

(4)肝移植:是治疗终末期肝病并发门静脉高压症患者食管-胃底曲张静脉破裂出血的理想方法。通过移植替换了病肝,且门静脉系统血流恢复正常。但由于肝源短缺、术后终身服用免疫抑制剂、费用昂贵等因素,限制了肝移植的临床推广应用。

(二)严重脾大、并发明显脾功能亢进的治疗

严重脾大、并发明显的脾功能亢进最多见于晚期血吸虫病,也见于脾静脉栓塞引起的门静脉高压症,此类患者行单纯脾切除术效果良好。

(三)肝硬化引起顽固性腹腔积液的治疗

最有效的治疗方法是肝移植,其他疗法包括 TIPS 和腹腔-上腔静脉转流术。腹腔-上腔静脉转流术是将有单向活瓣作用的微型转流装置置于腹膜外肌层下,两端分别接管于腹腔、经右颈内静脉至上腔静脉,利用腹膜腔间的压力差,使腹腔积液随呼吸运动节律性地流入上腔静脉。

五、护理评估

(一)术前评估

1.健康史

①一般情况:了解患者年龄、性别及有无大量饮酒史等;②病因及相关因素:发病诱因是否与腹内压增高有关,及与饮食的关系;③既往史:询问患者既往是否有肝炎病史及血吸虫病史及诊疗经过;对没有肝炎或血吸虫病史且肝功能检查正常的患者,应注意询问有无急性阑尾炎、胰腺炎等腹腔感染史。

2.身体状况

(1)症状及体征:①评估局部体征,脾大、脾功能亢进情况,以及有无黏膜及皮下出血情况;②患者生命体征,意识状态、有无出血性休克,有无呕血和黑便,呕吐物或排泄物的色、质、量;③腹腔积液情况,有无腹胀、气急、食欲减退;④黄疸、肝掌、蜘蛛痣及皮下出血点和肝性脑病的症状。

(2)辅助检查:血常规、肝功能的变化,影像学检查结果。结合临床情况判断出血部位及食管静脉曲张程度。

3.心理-社会状况

了解患者心理情况,因肝硬化是导致门静脉高压症的主要病因且是一个慢性疾病过程。评估患者是否感到焦虑、恐惧、悲观、失望,评估患者及家属对疾病的诊疗、护理、转归、预后的了解程度,家属是否理解并有能力提供心理和经济的双重支持。

(二)术后评估

(1)术中情况:评估麻醉、手术方式,术中出血、输血、输液情况。

(2)身体状况:评估患者的生命体征、意识、尿量、肝脏功能等。了解其有无并发症发生。

(3)心理-社会状况:了解患者及家属术后心理应激反应,对于术后护理相关知识的了解程度。

六、主要护理诊断/问题

1.恐惧

恐惧与大量呕血、便血,肝性脑病造成精神刺激和对治疗效果及担心预后有关。

2.体液不足

体液不足与食管静脉曲张破裂出血造成血容量不足有关。

3.体液过多

体液过多与肝功能损害致低蛋白血症、血浆胶体渗透压降低及醛固酮分泌增加有关。

4.营养失调:低于机体需要量

营养失调与肝功能减退、营养摄入不足、消化吸收障碍有关。

5.潜在并发症

潜在并发症有肝性脑病、门静脉血栓形成、肝肾综合征、出血、感染。

6.知识缺乏

缺乏预防上消化道出血、肝脏疾病的有关知识。

七、护理目标

(1)患者焦虑、恐惧缓解或减轻,积极配合治疗和护理。

(2)患者血容量增加,体液不足得以改善。

(3)患者的腹腔积液减少,体液平衡能得到维持。

(4)患者能主动进食富含蛋白、能量、膳食纤维等营养均衡的食物或接受营养支持治疗。

(5)患者未发生并发症或及时发现并正确处理。

八、护理措施

(一)术前护理

1.改善贫血及凝血功能

贫血及凝血功能障碍者,应予以纠正,可输注新鲜血、肌内注射维生素 K。

2.肠道准备

拟行分流术者,术前 2～3 d 口服肠道不吸收的抗生素,减少氨的产生,预防术后肝性脑病的发生,术前 1 d 晚清洁灌肠,避免术后肠胀气压迫血管吻合口。

3.完善相关检查

脾-肾静脉分流术前应明确肾功能是否正常,行脾切除术者应测定血小板计数,便于与术后对比。

4.其他

术前一般不放置胃管,必要时可选择细软胃管并充分润滑后轻柔插入,避免置管过程中发生食管-胃底曲张静脉破裂出血。食管-胃底曲张静脉破裂出血的患者若行急诊手术治疗,应在积极抗休克的同时做好手术准备。

(二)术后护理

1.卧位与活动

术后生命体征平稳可取半卧位。分流术后患者术后不宜过早下床活动,以防血管吻合口破裂出血;48 h 内,取平卧位或 15°低坡卧位,2～3 d 后改半卧位,一般需卧床 1 周,翻身时动作要轻柔,避免过多活动。

2.营养支持

禁食期间给予肠外营养,保证摄入足够的热量,术后肠蠕动恢复后给予流质饮食,逐步改为半流质和软食。分流术后患者应限制蛋白质摄入,避免诱发肝性脑病。

3.病情观察

密切观察患者的神志,监测生命体征、尿量、面色、引流液的变化,记录 24 h 液体出入量。

4.保护肝脏功能

术后吸氧,禁用吗啡等对肝脏有损害的药物。

5.并发症的观察与护理

(1)术后出血:可因分流术后血管吻合口破裂、血小板减少、凝血功能障碍等原因引起。密切观察胃肠减压和腹腔或膈下引流液的性状、颜色及量。若引流出较多新鲜血液,患者出现面色苍白、血压下降、脉快、尿量减少等情况,应考虑术后出血。给予输液、输血、止血等非手术治疗,必要时手术止血。

(2)肝性脑病:分流术后部分静脉血未经肝脏解毒而直接进入体循环,加之手术应激及术前不同程度的肝功能损害,极易诱发肝性脑病。术后除限制蛋白质摄入外,忌用肥皂水灌肠,可采用弱酸性溶液灌肠,减少肠道氨的吸收;术后遵医嘱输入谷氨酸钾,降低血氨水平;动态监测患者的血氨水平。若患者出现神志淡漠、性格改变、定向力减退、嗜睡、谵妄等改变时,应高度怀疑出现肝性脑病,需及时处理。

(3)静脉血栓形成:脾切除后血小板可迅速升高,易诱发静脉血栓形成。故术后 2 周内每日或隔日查血小板计数,若血小板超过 600×10^9/L,须应用抗凝药,动态监测血常规和凝血功能的变化。

(4)感染:脾切除后膈下血肿继发感染最为常见,可见患者高热 39 ℃以上持续 2 周左右,遵医嘱及时使用有效的抗生素治疗。术后应保持膈下引流管的通畅,注意无菌操作,观察和记录引流液的情况,引流逐日减少、颜色清凉、少于 10 mL/d 则可拔管。

(三)健康教育

1.生活指导

避免劳累和较重的体力劳动,保证充分的休息。进食高热量、适量蛋白质、维生素丰富的食物。禁烟、酒、浓茶、避免粗糙、干硬、辛辣、带刺的食物,以免诱发曲张静脉出血。

保持心情舒畅,避免紧张、焦虑等不良情绪。注意自我保护,用软牙刷刷牙,避免牙龈出血,防止外伤。

2.保护肝功能

向患者说明手术治疗并不能改善肝功能,应继续遵医嘱服用保肝药物,避免对肝脏有损害的药物,定期复查肝功能,若发现异常应及时治疗。

(董　娜)

第四节　阿米巴性肝脓肿

阿米巴性肝脓肿是肠道阿米巴病最常见的并发症,大多为单发性的大脓肿,好发于肝右叶,尤以右叶顶部多见。

一、病因与病理

阿米巴原虫从结肠溃疡处肠壁小静脉经门静脉血液、淋巴管或直接侵入肝门。原虫产生溶组织酶,可致肝细胞坏死,液化的肝组织和血液组成脓肿。

阿米巴脓肿的脓腔较大,充满脓液,可多达 1 000～2 000 mL。典型的脓液为果酱色,较黏稠,无臭、无菌。

二、临床表现

1.症状

(1)发热:体温波动于 38 ℃～39 ℃,呈弛张热或间歇热;伴畏寒、多汗。

(2)全身表现:可有恶心、呕吐、食欲缺乏、腹胀,甚至腹泻、痢疾等症状,体重减轻、消瘦、贫血也较常见。

2.体征

肝大,局部有明显压痛和叩击痛。

三、辅助检查

血白细胞计数升高,血清阿米巴抗体检测阳性;粪便中也可找到阿米巴滋养体;部分患者乙状结肠镜检、溃疡面刮片可找到阿米巴滋养体。

四、治疗原则

1.非手术治疗

非手术治疗主要采用抗阿米巴药物(甲硝唑、氯喹、依米丁、环丙沙星等)治疗,必要时反复 B 超定位穿刺抽脓及支持疗法,一般较小的脓肿可经非手术治疗治愈。

2.手术治疗切开引流

(1)对病情重、脓腔较大者,或非手术治疗脓腔未见缩小者,可行套管针穿刺留置导管做闭式引流。

(2)如遇以下情况应在严格无菌原则下手术切开排脓并采用持续负压闭式引流:经抗阿米巴治疗及穿刺抽脓,脓腔未见缩小、高热不退者;脓肿位于左肝外叶,有穿入心包危险者;脓肿伴继发细菌感染,经综合治疗不能控制者;脓肿已穿破胸腹腔或邻近器官;直径大于 10 cm 的巨大脓肿或较浅表脓肿。

五、护理评估

(一)术前评估

1.健康史

了解患者发育营养状况,有无抵抗力低下。是否患有胆道疾病、细菌性肠炎、肝的开放性损伤等。

2.身体状况

(1)症状:了解肝区疼痛的范围,全身症状,如寒战、发热、恶心、呕吐等。

(2)体征:了解肝区肿大的范围,有无压痛及局限性隆起等腹部体征。

(3)辅助检查:血培养结果,脓液的性状、有无臭味,患者营养状况等。

3. 心理-社会状况

评估患者及家属对本病的认知程度,对治疗方案、疾病预后及康复知识的掌握程度。患者的心理承受能力,是否会出现恐惧、焦虑等,患者家庭对本病治疗的经济承受能力。

(二)术后评估

1. 术中情况

评估患者的手术及麻醉方式、出血量等。

2. 术后情况

评估患者术后生命体征、腹部伤口情况,术后引流情况。

六、主要护理诊断/问题

(1)疼痛与肝脏肿大致包膜张力增加及炎性介质刺激有关。

(2)体温过高与肝脓肿及其产生的毒素吸收有关。

(3)感染与肝脓肿有关。

(4)营养失调与进食减少、感染引起分解代谢增加有关。

七、护理目标

(1)患者疼痛减轻或消除。

(2)患者体温降至正常。

(3)患者未发生腹膜炎、膈下脓肿等其他部位的细菌感染。

(4)患者营养状况得到改善。

八、护理措施

(一)术前准备和非手术患者的护理

1. 病情观察

密切观察患者生命体征、腹部和胸部体征,注意有无脓肿破溃引起的急性腹膜炎、膈下脓肿、胸腔内感染等严重并发症。长期应用抗生素治疗的患者,应注意观察有无继发伪膜性肠炎及二重感染的表现。肝脓肿可并发脓毒血症、中毒性休克、急性化脓性胆管炎等危及患者生命的严重并发症,应立即通知医生并协助处理。

2. 高热的护理

(1)物理降温:保持病室内空气流通,室温 18 ℃～22 ℃,湿度 50％～70％;根据病情给予乙醇擦浴、头枕冰袋或冷生理盐水灌肠等。

(2)药物降温:细菌性肝脓肿患者,体温多在 39 ℃～40 ℃,在物理降温的同时可配合使用解热镇痛药,以增强降温效果。

(3)观察降温效果:密切监测体温变化,患者出汗时应及时更换汗湿衣服和被单,防止着凉。

(4)补充水分:鼓励患者多饮水,必要时经静脉补充液体,以防脱水。

(5)控制感染:严格遵医嘱应用抗生素控制感染,恢复正常体温。

3. 疼痛护理

动态评估患者疼痛的程度及其对疼痛的耐受情况,协助患者采取舒适体位,必要时遵医嘱应用镇痛剂。

4.营养支持

根据患者的营养状况和饮食习惯,指导并鼓励患者进食高蛋白、高热量、富含维生素和膳食纤维的食物,改善全身营养状况;必要时经静脉补充营养,适量输注全血、血浆及清蛋白等,以增强机体的免疫力,促进脓肿局限及脓腔闭合。

(二)术后护理

1.维持有效引流

(1)妥善固定引流管,防止引流管扭曲、折叠、滑脱。

(2)麻醉清醒后,给予半坐卧位,以借助体位的作用充分引流脓腔。

(3)保持引流通畅,每日用生理盐水多次或持续冲洗脓腔,观察并记录引流液的量、色、质。

(4)每日更换引流瓶或引流袋,并保持引流瓶或引流袋低于皮肤切口水平,防止引流液逆流。

(5)当每日脓腔引流液少于 10 mL 时,可逐步将引流管向外拔出并拔除引流管,适时换药,直至脓腔闭合。

(6)阿米巴性肝脓肿应采用闭式引流,以防继发二重感染。

(7)经皮肝穿刺脓肿置管引流的护理:严密观察患者的生命体征、腹部体征;位置较高的脓肿穿刺后注意防止气胸、脓胸等并发症的发生;观察患者发热、肝区疼痛改善情况;适时复查 B 超,了解脓肿情况。

2.肝叶切除护理

密切观察切口敷料有无渗血及腹腔引流管引流液的量、色、质,及时发现出血征象;同时注意观察患者腹部情况及生命体征变化,严防腹腔内出血。肝细胞对缺氧耐受力差,术后应给予氧气吸入,保证血氧浓度,促进肝创面愈合。

(三)健康教育

(1)细菌性肝脓肿的预防:积极治疗胆道系统疾病,如胆囊炎、胆道蛔虫等,防止肝脓肿发生。

(2)阿米巴性肝脓肿的预防关键在于防止阿米巴痢疾的感染,严格粪便管理,教育大众养成讲究卫生的良好习惯,一旦感染阿米巴痢疾,应做积极、彻底的治疗。

(3)自我护理,养成良好的生活及卫生习惯。

(4)嘱患者出院后多进食高热量、高蛋白、高维生素及富含纤维素的食物,多饮水。

(5)遵医嘱服药,不得擅自改变剂量或停药。在使用抗阿米巴药物时,注意观察患者的药物不良反应,如在"临床治愈"后脓腔仍存在,嘱患者继续服用 1 个疗程的甲硝唑。

(董　娜)

第五节　肝结核

肝脏结核感染多为继发病变,常继发于体内其他脏器的结核。只有找不到肝脏以外器官结核病灶的肝结核才能称为原发性肝结核。肝结核通常有两种情况:一是作为全身结核病的一个次要部分,一般不出现肝病的临床表现,经抗结核治疗,肝内结核也随之痊愈;二是肝结核为全部或主要表现,在身体其他部位未见结核病灶或仅有轻微非活动性结核病变,患者有结核病的全身中毒反应或肝病的局部表现,这主要是肝内结核病变所引起。

一、概述

(一)病因病理

肝结核的病原菌是结核分枝杆菌,属革兰阳性杆菌,pH 呈酸性。由于肝脏的血运及淋巴丰富,又与消化道及胆管相通,结核菌可通过侵入各个系统而造成肝脏感染,但肝脏网状内皮系统具有强大的吞噬能力,肝组织含氧量低,又有胆汁抑制结核菌生长。结核菌到达肝脏后,并不一定都会造成感染,只有当机体抵抗力降低、结核菌致病力较强时才能冲破免疫防线,在肝内造成病变引起肝结核。

(二)临床表现

1.全身结核中毒反应

全身结核中毒反应以畏寒、发热、夜间盗汗、乏力、食欲不佳、消瘦为主要表现。发热是肝结核最常见的临床症状。热型多为弛张热,也可为午后低热和不规则发热。常伴有腹痛、腹胀,腹痛多为右上腹或肝区持续性隐痛、胀痛。

2.局部表现

局部表现有肝区隐痛、肝大呈结节状,有轻度压痛,可出现脾大。

3.实验室检查

绝大多数有轻度或中度贫血,血细胞数正常或偏低,少数可有增高,个别呈类白血病反应。血沉增快。肝功能检查可见清蛋白减低,球蛋白升高,转氨酶及碱性磷酸酶升高。结核菌素试验呈强阳性反应或由阴性转为阳性。

4.影像学检查

X 线检查大多数肝结核患者胸片有肺结核征象,约有 50% 的腹部平片可见肝内钙化灶。B 超及 CT 可以发现肝大、肝内占位病变,钙化灶及肝内胆管扩张。

(三)治疗

1.全身支持治疗

注意休息,增强营养,补充各种维生素,加强保肝治疗。

2.药物治疗

药物的选择既要照顾全身原发灶的治疗效果,又要考虑药物对肝脏局部病变的治疗和毒性。常用的药物有异烟肼、链霉素、利福平、利福定、乙胺丁醇。

3.手术治疗

局限性结核病,融合性大结节或团块可行局部切除、肝段切除或肝叶切除;较大的干酪性脓肿可酌情行肝段、肝叶或半肝切除。超越半肝范围的大脓肿宜行排脓引流术,肝内胆管型肝结核需手术引流可行胆管空肠 Roux-Y 吻合。

二、术前护理

(一)护理评估

1.健康史

(1)一般资料:患者的年龄、性别、出生地、居住地、饮食习惯、生活及工作环境、营养状况。

(2)既往史:有无发热、右上腹疼痛发作史;有无呼吸系统、消化道等结核病史;有无引起身体抵抗力下降的因素,如接受过癌症化疗或使用过免疫抑制剂。

(3)家族史:家庭中有无类似病史。

2.生理状况

(1)局部:疼痛部位、性质、时间、程度、诱发因素,有无肝大。

(2)全身:有无低热、盗汗、食欲缺乏、消瘦、体重减轻、黄疸、腹腔积液等症状。

(3)辅助检查:全身重要脏器功能。

3.心理和社会支持状况

(1)认知程度:患者和家属对疾病治疗方法、预后的认知程度。

(2)心理承受能力:结核病程缓慢、治疗持续时间较长,患者往往有不同程度的焦虑、恐惧等不良情绪。

(3)社会支持系统:家庭对患者的治疗及手术的经济承受能力,家庭和社会对患者的支持程度。

(二)主要护理诊断/问题

1.恐惧/焦虑

恐惧/焦虑与病程长有关。

2.营养失调:低于机体需要量

营养失调:低于机体需要量与长期慢性消耗性疾病有关。

3.体温过高

体温过高与结核分枝杆菌感染、全身中毒反应有关。表现为畏寒、发热或午后低热和不规则发热。

4.舒适的改变,疼痛

舒适的改变,疼痛与肿块刺激肝包膜有关。

5.知识缺乏

知识缺乏与缺乏抗结核药的相关知识有关。

(三)护理目标

(1)患者恐惧/焦虑减轻。

(2)患者营养状况得到改善。

(3)患者体温恢复正常。

(4)患者疼痛缓解或消失。

(四)护理措施

1.改善营养状况

结核是一种消耗热量的疾病,容易引起蛋白质的大量丢失,应鼓励患者进高蛋白,富含钙、维生素饮食,如瘦肉、鸡蛋、牛奶、豆制品、新鲜蔬菜和水果,依患者口味选择患者喜爱的食物及烹调方法,增加患者的食欲,及时补充足够的水分。

2.保证充分的休息

休息对患者身心两方面都非常重要。

3.药物治疗的护理

患者要进行一定时间的抗结核治疗,注意密切观察病情变化、药物治疗效果及对肝脏的毒副反应,并及时处理。

4.心理护理

向患者解释治疗或手术的必要性,找出引起患者焦虑或恐惧的原因,保持患者心情愉快,积极配合治疗和护理。

5.高热的护理

(1)高热患者按医嘱给予药物或物理降温,并密切观察体温变化,加强营养。

(2)及时更换潮湿被褥、衣服,使患者舒适。

(3)密切观察血压、脉搏、呼吸、神志变化。

6.疼痛护理

根据患者的情况采取适宜的镇痛措施。

三、术后护理

(一)护理评估

1.康复状况

手术情况,术后生命体征情况,引流管数量、是否通畅,引流物的量、色、性状,切口情况。

2.肝功能状况

术后肝功能的恢复程度。

3.心理和认知状况

患者及家属对术后康复知识掌握程度。

(二)主要护理诊断/问题

(1)疼痛与手术创伤有关。

(2)营养失调:低于机体需要量与手术创伤有关。

(3)潜在并发症有肝性脑病、出血、感染。

(三)护理目标

(1)患者疼痛减轻或缓解。

(2)患者接受营养支持治疗或进食富含蛋白、热量、营养均衡的食物。

(3)患者未出现肝性脑病、出血、感染等并发症。

(四)护理措施

1.病情观察

(1)生命体征:密切观察患者神志、体温、脉搏、呼吸、血压变化,持续心电监护,每30～60 min监测1次,观察有无性格行为变化,如欣快感、表情淡漠等肝性脑病的前驱症状。

(2)观察有无出血:观察伤口敷料有无渗血,引流物量、色、性状,如患者出现脉搏细速、面色苍白、血压下降、出冷汗或1 h内血性引流液超过100 mL,并呈持续性增加,应警惕腹腔内出血,及时通知医师,并配合抢救。

2.体位

术后24 h绝对卧床休息,不鼓励患者过早活动,以免术后肝断面出血。

3.保持呼吸道通畅

术后鼻导管给氧72 h(4～6 L/min),保持血氧饱和度95%以上,保证痰液及时排出,必要时行雾化吸入。

4.饮食

术后2～3 d禁食,持续胃肠减压,静脉补充水、电解质、维生素、氨基酸等,以补充机体需要。肠蠕动恢复后,先进流质饮食,逐渐过渡到普食,指导患者进高蛋白、高热量、高维生素、膳食纤维、清淡易消化食物。必要时,可给予肠内、外营养支持治疗,输血浆、清蛋白、新鲜血等。

5.疼痛护理

(1)心理安慰:向患者及其家属解释术后切口疼痛是正常现象,避免紧张。

(2)术后使用镇痛泵,观察镇痛效果、有无不良反应,并及时处理。

(3)必要时使用镇痛药物,观察用药后效果及不良反应,尽量避免使用对肝脏有损害的药物,如吗啡、巴比妥类药。

6.引流管护理

(1)妥善固定引流管,防止脱出、受压、扭曲,向患者解释放置引流管的目的,使患者自觉保护引流管。

(2)保护引流管通畅,准确记录引流物的量、色、性状。

(3)严格遵守无菌原则,每日更换引流袋1次。

(4)指导患者活动时,不可将引流袋提起过高,防止引流物倒流,引起逆行感染。

7.预防感染

(1)保持伤口敷料清洁干燥,渗血、渗液要及时更换。

(2)观察切口有无红肿、疼痛等。

(3)保持床单元的清洁干燥。

(4)遵医嘱使用有效、对肝脏无损害的广谱抗生素,观察用药后疗效及不良反应。

8.其他

保持体液平衡,准确记录24 h出入量,肝功能不良伴腹腔积液的患者,应严格控制水、钠的摄入,保肝治疗,定期监测体重、腹围变化。

(五)出院指导

(1)注意休息,避免劳累及过度运动。

(2)加强营养,多吃瘦肉、鸡蛋、牛奶等高蛋白、高热量、高维生素饮食,多吃新鲜蔬菜及水果。

(3)出现水肿、黄疸、发热、体重减轻等不适,及时就诊。

(4)继续抗结核药物治疗,防止结核菌扩散。

(5)定期复查,有异常随时就诊。

(董　娜)

第六节　肝性脑病

当各种致病因素使肝脏严重损伤,引起代谢、分泌、合成、生物转化与免疫功能障碍,机体出现黄疸、出血、继发性感染、肾功能障碍及肝性脑病等临床表现,称为肝功能不全。肝功能不全的晚期阶段称为肝衰竭,主要发生肝性脑病和肝性肾衰竭。

肝性脑病（hepatic encephalopathy）是继发于严重肝病或门-体静脉分流引起的以代谢紊乱为基础、中枢神经系统功能失调为主的一组综合征，其主要临床表现是意识障碍、行为失常和昏迷。肝性脑病自轻微的精神异常到昏迷分为四期：一期有轻微的性格和行为改变；二期以精神错乱、行为异常及睡眠障碍为主；三期以昏睡和精神严重错乱为主；四期患者意识完全丧失进入深度昏迷状态，临床上称为肝昏迷。

一、病因

各型肝硬化，尤其肝炎后肝硬化是引起肝性脑病最常见的原因。改善门静脉高压的门体分流术也是引起肝性脑病的常见原因。肝性脑病还可发生于重症病毒性肝炎、中毒性肝炎和药物性肝炎的急性或暴发性肝衰竭阶段。少数也可由原发性肝癌、妊娠急性脂肪肝、严重胆管感染引起。

二、护理评估

（一）健康史

肝性脑病最常见的原因是各型肝硬化，特别是肝炎后肝硬化。也可见于改善门静脉高压的门体静脉分流术、重症病毒性肝炎、中毒性肝炎和药物性肝病的急性或暴发性肝衰竭阶段。

（二）身体状况

肝性脑病在临床上主要表现为神经中枢的功能紊乱（如性格改变、智力下降、行为失常、意识障碍等）以及运动和反射异常（如扑翼样震颤、肌阵挛、反射亢进和病理反射等）。根据意识障碍程度、神经系统表现和脑电图改变，将肝性脑病由轻到重分为四期。

1. 一期（前驱期）

轻度性格改变和行为异常，如焦虑、欣快、激动、淡漠、睡眠倒错。应答尚准确，但吐词不清楚且较缓慢。可有扑翼样震颤，脑电图多数正常。此期历时数日或数周，有时症状不明显，易被忽视。

2. 二期（昏迷前期）

以意识错乱、睡眠障碍、行为异常为主要表现。出现幻觉、狂躁、嗜睡、举止反常、言语不清、书写障碍、定向力障碍等，患者有明显神经系统阳性体征，如腱反射亢进、肌张力增高、踝阵挛及 Babinski 征阳性等。此期扑翼样震颤存在，脑电图有特征性异常。患者可出现不随意运动及运动失调。

3. 三期（昏睡期）

以昏睡和精神错乱为主，大部分时间患者呈昏睡状态，但可以唤醒，醒时尚可应答，但常有神志不清和幻觉。各种神经体征持续或加重，肌张力增高，腱反射亢进，锥体束征常阳性。扑翼样震颤仍可引出，脑电图有异常波形。

4. 四期（昏迷期）

神志完全丧失，不能唤醒。由于患者不能合作，扑翼样震颤无法引出。浅昏迷时，腱反射和肌张力仍亢进；深昏迷时，各种腱反射消失，肌张力降低，瞳孔散大，可出现阵发性惊厥、踝阵挛阳性。脑电图明显异常。

以上各期的分界常不清楚，前、后期临床表现可有重叠，其程度可因病情发展或治疗好转而变化。少数慢性肝性脑病患者还可因中枢神经系统不同部位有器质性损害而出现暂时性或永久性智能减退、共济失调、锥体束征阳性或截瘫。

（三）辅助检查

1.实验室检查

慢性肝性脑病特别是门体分流性脑病患者多有血氨增高；急性肝性脑病患者的血氨多正常。

2.脑电图检查

典型改变为节律变慢，Ⅱ～Ⅲ期患者出现普遍性每秒 4～7 次 δ 波或三相波；昏迷时表现为高波幅的 δ 波，每秒少于 4 次。

3.心理智能测验

心理智能测验有多种方法，其中木块图试验常与数字连接试验及数字符号试验联合，用于肝性脑病的诊断和轻微肝性脑病的筛查。但其缺点是受年龄、教育程度的影响。

（四）心理-社会状况

患者处于大脑抑制状态，无法收集实际心理资料，但可收集有关支持系统所提供的治疗。评估家属对患者目前状态的态度，应对能力如何，能提供哪些照顾行为等。

（五）处理原则

本病尚无特效疗法，常采用综合治疗措施。

1.消除诱因

避免诱发和加重肝性脑病。

2.减少肠内毒物的生成和吸收

（1）饮食：减少或暂时停止蛋白质饮食。

（2）灌肠或导泻：以清除肠内积食、积血或其他含氮物。可用生理盐水或弱酸性溶液灌肠，或口服 33％硫酸镁导泻。也可口服乳果糖或乳梨醇，乳果糖的剂量为 30～60 g/d，从小剂量开始，以调节到每日排便 2～3 次，粪 pH 5～6 为宜。乳梨醇疗效与乳果糖相同，剂量为 30～45 g/d。对急性门体分流性脑病昏迷患者，用 66.7％乳果糖 500 mL 灌肠作为首选治疗。

（3）抑制肠道细菌生长：口服新霉素或甲硝唑，也可选服利福昔明。

3.促进有毒物质的代谢清除，纠正氨基酸代谢紊乱

（1）降氨药物。①L-鸟氨酸-L-门冬氨酸：能促进体内的尿素循环（鸟氨酸循环）而降低血氨，静脉注射 20 g/d 可降低血氨。②谷氨酸钾和谷氨酸钠：机制是与游离氨结合形成谷氨酰胺，从而降低血氨。③精氨酸：可促进尿素合成而降低血氨，剂量 10～20 g/d。④醋谷胺：通过血-脑脊液屏障后分解为谷氨酸 γ-氨基丁酸。谷氨酸参与中枢神经系统的信息传递。γ-氨基丁酸能拮抗谷氨酸兴奋性毒理作用，可改善神经细胞代谢，维持神经应激能力及降低血氨作用，改善脑功能。

（2）纠正氨基酸代谢紊乱药物：口服或静脉输注以支链氨基酸为主的氨基酸混合液，以恢复患者的正氮平衡。

（3）GABA/BZ 复合受体拮抗药：如氟马西尼通过抑制 GABA/BZ 受体发挥作用，剂量为 0.5～1 mg，静脉注射。

（4）减少门体分流：对于门体分流性难治性肝性脑病，可采用介入方法用钢圈或气囊栓塞有关的门静脉系统减少分流。

（5）人工肝：用活性炭、树脂等进行血液灌流或血浆置换、血液透析、分子吸附再循环系统

(MARS)等对于肝性脑病有一定疗效,可争取肝移植的等待时间。

4.对症治疗

(1)纠正水、电解质和酸碱失衡:入液总量以不超过 2 500 mL/d 为宜,肝硬化腹腔积液患者一般以尿量加 1 000 mL 为标准控制入液量,以免血液稀释,血钠过低而加重昏迷。注意纠正低钾和碱中毒,及时补充氧化钾或静脉滴注精氨酸溶液。

(2)保护脑细胞功能:可用冰帽降低颅内温度。

(3)保持呼吸道通畅:深昏迷者,应做气管切开排痰给氧。

(4)防治脑水肿:静脉滴注高渗葡萄糖、甘露醇等脱水剂。

5.肝移植

肝性脑病是急、慢性肝衰竭或终末期肝病的表现之一,有经济条件且符合移植指征的患者可选择肝移植治疗。

三、主要护理诊断/问题

1.感知改变

感知改变与血氨增高影响大脑细胞能量代谢和神经传导及肝功能减退有关。

2.照顾者角色困难

照顾者角色困难与患者意识障碍、照顾者缺乏照顾知识及经济负担过重有关。

3.营养失调低于机体需要量

营养失调与肝功能减退、消化吸收障碍、控制蛋白摄入有关。

4.知识缺乏

缺乏预防肝性脑病的有关知识。

四、护理目标

(1)患者感知逐渐恢复正常,无受伤、误吸、感染的发生。

(2)照顾者能获得照顾知识,获得一个切实可行的照顾计划。

(3)患者营养摄入合理,营养改善。

(4)患者能复述肝性脑病的有关知识。

五、护理措施

(一)一般护理

1.饮食护理

肝性脑病患者应限制蛋白质的摄入,因食物中的蛋白质可被肠菌的氨基酸氧化酶分解产生氨。昏迷开始数日内禁食蛋白质,每日供给 5.0~6.7 kJ 热量和足量维生素,以糖类为主要食物,可口服蜂蜜、葡萄糖、果汁、面条、稀饭等。昏迷患者以鼻饲 25% 葡萄糖液供给热量,以减少体内蛋白质分解。糖类可促使氨转变为谷氨酰胺,有利于降低血氨。注意胃排空不良时应停止鼻饲,改用深静脉插管滴注 25% 葡萄糖溶液维持营养。患者神志清楚后,可逐步增加蛋白质饮食 20 g/d,以后每 3~5 d 增加 10 g,但短期内不能超过 40~50 g/d,以植物蛋白为好。因植物蛋白(如豆制品)富含支链氨基酸而含蛋氨酸、芳香族氨基酸较少且能增加粪氮排泄。此外,植物蛋白含非吸收纤维,被肠菌酵解产酸有利于氨的排除,并有利于通便。脂肪可延缓胃的排空,应尽量少食,不宜用维生素 B_2,因其可使多巴在周围神经处转为多巴胺,影响多巴进入脑组织,减少中枢神经系统的正常传导递质。

2.生活护理

尽量安排专人护理,在患者清醒时向其讲解意识模糊的原因,训练患者的定向力,利用电视、收音机、报纸、探视片等提供环境刺激。对烦躁患者应注意保护,可加床栏,必要时使用约束带,防止发生坠床及撞伤等意外。安慰患者,尊重患者的人格,切忌嘲笑患者的异常行为。

(二)病情观察

密切注意肝性脑病的早期征象,如患者有无冷漠或欣快,理解力和近期记忆力减退,行为异常(哭泣、叫喊、当众便溺),以及扑翼样震颤。观察患者思维及认知的改变,采用给患者刺激、定期唤醒等方法判断其意识障碍的程度。监测并记录患者血压、脉搏、呼吸、体温及瞳孔变化。定期复查血氨、肝、肾功能、电解质的变化,有情况及时协助医师进行处理。

(三)用药护理

肝性脑病患者用药较多,应特别注意以下几点。

(1)应用谷氨酸钾和谷氨酸钠时,滴速过快易致恶心、呕吐反应,注意观察患者的尿量、腹腔积液水肿的状况,根据电解质浓度与尿量情况掌握钾盐与钠盐配比。

(2)应用精氨酸时,滴注速度不宜过快,否则可出现流涎、呕吐、面色潮红等反应。因精氨酸呈酸性,含氯离子,不宜与碱性溶液配伍使用。

(3)乳果糖因在肠内产气较多,可引起腹胀、腹绞痛、恶心、呕吐及电解质紊乱等,应用时应从小剂量开始。

(4)长期服用新霉素的患者中少数可出现听力或肾功能损害,故服用新霉素不宜超过1个月,用药期间应做好听力和肾功能的监测。

(5)大量输注葡萄糖的过程中,必须警惕低钾血症、心力衰竭和脑水肿的发生。

(四)去除和避免诱发因素

(1)避免应用催眠镇静药、麻醉药等,因其可直接抑制大脑的呼吸中枢,造成缺氧。脑细胞缺氧又可降低脑对氨的耐受性。

(2)避免快速利尿和大量放腹腔积液,及时处理严重的呕吐和腹泻,以防止有效循环血容量减少、大量蛋白质丢失及水、电解质平衡紊乱,肝脏损害加重。

(3)防止感染,机体感染一方面加重肝脏吞噬、免疫和解毒功能的负荷,另一方面使组织分解代谢提高而增加产氨和机体耗氧量。故发生感染时,应遵医嘱及时、准确地应用抗生素,以有效控制感染。

(4)防止大量输液,过多液体可引起低血钾、稀释性低血钠、脑水肿等,从而加重肝性脑病。

(5)保持大便通畅,防止便秘。便秘使含氨、胺类和其他有毒物质在肠道存留时间延长,毒物的吸收增加,可采用灌肠和导泻的方法清除肠内毒物。应使用生理盐水或弱酸性溶液(生理盐水100~150 mL加用食醋30 mL)灌肠,口服33%硫酸镁导泻。忌用肥皂水,因其为碱性,可增加氨的吸收。也可口服乳果糖或乳梨醇,从小剂量开始,以调节到每日排便2~3次,粪pH 5~6为宜。

(6)积极预防和控制上消化道出血,上消化道出血可使肠道产氨增多,从而使血氨增高而诱发本病,故出血停止后也应灌肠和导泻,以清除肠道内积血,减少氨的吸收。

(7)禁食或限食者,避免发生低血糖。因葡萄糖是大脑产生能量的重要燃料,低血糖时能量减少,脑内去氨活动停滞,氨的毒性增加。

(五)昏迷患者的护理

患者取仰卧位,头略偏向一侧,以防舌后坠阻塞呼吸道。保持呼吸道通畅,深昏迷患者应作气管切开以排痰,保证氧气的供给。做好口腔、眼的护理,对眼睑闭合不全角膜外露的患者可用生理盐水纱布覆盖眼部。保持床褥干燥、平整,定时协助患者翻身,按摩受压部位,防止压疮。尿潴留患者给予留置导尿,并详细记录尿量、颜色、气味。给患者做肢体的被动运动,防止静脉血栓形成及肌肉萎缩。

(六)心理护理

本病常发生在各类严重肝病的基础上,随病情发展而加重,使患者逐渐丧失自理能力。长期治病影响家庭生活并给家庭带来沉重的经济负担,使患者及其家属出现抑郁、焦虑、恐惧等各种心理问题,故应注意患者的心理状态,鉴别患者是因疾病所产生的心理问题还是出现了精神障碍的表现。此外,应该重视患者家属的心理护理,与患者亲属一起讨论护理问题,让其了解本病的特点,做好充分的心理准备。帮助患者亲属合理安排时间,制订一个切实可行的照顾计划,将各种需要照顾的内容和方法进行讲解和示范,帮助其进入角色,可提高家庭的应对能力,缓解患者亲属的焦虑。

(七)健康指导

1.疾病预防知识指导

向患者及其家属介绍肝脏疾病和肝性脑病的有关知识,指导其认识肝性脑病的各种诱发因素,要求患者自觉避免诱发因素,如限制蛋白质的摄入,不滥用对肝有损害的药物,保持大便通畅,避免各种感染,戒烟酒等。

2.用药指导

指导患者按医嘱规定的剂量、用法服药,了解药物的主要不良反应,并定期随访复诊。对于乙型肝炎活动性肝硬化患者,应用口服核苷(酸)类药物(如拉米夫定、替比夫定、阿德福韦、恩替卡韦或替诺福韦);抗乙肝病毒治疗者,告知并强调不能漏服或擅自停服,否则易致耐药失效甚至肝炎复发重症化,服药期间必须定期到肝病专科复诊监测疗效、不良反应与病毒耐药情况,必要时调整抗病毒治疗方案。

3.家庭指导

使患者家属认识疾病的严重性,告诉其肝性脑病发生时的早期征象,以便患者发生肝性脑病时能及时被发现,及时得到诊治。家属要给予患者精神支持和生活照顾。协助患者提高自我保健,帮助患者树立战胜疾病的信心。

(董　娜)

第七节　肝损伤

一、概述

在腹部创伤中肝损伤较为常见,占 $15\%\sim20\%$。肝脏是腹腔最大的实质性器官,质地脆而缺乏弹性,周围韧带的固定限制了它的退让余地,尽管位于右侧膈下和季肋深面,受到胸廓和膈肌保护,仍可在肋骨无损伤的情况下发生肝创伤。人自高处坠落,暴力虽未直接伤及肝脏,但仍可因惯性的反冲及应力作用,使肝脏发生严重的撕裂伤。肝脏因病变而肿大或变性时,受外力作用更易受损伤。肝损伤后常伴有严重的出血性休克,因胆汁漏入腹腔引起胆汁性腹膜炎和继发感染,如处理不及时或不当,后果严重。

(一)病因

肝损伤时,根据腹壁有无穿透,可将其分为开放性损伤和闭合性损伤两种。

1.开放性损伤

因锐性外力,如利刃枪弹或弹片贯穿腹壁而损伤肝脏。

2.闭合性损伤

多因钝性外力,如打击、挤压、车祸、爆震或高处跌伤等原因使肝脏受到间接冲力作用而损伤。

(二)临床表现

肝损伤的临床表现取决于肝损伤的病理类型及范围。主要表现是腹腔内出血或休克和腹膜刺激症状。

1.肝表浅裂伤

出血和胆汁外渗不多,甚至无胆汁明显外渗,在短期内多能自行停止,临床上一般仅有上腹部疼痛,可随时间推移症状减轻或消失。

2.中心型肝挫裂伤或贯通伤

多有广泛的肝组织碎裂和肝内较大的胆管及血管断裂,腹腔内较多的出血和胆汁,患者可有不同程度的休克、腹部剧痛、腹肌紧张、腹部压痛,常伴有恶心、呕吐、脉速、面色苍白等。严重肝脏裂伤或合并有大血管损伤时,伤后短期内即出现严重休克及意识不清,腹部逐渐膨隆、脉细速、呼吸困难等,如处理不及时常因失血过多而死亡。

3.肝包膜下血肿和中心型破裂

因血液和胆汁局限在肝包膜下或肝实质内,无腹肌紧张,有时可触及右上腹局限性压痛包块,肝大变形。叩诊肝浊音界扩大,伤员呈进行性贫血。如血肿与胆管相通,可表现为胆管出血;如因肝包膜张力过大而突然破裂,可出现急性腹痛和内出血等症状;如血肿出现继发性感染,则出现肝脓肿的临床表现。除有失血性休克外,腹部有不同程度的肌紧张、压痛和反跳痛、肝区叩击痛以及肠鸣音减弱或消失等腹膜刺激综合征。如腹腔内有大量出血和胆汁,可有明显的移动性浊音。血液、胆汁刺激膈肌可引起呃逆和右肩牵涉痛。腹腔内大量积血时,直肠指检直肠膀胱陷窝饱满和触痛。

肝损伤的同时可伴有右下胸皮肤擦伤和皮下淤血,也可能因肋骨骨折产生皮下气肿,故应注意检查有无其他合并伤,以免延误治疗。

(三)诊断要点

肝损伤的诊断应及时,特别当闭合性肝损伤合并有胸、腹部严重复合伤时,伤势重,病情复杂,应结合受伤的情况、临床表现和各种必要的诊断辅助方法迅速做出判断。

1.超声检查

超声检查是诊断肝破裂的首选方法。

2.腹腔穿刺

腹腔穿刺是一种安全、有效和操作简易的诊断方法,阳性率可达 90% 左右。当肝包膜下出血量少时,腹腔穿刺诊断可能有困难。

3.腹腔穿刺

灌洗术对诊断少量腹腔内出血者很有帮助,但临床应用少。

4.实验室检查

定时检查红细胞计数、血红蛋白和血细胞比容、白细胞计数及血清 GPT、GOT 值等,因为 GPT 选择性地在肝内浓缩,损伤后大量释放,所以 GPT 较 GOT 更具有特殊诊断意义。

5.X 线检查

如发现右下胸肋骨骨折、右侧膈肌抬高、肝脏阴影增大变形、升结肠阴影向内侧移位,均提示有肝损伤内出血的可能。

6.其他

如 CT、选择性肝动脉造影、放射性核素肝扫描、MRI 等。对肝内血肿、膈下感染、肝组织缺血性坏死、胆管出血、肝脓肿等,常需要借助这些方法作进一步的检查及病灶定位。

(四)治疗

1.手术治疗

严重的肝外伤必须施行手术治疗,抢救的基本原则是及时诊断,加强复苏;早期手术,彻底清创、止血,消除胆汁溢漏和建立通畅的引流,如肝单纯缝合术、肝部分切除术、肝动脉结扎术和选择性肝动脉结扎术等。对于严重肝脏损伤者可急诊施行肝移植术。

2.非手术治疗

非手术治疗指征:①入院时意识清楚。②血流动力学稳定,收缩压在 90 mmHg 以上,脉率低于100 次/分钟。③无腹膜炎体征。④B 超或 CT 检查确定为轻度肝损伤且无其他内脏合并伤,可在严密观察下进行非手术治疗。

二、术前护理

(一)护理评估

1.健康史

(1)一般资料:患者的年龄、生活饮食习惯、营养状况等。

(2)发病史:患者伤情及受伤后病情发展经过,包括受伤时间、地点、暴力的性质、大小、速度和作用部位以及就诊前的急救措施等。若伤员神志不清,应询问现场目击者及护送人员。

2.生理状态

(1)局部:疼痛部位、性质,有无腹膜刺激征、其程度和范围;有无肝浊音界变化或移动性浊音;有无肠鸣音减弱或消失,直肠指诊有无阳性发现。

(2)全身:受伤后意识状态、生命体征的变化,有无面色苍白、出冷汗、脉搏细速、血压不稳定等休克征象;有无合并伤等。

(3)辅助检查:血生化检查和 B 超、CT、X 线检查和诊断性腹腔穿刺检查等。

3.心理状态

(1)心理反应:肝损伤大多在意外情况下突然发生,伤口、出血等对视觉的刺激,造成伤者的恐惧和焦虑,有濒死感。伤者及家属损伤后治疗和可能发生的并发症的知晓程度和心理、经济承受能力。

(2)认知情况:伤者及其家属对伤情的发展、治疗、护理方法了解情况。

(二)主要护理诊断/问题

1.体液不足

体液不足与损伤后出血导致有效循环血量减少有关。表现为心悸、血压下降等。

2.疼痛

疼痛与肝外伤有关。主要表现为腹部剧痛、腹肌紧张、腹部压痛。

3.焦虑和恐惧

焦虑和恐惧与意外创伤的刺激、担心伤情预后和剧烈疼痛有关。表现为情绪紧张/表情淡漠、烦躁不安等。

(三)护理目标

(1)患者生命体征平稳,出血被控制。

(2)患者能配合完成应对疼痛的办法,自诉疼痛缓解或可以忍受。

(3)患者自诉恐惧或焦虑程度减轻或消失,情绪稳定。

(四)护理措施

1.急救

肝损伤特别是合并其他脏器损伤时,情况急、病情重,应迅速处理危及患者生命的情况,如心搏骤停、窒息、大出血、张力性气胸等。及时补液、输血是抢救严重肝外伤的重要措施,对已发生休克者应迅速建立静脉通道。给予林格乳酸盐溶液,经中心静脉或大的肢体静脉输入,必要时建立两条静脉通道。

因肝外伤可合并下腔静脉损伤,故输液通道应选择上肢静脉。由于低温不利于凝血,可使用加温器使液体升温至 40 ℃输入,血型确定后再输入全血。对开放性损伤者,应妥善处理伤口、及时止血和包扎固定。

2.病情观察及护理

(1)严密观察生命体征的变化:每 15～30 min 观察记录脉搏、呼吸、血压 1 次;及时判断有无意识障碍。注意有无脉压缩小、脉搏减弱,呼吸运动是否受限,有无发热、寒战、四肢湿冷等。

(2)每 30 min 检查记录腹部的症状和体征:注意腹膜刺激征的程度和范围变化,有无恶心、呕吐等消化道症状及呕吐物的性状、数量、气味,肝浊音界有无缩小或消失,有无移动性浊音,有无排气、排便、肠鸣音变化等。

(3)注意观察患者排尿情况,记录尿的颜色、量及性质等。

(4)观察期间患者应绝对卧床休息,不随便搬动,待病情稳定后改为半卧位。同时禁用吗啡类镇痛药物,禁止灌肠,以免掩盖病情。

(5)配合医师动态观察红细胞计数、白细胞计数、血红蛋白和血细胞比容的变化,以判断腹腔有无活动性出血。

(6)观察期间如出现生命体征不稳定;持续剧烈腹痛,并进行性加重,同时伴恶心、呕吐等消化道症状;明显的腹膜刺激征;肝浊音界缩小或消失;腹胀、肠蠕动减弱或消失;腹部出现移动性浊音等情况,应通知医师,并做好紧急手术的准备。

(7)肝损伤初期应禁食,行胃肠减压,待病情稳定,肠蠕动恢复后可拔除胃管,进食流质饮食。禁食期间需及时补充液体,防止水、电解质和酸碱失衡。

(8)做好心理护理,解释手术的必要性,肝损伤后可能出现的并发症、相关的医疗和护理,以取得配合,稳定情绪,消除恐惧心理。

三、术后护理

（一）护理评估

1.手术情况

手术名称、麻醉方式、术中情况、引流情况。

2.生理情况

生命体征、伤口情况、引流是否通畅、引流液的情况、有无并发症。

3.心理情况

患者对术后康复知识的掌握情况、对术后不适的承受能力。

（二）主要护理诊断/问题

1.舒适的改变

主诉疼痛，全身不适，与手术创伤、术后置管及体位不适有关。主要表现为痛苦面容、呼吸加快、血压升高等。

2.体液不足

体液不足与创伤所致大量出血和手术时体液丢失等因素有关。主要表现为引流管有多量血液流出、血压低、心率快等。

3.体温过高

体温过高与术后感染有关。

4.知识缺乏

知识缺乏与缺乏肝损伤后相关知识有关。表现为反复询问和不能配合治疗、护理。

5.潜在并发症

出血、感染、胆瘘、肝昏迷等。

（三）护理目标

（1）患者自诉疼痛缓解，感觉舒适，能掌握引流管的自护方法。

（2）患者体液保持平衡，生命体征稳定。

（3）患者能了解术后康复知识，如活动计划、术后饮食，配合治疗护理。

（4）患者术后未发生并发症或并发症得到及时发现和处理。

（四）护理措施

（1）术后给予平卧位，保持呼吸道通畅。行心电监护、给氧，肝动脉结扎及肝叶切除术后的患者要持续给氧 24～72 h。每 30 min 观察记录脉搏、血压、呼吸的变化，平稳后 1～2 h 测量记录 1 次。及时准确记录尿量，保持输液通畅，维持体液平衡。对危重患者尤其应注意循环、呼吸、肾功能的监测和维护。

（2）加强巡视，倾听患者主诉，观察有无高热、肋缘下疼痛、呃逆等膈下脓肿的表现。循环稳定后给予半卧位，以利引流。

（3）根据病情给予舒适卧位，协助定时翻身拍背，指导有效咳嗽，预防肺部并发症。鼓励并协助患者多翻身、多活动，预防肠粘连和压疮，促进肠蠕动恢复。

（4）有效引流可以减少渗出血液及胆汁在腹腔内聚积所致的感染，可以减少无效腔的形成。各种引流管标记应清楚，妥善固定，保持通畅，避免扭曲、滑脱。引流管一般术后 3～4 d 无渗出物时拔出，应密切观察引流液中有无血液、胆汁，并准确记录其颜色、数量、性质的变化。

如引流管内引流液为大量鲜血或引流出胆汁,应及时通知医师处理。

(5)肝叶切除术后的患者,可能有不同程度的代谢紊乱、肝功能损害和凝血功能障碍,这与创伤程度、肝切除范围、失血量多少、休克时间长短和术后并发症有直接关系。因而术后5～7 d应积极进行护肝治疗,防止出血、休克、感染、肠麻痹和肝衰竭。注意观察患者有无出血、水肿、意识改变等情况,补充维生素 K 和止血药物,必要时补充清蛋白、血浆或鲜血,有利于肝功能恢复。及时发现肝昏迷早期症状,给予谷氨酸钠或精氨酸,并控制蛋白的摄入。

(6)术后禁饮食期间,补充水、电解质,加强营养支持,维持酸碱平衡。肠功能恢复后,可给予高热量、高蛋白和易消化的饮食。

(五)出院指导

(1)宜进食富含蛋白质、维生素及高热量、易消化饮食,遵循循序渐进、少量多餐的原则,促进创伤愈合。应避免刺激性食物,禁止饮酒、吸烟。

(2)注意休息,鼓励患者适当活动,术后早期不可剧烈运动。

(3)交代复诊时间,如有不适,应及时就诊。

(董　娜)

第八节　肝良性肿瘤

肝肿瘤分良性、恶性肿瘤两种。良性肿瘤少见,其发病占肝脏原发肿瘤的 $5\%\sim15\%$。肝血管瘤是一种较为常见的肝脏良性肿瘤,分为肝海绵状血管瘤、毛细血管瘤、血管内皮细胞瘤。在儿童发病主要是肝血管内皮细胞瘤,成人发病主要是海绵状血管瘤,很少引起症状,可以不予治疗,但有自发性破裂的可能,如有症状,应予切除。

一、病因

本病的确切病因尚不明确,目前有两种学说。

(1)发育异常学说认为在胚胎发育过程中,由于血管发育异常,引起肿瘤样增生而形成血管瘤。

(2)其他学说:毛细血管组织感染后变形,肝组织局部坏死后血管扩张、肝内区域性血循环停滞,肝内出血后,血肿机化等。

二、诊断要点

1.临床表现

血管瘤小时毫无症状,多在体检发现。巨大血管瘤可因压迫周围器官,可出现上腹部不适、腹胀、上腹隐痛、嗳气等。

2.辅助检查

(1)实验室检查:①甲胎蛋白;②肝功能及乙肝抗体系统检查。

(2)影像学检查:①B超检查;②X线检查;③CT 和 MRI 检查;④血管造影;⑤放射性核素检查。

三、治疗

在确诊为较小的(＜5 cm)和多发的血管瘤,且无临床症状者,可不处理,但需要定期随访。对于不能排除恶性病变者、有明显症状者、肿瘤增长迅速者或出现严重的并发症者则需要手术治疗。①肝叶切除术;②肝动脉结扎术及肝动脉栓塞术;③冷冻治疗。

四、主要护理诊断/问题

1.焦虑

焦虑与担心疾病预后有关。

2.舒适的改变

舒适的改变与疼痛或手术、不适有关。

3.潜在并发症

出血、感染、膈下积液或脓肿。

五、护理目标

(1)患者愿意表达出焦虑,能正确面对疾病、手术和预后,并参与对治疗和护理的决策。

(2)患者疼痛减轻或缓解,感觉舒适。

(3)患者未出现出血、感染、膈下积液或脓肿等并发症;若出现,能及时发现与处理。

六、护理措施

(一)术前护理

1.心理护理

(1)解释手术的必要性、手术方式、注意事项。

(2)鼓励患者表达自身感受。

(3)教会患者自我放松的方法。

(4)请手术成功、术后康复较好患者进行病友交流、分享。

2.胃肠道准备

(1)饮食:术前3 d少渣饮食,术前禁食12 h,禁饮4 h。

(2)胃管:择期手术患者术晨安置胃管。

(3)灌肠:术前1 d和术晨行大量不保留灌肠一次。

3.术前常规准备

(1)术前行抗生素皮试,术晨遵医嘱带入术中用药。

(2)协助完善相关术前检查:心电图、B超、出凝血试验等。

(3)术晨更换清洁病员服。

(4)术晨备皮:以清洁上腹部皮肤为主,视患者上腹部毛发情况确定是否备皮。

(5)术晨建立静脉通道。

(6)术晨与手术室人员进行患者、药物核对后,送入手术室。

(二)术后护理措施

1.术后护理常规

(1)全麻术后护理常规:①了解麻醉和手术方式、术中情况、切口和引流情况;②持续低流量吸氧;③持续心电监护;④床档保护防坠床;⑤严密监测生命体征。

(2)伤口观察及护理:①观察伤口有无渗血、渗液,若有,应及时通知医生并更换敷料;②观察腹部体征,有无腹痛、腹胀等。

(3)各管道观察及护理:①输液管保持通畅,留置针妥善固定,注意观察穿刺部位皮肤;②进行尿管护理常规,一般术后第 1 天可拔除尿管,拔管后注意关注患者自行排尿情况。

(4)疼痛护理:①评估患者疼痛情况;②重视患者主诉;③对有镇痛泵(PCA)患者,注意检查管道是否通畅,评价镇痛效果是否满意;④遵医嘱给予镇痛药物。

(5)基础护理:①提供安静舒适的环境;②做好口腔护理、尿管护理、定时翻身、雾化、患者清洁等工作。

2.饮食护理

根据手术情况术后第 1 天拔除胃管,给予饮水及流质,第 2 天给予半流质,第 3 天可进软食,逐渐过渡至正常饮食,注意进食高蛋白、高维生素、高热量、低脂肪的饮食,忌生冷、产气、刺激性食物,肝功能不良者应限制蛋白质摄入。

3.健康宣教

(1)饮食:①四要:要饮食规律、要少食多餐、要营养丰富、要容易消化;②四忌:忌刺激性食物、忌坚硬食物、忌易胀气食物、忌烟酒。

(2)活动:根据体力,适当活动,注意休息和睡眠。

(3)复查:术后 1 个月复查一次,以后每 3 个月复查一次,半年后每半年复查一次。

(三)并发症的处理及护理

1.出血

(1)临床表现:在术后 6 h 内出现早期出血,表现为面色苍白、表情淡漠、四肢湿冷、脉搏细速(>120 次/分钟)、血压下降(<80/50 mmHg),少尿(<20 mL/h)或无尿;腹腔引流管持续血性液流出,引流量>200 mL/h,连续 3 h;血常规检查示红细胞计数、血红蛋白和血细胞比容等降低。

(2)处理及护理:①体位:平卧位;②密切监测生命体征,每 5~10 min 测量脉搏、血压一次,每 15~30 min 挤压引流管一次,观察引流液量及性质变化,及时发现术后出血;③迅速扩充血容量及抗休克;④立即做好术前准备,再次剖腹探查。

2.肺部感染

(1)临床表现:发热、咳嗽、咳痰;肺部有痰鸣音;白细胞计数增高;X 线片显示肺部感染。

(2)处理及护理:①加强呼吸道护理,指导患者每日胸式呼吸 2 次,每次 10 min;②遵医嘱雾化吸入每日 2~3 次,每次 20 min,雾化吸入时患者取坐位,体位有利于吸入药液沉积到终末细支气管及肺泡;③雾化吸入后给患者翻身、拍背,协助按压创口,鼓励患者行有效咳嗽,留痰液做细菌培养及药敏试验。

3.膈下脓肿

(1)临床表现:表现为寒战、高热、右上腹疼痛、咳嗽、消瘦、乏力、出汗、脉快、白细胞计数增高等症状;B 超提示膈下脓肿。

(2)处理及护理:①保持胃肠减压管通畅,接负压引流,以免患者胃过度饱胀出现呕吐而引起误吸;②鼓励患者半卧位,有利于引流;保持引流管通畅,定时挤压;③加强营养支持,提高患者抵抗力;④按医嘱予抗生素治疗;⑤密切观察体温、白细胞计数变化。

4.胆瘘

(1)临床表现:表现为术后1周腹腔引流管有胆汁样液流出,引流管周围有少量胆汁外渗;患者出现消瘦、厌油、腹痛、腹胀及发热;腹部体征:压痛、跳痛。

(2)处理及护理:①保持引流管通畅,定时挤压,注意引流量、性质变化;②密切观察引流管周围有无渗液,及时更换引流管口敷料,保持干燥,涂氧化锌软膏或用凡士林纱条保护引流口周围皮肤,预防皮肤发生糜烂及湿疹;③加强营养,调节水和电解质平衡;④腹腔引流液少于10 mL/d,可给予拔除腹腔引流管,拔管后患者无腹痛、发热,引流管口周围敷料干燥无渗液,证明瘘口已闭合。

(董　娜)

第九节　原发性肝癌

原发性肝癌在我国较常见,病死率占肿瘤病死率的第二位,东南沿海地区高发。我国肝癌患者的中位年龄为40~50岁,男性较女性多见。

一、病因

原发性肝癌的病因和发病机制尚未确定。目前认为与肝硬化、病毒性肝炎、食物黄曲霉毒素污染、饮用水受蓝绿藻类毒素污染、长期酗酒等有关;其他有肝脏代谢疾病、自身免疫性疾病及隐源性肝病等。流行病学和实验研究均表明,在我国病毒性肝炎与原发性肝癌的发生有着特定的关系,其中以乙型肝炎与肝癌关系最为密切。

二、临床表现

原发性肝癌早期缺乏典型的临床表现,多在普查或体检时被发现。患者一旦出现典型症状,往往已达中、晚期,病情进展迅速,一般为3~6个月。

1.症状

(1)肝区疼痛:有半数以上患者以此为首发症状,夜间或劳累后加重。多为持续性钝痛、刺痛或胀痛,主要因为肿瘤迅速生长,肝包膜张力增加所致。疼痛部位与癌肿部位关系密切,肝右叶肝癌为右季肋区疼痛;肝右叶顶部的癌肿累及横膈,疼痛可牵涉至右肩背部;向右后生长的肿瘤会引起右侧腰部疼痛,肝左叶癌肿则表现为剑突下疼痛。当肝癌结节坏死、破裂时,可引起腹腔内出血,表现为右上腹突发性的剧痛,从肝区开始迅速蔓延至全腹,产生急腹症的表现。

(2)消化道症状:缺乏特异性,易被忽视。表现为食欲减退、餐后上腹饱胀、腹胀、恶心、呕吐、腹泻等。

(3)全身症状:晚期出现进行性消瘦、乏力、贫血、出血倾向及恶病质等。

(4)发热:比较常见,在37.5 ℃~38 ℃,多为持续性低热,也可呈不规则或间歇性、持续性或者弛张型高热,类似肝脓肿表现,但不同之处在于发热前无寒战,抗生素治疗无效。发热多为肿瘤坏死物的吸收所致的癌性热,有时可因癌肿压迫或侵犯胆管引起胆管炎,或者因为抵抗力下降并发其他感染而引起发热。

(5)伴癌综合征:是由于肝癌组织本身代谢异常或癌组织对机体产生的多种影响引起的内分泌或代谢紊乱的综合征。临床表现多样且缺乏特异性,其中自发性低血糖症、红细胞增多症较为常见。其他有高脂血症、高钙血症、促性腺激素分泌综合征、皮肤卟啉症、性早熟、异常纤维蛋白原血症、类癌综合征等,这些均比较少见。

2.体征

在肝癌早期,多数患者缺乏明显的相关阳性体征,仅少数患者体检时发现轻度的肝大、黄疸和皮肤瘙痒,往往是基础肝病的非特异性表现。中、晚期肝癌,常见黄疸、肝大和腹腔积液等。肝大为中、晚期肝癌最常见的体征,呈进行性,质地坚硬,边缘不规则,表面凹凸不平,有明显的结节或肿块,血管杂音;肝大显著者可见右上腹或上腹、右季肋部明显隆起;肝右叶顶部的癌肿可使膈肌抬高而肝浊音界上移;有时患者自己偶然扪及肝大或肝区肿块而成为肝癌的首发表现。患者可伴有各种程度的肝区压痛和腹肌痉挛,还可见肝硬化体征。

3.并发症

并发症可由肝癌本身或并存的肝硬化所引起。主要有肝性脑病、上消化道出血、肝癌结节破裂出血、肝肾综合征、继发感染(肺炎、败血症、真菌感染、肠道感染等)。

三、治疗原则

原发性肝癌的治疗原则为早期诊断、早期治疗,根据病情进行综合治疗。

(一)手术治疗

早期手术切除是首选、最有疗效的治疗方法。随着原发性肝癌的早期诊断、早期治疗以及肝外科的不断发展,我国肝癌手术切除率得到了极大的提高,手术病死率大大降低,总体疗效显著提高。

1.部分肝切除术

部分肝切除术一般至少保留30%的正常肝组织,对有肝硬化者,切除部分不应超过50%。应视患者全身情况、肝功能情况、肿瘤的大小、部位,以及有无远处转移等情况综合确定手术方式。主要术式有肝叶切除、半肝切除、肝三叶切除、肝段或次肝段切除或局部切除、根治性局部肝切除术等。

2.不能切除的肝癌的外科治疗

不能切除的肝癌可根据具体情况,单独或联合应用肝动脉结扎、肝动脉栓塞、冷冻、激光、微波、热凝等。肿瘤缩小后,部分患者可获得二期或二次手术切除的机会。

3.根治性切除术后肝癌复发的手术治疗

对一般情况良好、肝功能正常,病灶局限,允许切除者,可施行再次切除。

4.肝癌破裂出血的治疗

肝癌破裂出血的治疗可行肝动脉结扎或动脉栓塞术、射频治疗、冷冻治疗。全身情况差者,仅填塞止血。

对全身情况良好、病变局限,可行急诊肝叶切除术。对于出血量较少且生命体征尚稳定,估计肿瘤切除困难的患者,应在严密观察下输血、使用止血剂。

5.肝移植

原发性肝癌是肝移植的手术指征之一。目前我国仅作为补充治疗,但远期疗效欠佳,主要因其较易复发。

（二）非手术治疗

1. B超引导下经皮穿刺肿瘤行射频、微波或注射无水酒精治疗

B超引导下经皮穿刺肿瘤行射频、微波或注射无水酒精治疗适用于瘤体较小而又不能或不宜手术切除者，特别是肝切除术后早期肿瘤复发者。该法安全、简便、创伤小，部分患者可获得较好的治疗效果。

2. 化学治疗

化学治疗常用的化学治疗药物有氟尿嘧啶、丝裂霉素、顺铂、卡铂、表柔比星、多柔比星等。肝癌的化学治疗以肝动脉内灌注最为有效，原则上不做全身化学治疗。肝动脉栓塞化疗（transcatheter arterial chemoembolization，TACE）是不能手术切除的肝癌的首选治疗方法。可采用肝动脉和（或）门静脉置泵（皮下埋藏式灌注装置）行区域化学治疗或化疗栓塞。对未经手术而估计不能切除者，也可行放射介入治疗，可以经股动脉做超选择性插管至肝动脉，注入栓塞剂和抗癌药物行化疗栓塞。

3. 放射治疗

以放射治疗为主的综合治疗适用于一般情况较好，肝功能处于代偿阶段，不伴有肝硬化、黄疸、腹腔积液，无脾功能亢进和食管-胃底静脉曲张，肿瘤较小且局限、尚无远处转移而又不能切除或手术后复发者。

4. 生物治疗

生物治疗主要是免疫治疗，可与化学治疗等联合应用。常用制剂有卡介苗、自体或异体瘤苗、转移因子、免疫核糖核酸、转移因子、干扰素、白细胞介素-2、胸腺肽、肿瘤坏死因子等。

5. 中医中药治疗

根据病情，采用辨证施治、攻补兼治的原则，作用在于改善全身情况，提高抗病能力，减轻化学治疗、放疗的不良反应。

四、护理评估

（一）术前评估

1. 健康史

了解患者是否居住于肝癌高发区，有无长期摄入黄曲霉素污染的食物史，有无水土因素的接触史，有无肝炎或肝硬化病史。

2. 身体状况

了解有无肝区疼痛、肝大；有无食欲减退、消瘦、乏力、腹胀、恶心、呕吐等消化道症状；有无黄疸、腹腔积液、上消化道出血等全身症状；了解 AFP、B超、CT 或 MRI、肝功能等检查结果。

3. 心理-社会状况

评估患者对检查、治疗方法、疾病预后及手术前后有关知识的了解情况。评估患者对手术、并发症、疾病预后的心理承受能力，有无对癌症和手术的恐惧、焦虑等不良心理情况。评估家属对患者的支持情况，以及家属对疾病治疗、护理、预后的认知程度。评估家庭的经济状况和患者的医疗保障支持情况。

（二）术后评估

1. 术中情况

评估手术、麻醉方式，术中出血、补液、输血及引流安置等情况。

2.身体情况

评估患者意识、生命体征、各种引流、肝功能等情况,有无出血、膈下积液、胆汁漏等并发症。

五、主要护理诊断/问题

(1)焦虑与担忧疾病预后、生存期有关。

(2)急性疼痛与肿瘤迅速生长使肝包膜张力增加、手术及其他有创治疗有关。

(3)营养失调与胃肠道功能紊乱、肝功能不良、放疗或化学治疗不良反应有关。

(4)潜在并发症有肝性脑病、上消化道出血、肝癌结节破裂出血、感染等。

六、护理目标

(1)患者焦虑缓解或减轻,能正确对待疾病、手术和预后,积极配合治疗与护理。

(2)患者疼痛减轻或缓解。

(3)患者营养状况得到改善。

(4)患者未发现并发症,或并发症被及时发现和处理。

七、护理措施

(一)术前护理

1.心理护理

护士应及时了解患者及家属情绪、心理变化,鼓励患者建立战胜疾病的信心。

对晚期患者应给予情感上的支持,尊重、理解患者的言行,使患者尽可能舒适地度过生命的最后阶段。

2.改善营养状态

饮食应高蛋白、高热量、高维生素、易消化,注意调整饮食以增进患者的食欲,少量多餐。肝功能受损者应限制蛋白质的摄入。必要时可给予肠内外营养支持,输血浆或清蛋白,以纠正低蛋白血症,提高患者对手术的耐受力。

3.预防出血

巨块型肝癌容易发生肝癌结节破裂出血,嘱患者卧床休息,避免剧烈的咳嗽、用力排便等增加腹压的因素。若患者突发腹痛,伴有腹膜刺激征,应高度怀疑发生出血,须及时报告医师并协助抢救,积极做好急诊手术的准备;对于不能手术的晚期患者,积极采取输血、应用止血药物、补液等支持治疗。上消化道出血是晚期肝癌伴肝硬化的常见并发症,按上消化道出血预防和护理。

4.术前准备

术前2 d遵医嘱使用抗生素,预防感染性并发症。术前3 d开始进行肠道准备,给予口服肠道抗生素,以抑制肠道细菌;手术前晚清洁灌肠,以减少血氨的来源,预防肝性脑病的发生,并减轻术后腹胀。多数肝癌患者并发肝硬化,肝脏凝血因子合成减少,于术前3 d开始给予维生素 K_1,必要时输血浆和凝血因子,预防术中、术后出血。

(二)术后护理

1.吸氧

吸氧可提高血氧浓度,增加肝细胞的供氧量,促进肝细胞的再生与修复。一般吸氧

1~3 d,接受半肝以上切除者,吸氧3~5 d,尤其是肝叶切除量大及术中做肝门阻断、肝动脉结扎或栓塞、肝硬化严重者。

2.病情观察

密切监测生命体征,观察腹部切口及敷料有无渗血,以及时发现出血征象。此外,应动态监测肝、肾功能,以及水、电解质、酸碱平衡情况,为治疗提供依据。观察引流情况,若引流液含胆汁,应考虑胆瘘;若为血性且持续性增加,应警惕腹腔内出血的发生。

3.引流管的护理

肝叶和肝局部切除术后常放置双腔引流管。应妥善固定,保持引流通畅,及时更换引流袋并严格遵守无菌原则,观察引流液的情况。

4.肝性脑病的预防和护理

患者因手术创伤和肝解毒功能降低易出现肝性脑病,常见于肝功能濒临或已经失代偿的患者。预防和护理措施包括减少氨的产生和病情观察。

5.并发症的预防和护理

(1)出血:是肝切除术后常见并发症之一。术后应严密观察病情变化,术后48 h内专人护理,监测生命体征。术后应卧床休息1~2 d,避免早期活动,可在床上适当活动,注意避免剧烈咳嗽及其他增加腹压的活动,以防肝断面出血。保持引流通畅,严密观察引流液的颜色、形状、量,一般术后肝周引流管引出血性液100~300 mL,若量多而鲜红,则提示腹腔内出血。若经输血、补液,但患者血压、脉搏仍然不稳定,应做好急诊手术止血的准备。如果为凝血机制障碍所致的出血,可遵医嘱及时应用凝血酶原复合物、纤维蛋白原,输新鲜血。

(2)膈下积液、脓肿:是术后严重的并发症。多发生于术后1周左右,原因包括:术后引流不畅或过早拔管导致积液、积血,或者肝断面坏死组织及胆汁渗漏造成膈下积液。若继发感染则形成膈下脓肿。患者可出现体温再度升高,或术后持续发热,伴有右上腹胀痛、呃逆、脉速、白细胞计数升高、中性粒细胞达90%以上,通过B超可以确诊。护理措施如下:①保持引流通畅,妥善固定引流管,若引流逐渐减少,一般术后3~5 d拔管;对放置胸腔闭式引流的患者做好相应护理;②已经形成的脓肿,协助医师在B超引导下穿刺抽脓,留置引流者应加强冲洗和吸引;③加强支持治疗的护理;④做好高热的护理,并遵医嘱使用抗生素。

(3)胆汁漏:由于肝断面小胆管渗漏或胆管结扎线脱落、胆管损伤引起。观察术后有无腹痛、发热、腹膜刺激征,切口或引流管内有无胆汁。一旦发现,应及时通知医师,保持引流通畅并注意观察引流液颜色、性状、量的变化。必要时在B超引导下置管引流,若发生胆汁性腹膜炎,应积极做好术前准备。

(三)介入治疗的护理

1.治疗前准备

做好凝血时间、血常规、肝肾功能、心电图等检查。向患者解释治疗目的和注意事项。做好会阴部备皮,术前4 h禁食,备好治疗所需用物品和药品。

2.预防出血

术后平卧,穿刺处沙袋压迫1 h,穿刺侧肢体制动24 h。注意观察穿刺点有无出血,观察肢体颜色、温度、足背动脉搏动的情况。

3.导管护理

妥善固定导管。注药时严格无菌操作,注药后用无菌纱布保护导管,以防止逆行污染。保持导管通畅,注药后用肝素稀释液(25 U/mL)2～3 mL 冲洗导管。拔管后局部加压 15 min,卧床 24 h,防止局部出血。

4.栓塞后综合征的护理

肝动脉栓塞化疗后多数患者可出现发热、肝区疼痛、恶心、呕吐、心悸、白细胞下降等,称栓塞后综合征。发热是癌细胞坏死引起的吸收热,一般为低热,若高于 38.5 ℃,应给予物理、药物降温。肝区疼痛因栓塞部位缺血、坏死、肝体积增大而牵张肝包膜所致,可适当给予止痛剂。恶心、呕吐为化疗药物的不良反应,可给予甲氧氯普胺对症处理。当白细胞计数低于 $4×10^9$/L,暂停化疗,应用升白细胞的药物。

5.并发症的防治

胃、胆、胰、脾动脉栓塞而出现上消化道出血及胆囊坏死等并发症时,患者会出现相应的表现,应注意观察腹部情况和生命体征,一旦发生,应及时通知医师并协助处理。肝动脉栓塞化疗可造成肝细胞坏死,这会导致肝功能损害加重,应注意观察患者的意识状态和黄疸情况,积极给予保肝治疗,防止肝衰竭。

(四)健康教育

1.肝癌的预防

积极防治病毒性肝炎,避免不必要的输血和应用血制品。避免食用霉变食物、改进饮水水质,戒除饮酒嗜好亦是预防肝癌的重要措施。对有肝炎、肝硬化、肝癌家族史、高发地区的人群,应定期进行 AFP 检测与超声检查进行筛查,以便早期发现肝癌。

2.生活指导

嘱患者注意休息,在病情和体力允许的情况下可适量活动,但切忌过量、过度运动。选择高热量、富含优质蛋白和维生素、清淡易消化的食物,少量多餐。伴有腹腔积液、水肿者,应严格控制水和食盐的摄入。防止便秘,可适当使用缓泻剂,预防血氨升高。

3.坚持后续治疗

鼓励和指导患者及家属坚持后续治疗。

4.定期复查

动态观察患者的症状、体征和辅助检查(主要是 AFP 和影像学检查),术后第 3 年每 3～6 个月复查 1 次,3～5 年间每 4～6 个月 1 次,5 年后若无异常则 6～12 个月 1 次。嘱患者一旦出现水肿、黄疸、腹腔积液、体重减轻、出血倾向、乏力等情况时,应及时就诊。

(董　娜)

第十节　胆石症和胆道感染

胆石症包括发生在胆囊和胆管的结石,是胆道系统的常见病、多发病,在急腹症中仅次于急性阑尾炎、肠梗阻居第三位。在我国,胆石症发病率为 10％左右,女性发病率高于男性,男性、女性发病率之比为 1：(1.9～3),经产妇或肥胖者也多见。胆囊结石的发病率高于胆管结石;胆固醇结石的发病率高于胆色素结石。从地域来看,在中国及日本,原发性结石特别是肝内胆管结石发病率高,我国南方农村更为常见,而欧美等西方国家较少见。

一、胆囊结石及急性胆囊炎

胆囊结石是指发生在胆囊内的结石,常与急性胆囊炎并存。

(一)病因和病理

胆囊炎症和结石互为因果关系,结石引起梗阻,导致胆汁淤积,细菌侵入繁殖,而致胆囊感染;炎症刺激胆囊分泌异常,导致胆汁成分和理化性质改变,促使结石形成。

1.主要致病原因

(1)胆囊管梗阻,如结石等。

(2)细菌感染:常见的致病菌主要为大肠埃希菌,其他有链球菌、葡萄球菌、伤寒杆菌、产气杆菌、铜绿假单胞菌等。各种原因所致胆汁滞留,细菌侵入胆道而致感染时,胆汁内的大肠埃希菌产生的葡萄醛酸酶和磷脂酶,能使可溶性的结合胆红素水解为游离胆红素,游离胆红素与钙结合形成胆红素钙,促发胆红素结石的形成。

(3)其他:创伤、化学性刺激、手术、长时间应用 TPN 等引起炎性反应。虫卵和成虫的尸体,感染脱落的细胞,也可作为核心形成结石。

2.病理

结石刺激胆道黏膜,使其分泌大量的黏液糖蛋白;结石形成后引起胆囊收缩能力减低;胆道阻塞使胆汁淤滞;胆汁引流不畅又易致结石形成。主要病理变化如下。

(1)单纯性胆囊炎:可见胆囊壁充血,黏膜水肿,上皮脱落,白细胞浸润,胆囊与周围并无粘连,解剖关系清楚,易于手术操作,属炎症早期,可吸收痊愈。

(2)化脓性胆囊炎:胆囊明显肿大、充血水肿、肥厚,表面可附有纤维素性脓性分泌物,炎症已波及胆囊各层,中性多核细胞浸润,有片状出血灶,黏膜发生溃疡,胆囊腔内充满脓液,并可随胆汁流入胆总管,引起 Oddi 括约肌痉挛,造成胆管炎、胆源性胰腺炎等并发症。

(3)坏疽性胆囊炎:胆囊过度肿大,导致胆囊血运障碍,胆囊壁有散在出血、灶性坏死,小脓肿形成或全程坏死,呈坏疽改变。

(4)胆囊穿孔:在坏疽的基础上,胆囊底或颈部出现穿孔,常在发病后 3 d 发生,其发生率为 6%～12%,穿孔后可形成弥散性腹膜炎、膈下感染、内或外胆瘘、肝脓肿等,但多被大网膜及周围脏器包裹,形成胆囊周围脓肿,呈现局限性腹膜炎征象。此时手术甚为困难,需行胆囊造瘘术。若胆囊颈(管)为结石或炎性粘连压迫引起梗阻,胆汁持久滞留,胆汁原有的胆色素被吸收,代之以胆囊分泌的黏液,为无色透明的液体,称为"白胆汁",胆囊胀大称为胆囊积液。

(二)临床表现

临床表现取决于结石的大小、部位,是否合并感染、梗阻。单纯性胆囊结石未合并梗阻或感染时,常无临床症状或仅有轻微的消化系统症状;当结石嵌顿时,则出现明显症状和体征。

1.症状

(1)腹痛:为典型症状,于饱餐、进食油腻食物后发生。疼痛多位于上腹部或右上腹部,呈阵发性,可向右肩胛部和背部放射。老年患者胆绞痛发作时可诱发心绞痛,须警惕。慢性胆囊炎常表现为右上腹部和肩背部隐痛,易误诊为"胃病"。

(2)消化道症状:常有食欲缺乏、腹胀、腹部不适、厌食油腻食物等消化道症状。腹痛的同时常伴有恶心、呕吐。

(3)寒战、高热:当胆囊积脓、坏死穿孔时,可出现寒战、高热,体温可高达 39 ℃～40 ℃。

2.体征

急性期右上腹部有不同程度、不同范围的腹膜刺激征,胆囊肿大时可被触及,并有触痛。急性胆囊炎者,因其炎症波及胆囊周围和腹膜,表现为局部腹膜刺激征,腹式呼吸减弱受限,右上腹或剑突下压痛、腹肌紧张,或有反跳痛,以胆囊区较明显,有时有 1/3~1/2 的患者可扪及肿大并有压痛的胆囊,墨菲(Murphy)征阳性,即在右肋缘下胆囊区触诊时,嘱患者缓慢深吸气,至胆囊被触及时,患者感到疼痛而停止呼吸。如发生胆囊穿孔,可有弥散性腹膜炎的体征。慢性期胆囊区有轻压痛和压之不适感。

(三)辅助检查

1.血常规

白细胞计数及中性粒细胞升高。

2.血清学检查

血清学检查可有血尿胆红素、转氨酶和(或)碱性磷酸酶升高等。

3.B超检查

B超检查为首选方法,对胆囊结石的诊断率接近100%。

4.CT、MRI检查

B超检查也可显示胆囊结石,主要用于B超诊断不清,疑有肿瘤的患者。但不作为常规检查。

(四)治疗原则

结石直径较小时,可采用非手术治疗。结石性胆囊炎最终需行手术治疗。

1.非手术治疗

非手术治疗包括禁食、胃肠减压、补液;解痉、止痛;应用抗生素控制感染。胆囊炎症状控制后合并结石者,可行手术治疗。

2.手术治疗

手术治疗包括胆囊切除术和胆囊造口术。手术时机:①急性胆囊炎无论非手术治疗与否,具备急诊手术指征者,在短期术前准备后,宜在发病48 h以内,施行急诊手术。已逾48h者宜行非手术治疗,但有不同见解。②慢性胆囊炎胆石症者若无明显禁忌证,胆道影像学证实有结石存在或胆囊不显示者,均应择期施行手术。

(1)胆囊切除术:是胆囊结石、急慢性胆囊炎的主要外科治疗方法,可彻底消除病灶,手术效果满意。

但非结石性胆囊炎胆囊切除效果不及结石者,故宜取慎重态度。手术方法有两种:由胆囊底开始的所谓逆行法和自胆囊颈开始的顺行法胆囊切除术。胆囊结石可采用腹腔镜胆囊切除(laparoscopic cholecystectomy,LC)治疗。

(2)胆囊造瘘术:仅适用于胆囊周围炎症粘连严重、切除胆囊困难很大,可能误伤胆(肝)总管等重要组织者;胆囊周围脓肿;胆囊坏疽、穿孔、腹膜炎;病情危重者;或年老全身情况衰竭、不能耐受胆囊切除术者。该手术目的是切开减压引流、取出结石,度过危险期后再酌情行胆囊切除术。

二、胆管结石及急性胆管炎

胆管结石及胆管炎常同时存在,胆管结石分肝外胆管结石及肝内胆管结石两种。肝外胆管结石可原发于胆总管或继发于肝内胆管结石,少部分来自胆囊结石。临床上大多发生在胆总管下端。肝内胆管结石则发生于左右肝管汇合部分支以上胆管内,左侧多于右侧,常与肝外胆管结石并存。

(一)病因与病理

1.病因

胆管结石和胆道蛔虫是最常见的梗阻因素。致病菌常为大肠埃希菌、变形杆菌和产气杆菌,厌氧菌混合感染时病情加重。

2.病理

主要取决于结石造成梗阻的程度及有无继发感染的发生。

(1)胆管梗阻:胆管结石可引起不同程度的梗阻,阻塞近段的胆管扩张、胆汁瘀滞、结石积聚。

(2)胆管炎:结石导致胆汁引流不畅,容易引起胆管内感染,反复感染加重胆管的炎性狭窄;急性感染可引起化脓性胆管炎、肝脓肿、胆道出血和全身脓毒血症等。

(3)胆石嵌顿于壶腹时可引起急、慢性胰腺炎。

(4)胆道长期受结石、炎症及胆汁中致癌物质的刺激,可发生癌变。

(二)症状

1.腹痛

腹痛为典型症状,于饱餐、进食油腻食物后发生。疼痛多位于上腹部或右上腹部,呈阵发性,可向右肩胛部和背部放射,常伴有恶心、呕吐。

2.寒战、高热

胆管感染时患者寒战、高热明显,体温可达39 ℃~40 ℃。

3.黄疸

胆管梗阻后即可出现黄疸,黄疸时常有尿色变深,粪色变浅。有10%~25%的患者出现轻度黄疸,是因胆色素通过受损的胆囊黏膜进入血液循环或Oddi括约肌痉挛所致。腹痛、寒战、高热和黄疸的典型临床表现称为Charcot三联征。

4.消化道症状

消化道症状多于进食油腻食物后,出现上腹不适、隐痛、饱胀、嗳气、呃逆等。

(三)体征

胆道结石未合并感染时,仅有剑突下和右上腹部深压痛。若胆管内压过高或合并感染时,则剑突下及右上腹部有明显压痛。肝内胆管结石主要表现为肝脏不对称性肿大,肝区有压痛及叩击痛。

(四)辅助检查

1.血常规

白细胞计数及中性粒细胞升高。

2.血清学检查

血清学检查可有血尿胆红素、转氨酶和(或)碱性磷酸酶升高等。

3.B超

B超可发现结石并明确其大小和部位,作为首选检查。

4.放射学检查

(1)经皮肝穿刺胆管造影(percutaneous transhepatic cholangiography,PTC):在X线透视或B超引导下经皮肝穿刺胆管造影。

(2)内镜逆行胰胆管造影(endoscopic retrograde cholangiopancreatography,ERCP):了解胆道胰管有无梗阻、狭窄,取胆道结石等。

(3)CT、MRI:可显示梗阻的部位、程度及结石大小、数量等,并能发现胆管癌。

(4)核素扫描检查:适用于肝内胆管结石、胆道畸形等的鉴别诊断。

(五)治疗原则

结石直径较小时,可应用药物排石治疗。目前主要以手术治疗为主。

1.胆总管切开取石、T管引流术

胆总管切开取石、T管引流术是治疗胆管结石的首选方法。目的:探查胆道通畅情况,取出其中结石,冲洗胆道,T管引流,消除胆道感染。胆总管探查的指征是:①有梗阻性黄疸病史;②慢性胆囊炎,胆总管扩张1.0 cm以上或胆管壁增厚者;③胆(肝)总管内有结石、蛔虫、肿瘤等;④胆道感染、胆管穿刺抽出的胆汁混浊、呈脓性或有絮状物、残渣等;⑤胆囊内有多个细小结石,有可能下降至胆总管者;⑥肝胆管结石;⑦胆囊与胆总管内虽无结石,但肝脏表面有炎性粘连,有扩张的小胆管,肝纤维组织增多,肝叶(段)有萎缩或肿大者;⑧慢性复发性胰腺炎,或全胰腺肿大、变硬者;⑨静脉胆道造影有"滞留密度增加征"者等。探查应仔细,防止遗漏病变,必要时配合术中胆道造影或使用胆道镜。

2.胆肠内引流术

(1)胆总管十二指肠吻合术:可使胆汁经短路流入肠道。

手术指征:①缩窄性十二指肠乳头炎、胆总管明显增粗,直径在1.5～2.0 cm以上者;②慢性胰腺炎所致的胆总管下端较长范围的管状狭窄与梗阻;③原发性胆管结石、慢性胆管炎、复发性胆管结石等。此术要求吻合口近端不能有梗阻因素存在,如肝内胆管狭窄与结石、胆总管扩张不明显等,否则将发生难以控制的上行感染。吻合口应大于2.0 cm,并应尽量低位,应切除胆囊。

(2)Oddi括约肌切开成形术:当胆总管直径为1.5～2.0 cm以内时,胆总管下端结石嵌顿、其下端狭窄范围不长者,同时合并有胰管开口狭窄者,应选此术。

(3)胆管空肠Roux-en-y吻合术:是治疗胆管结石、胆管炎常用的手术方法。其适应证为:①慢性化脓性胆管炎、胆(肝)总管明显扩大者;②复发性胆管结石、胆管明显扩张者;③胆道残余结石合并复发性胆管炎者;④肝内胆管结石、无法完全清除的结石或肝内广泛结石者。该术式操作复杂,一般在良好的术前准备后择期进行。其吻合方式有端-端、端-侧和侧-侧吻合,其中端-侧、侧-侧吻合较为常用。要求吻合口内放置引流管,防止术后早期胆漏,促进吻合口愈合;常规放置腹腔引流管,避免膈下胆汁积聚与感染。

3.肝叶切除术

肝叶切除术适用于肝内胆管结石多、局限于一侧肝叶(段)内,不能采用其他手术取净结石或伴有肝组织萎缩,应切除病变肝叶(段),以根除病灶。

4.中西医结合治疗

在手术和其他综合治疗的同时,可配合针灸和服用消炎利胆类中药,对控制炎症、排出结石有一定作用。

5.残石的处理

术后 T 管造影发现胆道残留结石时,沿 T 管经其窦道插入纤维胆道镜取石或经 T 管注入接触性溶石药物。

6.经皮肝穿刺胆道引流术(percutaneous transhepatic cholangial drainage,PTCD)

对胆管严重梗阻者或化脓性胆管炎者,可行 PTCD 术,以引流胆汁、降低胆道压力、控制感染、减少病死率、赢得手术时间等。

三、急性梗阻性化脓性胆管炎

急性梗阻性化脓性胆管炎(acute obstructive suppurative cholangitis,AOSC)亦称急性重症型胆管炎,是在胆道梗阻的基础上发生的胆道系统的急性化脓性细菌感染性炎症。由于胆管梗阻和细菌感染,胆管内压升高、肝脏胆血屏障受损,大量细菌和毒素进入血循环,造成以肝胆系统病损为主、合并多器官损害的全身严重感染性疾病。急性胆管炎和急性梗阻性化脓性胆管炎是胆管感染发生和发展的不同阶段和程度。

(一)病因与病理

最常见原因为胆管结石,其次为胆道蛔虫和胆管狭窄,胆管及壶腹部肿瘤;胆道梗阻后,胆管内压升高,梗阻以上胆管扩张,大量细菌和毒素经肝静脉进入体循环引起全身化脓性感染和多脏器功能损害或衰竭。

(二)临床表现

本病发病急剧,病情进展快,并发症严重。患者多有胆道疾病病史或胆道手术史。除具有急性胆管炎的 Charcot 三联征外,还出现休克、中枢神经系统受抑制的表现,即 Reynolds 五联征。

1.症状

(1)发热:起病初期即出现明显寒战、发热,体温持续升高达 39 ℃～40 ℃或更高,呈弛张热。

(2)疼痛:肝外梗阻者明显上腹部阵发性剧烈绞痛或持续性胀痛,肝内者较轻或无。

(3)黄疸:多数患者可出现不同程度的黄疸,行胆肠内引流术后的患者黄疸较轻或无。

(4)神经系统症状:神志淡漠、嗜睡、神志不清、昏迷;合并休克者可表现为躁动、谵妄等。

2.体征

肝大及肝区叩击痛,Murphy 征阳性,有时可扪及肿大的胆囊;剑突下或右上腹有不同程度的压痛,可出现腹膜刺激征。

(三)辅助检查

1.实验室检查

白细胞计数常大于 20×10^9/L,中性粒细胞比例升高。血小板计数降低,如小于$(10 \sim 20)$ $\times 10^9$/L 表示愈后严重,凝血酶原时间延长,肝、肾功能受损。低氧血症、脱水、代谢性酸中毒、电解质紊乱较常见,特别是老年人或合并休克者。

2.影像学检查

影像学检查以 B 超为主,必要时可行 CT、ERCP 等检查进一步明确诊断。

(1)B 超检查:可显示胆管扩大范围和程度以估计梗阻部位,可发现结石、直径大于 1 cm 的肝脓肿、膈下脓肿等。

(2)CT检查：不仅可以看到肝胆管扩张、结石、肿瘤、肝脏增大、萎缩等征象，有时尚可发现肝脓肿。

(3)经内镜逆行胆管引流、经皮经肝胆管引流：既可确定胆道阻塞的原因和部位，又可做应急的减压引流，但有加重胆道感染或胆汁溢漏入腹腔的危险。

(四)治疗原则

紧急手术解除胆道梗阻，及时有效地降低胆道压力，改善患者情况，争取时间做进一步治疗。

1.非手术治疗

非手术治疗既是治疗的手段，又可作为术前准备。①联合足量运用抗生素控制感染；②纠正水、电解质及酸碱紊乱；③恢复血容量，纠正休克；④对症治疗：给予解痉镇痛、降温、营养支持等处理；⑤禁食、胃肠减压。

2.手术治疗

手术治疗目的是解除梗阻，去除病灶，胆道减压，通畅引流，挽救患者生命。

(1)手术适应证：手术时机应掌握在 Charcot 三联征至 Reynold 五联征之间，如在已发生感染性休克或发生多器官功能衰竭时手术，往往为时已晚，恰当地掌握手术时机是提高疗效的关键。若出现下列情况时应及时手术：①经积极非手术治疗，感染未控制，病情无明显好转，黄疸加深、腹痛加剧、体温在 39 ℃以上，胆囊肿大并有持续压痛；②出现精神症状或预示出现脓毒性休克；③肝脓肿破裂、胆道穿孔引起弥散性腹膜炎。对于年老体弱或有全身重要脏器疾病者因代偿功能差易引起脏器损害，一旦发生，难以逆转，故应放宽适应证，尽早手术。

(2)手术方法：应根据患者具体情况采用个体化的手术方法。手术方法应简单、有效，一般采用胆总管切开减压、T 管引流术。在病情允许的情况下，常用的方法还有经皮肝胆管穿刺置管引流术，经内镜鼻胆管引流术。急诊手术不能完全去除病因，经 1～3 个月患者一般情况恢复，再根据病因选择彻底的手术治疗方法。

四、护理评估

(一)术前评估

1.健康史

了解患者的年龄、性别、饮食习惯、营养状况、工作环境、妊娠史等；有无反酸、嗳气、餐后饱胀、厌食油腻食物、进食后腹痛发作等不适感；有无粪便排出蛔虫史。

了解有无胆道疾病、胆道手术史；有无慢性疾病和重要器官功能不全史；家族中有无类似疾病史。

2.身体状况

(1)症状：了解腹痛的诱因、性质、部位、程度，有无放射性痛及疼痛部位的变化，有无消化道症状；有无黄疸，出现的时间、变化过程及程度；有无皮肤瘙痒、尿黄等；有无发热、寒战等症状。

(2)体征：了解局部有无腹膜刺激征，其部位、范围、程度；有无肝大、肝区压痛和叩击痛，有无胆囊肿大，有无压痛性包块、Murphy 征阳性等。

(3)辅助检查：B 超、CT 检查有无阳性发现，血常规、血清学各项检查结果有无异常及其程度，重要器官功能状态。

3.心理-社会状况

了解患者及其家属对疾病的发生、发展、治疗及护理措施的了解程度；对术前治疗和护理配合知识的掌握程度；了解患者的心理承受能力，家庭经济承受能力，其家属和社会对患者的关心、支持程度。

（二）术后评估

1.术中情况

麻醉方式、手术名称、引流管的位置。

2.术后情况

术后疼痛情况、出血情况及生命体征情况。

五、主要护理诊断/问题

1.焦虑

焦虑与胆道疾病反复发作，担心手术预后有关。

2.急性疼痛

急性疼痛与炎症反应刺激、胆道梗阻、感染、手术创伤有关。

3.体温过高

体温过高与术前感染、术后炎症反应等有关。

4.营养失调：低于机体需要量

营养失调与摄入量不足、消耗增加等有关。

5.体液不足

体液不足与呕吐、禁食、胃肠减压、T管引流和感染性休克等有关。

6.潜在并发症

潜在并发症包括胆道出血、胆瘘、多器官功能障碍或衰竭等。

六、护理目标

（1）患者焦虑减轻或消失，心情舒畅，能够积极配合治疗和护理。

（2）患者疼痛缓解或减轻。

（3）患者体温恢复正常，感染未发生或得到控制。

（4）患者营养状况得到改善，恶心、呕吐消失，消化功能恢复正常。

（5）患者体液维持正常，休克得到控制、纠正。

七、护理措施

（一）术前准备和非手术患者的护理

1.一般护理

急性期或准备手术者，应禁食或胃肠减压。治疗期间应积极补充体液、电解质和足够的热量等，以维持患者的水、电解质、酸碱平衡和良好的营养状态。慢性或非手术治疗病情稳定者，根据病情决定饮食种类，一般可给予低脂肪、高蛋白、高热量、高维生素易消化饮食。根据患者的体温情况，采取物理降温和（或）药物降温。

2.病情观察

动态观察患者神志、生命体征、腹部体征及循环血容量，心、肺功能状态变化，皮肤黏膜情况等;定时检查血清学等各项化验指标变化。若出现寒战、高热、腹痛、黄疸等情况,应考虑发生急性胆管炎,及时报告医生,并积极配合处理。

3.防治休克

建立两条以上有效静脉通路,必要时应放置中心静脉导管;快速补液,恢复有效循环血容量;留置尿管监测尿量;准确记录 24 h 出入液量,保持水、电解质和酸碱平衡。

4.疼痛护理

根据疼痛的部位、性质、发作的时间、诱因及缓解的相关因素,对诊断明确且剧烈疼痛者,可给予消炎利胆、解痉镇痛药物。禁用吗啡,以免引起 Oddi 括约肌痉挛。

5.防止感染

遵医嘱合理应用抗生素,选用对革兰阴性细菌及厌氧菌有效的抗生素并联合用药。

6.术前准备

急诊患者在抢救、治疗的同时,应完善各项术前准备,留置胃肠减压、配血等。需手术治疗的非急诊患者,应行常规术前准备。

7.心理护理

耐心倾听患者及其家属的诉说,根据患者及其家属受教育程度和病情的不同给予安慰和解释,说明治疗的目的、意义、疾病的转归、手术的重要性和必要性,使患者及家属消除顾虑,积极配合治疗和护理。

(二)术后护理

1.一般护理

术后禁食、胃肠减压期间通过肠外营养途径补充足够的热量、氨基酸、维生素、水及电解质等,待病情平稳、胃肠功能恢复后给予流质饮食,3~5 d 后给予低脂肪、高蛋白、高维生素易消化食物,禁油腻食物及饱餐。

2.病情观察

术后早期注意观察患者的生命体征、腹部体征,有无腹膜刺激征出现,胃肠功能恢复情况等。急性梗阻性化脓性胆管炎患者多在术前已发生休克,手术虽使病情缓解,但对重要器官功能仍有损害,术后在严密观察患者生命体征变化的同时,准确记录各项指标;观察引流液的色、量、性质,发现异常及时报告医生,并积极配合医生进行治疗。

3.防治感染

观察患者体温变化,遵医嘱合理应用抗生素。

4.维持水、电解质和酸碱平衡

禁食、胃肠减压、胆管引流使消化液和体液丢失较多,应准确记录引流量;及时补充晶体和胶体液,以保持内环境稳定。

5.引流管的护理

术后常规放置胃肠减压和腹腔引流管,胃肠功能恢复后可拔除胃管;腹腔引流液小于10 mL,无腹膜刺激征,可拔除腹腔引流管。

若腹腔引流管引流液含有胆汁,应考虑胆瘘发生,应妥善固定引流管,保持引流通畅,密切观察腹部体征变化。

6.并发症的预防和护理

(1)出血:腹腔内出血,多发生于术后 24~48 h,多与术中血管结扎线脱落、肝断面渗血及凝血功能障碍有关;胆管内出血,多为结石、炎症引起血管壁糜烂、溃疡或术中操作不慎引起。护理措施:严密观察患者生命体征和腹部体征,当腹腔引流管内血性液超过 100 mL/h,持续 3 h 以上并伴有心率增快、血压波动时,提示腹腔内出血;当 T 管引流出血性胆汁或鲜血,粪便呈柏油样,提示胆管内出血。及时报告医生,协助予以处理,防止发生低血容量性休克;改善及纠正凝血功能,遵医嘱肌内注射维生素 K_1 10 mg,每日 2 次。

(2)胆瘘:与胆总管下端梗阻、胆管损伤、T 管脱出等有关。患者会出现发热、腹胀和腹痛,或腹腔引流液呈黄绿色胆汁样等表现。护理措施:将漏出的胆汁充分引流出体外;长期胆瘘者应注意维持水、电解质平衡;若引流管周围敷料被胆汁浸湿,应及时更换并涂以氧化锌软膏予以保护皮肤。

(三)T 管引流的护理

胆总管探查或切开取石术后常规放置 T 形管引流。

1.目的

(1)引流胆汁。

(2)引流残余结石。

(3)支撑胆道。

(4)造影通道。

(5)胆道镜检查及取石。

2.固定方法

除术中用缝线将 T 管固定于腹壁外,术后还应用胶布将其妥善固定于腹壁皮肤。但不可固定于床上,以防因翻身、活动、搬动时受到牵拉而脱出。对躁动不安的患者应有专人守护或适当约束,避免将 T 管拔出。

3.保持有效引流

平卧时引流袋应低于腋中线,站立或活动时应低于腹部切口,以防止胆汁逆流引起感染。避免 T 形管受压、扭曲、折叠,引流管中有血凝块、絮状物、泥沙样结石时经常挤捏,保持引流通畅。

4.观察并记录引流液的颜色、量和性状

术后 24 h 内引流量为 300～500 mL,常呈淡红色血性或褐色、深绿色,有时可含有少量细小结石和絮状物;恢复进食后引流量逐渐增加至每日 600～700 mL,呈淡黄色,逐渐加深呈橘黄色,清亮;随胆道末端通畅,引流量逐渐减少至每日 200 mL 左右。若胆汁突然减少甚至无胆汁流出,则可能发生受压、扭曲、折叠、阻塞或脱出,应立即检查,并通知医生及时处理;若引流量较多,常提示胆道下端引流不畅或梗阻;若胆汁混浊,考虑结石残留或胆管炎症未被控制。

5.预防感染

长期置管者,每周更换无菌引流袋 1～2 次。引流管周围皮肤每日用 75% 酒精消毒,予以无菌纱布覆盖,保持局部干燥,防止胆汁浸渍皮肤引起红肿、糜烂。行 T 管造影后,应立即接好引流袋开放引流,以减少造影剂对胆道的刺激和继发胆道感染。

6.拔管

术后放置 10～14 d;患者无腹痛、发热,黄疸已消退;血常规、血清黄疸指数正常;胆汁引流量减少至 200～300 mL/d 左右,引流液呈黄色清亮、无沉渣;胆管造影或胆道镜证实胆管无狭窄、结石、异物、通畅良好;试夹管 36 h 以上无不适可经 T 管做胆道造影,如胆道通畅无结石或其他病变可考虑拔管。拔管前引流管应开放 24 h 以上,使造影剂完全排出。拔除后残留窦道用凡士林纱布填塞,1～2 d 可自行闭合。若胆道造影发现有残余结石,则保留 T 管6 周以上,再经 T 管行取石或其他处理。

(四)健康教育

1.饮食指导

选择低脂、高糖、高蛋白、高维生素易消化饮食,避免暴饮暴食。养成良好的饮食和休息习惯。

2.培养良好的卫生习惯

做到餐前、便后洗手,水果等彻底清洗后再食用。有排虫史者应及时驱虫,或秋末预防性驱虫,驱虫时宜于清晨空腹或睡前服药。

3.出院指导

带 T 管出院的患者,告知出院后的注意事项,着宽松柔软的衣服;淋浴时,用塑料薄膜覆盖引流管处,以防感染;避免提举重物或剧烈活动;妥善固定引流管,按时更换引流袋,注意观察引流液的颜色、量和性质,发现异常及时就诊和定期复查。

(董　娜)

第十一节　胆道蛔虫病

胆道蛔虫病是普外科常见的急腹症之一,多发生在儿童和青少年,农村发病率高于城市。随着卫生条件的改善、防治工作的开展,近年来本病发生率已有明显下降。胆道蛔虫病若处理不当可引起多种并发症,危害甚大。

一、病因和病理生理

蛔虫寄生在人体中下段小肠内,喜碱厌酸,有钻孔习性。当其寄生环境发生变化时,如胃肠道功能紊乱、饥饿、发热、妊娠、恶心、呕吐、腹泻、驱虫不当等,蛔虫可上行至胆道而引起本病。蛔虫钻入胆道时引起 Oddi 括约肌的强烈痉挛而出现典型的胆绞痛,还可诱发急性胰腺炎。

随着蛔虫的进入,肠道细菌,主要是革兰氏阴性杆菌和厌氧菌,被带入胆道可引起急性化脓性胆管炎,甚至向上蔓延导致毛细胆管性肝炎或肝脓肿。如钻入胆囊可引起胆囊穿孔。由于虫体呈光滑的圆柱形且不断蠕动,故胆管阻塞多不完全,发生阻塞性黄疸比较少见。蛔虫残骸和虫卵可以成为胆道结石的核心。

二、临床表现

1.典型的表现

为突发性剑突下钻顶样剧烈绞痛,可向右肩背部放射。疼痛发作时患者辗转不安、呻吟不断、大汗淋漓,伴有恶心、呕吐,甚至呕出蛔虫。患者疼痛可突然缓解,间歇期宛若常人。疼痛可反复发作,持续时间不一。

2.体征

胆绞痛发作时,仅在剑突下或稍右方有深压痛。症状严重而体征轻微是胆道蛔虫病的特征。患者体温多不增高,黄疸少见。

三、辅助检查

1.实验室检查

血白细胞计数和嗜酸性粒细胞比例失调。呕吐物、十二指肠引流液、胆汁或粪便中蛔虫卵检查阳性有助于诊断。

2.影像学检查

B超检查是本病的首选检查方法,胆管内显示有平行强光带。ERCP可发现胆总管下段的蛔虫。

四、治疗原则

经非手术疗法多可治愈,但对非手术治疗无效或有严重并发症的患者可考虑相应的手术治疗。

1.非手术治疗

治疗原则为解痉止痛、利胆驱虫、防治感染。

(1)解痉止痛:疼痛发作时注射阿托品、山莨菪碱(654-2),必要时可肌内注射哌替啶。因为注射镇痛药物可能引起Oddi括约肌痉挛,加剧疼痛,所以镇痛药物必须联合解痉药物应用方可取得较好疗效。另外加用维生素K类、孕酮等肌内注射或穴位注射亦有作用。急性绞痛时针刺穴位常可取得较好的止痛效果。

(2)利胆驱虫:发作时可服用乌梅汤、食醋、33%硫酸镁等。或经胃管注入氧气驱虫。驱虫最好在症状缓解期进行,可选用芬苯达唑(驱虫净)、哌嗪(驱蛔灵)或左旋咪唑等药物。症状消退后,仍须坚持利胆、排虫1~2周,直至粪便虫卵转阴,使得胆管内的蛔虫残骸体排出,预防结石形成。

(3)抗感染:早期针对革兰氏阴性杆菌大剂量、短时间应用抗菌药物,并且注意抗厌氧菌药物治疗。抗菌药物可选用氨基糖苷类或三代头孢菌素类,联合使用甲硝唑静脉滴注。

(4)ERCP取虫:检查时如发现蛔虫有部分在胆道外,可用取石钳将虫体取出。

2.手术治疗

无并发症者可采用胆总管探查取虫及T管引流。有并发症者应根据患者情况选用适当术式。手术后仍要进行驱虫治疗,预防复发。

五、主要护理诊断/问题

1.急性疼痛

急性疼痛与蛔虫刺激导致Oddi括约肌痉挛有关。

2.知识缺乏

缺乏饮食卫生保健知识。

3.有感染的危险

感染与蛔虫感染有关。

六、护理目标

(1)患者疼痛减轻或缓解。

(2)患者了解胆道蛔虫病的病因及预防知识。

(3)患者通过抗感染治疗没有发生感染。

七、护理措施

1.非手术患者的护理

减轻或控制疼痛,根据疼痛的程度,采取非药物或药物方法止痛。

(1)卧床休息:协助患者卧床休息和采取舒适体位,指导患者进行有节律的深呼吸,达到放松和减轻疼痛的目的。

(2)解痉止痛:遵医嘱通过口服或注射等方式给予解痉、止痛药,以缓解疼痛。

(3)健康教育:①养成良好的饮食及卫生习惯:不喝生水,蔬菜要洗净煮熟,水果应洗净或削皮后吃,饭前便后要洗手;②正确服用驱虫药:应于清晨空腹或晚上临睡前服用,服药后注意观察大便中是否有蛔虫排出。

(4)对症处理:患者呕吐时应做好呕吐的护理,大量出汗时应及时协助患者更衣。疼痛间歇期指导患者注意休息,合理饮食,保证足量水分的摄入。必要时做好取虫的准备。

2.手术治疗的护理

对于手术治疗的患者,按胆总管探查及 T 管引流术后的护理措施进行护理。

(董　娜)

第十二节　胆囊良性肿瘤

胆囊良性肿瘤分为真性肿瘤及假性肿瘤两大类。真性肿瘤有腺瘤、胆囊腺肌瘤和中胚层来源的血管瘤、淋巴管瘤、脂肪瘤、平滑肌瘤、纤维瘤等。假性肿瘤中有息肉(胆固醇性、炎症性增生性)、异位组织(如胃、肠黏膜及胰、肝、肾上腺、甲状腺等)。真性肿瘤以腺瘤为主,假性肿瘤中以胆固醇性息肉为多见。

一、分类

1.胆囊腺瘤

腺瘤是胆囊肿瘤中最常见的,为黏膜上皮增生型的良性肿瘤。多为单发,有蒂者占 4/5 以上呈褐色、红色或红棕色的平滑圆形(非乳头状腺瘤)或绒毛状(乳头状腺瘤)。肿瘤有可能自行脱落而飘浮在胆囊腔内,可伴有胆囊结石胆囊炎。腺瘤的发生与胆囊黏膜上皮慢性炎症致上皮细胞异型增生有关。腺瘤有明显的恶变倾向,恶变率为 25%～30%,腺瘤大小与恶变有一定相关性,直径>10 mm 者多为恶性,是一种重要的癌前病变。

2.胆囊腺肌瘤

由黏膜上皮增生和平滑肌增生形成,分为弥散型、节段型和基底型,常并发胆石症,有 2%的恶变率,也是重要的胆囊癌前病变。

3.胆固醇性息肉

胆固醇性息肉占胆囊息肉样病变的 60%，为胆固醇沉着经巨噬细胞吞噬后形成泡沫细胞的堆积，刺激上皮增生形成。胆固醇性息肉属非肿瘤病变，不会癌变。

4.炎性息肉

炎性息肉为慢性炎症所致肉芽肿，由毛细血管慢性炎症细胞和纤维细胞组成，不会癌变。

5.增生性息肉

增生性息肉是一种非炎症性又非肿瘤性的增生性病变，由丰富的结缔组织和少量平滑肌束组成。

二、病因

胆囊良性肿瘤的病因尚不清楚，胆囊息肉在病理上属乳头状腺瘤，又可分为胆固醇性息肉和炎性息肉两种类型。前者系由于胆囊压力过高或胆固醇代谢异常导致胆固醇颗粒沉淀于黏膜上皮细胞的基底层，组织细胞过度膨胀造成，也有学者认为是由于黏膜上的巨噬细胞吞食胆固醇结晶后聚积而成。后者则由于炎症刺激造成组织间质的腺性上皮增生，并由大量的淋巴细胞和单核细胞为主的炎性细胞浸润形成。胆囊腺肌瘤属于胆囊增生性病变之一，是由于胆囊黏膜增生肥厚。罗-阿窦数目增多并扩大成囊状，穿至肌层深部，窦与胆囊腔之间有管道相通，形成假性憩室。

三、护理评估

（一）健康史

既往有胆囊结石、胆囊炎。

（二）身体状况

1.症状

胆囊良性肿瘤本身大多无症状，多于检查时偶然发现。部分患者以右下腹或剑突下痛为表现，腹痛无特异性，与慢性胆囊炎、胆石症相似，常于餐后发生右上腹的疼痛或绞痛，尤其是在食油性食物后。其他症状包括消化不良和偶有恶心呕吐等，常在健康检查或人群普查时才被发现。

2.体征

患者多无明显体征，部分可有右上腹深压痛，如存在胆囊管梗阻时，可扪及肿大的胆囊。

（三）辅助检查

1.实验室检查

呈梗阻性黄疸的表现，血清胆红素以直接胆红素增高为主，γ-CT 及碱性磷酸酶增高。长期胆道梗阻者可有继发性肝功能损害，如转氨酶轻度增高、白蛋白降低、凝血酶原时间延长。粪便隐血试验可能阳性。血清和胆汁中癌胚抗原（CEA）和糖链抗原（CA19-9、CA50、CA22）在胆管癌中有一定阳性率，可用于辅助诊断和术后随访。影像学检查的主要目的是诊断梗阻的部位、判断可能的病变性质、估计病变的范围及周围组织器官的关系。

2.实时超声检查

实时超声检查对胆管梗阻的部位和程度的诊断率高，对胆管扩张的检出率可达 95% 以上，为首选检查。超声导引下细针穿刺抽吸细胞学检查是一种简便、安全、有效的方法。

(1)内镜超声(endoscopic ultrasound,EUS):内镜超声的探头与胆道系统仅隔一层肠壁,排除了胸腹壁与胃肠道重叠等干扰,可更清晰地观察胆道情况。

(2)管腔内超声(intraluminal ultrasound,IDUS):是利用微型超声探头,可经 PTC 窦道或 ERCP 途径直接进入胆道扫描,完全排除了遮盖胆道组织的干扰,图像较 EUS 更为清晰。IDUS 能探查到胆管微小癌,胆管癌浸润深度的判断准确率为 73%,对胰腺和十二指肠是否受累的判断准确率达 100%。

(3)彩色多普勒超声技术:可探查胆道系统周围的血管血流,对判断肝动脉和门静脉是否被侵犯的准确率达 100%。

3.CT 检查

CT 仍是常规的检查方法,可以显示肝内、外胆管的扩张及肿大的胆囊、周围组织器官、血管的受累情况,为病变分期和手术切除的可能性提供依据。

(四)主要护理诊断/问题

1.焦虑

焦虑与担心疾病预后不良有关。

2.疼痛

疼痛与肿瘤压迫神经有关。

3.营养不良

营养不良与进食少,消化、吸收不良有关。

四、治疗原则

现公认腺瘤、胆囊腺肌瘤是癌前期病变,应积极手术切除。由于腺瘤与早期癌肉眼不易区别,因此手术时应将切除的标本做冷冻切片检查,以做鉴别。而对于非肿瘤性息肉,无明显症状不一定需要手术。由于良性肿瘤和息肉在形态学上极其相似,确诊依赖病理检查,故临床上胆囊息肉样病变治疗原则包括:①直径≥10 mm 者应手术切除,术中行冰冻病理检查,若为恶性加行根治性淋巴清扫;②直径<10 mm 且无症状者严密随访,若肿瘤达到 10 mm 或短期内迅速增长,则应及早手术治疗;③对有症状的患者行胆囊切除术。

五、护理目标

(1)焦虑减轻,积极配合治疗。

(2)学会应用减轻疼痛方法,疼痛减轻。

(3)营养状况改善,生活自理。

六、护理措施

(1)保持愉快的心理状态,养成良好的饮食习惯,禁食辛辣刺激性食物,少食厚腻食品,不要饮烈性酒。

(2)对于 40 岁以上的人,特别是妇女,要定期进行 B 超检查,发现有胆囊炎、胆结石或息肉等,更应追踪检查,发现病情有变化应及早进行治疗。

(3)积极治疗癌前病变,进早根除可能引起癌变的诱因,如积极治疗胆囊炎,对于有症状的胆结石或较大的结石要尽早行胆囊切除术。

七、健康教育

(1)控制脂肪对胆囊疾病患者较为重要。一般来说,昼夜供应油 20 g,但不要集中在一餐,应均匀分配在三餐中。因为脂肪容易引起绞痛,禁用油煎、油炸食品,最好使用植物油,有助于胆汁排泄,不食用动物油(如猪油)。

(2)少吃或不吃高胆固醇食物。如皮蛋、蛋黄、鱼卵及动物的肝脏、心、肾、胃、肝以及肥肉等。日供应量不能超过 300 mg 胆固醇。

(3)避免烟、酒及辛辣刺激性食物。

(4)避免发霉、油炸、烟熏及腌制食物。

(5)忌不易消化的硬黏食物。

总之,胆囊良性肿瘤患者饮食宜多样化,切勿偏食,主食可食用米饭、面条、稀饭、面包类;宜食富含各种维生素的食物,如橘子、苹果、西红柿等水果和蔬菜;忌食高胆固醇食物。在日常饮食中,注意合理搭配,以免病情加重,引发癌变。

(董　娜)

第十三节　胆道肿瘤

一、胆囊癌

胆囊癌不常见,仅占所有癌的 1%左右,但它是胆道系统癌中常见的恶性肿瘤,约占肝外胆管癌的 25%。发病年龄平均为 59.6 岁。

(一)病因

胆囊癌的病因尚不清楚,但有 70%～98%的胆囊癌患者合并胆囊结石。胆囊结石的长期刺激损伤及胆石和胆汁内较高浓度的致癌物质,可引起胆囊黏膜上皮细胞出现化生和异型增生,且发生率随年龄增长,发生癌病的危险性亦增高。

胆囊腺瘤样息肉有癌变倾向,特别是与结石并存时。此外,胆囊腺肌性增生、黄色肉芽肿性胆囊炎、瓷化胆囊等亦可发生癌变。

(二)临床表现

胆囊癌早期无特异性临床表现或只有慢性胆囊炎的症状。

1.症状

右上腹疼痛、消化道症状、黄疸,同时伴有消瘦、乏力,甚至出现恶病质、皮肤黏膜黄染伴难以治疗的皮肤瘙痒,发热,右上腹肿块。

2.体征

黄疸,右上腹可触及较为光滑肿大的胆囊,与周围组织无粘连时,移动性大。与周围组织有粘连时,可触及几个肿块,有时触到肿大的肝十二指肠梗阻的包块等。

(三)辅助检查

超声、CT、彩色多普勒血流显像、ERCP。

(四)治疗原则

胆囊癌的治疗主要是手术切除。手术方法应根据病理及临床分期决定。

1. 单纯胆囊切除术

适用于 NevinⅠ期患者。对因胆囊结石等而施行胆囊切除术后,病理检查意外发现的胆囊癌,如病变局限于胆囊黏膜层,可不必再行手术。

2. 胆囊癌根治性切除术

适用于 NevinⅡ期、Ⅲ期、Ⅳ期者。切除范围除胆囊外还包括距胆囊床 2 cm 以远的肝楔形切除及胆囊引流区的淋巴结清扫术。在根治术的基础上加行右半肝或右三叶肝切除、胰十二指肠切除、门静脉重建术等的扩大根治术,手术创伤大且效果不明显。

3. 姑息性手术

适用于晚期伴梗阻性黄疸而不能手术切除者,以缓解症状。如肝总管未受侵犯可行肝总管空肠 Roux-en-Y 吻合术。对肝外胆管完全闭塞者可行左肝管空肠吻合术、PICD、经内镜括约肌切开、胆总管肝总管内撑支架等。

二、胆管癌

胆管癌是指原发于左、右肝管汇合部至胆总管下端的肝外胆管恶性肿瘤,原发性胆管癌较少见。有 50%～70% 的胆管癌发生在胆管上 1/3 段。

(一)病因

病因不明,但与胆管结石、原发性硬化性胆管炎、先天性胆管扩张症、慢性炎性肠病等有关。癌肿生长缓慢,主要沿胆管壁向上、下浸润。淋巴转移为主要的转移方式,较少经血行转移。

(二)临床表现

临床表现主要为进行性加重的梗阻性黄疸,少数患者黄疸可有波动。常伴有全身皮肤瘙痒,尿色深黄,可有白陶土色粪便;上腹部隐痛、胀痛和绞痛,向腰背部放射,伴恶心、食欲缺乏、消瘦、乏力等。如合并胆结石及胆道感染,可有发冷、发热等且有阵发性腹痛及隐痛。如胆管中部癌不伴有胆石及感染,多为无痛性进行性阻塞性黄疸。部分患者可有腹水征。如肿瘤破溃出血,可有黑便或粪隐血试验阳性、贫血等表现。

(三)辅助检查

1. 实验室检查

肝功能异常。

2. 影像学检查

B 超、PTC,CT、ER-CP、血管造影。

3. 细胞学检查

在 PTCD 基础上扩大窦道插入纤维胆道镜可直接观察并钳取肿块活检,行 PTC 或 PTCD 时可抽取胆汁行细胞学检查。

(四)治疗原则

手术切除肿瘤是主要的治疗手段。

1. 手术治疗

(1)可切除肝门部胆管癌手术方法:①肝门部胆管、胆总管及胆囊切除、胆-肠吻合,适用于未侵及肝实质之肝总管癌;②肝方叶或加部分右前叶切除及肝门部胆管、肝外胆管切除、胆肠吻合,适用于肝总管癌或汇合部胆管癌;③肝方叶或左半肝切除及肝门部胆管,肝外胆管切除、胆肠吻合,适用于左肝管及肝总管癌;④肝方叶或右半肝切除及肝门部胆管、肝外胆管切除、胆-肠吻合,适用于右肝管及肝总管癌;⑤超半肝或三肝切除及肝门部胆管、肝外胆管、部分尾状叶切除、胆肠吻合,适用于左或右肝管癌侵及二级以上肝管和尾状叶肝管;⑥姑息性切除,肝方叶及肝门部胆管、肝外胆管切除、胆-肠吻合,并残留部分癌组织,如尾状叶肝管或门静脉前壁;⑦门静脉主干、汇合部或左右干前壁受侵犯者切除其受累部分静脉壁,再给予血管修补重建,术后辅以腔内放疗。

(2)肝门部胆管癌姑息性手术:胆肠内引流术是首选的姑息手术方法。原则是胆-肠吻合口应尽量远离病灶。根据 PTC 显示扩张的胆管情况,选择胆肠吻合部位。部分病例由于病灶侵犯肝门,或因肝萎缩肥大复合征存在,萎缩叶胆管吻合、引流价值不大。肥大叶胆管显露困难,使不少无法切除的病例仅能置管引流。常用的方法是扩张癌性狭窄后放置尽可能粗而较硬的 T 形管、U 形管或内支撑导管,T 形管经胆总管或经肝引出均可。为了防止滑脱,应将引流管缝合固定于胆管壁及周围组织上,并做一上段空肠造口供术后回输胆汁及必要时管饲营养。非手术置管引流常用的方法为 PTCD,也可经 PTCD 窦道扩大后放置内支撑管,穿过狭窄段。

(3)中、下部胆管癌切除术:中、下部胆管癌比肝门部及乳头部癌少见。目前多数学者其手术方式是胰头、十二指肠切除术。中、下部癌无法切除者,可用上述姑息性方法。

2.胆管癌的放、化疗

胆管癌的放疗包括术中放疗、术后定位放疗及分期内照射等。根治性剂量照射放疗,对晚期胆管癌有一定的效果,因其可使癌细胞变性、坏死与抑制其生长,可延长晚期胆管癌患者的生存期。临床多采用全身性化疗,来控制患者的症状,但是有一些患者不适用,如全身情况很差伴有恶病质者,有严重肝、肾、心、肺功能障碍者,白细胞减少至 $4 \times 10^9/L$,血小板 $< 50 \times 10^9/L$,有出血倾向者,有其他严重并发症(如严重感染、胆囊穿孔、消化道出血等)。

三、护理措施

(一)护理评估

1.术前评估

(1)健康史。①一般资料:患者年龄、性别、出生地、居住地、饮食习惯、营养状况、工作环境、劳动强度、妊娠史等;②既往史:有无反酸、暖气、饭后饱胀、厌油腻食物或因此而引起腹痛发作史;有无呕吐蛔虫或粪便排出蛔虫史;既往有无类似发作史,有无胆石症、胆囊炎和黄疸病史;③家族史:家族中有无类似疾病史。

(2)身体状况。①局部:右上腹疼痛的诱因、部位、性质及有无放射痛、局部有无腹膜刺激征等;②全身:有无神志淡漠、烦躁、谵妄、昏迷等意识障碍,有无食欲缺乏、恶心呕吐、体重减轻、贫血、黄疸、发热、寒战、腹腔积液等症状;③辅助检查:胆道系统特殊检查及重要脏器功能检查的结果。

(3)心理和社会支持状况;①认知程度:患者对疾病的发展、医疗及护理措施了解的程度;②心理承受能力:患者对本次发病的心理状态,如有无烦躁不安焦虑、恐惧等情绪变化。其应对能力如何;③社会支持系统:家庭的经济承受能力,家庭和社会对患者的支持程度。

2.术后评估

(1)手术情况:麻醉方式、手术名称、术中情况、引流管的位置及数量。

(2)身体状况:动态评估生命体征,引流管是否通畅,引流液的颜色、性质、量,切口及引流管出口情况,有无并发症发生。

(3)心理和认知状况:患者及家属对术后康复知识的掌握程度,是否担心并发症及预后,社会支持力量如何。

(二)护理要点及措施

1.术前护理

(1)病情观察:密切观察患者病情变化,若出现寒战、高热、腹痛加重、腹痛范围扩大等,应考虑病情加重,要及时报告医生,积极进行处理。

(2)全面评估患者,完善各项术前检查。

(3)护肝治疗,适时给予血浆及人血白蛋白,静脉给予大量维生素 C 及维生素 K_1 等。

(4)缓解疼痛:①针对患者疼痛的部位性质、程度、诱因、缓解和加重的因素,有针对性地采取措施以缓解疼痛。先用非药物缓解疼痛的方法止痛,必要时遵医嘱应用镇痛药物,并评估其效果;②指导患者卧床休息,采取舒适卧位。

(5)改善和维持营养状态:①入院后即准备手术者,禁食、休息,并积极补充液体和电解质,以维持水、电解质、酸碱平衡,非手术治疗者根据病情再决定饮食种类;②营养不良会影响术后伤口愈合,应给予高蛋白质、高糖类,高维生素、低脂的普通饮食或半流质饮食。不能经口饮食而进食不足者,可经胃肠外途径补充足够的热量、氨基酸、维生素、电解质,以维持患者良好的营养状态。

(6)并发症的预防:①拟行胆肠吻合术者,术前 3 d 口服肠道抗生素,术前 1 d 给予肠道缓泻药清洁肠道或清洁灌肠;②肌内注射维生素 K_1 10 mg,每日 2 次。纠正凝血功能障碍,应观察其疗效及有无不良反应出现。

(7)术前准备:做好术前指导,教会患者床上翻身、咳嗽的方法;术前晚 22:00 开始禁食、禁水,戒烟、戒酒,术前洗头淋浴、修剪指甲,预防感染。术晨置胃管,术前用药,排空小便,测体温,如发热或女性患者月经来潮应报告医生。

(8)心理护理:评估患者焦虑程度及造成其焦虑、恐惧的原因。观察了解患者及家属对手术的心理反应,有无烦躁不安、焦虑、恐惧的心理。耐心倾听患者及家属的诉说。根据具体情况给予详细解释,说明手术的重要性、疾病的转归,以消除其顾虑,积极配合手术。

2.术后护理

(1)全麻术后 6 h,保持患者呼吸道通畅,令其取平卧位,头偏向一侧,以防呕吐引起窒息,保持口腔清洁,舌后坠者可用拉舌钳拉出。病情平稳给予半卧位,利于呼吸及引流,减轻腹壁张力,缓解疼痛。

(2)病情观察。①生命体征:尤其是心率和心律变化。术后患者意识恢复后,注意有无因肝功能损害,低血糖、脑缺氧、休克等所致的意识障碍。②观察、记录有无出血和胆汁渗出:包括量、速度,有无休克征象。胆道手术后易发生出血量小时,表现为柏油样便或粪隐血;量大时,可导致出血性休克。若有发热和严重腹痛,可能为胆汁渗漏引起的胆汁性腹膜炎,须立即报告医生处理。③黄疸程度、消退情况:观察和记录大便颜色,检测胆红素的含量,了解胆汁是否流入十二指肠。若黄疸加重,可能有胆汁引流不畅。

（3）鼓励患者做深呼吸及咳嗽,帮助患者咳出气管内的分泌物,防止发生肺不张及肺部感染。

（4）饮食护理:继续补液,胃肠功能恢复后给予低脂饮食。

（5）T管引流的护理。①妥善固定:术后除用缝线将T管固定于腹壁外,还应用胶布将其固定于腹壁皮肤。但不可固定于床上,以防因翻身活动,搬动时牵拉而脱出。如患者下床活动,应用别针将引流管与衣服固定,以防不慎滑脱。对躁动不安的患者应有专人守护或适当加以约束,避免将T管拔出。②保持有效引流:平卧时引流管的高度不能高于腋中线,站立或活动时应低于腹部切口,以防胆汁逆流引起感染。若引流袋位置太低,可使胆汁流出过量,影响脂肪的消化和吸收。T管不可受压扭曲、折叠,经常予以挤捏,保持引流通畅。若术后1周内发现阻塞,可用细硅胶管插入管内行负压吸引;1周后,可用生理盐水加庆大霉素8万U低压冲洗。③观察并记录引流液的颜色、量和性质:正常成人每日的胆汁分泌量为800～1 200 mL,呈黄或黄绿色,清亮无沉渣。术后24 h内引流量为300～500 mL,恢复饮食后,可增至每日600～700 mL,以后逐渐减少至每日200 mL左右。术后1～2 d胆汁呈混浊的淡黄色,以后逐渐加深、清亮,呈黄色。若胆汁突然减少甚至无胆汁流出,则可能有受压、扭曲、折叠、阻塞或脱出。应立即检查,并通知医生及时处理。若引流量多,提示胆道下端有梗阻的可能。④预防感染:严格无菌操作,长期带T管者,应定期冲洗,每天更换无菌引流袋。引流管周围皮肤每日用75%乙醇消毒,管周垫无菌纱布,防止胆汁浸润皮肤引起发炎、红肿。有腐蚀皮肤者,局部涂氧化锌软膏保护。行T管造影后,应立即接好引流管进行引流,以减少造影后反应和继发性感染。⑤拔管:一般在术后2周,患者无腹痛、发热、黄疸消退,血常规、血清黄疸指数正常,胆汁引流量减少至200 mL,清亮,胆管造影或胆道镜证实胆管无狭窄、结石、异物、胆道通畅,夹管试验无不适时,可考虑拔管。拔管前引流管应开放2～3 d,使造影剂完全排出。拔除后残留窦道用凡士林纱布填塞,1～2 d可自行闭合。

（6）并发症的预防和观察。①黄疸:术前有肝硬化、慢性肝炎或肝功能损害者,术后可出现黄疸,一般于术后3～5 d减退;若术前有较严重的肝功能损害、胆管狭窄或术中损伤胆管,术后黄疸时间较长。护理应注意:密切观察血清胆红素浓度,发现问题及时报告医生,并遵医嘱肌内注射维生素K_1。将患者指甲剪短,防止因黄疸所致皮肤瘙痒时抓破皮肤。以温水擦洗皮肤,保持清洁。②出血:术后早期出血多由于止血不彻底或结扎血管线脱落所致。观察患者出血量,若每小时出血＞100 mL,持续3 d以上,或患者有血压下降、脉细速、面色苍白等休克征象,应立即与医生联系,并立即配合医生进行抢救。③胆漏:由于胆管损伤、胆总管下端梗阻、T管脱出所致。注意观察腹腔引流情况,若患者切口处有黄绿色胆汁样引流物,每小时50 mL以上者,应疑有胆漏,立即与医生联系协助处理。长期大量胆漏者,遵医嘱及时补充水和电解质,以维持平衡。长期胆汁丢失将影响脂肪消化、吸收,可引起营养障碍和脂溶性维生素缺乏,应补充热量和维生素。能进食者,鼓励进低脂、高蛋白质、高维生素饮食,少量多餐。

（7）心理护理:鼓励患者保持乐观情绪,正确对待疾病和预后,尤其对晚期胆囊癌患者,心理上给予开导,生活上给予关心照顾,尽量满足其要求,鼓励其主动配合治疗,提高生活质量。

四、健康教育

（1）指导患者选择低脂、高糖类、高蛋白质、高维生素易消化的饮食,忌油腻食物及饱餐。肥胖者应适当减肥,糖尿病者应遵医嘱坚持药物和饮食治疗。养成良好的工作、休息和饮食习惯,避免劳累及精神高度紧张。

(2)告知非手术治疗的患者,应遵医嘱坚持治疗,按时服药,定期复查。若出现腹痛、黄疸、发热、厌油腻等症状时,应立即到医院就诊。告诉中年以上胆囊结石患者,应定期复查或尽早行胆囊切除术,以防胆囊癌发生。

(3)对带 T 管引流出院的患者解释 T 管的重要性,告知出院后注意事项。尽量穿宽松柔软的衣服,以防引流管受压;沐浴时采用淋浴,用塑料薄膜覆盖引流管处,以防增加感染的机会。日常生活中避免提举重物或过度活动,以免牵拉 T 管而致其脱出。在 T 管上标明记号,以便观察是否脱出。引流管口每日换药一次,周围皮肤涂氧化锌软膏加以保护。若敷料渗湿,应立即更换。每日在同一时间更换引流袋,并记录引流液的颜色、量和性质。若发现引流液异常或身体不适等,应及时就医。

(董　娜)

第十四节　急性胰腺炎

急性胰腺炎是指胰腺分泌的消化酶被激活后对器官本身产生自体消化所引起的炎症,是一种常见的急腹症。急性胰腺炎发病突然,病情险恶,病死率高。

一、病因

1.胆道疾病

胆道疾病是最常见的病因。当各种原因导致胆总管下端发生梗阻,均可引起胆汁逆流进入胰管,激活胰酶。

2.酒精中毒或暴食暴饮

酒精可直接损伤胰腺,同时还引起 Oddi 括约肌痉挛,使胰管引流不畅、压力升高,胰液外渗。进食高脂肪食物可促使胰液分泌增多,如存在胰腺部分梗阻时,可诱发急性胰腺炎。

3.十二指肠液反流

当十二指肠内压力增高时,十二指肠液逆流入胰管,其中的肠激酶等物质可激活胰液中的蛋白水解酶及磷脂酶 A,导致胰腺组织自身消化。

4.创伤

钝器伤、贯通伤、手术损伤、经内镜逆行胰胆管造影(ERCP)及胰管插管造影等,都可能损伤胰腺组织而引起急性胰腺炎。

5.胰腺血液循环障碍

休克、动脉栓塞、血管炎,以及血液黏滞度增高等因素均可造成胰腺血液循环障碍而发生急性胰腺炎。

6.其他因素

其他因素如感染因素、药物因素,以及与高脂、高钙、妊娠有关的代谢、内分泌和遗传因素等。

二、临床表现

1.症状

(1)腹痛:是最突出的症状,常于饱餐和饮酒后突发剧烈腹痛,多位于左上腹,严重时放射至两侧腰背部,以左侧为主。胆源性胰腺炎腹痛始发于右上腹,逐渐向左侧转移。病变累及全胰时,疼痛范围大并呈束带状向腰背部放射。

(2)腹胀:与腹痛同时存在,出现早而严重。其原因是随着胰液外渗、腹腔大量积液,肠管扩张,肠麻痹,腹内压急剧增高所致。

(3)恶心、呕吐:疾病早期患者出现较频繁的恶心、反射性呕吐,呕吐物为胃、十二指肠内容物,呕吐后腹痛并不缓解。

(4)发热:早期可有中度发热,一般为38℃左右。胰腺坏死伴感染时,患者可出现高热,常超过39℃。

(5)黄疸:多在胆源性胰腺炎时发生,程度一般较轻。

(6)休克和脏器功能障碍:严重者出现血压下降、脉搏细速、呼吸加快、面色苍白、神志淡漠、四肢湿冷、尿少等休克症状。可伴急性肺功能衰竭和胰性脑病引起的中枢神经系统症状。

2.体征

(1)腹膜炎体征:坏死性胰腺炎患者腹膜炎体征明显,腹式呼吸减弱,移动性浊音阳性,肠鸣音减弱或消失。

(2)皮下出血:腰部、季肋部和下腹部皮肤出现大片青紫色瘀斑(Grey-Turner征)或脐周围出现蓝色改变(Cullen征)。见于少数严重急性坏死性胰腺炎患者,主要因胰液外溢至皮下组织间隙,溶解皮下脂肪,使毛细血管破裂出血所致。

三、辅助检查

1.实验室检查

(1)血、尿淀粉酶测定:是主要的诊断手段。血清淀粉酶在发病2 h后升高,24 h达高峰,4～5 d后逐渐降至正常;尿淀粉酶在发病24 h才开始上升,48 h达高峰,经1～2周恢复正常。血清淀粉酶升高大于500 U/dL(正常值40～180 U/dL,Somogyi法)或尿淀粉酶超过300 U/dL(正常值80～300 U/dL,Somogyi法)具有诊断意义。

(2)其他:患者可出现血糖、白细胞计数增高,血钙降低,肝功能、血气分析指标异常等;C-反应蛋白(CRP)增高提示病情严重。

2.影像学检查

(1)腹部B超:可见胰腺均匀性肿大或胰腺组织回声不均匀等水肿性或坏死性胰腺炎的表现。还可了解是否存在胆囊结石和胆道结石。

(2)胸、腹部X线片:可见横结肠、胃、十二指肠充气扩张,左侧膈肌升高,左侧胸腔积液等。

(3)CT和MRI:最具诊断价值的影像学检查。在胰腺弥散性肿大的背景上若出现质地不均、液化和蜂窝状低密度区,则可诊断为胰腺坏死。

3.腹腔穿刺

抽出血性液体,其淀粉酶检查明显升高。

四、治疗原则

1.非手术治疗

非手术治疗是急性胰腺炎必需的基础治疗。包括：①抑制胃酸和胰液分泌：禁食、胃肠减压，以减少胰液分泌，减轻症状；②防治休克：及时补充水、电解质，纠正体液失衡及微循环障碍；③镇静止痛：联合使用哌替啶和阿托品或 654-2；④药物治疗：使用抑酸及抗胰酶药物治疗，抑制胰酶分泌；⑤营养支持：通过胃肠外营养或鼻-空肠管行肠内营养支持；⑥预防感染；⑦中药治疗：可使用清热解毒，活血化瘀的中药制剂；⑧合并 ARDS 时，采用机械通气治疗，发生急性肾衰竭时行血液滤过治疗。

2.手术治疗

(1)适应证：①不能排除其他外科急腹症；②胰腺和胰周坏死组织继发感染；③经非手术治疗，病情继续恶化；④重症胰腺炎经过短期(约 24 h)非手术治疗，多器官功能障碍仍不能得到纠正；⑤伴胆总管下端梗阻或胆道感染；⑥发生肠穿孔、大出血或胰腺假性囊肿。

(2)手术方式：胆源性胰腺炎原则上应及早手术，解除胰管的梗阻。腹腔坏死组织多，病情严重时可以行胰腺及胰周坏死组织清除引流术。术后胃造瘘可引流胃液，减少胰腺分泌；病情重病程长的患者，待肠道功能恢复后行空肠造瘘，提供肠内营养支持。

五、护理评估

(一)术前评估

1.健康史

评估患者既往有无胆道疾病史，近期有无腹部手术、外伤、感染及用药等诱发因素；评估患者的饮食习惯，有无长期大量饮酒、暴饮暴食等。

2.身体状况

(1)症状：了解腹痛的性质、程度、时间及部位，呕吐次数、呕吐物性状及量；生命体征变化，意识、尿量、皮肤黏膜色泽、有无呼吸增快和呼吸音减弱等。

(2)体征：了解腹部体征，尤其是腹膜刺激征、腹胀及肠鸣音变化，了解腰部、季肋部皮肤有无出现大片青紫瘀斑等。

(3)辅助检查：血、尿淀粉酶值变化；有无水、电解质失衡及凝血功能障碍；患者营养状况等。

(二)术后评估

了解患者术中所采取的麻醉、手术方式及术中输血、输液等情况，评估患者回病房后的神志、生命体征及切口情况；评估腹腔引流管是否通畅有效，引流液的颜色、性状和量；评估患者疼痛是否缓解，有无休克、出血、多器官功能衰竭、胰瘘等并发症的发生。

(三)心理-社会状况

由于本病(尤其是急性出血坏死性胰腺炎)具有发病急，病情发展快，且凶险、并发症多、病程长、预后差、易复发、花费大等特点，常使患者及其家属产生焦虑、恐惧、失眠等不良情绪反应。评估患者的社会地位、工作职务、经济状况，对疾病治疗方案及预后的了解程度及其反应，对治疗、护理的配合，尤其是否能理解与配合改变长期的饮食习惯，对长期接受治疗的心理反应，对防止胰腺炎复发和有关疾病康复知识的掌握情况；评估家属对疾病、治疗方案及预后的了解程度及其反应,是否能为患者提供精神和物质的支持,以及家庭经济条件能否支付较高昂的治疗花费。

六、主要护理诊断/问题

1. 急性疼痛

急性疼痛与胰腺及其周围组织炎症反应、创伤、胆道梗阻有关。

2. 有体液不足的危险

体液不足与炎性渗出、呕吐、禁食、出血、引流等有关。

3. 体温过高

体温过高与组织坏死、感染有关。

4. 营养失调:低于机体需要量

营养失调与恶心、呕吐、禁食、机体消耗等有关。

5. 潜在并发症

潜在并发症有休克、出血、多器官功能衰竭、胰瘘等。

七、护理目标

(1)患者疼痛减轻或缓解。

(2)患者体液平衡得以维持。

(3)患者感染得到控制,体温逐渐下降并维持在正常范围内。

(4)患者营养状态逐渐得到改善。

八、护理措施

(一)非手术治疗的护理/术前护理

1. 疼痛护理

禁食、持续胃肠减压,以减少胰液对腹腔组织的刺激;遵医嘱给予抗胰酶药、解痉药或止痛药,禁用吗啡止痛,以免引起 Oddi 括约肌痉挛;协助患者取舒适体位,按摩背部,增加舒适感。

2. 维持体液平衡

密切观察患者生命体征、意识状态、皮肤黏膜温度和色泽等情况;准确记录 24 h 出入液量;发生休克时,快速补液补充血容量。

3. 维持营养平衡

观察患者营养状况;禁食期间,遵医嘱给予肠外营养;若病情允许,可通过空肠营养管给予肠内营养;待患者病情恢复,可经口进食,从无渣饮食开始;若无不适,可逐步过渡到普通饮食,但应限制高脂肪膳食。

4. 体温过高的护理

监测体温变化,高热时遵医嘱降温。保持患者舒适:病室内温湿度合适;患者的衣裤、床单保持清洁、干爽;保证患者足够的液体摄入量。

5. 心理护理

患者因严重腹痛、腹胀和继发感染等因素,极易出现恐惧,消极、悲观情绪,护士应及时为患者讲解疾病相关知识,主要的治疗措施,鼓励患者表达心中焦虑不安,使患者以良好的心态配合治疗及护理。

(二)术后护理

术后护理主要介绍行胰腺和胰周坏死组织清除引流术后的护理。

1.引流管护理

重症患者术后通常留置多条引流管道,包括胃管、腹腔双套管、胰周引流管、胃造瘘管、空肠造瘘管及留置尿管等。应在引流管上标注管道名称和放置时间,分清引流管放置部位及作用;各引流管与相应的引流装置正确连接并妥善固定,保持引流通畅,定期更换引流装置,观察和记录各引流液的性状和量,定期更换引流袋。

(1)腹腔双套管灌洗引流护理:①持续腹腔灌洗:用生理盐水或复方氯化钠液(可加抗菌药物)灌洗,现配现用,冲洗速度为20～30滴/分;②保持引流通畅:持续负压吸引;避免引流管受压、扭曲,并经常挤捏引流管,避免脓液及血凝块等堵塞引流管;③观察及记录引流液的颜色、量和性状:引流液经2～3 d颜色渐淡、清亮,若引流液颜色转为鲜红、坏死组织增多,应及时通知医师并做急诊手术准备;④维持出入量平衡:准确记录冲洗液量及引流液量,保持平衡;⑤拔管指征:当患者的体温正常并稳定10 d左右,白细胞计数正常,腹腔引流液少于5 mL/d,引流液淀粉酶测定正常后可考虑拔管,拔管后要注意拔管处伤口有无渗漏。

(2)腹腔造瘘的护理:①胃造瘘:保持管道的通畅,观察记录引流液的量和性状,并注意造瘘口皮肤的清洁;②空肠造瘘:提供营养的重要途径。造瘘管应妥善固定,保持管道通畅。营养液要现配现用,使用时间不超过24 h;注意输注速度、浓度和温度;注意观察有无腹胀、腹泻等并发症。

2.并发症的观察与护理

(1)出血:应密切观察血压、脉搏及其他生命体征变化;观察有无血性液体从胃管、腹腔引流管或手术切口流出,患者有无呕血、黑便或血便。如患者有出血的征象,应立即通知医师,并做好止血、抗休克及急诊手术的准备。

(2)胰瘘、胆汁瘘或肠瘘:患者出现腹痛、持续腹胀、发热、腹腔引流管或伤口流出无色清亮液体或胆汁样液体时,警惕发生胰瘘或胆瘘。护理:①取半坐卧位,保持引流通畅;②根据胰瘘或胆瘘程度,采取禁食、胃肠减压及静脉泵入生长抑素等措施,必要时做腹腔灌洗引流;③准确记录;④保护腹壁瘘口周围皮肤清洁干燥,用凡士林纱布覆盖或氧化锌软膏涂抹。长期不愈合者应考虑手术治疗。

(三)健康教育

1.减少诱因

治疗胆道疾病、戒烟酒,预防感染等。少量多餐,嘱患者低脂肪饮食,预防感染。

2.合理饮食

少量多餐,勿暴饮暴食,忌食刺激、辛辣及油腻食物。

3.控制血糖、血脂

监测血糖、血脂;控制体重,肥胖患者适度减肥;必要时使用药物控制。

4.休息与活动

劳逸结合,保持良好心情,避免疲劳和情绪激动。

5.复诊指导

定期复诊,若出现腹部包块、腹痛、腹胀、呕吐及糖尿病症状等,应及时就诊。

(董 娜)

第十五节　胰腺癌

胰腺癌是一种常见的恶性程度很高的消化道肿瘤。本病多发生于 40～70 岁中老年人,男性、女性发病比例为 1.5∶1。75％发生在胰头部,其次为胰体尾部,全胰癌少见。

一、病因

病因尚不清楚,有吸烟、嗜酒、长期高蛋白和高脂饮食者多见;长期接触某些金属、石棉、N-亚硝基甲烷、β-萘酚胺的人群及糖尿病、慢性胰腺炎患者发病率高,遗传因素也可能与本病有关。胰腺癌约 90％为导管细胞腺癌,其次为黏液性囊腺癌和腺泡细胞癌。胰腺癌主要转移和扩散途径是局部浸润和淋巴转移,也可经血行转移。

二、临床表现

患者早期无特殊症状,仅有上腹饱胀不适、食欲下降等消化不良症状,容易被忽视而延误诊断治疗。

1.症状

(1)上腹疼痛、不适:是常见首发症状,表现为上腹部持续且进行性加重的钝痛、胀痛。疼痛可放射至腰背部,晚期则呈现持续剧烈腹痛,以夜间为重,服用一般止痛药无法缓解。胰体尾部癌的腹痛部位在左上腹或脐周,出现疼痛时多已为晚期。

(2)黄疸:是胰头癌最主要的体征,呈进行性加重。癌肿距胆总管区越近,黄疸出现越早;胆道梗阻越完全,黄疸越深。患者可伴有皮肤瘙痒、小便深黄,大便呈白陶土色。黄疸伴无痛性胆囊增大称库瓦西耶征,对诊断胰头癌具有特殊的意义。

(3)消化道症状:患者常有食欲缺乏、上腹饱胀、消化不良、腹泻或便秘等症状。晚期可出现上消化道梗阻症状或消化道出血。

(4)消瘦和乏力:患者因饮食减少、消化不良、睡眠不足和癌肿消耗等导致消瘦、乏力、体重下降,同时可伴有贫血、低蛋白血症等。

(5)其他:可出现发热、胰腺炎发作、糖尿病、脾功能亢进及血栓性静脉炎等。

2.体征

巩膜及全身皮肤黄染逐渐加重;可在左上腹或脐周闻及血管杂音;多数患者可触及肿大的胆囊;晚期患者偶可扪及上腹质硬且固定肿块,可出现腹腔积液或远处转移体征。

三、辅助检查

1.实验室检查

(1)血清生化检查:继发胆道梗阻或出现肝转移时,血清总胆红素和直接胆红素、碱性磷酸酶升高,转氨酶可轻度升高。少数患者空腹或餐后血糖升高。血、尿淀粉酶可有一过性升高;尿胆红素阳性。

(2)免疫学检查:血清癌胚抗原(CEA)、胰胚抗原(POA)、糖类抗原 19-9(CA19-9)等血清学标记物水平可升高,其中 CA19-9 是最常用的辅助诊断和随访项目。

2.影像学检查

影像学检查是胰头癌定性和定位诊断的重要手段。

(1)B超检查：可以发现2 cm以上的胰腺及壶腹部占位性病变，显示胆囊增大、胆管及胰管扩张。内镜超声能发现直径约为1.0 cm的小胰癌。

(2)CT、MRI、MRCP检查：可清楚显示肿瘤的部位、大小及其与邻近器官的关系，对判断肿瘤能否手术切除具有重要意义。MRI诊断胰腺癌敏感性和特异性较CT高。MRCP可显示胆管扩张、梗阻情况。

(3)经内镜逆行胰胆管造影(ERCP)：可直接观察十二指肠乳头部的病变、取病变组织行病理检查，可显示胆管和胰管近壶腹侧的狭窄或扩张。

(4)经皮肝穿刺胆管造影(PTC)：可显示梗阻上方胆管扩张和狭窄；黄疸严重者，可通过造影置管引流胆汁，减轻黄疸。

(5)PTC和PTCD：适用于重度黄疸且肝内胆管扩张者。

四、治疗原则

1.手术治疗

手术切除是胰腺癌最有效的治疗方法，晚期不宜行根治性手术切除者，可行姑息性手术解除梗阻症状，同时辅助放疗或化疗。

(1)胰头十二指肠切除术(Whipple手术)：是腹部外科最复杂的手术之一，适用于无远处转移的胰头癌及壶腹周围癌。切除范围包括胰头、远端胃、十二指肠、下段胆总管及部分空肠，同时清除周围淋巴结，再将胰、胆管和胃与空肠吻合，重建消化道。

(2)保留幽门的胰头十二指肠切除(PPPD)：即保留全胃、幽门和十二指肠壶腹部，其他切除范围和经典胰十二指肠切除术相同。适用于幽门上下淋巴结无转移、十二指肠切缘肿瘤细胞呈阴性的胰头癌及壶腹周围癌患者。

(3)左半胰切除术：对胰体尾部癌，原则上行胰体尾部及脾切除。

(4)姑息性手术：对不能手术切除或不能耐受手术的患者，可行内引流术，如胃空肠或胆囊空肠吻合术，以解除胆道梗阻；伴有十二指肠梗阻者可做胃空肠吻合，以保证消化道通畅；严重疼痛患者可采用腹腔神经丛封闭术，有助于减轻疼痛。

2.辅助治疗

辅助治疗包括放疗和化疗、免疫疗法及中医中药治疗等；合并糖尿病者需用胰岛素控制血糖。

五、护理评估

(一)术前评估

1.健康史

健康史包括患者的饮食生活习惯，职业及生活环境，有无长期接触污染物或毒物史。有无长期吸烟、饮酒习惯。是否存在高血压、糖尿病病史或胰腺、胆道疾病病史。

2.身体状况

(1)腹痛的发生时间、部位及性质，有无恶心、呕吐、食欲减退、发热等伴随症状。

(2)黄疸出现时间、程度，有无皮肤瘙痒及其程度，小便颜色。

(3)辅助检查结果，腹部B超、CT等检查是否存在胰管扩张，腹部肿块。实验室检查是否提示黄疸或营养不良、贫血等。

3.心理-社会状况

患者及其家属对疾病及手术相关知识的了解程度,对治疗及预后有无信心;是否有不良情绪反应;家庭经济承受能力及社会支持系统。

(二)术后评估

1.术中情况评估

了解麻醉方式、手术名称,手术是否顺利、术中出血及补液情况,引流管安置的位置及性质种类。

2.术后伤口情况评估

生命体征及引流情况,伤口疼痛及愈合情况;有无出血、感染、胆瘘、胰瘘等并发症;是否存在康复知识缺乏,焦虑等负性情绪。

六、主要护理诊断/问题

1.慢性疼痛

慢性疼痛与胰胆管梗阻、癌肿侵犯腹膜后神经丛及手术有关。

2.营养失调:低于机体需要量

营养失调与食欲减退、呕吐及癌肿消耗有关。

3.潜在并发症

潜在并发症有出血、感染、胆瘘、胰瘘、血糖异常等。

七、护理目标

(1)患者疼痛缓解或消失。

(2)患者营养状况得到改善。

(3)患者未发生并发症或并发症能够被及时发现和处理。

八、护理措施

(一)术前护理

1.心理护理

多数为中、老年患者,就诊时已处于中晚期,得知诊断后常出现悲伤、恐惧、愤怒等心理反应。护士应针对性进行耐心劝说,关心、理解患者,根据患者情况进行健康指导,消除其恐惧,减轻其心理反应。

2.疼痛护理

教会患者应用各种非药物止痛方法缓解疼痛,对于疼痛剧烈或应用非药物止痛法不能缓解的疼痛,遵医嘱及时应用镇痛药。

3.改善营养状态

通过提供高蛋白、高热量、低脂和丰富维生素的饮食及肠内、外营养等改善营养状况。

4.肠道准备

术前3d开始口服抗生素抑制肠道细菌,预防术后感染;术前2d予流质饮食,术前晚清洁灌肠。

5.其他措施

合并高血糖者,应监测血糖变化。有胆道梗阻并继发感染者,遵医嘱予抗生素控制感染。

（二）术后护理

1.病情观察

密切监测生命体征、伤口、引流量及性状情况,准确记录 24 h 出入液量。

2.营养支持

禁食期间,经静脉途径补充营养。严重低蛋白血症和贫血患者,实施胃肠外营养。待肠功能恢复拔出胃管后,先给予易消化、营养丰富的流质饮食,再逐步过渡到半流质及正常饮食。

3.引流管护理

引流管护理包括胃肠减压管、胆道 T 形管、胰管引流管、腹腔引流管、导尿管等,应妥善固定各种引流管并做好标记,保持引流通畅,观察并记录引流液性质和量。

4.常见并发症的预防与护理

(1)感染:术后严密观察患者有无高热、腹痛和腹胀等症状。合理使用抗生素,加强全身支持治疗。

(2)出血:表现为腹痛、呕血、黑便及脉速、血压下降等。出血量少者可给予止血药、输血等治疗;出血量大者应做好手术止血的准备。

(3)胰瘘:是术后最常见并发症和主要死亡原因。表现为腹痛、腹胀、发热、腹腔引流液淀粉酶增高。典型者可见伤口流出清亮液体,可腐蚀周围皮肤,引起糜烂、疼痛。应于早期持续有效地引流,引流口周围皮肤涂氧化锌软膏给予保护。

(4)血糖异常:动态监测血糖,调节饮食并根据医嘱合理应用胰岛素。若有低血糖表现,适当补充葡萄糖。

（三）健康教育

1.饮食指导

应少量多餐,予以高蛋白、高热量、低脂肪饮食,补充脂溶性维生素。

2.监测血常规

放、化疗期间定期复查血常规,一旦出现白细胞计数$< 4 \times 10^9/L$,应暂停化疗。

3.自我监测

年龄在 40 岁以上,短期内出现持续性上腹部疼痛、食欲明显减退、消瘦者,应注意对胰腺做进一步检查。

4.定期复查

定期监测血糖、尿糖,发生糖尿病时给予药物治疗和饮食控制。定期复查,每3～6 个月复查一次。若出现进行性消瘦、贫血、乏力、发热等症状,应及时就诊。

（董　娜）

第十一章　泌尿外科疾病护理

第一节　肾损伤

肾脏是腹膜后器官,解剖位置隐蔽,其前、后、内、外均有良好的保护,不易受到损伤。但肾实质脆弱,对来自背部、腰部、下胸或上腹部的暴力打击,也会发生肾损伤。有时肌肉强烈收缩或躯体受到强烈震动,都可致使不正常的肾损伤。肾损伤多见于 20～40 岁男性,儿童肾损伤的发病率也较高。

一、护理评估

(一)术前评估

1. 健康史和相关因素

(1)一般情况:患者的年龄、性别、婚姻、职业及运动爱好等。

(2)受伤史:了解受伤的原因、时间、地点、部位、姿势、暴力性质、强度和作用部位,受伤至就诊期间的病情变化以及就诊前采取的急救措施,其效果如何;损伤后是否发生腹痛或腰痛,腹、腰痛的特点程度和持续时间,有无放射痛和进行性加重。

2. 身体状况

(1)局部:伤部有无皮肤裂伤,腰、腹部有无包块,有无合并腹膜炎体征。

(2)全身:患者的血压、脉搏、呼吸、尿量及尿色变化情况,有无休克症状和体征。

(3)辅助检查:血、尿常规变化情况,B超检查有无异常发现。

3. 心理和社会状况

患者对伤情和并发症产生的恐惧、焦虑程度,家属对伤情的认知程度和患者所需治疗费用的承受能力。

(二)术后评估

(1)康复状况:伤口愈合情况,引流管是否通畅,是否合并感染。

(2)肾功能恢复情况是否满意。

(3)心理和认知状况:患者及其家属的心理状况,对治疗的配合及有关康复等知识的掌握程度。

(三)病因病理

1. 开放性损伤

刀刃、枪弹、弹片等锐器直接贯穿致伤。

2. 闭合性损伤

因直接暴力,如腰腹部受撞击、跌打、挤压使肾发生损伤或肋骨、椎骨横突骨折片刺伤肾。间接暴力,如高处跌下时发生的对冲伤、突然暴力扭转所致肾或肾蒂损伤。临床上以闭合性肾损伤为多见。

(四)临床表现

1.休克

休克由于创伤和失血引起，多发生于重度肾损伤。如闭合性肾损伤并休克，且仅有轻微血尿或镜下血尿，提示可能有肾蒂损伤或并发其他脏器损伤。

2.血尿

出血是肾损伤的常见症状，肾挫伤时血尿轻微，严重肾裂伤则呈大量肉眼血尿。血尿的严重程度与肾损伤程度不一定一致。如肾蒂血管断裂、肾动脉血栓形成、肾盂破裂、血凝块阻塞输尿管时，血尿轻微，甚至无血尿。

3.疼痛

表现为伤侧肾区或上腹部疼痛，常为钝痛，因肾包膜张力增高或软组织损伤所致。血块通过输尿管时可出现肾绞痛。尿液、血液渗入腹腔或伴有腹部脏器损伤时，可出现全腹痛和腹膜刺激症状。

4.腰腹部肿块和皮下瘀斑

损伤严重时血液和外渗尿积存于肾周围，可形成肿块，有明显触痛。

(五)辅助检查

1.实验室检查

血尿是诊断肾损伤的重要依据之一。肾组织损伤可释放大量乳酸脱氢酶，尿中含量可增高。

2.影像学检查

(1)CT 检查：可作为肾损伤的首选检查。

(2)根据病情轻重，有选择地应用以下检查：B 超检查、X 线片、排泄性尿路造影、动脉造影、MRI。

二、常见护理诊断/问题

(一)恐惧与焦虑

恐惧与焦虑与外伤打击、害怕手术和担心预后不良有关。

(二)组织灌流量改变

组织灌流量改变与创伤、肾裂伤引起的大出血、尿外渗或腹膜炎有关。

(三)潜在并发症

潜在并发症如感染。

三、护理目标

(1)患者的恐惧与焦虑减轻，情绪稳定。

(2)患者的组织灌流量正常，生命体征平稳，皮肤温暖，毛细血管充盈正常。

(3)患者术后伤口及损伤肾脏的愈合情况良好，体温及白细胞计数正常，伤口无感染。

四、护理措施

(一)减轻焦虑与恐惧

主动关心、帮助患者及其家属了解治愈疾病的方法，解释手术治疗的必要性和重要性，解除其思想顾虑。针对产生焦虑、恐惧、情绪不稳定等心理反应的原因,正确引导和及时纠正异常的心理变化,减轻患者的应激反应,以有效缓解其焦虑和恐惧。

(二)维持体液平衡,保证组织有效灌流量

1.密切观察病情

准确、定时测量血压、脉搏、心率及尿量并正确记录,随时注意患者病情和腹部包块的变化情况。患者若出现少尿和无尿时及时通知医师进行处理。

2.维持水、电解质及血容量的平衡

建立静脉通道,遵医嘱及时输液,必要时输血,以维持有效循环血量。根据实验室检查结果,合理安排输液种类与及时输入液体与电解质,以维持水、电解质及酸碱平衡。

(三)术中护理

1.麻醉

全身麻醉。

2.体位

侧卧位。

3.术中配合

(1)准备抢救所需物品。

(2)配合麻醉医师做好抢救工作。

(四)感染的预防和护理

1.伤口及引流管的护理

保持手术切口清洁干燥,切口及引流管处敷料渗湿时应及时更换。观察引流物的量、色、性状及气味。各引流管要反复挤压保持通畅,根据引流物的量及性状决定拔管时间。

2.加强观察

定时测量体温;若患者体温升高、切口处疼痛并伴有血白细胞计数和中性粒细胞比例升高、尿常规示有白细胞及引流管液或切口渗出物为脓性时多提示有感染,应及时通知医师处理,遵医嘱应用抗菌类药物。

(五)健康教育

1.卧床

肾损伤非手术治疗患者出院后应保证伤后绝对卧床休息2~4周,防止损伤部位再次继发损伤。患者应适时变换体位,预防压疮的发生。

2.康复指导

非手术治疗、病情稳定后的患者,出院后3个月不宜从事体力劳动或竞技运动;损伤肾切除后的患者须注意保护健肾,防止外伤。不使用对肾功能有损害的药物,如氨基糖苷类抗菌药等。

(冀 慧)

第二节　膀胱损伤

膀胱为腹膜外器官,空虚时位于骨盆深处,受骨盆、耻骨联合、盆底筋膜和肌肉以及直肠保护。因此,除骨盆骨折外,一般不易发生膀胱损伤。但当膀胱充盈伸展超出耻骨联合至下腹部时,则易遭受损伤。儿童的骨盆浅,膀胱稍有充盈即可突出至下腹部,故较易受到损伤。

一、护理评估

(一)术前评估

1.健康史和相关因素

包括患者的一般情况、受伤史、既往史等。

(1)一般情况:患者的年龄、性别、婚姻、职业及运动爱好等。

(2)受伤史:患者受伤的原因、时间、部位、暴力性质、强度和作用部位,就诊前采取的救治措施及效果。损伤后是否发生腹痛,腹痛的特点、程度和持续时间,有无放射痛和进行性加重;有无血尿、尿痛或排尿不畅。

(3)既往史:有无膀胱损伤和手术史等。

2.身体状况

(1)局部:受伤处皮肤有无破裂、出血、瘀斑以及范围;局部有无肿胀及尿液渗漏。

(2)全身:患者的血压、脉搏变化情况,有无休克的临床表现。

(3)辅助检查:评估患者实验室、影像学等检查结果,以判断患者除膀胱损伤外,有无其他合并损伤。

3.心理和社会状况

患者对自身伤情的了解程度,对并发症的恐惧、焦虑程度;患者及其家属对所需治疗费用的承受能力。

(二)术后评估

有无继发性出血及感染的发生。

(三)病因

1.开放性损伤

开放性损伤多由弹片、子弹、火器或锐器贯通所致,常合并有其他器官损伤。

2.闭合性损伤

膀胱充盈时受到直接暴力,如下腹部撞击、挤压。

3.医源性损伤

膀胱镜检查、经尿道膀胱肿瘤电切术、前列腺电切术、膀胱碎石术都可造成膀胱损伤和穿孔。

(四)病理

1.膀胱损伤

膀胱损伤仅伤及膀胱黏膜或肌层,膀胱壁未穿破,可出现局部出血或形成血肿。

2.膀胱破裂

膀胱破裂分为腹膜外型、腹膜内型、混合型。

(1)腹膜外型:腹膜外膀胱破裂较多见,常发生于骨盆骨折时。

(2)腹膜内型:腹膜内膀胱破裂多发生于膀胱充盈时,尿液流入腹腔,可引起腹膜炎。

(3)混合型:即同时有腹膜内及腹膜外膀胱破裂,常合并其他器官损伤。

(五)临床表现

1.休克

骨盆骨折合并大出血,膀胱破裂致尿外渗或腹膜炎,常发生休克。

2.排尿困难和血尿

有尿意,但不能排尿或仅能排出少量血尿。其原因是尿液流入腹腔或膀胱周围。

3.腹痛和腹膜刺激症状

腹膜内破裂时,尿液流入腹腔引起全腹压痛、反跳痛及肌紧张,并有移动性浊音。腹膜外破裂时,下腹部疼痛、压痛及肌紧张。膀胱壁轻度挫伤仅有下腹部疼痛和少量终末血尿。

4.尿瘘

膀胱破裂与体表、直肠或阴道相通时,引起伤口漏尿、膀胱直肠瘘、膀胱阴道瘘。闭合性损伤在尿外渗感染后破溃,也可形成尿瘘。

(六)辅助检查

1.导尿检查

导尿管插入膀胱后,如引流出 300 mL 以上的清凉尿液,基本上可排除膀胱破裂;如顺利插入膀胱但不能导出尿液或仅导出少量血尿,则膀胱破裂的可能性大。此时可经导尿管注入灭菌生理盐水 200~300 mL,片刻后再吸出。若液体进出量差异大,提示膀胱破裂。

2.X 线检查

腹部 X 线片可显示骨盆骨折。膀胱造影是诊断膀胱破裂最可靠的方法,自导尿管注入造影剂时和排出造影剂后摄片,若造影剂有外漏,则为膀胱破裂。

二、常见护理诊断/问题

(一)恐惧与焦虑

恐惧与焦虑与外伤打击、害怕手术和担心预后不良有关。

(二)组织灌流量改变

组织灌流量改变与膀胱破裂、骨盆骨折损伤血管出血,尿外渗或腹膜炎有关。

(三)潜在并发症

潜在并发症如感染。

(四)排尿异常

排尿异常与膀胱破裂不能储尿有关。

三、护理目标

(1)患者的恐惧与焦虑减轻。

(2)患者的组织灌流量正常,生命体征平稳,皮肤温暖,毛细血管充盈正常。

(3)患者伤口及膀胱破口愈合良好,尿外渗引流及吸收情况正常,体温及白细胞计数正常,伤口无感染。

(4)患者排尿异常状态得以纠正,恢复正常排尿。

四、护理措施

(一)减轻焦虑与恐惧

1.心理护理

主动关心、帮助患者了解伤情,解释目前采用的治疗方法的可行性,消除患者及家属的顾虑,以取得配合。

2.加强入院宣教和沟通

通过认真细致的工作态度、娴熟的技术取得患者及家属的信任,并与患者及时沟通,尽量满足患者的合理要求,使患者的恐惧心理减轻甚至消失。

(二)维持体液平衡和有效循环血量

1.密切观察患者的生命体征

定时测量呼吸、脉搏、血压,准确记录尿量,了解患者的病情变化。

2.输液护理

根据患者内环境变化情况给予合理输液,必要时输血,维持有效循环血量,同时注意保持水、电解质及酸碱平衡。

(三)并发症的预防与护理

观察患者体温变化;及时了解血、尿常规检查结果;保持伤口清洁、干燥,注意观察引流物的量、色、性状及气味;保持各引流管引流通畅。若发现患者体温升高、伤口疼痛、引流管内容物及伤口渗出物为脓性、血白细胞计数和中性粒细胞比例上升,常提示有继发感染,应及时通知医师并遵医嘱应用抗菌类药物。

(四)排尿异常的护理

患者因膀胱破裂行手术修补后1周内不能自行排尿,需留置导尿或膀胱造瘘,对此类患者应加强导尿管或膀胱造瘘的护理。

1.留置导尿管

定时观察,保持引流管通畅,防止逆行感染;定时清洁、消毒尿道外口;鼓励患者多饮水;每周行尿常规化验及尿培养1次。遵医嘱经8~10 d拔除导尿管。

2.膀胱造瘘管

定时观察,保持引流通畅;造瘘口周围定期换药;每周行尿常规及尿培养检验1次。拔管时间一般为10 d左右,但拔管前需先夹闭此管,观察患者排尿情况良好后再拔除膀胱造瘘管,拔管后造瘘口适当堵塞纱布并覆盖。

(五)健康教育

(1)膀胱造瘘或留置导尿管在拔除之前要夹闭导尿管,以使膀胱扩张到一定的容量,达到训练膀胱功能的目的后再拔除导尿管。

(2)膀胱破裂合并骨盆骨折者有部分患者发生勃起功能障碍,患者在伤口愈合后须加强训练心理性勃起,并采取辅助性治疗。

(冀　慧)

第三节 尿道损伤

尿道损伤是泌尿系统最常见的损伤,多发生于男性青壮年。可分为开放性、闭合性和医源性三类。开放性损伤多见于战伤和锐器伤,常伴有阴囊、阴茎、会阴部贯穿伤;闭合性损伤为挫伤或撕裂伤;医源性损伤是指尿道腔内器械操作不当所致的尿道内暴力伤。一般以外来暴力引起的闭合伤最常见。

一、护理评估

(一)术前护理评估

1.健康史

了解患者的年龄、既往史、过敏史、外伤史及身体健康状况。

2.身体状况

受伤经过和时间、受伤后的大致病情和初步处理情况、评估损伤性质是开放性损伤还是闭合性损伤,患者的病情及生命体征变化情况,注意有无其他复合伤存在。

3.活动和自理能力情况

是否有骨折的发生。

4.辅助检查

包括直肠指诊、诊断性导尿、实验室检查和影像学检查结果。

5.心理及社会支持状况

患者及其家属对疾病的认知程度、治疗方法和康复知识及心理、经济承受能力。

(二)术后护理评估

1.身体状况

包括生命体征,皮肤情况,各引流管是否通畅,引流液颜色、性质,是否发生出血、疼痛,以及睡眠、饮食情况。

2.心理状况

患者的心理反应及对手术的认知情况。

(三)病因

1.开放性损伤

开放性损伤因弹片、锐器伤所致。

2.闭合性损伤

闭合性损伤常因外来暴力所致,多为挫伤或撕裂伤。会阴部骑跨伤可引起尿道球部损伤。骨盆骨折引起膜部尿道撕裂或撕断。经尿道器械操作不当可引起球膜部交界处尿道损伤。

(四)病理

尿道损伤有以下四种病理类型:尿道挫伤、尿道裂伤、尿道断裂、尿外渗。

1.尿道挫伤

尿道内层损伤,阴茎筋膜完整。

2.尿道裂伤

尿道壁部分全层断裂,引起尿道周围血肿和尿外渗。

3.尿道断裂

尿道完全离断,断端退缩、分离、血肿和尿外渗明显,可发生尿潴留。

4.尿外渗范围

(1)尿道球部损伤时,使会阴、阴茎、阴囊和下腹壁肿胀、淤血。

(2)骨盆骨折致尿道膜部断裂时,骨折端及盆腔血管丛的损伤可引起大出血,尿液外渗至耻骨后间隙和膀胱周围。

(五)临床表现

1.休克

骨盆骨折所致后尿道损伤,可引起损伤性或失血性休克。

2.疼痛

尿道球部损伤时会阴部肿胀、疼痛,排尿时加重。后尿道损伤表现为下腹部疼痛,局部肌紧张、压痛。合并骨盆骨折者,移动时疼痛加剧。

3.尿道出血

前尿道破裂时可见尿道外口流血,后尿道破裂时可无尿道口流血或仅少量血液流出。

4.排尿困难

尿道挫裂伤后因局部水肿或疼痛性括约肌痉挛,发生排尿困难。

5.血肿及尿外渗

尿道骑跨伤或后尿道损伤引起尿生殖膈撕裂时,会阴、阴囊部出现血肿及尿外渗,并发感染时则出现全身中毒症状。

(六)辅助检查

1.导尿检查

尿道是否连续、完整。若能顺利进入膀胱,说明尿道连续而完整。

2.X线检查

骨盆前、后位片显示骨盆骨折。尿道造影可确定损伤部位。

二、常见护理诊断/问题

(一)恐惧与焦虑

恐惧与焦虑与外伤打击、害怕手术和担心预后不良有关。

(二)组织灌流量改变

组织灌流量改变与创伤、骨盆骨折损伤血管出血,以及尿外渗或腹膜炎有关。

(三)排尿异常

排尿异常与尿路感染、尿道损伤、尿瘘及尿道狭窄有关。

(四)潜在并发症

潜在并发症如感染。

三、护理目标

(1)患者排尿形态是否恢复正常,排尿是否通畅、能否控制。

(2)患者疼痛是否减轻。

(3)患者是否发生并发症,若发生,是否得到及时发现和处理。

四、护理措施

(一)有效缓解患者的恐惧与焦虑

1. 心理护理

对患者进行正确的引导,热情接待,做好入院宣教。和蔼亲切的态度、周到礼貌的语言可使患者感受到关心和尊重,产生信任,减轻负面情绪的影响,可有效缓解焦虑和恐惧。

2. 形象示范

介绍病区环境及管床医师、护士;以认真细致的工作态度和精湛的医术、护理取得患者的信任,尽量满足患者的合理需求,从而化解患者的恐惧心理。

(二)维持体液平衡

1. 观察生命体征

准确测量血压、脉搏、呼吸,准确记录尿量,掌握内环境变化状况。

2. 输液护理

根据患者内环境变化情况和医嘱给予合理输液,必要时输血,以维持体液、电解质及酸碱平衡。

(三)排尿异常的护理

尿道断裂经修复后并发尿道狭窄可导致排尿困难,属临床常见,应告知患者无须过于担心,遵医嘱定期进行尿道扩张,并根据排尿困难的程度制订尿道扩张的间隔时间。由于尿道扩张有较重的疼痛,患者会产生恐惧心理,此时除向患者解释此治疗的必要性外,还应在进行尿道扩张时根据医嘱采取镇痛措施,如应用镇静、镇痛药,尿道内给予表面麻醉药物等,以减轻患者的痛苦。

(四)并发症的预防及护理

观察患者的体温及伤处的变化情况,尿道断裂后血、尿外渗容易导致感染,表现为伤处肿胀、搏动性疼痛、体温升高,如发现异常表现,应立即通知医师处理,协助引流伤部,并选择有效抗菌药物和合理应用。

(五)健康教育

(1)前后尿道损伤经手术修复后患者尿道狭窄的发生率较高,患者需要定期进行尿道扩张,以避免尿道狭窄,而导致排尿障碍。

(2)继发性功能障碍者应训练心理勃起加辅助性治疗。

(疏　燕)

第四节　　泌尿系统结石

尿石症是泌尿外科的常见病。尿石症人群患病率为$1\%\sim5\%$,治疗后复发率也很高。尿石症的好发年龄为$20\sim50$岁,男、女性之比为$3:1$;热带和亚热带地区高发,如我国南方比北方更为多见。上尿路(肾和输尿管)结石在富裕地区比较常见,而下尿路(膀胱和尿道)结石在贫穷地区居多,其中主要是小儿的膀胱结石。尿路结石由晶体和基质组成。在上尿路结石中,以草酸钙结石以及草酸钙与磷酸钙混合性结石最为多见。在下尿路结石中,磷酸铵镁和尿酸铵结石的比率高于上尿路结石。尿石的形成机制尚未完全明了。目前公认,尿石的形成不是单一因素所致,而是多种因素共同促成的结果。结石形成的初始部位多在肾集合管和肾乳头,该处成石物质的浓度远高于终尿。尿中成石物质浓度过高所致的尿液过饱和是结石形成过程中最为重要的驱动力。

一、护理评估

(一)术前评估

1.健康史及相关因素

了解患者的年龄、职业、生活环境、饮食饮水习惯及特殊爱好。疼痛性质,有无血尿、排尿困难、膀胱刺激症状和尿路感染的表现。了解患者的既往史和家族史;有无泌尿系统梗阻、感染和异物史,有无甲状旁腺功能亢进、痛风、肾小管酸中毒、长期卧床病史。了解止痛药物、钙剂等药物的应用情况。

2.身体状况

(1)局部:叩痛部位。

(2)全身:肾功能状态和营养状况,有无其他合并疾病的体征。

(3)辅助检查:包括实验室、影像学和有关手术耐受性方面的检查,了解结石情况及对尿路的影响,判断总肾功能和分肾功能。

3.心理和社会状况

结石复发率较高;肾、输尿管结石梗阻可引起肾功能进行性衰退,特别是双肾结石,最终可发展为尿毒症。此类患者对疾病的预后有很多心理问题,希望能经非手术办法使结石排出。体外冲击波碎石技术在临床的应用,拓宽了治疗的范围,但治疗的周期较长,有时疗效不明显,患者可能产生焦躁心理,故应了解患者及其家属对相关知识的掌握程度和对治疗的期望。

(二)术后评估

1.康复状况

结石排出、尿液引流和切口愈合情况,有无尿路感染。

2.肾功能状态

尿路梗阻解除程度,肾积水和肾功能恢复情况,残余结石对泌尿系统功能的影响。

(三)病因

病因比较复杂,大致可分为个体因素和环境因素两大类。

1.个体因素

(1)代谢异常:尿路结石大多是由人体代谢产物构成,任何生理紊乱引起这些成石物质在尿液过饱和或其结晶抑制因子缺乏时,都有可能启动结石形成和促进结石生长。

1)草酸钙结石:可能系多基因遗传性疾病。

2)磷酸钙结石:主要见于肾小管性酸中毒。成石原因在于肾酸化功能减弱,致使尿 pH 值升高,易发生沉淀和析出结晶。

3)尿酸结石:尿酸是嘌呤代谢的终末产物。患者中约有 25% 合并痛风症,20% 的痛风患者并发尿酸结石。

4)胱氨酸结石:只发生于胱氨酸尿症患者。

(2)局部因素

1)尿路感染:尿路感染引起的结石在临床上称为"感染石"。最常见的致病菌是变形杆菌。

2)尿路梗阻:梗阻部位妨碍了微结石排出,使其体积不断增大,最终形成临床结石。常见的梗阻原因有肾盂输尿管连接处狭窄和前列腺增生症等。

3)尿路异物:异物可以作为核心诱发尿液中各种成石物质的沉淀和附着。

2.环境因素

(1)气候:在热带和亚热带以及其他地区的夏季,结石的发生率较高,主要原因是气温高、湿度大,人体通过出汗和呼吸丢失的水分大为增加,结果导致尿液浓缩,使成石物质浓度增高。

(2)饮食。①水分:水分摄入不足可致尿液浓缩;②蛋白质:大量食入动物蛋白可引起高钙尿;③钙:摄钙过量可致高钙尿;④钠:钠摄入过多也会导致高钙尿。

(3)药物:药物性结石非常少见。①糖皮质激素:长期使用可导致高钙尿。②维生素:补充维生素 C 超过 500 mg 时,可能会诱发草酸钙结石形成;长期过量服用维生素,最终可能引发肾结石或肾钙化。③磺胺,可直接形成磺胺结石。

(四)病理

尿路结石在肾或膀胱内形成。绝大多数结石起源于肾乳头,脱落后可移至尿路任何部位并继续长大,膀胱结石既可起源于膀胱,也可能是来自上尿路的结石。结石直接刺激可致尿路黏膜充血、水肿,甚至糜烂或脱落。结石阻塞尿路后最为重要的病理性改变是肾积水和肾功能损害,这取决于梗阻的部位和程度。输尿管梗阻程度往往较重,容易导致进行性肾损害。肾盂和膀胱结石对肾的损害程度较输尿管结石为轻。结石合并梗阻时,有时可能会并发尿路感染。

二、主要护理诊断/问题

(一)疼痛

疼痛与结石刺激引起的炎症、损伤及平滑肌痉挛有关。

(二)排尿形态异常

排尿形态异常与结石或血块引起的尿路梗阻有关。

(三)潜在并发症

潜在并发症如血尿、感染。

三、护理目标

(1)患者疼痛程度是否减轻或消失,有无痛苦表情。

(2)患者排尿形态和功能是否正常。

(3)患者是否出现并发症;若出现,是否得到及时发现和处理。

四、护理措施

(一)缓解疼痛

1.观察

密切观察患者疼痛的部位、性质、程度、伴随症状有无变化及与生命体征的关系。

2.休息

发作期患者应卧床休息。

3.镇痛

指导患者采用分散注意力、深呼吸等非药物性方法缓解疼痛,不能缓解时,遵医嘱应用镇痛药物。

(二)保持尿路通畅和促进正常排尿

1.多饮水、多活动

鼓励非手术治疗的患者大量饮水,在病情允许的情况下,适当做一些跳跃或其他体育运动,以促进结石排出。体外冲击波碎石(extracorporeal shock wave lithotripsy,ESWL)后以及手术治疗后患者均可出现血尿,嘱患者多饮水,以免形成血块堵塞尿路。

2.体位

结石位于中肾盏、上肾盏、输尿管上段者,碎石后取头高脚低位,上半身抬高;结石位于下肾盏者碎石后取头低位。左肾结石取右侧卧位,右肾结石取左侧卧位,同时叩击肾区,利于碎石由肾盏进入输尿管。巨大肾结石碎石后可因短时间内大量碎石突然充填输尿管而发生堵塞,引起"石街"和继发感染,严重者引起肾功能改变。因此,碎石后应采取患侧卧位,以利结石随尿液逐渐排出。非开放手术的患者经内镜钳夹碎石后,也应适当变换体位,增加排石。

3.观察排石效果

观察尿液内是否有结石排出,每次排尿于玻璃瓶或金属盆内,可看到或听到结石的排出。用纱布过滤尿液,收集结石碎渣予以成分分析;定期摄腹部 X 线片观察结石排出情况。

(三)并发症观察、预防和护理

1.血尿

观察血尿变化情况。遵医嘱应用止血药物。肾实质切开者,应卧床 2 周,减少出血机会。

2.感染

(1)加强观察:注意患者的生命体征、尿液颜色和性状及尿液检查结果。

(2)饮水:鼓励患者多饮水,可起到内冲刷作用,也有利于感染的控制。

(3)做好伤口及引流管护理:经皮肾镜取石术后常规留置造瘘管,必要时放置输尿管引流管,开放性手术后常见引流管有伤口引流、尿管、肾盂造瘘管、输尿管支架管、膀胱造瘘管等,应保持通畅和做好相应护理。

(4)有感染者:遵医嘱应用抗菌药物控制感染。

(四)健康教育

根据结石成分、代谢状态及流行病学因素,坚持长期预防,对减少或延迟结石复发十分重要。

1.大量饮水

大量饮水以增加尿量,稀释尿液,可减少尿中晶体沉积。成人保持每日尿量在 2 000 mL以上,尤其是睡前及半夜饮水,效果更好。

2.活动与休息

有结石的患者在饮水后多活动,以利结石排出。

3.解除局部因素

尽早解除尿路梗阻、感染、异物等因素,可减少结石形成。

4.饮食指导

根据所患结石成分调节饮食。含钙结石者宜食用含纤维丰富的食物,限制含钙、草酸成分多的食物,如牛奶、奶制品、豆制品、巧克力、坚果等含钙高;浓茶、菠菜、番茄、土豆、芦笋等含草酸量高。避免大量摄入动物蛋白、精制糖和动物脂肪。尿酸结石者不宜食用含嘌呤高的食物,如动物内脏、豆制品、啤酒。

5.药物预防

根据结石成分,血、尿钙磷、尿酸、胱氨酸和尿 pH 值,应用药物降低有害成分、碱化或酸化尿液,预防结石复发。维生素 B_6 有助减少尿中草酸含量,氧化镁可增加尿中草酸溶解度。枸橼酸钾、碳酸氢钠等可使尿 pH 值保持在 6.5~7,对尿酸和胱氨酸结石有预防意义。口服别嘌醇可减少尿酸形成,对含钙结石有抑制作用。口服氯化铵使尿液酸化,有利于防止磷酸钙及磷酸镁铵结石的生长。

6.预防骨脱钙

伴甲状旁腺功能亢进者,必须手术摘除腺瘤或增生组织。鼓励长期卧床者功能锻炼,防止骨脱钙,减少尿钙含量。

7.复诊

定期行尿液检查、X 线或 B 超检查,观察有无复发及残余结石情况。若出现剧烈肾绞痛、恶心、呕吐、寒战、高热、血尿等症状,应及时就诊。

(张　翎)

第十二章　整形外科疾病护理

第一节　颏胸粘连松解手术护理

一、概述

颏胸粘连是严重的颈部瘢痕挛缩畸形,是由于颈部深度烧伤的创面瘢痕挛缩造成,多位于颈前区,不仅累及皮肤且可使颈阔肌也发生挛缩。挛缩畸形波及唇、颏、胸部,表现为下颌和胸壁间的瘢痕粘连,颈部活动受限,颈部外形完全消失,呈强迫低头姿态,语言咀嚼受阻,下唇极度外翻,口涎垂流,下睑外翻等,重者导致呼吸及吞咽困难,患者难以平卧。因功能障碍及影响外貌而严重地影响着患者的身心健康,烧伤发生在青春发育期以前,如不及时整复,长期挛缩可影响下颌骨的发育,造成下颌骨前突等畸形。

治疗采用瘢痕切除和皮片游离植皮或皮瓣转移、供瓣区再植皮等方法。手术成功的关键在于:彻底切除瘢痕组织;创面彻底止血;植皮片不宜过薄,皮片常在术后2~3周开始收缩,影响手术效果;术后的良好固定及制动;术后早期应用抗皮片收缩的"支架"或夹板及加强功能活动。目前由于皮肤软组织扩张器扩张后的皮瓣血运好,抗感染力强,容易成活,皮瓣不臃肿,无继发挛缩。供瓣区能直接缝合,不增加新的瘢痕,修复后的创面外形好,感觉正常,既恢复了功能,又整复了容貌,正被广泛应用。

手术分两期进行,Ⅰ期埋植扩张器,埋植后间隔注入0.9%氯化钠注射液完成扩张;Ⅱ期手术切除颈部瘢痕,松解粘连,修复缺损区。麻醉选择全身麻醉插管,如插管困难,可在局部麻醉下切开颈前瘢痕后再行插管。手术后介入康复护理是提高疗效、降低致残率的主要措施,护理对手术成败和预防术后并发症起着至关重要的作用。

二、术前护理

1.心理护理

由于烧伤患者均是意外伤,在毫无思想准备的情况下,突如其来的外伤对他们的打击很大,患者情绪极不稳定。面颈部为人体重要暴露部位,一旦瘢痕形成后使患者外观毁损、功能受限,患者因瘢痕增生与挛缩产生的毁容而自卑、性格孤僻;对整形手术期望值高;对手术效果充满焦虑;担心手术的失败而恐惧不安。针对这些情绪障碍应做到以下几点。

(1)与患者交谈,充分了解患者的受伤原因、时间及心理状态,根据患者的年龄、职业、知识层次的不同,有针对性地做好知识宣传及心理干预,减轻患者术前不安心理,帮助患者增强心理应对能力,使其进入积极的术前心理状态,能够坦然接受手术。

(2)术前应向患者如实告知手术的局限性,手术所能达到的效果,消除患者不切实际的幻想,使患者对术后效果有一定的心理准备,避免不必要的纠纷。

(3)向没有手术信心的患者介绍手术成功的病例,鼓励其与同病种患者交流,了解手术的效果,增强手术信心,缓解焦虑。

(4)对因手术产生恐惧心理精神过度紧张的患者,应耐心寻找原因,做好解释工作。介绍手术的方法,利用专业权威、治愈病例的图片资料推荐方式消除其恐惧心理,必要时可请已做过同样手术且康复较好的患者"现身说法"。

(5)对失眠患者,可适当遵医嘱给药物帮助入睡。

(6)术前教会患者如何在术后与医护人员或家属进行沟通,如使用手势和书写等方法。

2.评估全身情况

术前做好患者的生活护理及各项术前准备工作,配合医师完成患者的各项检查,如血、尿常规,胸部 X 线透视,肝功能等。观察患者的精神状态,全面了解患者的全身情况,特别要注意有无重要脏器的病变。由于面颈部手术要采用全身麻醉,应特别观察有无咳嗽、咳痰等呼吸道感染的症状,注意防止上呼吸道感染,详细询问过敏史及目前服用的药物,影响血小板功能的药物应于术前提前停用,做好血液配型。

3.皮肤准备

为预防感染必须认真做好有关准备工作。注意保护供皮区,防止皮肤损伤以及对术后可能出现如感染、皮片坏死等并发症的预防;保持颊颈部干燥,防止术区皮肤糜烂,经常流涎的患者用一次性敷料覆盖胸前;植皮区和供皮区应无感染疖肿和皮疹。由于患者长期瘢痕增生或萎缩,其与正常皮肤间凹凸不平,易积存污垢,因此术前 3 d 开始每天用温水、肥皂水清洗,清洁皮肤,每日 2 次,将污垢逐步清除,并起到软化瘢痕的作用,必要时用软毛刷刷洗或用小镊子、棉签清除皱褶或隐窝处的污垢,以减少感染机会;对于有创面未愈合或有溃疡创面需要继续给予换药处理,直到手术清除结束为止;供皮区常规备皮,注意不能刮破皮肤,因皮肤破损感染是术后皮片感染不能成活的潜在因素之一;供皮区禁做静脉穿刺。

4.对于眼睑外翻的患者

术前应按时用 0.25% 的氯霉素滴眼液滴眼,每日 3~4 次,睡前用金霉素眼膏涂眼,保护眼结膜和角膜,预防结膜炎、角膜炎的发生。注意检查患者的视力变化,以防意外事故的发生。

5.对于口腔闭合不全经常流涎或进食后口腔内残留食物的患者

做好口腔的清洁卫生,术前 3 d 每日三餐后清洁口腔,并做好手术区域皮肤的清洁消毒工作,预防口腔内的感染。

6.麻醉

向患者讲解麻醉的方法,全身麻醉的患者术前禁食 8~12 h,禁饮 4~6 h。

7.体位

术后卧床时间长,须长时间固定于功能位,术前应向患者解释术后体位的不舒适,还应训练术后特殊体位,嘱患者术前练习床上排便、床上活动关节,以便术后能及早适应。

8.使用皮肤扩张器的术前护理

(1)心理准备:因手术分期进行,治疗时间长、经济负担较重,而且随着扩张器的注水扩张,患者衣着受影响,体位也常有特殊要求,需患者积极配合。所以术前必须对患者进行耐心细致的宣传教育,使其有心理准备,以积极的态度接受手术治疗。

(2)备皮:扩张器是异物,在体内留置时间较长,容易感染,所以不同于一般手术,需要严格备皮。不但要剃净毛发,而且术前晚上要仔细清洗术区及附近,彻底清洗瘢痕及皮肤皱褶处的污垢。对于术区皮肤有毛囊炎等,治愈后方可手术。

三、术后护理

1.生命体征的观察及处理

术后 72 h 严密观察生命体征变化,注意有无皮片下血肿压迫,致喉头水肿发生,保持呼吸道通畅,做好麻醉后护理直到患者清醒为止。一般患者采用仰卧位,头向后仰并垫肩枕,在其未清醒前给予氧气吸入,床头备吸引器、吸痰管、气管切开包,防止呕吐物误吸引起窒息,给予心电监护直到麻醉清醒,应注意敷料是否包扎过紧,有无呼吸道受压情况,有无渗血、渗液及呼吸变化情况,发现呼吸困难时应立即通知医师,采取积极抢救措施。麻醉清醒后给予超声雾化吸入,每日 2～3 次,每次 15～30 min。

2.术后体位与支具维护

患者清醒后,选择去枕平卧位,肩下垫一枕头,保持头后仰位使皮片舒展,限制头部转动、抬起等动作。术后 6 h 可适当床上侧卧,背部垫枕,注意头部及上半身在同一水平,特殊体位保持 1 周左右,为防止压疮可使用头圈减少压迫。

术后 5～7 d 开始取半卧位,抬高床头 30°～45°,身体两侧用软枕固定,膝部垫一软枕,以防下滑,保持面颈部高于心脏水平,有利于静脉回流和减轻组织水肿,保证皮片或皮瓣的成活率,同时改善肺通气,有利于呼吸运动。枕石膏托固定颈部者注意枕后垫海绵,防止压疮,有条件可持续使用自动充气式气垫床。拆线后常规使用下颌托维持功能位,并辅以理疗及手法按摩以对抗挛缩,连续使用 6 个月以上。

3.面颈部制动

皮片或皮瓣移植后,供皮(瓣)与受区基底间建立血运,为防止皮片或皮瓣与受区相互移动而影响血流供应的建立,术后制动尤为重要。方法如下。

(1)用颈托,其规格是上至乳突,下至胸锁乳突肌,外层用弹力绷带加压,要求不得压迫气管以免影响呼吸。

(2)全身麻醉术后应禁饮 4～6 h,待患者意识清醒经 4～6 h 无恶心、呕吐方可进水。术后当日禁食,3 d 内给予高热量、高蛋白、易消化流质饮食或行鼻饲,3 d 后进半流食或软食,进食时动作要轻柔,量不可太大,速度也不能太快,以免发生噎呛,禁吸吮,防止过早咀嚼、吞咽,少说话,减少面肌活动。

(3)术后必须卧床休息,取头后仰位,防止皮片挛缩。因为过早下地活动,不仅影响手术效果,而且还会延迟供皮区的愈合,同时避免过多活动使皮片移位或造成皮下血肿。协助患者翻身起床活动,护士用双手固定头颈部,防止体位改变造成皮片或皮瓣移动。

(4)给患者创造一个良好的住院环境,避免情绪激动,防止患者剧烈扭动头部而影响皮片或皮瓣的血运。可在病室置放电视机或床头设录放机,定时播放音乐或电视节目,活跃病室气氛,缓解因术区制动、卧床过久引起身体僵硬、疲惫。

4.植皮区、供皮区的观察和护理

(1)保持患者取皮区和植皮区敷料干燥清洁。观察术区及供皮区敷料渗血、渗液情况,并用笔作记号。如有渗出时应积极换药处理,一般早期可只换外层敷料,再加压包扎处理;若发现有感染倾向,如敷料有渗血、渗液,并嗅到恶臭味,同时体温升高,患者自述切口"疼痛",则多有创面感染的可能,此时要及时彻底实施换药处理。

(2)植皮区的包扎应松紧适宜,如有敷料松动、伤口外露或包扎过紧影响呼吸等情况,应及时和医师联系,给予棉垫加压包扎或适当松动、吸氧等处理。

（3）如臀部取皮,取膝关节抬高屈曲位;胸腹部取皮处腹带加压包扎以减少出血和摩擦,减轻创面张力和咳嗽时创口的疼痛。术后 5 d 供皮区应除去外层敷料,仅保留内层油纱,采取半暴露,使其自然愈合。

（4）术后局部可有瘙痒感,忌用手搔抓或摩擦,以免伤口破溃感染。

（5）注意患者有无颈肩部酸胀、疼痛,上肢上举沉重等损伤副神经的表现。

5. 皮瓣、皮片血运的观察和护理

注意不要变动姿势,使皮瓣不受压和不受牵拉。皮瓣为暂时性血运不良的组织,感觉和活力较差,应保持室温在 25 ℃～28 ℃,避免温度过低导致全身血管特别是皮瓣血管痉挛,影响血液循环。局部加温时(如用烤灯照射),温度不宜超过 38 ℃。烤灯与术区相距 40～60 cm,防止移植区灼伤。皮瓣转移术后使用止血药物,如出现皮肤有出血点、瘀斑及其他创面有出血应立即报告医师。术后局部包扎严密,只能通过皮瓣蒂部及敷料渗液来观察再植组织的血运,采用皮瓣蒂部开小窗观察皮瓣的颜色。术后 2～3 d 表现为充血,皮瓣颜色偏红。如皮瓣颜色苍白、灰暗、皮纹加深,为动脉供血不足;如皮瓣发绀、明显肿胀,考虑为静脉回流不畅;如敷料出现渗液、渗血较多,且有异味,应警惕皮片或皮瓣感染、坏死,均应报告医师及时处理。切口有引流管时需要观察引流液的性状、量、颜色并做好记录,妥善固定引流管,防止脱出,每日更换引流器,保证引流器无菌,防止逆行感染。

6. 早期功能锻炼

有节奏的肌肉收缩和关节运动产生牵拉作用,既能消除静脉淤血,保证营养物质的充分供应,又能防止肌肉萎缩、变性、瘢痕化。当患者术区疼痛减轻,皮片(瓣)生长良好时,即开始协助患者功能锻炼。每日定时辅助患者做低头、后仰及头部两侧侧向活动,后期进行理疗局部按摩,促使其软化,并戴上预制的颈支架或颈圈,最少维持半年,使颈部保持仰展位置,保持颈前曲线形态。

7. 饮食及舒适护理

由于面颈部制动等原因,使患者进食减少,机体抵抗力下降,所以术后需要增加营养以促进创面愈合。术后应给予高热量、高蛋白、高维生素的流质食物 3 d 左右,必要时予以鼻饲,注意流质的温度、浓度,每日 2 次口腔护理,3 d 后改稀软饮食,进食时可用塑料布或干净纸巾覆盖在敷料外以避免潮湿污染,减少感染机会,进食后和每日早晚清洗口腔,避免口腔感染等并发症的发生,平时多饮水。术后遵医嘱给予静脉营养支持,做好肠外营养护理,防止并发症的发生,同时合理使用抗生素预防感染,严格执行"三查七对",保证用药准确、准时。

保持皮肤的清洁、干燥,加强皮肤护理,帮助患者定时翻身、拍背,在床上解决个人卫生问题,并保持床单的整洁、舒适,预防压疮。在允许的范围内尽量满足患者的需求。

8. 做好心理护理

术后由于敷料的包裹、头部制动、疼痛的刺激及对手术效果的担忧,使患者情绪低落、心情焦虑。在护理过程中,更应耐心细致,减少患者不必要的痛苦,注意语言的节奏、语速,使患者感到安心,同时注意用非语言方式交流,尽力纠正患者的负性心理。为了保证充足的睡眠和良好的食欲,促进伤口的早日愈合,可根据医嘱,适当使用镇痛剂。主动与患者交流,了解患者情绪状态,鼓励患者表达自己的恐惧和焦虑,同时也要与患者家属交流,形成护患及家属之间相互理解、相互支持和信任,从而护士可以客观地帮助患者及家属解决问题,减轻焦虑。指导患者家属控制情绪,不要把自己焦虑和紧张心情在患者面前表露出来,紧张可以加重患者的焦虑程度,不利于患者的康复。告诉家属在患者面前保持积极乐观的态度,以增强患者康复的信心,使之默契配合,顺利度过围术期。

9.扩张器置入术后的护理

首先与患者进行良好沟通,明确告诉患者置入扩张器后有发生颈部受压不适、扩张器外露、切口感染、皮瓣张力过大缺血性坏死、颈托固定后颈部出现瘙痒等不适的可能性,让患者心中有数才能自觉配合护理治疗。其次勤询问、详观察,及时发现上述意外、不适,采用如下护理措施:采用先多后少、少量多次、注入量与注水间隔时间均以患者能耐受为准的注水原则,既能缓解因注水速度过快或一次性注入量过大,造成患者不能承受颈部受压不适,加重术前恐惧,甚至使皮瓣张力过大缺血性坏死,又能充分扩张皮瓣,减少了扩张器外露。一旦发生扩张器外露,要及时行皮瓣移位和防止切口感染处理,如加强换药,必要时可考虑用抗生素防治感染等。

(1)体位:胸三角皮瓣、颈横皮瓣转移术后患者头部屈曲,需保持一定角度,且无法行石膏托制动,术后可头部垫高,调整颈部屈曲角度,使蒂部松弛,并嘱患者保持体位,避免随意活动,以免蒂部牵拉,发生血运障碍、皮瓣坏死,甚至皮瓣撕脱。

(2)伤口的观察:扩张器各期术后均需对伤口进行密切观察,及时发现血肿、皮瓣血运障碍等,只有及时发现,方能及时处理,防止严重并发症的发生。

(3)负压引流:扩张器Ⅰ期术后因分离腔隙的存在,Ⅱ期手术后皮瓣下也存在腔隙,若术中止血不当,或患者凝血功能异常,极易发生血肿,必须及时引流出来,否则极易发生感染进而导致扩张皮肤破溃,手术失败。

(4)注水的护理

1)扩张注水期间避免进食辛辣刺激性食物,禁止吸烟。避免撞击扩张部位,以防扩张器破溃。

2)注射液的选择:注射液一般选用0.9%氯化钠注射液,也可加入利多卡因、抗生素、地塞米松等药物,以减少疼痛、防止感染及包膜挛缩。

3)掌握注水量:早期注水过急过快,使囊内压过高,局部皮肤苍白,血运障碍,易出现毛细血管扩张。此时,若继续扩张下去,就会出现毛细血管栓塞,形成局部坏死破溃,扩张器外露。所以一定要把握好每次注水量及时间间隔。一般以扩张器额定容量的10%为参考,以扩张囊对皮肤产生一定的压力而又不阻断表面皮肤的血流为度。如果注液后皮肤变白,充血反应消失,经3~5 min血管仍不恢复,则回抽部分液体,直到皮肤的毛细血管充盈试验恢复正常。

4)阀门移位:如果发生扩张器阀门移位,需由手术医师确定阀门的具体位置,必要时使用缝线固定,但需注意不能误刺扩张器。

5)扩张器移位:扩张器注水量较多后,易因扩张囊的重力作用发生扩张器移位,严重者胸三角预扩张的扩张器可移位至乳头下方,致Ⅱ期手术难度加大。所以注水量较多后,可用绷带或纱巾绕过扩张皮肤下方固定在颈部或其他部位,这样将其兜起来后,就不容易发生移位。

6)扩张器漏:如果扩张囊破裂漏水,可根据扩张情况决定更换扩张器、提前行Ⅱ期手术,如果是阀门处或远端导管漏水,可用夹子将导管处夹住,继续按时注水,不会影响治疗效果。

四、出院指导

颈前部烧伤瘢痕挛缩颏胸粘连手术术后康复训练和落实定期随访,是手术成功的重要环节。因此,在出院后必须靠患者自身的锻炼和保护。患者出院时,应加强宣教,鼓励他们加强功能锻炼,注意搞好个人卫生,保持局部的清洁干燥,防止感染,并采用佩戴弹力套、颈托及贴瘢痕贴等物理治疗方法,控制瘢痕的再生,睡眠时去枕头后仰、肩背垫高,保持头颈后仰位,使颈部最大限度伸展,定期复查确保手术的成功率。

1.颈部制动

术后颈托固定3～6个月是防止皮瓣挛缩的有效措施,使用要早,外层包布拆开后即开始佩戴颈托,对移植皮片施加均匀的、一定程度的压力,使其平滑柔软,以保持颈部伸展位置和颈前曲线的形态。佩戴时内衬海绵、棉垫或纱布,特别对凹陷部位要注意,以免造成磨损或压力不均匀,松紧适宜,面积需超过整个植皮区,上缘抵下颌缘,下缘达到锁骨上缘,以维持颈部位置。24 h连续压迫,持续到瘢痕变平、变软、颜色正常后1～2个月,使患者在不经意间完成上仰、后仰等动作,睡觉时肩下垫软枕,保持头后仰、颈部过伸位。不超过半年是因为经3～6个月颈托固定后已经基本成形,同时为了便于加强康复锻炼,更有效地防止皮瓣挛缩。如果患者在术后颈托固定期间颈部出现瘙痒等不适,勿搔抓受皮区,切勿自行解除固定颈托,要及时复诊。3个月后可白天取下,晚上佩戴。保护移植皮肤并进行功能锻炼。

2.颈部功能训练

出院初期,患者颈部活动不可太过剧烈,避免加重疼痛,要循序渐进,活动的幅度从小到大、动作由易到难,逐渐加大活动量,坚持6～12个月康复锻炼。术后10 d拆线,局部皮瓣或皮片生长良好的情况下开始。每2～4 h进行5组动作选择:①与项争力:俯仰看上与下方;②左右观瞧:轮看左、右方;③前伸探海:头颈前伸并转向左下方及右下方;④回头望月:回头看左上方,回头看右上方;⑤环绕转头:顺时针方向环绕和逆时针环绕交替进行。

3.手法按摩

可以软化瘢痕,起到减轻挛缩、松解粘连的作用,结合颈部功能锻炼,可使局部痛、痒症状改善,促进伤口愈合,减轻瘢痕增生。每日早晚从中心向四周方向按摩颈部移植皮肤,并涂油膏使其柔软,减少皮片收缩。

4.加强家庭支持

由于颈前区须部到胸部为一具有自然生理曲线的柔软凹面,术后植皮区易发生挛缩,需持久使用弹力绷带和颈托,给患者的生活和学习带来不便,因而可能有抵触情绪。针对患者的心理问题除做好解释工作外,还应取得家属理解和配合,指导家属督促帮助患者进行自我护理。

(张丽丽)

第二节　唇裂手术护理

一、概述

唇裂是口腔颌面部最常见的先天性畸形,常与腭裂伴发。临床上根据裂隙部位可将唇裂分为单侧唇裂和双侧唇裂。根据裂隙的程度可分为Ⅰ度唇裂、Ⅱ度唇裂、Ⅲ度唇裂。临床上还可见隐性唇裂,即皮肤和黏膜无开裂,但其下方的肌层未能联合,致裂侧出现浅沟状凹陷及唇峰分离等畸形。

二、唇裂患者护理

(一)术前准备

1. 术前体检

体重、营养状况、心肺情况,有无上呼吸道感染及消化不良。

2. 面部皮肤检查

有无湿疹、疥疮、皮肤病等。

3. 胸部 X 线片

特别注意有无先天性心脏病、胸腺有无肥大。

4. 血、尿常规检查

血、尿常规检查血红蛋白、白细胞、凝血功能是否正常。

(二)心理护理

患者及其家属对手术相关知识缺乏,会存在不同程度的紧张、恐惧、焦虑等复杂心理,术前通过多媒体播放与讲解,让患者及其家属直观了解手术过程及手术的效果,从而消除其顾虑,增强手术治疗的信心。

(三)术前护理

(1)自入院开始停止母乳和奶瓶喂养,练习用汤匙或滴管喂食流质或母乳,从而使患儿在术后能适应这种进食方式。

(2)术前 1 d 做皮肤准备,可用肥皂水清洗上、下唇及鼻部,并用生理盐水擦洗口腔,如系成人应剪除鼻毛及剃须、洁牙、清除病灶,并用含漱剂漱口。

(3)术前 4～6 h 禁食禁水。

(4)注意保暖,预防上呼吸道感染的发生,以免延误手术。

(四)术后护理

(1)保持呼吸道通畅,头偏向一侧。

(2)全麻清醒后 4 h,可给予少量流质饮食。术后应用汤匙、滴管、小水壶等进食方法给予营养丰富的流质,有助于伤口愈合。3 d 后改为半流质,一周后可进普食。

(3)使用唇弓固定者观察唇弓有无松动、移位,对婴幼儿应用小夹板固定双臂,以免手部触碰到唇及伤口。

(4)保持口腔清洁,每次进食后清洁口腔,预防伤口感染。

(5)术后第 5 d 开始拆线,采用间断拆线法,拆除唇部伤口缝线。

(五)健康教育

(1)单侧唇裂修复术最合适的年龄是在出生后 3～6 个月,体重达 6～7 kg 以上,双侧唇裂宜选择出生后 6～12 个月时实施手术。

(2)入院后开始训练用汤匙喂养,以适应术后进食需要。

(3)拆线后可继续用唇弓 10～14 d,避免唇部碰伤。

(4)拆线 10 d 后可开始使用瘢痕贴。

(5)婴幼儿唇裂术后 3 个月内复诊。唇部有缺陷者,可考虑 12 岁后施行二期整复。

(张丽丽)

第三节　腭裂手术护理

一、概述

腭裂患者的硬腭在骨骼组成上与正常人的硬腭完全相同,但在形态结构上有明显差异,主要表现为腭穹隆部裂开,存在程度不等的裂隙,前可达切牙孔,甚至从切牙孔到达牙槽突,裂开部位的硬腭与鼻中隔不相连,造成口、鼻腔相通。在体积上患侧较健侧小,软腭的肌组成虽与正常人的软腭相同,但由于软腭有不同程度的裂开,破坏了软腭五对肌的肌纤维在软腭中线相交织呈拱形的结构,使之呈束状沿裂隙边缘由后向前附着在硬腭后缘和后鼻嵴,从而中断了腭咽部完整的肌环。因此,腭裂患者无法形成"腭咽闭合",口鼻腔相通,致患儿吸吮功能障碍、腭裂语音、口鼻腔卫生不良、牙列错乱、听力降低和上颌发育障碍。根据硬腭和软腭部的骨质、黏膜、肌层的裂开程度和部位,临床上可将腭裂分为软腭裂、不完全性腭裂、单侧完全性腭裂、双侧完全性腭裂。

二、腭裂手术护理

(一)术前准备

1.术前评估

体重、营养状况、心肺情况,有无上呼吸道感染及消化不良。

2.口腔颌面部检查

如面部、口周及耳鼻咽喉部、扁桃体。

3.胸部 X 线片

特别注意有无先天性心脏病、胸腺有无肥大。

4.血、尿常规检查

查血红蛋白、白细胞、凝血功能是否正常。

(二)心理护理

帮助患者及家属正确认识疾病,增强患者及其家属的信心,消除自卑感和心理创伤,积极鼓励患者参与社会活动和人际交往。

(三)术前护理

(1)自入院开始停止母乳和奶瓶喂养,练习用汤匙或滴管喂食流质。

(2)术前 4～6 h 禁食禁水,成人全麻术前 8 h 开始禁食禁水。

(3)注意保暖,预防上呼吸道感染的发生。

(4)术前 3 d 用呋喃西林麻黄碱液滴鼻,含漱剂反复漱口。保持口周皮肤清洁干燥,术前1 d 清洗唇、鼻部,擦洗口腔。成人应剪去鼻毛,剃胡须。

(5)术前 1 周制作腭护板,试戴合适,以备术后使用,保护创口。

(四)术后护理

(1)全麻术后 6 h 内,去枕平卧,头偏向健侧,完全清醒后取头高卧位,协助患者及时排出口、鼻腔分泌物,保持呼吸道通畅。

(2)麻醉清醒 4 h 后,用汤匙或滴管喂少量温水,如无呕吐可喂流质饮食,喂食注意腭部创口。

（3）观察患儿的呼吸、有无喉头水肿及伤口出血情况。观察口内碘仿纱条有无松脱、移位，以防窒息。术后 8～10 d 可分次抽出切口所填碘仿纱条，两周后拆除创口缝线。

（4）进食后漱口，口腔护理每日 2 次。

（5）术后避免大声哭闹，以免伤口裂开，注意保暖，预防感冒，防止因咳嗽影响伤口愈合。

（6）髂骨取骨者，髂骨取骨处给予沙袋压迫，腹带加压包扎，观察有无出血。术后 3～5 d 应卧床，无明显疼痛 5 d 后可在他人搀扶下下床行走，之后逐渐过渡为正常行走。

（五）健康教育

（1）术后一周内全流质，1 周后逐步改为半流质，2 周后软食，4 周后可进普食，不吃硬的或过热的食物，以免影响伤口愈合。

（2）出院 1 个月后需来院复诊，术后 2 个月开始由专人进行语音训练。需要正畸者，术后 3 个月开始。

（张丽丽）

第四节　隆乳手术护理

一、概述

隆乳术是将成型的人工乳房假体植入人体内以增大乳房的手术。女性小乳症的原因，多见于先天发育不良或哺乳后腺体萎缩，雌激素水平低下，少数系外伤、炎症及腺体的破坏所致。常用的隆乳手术方式：①经腋窝/乳晕切口胸大肌后硅凝胶假体植入隆乳术；②经腋窝/切口内镜辅助下，双平面法硅凝胶假体植入隆乳术；③经乳晕切口双平面法硅凝胶假体植入隆乳术；④经腋窝或（和）乳晕切口乳腺后硅凝胶假体植入隆乳术。

二、术前准备

1. 完善术前检查

血、尿常规，心电图，胸部 X 线片。

2. 术区皮肤准备

除去双腋窝、胸部术区的毛发。术前一日晚沐浴，剪指（趾）甲，洗去指（趾）甲油。

3. 胃肠道准备

（1）饮食原则：术前一日晚餐进食易消化和不易导致肠胀气的食物。

（2）禁食时间：麻醉的方式为全身麻醉或局部麻醉加强化，因而要求患者术前 8～12 h 禁食，术前 4～6 h 禁饮。

（3）肠道的准备：全身麻醉手术术前禁食 6 h，禁饮 4 h。

（4）术晨排空膀胱，取下（隐形）眼镜、活动义齿、发夹、手表、首饰等。贵重物品由家属保管。携带乳房假体、胸带、引流器，由护士送往手术室。

三、术后护理

(1)全身麻醉术后未清醒的患者应注意采取去枕平卧位,防止呕吐物误入气管,引起窒息或吸入性肺炎等并发症。术后 4～6 h 禁食、禁饮,特殊情况遵医嘱。术后咽部会有不适感,有痰时要鼓励患者自行咳出,注意保护胸部切口。

(2)清醒后患者采取半卧位或平卧位,减少术区张力,利于引流及假体的固定。

(3)要保持胸带固定良好,不要随便移动敷料,如有不适告诉医务人员,及时处理。

(4)术后禁止上肢上举及用力,避免假体移位。

(5)应保持负压引流管不折叠、不牵拉,避免脱出。及时倾倒引流液,保持良好的负压状态。

(6)注意多食高维生素、高蛋白、易消化的饮食,禁食辛辣食物及烟酒。

四、出院指导

(1)按照医嘱用药,外用抗瘢痕药物 6 个月。

(2)弹力胸带局部固定 1 个月。注意胸带应尽量舒展平整,避免卷折以致局部压力过大引起不适。弹力胸带解除后可选择佩戴尺寸合适的胸罩。

(3)术后 1 个月内限制上肢做外展、上举、负重等动作(如举东西、用手支撑、引体向上、拎重物等),2 个月以后可逐步恢复上肢受限的活动,之后 1 个月内逐渐过渡到打网球、游泳等剧烈的体育锻炼。

(4)医师将根据假体的种类,告知患者是否需要对假体进行按摩。

(5)拆线后 2～3 h 即可沐浴。

(6)术后 6 周(一个半月)和 6 个月须到医院复诊,以后每隔 1～2 年应复诊一次。

(张丽丽)

第五节　乳房下垂矫正手术护理

一、概述

乳房下垂是指乳房体积正常,但乳房及乳头、乳晕位置下移,明显低于正常位置。乳房下垂是乳房皮肤及腺体内的支持结构松弛,弹性降低,乳房在重力作用下向下垂坠,失去正常向前突起的乳房形态。根据下垂程度可分为:①轻度,乳头位置低于正常,但高于或恰好达乳房下褶线水平;②中度,乳头低于下褶线水平 3 cm 内;③重度,乳头低于下褶线水平超过 3 cm。手术方式因人而异,主要有:①采用硅凝胶假体植入隆乳术;②自体颗粒脂肪注射移植术;③乳房上提固定术。

二、术前护理

1.评估患者健康状况

遵医嘱协助患者完成术前检查。

2.心理护理

评估患者身心状况,讲解术前准备的必要性,取得理解合作,使患者能够积极正确地面对手术,保持乐观的心理状态。

3.皮肤准备

术前 1 d 沐浴,剪指甲,洗去指甲油,遵医嘱双腋窝备皮。

4.胃肠道准备

术前 1 d 晚餐进食易消化、不易胀气的食物。根据麻醉方法,全身麻醉者术前 8～12 h 禁食,4～6 h 禁饮。

5.术晨准备

清洁面部后(勿用化妆品),并应取下义齿、眼镜(包括接触镜)、手表、发卡、耳环、项链等饰物及贵重物品交家属保管。排空膀胱,贴身穿病服,携带胸带、便器、引流器前往手术室。根据医嘱,术前半小时给予麻醉前用药。

三、术后护理

(1)妥善搬运患者。

(2)保持正确体位:全麻术后未清醒患者应采取去枕平卧位,防止呕吐物误入气管引起窒息和吸入性肺炎。患者清醒后 4～6 h 禁食水。咽部不适者遵医嘱给予雾化吸入,并鼓励患者自行咳痰排痰。注意保护伤口。

(3)观察病情监测生命体征:观察术区胸带包扎是否妥善固定,有无伤口渗血渗液情况,妥善固定引流管,防止脱落、扭曲,保持引流通畅,及时倾倒引流液,保持良好的负压状态。准确记录引流液的颜色、性质和量,如有不适或异常及时通知医师。准确记录出入量。

(4)药物护理:遵医嘱给予抗炎止血治疗,注意观察有无药物不良反应。经常巡视患者,满足其卧床期间的生活需要。

(5)饮食指导:进食高蛋白、高维生素、高热量食物,加强营养,促进伤口愈合。

(6)根据引流情况,术后 5～7 d、24 h 引流液＜10 mL,拔除引流管。术后 10～14 d 拆线,同时应尽量保持胸带舒展,2 个月内禁止做剧烈运动,如持重物或游泳等。

(张丽丽)

第六节 急慢性创面修复护理

一、皮片移植术的护理

(一)供皮区和受皮区的准备

术区皮肤应清洗、剃毛或沐浴,保持洁净;瘢痕表面常凹凸不平,术前 1～2 d 根据不同部位的特点、畸形情况和手术要求细致地做好皮肤准备,防止手术后切口感染;术前和术晨检查受皮区附近有无毛囊化脓或皮疹。如为瘢痕溃疡肉芽创面,适合于皮片成活的肉芽组织,必须是颜色鲜红,分泌物少,肉芽细致坚实,无水肿,边缘有紫蓝色的新生上皮。如遇肉芽创面严重感染,有条件时均应做好细菌培养和药物敏感试验。

(二)术前准备

应做好术前准备,术中规范操作及术后谨慎管理。为保证供区和受区的一期愈合。择期手术要求患者一般健康状况良好,无贫血,无低蛋白血症,无水、电解质、酸碱平衡紊乱及重要脏器功能障碍。供区术前以清洗为主,每日一次,女性和儿童患者除头皮外,供区不必强调剃毛,头皮剃毛应在手术之日进行,眉部手术不需剃眉。对有创口的受区应清洁洗涤 3 d,尤其是将瘢痕切除的受区,要彻底清除凹凸不平瘢痕的污垢。

(三)皮肤移植术后固定法

1.加压包扎法

加压包扎法适用创面较小及四肢易包扎部位的加压固定。

2.缝线包扎法(打包法)

缝线包扎适用于眼睑、面额、腋窝、会阴部。

3.包膜植皮法

包膜植皮法适用于口腔、鼻腔、眼窝、阴道等与体表相通的腔穴进行皮肤移植。上述方法的使用最终目的是使移植的皮片固定稳妥,防止皮片移动,以保皮片成活。

(四)术后护理

1.感染的防治

大多数皮片下感染,不会发生在术后 24 h 内,低热、局部异味、疼痛加剧、创周红晕等是感染的征象。感染发生后不能单纯寄希望于全身使用抗生素,而要重视局部处理,如清除坏死组织,加强引流等都十分重要。二次植皮应待感染控制后进行。

2.及时清除积血、积液感染、肉芽等

创面上植皮不可能彻底止血,术后第 2 天应检查,如有积血、积液,用尖刀片或注射器排尽积血、积液后重新加压包扎,每天一次,直到愈合。对加压包扎、打包包扎的无菌植皮区如无特殊(异味、发热、疼痛加剧)更换敷料可在术后 5～7 d。过早对伤口不利,换药时动作轻柔,防止皮片滑动。头颈部拆线 8～10 d,四肢躯干为 14 d,全厚皮及带真皮下血管网状皮肤移植可以再延长几天拆线。

3.植皮失败的原因与预防

最常见植皮失败的原因是血肿或血清肿。此外固定不良、移植方法选择不当、感染、营养状况过低都是其原因。皮下血肿或血清肿是新鲜创面植皮失败最常见的原因,主要由于术中止血不完善、包扎不稳妥、压力不均匀或患者凝血因素异常所致。皮片下形成血肿或血清肿可致皮片部分或全部坏死。

术后 24～48 h 发现有皮片下血肿或血清肿形成,应及时清除,再加压包扎,皮片仍有可能成活,超过 3～4 d 再处理多数无效,唯一方法是将坏死皮片清除。综上所述,皮片移植的护理主要应注意血肿的观察,如发现术后出血等异常情况,应及时通知医师、及时处理,减少皮片坏死的发生。有的患者由于多次手术营养状况过于低下,会出现贫血、低蛋白血症等状况,营养不良是植皮失败常见的全身性因素,故植皮术前患者整体检查不可忽视。

二、带蒂皮瓣移植术的护理

皮瓣是具有血液供应的皮肤及其附着的皮下脂肪组织组成。皮瓣的带蒂移植,亦称带蒂植皮。皮瓣与皮片不同,常带有脂肪和其他皮下组织,其底面虽与身体完全分离,边缘却有一部分仍与身体相连,这个相连的部分称为"蒂部"。蒂部可以供给皮瓣血液,在皮瓣生长于受皮区后,这个蒂部可以继续存在,也可断蒂进行修整,并把多余的部分放回原处。由于带蒂皮瓣在移植时仍有血液供应,移植成功的把握较大,对感染的抵抗力较强,愈合的速度亦较快。皮瓣包含皮肤的全部组织,愈合后收缩较小,质地和色泽几乎没有改变,对外力冲击有较大的缓冲性。带蒂皮瓣常用于修复有肌腱、神经、大血管、骨及关节等组织裸露的创面,还适用于鼻腔、面颊等部位洞穿性缺损的修补,以及鼻、唇、手指、阴茎等器官的再造。

(一)术前准备

(1)心理护理:无论是先天性畸形,还是后天性创伤,整形外科患者大多有强烈的自卑感和孤独感,对他人缺乏信任,对别人的目光和言行很敏感。护理人员应充分了解患者的心理特点,热情地对待患者,加强与患者及家属的沟通,在交谈和操作时注意保护患者的隐私。初次接受治疗的患者常常对手术抱有不切实际的要求,对疗效有过高的期盼,护士应协助医师予以解释。对于多次接受手术的患者,应关心了解患者心理状态,减轻患者的焦虑紧张情绪,促进其积极地配合手术治疗。

(2)手术前按要求完成各项检查包括 X 线胸片、心电图、肝肾功能、血生化、血常规和尿常规等。

(3)询问患者药物过敏史和既往史,有阳性体征者做特殊标记。

(4)做好手术区的皮肤准备:对瘢痕挛缩积垢应用温肥皂水浸泡后用小镊子或棉签清除内陷污垢,供皮区备皮时要防止破损表皮。皮肤准备要仔细、彻底,清洗时注意勿擦伤或烫伤皮瓣皮管。对有用石膏固定的患者,应在几个关键部位剪断并掰开石膏,移去时应保持石膏结构的完整性,以便备皮完成后重新将石膏套上以绷带包扎固定。

(5)血供的测定及训练:皮瓣或皮管在转移或断蒂前需进行血供测定,以保证转移或断蒂后有足够的血供,防止因血运障碍产生组织坏死,血供训练可促进另一端血供的建立。护士应准备需要的用具(如肠钳、橡皮筋或气囊止血带或血压计等)并进行测试和训练。方法:用套有乳胶管的肠钳夹住蒂部,训练的时间从首次 15 min 开始,每日 1～2 次,逐渐增加时间至 2 h,其间注意观察皮瓣的颜色和温度的改变。如阻断 2 h 后皮瓣无发绀,松开肠钳血供恢复后无显著的反应性充血,即可行断蒂术。也可用两根网形竹筷套上乳胶管,两端缠绕橡皮筋形成弹性压力以代替肠钳。

(6)由于带蒂皮肤移植手术次数多、疗程长,需经过成形或延迟、转移、断蒂等阶段,术后又常需要姿势固定,给患者造成痛苦和生活的不便。因此,术前需要做好解释工作,使患者能充分了解手术方案,以及术后固定的姿势所引起的不适,还应协助患者模拟术后的姿势,以提高术后的适应能力和床上生活的习惯,减少术后的痛苦。术后需固定于强迫体位 2～3 周者,术前应进行体位适应性训练;术后需卧床者,术前应练习在床上排便。

(7)了解患者全身情况,有无上呼吸道感染,局部手术区及供皮区有无感染疖肿和皮疹。男性患者应戒除烟酒,女性患者应避开月经期。局部麻醉加镇静者或全身麻醉、椎管内麻醉需术前禁食 8～12 h,禁饮 4～6 h。去手术室之前排空膀胱。

(二)术后护理

1.按麻醉护理常规做好交接班,严密观察生命体征

对口周手术及插管困难患者要加强观察,有条件安置在监护室,严密观察呼吸及呕吐情况,防止喉头水肿或呕吐导致窒息。

2.体位护理

抬高肢体高于心脏水平面,有利于静脉回流,减轻肿胀。术后绝对卧床休息1周、术区制动,供皮区在股或下腹部时,应将膝关节抬高屈曲位;如在胸部,1周后可适当下床活动,经常变换体位,预防压疮。

姿势固定护理:姿势固定,是供瓣部位与受瓣部位固定在非功能位的一种固定方法(如头臂固定、体臂固定、臂腿固定及交腿、交臂固定等)。此固定需3~4周,固定要求准确可靠,在保证姿势固定确实无错位的前提下,应尽量减少其痛苦。当患者回病房后要妥善安置其手术体位(如用支架悬吊或以软枕支垫)使之处于较舒适的位置。可用甲紫在受区和供区之间的石膏或绷带上做出标志,以便及时发现固定位置有无错位,以避免发生蒂部扭曲或牵拉。姿势固定后一周内,患者被固定的相连关节常酸痛难忍,护士应主动关心,给予热敷、按摩,必要时按医嘱给镇静、镇痛药。

3.密切观察血运

四肢手术要观察指(趾)端颜色,血循环及毛细血管充盈反应。临床观察指标包括移植皮瓣的皮肤颜色、温度、毛细血管充盈试验、血管搏动及出血特点等。这些观察方法简单,无需特殊仪器,临床上常用。但临床观察是主观判断的方法而非客观指标。另外,有些指标在血液循环障碍早期是不明显的,待再现明显改变时,皮瓣已进入不可逆损伤的程度,使抢救失去意义。因此,对这些方法的应用需要有丰富的经验。①观察的部位:应观察皮瓣的远端,带蒂皮瓣的远端是距离蒂部最远的边缘,而双蒂皮管的远端则是皮管的中段;②观察的方法:观察时应与邻近的正常皮肤对照,根据皮肤的温度、颜色、指压反应及张力的进行性变化判断血运是否充分,皮瓣颜色由淡紫红色转为青紫色(水肿期),说明静脉回流不畅,由青紫色转为白色,说明动脉供血不足,首先应检查有无固定位置错位、敷料压迫不当、皮瓣皮扭折等问题,及时纠正并立即报告主管医师作进一步检查处理。除因皮瓣、皮管设计比例不当导致血运障碍外,血肿、蒂部受压、折叠、扭转、牵拉过紧、血管痉挛(疼痛、寒冷或紧张情绪均可引起血管痉挛)以及患肢抬高不当等因素引起的血运障碍都可通过及时发现与处理加以解决纠正。正常皮瓣温度不能低于邻近皮肤温度3℃,否则为皮瓣血液循环不良,应立即报告医师。术后2~3d,皮管表现为充血、色泽偏红;如苍白、局部温度下降,提示动脉供血不足;若皮管呈发绀,轻者皮色为淡红色或青紫斑点,重者出现水疱,提示静脉回流不畅。毛细血管充盈试验是用手指轻压皮管皮肤,使之苍白,迅速移去,皮色在1~2s转为红润,如果反应迟钝,超过5s或反应不明显,须报告医师。

纠正血供障碍的措施:静脉回流不畅可抬高患肢,用手掌或手指由远端向近端做向心性按摩;动脉供血不足应放平或放低肢体;血管痉挛应按照医嘱给予解痉、镇痛镇静或扩张血管等药物并保暖,有条件可给予高压氧治疗。血肿应及时清除,蒂部受压、牵拉等应及时纠正,使血供障碍得以缓解。血管痉挛可用红外线烤灯照射,温度不超过38℃。完全愈合后可用弹力绷带或用护腿加压包扎,防止供皮区皮肤增生。有石膏和夹板固定的患者,应检查有无血液循环障碍和神经麻痹。

4.术区观察

观察包扎外敷料完整性及渗血、渗液情况,如切口外露或松动,应通知医生及时处理,如外敷料有渗血,可用笔画出渗血范围,观察有无扩大。观察供皮区创面有无外露,敷料松动及时用消毒棉垫加压包扎,外敷料有渗血、渗液时应观察渗血、渗液面积有无扩大。尤其是较大皮瓣转移时,要特别注意有无血肿发生。避免伤口污染和感染,术后 7 d 渗出多者应打开外敷料,用烤灯照射促使干燥。一般术后 10 d 后可打开外敷料,保留油纱布待自行愈合后脱落,切忌将油纱布撕脱。夏季可适当提前数日打开外敷料。

5.预防感染

供皮区创面愈合后有瘙痒感切忌用手抓,下肢取皮区在愈合早期仍须卧床休息,防止下肢充血或表皮破溃导致感染。除按医嘱给予抗生素外,局部应保持清洁干燥,尤其是暑热季节,固定范围内皮肤相接触部位易被汗浸渍,开放性皮瓣的蒂部常有渗出物,易潮湿糜烂,应经常更换衬垫的敷料,防止继发感染。

6.饮食护理

术后服高蛋白、高热量、高维生素、易消化流质,少吃辛辣食物。口周植皮应避免患者吸吮,用注射器慢慢注入,每次饮食后用温开水清洁口腔。

(三)出院指导

(1)嘱患者遵医嘱定时来医院复查。

(2)皮瓣皮管移植后,局部感觉迟钝,应提醒患者加强自我保护,防止皮瓣烫伤、冻伤或撕裂伤。尤应注意保持房间和洗手间地面干燥,防止可下地活动患者滑倒而导致皮瓣撕脱。

(3)手术恢复早期,功能锻炼应以术区远端的关节活动为主,有意识地练习肌肉的收缩,后期活动术区近端的关节和肌肉的收缩力,避免关节、肌肉长时间空闲。没做手术的其他部位照常功能锻炼,活动的内容应循序渐进,由简单到复杂,活动强度因人而异,锻炼的过程中若有任何不适,应立即停止,并以这次活动量作为近期锻炼的参考指标。

(4)需要进一步行断蒂手术的患者需定期来医院换药,1 个月左右再次入院。

三、应用皮管修复瘢痕手术的护理

皮管又称管形皮瓣,是指皮瓣在形成与转移时将皮瓣卷成管状,其外层为皮肤,中心为脂肪组织构成的实体。

主要优点是:①供区多;②皮瓣转移全过程无创面暴露,减少感染的机会;③血供好,有充分血液供应;④可经皮管携带移植较大皮瓣,转移灵活,身体许多部位的皮肤、皮下脂肪均可被移至需要的部位;⑤修复后挛缩机会较少;⑥因其携带皮下组织转移,故修复后质地软,易成活;⑦由于已形成圆柱形,因此对于耳廓、鼻小柱、阴茎、手指的再造十分合适。当然皮管也有一些缺点:①不能及时转移;②手术次数多,疗程长,造成的经济费用也较高;③在转移过程中,有时需要肢体固定,给生活带来不便。

(一)术前护理

1.心理护理

经常与患者沟通,建立良好的护患关系。

2.入院宣教

(1)介绍病区环境及管床医师、责任护士。

(2)帮助其安排好住院后的生活及适当休息。

(3)介绍疾病相关知识及手术前、中、后的注意事项。

(4)多与患者沟通,尽量满足其合理要求。

3.术前宣教

根据患者年龄及文化程度等特点,结合病情进行术前宣教,减少患者的恐惧心理,主动配合治疗。①介绍手术室环境。②讲解术后可能的麻醉反应。③解释术前各种准备的程序及意义。④解释手术治疗的目的、过程和可能造成的不适。⑤介绍术后留置引流管的目的、意义。⑥介绍术前、术后的常规护理。

4.身体准备

(1)完善术前检查:向患者讲解各项检查的意义及注意事项,包括血常规、尿常规、胸片、心电图及术前照相,并协助完成检查。

(2)呼吸道准备:主要是告知患者戒烟。有吸烟习惯的患者应于术前一周停止吸烟,防止呼吸道分泌物过多,影响呼吸道通畅。

(3)胃肠道准备:成年人于术前 $8\sim12$ h 禁食,$4\sim6$ h 禁饮,以防麻醉或术中呕吐引起窒息或吸入性肺炎。手术前一日晚遵医嘱药物灌肠。

(4)手术区皮肤准备:嘱患者手术前一日沐浴,更换清洁病号服,充分清洁手术野皮肤和剃除毛发,目的是清除微生物,预防切口感染。

(5)休息:创造安静整洁的休息环境,促进患者休息和睡眠,减少术前紧张情绪。

(6)其他准备:①手术日晨起为患者测量生命体征(若发现患者体温升高、血压升高或月经来潮等情况,应延迟手术日期);②进入手术室前指导患者排尽尿液,取下活动义齿、假发、眼镜、手表、首饰、贵重物品等;③嘱患者洗去指甲油,术日不要化妆;④准备好病历,与患者一同带入手术室;⑤与手术室接诊人员仔细核对,做好交接;⑥准备麻醉床。

5.健康教育

(1)饮食:嘱患者术前、术后进食富含蛋白质、能量、维生素和膳食纤维的食物。

(2)休息:劳逸结合,适当休息,保证充足的睡眠。

(3)防止交叉感染。

(二)术后护理

(1)与手术室护士或麻醉恢复室护士做好床边交接。

(2)搬动患者时动作轻稳,注意保护头部,检查负压引流是否有负压、静脉输液是否通畅。

(3)注意保暖,保护患者隐私。

(4)安置合适的体位,术后应去枕平卧 4 h,减少术后恶心、呕吐引起的误吸,如腹部皮管术后宜取半坐位,使皮管处于松弛的位置,做好家属的解释工作。

(5)观察和记录病情。①严密观察皮管血供:观察部位应是皮管的远端,单蒂皮管的远端是距离蒂部最远的边缘,而双蒂皮管的远端则是皮管的中段。②毛细血管充盈反应:又称指压反应,用手指轻压皮管使之苍白,然后迅速移开手指,如 $1\sim2$ s 转为红润,则为正常;充盈时间缩短提示静脉回流不畅,如反应时间超过 5 s,则提示供血出现问题。③皮管的颜色和温度:用半导体体温计测量皮管温度,并与邻近的正常皮肤作为对照,正常情况下温差小于 3 ℃,如果皮管温度低于正常皮肤温度 3 ℃以上,或者温差大于 3 ℃,常提示可能存在血液循环障碍。④保持术区敷料清洁,注意皮管不能扭转,要有良好、可靠的固定。⑤手术当日及术后 3 d 内测量患者生命体征,每日 4 次,监测患者体温变化。⑥加强巡视,注意观察负压引流管是否通畅,有无阻塞、扭曲、折叠和脱落,并记录引流的颜色、形状和量。⑦静脉补液和药物治疗:遵医嘱合理应用抗生素预防感染,根据患者情况补充水、电解质和营养物质。

(四)常见术后并发症及不适的护理

1.伤口疼痛

麻醉作用消失后,患者往往因切口疼痛感觉不舒适。缓解疼痛的措施如下。①遵医嘱给予患者口服镇痛类药物。②可使用患者自控式镇痛泵。③将患者安置于舒适体位,有利于减轻疼痛,减少对切口张力性刺激。④加强交流,鼓励患者表达疼痛的感受,并加以解释。

2.发热

发热是术后最常见的症状。由于手术创伤的反应,术后患者体温可略升高 0.5 ℃~1 ℃,一般不超过 38 ℃,术后 1~2 d 逐渐恢复正常。术后 3~6 d 的发热或体温降至正常后再度发热,则要警惕继发感染的可能性。

3.术后出血

主要原因是术中止血不完善,创面渗血未完全控制,凝血障碍等。一旦确认为术后出血,及时通知医师,迅速建立静脉通道,完善术前准备,再次手术进行止血。

4.恶心、呕吐

常见原因为麻醉镇痛后的反应,待麻醉作用消失后自然消失。应稳定患者情绪,协助取合适体位,头偏向一侧,并及时清理呕吐物,以防发生吸入性肺炎或窒息。遵医嘱使用镇吐药物。

5.腹胀

一般是胃肠道功能受抑制,肠腔内积气过多,鼓励患者早下床活动,开始时不宜进食含糖量过高的食品和奶制品。

(五)健康教育

1.营养和饮食护理

告知患者营养素、水分的摄入直接关系到术后的康复。鼓励患者多进食易消化、高蛋白、高能量、富含维生素和膳食纤维的食物。

2.活动

鼓励患者根据自身情况尽早下床活动。

3.卫生

协助患者搞好个人和床单位的卫生,每日扫床,协助患者洗漱。

4.自我保护

皮管移植后,局部感觉迟钝,应提醒受术者加强自我保护,防止烫伤、冻伤或撕裂伤。

(六)出院指导

(1)患者出院后要听从医师指导,按时来医院进行换药、拆线,定期复查。拆线后 24 h 可用清水擦洗,但动作要轻柔。

(2)加强营养,多吃一些蛋白质含量较高的食物。避免进食辛辣刺激性较强的食物。

(3)保持术区干燥清洁,如有不适及时就诊。

(4)皮管血液循环训练:使用橡皮筋或止血带进行皮管血液循环训练。方法是先用小纱布环绕包裹在拟转移或断蒂的皮管一端,再用止血带或橡皮筋适度拉紧,用止血钳夹住,切断供区血液循环。如皮管颜色无改变,阻断时间可逐渐延长,首次可夹 5 min,以后再 10 min、15 min,每天可训练 1~3 次,直至夹住 1 h 以上无肤色变化及水肿时,表明皮管已能从受区获得足够的血液供应,可行皮管断蒂转移。

(张丽丽)

第七节　吸脂术与激光溶脂术护理

　　脂肪抽吸术简称吸脂术,是采用肿胀技术,用负压吸引器或注射器将患者脂肪较丰厚部位的脂肪抽出,以达到改善体型的目的。作为治疗的有效方法之一已得到广泛运用,从单纯的机械负压抽吸,体内、外超声波碎脂抽吸,到现在的震荡碎脂抽吸,从出血情况、脂肪去除、安全性、创伤性、医师劳动强度等方面都得到了改善和提高,使吸脂术有了更加安全的保障。

　　激光溶脂术是革命创新性的微创去脂技术,在欧洲、南美和北美的应用已超过8年,国外专家曾进行相关临床研究。其微创设备,利用光纤传导激光产生热量,破坏脂肪细胞,吸脂更轻松,手术创伤更小。激光溶脂术的原理是利用特别的激光能量,经极细的光学纤维,导入脂肪组织内,针对性地击破脂肪细胞,再用细管以低吸力实时抽出体外,挤压排出或选择不抽除而由身体经新陈代谢吸收。手术能达到局部去脂并收紧的效果,从而改善身形。

一、吸脂术的手术配合及护理

(一)术前护理

　　(1)术前准备:常规体格检查,血常规、出凝血时间、肝肾功能、输血前筛查等有关检查。测量体重及吸脂部位的周径,并进行医学照相,包括正面、侧位45°及侧位90°,尽可能确保在相同距离,相同位置及相同的光线下拍摄,以便手术前后对比。

　　(2)检查术区皮肤,施行手术部位无局部感染病灶。

　　(3)术前沐浴,更衣,避免着凉。女性患者要避开月经期。

　　(4)询问药物过敏史、既往史。

　　(5)术前备弹力塑身衣两套。术日摘除饰品、义齿、接触镜等,贵重物品交家属保管。

　　(6)按麻醉要求禁饮、禁食。

　　(7)术前一周停止服用阿司匹林、华法林、复方丹参片及维生素E等抗凝、活血药,以防影响伤口愈合,增加术中出血。

　　(8)心理护理:吸脂术患者对自身的要求比较高,术前要对患者做心理评估,对那些过分追求减肥的患者要做好解释工作。与其交流应注意:选择良好的环境,选用尊重的语言,多与患者交流,了解其心理问题,解答疑问,纠正错误观念,讲解可能发生的并发症,让患者有充分的心理准备。

　　(9)设备及器械准备:①电动吸引器:要求负压为500～700 mmHg(66.5～93.1 kPa),抽吸速率不小于30 L/min;②连接管:选用内径为8～10 cm,长为1.5～2.0 m透明易于弯曲的硅胶管,硬度在所选负压下不被吸扁为宜;③不锈钢吸管:目前多为"钝性吸管头";④弹力塑身衣;⑤自动注液泵:若为超声吸脂术或震荡碎脂抽吸术则还需专用的仪器设备。

　　(10)根据不同的吸脂部位,选择适当的体位。按要求配置好麻醉肿胀液,物品准备齐全,保证性能完好;抽脂机连接好管道,处于备用状态。备好整形手术包、棉垫、方纱、弹力绷带等。

(二)术中护理

　　(1)根据手术需要及时提供适宜的器械。

　　(2)术中密切观察出血量、神志、面色等,必要时做好心电监护及抢救措施。

　　(3)密切观察吸脂管道是否通畅,如有堵塞及时抽吸生理盐水,以疏通吸脂管道。

(4)做好患者心理护理,手术间可播放一些舒缓的轻音乐,以减低患者手术过程中的紧张与不适。

(三)术后护理

(1)术后立即穿上弹力塑身衣或绷带加压包扎,可减少术后的血肿。

(2)病情观察:观察抽脂处伤口敷料渗血、渗液情况,观察伤口疼痛的性质、程度及伴随症状。如疼痛进行性加剧或渗液较多及体征异常等,及时汇报医生,查看原因并协助处理。

(3)初期常见肿胀及酸痛现象,如患部出现淤血、淤青,一周左右消失。

(4)吸脂术后第 1 天常规换药,如因渗液较多,浸湿敷料时应及时更换,手术经 3~5 d,包扎敷料即可去除。

(5)术后皮肤感觉较迟钝,是因为抽吸脂肪的同时可能损害了某些皮肤感觉神经,经 3~6 个月会逐渐恢复。

(6)饮食护理:原则上予高蛋白、高维生素、高碳水化合物。早期宜清淡、易消化,如瓜果蔬菜等;中期予营养丰富的膳食,如黑鱼、鸽子、鸡蛋、瘦肉等;后期滋补肝肾为主,如甲鱼、红枣、枸杞等。

(7)心理护理:给予精神上安慰,解除患者紧张心理,保持乐观情绪。

(四)出院指导

(1)术后建议穿弹力塑身衣 3~6 个月。吸脂区皮肤短期内会有变硬、麻木、色素加深、局部不平、发绀等情况,经 1~3 个月可逐渐恢复。

(2)再次吸脂间隔 3~6 个月以上。

(3)1 个月内避免剧烈活动。

(4)均衡营养,避免暴饮暴食,配合适量运动可达到并维持较好效果。

二、激光溶脂术的手术配合及护理

(一)术前护理

(1)术前常规体格检查,并做好血常规、出凝血时间、肝肾功能、输血前筛查等有关检查。女性手术应避开月经期。

(2)评估脂肪的厚度与分布、皮肤弹性等,用亚甲蓝标出拟手术区域并进行医学照相,包括正面、侧位 45°及侧位 90°,尽可能确保在相同距离、相同位置及相同的光线下拍摄,以便手术前后对比。

(3)术前 1 d 沐浴更衣,做好手术区备皮工作。

(4)术前 1 周停止服用阿司匹林、华法林、复方丹参片及维生素 E 等抗凝、活血药,以防影响伤口愈合,增加术中出血。

(5)术前禁烟两周,以免影响伤口愈合。

(6)了解患者有无麻醉药物过敏史。

(7)心理护理:做好心理疏导工作,耐心介绍手术方法,手术前后的注意事项等医学知识,让患者了解手术的可行性和科学性,解除患者的紧张心理、焦虑情绪,降低对手术的恐惧心理和对疼痛的敏感性,以良好的心理状态配合手术的顺利实施。

(8)根据不同部位,选择适当的体位。按要求配置好麻醉肿胀液,物品准备齐全,保证性能完好。激光溶脂机处于备用状态。

(二)术中护理

(1)打开电源开关,开启系统,待机器完成内部自检过程,连接光纤。

(2)调节输出功率,每脉冲能量选择为 1～16 W,一般手术预设功率在 12～15 W,照射时间可根据手术需要确定。根据不同手术部位选择不同直径的光纤,在选定的功率下,踏下脚踏开关,即可使用激光溶脂机。

(3)术中注意观察生命体征、术区皮肤颜色,防止激光灼伤造成皮肤部分或全层坏死,导致术后色素沉着或遗留瘢痕。如有灼伤迹象应立即冷敷患处,并立即停止患区操作。

(三)术后护理

(1)术后伤口处贴敷料。若伤口较大,可先缝合后,再贴上敷料,固定伤口。

(2)观察伤口敷料渗血、渗液情况,伤口疼痛的性质、程度及伴随症状。如疼痛进行性加剧,汇报医生,查看原因,及时处理。

(3)术后用绷带包扎 1～3 圈,敷料第 2 天取下,改用塑形套。

(4)溶脂范围较大者建议服用抗生素 2～3 d。

(5)术后治疗部位常见肿胀现象,机体会自行代谢吸收,若伤口出血不止或严重疼痛不适,应立即处理。

(6)原则上予高蛋白、高维生素、高碳水化合物。早期宜清淡、易消化流质饮食;中期予营养丰富的膳食,如黑鱼、鸡蛋、瘦肉等;后期以滋补肝肾为主,如甲鱼、红枣、枸杞等。

(7)给予精神上安慰,解除患者紧张心理,保持乐观情绪。

(8)2 周后局部开始配合温和按摩,以促进代谢循环,加强局部塑形效果。

(9)若需治疗其他部位,建议间隔 1 个月。

(四)出院指导

(1)面部溶脂术后佩戴塑形套 1～3 d,四肢溶脂术后穿弹力塑身衣 3～7 d,腰腹部术后穿着紧身衣 4～5 d,日间穿戴,夜间入睡时脱下,以减轻不适。溶脂区皮肤短期内会有变硬、麻木、色素加深、局部不平、发绀等情况,经 1～3 个月可逐渐恢复。

(2)手术部位再次行治疗宜间隔 6 个月以上。

(3)1 个月内避免剧烈活动。

(张丽丽)

第十三章 外科急危重症护理

第一节 腹部损伤

腹部损伤(trauma of abdomen)是指各种原因导致腹壁和腹腔内脏器的损伤。战争时常见。其严重程度,和暴力的大小、方向、速度、着力部位等因素密切相关。单纯性腹壁损伤,病情较轻,合并腹腔内脏损伤,病情较重。当发生腹腔内脏器损伤时,会直接威胁到患者的生命,如不及时诊断和治疗,将会产生严重的后果。腹部损伤时,可同时合并腹部外损伤(如四肢损伤、颅脑损伤、胸部损伤、肋骨和脊柱骨折等)。

一、护理评估

(一)术前评估

1.健康史

(1)个人情况:患者的年龄、性别、婚姻、职业及饮食情况;女患者有无不规则阴道流血。

(2)受伤史:受伤的原因、时间、地点、致伤条件,暴力作用于腹部的强度、速度、着力部位和作用方向,伤情及伤情变化,就诊前的急救处理及效果。伤者因意识障碍或其他情况不能回答问话时,应向现场目击者和护送者询问受伤史。

(3)既往史:既往有无腹部手术史、药物过敏史、贫血史。

2.身体状况

(1)症状:有无腹痛,腹部压痛、反跳痛、腹肌紧张。有无恶心、呕吐、呕血、柏油样大便或红色血便。

(2)体征。①腹部:有无腹胀;腹膜刺激征;移动性浊音;肝浊音界是否缩小或消失;肠鸣音是否减弱或消失。空腔器官损伤腹痛、腹膜刺激征明显,而实质性器官破裂移动性浊音明显,腹腔穿刺出不凝固性血液。②全身:神志是否清醒;有无脸色苍白、出冷汗、脉搏细速、血压下降等失血性休克征象;伤后短时间内是否出现高热、脉搏加快等全身感染性中毒征象。

(3)辅助检查:血常规可见红细胞计数、血红蛋白、血细胞比容明显下降,白细胞计数可有不同程度升高;B超用于诊断实质性器官的损伤,明确破裂的部位和程度;腹部X线片有助于了解腹腔内脏的位置、形状改变和大小;CT、MRI可进一步诊断实质性器官损伤的情况。

3.心理-社会状况

患者及其家属对突发意外损伤的心理承受能力,以及对腹部损伤的相关知识的了解程度。患者有无焦虑、恐惧心理,家庭经济状况,以及家庭和社会支持方面等。

(二)术后评估

评估术中情况,了解患者手术、麻醉方式与效果,术中出血、补液、输血情况。术后生命体征是否平稳,患者是否清醒,伤口与引流管情况,伤口是否干燥,有无渗液、渗血等情况。

二、主要护理诊断/问题

(1)急性疼痛与损伤有关。

(2)体液不足与出血、体液渗出、呕吐等有关。

(3)焦虑/恐惧与突然遭受暴力致伤有关。

(4)潜在并发症有失血性休克、感染性休克。

三、护理目标

①患者体液平衡得到维持,生命体征平稳;②患者腹痛缓解;③患者住院期间情绪稳定,能采取有效方法应对或缓解焦虑;④患者未发生并发症,或并发症被及时发现和处理。

四、护理措施

(一)非手术治疗护理

1.休息与体位

诊断未明确时应绝对卧床休息,观察期间不随便搬动患者,以免加重病情;待病情稳定,可根据受伤部位、程度采取不同卧位。

2.观察病情

(1)每 15～30 min 监测和记录体温、脉搏、呼吸、血压一次。

(2)观察患者神志、面色、腹部体征变化,有无腹膜刺激征,肝浊音界有无缩小或消失,有无移动性浊音等。

(3)对疑有腹膜刺激征者可行腹腔穿刺术或灌洗术。

(4)观察患者有无胸、脑、四肢骨折等合并伤。

(5)观察期间,发现以下情况应考虑存在腹内脏器损伤:①早期出现休克(尤其是出血性休克);②出现持续性腹部剧痛,伴恶心、呕吐等消化道症状,并有加重趋势;③有明显腹膜刺激征;④腹部出现移动性浊音;⑤有气腹表现;⑥有呕血、便血或尿血;⑦直肠指诊发现前壁有压痛或波动感,或指套染血。

3.维持液体平衡

遵医嘱补充液体、电解质,防治水、电解质及酸碱平衡失调,维持有效循环血量。

4.预防感染

遵医嘱应用抗生素防治腹腔内感染。开放性损伤者应常规注射破伤风抗毒素血清。

5."四禁"

诊断未明确之前应绝对禁食、禁饮、禁灌肠、禁止痛药。腹部损伤患者可能存在胃肠道穿孔,进食或灌肠可能导致肠内容物漏入腹腔,从而加重感染。观察期间,严禁使用麻醉性止痛剂,以免掩盖病情。疑有空腔脏器破裂或明显腹胀时,应及早进行胃肠减压,减少胃肠内容物漏出,减轻腹痛。

6.心理护理

加强与患者的沟通,关心患者,解除其紧张、焦虑情绪,使患者能积极配合治疗。

(二)手术治疗护理

1.术前护理

高度怀疑或确诊存在腹腔器官损伤者,尽快做好手术前相关准备。对于已确定有腹部内脏损伤者,手术前常需插置胃管行胃肠减压,尤其是对中空性器官破裂的患者,并保持通畅、有效的引流作用。腹部内脏损伤严重而合并休克,或者是下腹部器官损伤,手术前应留置尿管,既可随时观察休克患者的尿量和尿的性质,又便于下腹部手术的操作。腹腔内大出血者,可做好自体输血的准备,应事先准备过滤装置、抗凝保养液等。但开放性腹部损伤、腹部中空性器官损伤、腹部损伤超过8 h者等情况,均不可进行自体输血。

2.术后护理

(1)病情监测:定时监测和记录体温、脉搏、呼吸、血压和尿量。血压平稳后可改为半卧位,以利于引流和改善呼吸。

(2)饮食与补液:术后禁食、禁饮,胃肠减压,输液、维持水电解质平衡。待胃肠道功能恢复后,及时提供易消化、营养丰富的食物。

(3)引流管护理:妥善固定各种引流管,必要时负压引流,保持引流通畅,每天更换引流袋,注意无菌操作。观察和记录引流液性状、颜色和引流量。引流管一般经2～3 d拔除。

(4)防治感染使用有效抗生素,防治感染。

(5)呼吸道护理:保持患者血氧饱和度在95％左右,每日雾化吸入2～3次。鼓励患者深呼吸,协助患者翻身,拍背咳痰,防止肺部感染。

(6)卧床与活动:减轻腹胀,促进肠蠕动恢复,鼓励患者在病情好转后,早期离床活动,以防止术后肠粘连。

(张晓平)

第二节　急性腹膜炎

急性化脓性腹膜炎(acute purulent peritonitis)是指由化脓性细菌(需氧菌和厌氧菌)引起的腹膜急性炎症。腹膜炎可因细菌感染、化学性或物理性损伤等引起。当炎症累及整个腹膜腔时称为急性弥散性腹膜炎,可分为原发性和继发性。临床所称急性腹膜炎(acute peritonitis)多指继发性化脓性腹膜炎,是最为常见的腹膜炎。

一、护理评估

(一)术前评估

1.健康史

询问患者的年龄、性别、职业特点等。了解既往病史中有无胃、十二指肠溃疡发病史、慢性阑尾炎发作病史、胆囊炎、胆绞痛发作病史,有无其他腹腔脏器疾病及手术史;有无腹部外伤史。对于儿童应了解近期有无呼吸系统、泌尿系统感染病史、有无营养不良以及其他引起机体抵抗力下降的病因。

2.身体状况

(1)腹部症状及体征:评估疼痛发生的持续时间、部位、性质、程度、范围及伴随症状等;以及有无呕吐,呕吐物的性状。有无腹部压痛、反跳痛、腹肌紧张及其部位、程度和范围;明确有无肠鸣音变化及有无移动性浊音。

（2）全身状况：评估患者精神状态、生命体征，以及饮食和活动情况，注意这些指标的变化及趋势；检查有无感染性中毒症状，如寒战、高热、心悸、呼吸浅快、面色苍白及口唇发绀等；检测有无水、电解质紊乱及酸碱平衡失调；明确有无休克表现，例如，口干、肢体发冷、血压降低、神志模糊等。

（3）辅助检查：评估判断辅助检查如：血常规、腹部 X 线、B 超、CT 及诊断性腹腔穿刺等的结果。

3.心理-社会状况

了解患者的心理反应，如有无焦虑、恐惧等表现。评估患者对于本病的认知程度及心理承受力，评估患者对医疗环境的适应性和对治疗的配合情况。了解其家属和亲友的治疗态度、经济承受能力等。

（二）术后评估

评估麻醉类型、手术方式、腹腔内炎症感染情况以及原发病类型，明确腹腔引流管放置情况，如引流管的作用、放置部位、引流程度、引流液量及性质等，切口愈合情况等。

二、主要护理诊断/问题

1.疼痛

疼痛与壁腹膜受炎症刺激有关。

2.体温过高

体温过高与腹腔内毒素吸收情况有关。

3.体液不足

体液不足与呕吐、禁食、腹腔内及肠道内液体积聚有关。

4.潜在并发症

潜在并发症有休克、腹腔脓肿、腹腔残余感染、切口感染等。

三、护理目标

（1）患者的疼痛程度减轻或缓解。

（2）患者炎症得以控制，体温逐渐降至正常范围。

（3）患者水、电解质平衡得以维持，未发生酸碱失衡。

四、护理措施

（一）非手术治疗护理

1.密切观察病情

密切监测患者的循环、呼吸、肾功能，记录各项生命体征、尿量、液体出入量等。注意腹部症状和体征的动态变化。必要时监测中心静脉压、血细胞比容、电解质、血气分析等，以指导调整输液的种类、速度和量，维持尿量 30～50 mL/h。

2.体位

多取半卧位，使腹腔渗液流向盆腔，利于局限炎症和引流，改善中毒症状。但休克患者则取平卧位或中凹卧位（头、躯干和下肢各抬高 20°）；尽量减少搬动，以减轻患者疼痛。

3.镇静、止痛、降温、吸氧等对症处理

按医嘱给予镇静处理，缓解患者的痛苦与恐惧心理。诊断明确、治疗方案已定者，可用阿片类镇痛剂;若诊断不明确或需要进行观察的患者,暂缓镇痛以免掩盖病情;高热患者,给予物理或药物降温;根据医嘱予以吸氧等对症治疗。

(二)手术治疗护理

1.术前护理

(1)禁食及胃肠减压:为防止或缓解胃肠内积气,必须留置胃管持续减压,以减少或制止上消化道穿孔时消化液的溢出,改善胃肠壁的血运,促进胃肠道蠕动的恢复。

(2)纠正水、电解质平衡紊乱及休克:禁食、胃肠减压及腹腔内大量渗液容易导致水、电解质失衡。需要根据患者的具体情况补足相应的液体,必要时可输注血浆、清蛋白或全血,应用血管收缩剂或扩张剂,以纠正缺水、酸碱失衡及休克,维持生命体征平稳。

(3)控制感染:继发性腹膜炎多为混合感染,必要时根据细菌培养结果选用合理抗生素。

(4)补充热量,提供营养支持:急性腹膜炎患者的分解代谢增强,代谢率约为正常人的140%。若热量和营养素补充不足,体内大量蛋白质首先被消耗,使患者的防御能力和愈合能力下降。故在补充热量的同时应补充清蛋白、氨基酸等,静脉输入脂肪乳可获较高热量。对长期不能进食的患者,应尽早实施肠外营养支持,提高机体防御和修复能力。

(5)心理护理:了解患者的心理变化和需求,稳定患者情绪,减轻焦虑,介绍有关腹膜炎的疾病常识,制定合理的健康教育计划,提高其认识并配合治疗和护理;帮助患者面对和接受疾病带来的变化,尽快适应患者角色,增加战胜疾病的信心和勇气。

2.术后护理

(1)卧位:患者手术完毕回病室后,给予平卧位。全麻未清醒者头偏向一侧,注意呕吐情况,保持呼吸道通畅。全麻清醒或硬膜外麻醉患者平卧6 h,血压、脉搏平稳后改为半卧位,并鼓励患者早期活动。

(2)禁饮食、胃肠减压:术后继续胃肠减压、禁饮食,肠蠕动恢复后,可拔除胃管,逐步恢复正常饮食。禁食期间做好口腔护理,每日2次。

(3)观察病情变化:术后严密监测生命体征变化,记录出、入液体量,注意观察患者尿量变化。危重患者注意循环、呼吸、肾功能的监测和维护。经常巡视患者,倾听主诉,观察腹部体征变化,注意有无膈下或盆腔脓肿的表现,观察肠蠕动恢复情况。及早发现异常,通知医师,配合处理,观察引流情况及伤口愈合情况等。

(4)保证有效引流:做好引流管的护理,保证有效引流是术后护理重点之一。①各引流管需贴标签标明名称、引流部位等,及时更换,防止感染。观察引流通畅情况,挤捏引流管以防血块、脓痂或异物等堵塞,预防腹腔内残余感染。②正确连接并妥善固定各引流装置、引流管,防止脱出、折曲或受压,对负压引流者需根据引流液抽吸的情况及时调整负压,维持有效引流。③及时观察腹腔引流情况,准确记录引流液的量、颜色和性状。一般当引流量小于10 mL/d,且引流液非脓性、患者无发热、无腹胀、白细胞计数恢复正常时,可考虑拔除腹腔引流管。

(5)切口护理:注意观察切口敷料,有渗血或渗液时及时更换敷料;观察切口情况,及早发现切口感染征象。

(三)健康教育

1.疾病相关知识指导

提供疾病治疗、护理知识,向患者详述非手术期间禁食、胃肠减压、半卧位等的注意事项及意义。

2.饮食指导

解释腹部手术后肠功能恢复的规律,讲解术后饮食从早期流质开始逐步过渡到半流-软食-普食的知识,指导其循序渐进、少量多餐,进食富含蛋白质、热量和维生素的食物,促进机体恢复和切口愈合。

3.术后活动指导

说明术后早期活动的重要性,鼓励患者卧床期间进行床上翻身运动,视病情和患者体力可坐于床边和早期离床活动,促进肠功能恢复,防止术后肠粘连,促进康复。

4.随访指导

术后定期门诊随访。如出现腹痛、腹胀、恶心、呕吐等症状时,应立即就诊。

(张晓平)

第三节　胸主动脉瘤

各种疾病造成的主动脉壁正常结构损害,尤其是承受压力和维持大动脉功能的弹力纤维层变脆弱和破坏,使局部主动脉在血流压力的作用下逐渐膨大扩张,形成主动脉瘤。胸主动脉各部包括升主动脉、主动脉弓、降主动脉均可发生主动脉瘤,称为胸主动脉瘤。

一、护理评估

(一)术前评估

1.健康史

评估患者的一般情况,包括年龄、身高、体重及生长发育情况;饮食有无特殊习惯,有无家族血管遗传疾病,高血压、细菌、梅毒感染等;本次疾病发生的诊治经过,家族遗传史、用药史;外伤史,烟酒史,是否吸毒等。

2.身体状况

(1)症状:评估患者胸痛的部位、性质,程度;有无邻近器官的压迫症状。

(2)体征:评估患者胸部有无杂音,颈部有无肿块;周围血管有无搏动征;血压波动情况等。

(3)辅助检查:了解各项实验室检查的结果,心电图是否有房颤及辅助检查情况等。

(二)术后评估

了解患者的麻醉方式、术式及术中情况,手术过程是否顺利,有无输血及用量;评估患者生命体征是否平稳,循环和内环境是否稳定及有无并发症的发生。

(三)心理-社会状况

评估患者及家属对疾病相关知识的了解,对治疗和预后的期望,对手术风险的预知,承受能力,疾病治愈的期望,手术方案的了解,血管类型选择的情况,家庭情况、经济状况等。

二、主要护理诊断/问题

1.急性疼痛

急性疼痛与肋骨、胸骨、脊椎受动脉瘤侵蚀以及脊椎神经受压迫有关。

2.恐惧

恐惧与病情凶险并对疾病预后的不确定性有关。

3.低效性呼吸型态

低效性呼吸型态与手术、麻醉、应用呼吸机、体外循环、术后伤口疼痛等有关。

4.潜在并发症

潜在并发症有出血、感染、动脉瘤破裂、电解质失衡等。

三、护理目标

(1)患者疼痛能够得到暂时缓解或减轻。

(2)患者和家属恐惧的情绪能够缓解或减轻。

(3)患者恢复正常的呼吸型态。

(4)患者的并发症得到预防、及时发现并得到控制。

四、护理措施

(一)术前准备和非手术患者的护理

1.卧床休息

限制患者运动,绝对卧床休息,保持安静,避免情绪激动,必要时应用镇静剂。

2.病情监测

严密监测生命体征和重要脏器的功能;主动脉弓部病变的患者注意观察神志的改变。如有主动脉破裂的先兆,立即通知医生,并做好抢救准备。

3.调整全身状况

改善营养状况,嘱患者多食高蛋白、高纤维素、丰富维生素、易消化的软食,保持大、小便通畅。

4.疼痛管理

评估疼痛的位置、性质、持续时间、诱因等;集中护理操作,减少环境刺激,指导患者放松的技巧,遵医嘱使用镇痛药物。

5.心理护理

向患者及家属介绍疾病和手术相关知识及术后注意事项;理解患者的异常心理反应并耐心解答患者及家属的问题,以缓解其对手术的恐惧和焦虑。

(二)术后护理

1.加强病情监测

①动态监测患者的心率、心律、血压和心电图变化;②监测皮肤温度、色泽,四肢末梢动脉搏动以及动脉血乳酸水平,了解远端血供是否充足;③监测呼吸功能、呼吸频率、呼吸幅度和双侧呼吸音;④观察尿量、尿颜色、尿比重,监测肾功能指标,记录每小时尿量,了解肾功能;⑤观察患者意识状态,四肢活动情况及病理征等,了解中枢神经系统的功能状态。

2.维持循环和内环境稳定

①补充有效血容量:主动脉手术吻合口多,创面大,维持血压稳定,积极补充循环血量,保证重要器官的血液灌注;②纠正电解质、酸碱平衡紊乱:监测血气分析结果,根据血气分析报告及时评估患者的酸碱平衡及电解质情况并提前干预。

3.加强呼吸道管理

术后辅助通气，并适当延长辅助通气时间，减少呼吸做功，减轻心脏负担；根据呼吸监测结果调整呼吸机参数；及时清理呼吸道内分泌物。待患者完全清醒、病情稳定且达到满意自主呼吸后，拔出气管插管；拔管后改用面罩雾化吸氧，同时结合有效的肺部体疗，鼓励患者深呼吸、咳痰，预防肺不张。密切观察患者的呼吸频率、节律、幅度和双肺呼吸音，及时发现异常情况。

（张晓平）

第四节　颅内压增高

颅内压增高是由于颅腔内容物体积增加或颅腔容积减小超过颅腔可代偿的容量，导致颅内压超过 $200\ mmH_2O(2.0\ kPa)$，并出现头痛、呕吐和视盘水肿三个主要表现的综合征。颅高压是颅脑外伤、炎症、肿瘤、出血等常见疾病的共有征象，病情危重、发展快，病理过程复杂。临床上若得不到及时诊断并积极采取有效措施，患者往往因脑疝而死亡。

一、护理评估

（一）术前评估

1.健康史

①评估患者年龄对颅内压增高的影响；②评估有无脑外伤、颅内炎症、脑肿瘤及高血压、脑动脉硬化病史，初步判断颅内压增高的原因；③评估有无合并其他系统疾病，如尿毒症、肝性脑病、毒血症、酸碱平衡失调等加重颅内压增高的因素；④评估有无呼吸道梗阻、便秘、剧烈咳嗽、癫痫等导致颅内压急骤升高的因素。

2.身体状况

（1）症状：了解患者头痛的部位、性质、程度、持续时间及变化，有无诱因及加重因素，头痛是否对患者的休息和睡眠造成影响；是否因呕吐影响进食；患者有无因肢体功能障碍而影响自理能力。

（2）体征：了解患者是否有血压升高等生命体征变化，评估婴幼儿患者是否有头皮静脉怒张、头颅增大、囟门隆起、颅缝增宽或分离等体征。

（3）辅助检查：了解患者有无水、电解质及酸碱平衡紊乱；CT 或 MRI 检查是否证实颅内出血或占位性病变。

（二）术后评估

了解手术类型，注意患者生命体征、意识、瞳孔及神经系统症状和体征，判断颅高压变化情况，必要时监测颅内压；观察伤口及引流情况，判断有无并发症发生。

（三）心理-社会状况

了解患者及家属有无因头痛、呕吐等不适所致烦躁不安、焦虑、恐惧等心理反应。了解患者及其家属对疾病的认知和适应程度。

二、主要护理诊断/问题

（1）脑组织灌注无效与颅内压增高、脑疝有关。

（2）疼痛与颅内压增高有关。

（3）有体液不足的危险与长期不能进食、剧烈呕吐及应用脱水剂有关。

（4）潜在并发症：脑疝。

三、护理目标

（1）患者脑组织灌注正常，未因颅内压力增高造成脑组织进一步损害。

（2）患者主诉头痛减轻，舒适感增强。

（3）患者的水、电解质维持平衡，生命体征平稳，无脱水症状和体征。

（4）患者未出现脑疝或出现脑疝征象时被及时发现和处理。

四、术前准备和非手术患者的护理措施

（一）一般护理

1.体位

床头抬高 15°～30°，以利于颅内静脉回流，减轻脑水肿，从而降低颅内压。昏迷患者取侧卧位，以利于呼吸道分泌物排出。

2.给氧

持续或间断给氧，改善脑缺氧，使脑血管收缩，降低脑血流量。

3.饮食与补液

不能进食的患者应予补液，补液量应以维持出入量的平衡为度，补液过多可促使颅内压增高恶化。成人每日补液量不能超过 2 000 mL，其中等渗盐水不超过 500 mL。保持每日尿量不少于 600 mL。若使用高渗性利尿剂则不可过分限制水分，应以前一天的排出量作为输入量的依据，以免脱水过度。

控制输液速度，防止短时间内输入大量液体加重脑水肿。可以进食的患者应减少饮水量。神志清醒者给予普通流食，但需适当限盐。

4.维持正常体温和防治感染

高热可使机体代谢率增高，加重脑缺氧，故应及时给予有效的降温措施。中枢性高热的患者应以物理降温为主，药物降温为辅，必要时亚低温冬眠治疗。体温 38 ℃时，可置头部冰枕，超过 38.5 ℃时，应予全身物理降温。遵医嘱应用抗生素预防和控制感染。

5.加强生活护理

满足患者日常生活需要，注意保护患者，避免意外损伤。

（二）疼痛的护理

根据患者的具体情况可用止痛剂或脱水剂。但禁止使用吗啡等强止痛剂以免抑制呼吸。

（三）药物治疗的护理

1.脱水治疗的护理

脱水治疗期间，准确记录 24 h 出入液量。避免使用结晶的甘露醇。为防止颅内压反跳现象，脱水药物应按医嘱定时、反复使用，停药前逐渐减量或延长给药间隔。注意输液的速度，观察脱水治疗的效果，使用高渗性液体后，血容量突然增加，可加重循环系统负担，有导致心力衰竭或肺水肿的危险，尤应注意老人及心功能不全者，应注意观察脱水治疗的不良反应，如水、电解质、酸碱平衡紊乱，血糖升高，急性肾衰竭等。

2.激素治疗的护理

遵医嘱用药,注意观察有无因应用激素诱发应激性溃疡出血、感染、高血糖等不良反应。

(四)辅助过度换气的护理

过度换气的主要不良反应是减少脑血流量、加重脑缺氧,故应监测血气分析,维持患者 PaO_2 于 $12.00\sim13.33$ kPa($90\sim100$ mmHg), $PaCO_2$ 于 $3.33\sim4.00$ kPa($25\sim30$ mmHg)水平为宜。过度换气持续时间不宜超过 24 h,以免引起脑缺血。

(五)预防颅内压骤然升高的护理

1.卧床休息

保持病室安静,患者卧床休息,清醒患者不可突然坐起或提重物。

2.稳定患者情绪

告知患者应避免情绪激动,以免引起血压骤升,加重颅内压增高。

3.保持呼吸道通畅

呼吸道分泌物积聚、呕吐物吸入、痰液黏稠、卧姿不正确以致气管受压或舌根后坠等均可引起呼吸道梗阻,致胸腔内压力增高,由于颅内静脉无静脉瓣,胸腔内压力能直接逆行传导到颅内静脉,造成静脉淤血,加重颅内压增高。同时气道梗阻使 $PaCO_2$ 增高致脑血管扩张、脑血流量增多,也使颅内压增高。护理时要及时清除呼吸道分泌物,预防呕吐物吸入气道;防止颈部过屈、过伸、扭曲或胸部受压;舌根后坠者可托起下颌或放置口咽通气道;意识不清或咳痰困难者,应及早行气管切开术;重视基础护理,按时翻身叩背,以防肺部并发症发生。

4.避免剧烈咳嗽和预防便秘

咳嗽和用力排便均可使胸、腹腔内压力骤然升高易诱发脑疝,所以应预防和及时治疗感冒,避免剧烈咳嗽。颅内压增高患者因限制水分摄入及脱水治疗,常出现便秘,应鼓励患者进食富含膳食纤维的食物,促进肠道蠕动。2 d 以上未排便者及时给予缓泻剂以防止便秘。

5.躁动的预防和护理

引起患者躁动的原因有颅内压增高、呼吸道不通畅、尿潴留导致膀胱过度充盈、大便干硬导致排便反射、体位不适、注射部位疼痛以及冷、热、饥饿等刺激。对于躁动患者应积极寻找并解除引起躁动的原因,适当加以保护以防外伤及意外,不能盲目使用镇静剂。避免强制性约束,以免患者因挣扎而使颅内压进一步增高。若躁动患者变安静或由原来安静变躁动,常提示病情发生变化。

6.预防和控制癫痫发作

癫痫发作可加重脑缺氧及脑水肿,抗癫痫药物应遵医嘱定时定量应用,不可随意停用或减量,并注意观察有无癫痫症状的出现。

(六)密切观察病情变化

凡有颅内压增高的患者,应留院观察。密切观察患者的意识状态、生命体征及瞳孔变化,警惕脑疝发生。有条件时可做颅内压监测。

五、术后护理

(一)严密观察生命体征

密切观察术后患者的意识、瞳孔和肢体活动变化,警惕脑疝的发生;及时发现和预防并发症。

(二)脑室引流的护理

脑室引流主要用于脑室出血、颅内压增高、急性脑积水的急救,暂时缓解颅内压增高;还可以通过该装置监测颅内压变化、取脑脊液标本进行实验室检查,必要时向脑室内注药治疗。

其护理要点具体如下。

1.引流管的固定

管开口需高出侧脑室平面 $10\sim15$ cm,以维持正常的颅内压。需要搬动患者时,应将引流管暂时夹闭,以免脑脊液逆流入颅内引起感染。

2.控制引流速度和量

术后早期引流不能过多、过快,因脑压骤减可使脑室塌陷,以致硬脑膜与脑或颅骨内板之间出现负压吸附力,进而形成硬膜下或硬膜外血肿;对脑室系统肿瘤患者,一侧脑室的突然减压,引起脑室系统的压力不平衡,可使肿瘤内出血;对于颅后窝占位性病变,幕下压力偏高,幕上压力骤降,小脑中央叶可向上疝入小脑幕裂孔,故早期应适当抬高引流管位置。引流量不能过多, <500 mL/d,如合并颅内感染,因脑脊液分泌增多,可相应增加引流量,但应注意水、电解质平衡,及时补充。

3.保持引流通畅

固定引流管,防止引流管受压、扭曲、成角、折叠。避免患者头部活动及翻身时牵拉引流管。注意观察引流管是否通畅:若引流管内不断有脑脊液流出、管内的液面随患者呼吸、脉搏等上下波动表明引流管通畅;若引流管无脑脊液流出,应查明原因。可能的原因有:①颅内压低于 $120\sim150$ mmH$_2$O $(1.18\sim1.47$ kPa)证实的方法是将引流瓶(袋)降低高度后有脑脊液流出;②引流管在脑室内盘曲成角,可请医师对照 X 线片,确认后将过长的引流管缓慢向外拔出至有脑脊液流出,并协助医师重新固定;③管口吸附于脑室壁,可轻轻旋转引流管,使管口离开脑室壁;④引流管被挫碎的脑组织或小凝血块阻塞,应在严格消毒管口后,用无菌注射器向外轻轻抽吸,避免注入生理盐水冲洗,以免管内阻塞物被冲至脑室系统,引起脑脊液循环受阻。若经上述处理后脑脊液流出仍不畅,必要时更换引流管。

4.观察并记录脑脊液的量、颜色及性状

正常脑脊液无色透明,无沉淀。术后 $1\sim2$ d 脑脊液可略呈血性,以后转为橙黄色。如发现脑脊液中有大量鲜血且颜色逐渐加深,常提示脑室内出血,急需行手术止血。若脑脊液量多且混浊呈毛玻璃状或有絮状物,提示有颅内感染。

5.严格无菌操作

更换引流瓶(袋)1 次/日,更换时应先夹闭引流管以避免管内脑脊液逆流入脑室。注意保持整个装置无菌,必要时作脑脊液常规检查或细菌培养。

6.拔管

开颅术后脑室引流一般为 $3\sim4$ d,此时脑水肿已消退,颅内压逐渐降低。脑室引流放置时间不宜超过 $5\sim7$ d,以免时间过长发生颅内感染。拔管前行头颅 CT 检查,并试行抬高引流瓶(袋)或夹闭引流管 24 h,以了解脑脊液循环是否通畅。如患者出现颅高压症状,应开放引流管重新引流,并通知医师。拔管后,如切口有脑脊液漏,应通知医生处理,以免引起颅内感染。

(三)并发症的预防及护理

1.气道护理

由于患者处于昏迷状态且因药物作用,肌肉松弛,患者易出现舌后坠,吞咽、咳嗽反射均较

正常减弱,故应加强气道护理,定时为患者翻身、叩背、雾化吸入,保持呼吸道通畅,以防肺部并发症。

2.基础护理

加强患者的生活护理、皮肤护理、口腔护理和导尿管护理等基础护理,防止压疮、全身各系统感染、肢体萎缩等并发症。

六、健康教育

1.及时就医

如果患者经常性头痛,并进行性加重,伴有呕吐症状,经一般治疗无效,应及时到医院检查,以排除颅内压增高。

2.避免危险因素

颅内压增高患者应避免情绪激动、剧烈咳嗽,预防便秘,勿提重物,防止颅内压骤然升高而诱发脑疝。在日常生活中要定时监测血压,防止血压异常升高。有癫痫发作的患者应按时服药,不可随意停药或更改剂量。发作时注意患者安全,保持呼吸道通畅。

3.心理护理及康复锻炼

对有神经系统后遗症的患者,要调动他们的心理和躯体的潜在代偿能力,增加其对生活的信心,鼓励其积极参与功能锻炼。

(张晓平)

第五节　颅内动脉瘤

颅内动脉瘤是由于局部血管异常改变产生的脑血管瘤样突起。其主要症状多由出血引起,部分因瘤体压迫、动脉痉挛及栓塞所致。动脉瘤破裂出血常致患者残疾或死亡,幸存者可再次出血。动脉瘤主要见于30～60岁的中年人,青年人较少,年龄最小5岁,最大的70岁。发病率为脑血管意外患者的第三位,仅次于脑血栓及高血压脑出血。

一、护理评估

1.询问患者症状出现的时间及原因

小而未破裂的动脉瘤无症状,但有71%的患者发生颅内出血,表现为突起头痛、呕吐、意识障碍、癫痫发作、脑膜刺激症状等。32%的患者出血前有运动、情绪激动、排便、咳嗽、头部创伤、性交或分娩等明显的诱因,在向患者了解疾病发生的原因时,应详细询问患者是否因以上原因造成的症状出现。

2.意识、瞳孔、生命体征的评估

大多脑动脉瘤都因为破裂引起急性蛛网膜下隙出血才发现此病,颅内出血或部分巨大动脉瘤本身的占位效应可造成颅内压的增高,严重者可出现脑疝,威胁患者生命安全。通过对意识、瞳孔、生命体征的监测可以对疾病发展以及患者现在的病情变化有所了解。

3.神经功能的评估

动脉瘤患者临床上分为五级。Ⅰ级:无症状,或轻微的头痛及轻度颈强直;Ⅱ级:中度至重度的头痛、颈强直,除有神经麻痹外,无其他神经功能缺失;Ⅲ级:嗜睡、意识模糊,或轻微的局灶性神经功能缺失;Ⅳ级:木僵,中度至重度偏身不全身麻醉痹,可能有早期的去脑强直及自主神经系统功能障碍;Ⅴ级:深昏迷,去脑强直,濒死状态。此外,少数出血的动脉瘤因影响到邻近的神经或脑部结构而产生特殊的综合征,主要的神经损害与动脉瘤的部位有着密切的关系,常见的症状有眼眶、额部的疼痛、复视、双侧瞳孔不等大、垂体功能不全、视力视野障碍、言语困难、动眼神经麻痹等。进行体查评估时应判断患者出现了哪些中枢神经受损的症状,进而能够初步了解到患者病变的部位,便于进行针对性的观察及处理。

4. 询问患者既往史

是否患有原发性高血压、糖尿病、心脏病等慢性病及肝炎、结核等传染性疾病。是否有手术、外伤及住院史,有无药物、食物的过敏史。患者家族成员中有无患有同类疾病的人员。

5. 了解患者一般情况

有无特殊嗜好与宗教信仰,饮食、睡眠、排便习惯,评估患者自理能力。

6. 了解辅助检查结果

辅助检查主要包括腰椎穿刺、颅骨 X 线片、CT 扫描、MRI 扫描、脑血管造影等。

7. 心理-社会评估

患者的家庭生活是否和谐,亲戚间是否亲密,家庭成员对患者关爱程度。患者对卫生及疾病知识期望了解的程度,患病后患者的心理应激反应。是否对支付医疗费用在经济上感到难以承受。

二、治疗原则

1. 非手术治疗

主要目的在于防止再出血,控制动脉痉挛,适于颅内病情不适合手术或全身情况不能耐受开颅,诊断不明需进一步检查、患者拒绝手术或手术失败等情况。包括:①控制性降血压;②降低颅内压;③脑脊液引流。

2. 手术治疗

颅内动脉瘤直接手术的目的在于夹闭动脉瘤杜绝再出血。手术治疗包括以下几种方式:①动脉瘤颈夹闭或结扎术;②截瘤动脉夹闭及动脉瘤孤立术;③动脉瘤包裹术;④开颅动脉瘤栓塞法;⑤经血管动脉瘤栓塞术。

三、常见护理问题

①潜在并发症:颅内出血(再出血);②有受伤的危险;③自理缺陷;④焦虑;⑤知识缺乏(特定的)。

四、护理措施

(一)术前护理

1. 心理护理

(1)安慰患者,嘱患者不可过度紧张,保持情绪稳定,以利控制病情。

(2)向患者介绍相关的疾病知识,解释出现头痛、呕吐等症状是动脉瘤出血所致。

(3)交谈时语言简练、温和、轻松,不要夸大病情,避免造成或加重患者焦虑、恐惧的心理。

(4)提供真实、准确的医疗程序信息(包括主观信息、客观信息)。

2.饮食

给予清淡、低盐、富有纤维素饮食,保证营养供给,防止便秘。

3.体位

(1)为防止动脉瘤破裂,指导并监督患者绝对卧床休息。

(2)脑血管造影后嘱患者患肢制动平卧 6 h,防止穿刺处出血。

(3)由于动脉瘤破裂出血造成肢体偏瘫的患者,尽量避免患侧卧位,患肢摆放功能位,加放床档并及时予以翻身,防止压疮形成。

(4)颅内压增高患者,呕吐时侧卧位或平卧位头偏向一侧。

4.症状护理

颅内压增高者:①巡视病房 15～30 分钟/次,观察患者的精神、情绪状态,询问患者有无头痛、眼眶疼痛的表现,及时发现动脉瘤破裂的先兆;②遵医嘱定时观察与记录意识、瞳孔、生命体征,当患者出现呕吐时,观察呕吐特点、时间,呕吐物的性质、颜色、数量,并记录;③注意患者大便的排泄是否顺利,防止因便秘造成患者的出血或再出血;④观察临床症状的改变,如视、听、运动等功能有无逐渐下降的趋势;⑤观察患者有无癫痫发作;⑥动脉造影术后密切观察足背动脉的搏动、患肢皮肤的温度及血运以及穿刺肢体伤口敷料颜色情况;⑦遵医嘱控制性降血压时,监测用药效果与反应,一般将收缩压降低 10%～20% 即可,原发性高血压患者则降低收缩压 30%～35%,防止血压过低造成脑供血不足而引起脑缺血性损害。正确使用甘露醇以达到脱水降颅压的作用,了解用药的效果,使用药物 30 min 后注意观察患者症状有无改善。

(二)术后护理

1.心理护理

向患者讲述手术的过程,以及术后的确切诊断,告诉患者动脉瘤手术治疗后可治愈。向患者讲解手术后的康复及神经功能恢复的知识,鼓励患者坚持进行锻炼,逐步达到生活自理,最终回到工作岗位。

2.饮食

术后当日禁食,次日给予流质或半流饮食连续 3 d,观察患者无异常反应后改为普食,饮食以清淡、营养丰富、富有纤维素的食物为主。意识障碍、吞咽困难的患者要保证机体的营养需要,给予鼻饲饮食。

3.体位

①麻醉未清醒前去枕平卧,头偏向健侧,以防呕吐物吸入呼吸道;②清醒后,血压平稳者,抬高床头 15°～30°,以利颅内静脉回流。

4.症状护理

参见术前护理相关内容。

5.潜在并发症

(1)继发性出血:①观察意识、瞳孔、血压、呼吸、脉搏 1 次/2 h 并及时记录,尤其需要注意血压的变化;②观察临床症状的改变,如视、听、运动等功能有逐渐地下降趋势,提示有脑水肿或再出血;③避免一切导致出血的诱发因素,防止出血或再出血的发生;④遵医嘱正确使用药物控制血压及镇静;⑤限制探视人员,保持病房安静,告诫家属不要刺激患者,以免造成患者情绪波动;⑥鼓励患者多饮水、多食新鲜的蔬菜、水果,保证排便的通畅;⑦尽量将治疗和护理时间集中,保证患者充分的睡眠。

(2)脑缺血及脑动脉痉挛：蛛网膜下隙出血、穿刺脑动脉、注射造影剂、手术器械接触动脉等均可诱发脑动脉痉挛，动脉痉挛是动脉瘤破裂出血后发生脑缺血的重要原因。①密切观察病情变化，如患者出现头痛、失语、偏瘫等表现，及时报告医生处理；②遵医嘱使用钙离子通道阻断剂、升压、扩容稀释、控制性高血压等有效的方法，防治脑血管痉挛和缺血。

(三)出院指导

(1)心理指导：鼓励患者坚持进行康复训练，保持乐观的情绪和心态的平静。无功能障碍或轻度功能障碍的患者，尽量从事一些力所能及的工作，不要强化患者角色。

(2)坚持服用抗高血压、抗癫痫、抗痉挛等药物，不可擅自停药、改药，以免病情波动。

(3)教会患者测量血压，便于血压的观察和控制。

(4)告诫患者饮食要清淡、少盐、富有纤维素，保持大便通畅。

(6)每 3～6 个月复查 1 次。

（张晓平）

第六节　肩关节脱位

肩关节脱位最常见，约占全身关节脱位的 50%，这与肩关节的解剖和生理特点有关，如肱骨头大，关节盂浅而小，其前下方组织薄弱，关节活动范围大，遭受外力的机会多等。

一、护理评估

(1)风险因素评估：患者的日常生活活动能力评估(Barthel 指数)，Braden 评估，和患者跌倒、坠床风险评估。

(2)评估患者对疾病的心理反应。

(3)评估患者有外伤史：青壮年和儿童是否有撞伤、跌倒且肩部着地史，新生儿是否有难产、上肢和肩部过度牵拉史，从而估计伤情。

(4)评估患者有脱位专有的体征。

1)症状：局部肿胀、疼痛、畸形。

2)体征：肩部下垂、异常活动、骨擦感或骨擦音。

(5)评估患者有无软组织损伤和上肢神经功能及肱动脉有无损伤。

(6)X 线片及 CT 检查：以明确脱位的部位、类型和移动情况。

(7)评估既往健康状况：患者是否存在影响活动和康复的慢性疾病。

(8)评估患者生活自理能力和心理-社会状况。

二、常见护理诊断/问题

1.自理能力缺陷

自理能力缺陷与脱位肢体固定后活动或功能受限有关。

2.疼痛

疼痛与创伤有关。

3. 焦虑

焦虑与疼痛、疾病预后等因素有关。

4. 知识缺乏

缺乏脱位后预防并发症和康复锻炼的相关知识。

5. 肢体肿胀

肢体肿胀与脱位有关

6. 潜在并发症

有周围血管神经功能障碍的危险。有感染的危险。

三、护理目标

(1)疼痛能耐受。心理状态良好,配合治疗。肢体肿胀减轻。

(2)切口无感染。无周围神经损伤,无并发症发生。

(3)X线显示:脱位端对位、对线佳。

(4)患者及其家属掌握功能锻炼知识,并按计划进行,肩肘关节无僵直。

四、护理措施

(一)术前护理及非手术治疗

1. 心理护理

脱位后,因担心肩胸部畸形,影响美观和功能,会产生心理障碍。讲解疾病相关知识,增强患者信心。剧烈疼痛会导致患者情绪危机,使其产生焦虑、紧张、烦躁等心理变化。护理人员要经常巡视病房,多与患者交谈,帮助患者正确面对现实,尽快进入患者角色。耐心细致地讲解手术过程及术前、术中、术后注意事项。讲解手术后相关功能锻炼,增强患者战胜疾病的信心,建立信任感和安全感,以最佳心态接受治疗。

2. 饮食护理

术前加强饮食营养,宜选择高蛋白、高维生素、高钙、高铁、粗纤维及果胶成分丰富的食物,如适当食鱼类、肉类以及新鲜水果蔬菜。有消瘦、贫血等患者,可选择静脉输入营养物质,如20%脂肪乳剂、复方氨基酸等。

3. 休息与体位

局部固定后宜卧硬板床,取半卧位或平卧位,避免侧卧位,以防外固定松动。日间活动不宜过多,尽量卧床休息,离床活动时用三角巾或前臂吊带将患肢悬吊于胸前。

4. 症状护理

肿胀:用物理疗法改善血液循环,促进渗出液的吸收。损失早期(伤后 3~5 d)局部冷敷,以降低毛细血管的通透性,减少渗出,减轻肿胀,晚期(5 d后)热敷可以促进血肿、水肿的吸收。如肢体肿胀伴有血液障碍,应检查石膏固定是否过紧,必要时拆开固定物,解除压迫。

(二)术后护理

1. 休息与体位

患侧上肢用三角巾或前臂吊带将患肢悬吊于胸前,平卧时去枕。

2. 术后观察

与麻醉医师交接班,予以心电监护、吸氧,监测 T、P、R、BP、SpO_2 变化,每小时记录一次。

查看伤口敷料包扎情况,观察有无渗血、渗液。注意伤口负压引流管是否通畅,防止扭曲、折叠、脱落,记录引流液的量、性质。密切观察肢体远端动脉搏动及手指的血供感觉、活动、肤色、皮温,注意有无压迫神经和血管的现象,如出现皮肤发冷、发紫、静脉回流差,感觉麻木的症状,立即报告医师查找原因及时对症处理。

3.引流管的护理

告知患者保持引流管通畅的重要性,嘱其在翻身、活动、功能锻炼时避免引流管折叠、扭曲、脱落,引流袋放置应低于切口 30～50 cm,如为负压引流器,指导家属保持引流器负压状态,确保引流效能。有异常时应及时向医护人员反映,以便及时处理。

4.症状护理

(1)疼痛:①向患者解释手术后疼痛的规律,指导缓解疼痛的方法,如听音乐、看报纸与家属聊天等分散对疼痛的注意力;②给予伤口周围的按摩,缓解肌紧张;③正确评估患者疼痛的程度,对疼痛明显者可适当给予止痛剂;④采用止痛泵止痛法,利用止痛泵缓慢从静脉内给药,减轻疼痛。

(2)肿胀:①伤口局部肿胀:术后用冰袋冷敷;②患肢肢体的肿胀如患有血液循环障碍时应检查外固定物是否过紧;③患肢给予抬高。

5.一般护理

协助洗漱、进食,并鼓励指导患者做些力所能及的自理活动。

6.饮食护理

早期以清淡饮食为主,如小米、大米、黑米等粥类饮食。待胃肠功能恢复正常后,可进食高蛋白、高热量、高维生素的饮食,以维持正氮平衡,蛋白质在热量的总量中占 20%～30%,才能达到营养效果。蛋白质摄入增加,有利于白细胞和抗体的增加,加速创面愈合,减少瘢痕形成。除此之外,因为糖类能参加蛋白质内源性代谢,能防止蛋白质转化为糖类。所以,在补充蛋白质的同时应补给足够的糖类。还要鼓励患者多吃新鲜蔬菜、水果,多饮水,保持大便通畅。

7.并发症的护理

若患肢出现无力、肩外展功能消失,应考虑有臂丛神经损伤,应及时通知医师,给予神经营养物质,局部理疗,加强手指各关节及腕关节的主、被动活动。

8.功能锻炼

在术后固定的早中期:脱位急性损伤处理后 2～3 d,损伤反应开始消退,肿胀和疼痛开始消退,即可开始功能锻炼。如握拳、伸指、分指、屈伸、腕绕环、肘屈曲、前臂旋前、旋后等主动练习,并逐渐增加幅度。晚期:脱位基本愈合,外固定去除后,锻炼目的为恢复肩关节活动,常用方法为主动运动、被动运动、助力运动和关节牵伸运动。

(刘彩艳)

第十四章 耳部疾病护理

第一节 中枢性眩晕

眩晕是神经科临床常见的发作性症状，亦属多科室性的疾病。眩晕是患者对空间关系的定向和平衡性障碍。患者在发病时自感周围景物或自身旋转，或上下升降，或左右摇晃；客观以平衡失调为主症，常有站立不稳、指物偏向、倾倒、眼球震颤、恶心、呕吐、面色苍白、汗出及脉搏、呼吸、血压改变。眩晕的病变定位以前庭系统为主体者又名真性眩晕；而非前庭系统性眩晕，其临床实质为头晕，多系各种内科性疾病继发。依据多组资料统计，人群中眩晕患病率5％，以眩晕为主诉者在神经科门诊占5％～10％；在耳鼻喉科门诊占7％，在神经科住院病例中占6.7％。依据国内资料在3 116例眩晕患者的病因分析中，其中属神经系统周围性病变所致者占77％，中枢性病变者占23％；其中梅尼埃病占9.7％～30％，良性阵发性位置性眩晕占18.2％，药物中毒性者占10％，尚有因炎症、脱髓鞘性、占位性及眩晕性癫痫等原因所致者。

一、中枢性眩晕的发病机制

（一）解剖

机体平衡的维持，定向、定位功能的保持，均借助于视觉、本体感觉和前庭位置觉三者的协同作用才可圆满完成；而前庭系统对机体的姿势平衡维持则更为重要。前庭系统的解剖分布涉及面较为广泛，包括周围和中枢两部分；内耳末梢感受器、前庭神经、脑干前庭上、内、外侧核、前庭脊髓核、小脑、内侧纵束、前庭脊髓束、前庭颞叶皮质代表区；而脑干以上诸结构为前庭系统的中枢部分，由此部位引起者属中枢前庭性病变。正常情况下，前庭器活动很少为人们所感知；半规管的壶腹适宜刺激为角加速度的刺激；球囊、椭圆囊斑接受直线加速和重力加速刺激，冲动沿前庭神经传入中枢，反射性地调节机体的平衡。

（二）病理生理

（1）当受损害或病理性刺激时，来自前庭、本体觉、视觉感受器的刺激，导致空间定向冲动不一致，产生错觉即眩晕。因前庭诸核通过内侧纵束和动眼神经核间有密切联系，故当前庭器受到病理刺激时产生眼震。

（2）因前庭诸核通过内侧纵束、前庭脊髓束及前庭、小脑、红核、脊髓等通路和脊髓前角细胞相连，故在病理状态下，除眼震外尚可出现视物偏向及躯干向一侧倾倒。

（3）前庭诸核和脑干内网状结构中的血管运动中枢、呼吸中枢、迷走神经核相联结，故眩晕常伴有恶心、呕吐、面色苍白、出汗及血压、脉搏、呼吸等自主神经体征。

（4）前庭神经和蜗神经形成第Ⅷ对脑神经，故眩晕同时可伴耳鸣及重听，亦是周围性与中枢性眩晕的鉴别要点。

（三）中枢性眩晕的特点

中枢性眩晕和周围性眩晕无论是在主观症状还是客观体征上，均有很大不同。下列为主要特点①眩晕感较轻,但持续时间较长,可达数周、数月;②自主神经功能紊乱症状少;③多有意识障碍;④常不伴有耳蜗症状;⑤如前庭、耳蜗功能均受累则常伴有脑干各水平部位受累临床表现,客观检查可见水平或水平旋转性眼震,主要累及延脑、脑桥和小脑;⑥如为中脑病变有垂直性眼震,而中脑以上病变则虽前庭通路受累但眼震很少出现;⑦常有脑干各水平受累的交叉性麻痹综合征;⑧眼震与眩晕程度不一致,其慢相和躯体倾倒方向不一致。常见病因有脑血管性疾病、脱髓鞘病、炎症、肿瘤、颅脑外伤、癫痫及畸形。

二、脑血管性眩晕

中枢血管性眩晕以椎-基底动脉为主因,小脑、脑干出血可为首发或主要症状,眩晕可占22%~25%;缺血性疾病,眩晕可占89.3%,65%眩晕为首发。

(一)小脑后下动脉综合征

小脑后下动脉综合征,又称延髓背外侧综合征,该动脉由延髓橄榄核下部水平分出,走行于延髓和小脑扁桃体之间,向后绕向脑干背侧,分内外两支。外支供血小脑后下部,内支主要供血延髓背外侧部,包括前庭核、绳状体、迷走神经根、疑核、网状结构、三叉丘系和脊髓丘系。多数病因由高血压、动脉硬化引起。

1.诊断要点

(1)病灶侧 Horner 综合征:病变累及网状结构,出现病灶侧眼球内陷、眼裂变小、瞳孔缩小,面部皮肤少汗或无汗。

(2)病灶侧颜面痛温感减退:三叉神经脊束核及三叉神经脊束受累,可伴以角膜反射消失。

(3)眩晕、恶心、呕吐、伴眼震:病灶侧前庭神经下核及迷走神经背核受累。

(4)病灶侧舌咽、迷走神经麻痹:饮水呛咳、吞咽困难、声音嘶哑及构音不清;查体见腭垂(悬雍垂)偏向健侧,病灶侧软腭活动受限,声带麻痹,咽反射消失。

(5)病灶对侧偏身感觉障碍:脊髓丘脑束受累,出现病灶对侧偏身温痛觉障碍。

(6)病灶侧小脑共济失调:脊髓小脑前束及后束受累,出现病灶侧肢体小脑性共济失调症。

(7)神经影像学检查:头颅 MRI 检查可示延髓或小脑缺血性病灶;DSA 检查可见病灶侧椎动脉闭塞或明显狭窄。

(8)其他辅诊检查:脑干听觉诱发电位(ABR)可示Ⅰ、Ⅲ波潜伏期延迟、波幅下降,严重者可波形消失;Ⅰ~Ⅲ、Ⅰ~Ⅴ波峰间潜伏期明显延迟。椎-基底动脉 TCD 检查可示在狭窄程度75%以下,则受检动脉收缩期流速(Vs)及平均流速(Vm)增快;若系完全或大部闭塞,则示受检动脉流速减慢或动脉血流频谱信号程度明显减弱或消失;对侧相应动脉及近端动脉主干或可示代偿性流速增快。另受累动脉可有脉动指数(PI)、阻力指数(RI)及脉动传递指数(PTI)明显异常。两侧流速差(BVD)大于 20 cm/s。

2.鉴别诊断

须和延髓旁正中动脉及长旋动脉供血障碍引起延髓被盖综合征相区别。

(二)延髓被盖综合征

延髓被盖综合征于 1902 年由 Babinski 和 Nageotte 首先报道 3 例,其中 1 例做了尸检。多数学者认为本综合征系延髓背外侧病变伴延髓旁正中病变综合形成。

1.诊断要点

(1)眩晕、恶心、呕吐及眼震均为突发性,系前庭下核及迷走神经背核受累所致。

（2）病灶侧舌、咽、喉麻痹：病变累及疑核、孤束核和舌下神经核。临床出现饮水呛咳、吞咽困难、声音嘶哑、构音障碍。查体悬雍垂偏向健侧，病灶侧软腭活动受限，声带麻痹、咽反射消失、伸舌偏向患侧伴舌肌纤颤及萎缩。

（3）交叉和分离性感觉障碍：病变累及三叉神经背束及核、并脊髓丘脑束。临床有病灶侧颜面痛温觉减退，病灶对侧肢体痛温觉减退，但触觉正常。

（4）病灶侧 Horner 综合征：延髓网状结构交感神经纤维受累；临床出现病灶侧眼球内陷、眼裂变小、瞳孔缩小、皮肤少汗或无汗。

（5）病灶侧肢体小脑共济失调：脊髓小脑前束及后束受累。临床出现步态不稳、躯体向患侧倾倒、病灶侧肢体指鼻及跟膝胫试验不能完成。

（6）病灶对侧肢体轻偏瘫：累及锥体束有对侧肢体轻度无力，腱反射亢进，有伸肢病理反射。

（7）辅助诊断：同小脑后下动脉综合征。

2.鉴别诊断

与延髓外侧联合综合征相鉴别，本综合征 1903 年由 Cesten Chenais 首次报道。临床表现无疑核、舌下神经核及锥体束明显受累征。1914 年 Deje mLne 指出，本综合征实为延髓被盖综合征的亚型，而非单独存在的疾病。

（三）锁骨下动脉盗血综合征

锁骨下动脉盗血综合征：1961 年 Reivich 首先报道 28 例本综合征；一侧锁骨下动脉近端狭窄出现一过性椎-基底动脉供血不足综合征。由于锁骨下动脉因动脉硬化、感染、先天异常、外伤等因素引起狭窄。当病侧上肢用力时，健侧椎动脉血流可逆流入患侧椎动脉，再流入患侧锁骨下动脉远侧端，是一种血流代偿性机制。造成两组症候：一组是由椎-基底动脉血流被盗而引起的脑干供血不足症状；另一组是患侧上肢供血不足症候，多见于左上肢，每于该肢用力活动后有发作性眩晕，视物模糊、复视，上肢麻木、无力或于运动后明显加重。检查患肢桡动脉搏动减弱或消失，双上肢血压不对称，收缩压可差 20～30 mmHg，锁骨下可听到血管性杂音。

（四）小脑血管病

由于小脑血管疾病的临床缺乏特异性，故诊断较为困难；1978 年 CT 脑扫描问世以前认为本病是"罕见病"，发病率极低，故多年来无本病发病率的报道。自 Tomoszek 于 1977-1983 年回顾 3 000 张头颅 CT 扫描片，发现有小脑梗死者占全部脑梗死片的 0.7%；后经 Hinshaw 等回顾 7 000 张头颅 CT 扫描片结果为 0.6%；再后 Macdonell 等结合临床 2 000 例脑血管病及 CT 脑扫描结果占全部患者的 1.5%；经 CT、MRI、脑血管造影及病理证实的小脑梗死占同期住院脑血管病的 1.57%。而原发性小脑出血在大量尸检病例 63 822 例中颅内出血为 2 417 例，小脑出血 148 例（占 6.1%）；Fisher 统计小脑出血占 10%。国内多数学者意见，小脑出血占脑内出血的 10% 左右。

1.病因分析

脑梗死病例包括脑血栓形成及脑栓塞，除高血压动脉硬化外，有心脏病、心房纤颤致心脏附壁血栓及心脏瓣膜赘生物脱落或大动脉粥样硬化斑块脱落引起。小脑出血病因，国内外多数学者认为，原发性小脑出血仍以高血压动脉硬化居首位，其次为动静脉畸形、血液病、微动脉瘤及不合理应用抗凝溶栓剂后继发。在中、青年者以血管畸形为主；老年者以高血压动脉硬化为主。国内学者亦有认为非高血压性小脑出血应考虑嗜果红血管病，即淀粉样血管病。经证实60～80岁老年人23％有淀粉样物质沉积于脑血管壁；而大脑淀粉样血管病的发病率，随增龄而增加，病理证实，血管内淀粉物质与老年斑的淀粉物质是同一种B-蛋白，提示本病与年龄老化密切相关。

2.小脑血管疾病的临床

(1)小脑梗死的临床诊断要点

1)起病较急：起病急或亚急者多，症状在数小时内达高峰；少数病例起病缓慢。

2)眩晕发作：占80％～86％，多数病例属病灶形成前的前驱症状，伴以头痛、恶心、呕吐。眩晕发作亦为本病最常见症状。

3)眼震：肿胀的小脑在空间代偿极小的颅后窝内，极易对脑干前庭诸核及其传导束产生压迫；另可能同时合并脑干缺血。50％以上可有水平、垂直、旋转或混合性眼震；另伴有小脑性共济失调。

4)意识障碍：少数病例可有急性大面积梗死或合并有脑干梗死时，可影响网状结构上行性激活系统，致有各种程度的意识障碍，在病发初期小脑体征可因之而无法查出，延误诊断。另有部分病例意识清晰且小脑体征轻微或阙如，但影像诊断结果却有大面积梗死灶，而临床仅有眩晕、恶呕、头痛。其发生机制在小脑半球病变时，代偿功能强。另亦有认为未严重影响半球齿状核的患者体征轻。

5)颅内压增高：在小脑梗死范围较大，超过一侧小脑半球的2/3；或梗死灶周围小脑组织严重水肿，压迫第四脑室，造成梗阻性脑积水时可有明显的颅内压增高征；除头痛、项强、呕吐外，可有视盘水肿，严重者可发生小脑幕切迹上疝或小脑扁桃体征，须和颅后窝占位性病变鉴别。本症可迅速进展昏迷，终至死亡。

6)脑干受损症状：部分患者可有复视、一侧瞳孔散大，眼球运动障碍、耳鸣、周围性面瘫、交叉性麻痹或眼球麻痹。

(2)小脑出血诊断要点

1)首发症状：眩晕、头痛、恶呕为小脑出血首发症状。

2)意识障碍：与出血量多少有直接关系，出血多者颅压迅速增高，很快出现各种不同程度的意识障碍；凡血肿体积≥6 mL者，起病时意识障碍明显，而<6 mL者，多无明显意识障碍。

3)脑干体征：与出血部位关系密切，约占小脑出血者的82％；凡出血或血肿波及蚓部者，则以双侧体征为多见；而小脑半球出血者则脑干体征多见于病灶同侧。脑于体征并非由直接压迫所致。可由于脑干自身缺血，出血可沿小脑脚的神经束向脑干扩散；亦可因供应小脑的3支动脉受血肿压迫导致脑干血流动力学改变；出血破入蛛网膜下隙，颅后窝积血过多，直接损伤脑神经；亦可因第四脑室受压闭塞或移位，导致梗阻性脑积水，致急性颅压升高。上述各因素对定位诊断有指导价值。

4)小脑体征：小脑蚓部血肿，言语障碍明显约占43％，而小脑半球血肿者仅占9％。其他小脑体征包括眼震、共济失调、肌张力低下均以小脑半球血肿为多见且位于病灶同侧，可提示血肿的定位。

5)血肿部位与病死率的关系：小脑蚓部出血病死率可达60％，而小脑半球出血为23％，此点和前者直接压迫第四脑室或致变形移位不同，且蚓部出血可直接破入脑室系统致幕上脑室内积血；两者均可导致脑脊液循环受阻，引起急性颅内压增高及脑疝形成且血肿容积≥6 mL者病死率高。

（3）小脑血管病的鉴别诊断

1）椎-基底动脉短暂性缺血：症状持续时间较短；经治疗后可较快缓解；一般合并有小脑体征者少；因本症和颈椎病有一定关系，故和头颈转动诱发和加重关系密切；本症眼震电图改变治疗后易缓解，而小脑血管病者则梗死灶一旦形成即不易缓解。

2）小脑小量出血：小脑出血起病更急骤，病后甚至不到 1 h 症状即达高峰；且伴剧烈头痛、恶呕、颈强显著；且小脑出血头痛时间长，有的病后 1 个月仍有明显头痛；且病程中有明显的颅内压增高；意识障碍发生率及严重程度高于小脑梗死；CT 或 MRI 扫描可进行确诊。

（五）基底动脉尖部综合征

基底动脉尖部综合征（RBAS）由 Caplan 于 1980 年首先提出，使之有别于椎-基底动脉缺血综合征。本综合征是指以基底动脉顶端 2 cm 内为中心的 5 条血管交叉部，即由双侧大脑后动脉、双侧小脑上动脉和基底动脉顶端组成。由于各种原因所致的血循环障碍，使幕上和幕下的脑组织同时受累，包括中脑、丘脑及其下部、脑桥上部、小脑、枕叶、颞叶各部。临床症状以眩晕、眼球运动障碍、视觉障碍及意识行为异常为主。病因主要为血栓形成及栓塞。以老年人发病为多，发病平均年龄为 59.4 岁，日本的平均发病年龄为 65.0 岁，美国 Mehler 报道平均年龄为 76.7 岁。本症占脑梗死的 5%～7.6%。临床分型分为脑干-间脑缺血型及大脑后动脉半球型两类。发病时均有明显的眩晕性发作（77%）和视物模糊（74%）。

1.脑干-间脑缺血型

（1）眼球运动障碍（74%）：可因双侧中脑顶盖部病灶致垂直注视麻痹，上视麻痹较多；分离性斜视，因中脑导水管灰质区受累所致，常伴瞳孔异常及动眼神经麻痹征；核间性眼肌麻痹，因内纵束病变所致；眼球过度聚合呈假性展神经麻痹。

（2）瞳孔异常（52.6%）：因 E-W 核受累，有瞳孔散大，光反射消失；亦可由于间脑功能障碍致双侧交感神经功能受损致缩小瞳孔，光反射弱；中脑被盖内侧病灶致瞳孔异位。

（3）眼震（52.6%）：脑干内纵束受累。

（4）意识障碍（74%）：由嗜睡到昏迷，各种程度不等的意识障碍，缄默症。

（5）精神症状：常于黄昏时有视幻觉，可持续 1h 左右；虚构症，在回答问题时，常离奇古怪，答非所问且远离现实的虚构。

（6）睡眠周期异常：由于网状激活系统受损，可有睡眠倒错，周期性嗜睡；在发病后 1 周左右出现较多，且可持续数天。

（7）运动感觉障碍：由于大脑后动脉近端深穿支闭塞，致大脑脚梗死，可有偏瘫及偏身感觉障碍（37%）；另因丘脑膝状体动脉缺血可引起丘脑外侧核病变致舞蹈症或手足徐动症；影响红核则可致震颤及偏身投掷。

2.大脑后动脉半球缺血型

（1）偏盲（32%）：与一侧大脑中动脉征区别在于有视动性眼震；视觉缺失的自知性，由于距状裂病灶故偏盲视野中存在部分视觉，偏盲视野边缘有火花闪烁，无视觉忽视。

（2）皮质盲（21%）：由于双枕叶梗死所致。

（3）神经行为异常：主侧半球大脑后动脉缺血可致颞枕交界 21、37 区受累引起失命名症；胼胝体压部受累阻断左半球语言区到右半球枕叶联系致失读、失写症；颞叶海马区或 Paperz 环路受损可致 Korsakoff 遗忘症，可有近记忆障碍伴虚构。另可有视觉失认症，对物体、颜色、图像不能辨认其名称及作用。

(4)辅诊检查:CT、MRI 扫描可在上述各部位有脑梗死灶,和临床症状基本符合;脑血管造影 85%病例在基底动脉尖端 2 cm 直径范围内有狭窄或闭塞.或示尖端区脑动脉瘤。脑电图 75%有广泛中度异常,慢波为主;事件相关电位(event related potential,ERP)测定可有 P300、N200、N400 各成分潜伏期延迟,频谱异常或消失、波幅低下;显著概率地形图(significant probability mapping,SPM)示频段为主体,且有高功率谱值显示。

三、颅内肿瘤所致眩晕

颅内肿瘤所产生的眩晕有两种原因:一种是由于肿瘤直接压迫或浸润前庭神经核或其中枢通路;另一种由于颅内压增高,特别是在肿瘤阻塞脑脊液循环而产生脑积水,引起第四脑室底部前庭神经核充血和水肿。临床常见早期可致中枢性眩晕的肿瘤,包括脑桥小脑角肿瘤、小脑半球肿瘤、小脑蚓部及第四脑室肿瘤或囊肿、脑干肿瘤、颞叶肿瘤。上述肿瘤以幕下颅后窝或颅底部为主;幕上肿瘤除颞叶外,其他部位肿瘤均与颅内压增高继发有关。

(一)脑桥小脑角肿瘤

脑桥小脑角肿瘤以神经纤维瘤为最多,尤以听神经瘤为主;国内统计占该区肿瘤的 76.8%;其次为胆脂瘤、脑膜瘤。听神经瘤常发生于前庭神经鞘,已有极少数源于听神经;听神经瘤多在内耳道区生长,增大后突入内耳门向脑桥小脑角发展,绝大多数病例为单发;双侧听神经瘤仅占 2%.见于 von Rcckling Hausen 病,即多发性神经纤维瘤病。

脑桥小脑角肿瘤的早期症状为眩晕、恶呕及耳鸣、耳聋;当进一步发展侵及邻近组织,其临床症状,取决于肿瘤的性质、大小及发展方向,基本表现为脑桥小脑角综合征,即有三叉神经、脑神经、听神经及后组脑神经损害征,且合并有小脑、脑干征。其中最具代表性的为听神经瘤,是颅内常见的肿瘤之一,多属良性故进展缓慢,可全切除,故预后良好。发病率占颅内肿瘤的 7.8%,约占颅后窝肿瘤的 1/4,在脑桥小脑角肿瘤中占 90%~95%。发病年龄为 30~60 岁,女多于男,病程多经 1~2 年甚至 10 年以上。而本组肿瘤早期诊断极为艰要,因听神经瘤发展有其规律故确诊较易。典型者可分三个阶段:第一阶段,第 Ⅴ、Ⅶ、Ⅷ 对脑神经受损。第二阶段,除第一阶段加重外,出现同侧小脑征、水平眼震向病侧注视更为明显;如有脑干受压移位,则 CSF 通路受阻,可有颅压增高。第三阶段,除上述症状加重外,颅后窝,后组脑神经受损,颅压增高明显,少数可因视神经继发性萎缩而失明。由于其他章节及评述听神经瘤有关临床,故不再赘述。其余该区肿瘤合并有中枢性眩晕为早期症状者尚有脑桥小脑角脑膜瘤、第四脑室室管膜瘤、小脑半球星形细胞瘤、小脑蚓部髓母细胞瘤,及该区表皮样囊肿及皮样囊肿等,应早期确诊,尽早手术切除。

1.脑桥小脑角脑膜瘤

在脑桥小脑角肿瘤中占 3%~4%,多源于岩下窦、乙状窦部位的硬脑膜,紧靠颈内静脉孔、球形、质硬。上极可伸入颅内窝,下极可抵枕骨大孔。早期即有眩晕、耳鸣、耳聋;进展不如听神经瘤规律,前庭、听力征较轻,但第Ⅸ~Ⅺ后组脑神经受累较多且明显;其他可累及第Ⅴ、Ⅶ 对脑神经。较易压迫导水管敝早期可有颅内压增高;肿瘤亦可同时伸到颅中窝致第Ⅲ、Ⅳ、Ⅵ坶脑神经及颞叶受累;晚期可有小脑征。CSF 蛋白增高,岩骨尖和峄部骨质吸收或破坏,肿瘤钙化斑,但内听道正常;椎动脉造影显示基底动脉向对侧向后移位,有时可见病理血管团影。

2.脑桥小脑角胆脂瘤(表皮样囊肿)

为异位胚胎残留的外胚层组织,在胚胎发育晚期继发性腑泡形成时将表皮带入所致。囊肿常位于中线外侧，多发生于脑丛底部蛛网膜下隙。发生率占脑桥小脑角肿瘤的 4.7％。临床先以三叉神经痛包括运动根受累、面肌痉挛、眩晕、恶呕、耳鸣、耳聋和听神经瘤征相似，后可有颅中窝神经、小脑、脑干征、颅内压增高征。X 线片多正常，仅可见岩骨尖骨质吸收，内听道多正常，有助于和听神经瘤鉴别。

(二)第四脑室内室管膜瘤

第四脑室内室管膜瘤：是该脑室中最常见的一类肿瘤，多数起于第四脑室底部，起源于脑室系统的管室膜细胞，生长慢；渗透性低，其中 80％长在脑室系统内，为神经胶质细胞瘤中较良性者；发病率在颅内肿瘤中约占 5.41％，在神经胶质细胞瘤中占 12.5％；60％部位在幕下，儿童青年者为多，儿童幕下多见，青年以上者幕上比例大。肿瘤一般无广泛粘连，瘤体充满第四脑室致显著扩大，经常通过中孔延伸到小脑延髓池，甚至经枕骨大孔进入椎管内。早期症状由于压迫第四脑室底前庭诸核可致剧烈头痛、眩晕、恶呕；另因肿瘤在脑室内活动，当体位或头位变化时可突然阻塞第四脑室出口，致急性梗阻性脑积水，可有发作性意识丧失，剧烈眩晕、头痛、呕吐，称为 Brun 征；亦可因急性严重颅内压增高致小脑危象（脑干性强直发作），即发作性去皮质强直；发作时，意识丧失，全身肌紧张，四肢伸直呈角弓反张状，呼吸缓慢，面色苍白、冷汗；一般数秒、数十秒即缓解。但本征为一严重征象，可因肿瘤直接压迫或刺激脑干或小脑上蚓部，通过小脑幕切迹向幕上疝出所致。另压迫小脑腹侧或小脑脚可有小脑症状，见于 1/3 患者，可伴各型眼震。当肿瘤压迫第四脑室上部可累及第 Ⅴ～Ⅷ 对脑神经核；向中线生长影响内侧纵束，可致内纵束综合征。位于第四脑室下部肿瘤可有第 Ⅸ～Ⅻ 对脑神经根受累较显著。脑干长束受累中，感觉障碍多不出现，运动障碍亦少见。晚期可因枕骨大孔疝压迫呼吸、心搏中枢，终至死亡。

(三)小脑星形细胞瘤

小脑星形细胞瘤占幕下肿瘤的 1/3，在小儿颅内肿瘤中占 20％，好发于小儿及青年。以小脑半球最多，其次为蚓部，少数见于第四脑室。眩晕、呕吐、头痛（枕部为重），初期为发作性，可因颅压增高或肿瘤直接压迫第四脑室底部所致。颈强及强迫头位，为保护性反射；亦可因小脑扁桃体疝出枕骨大孔刺激或压迫上颈部神经引起。小脑蚓部肿瘤者常仰卧位，头向前倾；小脑半球肿瘤则头常偏向病侧。有 1/2～3/4 的病例可颅内压增高、视盘水肿；晚期均有颅内压增高症。而蚓部肿瘤则出现较早。小脑性眼震特点为振幅大、速度慢、水平性、不规律，快相向注视方向；另可有小脑性共济失调，重者可有小脑危象。

辅诊颅片可示枕大孔边缘骨质不整齐及颅后窝示肿瘤钙化影约占 5％；脑室造影示中脑水管以上脑室系统扩大；位于半球肿瘤第四脑室及导水管下端向前侧方移位；小脑蚓部肿瘤者第四脑室受压前移或闭塞。椎动脉造影，诊断半球肿瘤价值高，小脑上动脉向上移位，小脑后下动脉向下移位。巨大肿瘤可致基底动脉向前或向对侧移位。CT、MRI 头颅扫描应做加强法，则显示肿瘤范围及性质更为明确。

(四)小脑蚓部髓母细胞瘤

小脑蚓部髓母细胞瘤是极度恶性肿瘤；约占儿童颅内肿瘤的 10％，主要发生于 14 岁以下儿童，发病高峰为 3～10 岁，少数可在 20 岁以上发病，男性比女性发病高 2～3 倍。本瘤亦源于小脑胚胎的外颗粒细胞层，位于软膜下小脑分子层胚胎的外颗粒细胞层，位于软膜下小脑分子层表层，约在出生一年半内逐渐消失；当出生后数年仍存在则可致肿瘤。儿童多位于小脑中线部位，即源自第四脑室顶的后髓帆，可向上侵犯小脑蚓部（75％），向下伸入第四脑室或充满延髓池,其至经枕大孔突入椎管上端,向上累及导水管。成人亦可见于小脑半球。此瘤易有瘤细胞脱落入蛛网膜下隙脑脊液内顺流或逆流致播散种植,尤其术后更易发生。多见于脊髓马尾部,且迅速向上蔓延,可有脊髓压迫征。临床早期征可有头痛、眩晕、呕吐、视力减退、视盘水肿;因第四脑室底部受压或颅内压增高均可致上述症状。可有躯体性共济失调,小脑性语言,约 1/3 有眼震。放射治疗为本瘤重要措施。如无特殊治疗,平均生存时间为 1 年,80% 死于3 年内;经放疗及化疗,5 年生存率为 20%～30%,甚至可达 50%,10 年生存率达 15%。本瘤多数死于局部复发;有神经系统内种植播散者,约 95% 种植于脊髓,致截瘫,仅 5% 种植于大脑。

(五)脉络丛乳头状瘤及癌

脉络丛乳头状瘤及脉络丛乳头状癌为一种少见的颅内肿瘤,约占 0.7%。起源于脉络丛上皮细胞;儿童、青年及成年均可发生。10 岁以下儿童较多见,占 1/3～1/2;另有统计在 20 岁以后者占 70%,30～39 岁发病率最高。发病年龄和肿瘤部位似有一定关系;位于第四脑室者,常发生于儿童期后;发生于侧脑室者多为儿童,甚至为新生儿。男性发病率高于女性。肿瘤发生部位,侧脑室、三角区为最多,第四、第三脑室内者次之。极少数脉络丛的上皮肿瘤属于恶性肿瘤,即脉络丛乳头状癌。有 10.5% 可有蛛网膜下隙播散,多发生在侧脑室脉络丛乳头状瘤,个别可有颅外转移。

早期临床症状视病灶部位而定,可因肿瘤使脉络丛分泌增多,而产生交通性脑积水;亦可因阻塞脑脊液循环通路引起梗阻性脑积水,均可导致颅内压增高及呈强迫头位。如肿瘤位于第四脑室内压迫菱形窝底脑神经核,出现眩晕、耳鸣、听力减退;压迫内囊可有偏瘫及偏身感觉障碍;压迫小脑脚或蚓部可致小脑征。肿瘤常引起蛛网膜下隙出血,故可出现脑膜刺激征;脑脊液压力增高,常有黄染,蛋白含量多明显增高;脑室造影有脑室系统向健侧移位,脑室内有边界不整的圆形肿瘤阴影。

四、脱髓鞘性疾病所致眩晕

脱髓鞘性疾病中有眩晕者最常见是多发性硬化症(MS)。本病以眩晕为首发症状者占5%～12%,在病史中有眩晕者占 30%～50%。眩晕是脑干和小脑内的髓鞘脱失区或硬化斑损害了前庭核及与前庭有联系的结构所致。多发性硬化的眩晕为持续性,但病发初期可为发作性,呈急性阵发性眩晕伴恶心、呕吐。被动或主动转头时可诱发眩晕或使之加重,耳鸣、耳聋较少见;初期当头转回正常位置时,眩晕可消失,故极易误诊为位置性眩晕。有 40%～70% 的患者有眼球震颤,形式多变。有的病例可因病变侵及内侧纵束而出现眼球持续性、不规则的多种样式的不自主眼肌阵挛。其他症状,由于本症病灶多发播散,部位不定,故临床症状不一;单个病灶征者约占 10% 病例;包括言语构音不清。其他脑神经征者以展神经麻痹为最多,其次为动眼神经征;内侧纵束受累可示有核间性眼肌麻痹。另可见 Horner 征,其他第 Ⅴ、Ⅶ 对脑神经受累及后组脑神经受累征。由于长束受损可有感觉、运动性障碍,视神经球后部分或视交叉受累者亦属多见。我国本病临床以视神经、脊髓受损比例最高;其次为脑干、小脑、大脑半球受损。亚急性发病最多见,病程多呈复发缓解。

辅诊检查 T 细胞数低下,尤以 Ts 细胞活性减退更为明显;在病情活跃时可显示 T_H/Ts比值上升(正常两者比值为 2∶1),恢复期 Ts 升高,故比值下降。CSF 60% 病例单核细胞轻、中度增高,但多不超过 $50 \times 10^6/L$,大多为 T 淋巴细胞,主要为 T_H;CSF 中 B 细胞少见。蛋白量 30％～40％轻中度升高；90％有 γ-球蛋白含量增高,其中大部分为 IgG,偶见 IgA 及 IgM 升高。寡克隆带阳性率达 40％～45.8％,明显低于西方人群,寡克隆带(OB)在诊断多发性硬化症中,具有较高的敏感性,但缺乏特异性,各种中枢神经感染病中 OB 阳性率可达 28％～72％,故不能把 OB 的存在作为 MS 确诊的依据。抗髓素碱性蛋白抗体(myelin Basic protein,MBP)在多发性硬化症中占 88.7％。眼颤电图在早期诊断中阳性率达 77％,视觉诱发电位 64％阳性,体感诱发电位 43％阳性,脑干听觉诱发电位阳性率为 23％,运动诱发电位,有锥体束征者阳性率可达 90％。CT 及 MRI 脑扫描对定位有较高价值,但定性则尚须结合临床症状分析；MRI 可示等 T_1 长 T_2 异常信号,或长 T_1、T_2 异常信号。

五、眩晕性癫痫

眩晕性癫痫多见于青少年,起病年龄为 25 岁以下,发病率为 1％。病灶部位为大脑半球额颞叶交界,颞顶枕交界、岛叶等处为前庭系统的皮质中枢；上述部位的刺激性病灶可引起眩晕性癫痫发作。

(一)临床表现

眩晕可为颞叶癫痫主要的发作先兆,极短暂即消失,一般无意识障碍。主要表现为短时发作性眩晕,持续数秒或数分钟,半数有自体旋转感、漂浮感或身体移动感,也可表现为平衡失调或出现短暂意识丧失,可有自发性眼震。发作与体位及任何外界因素无关,频率为每周 1 次或每天数次。可伴有自主神经功能障碍,如皮肤发红或苍白、恶心、呕吐、多汗等,多数患者还可出现抽搐、两眼直视及精神运动性发作症状,如自动症、情感障碍等。病变刺激扩散至听皮质可产生听幻觉、嗅幻觉或味幻觉,少数患者则只有眩晕的先兆感觉,而不出现其他的精神运动性发作的症状,即所谓流产型发作。

(二)诊断

有癫痫征象者易于诊断,脑电图检查有癫痫的特征性改变,典型表现是颞部尖波、棘波或阵发性慢波等。有时因病变在颞底部,头皮电极不易见刺激癫痫性放电可用颅底电极检测。癫痫引起的眩晕多伴有癫痫神经症状,不难与其他疾病相鉴别,须与癔症、昏厥、短暂性脑缺血发作等鉴别。

(三)治疗

1.病因治疗

针对导致癫痫病因治疗,积极治疗原发性疾病。在治疗病因的同时需服抗癫痫药物。

2.对症治疗

根据发作病情,选择适当的抗癫痫药物及抗眩晕药物。

六、护理评估

(1)基础生命体征。

(2)眩晕的严重程度、持续时间、发作次数与频率、诱发因素等。

(3)伴随症状:有无恶心、呕吐等自主神经系统症状；耳鸣、耳聋等耳蜗症状；脑神经损害、瘫痪、抽搐等神经系统症状与体征。

(4)活动能力,坠床、跌倒风险评估。

(5)精神、心理状态和家庭支持。

(6)了解疾病史及服用药物情况。

(7)眩晕的性质:区别真性眩晕与假性眩晕。真性眩晕存在自身或对外界环境空间位置的错觉。

(8)眩晕的特点:鉴别中枢性眩晕与外周性眩晕。

(9)眩晕加重或缓解的因素:是否与体位、用药、焦虑等有关。

(10)眩晕相伴的其他症状和体征。

(11)患者胃纳情况,有无水、电解质紊乱和酸碱平衡失调。

(12)神经系统、耳、前庭功能检查结果,如听力检查、位置性眼球震颤诱发试验、Dix-Hallpike试验(通过快速改变患者体位及头位,诱发患者出现眩晕和眼征,来识别眩晕病因的一种方法)。

(13)辅助检查:血常规、血生化、胸片、心电图、脑电图、脑血流图、头颅 CT 及 MRI、电测听、听觉诱发电位、甘油试验等的检查结果。

(14)药物的作用及不良反应。

七、主要护理诊断/问题

(1)眩晕。

(2)恶心、呕吐。

(3)听觉损害。

(4)其他神经系统症状和体征。

(5)坠床、跌倒。

(6)教育需求。

八、护理措施

(1)卧床休息,选择合适体位,减轻眩晕症状。避免声光刺激及精神紧张。

(2)家属陪护,床挡使用,防止跌倒、坠床。

(3)清淡、易消化、低盐饮食。适量控制水和盐的摄入,以减轻内耳迷路水肿。

(4)呕吐时,及时清除呕吐物,防止误吸。频繁呕吐者,注意有无水、电解质紊乱和酸碱平衡失调。

(5)必要时低流量吸氧。

(6)根据医嘱对症治疗,注意观察药物不良反应。①扩血管药:如凯时、倍他司汀、山莨菪碱等。②镇静剂:早期适量应用,如苯巴比妥(鲁米那)、地西泮等。③止吐:甲氧氯普胺(胃复安)、吗丁啉。④脱水:早期限制进水量,可临时静脉滴注甘露醇。⑤激素治疗:减轻水肿,缓解症状。⑥治疗头晕药物:如敏使朗等。⑦有焦虑、抑郁等症状的患者,应行心理治疗。⑧进食少、呕吐重者,予静脉补液。⑨如因药物中毒引起的眩晕,鼓励患者多饮水。⑩后循环缺血患者,按缺血性卒中处理。

(7)良性发作性位置性眩晕(BPPV):目前对 BPPV 首选手法复位,目的是将悬浮在半规管中的耳石倒回到椭圆囊中,疗效明显,约80%的患者在第一次复位后眩晕和眼震完全消失。

(8)手术治疗内耳病变听力已丧失而久治不愈者,可行迷路破坏手术或前庭神经切断术。

九、健康教育

(1)调节情绪,保持良好心态。

(2)注意安全,防止发生坠床、跌倒等意外。

(3)清淡、易消化、低盐饮食,忌烟酒。

(4)加强锻炼,增强体质。

(5)注意药物作用及不良反应。

(6)积极进行病因的治疗。

(申田丽)

第二节　良性阵发性位置性眩晕

良性阵发性位置性眩晕(benign paroxysmal positional vertigo,BPPV)是一种阵发性、由头位变动引起的,伴有特征性眼震的短暂的发作性眩晕,是最常见的前庭疾病。并非所有头动都可引起 BPPV 发作,只有与重力垂直线夹角有变化的头动才能出现症状。BPPV 不能等同于位置性眩晕,位置性眩晕是指在某一个或几个特定头位时诱发的眩晕,多同时伴有眼震,即位置性眼震。但要诊断 BPPV 需要满足本节将要描述的一些特征。历史上,Barany 于 1921 年首先报道本病,但 1952 年是 Dix 与 Hallpike 第一次准确、全面描述了 BPPV 的临床特征。以往治疗良性阵发性位置性眩晕只有一种方法,即 Brandt-Daroff 练习。随着对 BPPV 机制的认识的日益完备,治疗方法也更有针对性。治疗方法设计的基本原理是根据管结石或壶腹嵴结石,以及受累半规管的空间位置制订的。本节概述良性阵发性位置性眩晕的发病机制、临床表现及诊断与治疗方法。

一、护理评估

(一)病因

1.原发性

一些患者在发生 BPPV 时没有明确的原因,称为原发性或称特发性 BPPV,占 50％～70％。这些患者可以有和突发性聋相类似的原因,如劳累、紧张等,尤其是年轻的患者更为多见。这些患者尽管目前无因可循,但推测可能与前庭一过性供血异常有关。概括起来,原发性BPPV 可能与下列因素有关,或继发于下列疾病。

(1)耳石病:迷路发生老年性改变,或退行性变时,椭圆囊斑变性,耳石膜脱落后进入半规管并沉积于此,以后半规管最易发生,偶可发生于外、前半规管。

(2)外伤:轻度头颅外伤后或头部加速运动可致本病。镫骨手术后亦可出现耳石脱落进入半规管。

(3)耳部疾病:中耳乳突感染,如病薄性迷路炎、慢性化脓性中耳炎,梅尼埃病缓解期,外淋巴瘘,双侧的庭功能不对称所致。

(4)内耳供血不足:因动脉硬化、高血压致内耳供血不足,囊斑的胶质膜变薄,耳石脱落,进入半规管。

2.继发性

发生 BPPV 时,有明确的原因可循。头部外伤或内耳手术(如镫骨切除术)继发 BPPV 较为多见,外伤时易使椭圆囊斑的耳石进入半规管诱发 BPPV,且可为双侧。内耳病后出现 BPPV 是常见的现象。梅尼埃病、病毒迷路炎或前庭神经炎、偏头痛常合并有 BPPV,可能是内耳原发性疾病使耳石易于脱落,如内淋巴积水、内耳血管痉挛等损害椭圆囊后使耳石脱落。但根据笔者的观察,突发性聋并发 BPPV,是最常见的继发性 BPPV。原发与继发是相对的,随着认识水平的提高,一些所谓的原发性 BPPV 可能成为继发性 BPPV。

(二)临床特征

(1)BPPV 是最常见的前庭疾病,特点是头运动到某一特定位置出现的短暂的眩晕,可见于各个年龄段,但儿童少见。BPPV 是原发性的,也可为继发性(继发于内耳病变、头部创伤等)。BPPV 有自愈性,故称自限性疾病。超过 3 个月不愈者称为顽固性 BPPV,复位无效可行手术治疗。

(2)BPPV 最多见的主诉是躺下、床上翻身、屈身或仰视时出现眩晕。常见于下述活动时,如起床、家务劳动、淋浴时洗头等。其他与 BPPV 相关的主诉包括眩晕停止后持续数小时或数天的平衡障碍及较为模糊的感觉如头晕或漂浮感。

(三)治疗要点

BPPV 治疗有三种方法:管结石复位法(CRT)、Semont 法及 Brandt-Daroff 练习,适应证各不相同,根据受累的半规管决定治疗方法。一般首先应用管结石复位法治疗管结石症,Semont 法还可用于治疗嵴帽结石。Brandt-Daroff 练习可用于治疗后有轻微残余症状的患者的家庭练习(自己进行治疗)。BPPV 患者,尤其是 BPPV 病史较长者,可能害怕某些激发体位活动,应向患者解释,消除其顾虑。对体位试验或耳石复位敏感者,可能会出现恶心、呕吐反应,可在 30min 前口服抗胆碱能制剂或吩噻嗪类抗组胺药抗吐,如异丙嗪。颈部和背部疼痛可能妨碍治疗,老年患者特别是有关节炎等其他疾病者可能不能承受 CRT 或 Semont 法的操作。应用倾斜桌可能有助于减少 CRT 治疗中伸颈的程度。对于骨质疏松或既往有颈部外伤或颈部手术史的患者应该小心。双侧 BPPV 也可为特发性或继发于头部外伤。应用 CRT 或 Semoni 法首先治疗症状最重的一侧。Brandt-Daroff 法可能是治疗双侧后半规管 BPPV 合适的选择。BPPV 患者如果伴有前庭功能低下也应进行康复训练。手术治疗包括前庭神经切断,支配后半规管的单孔神经切断及患侧半规管的阻塞。耳石复位多可治愈,故手术很少采用。

1.Epley 管结石复位法治疗后半规管管结石症

管结石复位是让患者经过一系列的头位变化,使耳石经过总脚,回到前庭椭圆囊。第一步是使患者运动到 Dix-Hallpike 体位的患耳侧,保持下位 1～2 min。然后经过中度头伸位,头缓慢向健侧旋转,短暂保持新的位置,患者旋转呈侧卧位,患者头向下 45°。在最后的位置上患者可能出现短暂相同特征的眩晕和眼震,表明耳石碎片在后半规管内移动。然后保持该头位缓慢坐起。管结石复位法治疗水平半规管结石症:水平半规管耳石复位法是使自由浮动的耳石碎片经水平半规管的长臂到前庭。患者移动到平卧位,头转到患耳侧。然后患者的头部缓慢旋转移离患侧,每次移动 90°,直到头移动 360°,每一位置等待直到眩晕停止。

2.Semont 法治疗

后半规管 BPPV Semont 法是判断出病变侧别后,立即将患者头部移动到激发症状的侧卧位,头转到后半规管平面并保持 2～3 min。患者快速移动到坐位,并倒向对侧卧位。一般情况下,这时会再次出现眼震和眩晕。如果未出现眼震和眩晕,突然小振幅晃动患者头部 1～2 次,使耳石碎片游离。患者在该体位停留 5min。然后缓慢回到坐位。Semont 法治疗前半规管 BPPV 时头转向患侧患者快速躺向患侧使鼻与地面夹角为 45°。数分钟后,患者快速经过坐位到对侧卧位(注意此时鼻为向上 45°)。后续治疗同后半规管 BPPV。

3.Brandt-Daroff 法治疗后半规管嵴顶结石症

该法要求患者反复运动到激发体位,每日数次。患者首先坐位,然后快速进入引起眩晕的体位。眩晕发作时伴有扭转或向上的眼震。患者在眩晕体位停留至眩晕消失,然后再次坐起。通常回到坐位还会出现眩晕,但眩晕的强度和持续时间都降低。如果眼震再次出现方向则相反。患者在坐位停留 30 s,再倒向对侧,停留 30 s,坐起。患者重复进行这种运动过程,直到眩晕消失。整个过程每 3 h 重复 1 次,直到患者连续 2 d 无眩晕发作。这一方法可能的机制:耳石碎片自壶腹嵴脱离,头运动中不再影响壶腹嵴;或者是中枢适应,适应的结果使中枢系统对来自后半规管信号的反应下降。这一方法加以修正后可以用于治疗水平半规管嵴顶结石症,让患者在水平面内重复运动。

二、主要护理诊断/问题

(1)一般情况评估患者意识、生命体征全身营养状况、家族史既往史、生活习惯等。

(2)专科情况患者眩晕发作的诱因和持续时间,发作次数,眩晕与头位改变的关系,有无视物旋转及旋转的方向,有无恶心、呕吐、倾倒等。

(3)心理评估患者对疾病的预后及相关知识了解程度,有无家庭及经济方面压力,患者的情绪及行为反应状态。

三、护理措施

1.一般护理

(1)心理支持向患者解释病情,使其认识到良性阵发性位置性眩晕为自限性疾病,自愈率很高,无严重后果。使患者消除恐惧,主动配合治疗,以利于病情的缓解。

(2)患者要尽量卧床休息,环境要安静舒适,光线宜稍暗。向患者解释本病的病因、发展及预后情况,消除其紧张.恐惧心理,使之有良好的心态来配合护理及治疗。

(3)禁烟、酒,给予低盐饮食,适当限制水分摄入。

(4)适当使用镇静剂如异丙嗪,安定,血管扩张剂如丹参及谷维素等药物,以利于改善内耳微循环及自主神经功能。

(5)指导患者进行体位训练。

2.出院指导

(1)向患者讲解本病的有关知识,消除其紧张恐惧心理.使之心情愉快,精神放松。

(2)治疗过程中禁烟、酒,给予低盐饮食,适当限制水分摄入。

(3)出院后仍要低盐饮食,心情愉悦,精神放松,合理安排工作与休息,做到有张有弛,避免复发。

(4)半月内避免头部剧烈运动或弯腰低头过甚,睡眠时垫高枕头,尽量避免向患侧卧位。

(申田丽)

第三节　前庭型偏头痛

　　眩晕是偏头痛患者的常见主要症状。表现为眩晕发作的偏头痛很早就有报告,曾称之为"偏头痛性眩晕""偏头痛相关性眩晕""偏头痛相关性头晕""偏头痛相关性前庭疾病"或"良性复发性眩晕"等。但这类以眩晕为主要症状而非先兆的偏头痛患者很少能归入国际头痛协会定义的偏头痛类型,也无法像梅尼埃病(meniere dis-ease, MD)一样,以一个独立疾病体的方式来定义和研究。2001年Neuhauser等把前庭症状作为偏头痛的一部分,称作"前庭型偏头痛",作为一个独立疾病体定义,确定诊断标准,做了大量研究。近十年来文献更倾向于使用前庭型偏头痛(vestibular migraine, VM)以避免与非前庭型偏头痛之间的混淆。与此同时,国际头痛协会和Barany协会也选择使用VM,并在共识文件中定义了诊断标准。

一、护理评估

(一)眩晕与偏头痛的关系

　　一般人群中常见的眩晕头晕主诉频繁出现在偏头痛患者中,同时偏头痛在眩晕患者中也有较高发病率,尤其是在无法明确分类的复发性眩晕患者更高。多年临床和流行病学研究发现,偏头痛患者的眩晕发生率比非偏头痛患者的眩晕发生率高。①偏头痛在200眩晕门诊患者的发病率1.6倍于200年龄性别匹配的整形门诊患者。②紧张性头痛的眩晕发生率仅8%,而偏头痛的眩晕发生率高达27%。③偏头痛和无头痛两组患者的对照研究发现,偏头痛的眩晕头晕发生率远高于无头痛患者。④不符合MD诊断标准的不明原因反复眩晕发作者具有偏头痛的倾向性。⑤一般人群偏头痛与眩晕同时发生的概率高于偶然性预期3倍:偏头痛终生发病率约14%,前庭型眩晕发生率约为7%,二者在人群中偶然性同时发生的概率约为1%,而一般人群大样本研究发现实际的同时发生率为3.2%,高出3倍。⑥与非偏头痛人群相比,偏头痛人群发生眩晕的概率高出3.8倍,眩晕伴发偏头痛性头痛的概率高出8倍。迄今为止发表的对照性病例研究发现,眩晕与偏头痛间的关系远超过偶然性关联。经过去10年的研究和讨论,终于达成了眩晕与偏头痛之间并非偶然关联的共识。虽然目前还有争论,但经过30年的争论VM得以承认。

(二)病因

　　常见VM发作的诱因如下:①月经;②睡眠不足;③过度紧张和压力;④特别食物(红酒,奶酪,味精);⑤感觉刺激(耀眼夺目的光、强烈气味、噪声);⑥前庭刺激可诱发偏头痛,例如做温度试验的24 h内可诱发偏头痛发作。但有时缺乏诱因或诱因不明显,抗偏头痛药物反应良好可能支持诊断,但不具特异性。由于VM有自发性缓解倾向,不能完全依靠对抗偏头痛药物治疗反应来确定诊断。

　　1.扩散性抑制

　　扩散性抑制主要涉及皮质,称为皮质扩散性抑制,是偏头痛先兆产生的可能机制。扩散性抑制累及前庭皮质(后岛回及颞顶接合处)产生前庭症状,扩散性抑制累及脑干结构造成VM短暂发作。皮质扩散性抑制是皮质受到刺激后产生的兴奋抑制波:先出现短暂去极化以2～5 mm/min的缓慢速度扩散,随后出现长达5～15 min的抑制。高兴奋性状态时有可能产生抽搐,而在抑制状态时自发和诱发神经元活动完全丧失或停止,神经电位可在数分钟内降至负值。5～10 min 后自发性电活动恢复，15～30 min 后诱发性电活动恢复。扩散抑制导致一系列变化：离子稳态衰竭，神经介质释放，脑血管先短暂扩张后持续性收缩，脑血流量改变，脑组织缺血缺氧等损害，并同时激活外周和中枢三叉血管系统反射。

2.三叉-血管系统激活

伤害刺激启动三叉-血管系统反应，分布在脑膜上的伤害感受器是三叉-血管通路的第一级神经元（外周性），诱发脑膜损害性反应，产生神经源性无菌性炎症渗出性反应而产生头痛。三叉神经脑干和脊髓核闭是三叉-血管通路的第二级神经元，也受到伤害刺激，并激活丘脑-皮质通路。在受试者前额给予痛感较高的电刺激来激活三叉神经，在 VM 患者可见到自发性眼震，但对照组则无此现象，说明三叉和前庭两个相邻脑干结构间的交互反应阈值在偏头痛患者较低，三叉刺激可以引发前庭张力不平衡。内耳血管也来自三叉神经支配，三叉-血管系统可能也对内耳血管产生影响。

3.血浆外渗

三叉-血管系统激活可导致血架外渗，形成渗出性炎症反应，这是产生偏头痛的另一个可能机制。在动物模型中，5-HT 引发的血浆外渗不仅见于硬脑膜也见于内耳。

4.神经介质释放

偏头痛所涉及的神经介质为 5-HT、去甲肾上腺素、多巴胺、降钙素基因相关性多肽（calcitonin gene-related peptide，CGRP）等。这些神经介质可调节外周和中枢前庭神经元的活动，与偏头痛发病相关。单侧神经介质释放可能造成一侧局部头痛，引发静止性前庭张力不平衡，产生眩晕和平衡不稳。双侧神经介质释放可能诱发前庭兴奋性增高，产生运动病性头晕。蓝斑位于脑桥是去甲肾上腺素系统的重要中心结构，在 VM 中起脑血流调节作用。中脑中缝际背核是 5-HT 源性核团也起重要作用。这两个核团参与维持警觉-醒觉水平，对提高刺激的反应敏感性起作用。

PET 研究发现，这两个核闭区在患者无先兆偏头痛发作时激活；在患者发作间歇期时无激活。CGRP 涉及外周和中枢前庭结构的信号处理。

5.血管痉挛

偏头痛引发血管痉挛导致迷路和脑干缺血发作。血管痉挛累及内听动脉（IAA）时，造成 VM 发作时的前庭和听力症状，以及之后持续性前庭障碍和听力损害。迷路反复缺血发作可产生内淋巴水肿，出现 MD 和 BPPV 类似症状，也是常见 MD 和 BPPV 伴发 VM 的原因。

6.电压介导的离子通道基因缺陷

离子通道缺陷导致外周性和中枢性前庭功能障碍。Ⅱ型发作性共济失调（episodic ataxia type 2，EA2）和家族性偏瘫性偏头痛（family hemiplegic migraine，FHM）均有染色体 19P13 的缺陷，均为发作性疾病，均以眩晕和偏头痛性头痛为主要症状，均证实为离子通道病。因此相同部位基因缺陷也可能是 VM 的发病机制之一。但迄今为止，没有发现 VM 的这种基因缺陷证据。不过，皮质扩散性抑制造成的大量钾钠钙离子异常流动，与离子通道病导致的离子异常流动，可能是不同诱发机制产生的类似现象。

7.遗传因素

VM 相关性研究发现 VM 家族的常染色体遗传。一个家族性 VM 案例研究发现，四代家族中有 10 人受累，为常染色体 5q35。另一个家族性 VM 大样本研究发现为常染色体 22q12。因此，遗传因素可能与 VM 的发病机制有关。

8.位置性 VM

可能与脑干和小脑的前庭结构功能异常,特别是小脑小结叶和舌叶至前庭核闭的抑制性纤维功能异常有关。疼痛感觉经三叉神经,平衡感觉经前庭神经,最终都通过丘脑-皮质通路传入。二者均经上行中枢通路与杏仁核下丘脑等与情绪和行为相关的结构相通,杏仁核等结构也经下行中枢通路调节三叉和前庭系统。杏仁核是人体威胁评估系统的重要结构,在感受到疼痛和不稳的威胁时,可产生情绪或行为反应,这可能与 VM 患者通常伴有较高精神源性并发症有关。

(二)临床表现

VM 症状变异性很高,导致临床表现各异。①前庭症状:VM 主要表现为自发性眩晕,位置性眩晕或头动诱发性眩晕。有些患者发病后数小时至数天,自发性眩晕转变为位置性眩晕。据统计,在疾病过程中,40%～70%的患者有过位置性眩晕,但不一定是每一次发作均出现。VM 的位置性眩晕具有与 BPPV 位置性眩晕区别的特点。其次,常见症状为不耐受头动,也就是头动时可诱发或加剧不稳,运动错觉,以及恶心等症状。②视觉相关性症状:出现视觉诱发性眩晕,由移动的视觉环境诱发的眩晕。约有50%出现外在眩晕的视觉症状,如视振荡。③耳蜗症状:听觉症状主要包括耳鸣,耳内压力感,听力丧失,出现概率约为38%。耳内压力感约占20%但听力丧失较少见,听力丧失通常较轻微而且短暂,在病程发展过程中没有或仅有轻微进展。约20%在数年中逐渐发展为轻微双侧听力下降。电测听有助于与 MD 区别。④偏头痛症状:畏光约占65%,头痛约占65%,畏声约占10%,畏气味约占15%,视幻觉约占10%,伴头痛的 VM 发作和不伴头痛的 VM 发作均不少。眩晕可发生在偏头痛性头痛之前,之后或同时,有时候眩晕伴随的头痛很轻,不如在典型偏头痛发作时那么严重。还有些患者眩晕和头痛从来没有同时发生过,因此要注意询问患者是否有关于偏头痛有关联的畏光、畏声、畏气味等情况。⑤自主神经症状:约有95%的 VM 患者发生恶心,50%发生呕吐。恶心通常较其他前庭疾病明显,例如,在进行温度试验时 VM 发生恶心概率 4 倍于其他前庭疾病。

VM 症状发作的持续时间:①常见发作持续时间类型为:数秒占10%,数分钟占30%,数小时占30%,数天占30%。少数可能要几周时间才能完全从一侧 VM 发作中恢复过来。②先兆偏头痛典型发作一般持续时间为 5～60 min,占 10%～30%。③基底型偏头痛常有先兆,以视幻觉先兆为常见。眩晕发作经 5～60 min 伴随偏头痛性头痛<10%。④核心发作大多不超过 72 h。大多数 VM 持续时间不超过 24 h,超过 24 h 的核心发作也很少超过72 h。因此持续时间较长,超过 72 h 的前庭症状,要警惕急性前庭综合征的可能性,应注意鉴别诊断,排除脑血管病的可能性。

眩晕症状与头痛症状的关系:眩晕与头痛之间的关系变异性较大。眩晕与头痛的伴随关系在时间上有 3 种常见形式:①眩晕在头痛后出现;②眩晕与头痛同时出现;③眩晕在头痛之前出现。对这种时间上的伴随关系,要确定两者是偶然一起出现的,还是由于因果关系出现的。眩晕与头痛从来不同时发生者约占 30%,对于这些患者应主要根据是否出现偏头痛性症状,例如畏光、畏声、畏气味、视幻觉等,而非发作时的头痛来判断偏头痛症状。伴有眩晕的偏头痛患者,大多数头痛强度减弱。不伴眩晕的偏头痛患者大多在头痛轻度降低后才产生前庭症状。因此,VM 的临床主导特征是眩晕而不是头痛。也有不少 VM 患者不伴头痛。

VM 发作期的体征:发作期 VM 可见外周性损害体征,也可见中枢性损害体征。①眼震:眼震是两侧前庭张力不平衡的表现,是 VM 临床报告中常见的体征,这些眼震可表现为外周源性眼震或中枢性源性眼震，中枢源性可能更多一些。20 例小样本急性期 VM 研究发现，14 例VM 患者(70％)出现病理性眼震，50％为中枢源性自发性或位置性眼震，仅有 3 例 (15％)为外周源性自发眼震同时伴一侧水平 VOR 功能降低，35％原因不明，位置性眼震约占 40％，自发性眼震 30％，头动引发眼震 30％。另一研究报告，VM 患者出现持续性位置性眼震，大多为水平性和方向改变性，但也可为垂直性或旋转性。自发性眼震可为水平性或垂直性，如凝视性眼震。②轻度视眼动异常：例如出现扫视性跟踪，尤其出现超过相应的年龄范围的垂直扫视性跟踪，③轻度中枢性眼动异常：包括中枢性自发性眼震，中枢性位置性眼震，扫视性眼动异常等通常为轻度但占 45％～63％。④诱发性眼震：通过摇头诱发出摇头后眼震，约 50％出现摇头后眼震。VM 发作间歇期一般无症状，神经系统检查和神经耳科检查通常正常，此时进行前庭功能检测具有重要意义，如果正常，可排除其他前庭疾病的可能。

(三)辅助检查

VM 主要根据病史、临床表现、床边检查来诊断。目前没有生物标记可以证实偏头痛，在发作期间以及发作后的短期内，前庭功能检测可能有异常发现，但是没有特异性，不足以作为诊断标准，不过如果在发作间歇期，无症状的情况下，发现明显或严重异常，例如严重听力丧失，完全性单侧或双侧前庭功能丧失，通常提示另一种疾病。文献报告的 VM 前庭功能异常见于：①温度试验：10％～30％ VM 可见单侧反应降低，10％可见优势方向但不具特异性。②转椅试验：20％可见单纯优势方向，但增益改变罕见。③VEMP：VEMP 异常可见于单侧或双侧反应降低，潜伏期延长，最大反应的频率段从 500 Hz 转移至 1000 Hz,但在其他前庭疾病例如 MD 也会出现，不具鉴别特异性。④VAT：39 例 VM 患者中发现 4～5 Hz 垂直相移增高。电测听检查有助于 MD 区别。MRI 对于表现为中枢性异常以及以前没有类似发作的患者是必要的，以便及时发现其他可能。

(四)治疗要点

由于病因机制不明，缺乏对因治疗，大多数治疗仍属于对症治疗范围。治疗措施包括药物和非药物治疗。

1.药物治疗

主要针对 VM 急性发作和 VM 预防性治疗。

(1)预防性药物治疗：药物治疗大多基于专家意见或临床观察，缺乏来自随机双盲对照研究的验证。大样本量随机双盲对照试验已在进行中，希望很快能提供有效药物治疗的效果验证。目前用于预防性治疗的药物主要为 β 受体阻滞剂，预防性抗癫痫药物、碳酸酐酶抑制剂等。小样本研究发现 Zolmitriptan 和 Lamotrigine 对急性发作有效，但是由于时间短、样本量小，最终缺乏结论性结果。一个回顾性研究报告，正常情况下不用于预防性治疗的碳酸酐酶抑制剂(acetazolamide)和 Dimenhydrinate 似乎有效。

大多数药物具有可预期的不良反应，需要根据患者的情况选择性使用。例如，β 受体阻滞剂可导致直立性低血压，适合高血压患者使用或在晚上用药。有精神源性并发症的患者选择 SSRI 类药物，Valproate 或 Amitriptyline 可导致体重上升都影响药物选择。药物治疗应从小剂量开始，如果合并用药要注意不良反应累加的问题。患者应当记录发作是否减少，3 个月进行评估，以能减少发作频率至少 50％或高于 50％ 以上为好。

(2)急性发作药物治疗：传统止吐药物。例如，Dimenhydrinate 或 Benzodiazepines 对于急性发作的治疗比较合适，当发作＞45 min 时，止吐药＋非激素性抗炎药(Ibuprofen)或镇痛药

(阿司匹林)等可以终止发作。

最近一个较大样本(n= 1555)随机双盲安慰剂对照研究报告,对乙酰氨基酚(acet-eminophen) 500 mg、阿司匹林(acetylsalicylic acid) 500 mg 和咖啡因(caffeine) 130 mg 单剂量组合用药,对缓解急性偏头痛症状(如呕吐、畏光、畏声)的效果显著好于安慰剂,显著快于布洛芬(ibuprofen) 400 mg。

2.非药物治疗

①解释病情,解除恐惧,释放压力;②记录可能的诱因,尽量避免诱因,包括可引起发作的食物和刺激性气味;③规律性睡眠;④发作间歇期仍有前庭症状的患者可进行前庭康复。

3.透皮眶上神经刺激(Iransculaneoussupraorbital neuro stimulator,tSNS)

tSNS 透皮眶上神经刺激是在前额(非侵入性)放置神经刺激器装置,透过皮肤传送低压脉冲电信号刺激三叉神经分支眶上神经的方法。30 例健康人双盲对照试验结果显示,tSNS 电刺激有显著降低警觉醒觉和注意力的镇静作用。67 例经头痛门诊确诊的偏头痛患者,进行tSNS 治疗随机双盲对照试验,结果显示治疗组比对照组的偏头痛天数和发作频率显著降低,因此治疗组患者服用抗偏头痛药物显著减少。tSNS 治疗可能通过提高镇静作用降低兴奋性,降低偏头痛发作,是一种偏头痛预防性治疗的新尝试。对一般人群中可疑偏头痛患者的大样本研究(n=2313)发现,患者自己使用 tSNS 治疗也有明显效果,但各种不适应和不耐受反应约占4.3%,如能由专业医生确诊并且配合其他方法,治疗效果可能更好。

4.前庭康复

仍有前庭症状的前庭型偏头痛患者和有偏头痛病史的患者进行前庭康复,治疗前后的症状有显著改善。在服用抗偏头痛药物同时,适时进行前庭康复对前庭型偏头痛患者缓解症状不失为一个可行的办法。

二、主要护理诊断/问题

1.头痛

头痛与颅内外血管舒缩功能障碍有关。

2.焦虑

焦虑与偏头痛长期反复发作有关。

三、护理措施

1.一般护理

发作时卧床休息,保持环境安静,避免强光、强烈气味等刺激,平时防止过度疲劳、精神紧张,保证充足睡眠。

2.饮食护理

给予清淡饮食,多食蔬菜水果;禁食一些诱发头痛的食物与饮品,如高脂肪食物、红酒、巧克力、奶酪、熏鱼等。

3.症状护理

对于疼痛剧烈的患者应改善环境,减少声、光刺激;同时应采取缓解头痛的措施,如头部冷敷、按压止痛以及指导各种放松技术等。

4.用药护理

告知药物的作用、用法和注意事项,观察药物的不良反应。

（1）避免镇痛药物的长期使用。作用强的药物大部分有不良反应，慢性头痛长期给药易引起药物的依赖性，应耐心解释，严密观察。

（2）阿司匹林、布洛芬等最常见的不良反应为胃肠道反应，因口服可直接刺激胃黏膜，引起上腹不适、恶心、呕吐，严重时可发生胃溃疡和胃出血。为减少对胃的刺激，该药宜饭后服用。

5.心理护理

①帮助患者解决问题，鼓励患者将焦虑告诉医护人员，协助患者认识其焦虑以便进行行为调整，以消除精神紧张，减轻心理压力，保持心情舒畅；②指导患者身心放松，分散对疼痛的注意力；③使患者明白焦虑会使病情加重，应该积极地加以控制。必要时遵医嘱使用抗焦虑药。

6.出院指导

指导患者尽量保持情绪稳定、心情舒畅；注意劳逸结合，避免过重的体力劳动；饮食要有节制，不宜过饱或过饥，戒烟酒；青春期和月经期前后消除各种紧张因素，注意先兆症状；合并高血压及其他疾病者应按医嘱正确服药，并定期去医院复诊。

（申田丽）

第四节　内耳缺血性眩晕

外周前庭系统的血液由迷路动脉供应。迷路动脉的起点变异较大，多数是小脑下前动脉（anterior-inferior cerebellar artery，AICA）的分支，偶尔直接来自基底动脉。迷路动脉在进入内耳前分为前庭前动脉和耳蜗总动脉。前庭前动脉的血液供应前庭神经、椭圆囊的大部及外半规管和前半规管的壶腹部。耳蜗总动脉分为耳蜗动脉和前庭耳蜗动脉。耳蜗动脉的血液供应耳蜗，前庭耳蜗动脉的血液供应部分耳蜗、后半规管的壶腹部及球囊的下部。迷路在解剖上没有侧支血管网供应，对缺血十分敏感，选择性的血流阻断，仅需 15 s 就可以消除听神经兴奋性。

一、护理评估

（一）与内耳缺血相关的眩晕

（1）伴眩晕的突发性聋。

（2）急性前庭病：这些疾病的假说都涉及内耳缺血或内耳卒中。如果只累及耳蜗，临床表现为突发性聋；只累及前庭，临床表现为眩晕；累及耳蜗和前庭则表现为突发性聋和眩晕。上述两类眩晕的持续时间一般都较长，同时伴有明显的平衡障碍，旋转性眩晕一般持续时间可超过 24 h，平衡障碍时间可更长，可达 1 周。这些都缺乏颞骨病理证据。

迷路梗死表现为急性听-前庭功能丧失，主要是内听动脉缺血所致。根据内听动脉各分支的供应范围，前庭前动脉梗死可选择性破坏上迷路。在心血管高异常的患者群中，可以认为外周急性前庭综合征的病因是血管功能障碍所致。听力下降和（或）眩晕主要是内耳或前庭耳蜗神经缺血的结果。其中，耳蜗对缺血的敏感性高于前庭。但实际上，由于对前庭急性损伤的敏感性和前庭投射的广泛性，而耳蜗损害一般局限于耳蜗的外周部分，所以临床前庭症状多于耳蜗症状。

(二)发病机制

在一项突发性聋伴眩晕的颞骨病理研究中,发现椎-基底动脉连接处有明显的粥样硬化斑块,而内听动脉及其分支正常。右侧耳蜗和前庭迷路有退行性变。后半规管壶腹和球囊斑保持相对完整。右侧前庭-耳蜗神经有纤维性瘢痕和退行性变的区。这些结果说明患者过去所发生的主要是内听动脉短暂的低灌注,且下迷路较上迷路对缺血的敏感性差,上迷路的侧支循环较好,对缺血耐受较好。孤立性迷路梗死可能的机制有血栓和血管痉挛两种。小脑前下动脉梗死时,突发的眩晕和耳聋是很常见的,梗死的原因有血栓导致的血管狭窄或椎-基底动脉、小脑前下动脉阻塞。如果小脑前下动脉完全阻断,小脑和脑干体征一般均要出现。如果仅为椎基底动脉系统血流减少,可以选择性造成内耳损害。动脉到动脉的血栓是迷路梗死的另一机制,这主要是指栓子在动脉之间移动,影响内耳,导致孤立的听力下降和平衡功能障碍,而无其他神经症状。

(三)临床表现

内耳临床上主要表现为单发的、迁延性眩晕,但临床上利用现有的影像学方法还不能直接证明其确切的病因。

外周急性前庭综合征的临床表现包括:眩晕持续超过24 h,向一侧的自发性眼震为水平扭转性,轻度的姿势不稳伴有向慢相侧的倾斜,冷热试验一侧功能低下等。

(四)临床诊断

(1)心-脑血管检查,以了解内耳缺血的易患因素,包括血糖、血脂、颈部和椎动脉血管超声检查、后循环的MRA检查。血管造影可显示动脉狭窄的部位、程度以及慢血流状态。

(2)内耳磁共振检查。

(3)高刺激率听性脑干反应(ABR):高刺激率ABR分别采用11.1 Hz和51.1 Hz的刺激率,并比较两者Ⅰ~Ⅴ波潜伏期的差值,超过0.28 ms(包括0.28 ms)为异常。异常提示听神经通路血供异常。该检查较为敏感,但是,重度聋由于ABR不能引出,是该检查的盲区。

尽管目前的影像学技术还不能明确区分病毒和血管病变,但可以通过目前的冷热试验、前庭诱发的肌源性电位(VEMP)和主观垂直视觉检查来判断受累的供血范围。如果上迷路受损,VEMP正常,自发性眼震有向上的垂直成分;如果血栓形成,小脑前下动脉缺血性卒中一般都同时累及耳蜗和前庭,大多会出现多种小脑和脑干体征。

外周急性前庭综合征不需要检查脑部MRI,除非有其他神经体征。如果患者有心-脑血管病的高危因素,特别是老年患者,建议检查脑部MRI,DWI对急性病变最有诊断价值。临床上确定外周急性前庭综合征的病因主要是依赖对所有临床资料的综合分析,而并非依赖脑部MRI目前临床上尚需发现新的手段对外周急性前庭综合征进行病因诊断。尽管外周急性前庭综合征大多预后好,但有时可能是由心脏的微小血栓所导致的。这种潜在的危险是很大的,有可能外周急性前庭综合征只是桥-小脑梗死的前驱症状,值得关注。

(五)治疗要点

目前针对内耳缺血的急性治疗应基本等同于前循环缺血性卒中的治疗。应积极开展卒中单元的组织化治疗模式。对起病3 h的合适患者可以开展静脉rt-PA溶栓治疗。有条件者可行动脉溶栓治疗。对所有不合适溶栓治疗且无禁忌证者,应予以阿司匹林100~300 mg/d治疗。

现在更多的是用后循环缺血来代替椎-基底动脉供血不足这个概念。椎-基底动脉供血不足(vertebrobasilar insufficiency,VBI)的定义:指由于脑内某些区域血供不足而引起的多种一过性或持续性症状。VBI 有许多同义词,如椎-基底动脉系统缺血、后循环缺血、后循环 TIA以及椎-基底动脉血栓栓塞性疾病。有的学者认为,VBI 是椎-基底动脉系统的一种短暂性脑循环障碍,即椎-基底动脉 TIA;有的学者认为,在有明确的责任病灶时应诊断为后循环梗死,如小脑后下动脉栓塞。如果没有确切依据,如梗死病灶与临床症状无关或没有找到明确的病灶,则应该诊断为 VBI。还有学者认为,狭义的 VBI 是指椎动脉系统 TIA,而广义的 VBI 则应包括后循环梗死。

二、主要护理诊断/问题

(1)一般情况评估患者意识、生命体征全身营养状况、家族史既往史、生活习惯等。

(2)专科情况患者眩晕发作的诱因和持续时间,发作次数,眩晕与头位改变的关系,有无视物旋转及旋转的方向,有无恶心、呕吐、倾倒等。

(3)心理评估患者对疾病的预后及相关知识了解程度,有无家庭及经济方面压力,患者的情绪及行为反应状态。

三、护理措施

1.一般护理

(1)严密观察患者的神志、面色、有无眩晕、眼震及恶心、呕吐等症状,做好记录。

(2)眩晕发作前,耳鸣多为前驱症状,故每遇耳鸣声调突然加大时,应陪护在患者身边,以防眩晕突然发作而摔倒。

(3)观察眩晕发作的次数、程度、持续时间、发作时的自我感觉以及有无其他神经系统症状。

(4)如患者恶心、呕吐严重导致脱水或反应剧烈、血压下降时,应立即联系医生,配合急救。

2.饮食护理

给予清淡饮食,多食蔬菜水果;禁食一些诱发头痛的食物与饮品,如高脂肪食物、红酒、巧克力、奶酪、熏鱼等。

3.用药护理

告知药物的作用、用法和注意事项,观察药物的不良反应。

(1)避免镇痛药物的长期使用。作用强的药物大部分有不良反应,慢性头痛长期给药易引起药物的依赖性,应耐心解释,严密观察。

(2)阿司匹林、布洛芬等最常见的不良反应为胃肠道反应,因口服可直接刺激胃黏膜,引起上腹不适、恶心、呕吐,严重时可发生胃溃疡和胃出血。为减少对胃的刺激,该药宜饭后服用。

4.心理护理

(1)帮助患者解决问题,鼓励患者将焦虑告诉医护人员,协助患者认识其焦虑以便进行行为调整,以消除精神紧张,减轻心理压力,保持心情舒畅。

(2)指导患者身心放松,分散对疼痛的注意力。

(3)使患者明白焦虑会使病情加重,应该积极地加以控制。必要时遵医嘱使用抗焦虑药。

5.出院指导

指导患者尽量保持情绪稳定、心情舒畅;注意劳逸结合,避免过重的体力劳动;饮食要有节制，不宜过饱或过饥，戒烟酒；青春期和月经期前后消除各种紧张因素，注意先兆症状；合并高血压及其他疾病者应按医嘱正确服药，并定期去医院复诊。

（申田丽）

第五节 梅尼埃病

梅尼埃病(Meniere disease,MD)是特发性内耳疾病，已证实内耳病理改变为膜迷路积水，临床表现为反复发作旋转性眩晕，波动性感音神经性聋，伴耳鸣、耳闷感，间歇期无眩晕，可持续耳鸣，多年来国内将其译为美尼尔病，1989年"自然科学名词审定委员会"根据法语读音译为梅尼埃病更贴切。因其为独立的内耳疾病，不主张用梅尼埃综合征等词。

一、护理评估

(一)病因

梅尼埃病(MD)病因众说纷纭，尚无一种权威性理论，目前一致认为内淋巴分泌过多或吸收障碍可形成积水，出现吸收与分泌障碍的病因不清，将经常讨论的几种学说简述如下。

1. 自主神经功能紊乱及内耳微循环障碍学说

Emlie(1880)早就提出梅尼埃病与血管痉挛有关，Cheathe(1897)提出内耳和眼球循环相似，均为终末动脉且包含在密闭、有一定容量的结构内，很容易造成区域性微循环障碍，Pansius(1924)观察到梅尼埃患者与青光眼患者唇部或甲床毛细血管有明显的功能障碍。正常状态下交感、副交感神经互相协调维持内耳血管的舒缩功能，若交感神经占优势，因小血管痉挛易产生膜迷路积水。Lermoyez(1927)认为用血管痉挛学说解释眩晕频繁发作比用膜迷路破裂和钾离子中毒学说更合理。William(1952)亦主张用血管痉挛解释频繁眩晕发作，内听动脉痉挛发生典型耳蜗及前庭症状；前庭支痉挛仅出现眩晕及眼震，波及椭圆囊出现突然跌倒；耳蜗支痉挛仅出现耳聋耳鸣。Seymour(1954)用电刺激猫的颈交感神经干，引起螺旋韧带毛细血管痉挛，血管纹血流量减少，局部缺氧，血管渗透性增强，血管内液漏入内耳外淋巴间隙，最后导致膜迷路积水，故临床上应用颈交感神经切断术或星状神经节阻滞术，可缓解该病急性发作。学者在耳蜗第三回开窗，动态观察内淋巴积水动物模型的螺旋韧带血管，测量微血管管径变细，血流速度减慢，与健康动物比有统计学差异。

2. 免疫性损害学说

Quinke(1893)提出梅尼埃病症状与血管神经性水肿有关，McCabe(1979)与 Hughes(1983)提出该病为自身免疫性疾病，Derebery(1991)认为免疫复合体沉淀在内淋巴囊可产生膜迷路积水，循环免疫复合物(CIC)介导的Ⅲ型超敏反应可能是该病的原因；Yoo用Ⅱ型胶原，诱发动物内淋巴积水，称其为自身免疫性耳病，并发现患者抗Ⅱ型胶原抗体明显增高，提出细胞和体液免疫介导的免疫性内淋巴积水性损伤，约占该病病因的10%，Shea提出一半的梅尼埃患者是自身免疫性疾病。William发现患者血液中的单纯疱疹Ⅰ型病毒抗体明显增高。许多学者注意到内淋巴积水与内淋巴囊(ES)免疫反应关系，动物实验证明内耳粗制抗原可诱发内淋巴积水，并可使该个体全身致敏，故内耳是抗原引起全身致敏的传入臂，免疫应答场所为内淋巴囊。Dornhoffer 证明梅尼埃病 40% ES 存在免疫复合体及免疫球蛋白 IgG。Andersen(1991)观察到人的 ES 有不同数量白细胞,且有免疫能力的细胞连续再循环,其对清洁内耳的外来微生物是很重要的。ES 是引起免疫反应的细胞基础,其免疫活性紊乱,可导致梅尼埃病发作。Tomoda 认为免疫反应的中间产物,可改变血管通透性引起膜迷路积水。

3.变态反应

Duke(1923)认为Ⅰ型变态反应与该病有直接因果关系,即由抗原刺激体液免疫系统,产生特异性 IgE 附着于肥大细胞,机体处于致敏状态,再接触抗原即可发病,Clemis 认为近来过敏因素所致梅尼埃病有所增长,占 30%～40%。据称,来自食物过敏原占多数,呼吸道过敏原次之,此类患者有明显季节性,常伴其他过敏性疾病。内耳变态反应时,血管纹处出现大量组胺及 5-羟色胺,毛细血管通透性增强,血液中水分进入内淋巴引起膜迷路积水。也存在不符合特异性 IgE 介导Ⅰ型变态反应之处,如采用抗组胺治疗疗效不高,虽近 20 年来已注意到本病与Ⅲ、Ⅳ型变态反应的关系,尚需进行基础研究。

4.精神因素

许多人发病与精神、情绪有关,Fowler 提出身心功能紊乱可引发该病;第二次世界大战后,日本 MD 患者急剧增多;House 等提出该病与精神因素有关,但 Grary 认为 MD 本身可以引起情绪不稳定,情绪并不是发病诱因。

(二)临床表现

MD 临床表现多种多样,对患者威胁最大的是发作性眩晕,其次为耳聋、耳鸣、耳闷。

1.眩晕

有 2/3 的患者以眩晕为首发症状,由于前庭终器受刺激,突觉天旋地转,自身要跌倒。常在睡梦中发作,起病急,有自身或环境旋转,滚翻、摇摆或颠簸感,眩晕程度大体可分为三级:一级头晕,头沉尚能自持,与假性眩晕很难区别;二级眩晕,闭目静卧不晕,动辄引起自身或环境旋转感;三级闭目静卧亦有旋转感。二至三级为真性眩晕,剧烈眩晕持续数分钟或数小时不等,很少超过 1～2 d,眩晕发作时,常伴有自发眼震及面色苍白、出汗、呕吐等自主神经症状。眩晕发作缓解后稍动或声光刺激可使症状复出。眩晕发作后可慢慢恢复,剧烈眩晕后仍有头晕、步态不稳等症状,少数患者眩晕瞬间即逝或一觉醒后即愈。大多数患者均可反复发作,发作频率无一定规律,个别患者可间隔 1～5 年,多数患者 1 年或 1 个月内发作数次,甚至几天发作一次,一般规律为首次犯病以后犯病次数逐渐增多,达高潮后逐渐减轻,减少发作次数,直到听觉严重损失后眩晕减轻或消失。眩晕的剧烈程度因人而异,同一患者每次犯病的轻重不一;有的患者发作前有耳聋、耳闷、耳鸣加重的先兆,有些与精神、情绪、疲劳有关,有些无任何先兆及诱因。现一般认为 MD 早期各种症状由机械因素引起,晚期由生化因素引起。有两种少见的眩晕发作类型,在诊断疾病时应归于 MD 的范畴。

(1)Lermoyez 综合征:先有耳聋、耳鸣,但无眩晕,以后突然眩晕,听力随之好转,耳鸣减轻,这一现象首先由 Lermoyez(1919)报道,故以其姓命名此征,极少见,William(1951)报道 500 例 MD 中仅有 3 例为此征,现一般认为本征是 MD 的一种异型,其耳聋、眩晕发病秩序与典型 MD 相反。病因为交感神经兴奋,耳蜗毛细血管痉挛后渗出增多,蜗管积水压力上升,故只有耳聋而无眩晕,当压力上升到冲开耳蜗与前庭之间的联合管时,椭圆囊与半规管压力升高,出现眩晕,此时耳蜗压力下降,听力好转,耳鸣减轻。

(2)椭圆囊危象:这是一种无先兆的突然丧失下肢伸肌功能而摔倒在地的症状,站立起来后很快恢复常态,并无眩晕及其他不适,Tumarkin(1936)认为这种发作是椭圆囊耳石器异常兴奋,使前庭脊髓束运动神经元异常放电,产生运动性的迷路症状而摔倒在地,这种无眩晕感的跌倒称为猝倒(drop attack)或椭圆囊危象。

2.耳鸣

耳鸣是一种主观症状,可以是 MD 最早期症状,有时比其他症状早几年,而未引起患者重视。Mawson 报道,80%患者有此症状,病程早期常为嗡嗡或吹风样声,属低频性耳鸣,患者常能耐受,后期蝉鸣属高频性耳鸣,整天存在,在安静环境中耳鸣加重,患者常不能耐受,但尚能入睡,说明大脑皮质抑制时耳鸣减轻或消失,发病前耳鸣加重,眩晕缓解后耳鸣减轻。耳鸣有以下特点:①耳鸣强度与听力损害程度一致;②耳鸣声调与听力损害频率区有关,可用耳鸣匹配曲线确定其为高频或低频性耳鸣,高频听力下降,常引起高频性耳鸣低频听力下降,常引起低频性耳鸣;③随着病程进展,由于适应耳鸣,症状可减轻。耳鸣的机制不清,病程早期蜗顶部内淋巴压高,常出现低频听力下降及低频性耳鸣。耳鸣的发生还可能与基膜变形、外毛细胞与覆膜关系改变而异常放电有关。可根据耳鸣确定病变侧别,耳鸣的消长反映病变的转归。

3.耳聋

听力下降是主要症状,急性发作时被眩晕掩盖,早期低频感音神经性聋,常呈可逆性的,有明显波动性听力减退者只 1/4,虽然患耳听力下降,但又惧怕强声、尖声刺激,此种现象表明有重振,是一种响度畸变,可能由于外毛细胞受损,强声刺激下内毛细胞对听觉的增补作用,MD的听力损失可在 1~2 年发病数次后即达 60 dB,也可能多次波动后听力仍正常,也可能某次严重发病后达全聋,故听力丧失与发作次数、持续时间无一定相关性,随病情发展耳聋加重,高频亦下降且无波动现象,总的趋势是每况愈下,最后可呈严重感音神经性聋或全聋。在发作间歇期,对同一声音,两耳感到声调不同,患耳听到的声调较高,这种现象称复听,是一种音调畸变,复听和重震都是耳蜗感音性聋的特殊症状。

4.耳内闷胀感

以前认为耳聋、耳鸣、眩晕为 MD 典型三联征。1946 年后发现 1/3 的患者有患耳胀满感,甚至患耳前、后区亦有压迫、胀满感,发生在病程的早期,常出现于眩晕发作之前,经过反复发作此症状不明显或者患者适应了常不诉此症,许多学者将其归之于 MD 的第四联症。该症机制不清,过去有学者认为膜迷路没有压力感受器,现认为可能与内淋巴高压有关,Pulec 观察到刺破球囊后压迫感突然缓解。Schuknecht 治疗 1 例经内外科治疗耳闷不减的患者,行耳蜗神经切断后,压力感消失,笔者亦观察到内淋巴囊减压后耳闷感减轻或消失。

5.自主神经症状

恶心、呕吐、出汗及面色苍白等自主神经症状是剧烈眩晕发作的伴随症状,其出现常反映眩晕的剧烈程度,自主神经症状与自发眼震一样都是 MD 的客观体征,William 认为这是一种诱发症状,是由于前庭神经核与迷走神经核位置较近,前庭神经核受刺激后,兴奋扩散引起迷走神经兴奋而出现恶心、呕吐,甚至腹泻、心率变慢、出汗等症状。

6.平衡障碍

MD 缓解期除听觉障碍外,少数患者平衡功能障碍,表现为持续性不稳感,或偏向一侧的倾向。有时发生防护性倾倒,如行走间突感前方道路向下沉,为防止向前跌倒而将身体后仰,结果向后跌倒;有时觉前方道路升高,怕向后跌倒而发生向前扑倒,这种跌倒称防护性跌倒,原因不清,推测因球囊膨胀,将椭圆囊斑向后挤压至半规管,而产生的位置觉障碍的结果。四大症状出现的先后、持续时间无一定规律。

(三)辅助检查

1.纯音听阈测定

早期为低频下降型感音神经性聋,听力曲线呈轻度上升型,无气-骨导差。多次发作后,由于高频区听力亦下降,故曲线呈马鞍形或平坦形。

2.声导抗测听

以 226 Hz 频率声作为探测音所引出的鼓室导抗图正常,Metz 试验示重振(+),音衰减试验(-)。

3.双耳交替响度平衡实验

有重振现象,言语识别率降低。

4.耳蜗电图

SP-AP 复合波增宽,-SP/AP 比值异常增加(>0.4),AP 振幅-声强函数曲线异常陡峭。

5.甘油试验

阳性标准为服用甘油后患耳 0.25 Hz、0.5 Hz、1.0 Hz,平均听阈下降≥15 dB,或:①单一频率听阈下降≥15 dB;②相邻两个频率听阈下降≥10 dB;③3 个或 3 个以上频率听阈下降≥10 dB。

6.前庭功能实验

冷热试验早期患侧前庭功能正常或轻度异常;多次发作后可出现向健侧的优势偏向;晚期出现半规管轻瘫或功能丧失。Hennebert 征出现阳性。

7.眼震电图

发作高潮期可见自发性眼震,呈水平型或水平-旋转型。

8.骨 CT 扫描

注意乳突气化情况及前庭水管宽窄。

(四)治疗要点

因机制不清,MD 治疗方法繁多,反映疗效不佳,各种治疗方法一是根据 MD 发病机制之各种学说;二是根据文献报道治疗经验的积累及经验发现。治疗目的是消除眩晕,保存听力,减轻耳鸣与平衡失调,防止病情进展。急性发作期患者主要痛苦为眩晕及恶心、呕吐,患者常急诊于耳科及神经内科,缓解期以耳聋、耳鸣为主常就诊于耳鼻咽喉科,故 MD 治疗分急性发作期及间歇期阐述。

1.一般治疗

绝对卧床休息,嘱患者躺在舒适体位,闭目,头固定不动,避免声光刺激,耐心解释病情,说明本病为内耳疾病,并无生命危险,通过治疗可缓解,消除其恐惧及焦虑心理。控制食盐和水分的摄取,水分控制在每日 1 000～1 500 mL 或以下,食盐控制在 1.5 g/d 左右。

2.前庭神经镇静药

(1)地西泮(安定):是 γ-氨基酸 T 受体抑制药,可抑制前庭神经核的活性,有抗焦虑及肌肉松弛作用,5～10 mg 口服,每日 1～2 次,若呕吐严重可改用 10 mg 肌内注射或静脉滴注。

(2)利多卡因:利多卡因静脉滴注能阻滞各种神经冲动,作用于脑干及前庭终器,可按 1～2 mg/kg 加入 5% 葡萄糖 100～200 mL 静脉滴注或缓推,既可减轻眩晕使患者安静入睡,也可减轻耳鸣,据一般报道,本品对眩晕、呕吐、耳鸣控制良好,有效率可达 80%。

3.抗胆碱能制剂

抗胆碱药能阻滞胆碱能受体,使乙酰胆碱不能与受体结合,能解除平滑肌痉挛,使血管扩张,改善内耳微循环,抑制腺体分泌,适用于自主神经反应严重,胃肠症状明显者。

(1)氢溴东莨菪碱属副交感神经阻滞药,0.3～0.5 mg口服、皮下注射或稀释于5％葡萄糖溶液10 mL静脉注射。

(2)使用东莨菪碱透皮治疗系统(TTS-S),由于东莨菪碱口服或注射半衰期短,需频繁给药,血液药物浓度曲线有"峰谷"现象,很难掌握用量。20世纪70年代后期制成TTS-S,贴剂疗效快且可持续给药,据观察疗效优于茶苯海明(晕海宁)及美克洛嗪(敏可静),对控制MD性眩晕效果良好。不良反应为口干,但较口服及注射本剂轻,TTS-S对恶心、呕吐严重者尤为适用。

(3)硫酸阿托品0.5 mg,皮下注射或稀释后静脉滴注。

(4)山莨菪碱(654-2)氢溴酸注射液10 mg,肌内注射或静脉滴注。注意:青光眼患者忌用抗胆碱能药,有扩大瞳孔、提高眼压的风险。

若无症状无须任何治疗,有平衡障碍、耳聋、耳鸣者,可根据症状特点进行相应治疗,目的是防止眩晕发作及听力进一步下降。

4.防止眩晕急性发作

生活规律,减少精神、情绪刺激,低盐饮食,每日限定盐在1.5 g以下,建议患者避免CATS(咖啡、酒、烟和紧张),可防止眩晕发作。

5.对耳聋、耳鸣等耳蜗症状的治疗

常选用血管扩张药,改善内耳微循环,拟诊内淋巴高压者可加服利尿药,用法、用量已在"急性发作期治疗"中阐述,但用药强度比急性发作期缓和。

6.氨基糖苷类抗生素(AmAn)在MD的应用

半个世纪以来MD内外科治疗不尽如人意,前庭神经切断术疗效较好,患者多数不愿接受开颅术而宁愿任其发展致全聋,眩晕自然消失的结局。为了寻找疗效佳、操作简单的方法,现纷纷利用AmAn的不良反应破坏前庭终器,消除顽固眩晕。Fowler(1948)首先用肌内注射链霉素治疗双侧MD;Schuknecht(1957)改用该药在鼓室内注射治疗单侧致残性梅尼埃病;Beck(1978)改用庆大霉素鼓室内注射取得良好效果;Shea利用椭圆囊和骨壁间有一网状结构,即"膜界限"(membrane limitans),根据其分隔上下迷路解剖特点,行半规管开窗链霉素外淋巴间隙灌注治疗MD,使药物蓄积在迷路达破坏前庭保存耳蜗的目的,为外半规管开窗给药提供解剖基础,半规管给药对前庭损害是全身给药的4倍。据报道,鼓室注射庆大霉素眩晕控制率达90％,疗效仅次于前庭神经切断术。该种方法简单、安全、创伤小,可在门诊进行,是控制眩晕较好的治疗方法,现统称为"化学性迷路切除术"。

7.前庭功能重建的训练

前庭中枢有代偿、适应和习惯等功能,有些MD间歇期出现平衡障碍或位置性眩晕,进行前庭训练即习服治疗使症状缓解,根据前庭生理病理的基本原理,不论一侧、双侧前庭功能减退或阵发性位置性眩晕,通过反复前庭训练,即反复激发眩晕发作的体位及动作,使"不适应"感觉输入发展成"正常"感觉输入时,异常空间定位信息转变为寻常空间定位信息时,即习服形成,眩晕及平衡障碍消失,前庭习服训练(vestibular habituation training)方法很多,如Norre及Cawthorne法,在此仅介绍Cawthorne的前庭体操疗法。

二、主要护理诊断/问题

1. 舒适状态改变

舒适状态改变与眩晕、耳鸣、听力下降及恶心、呕吐有关。

2. 听力下降

听力下降与膜迷路积水有关。

3. 有受伤的危险

有受伤的危险与突发眩晕时平衡障碍有关。

4. 恐惧

恐惧与眩晕、耳鸣、听力下降有关。

三、护理措施

1. 安全防护

患者发作期间应卧床休息,专人陪护,照顾好患者的任何起床活动,防止跌倒受伤。嘱患者尽可能不做转体活动,以免诱发眩晕导致跌倒受伤。病情缓解期下床活动时应扶持把手或床沿等,行动要缓慢。

2. 病情观察

(1)严密观察神志、面色、有无眩晕、眼震及恶心、呕吐等症状,做好记录。

(2)眩晕发作前,耳鸣多为前驱症状,故每遇耳鸣声调突然加大时,应陪护在患者身边,以防眩晕突然发作而摔倒。

(3)观察眩晕发作的次数、程度、持续时间、发作时的自我感觉以及有无其他神经系统症状。

(4)如患者恶心、呕吐严重导致脱水或反应剧烈、血压下降时,应立即联系医生,配合急救。

3. 用药护理

目前大部分梅尼埃病患者需依靠药物治疗以控制急性眩晕发作及处理慢性眩晕和头晕。常用于治疗梅尼埃病的药物有苯二氮䓬类、止吐剂、血管舒张药、利尿剂、钙通道阻滞剂、糖皮质激素等,护士应掌握所用药物的作用、不良反应及禁忌证,在使用过程中注意观察药物是否出现不良反应,及时发现药物不良反应,及时处理。

(1)苯二氮䓬类药物有轻度嗜睡、头痛、乏力等,过量可致急性中毒,出现昏睡、动作失调,甚至呼吸抑制。

(2)甲氧氯普胺可有锥体外系反应以及便秘、腹泻、困倦等,注射给药可引起直立性低血压。

(3)青光眼患者禁用山莨菪碱。

(4)噻嗪类利尿剂的不良反应主要有低钾血症、肾外性氮质血症、皮疹、中性粒细胞减少症、血小板减少及高血糖、高尿酸血症和肝功能异常等。

(5)钙拮抗剂氟桂利嗪短期使用有镇静作用并会引起体重增加,长期使用会诱发抑郁和帕金森综合征等。

4. 饮食护理

患者发作期往往伴有眩晕、恶心、呕吐等自主神经功能紊乱症状,导致消化吸收功能减弱、食欲减退。加强饮食护理,嘱患者进食营养丰富、易消化的低盐流质或半流质,注意少量多餐。忌烟、酒、浓茶,限制入水量,防止水钠潴留,以减轻迷路水肿。保持大小便通畅,便秘者适当予以缓泻剂。

5.心理护理

本病常突然发作,出现严重的眩晕、恶心、呕吐、耳鸣及听力减退等,患者感到天旋地转,因此不敢睁眼,双目紧闭。故患者心理负担较重,以为患了极为严重的疾病,感到恐慌、焦虑,急于求救。此时应耐心疏导,向患者讲解病情特点和注意事项,消除急躁和恐惧情绪,使其主动配合治疗,争取早日康复。

6.避免诱发因素

发作期患者应卧床休息,尽量不要变换体位,安静休养。待症状缓解后可鼓励患者逐渐下床活动。护理操作要轻柔,避免晃动床铺。室内光线宜暗淡,避免环境嘈杂吵闹,以免不良刺激加重眩晕、耳鸣。

7.健康指导

(1)预防为主。日常生活中要劳逸结合,按时作息,避免急躁、激动、生气等诱发因素,学会自我开导,保持心情开朗,精神放松,做到心平气和。

(2)如发作频繁、症状较重、病情较长,对工作、生活有明显影响者,可考虑手术治疗。

(3)饮食以高蛋白、低盐、富含维生素为主,适当限制水分摄入,禁烟酒咖啡,禁用耳毒性药物。

(4)嘱患者行动要轻缓,且不宜从事高空或运输工作,忌登高、下水、驾驶车辆,以免发生意外。

(5)患者除发作期住院治疗,间歇期多数在家进行药物治疗,因此应指导患者建立良好的健康意识,利于疾病的康复,避免复发。间歇期应加强锻炼,提高身体抗病能力。

(6)指导患者进行头部、颈部及躯体运动等前庭康复训练,旨在提高前庭位觉、视觉和本体感觉对平衡的协调控制能力,调动中枢神经系统的代偿功能,以增强凝视的稳定性,提高姿势的稳定度,改善眩晕。前庭康复训练可以增强患者的平衡功能并提高其对眩晕的耐受能力。

(7)疾病缓解期时,应鼓励患者日间多活动,即使患者还有轻度眩晕,也应鼓励其下床走动和做前庭康复操,以加快前庭代偿,早日解除眩晕。夜间入睡时指导患者选择最佳体位,避免诱发眩晕,以利于充分休息。

(申田丽)

第六节　前庭神经炎

前庭神经炎又称前庭神经元炎,首先由 Ruttin 报道,为突然眩晕发作而无耳蜗及其他神经系统症状的疾病。Nylen 称此病为前庭神经炎。Dix 及 Hallpike 总结本病临床表现后改名为前庭神经元炎。直到 1981 年 Schuknecht 对 4 名患者进行组织病理学研究,发现前庭神经和外周感受器同时受损,又定名为前庭神经炎。目前两种命名均被沿用。

一、护理评估

(一)病因

前庭神经炎的病因现仍不够明确,可能为病毒感染或病灶感染性疾病,亦有学者认为与血管因素有关。

1.病毒感染

30%的患者发病前有感冒或上呼吸道感染史,或发生于某种病毒流行期,故推测本病为病毒感染前庭神经所致。Shimizu曾对57例前庭神经炎患者血清抗体滴度来估价病毒感染,用单纯疱疹病毒、水痘病毒、腺病毒、巨细胞病毒等11种病毒抗体检测,只发现1例57岁女性患者单纯疱疹病毒抗体滴度升高。Silvoniemi等观察89例患者起病时间分散,并不与呼吸道疾病的发病高峰期或任何病毒性疾病的流行期一致,故有关本病病毒病因问题尚有待进一步证实。

2.病灶感染

病灶感染可继发于鼻、鼻窦、扁桃体、胃肠道、胆道或尿路的急慢性炎症之后,致前庭神经或脑干前庭神经核的感染,或神经组织对细菌内毒素过敏反应而发生水肿。

3.血管因素

前庭神经小动脉的循环紊乱可能为本病的一个病因。Magnusson曾对24例符合本病患者进行观察,发现其中6例有小脑动脉栓塞,故考虑血管因素亦可能为本病的病因。

(二)临床表现

前庭神经炎多发于中成年人,无性别差异,30%患者发病前有感冒史。本病特征如下。

1.突发性眩晕

突发性眩晕多为摇摆不稳感,偶有旋转性眩晕,当头部或身体转动时眩晕加重。轻者仅在站立或行走时有失衡感,常伴有恶心、呕吐、无听力及其他脑神经受损。首次发作型发作后眩晕,通常持续数天后逐渐减轻,经3~4周症状基本消失,以后转为位置性眩晕,6个月后症状全部消失。

2.分型

分型可分为单次发作型及多次发作型两种,多次发作型为反复发作眩晕或不稳感,认为系前庭神经部分萎缩或神经功能障碍所致。

3.发作特点

本病发作多为单侧性,但Ogata(1993)曾报道有双侧前庭神经炎病例,其发作时间不同,在74例患者中仅有2例双侧发病,一例为患病3周后另侧发作,另一例为5年后另一侧发作。眼震方向依前庭功能受损严重程度而定,单侧者向健侧,双侧者向损伤较轻侧,经长期前庭代偿后,仍可观察到麻痹性眼震。

4.前庭功能检查

有向健侧自发性眼震,昂白试验阳性,冷热水试验呈前庭功能低下或半规管麻痹。陈太生等对64例前庭神经元炎患者进行眼震电图检查,认为在急性期其结果能正确判断前庭损伤侧别,表现为患侧冷热反应减退或消失,向健侧自发眼震,摇头眼震,阻尼摆动和视动眼震向患侧方向的眼震减弱,2周后随着冷热反应减弱的症状逐渐恢复,自发眼震由向健侧→消失或由患侧→消失。摇头眼震由向健侧方向的减退型→向患侧的恢复型或双向型→不规则型或消失。

这些改变可作为前庭功能恢复的标志。

(三)辅助检查

1.自发性眼震检查

早期可见自发性水平或水平旋转性眼震,快相指向健侧。

2.闭目直立试验

向患侧倾斜。

3.耳镜检查

外耳道及鼓膜正常。

4.纯音测听检查

正常或无新增听力损失。

5.血常规化验

急性期内血常规白细胞总数或分数异常。

6.前庭功能检查

病情控制稳定或眩晕缓解后可行冷热试验检查,患侧半规管轻瘫或麻痹,有时呈向健侧优势偏向。前庭诱发肌源性电位检查可出现患侧潜伏期延长、振幅低或未引出,提示前庭下神经也受累。旋转试验及动、静态姿势描记有助于对前庭功能进行评估并可指导前庭康复。

7.神经系统检查

无异常体征,排除中枢神经系统疾病。

(四)治疗要点

(1)突发眩晕时可卧床休息,服用前庭抑制药如地芬尼多(眩晕停)25 mg,2～3 次/天。此药为非酚嗪类化合物,具有轻度抗胆碱作用,比组胺类及抗胆碱类药物不良反应小,但对前庭抑制药多主张应用有限剂量,以缓解眩晕为度,持续时间也不宜过长,以免影响中枢代偿功能的建立。可同时服用艾司唑仑(舒乐安定)1～2 mg,1 次/天或阿普唑仑(佳静安定)0.4 mg,1 次/天。亦可用异丙嗪 25 mg,1 次/天。

(2)抗病毒药,吗啉胍(病毒灵)100～200 mg,3 次/天。

(3)类固醇药,地塞米松 0.75 mg,晨服 1 次,或泼尼松 5 mg,3 次/天,可消除神经炎性水肿,有助于前庭功能的恢复。Ohbayashi 应用氢化可的松 500 mg,每 2 d 递减 100 mg,静脉注射 10 d,同时口服泼尼松龙 30～40 mg/d,共 10 d,对 34 例确诊为本病者进行治疗,同时设对照组 77 例,随诊 1 周至 9 年,结果发现用与不用激素对眩晕和自发眼震的恢复无差别,而对中、轻度半规管麻痹的恢复有明显促进作用。

(4)抗缺氧改善微循环药,都可喜 1 片,2 次/天,银杏叶提取物银可络 40 mg,3 次/天。

(5)如因眩晕重,恶心,呕吐者应注意水电解质平衡,给以补充液体。

(6)眩晕症状减轻后尽可能早期活动,可同时配合前庭锻炼,促使前庭功能早日恢复。如反复采用转椅、两柱或四柱秋千、离心机等机械运动来刺激前庭系统。若条件许可用阔氏(Coriolis)加速度刺激,即大型离心机上装旋转椅,可同时对前庭做两种不同方向的加速度刺激。

上述各种锻炼为被动性锻炼,以锻炼前庭为主。另一种称为主动性锻炼,属全身性锻炼。各种体操、武术、虎伏、跳水、溜冰、滑雪、滑翔等均属这一类锻炼,使前庭系统兴奋阈值提高,早日恢复平衡功能。

二、主要护理诊断/问题

1.疼痛

与外耳道炎症有关。

2.舒适改变

与外耳道有分泌物流出有关。

3.焦虑

与担心疾病预后有关。

4.知识缺乏

缺乏有关本疾病相关的预防和保健知识。

三、护理措施

1.保持外耳及周围皮肤清洁、干燥

耳道有分泌物流出时,及时拭去,动作应轻柔;卧床休息时,患耳宜在下侧,但不能使其受压。

2.外耳道疖肿

避免用力挤压。疖的早期可局部热敷、理疗,促进炎症消散;未成熟的疖禁忌切开,防止炎症扩散;如疖的顶端有白色脓头时,可轻轻刺破脓头,用棉签将脓头压出。如疖已成熟、有明显的波动,可在局麻下行切开引流;如疖已经破溃,用3%过氧化氢溶液将脓液清洗干净,保持引流通畅。

3.按医嘱用药

(1)急性外耳道炎外耳道红肿时,可予10%鱼石脂甘油、抗生素软膏单独或与醋酸氢化可的松软膏联合外用;亦可用2%～3%的酚甘油、氧氟沙星滴耳液、环丙沙星滴耳液滴耳,可起到消炎镇痛的作用。严重的急性外耳道炎需全身应用敏感的抗生素。耳痛剧烈者给予镇静、镇痛药物。慢性外耳道炎可联合应用抗生素和可的松类药物。坏死性外耳道炎早期全身给予大剂量有效抗生素,调节血糖水平。

(2)严重的外耳道疖肿需口服抗生素,外耳道疖大多数是金黄色葡萄球菌感染,故首选青霉素、大环内酯类敏感的或广谱抗生素。

(3)积极治疗慢性全身性疾病。

4.观察

观察患者外耳道内红肿、疼痛、分泌物情况;注意监测体温,若有发热及时处理;观察治疗效果。

5.饮食指导

指导患者进食清淡、易消化、富含营养的软食,避免辛辣、刺激性及粗糙坚硬食物,多吃新鲜蔬菜水果,多饮水。

6.心理护理

注意倾听患者主诉,解释疼痛不适原因,消除紧张、焦虑等负面心理,鼓励其积极配合治疗与护理,以取得最佳的治疗效果。

7.健康指导

(1)改变不良的挖耳习惯,避免损伤外耳道皮肤引起感染。

(2)勿在不洁的水中游泳,游泳时用耳塞,洗头、洗澡时避免水进入外耳道内,若耳内有进水可用吹风机干燥耳道。

(3)有中耳炎或糖尿病、慢性肾炎、营养不良等全身性疾病时,要规范治疗。

(4)日常生活注意劳逸结合,平衡营养,充足睡眠,以增强机体抵抗力。

(申田丽)

第七节 搏动性耳鸣

搏动性耳鸣(pulsatile tinnitus)主要有血管性和非血管性两类。血管性搏动性耳鸣又分动脉性和静脉性搏动性耳鸣,动脉性耳鸣节律与心跳同步,静脉性耳鸣节律与呼吸同步。其病因:一类是血管病变畸形,如颅底静脉系统异常、头颈部动脉或静脉畸形等,临床上最常见的病因有高位颈静脉球体瘤、乳突导静脉畸形;另一类是血流动力学异常如严重贫血、高血压、甲亢及动脉粥样硬化。非血管性是由于肌痉挛引起。

一、护理评估

1.健康史

(1)评估患者耳鸣发生前有无诱因,如外伤、疾病等;有无其他耳部疾病,如耳聋、眩晕等。

(2)评估患者耳鸣持续时间,节律与心跳或呼吸节律一致。

(3)评估患者耳鸣声音的特点(动脉性常呈粗糙、尖锐的声音,静脉性常呈节律明显的嗡嗡样机器声),耳鸣的程度是否随着体位改变而有不同。

2.身体状况

(1)动脉性搏动性耳鸣:颈内动脉狭窄是最常见的动脉搏动性耳鸣的原因,如动脉粥样硬化。客观性搏动性耳鸣可以是其首发症状,此类患者大多存在重度动脉狭窄,经彩色多普勒超声检查发现颈动脉粥样硬化发病率为 11.76%。一般在压迫同侧颈内或颈总动脉时耳鸣消失。

(2)静脉性搏动性耳鸣:良性颅内高压综合征是其常见的病因之一,多表现为头痛、视盘水肿、视觉紊乱、低频听力损失、耳胀满感、眩晕等,也可自发性的脑脊液鼻漏和耳漏。

(3)非血管性搏动性耳鸣:此类耳鸣声音为"咔嗒"声,与心跳节律无关,张口等动作可使耳鸣消失。

3.心理-社会状况

评估患者和家属心理状况、睡眠情况,评估不同年龄、文化程度的患者对疾病的认知程度;评估患者家庭支持情况。

二、主要护理诊断/问题

1.知识缺乏

缺乏疾病相关知识。

2.睡眠型态紊乱

睡眠型态紊乱与耳鸣、头痛等有关。

3.焦虑

焦虑与担心疾病预后有关。

三、护理措施

1.一般护理

(1)积极与患者和家属沟通,讲解疾病的病因、治疗方法、治疗效果以解除患者及其家属的心理负担,缓解其焦虑情绪。

(2)指导患者饮食宜低盐、低脂。

(3)手术、介入治疗患者做好相应术前、术后护理。

(4)对甲状腺功能亢进症、严重贫血等患者指导其积极内科原发病治疗。

(5)原因不明者或治疗效果不佳者可选择专业机构进行咨询、习服疗法、肌肉放松等康复治疗。

2.生活指导

(1)指导患者分散注意力,保持情绪稳定,保证充足的睡眠,利于疾病恢复。

(2)养成良好生活习惯,避免噪声、浓茶、尼古丁等刺激;慎用耳毒性药物以减少发病因素,病因明确者积极治疗相关疾病。

3.疾病指导

指导患者进行一些日常保健以预防或减少疾病的发生。①摩耳轮:双手拇指、示指沿耳轮上下推摩,直至耳轮发热;②拔双耳:两手示指插入外耳道,先旋转 3 次,然后突然松手拔出;③摩全耳:用双手掌心摩擦发热后,分别摩擦耳正面与背面各 6 次。

(申田丽)

第八节　传导性耳聋

传导性耳聋是由于外耳和中耳等传音结构的异常,导致外界声波传入内耳的通路受到障碍而出现听力下降的一种症状。因此,产生传导性聋的原因复杂多样,其中以中耳炎性疾病最常见。

单纯传导性耳聋患者的最大听力损失不超出 60 dB,如超出 60 dB 出则考虑同时有内耳损害。这类患者在噪声环境中的语言接受能力和正常人相仿,环境噪声对其干扰很小。传导性耳聋的治疗以手术为主,其目的主要是为了重建鼓室听骨链等传音结构。

一、护理评估

(一)病史与症状

传导性耳聋患者病前几周可能有上呼吸道感染病史,或病前有潜水、乘坐飞机等经历气压改变的病史,或头颅及耳的外伤史。

临床症状以听力下降为主要表现,可伴或不伴耳鸣、耳闷塞感。耳硬化症患者家族中有类似患者。中耳结核患者有身体其他部位的结核病灶。

（二）检查

1.一般检查

外耳道耵聍栓塞的患者检查可发现外耳道有耵聍阻塞，鼓膜不能窥及。分泌性中耳炎患者，鼓膜完整，透过鼓膜可看到鼓室内有积液，积液通常为黄色，胆固醇肉芽肿患者的鼓膜呈蓝色。化脓性中耳炎患者鼓膜有穿孔，透过鼓膜穿孔处可部分窥及鼓室内的情况，了解鼓室内黏膜是否潮湿积脓、有无肉芽生长等情况有助于判断中耳病变情况。窥镜检查简便易行又直观，常用的窥镜包括鼓气耳镜、电耳镜及带冷光源的硬性耳镜，加上耳显微镜，均有利于判断外耳道及鼓膜和中耳传音结构有无异常。

鼓气耳镜可观察鼓膜的活动度。后两者可了解外耳道的形态、大小及有无异物栓塞、新生物及外伤；鼓膜的形态、有无穿孔以及穿孔的大小、部位、有无粘连及再生鼓膜、鼓室有无积液；如鼓膜穿孔，透过穿孔还可观察鼓室内黏膜的情况，有无脓液，有无肉芽生长、锤骨柄是否完整及各个鼓室的病变情况等。

2.听觉功能检查

传导性耳聋的诊断及其与感音神经性耳聋的鉴别诊断主要靠听力学检查，但由于各种主、客观因素，也会给传导性耳聋的听力学诊断与鉴别造成一定困难。

（1）音叉试验：①传导性耳聋患者骨导偏向试验偏向患耳，双耳听力下降时，骨导偏向病情较重侧，则提示该侧为传导性聋。②气骨导差试验时，若气导听音时间与骨导听音时间相近，则考虑有轻度传导性聋；若气导短于骨导，则有传导性聋；若在对侧耳已掩蔽的情况下，受试耳仅有骨导而没有气导，则可能有严重的传导性聋；反之，则考虑有感音神经性聋。③传导性耳聋患者骨导对比试验表现为患耳骨导延长。④耳硬化症患者盖莱试验阴性提示有镫骨固定。

（2）纯音测听：气导阈值升高，骨导阈值正常，气导曲线一般呈平坦型或上坡型，气-骨导间距＞15 dB，差距越大提示传导性耳聋程度越重，但气导阈值一般不超过60 dB。

（3）声导抗测试：可表现为以下几种。①As型，如耳硬化症、听骨链固定及鼓膜增厚瘢痕等；②Ad型，如鼓膜松弛萎缩、听骨链中断；③B型，如鼓室积液、粘连性中耳炎、鼓室内较大肿物、鼓膜穿孔伴咽鼓管完全阻塞等；④C型，鼓室负压多见于咽鼓管功能不良或早期的分泌性中耳炎。镫骨肌反射消失支持传导性耳聋诊断，需值得注意鉴别的是，当中耳的某些病变未影响鼓膜活动度时，鼓室导抗图也可表现为正常。

（4）其他检查：对一些不能配合上述检查的婴幼儿或伪聋患者，还可以选择听性脑干诱发电位（auditory brainsten reponse，ABR）检测。传导性患者ABR的波V潜伏期-强度函数曲线右移，V波潜伏期升高但原值潜伏期在正常范围。但需注意的是，ABR阈值不等同于纯音听阈值，尚需结合其他听力学检查做出综合的判断。

3.影像学检查

颞骨和耳部的影像学检查常见的包括X线片、X线计算机体层摄影（CT）、磁共振成像（MRI）以及数字减影血管造影术（DSA）。但因成像方式及分辨率的影响，其中应用较为广泛的还是CT，尤其是螺旋CT三维成像技术的应用能清晰地显示颞骨解剖学的变异和炎症累及的范围，有助于手术计划的制订，从而尽可能地减少并发症的发生。CT可以显示先天性外、中耳畸形的程度和范围，外伤骨折后骨折线的走行，以及急慢性中耳炎的乳突鼓室鼓窦内可见低密度影、听骨链损伤情况和周围软组织肿胀与骨质破坏情况。MRI可以用于了解岩尖以及扩展至颞骨以外区域的病变，如胆固醇肉芽肿等。

（三）治疗

传导性耳聋的治疗主要是针对外耳道和中耳乳突等传音结构的异常所开展的治疗,目的是尽可能保留或重建听力传音结构,纠正传导性听力损失。因此,传导性耳聋目前以手术治疗为主,必要时可选配助听器帮助改善听力。随着科学技术的发展、手术设备的更新以及抗感染新药物的发现,鼓室成形术得以广泛应用于临床,使许多耳聋患者获得较为满意的听力。但这其中仍然存在很多需要我们进一步解决的问题,如咽鼓管的闭塞、粘连性中耳炎、先天性传音结构缺陷的疗效和鼓室成形术中仍存在的许多缺点等。

二、主要护理诊断/问题

1.焦虑

焦虑与担忧疾病预后有关。

2.沟通障碍

沟通障碍与听力损失有关。

3.知识缺乏

缺乏疾病相关知识。

4.跌倒/坠床的危险

跌倒/坠床与眩晕、使用扩血管药物等有关。

三、护理措施

1.一般护理

(1)向患者讲解疾病的发生与情绪、劳累、病毒感染、高血脂、高血糖等因素有关,指导患者利用听舒缓音乐、聊天等分散注意力以解除焦虑情绪,保持情绪稳定,保证充足睡眠。

(2)耐心讲解本病的治疗方法、治疗效果及注意事项以取得积极配合,保证患者安全。

(3)眩晕患者饮食应低盐或无盐。恶心、呕吐患者取半卧位或侧卧位,及时清除呕吐物。床栏保护,预防患者出现跌倒/坠床、碰伤等意外。

(4)对于糖皮质激素及改善微循环等药物治疗的患者,观察血压变化、有无面色潮红、皮下出血等症状。

2.心理护理

部分患者及家属对人工耳蜗植入这种神奇而又奇妙的高科技产品有怀疑心理,并对术后效果较担心,表现出紧张、焦虑情绪,护士应积极配合好医师讲解人工耳蜗的相关知识,及时发放康复指导手册,同时结合成功的病例进行讲解,使其了解人工耳蜗的功能植入方法及术后言语康复效果,树立战胜疾病的信心,消除负面心理,促进术后康复。

3.生活护理

做好基础护理,尤其是口腔护理,预防感染。

4.生活指导

(1)合理安排生活作息,注意休息,预防感冒。

(2)避免接触磁场,禁做 MRI 检查。

5.疾病知识指导

(1)出院后定期随访,保持外部语言处理器的洁净,定期更换电池。

（2）遵医嘱进行开机调试和言语训练，克服因忽然听到失真或畸变的声音带来的恐慌及排斥。

（3）注意保护耳蜗装置，避免磕碰。如出现伤口感染、排异反应等应及时就诊。

（申田丽）

第九节　突发性耳聋

突发性耳聋（sudden deafness）是指突然发生的感音神经性听力损失，又称突发性感音神经性聋（sudden sensorineural hearing loss，SSNHL）。患者常常在数分钟、数小时或 1 d（一般是在 12 h 左右）内出现听力下降，在相连的频率下降大于 30 dB。迄今为止 90％的突发性耳聋病因不明（常见的有病毒感染、肿瘤、药物中毒、内耳供血障碍、自身免疫性疾病等）。

一、护理评估

1.健康史

（1）评估患者近期有无病毒感染史：病毒性神经炎、脑膜炎、梅毒等；有无先天发育不全及自身免疫性疾病等。

（2）有无颅脑外伤史。

（3）有无耳毒性药物用药史；有无高血压、糖尿病病史等。

2.身体状况

观察患者有无恶心、呕吐、眩晕、耳鸣等，了解患者的听力损失程度，有无既往史。

3.心理-社会状况

评估患者和家属心理状况、睡眠情况，评估不同年龄、文化程度的患者对疾病的认知程度。

4.辅助检查

本病的临床特征为突然发生的听力下降，常为中度或重度，可伴发眩晕、恶心、呕吐、耳鸣等，以单耳发病较多见。部分患者可出现焦虑、睡眠障碍等精神心理症状。其他还可有耳闷塞感、耳周麻木或沉重感。一般外耳道无病变，纯音测听提示感音神经性聋，CT、MRI 可排除其他颅脑疾病。

二、主要护理诊断/问题

1.焦虑

焦虑与担忧疾病预后有关。

2.沟通障碍

沟通障碍与听力损失有关。

3.知识缺乏

缺乏疾病相关知识。

4.跌倒/坠床的危险

跌倒/坠床与眩晕、使用扩血管药物等有关。

三、护理措施

1. 一般护理

(1)向患者讲解疾病的发生与情绪、劳累、病毒感染、高血脂、高血糖等因素有关,指导患者利用听舒缓音乐、聊天等分散注意力以解除焦虑情绪,保持情绪稳定,保证充足睡眠。

(2)耐心讲解本病的治疗方法、治疗效果及注意事项以取得积极配合,保证患者安全。

(3)眩晕患者饮食应低盐或无盐。恶心、呕吐患者取半卧位或侧卧位,及时清除呕吐物。床栏保护,预防患者出现跌倒/坠床、碰伤等意外。

(4)对于糖皮质激素及改善微循环等药物治疗的患者,观察血压变化、有无面色潮红、皮下出血等症状。

2. 生活指导

(1)指导患者保持情绪稳定、充足睡眠,避免突然改变体位,以防发生直立性低血压、引起或加重眩晕等。

(2)告知双耳全聋患者采取其他沟通方式,如书写、手势、肢体语言,还可佩戴助听器等以提高交流沟通能力。

3. 疾病知识指导

(1)讲解高压氧治疗注意事项:①着纯棉或纯毛服装、不能带易燃易爆及各种电子产品,也不能使用油脂类化妆品、头油、发胶等,以免遇氧气自燃;②入舱前排空大小便,少进食易产气的食物;③在氧舱内自然放松,出现耳部胀痛、耳鸣等现象时可做吞咽动作或讲话,使咽鼓管开放,仍不缓解及时通知医生;④治疗结束减压时可感到耳部有气体逸出,切勿屏气,宜正常呼吸,以防肺气压伤;⑤有感冒、发热、腹痛、女性生理期等应暂停高压氧治疗。

(2)积极治疗高血压、糖尿病等基础性疾病。

(申田丽)

第十节　感音神经性聋

感音神经性聋是感音性聋、神经性聋的统称,是指内耳、听神经,听觉径路的器质性病变所致的听力下降。耳蜗听觉感受器病变引起的聋称为感音性聋,听神经和听觉径路病变引起的聋称为神经性聋。但通常情况下,临床常规测听法不易将两者严格区分,故常通称为感音神经性聋。感音神经性聋根据病因不同可以分为先天性聋和获得性非遗传性感音神经性聋,前者可分为遗传性聋和非遗传性聋,后者包括药物性聋、传染病源性耳聋、全身系统性疾病引起的耳聋、创伤性耳聋、老年性耳聋、特发性突聋及自身免疫性耳聋等。目前,获得性非遗传性感音神经性聋的发病率占临床所确诊的感音神经性聋的90%以上。

一、护理评估

全面系统地收集病史,详尽的耳鼻咽喉专科检查,严格的听功能、前庭功能检测,必要的影像学和全身检查等,在此基础上综合分析有助于判断耳聋的病变部位、程度和性质并进一步指导治疗康复。

（一）病史及症状

应尽可能地找出患者耳聋的病因。询问要点包括以下几点。

1. 病史

耳聋系先天性或后天性，有无家族史，有无伴发畸形。婴幼儿耳聋应重点询问孕产期情况，有无近亲婚育史，有无患感染性疾病及用药史，有无新生儿窒息或胆红素脑病等。

2. 症状

耳聋起病急缓、病程长短，单侧或双侧发病，是否伴有耳鸣或前庭症状。单侧发病多系局部因素致病，双侧多提示全身因素或耳毒性药物中毒引起。双侧耳聋者，分别询问每侧耳的发病情况。

突发性耳聋常可准确描述发病具体时间、地点及从事的活动，老年性聋多进展缓慢，进行性耳聋患者常提示耳蜗硬化症、药物性聋、老年性聋或自身免疫性内耳病等可能。感音神经性聋的耳鸣多为持续高频，而急性迷路病变则多有眩晕、恶心和呕吐等前庭症状。

（二）听觉功能检查

1. 音叉试验

感音神经性聋患者骨导偏向试验偏向健侧，双耳听力下降时，骨导偏向病情较轻侧；气骨导差试验时，气导长于骨导；感音神经性聋患者骨导对比试验表现为患耳骨导缩短。

2. 纯音听阈测试

感音神经性聋气骨导均下降，气骨导之间无差距，听力图多呈高频缓降、陡降或平坦型，严重感音神经性聋曲线呈岛状，少数感音神经性聋如早期梅尼埃病以低频听力损失为主。噪声性聋听力图常在 3 000～6 000 Hz 形成"U"形或"V"形曲线，又称为 4 000 Hz 听谷。

3. 声导抗测试

镫骨肌声反射可鉴别传导性与感音神经性聋，并且对耳蜗性和蜗后病变的鉴别有重要意义。如声发射衰减试验阳性，声反射消失或反射阈提高且无中耳病变，则提示蜗后病变。声导抗亦可用于咽鼓管功能评估。

4. 言语测听

可作为纯音测听法的补充，临床可根据言语识别率的高低，结合其他检查，诊断耳蜗性聋和蜗后性聋，其中言语识别率<80%考虑蜗后病变可能。

5. 听觉诱发电位检查

常用的包括听觉脑干反应（audiory brainstem response，ABR）、多频听觉稳态反应（audiory steady state response，ASSR）和耳蜗电图等。ABR 主要用于客观测听，诊断耳聋的性质、部位及蜗后病变。

ASSR 具有较好的频率特性，能比 ABR 更加全面地评价患者的残余听力。耳蜗电图中，如微音电位（cochlear microphonic，CM）正常，动作电位（action polenial，AP）消失，则示病变在蜗神经；AP 反应阈低于患者的主观听阈，则示蜗后病变。脑干和皮质听觉诱发电位，如和耳蜗电图联合使用可更正确地鉴别耳蜗、蜗后和皮质病变。

6. 耳声发射

产生于耳蜗外毛细胞，可反映耳蜗感受声音的灵敏度，常用于耳蜗性聋和蜗后性聋鉴别诊断和耳蜗性聋的早期定量诊断。临床常用瞬态诱发耳声发射和畸变产物耳声发射，后者具有更好的频率特异性和更高的灵敏度。

（三）前庭功能检查

感音神经性聋患者若病变范围广、程度重，可累及前庭，出现眩晕及平衡障碍，往往提示预后欠佳。对眩晕、平衡功能障碍及进行性加重的单侧感音神经性聋等患者，均需进行前庭功能检查。前庭功能检查主要包括两个方面：评价前庭眼反射的眼球运动和评价前庭脊髓反射、本体感觉、小脑平衡及协调能力。前者主要通过眼震检查，后者需进行静态和动态平衡功能检查、肢体试验及协调功能检查。

（四）影像学检查

高分辨率 CT（HRCT）及核磁共振成像（MRI）能够清晰地显示耳部的精细解剖结构，对发现如先天性迷路畸形、大前庭水管综合征等内耳畸形、外伤致颞骨骨折及桥小脑角肿瘤有重要意义。不但如此，HRCT 及 MRI 亦有助于植入性助听器、人工耳蜗植入术前病例的挑选，对手术的指引亦具有显著作用。

（五）全身检查

全面查体及必要辅助检查，尽可能找出与耳聋相关的全身性疾病，如甲状腺功能减退、肾衰竭、糖尿病、高血压与高脂血症等；全面体格检查有助于了解有无相关各种综合征的其他器官畸形。

（六）治疗要点

临床上有明确病因的感音神经性聋患者，首先宜针对其耳源性或全身原发疾病进行积极治疗，改善其听力或阻止其进展。对于找不到具体病因的感音神经性聋，尚无特效的药物治疗和手术治疗措施，目前多主张综合治疗。早发现，早诊断，早治疗，尽可能保存并利用残存的听力是治疗的基本原则。对于治疗效果不理想的中、重度感音神经性聋建议尽早验配助听器或植入中耳植入式助听器。重度、极重度感音神经性聋可考虑人工耳蜗植入术。语前聋及部分语后聋患者应尽早进行言语及听觉功能训练，以期早期建立或恢复社交能力。

1. 药物治疗

因致聋机制复杂，病理改变多样，故至今尚无一个统一的药物治疗规范。目前多在排除或治疗原发疾病的同时，尽早选用糖皮质激素、血管扩张剂、溶栓抗凝药、降低血液黏稠度药物、B族维生素及能量制剂，神经营养因子和神经营养药物等，必要时适时补充微量元素。

（1）糖皮质激素：糖皮质激素可明显减轻水肿，减少炎性渗出，改善微循环，从而促进神经组织恢复功能，宜在疾病早期应用。临床常用泼尼松冲击治疗，成人 60 mg/d，4 d 后逐渐减量，每日减 10 mg 至停药；或每次地塞米松 10 mg，每日 1 次，3 日后逐步减量至停药。对包括糖皮质激素在内的药物治疗无效者或全身应用糖皮质激素有禁忌证者，有研究报道经鼓室蜗窗给地塞米松治疗对部分患者有较好的疗效。

（2）血管扩张药

1）钙通道拮抗剂：通过抑制钙离子进入细胞内，从而扩张内耳静脉及淋巴管，增加内耳灌注，改善耳蜗血供及淋巴液循环。常用药物尼莫地平 30～60 mg，口服，每日 2～3 次；氟桂利嗪 5 mg，口服，每日 1 次。

2）组胺衍生物：可扩张毛细血管，改善微循环，解除耳蜗血管痉挛，促进膜迷路积水消退，增加内耳血流量，改善前庭功能，消除内耳性眩晕、耳鸣及耳闭塞感或降低其发作频率，其作用时间较组胺更为持久。如倍他啶 4～8 mg，口服，每日 3 次；或敏使朗 6～12 mg，口服，每日3次。

3）山莨菪碱（654-2）：具有扩张微血管，解除血管痉挛，改善微循环的作用。用法：5～10 mg，肌内注射，每日2次。

（3）溶栓、抗凝药：抗凝剂能降低血中纤维蛋白原的含量，降低血液黏滞度，使血管阻力下降，抑制血栓形成，改善内耳微循环；溶栓剂抑制血栓形成，增强纤溶系统活性，疏通内耳血液循环，使血管再通，局部循环得以恢复，达到治疗的目的。常用药物有尿激酶、东菱迪芙、蝮蛇抗栓酶、血栓通等。采用抗凝剂及溶栓剂治疗有易出血倾向，用药期间应密切监测凝血功能。出血性疾病、严重高血压、严重肝肾功能不全和手术后患者等忌用。常用东菱迪芙（巴曲酶）首剂10 U，以后维持剂量5 U溶于200 mL生理盐水中静脉滴注，隔日1次，共5～9次。

（4）降低血液黏滞度药物：低分子右旋糖酐相对分子质量小，可扩充血容量，增加心排血量，降低血液黏度，改善内耳微循环。但该药禁用于合并心力衰竭和有出血性倾向者。具体用法：10%低分子右旋糖酐500 mL，静脉滴注，3～5 d。

（5）维生素和微量元素：如维生素E及B族维生素可以减少内耳毛细胞变性，防止听神经纤维变性，起到神经保护作用。可用维生素B_1 100mg，肌内注射，每日1次，或20 mg，口服，每日3次；维生素B_6 10 mg，口服，每日3次；维生素E 50 mg，口服，每日3次。对于碘、铁、锌、镁等必需元素缺乏所致感音神经性聋，要及时补充必需微量元素。如先天性甲状腺功能减退可用左甲状腺素片0.1～0.2 mg，口服，每日3次。

2. 物理治疗

主要包括微波、声信息治疗、自体血光量子疗法、体外反搏治疗等方法。微波辐射可以解除内耳血管痉挛，增加神经系统的兴奋性。声信息（即量化的声音）包含人类全音域的声频信号，根据感音神经性耳聋耳鸣患者的心率、血压、脑血管状况以及听力情况，有针对性地从外周到中枢对整个听觉系统进行刺激或调节性治疗。自体血光量子疗法可使血液中的某些吸收光量子能量的细胞及分子处于高能状态，充氧可以提高血氧饱和度改善内耳微循环。体外反搏是在心脏进入舒张期时通过患者四肢及臀部上的气囊序贯加压，提高舒张压增加心排量，进一步增加大脑血液灌注量，改善内耳的缺血缺氧状态。

3. 助听器

有残余听力的耳聋患者经上述治疗效果不佳，病情稳定后均可选配助听器。及早选配助听器，有利于耳聋患者改善言语交流能力。助听器是一种提高声音强度的装置，可帮助患者有效地利用残余听力进行言语交流。助听器种类很多，根据应用技术的不同分模拟助听器和数字助听器。全数字助听器采用了全数字信号处理技术，可记忆多组电参数以适应声环境的变化情况，消除声反馈，实现了最低失真压缩功能并可提高信噪比，已成为助听器发展的主流。移频助听器是一种特殊类型的助听器，通过数字动态重新编码可以将高频言语信息"移"到具有较好残余听力的低频区，使输入言语信号的频带匹配到患耳最敏感的有限频带。

助听器需经过耳科医生或听力学家详细的专科检查后才能正确选用，一般言语频率平均听力损失35～80 dB者均适用；中度听力损失者佩戴助听器效果最佳。WHO推荐助听器试用范围：相对健耳500 Hz、1 000 Hz、2 000 Hz、4 000 Hz 4个频率平均听阈，儿童为31～80 dB HL，成人为41～80 dB HL。单侧耳聋者通常不需配用助听器或采用单侧信号对传交联式助听器。双侧耳聋者，若两耳损失程度和听阈曲线大致相同，尽量选用双耳助听器或单耳助听器左、右耳轮换戴；若两耳听力损失程度不等，但都未超过50 dB者，应给耳聋较重侧耳配用；若有一耳听力损失超过 50 dB,则宜耳聋较轻侧耳佩戴。

4.听觉和言语功能训练

听觉功能训练指幼儿感音神经性耳聋患者在适时借助佩戴助听器或人工耳蜗植入的基础上,充分利用残余听力,通过长期有步骤的声音刺激,培养其聆听习惯,提高其听觉察觉、听觉注意、听觉定位及识别、记忆等方面的能力。言语训练是依据视、听、触觉等多方面互补,借助音频指示器、言语仪等适当仪器,训练儿童耳聋患者读唇、发声、逐步理解并积累词汇,掌握语法规则,建立接受性与表达性语言能力。

发声训练包括呼吸方法、唇舌运动、嗓音运用以及音素、音调、语调等各项目的训练。听功能和言语训练应尽早开展,特别应不迟于2～3岁这一言语学习的关键时期,两者应互相促进,互为补充,不可偏废。这一过程需要听力学家、语言学家及儿童心理学专家的相互配合,家属与专业语训人员的共同努力,持之以恒,方能达到理解语言、学会说话,建立一定的社交能力之目的。

二、主要护理诊断/问题

1.有感染的危险

感染与植入人工耳蜗电极有关。

2.体温过高

体温过高与外科手术吸收热有关。

3.体液不足的危险

体液不足与术后眩晕、恶心不能进食有关。

4.焦虑

焦虑与术后不良反应有关。

三、护理措施

1.一般护理

术后给予平卧位或健侧卧位。避免头部过度活动,勿用力打喷嚏,以免压力过大,造成鼓膜内陷穿孔。保证呼吸通畅,注意保暖,预防坠床。

2.用药护理

遵医嘱采用激素、抗生素治疗。

3.病情观察

(1)观察患者瞳孔、意识及生命体征变化。

(2)观察患者有无面瘫症状,如发现异常及时报告医生及时用药,鼓励患者面部按摩及表情肌锻炼,行理疗、针灸等,必要时行面神经减压术。

(3)保持伤口敷料清洁、干燥,观察有无渗血、渗液及皮下血肿,如伤口敷料有松动、污染应及时更换。

(4)耳蜗植入术后,由于耳蜗内压力高,耳蜗或前庭其他部位可能出现脑脊液耳漏。如鼻腔或耳部有清亮液体流出,应及时通知医生对症处理。

(5)观察患者有无眩晕、恶心等症状,如症状严重应及时报告医生,遵医嘱给予止晕、止吐、营养支持治疗,防止因眩晕呕吐影响进食,导致水、电解质紊乱。

(6)监测生命体征变化,体温升高时应及时给予物理降温,观察有无颅内感染症状。

4.饮食指导

给予患者高蛋白、高维生素饮食,由半流食过渡到普食。

5.心理护理

部分患者及家属对人工耳蜗植入这种神奇而又奇妙的高科技产品有怀疑心理,并对术后效果较担心,表现出紧张、焦虑情绪,护士应积极配合好医师讲解人工耳蜗的相关知识,及时发放康复指导手册,同时结合成功的病例进行讲解,使其了解人工耳蜗的功能植入方法及术后言语康复效果,树立战胜疾病的信心,消除负面心理,促进术后康复。

6.生活护理

做好基础护理,尤其是口腔护理,预防感染。

7.生活指导

(1)合理安排生活作息,注意休息,预防感冒。

(2)避免接触磁场,禁做 MRI 检查。

8.疾病知识指导

(1)出院后定期随访,保持外部语言处理器的洁净,定期更换电池。

(2)遵医嘱进行开机调试和言语训练,克服因忽然听到失真或畸变的声音带来的恐慌及排斥。

(3)注意保护耳蜗装置,避免磕碰。如果出现伤口感染、排异反应等,应及时就诊。

(申田丽)

第十一节　耵聍栓塞

由于耵聍在外耳道内积聚较多,形成较硬的团块,阻塞外耳道,称耵聍栓塞。

一、护理评估

1.健康史

(1)评估患者耳部不适、闷胀感持续的时间。

(2)了解患者有无挖耳、异物飞入耳内、外耳道畸形、狭窄、外伤史等。

2.病因

(1)尘土杂物进入外耳道构成耵聍的核心。

(2)习惯性挖耳,反复将耵聍块推向外耳道深部。

(3)外耳因各种刺激如炎症等致耵聍腺分泌过多。

(4)外耳道畸形、狭窄、肿瘤、异物等妨碍耵聍向外脱落。

(5)老年人肌肉松弛,下颌关节运动无力,外耳道口塌陷影响耵聍向外脱落。

(6)油性耵聍或耵聍变质。

3.身体状况

(1)耳内不适,局部瘙痒感。

(2)耵聍完全阻塞外耳道,引起耳闷胀不适,伴听力下降,可有与脉搏一致的搏动性耳鸣。

(3)耳道内进水后,耵聍膨胀引起耳道胀痛。

(4)耳镜检查可见外耳道内棕黑色团块,质地不一。

4.心理-社会状况

评估患者的年龄、文化层次、卫生习惯、饮食习惯、对疾病的认知状况等。

5.治疗原则

根据耵聍阻塞的部位、大小及性质采取不同的取出方法,并以保护外耳道和鼓膜为原则。常用方法是:①耵聍钩取出法;②外耳道冲洗法;③吸引法。

二、主要护理诊断/问题

1.焦虑

焦虑与担忧疾病预后有关。

2.沟通障碍

沟通障碍与听力损失有关。

3.知识缺乏

缺乏疾病相关知识。

三、护理措施

1.耵聍取出

向患者解释耳部不适的原因及处理方法,配合医师采用正确方法将耵聍取出,取出过程预防外耳道和鼓膜损伤。

2.滴耳指导

对需先用滴耳剂软化耵聍的患者,应教会患者或家属正确滴耳的方法,并告知患者,滴软化剂后,耳部胀痛感会加重,是正常反应,不必紧张。

3.外耳道冲洗

耵聍软化后按外耳道冲洗法将耵聍冲洗干净。患者取坐位,解释操作目的和注意事项,取得配合。检查耵聍的位置、大小,确定耳膜完整,中耳无炎症,可以冲洗。将弯盘置于患耳耳垂下方,紧贴皮肤,头稍向患侧倾斜,协助医师固定弯盘。左手向后上方牵拉耳郭(小儿向后下方),右手将吸满温生理盐水、装有塑料管的橡皮球对准外耳道后上壁方向冲洗,使水沿外耳道后、上壁进入耳道深部,借回流力量冲出耵聍。用纱布擦干耳郭,用铁棉签擦净耳道内残留的水,检查外耳道内是否清洁,如果有耵聍残留,可再次冲洗至彻底冲净为止。

4.健康指导

(1)养成良好的卫生习惯,避免用手挖耳。

(2)耵聍聚积较多,不易脱落时,应及时到专科医院取出,防止外耳道堆积过多,形成胆脂瘤。

(3)耵聍取出之后的短时期内,如有声响过高时,可用无菌棉花松松塞在外耳道口,半天到一天后取出。

(4)对皮脂腺分泌旺盛的患者,建议减少食物中油脂的摄入。外耳道炎症患者积极治疗。

(申田丽)

第十二节 化脓性软骨膜炎

化脓性软骨膜炎(suppurative perichondritis of auricle)是一种比较严重的外耳疾病,多由耳郭外伤、手术、耳郭血肿等继发感染所致,也可为邻近组织感染扩散所引起,如外耳道疖、外耳道炎及外耳湿疹、皮炎的继发感染,由于炎症渗出液压迫可使软骨缺血,细菌毒素侵入引起坏死,病情发展较快,可致耳郭瘢痕挛缩畸形,影响外观和外耳生理功能。常见致病菌为铜绿假单胞菌和金黄色葡萄球菌,其主要病变为软骨膜感染,在软骨膜与软骨间形成脓液,进而引起软骨的缺血缺氧坏死,愈后引起耳郭畸形。

一、护理评估

1. 健康史

(1)评估患者耳部有无手术、外伤病史。

(2)评估耳郭邻近组织有无感染并扩散,如外耳道疖、外耳道炎及外耳湿疹、皮炎等。

(3)评估患者有无糖尿病病史。

2. 病因

本病主要由细菌感染引发,常见的致病菌为铜绿假单胞菌、金黄色葡萄球菌、链球菌、大肠埃希菌等。引起感染的致病因素主要有以下几点。

(1)外伤:各种原因引起的耳郭撕裂伤、挫伤、切割伤及耳郭血肿等。病菌侵入局部后,继发感染发展为化脓性软骨膜炎。

(2)耳科及附近区域手术:耳前瘘管切除、耳郭成形及中耳乳突炎手术中,无菌操作不严格,术中损伤耳郭软骨或软骨膜且未得到正确处理,继发感染。

(3)耳郭穿刺或针刺等有创操作:相应操作使用的器械消毒不严格,或操作不规范,加之无菌操作不严可导致本病。

(4)耳郭周围皮肤感染:耳郭带状疱疹、湿疹及外耳道疖肿等,炎症累及耳郭软骨时可发生本病。

3. 身体状况

观察患者耳郭局部有无红肿、增厚,触之有无疼痛,有无脓肿形成。既往身体状况、类似情况的发病史。

(1)全身症状:患者可有烦躁,坐卧不安,喜用手护耳部唯恐被触及,可伴有体温升高、食欲减退等全身中毒症状。

(2)局部症状:起病初觉耳郭肿胀及灼热感。检查时可见耳郭红肿、增厚、坚实,弹性消失,触痛明显。继之红肿加重,持续性剧烈疼痛不断加剧。耳郭表面呈暗红色,有脓肿形成者可见局限性隆起,触之有波动感,皮肤溃破后,溃破处有脓液溢出。

4. 心理-社会状况

评估患者和家属心理状况,评估不同年龄、文化程度的患者对疾病认知程度。

二、主要护理诊断/问题

1. 疼痛

疼痛与化脓性软骨膜炎感染有关。

2.组织完整性受损

组织完整性受损与软骨的缺血、缺氧、坏死有关。

3.体温过高

体温过高与化脓性软骨膜炎炎症反应有关。

4.知识缺乏

缺乏有关本疾病相关的预防和保健知识。

5.自我形象紊乱

自我形象紊乱与可能导致耳郭畸形有关。

6.焦虑

焦虑与担心疾病预后有关。

三、护理措施

1.控制感染

(1)协助医生每日换药,先用过氧化氢及生理盐水冲洗术腔,再用0.5%的碘伏溶液冲洗,最后用庆大霉素冲洗术腔。脓液黏稠者在行庆大霉素冲洗前可加用糜蛋白酶冲洗,耳郭前后垫无菌纱布稍加压包扎。

(2)脓肿形成后,位置局限者行切开引流,局部放置引流管。该方法可以防止术腔闭合且脓液可顺利通过管腔引流。

2.用药护理

遵医嘱做脓液的细菌培养及药敏试验,全身静脉应用足量敏感抗生素,观察感染部位有无好转。若培养为真菌感染,则需抗真菌治疗;若为结核分枝杆菌,则需抗结核治疗。

3.病情观察

(1)疼痛护理:患者炎症主要表现为疼痛,应按规定对患者进行疼痛评估,并及时报告医生,给予相应处理,疼痛严重者遵医嘱给予镇痛药物治疗。

(2)观察患者体温变化:调节室内温度和湿度,保持空气流通,体温升高时遵医嘱给予物理降温或根据医嘱使用药物降温。及时发现和处理高热,多饮水,增加液体摄入,维持体液平衡。

4.饮食指导

指导患者进食高维生素、高蛋白饮食,食物不宜过硬、过辣,以免用力咀嚼动作引起炎症部位疼痛加重。

5.心理护理

由于化脓性软骨膜炎导致耳郭发生不同程度的外观改变,严重者可致耳郭畸形,因此患者心理压力较大,易产生焦虑情绪,应提高患者换药的依从性,鼓励患者树立信心,积极配合治疗与护理,保持情绪稳定,以取得最佳的治疗效果。

6.生活护理

做好患者基础护理,因疼痛影响患者生活时应给予相应帮助。

7.健康指导

(1)生活指导合理安排日常生活、劳逸结合,建议患者戒烟酒,预防感冒,疼痛剧烈时适当应用镇痛药,保证良好睡眠,避免精神紧张或过度疲劳,保持心情舒畅。加强锻炼,增强机体抵抗力。

（2）疾病知识指导

1）积极治疗外耳感染性疾病，控制感染。保持外耳郭清洁，定期复查，提高患者换药的依从性。如出现炎症反应加重应及时就诊。

2）出院后遵医嘱继续应用口服抗生素治疗。

3）糖尿病患者要注意控制血糖。

（申田丽）

第十三节 脑脊液耳漏

脑脊液耳漏是各种原因使脑脊液循环系统，特别是蛛网膜下腔与中耳相通，造成脑脊液流入中耳。脑脊液大多经外耳道流出，少数经咽鼓管流至鼻咽部，并经前鼻孔流出，故又称为脑脊液耳鼻漏。脑脊液耳漏的原因多为颅底骨折，尤其是颞骨纵行骨折，合并硬脑膜撕裂者，少数颅前窝或颅后窝骨折而骨折线向岩部延伸，并撕裂硬脑膜时，亦可发生本病。也见于手术外伤，如内淋巴囊手术、听神经瘤切除术以及面神经减压术等。如果手术不慎，误伤硬脑膜，均可发生本病。如果患者有内耳的先天畸形，如先天性前庭水管扩大、Mondini 畸形等，或有慢性化脓性中耳炎，特别是胆脂瘤，破坏、侵蚀中耳骨壁，以及其他颞骨的破坏性病变等，也会出现脑脊液耳漏。

一、护理评估

1.健康史

（1）评估患者有无先天性畸形、外伤、炎症、肿瘤等。

（2）评估患者有无耳闷、耳道或前鼻孔间断流出清亮液体，有无反复发作性化脓性脑膜炎病史。

（3）评估患者生命体征、瞳孔、意识及四肢活动情况，有无头痛、呕吐、颈项强直、意识淡漠、尿量减少等。

（4）评估患者有无高血压病史。

2.临床表现

（1）全身症状：患者脑脊液流失过多时，可出现颅内低压综合征。此时头痛多为钝痛性质，可为全头痛，平卧时减轻。少数可伴有恶心、呕吐，但无脑膜刺激征。

（2）局部症状

1）耳内流水：从外耳道流出的液体，典型者为无色、清亮、无任何黏性的液体，无臭味。耳内溢液的量多少不等，大多为持续性，间断性加重。如漏口被血块或膨出的脑组织所堵塞，耳溢液可减少或停止，而当咳嗽、低头、喷嚏、大便时耳内流水增多，或又复现。如发生于伴有颅内感染者，液体中常混有絮状物，此时须与浅表的脑脓肿或硬脑膜下脓肿相鉴别，因为后者病期较长时，脓肿沉淀后也可出现类似现象。

2）耳鸣、听力下降、耳内闭塞感等：如鼓膜完整，脑脊液不能立即从咽鼓管排出而聚集于鼓室时，可产生耳鸣、耳内闭塞感、听力下降及自听增强等症状，少数可出现眩晕，平衡失调，易误诊为分泌性中耳炎。

3)颅内感染:颅内继发感染时,可出现或反复出现化脓性脑膜炎。

3.鼻咽部检查

疑为脑脊液耳鼻漏者,可用纤维鼻咽镜或鼻窦内镜检查鼻咽部,如见咽鼓管咽口有清澈的液体流出,可收集标本送实验室检查。

4.脑脊液定性检查

如实验室检查所收集的标本中含糖,则为脑脊液。但应注意所送标本应新鲜,不含泪液等含糖液体。

5.颅脑 CT

颅脑高分辨率CT(含轴位和冠状位)可显示颅骨缺损的位置、大小。CT 脑池造影可显示漏口位置。头部 X 线检查中尚可见空气。

6.心理-社会状况

评估患者及其家属的心理状况,评估不同年龄、文化程度的患者对疾病的认知程度。

二、主要护理诊断/问题

1.有感染的危险

与颅内通过耳鼻与外界相通有关。

2.体温过高

与并发颅内感染有关。

3.疼痛

与颅内压过高或过低引起头痛有关。

4.知识缺乏

缺乏与脑脊液漏相关疾病知识。

5.恐惧

恐惧与不了解疾病临床表现有关。

三、护理措施

1.保持合理体位

脑脊液漏患者可借助重力作用使脑组织移向颅底,贴敷于硬脑膜漏孔区,促使漏出液减轻或自行封闭而愈合。应指导患者绝对卧床休息,保持特定体位,减少脑脊液漏出。清醒患者取半坐卧位或坐位;昏迷患者抬高床头 15°～30°,头偏向患侧,避免脑脊液逆流,特定体位一般持续至脑脊液漏停止后 3～4 d。

2.预防颅内感染

(1)保持头面部、鼻腔与外耳道清洁、通畅,严禁用纱条、棉球填塞耳、鼻部,及时用生理盐水棉球轻轻擦洗血渍,用碘伏消毒周围皮肤,以防引起颅内逆行性感染。

(2)清洁消毒后,头部垫无菌小巾或棉垫,鼻前庭或外耳道口放置无菌干棉球,以吸附漏出液,应注意棉球浸湿后及时更换。

(3)严禁从鼻腔吸痰或留置胃管,禁止耳、鼻滴药和冲洗。

(4)禁做腰椎穿刺,防止颅内压降低使污染的脑脊液逆流,引起颅内感染。

(5)嘱患者勿挖耳、抠鼻,勿用力排便、咳嗽、擤鼻或打喷嚏,以免鼻窦或乳突气房内空气被压入或吸入颅内,导致气颅和感染。

3.用药护理

遵医嘱采用抗生素治疗,并观察患者有无体温升高及脑脊液浑浊等现象。

4.病情观察

(1)当大量脑脊液外漏时,可导致低颅压,患者表现为意识淡漠、头痛、头晕、视物模糊、尿量减少等症状。当发生低颅压时,应取平卧位,以减少脑脊液漏流失,同时静脉补液。

(2)注意观察患者体温变化,调节室内温度和湿度,保持空气流通,以防发生颅内感染。

5.饮食指导

饮食以高蛋白、高热量、高维生素为宜,忌辛辣刺激性食物,多吃蔬菜、水果,防止便秘,必要时应用开塞露。

6.心理护理

患者发现耳道内有脑脊液流出时,易处于紧张、恐惧状态,患者及其家属恐惧感加重,迫切要求救治。护士应积极主动参与治疗,向患者说明头痛、呕吐及脑脊液漏发生的原因、持续时间及预后,稳定患者及家属情绪。积极协助医生进行各种处置,做到有条不紊、忙而不乱,进行每项处置前简要地向患者说明目的、意义及注意事项,操作中注意动作准确、轻柔,做好生活护理,帮助患者树立战胜疾病的信心,使其积极配合治疗。

7.生活护理

口腔护理每日2次,操作时要注意观察口腔黏膜是否完整,舌苔情况以及有无口臭。头部下方垫无菌治疗巾,并定期给予更换。纠正患者不良生活习惯,防止掏耳或抠鼻引起感染。

8.生活指导

(1)合理安排日常生活,戒烟酒。预防感冒,保证良好睡眠。勿做剧烈运动,勿做用力咳嗽、打喷嚏、提举重物等易引起脑脊液漏的动作,保持大便通畅。

(2)避免挖耳、抠鼻等,保持口腔清洁。

9.疾病知识指导

(1)注意观察是否仍有脑脊液经鼻流出,平卧时是否有液体流至咽部,如再次发生脑脊液漏应尽量卧床,床头抬高,避免过多活动,保持大便通畅。

(2)如发生脑脊液漏注意观察脑脊液的颜色、性质及量,注意监测体温,有颅内感染征兆时应及时就诊。

(申田丽)

第十四节　急性化脓性中耳炎

急性化脓性中耳炎是中耳黏膜的急性化脓性炎症。

一、护理评估

1.健康史

评估患者是否有上呼吸道感染和传染病史。近期是否接受过鼓膜穿刺或置管、咽鼓管吹张等治疗。了解擤鼻习惯、婴幼儿吮乳姿势以及是否有污水入耳等情况。

2.病因

主要致病菌为肺炎链球菌、流感嗜血杆菌、乙型溶血性链球菌、葡萄球菌及铜绿假单胞菌等。感染途径以咽鼓管途径为最常见,也可经外耳道鼓膜途径感染,血行感染者极少见。

3.身体状况

(1)耳痛:早期患者感耳深部锐痛或搏动性跳痛,疼痛可向同侧头部或牙齿放射。鼓膜穿孔流脓后疼痛减轻。

(2)耳鸣及听力减退:患耳可有搏动性耳鸣,听力逐渐下降。耳痛剧烈者,轻度的耳聋可不被察觉。鼓膜穿孔后听力反而提高。

(3)耳漏:鼓膜穿孔后耳内有液体流出,初为血水脓样,以后变为脓性分泌物。

(4)全身症状:轻重不一。可有畏寒、发热、怠倦、食欲减退。小儿症状较成人严重,可有高热、惊厥,常伴有呕吐,腹泻等消化道症状。鼓膜穿孔后,体温逐渐下降,全身症状亦明显减轻。

4.心理-社会状况

注意评估患者的年龄、文化层次、生活习惯、心理状态及对疾病的认知程度。

5.治疗原则

控制感染、通畅引流、去除病因。

二、主要护理诊断/问题

1.焦虑

焦虑与担忧疾病预后有关。

2.沟通障碍

沟通障碍与听力损失有关。

3.知识缺乏

缺乏疾病相关知识。

三、护理措施

1.用药护理

(1)遵医嘱给予足量广谱抗生素控制感染,同时观察药物的疗效及不良反应。

(2)耳痛剧烈者,遵医嘱酌情应用镇静、止痛药物。

(3)观察体温变化,高热者给予物理降温或遵医嘱使用退热药。

2.滴耳护理

正确使用滴耳药。禁止使用粉剂滴耳,以免其与脓液结块而影响引流。

3.滴鼻护理

并发上呼吸道感染或有鼻炎鼻窦炎者给予血管收缩药滴鼻,以利咽鼓管引流通畅。

4.病情观察

注意观察耳道分泌物的性质、量和伴随症状,注意耳后是否有红肿、压痛。如出现恶心、呕吐、剧烈头痛、烦躁不安等症状时,应警惕并发症的发生。必要时配合医师做鼓膜切开术,以利排脓。

5.饮食护理

注意休息,多饮水,进食易消化营养丰富的软食,保持大便通畅。

6.健康教育

(1)告知正确的擤鼻方法,指导母亲采取正确的哺乳姿势。

(2)及时清理外耳道脓液,指导正确的滴耳药方法。嘱患者坚持治疗,按期随访。

(3)有鼓膜穿孔或鼓室置管者避免游泳等可能导致鼓室进水的活动。禁滴酚甘油。

(4)加强体育锻炼,增强抗病能力,做好各种传染病的预防接种工作。患上呼吸道感染等疾病时积极治疗。

(申田丽)

第十五节 胆脂瘤性中耳炎

胆脂瘤性中耳炎(middle ear cholesteatoma)又称为中耳胆脂瘤,它是指一种能产生角蛋白的鳞状上皮在中耳、上鼓室、乳突、岩尖的聚集,可以进一步限定为独立生长、代替中耳黏膜、吸收骨质的三维上皮结构。它不是一种肿瘤,由于破坏吸收颅底骨质,可侵入颅内,对患者有潜在的危险。胆脂瘤性中耳炎病因可分为两大类:先天性和后天性。后天性中耳胆脂瘤又可进一步分为原发性和继发性。

一、护理评估

1.健康史

(1)评估患者有无糖尿病、高血压等病史。

(2)评估近期有无过度疲劳、受凉、感冒等。

2.身体状况

观察患者有无耳流脓。

(1)不伴感染的胆脂瘤性中耳炎早期可无症状。

(2)耳流脓长期耳流脓,脓量多少不等,有时带血丝,有特殊恶臭。后天性原发性中耳胆脂瘤早期可无流脓史。

(3)听力下降可能是不伴感染的中耳胆脂瘤的唯一主诉,早期多为传导性聋,程度轻重不等。上鼓室内小胆脂瘤,听力可基本正常。即使听骨部分遭到破坏,但因胆脂瘤可作为听骨间的传声桥梁,听力损失也可不甚严重。病变累及耳蜗时,耳聋呈混合性。严重者可为全聋。

(4)耳鸣多因耳蜗受累之故。

3.专科评估检查

(1)耳镜检查:主要为鼓膜松弛部内陷、穿孔,紧张部内陷、增厚;或鼓膜后上部边缘穿孔,鼓室内可见灰白色胆脂瘤痂皮或红色肉芽组织、息肉组织,常伴有脓性分泌物。

(2)听力学检查:听力可基本正常,或为传导性听力损失,也可混合性听力损失甚至感音神经性聋。

(3)咽鼓管功能检查:可为正常或不良。

4.影像学表现

乳突 X 线片上较大的胆脂瘤可表现为典型的骨质破坏空腔,其边缘大多浓密、整齐。颞骨高分辨 CT 扫描为鼓室乳突密度增高影,可伴有骨质的吸收破坏,边缘整齐硬化,可有"鸡蛋壳"征。

5.心理-社会状况

评估患者及家属心理状况,评估不同年龄、文化程度的患者对疾病的认知程度。

二、主要护理诊断/问题

1.疼痛

疼痛与耳流脓和中耳慢性炎症有关。

2.有跌倒的危险

跌倒与术后头晕及直立性低血压有关。

3.自理能力下降

自理能力下降与头痛及术后眩晕有关。

4.感知改变

感知改变与听力下降和中耳结构被破坏有关。

5.知识缺乏

缺乏有关本疾病相关的预防和保健知识。

三、护理措施

1.一般护理

(1)保持居家或病室环境安静,光线稍暗,有条件者可安置于单人房间,注意休息,放松紧张心情。

(2)保持健康生活习惯,戒烟酒。

(3)术前准备:指导备皮范围,术前清洗头发。全麻者术前成人最少禁饮 2 h,清淡饮食禁食 6 h,高脂食物禁食 8 h。婴儿禁食母乳 2 h,食用奶粉者禁食 4 h。

2.体位护理

术后取平卧或健侧卧位。进食后如无不适症状可起床适当活动。行人工听小骨植入或人工镫骨植入术者,应避免头部剧烈运动,防止植入物移位,影响术后听力恢复。

3.用药护理

(1)遵医嘱术前给予抗感染治疗,指导并教会患者正确的滴耳方法。

(2)术后患者给予抗炎、止血治疗,必要时给予镇痛治疗。

4.病情观察

(1)术后切口加压包扎,观察切口敷料有无松脱,如渗血、渗液较多,应更换敷料,重新加压包扎。若出血过多,应及时通知医生,遵医嘱使用止血药物,并观察疗效。

(2)观察患者有无迷路炎、面瘫等症状,密切观察患者有无恶心、呕吐、高热、剧烈头痛、眩晕、平衡障碍、颅内感染等,及时报告医生进行处理。

5.饮食指导

术后给予患者半流质饮食,经 3~5 d 视病情改为软食,以后逐步过渡为普食。健侧进食,并注意加强营养,保持大便通畅,促进伤口愈合。

6.心理护理

关心体贴患者,做好解释工作,缓解其紧张、不安心理,使其配合治疗和护理。

7. 生活护理

保证充足的睡眠,注意保暖,保持病室空气的流通,预防感冒,洗脸、洗头时避免脏水进入术耳。

8. 健康指导

(1)锻炼身体,提高机体抵抗力。合理安排日常生活、劳逸结合,戒烟酒,保持良好睡眠。

(2)预防感冒,注意保暖,及时增减衣物。

(3)避免噪声刺激,远离车辆喧嚣、人声喧哗的地方。

(4)避免过度使用手机和耳机。

(5)禁用各种耳毒性药物。

(6)保持良好心态,情绪稳定,忌大喜大悲。

(7)洗头或洗澡时用干棉球堵塞外耳道口,以免进水;术后半年内不宜游泳,不宜乘飞机或到高海拔地区,不能潜水,避免气压变化影响中耳结构。

(8)进食营养丰富的饮食,保持口腔卫生。

(9)定期复查。术后三个月左右,耳道内会有渗液。若有异常,应立即就医。

(申田丽)

第十六节 中耳癌

中耳癌(cancer of the middle ear)是发生在中耳和乳突区的恶性肿瘤,病理多为鳞状细胞癌,其次为乳头状瘤癌变。中耳癌多为原发,亦可继发于外耳道、耳郭或鼻咽癌。多数患者有慢性化脓性中耳炎病史,好发年龄为 40~60 岁。

一、护理评估

1. 健康史

(1)评估患者有无糖尿病、高血压、卒中等病史。

(2)评估日常生活自理能力评定量表(ADL)。

(3)评估患者的症状特性和时间特性。

(4)评估患者各阶段心理状态。

(5)评估患者是否疼痛,以及疼痛的性质、程度。

(6)评估患者是否有伴随症状或并发症。

2. 身体状况

观察患者有无耳深部跳痛或刺痛、耳流脓或脓血性分泌物、耳闷、耳鸣、听力减退、眩晕和面瘫等症状。评估患者是否存在眩晕、平衡障碍、定向功能障碍等情况。常见主要症状为耳深部跳痛或刺痛、耳流脓或脓血性分泌物、耳闷、耳鸣、听力减退、眩晕和面瘫等,晚期可出现其他脑神经受累、颅内与远处转移症状。由于病程长短、病变部位及扩展方向不一,临床表现有所不同。早期症状多不明显,或被慢性化脓性中耳炎症状所掩盖。

(1)出血:最早的症状为耳道出血或有血性分泌物,是中耳癌的一个重要信号。晚期癌细胞侵袭骨质,破坏血管,可发生致命性大出血。

(2)耳痛:早期仅有耳内发胀感,稍晚出现疼痛,晚期疼痛剧烈。疼痛的特点是持续性耳道深部刺痛或跳痛,并向患侧颞额部、面部、耳后、枕部和颈侧部放射,在夜间和侧卧时加重。

(3)听力减退/耳聋:多数患者因原有中耳炎所致的耳聋,故不引起重视。早期为传导性耳聋,晚期迷路受侵犯后为混合性聋,多伴耳鸣。

(4)张口困难:早期可因炎症、疼痛而反射性引起颞下颌关节僵直,晚期则多因癌细胞侵犯下颌关节、翼肌、三叉神经所致。

(5)神经症状:癌细胞侵犯面神经可引起同侧面神经瘫痪,侵犯迷路则引起迷路炎及感音神经性耳聋,晚期可侵犯第Ⅴ、Ⅳ、Ⅹ、Ⅺ、Ⅻ对脑神经,引起相应症状,并可向颅内转移。

(6)转移颈淋巴结肿大:颈淋巴结转移可发生于患侧或双侧。晚期内脏或骨骼也可能会发现转移性病灶。

3.专科评估检查

(1)耳镜检查:可见外耳道或中耳腔有肉芽或息肉样组织,甚至可阻塞外耳道,触之较软,松脆易出血,并有血脓性分泌物,有时恶臭。肉芽组织去除后可很快复发。

(2)病理检查:对可疑病变组织进行病理活检,明确病理类型。

(3)全身检查:除外继发性和转移性癌。

4.影像学检查

CT、MRI可明确肿瘤侵犯范围,并可以协助制订治疗方案。

5.心理-社会状况

评估患者及其家属心理状况,评估不同年龄、文化程度的患者对疾病的认知程度。

二、主要护理诊断/问题

1.有跌倒的危险

跌倒与伴随症状眩晕、平衡失调有关。

2.沟通障碍

沟通障碍与听力损失有关。

3.知识缺乏

缺乏有关本疾病相关的预防和保健知识。

4.焦虑

焦虑与健康状况和感到死亡威胁有关。

5.预感性悲哀

预感性悲哀与疾病晚期,对疾病治疗丧失信心有关。

6.疼痛

疼痛与肿瘤压迫及肿瘤的生物学因素有关。

7.自我形象紊乱

自我形象紊乱与化疗药物不良反应有关。

三、护理措施

1.一般护理

(1)保持居家或病室环境安静,光线稍暗,有条件者可安置于单人房间,注意休息,放松紧张心情。

(2)给予低盐、低脂、清淡饮食,戒烟酒。

2.用药护理

(1)术前预防性应用抗生素抗感染。

(2)术后应用消炎、止血、营养治疗,针对性应用抗眩晕、镇痛等药物。

3.病情观察

(1)术后注意生命体征的监测。严密观察患者的神志,瞳孔大小,对光反射灵敏度,球结膜水肿与否,有无持续性烦躁或嗜睡、昏迷状态,有无剧烈头痛、喷射性呕吐、颈强直及肢体感觉、运动障碍等症状,防止颅内压升高。

(2)保持术腔引流管通畅,观察引流量、引流液颜色及性状。

(3)术后并发症:密切观察脑脊液的量和流速,加强抗感染治疗;观察患者术后反应,如恶心、呕吐等;观察手术切口愈合及肌皮瓣成活情况。

4.饮食指导

术后患者完全清醒后给予少量流质或半流质饮食,健侧进食。对术后体质较差、张口疼痛或咀嚼困难、胃病史者可进行鼻饲饮食,补充身体所需热量,保护胃黏膜,防止应激性溃疡发生。

5.心理护理

治疗要尽早开始,鼓励患者参与康复训练,做好解释工作,缓解其紧张、不安心理,使患者对术后康复治疗更加有信心。

6.生活护理

伴有眩晕、恶心、呕吐者,遵医嘱给予止吐、镇静等对症治疗,留专人陪护,谨防跌倒。

7.健康指导

(1)合理安排日常生活、劳逸结合,戒烟酒,保持良好睡眠。

(2)预防感冒,注意保暖,及时增减衣物。

(3)避免噪声刺激,远离车辆喧嚣、人声喧哗的地方。

(4)避免过度使用手机和耳机。

(5)保持良好心态,情绪稳定,忌大喜大悲。

(6)遵医嘱按时服药,不可自行停药或改药。

(7)放化疗期间,注意保护皮肤和血管,定期复查,加强营养供给。

(8)加强身体锻炼,增强机体抵抗力。

(9)保证合理饮食,少食多餐,避免辛辣刺激食物。

(10)注意休息,尽量减少到人多的公共场合,预防感冒。

(11)定期复查,不适随诊。

(申田丽)

第十七节 外耳道炎

外耳道炎是外耳道皮肤或皮下组织广泛的急、慢性炎症。由于在潮湿的热带地区发病率高,因而又被称为"热耳病"。根据病程可将外耳道炎分为急性弥散性外耳道炎和慢性外耳道炎。较为常见的是急性弥散性外耳道炎。

一、护理评估

1.健康史

(1)评估患者耳部不适及疼痛、分泌物流出发生和持续的时间。

(2)有无明显诱因如挖耳损伤皮肤,游泳、洗头时污水进入外耳道等。

(3)有无全身性疾病史,如糖尿病、慢性肾炎、内分泌紊乱、贫血等。

2.病因

(1)温度与湿度:温度升高,空气湿度大,影响腺体分泌。降低局部防御能力。

(2)外耳道局部环境的改变,如游泳、洗头或沐浴时水进入外耳道,浸泡皮肤,角质层被破坏,微生物侵入。同时改变了外耳道酸性环境使外耳道抵抗力下降。

(3)外耳道皮肤损伤:挖耳时损伤外耳道皮肤。引起感染。

(4)中耳炎分泌物的持续刺激使皮肤损伤感染。

(5)全身性疾病使身体抵抗力下降,引起外耳道感染,如糖尿病、慢性肾炎、内分泌紊乱、贫血等。

3.身体状况

(1)急性外耳道炎:①发病初期耳内有灼热感,随后疼痛剧烈,甚至坐卧不宁,咀嚼、说话、牵拉耳郭、按压耳屏时加重,伴有外耳道分泌物;②外耳道皮肤弥散性肿胀、充血;③可伴发热,耳周淋巴结肿大。

(2)慢性外耳道炎:①自觉耳痒不适,可有少量分泌物流出,游泳、洗头或耳道损伤可使之转为急性;②检查可见外耳道皮肤增厚,有痂皮附着,去除后皮肤呈渗血状。耳道内可有少量稠厚或豆腐渣样分泌物。

4.心理-社会状况

评估患者的文化层次、职业、卫生习惯、居住环境等。

5.治疗原则

清洁外耳道,使局部干燥和引流通畅,并使外耳道处于酸性环境。合理使用敏感抗生素。外耳道红肿严重时,可用消炎消肿纱条置于外耳道。耳痛剧烈时可适当予以止痛剂。

二、主要护理诊断/问题

1.沟通障碍

沟通障碍与听力损失有关。

2.知识缺乏

缺乏有关本疾病相关的预防和保健知识。

3.焦虑

焦虑与健康状况和感到死亡威胁有关。

4.预感性悲哀

预感性悲哀与疾病晚期、对疾病治疗丧失信心有关。

5.疼痛

疼痛与肿瘤压迫及肿瘤的生物学因素有关。

6.自我形象紊乱

自我形象紊乱与化疗药物不良反应有关。

三、护理措施

1.心理护理

向患者简单说明发病的原因和治疗的情况,并告知患者不要担心,密切配合医师治疗,使病情得到控制。

2.用药护理

根据医嘱使用敏感抗生素,全身或局部使用,控制炎症。外耳道红肿可根据医嘱局部覆用鱼石脂甘油,消炎消肿。耳痛剧烈影响睡眠时,按医嘱给予止痛药和镇静剂。进食流质或半流质食物,减少咀嚼引起的疼痛。

3.耳道清洁

仔细清除耳道内分泌物,可用无菌棉签蘸生理盐水擦拭,并教会患者或家属正确擦拭的方法,以保持局部清洁干燥,减少刺激,又不会损伤外耳道。

4.健康指导

(1)教会患者及其家属正确滴耳药的方法。

(2)用药后如有耳部症状加重,应及时就医,确定是否局部药物过敏。

(3)无论是慢性还是急性外耳道炎,均应坚持治疗至完全治愈,防止复发或迁延不愈。

(4)加强个人卫生,经常修剪指甲,避免挖耳损伤皮肤。

(5)炎症期间不要从事水上运动。

(6)游泳、洗头、沐浴时不要让水进入外耳道,如有水进入外耳道内,可用无菌棉签或柔软纸巾放在外耳道口将水吸出。或患耳向下,蹦跳几下,让水流出后擦干。

(7)如有中耳疾病,应积极治疗。

(8)积极治疗全身性疾病。

(申田丽)

第十八节 外耳湿疹

外耳湿疹是发生在外耳道、耳郭、耳周皮肤的变态反应性皮炎。

一、护理评估

1.健康史

(1)评估患者外耳不适和出现红斑、丘疹、水疱等症状的时间,发作的频次。

(2)了解患者有无上述诱因或过敏体质等。

2.病因

病因不清,可能与变态反应因素、神经功能障碍、内分泌功能失调、代谢障碍、消化不良等因素有关。引起变态反应的因素可为食物(如牛奶、海鲜等)、吸入物(如花粉、动物的皮毛、油漆等)、接触物(如药物、化妆品、化纤织物、助听器的塑料外壳、眼镜架、肥皂、化学物质等)等,也可从头面部和颈部皮炎蔓延而来,潮湿和高温常是诱因。外耳道湿疹还可由化脓性中耳炎的脓性分泌物持续刺激引起。

3.身体状况

急性期主要表现为外耳奇痒、灼热感、有渗液。外耳皮肤红肿、红斑、粟粒状丘疹、小水疱等,慢性期患处皮肤增厚、粗糙、皲裂、有脱屑和色素沉着。易反复发作。

4.心理-社会状况

评估患者的年龄、性别、文化层次、职业、生活习惯、饮食习惯、生活和工作环境等。

5.治疗原则

去除过敏原,口服抗过敏药,局部对症治疗。有继发感染加用抗生素。

二、主要护理诊断/问题

1.沟通障碍

沟通障碍与听力损失有关。

2.知识缺乏

缺乏有关本疾病相关的预防和保健知识。

3.焦虑

焦虑与健康状况和感到死亡威胁有关。

4.预感性悲哀

预感性悲哀与疾病晚期,对疾病治疗丧失信心有关。

5.疼痛

疼痛与肿瘤压迫及肿瘤的生物学因素有关。

6.自我形象紊乱

自我形象紊乱与化疗药物不良反应有关。

三、护理措施

1.用药护理

根据医嘱指导患者服用抗过敏药和抗生素,减轻不适反应。

2.局部用药

根据医嘱指导患者局部用药的方法如下所示。

(1)急性期渗液较多时,用炉甘石剂清洗渗液和痂皮后,用3%硼酸溶液湿敷1~2 d。干燥后可用10%氧化锌软膏涂擦。

(2)亚急性湿疹渗液不多时局部涂擦2%甲紫溶液。

(3)慢性湿疹局部干燥时,局部涂擦10%氧化锌软膏、抗生素激素软膏或艾洛松软膏等。干痂较多时先用过氧化氢清洗局部后再用上述膏剂。皮肤增厚者可用3%水杨酸软膏。

3.饮食护理

进清淡饮食,禁忌食用辛辣、刺激或有较强变应原食物,如牛奶、海鲜类等。

4.心理护理

向患者讲解发病的原因和治疗的方法、效果等预防再次发作的措施,使患者情绪稳定,密切配合医师治疗。

5.耳道清洁

对慢性化脓性中耳炎患者尤应注意清除外耳道脓液,减少刺激。保持耳郭清洁干燥。

6.健康指导

(1)嘱患者不要搔抓挖耳,不用热水肥皂擦洗患处。

(2)根据医嘱坚持用药和复诊,积极治疗慢性化脓性中耳炎、头颈面部湿疹。

(3)加强个人卫生,经常修剪指甲,避免挖耳损伤皮肤。

(4)不进行水上运动,洗头洗澡时注意保护耳郭。

(5)避免食用鱼、虾、海鲜类、牛奶等易过敏食物,不吃辛辣、刺激性食物。

(6)避免接触变应原物质,如化妆品、耳环、油漆和化纤织物等。

(7)锻炼身体,均衡营养,充足睡眠,提高机体抵抗力。

(申田丽)

第十九节　外耳道异物

外耳道异物(foreign body in the ear canal)是耳科较为常见的急诊,在儿童和成人均可发生,但多见于儿童。由于儿童患者多数好奇常将玩耍的小物件(如小弹珠等)物品塞入外耳道内所致;而成人患者则多数因为挖耳、外伤时遗留异物、昆虫爬入外耳道或强噪声环境中保护听力时耳道内塞入物不慎留入外耳道内。

一、护理评估

1.健康史

(1)评估患者耳内不适和疼痛发生的时间,有无异物进入及何种异物,它的形状和性质等。

(2)询问患者有无挖耳习惯或耳外伤史。

2.分类

(1)动物性异物:如昆虫等。

(2)植物性异物:如谷粒、豆类、坚果等。

(3)非生物性异物:如玻璃珠、小塑料件、砂石等。

3.病因

(1)儿童将豆类、小珠粒等塞入外耳道。

(2)成人挖耳时将纸条、棉花球等不慎留在外耳道内。

(3)工作中因意外事故发生,将小石块、铁屑、木屑等飞入耳内。

(4)医师在对患者治疗时误留棉花或纱条在耳内。

4.临床表现

由于外耳道的感觉十分敏锐,对于大多数人而言,外耳道异物均可引起不同程度的不适感。而且越接近鼓膜位置的异物,所导致的不适感越强烈。外耳道异物的临床表现因异物的大小、形态及种类不同而有不同的表现。

(1)疼痛是外耳道异物最常见的表现。植物性异物可遇水膨胀,引起外耳道大部分甚至完全性的堵塞,患者即出现患侧耳部疼痛,并且伴不同程度传导性听力下降表现;坚硬且边缘锐利的外耳道异物可直接刺激外耳道皮肤引起局部剧烈疼痛,如果位置深,可引起鼓膜损伤。

(2)外耳道出血也是常见的表现。尤其是形态尖锐的异物,或患者试图自行用器械将异物取出时更为常见。

(3)少数情况下,外耳道异物可较长时间未被发现(这种情况在幼儿多见),从而导致外耳道感染,出现耳道内分泌物,局部皮肤红肿,疼痛等一系列炎症性表现。

(4)对于少数患者,异物可刺激外耳道及鼓膜引起反射性咳嗽及眩晕表现。

(5)如果外耳道异物系活动性昆虫,由于昆虫在外耳道内的活动可引起患者极大的不适感,可表现为剧烈耳痛、噪声,并对患者心理造成极大恐惧感,部分昆虫甚至可引起鼓膜的损伤。

(6)对于既往存在鼓膜穿孔的患者有产生鼓室内异物的可能。

5.辅助检查

(1)在大多数情况下,常规耳镜检查即可在外耳道内发现异物存在。但对于某些位于外耳道底部深处的微小异物则不容易发现。有时由于异物在外耳道内存留时间过长,可引起局部炎性反应,导致局部分泌物增多,或被耵聍、肉芽组织包裹,如患者异物史不明确时,容易被漏诊。

(2)对于耳镜检查未明确异物或特殊种类异物的患者,如异物类型为不透光型,可行颞骨X线片或颞骨CT以明确诊断。

6.急诊处理

对于不同类型的异物,急诊处理各有不同。

(1)非生物性异物:①使患者平静,勿惊慌失措;②如果异物离外耳道近,可借助器械将其轻柔取出;否则需由专科医生借助专用耳科器械处理;③可嘱患者头偏向患侧耳,有时可借助重力作用将其倒出。

(2)生物性异物:①使患者平静,勿惊慌失措;②一定不要让患者试图用手指挖出生物性异物,因为这些可能会使生物活动加剧,从而加剧耳道损伤;③嘱患者头偏向患侧,试图让其飞出或爬出耳道;④若以上措施无效,需由专科医生进一步处理。

7.身体状况

①小的非生物性异物可无症状,也可引起轻度耳内不适;②遇水膨胀的异物在耳道内会很快引起胀痛或感染,疼痛剧烈,小儿会哭闹不停,并常以手抓挠患耳;③昆虫等进入耳道,可引起疼痛、奇痒、噪声,甚至损伤鼓膜;④异物刺激外耳道和鼓膜会引起反射性咳嗽或眩晕。

8.心理-社会状况

评估患者的年龄、性别、文化层次、职业、生活习惯、生活环境、卫生习惯、对疾病的认知等。

二、主要护理诊断/问题

1.沟通障碍

沟通障碍与听力损失有关。

2.知识缺乏

缺乏有关本疾病相关的预防和保健知识。

3.焦虑

焦虑与健康状况和感到死亡威胁有关。

4.预感性悲哀

预感性悲哀与疾病晚期,对疾病治疗丧失信心有关。

5.疼痛

疼痛与肿瘤压迫及肿瘤的生物学因素有关。

三、护理措施

1.心理护理

向患者或小孩家属简单说明取异物的过程,可能出现的不适及如何与医师密切配合,对儿童应采取鼓励亲切的语言,减轻其恐惧感。

2.异物取出

协助医师用合适的器械和正确的方法取出异物。如对活动的昆虫类异物,可先用油类滴入耳道内,将其杀死,再行取出或冲出。对较大或嵌顿的异物,需在全麻下取出。取异物的过程尽量避免损伤外耳道,如损伤无法避免,根据医嘱局部使用抗生素。

3.健康指导

(1)指导家长不要把容易误塞入耳内的小玩具或小球类物品放在小孩容易拿得到的地方。

(2)因工作场所容易飞入铁屑或木屑者,应有保护意识,戴防护帽。

(3)如有小飞虫飞入耳内,应及时到专科医院取出,不要自行挖耳,防止残体遗留耳内引起感染。

(申田丽)

第二十节　先天性外耳畸形

先天性外耳畸形(congenital malformation of auricula)多指先天性耳郭畸形,又称耳郭发育不全。耳郭在胚胎第 3 周开始由第 1、第 2 鳃弓发生,第 6 周初具雏形。由于耳郭的各个部分如耳屏、耳垂、对耳轮、对耳屏等是从两个鳃弓上 6 个分离的小丘状结节为中心衍生发育而成,所以其外形可以有很大的变异。可表现在耳郭的大小、位置和形状三个方面的异常。单侧畸形较多见,为双侧的 3~6 倍,男性比女性多发。由于小耳畸形一般均伴外耳道闭锁,所以Ⅱ度第一期小耳的耳郭成形术大多与外耳道及中耳成形术同期或分期进行。耳郭成形术可以患者自体游离的肋软骨作为支架,经过雕刻和整形后植入皮下,一期或分期再造新耳郭。另外也可佩戴假体。

一、评估要点

1.健康史

(1)评估患者小耳畸形程度,结合检查评估患者有无合并外耳道闭锁。

(2)评估患者有无上呼吸道感染等。

2.身体状况

评估患者既往身体状况,有无其他基础疾病。

3.心理-社会状况

评估患者及其家属心理状况、对疾病的了解程度及手术的期望值。

二、主要护理诊断/问题

1.有感染的危险

感染与外科手术有关。

2.疼痛

疼痛与取自体游离肋软骨有关。

3.自我形象紊乱

自我形象紊乱与先天性外耳畸形有关。

4.焦虑

焦虑与担心疾病预后有关。

5.知识缺乏

缺乏小耳畸形整复术术后相关护理知识。

6.潜在并发症

潜在并发症有皮瓣坏死、胸部切口血肿、肺不张等。

三、护理措施

1.耳郭皮瓣的观察及护理

(1)皮瓣坏死是术后最严重的并发症,应加强皮瓣的观察与护理,注意观察皮瓣的色泽、温度及毛细血管的充盈反应,早期发现皮瓣血供障碍,并及时通知医生进行处理。

(2)如局部皮瓣苍白、充盈反应不明显或皮温低,表明皮瓣供血不足。如皮瓣青紫肿胀,表明有静脉回流障碍,可给予烤灯照射保暖,保持舒适体位,防止皮瓣受压。

(3)观察术区有无渗血,如有出血现象及时报告医生给予对症处理。

2.局部压迫止血

做耳部软骨支架,一般取右胸部第Ⅶ～Ⅷ肋软骨。切除软骨后,局部遗留较大的腔隙,易引起出血形成血肿。因此术后应给予胸带加压包扎。

3.负压引流管的护理

(1)良好的负压可以使术区渗血得到充分引流,耳支架与皮瓣之间吸附紧贴保持塑形,也避免积血引起感染。由于耳科手术术腔小,所以引流管较细,引流量较少。术后应高度重视切口负压引流的护理,密切观察并记录引流装置负压情况及引流液的色、质、量,防止引流管扭曲、脱落、堵塞。胶布交叉妥善固定引流管,保证负压球不漏气呈负压吸引状态。

(2)Ⅰ期手术患者患耳两根负压管4 h一次用注射器连接引流管进行抽吸,观察管内血液的移动直至吸出,以判断引流管是否阻塞,保证负压引流通畅。如发现管内血液较黏稠或有血块,则改为2 h一次抽吸。每小时询问患者术耳有无闻及"丝丝"漏气声,若有声响,提示负压管漏气,可暂时夹闭引流管20 min(时间不可过长,以免堵塞),再放开继续密切观察。术后可请患者主动参与,一旦听见漏气声及时告知护士。若反复漏气夹管无效,须报告医生,必要时打开敷料,检查缝合口,可疑处涂以金霉素药膏。

(3)Ⅰ期手术术后第1 d引流量一般为10～30 mL的血性液体,之后逐日递减,色泽变浅,经3～6 d引流液少于1 mL,可拔除引流管。Ⅱ期手术术后引流量少,患者携带引流管出院。

(4)如发现引流量逐日增加,持续鲜红、量多,患者疼痛剧烈,应及时报告医生检查处理。

4.疼痛护理

患者术后出现术区和供区疼痛,尤其胸部疼痛比较明显,应及时给予镇痛药物。若伤口疼痛不减轻,且为持续性胀痛,则提示皮瓣有可能发生血供障碍,应及时通知医生,防止皮瓣坏死。

5.体位护理

患者全麻清醒后予半卧位或健侧卧位。

(1)Ⅰ期手术取肋软骨者术后腹带加压包扎以限制胸部活动度及减轻腹部切口疼痛。术后24 h内鼓励患者轻按压腹部伤口在床上活动,48 h后可协助其下床适当活动。禁止剧烈运动,预防继发性血肿等并发症的发生。

(2)Ⅱ期手术术后患者鼓励早期下床活动。

6.用药护理

遵医嘱给予抗生素治疗,早期采用瘢痕抑制药物。

7.饮食指导

避免进行辛辣刺激及过硬饮食。

8.预防并发症

(1)肺不张:术后24 h最易发生。若患者出现胸闷、气急、呼吸困难、SPO$_2$下降、一侧呼吸音减弱等表现,应立即通知医生,予以床旁摄片及早明确诊断并处理。

(2)血肿:Ⅰ期手术患者由于切取软骨后,局部遗留较大的腔隙,容易引起出血形成血肿,故术后注意观察患者胸部敷料包扎区有无隆起、瘀斑,或触之有波动感,如发现有立即通知医生。

(3)感染:正确合理应用抗生素,密切观察术耳皮瓣的颜色及温度,防止皮瓣感染及坏死。Ⅰ期手术取肋软骨者,术后鼓励患者咳嗽、咳痰、做深呼吸,如果痰液黏稠可使用稀释痰液药物或雾化吸入,同时应勤翻身,预防肺部感染。

(4)再造耳皮瓣坏死:是术后最严重的并发症,应加强皮瓣的观察与护理。观察术区有无渗血,如有出血现象及时报告医生给予对症处理。注意观察皮瓣的色泽、温度及毛细血管的充盈反应,早期发现皮瓣血供障碍,并及时通知医生进行处理。如局部皮瓣苍白、充盈反应不明显或皮温低,表明皮瓣供血不足。如皮瓣青紫肿胀,表明有静脉回流障碍,可给予烤灯照射保暖,保持舒适体位,防止皮瓣受压。再造耳皮瓣坏死:Ⅰ期、Ⅱ期术后必须保持负压引流管的通畅和密闭,如术后出现再造耳皮瓣远端发暗,提示皮瓣静脉回流不良,可遵医嘱行高压氧治疗。

9.心理护理

针对不同心理状态的患者给予对应的护理干预,积极疏导情绪障碍。指导患者及家属认知和评估小耳畸形的治疗效果,树立积极的人格和社会应对能力。

10.健康指导

(1)再造耳郭感觉不敏感,要注意终身保护,切勿碰撞、挤压,即使完全恢复后也要尽量睡向健侧,选用松软枕头,减少对再造耳的压迫。遇寒冷季节时一定要注意保暖,谨防冻伤。避免日光直接照射再造耳及周围伤口。

(2)向Ⅰ期手术患者及其家属说明再造耳成活过程,并告知再造耳术后3个月内会有组织肿胀的情况,随着时间的推移,肿胀逐渐吸收消退,出院后可行高压氧舱治疗以促进肿胀的吸收,6个月后软骨成活后,可行Ⅱ期手术。

(3)教会患者正确的打喷嚏、咳嗽和擤鼻涕的方法,以免鼻腔内分泌物自咽鼓管进入术耳腔,造成术耳感染。

(4)通常Ⅱ期手术术后住院时间较短,可能会出现患者患耳加压包扎,携带引流管出院情况,应教会患者及家属引流管的护理,防止引流管扭曲、脱落、堵塞。嘱患者出院后不可随意拉松患耳敷料,以免引起出血。

(5)外耳道成形术可与Ⅰ期耳郭再造术同时进行,也可单独进行。患者术后3~6 d第一次门诊换药,4~5 d拔管,3~4 周抽出耳内纱条。嘱患者待术后拆线并将纱条全部抽出后方能洗头。洗头前将清洁干棉球塞于外耳道口,以免污水进入耳内引起感染。告知患者注意耳道内是否有异味,如有及时就诊。术后半年内不能坐飞机,以免影响术后鼓膜愈合。植皮者每天用酒精棉球擦拭植皮区。耳道内纱条抽出后每天用挤干的酒精棉球塞紧外耳道防止耳道缩小。

(6)Ⅱ期行立耳术者,于术后3~4 d拔除引流管,8 d后打开敷料,随后一个月,3 个月定期门诊复查。敷料打开后,每天用酒精棉球进行局部擦拭消毒,勿碰水。

(7)如患耳皮肤发黑,红、肿、热、痛,局部皮肤出现水疱,瘘口渗液等情况需及时就诊。

(申田丽)

第二十一节　外耳道癌

外耳道癌是发生于外耳道上皮系统的恶性肿瘤,主要包括鳞状细胞癌、腺样囊性癌、耵聍腺癌、基底细胞癌等。外耳道癌的发病率不高,约为头颈部肿瘤的0.2%。早期外耳道癌的临床症状和体征多无特异性表现,与外耳道炎和中耳炎的症状和体征相似,因此临床上外耳道癌易被漏诊和误诊。

一、护理评估

1.健康史

评估患者既往是否有慢性疾病如结核性狼疮和慢性化脓性中耳炎等病史,近期耳痛是否加重,是否出现耳流脓、流血等症状。

2.临床分类

(1)鳞状细胞癌:鳞状细胞癌是耳部最常见的恶性肿瘤,一般发生于60~70岁,主要发生于耳郭,其次发生于外耳道。本病起初多无自觉症状,可有瘙痒和疼痛,侵及软骨膜时疼痛较明显。早期常被诊为慢性外耳道炎或外耳道胆脂瘤,患者常有血性耳漏。检查可见外耳道局部皮肤糜烂,有肉芽样组织生长,取组织送检,常可明确诊断。

(2)腺样囊性癌:腺样囊性癌是来源于外耳道耵聍腺导管上皮或肌上皮的一种恶性肿瘤,

生长非常缓慢,就诊前病史可长达数年,早期常有间歇性耳痛,晚期可转为持续性剧痛,并向颞部、颈部、枕部等放射。剧烈的耳痛是腺样囊性癌显著的临床特征。肿瘤堵塞外耳道可引起耳鸣、传导性听力减退,病程较长者,可伴有继发感染及耳漏,如伴发外耳道炎、中耳炎等。

(3)基底细胞癌:基底细胞癌多发生于颜面部、鼻、颧、颞及眼睑附近,也可见于四肢、手背,通常单发。临床可分为结节型、色素型、纤维型、浅表型等。初起时为米粒大或扁豆大,黄红色有蜡样光泽,坚硬结节,表面有褐色或灰暗痂皮,下为癌性组织,病变扩大,倾向破溃,形成溃疡,周边皮肤无炎症,病程缓慢。

3.临床表现

外耳道癌早期通常不易被发现,耳痛是其主要症状,起初表现为间歇性钝痛或刺痛,后转为持续性剧烈痛且向同侧颞、颈、肩放射。早期出现外耳道肿块,随着病情的进展可出现听力减退、耳漏等症状。

4.辅助检查

术前行纯音测听、颞骨 CT 或 MRI 检查。

5.心理-社会状况

因本病耳痛剧烈,且预后差,患者已出现烦躁、恐惧甚至悲观情绪,注意评估患者性别、年龄、文化程度、性格特点、应对方式、家庭形态、功能和经济状况等。

6.治疗要点

手术治疗是目前最有效的方法,强调早期诊断、首次手术的根治性切除,特别强调切缘阴性,切除不完全是造成局部复发的主要原因,术后应接受放射治疗。

二、主要护理诊断/问题

1.疼痛

疼痛与术前病变破坏耳道组织有关,术后与机械性损伤有关。

2.恐惧

恐惧与担心疾病预后有关。

3.潜在并发症

潜在并发症有术后出血、术后外耳道狭窄。

4.知识缺乏

缺乏本病治疗与防护的相关知识。

三、护理措施

1.心理护理

多关心、安慰患者,合理运用沟通技巧,与患者进行沟通,讲解本病相关知识,说明配合治疗的重要意义。向患者介绍手术名称及简单过程、术前准备,使患者有充分的心理准备,解除顾虑,消除紧张情绪,增强信心。同时鼓励患者坚持治疗,力争取得患者及家属的配合,增强其战胜疾病的信心。对于外貌有改变的患者,应配合医生向患者及家属讲明,使其有充分的心理准备。

2.疼痛护理

耳痛剧烈者遵医嘱使用镇静、镇痛药物,并告知患者一些分散注意力的方法减轻患者疼痛,同时给予患者提供一个舒适的病房环境,以减少噪声等。

3.术前准备

根据手术范围必要时给予备血。

4.术后护理

(1)体位护理:患者安返病房后,病房护士与麻醉护士严格交班,了解患者的麻醉方式、术中病情变化、生命体征、出血量、意识恢复状态及皮肤完整性。

(2)病情观察:密切观察患者病情变化,如生命体征、意识、呼吸道通畅情况;观察伤口疼痛、渗血、渗液情况及渗出物的颜色、性质和量;如有渗血,应观察渗血的颜色、性质和量;少量陈旧性渗血,嘱患者勿紧张,同时观察渗血面积是否扩大;如持续扩大且为新鲜渗血,应立即通知医生给予处理。了解患者术后疼痛情况,可让患者听音乐、聊天等转移注意力;疼痛不可耐受时,通知医生根据病情使用镇痛药物或镇痛泵。

(3)并发症的观察:根据患者手术切除范围大小评估患者可能出现的并发症。观察患者有无面瘫、眩晕、出血、感染、脑脊液漏等并发症的发生。

(4)饮食指导:术后给予患者软食,避免过酸、过硬及刺激性强的食物。患者需加强营养,保证维生素、蛋白质、纤维素、果汁及水果的摄入,以增强抵抗力,利于伤口愈合;保证患者的饮水量,保持大便通畅,注意饮食温度,以防烫伤。

5.健康指导

(1)耳部指导:保持外耳道清洁、干燥,术后避免上呼吸道感染,嘱患者注意保暖,避免挤压、碰撞耳部,改掉挖耳的不良习惯;告知患者耳道内填塞物不要自行取出,复查时手术医生根据情况取出。

(2)定期复查:鼓励患者及家属出院后坚持随访、按时复查(一般出院1周后到门诊复查,以后根据恢复情况由医生告知复查时间),以便医生了解术腔恢复情况,并及时对术腔进行处置。出现耳部不适,应及时就诊。

(3)饮食与活动:注意合理饮食、休息,生活有规律,提高生存质量。

(4)心理护理:保持良好的心理状态,避免情绪激动,有利于疾病的康复。并告知患者疼痛也是肿瘤复发的早期症状,应提高警惕,出现异常及时就诊。

(申田丽)

第十五章　手术室护理

第一节　手术室的信息化管理

手术室信息化管理是对手术管理、物流管理、收费管理、消毒灭菌管理等内容进行信息化管理，从而提高手术室运行效率与安全管理。具体包括以下方面。

一、不良事件的上报系统

利用计算机网络建立一个高效、畅通、无障碍的不良事件上报系统，以发现安全体系中的薄弱环节。通过不良事件信息化管理软件，建立"针对系统＋非惩罚文化"的无障碍上报系统，通过网上填报，软件整理信息，鼓励护理人员参与，专家团队讨论分析，及时给予反馈的机制，提高护理不良事件上报效率，减少延迟报告、瞒报和漏报，促使手术室安全管理举措落到实处。另外，对上报的不良事件及时分析原因，并对系统加以改进，淡化对个人处理，让当事人及其他所有成员都能吸取教训，不用或少用惩罚手段，以鼓励护士及时上报，变被动报告为主动报告，以期在第一时间了解院内的安全隐患并采取控制措施；让每一位医务人员意识到自己是系统中的一个组成部分，积极投入到安全隐患的防范工作中。

二、手术器械消毒供应集中化管理中的信息化管理

（一）手术器械的信息化管理

根据现代化医院发展要求，手术器械消毒供应应集中化管理。国家卫健委明确规定，医疗用品消毒灭菌应建立清洗、消毒、灭菌操作的过程记录并实现可追溯性，通过对整个手术器械包供应链进行分析，将供应链分成几个部分共多个信息采集点，对供应链相关信息进行采集，对器械包标签进行无重复编码。

由于器械包在供应链处于流动状态，位置随时都会发生变化，为了确定器械包在某一特定时刻的位置，必须给器械包设计一个位置编码来确定其具体位置，在器械包位置发生变动时，位置编码相应进行变化，使计算机系统能准确判断器械包的具体位置。

（二）手术器械信息化管理过程中追溯要素

通过条形码，在数据库中对所有信息链进行分析，可即时生成一份包含特定器械包的详细信息清单，内容包括每个主要信息采集点的所有参数，实现了器械包的全程质量追溯。出现不合格物品时，如为灭菌未达到要求，可通过条形码、灭菌锅号和灭菌锅次3个参数，检索出同一批次不合格物品详细清单，在最短时间内实现不合格物品的召回。器械追溯系统信息化管理，实现了工作流程最优化，集中供应规范化，管理监控实时化，进一步提高了手术器械消毒灭菌工作质量和专业化管理水平，促进了手术器械管理的科学化、规范化、标准化。

三、手术护理电子病历三级质量控制系统

手术电子病历的优势如下。

(一)提高工作效率、利于数据的统计检索

以往的手术护理病历都是手工书写,不仅加大了护士的工作强度,准确性也得不到保障。纸质护理病历的质量控制,在归档前由质控人员通过人工抽查完成,随机性较大,不能保证手术中护理病历书写质量。归档后由病案室进行病历的审核,任务繁重,效率不高。手工护理数据无法进入医院信息管理系统,不能实现对护理信息的自动化管理和共享利用。大量护理病历数据作为医院宝贵的资源难以用于统计科研和检索。设计和应用护理电子病历是提高医院护理管理水平和工作效率的客观要求。

(二)提高护理质量和管理水平

护理电子病历不仅是医疗护理活动实践的记载,也体现医疗机构的护理质量和管理水平。制订手术室护理电子病历书写质量考评标准,建立与完善了护理电子病历质量控制系统,实现护理电子病历三级质量控制,能够使护理文书书写标准化,减少护理病历记录缺陷,促进护理质量的持续改进与提高,提高了护理工作效率通过护理电子病历,护理管理人员就会精确地知晓某一时间段或时间点所有护理人员书写完成护理病历的质量及病案实时查阅。以往护理管理者只有到病区亲自翻阅纸质病历,才能够查阅到护理病历信息。

(三)及时查阅患者信息,针对性的术中护理

手术室护士可通过病房护理电子病历了解患者具体情况,做到术中有针对性的护理,确保了临床护理安全。应用文本模板要结合手术具体情况,调整记录的内容;树立护理病历的法律性和严肃性,注意个人密码的保密性,并定期修改,提高自我保护意识。对打印后的纸质手术护理记录单实行手工签名后再夹入病历的严格规定,以保证其法律效力。

(四)利于手术室的标准化、规范化管理

充分利用医院和手术室的计算机网络,以原有的手术护理记录单为蓝本,创建手术护理记录电子模板,以此书写、打印手术护理记录单。为手术室提供了一个方便、简捷的工作平台,提高了工作效率和质量,实现了手术护理的标准化、规范化、信息化管理。

四、手术患者信息管理系统

(一)手术患者信息管理系统实施的必要性

手术通知单是手术科室与手术室联系的纽带,是临床科室给手术室提供手术安排以及相关工作的重要信息,也是手术室开展各项工作的依据。

利用信息系统,通过住院医师工作站网上操作传递手术通知单,并输入手术患者的信息,如拟行的手术方式,是否需特殊器械用物等,手术室据此在信息系统内通过网上操作进行手术排班,录入手术安排的时间、手术间号、麻醉洗手巡回人员等,使病区与手术室之间形成捷径;改变了过去传统采取的医师手写后,由手术科室病区护士将手术通知单传递到手术室,手术室进行人工排班的工作模式,明显地减少了护理人员的人力浪费,大大提高了工作效率,避免了手工填写的随意性和不科学性,避免因字迹潦草模糊不清,出现识别误差埋下的安全隐患,也为手术部门执行手术患者安全核查制度提供了强有力的保障。

(二)手术患者信息管理系统实施方法

电子手术通知单的运行,实现了临床科室与手术室之间及时、有效地信息互动。临床科室在规定的时间内将手术预约信息送达到手术室,手术室在接收到手术信息后及时进行安排,手术医师通过医师工作站能及时查询手术台次及手术间,实现了手术医师与手术室的信息互动,

减少了医护间的纠纷,也减少人力资源的浪费和不必要的重复劳动,大大提高了工作效率和工作质量。今后手术室可利用这种信息化资源,把手术室人员按照能级化管理要求,根据每个护士的胜任技能情况,电子化自动生成排班。

（原高燕）

第二节　手术清点及输血护理管理制度

一、清点范围

（1）凡开腹、开胸及有洗手护士配合的手术,清点项目为器械、纱布、纱垫、棉球、缝针及一些特殊用物等。

（2）特殊手术的清点:如断指（趾）再植等小血管吻合术应增点血管针、血管夹;阴道手术应增点宫纱;颅脑及脊柱等手术增点棉片;体外循环增点粗细阻断管、排气针头、灌注针头、血管夹等。

二、手术开始前的清点

（1）洗手护士整理器械后,按次序清点器械、缝针、纱布、纱垫、棉球等。

（2）清点时器械护士与巡回护士共同清点,清点一项登记一项。两人必须看清实物,特别注意螺钉螺帽是否完整、有无松动,保证各种进入体腔物品的完整性。

（3）全部清点完后与洗手护士核对登记。

三、术中管理

（1）手术开始前,要把手术间的纱布、纱垫等清点登记类的物品清理干净,拿出手术间。

（2）手术台上已清点的纱布、纱垫一律不得剪开或剪去蓝色尾带使用。棉球不得撕开使用。

（3）术中送快速病理确需用纱布包裹时,洗手护士交巡回护士登记后再送检。

（4）手术开始不需要清点数字的手术,术中因各种原因扩大手术范围时,要及时整理清点物品,并按规定清点、核对、登记。

（5）凡术中增加清点范围内的物品,必须由巡回护士增加,并由巡回护士、洗手护士共同清点、核对。

（6）术中放在切口内的纱布、纱垫,护士要提示医师共同记住数字。

（7）洗手护士、巡回护士在手术的始终,均要注意观察手术间的情况,注意清点物品的流动,以保证数字清点的准确性,注意监督医师不向地下丢纱布、纱垫等,掉落的器械、纱布等巡回护士要及时收起,并告知洗手护士,术中用纱布数量多时(一般30块以上),巡回护士要及时整理,按10块一束整好。

（8）缝针用后及时别在针板上,断针要保存完整。掉在台下的缝针,巡回护士要妥善保存。

（9）术中巡回护士交班要与洗手护士核实增加登记的数字,术中洗手护士交班要清点所有登记的数字。

四、关闭切口前的清点登记

(1)清点时巡回护士、洗手护士共同清点,清点一项,巡回护士登记一项。

(2)先清点台上,次序为器械缝针,最后清点纱布、纱垫、棉球。清点台下物品时,洗手护士也必须与巡回护士共同清点,清点完毕与洗手护士核对登记数字,无误后告知医师方可关闭切口。

(3)清点数字与登记数字不相符时,不得关闭切口,确实找不到时,要向护士长报告决定处理方案。

五、关闭切口后的清点登记

(1)切口关闭后再次清点数字,并与登记相符后签名。

(2)清点数字不符时,应及时查找,无其他原因,要提出重新打开切口检查,并立即向上级汇报。

(3)连续接台手术时清点数字的物品全部拿出手术间后,再开始下一例手术。

六、一例手术两次清点数字的手术要求

(1)食管手术:关膈肌时清点缝针、纱布、纱垫,关胸时全部清点。

(2)双切口手术:一侧手术完后常规清点,做另一侧时重新清点,但前一侧用的纱布、纱垫要包起来放好,待手术全部结束后处理。

(3)直肠癌根治术:肛门部用的器械单独清点登记;而纱布、纱垫、缝针与开腹组手术一起清点。

(4)取髂骨手术:取髂骨后清点纱布、纱垫、缝针,主手术关闭时全部清点。

(5)大手术、危重手术和新开展手术时,不得中途换人进餐或从事其他工作。

(6)确需换人时,交接人员应当面交清器械、纱布、缝针、棉球、敷料等物品。

七、输血护理管理制度

(1)严格按《临床输血技术规范》(卫医发184号)及《医疗机构临床用血管理办法》(中华人民共和国卫生部令第85号)规定的程序进行管理和操作。

(2)加强输血过程质量管理监控及效果评价。监控从采供血机构与医疗机构交接安全血液开始,直至患者输血后疗效评估的全过程,确保输血护理安全。

(3)输血前由医师执行输血前评估告知义务,与患者或家属签署《输血治疗同意书》后方可输血。无自主意识且无亲属签名患者的紧急输血,输血治疗方案报业务主管部门批准后实施并记入病历。输血后由经治医师及时评估输血治疗效果,调整输血方案。

(4)临床用血申请单由本院医师逐项填写清楚,并签具全名,连同受血者血标本由经培训的专业人员送交输血科配血,双方逐项核对并签收。血样管上必须粘牢临床用血取血单联号,写明姓名、病区、床号,住院号或就诊卡号。

(5)不知血型的患者,应严格遵循两次采集血标本的规定,即先做血型鉴定,不配血,输血或备血时,重抽血标本做血型鉴定和交叉配血试验。

如发现两次血标本血型不一致或者血标本血型与临床用血申请单所填写血型不一致时,应通知所在科室重抽血标本复核血型。

（6）血标本由患者所在科室采集，不得由别的科室代为采集。采集血标本时，采血护士必须至少使用 2 种方法确认患者身份，只有当临床用血申请单上信息与患者腕带的信息完全一致时方可采集血标本。

（7）血配好后，由医务人员到输血科取血，并双方需认真逐项核对，认真检查血液质量和血袋是否完好，签收登记后，方可离开输血科。

（8）护士执行输血过程中应严格遵守操作规程，按照《输血护理流程及质量标准》执行。

（9）护士需掌握输血及成分输血有关保存、输注时间要求等相关知识并按要求落实。输血速度原则上先慢后快，密切观察并记录于护理记录单。

（10）护士观察记录输血过程，一旦出现输血不良反应，立即停止输血，保留余血，按《输血反应应急处理预案》要求处理并查找原因，做好记录。

（11）输血结束后将输血记录单保留在病历中。血袋保存于黄色垃圾袋中 24 h。

（陈　雯）

第三节　手术室医用气体安全管理制度

手术室医用气体种类包括氧气、二氧化碳、氮气、氩气。为保证医用气体安全使用，特制订如下管理制度。

一、采取"四定"管理

定专人管理，定点存放，定储存基数，定时检查。

二、医用气体更换使用时，把好三个环节

供气班与卫生员交接时；卫生员与巡回护士交接时；气体使用前。做到四个核对：气体的名称与钢瓶的颜色是否与气体种类相符；气体压力和容量是否达标；钢瓶是否有变形、附件是否完整；钢瓶布套完整性以及名称标识与气体种类是否一致。做好交接记录。

三、使用者需掌握各种气体的性质、用途及使用压力范围

氧气的压力调节视病情而调节；氮气压力范围为 0.5～0.8 MPa；二氧化碳压力范围为15～20 mmHg。

当钢瓶剩余气体量低于 0.05 MPa 时应及时更换，更换前注意挂"空"的标识，避免影响下次的使用。使用后应排空余气。

四、熟悉不同气体瓶身颜色

氮气为黑色，氧气为淡蓝色，二氧化碳为银灰色。

五、手术室医用气体更换使用管理流程

需更换气体时，由巡回护士电话通知卫生员送入备用气体；巡回护士与洗手护士共同核对气体名称、压力；检查钢瓶完好性；协助卫生员更换并妥善固定；卫生员取走空瓶并电话通知供气班所需气体的种类；供气班送入所需气体；卫生员与供气班核对交接；供气班取走空气体瓶；

卫生员登记气体更换日期；套相应颜色的气瓶布套；挂气体名称标识牌；挂"满"的标识牌；妥善固定，放置定点位置备用。

（陈　雯）

第四节　手术室锐器损伤的预防与处理

针刺伤与锐器伤是一种皮肤深部的使受害者出血的意外伤害。据美国 CDC 报道，美国每年至少发生 100 万次针刺伤，其中 100％ 与感染性血液、体液、分泌物、排泄物接触有关。美国有调查显示：440 万医务人员中每年针刺伤与锐器伤人数达 80 万人；巴基斯坦报道医务人员在预防注射中发生针刺伤率为 0.21％；我国每年各种注射 30 亿次，针刺伤与锐器伤 100 万人次左右。护士是针刺伤与锐器伤发生率最高的职业群体，多发生于回套针头或销毁注射器时，针刺伤与锐器伤已成为目前临床医务人员最主要的职业伤害。

一、与锐器刺伤、针刺伤有关的操作

(1)分离、浸泡及清洗使用过的注射器或其他锐器时。

(2)往针头上套回针帽时。

(3)将体液或血液在量容器间转移时。

(4)使用过的针头放回到非防刺破专用的容器内。

(5)注射器使用完毕后没有及时处理针头。

二、预防锐器伤和针刺伤的原则

(1)无论使用与否均按照损伤性废物处理。

(2)禁止手持针等锐器随意走动。

(3)禁止徒手传递针等锐器物。

(4)禁止针等锐器物回套帽。

(5)使用者须将用后的针等锐器物放入防水耐刺的利器收集盒内。

三、锐器伤与针刺伤的处理措施

(1)若不慎被血液或体液接触到皮肤时，立即使用清水或肥皂水冲洗，若接触到眼睛、口腔时，应使用大量生理盐水或清水冲洗。

(2)被污染的针头刺伤时，立即挤出伤口的血液，再用流动水冲洗伤口。

(3)意外受伤后必须在 24 h 内报告有关部门并填写报表，必须在 72 h 内做 HIV、HBV 等的基础水平检查。

(4)可疑暴露于 HBV 感染的血液、体液时，视伤者的情况采取注射乙肝高价免疫球蛋白或乙肝疫苗。

(5)可疑暴露于 HCV 感染的血液、体液时，尽快于暴露后做 HCV 抗体检查，有些专家建议暴露经 4～6 周检测 HCV 的 RNA。

(6)可疑暴露于 HIV 感染的血液、体液时，短时间内立即口服抗病毒药，尽快于暴露后检测 HIV 抗体,然后行周期性复查(如 6 周、12 周、6 个月等)。在跟踪期间,特别是在最初的 6~12 周,绝大部分感染者会出现症状,因此在此期间必须注意不要献血、捐赠器官及母乳喂养,过性生活时要用避孕套。

锐器损伤是护理人员最常见的职业性伤害,医务人员、尤其是手术室护士,被锐器刺伤是职业暴露感染乙型肝炎、丙型肝炎、艾滋病等血源性传染病的主要传染途径。

四、锐器损伤容易发生的环节

(一)防护意识的不足

护士对针刺伤的危害性认识不足,缺乏防范知识的系统教育,自我防护意识淡薄。没有充分认识锐器损伤后的危害性,存有侥幸心理,认为即使被损伤,患传染病的概率也很小,在接触锐器的时候不注意防护,操作时不严格按照操作规范。如掰开玻璃安瓿时不用砂轮划、不垫纱布等,手术室器械护士在感染患者手术配合时应戴双层手套。

(二)护理操作环节

在护理操作中最容易发生锐器伤的环节有:配置药液掰安瓿时;实施静脉输液,静脉注射的时候回套针帽;静脉盘内有已被污染的针头未及时处理;将污染的锐器放入医疗废弃盒时手被划伤;操作不规范,将使用后的锐器遗留在工作环境中。以上这些环节均可造成意外受伤。

(三)器械处理环节

器械处理环节,主要表现为手术铺台时器械的摆放位置不合理,导致自己或其他医务人员意外受伤,手术配合时传递器械或者缝针动作不规范,或者注意力不集中,手术结束后整理用物时未按照要求处理缝针或者手术刀片,未及时归位到特定的位置而造成损伤。手术结束后在清洗手术器械时过急、过快、过粗或者过度随意,不慎被器械刺伤或者划伤。用手直接接触使用过后的针头、刀片等锐器,手持锐器物指向他人,以上均可造成损伤。

(四)工作环境环节

手术室护士:工作强度大,工作节奏快,在身体疲劳时工作容易导致被锐器刺伤;抢救患者或者大手术时,精神的高度紧张也容易导致被锐器刺伤;烦躁患者手术时,由于不能很好地配合,护理操作时,患者突然出现躁动以致护士被刺伤;护理技术操作不够熟练,手术配合时紧张而无序也容易被锐器刺伤。

(五)护理器材环节

没有使用规范的利器盒收集使用过的锐器,是导致锐器伤的重要原因之一。

五、锐器伤的预防

虽然医护人员在医疗护理工作中被锐器伤害是不可避免的,但是研究显示 62%~88% 的锐器伤害是可以预防的。

(一)使用锐器的各个环节都要注意安全操作

医务人员艾滋病病毒职业暴露防护工作指导原则:医务人员在进行侵袭性诊疗、护理操作过程中,要保证充足的光线,并特别注意防止被针头、缝合针、刀片等锐器刺伤或者划伤。使用后的锐器应当直接放入耐刺防渗漏的利器盒,或者利用针头处理设备进行安全处置,也可以使用具有安全性能的注射器、输液器等医用锐器,以防刺伤。

(1)尽职尽责,对被污染的锐器尽快进行安全处理。

(2)已使用过的注射器针头不可重复使用,如果必须使用,应有相应的防护措施。

(3)在条件允许的情况下,应尽可能地选择使用带有安全性能的静脉注射装置。

(4)在实施各项护理操作中禁止用手直接传递锐器,传递手术刀片时应把刀片盛在弯盘内进行传递,禁止用手直接接触针头。

(5)在给意识不太清楚或者有抵抗力的患者使用锐器时,应避免慌张,并且要有助手协助操作,以免造成患者和自己的意外伤害。

(6)禁止将锐器随意乱放,禁止将使用过的锐器放入医疗垃圾袋内,更不可以与生活垃圾混放。锐器应统一放于锐器盒内,盛锐器的盒盛装的锐器不可以超过其容量的3/4。

(7)应该配备足够的锐器盒。锐器盒应放在方便使用的地方,并且平时应该是密封的,锐器盒禁止重复使用。

(二)做好个人的保护

对所有患者的体液、血液及其被污染的物品均视为具有传染性,在接触这些物质时应做好防护措施。

(三)规范各项操作

(1)操作以前要认真检查。操作前认真检查锐器是否有弯曲、变形。手术前按照要求摆放好自己的器械,并熟悉器械的位置。

(2)操作中注意力要集中。操作时应将注意力集中在锐器上,严禁与他人交谈或者是东张西望。熟悉手术步骤,配合手术时应将注意力集中在手术野,传递器械动作要标准化规范化。切忌紧张忙乱,毛手毛脚,以免造成不必要的损伤。

(3)操作后用物及时整理。操作结束后严禁回套针帽,禁止随意放置锐器,一定要将锐器放入锐器盒内,以防刺中他人。手术使用后器械应分类放置,布巾钳、剪刀等器械在清洗前关节避免打开,冲洗清理器械时要小心谨慎,勿操之过急,避免被缝针、手术剪刀等锐器刺伤、划伤。

(4)提高护理器材安全性能。在条件允许的情况下采用一些具有安全保护性装置的产品,正确合理地使用锐器盒,均可使锐器伤的发生率降低。

(5)重视针刺伤的危害。由于常规的血液、体液隔离制度只可以预防经皮肤或黏膜的传染,因此还必须加强护士关于预防针刺伤的特殊教育,以改变其危险的工作行为。教育的内容有:使用锐器的安全操作守则、新产品使用的安全使用原则和流程、新技术安全操作的一些相关培训,有关护理人员职业安全防护知识的相关课程及医疗废弃物正确处理流程的介绍等。

(6)注意劳逸结合。采取科学的排班,以减少护理人员的职业和心理压力,从而减少锐器伤的发生。护士自身应该保持良好的心态和精神状态,培养良好的个人兴趣爱好,提高自身对紧张情绪的承受力和忍耐力。

六、锐器伤后的处理

(1)保持镇静,戴手套者迅速按常规脱下手套。

(2)伤口紧急处理:立即用健侧手从近心端开始尽可能地挤出伤口部位的血,用流动水冲洗,冲洗后用酒精或碘酒消毒伤口。

(3)报告:报告部门负责人,并登记锐器伤表格,请部门负责人签字后送交医院感染管理科,来共同评估刺伤情况并指导处理。锐器刺伤后应在4h内完成评估和处置。

（4）随访：首先确定患者是否具有血源性传染病，如未进行检测须立即抽患者血液进行检查。医院感染科根据具体情况提供相应的免费化验单、疫苗等，并请相关医师诊治，联系疾病控制中心提供药物。

（5）记录整个过程，分析原因并提出整改措施。

（陈　雯）

第五节　手术标本管理制度及患者体位安全管理制度

一、标本管理制度

（1）手术取下的标本，未经医师允许，任何人不得私自处理标本。洗手护士负责手术台上标本管理，注意防止干燥或丢失，手术结束后将标本交给手术医师。

（2）手术医师将标本放入病理袋，病理袋需注明患者的姓名、病区、床号、标本名称、住院或门诊号、日期。

（3）手术医师认真填写病理申请单，将病理标本及病理单放入标本间，标本袋内倒入10％中性甲醛，固定液的量不少于组织体积的3～5倍，并密闭标本袋封口，避免固定液外溢。在病理标本登记本上逐项登记并签名，洗手护士核对无误后在登记本上签名，由巡回护士督查。

（4）微小标本留置在专用标本瓶中并注明相关信息后放于标本袋中。

（5）术中需做快速病理切片者，手术医师于术前填好病理申请单和快速病理单，术中由巡回护士将标本放入病理袋并在病理标本登记本上逐项登记并签名，病理袋上需注明患者的姓名、病区、床号、标本名称、住院或门诊号、日期。巡回护士将病理标本及快速病理单交给卫生员，按规定在登记本上签名后立即送至病理科。病理科接受标本者签名，快速病理报告通过电话及信息系统发出。

（6）病理科每天2次到手术室收集病理标本，逐一核对后在标本登记本上签名。

（7）病理科发现不合格标本（申请单字迹潦草不清、申请单缺项、信息不全、申请单内容与送检标本不符、标本过小、固定不符合要求等）必须及时向手术室通报，手术室负责查找原因并联系相关科室人员，及时改正并送检。

（8）因医学研究需要采集病理标本者，必须经过相关部门批准，按照规定执行。任何人不得随意留取手术标本。

二、体位安全管理制度

（1）术前了解患者的手术名称、手术时间、体位、体重指数、年龄、营养状况、皮肤完整性等。根据患者情况准备合适的体位用物。

（2）有皮肤破损的患者，摆放体位时注意保护，防止破损进一步扩大。

（3）摆放体位时应严格按照各种体位摆放的操作常规执行，保持肢体的功能位，选择合适的体位垫，保持床单平整、干燥，避免皮肤与床单之间产生剪切力，确保体位的安全放置。

对全身麻醉患者，在不影响术野的同时尽量保持肢体功能位。对局部麻醉患者，在不影响术野的同时和患者沟通以最大程度保证患者的舒适感。

(4)术中密切观察体位变化,防止因术中体位的改变,造成皮肤、神经、肌肉的损伤。特殊状况下可与手术医师沟通,调整手术体位或抬高受压部位以缓解强迫手术体位对手术患者的损伤。

(5)评估术中体位可能造成的难免压伤,应申报护理部,采取强化措施配合术中体位放置,并加强术中体位观察和护理,手术结束后严密观察体位受压部位的皮肤、神经、肢体供血情况,在护理记录单上详细记录,并和病房护士做好交班。

(李　寅)

第六节　手术室无菌技术规范

一、概念及规定

(一)概念

1.无菌技术

无菌技术是指在执行医疗和护理技术过程中,防止一切微生物侵入人体和防止无菌物品、无菌区域被污染的操作技术。

2.手卫生

医务人员洗手、卫生手消毒和外科手消毒的总称。

3.外科手消毒

外科手消毒指外科手术前医务人员用皂液和流动水洗手,再用手消毒剂清除或者杀灭手部暂居菌和减少常居菌的过程。使用的手消毒剂常具有持续抗菌活性。

4.无接触式戴手套

无接触式戴手套指手术人员在穿无菌手术衣时手不露出袖口独自完成或由他人协助完成戴手套的方法。

(二)规定

(1)刷手人员应严格按照手术室无菌技术操作的有关规定执行。

(2)刷手人员只能碰触无菌物品和无菌区,非刷手人员只能碰触非无菌物品和非无菌区。

(3)非刷手人员应尽量避免进入无菌区;刷手人员则应避免倚靠非无菌区,且应面向无菌区。穿戴好无菌衣、手套后,双手要在胸部以下、腰部以上的前方操作,同时无菌手术衣只有胸部以下、腰部以上的前缘和袖子视为无菌。

(4)刷手人员术中无菌操作范围为本人胸部至无菌台面或手术床两侧边缘以上。

(5)非刷手人员向刷手人员传递无菌物品时不应跨越无菌区。

(6)术中刷手人员更换位置时,应保持背靠背或面对面旋转的原则。

(7)铺置无菌台的时间应尽量接近手术开始时间。无菌台只有台面高度视为无菌,且应保持台面干燥。

(8)打开无菌包或容器前,应双人检查包外灭菌标识和失效日期,且须注意外包装是否潮湿、破损;开台后打开无菌物品前,由开包者唱读灭菌日期和失效期,两人核对灭菌标识。

（9）无菌单覆盖范围为距切口 2～3 cm，至少 4 层，患者两侧下垂不少于 30 cm，距地不少于 20 cm。

（10）无菌区内只允许使用无菌物品，若对物品的无菌性有怀疑，应视为污染。

二、手术室人员着装规范

着装管理的目的：人体是手术室生物污染的主要来源，通过规范手术室穿着建立工作人员与患者之间的保护性屏障。手术室着装包括刷手服、帽子、口罩、拖鞋、防护眼罩等。

（1）所有进入手术室清洁和洁净区的人员服装必须符合穿着规定。

（2）所有人员应穿着上、下两件式衣裤或单件式裙装，不得套穿个人长内衣裤，穿着两件式手术衣时应将上衣扎进裤内，非刷手人员穿长袖外套时应系好全部纽扣。

（3）在清洁和洁净区内必须戴手术帽，手术帽应尽量同时覆盖所有头面部的毛发，长发者应先将长发固定好后再戴帽子，可重复使用的帽子应在每次使用后清洗干净。

（4）所有进入洁净手术区的人员必须戴口罩，潮湿或污染时应及时更换。

（5）所有进入清洁和洁净区的人员佩带的饰物须为手术衣所覆盖或摘除。

（6）一旦手术衣潮湿或污染，必须及时更换。

（7）手术衣不能在手术室以外区域穿着，外出时必须外罩一件手术室专用外出衣，回到手术室后必须将外出衣挂于指定位置，不得穿入手术室。

（8）手术衣每次穿着后放于指定位置由专人收集、打包，由洗衣房集中清洗。

（9）鞋的管理：手术室应设立专门的区域分隔标志，以此为界，将清洁区和污染区分隔，从而达到对外穿鞋和手术室内穿鞋管理的目的。进入手术室人员须在分隔标志外脱去外穿鞋，在标志内穿内穿鞋。内、外鞋不能混淆。拖鞋、私人鞋及外出鞋应分别存放。

（10）工作人员必须注重个人卫生和形象：每天洗澡，勤修指甲，不可涂指甲油或戴人工指甲，注意洗手，不浓妆艳抹，不佩戴首饰，眼镜于手术前要清洗纸。

（11）手术室配备、提供各类保护性防护用具如手套、眼罩、面罩、鞋套、防水围裙等供医务人员使用。

三、铺置无菌台规范

铺置无菌器械台的目的：使用无菌单建立无菌区域、无菌屏障，防止无菌手术器械及敷料再污染，最大限度地减少微生物由非无菌区域转移至无菌区域；同时可以加强手术器械管理。正确的手术器械传递方法，可以准确、迅速地配合手术医师，缩短手术时间，降低手术部位感染概率，预防职业暴露。

1. 操作前准备术

环境和物品符合无菌操作规则，服装整洁。备齐用物、并按节力及无菌操作要求放置用物。

2. 洗手术

无长指甲、按六步洗手法洗手，戴口罩。

3. 无菌台的铺置术

（1）检查开台包及持物钳的完好性，合格后打开持物钳的外包装：检查开台包的灭菌标识及有无破损及潮湿，确定符合要求后，将开台包置于桌面中央，同法检查持物钳外包装后打开，使之处于备用状态。

(2)打开开台包:将开台包外消毒指示胶带全部撕下,打开开台包外层及内层,保留开台包包内指示卡与包外信息码将其完整的保存于护理记录单上。操作过程中严格遵循"无菌技术规范",需特别注意持物钳应始终保持在无菌台面上,不可超过无菌区域边缘,不可跨越无菌区。

(3)用持物钳按相关要求整理开台包内物品:面对无菌区,用持物钳将各种水碗依次沿台车的左上角的边缘放置,以保证倒消毒液及生理盐水时不跨越无菌区;将弯盘放置在台车的左下角。注意在夹取各种物品的过程中手臂不得跨越无菌区域。

(4)打开腹(或颈、胸、三角、整形)单:检查灭菌合格后,撕下包布上的标签。然后将腹单托在左手上,置于胸腰段之间,面对无菌台(角度45°),用右手抓住边角,逐层打开两层包皮,再将已打开的三面边角抓在手内,以抛物线的形式将腹单抛置于开台包桌面的右下角,用持物钳取出腹单包内指示卡。

(5)将台上所需清点数目的用物置于无菌台上:打开软垫、方垫、显(骨)纱等敷料置于手术中单范围内,以方便原位清点。具体方法同腹单打法。

(6)将台上所需非清点数目的用物置于无菌台上:如:灯把、吸引器管、冲洗管等用物,使其置于无菌台面的右上角。如需使用护皮膜,应将其用持物钳夹取后放置于水盆与大车边缘之间。

(7)打开缝针、刀片、缝线、注射器、长电烧头等细小物品并置于弯盘内:检查封袋的有效期及灭菌标识,面对无菌台用手将封袋向两侧打开并抓住侧边,力度适中,使物品能准确地抛打至无菌弯盘内,且手臂不能跨越无菌区域,如有需要也可以用持物钳夹取物品至弯盘内。

(8)打开无菌手套:面对无菌台用手将封袋向两侧打开并抓住侧边,力度适中,用持物钳将无菌手套放置在台面左下角弯盘的上面或侧边。

(9)倒取消毒液及无菌盐水:检查消毒液及无菌盐水的有效期及溶液性状,标签朝手掌心,冲洗瓶口,高度约为20 cm,缓慢倒入,切莫使水花四溅。

(10)打开器械包:将器械包放置在小车中央,检查灭菌标识是否合格、有无破损及潮湿。用手抓住布边打开第一层包布。再用双手拇指及示指分别提揽折边两侧边角打开第二层包皮。操作过程中始终保持折边对着自身,保证手臂不跨越无菌区。

(11)打开"二衣""三衣"两个无菌衣包。将"二衣""三衣"分别打在器械包上面。具体方法同腹单打法。

(12)将铺置有无菌台的两辆室内车安全放置:移动有无菌台的室内车于人员走动少且相对安全的区域,注意移动时应下蹲且保证手不能触及下垂的无菌单,保持与墙面的距离大于30 cm,同时,两辆车不能靠在一起,中间需留有缝隙,放置好后告知巡回护士帮助看管无菌台面,处理完毕后洗手护士方可离开手术间进行刷手操作。

(13)刷手后清点用物

1)整理小车:将器械包移置该车的右下角(不变换方向)且不可超出无菌区域。移动手术衣置于小车的左下角,以方便医师取用擦手垫及手术衣,同时可防止医师的洗手液泡沫滴落在器械盘内污染器械。注意移动手术衣时不可超越无菌范围,并确保无菌衣下方未粘其他物品。

2)洗手及巡回护士需按照原位清点原则将物品共同清点两遍:①清点纱垫、纱布,要求纱垫、纱布应全部打开清点,并分开放置,用治疗巾包裹。②清点缝针、刀片等物品,要求将包装全部打开,清点后按要求放置于弯盘或小杯内。

3)整理无菌台的台面：①将治疗巾摞在一起，并将手术中单对折后放置在台面的右上角，再将治疗巾叠放于手术中单上。将水盆、治疗碗分别放置在台面的中间靠近边缘部位，弯盘放在腹单的左边，吸引器管及灯把、电烧放在弯盘上。②清点器械包内的物品，首先清点消毒垫，依次是压肠板、拉钩、吸引器、镊子、剪刀、刀柄、特殊器械和常规直钳、弯钳、蚊式钳和艾丽斯钳。分别放置于台面的左侧区域，注意清点的消毒钳及普通针持放在弯盘的侧边，小巾钳放在水盆内侧下方。③备好消毒钳及吸引器，注意钳夹消毒垫的方法要正确。④整理好手术所需的摆台用物并叠放：第一层为1/4的治疗巾＋皮刀＋齿镊＋线剪＋护皮垫两个，由于开皮前要进行三方核对的第二次核对，皮刀准备好后，先不放入第一层，第二次核对后递皮刀；第二层为1块治疗巾＋针持×3；第三层为1块折为长条形的治疗巾，用于放置丝线；第四层为包好治疗巾的纱布和纱垫；第五层为干护皮垫×2＋巾钳×2；第六层为一块未打开的治疗巾；第七层为一块未打开的治疗巾；最后准备四块铺切口的治疗巾。

4.铺置无菌器械台注意事项

(1)洗手护士穿无菌手术衣、戴无菌手套后，方可进行器械台整理。未穿无菌手术衣及未戴无菌手术者，手不得跨越无菌区及接角无菌台内的一切物品。

(2)铺置好的无菌器械台原则上不应进行覆盖。

(3)无菌器械台的台面为无菌区，无菌单应下垂台缘下30 cm以上，手术器械、物品不可超出台缘。

(4)保持无菌器械台及手术区整洁、干燥。无菌巾如果浸湿，应及时更换或重新加盖无菌单。

(5)移动无菌器械台时，洗手护士不能接触台缘平面以下区域。巡回护士不可触及下垂的手术布单。

(6)无菌包的规格、尺寸应遵循《医疗机构消毒技术规范》(WS/T 367-2012)的规定。

四、外科手消毒规范

1.外科手消毒的原则

(1)先洗手，后消毒。

(2)不同患者手术之间、手套破损或手被污染时，应重新进行外科手消毒。

2.外科手消毒前的准备

(1)着装符合手术室要求，摘除首饰(戒指、手表、手镯、耳环、珠状项链等)，刷手服上衣要塞入裤子里，将袖口挽至肩关节处，保证袖口挽折平整，避免刷手时滑落污染手臂。

(2)指甲长度不应超过指尖，不应佩戴人工指甲或涂各种指甲油。

(3)检查外科手消毒用物是否齐全并检查有效期。

3.洗手方法与要求

(1)取适量的清洁剂清洗双手、前臂和上臂下1/3，并认真揉搓。清洁双手时，应注意清洁指甲下的污垢和手部皮肤的皱褶处。

(2)流动水冲洗双手、前臂和上臂下1/3。

4.外科手消毒方法

(1)用消毒液，流动的水将双手和前臂清洗一遍。

(2)取无菌毛刷浇上消毒液，自指尖至上臂1/3，彻底无遗漏刷洗手指、指尖、手掌和手背。

双手交替用时 2 min。刷手臂时手保持高于手臂,用时 1 min。

(3)用流动的水冲洗手和手臂。从指尖到肘部,向一个方向移动冲洗,注意防止肘部水反流到手部。

(4)用流动的水冲洗手刷,再用此刷按步骤 3 刷洗手及手臂 2 min,不再冲洗,将手刷弃入洗手池内。

(5)手及前臂呈上举姿势,保持在胸腰段回手术间。若刷手期间被污染,应重新刷手。

5.外科手消毒后擦手

(1)刷手后将手及前臂呈上举姿势,保持在胸腰段,用一只手在无菌擦手垫的正上方抓取一块擦手巾,注意刷手液不能滴到无菌区内。同时保证手不触及擦手垫以外的任何无菌物品。

(2)从抓取侧展开擦手巾,分别以擦手巾两面擦干双手,两面不得交换。

(3)按对角线方向对折擦手巾,下层长于上层,置于一侧手腕上,底边朝向肘部方向。另一手抓住两底角,从腕向肘部转动擦手巾,擦干手臂,注意不得超过刷手边界且不要碰到刷手衣。该手抓内侧底角,延手臂外侧取下擦手巾。

(4)保持底边及两底角不变,打开擦手巾,延反面对角线方向对折,按步骤(3)擦干另一侧手臂。

6.外科手消毒注意事项

(1)不应戴假指甲,保持指甲和指甲周围组织的清洁。

(2)在整个外科手消毒过程中应保持双手位于胸前并高于肘部,使水由手部流向肘部。

(3)外科手消毒可使用海绵、其他揉搓用品。

(4)术后摘除外科手套后,应用肥皂(皂液)清洁双手。用后的清洁指甲用具、揉搓用品如海绵、手刷等,应放到指定的容器中。揉搓用品应每人使用后消毒或者一次性使用;清洁指甲用品应每日清洁与消毒。

五、穿无菌手术衣规范

1.穿无菌手术衣的目的

穿无菌手术衣目的是避免和预防手术过程中医护人员衣物上的细菌污染手术切口,同时保障手术人员安全,预防职业暴露。

2.穿无菌手术衣的方法

(1)擦手后将手及前臂呈上举姿势,保持在胸腰段,用一只手在无菌衣的正上方抓取,抓住手术衣,手术衣折叠时应内面朝外,以防止手触及无菌衣以外的任何无菌物品。

(2)与肩同齐水平打开手术衣,内面朝向自身不要剧烈抖动。

(3)手举向前伸展手臂将手伸插入袖管,手不要露出袖口。

(4)巡回护士只能触及手术衣领部,背后衣带等处。

(5)洗手护士采用无接触式戴无菌手套。

(6)解开腰间活结,将右叶腰带递台上其他手术人员或交由巡回护士用无菌持物钳夹取,旋转后与左手腰带系于胸前或侧方,使手术衣右叶遮盖左叶。

3.穿无菌手术衣的注意事项

(1)穿无菌手术衣必须在相应手术间进行。

(2)无菌手术衣不可触及非无菌区域,如有质疑立即更换。

(3)有破损的无菌衣或可疑污染时立即更换。

(4)巡回护士向后拉衣领时,不可触及手术衣外面。

(5)穿好无菌手术衣后必须戴好无菌手套,方可解开腰间活结或接取腰带,未戴手套的手不可拉衣袖或触及其他部位。

(6)无菌手术衣的无菌区范围为肩以下、腰以上及两侧腋前线之间。

六、戴无菌手套规范

1.自戴无菌手套方法

(1)(以先戴左手为例)双手保证在无菌衣的袖口内,用左手掀开手套袋开口处,右手借助于袖口捏住左手手套的反褶部分取出手套。

(2)使左手在无菌衣袖口内掌心朝上,手套拇指对准左手拇指,手套其余四指与手指方向相反,用右手拇指和示指捏住手套反褶部分向下翻转戴上。操作中勿使手指直接接触手套。

(3)再用左手取出右手手套,同样方法将右手戴上。

(4)戴好双手手套后,调整手套位置,并双手掌心相对,挤压手套,确保手套无破损漏气后,保持在胸腰段视线范围内。

2.协助戴无菌手术方法

协助者将手套撑开,被戴者手直接插入手套中。

3.摘除手套方法

(1)用戴手套的手抓取另一手的手套外面翻转摘除。

(2)用已摘除手套的手伸入另一手套的内侧面翻转摘除。注意清洁手不被手套外侧面所污染。

4.注意事项

(1)向近心端拉衣袖用力不可过猛,袖口拉到拇指关节处即可。

(2)双手始终不能露于衣袖外,所有操作双手均在衣袖内。

(3)戴手套时,将反折边的手套口翻过来包裹住袖口,不可将腕部裸露。

(4)感染、骨科等手术时手术人员应戴双层手套,有条件内层为彩色手套。

七、传递器械规范

1.原则

(1)快、准、对,术者接过即可使用。

(2)力度适当,达到提醒即可。

(3)根据手术部位,及时调整手术器械。

(4)及时收回切口周围的器械,避免堆积防止器械掉落。

(5)有弧度的弯侧向上;有手柄的朝向术者;单面器械垂直递;锐利器械放在弯盘递。

2.各种器械传递规范

(1)手术刀传递方法:①安装、取下刀片方法:安装时,用持针器夹持刀片前段背侧,轻轻用力将刀片与刀柄槽相对合;取下刀片时,用持针器夹住刀片的尾端背侧,向上轻抬,推出刀柄槽。②传递手术刀的方法:拇指与四指夹持刀背,刀刃向下,持笔式传递。

(2)剪刀传递方法:洗手护士右手握住剪刀的锐利部,将柄环部拍打在术者掌心上;弯剪刀应将弯侧向上传递。

（3）持针器传递方法：①持针器夹针方法：右手拿持针器，用持针器开口处的前1/3夹住缝针的后1/3；然后将持针器交于左手握住，右手拇指与示指捏住缝线前端，中指扶住针器，将缝线穿入针孔；右手拇指顶住针孔，示指顺势将线头拉出针孔，并反折（持针器的1/3）合并缝线卡入持针器的头部；若为线轴，右手拇指与示指捏住缝线，中指向下用力弹断线尾。②传递持针器的方法：洗手护士右手捏住持针器的中部，针尖弧度部在下，针尖部在左侧，将柄环部拍打在术者掌心上。

（4）钝性器械传递方法：①止血钳传递方法：洗手护士右手握住止血钳前1/3处，弯侧向掌心，将环柄部拍打在掌心上。②镊子传递方法：洗手护士右手握住镊子夹端，并闭合开口，水平式或直立式传递，让术者握住镊子中上部。③拉钩传递法：洗手护士右手握住拉钩前端，将柄端水平传递，注意传递前应用盐水浸湿。

（5）缝线结扎带线传递法：洗手护士左手拇指与示指捏住线的前端，右手打开止血钳，夹住线头，使之成为钳尖的延长线，传递方法同传递持针器。

（6）敷料传递法：①纱布或纱垫传递法：将纱布或纱垫打开，洗手护士分别拿住纱布或纱垫的两端，将有显影标记处的一端放在左手边传递，使医师夹取有显影标记的一端。②棉片传递法：将棉片浸湿，洗手护士右手捏住尾线，平放于右手背，水平传递，竖着用镊子夹住棉片的端部。

（7）头皮夹传递法：洗手护士右手拇指、示指、中指捏住头皮夹，将头皮夹置于头皮夹钳前端，撑开夹钳，使头皮夹固定在夹钳上。

按持针器传递法传递给医师。

3.传递器械注意事项

（1）传递锐利器械时候，开刃处向下，防止误伤。

（2）向对侧或跨越式传递器械，禁止从医师肩后或背后传递。

（3）传递带线器械，应将缝线绕到手背或放在手心中传递，以免术者接钳时抓住缝线影响操作。

（4）传递纱布、沙垫等进行填塞止血时，一定做到心中有数。

（5）随时清除手术野周围不用的器械和线头，防止掉落至地面。

手术室护理工作为护士提供了许多独立工作机会，在锻炼工作能力的同时，也考验着手术室护士的道德水平。手术室护理工作大部分的内容均以无菌技术操作为基础，而无菌技术操作本身是一种无法衡量的操作行为，其完成的过程要求手术室护士具有慎独精神，即在无人监督的情况下，做到有人在、无人在一个样，工作忙碌、闲暇一个样，自觉遵守并执行无菌技术操作的相关规定，认真对待每一台手术。

在手术室护理工作中，手术室护士既是医师的合作者，也是治疗方案的实施者，更是无菌技术操作的监督者。因此，手术室护士必须具备高尚的道德情操和高度的责任心，为患者的生命安全把好每一关。

（李　寅）

第七节 手术室无瘤技术规范

一、基本原则

（一）不切割原则

手术中不直接暴露、接触切割癌肿本身，一切操作均应在远离癌肿的正常组织中进行。

（二）整块切除原则

肿瘤切除手术必须将原发癌与所属区域淋巴结进行连续性整块切除，不能将其分别切除或剔除。

（三）无瘤技术原则

肿瘤外科手术执行无瘤技术必须和外科医师执行无菌技术原则一样严格，为了减少癌细胞的转移及术后复发，术中应尽早结扎相应静脉血流，避免癌细胞的血行扩散。严格执行"无接触隔离技术"的措施。

（四）保护切口避免癌细胞污染

创面及切缘处用纱垫保护，也可用无菌手术薄膜将切口皮肤严密覆盖，以防止术中血液、渗液污染切口，减少手术切口局部种植。

（五）避免挤压

术中应尽量避免对瘤体的压迫，挤压瘤体易致肿瘤细胞转移，应尽量减少检查的次数。

（六）高频电刀分离

钝性分离清扫彻底性差，且因挤压容易引起肿瘤细胞播散，应避免或少用，尽量使用电刀进行分离，一方面可减少挤压瘤体，另一方面可以利用电刀高温，杀灭癌细胞。

二、无瘤技术操作规范

1954 年科尔（Cole）等提出了无瘤操作技术的概念，它是指在恶性肿瘤的手术操作中为减少或防止癌细胞的脱落、种植和播散而采取的一系列措施，其目的一是防止癌细胞沿血道、淋巴道扩散，二是防止癌细胞种植。为了减少肿瘤的转移复发，术中尽可能不直接触摸肿瘤，如肿瘤浸润出浆膜面，应先用纱垫包裹，尽早结扎相应静脉血流，避免瘤细胞的血行扩散。大量研究已证实，无瘤操作技术可有效减少根治性手术后肿瘤的局部复发和远处转移，从而改善患者的预后，延长患者的无瘤生存期。

（一）合理选择切口的大小

恶性肿瘤手术的切口与普通外科手术的切口不同，不能过分追求小切口。手术时需要切口充分，尽量将病变暴露在术野内，在直视下完成整个手术操作，以减少对肿瘤的刺激与牵拉，同时也有利于术中出血等意外情况的处理。在常规消毒铺巾后选择大小合适的手术薄膜保护切口及周围皮肤，在打开胸腹腔后用双层干纱垫保护切口两侧，既可避免污染，又能防止牵开器损伤切口组织。

（二）手术体腔探查时动作轻柔，切忌挤压

手术者对肿瘤的触摸、挤压会增加癌细胞向腹腔内脱落，发生种植。因而，术中探查时应按照由远及近的顺序，先探查肝、脾、盆腔、腹主动脉、周围淋巴结及肿瘤两端，最后再探查原发

肿瘤及受累脏器。探查动作要轻柔,切忌挤压。探查完毕后,更换手套。

(三)术中手术器械严格区分

洗手护士提前 15 min 洗手上台,整理无菌器械台,准备好切除肿瘤的相关器械,建立相对的"瘤区",在切除肿瘤的过程中只能使用这些器械,并用弯盘盛放接触肿瘤的手术器械。当肿瘤被切除后,所有接触过肿瘤的器械均放置于"瘤区",严禁再使用于正常组织,以免将器械上的肿瘤细胞带入其他组织。更换新器械后,才能继续进行手术。若先行肿块活检再行根治术,应准备两套器械,先用小包器械做活检,再用大包器械行根治术。此外,在进行手术操作前,洗手护士应预留四把弯血管钳,以备关腹后用。

(四)术中手术器械清洗液的使用

有研究表明:肿瘤细胞在常温的无菌注射用水下浸泡 5 min 后可导致细胞崩解,失去活性;而被生理盐水浸泡后仍可有一定的成活性。因此,术中若无条件更换手术器械,也可采用将被肿瘤细胞污染的器械浸泡于无菌注射用水中 5 min 后再使用的方法,从而有效处理术中受肿瘤细胞污染的手术器械,灭活污染器械上的肿瘤细胞。

(五)体腔内癌细胞要充分隔离

当肿瘤侵犯器官浆膜面时,可用多层纱布缝合受累浆膜面,切除肿瘤时,应将纱垫放在断端的下方,离断后再用纱垫将两端包好,以防癌细胞脱落。对于已破溃的肿瘤,应迅速吸出肿瘤破裂溢出的血液及破溃组织,杜绝血水脓液流溢,再用纱垫覆盖密封,如纱垫湿透不应再使用。癌瘤区的纱布应保持相对干燥,一旦碰过瘤体,即应弃至台下敷料桶,不能再送回手术野,更不允许洗了再用,只能一次性使用,术后送焚烧处理。

癌浆膜面是产生转移癌细胞的母地,手术中保护癌浆膜面十分重要。对肿瘤已浸润至浆膜层时,如有条件可应用癌浆膜层封闭胶(F-TH 胶)涂在浆膜面上,协助医师用 F-TH 胶封闭肿瘤创面,从而迅速形成完整的保护膜,用纱布将胶层覆盖密封,使之与正常组织手术野相隔离后再进行探查或其他操作。

(六)高频电刀的应用

手术时应用高频电刀切割,不仅可减少出血,并且由于高频电刀可使小的淋巴管或血管被封闭,减少癌细胞进入脉管的机会,同时电刀亦有杀灭癌细胞的功能,可以减少癌细胞的种植引起的局部复发。如有条件,术中可准备 2 把电刀,肿瘤切除后应更换。

(七)肿瘤标本要用弯盘接取

手术医师切下的肿瘤标本及淋巴结,洗手护士不得用手直接接触,须用弯盘接递。肿瘤切除后切口周围加盖无菌单,更换所有纱布、手套、缝针等接触过肿瘤的物品。

(八)冲洗液的合理使用

切除肿瘤后的冲洗是防止感染及癌细胞残留的重要措施,起到避免肿瘤细胞种植和播散的作用。术中,洗手护士应用干净的无菌盆盛装冲洗液冲洗术野,不允许用洗刷过器械的无菌盆盛装冲洗液来冲洗术野;冲洗时将冲洗液灌满创面各间隙并停留 3～5 min 再吸出,反复冲洗 2～3 次,液体用吸引器吸净,不要用纱布擦吸,以免癌细胞种植。

1.无菌注射用水

有学者报道了使用 43 ℃的无菌注射用水用于肿瘤细胞 3 min 即可有效使肿瘤细胞破损。但近年来有研究表明,无菌注射用水的效果还有待商榷。

2.氯己定溶液

有研究表明应用 43 ℃无菌注射用水 4 000 mL＋醋酸氯己定 0.6 g 进行腹腔灌洗 4 min，对胃癌Ⅱ、Ⅲ期病例疗效明显。有报道氯己定溶液对结肠腺癌、口腔癌细胞均有杀伤效应。其杀伤原理可能为以下几点。

(1)迅速吸附细胞质。

(2)使细胞胞浆成分外渗。

(3)抑制细胞多种酶的活性。

因此术中应用氯己定溶液冲洗手术创面，可以减少肿瘤复发的机会。

3.碘伏溶液

有报道手术中和手术完毕时可以用稀释 10 倍的碘伏液冲洗创面、盆腔、腹腔和冲拭切口，可防止感染并避免肿瘤种植。

4.抗癌药物溶液

近年来开展的腹腔内热灌注化疗是一种集温热效应、药物化疗和机械灌洗于一体的综合疗法，具有对癌细胞多重杀伤效应，是目前国内较为盛行的方法之一。腹腔内热灌注化疗由于将化疗药直接注入腹腔，腹腔药物浓度远远高于血浆，使种植或游离的癌细胞能较长时间浸泡在高浓度药物中，从而增强抗癌药物的直接杀伤作用。

外科医师无菌观念已经养成，早已是不争的事实。但无瘤观念仍较淡薄，也是不可否认的现实，尤其是非肿瘤专业医师，他们只重视切除局部肿瘤，而忽视了整个手术中的无瘤操作。殊不知无瘤观念比无菌观念更重要，无菌观念不强引起的各种细菌感染尚有一定办法治疗，而因无瘤观念不强造成的癌细胞残存或种植却是非常严重而棘手的问题，因此，无瘤技术在手术中的应用至关重要。无瘤技术在手术室应用较为广泛，除用于肿瘤手术外，还常被用于产科防止子宫内膜的种植等，无瘤技术的开展要以无瘤观念为基础，无瘤观念的培养要由护士长组织全科护士进行无瘤操作有关知识的培训，同时要不定期的检查手术台上操作。更要让所有的护士树立正确的无瘤观念，熟悉无瘤操作内容，把无瘤技术和无菌技术放到同样重要位置。同时，切不能混淆无瘤操作内容，把无瘤技术和无菌技术放到同样重要位置。也切不能混淆无瘤技术与无瘤观念、无菌技术与无菌观念。随着科技的进步，各种新药的层出不穷，无瘤技术将更加趋于完善，因此作为手术台上操作人员，不管是主刀医师、助理医师、还是洗手护士，都应该严格执行无瘤技术，并且互相提醒和监督。这样才能更好地为患者服务，避免因手术操作不当造成的肿瘤转移，同时，由于医疗水平的不断提高，手术室护士应不断学习新的知识，与时俱进，真正做到"无瘤"的操作。

（李　寅）

第八节　手术室麻醉配合规范

由于麻醉用药及手术创伤，使手术具有不同程度的风险，尤其是实施高龄、小儿及危重手术，风险更大。因此做好麻醉护理的配合工作十分重要。手术室护士不仅要在麻醉前、中、后做好准备及护理工作，还要懂得麻醉基本知识、原理，要能够协助麻醉医师处理麻醉过程中出现的各种情况,要掌握临床麻醉基础技术等,从而在手术过程中与麻醉医师进行密切联系、主动配合,以保障患者安全。

一、全身麻醉配合规范

(一)全身麻醉的概念

全身麻醉,简称全身麻醉,即:麻醉药经过呼吸道吸入或经静脉及肌内注射,产生中枢神经系统暂时性抑制,患者意识和镇痛、肌肉松弛、反射活动减弱,使患者在完全无知晓的情况下接受手术的一种麻醉方式。

它包括三大要素,即意识丧失、无痛和肌肉松弛。这三大要素的完成是由全身麻醉药(包括静脉全身麻醉和吸入全身麻醉药),阿片类镇痛药(常用的有芬太尼、舒芬太尼、瑞芬、吗啡等)以及肌松药(常用的有去极化肌松药,有琥珀胆碱;非去极化肌松药,有罗库溴铵、阿曲库铵等)综合作用的结果。

(二)全身麻醉分期

1. 麻醉的诱导期

麻醉的诱导期即为三类药物的初步运用期和气管插管的完成,也包括气道、喉罩等其他插管装置的置入。

2. 麻醉的维持期

各种麻醉药物的血药浓度趋于平衡,麻醉的重点在于各种支持治疗,如补液、补血、抗心律失常、抑制不良反应、维持良好的通气状态和处理各种突发事件等。

3. 麻醉清醒期

尽可能地排出各种麻醉药物,使患者意识、呼吸恢复,直至拔出气管插管,患者自主呼吸平稳,能准确地回答医护人员的提问。

全身麻醉工作最危险的阶段在麻醉的诱导期和清醒期,也是需要护理配合的关键时期。

(三)全身麻醉准备工作

在进行麻醉前,手术室护士对手术室环境和室内仪器的检查工作也是保障手术室和麻醉安全的十分重要的一个环节。

(1)设定合理的手术室温度和相对湿度,手术室内的温度控制,是一种控制细菌浓度的有效手段,它是综合控制措施的一部分,既控制了空气中的细菌繁殖,也控制了患者及医护人员经过排汗而排出的细菌,其意义决不单纯为了内部人员的舒适感;很明显,手术室内的温度,起到了控制细菌的繁殖的作用。在《医院洁净手术部建筑技术规范》中将手术室温度取 22~25%,相对湿度保持在 50%~60%。据研究,相对湿度为 50%时,细菌浮游 10 min 后即死灭;相对湿度更高或更低时,即使经过 24 h 大部分细菌还能存活。

(2)在噪声检测的条件下,将噪声声高限设置在 60 分贝。高于 60 分贝的环境容易使工作人员思想分散,工作差错率大大提高,瑞士高级的无菌手术室为 50 分贝,无菌手术室为 45 分贝,德国标准均为 45 分贝。国内实践证明,45 分贝是可以实现的,所以《医院洁净手术部建筑技术规范》对多数房间取≤50 分贝这一标准,而对Ⅰ级手术室取 52 分贝。

(3)检查各种医疗仪器的放置情况,每个手术台有单独集中的电源插座板;麻醉机、心肺机、除颤机也有单独的插座板;其他监护仪可共用一个集中的插座板。避免仪器、电缆、导线扭曲、打结或被重物挤压,发生漏电事故。

（4）逐一检查仪器的连接及可靠性，尤其是对那些可能同时使用的仪器，如：除颤机和电刀等。

（四）全身麻醉的护理配合规范

1.全身麻醉诱导期的护理配合规范

（1）患者准备：麻醉前确保去除患者身上的金属饰物，提醒麻醉医师检查患者口腔，如有义齿，将其取出；给予患者心理支持，帮助减轻恐惧感；建立通畅的静脉通路，以保障麻醉及手术输血、补液和静脉给药的要求；遇到重大手术或危重患者，必要时建立两条静脉通路并协助麻醉医师完成有创监测。

（2）麻醉诱导：了解麻醉诱导剂，协助麻醉医师做好麻醉诱导。常见的麻醉诱导剂如咪达唑仑（咪唑安定）常用作诱导辅助药，有遗忘作用，一般在建立静脉通道及完善监护设备后遵医嘱静脉推注；芬太尼有强大的镇痛作用，并且有蓄积效应，用于麻醉诱导或术中维持，可控制呼吸进行气管插管，便于减轻患者应激反应；异丙酚或丙泊酚是一种快速、短效静脉全身麻醉药，麻醉效价高，无镇痛作用、无毒性症状，静脉注射后起效快、作用时间短、诱导迅速、平稳，苏醒快而完全，无肌肉不自主运动、咳嗽、呃逆等不良反应，对心血管系统有一定的抑制作用，可使心率稍增快，持续时间短，可使周围血管扩张，血压下降，对呼吸系统影响小；罗库溴铵为全身麻醉辅助用药，用于常规诱导麻醉期间气管插管，以及维持术中骨骼肌松弛。

（3）患者制动：全身麻醉诱导以后，患者将在 $30\sim60\ s$ 快速意识丧失，继而出现全身肌肉松弛，彻底失去防御能力，可能导致迅速发生身体某一部位的跌落。因此，手术室护士应在全身麻醉诱导之前完成对患者的固定，做到完全制动。

（4）协助插管：连接负压吸引装置，并提供良好的气管插管条件，手术室护士可根据要求调节手术床的高度及角度。插管期间，手术室护士要在床旁看护，密切关注插管情况，随时准备抢救，直至气管插管妥善固定、接上呼吸机。在插管困难的情况下，手术室护士要积极充当插管者的第三只手，做好可视喉镜、纤维支气管镜、特殊插管仪器的传递，以及吸引装置的准备工作。

（5）摆放体位：插管完成之后，按照手术的要求和患者目的体位、麻醉机摆放位置、电刀主机位置等情况，快速设计出合理易行的体位摆放方案，指挥室内所有人员在保护好气管插管的基础上调整患者的身体并放置到位。使手术体位能够清晰地显露手术视野，达到正确、安全、合理的效果。使患者身体的受压部位悬空或在受压部位加垫棉垫等保护用具，以免额、眼、颊、肘、手臂、胸部、腰腹部、膝盖、踝部、足跟等处压伤。同时注意保暖，防止低体温导致寒战或麻醉苏醒延迟。

（6）协助抢救：患者在该期由于药物等方面的相互影响，呼吸系统、循环系统等均会发生变化，因此，患者有可能发生心血管意外或其他意外情况。当发生紧急情况时，手术室护士应立即参加抢救工作，如准备抢救药物，开放更多的静脉通路，准备除颤仪，寻求其他医务人员的帮助等。

2.全身麻醉维持期的护理配合规范

（1）监护工作：全身麻醉维持期是患者耐受各种药物的相对稳定期，故麻醉本身突发的变化不多，多数意外情况是由手术操作引起的。这段时间护理工作特点是对患者生命体征的严密观察，及时发现意外情况并迅速寻找原因。洗手护士的工作贯穿于整个手术进程，故较麻醉师更容易发现由手术操作引起的危险情况，如脏器、神经牵拉、损伤、大血管破损，手术野不明原因渗血,胸膜腔漏气等,能提供非常可靠的病因信息。另外,及时计算出血量、尿量、冲洗量也可以对麻醉医师的液体调控起到积极的作用。

(2)液体管理:患者循环稳定是麻醉和手术成功的重要保证。在麻醉医师的指导下输液,以维持水、电解质及血容量稳定。输液的速度根据病情调节,一般对严重脱水、失血、休克、高热和麻醉引起血压下降的患者应快速补液,必要时加压;小儿、老年及心功能不全者,必须在麻醉医师指导下严格控制滴速和液体总量。输液中应严密观察有无输液导管脱落、渗漏现象。输血前,应与麻醉医师严格执行查对工作。需大量输入库存血时,应经过加温后输入,以保持体内温度的恒定。密切观察输血输液反应,如发生应及时报告和处理。

3.全身麻醉苏醒期的护理配合

(1)患者制动:全身麻醉苏醒期患者发生躁动的情况为数不少,故手术室护士要事先做好制动工作,以免患者坠床,并在患者拔管后,主动与其交流,判断神志情况,对完全清醒的患者只需告知其不能翻身,而对于尚未清醒的患者要围起搬运床护栏,并固定床,继续观察,寸步不离。

(2)检查各类管路的放置情况,包括输液管路、胃管、鼻导管、引流管(T管、胸腔引流管、腹腔引流管等)、导尿管、深静脉置管等,严防患者(尤其是婴幼儿)在苏醒过程中抓扯敷料及管道。对于位置不当、引流不畅等情况应及时通知麻醉或手术医师,予以立即处理。

(3)出血情况:检查引流管放置处、切口、拔出的动静脉穿刺处有无新鲜出血,是否为持续性,督促医师及时处理。

(4)及时发现呼吸道梗阻:复苏期是呼吸道梗阻的高发期,包括:舌根后坠、喉痉挛、支气管痉挛、延迟性呼吸抑制等,所以在该期,手术室护士应严密观察氧饱和度和患者的呼吸幅度,及时提醒麻醉医师进行处理,必要时协助抢救。

(5)如患者送入恢复室,恢复室护士需要即刻了解患者一般情况,随即检查并记录患者的生命体征,预计可能出现的问题,提前备好药物,并对患者加以约束。听取患者主诉并观察患者的引流量等,发现问题及时和医师沟通。

二、椎管内麻醉配合规范

椎管内麻醉是常用的麻醉方法之一,是将局部麻醉药选择性地注入椎管内某一间隙,使部分脊神经的传导功能发生可逆性阻滞的方法。椎管内有两个可用于麻醉的腔隙,即蛛网膜下隙和硬脊膜外隙。根据局部麻醉药注入的腔隙不同可分为蛛网膜下隙阻滞,硬膜外间隙阻滞及腰麻-硬膜外间隙联合阻滞,即常说的腰麻、硬膜外麻、腰-硬联合麻。椎管内麻醉时,患者神志清醒,肌肉松弛良好,镇痛效果确切。它广泛运用于剖宫产及下腹部、会阴部、下肢等手术,在此过程中,患者处于清醒状态,可以与医护人员进行交流,故更应该做好护理与配合,使患者保持良好平稳的心理状态,而且麻醉效果确切,成为临床上麻醉医师常用的麻醉方法。

(一)麻醉前准备

1.术前访视患者

了解病史,了解患者有无腰椎外伤史或手术史;评估患者全身情况和精神状态;仔细查看患者的相关化验结果,尤其是凝血酶时间并询问患者近期有无阿司匹林等抗凝药物的服用史;与患者沟通,介绍椎管内麻醉的方法及术中需要配合的注意事项,消除患者因对手术和麻醉不了解引起的恐惧心理,使患者保持相对稳定的状态。进入手术室时应核对患者的姓名、年龄、性别、床号及手术部位,以及有没有药物过敏史等信息。

2.开放静脉通路

由于椎管内麻醉可有效地阻滞交感神经使血管扩张,造成血容量相对不足,加上术前禁食水易导致低血压。因此穿刺前应该先建立静脉通路,一般使用18号或20号套管针,选择外周静脉并确保静脉通路的通畅,遵医嘱调节滴速。

3.麻醉用具和药物的准备

为确保患者生命安全和手术的顺利进行,麻醉前必须认真准备麻醉和监测设备、麻醉用具及药品,如麻醉机、面罩、气管插管、硬膜外和蛛网膜下隙穿刺包、麻醉药品及急救药品、氧气、吸引器等,并确保性能良好。

(二)穿刺时的配合

(1)椎管内麻醉一般采用屈曲侧卧位穿刺,两腿屈曲于腹部,手抱膝,头部尽量贴至脐孔处,使腰背部尽量向后凸出,呈"弓"形使棘突间隙张开,背部应与手术台垂直,同时使腰背部肌肉放松,便于进针。

(2)在高位硬膜外麻醉时,操作难度大。在患者可耐受的情况下,尽量嘱患者屈颈,护士要固定好头部。操作中,禁止患者摆动头部。低位硬膜外麻醉时,护士要固定好髋部和腿部,穿刺时严禁伸腿和身体扭动,否则穿刺针容易移位,使穿刺失败。

(3)巡回护士应站在患者对面,用自己的身体挡住患者,扶住患者或抱住患者的头和腿,使患者有安全感,对于妊娠、肥胖等身体不能很好屈曲,穿刺间隙显露不好和老年患者韧带有钙化,脊椎骨质增生,硬膜外间隙缩小,椎间孔狭窄甚至闭锁的患者,因为可能穿刺时间较长,巡回护士不仅要根据麻醉医师的指令及时调节体位,并且要耐心鼓励患者坚持,告诉患者打喷嚏或咳嗽前一定要与麻醉医师或手术室护士打招呼,以减少因身体颤抖对麻醉医师的影响。

(4)当麻醉医师行穿刺时,患者身体可随穿刺而前倾,护士用手抵挡患者前胸。用力要适当,不可用力过大,否则会加大穿刺力度,导致穿刺失败。

(5)巡回护士要观察患者的面色、血压、血氧饱和度,共同提高麻醉操作的安全性。

(三)药物的配制与消毒

1.常用药物

2%利多卡因、1%罗哌卡因、10%葡萄糖、0.75%丁哌卡因。

2.消毒

消毒时一定提醒麻醉医师在蘸取消毒液时不要太多,防止消毒液流到身下烧伤患者皮肤。若已经流到身下,在患者翻身平躺后巡回护士一定记得用酒精擦拭两遍并晾干。

3.配药注意事项

(1)遵医嘱准备好局部麻醉药,并和麻醉医师共同核对。

(2)严格无菌操作,穿刺部位用2%的碘酊及75%的酒精消毒,麻醉穿刺包中消毒液尤其是酒精不能上台,预防配药时误用。

(3)麻醉药的抽吸过程应严格无菌操作技术操作,防止术后感染。局部麻醉药在掰取之前用安尔碘消毒两遍待干后抽取,抽药时巡回护士和麻醉医师再次核对药物名称和剂量。

(四)麻醉中的配合规范

1.调节麻醉平面

椎管内麻醉后会出现麻醉平面,应根据不同的椎管内麻醉方式调节平面。

（1）腰麻：是将一次性药量注入蛛网膜下隙，使脊神经根、背根神经及脊髓表面部分产生不同程度的阻滞，其主要作用部位作用在脊神经根和背根，简称脊麻。①用药常用 2％利多卡因、10％葡萄糖、0.75％丁哌卡因。②麻醉方法为穿刺点做局部麻醉后，将穿刺针在棘突间隙中点、与患者背部垂直、针尖稍向头侧做缓慢刺入，当针尖穿过黄韧带时，有阻力突然消失"落空"感觉，继续推进时常有第二"落空"感，提示已穿破硬膜与蛛网膜而进入蛛网膜下隙，见脑脊液流出，此时可以注药。③注药后，麻醉平面出现较快，因此手术床的高低对腰麻的麻醉平面非常重要，因为腰麻患者的体位轻微改变就能引起麻醉平面的移动，因此腰麻注药后应立即平卧调节平面，在极短时间内使麻醉平面控制在手术所需要的范围，护士应随时配合麻醉师的麻醉平面调节麻醉床的高低来变换体位。如果平面上升过快过高时，手术床需调整为头高脚低位；平面过低时，手术床需调整至头低脚高位，但此体位时间不宜过长，以免麻醉平面升的过高，而发生低血压危险，此期间应严密观察患者的呼吸、血压变化，一般调节平面在注药后 5～10 min完成，快速输液，增加血容量，防止低血压，待平面固定后再摆放手术体位。

（2）硬膜外麻醉：将局部麻醉药注射于硬膜外间隙，阻滞脊神经根，使其支配的区域产生暂时性麻痹，简称硬膜外麻醉。按位置可分为高位、低位硬膜外阻滞麻醉和骶管阻滞麻醉。①用药：2％利多卡因、0.75％罗哌卡因。②由麻醉医师根据手术部位选择穿刺点来确定麻醉平面，一般不用体位调节平面，但应该观察血压、血氧饱和度，调节输液速度，防止麻醉意外的发生。

（3）腰-硬联合麻醉：是先将小剂量的局部麻醉药注入蛛网膜下隙，然后把导管置入硬膜外腔，根据手术需要，随时从硬膜外导管内注入局部麻醉药。①用药：2％利多卡因、10％葡萄糖、0.75％丁哌卡因。②下肢手术患者为患侧卧位，穿刺成功后，继续侧卧 10～15 min，使局部麻醉药作用于患肢，此期间应扶住患者，说明继续侧卧位的作用，取得患者的合作，下腹部剖宫产等手术注药后应即刻平卧，严密观察生命体征，如出现仰卧位综合征，立即取左侧卧位。

2.放松心情

椎管内麻醉后患者处于神志清醒状态，对手术室陌生的环境、严肃的气氛、器械的碰击声都会产生恐惧心理，稳定患者的情绪对麻醉管理比较重要。因此，护士必须掌握与患者交流的方法，如耐心询问，分散注意力的交谈，必要时握住他们的手，使其内心感到有依靠，同时叮嘱患者在麻醉师穿刺时一定不要活动，以免产生危险。特别要注意保护患者隐私及时遮挡。

3.寒战的护理

椎管内麻醉后，有 10％左右的患者会出现寒战。因此，在夏天手术室内温度应控制在 25 ℃左右，在秋冬季除调节室温外更应注意患者的保暖，如给患者加盖毛毯、保温毯，或采取其他保温措施；在输液过程中要注意输液速度及液体的加温等细节，如寒战比较严重者，应提示麻醉医师采取适当的药物治疗。

（五）椎管内麻醉常见并发症的处理

1.局部麻醉药中毒反应

由于一次性局部麻醉药量超过最大剂量或血管损伤吸收过快或直接注入血管内，都会引起中枢神经系统兴奋，如不安、头疼、视物模糊、惊厥，严重者表现为嗜睡、痛觉消失、意识丧失等。一旦出现局部麻醉药中毒的表现，首先应做好安全防范工作，如肢体使用约束带，积极配合麻醉医师及时使用拮抗药物，协助面罩给氧，调节输液速度，必要时做好进一步抢救的准备。

2.血压下降

血压下降是腰麻中最常见的并发症，尤其是在麻醉平面过高时更容易发生，一般在注药

15 min 后产生。预防和护理:完善术前准备,有效控制血压,补充血容量;一旦发生低血压,应及时调节麻醉平面,抬高双下肢,加快输液,必要时遵医嘱静脉注射麻黄碱。

3.呼吸抑制

因麻醉平面过高时呼吸肌麻痹所致。表现为胸闷气短,呼吸无力,甚至发绀或呼吸停止。预防和护理:密切观察,发现呼吸功能不全时应立即遵医嘱给氧;用面罩辅助呼吸,呼吸抑制一般经 20～30 min 自然恢复,一旦呼吸停止应立即气管插管。

4.心率减慢

阻滞平面超过 T_4 时,心率减慢明显,可遵医嘱静脉推注阿托品 5 mg。

5.恶心呕吐

低血压或呼吸抑制导致脑缺氧而兴奋呕吐中枢或术中牵拉脏器引起患者恶心呕吐。预防和护理:麻醉前用阿托品,降低迷走神经兴奋性;给氧,纠正低血压;呕吐时将头偏向一侧,清理呕吐物;积极寻找原因,针对性处理。

6.全脊麻

全脊麻是硬膜外最严重的并发症。它是由于麻醉穿刺时误入蛛网膜下隙缝隙,并将硬膜外麻药全部或大部分注入。主要表现为低血压,进行性呼吸困难,继而呼吸停止,意识丧失。预防和护理:穿刺时谨慎小心,注药前回抽无脑脊液方可注药,先推实验剂量观察无异常后再注入维持剂量;一定树立麻醉前先建立静脉通路后穿刺的观念,以保证意外情况下液体能及时输入、保证抢救用药通路;加强观察,如出现心率、血压骤停,必须分秒必争地协助麻醉医师进行抢救,如协助气管插管控制呼吸,正确应用升压药物,调节合适的体位,及早进行头部降温,管理输液速度,努力在最短的时间内配合麻醉医师做好抢救工作。

三、区域阻滞麻醉配合规范

(一)概念

区域阻滞麻醉是指围绕手术区,在其四周和底部注射局部麻醉药,以阻滞进入手术区的神经干或神经末梢。采用局部浸润的方法,由皮丘向四周及深层组织扩大浸润,由点成线、由线成面,由许多面而成为一立体阻滞区域,对手术区形成一包围圈,以阻滞神经纤维的向心传导,即为区域阻滞麻醉。

(二)区域阻滞麻醉的优点

(1)患者可保持清醒。

(2)血流动力学稳定。

(3)便于术后镇痛。

(4)早期出院。

(5)患者更多地参与医疗活动。

(6)有限的感觉和运动神经阻滞。

因此,对某些高龄或全身情况较差的患者,采用外周神经阻滞进行麻醉和术后镇痛无疑是上乘的选择。

(三)外周神经刺激定位

传统的外周神经阻滞有赖于患者的配合但由于针刺感的出现可引起患者的不适,并易发生术后神经损伤。即使操作者经验丰富,由于缺乏客观指标,有时也难以保证阻滞的精确定位和效果确切。近年来临床上神经刺激器定位技术使得神经阻滞术有了客观指标,提高了阻滞效果及阻滞定位的准确性,这也对手术室护士提出了更高的要求,为保证在麻醉护理配合过程中发挥积极主动的作用,手术室护士要掌握神经刺激仪的原理及使用方法。外周神经刺激定位的方法用于区域阻滞,其优点在于以下几点。

(1)阻滞成功的指标客观、明确,对肥胖或解剖标志不明显的患者采用此项技术多数可以成功麻醉。

(2)神经定位精细化,可通过调节电流强度和穿刺针位置精确阻滞目标神经,不但可以达到阻滞完善的目的,而且可做到有的放矢。尤其适用于无法准确说明自我感觉的患者。

(3)虽然电流对神经的直接损伤作用尚无定论,但总体而言,由于神经刺激器指导下穿刺针直接接触神经的概率降低,因此,神经定位下神经阻滞的神经损伤率也随之降低,而且由于适当镇静,减少了神经阻滞定位时患者的不适感。

(4)由于神经刺激器的介入,使既往无法定位的神经阻滞操作成为可能,加上神经阻滞麻醉的优势,可使手术适应证范围扩大。

(四)神经刺激器介绍

1.外周神经刺激器

可以发出频率 1 Hz 或 2 Hz 的电流,强度变化范围为 0~5.0 mA。设置电流强度变化的目的在于以下几点。

(1)在阻滞不同神经时,由于神经粗细不一,可选择不同起始电流强度,例如,坐骨神经较粗,可选择 5 mA 为起始电流强度。

(2)通过减小、变化电流强度,可获知穿刺针定位情况。例如,起始电流强度下神经支配相应肌群出现运动时,减小电流如仍有肌群活动,说明定位较好;反之,说明穿刺针离神经仍有一定距离。一般认为在电流减小到 0.5 mA 时如仍有相应肌群活动,即可给药。但精确定位可能要到 0.2~0.3 mA。

2.定位针

根据其长度分为 25 mm、50 mm、100 mm 和 150 mm 四个型号,不同部位的神经阻滞可依据其穿刺深度选择不同型号。穿刺针可同时与神经刺激器和注射器连接,以便于在定位明确时即刻给药。除针尖斜面外,针体通过特殊材料包裹成绝缘体,以避免针体在穿刺径路上对周边组织所产生的不必要的电流刺激。

(五)几种常用的外周神经阻滞技术

1.后路腰丛阻滞(posterior lumbar plexus block)

(1)患者体位:侧卧位,患侧向上,与椎管内麻醉体位相同。

(2)适应证:单侧下肢手术。

(3)麻醉用品:100 mm 穿刺针,局部麻醉药一次用量为 20~30 mL,药物选择如一次给药宜选择中、长效局部麻醉药,一般多使用 0.375% 罗比卡因。

(4)穿刺点确定:标记 L_3、L_4、L_5 椎体棘突并做连线"1",过髂后上棘做连线"1"的平行线(连线"2"),两线相距 4.5~5 cm;找出髂嵴最高点,做上述两线的垂直线,与连线"2"的交叉点即为穿刺点。

(5)阻滞实施:神经刺激器电流定于 2 mA,穿刺针抵达 L_5 椎体横突后沿骨面前进,到达腰丛会有轻微落空感,同时有股四头肌收缩,此时将电流降至 0.5 mA,如肌肉收缩仍存在,即可将局部麻醉药液注入。穿刺针深度一般为 7～8 cm。注药前注意回抽有无回血。

2. 后路坐骨神经阻滞(posterior sciatic nerve block)

(1)患者体位:侧卧位,患侧下肢在上并屈膝成 90°置于另一条下肢上,使膝、股骨大转子、髂后上棘呈一条直线,健肢伸直,两手自然放于胸前,头向胸前轻轻靠拢,臀部与手术台垂直,并平行于手术台边缘,以便于操作。

(2)适应证:单侧下肢手术。

(3)麻醉用品:100 mm 穿刺针,局部麻醉药一次用量为 15～25 mL。

(4)穿刺点确定:找出股骨大转子最高点和髂后上棘、骶裂孔,前者分别和后两者做连线;在股骨大转子和髂后上棘连线的中点做垂直线,与骶裂孔连线的交叉点即为穿刺点。

(5)阻滞实施:神经刺激器电流定于 5 mA,在穿刺点垂直进针,一旦出现足的跖屈或背屈,说明已接近坐骨神经,此时将电流降至 0.5 mA,如仍有收缩,回抽无血后即可将局部麻醉药注入。

3. 椎旁阻滞(thoracic paravertebral block)

(1)患者体位:坐位,颈项前垂至下颏贴胸前。

(2)适应证:腋窝、乳腺及胸壁等部位手术,也可用为胆囊或胸部手术后镇痛。

(3)麻醉用品:50 mm 穿刺针,局部麻醉药一次用量为每个节段 5～6 mL。

(4)穿刺点确定:根据手术所需确定拟阻滞节段的椎体棘突,向术侧平行旁开 2.5 cm 即为穿刺点。

(5)阻滞实施:在穿刺点垂直进针 2～4 cm,直至针尖遇到上一椎体的横突;然后将针回撤斜向下在横突下端骨面进针,深度为垂直进针时深度增加 1～1.5 cm,回抽无血后即可给药。

(6)进针过深可能导致气胸;进针点靠内侧则有可能形成椎管内阻滞。

4. 臂丛阻滞(brachial plexus block)

(1)体位、定位、麻醉药用量及适应证与传统的肌间沟(暴露患肢,去枕仰卧位,头偏向健侧 30°～40°)或腋窝入路(患肢外展)相同。其特殊之处在于可精确定位拟阻滞神经。

(2)使用 50 mm 穿刺针,在 1.5 mA 刺激器电流下寻找和定位神经。根据所支配肌肉的收缩情况,可以精确定位臂丛的每个分支并加以阻滞,每支以 8 mL 局部麻醉药阻滞即可。

(六)区域阻滞麻醉配合规范

1. 麻醉前准备

(1)术前 1 d 至病房向患者说明麻醉过程及注意事项,包括:①患者的配合是该类麻醉方式操作成功的关键因素之一,不同区域阻滞麻醉需不同的体位,在操作过程中会略有不适,请患者要谅解并予以配合;②操作时患侧下肢会有触电感,但操作前麻醉医师会给予镇痛和镇静药帮助患者减少不适感,因此,要告诉患者切勿紧张;③电刺激时有肌肉颤动,应该告诉患者放松肌肉,不要主动收缩肌肉以减少误差;④注药后如果出现耳鸣、舌部麻木、视物模糊等情况应及时与麻醉医师进行沟通;⑤在手术过程中由于药物的作用,患者一般不会有疼痛感,但仍会有感觉,这一点一定要与患者说明。

(2)麻醉前协助麻醉医师准备好神经刺激仪、麻醉穿刺包、合适长度神经刺激定位针等物品;检查麻醉机、氧气、麻醉药品、气管插管等麻醉用具处于正常使用状态,准备好负压吸引装置备用,以便及时处理麻醉及术中出现的意外情况,护士需配合医师完善准备工作。

(3)严格核查制度:入室前认真核对患者的科室、床号、姓名、年龄、手术部位、皮试结果、术前用药、禁食禁饮情况。

(4)建立静脉通路：在上肢大血管建立粗静脉留置针，保证静脉通畅，在意外情况发生时，保证抢救用药能及时注入患者体内，可随时配合抢救。遵医嘱在麻醉操作开始前给予足够的镇静药和镇痛药，以有效地减少患者术中紧张和肌肉颤动等不适。

2.区域阻滞麻醉配合规范

(1)协助麻醉医师根据手术摆放合适的麻醉体位：需注意保护患者安全和液体的通畅，并减少患者不必要的暴露。如有不适，对患者进行必要的安慰以减少其焦虑。

(2)遵医嘱，协助给药：协助麻醉医师配成 0.375％罗哌卡因＋0.5％利多卡因的麻醉混合药液，认真执行三查七对，将神经刺激器置于患者患肢头侧，检查连接好，开机，并协助麻醉医师把电极片贴于指定位置。协助术者打开麻醉穿刺包、穿刺针；将碘伏倒入无菌消毒盘中；术者消毒穿刺部位，铺无菌手术巾，在穿刺点把穿刺针置于目标神经周围后，将电流从1.0 mA调至 0.3～0.5 mA，仍然有收缩反应，回抽无血、无气、无脑脊液，注入 0.375％罗哌卡因＋0.5％利多卡因 1 mL 试验量；观察 5 min 后，若无异常反应，回抽无误，再注入 0.375％罗哌卡因＋0.5％利多卡因34 mL，观察麻醉效果确切后开始手术。

(3)密切观察病情变化：操作前和操作时严密观察患者的生命体征变化及各种反应，尤其应密切观察患者的呼吸及循环情况，必要时可不间断与患者进行交流。及早发现病情动态，及时汇报，并配合麻醉医师妥善处理镇静镇痛药物对呼吸循环潜在的抑制作用。区域阻滞麻醉最危急的并发症就是局部麻醉药中毒，多见于局部麻醉药注入血管内所致，可引起惊厥、抽搐等一系列的毒性症状。

护士在麻醉注药过程中及过程后密切观察患者的反应，早期发现，可减少局部麻醉药反应导致的严重后果。

3.区域阻滞麻醉的注意事项

(1)常见禁忌证同样适用于此项技术，如穿刺点感染、局部麻醉药过敏等。

(2)进针前应将针管用生理盐水或局部麻醉药液注满，以避免针管被组织填塞；给药前注意回抽有无血液。

(3)靠近心脏部位穿刺应特别谨慎小心；带有起搏器的患者禁忌使用神经刺激器。

(4)如果操作间内同时有短波或微波治疗设备时，可能会引起刺激器输出电流的改变，因此在操作前需检查室内环境是否可以进行该项操作。

(5)操作区域内不能有易燃易爆气体。

（李　寅）

第九节　手术室仪器设备使用规范

一、高频电刀使用规范

高频电刀是一种取代机械手术刀进行组织切割的电子外科器械，因其切割速度快、止血效果好、操作简便、安全方便，在临床上采用高频电刀可以大幅缩短手术时间，减少患者失血及输血量,从而降低了并发症及手术费用,因此高频电刀在临床上得到普遍应用。

(一)工作原理

高频电刀相当于一个变频变压器,它可以将 220 V/50 Hz 的低压低频电流经变频变压、功率放大转换为频率 300~1 000 kHz、电压为几千甚至上万伏的高频电流。这样的高频电流可以在人体组织上产生切割和凝血作用。但由于频率太高或太低会对生物体造成不良影响,所以目前一般所用的频率为 300~500 kHz。高频电刀的切开作用本身并不随频率变化而变化。

高频电刀有两种工作模式,单极和双极。

在单极模式中,用一完整的电路来切割和凝固组织,该电路由高频电刀内的高频发生器、患者极板、接连导线和电极组成。

双极电凝是通过双极镊子的两个尖端向机体组织提供高频电能,使双极镊子两端之间的血管脱水而凝固,达到止血的目的。

(二)组成

高频电刀是由主机和电刀刀柄、患者极板、双极镊、脚踏开关等附件组成的。

(三)操作流程

1.接通仪器电源、功能自检

打开仪器电源开关。仪器做功能自检,并检查所有插座,以及探测其他连接仪器和脚踏开关。所有指示灯和聚焦按键点亮。显示屏上显示软件的版本号。

2.选择程序

进入程序选择窗口,在程序选择菜单上选择程序,直至所需要程序变亮。按选择键,选择当前变亮的程序。

(1)选择不同的电切或电凝模式。各模式旁边或下方的按键即确定键;根据实际情况来设定不同脚踏类型。

(2)储存程序:先将各插座的功率、效果、模式及脚踏完全设定后再进行储存程序的设定。程序储存完成后按返回键回到当前程序。

(3)负极板:负极板指示灯为绿色时方能正常使用。

(4)电刀使用注意事项:①在进行擦拭消毒时,必须关闭电源;②每次使用前都要检查仪器和附件是否完好(脚踏,连接电缆,中性电极);③请勿尝试自己修理仪器或对仪器做更改;④务必保证所有电源电压与仪器铭牌上的说明相一致;⑤有心脏起搏器的患者一般不能使用高频电刀,因高频会干扰心脏起搏器,如果一定要使用高频电刀,则必须按起搏器的使用说明书规定,采取必要而有效的预防措施。⑥输出功率高达 100~700 W 时,会发生烫伤或干扰其他电子设备。

(5)负极板使用注意事项:①负极板面积:要求大于 100 cm²。一般儿童负极板的有效导电面积是 65 cm² 成人负极板的有效导电面积是 129 cm²,一旦负极板接触面积减少,电阻增大至不安全水平时,机器即自动报警并停止输出。②负极板安放部位的选择方法,一定要避开如骨性隆起、瘢痕、皮肤皱褶、脂肪组织或脂肪较厚、表皮、承受重量的部位、液体可能积聚的部位以及金属移植物或起搏器附近。比较合适粘贴的部位为易于观察的部位、平坦肌肉区、血管丰富区、剃除毛发的皮肤、清洁干燥的皮肤,负极板距离心电图电极 15 cm 以上,尽量接近手术切口部位(但不小于 15 cm)以减小电流环路;婴儿负极板部位选择大腿、背部、腹部等平坦肌肉区,15 kg以下小儿,应选择婴幼儿负极板。③一次性软式负极板使用注意事项:第一,应保持负极板平整,禁止切割和折叠,防止局部电流过高或漏电。第二,负极板应一次性使用,禁止重复使用。

(四)主机的常规保养与维护

(1)定期擦拭机器表面。

(2)定期检查设备和附件有无损坏。

(3)定期检查指示灯的性能是否完好。

(4)使用设备时,注意不要挤压、捆拽电缆,防止电缆受损。

(5)定期检查标签和使用说明。

二、超声止血刀使用规范

超声止血刀是一种用于软组织切开及止血,并具有最小的热损伤的仪器,已经广泛应用于腔镜及开腹手术中。

(一)工作原理

超声止血刀是利用机械能的原理进行工作的。由主机提供高频电源,通过在手柄中的能量转换系统,将电能转换成机械能,进而使得刀头进行55 500 Hz固定的高频振动。刀头与组织接触,钳口产生的压力使血管闭合,高频振荡使得组织氢键断裂,细胞内蛋白质变性形成白色黏滞物,机械摩擦生热,进一步凝闭血管,从而使得在比电凝止血更低的温度下,以极小组织损伤的代价达成切割和止血同时完成的目的。

超声止血刀的另一个组织效应就是空洞化效应,刀头的高频振动产生瞬间的低压,使组织内液体在低温下气化,液体蒸汽扩散,帮助组织层面分离,提高了分离平面的视野,以帮助术者顺利分离组织平面。

(二)组成

超声刀止血是由主机、手柄和刀头共同组成的。

1.主机

每台主机均配备车架和脚踏。面板上,从左下角到右下角分别是电源开关、音量调节钮、准备指示灯、待机键、档位提高键、档位降低键、可调节档位工作指示器、高档位工作指示器、测试键、手控激活按钮、报警指示器以及手柄插孔。下面分别介绍。

(1)电源开关,用于开关机。

(2)音量调节钮,可以调整超声刀的音量以符合手术室的需要,音量可以降低,但是不能静音。

(3)准备指示灯、待机键,主机在开机时系统默认切换至"待机"模式,待机键亮起,为橙色的standby字样。待机键可切断手柄上的能量输出,因此在更换器械的时候,主机应置于"待机"模式。当准备开始使用超声刀时,按下待机键此时橙色的standby键就会灭掉,同时准备指示灯ready键就会亮起来,这时才可以进行自检以至使用。

(4)档位提高键、档位降低键,超声刀开机默认的最小最大档位分别是3和5,会在显示器上显示出来,档位提高键和档位降低键可以改变超声刀的低档位,范围是1到5。档位越高切割效果越好,档位越低凝闭效果越好。

(5)测试键,"测试"按钮用于对所有部件(主机、电源线、脚踏开关和器械)进行诊断性检测,以确保系统是否运作正常、各部件是否相互连接正确。

(6)手控激活按钮,如果要使用刀头上的手控,点亮此按钮即可。

(7)报警指示器,只有在主机报警的情况下才会亮起。

(8)手柄插孔,是用来插手柄的,白点对白点。

2.手柄和刀头

手柄的清洗方法是将其完全浸没在 pH 中性的洗涤剂内,使用软毛刷清洗。手柄的消毒可以使用蒸汽高温高压消毒、环氧乙烷熏蒸和低温等离子消毒,不可使用过氧乙酸消毒。超声止血刀有多款刀头,最大可以凝闭 5 mm 的血管。

(三)操作步骤

(1)检查电源线和接头,正确连接各部件。

(2)接通主机电源,开机自检。

(3)选择输出功率,通常选 Lever3,切割和凝血比例适中。

(4)连接手术刀头的程序为:套上转换帽(A)→上刀头(B)→用扳手拧紧(C)→打开开关→选择手术所需能级、档次(3 档),简称 A-B-C 步骤。

(四)使用注意事项

(1)刀头精细、贵重,应轻拿轻放,使用中不可使用暴力,尤其是在清洗时避免撞击或用力抛掷,以防刀头损坏。

(2)操作手柄注意不要碰撞或落地,以免改变其振动频率。

(3)使用较长一段时间后,刀锋会变热。当停止使用时,刀锋不可触及患者、易燃物品,以免灼伤或致燃。

(4)使用时防止液体、血液进入器械,否则刀头会产生不合适的振动使液体变干,在刀头上形成组织残骸凝固物,使系统失灵。

(5)使用后的线路可用湿布擦拭干净,不宜用水冲洗;电线应顺其弧度盘绕,不宜过度扭曲、打折,以延长使用寿命。

(6)器械的灭菌线路、手柄、刀头可采用高温或环氧乙烷等低温灭菌。

三、电外科工作站使用规范

电外科工作站也叫电外科手术系统,是应用于外科手术室的一种高频电流手术系统。它集高频电刀、大血管闭合系统、超声刀、氩气刀、内镜电切刀等众多外科高频电流手术器械于一体,并且通过计算机来控制手术过程中的切割深度和凝血速度。电外科工作站的出现对于外科医师开展临床手术有很大的帮助,也为病患减少了传统手术所带来的风险,并且其中多数设备都能够回收使用,降低了手术的成本。

(一)工作原理

通过计算机调节高频电流,将能量作用于刀头上,完成人体组织的切割以及凝血。大多数功率为 100～350 W。

1.电刀

其电刀和高频电刀一样,也有单极和双极之分。

2.超声刀功能

将高频电流转换成超声能量,直接作用在刀笔上。比传统意义上的超声刀更加方便快捷。

3.大血管闭合

通过血管闭合器械的物理施压与低压电流的烧结,使得血管壁的胶原蛋白和纤维蛋白溶解变性最后融合在一起,使血管闭合。血管被闭合后,可直接离断闭合带,省去了传统闭合血管的剪断止血缝合过程。

4.氩气刀

将氩气从氩气瓶中抽取出后通过刀头喷射出去,氩气被高频电流电离后导电性增强,从而大量的凝血因子便能够以氩等离子为介质达到创伤面,从而达到非常好的大面积止血效果。

5.内镜电切

配合软硬内镜实施内科的部分手术,通过计算机自动控制切割和凝血的速度;避免了传统内镜切割先割再止的手术方法,实现了一次性切割的过程;能够用于消化道息肉切除、上消化道出血、十二指肠乳头切开等手术。

(二)临床应用

1.电刀

电刀的使用与高频电刀一样,有单极和双极两种模式,应用于临床可大大缩短手术时间,减少患者失血及输血量,从而降低了并发症及手术费用。

2.超声刀

适用于开腹或腔镜手术,可达到切割组织和止血的目的。

(1)优点:①只产生小水滴,不产生烟雾,手术视野清晰;②热效应小,作用热度为80 ℃~100 ℃,热损伤小,损伤周围3 mm范围;③能完全和永久闭合直径小于5 mm的血管;④兼有组织切割、凝固和分离的作用且可精确控制切割和凝固范围,缩短了手术时间,减少了术中出血;⑤组织粘连少,焦痂形成少,术后并发症少。

(2)缺点:①操作较迟缓;②只能切、凝与之接触并有一定张力的组织,每次不能切割太多组织。

3.大血管闭合

(1)优点:①大血管闭合功能(FDA认证可安全闭合7 mm的血管);②即插即用,器械自动识别;③自动调节输出功率;④自动停止,保障安全;⑤器械可高温高压消毒,重复使用;⑥对周围组织的热损伤仅为1~2 mm。

(2)缺点:可产生有毒烟雾,但较普通的单双极要少。

4.氩气刀

最适用于开放性腹腔及胸腔手术大面积出血时,是非接触式电凝技术,通过离子化气体传导高频电流至组织产生热效应从而达到治疗效果。

(1)优点:①氩气为保护性气体,是一种惰性气体,对机体无毒无害,止血时不会产生烟雾,术野清晰;②组织损伤深度限制在3 mm以内,不会导致薄壁脏器穿孔;③不接触创面、可有效地制止大面积出血,失血少,尤其适用于实质组织;④连续性凝固,高频电流自动流向尚未凝固或未完全凝固的创面;⑤无气化现象-穿孔危险更小;⑥无碳化现象,有利于伤口愈合。

(2)缺点:①仅能凝固直径<2 mm的血管;②在腹腔镜手术中有增加气腹压力的危险,有可能促进气体栓塞和发生呼吸、循环功能障碍。

5.内镜电切

由于其在切割分离的过程中能同时止血,因此在内、外科应用均很广泛。

（三）操作流程

电外科工作站的操作流程与高能电刀相似，接通仪器电源、功能自检；打开仪器电源开关。仪器做功能自检，并检查所有插座，以及探测其他连接仪器和脚踏开关。所有指示灯和聚焦按键点亮。进入到程序选择界面，按要求选择所需要的功能。

注意事项及常规保养可参考高频电刀使用规范。

四、超声吸引刀使用规范

超声吸引刀，简称超吸刀（cavitron ultrasonic surgical aspirator，CUSA）是利用超声振荡将组织粉碎，再用冲洗液乳化，并经负压吸引达到去除病变的目的，是一种集超声空化功能、止血功能、清创功能、吸脂功能为一体的多功能现代化医疗仪器。

（一）工作原理

在超声外科手术中，应用超声器械将纵向的超声能量传递给组织，利用不同组织对超声的作用不同进行切割、止血及精细的分离。主要机理是瞬时冲击加速度、微声流及声空化。

1.瞬时加速度

将质点加速度为 $5 \times 10\,000$ g（g＝9.8 m/s²）的机械振动作用于活体生物组织时，被作用部位即可迅即被切开，而不会伤及其周围的组织，从而可达到切割的目的。

2.微声流作用

超吸刀在切割组织时，很容易使组织液化，液化原因之一是超声振动使组织变成均浆，其次是刀头切割时升温会使组织中脂肪溢出，液化组织在刀头振动产生的单向力作用下，可在刀头附近形成微声流，微声流伴生的切应力使组织细胞遭到破坏。刀头形状不同，可产生形式不同的微声流。

3.声空化作用

在液化的生物组织中，会充入许多微气泡（空化核），这些空化核在强大的超声作用下被激活，或进行持续的非线性振荡，或扩大而后迅即被压缩至崩溃，即发生空化过程。空化过程伴随发生的切向力、局部高温高压、冲击波反射流等，都可以破坏组织，完成切割任务。

（二）临床应用

（1）在切割肝、脑等软组织时，只把肝、脑组织细胞粉碎吸除，而使其中的血管、胆管、神经纤维等保存完好，因而可做到不出血。

（2）在切除已蔓延到髓内的脊椎星形细胞瘤时，手术可完成得迅速而干净，且不会影响到周围神经及脊髓功能。

（3）切除生长在紧靠运动神经元的转移性旁矢状肿瘤时，只需开一小段皮质，对周围组织略施牵引，即可完整地摘除肿瘤，使患者半身不遂得以康复。

（4）切除脑干星形细胞肿瘤时，可采用一层一层的平滑剥落技术，将不要的组织准确地粉碎吸除，整个手术进行得比其他手术方法都要快且对周围组织无影响。

（5）切除包含有荚膜的肿瘤时，只粉碎与吸除肿瘤组织，而荚膜却保持完好，但它变得松弛，极易与周围组织分离等等。

（三）操作步骤

（1）术前准备：①连接好电源线；②用真空软管把吸引瓶与机器联接；③挂好吸引瓶；④在冲洗挂杆上挂好一袋（瓶）生理盐水；⑤准备好已灭菌的手柄，一次性吸引及冲洗管路。

(2)术中连接：①连接手柄端：将管路的吸引及冲洗前端与手柄连接(注意要顺时针旋转拧好)；将连线的前端与手柄连接；②机器端连接：连好手柄端后，将管路与机器进行连接；将冲洗管与吸引瓶连接；将手柄连线与机器连接(有红色标记)；开机、自检完成后指示灯亮表明机器正常。

(四)注意事项

(1)主机工作时手柄前端禁止与金属等坚硬物品接触。

(2)术中手柄工作停止后，吸引泵会继续工作 30 s，可利用该段时间用手柄吸生理盐水以保证管路不被细小组织阻塞。

(3)手柄在连接前确保各接口干燥。

(4)手柄严禁摔碰挤压。

(5)手柄及连线可高温高压、环氧乙烷、低温等离子灭菌但不能浸泡处理。

(6)术后要用高压水枪或注射器冲洗手柄的吸引管及冲洗管。

五、腔镜主机使用规范

随着医学科学的发展，腔镜技术的不断更新，微创手术正以它突出的优势逐步取代传统的手术方式。

(一)腹腔镜主机的构成

腹腔镜实际上是拥有全高清图像的一个工作系统，包括监视器、摄像主机、摄像头、冷光源、气腹机、电刀、冲洗泵、光学镜、手术器械等相关设备。

1.监视器

主要分为 CRT 监视器、LCD 液晶监视器、LED 监视器，作为腔镜配套的医用监视器其标准和普通监视器产品相比，从清晰度、视频带宽、色彩还原度、整机稳定性到电器安全标准都远远高于普通监视器。

2.摄像系统

目前在用的有单晶片、三晶片和 HD 全高清数字化摄像系统。下面以显示效果最好的全高清数字化摄像系统为例做以介绍。全高清摄像系统主要包括摄像控制主机和摄像头。

(1)摄像控制主机：在医用内镜系统中，摄像主机功能是通过 CCD 成像技术，在手术过程中拍摄病变部位动态或静态图像，然后输出到显示器或其他的输入输出设备，医师通过得到的这些影像，作为诊断或治疗的依据，也可以直接进行手术治疗。摄像仪是医用内镜系统中一个必不缺少的关键部分。

(2)摄像头：摄像头的主要部件是 CCD 即电荷耦合器件、是一种特殊的半导体材料。光线透过镜头照射到 CCD 上、并被转换成电荷。整个 CCD 上的所有感光组件所产生的信号，就构成了一个完整的画面。

(3)冷光源：冷光源是一种低热光源，常用的有卤素光源、LED 光源、氙灯光源。腹腔镜多用氙灯光源。

(4)气腹机：在手术中制造人工气腹，为腔镜手术制造空间，目前常用的是 CO_2 气腹机。机器安全性要求极高，在患者体内气体超压时，引发声光报警，通过按键可以准确预选设定值并且能方便监测充气过程。

使用说明：①打开电源开关后，会有提示音响起，表明主机已经通过自检，设备处在待机状态;②打开 CO_2 管路开关,如果气压充足,则供气压力指示灯会亮起;③建议预设腹压不要超过 15 mmHg。

(二)使用注意事项及保养

1. 监视器

监视器在设备安装时工程师会调整好,一般开机即可使用,不需调节;可调节的有亮度、对比度、色饱和度等;注意选择显示通道,按 INPUT 键,出现信号通道选择界面,按 ↓ 键选择通道,按 ▶ 键确认通道。

2. 摄像系统

(1)先将摄像头插入主机摄像头接口,然后再打开主机电源。

(2)进行白平衡调节时,把镜子连接到主机和光源后开机,调整好光源亮度,镜子前端对准白色参照物(如无菌纱布)距离 1~2 cm,并使白色区域覆盖整个监视器,调节好焦距,通过摄像头功能键进行校正白平衡,当监视器出现 white balance ok,则表示白平衡调节完成。

(3)通过调焦环来调节清晰度;通过定焦调节环来调节图像大小。

3. 冷光源

(1)必须放置在通风良好的地方,以免主机过热,严禁把液体放在主机附近。

(2)氙灯开关的时间间隔要在 20~30 min,频繁开关会缩短氙灯的寿命。

(3)不要过度弯曲光纤,应盘成大圆圈存放。

(4)普通光纤可以采用气体、液体浸泡、预真空压力蒸汽方式进行消毒。

(5)报警灯闪烁及时更换灯泡。

4. 气腹机

(1)气腹管建议用 ET0 气体或预真空高温高压灭菌。

(2)气腹机一定要使用纯度为 4 个 9(99.99%)的医用二氧化碳气体。

(3)气腹机显示腹压有问题时,应检查手术操作、预设的腹压和流量、封帽、器械是否漏气等。

(李　寅)

第十节　手术室手术器械的管理

物品管理是手术室管理重要组成部分。手术室器械多、易耗品多、仪器设备多,物品管理的好坏不仅影响到手术成败,也与经济效益息息相关。手术室物品管理的目的在于:一是物尽其用,减少浪费,降低成本、让物品增效;二是维护性能、延长使用寿命,充分满足手术需要,让效益增值。

手术器械是手术操作的基本工具,器械性能直接影响到手术操作乃至手术的成败。不同手术部位的手术器械要求不同,不同种类的手术器械价格、用途也不相同。因此,为确保器械好用、够用、耐用,充分发挥器械的效用,必须加强器械管理。

一、普通手术器械管理

普通手术器械指手术中最常用的手术器械,如手术刀、剪、镊、钳、凿、拉钩等,它是一切手术器械的基础。管理上要求如下。

（1）手术器械一律由手术室负责请领、保管及统一提供使用。

（2）手术室负责常规手术器械订购，购置专科特殊器械应先由专科提出意见，经与手术室共同商榷后再购买。

（3）建立手术器械专柜，按专科进行分类放置，专人管理。做到标签醒目、摆放有序、造账立册、账物相符。专管人员每周清洁整理柜内卫生及物品 1 次，每半年清点器械 1 次。

（4）手术器械包按手术所需进行器械组合，包内设器械物品基数卡，便于清点，避免丢失。

（5）择期手术器械，术前一天由器械打包护士根据手术通知单进行准备。特殊专用器械，须在通知单上注明器械的名称、规格、型号及配件，必要时术者应亲自到手术室挑选。手术室应备有一定种类、数量的急诊手术器械包，以满足急诊手术之需。每个器械包内放化学灭菌指示卡一块，包外贴化学指示胶带一条，以判定器械包的灭菌效果。

（6）严禁将手术器械拿出手术室或私自挪于他用或更换。本院医师、进修、实习医师不许私自携带手术器械在手术室使用。

（7）手术器械使用后，应彻底祛除污迹、血迹，然后烤干、上油。清洗时，注意螺纹、卡齿、隧道等部位，大部件器械应卸开清洗；归位前，检查刀、剪、凿是否锐利，配件是否齐全，轴节是否灵活，咬合是否紧密，螺丝有无松动，防止细小零件及螺丝丢失。

（8）手术器械原则上不外借，确需借用时，必须经有关部门审批，并征得手术室护士长同意后，凭借条外借。原则上仅限借 1 d。急诊手术器械包外借，仅限于医务部组织的对外医疗抢救。

二、贵重（精细）手术器械管理

贵重（精细）器械是指每件器械价格在 1 000 元以上或精密、锐利、尖细、易损的器械，如心脏手术器械、整形美容器械、血管吻合器械、显微外科器械及腔镜外科器械等。由于器械价格贵、做工精细、极易损坏或丢失。因此，除按普通手术器械管理要求外，还要做到如下。

（1）专项建账立册，按类分放，专人管理，每季度清点器械 1 次。

（2）建立"使用登记本"，做好每次使用登记。使用前，由手术医师从专管护士处挑选所需之器械，并将器械种类、型号、数量写在登记本上并签名；手术医师与器械护士在术前清点、术后复核 1 次；术毕由器械护士清洗干净交专管护士，并销账，以防止丢失或损坏。

（3）使用时，不可用精细器械夹持粗厚物品或挪于他用、不可投掷或互相碰撞，注意保护利刃和尖端，不用时应用硅胶管套住器械前端，防止损坏。

（4）不宜与普通手术器械混放消毒，以免压坏器械。不可与普通器械混放，以免碰损器械，最好采用特制的盒（架）或单独包装、单独消毒。若采用混放消毒，应注明器械名称，轻拿轻放，严禁受压。严禁用火焰法对器械进行灭菌处理，以免损坏器械。

（5）使用完毕应尽快进行清洗。清洗时应单独进行手工清洗或放入超声洗涤器清洗。

（6）器械一旦损坏或丢失，应及时报告护士长及专科主任，及时补充，以免影响手术开展。

（7）每月对器械进行集中保养，保证性能良好，防止生锈。

三、外来手术器械管理

外来手术器械主要是指外单位（厂家）带到医院手术室临时使用的手术器械，如骨关节置换器械、内固定（绞锁钉、CD 棒）器械、进口电钻等，它是在普通手术器械基础上增加的局部专项操作器械,它是市场经济的产物。这类器械具有手术针对性强、组织创伤小、省时、高效、预后好等特点。但由于器械更新快,价格高昂[(30～100)万元/套]一般医院均不作为常规配备,多采用临时借用、按例效益提成的方法补偿器械生产厂家的利益。目前,这类器械主要用在专科(如骨科)手术。管理上要求如下。

(1)严格控制在手术室临时使用厂家手术器械,确需使用时,须由使用科室向医务部提出申请,并征得手术室同意后方可使用。

(2)厂家手术器械应相对固定,相同用途(即同类型)的手术器械限1～2家,便于使用和管理。

(3)使用厂家手术器械前,厂家应对手术医师、手术室护士进行专业培训,以掌握器械的基本性能和操作方法。

(4)厂家人员原则上不许进入手术室,如为技术人员、必须现场指导器械使用时,应事先完成手术室安排的培训计划,初步了解手术环境和无菌要求后方可申请,并征得手术室护士长同意后进入,每次限1人。厂家人员替换时,应重新培训。

(5)厂家手术器械须在手术前1 d送到手术室,并与器械打包护士共同清点,按时送灭菌。凡不能按时送到的,取消当次手术。

(6)手术室不负责保管厂家手术器械,手术结束后及时取走。

四、私人手术器械管理

私人手术器械是指非医院购买、手术医师个人拥有的专科手术器械,如个人购买的器械、赠送或奖励给个人的手术器械、自己加工的手术器械等等。随着手术技术的发展,这种现象将日益普遍,必须严格管理,以免公私难分、器械滥用和丢失。因此,管理上要求如下。

(1)所有私人手术器械必须经医院同意后方可在手术室使用。

(2)建立私人手术器械专柜,手术室负责立账。私人手术器械柜门钥匙交个人保管,专管专用,护士长留一套备用钥匙。

(3)须在手术室使用的私人手术器械必须归手术室统一管理,不可随意拿出。未列入私人器械专柜的器械,不可在本院手术室内使用。

(4)私人器械每半年清点1次。

(李　寅)

第十一节　手术室常用手术仪器的管理

随着外科手术新技术的开展,进入手术室的仪器越来越多,而且向着越来越精密、贵重的趋势发展。怎样使仪器能长期在手术中发挥应有的作用,并把损耗程度降至最低水平,这与手术室对仪器的管理密切相关。

手术室对仪器的管理除设有一般的常规管理制度外,还应根据每台仪器的性能,制订不同的管理措施,确保仪器的正常运转,满足手术的需要。

一、手术仪器的一般管理制度

1.建立档案

每台仪器领回后,应把仪器的名称、生产厂家、购买时间、价格、责任人和使用科室等填写在账本上,或输入计算机管理。对随机带来的全部资料如使用说明书、操作手册、维修手册和电路图等装袋进行集中保管,便于查询维修。

2.培训制度

一台新仪器引进后,应请销售业务员介绍仪器的性能,使每人都能熟悉仪器的使用原理、操作步骤,清洁、消毒灭菌和保养方法,并在科内反复组织学习。

3.设操作程序卡

给每台仪器制作各自的操作程序卡,挂在仪器旁,随时提供使用操作提示。

4.使用登记制度

把每次仪器的使用时间、运转情况、使用人员及维修情况等记录在随机保管的登记本上。

5.消毒灭菌制度

根据仪器的消毒灭菌要求采用合适的消毒灭菌方法,如浸泡消毒、高压蒸汽灭菌和低温气体熏蒸灭菌等。

6.保管制度

由专人负责,护士长定期检查;定位放置,使用后应立即放回固定的位置,如贵重仪器室或指定的手术间。同时必须有防尘、防潮设施。

7.保养制度

使用后应立即清洗,拆洗的配件应及时安装,防止零件遗失。检查仪器做到"三查",即准备消毒灭菌前查、使用前查、清洁后查,发现问题及时请专业人员维修。有条件的医院可在手术室内设立简易维修室,由一名医学工程师担任仪器的定期检查和维护,及时排除使用中的故障,保证手术的顺利进行。

二、高频电刀

高频电刀广泛应用于外科手术做切割止血使用已有 30 多年的历史,其原理和使用方法早已被人们所熟悉,经过多年的发展,使用功能及安全性已得到了大大的提高。

(一)特点

(1)由微电脑控制,面板控制采用触摸式设计,输出功能以数字显示,输出时伴有不同的声光指示,操作者一目了然。

(2)浮地式输出(隔离式输出),输出的切割及凝血电流均从负极板返回,从根本上避免患者身体其他接触部位灼伤的可能。

(3)各输出口的输出功能单独激活,可以保护医师并避免患者不致被不需要激活的配件所误伤。

(4)具备患者回路负极板接触质量监测系统,一旦负极板接触面积减少,电阻增大至不安全水平时,机器即自动报警并停止输出。

(5)有混合型功能,各种电刀笔有手控和脚控开关,可满足不同手术所需,操作方便、效果好。

（二）使用注意事项

（1）现代高频电刀功能设计多,在使用前应认识电刀的型号、功能、功率及使用方法。

（2）正确连接各种连接线,使用前测试机器运转是否正常,在使用中或暂停使用期间有异常声音发出时,应立即停止使用,并通知专业人员检查原因。

（3）刀笔可反复使用,但手控开关易短路失灵,尤其是反复使用一次性的手控刀笔,接触不良时勿再使用。刀笔使用完毕可用湿布将污血擦净晾干,避免直接用水泡洗。刀笔的消毒可采用低温灭菌法,如环氧乙烷气体灭菌。

（4）合理选用负极板,一次性粘贴式负极板使用方便,能自始至终紧密粘贴于任何肌肉丰富的部位,导电材料含水丰富,可增加皮肤的导电性;同时,还可将不规则的皮肤填充好,而易于导电,从而大大地避免了负极板对患者的灼伤,目前已广泛替代旧式硬钢板的使用。使用应注意如下。

1）应放置在肌肉血管丰富平坦且靠近手术区及易于观察的部位,如臀部、大腿、小腿。

2）勿放置在毛发、脂肪多及瘢痕、骨突处,避开受压,远离心电监护的电极。

3）保持负极板平整,面积不少于 $64.5\ cm^2$（10 平方英寸）,禁止切割和折叠。

4）最好避免重复使用,以防造成可能的交叉感染和灼伤。

5）若为带导线的胶垫负极板,环绕导线时应避免成角,防止电线折断,使用前可用酒精纱球擦拭胶面,保持干净。若需重复使用时,应将去除的极板粘贴面覆盖一层胶纸,保持粘贴面干净及黏性,不可将粘贴面对折,避免损坏黏胶。

（5）做好手术台上刀笔的管理,把刀笔固定于安全位置,防止坠下而被污染,暂不使用时应撤到器械托盘上或插在专用的刀笔盒内,勿放置在妨碍医师操作的部位及患者暴露的体表,同时应保持手术切口布巾的干燥,以避免手术医师非正常使用激活刀笔开关而灼伤患者的非手术部位。及时用电刀专用清洁片或纱布清除刀头上的焦痂组织,以免影响使用效果。

（6）注意防火安全,高频电刀在使用时会形成电火花,遇到易燃物时会着火。因此,在使用的局部位置应避免有易燃物。在呼吸道部位手术使用时应暂时移开氧气;酒精消毒皮肤后,需待酒精挥发干后方可使用,手术台上使用后的酒精纱球应立即弃去。

（7）若体内有金属置入物的患者回路电流设计,应尽量避开金属置入体;装有心脏起搏器的患者应请心脏科医师会诊,并需在严密监视下使用,必要时只用双极电凝作单一的止血使用。

三、双极电凝

双极电凝止血可靠,可电灼 1.0 mm 以下的小血管或其分支,而不至于损伤周围组织;能用于分离组织,塑形动脉瘤颈而不影响载瘤动脉。因此已广泛用于神经外科、脊椎骨外科、整形、颌面及耳、鼻等手术的使用。有功能单一的机体,也有与高频电刀结合使用的结合型机体,一般由主机、脚踏控制板、输出电线和镊子组成。使用注意事项如下。

（1）双极电凝对组织的损伤范围的大小取决于两个因素:单位组织通过的电流密度和电凝镊与组织直接接触的表面积。因此,为了达到既能有效地破坏某一结构,又能最大限度地避免对其他组织不必要的损害,根据手术部位和组织性质应选用 0.3～1.0 mm 宽的镊尖,电凝输出不超过 4（负载 100 Ω 时,<22 W）。

（2）手术野不断用生理盐水冲洗,以保持术野洁净,并避免温度过高影响周围组织重要结构,同时可减轻组织焦痂与电凝镊子的黏附。

(3)每次电凝时间约 0.5 s,重复多次至电凝标准,间断电凝比连续电凝更能有效地防止镊子与组织粘连,以避免损伤。

(4)黏附于电凝镊子上的组织焦痂应用湿纱布或专用于擦电凝镊子的无损伤百洁布擦除,不可用锐器刮除,否则会损伤镊子表面的特殊结构而使镊尖更易黏附焦痂组织。

(5)在使用双极电凝时,镊子的两尖端应保持一定的距离,不可使两尖端相互接触而形成电流短路,失去电凝作用。

(6)在重要组织结构(如脑干、下丘脑等)附近电凝时,电凝输出功率要尽量小。

(7)脚踏控制板在使用前应套上防水的塑料套,以防止术中的血液及冲洗液弄湿脚踏控制板而难于清洁及引致电路故障;使用完毕,要将脚踏控制板擦洗干净,与主机放在一起。

(8)输出电线在清洁时要避免被刀片等锐利器具损坏电线的绝缘胶,以免在使用中造成线路短路。

(9)镊子尖端较精细,在使用、清洁、放置时要注意保护前端,勿与其他重物堆放在一起。镊子除尖端部分外一般涂有绝缘保护层,清洁时切勿用硬物刮除,否则在使用中易造成周围组织的损伤。如果使用没有绝缘保护层的镊子,则镊子不能接触非使用部位的周围组织,以免造成损伤。

四、螺旋水刀

ERBE 螺旋水刀(简称水刀),是通过电动液压泵对水压进行精确控制而达到有选择性解剖人体组织的一种非热力手术器械,由主机、介质筒内装分离介质(0.9%生理盐水)、笔式手柄和脚踏开关四部分组成,其中手柄前端为 φ120 μm 的喷嘴,外套抽吸管。适用于开放性手术、腹腔镜手术及显微外科手术等。

(一)作用原理及特点

通过压力发生系统,使分离介质在 1～150 bar 的压力范围内从中 80～120 μm 的喷嘴中射出,快速旋转的高压水束沿着组织的自然界面作用并形成一个膨胀空间,对软的实质组织进行分离和切割。由于不同组织在相同水压下特性各异,可通过对水压的调节和控制,既达到组织切割,又不损伤血管、胆管、淋巴管及神经的目的。

其特点:具有高度灵活的组织选择性,组织分离定位准确;不损伤周围组织,切除时对器官损伤小,不会对组织产生热损伤;出血少,手术时间短;分离冲洗与液体抽吸使手术野保持清晰。

(二)操作步骤

(1)打开电源,"O"表示关,"I"表示开。

(2)按触摸屏上的"中文"键。

(3)按触摸屏上的"开始"键。

(4)按触摸屏上的"》"按键,进入"水刀压力设定值"面板。

(5)通过"▼"或"▲"设置术中最大压力值。

(6)安装介质筒和刀柄。逆时针旋转打开主机上的介质筒,拆除无菌介质筒外包装,将介质筒瓶口上顶介质筒盖内口使之对合卡住,然后将介质筒放入介质槽中,顺时针拧紧介质筒盖;将器械护士递下的刀柄尾部通过介质筒盖中正上孔垂直插入,并与介质连通,此时能听到固定槽内发出"咔嚓"声,表明手柄与压力介质筒连接完毕。按下压力控制阀门盖,将手柄上的喷水导管置于盖帽下,松手后导管自动被固定。操作完成后按压"继续"键,进入"脉冲/吸引"设置面板。

(7)通过触摸屏上的"▼"或"▲",根据手术需要设置抽吸或脉冲模式,然后按"继续"键,进入"手术工作"面板,设备呈备用状态。

(8)开始使用。

(三)注意事项

(1)开机后,所有的器械必须在"压力介质筒未锁定"操作面板的界面上安装,否则无法安装。

(2)正常手柄尾部的针端有一保护胶套,使其在进入介质筒的过程中保护无菌,因此,在插入介质筒时应连同保护胶套一并插入,不能拆除。

(3)水刀如操作不正确会造成水雾和泡沫。这种情况常发生于在高压下水刀喷嘴与组织作用只有 $1\sim2$ cm 时。因此使用时,喷嘴与组织的距离为 $2\sim3$ mm,有效切割深度为 $5\sim10$ mm,同时应用吸引装置。

如距离过远会影响手术视野,也会因水花反溅引起水雾。

(4)对新开展的手术,开始工作时选较小的压力,然后根据需要调整水压,以提高水束分离组织的速度。术中如果感到切割困难时,可利用脚踏对压力再次无级调整。

(5)加强术中手柄的使用管理。手柄作用于组织时,应来回移动,不应长时间停留在组织上的某一固定位置,以免损伤周围组织或器官。不用时,则应及时收回。

(6)介质筒和手柄都是一次性使用。紧急情况下,可将其进行低温蒸汽灭菌,术中由器械护士用 50 mL 注射器通过介质筒瓶口注入无菌盐水。

(7)设备具有的切割分离和吸引功能可独立使用,其吸引装置配有特制的吸引袋,也可利用其他电动或负压吸引装置,其效果一样。

五、C-臂 X 线机(以下简称 C-臂机)

C-臂机是一种可移动式的 X 线机,有可推动式和固定吊天花式两种,常应用于手术室配合外科手术做定位使用。它的结构较简单,将全部机件装在活动车架上,移动方便,并且可通过影像增强器在监视器的荧屏上直接显示被检查部位的 X 线图像。一般由高压发生器、X 线管、操纵控制系统、显示器等组成。较好的 C-臂机还可自动保留数份图像,供反复观看,需要时翻录到 X 线软片上。近年发展的 G-臂机,它是在 C-臂机的基础上多了一个 X 线接收器,可同时观看到正、侧面的透视情况。

(一)操作步骤

(1)松开脚刹,将操作机(主机)推至床边,显示器放于易观看的位置。

(2)连接显示器与主机之间的高压电缆。

(3)插上电源,在确保电源接触良好的情况下,按下操作盘上的电源开关。

(4)松开 C-臂机上的制动开关,将球管、接收器调至拍摄位置,然后锁紧各制动开关。

(5)在操作盘上按下需要的功能按钮,即透视或拍片功能,能量大小的调节可选择手动或自动程序调节,如手动程序可根据实际需要进行。

(6)待工作人员做好防护措施后,选择手控或脚控开关进行放电拍摄。

(7)显示器上的图像可根据需要调节清晰度及方位。

(8)拍摄完毕,按下操作盘上的电源开关按钮(红色),将电源插头拔下,并盘好电源线。

(9)把 C-臂机退出术野,分离主机与显示器之间的高压电缆,然后将主机及显示器推回原处,锁紧所有制动开关。

(二)仪器保养

(1)经常保持清洁,保证机器在使用时无尘,以防机器靠近手术部位时,尘埃落在手术野内,同时也可防止灰尘引起 X 线管面放电而致球管破裂。

(2)勿使高压电缆过度弯曲或经常摩擦受损。

(3)操纵人员须经培训后方能使用,非专业人员勿随意摆弄或拆开机器。

(4)推动式 C-臂机体积大,移动不太方便,故应放置在靠近经常使用手术间附近,移动时需注意控制好方向,防止臂部撞击而破坏球管。

(三)X 线的防护措施

手术室内应设有防 X 线的专用手术间,手术室四壁及天花板需用防 X 线透视的材料制造。备有可移动的铅挡板及供手术人员穿用的铅橡皮裙、铅橡皮手套及铅颈围(保护甲状腺)等。室内人员尽量离开球管和患者 2 m 以上,任何与患者距离必须在 0.91 m(3 英尺)内的人员应穿铅制防护用品,避免原发射线的照射。拍摄期间,打开手术间门口红色警示灯,以免其他人员误入。

(四)无菌操作

在手术中操纵使用时,要注意无菌操作,可预先在手术区域面上另铺设无菌单,待照射完毕揭去,或在 C-臂两头套上灭菌布套,以免污染手术区域。在拍摄时,手术组人员若暂离手术间,在恢复手术前,必须重新更换手术衣和手套。

另外,为能满足不同手术部位的定位照射,最好能配备方便 C-臂机操纵的手术床。G-臂机的最大特点是双侧面同时定位,一次成像可获得正、侧位的立体定位效果,不用重复移动机器。

六、手术导航系统

(一)神经外科手术导航系统

1.工作原理及特点

神经外科手术导航系统,是手术辅助设备。它包括医学影像工作站及一套与之相连的空间定位装置。使用中,首先由医学影像工作站获取患者的 MR 或 CT 扫描数据并重构任意方向的二维和三维图像,帮助医师更好地理解脑内结构关系,然后由高精度的空间定位系统将患者头部实际位置与扫描图像进行配准。这样,医师在术前可以通过该系统的软件模拟并在多种图像显示模式的辅助下比较、分析各种手术方案,选择并熟悉最佳入路。手术中,依靠空间定位及预设方案的引导做到钻孔和入路的精确定位,直线达到靶点,使手术更安全、更快速、切除更彻底。对病变部位较深、体积较小及某些肉眼或显微镜下观察无明显界限的情况,导航系统的应用意义更为重大。其特点如下。

(1)多途径的医学影像数据获取,包括网络传输、光盘中转、胶片扫描、视频采集等。

(2)多模式的影像显示分析,包括二维的正交面、棒视图、轨迹视图和三维的表面显示、半透明显示、复合剖面显示以及电影回放。

（3）高精度的动态光学跟踪定位技术，定位精度 0.35 mm，可跟踪有线及无线引导棒和常用手术器械。

（4）强大的功能软件，可进行病灶定位，确定手术入路，多角度、多模式观察手术路径，进行病灶深度、面积、体积计算等。

（5）大规模图像文件管理，打印输出手术方案报告。

（6）可配接多种型号的显微镜。

（7）与 Anatom 新世代全身螺旋手术 CT 或手术超声设备配合使用，可充分克服手术中脑移位的问题。

2.结构组成

神经外科手术导航系统。

3.操作步骤

（1）引导棒及相应手术器械消毒。

（2）患者头部相应头发剃掉，贴上标志点。

（3）患者头戴标志点到 MR 室或 CT 室作 MR 扫描或 CT 扫描。

（4）将患者图像从 MR 主机或 CT 主机传至 PC 机，并刻在一张光盘上。

（5）患者回到手术室，同时将光盘带到手术室。

（6）将光盘中的图像传至 PC 图像工作站主机。

（7）执行 PC 图像工作站的 NG 程序，进行术前图像预处理，分割头皮、病灶及关键部位，进行图像三维重建，规划最佳入颅点，进行术前手术计划。

（8）进行标志点注册及坐标配准，找到图像坐标系统与定位系统的相互关系，之后便可在需要时实现图像引导手术进行。

（二）骨科手术导航系统

1.工作原理及特点

骨科手术导航系统，是用于脊柱外科、骨科的微侵袭手术辅助设备。它包括导航工作站及一套与之相连的空间定位装置、C-臂机定位靶和可跟踪手术器械。使用中，首先由导航工作站获取患者的 C-臂机扫描数据并完成自动注册，这样，医师在术前可以通过该系统的软件模拟，并在多种图像显示模式的辅助下比较、分析各种手术方案，选择并熟悉最佳入路。手术中，依靠实时的空间定位及预设方案的引导做到钻孔和入路的精确定位，使手术更安全、更快速。对椎弓根钉置入、股骨钉置入等需要精确定位的手术，导航系统的应用意义更为重大。其特点如下。

（1）C 形臂影像数据的自动视频采集、自动形变校正、自动注册。包括缩放、旋转、平移、亮度调节在内的图像处理工具。

（2）强大的功能软件，定义多达 20 条手术路径和参考点、多平面同时观察手术器械位置，计算解剖结构的距离、手术路径的角度。

（3）同神经外科手术导航系统的 3、5 点。

2.操作步骤

（1）器械灭菌。

（2）C-臂机定位靶安装。

（3）患者定位靶安装。

（4）C-臂机和导航工作站连接。

（5）执行导航工作站中的 OG 程序，进行定位系统摆放，确认 C-臂机定位靶、患者定位靶处于视场最佳位置。

（6）C-臂机曝光几次，同时将不同位置的影像通过视频电缆采集到导航工作站新建的患者数据库中。

（7）采集到导航工作站的影像通过 OG 程序自动校正图像的形变、自动识别铅点位置，完成自动空间注册，便可在手术需要时进行图像引导。

（8）执行导航工作站的 OG 程序，在图像引导状态下进行手术路径、手术参考点定义、患者解剖结构距离测量、手术路径角度测量等，并在术中实时引导手术的进行。

（三）导航系统的开机及关机

1.开机

导航小车的电源开关在小车右侧后面，打开电源，小车前面的电源指示灯亮，定位系统发出"嘟、嘟"两声，定位系统传感器电源指示灯亮，状态指示灯暗。端口 1、2、3 的状态指示灯变为黄色。引导棒、头颅跟踪器上的发光二极管都不亮。

2.开 PC 图像工作站

接通显示器电源开关，然后从驱动器窗口处按下 PC 机的电源开关，计算机开始启动，出现登录提示，在 password 中输入密码，然后按确定按钮，进入 windows 界面。

3.启动程序

双击 windows 桌面上的 NG 或 OG 项目，随着"嘀嘀"两声，自动进入软件系统，约 10 s 后，定位系统传感器状态灯亮，端口 1、2、3 的状态指示灯变为绿色。

4.退出

在完成图像引导手术后，单击程序的文件菜单中的退出选项，即可退出软件系统。

5.计算机退出及关机

在软件退出后，按正常的 PC 操作步骤关闭计算机。

（四）注意事项及问题指南

1.场地要求及系统调整

（1）红外光会干扰光学跟踪定位系统的正常工作，因此导航系统场地附近不能有红外光源。另外，光学跟踪定位系统的镜头不要对着窗户。

（2）光学跟踪定位系统的测量空间有一定范围（称为特征视场），其形状为桶状空间，在特征视场内，测量的精度才有所保证。从特征视场示意图可看到，在 Z 为 $-1\ 900$ mm，X、Y$=0$ 之处，测量精度较高。

（3）调整定位系统传感器的支架高度调整螺丝时，一只手要握住可升降部分支柱，以免可升降部分急速下降掉下来，损坏仪器。

2.部件之间的电气连接

（1）在拔掉电缆时，手要握住插头用力，而不要拽着电缆线往外拔，否则容易损坏电缆。

（2）手术器械可以带电插拔，但要重新执行程序才能正常工作。导航小车背后有三根电缆，其中：一根为电源线；一根为连着 9 芯 D 型头的电缆，将其插到定位传感器背部 RS-232 插座上；一根电缆的插头为 10 芯圆形插座，将其插到定位传感器背后的 9 芯圆形插座上。欲拔掉任一根电缆前，一定要先断开电源。

（3）导航系统的主机未经许可，不能安装任何其他应用程序和软件；系统配置和设置未经许可，不得更改；若有疑问，应在维护工程师的指导下进行；导航系统的主机，禁止上 internet 网络或用作与手术导航工作无关的工作。

（4）在打开导航电源之前，确认连接主机和定位系统的信号线已经连接。否则，打开电源后再连接该信号线，会导致设备的损坏。

（5）手术完毕，先关掉导航电源，然后将连接主机和定位系统的信号线从定位系统拔掉收好放在导航小车的侧面。否则，未关电源就拔掉连接信号线，会导致设备的损坏。

3.更换熔断器

在更换熔断器之前，应关掉系统电源，并将电源线从电源插座上拔掉。本系统的熔断器型号、规格是 51 MT 2 A、250 V、5×20，慢熔型。

（五）导航系统部件清洗及灭菌消毒方法

1.部件清洗

术后应立即对器械进行清洗。

（1）器具：①可用肥皂和水清洗。不得浸泡，不能使液体进入电子连接插孔内。如不慎将电子部件浸入溶液中，确保干燥 24 h 后再检查是否损坏。②可用软刷刷洗，不得刮擦红外线反射球。③不得使用能引起震动的消毒器械，如超声消毒器等。

（2）C-臂机靶罩：用湿毛巾擦拭，不要将其浸入溶液中或进行消毒。

（3）红外摄像机：①只能用专用镜头洁净布擦拭，镜头洁净布上不得应用任何化学试剂，只能使用专用镜头洗涤剂。②摄像机支杆和摄像机头用肥皂水擦拭。

（4）机箱：机箱、支杆和支座，用中性肥皂水清洗，或用消毒剂擦拭。

2.部件灭菌消毒

（1）所有可跟踪手术工具及患者追踪器只适用低温蒸汽灭菌或熏蒸消毒。

（2）严禁使用煮沸消毒、浸泡消毒及高压蒸汽消毒法。

（3）若遇有 HBsAg 阳性患者，手术后可用消毒液擦拭器械，但切忌化学浸泡消毒。

七、超声乳化仪

（一）超声乳化仪的结构与使用原理

超声乳化仪是利用超声波之高频振动将晶状体核乳化吸出，具有对组织损伤小、愈合快、住院时间短、术后散光小及视力恢复快而稳定等优点，成为当今世界白内障手术的先进设备。超声乳化仪的种类较多，但基本结构相似，其主要部分包括：①换能器；②手柄；③乳化头；④泵系统；⑤控制系统，包括脚控踏板和控制面板；⑥电源。

手柄内藏换能器，将电源转换为超声振动，并通过细棒传至乳化头。被乳化的晶状体物质经手柄内的注-吸管通过吸泵产生吸引力将其排出眼外的受水器。脚踏板具有调控超声乳化仪各项功能的作用，脚控踏板不同位置有不同的功能。轻压脚板原始位 1 档为灌注液流出；再加压为 2 档，可同时灌注与吸出；将踏脚压低为 3 档，具有灌注、吸出和乳化功能。

（二）使用操作程序

接通电源后，先打开主机总开关，连接好脚踏控制板并放置在医师右脚合适的位置。备好灌注液，调整好灌注液袋的高度，一般高于床头 60 cm。正确连接好灌注和吸引管、超声手柄等，排尽管道内的空气，预设操作的各种数值，然后对仪器超声动能进行检测，正常后再进行脚踏控制板的测试。确定一切正常后就可以开始使用仪器了。

(三)清洁

手术完毕,乳化头、注-吸头、手柄、灌注管、吸出管在超声状态下,把灌注液换成蒸馏水,踩脚踏板 2 档或 3 档,用蒸馏水彻底清洗残留内部的晶状体碎片 1 min,或用 20 mL 注射器抽取 20 mL 蒸馏水,分别于各管腔内反复冲洗各 3 次,冲洗要注意是否通畅,如果不通畅时应当使用热的蒸馏水冲洗至通畅为止。

玻璃体切割头的清洗应将操作方式切换到玻璃体切割模式下进行,把玻璃体切割头置于蒸馏水内,踩下脚踏板至 2 档或 3 档位置,反复进行玻璃体切割操作,清洗干净玻璃体切割头。切记不可用毛刷或其他器械取出其中残留物,也不能在空气中启动玻璃体切割的操作,以防损伤玻璃体切割头。以上各种用物清洗完毕,可用大的注射器抽取空气冲干管中水分,反复数次直至无液体为止;利用吸引机或压缩空气气枪吹干效果更佳。硅胶套用蒸馏水清洗干净即可灭菌备用。把积液盒内的液体倒掉,用蒸馏水清洗干净后消毒备用。

(四)灭菌

超声手柄和乳化头、注-吸手柄和注-吸头及可反复使用的灌注和吸引管道、玻璃体切割头均可采用低温灭菌如环氧乙烷气体灭菌和高压蒸汽灭菌。

(五)使用注意事项

(1)由于仪器管腔较细小,在环氧乙烷气体灭菌前必须完全干燥,以免灭菌过程环氧乙烷气体溶解于水中影响灭菌效果及增加毒性。

(2)超声乳化手柄经高温灭菌后,应当放在空气中自然冷却约 15 min 后方可使用,不能用水或其他溶液冷却,以尽可能延长使用寿命。

(3)超声乳化手柄是精密器械,禁止摔、碰、磕,以免损坏压电晶体。

(4)超声乳化仪控制版面显示的是英文提示,要求手术室护士具备较好的英语水平,以便能及时理解显示器上的内容,主动地配合医师完成手术。

八、乳腺刀

(一)使用原理

乳腺刀(mammotome)是在影像引导定位下,通过负压及旋切系统的抽吸对乳房异常组织进行诊断性取样,不仅可以对乳房进行组织学检查,还可以部分或全部切除影像显示的异常组织。它由旋切刀、真空抽吸泵、控制器及相关软件组成,旋切刀又分套管和穿刺针两部分。在切取样品时,可以采用 B 超、X 线成像、CT 成像引导等方法,必要时可在不拔针的情况下进行多次瘤体的切除。

(二)操作步骤

(1)患者取仰卧位,常规消毒皮肤后用 B 超引导定位,将 1% 利多卡因 10 mL 注射到病灶底部及穿刺创道。

(2)选择合适的手术旋切刀型号,并安装。

(3)11 号刀切开皮肤约 3 mm 小口,将连接好的旋切刀呈 30° 插入,根据需要做相应的功能选择,以获取标本;最后用 3-0 无损伤缝线缝合切口,皮肤用免缝胶布粘贴,干纱布覆盖固定;局部压迫 10 min,弹力绷带加压包扎 6 h。台下助手配合如下。

1)开机前,检查真空罐是否完好无损,连接真空吸引管。

2)开启电源,仪器自检,确认旋刀内没有异物。

3)选择 POSITION 功能,准备手术。

4)根据医师要求,随时选择 POSITIONING、SAMPLE、CLEAR 功能状态。

5)放置 MICROMAR™~Ⅱ组织标志物时,主机必须设定在 POSITIONING 的方式。

6)术毕,退出程序、关机,清洗真空罐。

(三)预防性保养

(1)保持工作手柄的清洁、干燥,不要将其浸泡于液体中或让液体进入手柄端部的连接器内。

(2)每次使用前,检查真空系统软管及真空罐是否完好、无损坏,检查仪器推车上的把手有无松脱,检查推车顶板下面的锁紧钮是否牢固,保证主机固定平稳、操作安全。常规仪器检查每月至少1次。

(3)使用触摸屏前,要确保把手固定牢靠。

九、电脑气压止血器

电脑气压止血器是采用电脑数字控制,根据手术部位的需要设定压力,通过新型高效气泵快速充气加压于止血带内,从而压迫肢体,阻止血液循环,达到止血目的,为骨科四肢手术的止血提供了一种革新性的科技产品。其最大的特点是仪器能自动调节压力,使压力恒定于设定的工作值,如有漏气,电脑马上自动反馈,自动补偿到所设定的工作值,达到恒压止血的最佳效果。

(一)使用方法及程序

(1)根据患者的情况选择合适的止血带,松紧适中缚于患者手术肢体的适当部位。一般距离手术部位 10~15 cm。

(2)将止血带的充气导管紧套于仪器后面的止血带接口。

(3)打开电源开关,机器自检。

(4)分别设定保险压力、工作压力及工作时间。上肢工作压力不超过 40 kPa,下肢不超过80 kPa,一般保险压力大于工作压力 5~10 kPa。工作时间不超过 1 h。

(5)按"Start 键",仪器工作压力很快稳定于工作值,时间以倒计时显示。

(6)工作时间至 50 min,仪器会自动报警提醒只剩下 10 min 工作时间。工作时间一到,气泵自停,排气阀自动打开,止血带压力迅速下降,肢体血运恢复。

(7)在工作过程中可改变工作压力值及工作时间;若需要在工作中提前停机排气,可按"Stop 键";若在工作过程中,一旦止血带压力超过工作压力,而到达保险压力值,则仪器声、光自动报警,并停机。

(二)使用注意事项

(1)每次按"Start 键"前,必须先设置保险压力、工作压力和工作时间,且保险压力必须大于工作压力,否则将不能开机。

(2)止血带应扎在肢体或物体上才能充气,否则会造成破裂。将止血带扣紧后,另加绷带加固,防止打气后松脱,并可保护止血带免受污液污染。

(3)使用前应检查气带充盈情况,在使用中如发现气带漏气,应及时修复或更换,否则导致气泵持续工作,而影响其使用寿命。

(4)按键时,应避免用力过猛,以免按键损坏失灵。

十、电除颤器

电除颤器是抢救心搏骤停的一种仪器,能释放较高的电压和弱的电流,短时间内经胸壁或直接电击心脏,使所有的心肌纤维完全停止收缩,然后由心脏具有较强自律性的窦房结发出冲动,控制心脏活动,以恢复正常心律。它由控制系统、心电图系统及电极板及其导线组成,有胸外间接和开胸直接除颤两种方法常用于心搏骤停患者的抢救,电转心律及心脏手术复跳时除颤。可选择直流电和交流电两种电源,为减轻或避免心肌损伤,常使用直流电。

(一)使用方法

(1)接通除颤器的电源,打开电源开关。

(2)一般选择"非同步"档,"放电"开关位于"人体"档(不同工厂出品的电除颤器用法有所差异)。

(3)胸外除颤时,电极板涂上导电胶,或包上浸泡过盐水的纱布,并将电极导线插入除颤器的相应插孔中。

(4)按下充电按钮,并注意电表上的指示针,当达到预期的能量时,即停止充电。胸外除颤一般的能量为 200~300 J,不超过 350 J,胸内除颤为 50 J,从小能量开始,逐渐增量。

(5)电极板安放位置有胸前左右法和胸部前后法两种,前者使用方法方便快捷效果好,并能避免术者被电击,故为常用,方法如下:一个电极板置于右锁骨下,胸骨右缘第 2 肋间处,另一个电极板置于左乳头下方心尖处,电极板中心在腋前线上,两电极板相间 10 cm 以上,以防短路触电。胸内除颤可用勺状电极板夹住心脏。

(6)确定术者及其他工作人员不再与患者及病床接触时才可按下"放电"按钮。

(7)立即观察放电后示波屏上的心电图波形或听诊心脏是否复跳。若未复跳,可在继续按压心脏或注射肾上腺素或碳酸氢钠后再予电击,每次电击可间隔 1~2 min,如此可重复2~3 次。

(8)除颤完毕,先关闭电源,擦净电极板,清理导线,放置整齐,以便下次使用。

(二)使用注意事项

(1)定期(一般为每月 1 次)检查仪器,使其处于随时备用的良好状态。

(2)使用完毕将附件放置整齐,电极板用后必须将导电胶清除干净。

(3)如除颤器充好电后又无使用,切不可将两个极板直接接触放电,如有放电功能的,可直接按除颤放电开关放电,无此功能的可在两极板之间夹一用湿布包裹的肥皂放电。

(4)术者按"放电"电钮时必须十分严肃认真,不要随意按压。

(5)胸内除颤使用的电极板必须是灭菌的,因此,其电极板需灭菌放置,以备应急时使用,可采用包装纸包装行环氧乙烷气体灭菌放置备用。

(6)接地式的除颤器必须接上地线方可使用。

十一、自体-2 000 型血液回收机

自体-2 000 型血液回收机(简称血液回收机)是利用现代化医学成果和高科技手段,把患者术中收集起来的血液,进行过滤、分离、清洗、净化后再回输给患者。这不但可以解决血源问题,而且避免了异体输血带来的各种危害。可用于出血在 400 mL 以上的各种大手术,被严重

污染的血及败血症禁忌使用。

(一)血液回收机的使用原理

自体血液回收机通过负压吸引装置将患者创口或术中流出的血液收集到储血器中,在吸引过程中与适当的抗凝剂混合,经多层过滤后再利用高速离心的血液回收罐把血细胞分离出来,把废液、破碎细胞及有害成分分流到废液袋中。用生理盐水或复方林格液等对血细胞进行清洗、净化和浓缩,并保存在血液袋中,再回输给患者。

(二)血液回收机的构造

(1)控制面板。

(2)离心系统,包括离心井、离心井盖、离心电机等部分组成。

(3)显示器。

(4)管道夹:共有3个即进血夹、进液夹和回血夹。

(5)滚柱式调速泵。

(6)气泡探头。

(7)血层探测装置等。

(三)用物准备

(1)血液回收机1台。

(2)一次性使用的配套物品1套,包括抗凝吸引管、抗凝药袋、储血器、血液回收罐、清洗液袋、浓缩血袋、废液袋、抗凝溶液。

(3)生理盐水或林格液数瓶。

(4)负压吸引装置1套。

(四)使用方法

1.安装

把一次性使用的配套物品安装好,并检查各管道安装是否正确。

2.失血的收集与抗凝

利用负压吸引使储血器形成持续负压,通过吸引头和吸血管把患者创口内的血液吸入储血器中,并经多层滤网过滤。在吸引的同时,通过连接在吸血管上的抗凝药滴管,逐滴将抗凝药滴入吸血管与血液混合,使血液不凝固。收集的血液和抗凝剂暂时储存在储血器内备用。抗凝药一般配 500 mL,常用配方有 3 种:500 mL 生理盐水加肝素 2 000 U;ACD 保养液 500 mL加肝素 15 000 U;ACD 保养液 500 mL。

3.操作

接通电源开关,当"欢迎自体血液回收机"界面出现时,按手动或电动键,机器就能按所选择的程序分别进行进血、清洗、排空、浓缩、回血等过程。

(1)进血:进血夹打开,滚柱调速泵正转使液体流向离心罐,使储血器内的抗凝原血进入回收罐,离心式回收血罐高速旋转,在高速离心作用下,血细胞留在血液回收罐内,破碎细胞、抗凝剂、血浆等被排到废液袋。当原血不断进入血罐,血细胞累积到一定厚度时,被血层探头感知,进血夹关闭,进血停止。

(2)清洗:进血停止后,清洗液夹打开,滚柱调速泵正转,生理盐水(或林格液)进入回收罐,对血细胞进行清洗,清洗后液体进入废液袋,洗涤血细胞留在血液回收罐中,一般清洗液为1 000 mL。

（3）排空：当血液回收罐停止后，排空夹打开，调速泵反转，血液回收罐内浓缩细胞被注入血液袋中，可供患者随时输用。一般情况下，一次回收血250 mL，若储血罐内仍有血液，可重复进血、清洗、排空操作，直至储血器内血液全部清洗完为止。

（4）浓缩：浓缩只在特殊情况下使用，即当储血器内原血全部进入血液回收罐内，血层较薄，血细胞比容很低，无法使血层探头感知，而血液袋内存放有浓缩红细胞。可按浓缩键，使血液袋中的浓缩红细胞进入血液回收罐，原来较薄的血层迅速增厚，被血层探头感知，进血停止，再进入清洗。

（5）回血：回血也是在特殊情况下使用，当储血器内原血全部进入血液回收罐，血细胞少，血层较薄，血袋中又无浓缩血细胞，可用回血的方式，把血液重新排到储血器中，等收集到更多的血液时，再重新进行回收处理。

（6）总结：回收结束后，按总结键，显示器上出现总结界面，此时血液回收机会将各种数据自动显示出来。

（五）注意事项

（1）安装一次性无菌用品前，必须详细检查包装袋消毒日期及有无破损，打开包装注意无菌操作技术，保证使用管道内、接口端绝对无菌。

（2）回收的浓缩血红细胞均可用普通输血器直接回输给患者。在常温下，处理后的浓缩红细胞须在6 h内回输给患者，在4 ℃冰箱内可保存24 h，但原则上回收后应及时回输给患者。

（3）为使回收功能长期在正常状态稳定工作，建议定期由专业人员进行检查保养，一般3个月1次。血液回收机工作时严禁频繁开关机，关机后应至少等待15 s后再开机。防止液体从显示器散热孔流入显示器内。

十二、激光机

激光是一种特殊的光，是受激辐射所产生的光放大，与普通光的最大区别在于激光是一种单色性好、方向性和相干性强、高亮度的光。生物组织在吸收激光后会产生一系列的生物效应，如光热效应、压强效应、强电场效应、光化学效应、弱激光的刺激效应等。根据这些生物效应研制出不同类型的医用激光机，从而达到治疗各种疾病的目的，目前外科手术医师应用激光主要是在直视或内镜下对组织进行凝固、切割、汽化及击碎体内结石等，在对组织进行切割、汽化消融的同时，对组织有较好的止血效果，使手术出血少、创伤小、术后愈合快，因此，被广泛应用于各个外科领域。激光机的安全使用是每一个手术人员都应十分注意的问题，一方面激光机属于贵重的精密仪器，使用不当可能缩短其使用寿命；另一方面激光能量密度很高，屡有对手术人员、患者及其他工作人员的皮肤和眼睛造成意外伤害的报道。因此，必须学会正确的使用方法。

（一）操作步骤

（1）接电源，打开激光机电源总开关。

（2）将钥匙插入钥匙开关孔，顺时针旋转至On，机器处于开机状态。

（3）按下操作盘上的Standby键，机器开始预热，全程需要5～10 min。

（4）打开激光机的激光输出口盖并插入输出光纤，取出脚踏控制开关并放于术者合适位置。

(5)先选择激光光型,即按"KTP532 nm"键或"Nd：YAG 1 064 nm"键,然后调节输出功率、输出时间及间歇时间。

(6)做好一切准备工作后,按下"Ready(准备)"键,操作者可以通过控制脚踏开关进行工作。暂不使用时,按下"Standby"键,使机器处于备用状态。

(7)使用结束,先按下"Standby 键",拔出输出光纤并盘旋放置好,然后用钥匙关闭机器,并取下钥匙。关闭激光机的电源总开关,拔下电源插头,盘好脚踏控制开关,把机器推回原处。

(二)使用注意事项

(1)操作激光机尽量在暗室内进行,墙壁不宜用反光强的涂料。在激光机使用期间,在手术间外应有警示标志,无关人员不要随便进入。

(2)激光机底部有很多精密的光学元件,在使用极啦其要注意防潮、防尘,潮湿环境下容易使光学镜面发霉,光学性能降低;灰尘也可造成激光机能量下降,影响正常使用。光纤连接口不能用手指触摸,使用完毕即套上保护套,以防灰尘进入机内。

(3)正确连接激光机的输出系统,在各种附属设备都正常工作后才开始使用激光机,不要将激光机的脚踏开关靠近其他设备的开关,确保能准确控制。在使用间隙,应将激光机的输出置于备用位置。激光机应安装锁具,防止非工作人员操作。

(4)做好光纤的保管,光纤不能屈曲放置,防重压或掉地,光纤头要套上保护套。光纤在国内可多次重复使用,需重复使用的光纤可采用低温灭菌法灭菌。

(5)做好工作人员的安全防护,激光对工作人员造成意外伤害最多的是眼睛和皮肤,在使用前应进行安全教育,掌握基本的安全防护知识。在使用治疗时,工作人员应戴合适的护目镜,护目镜的类型视所使用的激光仪器型号而定。手术间内应尽量避免放置具有镜面反射的物品,如手术器械、仪器表面反光等。激光启用前,应通知室内工作人员。此外,组织气化时产生的烟使组织突变,同时又会使病变微粒实体散播,对工作人员的呼吸道有一定的损害,所以应设有适当的通风设备。

(6)注意防火,激光机能量很高,在使用过程中,不要将激光对准含酒精的液体、干燥敷料等易燃物品照射;手术区不要开放性给氧或开放性滴吸麻醉药;在气管内使用激光时要关闭氧气方可使用。

十三、超声止血刀

(一)超声止血刀使用原理及结构

超声止血刀是通过超声频率发生器(电能变机械能)作用于金属探头(刀头)、以超声频(55.5 kHz)致刀头机械振荡(50~100 μm),继而使组织内水汽化、蛋白氢链断裂从而使蛋白凝固、血管闭合,达到切开、凝血的效果。

其优越性主要在于切割精确、可控制凝血、无烟、少焦痂,无传导性组织损伤(对组织远端的热传导和损伤远远小于电刀),特别适用于重要脏器附近的分离、装有心脏起搏器的患者手术,广泛应用于普外科、妇科、肛肠科、内镜及其他科室。

超声止血刀的构成主要有主机、手柄、连接线、刀头系列及脚踏开关。主机为高频,由计算机控制电能量,腔镜凝固剪可转换3种刀头形状:钝面、平面、剪刀面。刀头有各种形式。

(二)使用操作程序

(1)使用前,检查各电源线、脚踏连接是否正确、接头是否插紧。

(2)接通电源后,先连接已消毒的操作手柄。

(3)连接手术刀头:套上转换帽(A)→上刀头(B)→用扳手(C)拧紧、打开"Power"(开关)→选择手术所需能级、档次(3档,切、凝比例适中)及亮度。简称A-B-C步骤。能量输出低、组织张力小、刀头夹持力小、平面切割,则凝血好、切割慢;反之,则凝血差、切割快。

(三)器械的灭菌

输出连线、手柄、刀头均可采用高温或低温蒸汽灭菌(如环氧乙烷)。

(四)保养与清洁

(1)手术刀头精细、贵重,应轻拿轻放,尤其在清洗时避免撞击或用力抛掷,以防刀头损坏。

(2)操作手柄注意不要碰撞或落地,以免改变其振动频率。

(3)使用较长一段时间后,刀锋会变热。当停止使用时,刀锋不可触及患者、悬挂物或易燃物品,以免灼伤或致燃。

(4)使用后的输出连线可用湿布擦拭干净,不宜用水冲洗;电线虽可缠绕,但也应顺其弧度盘绕,不宜过度扭曲、打折,以延长使用寿命。

十四、"结扎束"血管闭合系统

(一)工作原理与特点

Ligasure$_{TM}$血管闭合系统(简称"结扎束"),采用双极高频电能输出,结合优化的闭合压力以及实时的输出反馈技术,使人体组织胶原蛋白和纤维蛋白溶解、变性,血管壁融合形成透明带,产生永久性管腔闭合。血管闭合技术,目前正广泛应用于开放与腔镜手术中。

其特点:①通过一次操作,可闭合φ0~7 mm血管或组织束,形成的闭合带可抵御正常人体收缩压3倍以上的压力冲击;②即时反馈性输出,对钳口纳入的不同组织均能得到可靠的闭合带;③闭合带呈透明或半透明状,在切割前可判断血管或组织束的凝固、闭合效果;④无异物残留,减少术后感染和粘连;⑤侧向热传导少,对周围组织损伤小。

(二)结构组织

血管闭合系统。主要构件有主机、脉冲闭合脚踏板、一次性闭合电极、重复用闭合钳、一次性腔镜闭合钳,一次性标准闭合电极等。

(三)操作步骤

1.连接

连接脚踏,连接器械,打开主机电源。

2.调节输出功率

一般设定值为2~3个亮条。组织较少时选择2个亮条,组织多则选择3个亮条。

3.安装闭合钳

应先将不锈钢闭合钳的尾部突起嵌入到一次性电极尾部的槽中;再将一次性电极的中间部分嵌入至不锈钢闭合钳的钳身;最后将一次性电极前端两边的咬合栓由近至远的轻轻嵌入到不锈钢闭合钳前端钳口上的洞中。

嵌入完毕后,应置放一块湿纱布于钳口中,轻轻关闭,以确保一次性电极前端的咬合栓完全正确的嵌入。

4.脚踏点击

使用中,当主机发出一声短音时,提示闭合带完全形成,即可松开脚踏。

(四)注意事项

(1)使用前,判断钳口内组织的初始电阻,确定合适的能量设定。

(2)使用中,钳口不要接触金属物(如止血钳、牵开器),以免增加电流。

(3)保持电极干净。若残留组织多,可造成无输出。

(4)术毕,闭合钳可用酶清洗、打开关节,高压灭菌备用;更换一次性闭合电极;保持设备清洁,缠绕电线,定位放置。

(5)单独使用双极电凝时,不应在患者身上粘贴回路电极板,避免造成意外电灼伤。

十五、氩气电刀

(一)原理及特点

氩气电刀是一种高频能量的电刀系统,由氩气束凝血器、单双极高频电刀、电极检测系统3部分组成。其原理是利用纯氩气作为高频传导媒介,在 12 000 V 高压 620 kHz 高频作用钨钢针电极产生分布均匀、密度达 100 线以上的电弧,距离组织 1.5 cm 快速凝血。产生的焦痂厚度仅有 0.2~2 mm,在大血管壁电凝不至于损伤血管且对高阻抗组织(骨、韧带)也有良好的止血效果,广泛应用于外科手术中。氩气是一种惰性气体,不燃烧;氩气弧为常温,对不导电的物品(纱布、乳胶手套)不产生作用,较为安全。

(二)操作步骤

(1)打开氩气瓶开关,检查氩气瓶的压力是否足够,当压力＜300 PSI 时,则需更换氩气瓶。

(2)插好各种插头,如电源线、脚控开关、电极板、手控刀、氩气输出管等,并检查接头是否插紧。

(3)将电极板粘贴到患者身上,用手稍作按摩,使之贴牢。

(4)打开电源总开关。

(5)按压电极板选择开关(Select/Lock),选择所连接的电极板监测电极,即单片电极或双片电极。双片监测电极,"患者接触面积指示"正常设置 4~10 格。按下"Unlock 键",指示灯全亮(10 格全满),说明电极板与患者接触好。当＜4 格,说明电极板与患者的接触面不足,仪器会自动报警、并中止高频电能的输出("Unlock 键"无法按下),此时停止双极输出、变为单极。使用中,"患者接触指示"每降 3 格,仪器也会自动报警,并中止高频电能的输出。

(6)打开氩气凝血器开关(On/Off),调节所需的输出功率(40~150 W)。

(7)选择所需的气流量模式(automatic 或 manual)。在自动模式时,氩气流量随着氩气凝血功率的变化而变化;在手动模式时,氩气流量不随着氩气凝血功率变化,可根据手术需要调节氩气流量。

(8)打开单极电刀开关(On/Off)。

(9)调节所需的电刀功率(0~250 W)和方式(purecut 或 blend),根据需要调节混切的程度(0~9),按下手控刀上黄色的"电切"按钮(cut)或踩下"脚控"开关(cut)即可进行切割。

(10)调好所需的电凝功率和方式(pin point 或 spray),按下手控刀上蓝色的"电凝"按钮(coag)或踩下"脚控"开关(coag)即可进行电凝。

(11)在"面凝"(spray)状态下,可同时用两把电凝器;而在"点凝"(pin point)或"电切"(cut)状态下,先按开关的电刀有效,而另一把则不起作用。

（12）根据工作环境噪声大小，适当调节电刀的工作指示音量。

（13）按下手控刀上的氩气开关或踩下脚控开关（ABC），将氩气喷头靠近凝血的部位（间距约 1 cm），自动激发出氩气束电弧进行止血。

（14）激发出电弧后，将氩气喷头略为抬起、距创缘 1～2 cm、与组织成角 45°～60°，缓慢、匀速地移动氩气喷头，将血液从下往上吹去，让电弧束直接作用在干净的创面上，有利于一次凝血成功。

（15）若喷头发红，说明喷头与组织之间的距离太近或功率设置太高，可将喷头稍抬高或调整功率。

（16）关机时，只需关闭电源总开关、氩气瓶开关，拆除有关连接电线即可。

十六、氩氦超冷刀

氩氦超冷刀，是美国近年来研制成功的可精确杀死癌瘤细胞的一种可靠的、高精度的治疗仪器。通过超导技术系统中氩气和氦气快速的降温与加温，对肿瘤组织起到彻底的损坏作用。

（一）工作原理

超冷刀头为中空形，温差电偶直接安装在刀头顶端，检测刀头温度。高压氩气在中空刀头尖端快速形成低温，向前发射 1.0～1.5 cm，大量氩气向后回旋形成冰球，作用于局部组织；当冰球大于肿瘤组织后，高压氦气暖气体回流，出现解冻。

（二）作用特点

选用 4～8 支具有温差电偶监测的超导针，在 B 超、CT 定位或手术直视下直接穿入肿瘤组织，利用氩气急速气化冷冻组织细胞，在 30 s 内将肿瘤组织冻至 -160 ℃，几分钟内将肿瘤组织迅速冷冻成冰球，然后用氦气迅速解冻。这种一冷一热的温差聚变，使细胞膜破裂，达到杀死肿瘤细胞的目的。

（三）物品准备

（1）氩氦低温超导多刀头手术系统。

（2）根据肿瘤大小，准备不同型号、单独控制热绝缘的低温刀头 4～8 个。

（3）刀头采用环氧乙烷气体灭菌。

（4）医用氩气、氦气各 1 瓶。

（四）操作步骤

（1）打开氩气瓶开关，检查氩气瓶内的压力是否足够。当压力<2 000 kPa 时，应更换。

（2）打开氦气瓶开关，检查氦气瓶内的压力是否足够。当压力<1 000 kPa 时，应及时更换。

（3）插好各种插头，如电源线、控制开关、手控刀头、各种气体输出管道等；接头是否插紧。

（4）打开电源总开关。

（5）根据肿瘤直径，调节仪器的输出量、输出时间和输出温度。

（6）对肿瘤组织进行超低温治疗：①用盐水纱布保护好正常组织；②将超冷刀头直接插入到肿瘤组织内；③根据肿瘤性质、大小，设置输出量 500%～100%，温度 -138 ℃以下，时间 15 min；④开放氩气冷冻肿瘤组织，见白色雪花样球形形成，并大于肿瘤组织后，再开放氦气解冻冰球；⑤复温后，见瘤体组织变黑后拔出刀头；⑥用吸收性明胶海绵放入冰球孔中止血。

（7）关机。先关气体瓶，再关总电源开关。

（五）保养与清洁

（1）手术刀头精细、贵重，应轻拿轻放，尤其是在清洁时避免撞击或用力抛掷，以防刀头损坏。

（2）使用后的各种输出连线可用湿布擦拭干净，不宜用水冲洗；电线顺其弧度盘绕，不要扭曲、打折。

（3）做好仪器表面的清洁工作，做好一次性物品的处理工作。

十七、骨动力系统

骨动力系统可同时具备钻、锯、锉等多种功能，在人体骨部手术中代替了手术医师许多的手工操作，省力、省时使许多手术可以完成得更快，手术效果也更好。产品种类很多，但其结构和使用原理相似，根据动力驱动不同分为气动式和电动式两种，气动式动力压一般为 8 kg/cm^2 的压缩空气或氮气；根据用途分为微型和普通型；产品中还有带冲水泵型的可进行自动喷水。

气动钻一般由钻头、钻机、输气连接管、气体减压阀及气体组成；电动钻由钻头、钻机、电源导线等组成，可由脚踏控制或手柄控制。各种多用钻供使用的工具较多，有各式钻头、锯片、髓腔锉、钥匙等，以满足不同手术方式的需要。

使用方法及注意事项如下。

（1）在使用前应了解机器的结构和功能，认识使用的工具系列并做好记录，以防遗失，同时熟练掌握各连接部分的装卸。

（2）正确连接各部件，确保钻头、锯片安装稳固，暂不使用时将手控制开关放在关闭位置。

（3）输气管需顺放连接，勿扭转屈曲，不与其他锐器及重物堆放在一起，以防刺破气管；电源导线勿用暴力拉扯，否则会导致电线连接口的断裂；蓄电池在消毒前应充足电，并备有备用电池。

（4）使用部位需暴露清楚，防止卷入其他组织或纱布。由于钻速极快，金属与骨组织之间会产生大量的摩擦热，因此需要不断用盐水冲洗进行局部降温，同时还能把碎骨组织冲出以利于仪器正常工作。

（5）使用完毕应立即进行清洁，一般没有电路的机械部分拆卸后可用清水清洗，带有电路的部件用湿水布擦抹，不能直接用水冲刷，以防电线短路发生故障；不易清洁的小间隙可用湿棉签擦抹。然后对着各孔隙喷入清洗剂，把不易清除的污血溶解流出，直至干净为止。最后抹干，即可起到清洁保养作用。

（6）按照各机器使用说明书的要求进行消毒灭菌，一般钻头钻机采用高压蒸汽灭菌，电源导线或输气管根据使用说明采用环氧乙烷气体或高压蒸汽灭菌。

十八、手术床

现代手术床应当是多功能的，以适应各种不同外科手术的使用；坚固、可靠、耐用，具备高质量的品质，确保患者安全；功能完备，操作简便，舒适省力等优点。可分为电动调节式和液压调节式两种，前者通过电脑控制板调节，令使用过程更为方便快捷，有的手术床面板具备 X 线透视功能，方便术中拍片、透视但价格较为昂贵，可根据实际情况选择购置。使用注意事项包括如下。

(1)购置时尽量统一厂家,以减少在使用方法及管理上的混乱,同时配件也可通用,避免太多的重复购置。

(2)手术床使用功能越多,其配备的配件也就越多,应注意保管好各种附件,暂不使用时应有序地放置在专用的放置架上,定期检查,以防遗失和损坏。

(3)在使用前应掌握手术床的正确调节方法及不同配件的用途及安装方法。

(4)定期检查手术床的功能,由专业人员做好保养工作,确保手术需要。电动调节式手术床要按时充电,以方便术中使用。

(李 寅)

第十二节 手术敷料的管理

手术敷料包括各种棉纱类敷料及易耗品,多年来一直由手术室护士负责加工、制作、包装及灭菌。如今已有厂家制作成品直接供应,一些不能高温灭菌的用品则在出厂时已经过环氧乙烷灭菌,使用非常方便,减少了护士的重复劳动。

一、手术敷料的管理制度

(一)易耗品管理制度

(1)手术敷料品种繁多,使用量大,应有专人负责管理,定期清点,及时补充。特殊敷料组织人员及时制作,以保证供应。

(2)消毒与未消毒的物品敷料应有明确标志,分室放置,严禁混淆堆放。

(3)一次性物品应制订合理的领物计划,杜绝浪费;贵重器材应上锁登记;使用时应注意检查有效期、包装是否密封,发现过期、包装纸破损(漏气)或标志不清楚,一律不准使用。

(4)一次性物品不能重复使用,用完的污物应用黄色垃圾袋回收、封口,由指定部门统一回收、登记,进行焚烧或无害化处理,减少环境污染。用过的缝针、刀片、针头等锐利器材,必须用专门的锐器收集箱/盒收集,不分离、不浸泡、不毁形,连同收集箱/盒一起处理。

(5)凡直接用于伤口内的物品一律经高压蒸汽灭菌或环氧乙烷等方法灭菌后才能使用,每种物品独立包装,标明型号、名称和有效期。

(6)每月抽检一次易耗品做细菌培养。

(二)布类敷料的管理制度

(1)手术布类应有专人保管,负责制订计划、定期清点、报销和补充,做到账物相符。

(2)手术布类须经高压蒸汽灭菌后方可使用,新领的布类先洗涤一次再使用,消毒布类过期或者打开后未使用的布类亦需洗涤后再使用。

(3)无菌布类室应通风、干燥、保持整洁,每日做平面清洁及空气消毒,有条件者可安装净化设备。

(4)手术污衣送洗之前,应检查有无夹杂手术物品及金属异物;包布上的化学消毒试纸和手术薄膜须清除干净,以免损坏洗衣机和影响洗涤效果;折叠布类时,应清除毛发、线头、纸屑等一切杂物;发现有破损布单,应及时缝补,若布单变得稀薄应立即报废,不应再用。

二、布类敷料管理

手术布类是用来铺盖手术野四周皮肤的屏障材料,目的是使无菌区与有菌区绝对分开,以免发生切口感染。传统的手术布类是以未经漂白的纯棉布缝制而成,优点是布质细柔、舒适、价格便宜,可耐受反复多次的洗涤和灭菌处理;缺点是防湿性差,易被血、水浸透而达不到阻隔细菌及自我防护的目的。理想的布质选择应符合以下条件:①柔软、舒适、轻便、有一定致密度、270 支纱以上的混纺布;②具有防湿性,不易被液体浸透;③可经受 100 次以上洗涤及高温灭菌处理;④颜色为淡蓝色或淡绿色。一次性手术衣及手术布巾采用无纺布制作,具有一层结构紧密、能有效阻隔细菌渗透的天然木浆层,轻便、防湿、透气、无尘,降低手术感染率,保护医务人员免受感染;污染后处理较彻底,使用非常方便,是一种理想的医用手术材料,受到医务人员欢迎,但因价格较高,目前仅用于肿瘤手术及感染性手术,没有全面推广。各医院常用手术布类的种类和规格基本上相同,但长度和宽度不统一,叫法也不一样,以下是常用的手术布类种类及规格如下。

1.手术衣

(1)规格:身长(小、大)130 cm、140 cm,腰身 60 cm、70 cm,袖长 70 cm、80 cm,袖口有松紧,胸前襟为双层,后叶加宽,左叶加宽 10 cm,右叶上部加宽 10 cm,腰部加宽 20 cm,两叶交叉重叠 10 cm,使右叶包绕整个后背,不必加穿背套。左叶腰带与右腋内侧面腰带打结,右叶腰带与左腋下外侧面腰带打结,后衣领双排系带。

(2)功用:遮盖参加手术人员的身体和手臂,阻隔细菌。

(3)折法:手术衣平铺于桌面,后两叶反向前折,衣袖包在其中,右叶腰带与左外侧腰带打活结,对折,再对折,将衣长两端对折,再对折。

2.洗手衣、洗手裤

(1)规格(大、中、小):①洗手衣:身长 75 cm、70 cm、65 cm,腰身 65 cm、60 cm、55 cm,圆领或 V 领,内外有口袋可双面穿;②洗手裤:裤长 120 cm、110 cm、100 cm,腰围 115 cm、110 cm、105 cm,裤脚 25 cm、23 cm、23 cm,内外面均有口袋可双面穿。

(2)功用:进入手术室的工作人员穿着。

3.参观衣

(1)规格:身长 135 cm,腰身 70 cm,袖长 70 cm,后背开口有 3 对系带。

(2)功用:进入手术室参观的人员使用,同时加穿洗手裤。

4.治疗巾

(1)规格:80 cm×50 cm。

(2)功用:手术切口周围消毒后的皮肤遮盖。

(3)折法:两边作扇形折叠,两端对折后再对折。

5.大单

(1)规格:250 cm×150 cm,单层。

(2)功用:用于遮盖手术野。

(3)折法:两边作扇形折叠后反向对折,两端向中部扇形折叠至中线,再对折。

6.剖腹单(为直孔巾)

(1)规格:330 cm×210 cm,距上端 150 cm 正中处开一个 30 cm×8 cm 的孔,孔口上端做

标记,孔两边约 10 cm 处各缝一个 20 cm×25 cm 的口袋,距周边 30 cm 处为单层,其余为双层。

(2)功用:遮盖患者切口以外的所有部位,用于腹部、腰背部、髋部手术,口袋可插放电刀、吸引器头及器械。

(3)折法:以孔口为中心呈扇形折叠,先两端,后左右,对折再对折。

7.剖胸单(为斜孔巾,分左、右斜孔)

(1)规格:330 cm×210 cm,距上端 120 cm 处横开一个 30 cm×10 cm 斜形孔,孔上端作标记、两边约 10 cm 处各缝一个 20 cm×25 cm 的口袋,距周边 30 cm 处为单层,其余均为双层。

(2)功用:用于胸部、腰部(侧卧位)及乳腺手术。

(3)折法:同剖腹单。

8.体外循环单(为"T"型孔巾)

(1)规格:360 cm×210 cm,T 型,上段加双翼 80 cm×100 cm,距上端 120 cm 正中处开一个 30 cm×14 cm 椭圆形孔、两边约 10 cm 处各缝一个 20 cm×25 cm 的口袋;孔下端 20 cm 处开两个直径 10 cm 小孔,相隔 10 cm,孔上加盖,备股动静脉插管用;距周边 30 cm 处为单层,其余均为双层。

(2)功用:常用于体外循环手术。

(3)折法:同剖胸单。

9.甲状腺单(为圆孔巾)

(1)规格:360 cm×210 cm,距上端 100 cm 正中处横开一个 20 cm×20 cm 椭圆形口,口上做标记,除周边 30 cm 为单层,其余均为双层。

(2)功用:常用于甲状腺及颈项部、颅脑手术。

(3)折法:同剖腹单。

10.会阴单(为椭圆形孔巾)

(1)规格:300 cm×210 cm,距上端 200 cm 正中处开一个 22 cm×14 cm 椭圆形孔、两侧 15 cm 处有 86 cm×38 cm 腿套、脚长 34 cm(袜型),距周边 30 cm 处为单层,其余均为双层。

(2)功用:常用于会阴部手术(膀胱截石位)。

(3)折法:同剖腹单,两腿套拉平往下压随单下端作扇形折叠。

11.腹会阴单(为双孔巾,腹部为直孔,会阴部为圆孔)

(1)规格:330 cm×210 cm,在距上端 150 cm 正中处开一 30 cm×8 cm 的孔、两边约 10 cm 处各缝一个 20 cm×25 cm 的口袋;距腹孔下 20 cm 处再开一 22 cm×14 cm 的椭圆形孔、两侧 15 cm 处有 86 cm×38 cm 腿套、脚长 34 cm(袜型);距周边 30 cm 处为单层,其余均为双层。

(2)功用:用于直肠癌、宫颈癌根治术及某些泌尿科手术。

(3)折法:以腹部孔口为中心呈扇形折叠,两腿套往下拉平,先两端,后左右,对折再对折。

12.颈胸单(为双孔巾)

(1)规格:360 cm×210 cm,距上端 90 cm 处正中开一个 20 cm×8 cm 的孔、130 cm 处开一个 34 cm×14 cm 斜形孔(右边高左边低,约呈 45°),孔两边约为 10 cm 处各缝一个 20 cm×25 cm 的口袋,距周边 30 cm 处为单层,其余均为双层。

(2)功用:用于颈胸段食管癌根治术。

(3)折法:以胸部孔口为中心呈扇形折叠,先两端,后左右,对折再对折。

13. 腹髋单（为双孔巾）

(1)规格:330 cm×210 cm,在距上端 150 cm 正中处开一个 30 cm×8 cm 的孔,孔两边约为10 cm处各缝一个 20 cm×25 cm 的口袋,孔下 20 cm、正中线旁开 10 cm 处各开一个直径 10 cm 的小孔,孔上有盖,距周边 30 cm 处为单层,其余均为双层。

(2)功用:用于脊椎手术取髂骨移植。

(3)折法:同剖腹单。

14. 小孔巾（为圆孔巾）

(1)规格:90 cm×90 cm,正中处开一个直径为 10 cm 的圆形孔,距周边 30 cm 处为单层,其余部分均为双层。

(2)功用:常用于膀胱镜检、导尿、人工流产术、椎管麻醉、小手术的遮盖。

(3)折法:同治疗巾。

15. 眼科单（为椭圆形孔巾）

(1)规格:260 cm×150 cm,距上端 65 cm 处开一个 10 cm×14 cm 的椭圆形孔,距周边30 cm处为单层,其余均为双层。

(2)功用:常用于眼科、耳鼻喉科手术。

(3)折法:同剖腹单。

16. 中单

(1)规格:200 cm×100 cm,单层。

(2)功用:常用于各种手术铺巾、遮盖手术野及器械台、铺手术床、固定双手、包裹四肢等。

(3)折法:同大单。

17. 桌布（台布）

(1)规格:250 cm×150 cm,双层。

(2)功用:常用于铺无菌手术器械桌,骨科、烧伤科及四肢手术的垫单和罩单。

(3)折法:同中单。

18. 袖套

(1)规格:60 cm×28 cm,单层,松紧袖口,上端有布带(长 40 cm)。

(2)功用:手术中术者前臂衣袖污染后,可套上消毒袖套。

(3)折法:上端向外翻成一半,对折后再对折。

19. 托盘套

(1)规格:150 cm×60 cm,双层、口袋形。

(2)功用:遮盖器械升降托盘。

(3)折法:将套口向外翻转一半,铺平,再翻转 10 cm,两边向中折 3 下,两端对折。

20. 腿套

(1)规格:90 cm×35 cm,双层、袜型,脚长 34 cm。

(2)功用:用于会阴、直肠、膀胱镜检、人工流产术等膀胱截石位手术。

(3)折法:将套口外翻 1/3,对折。

21. 桌垫

(1)规格:60 cm×55 cm,共 4 层,分上、下层,每层为双层,中心处固定 10 cm×10 cm 区域,周边为夹层。

(2)功用:与托盘套一起使用,铺在器械盘上,夹层内可摆放各种缝线。

(3)折法:两端对折,两边再对折。

22.电线套

(1)规格:150 cm×12 cm,单层,两头有系带固定。

(2)功用:套电线用。

(3)折法:将直钳由套口穿入,夹住套尾的边缘。

23.包布

(1)规格:大 140 cm×140 cm,中 100 cm×100 cm,小 80 cm×80 cm,均为双层。

(2)功用:包装各种类型器械和布类。

24.小三层单(盘被)

(1)规格:120 cm×90 cm,3 层。上段为单层,下段为双层,上下对折,中缝 5 cm 处用棉线扎实。

(2)功用:常用于铺小型器械盘,或包装小型器械包。

(3)折法:上下对折,双层为底,两端向中对折再对折,两边向中对折再对折。

25.大三层单(盘被)

(1)规格:220 cm×125 cm,上段为单层,下段为双层,上下对折,中缝 5 cm 处用棉线扎实。

(2)功用:常用于大型手术器械、布类的包装。

(3)折法:同小三层。

三、一次性医疗用品

1.注射用品

注射器、输液器、输血器、头皮针、静脉留置针、三通接头、延长管、灌洗器等。

2.导管类

引流管、导尿管、测压管、吸引管、胃管、氧气管、肛管等。

3.手术敷料

手术衣、手术铺巾、皮肤薄膜、切口敷料、口罩、帽子、鞋套、手套、包装纸等。

4.其他

水封瓶、电刀笔、电刀负极板、缝针、缝线、皮肤缝合钉、刀片、药杯等。

(李　寅)

第十三节　手术器械的处理

手术器械种类繁多、形状各异,正确的清洗、保养和消毒可保证手术器械发挥指定作用并延长使用寿命。因此,每位手术室护士都必须掌握手术器械的管理及用后处理。手术器械的处理,在消毒隔离工作中占主导地位。有人说:用后的器械可以不消毒,但不能不清洗,可见清洁的重要性。国际上对手术器械的处理及管理均集中于手术室的仪器供应部(Theater Sterile Supply Unit,TSSU),主要通过自动化清洗机完成;而在国内,由于经费所限,多数医院仍局限于手术室内的手工清洗，一些经济条件好的医院已相继采用机械清洗，甚至建成中心供应部，使手术器械的处理更规范、更安全、更符合消毒学发展的需要。手术器械的处理分手工处理和机械处理。

一、手工处理

（一）一般手术器械的处理

一般手术器械是指非感染的手术器械，如甲状腺、疝气、椎间盘等手术器械。处理方法：将术后器械在流动水下去除血污→酶洗涤剂浸泡 2 min 以上（或＋超声波震荡）→流动水彻底冲洗→分类烘干（精细、尖锐的器械要分开）→检查→上油→包装或分类存放于器械柜内。

（二）一般感染手术器械的处理

一般感染手术器械是指切开腔道（如胃、肠、胰、阑尾等）、肿瘤根治、脓肿切开、结核病灶清除以及为感染梅毒、艾滋病、病毒性肝炎患者实施手术的器械。处理方法：将术后器械浸泡于含氯消毒液中 30 min→流动水刷洗干净→分类烘干→检查→上油→分类保存于器械柜中。

（三）特殊感染手术器械的处理

特殊感染手术器械是指气性坏疽、炭疽、破伤风手术器械。处理方法：将术后器械浸泡于含氯消毒液中 30 min→初步冲洗→包装→高压灭菌→于流动水用毛刷彻底刷洗→分类烘干→检查→上油→包装→再次高压消毒后保存于无菌器械柜中备用。

（四）内镜手术器械的处理

处理方法：卸下可移动的内镜部件、光学导线的连接配件、通道阀等→张开钳夹部位，以流动水冲洗表面血迹、小刷轻轻刷洗→高压水枪冲洗关节部位、内腔通道，去除隐藏血迹或有机物→浸泡于酶剂（腔镜专用清洗剂）的稀释液中 2 min，充分去除有机物→流动水再次冲洗→擦干→高压氧气或压缩空气吹干各部件水分→专用润滑剂直接喷于器械表面、轴节、内腔、弹簧等部位，再用镜头纸擦去表面油迹→保存于专用仪器柜中。若为 HBsAg 阳性者，术后器械应先浸泡于 0.33％戊二醛稀释液（2％戊二醛 1 份，加水 5 份）15 min，然后再按上法清洗。

二、机械处理

介绍 TSSU 手术器械集中处理与管理。手术器械集中处理和管理的优点如下。

（1）提高各种手术器械清洁度，为患者提供安全手术器械。

（2）使器械物尽其用，缩短处理时间、节省人力。

（3）减少人手接触的机会，为工作人员提供健康保障。

（4）建立电脑联网系统，使流程更便捷，物品管理及资产的稽核更科学、有效。

（一）手术器械管理的目的

手术器械管理的目的是遵守职业安全规则、维持手术室服务的水准、监察手术器械的使用情况、计算服务成本、及早发现损耗而做补添预算及加强工作人员的健康保护。

（二）手术器械管理的总要求

（1）健全各种管理制度、工作程序及质量标准。

（2）所属人员接受专业培训，并落实操作规程，以确保职业安全。

（3）保持与各手术组的良好沟通，及时反馈信息，提高服务成效。

（4）定期进行物料补充、更新及清点。

（三）手术器械的发放及回收流程

手术器械的发放与回收由 TSSU 负责,包括手术器械的分类、洗涤、烘干、检查、包装、灭菌、贮存及发放等环节。

（四）TSSU 环境的分区

1.去污区

去污区负责接收手术后需重复使用的污染器械。手术后的器械由工人送到去污区,交 TSSU 职员,共同核对分类,按器械的不同性质进行洗涤,核对 TSSU 控制台收回仪器的编号、发放时间等,发现器械数量不符或螺丝等附件欠缺,应立即通知有关手术间工作人员。洗涤中应注意:所有接收的器械应视为传染物品,洗涤过程中应戴防护面罩、穿防水衣、戴胶手套及穿防滑鞋,以免工作人员受到传染;严格执行预防措施,不宜越区走动,必要时可在地面做标记线或挂警示牌,以提醒工作人员注意,避免交叉污染。去污区内设有洗涤灭菌器、洗涤消毒器、超声波洗涤器、管道烘干消毒器、器械烘干消毒器等。

2.包装区

包装区负责器械的检查和包装。包装前检查器械的清洁程度及完整性、对组合器械应测试装配后的使用功能,确保性能良好。器械配备时,应按设定的手术编号配备进行包装,选用透气、防水、有一定张力、无穿孔、难撕裂、帖服性强、不产生棉絮的包装材料,如斜纹布、纱线包布、防水纸、合成袋等。避免器械相互碰撞、掉地,对尖锐、精细器械的头部应加保护套,并单独包装,避免受压而损坏。最好使用保护力强的器械托,以提供优质器械供手术使用。一个器械包应有两人签名(一人配备、一人核对),其中一位是护士,防止缺漏等现象发生。

3.灭菌区

灭菌区设有高温蒸汽压力灭菌炉、低温气体灭菌炉,按器械的不同性质提供有效、安全的灭菌方法。将器械包置于灭菌炉的专用推车上,一并送入炉内灭菌。所有灭菌器械包均需注明消毒时间、编号(相当于批号)。发现某一批号的器械包灭菌不达标(生物制剂培养中有活菌)时,应立即回收该批号的器械包,并对使用过该批号器械包的患者进行追踪。

4.无菌物品存放区

无菌物品存放区应维持区内正压的空调系统,以确保区内的空气不受污染。有条件的应设计分格式器械托储存架,有利器械包的取用和检查。同时可以避免器械包相互碰撞。

（五）手术器械的处理方法

精细、易碎、不能浸泡、严重污染的器械、显微器械等采用手工处理外,其余均可采用机械清洗,以彻底清除血迹、油污、组织碎块或分泌液等,防止有机物残留。

1.隧道式清洗(消毒)机

可清洗各科仪器,但不包括显微器械、不能承受酸性或碱性清洁溶剂的器械、不能耐受高温消毒的器械。

(1)操作程序:①清洗前:将器械分类、拆散可分离部分,并将关节及卡锁打开。放入洗涤筐时,勿重叠、倒插及被重物压置;螺丝及细小组件以多孔洗袋或小型有盖洗筐装后,再放进洗涤筐内,防止冲走遗失;洗涤筐置于机身前端的位置,由自动感应系统启动,将其推进并经过机身活门送至清洗部分后,活门会自动放下,清洁及消毒程序便自动进行。②清洁及消毒完成后:消毒机后面的活门打开、输送洗涤筐至隧道后端,应戴上隔热手套提取筐内已烘干受热的器械。

(2)注意事项:①操作人员需经过系统训练,以确保职业安全;②选用合适的洗涤筐及清洁剂以配合不同器械的清洗需要。

2.独立式清洗(消毒)机

(1)操作程序:将器械分类、拆散可分离部分,并将关节及卡锁打开,放入洗涤筐内,将洗涤器械置于机内,关上机门,加上洗涤剂及消毒剂;选择合适的清洗程序后按下开关、启动机器;完成程序后戴隔热手套提取有余热的器械;再置入含防锈剂的润滑剂内 1 min,然后取出烘干、包装。

(2)注意事项:选用中性清洁剂,其余同隧道式消毒机。

3.超声波清洗机

(1)操作程序:洗涤前,将器械表面的污迹用清水初步清洗,打开器械关节及卡锁,管状器械应使用清洗液,注满管腔;选用液体的去血清洁剂置于机内水中(清洁剂盖过器械 5 cm),保持微温的状态,以增强清洁效能,将器械直接放入水中;洗涤完成后,再用清水彻底冲洗表面的残留清洁剂,然后放入烘干机内进行消毒及烘干。

(2)注意事项:①有胶水黏合的器械(如眼科钻石刀)不宜放进机内清洗,以免造成脱色及松离;将机门关好后按下开关进行清洗;②禁用于内镜镜头、导光纤维等光学部分的处理,以免光学系统受到破坏。

4.烘干机

(1)操作程序:将器械托直接放入烘干箱中。

(2)注意事项:操作时慎防灼伤。当温度达到要求时,启动机上计时器,以计时程序的进行情况;当程序完成时会有警号提示,可戴上隔热手套取出器械。

(六)手术器械的管理

1.普通手术器械

由准备手术器械的器械组人员全面负责管理,包括清洗、烘干、上油及保存。这类器械存放于器械柜内,除每次手术后的保养外,每月再进行 1 次除锈、上油及性能的检查。

2.特殊手术器械

如精细、显微器械,内镜器械,各类电钻、气钻、光纤以及传动轴等,应由专人负责保管。这类器械存放于专用器械柜内,严禁受压。每次使用清洗后,交保管者检查、上油。负责人每月对其保管的器械进行除锈、上油 1 次。导线类应盘旋或弧形挂起,严禁成角,防止光纤折断或传动轴内的纱网断裂。

（李　寅）

第十四节　手术室护理文件书写

一、护理文件书写的原则

(1)病历书写应当客观、真实、准确、及时、完整,内容上要求详略得当,条理清晰,用词恰当。根据医嘱和护理常规的要求进行记录。

（2）护理病历书写应当使用蓝（黑）墨水或碳素墨水笔，体温单中脉搏用红墨水笔书写，医嘱单中药物皮试阳性、手术护理记录单中药物过敏用红墨水笔书写。需复写的资料可用蓝或黑色的圆珠笔书写。

（3）病历书写应当使用中文和医学术语。通用的外文缩写和无正式中文译名的症状、体征、疾病名称等可以使用外文。

（4）病历书写应当文字工整、字迹清晰、表述准确、语句通顺、标点正确、眉栏齐全。书写过程中出现错字时，应当用双线横画在错字上，不得采用刮、粘、涂等方法掩盖或去除原来的字迹。

（5）应当按照规定的内容书写，并由相应护士签署全名。实习护士、试用期护士书写的病历，应当经过在本医疗机构合法执业的护士审阅、修改并签名。进修护士经护理部、科室考核合格报护理部备案后可独立书写护理病历，考核不合格者应当经过在本医疗机构合法执业的带教护士审阅、修改并签名。

（6）护理人员有审查修改下级护理人员书写的病历的责任。修改时，应当注明修改日期、修改人员签名，并保持原记录清楚可辨。

（7）救急危患者，未能及时书写护理病历的，有关护士应当在抢救结束后 6 h 内据实补记，并加以注明。

二、手术护理记录

手术护理记录是指巡回护士对手术患者手术护理情况及术中所用器械、敷料的记录，应当在手术结束后即时完成。

（1）包括术前查对、手术及麻醉时间、麻醉方式、手术成员、卧位、使用物品、无菌包监测、手术特殊情况的观察及护理、术中所用器械和敷料数量的清点核对、患者出室前状况及出室后去向、器械护士和巡回护士签名等。

（2）方法：根据项目要求选择填写、图示或叙述。手术特殊情况的观察及护理栏：记录时每次首行空 2 个字，从第 2 行起顶格书写。

（3）记录要求：填写完整、清楚、不漏项。药物过敏用蓝（黑）墨水笔书写，用红墨水笔书写"阳性"（＋）。手术特殊情况的观察及护理栏：记录术前访视情况、患者的特殊要求、术中特殊情况的观察及护理、术后带回病房的液体等内容。器械护士和巡回护士在手术结束前对手术器械和敷料进行清点，器械、敷料的数量与手术前不相符时，应要求手术医师不得缝合，如手术医师拒绝，护士应注明并由手术医师签名。

（刘晶菁）

第十五节　手术室的物品管理

一、布类用品

手术室的布类用品包括手术衣和用于手术野铺单或建立无菌区的各种手术单。应选择质地细柔且厚实的棉布，颜色以绿色或蓝色为宜。

（一）手术衣

分为大、中、小三号，用于遮盖手术人员未经消毒的衣着和手臂。穿上后能遮至膝下；手术衣前襟至腰部应双层，以防止手术时血水渗透；袖口制成松紧口，便于手套腕部盖于袖口上；折叠时衣面向里，领子在最外侧，取用时不致污染无菌面。

（二）手术单

有大单、中单、手术巾、各部位手术单以及各种包布等，均有各自的规格尺寸和一定的折叠方法。各种布单也可根据不同的手术需要，包成各种手术包，如胸包、开腹包、甲状腺包、搭桥包等，较之分散包裹更能提高工作效率。所有布类用品均经压力蒸汽灭菌后方可供手术使用。布类用品灭菌后保存的时间，夏季为 7 d，冬季为 10～14 d(潮湿多雨季节应适当缩短)，过期者应重新灭菌。经环氧乙烷灭菌的密封包装纸及塑料袋，灭菌后有效期为半年到一年。

二、器械类

手术器械是外科手术操作的必备物品，其更新与发展对手术质量的提高及手术时间的缩短起很大的作用。

（一）基本器械

(1)刀刃及解剖器械，有手术刀、手术剪、剥离器、骨凿和骨剪等，用于手术切割。

(2)夹持及钳制器械，有不同的大、中、小、直、弯的止血钳，用于术中止血和分离组织；各种大小、形状的钳子、镊子，用于夹持不同部位组织，便于分离、切割及操作；持针器用于夹持弯针。

(3)牵拉用的器械，有各种大小、形状的拉钩和胸腹腔牵开器，用于扩开组织和脏器，充分暴露手术野，以便于手术操作。

(4)探查及扩张器，有胆道探子、尿道探子和各种探针，用于胆道、尿道、窦道探查及扩大腔隙等。

(5)取拿异物钳，有胆石钳，膀胱、气管等专用异物钳及活体组织钳，用于取拿各部位的异物及组织。

上述器械多为不锈钢材质制成，术后用清水洗刷干净，检查器械功能完好，打包后进行压力蒸汽灭菌。

（二）特殊器械

1.内镜类

有膀胱镜、腹腔镜、胸腔镜、纤维支气管镜和关节镜等。

2.吻合器类

有食管、胃、直肠和血管等吻合器。

3.其他精密仪器

其他包括高频电刀、电锯、电钻、激光刀、取皮机、手术显微镜及心肺复苏仪器等。器械应由专人负责保管，严格按操作规程处理，定位放置，定期检查、保养和维修。每次使用前后均应常规检查各部件是否齐全，连接处有无松动，性能是否良好。各种仪器可依据其制作材料选用不同的消毒方法，对接触或跨越手术野的部件要进行灭菌处理，如环氧乙烷气体灭菌 6 h、2%戊二醛浸泡 10 h。

三、缝针及缝线

（一）手术缝针

手术缝针主要用于缝合和贯穿结扎，由高质量和高韧度的不锈钢制成。

手术缝针由三个基本部分组成：针尖、针体、嵌线端（嵌线式，有眼式）。

手术缝针的类别如下。

（1）按针体分类，有直针和弯针两种。直针在临床上使用较少。由于弯针缝合速度较快，临床较常用。

（2）按针尖分类，可分为圆针、角针。

（二）缝线

可分为不可吸收和可吸收两类。用于术中缝合各类组织和脏器，以促进手术伤口愈合，也用来结扎缝合血管，起到止血作用。

1.不可吸收缝线

指不能被组织酶消化的缝线，如丝线、金属线、尼龙线等。丝线是手术时最常用的缝线和结扎线，特点是组织反应小，质软不滑，拉力好，打结牢，价廉易得。因白色丝线染血后不易辨认，故一般用黑色丝线。

消毒时压力和温度不宜过高，时间不能过长。现在多为出厂时即已分别包装与灭菌，可在术中直接使用。使用前先浸湿，以增加张力便于缝合。

2.可吸收缝线

指在伤口愈合过程中，因体内酶的消化而被组织吸收的缝线，包括天然和合成两种。天然缝线有肠线和胶原线。肠线常用于胃肠、胆、膀胱等黏膜肌层的吻合，分为普通肠线和铬制肠线两种。普通肠线由羊肠或牛肠黏膜下层组织制作，一般 6～12 d 可被吸收；铬制肠线经过铬盐处理，经 10～20 d 被吸收。可吸收缝线均由厂家制作并消毒，可术中直接应用。近年来出现的合成缝线，如聚乳酸羟基乙酸线、聚二氧杂环己酮线等，比铬制肠线更易吸收，组织反应较轻。

（三）缝针及持针器的选用

（1）采用精选的铁合金制成，不易生锈与腐蚀，可避免组织的感染及损伤。

（2）应坚韧且具有弹性，弯曲时才不容易断裂。

（3）针尖部分尖锐，才容易穿过组织。

（4）缝针的粗细应与缝线的粗细一致，以减少对组织的伤害。

（5）无菌、抗腐蚀，防止微生物或异物进入伤口。

（6）根据手术组织、部位的需求，选用不同规格的持针器及大小适宜的缝针。

（7）持针器必须由抗腐蚀、高强度、高品质的合金钢制成。

（四）使用持针器和缝针的注意事项

（1）用持针器钳口的前端 1/3 处夹住缝针距针孔处 1/3～1/2 的区域。

（2）不要将缝针夹得过紧，以免缝针发生不可逆转的变形、损伤或弯曲。

（3）经常检查持针器的钳口，不能让所持缝针摇动、扭动或转向。

（4）传递持针器时，应将柄端递于手术医生，同时注意缝线不缠绕、打结。

（5）调整持针器夹持位置、缝针弧度及回头线长度，以便手术医生操作。

（6）持针器使用后，针不离持针器，避免缝针丢失。

四、敷料类

敷料类包括纱布类和棉花类，采用吸水性强的脱脂纱布、脱脂棉花制作，用于术中止血、拭血及压迫、包扎等，有不同规格及制作方法。

1. 纱布类

纱布类包括不同大小、尺寸的纱布垫、纱布块、纱布球及纱条。

2. 棉花类

棉花类常见的有棉垫、带线棉片、棉球及棉签。

五、引流物

外科引流是指将人体组织间或体腔中积聚的脓、血或其他液体导流于体外的技术。引流物种类很多，应根据手术部位、深浅及引流液量和性质等，选用合适的引流物。引流物根据作用机制可分为以下两种。

（一）被动引流

被动引流是指利用其充溢作用、受腹内外压力差的影响及可吸收敷料的毛细管虹吸作用而进行的引流。

1. 乳胶片引流条

乳胶片引流条一般用于浅部切口和小量渗液的引流。

2. 纱布引流条

纱布引流条包括干纱条、凡士林纱条、碘附纱条、盐水纱条等。用于浅表部位、感染创口的引流。

3. 烟卷式引流条

烟卷式引流条将乳胶片卷曲粘合成圆筒状，高压灭菌后备用。常用于腹腔内较短时间的引流。

4. 管状引流管

管状引流管有各种粗细的橡胶、硅胶或塑料类制品，是目前品种最多、应用广泛的引流物。包括普通引流管、双腔或三腔引流套管、T 型引流管、蕈状引流管等，用途各异。普通单腔引流管可用于创腔引流；双腔或三腔引流套管多用于腹腔脓肿、胃肠、胆和胰瘘等的引流；T 型引流管用于胆管减压、胆总管引流；蕈状引流管用于膀胱手术引流等。

（二）主动引流

将外界持续的吸引装置连接引流物，使被引流区保持负压吸引。

（1）负压引流器。

（2）负压引流球，如乳癌根治术、颈淋巴清扫术后等，用橡皮管负压吸引。

六、一次性无菌医疗用品

（一）一次性无菌医疗用品的储存和保管

（1）一次性无菌医疗用品应由专人负责，专库储存，不同种类、型号分别放置，批量购入。每次购入物品要认真登记到货时间、供货商、生产厂家、品种型号、数量、保存日期等。根据临床使用情况，按产品使用量及周转时间、存放场地的情况，向物资供应科作出计划，并详细写明物品的种类、数量等,其目的是避免造成缺货或积压。

(2)一次性无菌医疗用品必须按有效期先后顺序摆放,一次性无菌物品库房必须设在清洁区内,室内必须保持洁净,温度保持在18 ℃~20 ℃,湿度为40%~60%,无腐蚀性气体,阴凉、干燥、通风良好。所有一次性无菌医疗用品一律高于地面20 cm存放,物品距离墙壁的距离不小于5 cm。

(3)打开外包装的小包装,物品一律放入无菌间,非管理人员不得进入无菌间。

(二)一次性无菌物品的发放

一次性无菌物品由专人负责,严格按照发放手续发放。发放时认真核对有效期及包装是否完整。每日根据所需要的种类和数量,将一次性无菌医疗用品送至各科室,由科室人员清点并签字。发放物品的车要专车专用,每日用消毒液擦拭,保持干燥。

(三)一次性无菌医疗用品的回收和毁形

(1)使用后的一次性无菌医疗用品放入医疗废物塑料袋内,利器放入利器盒,由专人统一回收登记,并上交卫生部门指定的单位。

(2)回收一次性医疗用品要专人专车。回收后的物品严禁返回消毒供应室工作区域。回收物品车每日用后,必须清洁处理,定期用消毒液刷洗,存放在一次性物品回收间,不得随意放置。

(3)消毒供应室将发放的一次性无菌医疗用品按科室、部门做好登记,报有关部门。负责回收人员,将各科室用过的一次性医疗用品清点过数做好登记,按科室报有关部门。一次性输液器和注射器,发放量与回收量必须相符,任何部门和个人不准将使用后未经处理毁形的一次性医疗用品直接做废弃物处理,一经发现,立即纠正,并给予处罚。

(刘晶菁)

第十六节 手术室常见职业危害因素

手术室既是医院的重点科室,也是高风险科室。因此,医院应高度重视,加强职业危害的宣传教育,采取有效的职业防护措施,保障手术室护士的职业安全。手术室护士在职业行为中应当加强自我防护意识,学习职业危害防护知识,尽量减少职业危害,维护身心健康,保证护理质量,更好地履行对患者、患者家属以及社会的义务。

一、利器损伤

据报道,因职业引起的感染途径中,针刺伤占80%。注射0.4 μL乙型肝炎患者的血清,其感染率高达50%。

防护措施:建立预防利器损伤的规范。可制定一套缝合过程中缝针位置放置、传递、使用、用后收回的规范程序;进行防利器损伤的岗前培训;加强专业技能培训,培养良好的心理素质;恰当处理用后的各种利器。

二、电离辐射、X线

随着医学科学的快速发展,手术室大量的先进医疗设备的引进(如氩气刀、电子腹腔镜、X

线机等),手术室医护人员经常受到 X 线的照射,使手术室护士不可避免地受到放射性损伤。长期接触 X 线可以对人体造成很多损害,如自主神经功能紊乱,晶状体混浊,甚至诱发肿瘤。

防护措施:加强防护意识,将具有一定放射性损害的机器尽量放在固定手术间内;术中用 X 线片或术中进行放射治疗时,手术室前后门均要挂上"放射性危害"牌,防止无关人员进入;采取必要的防护措施,如在四周为铅墙的专用手术间进行手术,参加手术的人员要穿铅衣,未穿铅衣的医护人员使用铅屏风遮挡,条件允许可暂时回避以免射线危害;定期检查 X 线残留量,对手术室护士的安排应保证定期轮换,以确保工作人员所受的 X 线照射率在安全照射率内;护士在怀孕期间禁止接触 X 射线。

三、环境因素

(一)噪声

手术室的噪声主要来源于患者的呻吟、电动吸引器、电刀、电锯、监护仪器报警等。长时间在噪声环境中工作,可出现头痛、失眠、听力下降等症状。已经证明噪声与血压升高有直接关系。

防护措施如下。

(1)加强宣传和教育。噪声在医学领域所造成的危害之所以未引起人们的重视,关键是缺乏对噪声的认识。因此,加强教育和宣传是首要任务,只有思想上高度重视才能确保行动上自觉控制。

(2)隔音设计。对于新建手术室,在声学设计方面对手术间、墙壁、门采用隔音设备,洗手间和无菌间设隔音装置,建立闭路电视、可视电话,减少参观人员。对现用手术室,在保证正常工作的前提下,用最经济的方法将环境中的噪声控制在允许的标准范围。

(3)加强不定期检修。对科室所有仪器和设备进行普查、检修,淘汰部分陈旧设备,以消除异常噪声。每周定期对器械台、麻醉机、推车等的活动部件上润滑剂,同时尽量减少其推拉次数。吸引器不用时及时关闭,麻醉监测信号统一调至不影响或分散手术人员注意力的水平。电话移至半污染区。推车等活动部件要定期上润滑剂。工作人员要做到说话轻、操作轻。

(二)化学性危害

医院是一个特殊的工作环境,各种对人体有潜在危险的化学因素随处可见。手术室护士在日常工作中经常会接触各种化学消毒剂、固定剂等,这些物质可通过呼吸道和皮肤的接触对人体造成伤害。

1.化学消毒剂

甲醛、戊二醛以及含氯消毒剂用于浸泡器械、熏蒸消毒、手术间的物表消毒等。这些化学消毒剂具有较强的刺激性和腐蚀性。这些消毒剂挥发在空气中被人体吸入后可导致支气管黏膜水肿,长期作用可引起支气管炎,最终导致呼吸系统的损害。另外对人的眼睛也有刺激作用,可引起流泪、视物不清等,还可以引起接触性皮炎。还有研究表明,戊二醛对健康有负面影响,对于皮肤、眼睛和呼吸道系统,它是一种高度刺激物质,它的使用是引起职业性哮喘的原因之一。

防护措施:首先,要正确使用消毒剂。消毒剂的使用是有针对性的,对细菌病毒所污染的环境、物品、器械等,应选择合适的消毒剂,并采取正确的消毒方法,按规程要求严格实施消毒。其次,要正确选择消毒剂。在使用消毒剂时,要了解消毒剂的理化性质,选择合适的化学消毒剂浸泡被污染的医疗器械。能用物理方法消毒的就不用化学方法;能用低浓度消毒剂消毒就可以奏效的就不用高浓度消毒剂消毒。用化学方法消毒应尽量选择环保型消毒剂。最后,使用的消毒剂必须符合国家质量鉴定标准。掌握正确的配置方法,确保使用浓度安全有效。盛放消毒剂的容器要配备容器盖,避免消毒剂的挥发,以保证消毒剂的有效浓度,减少对工作人员身体的伤害。配置消毒剂时,避免直接接触或粉末误吸造成皮肤、黏膜的局部毒性,应戴口罩、手套,防止发生喷溅。如果不小心将消毒剂溅到眼睛或皮肤上,则应立即用清洁的流动水反复冲洗,避免灼伤黏膜或者皮肤。保持室内空气流通,安装空气净化装置。

2.化疗药物的使用

医学的进步使许多的癌症患者得以治愈或延长寿命,其中化疗药物的应用发挥了很大的作用。手术中局部使用化疗药物的现象也普遍存在,因此手术室护士也经常会进行化疗的操作,化疗药物在低剂量下就可以产生严重的器官损伤或者其他方面的毒性损伤,并可以致癌。这些化疗药物的接触可通过皮肤、呼吸道等各种途径侵入护理人员的身体而造成损伤。

防护措施:在配置化疗药物前应先做好个人防护,戴好口罩、帽子、护目镜、乳胶手套。操作时要具有高度的责任心,注意力要集中,避免容器渗漏和破裂。如果皮肤及衣服被药液污染,立即用肥皂和清水清洗被污染的皮肤和衣服。用过的注射器、针头、手套以及其他用物放入专用容器内封口,统一按医疗垃圾处理。

3.挥发性气体

手术室的环境相对封闭,空气中会残留吸入性麻醉药,如异氟醚、安氟醚等。长期暴露于微量麻醉废气的污染环境中,可引起自发性流产、胎儿畸形、生育率降低和肝功能损害。另外使用电刀及氩气刀所产生的烟雾、骨水泥混合时产生的异味,对呼吸系统有不同程度的影响。

防护措施:①加强防护知识教育,充分认识空气污染的危害性,提高防污自觉性,减少污染源的产生。②重视麻醉废气的排放,建立完好的排放系统,使用密闭性良好的麻醉机以减少泄露。根据麻醉种类及手术大小合理安排手术间,孕妇不能被安排进手术间工作。应从造成麻醉废气泄露或污染的各个环节着手,主要包括:选用密闭性能好的麻醉机并进行定期检测,防止气源管道的漏气,尽量采用低流量紧闭式复合麻醉,选用密闭度适宜的麻醉面罩,往蒸发罐加药过程中防止麻醉药洒落等。提高手术室工作人员对麻醉废气污染的重视,并加强责任心管理,也是降低麻醉废气污染的重要环节。增加麻醉废气排污设备,改善手术室的通风条件,将泄露的麻醉废气尽可能排至室外;采用麻醉废气吸收器或将麻醉机的废气连接管道通至室外,是加强麻醉废气排污的有效措施。③术中用电刀时要同时用吸引器吸烟,尽量用焦烟少、性能高的电刀,以减少空气中的焦烟。

(三)生物性危害

生物性危害不仅危害护士的健康,也是引起医院感染的主要原因之一,主要包括乙型肝炎病毒、AIDS病毒、丙肝病毒、梅毒等。含毒浓度最高的体液依次为血液成分、伤口分泌物、精液、阴道分泌物、羊水等。因此手术室护士是被感染危险性最大的人群。

在护理操作(如输液、打针、传递器械等)过程中,护士最容易受到损伤。骨科手术操作(如敲打、器械的意外松脱或脱落)也可能造成手术人员的眼睛、皮肤、黏膜的污染。术后器械清洗过程中污水或残留在器械表面的血液溅入眼睛内也会造成污染。

急诊手术是手术室工作的一部分,其特点是病情急、创伤大,尤其是颅脑损伤、四肢损伤、宫外孕大出血等往往合并休克等症状,需要及时进行抢救,且大部分急诊手术(乙肝、丙肝、

HIV、梅毒等)检查报告未知,导致手术室护士在抢救患者过程中被病毒、细菌、真菌等微生物感染的概率大为增加。

防护措施:首先,要加强防护意识。接触患者体液、血液时应该戴手套;手上有创口时应用粘贴膜贴好;接触有传染性疾病患者的体液、血液时应做好防护措施,戴双层手套、护目镜及脚套等;加强对急诊手术危险性的认识,对乙肝、丙肝、AIDS、梅毒等检查报告未知的患者严格按照标准预防的措施进行操作。其次,要规范操作。用过的注射器针头禁止重新套上针帽(抽血做血气分析除外),更不可将针头对着自己或别人,禁止直接用手弄弯和弄直针头;规范手术器械台的摆置,如手术刀、剪、针等锐利器械须放在弯盘内进行传递,并且使用后放在固定位置;手术刀片的安卸必须用持针器,避免用手直接安卸;夹取缝针直接用持针器,勿用手中的纱布直接擦拭手术刀刃上的血液,及时撤去手术台上不必要的锐利器械;术毕及时将缝针、刀片、注射器针头等锐利废弃物放于专用容器内,避免与其他器械混合;手术室配备器械自动清洗锅,防止污水溅入眼内及预防手洗器械过程中造成的损伤。再次,要重视预防接种,提高护士的免疫力。医院应定期对手术室医务人员接种乙肝疫苗。最后,为损伤后的干预措施。若血液等溅入眼内,应用大量生理盐水或清水冲洗。若出现锐器损伤要保持镇静,迅速脱去手套,用健侧手立即从近心端向远心端挤压创口,挤出部分血液,然后用流动水彻底冲洗创口(边冲边挤),擦干,并用碘附消毒后包扎创口。若患者 HBV(乙肝病毒)阳性,应及时上报医院有关部门,并在 24 h 内注射免疫球蛋白或乙肝疫苗;若患者 HIV(人类免疫缺陷病毒)阳性,除及时上报医院外,还应设法在受伤 24 h 内尽快服药预防,并尽快抽取受伤者的血液做 HIV 抗体检测,确定是否感染,根据检测结果采取相应的治疗措施。于 6 周、12 周、6 个月定期检查。

四、心理生理性危害

(一)心理因素

主要表现为疲劳。导致疲劳的原因主要是高强度的脑力劳动及超负荷的体力劳动。由于手术室工作繁忙、劳动强度大、节奏快、持续时间长,且经常遇到急重症及复杂手术、抢救等,护士每日高度紧张,注意力过度集中,精神压力大,在手术结束后往往疲惫不堪。张圣洁等对 95 名手术室护士疲劳状况进行调查,结果显示疲劳在手术室护士中普遍存在,且在该调查中,中、重度疲劳者占 61.05%,反映手术室护士的疲劳状况既普遍又严重。长期的疲劳有可能超过机体的调节能力,产生焦虑、抑郁等紧张情绪。

(二)生理因素

器械护士经常长期超时站立,导致下肢静脉血液回流不畅,易产生下肢瘀血,甚至可造成下肢静脉曲张;长时间空腹、饮食不规律等易导致胃及十二指肠溃疡、偏头痛等;全神贯注于手术配合,上身前倾,颈部偏转,角度相对固定在 20°~80°,术野离器械护士越远,颈部偏角越大,这样长时间的固定姿势极易使肌肉、肌腱疲劳,长时间张弛失调造成局部血液循环不良,形成组织水肿、渗出或增生,严重的可压迫椎动脉和脊神经根导致颈椎病的发生;协助医生给患者摆放体位和术毕搬运患者是手术室巡回护士的一项经常性体力劳动,加上长期奔走,易造成腿部肌肉和关节损伤;搬动较重器械或推较重的仪器设备也易引起肌肉拉伤和腰肌劳损。防护措施如下。

心理因素的防护:护士手术前访视患者,了解患者情况,明确患者手术中所需要的器械、物品等,做到手术中熟练配合,可减轻手术中因配合不顺利而出现心理紧张;培养护士良好的心理素质,提高其技术水平,适当参加运动、娱乐、休闲活动,调养身心;术中手术间播放悠扬的轻音乐,以减小护士的心理压力。有调查报告显示,医护人员对手术时播放背景音乐的认同趋势是明确的、比较一致的,认为边工作边听音乐不但没有影响正常工作,而且会感到心理压力明显减小。

生理因素的防护:①器械护士为了改善下肢静脉回流,术中可使用弹力袜,同时左右两腿轮换支撑身体;如果是坐姿手术,要保持背部生理弯曲,凳子不能太高或太矮,应该是人坐上去脚底触地呈 90°;工作安排中采取弹性排班,器械护士和巡回护士交替,以减少器械护士站立时间。②平时做到生活有规律,饮食以高蛋白、高热量为主;在休息室备饼干、巧克力、糖果、水果和牛奶等,以备在手术间隙抽空补充能量;如条件允许,手术时间超过 8h,应考虑更换器械护士和巡回护士轮流吃饭,以便手术护士有充足的精力投入工作,减少胃肠道疾病的发生。③为了减轻视觉疲劳及颈部酸痛,可以利用几秒钟时间转动眼球,颈部前后左右摆动。托盘架是器械护士操作的主要场所,过高可影响视野,并使上肢过度抬高容易造成疲劳,过低会压迫患者躯体。最佳的高度应在护士剑突下 3~5 cm,以便于护士操作。

(刘晶菁)

第十七节　手术室护士工作程序及要求

手术的成功离不开医护人员的密切配合。手术中的配合可分为直接配合与间接配合两种。直接配合的护士直接参与手术,配合手术医师完成手术的全过程,被称为器械护士或洗手护士。

间接配合的护士不直接参与手术操作的配合,而是被指派在固定的手术间内,与器械护士、手术医师、麻醉医师配合,完成手术,被称为巡回护士。巡回护士的主要任务是做好手术准备,按整体护理要求护理患者,并与手术医师、麻醉医师密切配合,安全高效地完成手术任务。其工作范围是在无菌区以外,具体工作要求如下。

一、巡回护士工作程序及要求

(一)标准要求

(1)着装整洁,不留长指甲,不佩戴饰物,仪表端庄,衣容整洁,以饱满的精神进入工作状态。

(2)对手术的配合要做到积极主动,配合熟练。

(二)工作程序

1.术前 1 d

术前 1 d 访视患者:了解手术情况,填写手术访视单,准备次日手术仪器,并检查其性能,若需要牵引床则须将手术床更换。

2.手术当日

(1)检查手术间内各种药物、物品是否齐全:电源、吸引装置、供氧系统等固定设备是否安全有效。根据手术需要备齐各种物品,调节好适宜的室温及光线,铺好无菌桌,创造最佳的手术环境及条件。

（2）接患者

1）热情接待手术患者，按大、小通知单核对床号、患者姓名无误后，在大通知单上打勾，携带接患者登记本到病房接患者。

2）将大、小通知单与病历查对，与病房护士查对患者术前情况并请病房护士在接患者登记本上签名。

3）与患者查对姓名、性别、手术部位、备皮情况、术前针准备情况及禁食、禁水等术前准备工作，带齐手术用物（如腹带、负压吸引瓶、X线片、输液用品等）。嘱患者摘掉义齿、发卡、饰品，将身上的钱物交给患者家属。

4）请患者上平车，将患者平稳地推入手术室。

（3）进入手术间

1）患者准备：患者进入手术间后，协助患者将衣服脱下，平卧于手术床上。根据麻醉要求安置患者体位，并注意看护，以防坠床。再按照手术要求摆放体位，正确固定，确保患者舒适、安全。若需要使用电灼器，锌板应放在肌肉丰富部位，以防灼伤。对患者应给予解释、安慰，消除其恐惧、紧张心理，取得合作。

2）建立静脉通路后，配合麻醉。按医嘱给药，严格执行查对制度。

3）洗手护士刷手后，巡回护士负责台上所需的物品的供给（手套、缝线、皮管、器械等）。

4）摆体位，做好查对。手术部位要注意左右侧，摆体位时要轻、稳、准、快，做到固定牢固、显露伤口清楚、患者舒适、无挤压、不接触金属物。

5）放好头架与托盘，摆好适当的脚凳。

6）清点数字，准确记录并与洗手护士核对。

7）打开消毒液瓶盖，显露好手术野，将灯光对准手术野。

8）做好患者的皮肤保护，防止碘酒灼伤、电刀烧伤及皮肤压伤。

9）协助医师穿无菌手术衣。

10）铺无菌单后，接上吸引器、电刀，再次对好灯光。

（4）手术开始

1）切开皮肤时注意患者有无体位改变。

2）探查胸、腹腔时注意观察患者的生命体征，并按医嘱给药。

3）保持静脉通畅，主动供应，不出手术间。

4）及时填写护理记录，有留置导尿管要及时观察尿量，并做好记录。

5）输血时要2人查对（姓名、血型、住院号、采血日期），输血前要用生理盐水冲洗输液管道，以防血液凝固。

6）术中给药，要求与下达医嘱的医师查对。

7）术中增加的清点物品要及时登记，并与洗手护士核对。

8）术中交班：交接手术进行情况；巡回护士要与洗手护士、接班护士3人核对增加或减少用物数字的登记；输液记录是否齐全准确，输液部位有无外露等；患者体位是否牢靠、舒适，皮肤有无接触金属物，受压部位垫得是否合适；精密仪器及高值物品的使用情况等进行交接；交接患者物品，包括病历、X线片、衣服等；交接完毕后在交班本上签名。

9）术中变换体位时，注意是否有托盘压伤及接触金属物。

10)根据手术需要及时调整灯光。

11)注意监督无菌操作,保持手术间的清洁、整齐、安静(如地面无血迹、掉下的器械、纱布及时收好,将包布等放附属间柜内)。

12)注意观察吸引瓶液量并及时处理。

13)注意调整室温,并及时给医师擦汗。

14)手术完毕后协助医师包扎伤口。

(5)术后

1)将患者带来的衣物、输液物品、病历、X线片等备齐随患者送回。

2)护送患者回病房,与病房护士交接物品及交代患者情况(特别要交代皮肤情况、输液情况,并登记、签名)。

3)急救车内药品用后应进行检查、补充。

4)补充手术间备用药品及物品(肾上腺素、麻黄碱、阿托品、碘酒、乙醇等),放于壁柜下层。

5)擦净注射盘、杂用盒,检查补充盒内物品后放柜内下层。

6)未用的药品、物品,查对后放回原处。

7)擦拭、整理、登记、归位术中使用的各种仪器。

8)无洗手护士时,巡回护士应完成洗手护士的工作。

二、器械护士工作程序及要求

器械护士的主要职责是准备手术器械,按手术程序向手术医师直接传递器械,密切配合、完成手术。其工作范围只限于无菌区内,具体工作要求如下。

(一)标准要求

(1)着装整洁,不留长指甲,以饱满的精神进入工作状态。

(2)积极主动配合手术,严密观察患者病情,做好应急准备。

(3)严格进行各项无菌操作并监督执行。

(二)工作程序

1.术前1 d

(1)术前1 d访视患者,了解患者病情和患者的需要,了解手术情况,填写术前访视单。

(2)擦净器械桌,备齐1台手术敷料及手术备用物品,注意查对失效期。根据手术种类和范围准备手术器械、敷料。

2.手术当日

(1)手术间准备工作

1)擦净手术间壁柜、器械桌及仪器表面上的尘土,如有腔镜,擦腔镜车的手术物品,检查手术用品是否齐全,消毒时间是否合格。将手术物品及备用物品放入手术器械车及壁柜内。

2)摆放肾形桌上的物品,补充准备物品,对于危重患者应准备急救。

3)检查灯光并调整至相应位置。

4)调节手术间温度至24 ℃。

5)准备输液用物品,挂好液体。

6)连接好电刀及吸引器,检查体位垫及手术床。

7)准备好本手术所需的一次性物品(手套、线束、刀片、空针、冲洗器、皮管、电刀套、引流管等）。

8)将导尿物品放于托盘上。

(2)患者进入手术间：协助巡回护士一起帮助患者脱衣上床。注意患者的安全,遮盖、保护患者的隐私。协助巡回护士为患者输液。

(3)刷手前准备

1)分别打开敷料主包的 2 层包布。

2)打开主器械包布。

3)打开手术衣包布,备好洗手护士所戴的手套。

4)刷手。

(4)洗手护士刷手后

1)穿无菌手术衣,戴无菌手套。

2)铺无菌手术台(摆正主包位置,打开近侧及对侧桌巾,检查指示剂是否合格,把敷料放于器械桌右上角,铺 1 单层治疗巾于器械桌左下角)。

3)按程序整理器械桌物品,清点手术用器械、敷料,并认真与巡回护士进行登记、核对。

4)准备好皮肤消毒用物。

5)检查手术器械是否齐全,性能是否良好,如吻合器的功能;牵开器等要检查螺丝;电钻、气钻等应接上动力线,检查其性能;检查基本器械性能是否良好、是否完整、有无缺损;特殊不定型手术请医师查看器械并及时补充。

6)按规定程序传递无菌单,递上吸引管及吸引头。

7)按规定程序将器械备于托盘及手术台上。接好电刀,将电刀放于保护套内。

8)再次清点纱垫、纱布,并登记于清点单上。

(5)手术开始

1)精力集中,按手术步骤传递手术器械,做到配合积极、主动。

2)遇有紧急情况,能沉着、果断地配合抢救。

3)在手术配合过程中要始终保持无菌操作,保持托盘上器械、物品的井然有序、清洁整齐。器械用后及时将血迹擦净。

4)怀疑物品污染要立即更换处理,他人指出不得反取,应无条件纠正。

5)污染手术按规定操作配合。

6)标本的存放。手术切下的大标本放于标本盒内保存;小标本用纱布包裹并用组织钳夹好作为标志,放于弯盘内;放于酒杯内的标本如脑标本等用纱布盖上用橡皮筋固定,以作为标志。

7)术中培养管保存于器械桌左上角。

8)术中纱布按规定使用和管理。手术开始后一律使用显影的纱布、纱垫,不允许裁剪纱布,特别应注意存放在伤口内的纱布要记清,并做好标识。

9)术中如送标本做冷冻切片进行病理检查,不允许用纱布包裹标本,特殊情况须交班登记。

10)术中增加清点数字的器械、纱布,要当即清点并核对登记。

11)关闭手术切口,按清点程序认真清点并核对登记,同时请医师检查伤口。

12)在整个手术进程中,要维护和监督手术区的无菌状态。

13)手术交接班的要求如下(洗手护士如无特殊情况,术中不得进行交接班):交接手术进行情况;准确清点纱布、纱垫等的数字并与洗手护士、接班护士及巡回护士3人共同查对;交接标本培养拭子留置情况;交接精密仪器的使用情况。

(6)术后

1)再次清点纱布、纱垫等,在登记本上打勾。

2)清点污敷料放于外用污衣袋内,器械放于外用车上层。台上所用刀片、缝针、针头等锐利物品放于封闭容器内。

3)清理地面线头,收拾清理手术间等处。

4)检查登记本并签字。

5)如连台手术,处理第1台手术物品后,去无菌敷料室准备第2台手术所用器械及敷料,刷手上台。

(7)术后处理要求

1)用后器械处理:器械清点核对后,交器械供应部前台护士检查核收;吸引头、扁桃体圈套器和管腔器械用管腔毛刷清洗及大量清水冲净血迹后,放在清洗屉内超洗;剪刀等锐利器械放在安全部位,以防压坏;支气管吻合器、肠道吻合器、电钻头等精细器械要打开清洗后放弯盘内再超洗;精细器械如眼科、内耳、冠脉器械、显微器械及特殊器械等交器械室主管护士检查,清洗后上油,单独放置;器械核实准确后,在器械使用清单上签名,有丢失应立即查找;须更换的手术器械应通知器械室人员及时更换或术中由巡回护士当时更换。

2)手术吸引器皮管、术中所用污手套等扔于黄色医用垃圾袋内。医用垃圾袋不得随便丢弃。

3)未用的干净敷料及物品放回指定地点。

4)用过的敷料放在污染敷料室内。

5)将器械桌擦干净放于指定处。

6)检查登记手术标本、培养管等。

7)巡视手术间整理是否彻底;手术后随患者带走的器械,洗手护士负责请医师写借条,并借条、卡片夹在一起,交器械室主管护士。

三、器械护士基本技术操作

(一)手术器械桌和手术托盘的铺置

1.铺置原则

(1)使用无菌单建立无菌区域,建立无菌屏障,防止无菌手术器械及敷料再污染,最大限度地减少微生物由非无菌区域转移至无菌区域。

(2)无菌桌应有无菌区和相对污染区的划分,有利于手术过程中的无菌管理。

2.铺置方法与要求

(1)无菌桌的建立要求:无菌桌的铺巾至少4层,四周垂于桌缘下30 cm。无菌巾一旦浸湿,应立即更换或加铺无菌巾,以防细菌通过潮湿的无菌单进入切口。

(2)无菌桌的建立方法

1)直接利用无菌器械包的包布打开后建立无菌桌。此种方法是临床上最常用、最简单、最经济、最快的方法,开台时不仅占地小,还节约用物。

2)用无菌敷料重新铺盖建立无菌桌。这是在已打开的无菌敷料中用两把无菌持物钳(或由穿戴好手术衣、手套的护士执行)夹住双层包布的两端后抖开,然后由远到近平铺于器械车桌面上,同法再铺一块无菌巾,使之达到4层。铺巾时应选择四周范围较宽的区域,无菌巾四周垂于桌缘下30 cm,手术人员穿折叠式手术衣或在其后背加铺无菌巾,避免手术衣后襟触碰器械桌造成污染。

(3)托盘:托盘是器械桌的补充形式,摆放正在使用或即将使用的物品,以协助护士快速传递物品。因此,应按照手术步骤放置物品种类和数量,及时更换,不可大量堆积,以免影响操作。托盘可分为单托盘和双托盘两种。

1)无菌托盘的建立:托盘的铺垫有2种解决方法。①剖腹单展开于托盘上,加铺一张小桌布,再铺垫治疗巾,此方法适用于卧位手术;②用托盘套套住托盘,使托盘的上下面都保持无菌,上面再加铺小桌布和治疗巾。此方法适用于膀胱截石位。

2)托盘的布置:第一托盘放置纱布垫和常用的刀剪拉钩等器械,第二托盘放置缝针、缝线和针持以及钳带线等,两个托盘交界处放置血管钳。

3.手术野基本物品准备

手术野基本物品指的是手术切皮前切口周围的物品准备。手术护士应在整理器械桌后,迅速备齐切皮时所用物品,加快手术进程。

(1)铺台完毕后迅速将器械拿上托盘。

(2)切口两侧各放1块干纱垫,一是为了在切皮时拭血,二是将皮缘外翻,协助术者对组织的切割。

(3)将吸引管中部套入组织钳手柄环内,用组织钳提起布巾,将其固定在切口的上方,接上吸引头。

(4)将高频电刀线固定在切口下方,固定端到电刀头端留有约50 cm。一是方便术者操作,二是不用时电刀头能放回电刀头套内,以免术中手术人员误踩脚踏或误按手控开关造成患者皮肤灼伤。

4.注意事项

(1)手术护士穿好手术衣,戴好手套后,方可进行器械桌整理。

(2)器械桌、托盘的无菌区域仅限于桌面及桌缘内,桌缘外或垂于器械桌缘下视为污染区,不可将器械物品置于其外侧缘。手术人员不能接触桌缘平面以下。凡垂落于桌缘平面以下的物品视为污染,不可再用或向上拉提,必须重新更换。

(3)小件物品应放弯盘里,如刀片、针板、注射器等,一方面保持器械桌整齐,另一方面避免丢失。

(4)妥善保管缝针。缝针细小,术中极易被手套、敷料黏附而丢失,导致物品清点不清。不可将缝针随意摆放在器械桌面上,以免丢失,取用的缝针必须保持针不离持。

(二)装、卸刀片法

为了安全起见,刀片需采用持针器夹持,不可徒手拿取刀片,以防割伤手指。

(1)刀片安装:安装刀片时,用持针器夹持刀片前段背侧,将刀片与刀柄槽相对合,轻轻向下推。

(2)拆卸刀片时,用持针器夹住刀片的尾端背侧,向上轻抬,将刀片推出刀柄槽。

(3)卸下的刀片应放入锐器收集盒内。

(4)安装拆卸刀片时,不可对着自己和他人,以防刀片断裂飞起刺伤,应对着无菌器械桌。

(三)器械传递法

1.器械传递的原则

(1)传递器械时做到稳、准、轻、快、用力适度,为术者提供最大的方便。

(2)力度适当,达到提醒术者的注意力的目的。

(3)根据手术部位和手术步骤,传递所需的器械。以开腹手术为例:开腹时递短器械,探查时递腹部拉钩,准备进行深部手术操作时递长器械,结扎需长血管钳带线等。

(4)及时收回切口周围的器械,擦净器械上的血迹,避免堆积,防止掉地、污染。

(5)传递器械时,有弧度的弯侧向上,有手柄的朝向术者,单面器械垂直递,锐利器械用弯盘传递。

(6)注意医生的手术操作规律。如在分离组织的过程中,医生往往采取钳夹、剪断、结扎或缝扎的操作方法,在传递器械时应该按照顺序:递血管钳两把,递组织剪,递钳带线或针带线,递线剪。

(7)注意器械的配套使用方法。如骨凿和骨锤必须配套使用,所以在准备和传递器械时应注意,减少不必要的等待。

2.器械传递方法

(1)手术刀传递法

目前一般使用弯盘传递,以免误伤自己或术者。

(2)弯剪刀、血管钳传递法

洗手护士右手握住剪刀的中部,利用手腕部运动,适力将柄环部拍打在术者掌心上。传递过程应灵活应用,以快、准为前提。常用的传递方法有3种。

1)对侧传递法:右手拇指握凸侧上1/3处,四指握凹侧中间部,通过腕部的适力运动,将器械的环柄部拍打在术者掌心上。

2)同侧传递法:右手拇指、环指握凹侧,示指、中指握凸侧上1/3处,通过腕下传递。左手则相反。

3)交叉传递法:同时递两把器械时,递对侧器械的手在上,同侧的手在下,不可从术者肩或背后传递。

(3)镊子传递法:洗手护士右手握住镊子夹端,并闭合开口,水平式或者直立式传递,让术者握住镊子中上部。

(4)持针器传递法:传递时缝针的尖端朝向手心,针弧朝背,缝线搭在手背或用手握住,以避免术者同时将持针钳和缝线握住。

(5)拉钩传递:传递时,右手握住拉钩前端,将柄端平行传递给术者。传递前拉钩应用无菌生理盐水浸湿,达到减少摩擦的目的。

(6)咬骨钳传递法:枪状咬骨钳握轴部传递,术者手接柄;双关节咬骨钳传递,握头端,术者接手柄。

(四)敷料传递法

1.敷料传递的原则

(1)速度快、准确。

(2)及时更换切口敷料。

（3）纱布类敷料应打开、浸湿，成角传递（根据情况灵活掌握，如胸科、骨科手术无须浸润，打开纱布）。

2.敷料传递法

（1）纱布传递：打开纱布，成角传递。由于纱布被血迹浸湿后体积小而不易发现，不主张在切口深、视野窄、体腔或深部手术时使用纱布拭血。必须使用时用致密纱编织的显影纱布，应特别注意进出的数目，做到心中有数。

（2）纱垫传递：纱布垫浸湿后打开，用镊子成角传递。

（3）其他敷料的传递法：用前必须浸湿。

1）带子传递：传递同"血管钳带线法"。常用于对组织进行悬吊、牵引。

2）引流管传递：常用于组织保护性牵引，多用 8F 红皮导尿管。18 cm 弯血管钳夹住头端递给术者，穿过需牵引组织，反折引流管，用 12.5 cm 蚊式钳牵拉固定。

3）橡皮筋传递：手指撑开胶圈，套在术者右手上。用于多把血管钳的集束固定。

4）KD 粒（花生米）传递：常用于深部组织的钝性分离。用 18～22 cm 弯血管钳夹持递给术者。

5）脑棉片传递：多用于开颅手术时，将棉片贴放于组织表面进行保护脑组织。脑棉片一端要求带有显影线，以免遗留。稍用力拉，检查脑棉片质量。浸湿后分开放在治疗碗内，棉片端露出碗沿 2～3 cm，带有显影丝线一端放入治疗碗内。

（五）穿手术衣

穿无菌手术衣的目的是避免和预防手术过程中医护人员衣物上的细菌污染手术切口，同时保障手术人员安全，预防职业暴露。

1.对开式手术衣穿法

（1）双手及手臂刷手消毒后，提起手术衣领，面向器械桌，远离胸前及手术台和其他人员，展开手术衣，将手术衣轻轻向上抛起，两手顺势伸入衣袖中。由巡回护士在身后轻拉衣领并协助拉住衣领两角系带，器械护士将手向前伸出衣袖。

（2）手伸出衣袖后，双手交叉将手术衣胸前两根腰带分别提起，由巡回护士拿住腰带下端 1/3 处，在腰后系好。

（3）穿手术衣时，不得用未戴手套的手牵拉衣袖或接触手术衣其他部位，防止污染手术衣。

2.遮背式手术衣穿法

（1）取手术衣，双手提起手术衣领，展开手术衣，将手术衣轻轻向上抛起，两手顺势伸入衣袖中。注意不要将手伸出衣袖。

（2）巡回护士在身后协助拉住衣领两角系带，结扎衣领带及内侧腰带。

（3）戴无菌手套后，递右手侧腰带给巡回护士，巡回护士用无菌持物钳（镊）夹住。或者将右侧腰带递给已经穿好手术衣戴好手套的人员，由其递给穿衣者。

（4）巡回护士夹住腰带绕过背后使手术衣的外片遮盖内片，将腰带递回给穿衣者右手。

（5）将腰带与胸前另一腰带结扎，穿衣完毕。

3.穿无菌手术衣注意事项

（1）穿无菌手术衣必须在相应手术间进行。

（2）无菌手术衣不可触及非无菌区域，如有质疑立即更换。

（3）有破损的无菌衣或可疑污染时立即更换。

(4)巡回护士向后拉衣领时,不可触及手术衣外面。

(5)穿无菌手术衣人员必须戴好手套,方可解开腰间活结或接取腰带,未戴手套的手不可拉衣袖或触及手术衣外面其他部位。

(6)无菌手术衣的无菌区范围为肩以下、腰以上及两侧腋前线。

(六)戴无菌手套

1.传统式戴手套法

(1)打开手套包。

(2)已洗手消毒的手拿取手套的反折面,一只手拿住手套反折处,另一手伸入手套内。已戴手套的手伸入另一手套的反折面里面,提起手套,将未戴手套的手伸入。

(3)将手套反折部套住袖口,然后用无菌盐水将手上的滑石粉冲洗干净。

(4)戴无菌手套原则:戴手套时应注意未戴手套的手不可接触手套外面,已戴手套的手不可接触未戴手套的手和手套的反折面。

2.无接触式戴手套法

(1)穿手术衣后双手不出袖口。

(2)隔着衣袖取无菌手套放于另一只手的袖口处。

(3)手套的手指朝向自己,与各手指相对。

(4)放上手套的手隔着衣袖将手套的一侧翻折边抓住。

(5)另一只手隔着衣袖捏住另一侧翻折边将手套翻于袖口上,手迅速伸入手套内。

(6)再用已戴手套的手同法戴另一只手套。

(7)整理手套及衣袖。

3.两人戴手套法

(1)已戴手套者取出一只手套,双手拿住手套的反折边,撑开手套,并使手套的拇指朝向戴手套者。

(2)拟戴手套者将同侧手对准五指后,稍用力向下伸入。协助者同时向上提,顺势将手套边套住袖口。戴手套者整理手套及衣袖,并用生理盐水冲洗。

(3)同法戴另一只手套。

4.摘除手套方法

(1)用戴手套的手抓取另一手的手套外面翻转摘除。

(2)用已摘除手套的手伸入另一手套的内侧面翻转摘除。注意清洁手不被手套外侧面所污染。

(刘晶菁)

第十八节　手术室人员配置

人员配置的目的是配备合适的人员以完成各项工作任务,保证医疗护理工作的正常进行,实现手术室综合目标。因此,合理配置人员,可以减少劳动力,提高工作效率。人员配置要符合医院的工作目标。根据外科病床数、手术台使用率、急诊手术数、大手术多少以及科研、教学任务的不同而定。一般情况下,综合性大医院手术间与手术科室床位比为1∶(30~40),手术室护士与手术台比为(2.5~3)∶1,教学医院的比例宜相对提高,可达3.5∶1。

随着外科学的迅猛发展,对手术室工作技术含量尤其是人员素质的要求也越来越高。而目前不少医院还有较大的差距,表现在:手术室护士在人员组成上"兵"多"将"少,即资历浅、工作经验少的新成分相对多,资历深的技术骨干相对少;在工作性质上"散"多"聚"少,即分散工作多,集中一起操作训练机会少,影响了护士质量的提高。另外,手术室工作繁忙,上班时"站"多"坐"少,常常连续作战体能消耗大,对护士身体素质要求高。

因此,在人员配置上应做到两个合理:一是人才梯次合理。各级职称人员应按一定比例构成一个较完整的人才知识结构,并随学科的发展进行不断调整,做到能级对称,各尽其能,促进人才培养和发展。一般医院手术室护士的高、中、低级职称比例为(0~1)∶4∶8。800张以上床位医院或教学医院为1∶3∶6。二是年龄结构合理。根据手术室护理工作特点,按从事手术室工作护龄的长短,可将手术室护士划分为高、中、低年资3个年龄层次。高年资护士通常指在手术室工作10年以上的护士,她们有丰富的临床经验,阅历丰富、观察敏捷,可从事培训、科研和协助护士长进行管理工作。中年资护士指工作5~10年的护士,她们是临床一线工作的主要参与者,年富力强、有开拓精神,是护理骨干,可从事带教及安全管理工作。低年资护士指工作5年以下的护士,她们有朝气,精力充沛、思想活跃、行动敏捷、接受能力强,应多加引导和培养。因此,在人员配置的年龄结构上注意新老搭配,一般高、中、低年资护士比例为1∶5∶10,有利于手术配合和人才培养,确保手术安全。

(张慧玲)

第十九节　专科分组需要

由于手术技术不断向更细微、更复杂方向发展,各种新器械层出不穷以及无菌技术要求越来越高等原因,促使护理人员专科技术向更专业化或一专多能方向发展,护士配合手术的方式已从过去的随意性全面参与型向专科性定人参与型转变,以适应外科技术不断深入发展的需要。因此,根据手术科室手术种类及数量,将手术室护理人员按业务水平、身体状况、年龄差别进行专科分组、定人配合,确保配合工作有序,忙而不乱。

将护士进行专科分组的好处有两个:一是人尽其才,充分发挥各级人员的主观能动性、创造性,最大限度地发挥她们的潜能,实现护士的自我价值,协助护士长进行二级管理;二是护士相对固定在一个组,每天安排该组手术配合,增加护士实践机会,缩短专科业务培训周期,促进护士岗位速成,提高手术配合的效率和质量,提高服务满意率;三是增强护士工作责任心,有利于手术器械维护保养,确保术中器械好用、够用,又不造成浪费。

一、专科手术配合组

根据临床科室编制序列、规模、手术种类及数量,可将护士分成若干个小组,如普外科手术配合组、骨外科手术配合组、泌尿外科手术配合组、心脏外科手术配合组、胸外科手术配合组、神经外科手术配合组、眼科手术配合组、口耳科手术配合组、妇产科手术配合组、整形美容科手术配合组以及腔镜手术配合组等,每组设一名组长,组员若干。

二、辅助手术工作组

手术室的后勤保障直接影响手术的顺利开展。辅助手术工作组可分为药物准备组、器械准备组、敷料准备组、贵重仪器管理组、感染监控组、教学培训组及卫生保洁组等,每组也设一名组长,组员若干。

实施手术间相对固定,不仅有利于物品定位,减少护士频繁外出拿取物品,提高护士在位率,而且还可以减少频繁开、关门对空气造成的扰动,充分保持手术间空气洁净,避免手术感染。每个手术间设室长1名,巡回护士、值班护士参与手术间管理。进行专科分组要注意如下所示。

(1)各组组长、组员只负责一个组的工作,以便专心致志地工作,尽量不要身兼多职,以免工作不到位、走过场。

(2)应按工作责任大小、技术含量高低确定组长人选。组长多由业务强、经验多、有责任感的中、高年资护士担任。

(3)每个专科组组长相对固定,原则上不轮换,这样既有利于保持护士的技术优势,又有利于低年资护士带教和协调科间关系。

组员每3~6个月更换1次,力求在全面发展的基础上进行专长培养。若组长不在位时,应指定临时负责人,以确保工作连贯性。

(4)制订各级人员职责和工作标准,做到工作明确、权责分明、科学管理。

(5)各组长均在护士长的领导下进行工作。

(原高燕)

第二十节　各级人员工作职责

一、手术室护士长职责

(1)在护理部主任的指导下,负责手术室业务、教学、科研和管理工作。

(2)负责手术室工作计划和质量监控方案的制订、实施、检查、总结和持续质量改进以及绩效考核。

(3)负责手术室护理人员排班,科学分工,密切配合医师完成手术。督促检查进入手术室人员认真执行各项规章制度和技术操作常规,严格无菌技术、查对制度和交接班制度,预防事故、差错。

(4)负责手术安全目标的监督管理,认真指导护理人员做好各种手术配合和抢救工作。

(5)负责组织专科业务学习和技能考核,组织开展新业务、新技术和科研工作。

(6)每日进行护理跟班、护理查房改进护理工作质量;每月进行护理安全形势分析,确保护理安全。

(7)检查督促所属人员做好消毒、灭菌工作,每季(月)度进行空气、物品表面及手术人员手部的细菌培养,监测消毒、灭菌效果,预防医院感染。

(8)负责手术室日常管理,保持各手术间清洁、整齐、肃静和正常工作秩序。

(9)负责安排进修、实习护士的培训。

(10)掌握本室人员的思想、业务能力和工作表现,提出考核、晋升、奖惩和培养使用意见。

(11)负责对外联系、科间协调和接待参观事宜。

二、手术室主任、副主任护师职责

(1)在护理部领导下和手术室护士长指导下进行护理理论、技术及科研和教学工作。

(2)协助、指导本科室组织的护理查房,了解国内外专科护理发展动态,努力引进新业务、新技术,担任提高护理质量、提高手术室业务技术水平的任务。

(3)组织主管护师、进修护师的业务学习,拟订教学计划、编写教材,并负责讲授。

(4)组织护理学术讲座,检查围术期护理的质量,参加指导重大手术、抢救工作,以及护理问题讨论。

(5)组织开展护理科研和技术革新,进行护理经验总结,撰写护理专著和论文。

(6)负责护理系和专修科学生临床实习的教学。

三、手术室主管护师职责

(1)在护士长领导和上级护师指导下进行工作。

(2)负责完成担负的各项护理工作,承担难度较大的护理技术操作,解决护理疑难问题,协助护士长进行护理管理。

(3)担任重大手术的配合工作,参加疑难手术病例讨论,实施手术护理计划。

(4)协助常用药品、器材的准备、检查和管理,检查各种急救设备的性能。

(5)对本科发生的护理缺陷参与调查、原因分析,提出整改措施。

(6)担任教学组长,协助护士长对本室护理人员进行业务技术培训、考核,担任本科生、大专生临床教学和实习指导,带教指导进修、实习护士。

(7)了解本学科发展动态,学习、运用护理先进技术,开展新业务、新技术和护理科研,总结经验,撰写学术论文。

(8)对本科发生的护理缺陷,参与调查、分析、总结经验教训,并提出整改措施。

四、手术室护师职责

(1)在护士长领导和上级护师指导下进行工作。

(2)参加临床护理实践,熟悉专科护理理论,掌握操作技术,负责完成较大手术的配合工作。

(3)担任专科手术配合组组长,负责该组的行政、业务、协调、供应和改进工作,不断提高手术配合质量。

(4)参与护理技术管理和安全管理工作,严格落实无菌技术操作和查对制度,参与科室护理查房,协助参与护理缺陷的原因分析,总结教训,提出改进措施,预防事故、差错和医院感染的发生。

(5)协助护士长抓好在职初级人员的业务培训与考核。担任进修、实习护士带教任务。指导护理员进行手术间的清洁、整理工作。

(6)了解本专业发展动态,担任新业务、新技术的手术配合,参与科研工作,撰写护理论文或经验总结。

(7)参加手术室值班。

五、手术室护士职责

(1)在护士长领导和上级护师指导下进行工作。

(2)认真执行术前访视术后回访制度,开展心理护理,帮助患者适应手术需要。

(3)掌握患者疾病特点和手术相关信息,严格落实手术安全目标,积极协助医师进行各种手术治疗。

(4)担任器械护士或巡回护士,负责术前准备、术中配合和术后整理及手术标本的留取、保管和送检等工作。

(5)严格落实手术安全核查、手术风险评估制度,落实无菌技术操作和查对制度,预防事故、差错和医院感染发生。

(6)负责管理手术间,及时检查、清理、补充各种物品,并做好登记。

(7)负责监督手术人员的无菌技术操作,认真管理手术间工作环境。

(8)学习、运用护理先进技术和方法开展新业务、新技术参与护理革新,认真撰写学习笔记和经验总结。

(9)担任实习护士带教,指导护理员进行手术间的清洁、整理工作。

(10)参加手术室值班。

六、手术室护理员职责

(1)在手术室护士长领导和护士指导下进行工作。

(2)负责手术室卫生清洁整理,保持室内干净,无血迹、无污迹、无积灰等现象。

(3)负责手术患者的接送,做到及时、准确、安全,无接错或误伤患者的现象。

(4)负责病理、检验标本的送检。

(5)负责手术室被服的更换,隔离鞋的清洗,保持清洁。

(6)负责外出请领物品的运送工作,并做好登记及交接。

(7)协助护士进行手术人员的管理和完成手术敷料的准备工作。

七、器械护士职责

(1)术前 1 d 了解患者病情,复习手术的有关解剖、手术步骤、配合要点和特殊准备,做到心中有数,熟练配合。

(2)术日提前 15~30 min 上班,再次检查手术间物品准备是否齐全、正确,发现遗漏,及时补充。

(3)工作严谨、细致、责任心强,严格落实查对制度和无菌技术操作规程,认真核对无菌器械、敷料包的灭菌日期、灭菌效果,化学指示卡、变色指示胶带交巡回护士粘贴在点数登记本上,以便随时核查。

(4)打开无菌器械、敷料包,准备术中用物。

(5)提前 20 min 刷手,整理器械台,物品定位放置。检查器械零件是否齐全,关节性能是否良好。协助医师铺无菌巾。

(6)与巡回护士、第二助手共同清点器械及敷料名称、数量,每次 2 遍,并由巡回护士详细记录在点数本上,当关闭体腔或深部组织以及缝合至皮下组织时,分别进行清点、复核,保证与手术前的物品数目相符,严防异物遗留在体腔或组织内。

(7)术中严密注意手术的进展及需要,主动、迅速、正确地传递所需要的器械物品,及时收回用过的器械,擦拭血迹,不要堆积于切口周围。新开展或重大手术,参加术前讨论会,以熟悉手术步骤及特殊准备。

(8)保持无菌器械台及手术区整洁、干燥。无菌巾一经浸湿,应及时更换或重新加盖无菌巾。

(9)负责保管切下的组织、标本,术毕交手术医师妥善处理,防止遗失。

(10)负责手术器械的清洗、烤干和上油(若为集中供应,可直接交供应点处理)。精细器械、显微器械应分别处理,防止损坏。带腔道的器械要用通芯捅洗,不可留有血迹。如为感染手术,器械、敷料等物品应按有关规定处理。

清点物品注意事项:①点一项、复述一项、登记一项,点数登记本做到专室专用,以便复查;②手术中途换人,应重新清点,经共同核对无误后,双方签名;③声音干脆、清晰、语速适中。

八、巡回护士职责

(1)术前1 d实施术前访视,了解患者疾病或并存疾病、身体、心理状况以及静脉充盈情况;主动要求患者或家属陈述其姓名、性别,并共同核对手术部位标记;简单介绍手术环境、手术流程,给予心理支持。

(2)了解患者手术名称、手术关键、术中要求及特殊准备等,并做好手术间物品准备。

(3)患者入室后,给予戴隔离帽,主动安慰患者,减轻其心理恐惧。根据手术通知单逐项核对患者姓名、科别、年龄、床号、住院号、X线片、手术名称(何侧)及手术时间。清点病室带来物品,检查术前医嘱是否执行(重点是药物过敏试验、术前用药、禁食、禁水、备皮、灌肠等情况)。如有遗漏,应报告医师妥善处理。发现患者携带贵重或特殊物品(戒指、项链、义齿及其他钱物等),应取下交有关人员保管。

(4)执行手术三方核查和手术风险评估制度。与麻醉医师,手术医师共同核对患者身份、手术部位、手术方式、手术部位标记等内容,根据医嘱进行输液、用药。协助麻醉医师工作。负责摆放手术体位,固定肢体。

(5)正确使用高频电刀,将负极板放于肌肉丰厚处(如大腿、臀部)。患者的皮肤不能直接接触手术床的金属部分,防止灼伤。

(6)手术开始前,与器械护士、第二助手共同清点器械、敷料等数目,并记录在点数本上。关体腔或深部组织以及缝合至皮下时再次清点复核。

(7)连接各种仪器电源、吸引器,帮助手术人员穿手术衣,摆踏脚凳,安排手术人员就位,调节灯光,清理污物桶。

(8)坚守岗位、履行职责,严格查对制度,术中执行口头医嘱前要复述一遍,防止用错药。重大手术应及时估计术中可能发生的意外,做好应急准备工作,及时配合抢救。

(9)保持手术间安静、有序,监督手术人员的无菌操作。管理参观人员,嘱其不要随意走动或进入非参观手术间。发现参观人员距无菌手术台、器械台<30 cm或影响手术操作时,应立即纠正。

(10)严密观察病情变化,保持输液通畅、体位正确、肢体不受压,定时观察驱血带效果,随时调节室内温度等。必要时帮助术者擦汗。

(11)操作时动作要轻。术中要关心爱护患者,保护隐私,注意保暖。术毕清洁患者皮肤,保持干净,酌情穿病号服。非全身麻醉患者,应加强言语沟通、安抚患者。

(12)负责手术切口包扎。若需护送患者回病房时,与病房护士交接注意事项。

(13)负责整理手术间,补充所需物品,更换手术床被服。若为特殊感染手术,按有关要求处理。

(14)术中更换巡回护士时,需与接班护士共同清点物品数目、交代病情及医嘱执行情况及病区随带物品等,并在点数本上签名,必要时通知术者。

(15)无器械护士参与手术时,负责手术器械的清洁整理工作。

九、值班护士职责

(1)负责值班期间手术室管理工作,坚守岗位,履行职责,不可私自换班、替班,严禁脱班。遇有重大问题,及时向上级或医院总值班报告,保证科室安全。

(2)每日清点并登记交班的器械、急救物品、贵重仪器以及各手术间基数物品,做到数量相符、定位放置并签名。

(3)负责核对所有术中留取的病理标本,保证标本容器、病理送检单、标本送检登记本书写内容一致。如有疑问,及时与有关科室联系,不可帮助填写,以免出错。

(4)完成夜间或节假日急诊手术配合及抢救工作,严格执行无菌技术操作规程。

(5)负责检查灭菌包的灭菌效果、无菌室无菌物品的摆放顺序及次日手术物品的准备情况,发现问题,及时处理。

(6)负责手术间空气消毒。

(7)负责检查各室门窗、水、电、中心吸引、中心供气等开关的关闭情况。罐装气体标志明显、定位放置,确保安全。

(8)下班前负责补充洗手液、洗手毛刷、擦手毛巾,准备热盐水等;撤出已开包的无菌物品;负责清洁整理办公区卫生。

(9)每周六、日负责清理器械车、高频电刀车轮子上的线头,并上油,清洁各壁柜内的物品,保持清洁整齐。

(10)负责填写值班日志。

十、总务护士职责

(1)圆满完成护士长安排的手术工作。

(2)指导、监督护理员做好卫生清洁工作,每周检查、每月讲评卫生工作的落实情况,确保卫生合格。

(3)负责保管库存的医疗器械、护理用具和被服,做到账物相符,每6个月清点1次。

(4)保持仓库整齐、干净,物品定位放置,定期通风,防止物品霉烂和损坏。

(5)负责本室药品、器材、敷料、布类等物品的请领、保管、报销和各种登记统计工作,做到物品数量充足、无堆积、无过期、不浪费。

(6)爱护公物、厉行节约,随时检查水、电节约情况,避免长明灯、长流水现象。

(7)负责对外联系维修业务,呈送报表单据等工作。

(8)护士长不在位时,代理护士长工作。

十一、器械准备组护士职责

(1)负责手术器械的准备和保管,保证器械实用够用、好用。

(2)负责整理、补充各种手术打包用的器械和用物,以及术中用的单包小件器械类的灭菌物品。

(3)负责对手术人员进行爱护公物、爱护手术器械的教育,避免器械撞、压、摔等现象。

(4)负责检查、监督手术器械的正确使用,禁止用手术器械从事非功能范围的工作。

(5)负责对损坏器械进行更换或及时送修理。

(6)负责整理器械柜,做到定位放置,清洁整齐,每周1次。

(7)负责协助修理技师对手术间所有电器进行全面检查,每月1次,确保术中安全。

(8)负责所有常规手术器械的保养、清点工作,每6个月1次。

(9)负责小型压力灭菌器的使用管理及维护。

(10)贵重仪器专人管理。

十二、敷料准备组护士职责

(1)负责手术敷料的计划、制作和补充,负责特殊体位垫的制作,保证供应。

(2)负责补充各种手术中用的单包小件敷料类无菌物品。

(3)保持敷料柜整洁,物品定位放置,标签醒目,敷料柜清洁整理每周1次。

(4)负责检查手术床单、被服、托手板套、体位垫套的清洁整齐情况,保持干净,无血(污)迹,每周1次。

十三、药物准备组护士职责

(1)负责药品计划、请领、保管工作,保持药品柜清洁整齐。

(2)负责检查科室小药房药品数量、质量、有效期及药名标签,做到分类放置,标识醒目,无失效、变质、混放现象,每周检查1次。

(3)负责无菌容器(如消毒缸、瓶)的清洗、灭菌和更换工作,每周1次。

(4)负责医用冰箱的清洁整理工作。

(5)必要时,负责消毒液浓度测定和洗液配制等工作。

十四、贵重仪器管理组护士职责

(1)负责所有专管共用贵重仪器的管理,做到造账立册、账物相符、定期清点。

(2)负责建立健全设备的使用登记制度、操作方法指引,对有故障的设备及时送修。

(3)负责对护理人员进行操作培训,杜绝违章操作。

(4)负责贵重仪器的清洁,定期联系专业技师对仪器进行检测、保养和维护,每月1次。

(5)负责清洁、整理仪器室内卫生,保持整齐、干净,放置有序,每周1次。

十五、感染监控组护士职责

(1)全面负责手术室感染监控工作及医院感染知识的宣传教育工作。

(2)监督、检查手术室消毒隔离措施及手术人员的无菌技术操作,对违反操作规程或可疑污染环节及时纠正,并采取有效防范措施。

(3)每月对手术室空气、手术人员的手、物品表面以及无菌物品进行细菌培养,定期对空气尘埃粒子数、温湿度、紫外线灯管强度进行检测,合格率达到 100%。

(4)负责收集、整理、分析有关监测结果,并将化验报告单按时间顺序粘贴在登记本上,资料汇总每月 1 次,保存 3 年以上。凡细菌培养不合格,应查明原因,采取有效措施,直至培养合格。

(5)负责将监测结果报告护士长及医院感染控制科,每月 1 次。

十六、专科组长职责

(1)完成本专科的日常手术工作,协助护士长对组内人员及护理工作进行二级管理。

(2)担任本专科组手术配合及抢救工作,了解本专科手术进展及新业务的开展情况。

(3)指导本专科组护士的技术培训,参与考核工作。

(4)负责本专科组手术器械、手术用品的调整和补充,以适应手术发展的需要。

(5)负责协调本专科组与手术科室的关系,定期征求科室意见。定期召开组务会,分析护理形势。

(6)参加科室护理新业务、新技术的实施,参与护理科研工作。

十七、手术间房长职责

(1)负责手术间的物品和药品的定位、定量及质量检查、环境管理工作。

(2)负责监督、检查巡回护士工作完成质量,定期清点手术间物品种类、数量和物品定位放置情况,及时指出和纠正存在问题,确保手术间物品保障。

(3)负责本手术间手术床、无影灯、高频电刀等仪器的质量保障和性能维护,定期请专管技师保养及维修。

(4)房长不在位时,指定临时人员代替工作。

十八、教学组长职责

(1)负责专科业务训练及实习、进修护士的教学管理和教学工作。

(2)负责制订业务学习计划、带教计划,协助护士长组织专科业务学习、护理查房及护理问题讨论。

(3)负责检查、监督带教老师的教学质量,定期召开带教老师碰头会、师生学习研讨会,确保带教质量和效果。

(4)定期对新护士进行临床跟班,了解工作完成质量、存在问题,并提出改进意见,以协助护士长做好低年资护士的技术管理。

(5)负责组织实习生专业理论、专科技术操作考核,填写"实习、进修生带教登记本"。

(6)负责召开实习生座谈会,征求对护理教学及管理的意见,提出整改措施。

(7)负责向护士长反映护士带教及实习生实习的情况。

十九、带教老师职责

(1)在护士长及教学组长指导下完成带教工作。

(2)严格自律,自觉遵守各项管理规定和操作流程,正规带教,做学生的表率。

(3)勤奋学习,不断提高理论水平和操作技能,正确解答学生的提问,满足学习要求。

(4)负责对实习、进修生进行专科理论及技术教育,达到实习、进修大纲的要求。

(5)严格要求、大胆管理,放手不放眼,防止发生差错事故。

(6)负责填写"实习、进修鉴定意见",如实反映学员的专业思想、服务态度、工作能力以及作风纪律等情况。

(7)及时向护士长、带教组长反映学员实习情况和存在的问题。

(张慧玲)

第二十一节 手术室人员专业培训

护理工作作为医疗卫生事业的重要组成部分,直接关乎人民群众的健康利益和生命安全。随着人民日益增长的健康需求和医学技术进步的形势,培养专业护士、提高护理人员的能力和素质、提高护理水平和服务能力,是护理事业可持续发展的重要保证。

手术室护士专业培训,可按其准入条件和级别设置标准分为N1a~N4 五级,包括:岗前护士(N1a 级初级责任护士),初级手术护士(N1b 级初级责任护士),中级手术护士(N2 级初级责任护士),高级手术护士(N3 级高级责任护士),责任组长(N4 级责任组长)。不同层级手术室专业护士有明确的准入条件、级别设置标准、相应培训内容、学习方式及评价体系,力求通过规范化、阶梯式的培训,使得各层级手术室护士达到相应的专业理论水平和手术配合能力。

一、手术室护士的准入与培训管理

(一)手术室护士准入的基本条件

(1)具有护士执照,护理专业大专或以上学历,具有 1 年以上手术室工作经验。

(2)完成医院轮科培训 1 年以上,其中至少包括 ICU 3 个月,急诊科 3 个月,普外科 6 个月的培训。

(3)完成手术室护理初级培训的学习,考核合格。

(4)通过手术室 N1a 级护士临床培训考核者。

(二)手术室护士培训管理

1.培训原则

(1)学用一致:紧密结合临床设置教学内容,把重点放在学习后知晓率和工作执行力上。

(2)分级培训:根据不同能级要求,完成本级培训内容。

(3)形式多样:授课形式有自学、听讲、观摩和参加培训班等,每种类型应有明确的课时要求、培训机构级别和达到的目标。如参加"培训班"学习,要明确哪一级的培训班,获得怎样的培训证书等。

(4)验收考核:根据培训计划、评价标准,对培训内容进行考核或评价,获得通过后方可进入下一级培训。

2.培训内容

美国手术室护士的专业培训由美国手术室护士协会(Association of Operating Room Nurses,AORN)及斯坦福大学提供标准化课程。德国、新加坡等国家及中国香港、澳门均设有 2 年的手术室专科证书培训课程,为培养手术室专科人才奠定了良好基础。目前,我国尚无统一的手术室护理专业培训系统及教程,各级护士培训内容主要涉及专业知识与技能的培养和训练,体现在以下七个方面。

(1)掌握与应用专业基础知识与技能的能力。

(2)消毒隔离管理能力。

(3)安全管理能力。

(4)专科理论与实践能力。

(5)应急与协调能力。

(6)围术期患者管理能力。

(7)教育培训、科研与质量监控能力。

3.培训教学的组织架构成立

由护士长或分管教学的护士长/组长负责临床教学师资队伍,包括总带教 1 名、带教组长及带教老师若干。其中总带教及带教组长要求为各专科责任组长或专科护士,具有 N4 级手术室护士资质;带教老师要求具有 N3 级手术室护士资质,3 年以上临床教学经验。

二、手术室护士任职资格与培训周期

1.岗位名称:通科护士(N0 级)

对象:新毕业护士。

任职资格与培训周期:具有护士执照,护理专业中专或以上学历,完成医院轮科培训≥1 年(其中在 ICU 科、急诊科≥3 个月,普外科 6 个月),培训周期为 1 年。

2.岗位名称:岗前护士(N1a 级)

对象:手术室工作 3~6 个月。

任职资格与培训周期:具有 1 年以上临床工作经验,完成 N0 级护士核心能力培训模块并考核达标者,培训周期为 6 个月。

3.岗位名称:初级手术护士(N1b 级)

对象:手术室工作 7 个月至 3 年。

任职资格与培训周期:完成 N1a 级护士核心能力培训模块并考核达标者,培训周期为 3 年(优秀者可放宽至 2 年)。

4.岗位名称:中级手术护士(N2 级)

对象:手术室工作 4~5 年。

任职资格与培训周期:完成 N1b 级护士核心能力培训模块,3 个专科手术核心能力评定达标且取得护师资格、具备大专以上学历、手术室工作经验≥3 年者。培训周期为 2 年。

5.岗位名称:高级手术护士(N3 级)

对象:手术室工作 6~8 年。

任职资格与培训周期:完成 N2 级护士核心能力培训模块及 6 个专科手术核心能力评定达标,其中至少 3 个专科手术配合技能和专科综合技能达优秀,手术室工作经验≥5 年者。培训周期为 3 年。

6.岗位名称:责任组长(N4 级)

对象:手术室工作 9~10 年。

任职资格与培训周期:具备 N3 资质,本科以上学历,8 年以上手术室工作经验,能胜任本院开展的各专科手术配合者,有1～2个专业发展方向。若参加省级卫生行政主管部门组织或委托的专科护士培训,考核合格且具有省级卫生行政主管部门认可的专科护士资格证书者可适当放宽工作年限。

三、各级别护士核心能力培训的内容

(一)N0 级护士(通科护士)

新毕业护士进行通科培训1年,学习和掌握相关护理理论和操作技能,通过考核后方可进入手术室进行专科护士的专业培训。

1.培训内容与主要目标

第一阶段:急诊科3个月,有条件的医院可在急诊科的观察区、急救区、接诊区分别轮转1个月。通过培训,了解急诊科的环境布局和工作特点、了解急诊患者接诊与分诊原则和程序、了解急危重症患者病情特点及急救护理要求、掌握并应用徒手心肺复苏术、吸氧、吸痰等急救技术、掌握患者安全护理技术等,为急诊和急救手术的应急处理打下基础。

第二阶段:ICU科(重症监护室)3个月。通过培训,了解心电监护参数的临床意义和心律失常特征判断,了解血气分析、血尿检验的正常值和临床意义,了解简易呼吸气囊面罩使用和气道护理技术,掌握危重患者围术期护理要点和舒适护理照顾要求等,增强对危重症患者病情的综合判断和处置能力。

第三阶段:手术科室6个月,每个科2～3个月,宜选择基础外科(如普通外科、骨科、妇产科、口腔科等)。通过培训,了解外科患者疾病护理常规和术前护理评估方法,了解健康宣教和术后早期康复训练的基本内容和操作要求,掌握输液、输血、注射、留置胃管、留置导尿等技术,掌握伤口换药原则和引流管的护理方法,掌握术前准备内容与护理目标,为术中手术配合提供理论和技能支撑,实现岗位成才。

2.带教形式与考核评价

培训方式采取自学、授课及临床带教三种方法。本级采用一对一导师制及带教组长负责制。临床带教老师应具有熟练专业技能、较高责任心、3年以上临床教学经验的N2级或以上资质的护士,带教组长则应具有N3级或以上资质。

当N0级护士完成三个阶段的培训后,可参加设定的理论和技能考试。考核方法为笔试及技能操作考试。最终根据护士的综合表现得出成绩,90分及以上为优秀,80分及以上为良好,70分及以上为达标,70分以下为不达标。

(二)N1 级护士

新毕业护士经过1年的通科培训后,通过各项考核,进入手术室开始手术室专业护士工作及培训。手术室专业护士培训从N1级开始,N1级分为N1a(岗前护士)、N1b(初级手术护士)两个培训阶段。

N1a级:培训时间为6个月,原则上整个培训期间集中接受手术室相关理论培训,尚不进入手术护理临床实践。目的是通过培训学习,提高护士对手术室专业素质要求及人文知识的认识,了解手术室的规章制度、岗位职责及工作流程,掌握消毒隔离、患者安全、职业安全等相关理论知识,为往后的培训打下扎实的理论基础,顺利通过手术室护士岗位准入。

N1b级:在N1a级培训基础上进行的高一层次培训,培训时间为1.5～2年,在3～4个专科轮转学习。原则上轮转专科从普外、妇产科、泌外科、骨科等一、二级手术开始,至少掌握

3 个专科手术配合技能。不同医院,可根据自身特点进行调整。

(三)N2 级护士(中级手术护士)

N2 级护士的培训主要培养专科手术配合能力,培训时间一般为 1～2 年。培训周期内,继续完成 N1b 级专科的三、四级手术,并过渡到其他专科(如胸外科、颅脑外科、整形科、五官科、心外科等)的一、二级手术。同时,应掌握手术室质量控制标准,具备一定的质量监督、综合协调能力和教学、科研能力,胜任实习生带教工作。不同医院,可根据自身特点进行调整。

(四)N3 级护士(高级手术护士)

N3 级护士培训是在 N1、N2 级轮科式培训的基础上转向了定科式培训,即当护士晋升至 N3 级时,根据工作需要和护士的能力、意向相对固定在 1～2 个专科,重点掌握该专科手术的新理论、新技术和新方法,熟练掌握专科三、四级手术配合技能,了解学科发展动态,全面提升专科手术配合质量,也为进入专科护士培训阶段打下基础。N3 级护士培训时间,一般为 2～3 年。

(五)N4 级护士(责任组长)

N4 级护士完全固定在某一个专科,突出专科手术配合能力的培养。掌握专科手术配合的新动态、新技术及新理论;能解决专科疑难问题,胜任一个专科的学科带头人。同时,具备一定的教学科研能力,能指导下级护士工作;掌握手术室质量控制标准,具备较强的质量监管与综合协调能力。

四、实习生(护生)的培训

(一)培训目的

结合实习大纲要求,通过实习,加深对组织解剖的了解,熟悉手术室布局、分区、工作流程及规范化管理要求;掌握手术器械的一般处理原则;了解 2～3 个手术的组织解剖和手术标志;掌握手术无菌技术要求;熟悉手术室工作特点及各级人员职责。一般实习 4 周。由教学组长负责培训。

(二)培训要求

(1)健全组织,成立带教小组。设组长 1 名,组员若干。

(2)根据实习大纲制订带教计划,落实教学目标。

(3)采取一对一的带教方法,重点突出、正规带教、专人管理。

(三)培训方法

1.第 1 周

跟随带教老师担任巡回或器械护士工作,熟悉手术环境,熟悉常用手术器械的名称和用途,学会辨认各种消毒灭菌化学监测指示卡。

2.第 2～3 周

护生在老师带领下参与一些一、二级手术配合,了解工作程序,常见手术体位的摆放及常见手术基本操作,了解术后手术器械和手术间的处理与消毒,了解特殊感染手术后的消毒隔离。

3.第 4 周

在带教老师的指导下可独立完成一、二级手术的器械、巡回护士工作,巩固无菌操作技术,了解手术的解剖标志,了解手术室的工作程序和消毒无菌要求,学会给手术患者施以心理护理和关怀。

(四)培训内容

1.岗前培训内容

用 1 d 的时间熟悉手术室布局、常用物品摆放位置;了解手术室规章制度,如一般规则、参观规则、接送患者规则、查对制度等;了解常用器械名称、用途、传递方法,布类敷料的名称、规格、器械包的规格、包扎法;熟悉常用无菌技术操作,如外科手消毒、戴手套法、穿手术衣法等。

2.上岗培训内容

参加器械、巡回护士工作,了解器械、巡回护士职责。参加各班工作,了解各班工作程序、重点与要求。

(五)验收考核

实习生结束实习的最后一周,首先由护生和带教老师分别对护生的职业态度、培训目标进行评价;其次是护生参加设定的理论和操作考试;再次带教老师填写实习生手册,根据综合表现评价 A、B、C、D 四级,A 为优秀,B 为良好,C 为一般,D 为未达标;最后是带教组长召开实习小结会,讲评实习情况、征询教学及带教老师的意见和建议,促进教学相长。

五、进修护士的培训

护理专业进修是各医院护理教育的重要部分,旨在通过对护理人员进行短期强化训练,有针对性地提高专科理论和专科技能的培训方法。手术室护理进修以实践为主,兼顾相应理论的提高,时间最好不少于 6 个月。每批 5～8 人为宜,每年分 4 次招收。

(一)培训目的

进修护士一般可分为两类,一类是外单位护士的来院进修(简称"外院进修护士"),另一类是本院护士的到科进修(简称"院内进修护士")。外院进修护士,大部分都是从事手术室护理工作,并有一定工作基础,进修目的是侧重某一方面能力的提高;也有小部分原为病房护士改行或拟从事兼职手术室工作,侧重基础与常规培训。院内进修护士,则是本院专科小手术室、外科预提护士长、本科毕业轮科生等,通过短期专科培训,除了掌握手术工作流程、配合技能及行政管理外,侧重手术治疗方法、过程,增强对手术的认识,提高临床护理质量。

(二)培训要求

(1)科室设立以护士长或教学组长负责制的带教小组,根据进修生的进修目标、个人基础,制订详细的学习计划。

(2)指定带教老师全程负责进修生的学习、工作、生活的指导、管理和帮带。当带教老师因故不在位时,则由带教组长另行指定。

(3)护士长或教学组长每月检查学习进展情况,征询意见,及时调整带教计划,确保进修目标按期实现。

(4)进修生应服从科室管理,自觉遵守各项管理规定。参加手术值班和轮班工作,参加科室组织的业务训练、护理查房、护理安全分析会及组务会等活动。

(5)进修生临时更改进修内容、时间,必须征得科室同意,以利工作安排;若因故外出,应写出书面申请,征得护理部同意,确保安全。

(三)培训方法

外院进修护士培训时间一般为 6 个月,院内进修护士培训时间为 3 个月。分岗前培训、临床实践两个阶段,岗前培训 1 d、临床实践 6 个月。在最后 1 个月,根据个人要求和科室实际,酌情安排观摩学习进修目标以外的课程。

(四)培训内容

1.岗前培训

学习手术室工作制度、行政管理要求;介绍手术环境、工作流程;参观手术室环境;观看手术室专科教学录像片;介绍带教老师情况,根据进修目标制订带教计划等。

2.临床实践

要紧密联系进修学习目标,结合专科护士各级别核心能力培训内容来安排临床实践活动。在此基础上,重点掌握专科手术关键、配合要点和注意事项,掌握手术室工作质量标准和评价细则、手术安全管理和感染管理,掌握麻醉复苏、苏醒判断和监测指标等。

(五)检查验收

(1)进修 2 个月内,根据进修内容,抽考专科基础操作及完成质量,如穿针引线速度、套管针静脉穿刺一针见血率、外科手术消毒、无菌技术等。

(2)每季组织 1 次互动式教学活动,检查学习效果、进行问题答疑、征询带教意见,及时调整教学计划。

(3)进修结束前 1 个月,进行专科理论和操作技能考核,其成绩作为归档依据。同时,从中查找差距,及时安排补课,以便圆满完成进修学习任务。

(六)填写进修学习鉴定

首先由进修生本人填写自我鉴定,再由带教老师、护士长根据其进修期间各方面表现写出科室意见,最后由医院护理部印证。

六、进修、实习医师的培训

对第一次进入本院手术室的进修、实习医师以及新调入外科的医师应进行培训。培训工作由护士长或高年资护士负责,培训时间为半天。

(一)培训目的

通过培训,使进修、实习医师熟悉手术环境,工作要求,自觉维护手术室工作秩序,遵守手术室各项管理规定,杜绝差错、事故的发生。

(二)培训内容

主要是介绍手术室环境、工作流程、着装规定,进出手术室要求、行政管理、无菌技术管理、手术安全核查、手术部位标记、参观手术人员管理等规定,常用专科技术操作如外科刷手或外科手消毒、戴手套、穿手术衣、术野皮肤消毒、铺无菌巾、术中无菌术及标本留取等,并提出配合手术室管理工作的要求。

(三)培训方法

操作演示、观看教学电视录像片、专题讲座,并实地参观。

(四)检查验收

完成培训课程,由医院科训部门组织考核,内容主要为手术室规章制度,手术安全核查、无菌技术及外科手消毒等,合格者方可进入临床工作。

(张慧玲)

第二十二节　手术室护理全面质量管理的建立

随着高科技设备及器材不断更新、外科手术治疗技术的快速发展、人们对健康知识和治疗信息了解需求的增加,为手术室护理工作领域确立了更广阔的空间。手术室护理工作范畴不仅包括对患者术前、术中、术后的照护,手术安全目标的评估与管理,还包括环境与设备的使用管理及其维护等新的问题。因此,适应形势变化,手术室的护理质量管理必须不断调整、不断深入,并不断扩展。

外科手术对患者是损伤性治疗,甚至是重创治疗,术中患者的生命体征变化大,发生意外的概率高。开放性的治疗,还可能增加感染机会。任何工作环节的疏忽都可对手术患者造成严重的伤害,影响手术的成败和效果,甚至影响患者的生命安全,也可导致医患纠纷、影响医院的声誉和经济效益。因此,手术室的护理质量管理应遵循全面质量管理这样一种预先控制和全面控制的管理方法。

一、全面质量管理的要求

全面质量管理(TQM)是指一个组织以质量为中心,以全体全员参与为基础,目的在于通过让顾客满意和本组织所有成员及社会受益而达到长期成功的管理活动。1957 年,美国著名专家菲根堡姆首先提出全面质量管理的概念,随后它经历了质量检验(侧重事后检验阶段)、统计质量控制(侧重于制造过程)、全面质量管理(不间断寻求改进机会,研究和创新工作方法,以实现更高的目标)三个历史衍变阶段。1978 年,我国引进了全面质量管理,现已成为医院质量管理的最主要方法。

全面质量管理的中心任务就是以质量为中心,以标准化建设为重点,建立全面质量体系;设置必要的组织机构,明确责任制度,配备必要的设备和人员,并采取适当的控制办法,使影响护理质量的技术、管理和人员的各项因素都得到控制,以减少、清除、特别是预防质量缺陷的产生。质量管理的特点主要表现为"三全"和"四一切",即全部门控制、全过程控制、全员参与,一切为患者着想、一切以预防为主、一切以数据说话、一切工作按 PDCA(Plan、Do、Check、Action)循环进行改进。现代质量管理要求,一是对发生问题从事后检验和把关转变为以预防为主,即从管结果转变为管因素;二是突出以质量为中心,围绕质量开展全员工作;三是由单纯符合标准转变为满足顾客需要;四是从过去的就事论事、分散管理,转变为以系统观点为指导进行全面的综合治理;五是不断改进过程质量,从而不断提高服务质量。

二、质量管理体系

质量管理体系(QMS)ISO9 001:2 005 标准定义为"在质量方面指挥和控制组织的管理体系",实现质量管理的方针目标,有效地开展各项质量管理活动,必须建立相应的管理体系,这个体系就叫作质量管理体系。护理质量控制体系包括质量控制的组织与目标、人员职责与分工、质量内容与评价标准和质量持续改进四个基本要素。

手术室护理质量管理体系的建立是以保证和提高护理质量为目标,将直接和间接向患者提供的护理服务,包括在护理服务中将所有操作的各项工作内容按系统管理的原理组织起来,形成一个目标明确、职责分明,操作有序的管理工作体系。其基本要素包括:一是手术室护理工作过程中的各种配备必须为特定目标而设计;二是分析护士的工作程序,以进行流程化的组织运作并减少过程变动;三是加强与患者的联系,从而了解患者的需求并且明确他们对服务质量的界定。

根据层次管理原则,医院全面质量管理的组织架构体系通常分为四级,即决策级、管理级、执行级、操作级。层次越高责任越大,反之则相对小。每一层管理都有自己管辖的内容和范围,强调管理的职能作用。在医院质量管理体系中,手术室为执行级和操作级,其中手术室管理者是执行级的负责人、全体人员是部门操作级的成员;在手术室内部,质量管理又是一个独立的质量体系层级。

三、手术室全面质量管理

手术室护理工作的全面质量管理应按照护理质量形成的过程和规律,对构成护理质量的各个环节进行组织、计划、协作和控制,以保证护理工作达到规定的标准和满足患者需求的活动过程。全面护理质量管理组织首先是要设置必要的组织机构,明确责任制度,配备必要的设备和人员;要制订并落实管理者职责、工作制度、规范流程、质量标准和实施质量持续改进;要建立护理质量管理体系并有效运行,使影响服务质量的技术、管理和人员的各项因素都得到控制,以减少或清除(特别是预防)质量缺陷的产生。只有这样护理质量才有保证、才能满足服务对象需求。因此,管理者应清醒地认识到,保证手术安全和患者满意是手术室护理工作全面质量管理的第一目标和最终结果。在目标质量管理中,三级护理质量管理应用较为普遍,既体现了事先(手术前)、事中(手术中)、事后(手术后)的过程管理,也反映了基础护理质量、专业护理质量及护理服务质量全方位管理的内容。

1.基础质量管理

基础质量管理为科室硬件、软件和支撑条件,是手术室护理工作的基础,具有较强的稳定性,包括规章制度、人员配置、设施环境、业务技术、物资药品供应、仪器设备、手术时间安排及科室文化等。以"患者满意、手术医师满意"为中心,制订以手术安全为核心的工作职责、标准、内容和流程,健全以专科护士培养为基础的全员培训(含事先培训和强制培训)计划和内容,建立以质量效益为持续改进的绩效考核与用人管理机制等,满足专业、快捷、有效、可靠的护理保障。

2.环节质量管理

环节质量管理是指护理过程中的质量,动态性最强,最易出现质量问题的环节,是防控的重点。具体表现在护理过程中执行制度和操作规程的依从性、规范性、准确性、正确性和舒适性,如规章制度和操作流程、无菌技术、护理操作技术、手术配合、手术物品与器材、差错事故防范、急救物品、护理文件书、消毒隔离技术以及手术环境等的实施与完成情况,是否符合质量管理的要求。

3.终末质量管理

终末质量管理最常用的是病案质量、统计质量和管理指标,它代表科室管理水平、业务水平和技术水平。手术室终末质量主要反映在质量指标上,如护理指标的检查结果、手术患者安全、护理缺陷与投诉、器械物品消毒灭菌效果、感染控制、服务满意度等。

(刘晶菁)

第二十三节　手术室护理全面质量管理的实施

医院管理评价指南对手术科室医疗质量管理与持续改进有以下明确规定:一是要实行患者病情评估制度,遵循诊疗规范制订诊疗计划,并进行定期评估,根据患者病情变化和评估结果调整诊疗方案;二是要实行手术资格准入、分级管理制度,重大手术报告、审批制度;三是要加强围术期质量控制,重点是术前讨论、手术适应证、风险评估、术前查对、操作规范、术后观察及并发症的预防与处理、医患沟通制度的落实。

质量管理的实施包括组织落实、设定目标、成立各层次的质量管理小组,对现状调查等一系列活动,以达到组织生产活动按计划进行。

一、成立手术室护理质量管理组织

1.建立质量管理组织

一般设组长、副组长各1人,组员若干。通常组长由科护士长担任,副组长由护士长或高级职称护士担任,组员包括各专科组长、带教组长、高年资护士等。小组成员职责分明、分工明确、各负其责,按计划定期开展工作和总结。

2.制订质量管理的计划、目标、措施,人员职责、分工和要求

在制订工作计划和目标时要注意以下几点。

(1)明确目标:要明确人员、时间、工作内容、达到标准和考核检查内容等,如要完成什么任务、要解决哪些问题、要达到什么目的等。制订的工作目标要适度,必须是经过努力或极大努力90%以上可以达到的目标。若经过努力达标率不足85%,说明标准定高了,易流于形式;否则目标过低,质量无法提高。

(2)强调单位时间的质量和效率:布置工作要规定完成任务的标准要求、时间进度、主要负责人和参与人以及他们的职责、分工及协作关系。

(3)突出重点:质量管理的重点要突出薄弱环节及关键的少数问题。这个问题可能是单个或几个要素。

(4)用数据说话:能客观反映出服务的数质量特性,使质量管理可以定性定量,更具科学性,是质量控制重要的基本观点和方法。包括计量数据(如量杯、注射器、手术脏器测量)、计数数据(如手术例数、占台时数)和比例数据(如手术率、满意率)。统计数据时要客观、真实、实事求是,这样才能为质量控制提供依据。

二、制订护理管理要求

遵循医院护理质量管理总要求,制订手术室护理岗位职责、工作制度、工作程序、质量标准、评价细则以及持续质量改进措施等,内容要细则、量化,具体到人、时间、地点、内容、方法,要做到质量评价有标准、质量检查有量化细则、专科操作有程序指引。定期结合新规范、条例进行适时的修订和补充;细化和量化管理标准和措施应具有针对性、可操作性和有效性。同时,实施岗位管理,因任务设置岗位,因岗位选择合格人才,明确岗位工作职责和标准,确保服务的质量与满意。

三、定期组织专业理论和技能培训

1. 基础知识培训

根据不同岗位要求、不同层次和不同年资的人员情况选择不同的培训内容和方式,重点是新入职、轮转或进修护士。培训内容包括工作职责、规章制度、沟通技巧、病情评估、应急处理、手术配合、药品使用、体位安置、标本管理、设备设施使用职业防护、患者接送转运、手术核查、输血输液、物品清点、污染物品处理等。培训方式可以采用早交班、组务会、上小课、流程演示、操作示范、业务查房、学习园地等,适时、定期、随机培训,以强化学习效果,提高工作执行力。

2. 新知识培训

结合手术变化、三新技术、学科发展动态等,每月开展分组、分层、分专题培训教学,帮助护士掌握知识和提高技能。

3. 开展专科护士培养

建立长效培训与考核机制,提升专科护士职业内涵。

四、定期质量检查与评价

PDCA循环是美国戴明提出的,它是医院护理管理体系中最基本的科学工作方式,体现了工作过程的有序规律。其主要特点:①大环套小环,互相促进。通过大小PDCA循环圈的转动,一环扣一环地向前发展,把整个护理管理体系的各项工作有机联系,使管理水平和护理质量不断提高。②呈螺旋式上升,每一次循环都要解决一些实际问题,使质量上升到一个新的高度;下次的循环又在提高的基础上进行,又产生新的内容和目标,使得护理质量又有新的提高。③PDCA循环的关键是“A”阶段。只有通过这个处理阶段,把计划中成功经验和失败教训都纳入有关各项标准、制度、操作规程中,作为今后行动的指南与借鉴,使护理工作在原有基础上提高一步。

1. 计划(plan)

建立质量目标、把握关键环节。计划阶段包括列出问题、查找原因、确定目标和制订计划(如采取的控制方法、建立质量考核标准和考核制度等)。手术室护士应在术前访视的基础上针对每个手术患者的疾病特点和手术问题制订护理安全计划,保证实施的各种措施有效并在手术后得到反馈。

2. 执行(do)

实施计划目标、解决工作困难。正确的执行可保证各项工作严格按照计划去做,确保工作在可控制的范围有条不紊地开展。无论多么完美的计划,如果没有执行,终究是一堆废纸。执行的力度直接反映了部门领导的综合水平,影响执行力度的原因包括:①制订的工作流程与实际工作不相符,缺乏具体细节,文字歧义;②宣传、培训不到位,负责执行的相关人员不清楚,也不知如何去做或根本不重视;③工作中遇到困难未能及时沟通解决;④目标执行情况无人跟踪:有无执行、执行的程度如何没人知道;⑤未得到上级主管领导的理解和重视,跨部门的问题难以解决,资源配置不足,包括人力资源及经济资源等。因此,执行过程中发现问题要及时解决。未按标准执行的、执行中发生的各种问题应及时记录,并将这些问题归类、分析,理清是人的原因、物力缺乏还是沟通协调方面的原因。影响执行力的人为原因包括人员的责任心问题或培训未到位;资源不足也是实施目标的障碍,例如,预防手术患者低体温需要保温床垫、暖风毯、液体加温器等加温设备,而要想解决这一问题,首先要考虑经费来源;又如,规范器械清洗必须有恰当的、足够的清洗工具(如带管腔的器械的管道刷及水枪、气枪),并对操作者进行正规培训,缺一不可。

3. 检查(check)

进行质量评估、采取考核方法。检查的目的在于找出问题,分析原因,解决问题,促进各项工作达到质量标准。检查中将影响质量标准的问题进行记录、归类和分析,找出解决阻力和困难的办法。

(1)定期或不定期对完成质量的检查:如通过护士长巡查、护士自查或互查等环节,了解责任护士对手术间物品准备是否齐全,手术器械性能是否正常、种类数量是否实用够用、清洗灭菌是否彻底和达标等,针对日常工作中的问题,及时进行记录,定期归类、分析和报告。

(2)专项工作考核:考核可以在工作中进行,实行过程管理。例如,考核器械护士手术配合包括三部分:①对手术器械和手术配合的熟悉:手术器械准备是否齐全适用,配合医师时是否熟练。②手术器械与敷料清点规范:清点是否清晰完全、有无遗漏、有无做到检查器械的功能。③操作过程的无菌技术:包括从手术器械台准备到手术无菌区域的建立以及整个手术过程的无菌技术。

(3)实施绩效考核制度:绩效考核是实施质量控制和提高工作效率的工具,也是测量每个被考核者的"尺",它所反映出的数据是客观、公平的,以数据说话让人心服口服,也可以再现管理者的盲点。根据不同岗位、不同职位设立与之相适合的质量绩效考核表,以质量目标为导向,制订综合考核项目,设立各项目考核细则和评分标准。绩效考核包括专项工作考核(业务技术)、平时工作质量考评(工作出色及缺陷记录)、年终的业绩成果(论文、基金、科研、评功评先等),以及手术医师对被考评护士、文员、工人的满意度反馈。将平时工作中的缺陷问题、杜绝意外差错发生等按相应分值填入专项考核表内。通过绩效考核,进行个人工作质量评估,每个人都能清楚知道自己与别人的差距和不足、优势在哪里。同时对工作特别认真负责的人员是很好的激励。根据质量目标的不断提升和变化,可通过增设项目、修改内容和分值,使绩效考核真正成为质量目标的导向工具。

4. 处理(action)

修改质量工具、提升质量标准。是对前三个环节的总结。处理要全面分析执行过程中搜集的数据和问题,依据找出的教训、经验,制订相关制度,采取相应措施,纠正不恰当或错误的行为,防止此类问题发生,以巩固已有成果。对遗留问题进行归类小结,转入下一个循环。同时要使搜集的数据和问题成为制订新计划的依据,为将来的工作提供指导。

质控小组成员应按照工作计划落实每天、每周或每月的质量跟班检查,针对手术配合质量、隐患问题、护理缺陷或不良事件、问卷调查结果等,每月组织召开质量安全分析会。安全分析会要力求从管理环节上、制度上、主观上找原因和分析问题,并针对存在问题的原因开展岗位教育和护理查房。质量管理小组每月或每季度要召开工作例会,要对现存或潜在问题进行分析并产生联想,举一反三,提出预防措施或预案,及时开展护理培训及安全教育,将护理缺陷风口前移。

五、持续质量改进

持续质量改进,是提高护理质量的根本动力。手术室持续质量改进由护士长和护理骨干组成,负责科室优先级项目的确定、设计及实施;负责收责、汇总部门内护理质量和安全管理的有关数据并进行分析、总结、改进,定期或不定期向护理部或医院质改主管部门通报改进结果。手术室全体人员均是本部门护理质量改进与患者安全的质控员,负责完成本部门质量改进与患者安全具体工作项目的内容。质量小组要针对护理存在的难点问题、重点问题开展品管圈(QC)活动,每年解决 2～3 个问题,有效推进护理持续改进。

科室质量小组开展的 QC 活动,是全面质量改进的一种表现形式,遵循 PDCA 管理法。其工作原则:①要做到人员、时间、内容(项目)、经费四落实;②人员自发组成、主要利用业余时间参与活动,根据情况每周、每月或季度进行 1 次;③要有项目的工作计划、目标、进度、质量控制和效果评价报告;④小组活动简易、低价、易见成效。

1.成立 QC 质量管理小组(简称"品管圈")

"品管圈"的工作是先找出工作过程中存在的问题或薄弱环节,作为小组活动课题,运用"品管圈"的解决问题程序:分析出主要原因,制订改进措施,并根据能力定出目标值,将每项工作一完善,逐步强化,形成一个有效的工作体系。作为手术室护士长还须将本科室持续质量管理工作的进展和改进后的方法和理由向手术科主任、外科行政主任及相关的科室反映,以求获得更广泛的支持和配合。

QC 组的成员是由各年龄组的人员自愿报名组成,他们有很强的管理热情,又身在一线,对某一复杂的问题有一套自行解决的程序和办法,可以将改革中可能出现的每个不利因素的细节都列举出来,并制订相应的措施。所有决定都是由小组集体讨论所定,他们起到的宣教作用、影响要比护士长大,实施起来就容易得多。

2.品管圈的实施

(1)计划阶段(plan):分析现状,找出质量存在的问题;找出质量问题的主要原因;根据主要原因制订解决对策。

(2)实施阶段(do):按制订的计划、解决对策认真付诸实施。

(3)检查阶段(check):调查分析计划和措施在执行中的效果。

(4)处理阶段(action):总结执行对策中成功的经验,整理作为标准巩固并指导今后工作;执行对策中不成功或遗留问题转入下一个 PDCA 循环解决。

在早期实施品管圈质量控制过程中难免遇到一定阻力。要想使一个好的方法及规章制度得以有效落实并非易事,尤其是彻底改革了一系列旧的工作程序和方法后,无论新的工作程序有多么便利,在实施过程中或多或少会遇到来自非品管圈成员的非议。因工作中每项操作是靠全科人员集体完成的,"先入为主"的思维方式和旧的工作习惯是产生阻力的主要原因,因此,要依靠集体,走群众路线。

QC 小组在解决这类问题是最适合的。质量管理与科里的每位工作人员都有责、权、利的关系,做得好可营造一个好的文化氛围,达到全面优质管理的一种境界。而护士长在此只扮演了一个"督导员"的角色,检查每个小组成员承担的那部分任务是否完成,小组活动是否按计划和日程活动,其次是解决跨部门的协调工作。

六、建立护理质量督查制度

按照三级质量监控的原则,医院护理质量管理组织可分为医院护理质量管理委员会(一级质控)、专项护理质量管理组(二级质控)和科室护理质量管理小组(三级质控)。手术室在医院大系统中属于医院质量控制的第三级组织,结合自身工作性质与特点、内容与范围的特殊性,宜将手术室护理质量管理组织分为三层,即科护士长负责的一级质控、护士长负责的二级质控、各专科组长负责的三级质控。上一级质控组织应对下一级质控组织进行业务指导和帮带,尤其是带普遍性或突出性的问题。通过巡查和跟班的看、听、查、问、做等环节,了解护士对规范和标准的执行与掌握程度,并在质量讲评的基础上着重推进制度和规范的落实(如查房、示范、演示等)。

保证各项措施和制度的实施是质控的关键,新毕业或调入的护士,从上岗的第一天起就必须有计划地组织规章制度的学习,并将其纳入培训计划中,使他们能自觉遵守各项规章制度,各项操作规范。当发生偏差或差错时,要及时查找原因。属制度不完善的,要及时修改和补充;属违反规章制度的要认真对待、严肃处理,引以为戒;属管理手段缺陷的,护士长要主动承担相应责任,并及时召开护理骨干会,健全管理机制及监控办法;属手术器具不全的需及时补充;属手术方式变化或新开展的技术、业务要及时请专科医师讲课;科室添置了新仪器、新设备,应请厂商技术人员讲授使用方法、注意事项和保养知识,并建立完整的学习纪要,提供给未参加学习的护士或新护士查阅。凡需本科人员操作的仪器,都必须有清晰、明确的使用说明和操作规范。做到每项工作,每个操作都有章可循。

七、加强危机意识教育,建立险情快速反应的处理办法

人的生命只有一次,要避免出错。教育全体成员要对工作极端的负责、对患者极端的热忱;要养成良好的自查行为,当完成接手事情后自行检查认定完全没有错误才交接。正确对待不良事件,重反思,轻经济处罚。

当发生不良事件时,首先要采取积极补救措施将损失减少到最小,收集或保护现场、物品、资料,留存证据;其次是调查研究,组织会议分析原因,吸取经验教训、建立警示制度、健全各种预案;最后是主动向护理部呈报,听取职能部门意见和建议,进一步做好危机管理。同时,要建立一套快速反应的处理程序或办法,尤其是手术不良事件和手术室紧急事件,要力争做到事前计划、事前培训、事前制订程序标准;要明确告知护士哪些是险情,证据在哪,如何记录,如何处理,在避免势态扩大的同时提供举证的依据。

(刘晶菁)

第二十四节　手术室护理质量的监控与评价

一、监控方法

手术室工作质量的监控,主要在于检查督促各项规章制度的落实、各项管理指标的完成情况,检查各监控数据、记录的完整性是否达标。

(一)自检自控

质量目标应以下级自我控制为主,上级阶段性重点检查控制为辅。主要表现在:一是护士在执行护理技术操作过程中,认真履行职责,严格规范制度,力求每次都将事情做对、做好。同时,对已完成的事情,必须自己检查认定完全没有错误才交接或上报,将纰漏止于当下。二是

科室护理管理小组根据目标管理项目和要求,每月或每季度对本科室护理质量指标进行随机和固定检查,针对质量不足与问题进行原因分析与整改,持续质量改进。三是定期组织护理查房、安全形势分析会等,及时发现潜在问题的环节或因素。

护理质量控制小组以科为单位,可根据科室规模,工作范围和监控内容设 3～4 个小组,实施分类检查。

(二)互相检查

护理部及院内外组织的各项质量检查(监控网络),对各项工作的原始记录、数据、护理操作跟班等进行重点或全面检查,发现问题,提出纠正偏差的措施,确保各项指标均符合标准及要求。监控程序有 4 个基本步骤如下。

1.资料的收集

它既提供制订和修正控制问题的依据,又帮助护士长掌握工作质量的第一手材料。为获得客观的、有说服力的、可做比较的资料,应有目的地收集各种质控资料,如细菌检测原始资料、手术器械准备缺陷记录、工作质量调查表和手术医师意见反馈表等,为了了解带教水平、授课内容和质量,除检查授课内容、次数和参加人数外,可分别制作实习生、进修生意见反馈表,它既提供了制订和修正控制问题的依据,又对带教老师起到鼓励和约束的作用,并作为评选最佳带教老师的依据之一。

2.建立衡量标准

标准是衡量事物的准则,是质量管理和校正工作的依据。衡量标准是一种参照标准,是对工作概论、方法、程序、结果的一种规定。许多标准是按照上级机关颁布的"规范""要求""通知"做出的,例如我国医院空气净化要求(GB50 333);Ⅰ类洁净手术室空气菌落数 $\leqslant 10 \ cfu/m^3$,Ⅱ类普通手术室 $\leqslant 200 \ cfu/m^3$ 等。而有些指标是科室根据实际情况和工作质量的要求,为确保控制计划的全面实施自定的衡量标准,那么这个标准的建立必须科学合理,且有适度的弹性,使控制得以比较和评定。

3.实地跟班检查

护理高质量,要在高标准基础上通过严格的控制和检查来实现。检查者首先要熟悉标准,掌握护理质量管理情况;其次要每项检查、逐条对照,并记录执行情况;最后汇总结果讲评,并提出意见或建议。再次跟班时,要对上一次检查提出的问题进行跟踪,评价改进的程度和效果。

护理过程质量判断主要是术前访视是否落实、手术患者信息是否正确齐全、技术操作是否规范准确、手术配合是否主动到位、医师(患者)对护理服务满意程度等。可将检查内容设计成量表,使得检查客观,易于操作和评价。

4.分析比较

标准确定后,将反馈的信息、数据适时加以衡量,使偏差得以及时发现、纠正和控制。

5.采取行动改正偏差

一旦偏差得以确认,经分析比较找出了原因,护士长或控制组就要重拟计划或修改目标来纠正偏差。

这种行动可以是补充修改工作内容、完善管理手段、调整职责人员或是加强队伍的素质教育和业务培训等。

二、质量评价

护理质量的评价,是对护理目标已经达到的程度和护理工作已取得的效果做出客观判断。它以质量标准为依据,运用量化手段对护理服务质量做出评价,是护理质量控制的重要措施。为使质量管理水平有一个客观的评价,必须有一套具体的评价方法来衡量管理效果。医疗护理质量主要的评价方法有传统医疗指标评价法、三级结构质量评价法、全面质量管理评价法、医院分级管理评价法等。其中全面质量管理评价法是目前最全面、最有活力的质量管理方法和评价方法。

(一)原始资料和记录的收集

内容包括业务培训和技能考核记录;工作跟班检查记录;护理缺陷、差错事故的讨论记录,以及空气物品、操作台表面、外科洗手后细菌监测记录等。围术期护理的内容和程序,护士的沟通技巧和处理问题的能力,也成为改善工作质量、制订培训计划的依据。

(二)问卷调查和意见反馈

作为手术室的管理者,持续改善工作质量需有目的地进行现状调查。调查对象可以是本室护士、进修生、实习生、手术医师及患者。调查表的设计、分值要合理,能客观反映现状并对现状给予公平的评价,评价的项目和分值能反映出某项工作的改善和进展情况。一般一项调查表用过 3～5 次后须根据工作的侧重点进行修改,以达到对计划目标值的重新评价。

(三)检查形式

上级部门的各项工作检查,科室与科室间进行的交叉检查,护理部、医教处、预防保健科组织的检查和定期的自查等都是对工作质量的评估和考核。检查内容包括各项规章制度的落实,各种学习、操作技术考核记录,细菌监测材料登记,工作缺陷的讨论记录,急救物品是否完备,有无过期的无菌包及清洁卫生情况等。消毒隔离技术是手术室检查的重点,包括对污物的处理、消毒与灭菌的过程,限制、半限制、非限制区的划分和流程是否合理等。检查对工作质量的改善、促进和提高是不可缺少的手段。

(刘晶菁)

第二十五节　手术室管理者在全面质量管理中的作用

医院护理质量管理与持续改进特别强调要重视护理质量考核标准、考核办法和持续改进方案,并建立可追溯机制。按照《病历书写基本规范》书写护理文件,定期质量评价;有重点护理环节的管理、应急预案与处理程序;护理工作流程符合医院感染控制要求。围术期护理患者有规范的术前访视和术后支持服务制度与程序。

手术室护理质量管理应加强反馈控制的行为,克服反馈控制中因时间差而给患者带来不必要的护理缺陷,使控制变得积极而有效。因此,手术室管理者必须有良好的学习能力。只有在工作中不断学习,不断总结,积极思考,勇于实践,管理理念上升到一定的高度,才有发现问题、解决问题的能力,才能带领手术室全体成员实现最终的目标,才能将手术室护理工作全面质量管理落实到位。

一、发挥专业组长作用

随着各类型手术治疗的迅速发展,手术种类繁多,手术使用的仪器设备也越来越多,尤其是微创技术和医疗信息技术的快速发展,大量的昂贵器械和器材的涌入以及机器人手术、聚微创技术、光学技术、摄影成像技术和自动化控制一体化手术室的启用,使得手术室护理工作难度越来越高。因此,需要按手术专业和工作性质建立不同的工作小组,如普外、妇科、颅脑、矫形、胸科、泌尿外科、耳鼻喉、器械供应、特殊功能手术组、后勤(工人)等工作小组,使工作人员更容易熟悉和掌握,提高工作的质量。同时,根据各专科手术量的多少,安排专业组人员数量,选拔组长,并赋予其权限、职责。

手术专业组长负责:①制订专科业务发展和培训计划,专科业务考核项目和考核标准,并负责对轮转本手术专业组的各级护理人员,包括进修护士在内进行培训和出科考核;②负责联系手术科室主任或厂商技术人员对引进的新技术及其仪器设备进行培训;③负责对手术室各层级护士实施培训和考核;④负责专科手术器械、设备及特殊用物的使用、保养及管理;⑤制订专科手术器械、设备的使用规则;⑥定期征求所属手术专科医师的意见,根据意见制订改进工作的措施。

二、打造高素质的专业团队

手术是一项团队合作性工作,要维持高水平的工作质量,仅有好的制度、优化的流程是远远不够的,关键还要有一支高素质的护理骨干队伍。管理者在团队中扮演着"教练"的角色,一要强化自身专业素养及理论知识的学习,具有育人的能力、用人的胸怀,履职尽责、严谨认真、率先垂范;二要发挥集体智慧,用人长处和优点,将科室目标管理变成每一个人的工作准则和努力方向,人人参与管理,营造一个爱业、敬业、乐业、专业的工作氛围;三要开诚布公、宽厚待人、爱护护士,关注团队的每一队员的成长,积极帮助她们谋划职业发展,增强职业认同感和归属感,竭力提高团队的凝聚力,发挥每一个护理人员及手术室辅助人员的潜能;四要密切协调科间关系,增强团队服务意识、应急能力和综合协调处理能力,善于听取意见改进工作,让满意服务的质量管理深入人心。只有这样,才能将全面质量管理进行到底。

三、持续开展优质护理服务活动

手术室开展优质护理服务活动,是国家要求、医师期望和患者需要。手术室实现优质护理服务,具体表现在以下几点。

(1)对患者的问题迅速做出反应。

(2)服务的可及性,及时回访,简化流程。

(3)内部团队合作,能共同对患者负责。

(4)尽量为每个患者提供个体化的服务。

(5)对服务质量做出可靠的承诺,做的总比承诺的好,也比别人好。

(6)所有成员在与患者的交往中都能表现出礼貌、体贴和关心。

(7)对待患者永远诚实、尽责、可靠。

(8)让患者的钱始终能发挥最大的效用。

(张慧玲)

第二十六节　手术感染

一、概述

医院感染是指患者入院时既不存在，也不处于潜伏期，而在医院内发生的感染，包括在医院内获得而于出院后发病的感染。手术部位感染（Surgical Site Infection，SSI）是医院感染的一种主要形式，是外科患者最常见的医院感染。美国全国医院感染监测系统（National Nosocomial Infections Surveillance，NNIS）报告 SSI 是第 3 位最常见发生的院内感染，占住院患者发生院内感染数量的 14%～16%，在手术患者中，SSI 是最常见的院内感染形式，约占全部感染的 38%。

中国医院感染监测网监测资料显示，SSI 占全部医院感染的 10.1%，SSI 发病率仅次于呼吸道感染和尿路感染，居第 3 位。造成 SSI 的常见病原菌主要为内源性细菌如金黄色葡萄球菌、凝固酶阴性葡萄球菌和大肠埃希菌等。SSI 的危险因素包括患者方面和手术方面，一旦发生 SSI 将影响医疗服务质量和患者的预后，延长患者住院时间，增加医疗花费，增加患者痛苦，导致手术失败，增加患者病死率。美国疾病预防和控制中心（Centers for Disease Control and Prevention，CDC）认为 SSI 是手术患者最常见的不良事件，美国每年发生 50 万例 SSI，每例增加 7～10 d 的住院天数，增加 2～11 倍病死率，每年治疗 SSI 的支出达 100 亿。国内报道手术部位感染直接经济损失中位数为 3 419 元人民币，延长住院天数 8 d。

目前国内外将 SSI 发生率作为衡量医疗机构医疗质量的重要指标，以便有效控制医院感染，提高医疗质量。

二、手术切口的分类及感染诊断标准

（一）外科手术切口的分类

依据原卫生部《外科手术部位感染预防和控制技术指南（试行）》，根据外科手术切口微生物污染情况，外科手术切口分为清洁切口、清洁-污染切口、污染切口、感染切口。

1.清洁切口

手术未进入感染炎症区，未进入呼吸道、消化道、泌尿生殖道及口咽部位。

2.清洁-污染切口

手术进入呼吸道、消化道、泌尿生殖道及口咽部位，但不伴有明显污染。

3.污染切口

手术进入急性炎症但未化脓区域；开放性创伤手术；胃肠道、尿路、胆道内容物及体液有大量溢出污染；术中有明显污染（如开胸心脏按压）。

4.感染切口

有失活组织的陈旧创伤手术；已有临床感染或脏器穿孔的手术。

（二）外科手术切口愈合等级

(1)甲级指愈合优良，无不良反应的初期愈合。

(2)乙级指愈合处有炎症反应，如红肿、硬结、血肿、积液等，但未化脓。

(3)丙级切口化脓，并因化脓需将切口敞开或切开引流者。

(三)外科手术部位感染的诊断标准

1999 年美国 CDC 根据多年的监测结果,提出手术部位感染概念代替以往使用的手术切口感染,其范围不仅包括切口部位的感染,还包括器官腔隙感染。依据原卫生部《外科手术部位感染预防和控制技术指南(试行)》,外科手术部位感染分为切口浅部组织感染、切口深部组织感染、器官/腔隙感染。

1. 切口浅部组织感染

手术后 30 d 以内发生的仅累及切口皮肤或者皮下组织的感染,并符合下列条件之一:①切口浅部组织有化脓性液体;②从切口浅部组织的液体或者组织中培养出病原体;③具有感染的症状或者体征,包括局部发红、肿胀、发热、疼痛和触痛,外科医师开放的切口浅层组织。

下列情形不属于切口浅部组织感染:①针眼处脓点(仅限于缝线通过处的轻微炎症和少许分泌物);②外阴切开术或包皮环切术部位或肛门周围手术部位感染;③感染的烧伤创面及溶痂的二、三度烧伤创面。

2. 切口深部组织感染

无置入物者手术后 30 d 以内、有置入物者手术后 1 年以内发生的累及深部软组织(如筋膜和肌层)的感染,并符合下列条件之一:①从切口深部引流或穿刺出脓液,但脓液不是来自器官/腔隙部分;②切口深部组织自行裂开或者由外科医师开放的切口。同时,患者具有感染的症状或者体征,包括局部发热、肿胀及疼痛;③经直接检查、再次手术探查、病理学或者影像学检查,发现切口深部组织脓肿或者其他感染证据。

同时累及切口浅部组织和深部组织的感染归为切口深部组织感染;经切口引流所致器官/腔隙感染,无须再次手术归为深部组织感染。

3. 器官/腔隙感染

无置入物者手术后 30 d 以内、有置入物者手术后 1 年以内发生的累及术中解剖部位(如器官或者腔隙)的感染,并符合下列条件之一:①器官或者腔隙穿刺引流或穿刺出脓液;②从器官或者腔隙的分泌物或组织中培养分离出致病菌;③经直接检查、再次手术、病理学或者影像学检查,发现器官或者腔隙脓肿或者其他器官或者腔隙感染的证据。

三、手术部位感染的流行病学

(一)病原学

施行手术必然会损伤患者的皮肤和黏膜屏障,当手术切口的微生物污染达到一定程度时,会发生手术部位的感染。引起 SSI 的病原菌主要为位于患者皮肤、黏膜(胃肠道、口咽或泌尿生殖器黏膜)或空腔脏器的内源性菌丛,通常为需氧革兰阳性球菌,如葡萄球菌。病原体种类由于年代、地域的不同有较大的差异。美国 NHSN 2006—2007 年的资料显示,SSI 以金黄色葡萄球菌居首位,占 30.0%,其次为凝固酶阴性葡萄球菌(Coagulase Negative Staphylococci,CNS)、肠球菌属、大肠埃希菌、铜绿假单胞菌。分别占 13.7%、11.2%、9.6% 和 5.6%。英国2010—2011 年 SSI 监测结果提示,SSI 常见病原菌依次为肠杆菌属、金黄色葡萄球菌、肠球菌属、CoNS 等。

近年来随着耐药菌的增多,耐甲氧西林金黄色葡萄球菌(Methicillin-Resistant Staphylococcus aureus,MRSA)和耐甲氧西林凝固酶阴性葡萄球菌(Meticillin-Resistant Coagulase-Negative Staphylococcus,MRCNS)的出现是 SSI 病原谱最重要的变化。SSI 的病原菌因手术

类型而异,如胸外科及心脏手术后最常见的病原菌为金黄色葡萄球菌,其次为 CoNS、肺炎链球菌和革兰阴性杆菌;泌尿外科手术多为革兰阴性杆菌;骨科手术可能的病原体有葡萄球菌属、产气荚膜杆菌等。细菌的致病性取决于细菌的毒力和手术部位细菌的负荷量。感染的发生取决于细菌产生的毒素和细菌抵抗吞噬与被破坏的能力。手术部位微生物污染后感染的风险取决于污染的剂量、病原体的毒力和患者抵抗力水平。

(二)微生物来源

1. 来自医院工作人员

医院工作人员是手术部位医院感染微生物的重要传染源。虽然手术人员已完全按照无菌操作常规进行工作,但当手术者皮肤有感染而手套一旦破裂,者的手就成为患者手术部位感染的重要菌源。工作人员皮肤的鳞屑所带有的细菌,内衣所沾有的细菌,也可透过潮湿的手术衣、无菌巾进入手术野或经过手术室内空气传播至手术野,使患者发生手术部位感染。有文献报道,7 次术后切口感染暴发均为手术人员会阴部携带的甲种 β-溶血性链球菌引起。工作人员的头发是另一个重要的细菌储存处。虽然手术室工作人员按照常规都戴有口罩,10～35 μm 的颗粒虽不能穿透口罩,但却能从口罩下缘落入手术野。曾有实验将一些"示踪颗粒"置入手术组人员鼻孔和面部皮肤上,结果表明,手术人员说话愈多,落入手术野中的"示踪颗粒"愈多。

2. 来自患者本身

细菌来源于手术邻近的感染灶或有开口与外界相通的空腔脏器,在对上述部位进行手术过程中,这些部位所带有的细菌污染了手术者的手套、无菌器械及无菌巾、垫而又未能及时更换,造成邻近部位的手术感染。细菌还可以经淋巴和血液循环播散,引起手术后感染。

3. 环境

空气中的飞沫、尘埃都会携带微生物,可成为播散细菌的媒介,它可来自上呼吸道、人员走动时的散布。据 WHO 调查结果表明:空气中浮游菌达 700～1 800 cfu/m³ 时,则术后感染率显著增高;若降低到 180 cfu/m³ 以下,则感染率明显下降。此外,由于重力的作用,微生物容易聚集停留在地面上。

4. 不洁的医疗器具

手术过程中使用的器具要求达到无菌。手术器械经高压蒸汽无菌处理后一般都能达到无菌状态,但目前有些医院仍对部分手术器械采用化学浸泡的方法,尤其是一些锐器和较精细的器械,使用化学浸泡的方法就更为普遍。

戊二醛、甲醛等作为灭菌剂,对物品作用相当时间后,确能起到灭菌作用,但作为化学灭菌剂,不仅要有与器械充分作用的时间,更要注意到药物的稳定性和有效浓度以及无菌保存液本身有可能被污染等问题。

(三)手术部位感染的危险因素

手术部位感染的危险因素包括患者方面和手术方面。

1. 患者方面

(1)年龄:婴幼儿免疫系统发育不完全;老年人免疫功能衰退,均易造成术后感染。

(2)营养状况:严重的术前营养不良会延缓伤口的愈合,增加手术部位感染的发生危险。有文献报道,此类患者的手术部位感染率为 22.4%,远高于普通人群的手术部位感染率。

(3)健康状况:有严重基础疾病的患者容易发生感染。各种慢性病如慢性肾炎等会使手术部位感染率增高。

（4）肥胖：肥胖患者的手术部位感染率高于普通人群。由于脂肪组织的血流量和血容量都较低，供血少的组织容易发生感染。此外，脂肪组织影响手术操作和显露，延长手术时间，脂肪层的无效腔难以完全消灭等均会增加术后感染的机会。

（5）吸烟：吸烟可以使伤口愈合速度减慢，可能会增加 SSI 的发生危险。

（6）糖尿病和血糖控制：研究发现胰岛素依赖型糖尿病和手术部位感染有关，有效控制血糖水平对降低 SSI 具有一定作用。

（7）金黄色葡萄球菌的定植：金黄色葡萄球菌是最常见的导致 SSI 发生的细菌。一项多变量分析显示，患者术前鼻孔中有金黄色葡萄球菌定植是胸心外科手术后发生 SSI 最强的独立危险因素。

（8）其他因素：免疫抑制药的应用可使切口感染增多 3 倍。术后应用激素除会增加患者对感染的易感性外，还可掩盖感染而延误诊断。肿瘤患者由于接受手术和化放疗等，机体抵抗力低下，而成为导致手术部位感染率增加的一个因素。

2.手术方面

（1）术前住院时间：等候手术时间的长短与手术部位感染存在一定关联。各种报道显示，等候手术时间越长，发生手术部位感染的风险越高。缩短手术前住院时间，能减少院内固有致病菌定植于患者的机会。

（2）手术部位的皮肤准备：手术区的皮肤准备是预防手术部位感染的重要环节，包括术前沐浴、正确的脱毛方法、彻底清洗手术野附近皮肤的污染物。传统使用剃刀剃毛会造成皮肤损伤，增加真皮层细菌的定植。建议术前不需常规清除毛发，若要去除毛发，则建议剪毛或使用脱毛剂，并做好手术部位的皮肤清洁。无论采用何种方式去除毛发，其皮肤准备的时间应越接近手术开始的时间越好。规范的手术部位皮肤消毒可以有效降低 SSI 的发生率。

（3）手术持续时间：手术时间是导致 SSI 的独立危险因素，手术持续时间越长，手术部位感染率越高。随着手术时间的延长，导致创面的细菌数量增加；长时间的暴露干燥、牵拉损伤组织；出血、麻醉时间延长，导致机体免疫力下降等因素会增加感染机会。

（4）手术部位和切口类型：手术部位不同，感染率也不尽相同。切口类型是手术部位感染的危险因素，手术部位感染例次率与手术切口的污染程度密切相关，随清洁切口、清洁污染切口、污染切口的不断增加，急诊手术手术部位感染例次率明显高于择期手术；术前有感染灶的患者比无感染灶的患者更容易发生手术部位感染。

（5）术者操作因素：术中、术后对切口的保护和预防处理措施对切口愈合过程和感染的发生具有至关重要的影响；对于切口感染的预防，重要的是外科医师的无菌观念。在手术中切开皮肤、皮下组织后注意保护切口；手套一旦污染，应立即更换手套；尽量减少不必要的组织损伤。

（6）低温：低体温是手术部位感染的重要原因之一，低体温可导致凝血机制的障碍，也可使多种免疫功能无法发挥正常作用，长时间的低体温还会导致能量消耗的增加。

（7）环境卫生因素：手术室的空气质量直接影响到手术部位感染发生率。据研究手术室采取不同的消毒方式所致的空气质量不同，从而使其 SSI 的发生率不同。紫外线灯照射消毒其 SSI 发病率最高（6.37%）、室内净化机组其次（3.02%）、层流组最低（0.90%），各组间差异有统计学意义。手术室空气中的飞沫、尘埃可携带病原菌、带菌微粒直接进入手术部位或先落到器械、敷料等而后污染手术部位。人员流动是手术室空气中细菌数量变化的主要原因,故应控制参观人数,并减少在手术室的走动。

(8)抗菌药物的预防性使用:术前30 min至2 h开始预防性使用抗菌药物,能有效降低SSI的发生。手术超过3 h或失血1 500 mL时可以重复给药一次,预防用药不超过24 h。

四、外科手术部位感染预防控制措施

根据手术部位感染的危险因素采取综合预防控制措施,包括术前、术中和术后。

(一)手术前

(1)尽量缩短患者术前住院时间。择期手术患者应当尽可能待手术部位以外感染治愈后再行手术。

(2)有效控制糖尿病患者的血糖水平。

(3)正确准备手术部位皮肤,彻底清除手术切口部位和周围皮肤的污染。术前备皮应当在手术当日进行,确需去除手术部位毛发时,应当使用不损伤皮肤的方法,避免使用刀片刮除毛发。

(4)消毒前要彻底清除手术切口和周围皮肤的污染,采用卫生行政部门批准的合适的消毒剂以适当的方式消毒手术部位皮肤,皮肤消毒范围应当符合手术要求,如需延长切口、做新切口或放置引流时,应当扩大消毒范围。

(5)如需预防用抗菌药物时,手术患者皮肤切开前30 min至2 h或麻醉诱导期给予合理种类和合理剂量的抗菌药物。需要做肠道准备的患者,还需术前1 d分次、足剂量给予非吸收性口服抗菌药物。

(6)有明显皮肤感染、破损或者患感冒、流感等呼吸道疾病以及携带或感染多重耐药菌的医务人员,在未治愈前不应当参加手术。

(7)手术人员要严格按照《医务人员手卫生规范》进行外科手消毒。

(8)重视术前患者的抵抗力,纠正水电解质的不平衡、贫血、低蛋白血症等。

(二)手术中

(1)保证手术室门关闭,尽量保持手术室正压通气,环境表面清洁,最大限度减少人员数量和流动。

(2)保证使用的手术器械、器具及物品等达到灭菌水平。

(3)手术中医务人员要严格遵循无菌技术原则和手卫生规范。

(4)若手术时间超过3 h,或者手术时间长于所用抗菌药物半衰期的,或者失血量大于1 500 mL的,手术中应当对患者追加合理剂量的抗菌药物。

(5)手术人员尽量轻柔地接触组织,保持有效地止血、最大限度地减少组织损伤,彻底去除手术部位的坏死组织,避免形成无效腔。

(6)术中保持患者体温正常,防止低体温。需要局部降温的特殊手术执行具体专业要求。

(7)冲洗手术部位时,应当使用温度为37 ℃的无菌生理盐水等液体。

(8)对于需要引流的手术切口,术中应当首选密闭负压引流,并尽量选择远离手术切口、位置合适的部位进行置管引流,确保引流充分。

(三)手术后

(1)医务人员接触患者手术部位或者更换手术切口敷料前后应当进行手卫生。

（2）为患者更换切口敷料时，要严格遵守无菌技术操作原则及换药流程。

（3）术后保持引流通畅，根据病情尽早为患者拔除引流管。

（4）外科医师、护士要定时观察患者手术部位切口情况，出现分泌物时应当进行微生物培养，结合微生物报告及患者手术情况，对外科手术部位感染及时诊断、治疗和监测。

（张慧玲）

第二十七节　感染监测

监测是医院感染管理的重要内容，医院应有计划、连续、系统、科学地开展手术室医院感染的各项监测工作，从而有效地预防和控制医院感染的发生。监测的主要内容有医院感染监测、环节质量监测及消毒灭菌效果监测等。

一、感染监测的目的和要求

（一）监测目的

（1）了解医院感染的危险因素，及时采取干预措施，切断感染途径，减少医源性感染的发生。

（2）了解消毒灭菌效果，改进和加强手术室感染管理，为手术患者的安全提供保障。

（3）监督医护人员手卫生和无菌操作的执行情况，提高感染控制各项规范的执行力。

（4）了解医院感染发生情况，评价感染控制效果，完善和改进工作流程，达到持续质量改进。

（二）监测要求

（1）成立手术室医院感染监控小组，由麻醉科主任、手术室护士长、麻醉科感控医师和感控护士组成。负责对本科室工作过程中可能存在的与医院感染发生有关的各个环节进行监测如手卫生、手术中无菌操作执行情况、无菌物品管理情况、消毒液使用情况等。一旦发现违反操作规范和其他感染危险因素应立即采取措施予以纠正。

（2）建立感染监测制度，制订监测计划，由专人负责对手术室环境、医务人员的手、消毒液、无菌物品等进行微生物学监测，并做好记录。当怀疑医院感染暴发与手术室方面的因素有关时，应及时全面监测，并进行相应致病性微生物的检测。

（3）对监测人员进行知识和技能的培训，监测方法正确、规范，提高分析和判断能力。

（4）在监测过程中发现有医院感染暴发和集聚性医院感染的发生情况应及时向上级部门汇报。

（5）定期总结分析监测资料，提出监测中发现的问题，向相关科室、相关医务人员进行反馈，并提出改进建议。

二、感染监测的内容及方法

（一）医院感染监测

应长期、系统地收集、分析手术患者医院感染发生情况，包括科室、部位、影响因素，可通过感染管理科、手术医师、信息系统或临床追踪了解。监测重点部位医院感染发生情况如手术部位感染、呼吸机相关性肺炎、导管相关性血流感染、导尿管相关感染。应重点做好手术部位感染目标性监测。

1.监测目的

通过对外科手术后患者发生的手术部位感染的监测，了解不同手术部位感染率及其危险因素，并及时发现感染率变化情况，以利于有针对性地及时采取干预措施，达到迅速有效地控制手术后感染的目的。

2.监测内容

(1)基本资料：监测月份、住院号、科室、床号姓名、性别、年龄、调查日期、疾病诊断、切口类型(清洁切口、清洁-污染切口、污染切口)。

(2)手术资料：手术日期、手术名称、手术腔镜使用情况、危险因素评分标准、围术期抗菌药物使用情况、手术医师。

(3)手术部位感染资料：感染日期与诊断、病原体。

3.监测方法

(1)针对所要监测的外科手术种类，医院感染管理专职人员每天去病房了解被监测手术患者的情况，并填写调查登记表。与手术医师确定换药时间，查看手术切口愈合情况，督促医师对异常切口分泌物送检，及时追查送检结果。

(2)每个手术患者需建立出院后追踪档案，患者出院时，给患者出院指导，并告知一旦切口出现异常，及时与感染管理科联系，随访观察至术后 1 个月(有置入物的为 1 年)。

(3)每个月对监测资料进行汇总，分析感染发生的可能因素及感染率的变化趋势。

(4)监测结果可反馈给临床科室，临床科室及手术室寻找发生感染的原因，评价自己的工作成效，确定下一步工作目标。

(二)环节质量监测

手术室工作中有许多环节因素是医院感染发生的危险因素，如医务人员手卫生、手术中无菌操作、隔离防护执行情况；消毒药械管理；一次性用品、手术器械、外来器械、麻醉器具使用管理处理情况以及医疗废物处理情况等，手术室及相关职能部门应严格监控，及时查找工作中薄弱环节，加以整改。其中医护人员的手是医院感染的主要传播媒介，据报道直接或间接经手传播病原菌而造成的感染占医院感染的 30%，应重点做好手卫生依从性的监测。

1.监测目的

了解手术室工作人员(含外科医师、麻醉医师、器械和巡回护士)手卫生执行情况，探讨提高手卫生依从性的措施，督促医务人员规范执行手卫生操作。

2.监测内容

监测内容包括手卫生指征、手卫生方法(洗手、卫生手消毒和外科手消毒)、手卫生时间是否正确。其中手卫生指征：①直接接触每个患者前后；②接触患者黏膜、破损皮肤或伤口前后；③接触患者血液、体液、分泌物、排泄物、伤口敷料后；④进行无菌操作、接触清洁、无菌物品前；⑤接触被传染性致病性微生物污染的物品后；⑥穿脱手术衣前后，摘手套后。

3.监测方法

(1)随机选择医务人员观察，随机观察手卫生指征，在医务人员注意到被观察时即终止观察。

(2)监测情况反馈给相关人员,提出整改措施。

(三)清洁、消毒与灭菌效果监测

1.手术器械、器具和物品清洗与清洁效果监测

(1)日常监测:在检查包装时进行,应目测和(或)借助带光源的放大镜检查。清洗后的器械表面及其关节、齿牙应光洁、无血渍、污渍、水垢等残留物质和锈斑。

(2)定期抽查:每个月应随机至少抽查3个待灭菌的包内全部物品的清洗效果,检查的方法与内容同日常监测,并记录监测结果。

(3)可采用蛋白残留测定、ATP生物荧光测定等:监测清洗与清洁效果的方法及其灵敏度的要求,定期测定诊疗器械、器具和物品的蛋白残留或其清洗与清洁的效果。

2.手和皮肤黏膜消毒效果监测

(1)手消毒效果监测。

1)采样时间:接触患者、进行诊疗活动前采样。

2)采样方法:被检者五指并拢,用浸有含相应中和剂的无菌洗脱液的棉拭子在双手指曲面从指根到指端往返涂擦各两次,一只手涂擦面积约为30 cm²,涂擦过程中同时转动采样棉拭子,剪去操作者手接触部分,将棉拭子投入10 mL含相应中和剂的无菌洗脱液试管内,及时送检。

3)合格标准:①卫生手消毒,监测的细菌菌落总数应≤10 cfu/cm²;②外科手消毒,监测的细菌菌落总数应≤5 cfu/cm²。

4)注意事项:开展卫生手消毒效果监测的同时,应关注洗手依从性的监测。每季度对手术室开展手消毒效果监测。

(2)皮肤消毒效果监测

1)采样时间:达到消毒效果后及时采样。

2)采样方法:用5 cm×5 cm的标准灭菌规格板,放在被检皮肤处,用浸有含相应中和剂的无菌洗脱液的棉拭子1支,在规格板内横竖往返均匀涂擦各5次,并随之转动棉拭子,剪去手接触部位后,将棉拭子投入10 mL含相应中和剂的无菌洗脱液的试管内,及时送检。不规则的皮肤处可用棉拭子直接涂擦采样。

3)合格标准:遵循外科手消毒卫生标准。

4)注意事项:采样皮肤表面积不足5 cm×5 cm可用相应面积的规格板采样。

3.物品和环境表面消毒效果监测

(1)采样时间:在消毒处理后或怀疑与医院感染暴发有关时进行采样。

(2)采样方法:将一块5 cm×5 cm的灭菌规格板放在被检物体表面,用浸有含相应中和剂的无菌磷酸盐缓冲液(PBS)或生理盐水采样液的棉拭子1支,在规格板内横竖往返均匀各涂抹5次,并随之转动棉拭子,连续采样4个规格板面积,被采表面<100 cm²,取全部表面;被采表面≥100 cm²,取100 cm²。剪去手接触部分,将棉拭子放入装有10 mL无菌检验用洗脱液的试管中送检。门把手等小型物体则采用棉拭子直接涂抹物体采样。采样物体表面有消毒剂残留时,采样液应含相应中和剂。

(3)合格标准:细菌总数≤5 cfu/cm²。

(4)注意事项:每季度进行物体表面消毒效果监测,怀疑与医院感染暴发有关时,进行目标微生物的检测。

4.空气消毒效果监测

(1)采样时间:采用洁净技术净化空气的房间在洁净系统自净后与从事医疗活动前采样;未采用洁净技术净化空气的房间在消毒或规定的通风换气后与从事医疗活动前采样;或怀疑与医院感染暴发有关时采样。

(2)采样方法:洁净手术部(室)可选择沉降法或浮游菌法,参照 GB 50 333 要求进行监测。浮游菌法可选择六级撞击式空气采样器或其他经验证的空气采样器。监测时将采样器置于室内中央 0.8～1.5 m 高度,按采样器使用说明书操作,每次采样时间不应超过 30 min。房间面积＞10 m² 者,每增加 10 m² 增设一个采样点。

未采用洁净技术净化空气的手术间采用沉降法:室内面积≤30 m²,设内、中、外对角线三点,内外点应距墙壁 1 m 处;室内面积＞30 m²,设四角及中央五点,四角的布点位置应距墙壁 1 m 处。

将普通营养琼脂平皿(φ90 mm)放置各采样点,采样高度为距地面 0.8～1.5 m;采样时将平皿盖打开,扣于平皿旁,暴露规定时间后盖上平皿盖及时送检。

(3)合格标准

1)洁净手术部空气中的细菌菌落总数符合 GB5 033 的要求。

2)非洁净手术部细菌总数≤4 cfu/15 (min 平皿)。

3)注意事项:①采样前,关闭门、窗,在无人走动的情况下,静止 10 min 进行采样;②平板摆放如取一条对角线,避免离门近的一条;③工作人员不要靠近自动门,以免影响监测结果;④每季度进行空气消毒效果监测,若怀疑与医院感染暴发有关时,进行目标微生物的检测。

5.消毒液监测

(1)使用中消毒液有效浓度监测:使用中消毒液的有效浓度可使用经国家卫生行政部门批准的消毒剂浓度纸(卡)进行监测。

(2)使用中消毒液染菌量监测

1)采样方法:用无菌吸管按无菌操作方法吸取 1.0 mL 被检消毒液,加入 9 mL 中和剂中混匀。醇类与酚类消毒剂用普通营养肉汤中和,含氯消毒剂、含碘消毒剂和过氧化物消毒剂用含 0.1% 硫代硫酸钠中和剂,氯己定、季铵盐类消毒剂用含 0.3% 吐温-80 和 0.3% 卵磷脂中和剂,醛类消毒剂用含 0.3% 甘氨酸中和剂,含有表面活性剂的各种复方消毒剂可在中和剂中加入吐温-80 至 3%;也可使用该消毒剂消毒效果检测的中和剂鉴定试验确定的中和剂。

2)合格标准:①灭菌用消毒液:无细菌生长;②皮肤黏膜消毒液:菌落总数≤10 cfu/mL;③消毒用消毒液:菌落总数≤100 cfu/mL。

3)注意事项:①采样后 4 h 内检测;②使用中消毒剂应每季度进行监测,灭菌剂应每个月进行监测;③对未使用的低效消毒剂和皮肤黏膜用消毒剂,使用前应按照使用中消毒液染菌量的方法进行细菌检测,未检出细菌为合格。

6.灭菌物品监测

(1)灭菌物品。

1)采样时间:在消毒或灭菌处理后,存放有效期内采样。

2)采样方法:①敷料类:纱布、棉球、无菌包内物品,于无菌条件下剪取面积约 1 cm×3 cm 的样品,全部置于培养试管中,然后放(36±1)℃恒温箱培养 48 h,观察结果。②导管类:无菌条件下,用无菌剪刀取被检导管 1～3 cm,置肉汤培养试管内送检。③医用缝线:用无菌剪刀剪取中间层缝线,或将线圈直接置入肉汤管中送检。④缝合针、针头、手术刀片等小件,各取5枚,分别投入肉汤管中送检。⑤一般器械(持物钳、手术剪、镊子等):无菌条件下,用浸有含中和剂的肉汤棉拭子涂搽持物钳、镊子内外侧尖端,将棉拭子放入肉汤试管内送检。

3)合格标准:无细菌生长。

4)注意事项:①无菌条件是指操作空间采用空气消毒或净化,并在酒精灯下操作,操作时戴帽子、口罩、手套、工作服等;②每个月进行无菌物品监测并做好监测记录。

(2)灭菌内镜及附件。

1)采样时间:在消毒灭菌后、使用前进行采样。

2)采样部位:为内镜的内腔面。

3)采样方法:用无菌注射器抽取 10 mL 含相应中和剂的缓冲液,从待检内镜活检口注入,用 15 mL 无菌试管从活检孔出口收集,及时送检,2 h 内检测。

4)合格标准:无菌生长。

5)注意事项:①灭菌后的内镜及附件应每个月进行生物学监测并做好监测记录;②采样部位为内镜的内腔面。

(张慧玲)

第二十八节　清洁、消毒与灭菌

一、清洁、消毒、灭菌的概念

清洁、消毒、灭菌是预防和控制医院感染的重要措施,是确保医疗安全的重要环节,包括手术室内环境、手术器械、常用物品的清洁、消毒、灭菌等。

1.清洁

清洁是指用物理方法清除物体表面的污垢、尘埃和有机物,其目的是去除和减少微生物,并非杀灭微生物。常用的清洁方法有水洗、机械去污和去污剂去污。适用于医院地面、墙壁、家具、医疗护理用品等物体表面的处理以及物品消毒、灭菌前的处理。

2.消毒

消毒是指用物理或化学方法杀灭或清除传播媒介上病原微生物,使其达到无害化的处理。接触皮肤黏膜的医疗器械器具和物品必须达到消毒水平。

3.灭菌

灭菌是指用物理或化学方法杀灭或清除传播媒介上一切微生物的处理。包括致病性微生物和非致病性微生物。灭菌是个绝对的概念,灭菌后的物品必须是完全无菌的。进入人体组织、无菌器官的医疗器械、器具和物品必须达到灭菌水平。

二、手术室常用消毒灭菌方法

(一)压力蒸汽灭菌

压力蒸汽灭菌是热力消毒灭菌中效果最好的一种方法,也是目前医疗机构最常用的一种灭菌方法。适用于耐高温、耐高压、耐潮湿的器械、器具和物品的灭菌。作用原理是利用高压下的高温饱和蒸汽杀灭所有的微生物及其芽孢,高温饱和蒸汽可导致微生物蛋白质凝固和变性,酶失去活性,使微生物死亡。高热释放的潜热可增强灭菌效果。

1.压力蒸汽灭菌原理

下排式灭菌器是利用重力置换原理,使热蒸汽在灭菌器中从上而下,将冷空气由下排气孔排出,排出的冷空气由饱和蒸汽取代,利用蒸汽释放的潜热使物品达到灭菌。预真空压力蒸汽灭菌器是利用机械抽真空的方法,使灭菌柜室内形成负压,蒸汽得以迅速穿透到物品内部进行灭菌。

2.高压灭菌器的分类与灭菌参数

目前使用的高压灭菌器分为下排式灭菌器、预真空高压灭菌器和快速压力蒸汽灭菌器三种。根据待灭菌物品选择适宜的压力蒸汽灭菌器和灭菌程序,其中快速压力蒸汽灭菌器只适用于对裸露物品的快速灭菌。

(1)压力蒸汽灭菌器灭菌参数:①下排气式:物品类别敷料:温度121 ℃,所需最短时间为30 min,压力为102.9 kPa;物品类别器械,温度为121 ℃,所需最短时间为20 min,压力为102.9 kPa;②预真空式:物品类别敷料、器械,温度为132 ℃~134 ℃,所需最短时间为4 min,压力为205.8 kPa。

(2)快速压力蒸汽灭菌(132 ℃)所需最短时间:不带孔物品的灭菌时间(下排气3 min,预真空3 min),带孔物品的灭菌时间(下排气10 min,预真空4 min),不带孔物品+带孔物品的灭菌时间(下排气10 min,预真空4 min)。

3.注意事项

(1)每天灭菌器运行前要进行常规检查,以保证使用安全和灭菌效果良好。包括灭菌器压力表处于"0"的位置;记录打印装置处于备用状态;柜门密封圈平整无损坏、柜门安全锁扣灵活,安全有效;灭菌柜内冷凝水排出口通畅,柜内壁清洁;电源、水源、蒸汽、压缩空气等运行条件符合设备要求。预真空灭菌器应在每日开始灭菌运行前空载进行B-D试验。

(2)无菌物品包装要合适。灭菌包装材料应允许物品内部空气的排出和蒸汽的透入。器械包重量不超过7 kg,敷料包重量不超过5 kg。体积下排气压力蒸汽灭菌器体积不超过30 cm×30 cm×25 cm;预真空高压灭菌器体积不超过30 cm×30 cm×50 cm。

(3)无菌物品装载要合理。无菌包之间应留间隙以利蒸汽穿透,纺织类物品应放上层、竖放,金属器械类放置于下层。下排气压力蒸汽灭菌器的装载量不应超过柜室容积的80%和不小于柜室容积的10%;预真空高压灭菌器的装载量不应超过柜室容积的90%和不小于柜室容积的5%。

(4)观测并记录灭菌器运行过程。随时观察压力及温度情况,控制加热速度,使柜室温度的上升与物品内部温度的上升趋向一致。

(5)无菌物品按要求进行卸载。从灭菌器卸载取出的物品,待温度降至室温时方可移动,冷却时间应大于30 min。检查化学指示卡变色情况,检查有无湿包现象。无菌包掉落到地上或误放到不洁处应视为污染。

(6)快速压力蒸汽灭菌方法可不包括干燥程序;运输时避免污染;4 h内使用。

(7)定期监测灭菌效果。包括物理监测:每锅进行,连续记录灭菌温度、压力、时间等,应记录临界点的时间、温度与压力值;化学监测:每个灭菌包外粘贴化学指示胶带,在高危险性灭菌包中央放置化学指示卡,通过观察颜色的变化,判断是否经过灭菌处理和是否达到灭菌条件;生物监测:每周监测一次,采用嗜热脂肪杆菌芽孢对灭菌器的灭菌质量进行生物监测。

(二)干热灭菌

干热灭菌是目前医疗机构使用干热灭菌器进行灭菌的一种方法,其热力传播和穿透主要依靠空气对流和介质传导,灭菌效果可靠。适用于耐热、不耐湿、蒸汽或气体不能穿透物品的灭菌,如玻璃、油脂、粉剂等物品的灭菌。

1.干热灭菌参数

灭菌温度:160 ℃;所需最短灭菌时间:2 h。

灭菌温度:170 ℃;所需最短灭菌时间:1 h。

灭菌温度:180 ℃;所需最短灭菌时间:30 min。

2.注意事项

(1)按干热灭菌器的产品使用说明书进行安装、使用、维护,确保灭菌器的安全使用。

(2)物品包装不宜过大,体积不超过 10 cm×10 cm×20 cm,油剂、粉剂的厚度不应超过 0.6 cm,凡士林纱布条厚度不应超过 1.3 cm,装载高度不应超过灭菌器内腔高度的 2/3,物品间应留有充分的空间,以利于热空气的对流。

(3)灭菌时不应与灭菌器内腔底部及四壁接触,灭菌后温度降到 40 ℃以下再打开灭菌器,以防炸裂。有机物品灭菌时温度不能超过 170 ℃。

(4)灭菌过程中不得中途打开灭菌器的门,放入新的物品。

(5)灭菌时间的记录必须从灭菌室内达到设定温度开始计算。

(6)每批次进行物理监测,每一灭菌包进行化学监测,每周采用枯草杆菌黑色变种芽孢进行生物监测。

(三)环氧乙烷灭菌

环氧乙烷气体杀菌力强、杀菌谱广,可杀灭各种微生物包括细菌芽孢。环氧乙烷不损害灭菌的物品且穿透力强,适用于不耐高温、湿热如电子仪器、光学仪器等诊疗器械的灭菌,是目前最主要的低温灭菌方法之一。环氧乙烷灭菌器是用于环氧乙烷灭菌的专用设备。一般医疗机构常用 100% 环氧乙烷的小型灭菌器。

1.灭菌参数

环氧乙烷作用浓度:450～1 200 mg/L。

灭菌温度:37 ℃～63 ℃。

相对湿度:40%～80%。

灭菌时间:1～6 h。

2.注意事项

(1)环氧乙烷灭菌器必须安放在通风良好的地方。切勿将环氧乙烷灭菌器或气罐置于接近火源处,并尽量远离主要的通道。气罐不应存放在冰箱中。

(2)残留环氧乙烷排放应遵循生产厂家的使用说明或指导手册,设置专用的排气系统,并保证足够的时间进行灭菌后的通风换气。金属和玻璃材质的器械,灭菌后可立即使用。

(3)灭菌物品必须清洗干净,并在室温下干燥,避免过分失水。拟灭菌物品和所用包装材料应该存放在 40%～60% 相对湿度的室内。

(4)包装必须采用能渗透空气、蒸汽和环氧乙烷气体的材料如皱纹纸、纸塑包装等。

(5)保证足够的灭菌时间。根据灭菌物品的洁净程度、物品的干燥度、包装材料的种类和密度、包裹的大小、灭菌时的温度确定合适的灭菌时间。

(6)每次灭菌均应进行程序监测。每锅应做生物监测,采用枯草杆菌黑色变种芽孢,对环氧乙烷灭菌质量进行生物监测。

(四)过氧化氢等离子体低温灭菌

过氧化氢等离子体灭菌是一项新的低温灭菌技术。机制是利用 H_2O_2 气体化学作用和等离子体物理作用的综合作用将微生物杀灭。

在医院主要用于诊疗器械的灭菌,特别适用于怕高温、怕湿的精密仪器的消毒灭菌。具有快速、低温、环保、节能等优点。

1.灭菌参数

过氧化氢作用浓度:6 mg/L。

灭菌腔壁温度:45 ℃~65 ℃。

灭菌周期:28~75 min。

2.注意事项

(1)灭菌前物品应充分干燥,器械带入水分会引起设备报警或影响设备正常运行。

(2)灭菌物品应使用专用包装材料和容器。灭菌物品及包装材料不应含植物性纤维材质,如纸、海绵、棉布、木质类、油类、粉剂类等,以免吸收过氧化氢气体而影响对物品的灭菌效果。

(3)包装好的物品应逐个、单层、并排放置在无盖灭菌置物筐内,确保物品不能叠压。

(4)每锅进行物理监测;每包进行化学监测;每周进行一次生物监测,在灭菌锅相应位置放置生物指示物(嗜热脂肪杆菌芽孢菌片),灭菌后进行微生物培养,以检测设备的灭菌效果。

(五)低温甲醛蒸汽灭菌

甲醛是一种灭菌剂,对所有微生物都有杀灭作用。甲醛气体灭菌效果可靠,使用方便,对灭菌物品无损害,适用于对湿、热敏感、易腐蚀医疗器械的灭菌。

1.灭菌参数

环氧乙烷作用浓度:450~1 200 mg/L。

灭菌温度:50 ℃~80 ℃。

相对湿度:80%~90%。

灭菌时间:30~60 min。

2.注意事项

(1)应使用甲醛灭菌器进行灭菌,不应采用自然挥发的灭菌方法。

(2)环境温度和湿度对灭菌效果影响较大,灭菌时应严格控制在规定范围。

(3)甲醛残留气体排放应遵循生产厂家的使用说明或指导手册,设置专用的排气系统。

(六)紫外线消毒

紫外线属电磁波,其波长为 210~328 nm,杀菌作用最强的波段是 250~270 nm。目前我国使用的有紫外线消毒灯管和紫外线消毒器。

1.作用原理

紫外线作用于微生物的 DNA,使菌体 DNA 失去转换能力而死亡;破坏菌体的氨基酸,使菌体蛋白光解变性;降低菌内氧化酶的活性;使空气中产生具有极强杀菌作用的臭氧。可以杀灭各种微生物,包括细菌繁殖体、芽孢、分枝杆菌、病毒、真菌、立克次体和支原体等。

2.适用范围

凡被各种微生物污染的表面、水和空气均可采用紫外线消毒。紫外线消毒器可用于室内有人情况下的空气消毒。

3.注意事项

(1)在使用过程中,应保持紫外线灯表面的清洁,一般每两周用90%酒精棉球擦拭一次,发现灯管表面有灰尘、油污时,应随时擦拭。关灯后应间歇3～4 min再开灯或移动灯管,防止损坏。

(2)用紫外线灯消毒室内空气时,房间内应保持清洁干燥,减少尘埃和水雾,每10 m^{2}安装30 W紫外线消毒灯一支,有效距离不超过2 m,消毒时间为30～60 min。温度低于20 ℃或高于40 ℃,相对湿度大于60%时应适当延长照射时间。

在室内有人活动时,首选高强度紫外线空气消毒器,消毒效果可靠,一般开机消毒30 min即可达到消毒合格。

(3)用紫外线消毒物品表面时,应使照射表面受到紫外线的直接照射,有效距离为25～60 cm,消毒时间为20～30 min。消毒时间从灯亮经5～7 min开始计时。照射后应开窗通风。

(4)不得使紫外线光源照射到人,以免引起损伤。紫外线对人的眼睛和皮肤有刺激作用,直接照射30 s就可引起眼炎或皮炎,故照射时人应离开房间,必要时戴防护镜、穿防护衣。

(5)紫外线灯使用过程中由于其辐照强度逐渐降低,应定时检测,新灯的辐照强度不得低于90 W/cm^2,使用中的辐照强度不得低于70 W/cm^2。记录使用时间,凡使用时间超过1 000 h辐照强度低于70 W/cm^{2}者应及时更换灯管。

(七)循环风紫外线空气消毒器

适用于有人状态下的室内空气消毒。消毒器由高强度紫外线灯和过滤系统组成,可以有效杀灭进入消毒器空气中的微生物,并有效地滤除空气中的尘埃粒子。遵循国家卫健委消毒产品卫生许可批件批准的产品使用说明,在规定的空间内正确安装使用。注意事项如下。

(1)消毒时应关闭门窗。

(2)进风口、出风口不应有物品覆盖或遮挡。

(3)用湿布清洁机器时,须先切断电源。

(4)消毒器的检修与维护应遵循产品的使用说明。

(5)消毒器应取得国家卫健委消毒产品卫生许可批件。

(八)静电吸附式空气消毒器

适用于有人状态下室内空气的净化。采用静电吸附和过滤材料,消除空气中的尘埃和微生物。应遵循国家卫健委消毒产品卫生许可批件批准的产品使用说明,在规定的空间内正确安装使用。注意事项如下。

(1)消毒时应关闭门窗。

(2)进风口、出风口不应有物品覆盖或遮挡。

(3)消毒器的循环风量(m^3/h)应大于房间体积的8倍以上。

(4)消毒器应取得国家卫健委消毒产品卫生许可批件。

(5)消毒器的检修与维护遵循产品的使用说明。

(九)化学消毒灭菌

化学消毒灭菌法是利用液体或气体化学药物来抑制微生物的生长繁殖或杀灭微生物的方

法。凡不适用于热力消毒灭菌的物品,都可以选用化学消毒灭菌法,如患者的皮肤黏膜及周围环境、光学仪器、某些塑料制品的消毒。但应减少或尽量避免使用化学消毒剂用于灭菌。

1.原理

利用化学药物渗透到细胞体内,使菌体蛋白凝固变性、抑制细菌代谢和生长、破坏细菌细胞膜的结构,改变其通透性,从而达到消毒灭菌的作用。

2.使用原则

(1)根据物品的性能和各种病原微生物的特性,选择合适的化学消毒药品。

(2)严格掌握消毒剂的有效浓度、消毒时间及使用方法。

(3)待消毒的物品必须先洗净擦干,以免影响有效浓度,降低灭菌效果。

(4)消毒剂应定期更换。易挥发的药物要加盖,并定期检测,调整浓度。

(5)物品浸泡时要全部浸泡在消毒液内,并将器械轴节打开。浸泡中途另加物品应重新计时。

(6)消毒液中不能放置纱布、棉花等物,因这类物品可吸附消毒剂降低消毒效力。

(7)消毒后的物品在使用前用无菌生理盐水冲净,以避免药物刺激人体组织。

3.使用方法

(1)浸泡法:是将被消毒的物品洗净擦干后浸没在消毒液中,在一定的浓度和时间内达到消毒作用的方法。注意打开物品的轴节或套盖,管腔内要灌满消毒液。按规定的浓度与时间进行浸泡。

(2)擦拭法:是用化学消毒剂擦拭被污染物体的表面或进行皮肤消毒的方法。一般选用易溶于水、穿透力强、无显著刺激的消毒剂。如用含氯消毒剂擦拭桌椅、墙壁,用 $0.5\% \sim 1.0\%$ 的碘伏消毒皮肤等。

(3)喷雾法:是用喷雾器将化学消毒剂均匀地喷洒于空间或物体表面,在规定的时间内,达到消毒作用的方法。常用于地面、墙壁、环境等的消毒。

(4)熏蒸法:是将消毒剂加热或加入氧化剂,使其产生气体,在规定的浓度和时间内利用消毒剂所产生的气体进行消毒达到消毒作用的方法。如手术室、换药室、处置室、病室的空间消毒。常用的有过氧乙酸、过氧化氢、乳酸等。在消毒间或密闭的容器内,也可用熏蒸法对被污染的物品进行消毒灭菌。

4.常用化学消毒剂

(1)戊二醛:①使用范围及方法:适用于不耐热诊疗器械、器具与物品的浸泡消毒与灭菌;常用灭菌浓度为 2%;消毒作用时间按产品使用说明规定,灭菌时间 10 h。②注意事项:待消毒物品在消毒前应彻底清洗、干燥。用于浸泡灭菌的容器,应洁净密闭,使用前应先经灭菌处理。戊二醛对皮肤、黏膜有刺激性,应在通风的环境中使用,注意个人防护。戊二醛不应用于物体表面的擦拭或喷雾消毒、室内空气消毒、手和皮肤黏膜的消毒。强化酸性戊二醛使用前应先加入 pH 调节剂(碳酸氢钠),再加防锈剂(亚硝酸盐)充分混匀。在 20 ℃~25 ℃温度条件下,连续使用时间应≤14 d。定期检测浓度,应确保使用中浓度符合产品使用说明的要求。灭菌后的物品使用前用无菌蒸馏水冲洗擦干。

(2)邻苯二甲醛:①使用范围及方法:适用于不耐热诊疗器械、器具与物品的浸泡消毒:于含量为 5.5 g/L、pH 为 7.0~8.0、温度 20 ℃~25 ℃的溶液中浸泡消毒 5~12 min。内镜的消毒。②注意事项:诊疗器械、器具与物品消毒前应彻底清洗、干燥,新启用的诊疗器械、器具与物品先除去油污及保护膜,再用清洁剂清洗去除油脂,干燥后及时消毒。使用时应注意通风,直接接触本品会引起眼睛、皮肤消化道、呼吸黏膜损伤。接触皮肤、黏膜会导致着色,处理时应谨慎、戴手套;当溅入眼内时应及时用水冲洗,必要时就诊。配制作用应采用专用塑料容器。消毒液连续使用应≤14 d。应确保使用中的浓度符合产品使用说明的要求。应密封、避光,置于阴凉、干燥、通风的环境中保存。

(3)过氧乙酸:①使用范围及方法:适用于耐腐蚀物品、环境、室内空气等的消毒。方法:一般物体表面,用 0.1%~0.2%(1 000~2 000 mg/L)浸泡 30 min;对耐腐蚀医疗器械的高水平消毒,采用 0.5%(5 000 mg/L)冲洗作用 10 min。大件物品或其他不能用浸泡法消毒的物品用擦拭法消毒。环境的消毒:用 0.2%~0.4%(2 000~4 000 mg/L)溶液喷洒,作用 30~60 min。室内空气的消毒。熏蒸法:15%(7 mL/m³)熏蒸 2 h,相对湿度 60%~80%;喷雾法:5 000 mg/L 按照 20~30 mL/m³ 的用量消毒,作用 60 min。②注意事项:稳定性差,应储存于通风阴凉处,远离可燃物质。并定期检测其浓度,如原液低于 12% 不应使用;对金属有腐蚀性,对织物有漂白作用,消毒后及时用符合要求的水冲洗干净;需现配现用,使用时限≤24 h;接触过氧乙酸时,应采取防护措施,不慎溅入眼中或皮肤上,应立即用大量清水冲洗;空气熏蒸消毒时,室内不应有人。

(4)过氧化氢:①使用范围及方法:适用于外科伤口、皮肤黏膜冲洗消毒,室内空气的消毒。方法:伤口、皮肤黏膜消毒,采用 3%(30 g/L)冲洗、擦拭,作用 3~5 min;室内空气消毒,使用气溶胶喷雾器,采用 3%(30 g/L)按照 20~30 mL/m³ 的用量喷雾消毒,作用 60 min。②注意事项:过氧化氢应避光、避热,室温下储存;过氧化氢对金属有腐蚀性,对织物有漂白作用;喷雾时应采取防护措施,谨防溅入眼内或皮肤黏膜上,一旦溅上及时用清水冲洗。

(5)二氧化氯:①使用范围及方法:适用于物品、环境、物体表面及空气的消毒。方法:对细菌繁殖体污染物品的消毒,用 100~250 mg/L 浸泡 30 min,喷洒法用 500 mg/L;对肝炎病毒和结核分枝杆菌污染物品的消毒用 500 mg/L 浸泡 30 min,喷洒法用 1 000 mg/L,作用 60 min;对细菌芽孢污染物品的消毒,用 1 000 mg/L 浸泡 30 min。大件物品或不能用浸泡法消毒的物品用擦拭法消毒。室内空气消毒,使用气溶胶喷雾器,采用 500 mg/L 溶液按照 20~30 mL/m³ 的用量喷雾消毒,作用 30~60 min;或采用二氧化氯溶液按照 10~20 mg/m³ 加热蒸发或加激活剂熏蒸消毒。②注意事项:置于干燥、通风处保存;稀释液应现用现配,使用时限≤24 h;对碳钢、铝有中度腐蚀性,对铜、不锈钢有轻度腐蚀性。金属制品经二氧化氯消毒后,应及时用符合要求的水冲洗干净、干燥。

(6)含氯消毒剂:①使用范围及方法:适用于物品、物体表面、分泌物、排泄物等的消毒。方法:对细菌繁殖体污染物品的消毒,用含有效氯 500 mg/L 的消毒液浸泡>10 min,对经血传播病原体、分枝杆菌和细菌芽孢污染物品的消毒,用含有效氯 2 000~5 000 mg/L 消毒液浸泡>30 min。大件物品或不能浸泡消毒的物品用擦拭消毒。对一般污染的物品表面,用含有效氯 400~700 mg/L 的消毒液均匀喷洒,作用 10~30 min;对经血传播病原体、结核分枝杆菌等污染表面的消毒,用含有效氯 2 000 mg/L 的消毒液均匀喷洒,作用>60 min。干粉加入分泌物、排泄物中,使有效氯含量达到 10 000 mg/L,搅拌后作用>2 h;干粉加入医院污水中,按有效氯 50 mg/L 搅拌,2 h 后排放。②注意事项:粉剂应于阴凉处避光、防潮、密封保存;水剂应于阴凉处避光、密闭保存。使用液应现配现用,使用时限≤24 h;配制漂白粉等粉剂溶液时,应戴口罩、手套;未加防锈剂的含氯消毒剂对金属有腐蚀性,不应做金属器械的消毒。加防锈剂的含氯消毒剂对金属器械消毒后,应用无菌蒸馏水冲洗干净,干燥后使用;对织物有腐蚀和漂白作用,不应做有色织物的消毒。

(7)酸性氧化电位水:①使用范围及方法:消毒供应中心手工清洗器械灭菌前的消毒:流动冲洗浸泡消毒 2 min,净水冲洗 30 s,取出干燥。物体表面的消毒:洗净后流动冲洗浸泡消毒 3～5 min,或反复擦洗消毒 5 min。内镜的消毒。其他方面消毒。②注意事项:应彻底清除待消毒物品上的有机物,再进行消毒处理。对光敏感,有效氯浓度随时间延长而下降,应早使用,最好现制备现用。储存选用避光、密闭、硬质聚氯乙烯材质制成的容器。室温下储存不超过 3 d。每次使用前应分别检测 pH、氧化还原电位和有效氯浓度。要求指标为:有效氯含量 60 ± 10 mg/L,pH 为 2.0～3.0,氧化还原电位(ORP)≥1100 mV,残留氯离子＜1 000 mg/L。对铜、铝等非不锈钢的金属器械、器具和物品有一定的腐蚀作用,应慎用。长时间排放可造成排水管路的腐蚀,故应每次排放后再排放少量碱性还原电位水或自来水。

(8)醇类消毒剂:①使用范围及方法:适用于手、皮肤、物体表面及诊疗器械的消毒。方法:手消毒:方法遵循"手卫生规范"要求。皮肤消毒:70％～80％(体积比)酒精溶液擦拭皮肤 2 遍,作用 3 min。物品表面的消毒:70％～80％(体积比)酒精溶液擦拭皮肤2 遍,作用3 min。诊疗器具的消毒:将物品浸没于 70％～80％(体积比)酒精溶液中消毒≥30 min,加盖或进行表面擦拭消毒。②注意事项:酒精易燃,不应有明火;不应用于被血、脓、粪便等有机物污染表面的消毒;用后应盖紧,密闭,置于阴凉处保存;醇类过敏者慎用。

(9)碘酊:①使用范围及方法:适用于注射及手术部位皮肤的消毒。使用方法:用原液直接涂搽皮肤2 遍以上,作用时间 1～3 min,待稍干后再 70％～80％(体积比)酒精脱碘。②注意事项:不宜用于破损皮肤、眼及口腔黏膜的消毒;不应用于碘酊过敏者;过敏体质者慎用;应置于阴凉处避光、防潮、密封保存。

(10)碘伏:①使用范围及方法:适用于手、皮肤、黏膜及伤口的消毒。方法:外科手消毒用原液擦拭揉搓作用时间至少 3 min;手术部位的皮肤消毒,用原液局部擦拭 2～3 遍,作用时间至少 2 min;注射部位的皮肤消毒,用原液局部擦拭2 遍;口腔黏膜及创面消毒用有效碘 1 000～2 000 mg/L的碘伏擦拭,作用时间 3～5 min;阴道黏膜创面的消毒,用含有效碘 500 mg/L 的碘伏冲洗。②注意事项:应置于阴凉处避光、防潮、密封保存;含酒精的碘制剂消毒液不应用于黏膜和伤口的消毒;对二价金属制品有腐蚀性,不做相应金属制品的消毒;碘过敏者慎用。

(11)季铵盐类:①使用范围及方法:适用于环境、物体表面、皮肤与黏膜的消毒。方法:环境、物体表面消毒:用 1 000～2 000 mg/L 消毒液浸泡或擦拭消毒,作用时间 15～30 min。皮肤消毒:复方季铵盐消毒剂原液擦拭消毒,作用时间 3～5 min。黏膜消毒:用 1 000～2 000 mg/L 季铵盐消毒液。②注意事项:阴离子表面活性剂如肥皂、洗衣粉等可降低消毒效果。宜现用现配。

(12)氯己定:①使用范围及方法:适用于外科洗手、皮肤、黏膜等的消毒。方法:手术部位及注射部位皮肤和伤口创面消毒用有效含量≥2 g/L 氯己定-酒精(70％,体积比)溶液局部擦拭 2～3 遍,时间遵循产品说明;外科手消毒,用有效含量≥2 g/L 氯己定-酒精(70％,体积比)溶液,使用方法及时间遵循产品说明;对口腔、阴道或伤口创面的消毒,用有效含量≥2 g/L 氯己定水溶液冲洗。②注意事项:不应与肥皂、洗衣粉等阴性离子表面活性剂混合使用或前后使用。

三、手术室环境、各类物品消毒灭菌方法

(一)选择消毒与灭菌方法的原则

(1)使用经卫生行政部门批准的消毒药械,并按照批准使用的范围和方法使用。

(2)根据物品污染后的危害程度选择消毒、灭菌的方法

1)高度危险性物品,必须选用灭菌方法处理。

2)中度危险性物品,可选用中水平或高水平消毒法。但中度危险性物品的消毒要求并不相同,有些要求严格,例如内镜、体温表等必须达到高水平消毒,需采用高水平消毒法消毒。

3)低度危险性物品,可用低水平消毒方法,或只做一般的清洁处理即可,仅在特殊情况下,才做特殊的消毒要求。

(3)根据物品上污染微生物的种类、数量和危害性选择消毒、灭菌的方法。

(4)根据消毒物品的性质选择消毒方法

1)耐高温、耐湿度的物品和器材,应首选压力蒸汽灭菌。

2)不耐热、不耐湿以及贵重物品,可选择环氧乙烷或低温蒸汽甲醛气体消毒、灭菌。

3)器械的浸泡灭菌,应选择对金属基本无腐蚀性的消毒剂。

4)选择表面消毒方法,应考虑表面性质,光滑表面可选择紫外线消毒器近距离照射或液体消毒剂擦拭。

(二)环境及各类物品消毒与灭菌方法

1.环境

(1)空气:①安装空气净化消毒装置的集中空调通风系统;②使用空气洁净技术,净化系统应在手术前 30 min 开启,接台手术前应自净 30 min;③循环风紫外线空气消毒器或静电吸附式空气消毒器或其他获得国家卫健委消毒产品卫生许可批件的空气消毒器;④紫外线灯照射消毒;⑤能使消毒后空气中的细菌总数≤4 cfu/(15 min、φ9 cm 平皿)、获得国家卫健委消毒产品卫生许可批件的其他空气消毒产品。

(2)手术室内墙体表面、地面、各种物体表面:每日手术开始前和结束后,连台手术间进行湿式清洁、消毒,被血液、体液污染时先去污再消毒,消毒可用 500 mg/L 含氯消毒液或采用 1 000~2 000 mg/L 季铵盐类消毒液擦拭。

2.手术器械及用品

通常情况下应遵循先清洗后消毒灭菌的处理程序。被朊毒体、气性坏疽及突发原因不明的传染病病原体污染的诊疗器械、器具和物品应先作特殊处理再按常规清洗消毒灭菌。

(1)一般器械:①耐热、耐湿手术器械首选压力蒸汽灭菌;②不耐热、不耐湿手术器械如电子仪器、光学仪器等物品采用低温灭菌方法;③耐热、不耐湿手术器械采用干热灭菌。注意事项:要求手术器械由供应室集中清洗,一用一灭菌。

(2)锐利器械(含刀片、剪刀、穿刺针等):①压力蒸汽灭菌;②可采用过氧化氢等离子体或环氧乙烷低温灭菌。注意事项:一用一灭菌,严禁戊二醛浸泡灭菌。

(3)腔镜及附件:①适于压力蒸汽灭菌的内镜及附件,首选压力蒸汽灭菌法;②不适于压力蒸汽灭菌的内镜及附件,可采用过氧化氢等离子体或环氧乙烷灭菌或采用 2%戊二醛浸泡 10 h。注意事项:使用后的腔镜器械的清洁、消毒、灭菌必须符合《内镜清洁消毒技术规范》的有关要求,可在供应室集中处理,亦可在符合要求的手术室内处理。消毒剂需保持有效性,定期

更换,每日测试浓度并记录。

(4)手术缝线:根据不同材质选择相应的灭菌方法,如压力蒸汽灭菌法或环氧乙烷灭菌法;不能重复灭菌;严禁戊二醛浸泡灭菌。

(5)外来医疗器械:根据厂家提供清洁、包装、灭菌方法和循环参数由供应室进行清洁、消毒、灭菌。

(6)植入物:根据器械公司提供的清洁、包装、灭菌方法和灭菌循环参数进行处理。注意事项:一次性使用。置入物灭菌应在生物监测结果合格后方可放行。紧急情况下植入物灭菌可在生物PCD中加用第5类化学指示物,指示物合格可作为提前放行的标志,生物监测结果应及时通报使用部门。

(7)手术用敷料:采用压力蒸汽灭菌。注意事项:①纱布类、棉球类可一次性使用;②布类一用一清洁一灭菌;③感染性疾病使用的布类应集中摆放,单独清洗消毒。

3.麻醉用具

麻醉用具的使用,要求一人一用一消毒或一次性使用。

(1)麻醉喉镜片:①清洗擦干后500 mg/L含氯消毒剂浸泡消毒30 min;②热力消毒90 ℃ 5 min或93 ℃ 3 min。

(2)可视喉镜:①接触主机部分采用75%酒精擦拭;②接触患者部分:酸性氧化电位水冲洗5 min;2%戊二醛溶液浸泡10 min;邻苯二甲醛5 min。

(3)氧气面罩、麻醉口罩:①热力消毒90 ℃ 5 min或93 ℃ 3 min;②用500 mg/L含氯消毒剂擦拭。

(4)麻醉机螺纹管:①清洗消毒机清洗消毒(清洗消毒90 ℃ 5 min或93 ℃ 3 min)烘干自然完成;②新生成酸性氧化电位水浸泡30 min;③500 mg/L含氯消毒剂中消毒30 min;④低温等离子或环氧乙烷灭菌。

4.其他物品

(1)吸引瓶、引流管:①湿热消毒(清洗消毒90 ℃ 5 min或93 ℃ 3 min);②500 mg/L含氯消毒剂浸泡消毒30 min,流动水冲净晾干。注意事项:一人一用一消毒或更换,有条件使用一次性吸引、引流装置。

(2)氧气湿化瓶、氧气连接管:①清洗消毒机清洗消毒(清洗消毒90 ℃ 5 min或93 ℃ 3 min);②氧气湿化瓶用500 mg/L含氯消毒剂浸泡30 min后,流动水冲洗,晾干备用。注意事项:一人一用一消毒或更换,有条件使用一次性装置,湿化液用无菌水。

(3)洗手刷:压力蒸汽灭菌,一人一用一灭菌。

(4)卫生洁具(拖把、抹布):①清洗消毒机清洗消毒(清洗消毒90 ℃ 5 min或93 ℃ 3 min);②用500 mg/L含氯消毒剂浸泡30 min后,流动水冲洗,晾干备用。注意事项:不同区域、不同手术间的洁具应分开使用,并注明标识。

四、无菌物品的储存

(一)无菌物品的储存条件

(1)所有进入手术室洁净区的物品、药品、设备,均应拆除外包装,擦拭干净方可进入。

(2)无菌器械应分类、分架存放在无菌物品存放区。一次性使用无菌物品应去除外包装后,进入无菌物品存放区。

(3)物品存放架或柜应距地面高度为 20～25 cm,离墙 5～10 cm,距天花板 50 cm。

(二)无菌物品储存有效期

(1)环境的温度、湿度达到的规定时,使用纺织品材料包装的无菌物品有效期宜为 14 d;未达到环境标准时,有效期宜为 7 d。

(2)医用一次性纸袋包装的无菌物品,有效期宜为 1 个月。

(3)使用一次性医用皱纹纸、医用无纺布包装的无菌物品,有效期宜为 6 个月。

(4)使用一次性纸塑袋包装的无菌物品,有效期宜为 6 个月。

(5)硬质容器包装的无菌物品,有效期宜为 6 个月。

(张慧玲)

第二十九节　隔离技术

为传染病患者或者其他需要隔离的患者实施手术时,应当按照《传染病防治法》有关规定,严格按照标准预防原则并根据致病性微生物的传播途径采取相应的隔离措施,加强医务人员的防护和手术后物品、环境的消毒工作。

一、隔离的种类与方法

隔离是采用各种方法、技术,防止病原体从患者及携带者传播给他人的措施。

(一)隔离原则

(1)在标准预防的基础上,医院应根据疾病的传播途径(接触传播、飞沫传播、空气传播和其他途径传播),结合医院的实际情况,制订相应的隔离与预防措施。

(2)一种疾病可能有多种传播途径时,应在标准预防的基础上,采取相应传播途径的隔离与预防。

(3)隔离病室应有隔离标志,并限制人员的出入。黄色为空气传播的隔离,粉色为飞沫传播的隔离,蓝色为接触传播的隔离。

(4)传染病患者或可疑传染病患者应安置在单人隔离房间。

(5)受条件限制的医院,同种病原体感染的患者可安置于一室。

(6)建筑布局符合医院隔离的要求。

(二)种类与方法

随着隔离预防技术的不断发展,1996 年美国医院感染控制实践顾问委员会对隔离系统进行了修订,疾病分类隔离系统由七类改为三种类型,即接触隔离、飞沫隔离、空气隔离。

1.接触隔离

接触传播:病原体通过手、媒介物直接或间接接触导致的传播。接触经接触传播疾病如肠道感染、多重耐药菌感染、皮肤感染等的患者,在标准预防的基础上,还应采用接触传播的隔离与预防。主要措施如下。

(1)应限制患者的活动范围。要求住单人隔离间或同种病原体感染者同室隔离,避免与其他患者接触。

（2）应减少转运。如需要转运时，应采取有效措施，减少对其他患者、医务人员和环境表面的污染。

（3）隔离病室物体表面每天定期擦拭消毒，仪器设备用后应清洁、消毒或灭菌，患者出院后做好床单位消毒或病室终末消毒。

（4）接触隔离患者的血液、体液、分泌物、排泄物等物质时，应戴手套；离开隔离病室前，接触污染物品后应摘除手套，洗手和（或）手消毒。手上有伤口时应戴双层手套。

（5）进入隔离病室，从事可能污染工作服的操作时，应穿隔离衣；离开病室前，脱下隔离衣，按要求悬挂，每天更换清洗与消毒，或使用一次性隔离衣，用后按医疗废物管理要求进行处置。接触甲类传染病应按要求穿脱防护服，离开病室前，脱去防护服，防护服按医疗废物管理要求进行处置。

2. 空气隔离

空气传播：带有病原微生物的微粒子（≤5 μm）通过空气流动导致的疾病传播。接触经空气传播的疾病，如肺结核、水痘等，在标准预防的基础上，还应采用空气传播的隔离与预防。主要措施如下。

（1）患者应安置在单人隔离房间或同种病原体感染者同室隔离。通向走道的门窗须关闭，有条件时尽量使隔离病室远离其他病室或放置负压病室。

（2）无条件收治时，应尽快转送至有条件收治呼吸道传染病的医疗机构进行收治，并注意转运过程中医务人员的防护。

（3）当患者病情容许时，应戴外科口罩，定期更换，并限制其活动范围。

（4）室内空气用紫外线或消毒液喷洒消毒。

（5）医务人员应严格按照区域流程，在不同的区域，穿戴不同的防护用品，离开时按要求摘脱，并正确处理使用后物品。

（6）进入确诊或可疑传染病患者房间时，应戴帽子、医用防护口罩；进行可能产生喷溅的诊疗操作时，应戴防护目镜或防护面罩，穿防护服，当接触患者及其血液、体液、分泌物、排泄物等物质时应戴手套。

3. 飞沫隔离

飞沫传播：带有病原微生物的飞沫核（>5 μm），在空气中短距离（1 m 内）移动到易感人群的口、鼻黏膜或眼结膜等导致的传播。接触经飞沫传播的疾病，如百日咳、白喉、流行性感冒、病毒性腮腺炎、流行性脑脊髓膜炎等，在标准预防的基础上，还应采用飞沫传播的隔离预防。主要措施如下。

（1）患者应安置在单人隔离房间或同种病原体感染者同室隔离。

（2）应减少转运，当需要转运时，医务人员应注意防护。

（3）患者病情容许时，应戴外科口罩，并定期更换。应限制患者的活动范围。

（4）患者之间、患者与探视者之间相隔距离在 1 m 以上，探视者应戴外科口罩。

（5）加强通风，或进行空气的消毒。

（6）医务人员应严格按照区域流程，在不同的区域，穿戴不同的防护用品，离开时按要求摘脱，并正确处理使用后物品。

（7）与患者近距离（1 m 以内）接触，应戴帽子、医用防护口罩；进行可能产生喷溅的诊疗操作时，应戴护目镜或防护面罩，穿防护服；当接触患者及其血液、体液、分泌物、排泄物等物质时应戴手套。

(三)隔离手术室的设置

手术室内应设一般手术间和隔离手术间,有条件的可设置负压手术间。层流洁净手术室,隔离手术间应设置在手术室的入口处,包括前缓冲室、单独刷手间,并设有隔离标志。无条件的医院或特殊情况下不能在隔离手术间进行手术,应先做无菌手术,后做一般手术,手术结束后,应当对手术间进行终末消毒。隔离手术间清洁工具单独使用,标志明确,与其他手术间不能混用。手术室内只放置手术必备物品。手术中所用的部分医疗用品如输液器、输血器、气管导管、套管、牙垫、吸痰管、吸氧面罩、防渗漏单、大单、中单、医务人员使用的帽子、口罩、手套、鞋套等均使用一次性用品。必要时备隔离防护服、防护口罩、眼罩,备高效消毒液和手消毒液,需要时方便使用。

二、特殊感染手术的处理

特殊感染手术指的是甲类和按甲类管理的乙类传染病感染患者,包括鼠疫、霍乱、传染性非典型性肺炎、人感染高致病性禽流感、肺炭疽、脊髓灰质炎以及破伤风、气性坏疽、艾滋病、朊毒体及其他突发事件原因不明等。

(一)特殊感染手术的预防措施

(1)应选择靠近手术室入口的隔离手术间(最好负压)进行,有"隔离"标志,禁止参观,尽量减少环境的污染。

(2)参加手术人员应穿具有防渗透性能的隔离衣,戴双层手套、防渗透性能的口罩、面罩或防护眼镜、隔离鞋。如医务人员手皮肤有破损,应避免参加手术。进入手术间后,不得随意出入。

(3)手术间物品、设备尽可能准备齐全,但力求精简。不用的物品术前移出手术间,不能移动的物品用大单遮盖,以减少污染范围。

(4)人员分工明确,应安排巡回护士2人,其中1人负责由室外专人供应物品,内外用物不能相混,以免交叉感染。

手术间内准备消毒液2盆,一盆用于手术器械初步清洗,一盆用于物体表面擦拭消毒。

(5)疑似或确诊特殊感染的患者宜选用一次性诊疗器械、器具和物品(包括治疗巾、大孔巾、手术衣、敷料、针、线、吸引瓶吸引管、床单等)以及患者推车上铺一次性中单,使用后应进行双层密闭封装焚烧处理。

(6)严格医疗操作程序,手术操作中应小心谨慎,避免意外损伤。使用后锐器应当直接放入锐器盒内,禁止对使用后的一次性针头复帽。

(7)术中接触伤口的敷料、一次性医疗用品,应放置在防水防漏的红色塑料袋内,尽量减少地面的污染。切除的肢体用双层黄色垃圾袋包扎,并注有特殊感染标识,单独运送。

(8)可重复使用的污染器械、器具和物品,气性坏疽感染应先采用含氯或含溴消毒剂1 000～2 000 mg/L 浸泡30～45 min 或更长时间,有明显污染物时应采用含氯消毒剂5 000～10 000 mg/L 浸泡至少60 min 后,送供应室清洗消毒灭菌。

(9)突发原因不明的传染病病原体污染的处理应符合国家当时发布的规定要求。

(10)手术间的环境消毒

1)负压手术间于术前1 h采用高风量运行净化程序,手术开始后调节为低风量运行,在手术结束前 1 h 再采用高风量。

2)手术台及床垫(正反面)用 1 000～2 000 mg/L 含氯消毒剂或 0.5% 过氧乙酸擦拭,作用 30 min,并用紫外线照射消毒 1 h。

3)治疗车、托盘、器械桌、推车监护仪连线、血压计袖带等物品用含有效氯 1 000 mg/L 消毒液擦拭,地面及 2 m 以下墙壁用消毒液喷洒、擦洗。

4)手术间空气:手术结束后,继续运转负压 15 min 再用 1 000 mg/L 含氯消毒剂擦拭回风口内表面,达到自净要求后方可进行下一手术;Ⅰ类手术间应更换粗效滤网和粗效、中效、亚高效过滤器;Ⅱ类手术间(或非负压手术间)按照终末消毒的方法处理。①紫外线灯照射:采取悬吊式或移动式直接照射,时间 ≥30 min,强度 >70 μW/cm² 且 ≥1.5 W/m³。②熏蒸:0.1% 过氧乙酸 1 g/m² 熏蒸消毒,或 5% 过氧乙酸按 2.5 mL/m² 或 3% 过氧化氢按 20 mL/m³ 气溶胶喷雾,密闭 24 h 后通风。

(11)所有手术人员离开手术间时,应脱掉防护用品,进行手的清洁消毒,然后在门口换清洁鞋后才能外出。

(二)朊毒体消毒隔离措施

朊毒体是人畜共患的传染性中枢神经系统慢性退行性变的病原体,人类朊毒体病(如库鲁病、克雅病、杰茨曼-斯脱司勒-史茵克综合征、致死性家族性失眠症等),动物朊毒体病[如牛海绵状脑病(疯牛病)、羊瘙痒症等]。朊毒体对常用的理化消毒及灭菌因子抵抗力很强,消毒及灭菌处理困难。其消毒隔离措施如下。

(1)严禁朊毒体病患者及任何退行性中枢神经系统疾病患者捐献组织器官。

(2)对该患者或疑似患者的血液、体液及手术器械等污染物必须彻底灭菌。使用后的器械单独放置,按"消毒-清洗-再消毒-高压灭菌"的处理方法。

(3)耐热器械先浸泡于 1 mol/L NaOH 溶液 60 min,清洗后再行 134 ℃～138 ℃ 预真空压力蒸汽灭菌 18 min(或者 132 ℃ 30 min),也可将污染器械浸泡在 4% NaOH 溶液中,再于 121 ℃ 下排气蒸汽灭菌 60 min。

(4)不耐热器材用 2 mol/L NaOH 浸泡 60 min 或用 20 000 mg/L 有效氯次氯酸钠或优氯净浸泡 60 min 以上,再洗净。

(5)患者用过的一次诊疗性器械、器材或物品应放入防水防漏的双层黄色医疗垃圾袋内,并标记传染性污物,单独运送到医疗垃圾站进行无害化处理。

(6)患者的提取液、血液等用 10% 漂白粉溶液或 5% 次氯酸钠处理 2 h 以上,能使其失去传染性。

(7)医护人员及实验室研究人员应严格遵守安全操作规程,加强防范意识,注意自我保护。同时,告知医院感染管理及诊疗涉及的相关临床科室。

(8)由于现有灭菌方法对朊毒体病感染的医疗设备进行灭菌时不充分,如条件允许,朊毒体感染患者使用过的神经外科器械应该丢弃。

(9)医疗设备:先经清洗设备洗涤,再通过 134 ℃ 预真空灭菌 18 min 或 132 ℃ 下排气压力灭菌 1 h。快速灭菌不适用于该类器材的灭菌处理。没有按正确方法消毒灭菌处理的物品应召回重新按规定处理。

(10)污染环境的表面应用清洁剂清洗,采用 10 000 mg/L 的含氯消毒剂消毒,至少作用 15 min。为防止环境和一般物体表面污染,宜采用一次性塑料薄膜覆盖操作台,操作完成后按特殊医疗废物焚烧处理。

(三)群发性特殊感染手术配合与处理

如果同一天手术中有 3 例或以上同种同源感染病例，消毒隔离措施则应特别加强。除现有特殊感染手术护理措施外，还应做到以下防护。

(1)手术科室应于术前 1 d 或术前提前通知手术室做准备，在手术通知单上明确注明：感染疾病的名称、特殊感染类型、感染的部位/程度、手术方式、预计手术时间、术中所需特殊的手术用物和器械以及参与手术的医护人数等。

(2)手术室成立专科手术护理小组，将手术团队(手术医师、麻醉医师、护理人员、工人)分为三组。A 组直接接触患者，每台手术安排护理人员 1～3 名及工人 1 名，主要负责全程的护理及手术配合；B 组不接触患者，一般安排 1～2 名护理人员及工人 1 名，主要负责在隔离区内传递物品和信息，患者进出感染区后立即对隔离区进行消毒，减少对手术室环境的污染；C 组不接触患者，不进入隔离区域，主要负责在隔离区域外传递物品和信息，控制人员进出。

(3)设临时手术区域，分为感染区(手术室间)和隔离区(患者进出所经过的区域)，悬挂隔离标识牌，严格控制手术人数，严禁无关人员进出，减少对手术室环境的污染。手术室间原则上应安排在负压手术间或感染手术间进行手术。若现有房间不足，应严格控制当日手术例数或实施错峰手术等。

(4)手术间门口地面铺一个 500 mg/L 含氯消毒液的双层湿垫，使用一次性手术包、敷料、手术衣等。

三、医疗废物管理

手术中产生的废弃物应严格按《医疗废物管理条例》及有关规定处理。

(1)严格实行分类收集。手术使用的一次性手术器械、医用耗材如一次性注射器、输液器和各种导管等、各种敷料及患者产生的排泄物、分泌物、血液、体液、引流物等感染性医疗废物和手术中产生的废弃的人体组织、器官、病理标本、实验动物的组织、尸体等病理性医疗废物应放入带有"警示"标识的专用包装物或容器内，医用针头、缝合针、手术刀、备皮刀、手术锯等损伤性医疗废物放入硬质、防渗漏、耐刺专用锐器盒内。

(2)放入垃圾袋或者容器内的各类废物不得取出。包装物或者容器外表面被污染，应当对被污染处进行消毒处理或者增加一层包装。

(3)盛装的医疗废物达到包装物或者容器的 3/4 时，应当使用有效的封口方式，使包装物或者容器的封口紧实、严密。

(4)各种医疗废物不得混入生活垃圾。如不慎将生活垃圾混入医疗废物中，则按照医疗废物进行处理。少量药物性废物可混入医疗垃圾，标签上要注明。

(5)隔离传染患者或疑似传染患者产生的医疗废物，用双层专用包装物，并及时密封。

(6)收集的医疗废物放规定场所有盖容器内并注明科室、日期、内容，每日与转运人员分类称重、双签名交接，防止丢失。

(7)在处理医疗废物时要注意个人防护，穿工作服、戴帽子、口罩、手套。

(8)剖宫产产妇分娩后胎盘应当归产妇所有。产妇放弃或者捐献胎盘的，可以由医疗机构进行处置。任何单位和个人不得买卖胎盘。如果胎盘可能造成传染病传播的，医疗机构应当及时告知产妇，按照我国《传染病防治法》《医疗废物管理条例》的有关规定进行消毒处理，并按照医疗废物进行处理。

（9）医疗机构必须将胎儿遗体、婴儿遗体纳入遗体管理，依照《殡葬管理条例》的规定，进行妥善处置。严禁将胎儿遗体、婴儿遗体按医疗废物实施处置。

（张慧玲）

第三十节　手术前患者护理

随着外科医学不断发展和新技术、新设备的应用，微创技术和快速恢复的理念被广泛接受和应用，手术变得越来越快、损伤则越来越小、住院时间也越来越短，如腔镜技术、开颅锁孔技术、介入治疗技术及快速康复理念下的手术等。目前，许多西方国家及中国香港地区为了节省昂贵的医疗资源建立了康复中心，大手术后在医院只住院 $1\sim2$ d,病情稳定后转入康复中心；也有相当一部分医院成立日间手术室，使得原先要住院手术的患者可当天入院手术当天出院，术前检查在社区完成，术前护理准备则在手术室准备间完成（如备皮、留置尿管、胃管等）。因此，术前护理模式发生了较大变化。

一、手术咨询门诊

手术咨询门诊由手术室护士或外科病房资深护士出诊，为拟手术的患者提供咨询、指导和联络等服务。担任咨询的护士应具有丰富的工作经验和扎实的专业基础，要有良好的沟通技巧和表达能力，能正确向患者解释手术的意义及负面影响，使患者获得知情权利。咨询门诊应毗邻外科门诊，当遇有难以解释的问题时可及时与就诊医师联系。当外科医师拟定该患者需做手术时，会介绍患者去咨询门诊，接受相关知识宣教。职能和范围视各家医院的情况和习惯而定，有所不同。该科护士将收集患者术前的资料，补充必虚的检查。安排手术日期，发放手术须知宣教资料。指导患者术前的准备，提前与院方确认手术时间的方式。遇到特殊情况，例如恶劣天气的应对以及术后的流程和指导。患者有了这些信息可以清楚地知道接下来的安排及手术前的各种准备，有疑问也能及时联系。

二、手术知识讲座

每周安排各类手术知识讲座，对象是患者及其亲属。讲座形式有播放录像幻灯和发行宣传图片等。

（1）介绍手术环境、术前须知，患者进出手术室的过程、要求等，使患者对手术有一个大致的了解，减少陌生感和恐惧心理。如去手术室前要去除饰物、手表、义齿，进入手术室后需输液、上心电监护电极、取一定卧位等，均要告诉患者。有条件请手术后的患者到现场讲解，效果很好。

（2）讲解镇痛与麻醉、与术后肠蠕动恢复的相互关系；讲解术中留置各种管道，如引流管、胃管输液管、尿管、气管插管的作用，大约留置时间，对康复的影响；指导训练胸、腹式呼吸、咳嗽、翻身，甚至是卧床大小便等。

（3）接受患者的咨询，通过咨询，可增加患者及其亲属对手术的认识和理解，树立信心，减少不安与猜测，避免不必要的担忧，做到事先有准备，遇事而不慌。

三、访视手术患者及其亲属

美国手术室护士协会（AORN）规定：术前访视是手术室护士的职能和职责之一。通过术前访视建立护患之间的信赖关系，提供与手术相关的知识和信息，能减轻和消除患者术前焦虑、紧张和恐惧心理，增强安全感、信任感、依赖感和舒适度，以最佳的心态愉快、主动接受手术。事实上，手术患者非常需要有一位了解、参与手术全过程，熟悉并信任的护士守候在身旁，并获得关心和照顾，因此，术前访视最理想由手术巡回护士负责。同时了解患者的基本情况和特殊问题，做到心中有数，提前准备。术前访视主要达到以下目的。

（1）了解患者心理活动及心理障碍，以提供正确的心理疏导。

1）填写手术患者术前访视评估表和术前标准护理计划表。分别设计普外科、骨科、神经外科、妇产科、眼科、心胸外科等专科表格，既方便护士操作，又有利于针对性地收集资料，根据存在的问题进行疏导。个别问题应区别对待，确保心理护理的效果和质量。

2）发放"手术须知""疾病基本常识"等宣教册子，让患者获得更多的信息，取得患者的密切配合。指导患者术前晚用抗菌皂液沐浴；实施大中手术或头颈部手术时，术前要洗头、术晨更换干净衣服，术前8h禁食，6h禁水，不可涂口红、上指甲油；前往手术室之前，去除眼镜、义齿、助听器，若必须借助助听器和眼镜交流的患者，宜让患者准备盛器，护士可代为保管。

访视过程中，对于患者提出的特殊问题，如癌肿能否根治、是否会复发、这次手术一定成功吗等，应尽量保持与手术医师口吻一致，避免含含糊糊，避免详尽解释手术过程或步骤，做好保护性医疗措施，必要时让主管医师解释。同时，要避免伤害患者自尊，注意保护患者隐私等。

（2）了解患者的基本情况和特殊情况，以便提早准备。可从病历和检查中了解患者是否伴随基础疾病（如糖尿病、心脏病等）；探视过程中了解患者语言沟通有无障碍、活动是否受限、是否过于肥胖或过瘦、有无压疮风险、有无跌倒风险、建立静脉通道的血管部位情况等，并将信息记录访视单中，据此做好手术物品准备并采取护理干预措施。

（3）提高护士的专业水平和独自处理、解决问题的综合能力，必须进行系统的培训。

（4）介绍手术患者进出手术室的时间以及术后有可能在麻醉复苏室、ICU暂时留观的目的，解除恐惧。

（5）告诉患者术中特殊体位，必要时指导患者术前练习，如甲状腺手术的仰卧位。

（6）告诉患者术后身体可能有何管道，各管道作用。通常在术后全身麻醉即将清醒的朦胧状态中，多数患者第一感受就是气管导管的刺激和难受；部分患者则第一时间感受到的是留置尿管对尿道的尿急、痛的刺激感。因此，如果术前已告知患者这些问题，则复苏期将更容易忍受，有效减轻麻醉复苏期躁动有可能导致的血压升高、管道误拔、切口裂开及坠床的风险。

（李　寅）

第三十一节　手术中患者护理

当患者送入手术室后，巡回护士（最好是术前探视患者的护士）要热情接待，探视护士若未能承担该患者的巡回或器械护士时，要将当天担任巡回的护士介绍给患者，并将该患者的情况交代给巡回护士。尽量减少患者进入手术室后的陌生、无助感。

一、继续心理支持

巡回护士的态度和行为对患者有相当大的影响。要以姓相称、亲切招呼患者、露出热情友好的微笑，让患者宽慰并知道其在手术室被作为一个人受到尊重和重视。例如，询问患者冷不冷、昨晚睡得如何、是否感到口渴；给患者加个适合的枕头、摸摸患者的手脚是否冰凉、为患者提供温暖盖被、为患肢加个合适的垫枕抬高等，这将使患者感觉到他的不适巡回护士都知道，而且愿意帮助他，取得他的信任，最大程度地缓解忧虑和恐惧。另外，有的患者会因为进入手术室之前未能见到清晨匆匆赶来的家属而倍感焦虑，此时巡回护士可以为他们想想办法，可不可以在患者未进入手术间时让其家属更衣换鞋到等候区与患者见面或通过手机讲上几句？家人的安慰和鼓励对患者是莫大的支持。

二、安全核对

核对患者的手腕带信息、病历、影像资料、通知单、手术部位标识等。进行核对时要告诉患者，是常规的核对，避免患者误认为巡回护士对他一无所知而感到恐慌。核对时要注意方法，对姓名和手术部位，要让患者自己说出来。例如，请你说出你的全名；你知道这次是做的什么手术吗？是在身体的左侧还是右侧？

三、进行术前准备

有条件的手术室，应建立患者准备室。患者可以在此处做皮肤准备，甚至建立静脉通路和导尿。但也有建议在麻醉后进行导尿，降低患者不适感觉。为患者备皮时应用无损伤的方法进行去毛，可用剪除替代刮除，还可用脱毛剂抹于皮肤处，几分钟后用软布抹除。去毛后，皮肤要彻底清洁干净。协助医师实施麻醉、手术体位摆放等工作。

四、做好核对与防护

患者进入手术室起，护士已成为其全部利益的临时保护人。要认真落实麻醉医师、手术医师、手术护士三方共同参与实施的《手术安全核查》《手术患者风险评估》制度；规范护理操作，认真落实手术患者安全目标各项护理措施，有效规避护理风险；维护安静手术环境，不让患者受到惊扰，保护患者的隐私，采取预防患者低体温的措施，避免各种意外的发生。

对于非全身麻醉手术的患者，术中的护理工作显得尤其重要。整个过程中患者意识清醒，对周围环境非常敏感，可听见金属器械的撞击声、电刀切割时"嗤嗤"声、凿骨声等，甚至特别留意工作人员的谈话内容。根据这些情况，巡回护士要控制手术间的环境，做到说话轻、走路轻、开关门轻、拿放物品轻和操作轻。当术中出现脏器牵拉、振动等感觉时，应尽量在发生前告诉患者，并予以一定的解释，使患者有心理准备；对于全身麻醉手术患者，诱导期应协助患者放松并守护床旁。由于个体差异较大，有些全身麻醉患者术中意识间断存在，听觉比其他感觉消失得慢。因此，无论何种麻醉，均须注意保持手术间安静。

五、做好术中护理记录

术中护理记录内容有：手术物品清点登记；出血量、输血量、输液量、尿量；术中特殊用药及用量；术中置入物，包括假体、晶体、瓣膜、关节以及各种管道，如胃管、尿管、引流管、造口等；电刀负极板放置的位置，皮肤有无压伤、烫伤等意外情况；使用头托体位双侧颧骨处皮肤受压情况,侧卧位时髋部皮肤受压情况等;热水袋复温的使用记录。可制作表格记录。

(李 寅)

第三十二节 手术后患者护理

术后 2~3 d,随访手术患者。

一、继续服务保障、促进患者康复

(1)及时向患者通报手术成功的消息,以安定情绪,有利康复。

(2)稳定患者情绪、乐观向上。

(3)对手术历时长、特殊体位或身体瘦弱者,重点观察局部皮肤是否受损、有无压伤等,及时发现,并协助解决。

二、解释患者提出的护理问题

重点是术后镇痛对肠蠕动的影响、留置管道对局部的刺激、置入假体的注意事项以及术后卧床的具体要求等,避免术后并发症的发生。

三、征求反馈意见

征询护理服务质量的意见和建议,有助评估术中护理效果,针对问题与不足,制订措施。做好手术室全程护理,加快手术室的全面建设。

(李 寅)

第三十三节 复苏期患者护理

复苏期患者的观察和护理,包括记录患者在麻醉恢复全过程的病理变化。负责复苏期护理的护士,需有一定麻醉学基础,对麻药及麻醉出现的问题能及时发现,并有一定的处理能力。熟悉呼吸机、心电图及监测仪的使用和观察。复苏期的观察和处理质量,直接影响到患者的安危。复苏期患者的观察与护理,一般由麻醉医师或麻醉科护士负责。

一、复苏期常见并发症及处理

1.舌根后坠

患者出现鼻翼扇动,胸骨切际下陷,肋间肌内陷,胸廓活动受限,异常呼吸或无通气等上呼吸道梗阻症状。处理:头后仰,托起下颌,放置口咽通气管或侧卧位。

2.喉痉挛

多发生在拔除气管内导管、吸引分泌物或放置通气管道时发生,患者出现咳嗽,呼吸困难。处理:立即用麻醉面罩给氧,严重时按医嘱静脉注射氯琥珀胆碱 10~20 mg,行人工呼吸。

3.喉头水肿

小儿和头颈部手术行气管插管的患者较易发生,可用麻黄碱做喉头喷雾或雾化吸入。

4.管箭毒化或迁延性无呼吸

为使用肌松药引起的残余作用,须立即通知麻醉医师行气管插管,并进行人工呼吸,明确诊断后予以拮抗治疗。

5.肺不张、支气管痉挛、吸入性肺炎

胸内和腹上区手术麻醉后肺部并发症,应注意观察,及时请专家处理。

6.低氧血症

由于麻药、手术部位疼痛等因素对肺功能的影响,易致低氧血症,麻醉恢复期需给氧,中等以上手术后宜吸氧 3 h 或至低氧血症改善。

7.心律失常

疼痛、输液过量、低血容量、缺氧以及心率增快药物的残余作用等可引起窦性心律过快;高平面椎管内麻醉、使用胆碱酯酶抑制药以及因颅内压增高、膀胱胀满等引起心动过缓,要及时发现,给予相应处理。

8.急性肺水肿

术中处理低血压时常补液过量,当麻醉作用消退,血管张力恢复时,回心血量增加,有可能出现急性肺水肿。此外,血管活性物质的释放引起的毛细血管通透性的改变是急性肺水肿发生的诱因之一。急性肺水肿患者可出现泡沫样痰,肺部啰音,应密切观察,及时请专家处理。

二、严密观察,预防意外发生

(1)根据患者术中出血量、尿量及体液丢失量、输血量、输液量,给予输液纠正,使之达到平衡。

(2)注意观察患者的生命体征,观察出血量及出血体征,如面色苍白,皮肤湿冷,脉搏细弱、快,血压下降等;观察对输血、输液升压药的反应;发现问题及时向主管医师报告。

(3)当患者出现烦躁不安,首先要考虑患者有无缺氧、膀胱胀满,某些麻醉药(如氯胺酮)在苏醒期引起的幻觉也可导致烦躁。须加固定带束缚,以防坠床。

(4)对脊椎手术患者,复苏期要特别注意下肢活动情况,因手术或麻醉引起的血肿、脊椎错位压迫脊髓,矫正角度过大引起脊髓牵拉过度等原因,可造成脊髓损伤,其恢复取决于早期诊断和早期治疗。如在 6 h 内行椎板减压术,多数患者可以恢复,因此,细致的观察非常重要。

(5)颅脑外科手术还须密切观察患者的瞳孔、血压等与颅内压变化有关体征,早期发现颅内血肿,及时减压,避免恢复期脑疝的发生。此外,应注意保持尿管的通畅,患者因膀胱胀满躁动也可引起颅内压增高,增加颅内出血的危险性。

(6)颈部手术的患者,要注意患者的呼吸及切口的引流情况,防止切口部位的出血压迫气管。

(7)注意观察患肢的皮肤温度、颜色和局部循环情况,因绷带包扎过紧、石膏夹板或管型石膏的压迫,或手术区血管的栓塞,都可引起肢体的缺血和坏死。及时发现、及时处理是非常重要的。

(8)对患者进行评估,可达到麻醉复苏指标后方可离开。

(原高燕)

第三十四节　围手术期患者的营养护理

一、客观检查

通过询问病史、营养相关检验检查结果及做相应的体格检查，判断有无以下营养风险存在。

（一）术前可能存在的营养问题

1. 营养不良

胃肠道疾病患者可能因食欲缺乏、恶心、呕吐或消化吸收功能障碍，引起营养物质摄取利用困难，影响机体的营养状况。

2. 贫血

因摄入的食物减少或禁食，可引起铁、叶酸、维生素 B_{12} 等多种营养物质的缺乏而导致贫血，也可因慢性失血而导致贫血。

3. 水与电解质代谢紊乱

胃肠道疾病患者可因恶心、呕吐、反酸、胃胀等导致食物摄入减少，有的因胃痛不能进食或合并上消化道出血而禁食，导致水与电解质代谢紊乱。

（二）术后可能存在的营养问题

1. 营养不良

手术创伤引起的应激使分解代谢增加，各种营养物质的丢失增加，同时部分手术术后需禁食使营养物质摄入减少。

2. 水与电解质代谢紊乱

术后呕吐、胃肠减压及伤口渗液导致水、电解质丢失过多。

3. 倾倒综合征

倾倒综合征包括早发型与迟发型。早发型倾倒综合征主要与胃大部切除术后胃容积缩小致食物过快进入空肠有关，在进食后 10～30 min 出现腹胀、腹痛、腹泻、心慌、眩晕、面色苍白或潮红、出汗等一系列症状。迟发型倾倒综合征发生在餐后 2 h 左右，主要原因为食物过快进入空肠，葡萄糖吸收过快，血糖突然升高刺激胰岛素分泌，当血糖下降后胰岛素仍继续分泌而致高血糖后低血糖。

4. 贫血

贫血是胃大部切除术后常见的中远期并发症，以缺铁性贫血常见，主要与以下因素有关。

二、膳食营养计划与护理

（一）术前膳食指导

术前营养支持主要针对营养不良明显的患者，轻、中度营养不良患者及手术创伤程度轻者术前不需要额外进行营养补充，而对于肥胖患者术前需适当减肥。针对营养不良患者，术前可给予高能量、高蛋白质食物，以改善营养状态。胃肠道手术患者的膳食安排如下。

（1）术前 7～10 d 通过肠内或肠外营养，尽量改善患者的营养状态，纠正血红蛋白、血清总蛋白等营养指标。

(2)术前 3～5 d 给予少渣半流质饮食,术前 1～2 d 给予流质饮食或术前 5 d 给予要素饮食。要素饮食可减少肠道内粪便积聚及细菌数量,降低术后感染率。术前 12 h 禁食,术前 4 h 禁水,防止麻醉或手术过程中呕吐而并发吸入性肺炎。

(二)术后膳食指导

手术后患者对能量及各种营养物质的需求明显增加,应给予高能量、高蛋白、高维生素膳食。

1.充足的能量

能量的供给可根据以下公式给予:

实际能量消耗(Association of Energy Engineers,AEE)(kJ)＝基础能量消耗(BEE)×活动系数(Antenna Factor,AF)×体温系数(Temperature coefficient,TF)×创伤系数(trauma index,TI)。

(1)基础能量消耗(Basal energy expenditure,BEE)。可根据 Harris-Benedict 公式推算如下。

BEE(男)(kJ)＝66.47＋13.75 W＋5.0 H－6.76 A。

BEE(女)(kJ)＝665.1＋9.56 W＋1.85 H－4.6 A。式中,W 为体重(kg),H 为身高(cm),A 为年龄(岁)。

(2)活动系数(AF)。卧床为 1.2,轻度活动为 1.3,中度活动为 1.5,恢复期或激烈活动为 1.75 以上。

(3)体温系数(TF)。正常体温系数为 1.0,在此基础上,体温每升高 1 ℃,系数增加 0.1。如 38 ℃为 1.1,39 ℃为 1.2。

(4)创伤系数(TI)。不同手术或创伤时的应激系数。

2.充足的蛋白质

蛋白质供给量占总能量的 15%～20%,或按 1.5～2 g/(kg·d)给予,其中 50% 以上为优质蛋白质。由于动物蛋白质与结肠癌、直肠癌等癌症的发病率呈正相关,而富含植物蛋白质的豆类有抑制肿瘤的作用,患者在术后大豆蛋白质应占总蛋白的 20%,还可以选择鱼、禽、瘦肉、蛋等作为优质蛋白质来源。

3.适量脂肪

脂肪供给量占总能量的 20%～30%。脂肪供给量还应根据患者的个体情况及疾病种类予以区别对待,如对于肥胖患者应适量减少;而体瘦患者则应适度增加;胃肠道功能障碍和发生肝胆胰疾病时,应限制脂肪摄入;对肝病患者,最好选用中链脂肪酸,因其无须经乳糜管、淋巴管系统而直接进入门静脉至肝脏,且比长链脂肪酸容易消化吸收。

4.充足的维生素及矿物质

术后要补充大量水溶性维生素,而矿物质则应根据临床实验室检查结果及时补充。在饮食上应增加富含维生素的蔬菜和水果的摄入,以满足机体对微量元素的需要。

5.胃肠道手术患者的膳食安排

(1)术后第一阶段应禁食 3～5 d,待肛门排气后再恢复进食。禁食期间通过肠外营养进行营养支持。

(2)术后第二阶段给予适量温开水口服。

(3)术后第三阶段可给予少量清流质饮食,再过渡到流质、少渣半流质、半流质,一般术后第 10 d 能给予软食。

（三）胃肠道术后常见营养问题及其饮食原则

1.倾倒综合征

(1)干稀分食。如要食用汤类或饮料,应注意尽量在餐前或餐后 30～60 min 进食,而且干稀分开,以防食物过快排出而影响消化吸收,预防倾倒综合征的发生。进食时可采取半卧位,进餐后可平躺 20～30 min,以延长食物在胃内的排空时间,使其能完全消化吸收。

(2)应避免含单糖丰富的食物,以免造成反应性低血糖。平常少食多餐,每日餐次不少于 5 次,最好 2～3 h 进食 1 次,以防低血糖的发生。当患者出现低血糖反应时应立即食用糖水、含糖饮料、糖果或饼干等。

2.贫血

胃大部切除术后,机体对铁等矿物质的吸收障碍,故应进食含铁丰富的食物,如红肉、动物内脏、蛋黄、豆类、木耳、新鲜蔬菜等,以预防贫血的发生。提倡使用铁制炊具。对于贫血严重者可给予口服铁剂等治疗。对维生素 B_{12} 缺乏所致的巨幼细胞贫血应注意维生素 B_{12} 的补充。

（陈　雯）

第三十五节　手术室麻醉护理

良好的麻醉效果不但可消除患者的痛感、保持安静、利于术者顺利操作,还可降低术中应激反应,减轻或消除不良心理体验,提高围术期安全性。进入 20 世纪,随着局部麻醉药及相关技术的发明、静脉麻醉药的普遍使用、气管插管的普及、肌肉松弛药的临床应用、新型麻醉机的临床应用及电子监护仪的不断更新和完善,临床麻醉进入了一个更安全的境地;但由于医师应用麻醉技术的熟练程度、对应急状态判断和处理的方法、患者对麻醉机及手术耐受的个体差异,使既有的"手术风险"依然存在;同时随着手术适应证的扩大,高龄、幼年、复杂、危重和急诊手术患者日趋增多等因素,新的"手术风险"不断产生。手术室护士与麻醉医师是一个工作整体,手术过程需要相互密切配合。因此,加强手术室护理技术、质量管理,尤其是提高麻醉实施、病情监护、意外情况救治过程中的护理技术水平,落实麻醉安全所必需的具体护理措施是麻醉安全不可缺少的重要环节。

一、护理技术管理

"质量就是生命"。手术室是外科治疗、抢救的重要场所,人员复杂、工作节奏快,各种意外情况多。其中,麻醉意外常突然发生、病情变化快,抢救不当或不及时将导致严重后果,要求医务人员应急能力强,医护配合好,因此,加强麻醉护理技术的质量管理必不可少。

（一）规范护理工作作为

制度是工作的法规,是处理各项工作的准则,是评价各项工的依据,是消灭事故、差错的重要措施。因此,要把建章立制作为确保安全的关键环节来抓。

1.依法从事

临床工作是事关患者健康甚至生命的行为,为保障患者的切身利益和医护人员的合法利益,需要运用现有法律、法规对医疗过程加以规范。因此,医护人员在执行各项医疗护理技术过程中,必须遵守国家制订的各种法律、法规,严格按照国家卫生部制订的医疗护理技术操作常规执行。各省、市卫生部门以及各医院制订的相关补充规定,也作为其工作依据。科室在制订管理规定、操作标准时必须遵循常规要求,任何个人或科室不得私自更改操作方法或标准,以免造成医疗问题。麻醉过程更是高风险、易出意外的医疗行为,更需要遵守各种医疗法律、法规,严格按麻醉医疗护理技术操作常规进行,并以此制订各种麻醉医疗护理技术操作规范和质量管理措施。

2.制度先行

确保安全的良方在于事前预防,而不是事后检讨。认真执行查对制度、交接班制度和各种操作规程,建立健全各项管理制度,及时纠正存在的问题,以适应情况的不断变化。在不断健全制度的基础上,做到学制度、用制度,以制度或规定来规范各项护理行为。此外,定期召开安全分析会,查找工作问题,制订改进措施;利用"质量园地",定期张贴标准流程、隐患告示、防护措施等警示,起到常提醒的作用。对于麻醉过程中的护理、护理配合内容和程序可辅以"麻醉护理安全防护预案",协助进行。

3.有章可循

对各科具体基础操作、难点环节、质量重点等,制订标准流程、质量标准和检查细则,做到各项管理有章可循,质量评价有量化指标。对一些高危操作、急救技术,在制订标准操作、应急处理流程的基础上,应将其置放在机器旁或玻璃板下,使每位医护人员都能遵从执行。尤其是对各专科在麻醉、手术过程中所出现的常见的麻醉意外和专科意外的应急处理、护理配合更应有明确的标准流程。

(二)强化理论技能培训

手术工作是一项科学性、实践性很强的工作,要高度重视麻醉手术的风险性,严防麻醉意外的发生,要不断进行理论和技能培训,以具备娴熟的技术和丰富的临床经验,治病救人。

1.加强作风培养,确保手术麻醉的质量控制

手术配合与麻醉工作是一个不可分割的整体,而医师实施麻醉与护理配合也是密不可分的。麻醉医师与护士应定期开展业务培训、安全质量分析、危重病例讨论等,不断提高诊治能力和救治水平;定期培养护士,能胜任各种手术麻醉配合、熟知药物反应判断和急救器材操作、充分评估术中出血,以及在意外情况发生时护士的应急准备和护理配合;严格麻醉期间的医护管理,密切观察患者的病情变化,适时调整麻醉药物,确保手术麻醉安全,将负面影响降至最低。通过以上医护的互动,形成麻醉过程中医、护间的默契配合和良好作风。

2.拓宽知识结构,注重临床能力的培养

随着医学的发展和技术的不断创新,新医学、新设备不断在临床上应用,在强化专业理论知识学习和职业培训的同时,加强临床麻醉学、危重医学、现代药理学及法律知识的学习和运用,尤其是监护设备的应用和技术参数的分析等,不断培养护士对手术患者病情的观察力、判断力和处理问题的能力,做好麻醉医生的参谋和助手,确保手术安全。

(三)提高患者手术麻醉耐受力

1.实施术前访视

手术和麻醉均为有创性治疗,术前常导致患者出现生理应激反应,表现为对手术和麻醉怀有紧张、恐惧、焦虑等负性心理,并对麻醉用药的药物效应产生直接影响。因此,术前应访视患

者。术前一天,医护人员应深入病房向患者简单介绍一下手术环境及麻醉、手术经过,耐心解答患者提出的问题,让其对手术有一个大概了解,尤其是在非麻醉状态下可能听到电刀切割、手术器械操作等发出的声音,应做必要的说明,消除其恐惧心理,使其在良好的心理状态下接受麻醉和手术;配合护士应查看手术病历、明确诊断、手术方式、手术部位、生化检验结果(尤其是生化阳性结果)及药物过敏情况等,以便做好术前各项物品的准备工作;同时,与患者接触时,医护人员应仪表端庄、态度和蔼、举止稳重,以增加患者的亲近感和信任感,起到安定患者情绪的作用。

2.完善手术工作内容

保持手术间安静,关闭门窗,既保护了患者隐私,又排除使患者兴奋的因素。患者进入手术间实施麻醉前,护士立即给予问候和做自我介绍,利用有限的时间与患者进行简单的交流,稳定其情绪,消除其进入陌生环境后的恐惧感;通过术前核对手术资料,了解患者手术前 1 d 的饮食、睡眠情况及术前医嘱执行情况等;对药物过敏者,应及时报告麻醉医师;对患者提出的某些合理要求,应及时予以解决,使其体会到医护人员对他(她)的关心、爱护。

术中非全麻患者,多数意识存在或未完全丧失。因此,手术人员说话、走路和拿放物品要轻;各种监护仪器的报警声应降至低音量,尽量减少噪声,避免大声谈笑,不谈与手术无关的事情,更不能拿患者的隐私或病情开玩笑。在护理操作及配合过程中,动作要轻巧、利索,给患者安全感。遇病情变化或紧急抢救时,应有条不紊,积极配合医师采取有效措施,以免增加患者的恐惧和焦虑。术后护送患者返回病房,应摆好麻醉后体位,说明麻醉注意事项,主动告知患者及其亲属手术顺利,使其放心,并适当给予术后指导。

二、麻醉安全的护理措施

(一)麻醉前配合

麻醉前准备的目的在于消除患者对手术的恐惧与紧张心理,以减少麻醉并发症的发生,利于麻醉的诱导与维持,减少麻醉意外。

1.核对、记录手术资料

患者入手术室后,将患者资料与手术通知单、病历资料进行核对,核对患者的姓名、性别、住院号、手术名称、手术时间,以及术前禁食、禁饮、术前用药等情况,并将相关资料记录于"手术护理记录登记本"中,防止差错、事故的发生。若患者进食后需实施急诊手术,可能会发生呕吐和误吸。巡回护士应使其去枕、头偏一侧或取垂头仰卧位,有助于呕吐物排出,防止误吸。

2.建立静脉通道

通常在下肢建立静脉通道,以免影响手术者操作;手术历时短、术后下地活动早的患者,可选择在上肢静脉穿刺。全麻患者、大手术患者,宜选择大号套管针(如 18 号、20 号),连接输液专用三通接头,方便术中加药;输液连接头一定要接触紧密,必要时用胶布加固,防止肢体移位或摆体位时松脱;小儿输液,应选择小儿输液装置,每次液体量在 100～150 mL,方便麻醉医师临时调整用药。选择近关节部位的静脉穿刺后,应用小夹板或空纸盒髋关节固定,既可保证输液通畅,又可防止套管针脱出。在静脉穿刺前,应协助患者脱下衣服,以便于手术消毒和麻醉医师观察呼吸、测量血压。

3.麻醉用药护理

(1)严格执行查对制度。术中多为口头医嘱(无医嘱单),护士在给药过程中必须严格执行给药前的二人查对制度及大声重复药名、浓度、剂量、用法,无误后方可执行;若为大制剂(如大瓶液体换瓶),应先征得医师同意后方可悬挂使用,严防用错药。用药毕,及时提醒麻醉医师将用药情况记录在麻醉记录单上,以便核查。克服习惯性思维方式,以免用错药。

抽吸药液的注射器,必须贴药品标签纸或用油笔标记,套上原药空安瓿,定位放置;所有使用后的液体瓶或袋、空安瓿,必须保留,待患者离室后方可处理。

(2)严格执行无菌操作技术。操作前应着装整齐,洗手;抽取麻醉药前,瓶口应消毒,避免污染。

(3)掌握正确用药方法。不同部位黏膜吸收麻醉药的速度不同,在大片黏膜上应用高浓度及大剂量麻醉药时,易出现毒性反应。因此,局部浸润麻醉时,应按组织解剖逐层注射、反复抽吸,以免误入血管;感染及癌肿部位不宜做浸润麻醉,以防扩散及转移。若麻醉药剂量使用较大时,宜采用低浓度麻醉药;采用气管及支气管喷雾法时,局麻药吸收最快,应严格控制剂量。

常用局麻药中加用肾上腺素时,要注意浓度及适应证;浸渍局麻药的棉片,填敷于黏膜表面之前,应先挤去多余的药液,以防黏膜吸入过多药液而引起中毒反应;易引起过敏反应的药物,使用前应注意查对药物过敏试验结果,并及时转告医师。

(4)准备急救药品和器材。巡回护士连接吸引器、吸引管,并处于备用状态;协助麻醉医师备好麻醉机、氧气、气管插管、急救药品及复苏器材。

(二)麻醉配合护理要点

1.气管插管全麻的护理配合

气管插管全麻的关键在于物品准备充分、体位摆放合适、选择用药合理以及医护人员默契配合。

(1)协助医师准备麻醉药品及器材,如吸引器、心电监护仪、抢救药品及宽胶布等;协助患者去枕,头向后仰,肩部抬高。

(2)进行全麻诱导时,由于患者最后丧失的知觉是听觉,所以当开始实施麻醉时,应关闭手术间的门,维持正压,停止谈话,室内保持安静;行气管、插管时,患者可能会有咳嗽和"强烈反抗",护士应在床旁看护,给予适当约束和精神支持,避免发生意外伤害;外科麻醉期,护士应再次检查患者卧位,注意遮挡患者身体暴露部位。

(3)急诊手术患者可能在发病前或事故发生前刚进食、进饮,应仔细询问,以供麻醉方式的选择;若必须立即行全麻手术,应先插胃管将胃内容物排空,此时巡回护士应备好插管用物,协助麻醉医师插管。

(4)若只有一位医师实施全麻操作,巡回护士应协助医师工作,给患者行面罩给氧、口咽部局麻药喷雾,快速插管时静脉推注肌松剂,插管时协助显露声门、固定导管等。

(5)插管过程中要注意:①保证喉镜镜片明亮,特别是在快速导致呼吸肌松弛时,需要迅速插入气管导管接通氧气;②固定气管插管时,应先安置牙垫再退出喉镜,防止患者咬瘪导管致通气障碍;③正确判断气管插管位置,护士可在患者胸前按压1~2下,协助麻醉医师采用面部感触气流或听诊器试听双肺呼吸音,确保插管在气管中,避免导管插入过深进入支气管妨碍肺通气;④注入气管导管套囊内空气5~8 mL。气压过大,可压迫气管导管使管腔通气量变小,也可压迫气管黏膜致坏死。

(6)拔管时,麻醉变浅,气管导管机械性刺激、切口疼痛、吸痰操作等,使患者肾上腺素能神经过度兴奋、血管紧张素-醛固酮系统失衡致血浆肾上腺素浓度明显升高。因此,拔管过程中要注意监测血氧饱和度及血压、心率变化,给予相应的拮抗药物;吸痰动作要轻柔,减少刺激,保持患者略带俯倾的侧卧位,易使分泌物排出,防止误吸;苏醒期患者烦躁不安,护士要守在床旁,上好约束带,将患者卧位固定稳妥,防止患者因烦躁而坠床、输液管道脱出、引流管拔出等意外情况发生。如患者未能彻底清醒,应在复苏室观察,待生命体征平稳后可送回病房。

(7)护送患者回病房时,仍应交代病房护士监测呼吸、血压情况,防止由于麻醉药和肌松药的残余作用,复睡后下颌松弛造成的上呼吸道梗阻或由于腹部手术后切口疼痛、腹部膨胀、腹带过紧造成的呼吸困难而致呼吸停止。

(8)若为浅全麻复合硬膜外阻滞麻醉时,体位变动多,应向患者做必要解释,以取得其配合;同时,加强体位护理,防止摔伤。

2.椎管内麻醉的护理配合

(1)协助麻醉医师摆放穿刺体位:即患者背部靠近手术床旁边缘,头下垫枕,尽量前屈;肩部与臀部水平内收,双手或单手抱屈膝,显露脊柱。可利用术前访视的机会指导体位摆放要点,说明意义,以便患者能较好配合。

(2)穿刺前应准备好穿刺包及药品,核查患者有无局麻药过敏史,协助麻醉医师抽药;穿刺操作时,护士站在患者腹侧,保持患者身体姿势平稳,不宜摇摆身体或旋转头部,防止躯体移动造成邻近椎体移位致穿透硬膜,甚至损伤脊髓神经或导致穿刺针折断等意外发生。

(3)在穿刺过程中,护士应注意观察患者面部表情、呼吸、脉搏情况,发现异常及时报告麻醉医师;同时,不时与患者交谈,分散其注意力,减轻其紧张心理。

(4)实施腰麻的患者,宜在穿刺前建立静脉通路,以便及时扩容;根据麻醉需要,调节手术床的倾斜度。

(5)固定硬膜外导管时,应先用胶布压住穿刺点,再顺势平推黏附两端,防止导管误拔;在翻身摆放体位和移动患者时,应用手托扶穿刺点进行移位,防止导管脱出。

(6)护送患者返回病房时,向病房护士交代患者术中的情况及注意事项;鼓励患者消除术后切口疼痛的心理,指导术后康复锻炼。

3.小儿麻醉的护理配合

(1)一般护理:由于患儿对就医持有本能的害怕、恐惧,拒绝接受治疗操作。因此,进入手术间前,可让其亲属在等候厅陪护,协助安抚患儿情绪,必要时准备玩具,减轻患儿焦虑和哭闹,减少胃肠胀气和呼吸道分泌物的增加;一般情况下,术前禁食2岁以上者为8 h、1～2岁者为6 h、6个月左右者为4 h。由于婴幼儿耐受饥饿的能力差,患儿选择手术宜安排在上午第一台为宜。

提前准备好麻醉后体位所需物品,将长条形软垫一个置于患儿肩背部、四头带4个固定其四肢腕踝部、小夹板1块固定于静脉穿刺部位。

手术铺巾前,室温宜相对调高(尤其是冬天),防止患儿受凉;选择小号套管针(如24号)、小包装液体,控制滴速;备吸引器、氧气、4 mm吸引导管(可用头皮针上的导管代替)、气管插管等急救物品。

连续监测患儿的氧分压、呼吸、心率变化,>2岁者则监测无创血压,严密观察患儿辅助呼吸参与的强弱及呼吸节律,皮肤、指甲、口唇色泽,如患儿氧分压下降或呼吸抑制(口唇发绀),应立即托起其下颌,采用面罩吸氧2～3 min,一般情况下症状可缓解;如患儿有痰鸣音、呼吸短促、口中有涎液流出时,应给予吸痰,吸痰不超过10 s,动作轻柔,边吸边向上旋转。

（2）全麻恢复期护理：苏醒前期，患儿意识尚未恢复，出现幻觉、躁动、哭闹，四肢不随意运动，往往容易发生窒息和意外伤。因此，应注意观察患儿的意识状态，年长儿尤应注意其神志变化；加强床旁看护和制动，防止其坠床；保持呼吸道通畅，防止窒息。躁动也可由于尿潴留、疼痛引起，应观察膀胱充盈情况，及时对症处理。同时，患儿躁动时可能将被子踢开，应随时盖好，注意保暖。

及时处理并发症：①呼吸不规则，多由于全麻后分泌物积聚于咽喉及呼吸道、麻醉本身对呼吸抑制作用以及口腔手术后出血、舌根后坠等引起。应立即吸出呼吸道分泌物；口腔手术的患者取肩部垫高头偏向一侧仰卧位；呼吸有鼾声屏气等症状的患者，应立即托住其下颌，双手将下颌向前、向上托起致听到呼吸音通畅为止，若效果不佳，可用舌钳拉出舌头或置通气导管。②喉头水肿，可由于插管时动作粗暴或管径较粗、插管时间过长引起。积极协助医师用药处理。③呕吐：常见原因为麻醉后反应。麻醉清醒或刚清醒时，将患儿头偏向一侧，及时清除分泌物，防止分泌物误吸造成窒息、肺不张或吸入性肺炎。

（3）用药护理：小儿实施手术和麻醉多不能合作，常选择氯胺酮作为基础麻醉药。患儿进入手术间前，应准确测量体重，保证用药剂量的准确；氯胺酮作用快、维持时间短，麻醉诱导后应尽早开始手术，节省手术过程时间，减少氯胺酮用量。

氯胺酮用药后呼吸道分泌物明显增加，当麻醉浅及手术刺激、缺氧等情况时，均可诱发喉痉挛。因此，术中应将患儿头偏向一侧，及时吸出口腔内分泌物，给予吸氧，保证呼吸道通畅，备好气管插管用物及抢救药物。采取深部肌内注射，促进药物吸收、减少麻醉药及组织刺激。由于小儿自制能力差，多不能很好配合肌内注射或静脉穿刺；肌内注射时应固定好枕头，防止断针。防止液体外渗，穿刺部位在足背与手背的患儿，穿刺后常规用一小药盒或夹板，在穿刺部位上下方各用一长胶布固定，注意松紧度以不影响血液回流为宜。穿刺部位在关节处的患儿，术后常规用小夹板固定，尽量使用套管针进行静脉穿刺输液，可避免因患儿躁动穿刺针损伤血管而造成液体外渗。

（4）椎管阻滞麻醉的体位配合：小儿腹部、会阴部、下肢手术采用基础麻醉加复合骶管阻滞麻醉，可有效减轻内脏牵拉和神经刺激反应、减少麻醉药使用剂量、术后患儿苏醒快的麻醉效果。但临床上常见骶管阻滞不全或出现单侧阻滞现象，若单纯追加麻醉药用量将使药物中毒概率增加。因此，协助麻醉医师让患儿取前倾侧卧位，显露骶裂孔，此时应显露患儿面部，观察呼吸情况，防止患儿口鼻被被褥堵塞；穿刺成功后缓慢注入麻醉药，并保持手术侧在下 5 min，然后再摆放手术体位。同时，基础麻醉加复合骶管阻滞麻醉是在患儿无知觉下变动体位，容易导致缺氧，故术中应严密监护。

4.局麻的护理配合

局麻下手术的患者更易出现精神紧张、恐惧，手术时肌肉紧张甚至颤抖，严重者出现面色苍白、心悸、出冷汗、恶心、眩晕、脉搏加快、血压升高等。适时与患者进行交流，分散其注意力，解释术中可能出现的感觉，必要时为患者按摩一下受压部位，有助于提高麻醉效果，使手术顺利完成。熟悉所用局麻药的性质、用法及剂量，严格落实用药查对制度。正确识别应用局麻药后各种不良反应如下。

（1）中毒反应。轻者出现精神紧张、面部肌肉抽搐、多语不安、判断力一时减退、心悸脉快、呼吸急促、血压升高，重者出现谵妄、肌肉抽动、皮肤发绀、血压稍下降、脉率减慢、周围循环迟滞、出冷汗、昏睡及深度昏迷，处理不及时可致呼吸抑制或停止、循环衰竭及心脏停搏。

（2）防治。掌握局麻药的一次性极量,采用小剂量分次注射的方法;局麻药中加用肾上腺素,减慢吸收;局麻药注射前必须回抽,防止误入血管。出现中毒反应,立即停止应用局麻药,报告麻醉医师;早期给予吸氧、补液,严密观察病情变化,积极配合麻醉医师,维持呼吸循环稳定。巡回护士在手术过程中应坚守岗位,不可离开手术间。

（三）合理摆放手术体位

不同的体位对椎管内麻醉效果有不同的影响,根据需要调节体位有利于麻醉药的扩散、增加麻醉平面。因此,正确摆放体位,既可充分显露手术野、让患者舒适、防止意外伤,又可减少药物用量,避免局麻药中毒。

（四）注意保暖

手术创面越大、麻醉范围越广、手术时间越长以及输液量越多,患者体温降低的可能性和降温幅度也就越大。环境温度在 23 ℃时,冷感受器受到刺激,经体温调节中枢发生肌肉寒战产热,以维持体温;冷的消毒液直接刺激皮肤,引起患者寒战;冷的生理盐水冲洗体腔,吸收机体热量,额外增加机体能量消耗,使体温下降。对手术紧张、害怕引起情绪波动,使周围血管痉挛收缩。

硬膜外阻滞麻醉阻断了交感神经,使阻滞区皮肤血管扩张,骨骼肌已丧失收缩产热能力,为保持体温恒定则通过非阻滞区的骨骼肌收缩,即发生寒战。同时,硬膜外阻滞麻醉药初量用足后,阻滞区血管扩张,有效循环减少,血压下降。此时,麻醉医师往往用加快输液速度来纠正,造成单位时间内大量冷液体进入血液,直接刺激体温调节中枢出现寒战。因此,加强术中保暖,对小儿、老年人的术后恢复尤为重要(如预热输入的液体、切口冲洗液,体弱或手术历时长的手术患者使用变温毯等)。

1.控制手术间的温度

接患者前 30 min,将手术间空调调至 24 ℃～26 ℃,冬季应适当调高至 26 ℃～27 ℃;等待麻醉期间,应盖好小棉被,注意双肩、双足保暖;在对皮肤进行消毒时,患者穿衣服或不穿衣,注意覆盖非消毒区域躯体部位,必要时暂停冷气输入,待手术铺巾盖好后再降室温;手术过程中,台上应加强手术野以外部位的敷料覆盖,台下应注意肢体暴露部位的遮盖保暖,避免不必要的暴露;手术结束前将室温及时调高;对于婴幼儿、老年人、低温麻醉患者,最好使用变温毯,必要时提前预热被褥或暖箱。如果使用热水袋,温度不得超过 50 ℃,以免烫伤。

2.加温输液

为防止体温下降过多,术中静脉输液的液体及血液应加温输注为宜。可将液体加温至37 ℃左右、库存血加温至 34 ℃左右,必要时使用液体加温器控制;及时处理输液引起的热源反应,此类反应除寒战外,伴有皮疹等临床表现,应认真细致观察并加以区别,及时给予抗过敏处理。

3.温水冲洗体腔

提醒医师尽量缩短皮肤消毒时间,减少体热丢失;术中使用温盐水纱布拭血;进行体腔冲洗时,应使用 37 ℃左右热盐水冲洗,以免引起体热散失。

4.严格麻醉药品的使用及用量

低体温可引起麻醉加深,出现苏醒延迟,增加呼吸系统的并发症等,如区域麻醉时,阻滞区域的血管不能代偿性收缩,削弱了机体对寒冷的血管收缩防御反应,体温由深部向外传导,使体温下降,甚至刺激机体的温度感受器引起寒战反应;全麻药可抑制体温调节中枢,导致全身皮肤血管扩张,散热增加;肌松药使全身骨骼肌处于松弛状态,消除肌紧张及肌肉运动产热的来源。因此,必须科学、正确、合理地使用麻醉药。

(五)紧急抢救原则

(1)迅速解除呼吸道梗阻,保持呼吸道通畅,给氧、吸痰。

(2)迅速建立静脉通道,若穿刺困难,立即协助医师做深静脉穿刺或静脉切开,需要动脉输血者,立即准备输血器材。迅速备齐急救药品和器材,包括盐酸肾上腺素、阿托品、多巴胺、地塞米松、利多卡因、氯化钙、盐酸异丙肾上腺素、呋塞米、5%碳酸氢钠,以及除颤器、心电图机、心电监护仪、血液加温仪、心脏按压包等,除颤器应处于备用状态,并置于手术间便于取用的中心位置上。

(3)严格按医嘱用药,严格执行三查七对制度,及时记录用药、治疗、复苏的全过程;使用中的注射器、液体袋,必须贴有药名、浓度、剂量标志;使用后的药袋或瓶、安瓿,全保留至抢救结束止。

(4)固定患者,上好约束带,防止坠床,并注意保暖。

(5)保持良好照明,协助安装人工呼吸机、除颤器等。

(6)密切观察患者体温、脉搏、呼吸及血压变化,并详细记录。

(7)严格执行无菌技术操作规程,及时、准确留取各种标本,随时配合手术、麻醉医师工作。

(8)具有防受伤观念,一切操作应轻、稳,防止粗暴,避免在抢救中并发其他损伤。

(9)抢救完毕,及时清洁、整理、补充急救药品和器材,保持基数齐备性能良好。

三、局部麻醉的护理

(一)麻醉前的护理配合

1.了解病情

择期手术患者术前一天进行访视,询问病史,做必要的体格检查,仔细核对化验情况,明确诊断、采取术式及术前医嘱;急诊手术患者接到手术通知单后,医护人员应尽快对患者进行访视,以对患者有一个全面了解。

2.心理护理

多数患者对手术有恐惧心理,怕手术疼痛、出血,怕手术有危险和产生不良后果等。心理学证明,焦虑和恐惧能造成一定的应激反应,安慰可减轻焦虑和手术后的疼痛。医护人员必须耐心、亲切地和患者交谈,说清手术的目的与方法,消除其恐惧心理,增强其对手术的信心,使其能以良好的精神状态主动配合手术及护理工作,取得满意的手术和麻醉效果。

3.了解治疗情况

了解择期手术患者的全身情况,对营养不良、贫血、水电解质和酸碱平衡紊乱等情况,在病情允许时,应于术前积极治疗,争取有所改善,以提高患者对手术及麻醉的耐受性。

4.胃肠道护理

除急诊手术外,应嘱患者于术前 8~12 h 禁食,4~8 h 禁饮,以防麻醉或手术过程中呕吐,引起窒息或吸入性肺炎。

5.接患者入手术室

认真核对病室、床位、姓名、性别、年龄、手术部位、手术方法,同时检查患者术前准备是否完善,如术前用药(名称、用量、方法)、禁食水情况、备皮、备血情况等。

6.术前准备

认真准备并详细检查常规设备、监测仪器和所需药品,做好入手术室后患者的心理护理,以便使其适应手术室环境,进行有针对性的生命体征监测,建立有效的静脉通路。

(二)麻醉中的护理配合

1.监测生命体征

收缩压(SBP)、舒张压(DBP)、心率(HR)、呼吸(R)、体温(T)、脉搏、血氧饱和度[Sp(O$_2$)]、心电图(ECG)等。

2.配制麻醉药液

注意剂量(浓度、容量),可采取单一品种局麻药,亦可采取互有补益的局麻药配合使用,注意不能超过2种麻醉药各自极量的1/2。如无高血压,可常规应用1:20万肾上腺素,与台上护士认真核对所配制的药液的剂量,并报告手术医生。

3.定时询问患者情况

如甲状腺手术,了解发音情况,防止双侧喉返神经阻滞引起的呼吸抑制;局麻药用量较大者防止抑制性局麻药中毒。

4.麻醉中并发症的原因及处理

(1)寒战:患者精神紧张;局麻药进入血液中,对中枢神经产生影响;室内温度低及消毒皮肤使散热增加。

处理:应用镇静药物安定5～10 mg静脉滴注,镇痛药物芬太尼0.05～0.1 mg静脉滴注,并注意给患者保温及提高室内温度。

(2)血压升高:患者精神紧张;手术疼痛刺激;输液过快;局麻药毒性反应。

处理:吸氧2～3 L/min,提高机体对麻醉药的耐受性,给安定5～10 mg静脉滴注,调解输液速度。

(3)血压下降:出血过多,多有代偿性心率增快;迷走神经兴奋性增强,如牵拉阑尾、压迫颈静脉窦,多有心率减慢。

处理:快速补液,停止刺激及压迫,如心率减慢者应用阿托品0.3～0.5 mg静脉滴注,如为局麻药中毒,给予吸氧、镇静、对症处理。

(4)变态反应:局麻药代谢中间产物与体内蛋白结合,形成抗原或半抗原,刺激机体产生抗体。

处理:应用地塞米松4～8 mg静脉滴注,安定5～10 mg静脉滴注。

(5)多言、烦躁、肌肉痉挛、抽搐:主要为局麻药中毒引起。

处理:多言、烦躁多为轻、中度中毒,及时停药、吸氧、镇静就可缓解;肌肉痉挛、抽搐为重度中毒,应用安定不缓解者可用硫喷妥钠1～2 mg/kg静脉滴注,或应用氢琥珀胆碱(司可林)肌松后气管插管控制或辅助呼吸。

(6)高敏反应:应用小剂量局麻药即发生毒性反应者,应疑为高敏反应者。一旦发生立即停药,并积极治疗。

(7)毒性反应:血中局麻药浓度骤升可致中枢和心血管毒性。

1)中枢毒性按程度依次表现为:舌或口唇麻木、头痛头晕、耳鸣、视力模糊、眼球震颤、言语不清、肌肉抽搐、语无伦次、意识不清、惊厥、昏迷、呼吸停止。

2)心血管毒性表现:心肌收缩力降低、传导速度减慢、外周血管扩张。

关键在于预防:注射局麻药前须反复进行"回抽实验",证实无气、无血、无脑脊液后方可注射,局麻后保持观察。

处理:一旦发生上述不良反应,应有效供氧,维持呼吸、循环,对症处理;必要时行气管插管控制呼吸。

(三)麻醉后的护理配合

(1)手术完成后,送患者安全返回病房,注意将术前所带物品完全返回,注意保持输液通畅,再次向家属及患者交代注意事项和并发症,做好交班手续。

(2)术后随访,如有并发症存在要及时处理,并做好术后随访记录。

(原高燕)

第三十六节 肿瘤手术隔离措施

在恶性肿瘤的治疗中,手术切除是首选的治疗方法。在手术过程中,由于创伤的不可避免,肿瘤细胞可随手术创口经血道、淋巴道发生转移、种植和播散。在手术过程中,进行手术操作和手术配合时,按无瘤技术原则,严格实施无瘤操作,保护创口,减少损伤,可有效地减少肿瘤细胞扩散,降低癌症复发率。无瘤操作技术是指在恶性肿瘤的手术操作中为减少或防止癌细胞的脱落、种植和播散而采取的一系列措施,其原则是防止肿瘤细胞扩散和局部种植。

一、预防肿瘤细胞切口种植

手术切口处粘贴 3 M 手术贴膜或者将腹膜保护巾缝合于两侧腹膜,再上腹壁牵开器;然后将腹膜保护巾与切口上下角严密缝合,起到保护腹膜及切口的作用。

二、手术体腔探查

手术者打开腹腔,探查腹腔时应按照由远及近的顺序,先探查肝、脾、盆腔、腹主动脉、周围淋巴结及肿瘤两端,最后再探查原发肿瘤及受累脏器。探查时动作要轻柔,以避免挤压肿瘤组织引起肿瘤细胞向腹腔内脱落,发生腹腔种植。

三、手术器械的准备

术前根据手术需要做好充足的准备,开腹(胸)和关腹(胸)用的器械应与切除肿瘤时用的器械分开。切除肿瘤组织后,所有接触过肿瘤的器械用双层治疗巾包裹后单独存放,不再用于正常组织。若手术先行肿块活检再行根治术,应准备两套器械,先用小包器械做活检,再用大包器械行根治术。术后手术器械的处理应严格按照器械清洗流程进行清洗,在条件允许的情况下,用自动清洗机进行清洗。

四、肿瘤的切除

(1)应用电刀进行切割,不仅可减少出血,还可使较小的淋巴管或血管被封闭,减少癌细胞进入脉管的机会,同时电刀的瞬间高温可杀灭癌细胞,减少局部复发。术中应准备 2 把电刀,肿瘤切除后应更换电刀。

（2）如为肠管手术，备 8 号普通尿管，结扎肿瘤近远端肠管，配合抽吸 5-FU（氟尿嘧啶），行肠腔内注射，所用空针针头污染，不再使用，置于指定容器内。乳腺手术如先行局部切除冰冻切片者，缝合切口后，切口处固定干纱布，防止含有瘤细胞的血液溢出。

（3）备钳带线结扎肿瘤根部静脉、动脉及淋巴管，以阻断癌细胞术中血行转移。

（4）术中接触肿瘤尽量用干纱布垫，接触过瘤体或疑被肿瘤污染的纱布立即用干净纱布更换，换下的纱布置于指定容器内，避免再次拿出，清点时用于点数的钳子不再做他用。

（5）瘤体切除时，周围垫干纱垫，保护周围组织，瘤体切除后连同刀和肠钳等放入指定容器内。

（6）术中有可能肿瘤外露或瘤体破溃时，立即用干纱垫包裹，并更换被肿瘤污染的纱布及手套，防止肿瘤细胞脱落和播散。

（7）肿瘤标本及切口的处理。手术医生切下的肿瘤标本及淋巴结，器械护士不得用手直接接触，必须使用弯盘接递。肿瘤切除后切口周围加盖无菌单，更换所有纱垫、手套、缝针等接触过肿瘤的物品。

五、冲洗液

切除肿瘤后的冲洗是防止感染及癌细胞残留的重要措施，起到避免肿瘤细胞种植和播散的作用，术中器械护士应用干净的无菌盆盛装冲洗液冲洗术野，不允许用洗刷过器械的无菌盆盛装冲洗液来冲洗术野，冲洗时将冲洗液灌满创面各间隙并保留 3～5 min 再吸出，反复冲洗 2～3 次，再吸净，不能用纱垫擦吸，以免癌细胞种植。

（一）蒸馏水

43 ℃的蒸馏水用于肿瘤细胞 3 min 即可有效使肿瘤细胞破损。其主要原理为：蒸馏水是一种不含电解质和有形成分的低渗性液体，其渗透压接近 0，而人体组织细胞的渗透压为 280～310 mmol/L，由于渗透压的差异，蒸馏水可以使肿瘤细胞肿胀，裂解肿瘤细胞膜，从而使肿瘤细胞失去活性。因此蒸馏水作为冲洗液，能有效避免肿瘤细胞的种植和播散。

（二）碘附溶液

手术中和手术完毕时，可以用稀释 10 倍的碘附溶液冲洗创面、盆腔、腹腔和冲拭切口，可以防止感染并避免肿瘤种植。

（三）氯己定溶液

可以迅速吸附细胞质，使细胞胞浆成分外浸，抑制细胞多种酶的活性。因此，术中使用氯己定溶液冲洗手术创面，可以减少肿瘤复发的机会。

（四）抗癌药物溶液

根据情况在生理盐水或蒸馏水中放置抗癌药物。常用的药物有 5-FU，由于吸附药物浓度远远高于血浆，使种植或游离的癌细胞能较长时间浸润在高浓度药物中，从而增强抗癌药物的直接杀伤作用。

（张慧玲）

第三十七节　感染手术的护理措施

感染手术主要是指手术部位已受到病原微生物感染或直接暴露于感染区中的手术,包括有急性感染灶的手术、各空腔脏器破裂和穿孔的手术以及有严重污染伤口的手术。手术过程中,患者的血液、引流液、组织液、排泄物、分泌物等对周围环境及手术者均可造成污染,如果处理不当,可引起交叉感染,甚至引起某一菌种所致疾病的爆发和流行。常见的感染手术有各部位脓肿切开或切除(皮肤、阑尾、膈下、胰及各体腔等),胃、肠、阑尾穿孔,皮肤蜂窝组织炎,感染性创伤,烧伤感染,炭疽,气性坏疽,破伤风等。梅毒、艾滋病、SARS(严重急性呼吸综合征)、各型病毒性肝炎患者无论进行何种手术,由于其血液、分泌物、排泄物均具有极强的传染性,所以其手术过程也必须参照感染手术的要求进行,应采取一系列的消毒隔离措施。

一、术前护理要求

手术室应设有无菌手术间、急诊手术间和感染手术间。无条件的医院或特殊情况不能在感染手术间进行手术时,应将感染手术安排在非感染手术之后进行。手术间设置应有利于环境和物品的消毒,物品放置不可过分拥挤。破伤风、气性坏疽、炭疽等传染性强,一旦造成交叉感染后果严重,对这类疾病患者手术,一经确诊应尽可能安排在病房手术。如需在手术室手术时,应将手术间内暂不用的物品、器械搬到室外,不能移动的物品、器械用大单覆盖,以减少污染范围。准备好术中需要的各种器械、物品及术后工作人员泡手和擦拭物品的消毒液,备物应尽量齐全,以尽最大可能减少手术过程中与外室的接触、交流,或手术结束后未经消毒处理人员外出,以免造成周围环境的污染。

二、术中护理注意事项

(1)严格限制手术间人数,感染手术一般不安排人员参观。

(2)手术过程中,手术间人员不能随意外出,如果必须外出时,需按术后处置方法经特殊处置后方可外出。

(3)手术过程中需要临时借用其他手术间的物品、器械时,应由室外专人向室内人员传递,进入室内的器械、物品必须经相应处理后方可拿出。特殊感染手术(破伤风、气性坏疽、炭疽和艾滋病等),室内工作人员要戴手套、穿隔离衣。

(4)手术者应穿双层手术衣。根据卫生部2004年6月1日起实施的(试行)《医务人员艾滋病病毒职业暴露工作指导原则》,在给艾滋病患者或艾滋病病毒携带者手术时,有可能发生血液、体液飞溅到医务人员的面部,医务人员应戴具有防渗透性能的口罩和防护眼镜;有可能发生血液、体液大面积飞溅和污染医务人员身体时,还应穿戴具有防渗透性能的隔离衣或者围裙;有皮肤破损者参加手术工作时,应戴双层手套。

(5)手术过程中要特别注意防止被针头、缝针、刀片等锐器刺伤。

1)使用持针器卸刀片,禁止用手装卸刀片。

2)传递锐器时不能将锐利面直接放到术者手中。

3)禁止将使用过的针头重新戴上针头套。

4)禁止用手直接接触使用过的针头、刀片等锐器。

5)术中使用过的敷料、引流液、冲洗液、切除组织和脏器等,应集中放置于无渗漏的袋或容器中。

6)污染液体的抽取和放出动作均应轻柔,尽量减少对周围环境及工作人员的污染。

三、术后处理

(一)工作人员的处理

一般化脓性感染手术,手术人员于手术结束后,脱去手术衣、手套后即可外出;传染性强的特殊感染手术结束后,手术人员脱去手术衣、手套或隔离衣后,必须用碘附或含氯消毒液浸泡双手,在手术间门口更换清洁鞋后方能外出并经沐浴,更换口罩和帽子后方可参加其他工作。

(二)手术器械、物品的处理

手术中使用的器械、物品均应先经有效消毒后再清洗;无菌物品实行双消毒制度,即先消毒后清洗,再送去灭菌。

根据感染的不同微生物类型,对器械、物品选择合适的初步消毒方法。大多数污染的器械、物品经 $500\sim1\,000$ mg/L 含氯消毒剂浸泡 30 min 后即能达到消毒目的。对被肝炎病毒和结核分枝杆菌污染的物品,使用 $1\,200\sim5\,000$ mg/L 含氯消毒剂浸泡 30 min。破伤风等特殊感染手术使用后的器械,应使用 $2\,000$ mg/L 含氯或含溴消毒剂浸泡作用 30 min 后进行常规清洗。清洗时,先用洗涤剂溶液浸泡、擦洗,去除器械上的血垢等污染。有关节、缝隙、齿槽的器械,应尽量张开或拆卸,进行彻底刷洗,然后用流水冲净,擦干或晾干,并尽快打包,以免再污染。清洗污染前后的器械盛器和运送工具必须严格区分,并有明显标志,不得混用。不能浸泡的物品,如手术床、器械台、无影灯、吸引器等,可使用同样浓度的消毒液擦拭其表面,或对物体表面进行喷洒,作用 $30\sim60$ min,也同样能起到消毒效果。艾滋病患者或艾滋病病毒携带者使用过的器械、物品,其消毒灭菌方法原则上参照乙肝病毒的消毒灭菌方法。

(三)污染布类的处理

一般化脓性感染手术中使用过的布类物品(包括手术床单、治疗巾、手术孔巾、手术衣等),于手术结束后撤下单独包裹送洗衣房处理。其他感染手术(包括厌氧菌感染、铜绿假单胞菌感染、破伤风、炭疽、气性坏疽、艾滋病患者等)中使用过的布类物品,必须经过有效浸泡消毒后或用清洁单严密包裹后送高压蒸汽处理后送洗衣房洗涤。有条件的医院,建议在进行上述手术时,使用一次性布类物品,手术结束后送焚烧炉焚烧。

(四)污染环境的处理

地面、墙壁($2\sim2.5$ m高度)用过氧乙酸或含氯消毒剂喷洒或擦拭。含氯消毒剂在一般微生物污染时使用浓度为含有效氯 $1\,000$ mg/L,喷洒量墙面为 200 mL/m^2、地面为 350 mL/m^2,作用时间为 30 min 以上。肝炎病毒和结核分枝杆菌污染时,有效氯浓度为 $2\,000$ mg/L,作用 60 min 以上。过氧乙酸浓度为 0.05%,作用 5 min;肝炎病毒和结核分枝杆菌污染的物品,使用过氧乙酸浓度为 0.5%,作用时间为 30 min。

室内空气用紫外线照射,一般细菌感染的消毒时间为 1 h,病毒感染或需杀灭细菌芽孢时,照射时间可达 2 h。特殊感染后,传统的空气和环境的消毒方法为甲醛熏蒸。由于甲醛对人体有致癌作用,并对环境产生污染,世界卫生组织建议不再使用甲醛作为空气消毒剂。原卫生部新版《消毒技术规范》中亦提出甲醛不宜用于空气消毒。因此,当特殊感染手术后,室内空气的消毒建议:①紫外线灯照射,并延长照射时间;②使用高强度紫外线空气消毒器,消毒时间 $\geq$30 min;③过氧乙酸熏蒸:将过氧乙酸用量按 $0.5\sim1$ g/m^3 计算并稀释成 15% 水溶液,在

60％～80％相对湿度、室温下加热蒸发,密闭 2 h。以上方法可任选一种。

(五)污物的处理

(1)引流液、冲洗液等污染液体(量较多时),按 1∶5 加入含氯消毒剂干粉搅拌均匀后静置经 2～6 h 弃去。或用 2 000 mg/L 含氯消毒液作用 30～60 min 后倒入下水道。

(2)敷料、清除的病残组织及少量液体,可用不渗漏袋严密包裹后送焚烧炉焚烧,无焚烧炉的地方,可将上述污染物品送指定地点深埋。送病理检查的组织标本,应立即用 10％甲醛固定后送检,防止污染周围环境。

(3)消毒地面、物体表面时使用的拖布、抹布,应经有效消毒后方能再次使用。

(六)严重急性呼吸综合征(SARS)患者使用的器械物品管理要求

2002 年底在广东首次发现后又在国内部分地区引起暴发流行的 SARS,其传播链虽然至今尚无十分明确的定论,但是 SARS 患者血液、体液、排泄物、分泌物均具有极强的传染性,这一点是不争的事实。因此,SARS 患者使用后的器械、物品应严格进行消毒灭菌处理。对 SARS 患者进行创伤性操作时,应尽量使用一次性医疗器械和物品,如一次性刀片、缝针、导管、敷料、吸水巾、孔巾及无菌巾等。

一次性物品使用后应弃置于黄色塑料袋中,封紧袋口后,再套上一层黄色塑料袋。经密封、外加明确标志后集中送到指定地点统一处理。

反复使用的器械、物品,包括布类、金属器械、呼吸机、血压计、听诊器、体温表等的处理。

1.布类

需回收的布撤下后应立即用 1 000 mg/L 有效氯消毒液浸泡≥30 min,然后由洗衣房负责收取,单独清洗后打包送供应室高压消毒。

2.器械

使用后的器械用 0.2％～0.5％的过氧乙酸浸泡 60 min,或用 2 000 mg/L 含氯消毒液浸泡 30 min 后清洗,擦干后包裹送高压消毒,经高压消毒后再上油保养,再次高压灭菌后存放备用。

3.呼吸机

SARS 患者使用呼吸机应尽量使用一次性管道。除此之外,其他反复使用后的装置,可拆可卸部分用 2 000 mg/L 有效氯消毒液浸泡 30 min 后清洗,然后进行灭菌处理;机器不可拆卸部分,用相同浓度溶液擦拭,作用时间为 30～60 min。

4.推车

运载过 SARS 患者的推车用 0.5％过氧乙酸或 2 000 mg/L 含氯消毒液擦拭,作用时间为 30 min。

5.血压计、听诊器

用 0.2％过氧乙酸或 75％乙醇溶液擦拭消毒。

6.体温表

专人专用,每次使用后立即用 2 000 mg/L 有效氯消毒液浸泡 30 min。

(张慧玲)

第三十八节 激光、射线、气体、化学物质的使用与防护

一、手术室激光的安全使用与防护

手术使用的激光主要有二氧化碳（CO_2）气体激光及石榴石激光（Nd：YAG），可用于切割、凝固，后者还可用于各种内窥镜下的治疗。由于激光的性质特殊，使用功率高，对人体有一定的危害性，因此必须强调激光手术器械使用的安全措施。

（一）激光的危害

激光手术刀最常见的危害是眼睛和皮肤损伤，其次还有电击、有害物质产生、燃烧、爆炸、X射线产生及噪声等。

（二）激光设备的安全使用与防护

（1）设备及物品的设置：①根据装置说明安装和设置。②激光装置的设备和物品，由专人负责管理。③对设备及物品进行保养，定期检查，并把结果记录在案。

（2）使用人员必须经过严格培训，对激光全面了解，掌握激光刀的使用、安全管理和危险防范；术者和助手必须详细了解器械的性能和使用方法，必须严格执行操作规程。

（3）在激光手术室内的所有人员必须戴防护眼镜。

（4）激光手术操作必须熟练，如聚焦照射、离焦照射、机头转向组织方法、在组织中的移动速度、组织切开法、凝固法、汽化法等。

（5）防止误伤，保护皮肤和气管。

（6）术前用木板或塑料地板进行照射试验。

（7）光束勿照射于照射野以外，照射野周围的组织用湿纱布保护。

（8）使用黑色镀金器械，黑色镀金器械可使激光反射波减弱 60%～70%。

（9）患者周围不能放置易燃性布料、塑料类以及使用易燃性或易爆性气体。

（10）使用特殊专用设备排除烟尘。

二、手术室射线的安全使用与防护

手术室的射线主要有X射线以及一些化学性的放射性药物。X射线多用于术中骨折复位固定术（最多）、胆道造影术、肾盂造影术、胸外科手术X射线透视、X射线定位（用于麻醉疼痛治疗）、深静脉插管定位、X射线寻找体腔遗留物品等。

（一）辐射的危害

辐射是指一束束微观粒子的发射过程，X射线具有电离辐射的一切特性。X射线对内脏以及腺体的损害敏感，而对四肢肌肉影响不大。

辐射所致的危害不是即刻就会发生，而是经过长时间的剂量累积所致的。长时间在手术室工作的医务人员就有机会出现辐射危害症状。X射线对腺体、生殖器、内脏敏感，对骨髓造血系统敏感，对人体组织有致癌作用，对胚胎染色体有致畸致突变作用。

（二）射线的安全使用与防护

手术室的工作性质很难完全避免接触辐射源，当我们使用X射线、放射性药物时，应该懂得如何保护自身以及患者的安危，适当使用防护装备，减小因辐射带来的损害。

（1）术中如果需要使用 X 射线照射，术前预先穿铅衣和铅颈围，并准备流动铅屏风。随时调整遮线器，尽量缩小照射野，严禁工作人员身体的任何部位进入照射野。有条件的医院可以设立一个专门的防辐射的室间，用以术中照射，也可防止射线外漏。

（2）照射时室内无关人员回避，并挂上警示牌，亮指示灯。

（3）妊娠尤其是前 3 个月者尽量避免接触 X 射线，建议暂时调离手术室。

（4）注意保护患者，长时间接触 X 射线者定期体检。

（5）操作应熟练、准确、迅速，以尽量缩短照射时间。

（6）操作放射性碘化物时应在通风的环境中进行，操作者应注意甲状腺的保护。

三、手术室化学物品的安全使用与防护

手术室最常用的化学物品主要是消毒灭菌剂，如福尔马林（甲醛）溶液、戊二醛等，在人体长时间接触或者使用不当时，会造成对人体的伤害。

（一）化学物品的危害

消毒剂可刺激呼吸道黏膜引起职业性哮喘，急性大量接触甚至可导致肺水肿，对眼结膜急性刺激引起眼结膜炎以及眼角膜损伤，同时也是职业性皮炎最常见的原因之一，对眼睛、肾脏、肝脏、心脏、睾丸、卵巢均有明显的毒性作用。对人体远期损害有致癌、致畸、致基因突变的慢性作用。

麻醉气体在短时间内吸入可引起医务人员头痛、注意力不集中、应变能力差、心情烦躁等；长时间吸入麻醉废气，在人体内蓄积后，可以产生心理行为的改变、慢性遗传学影响以及对生育功能的影响。

（二）化学物品的安全使用与防护

化学物品可能产生的危险，根据国际标准共分为七类，分别是爆炸性、助燃、易燃、有毒、有害、腐蚀性以及刺激性物品。而在应用任何化学物品前，应该明确查阅供应商提供的使用说明。

（1）具有正确的工作态度、良好的工作习惯，具备危机意识。

（2）选择合适的消毒剂，并采用正确的消毒方法。

（3）遵守无毒代替有毒，低毒代替高毒的原则。

（4）标签明确，容器适当，在适当的工作环境使用，弃置途径正确。

（5）接触化学物品时穿防护服，戴帽罩，戴专用手套和专用口罩。

（6）设置必要的抽吸装置，及时抽出废气，以防废气在一空间内积聚过高而引发急性毒性作用。用完后切记关上瓶盖，顾己及人，以防有毒物质泄漏。

（7）严格按规程实施消毒，做到时间、剂量和方法上的准确无误，保证消毒效果。

（8）定期培训员工以及新入职人员，树立科学的态度，做好正确的防护措施。

（9）妊娠尤其是前 3 个月者应尽量避免接触，如有必要暂调整工种，长期接触者需要定期体检。

（10）如意外被危险的液体化学物品溅伤，立即用大量清水冲洗，并注意保护眼睛和保持呼吸道通畅，并根据物质性能选择拮抗剂对抗其毒性作用，具备相应的急救常识。

（11）建立良好的麻醉废气排放系统，使用密闭性良好的麻醉机。

（原高燕）

第三十九节　血源性疾病职业暴露预防和处理措施

随着经血液、体液传播疾病的大量增加,医务人员职业暴露的危险性也不断增加。有报道显示,国内护士血源性病原体职业暴露发生的密度为每人每年 3.5 次,针刺伤时,只需 0.004 mL 带有乙肝病毒的血液足以使受伤者感染 HBV。含毒浓度由高到低的体液依次为血液成分、伤口分泌物、精液、阴道分泌物、羊水等。护理工作中凡可能接触患者血液、体液的操作,包括注射、采血、输血、标本的采集和传递器械及废弃物处理等均可造成护士经血液、体液传播的感染性疾病。

一、血液、体液传播疾病的主要病原体

目前已知通过接触患者血液、体液传播的病原体有 20 多种,其中危害最大的是乙型肝炎病毒、丙型肝炎病毒和人类免疫缺陷病毒。

二、血源性疾病感染的原因

(1)缺乏教育培训及防护知识。医务人员对职业暴露认识不足,防范意识差,相关知识缺乏。另外,一些护士麻痹大意或者心存侥幸心理,也是职业暴露的危险因素。

(2)不规范操作。工作中粗心大意,未严格遵守规范化操作程序,有的护理人员怕麻烦,养成了不规范操作的习惯,这些均具有较高的感染危险性。

(3)缺乏必要的防护用品和设施。

(4)缺乏必要的免疫预防。

三、血源性疾病职业暴露的预防措施

(一)提高护士的安全防护意识,改革和完善教育培训体制

(1)不仅要加强护理人员对血源性职业防护的认知,而且要加强制度的制定和执行。医疗管理部门应重视防护针对性教育,培训内容应包括危险因素、传染途径、洗手方法及暴露后预防等基础防护知识,并注重联系实际,尤其要针对常规操作行为知识。加强护士人员标准预防知识的培训和宣教,通过预防职业暴露各种规范操作训练,纠正医务人员在工作中的不良操作习惯和行为。

(2)建议国内医学院校尽快增设职业防护相关课程,使医学生在走上临床岗位前就具有正确的防护知识。同时通过看录像、板报、专题讲座、发放材料等途径,加强临床护理人员的继续教育培训,而且应确立考核的内容、方式、方法。在理论学习结束后进行考核,以提高学员的认知水平。

(二)正确洗手

在接触患者前后,进行无菌技术操作前后,接触血液、体液和被污染的物品后,均要洗手。洗手的设施采用非接触式的装置。洗手时严格按照六步洗手法进行洗手。

正确处理污染物品以及锐器:①禁止用手弄弯或者弄直针头。②禁止回套针帽。③禁止徒手接触针、刀片等锐器。④禁止直接传递针头及锐器,应用容器盛放后传递。⑤禁止用手分离被污染的针头和注射器。⑥使用后的锐器应直接放入耐刺、防渗漏的锐器盒,或者利用针头处理设备进行安全处理。⑦锐器盒装得不可以过满,不可以超过容量的 3/4。⑧禁止直接接

触医疗垃圾,处理使用过的锐器盒时,应戴防护手套。⑨可重复使用的设备如被血液、体液污染,应及时用含氯消毒剂进行擦拭。⑩进行新产品的安全使用的相关培训。

(三)个人防护用品的使用

1.手套

接触患者或者接触患者血液、体液、分泌物、排泄物以及被污染的物品时必须戴手套,处置结束后,应立即更换手套并进行手的清洁和消毒;手部皮肤发生破损,在进行有可能接触患者血液、体液的诊疗和护理操作时,必须戴双层手套。

2.口罩、眼罩

医务人员在诊疗、护理操作过程中,对极有可能发生血液、体液飞溅到医务人员的面部时,应戴好口罩、眼罩;有可能发生大面积飞溅或者有可能污染到医务人员的身体时,必要时应当穿戴具有防渗透性的隔离衣。手套、口罩、眼罩等一直被认为是减少医务人员职业暴露感染的最主要的防护措施。

3.免疫接种

医务人员应该做好自身免疫接种,增加对血源性传播疾病的抵抗力。

四、血源性疾病职业暴露的处理措施

(1)伤口处理。在伤口旁轻轻挤压,尽可能地挤出损伤处的血液(禁止按压伤口),然后用肥皂水或者流动的清水冲洗伤口。伤口冲洗后,用75%的乙醇或者碘酊进行局部消毒。伤口较深者,包扎伤口,必要时请外科医生进行处理。

(2)报告部门负责人,登记锐器伤表格,并请部门负责人签字后送交医院感染管理科,共同评估刺伤情况并指导处理。锐器伤后应在4 h内完成评估和处置。

(3)实施预防措施72 h内做HBV、HCV、HIV等基础水平检查。

(4)建立医务人员职业暴露报告系统。医院感染控制部门建立职业暴露报告系统,以便医务人员在接触高传染性患者的血液、体液和排泄物后能向有关部门及时报告,并得到及时的咨询和处理。同时收集这些数据,定期进行分析发生职业暴露的原因,从而寻求有效的预防措施,以便减少医务人员的职业感染的危险性。

(原高燕)

第四十节 患者搬运中的风险因素及护理对策

一、呼吸系统

常见有呼吸抑制、呼吸道梗阻等。呼吸抑制是麻醉剂残余作用对呼吸的影响而致,主要由于气管插管、拔管后出现急性喉头水肿;术后意识尚未完全复苏,舌肌松弛易致舌后坠;颈部敷料包扎过紧导致呼吸困难、呼吸道梗阻。

护理对策:术后待患者呼吸频率、幅度恢复正常,血氧饱和度稳定后再转送至病房,并备简易呼吸器;运送途中密切观察患者情况;颈部手术,常规观察敷料松紧度,预防患者出现呼吸抑制或呼吸道梗阻。

二、循环系统

麻醉后患者由于骨骼肌张力、心肌收缩力以及血管舒缩等代偿功能被抑制,突然改变体位,使血液在脑、心脏、动静脉及肺血管床异常分布,重要脏器短时间内得不到供氧,从而诱发循环障碍,尤其易发生于术后血容量不足的患者。

护理对策:保持转运床平稳,避免血流动力学变化;保持有效的静脉通道,防止循环系统功能改变

三、坠床

麻醉药物中枢性抑制作用消失后,患者意识虽已恢复,但部分麻醉药物的作用致使高级中枢的功能仍未完全复原,任何不良刺激均可引起躁动,极易造成患者坠床。

护理对策:定期保养和检查交换车、手术床各部件是否齐全,发现不安全因素及时维修和保养。术后患者转移至平车后应及时立起床挡。患者躁动时应安抚患者,不可强行按压。

四、意外伤害

较大手术后患者身上往往有较多的管路(胸管以及各种引流管),手术后搬运不当极可能造成管道脱落。

护理对策:为了预防管路脱落,在搬运患者时要做到"一查二看三整理四搬运",从而有效防止意外伤害的发生。

(原高燕)

第四十一节　神经外科手术护理配合

一、脑立体定向小病灶切除术

立体定向神经外科是根据立体定向的原理,利用特殊器械设备与立体定向技术对脑内病变进行微侵袭式的手术处理。

(一)手术适应证

(1)脑深部功能区病变。

(2)位于两大脑半球间深部呈蝴蝶状长的病变。

(3)多发性病变或累及生命中枢区的病变。

(4)弥散性病变,在CT扫描时无界限性。

(5)疑为感染性病变。

(6)颅底部浸润性病变。

(二)麻醉方式与手术体位

局部麻醉与强化麻醉。根据病灶位置安排患者体位,或仰卧位或侧卧位。

(三)器械、敷料与物品准备

1.特殊器械

脑立体定向仪,定位器,导向器,塑料脑针,水平仪,量角器,三角板,环钻,双极电凝器,骨

蜡,吸收性明胶海绵,医用 EC 胶,局部麻醉药。.

2.其他物品

常规脑定向器械 1 套,敷料包。

(四)手术步骤及配合要点

(1)手术应安排在有 X 线摄片或头颅 CT 设备的专用手术室进行。

(2)备好局部麻醉药,协助手术医师帮助患者先安装立体定向仪框架,行 CT 扫描(必要时行强化扫描)。

(3)拍片后患者取合适手术体位(平卧或侧卧),将定向仪固定于头部。

(4)用碘伏消毒头部及头架,铺巾,粘贴无菌手术贴膜,保护手术切口。

(5)局部麻醉后根据病变部位选出所需靶点层面片,在计算机上测量病灶的 X、Y、Z 三维坐标系数,查对各系数后安装定位仪侧板、定位弓,并校正无误,再调整导向器,在导向针的引导下,选择适当部位作头皮直切口。择入颅点要求:①到瘤体最近距离点;②避开脑皮质主要血管走行区;③避开脑重要功能区。

(6)用 15 号刀片切开头皮,刀柄分离皮下组织至颅骨,乳突牵开器牵开,以环锯作颅骨圆形小骨露(骨露直径依病灶大小确定,一般为 2～4 cm),骨蜡止血,应用脑立体定向仪定位、引导,按导向针确定病灶位置,在手术显微镜下小剪刀十字剪开硬脑膜,注意保护重要血管,沿脑沟分离显露病灶,仔细分离并完整切除病变,病灶摘除后严密止血,缝合硬膜,还纳颅骨并用EC 胶固定。

(五)手术护理重点

(1)术前 1 d 用低温等离子灭菌脑定向器械。

(2)术中保护好取下的骨片,切勿丢失及污染。

(3)显微器械及活检钳,应轻拿轻放,不要相互碰撞。

(4)使用吸引器时,不可把吸引器头垂直对着正常的大脑皮质上吸;吸引器必须保证通畅。

(5)术中护士要用湿棉片保护脑组织,并随时用生理盐水冲洗,使切口要保持一定的湿润度。如果脑组织长期显露在干燥的空气中,可以损害软脑膜、神经细胞和血管,可能导致脑膜粘连、脑水肿,脑缺血性改变,以致组织坏死。

(6)用电灼止血时,护士要不断擦净电灼头的电凝物,以免影响电凝效果,以保证手术的顺利完成。

(7)术中监测患者的生命体征及血氧饱和度,并注意观察患者的意识、精神状态、语言、瞳孔、深浅反射、肌张力等变化,以便及早发现神经损害征象,提醒医师及时调整取瘤钳的方向或深度。

(8)术中严格执行无菌操作原则,并监督术者的无菌操作,以防止术后感染。

二、神经导航下切除脑肿瘤术

神经导航系统是利用高性能计算机将患者术前的影像资料与实时手术紧密结合起来,术中通过特定手术显微镜和引导器械实施导航,帮助手术医师选择最佳入路,显示术野结构和深部病灶等。

(一)手术适应证

(1)各种脑深部(脑干、丘脑、基底核等)肿瘤。

(2)位于语言、运动功能区的病灶。

(3)脑内病变活检和易引起感染的脑内异物。

(4)脊髓髓内肿瘤、经蝶窦垂体腺瘤切除。

(二)麻醉方式与手术体位

气管内插管全麻。根据病灶位置安排患者体位,一般采用仰卧位或侧卧位。

(三)器械、敷料与物品准备

1.特殊物品

手术显微镜,Mayfield 手术头架(以下简称头架)和特殊部位显微器械 1 套,神经导航系统专用的参考架(或参考环)、探针各 2 个,1 个用于术前注册,另一个预先灭菌后用于手术中。

2.其他物品

常规脑科开颅器械一套,敷料包(脑科包与脑外加)。

(四)手术步骤及配合要点

1.扫描定标

手术前 1 d 或手术当日,剃头备皮后,在头皮上贴放 6～10 枚定位标志;其位置尽量分散贴放在不易移动部位,如耳郭上、颞骨乳突、顶结节和枕外粗隆等处。然后行 CT 或 MR 扫描,层厚为 1～3 mm,无间隙水平连续扫描。

2.图像传输

影像资料通过光盘或磁带输入计算机工作站。

3.建模计划

计算机图形工作站重建出扫描图像的三维模型,在此基础上勾画出病变的轮廓,并建立相应手术计划(包括手术部位及入路)。

4.一般步骤

(1)Mayfield 头架固定:计算机工作站应安置在术者能看清显示屏处,红外线光感器常与麻醉机一并置于患者左侧。

(2)安装注册:安装参考头架,注册患者头部贴放的标志点。应用注册探针或手术显微镜内的十字交叉线,与患者头皮上的每一个标志点重合配准,直至所有标志点都注册完毕。如果平均注册误差＞4 mm,则需重新注册。

(3)设计皮瓣:利用导航探针定出病灶体表投影,根据计算机工作站实时显示的病变部位及体积,确定手术部位和入路,设计头皮切口。术野消毒铺巾后,更换无菌导航设备。

(4)骨瓣开颅:打开骨窗前,先用微型钻在暴露的颅骨周边钻 4 个浅洞,进行精确定位注册;术中可将其作为参照点,防止影像漂移引起导航失误。

(5)导航开颅:根据病变大小,用铣刀切开颅骨。骨瓣直径一般为 2.5～5.0 cm。十字形或弧形剪开硬膜。应用导航器械确定病变的位置及范围。手术入路尽可能沿脑组织的沟回或自然间隙进入。

切开皮质后,沿导航实时指引到达病灶。由于导航器械的指引点显示在计算机重建的三维术前影像图中,因而术者可清晰地看到病灶和其邻近的血管、脑和脑神经等结构,应用显微手术器械分块切除病变,最后达到全切除或大部切除。

(6)其他步骤:常规止血、关颅。

(五)手术护理要点

(1)配合手术的护士,应参加术者制订手术计划和参与模拟手术,了解影像资料通过导航计算机系统重建的三维图像,明确手术入路及肿瘤的精确位置,做到积极主动配合手术。

(2)摆体位时注意防止皮肤压伤,保护好头皮上的皮肤坐标(含氯化镁的塑料定位标记参考点),协助医师固定头部,头架用三个螺丝钉固定,这能使头部与手术床保持相对不变的位置,减少了定位的误差。

(3)术中为使导航系统充分发挥其作用,红外线光学位置探测仪能随时跟踪并确定手术工具在三维影像坐标里的位置,系统会引导手术显微镜自动寻找病灶位置.随时动态反馈手术工具尖端的坐标,实时更新二维及三维影像,从而实现术中导航。安装调整红外线信号发射和接收装置时,应使信号源和接收之间相对位置处于最佳状态,巡回护士随时注意红外线探测仪的位置和高度,使红外线发射球与接收器保持在一个相对稳定的位置,其导航手术间内尽量减少人员走动和其他影响接收效果的因素。

(4)减少各种因素对导航系统精确性的影响。开颅钻孔、锯开颅骨时,最好用气钻或电钻,以减少其震动,使头位置保持不变。

(5)术中注意保护好导航专用器械,与其他普通器械分开放置,严格防止重物压迫探针,保证红外线发射球与参考架的衔接紧密,防止其入水中从而导致灵敏度下降。所用的显微器械精密而纤细,要求传递时轻拿轻放;用后及时擦干净血迹,检查关节灵活度,保证术者操作得心应手。

(6)手术创面小,位置深,在显微镜下切除肿瘤时要求洗手护士做到稳、准、轻、快,并保证术者的手术安全性。

三、神经内镜下手术

以微创技术治疗疾病是当今外科的发展趋势,内镜神经外科是微侵袭神经外科的重要组成部分,临床应用取得较大进展。神经内镜手术损伤小,在直视下手术降低了风险,患者身心压力较小,术后康复较快。脑室镜下三脑室造口术治疗脑积水是借助脑室镜在内镜电视摄像系统下通过三脑室底造口,使脑室内阻塞的脑脊液流入脚间池而产生新的循环通路,以达到控制脑积水的目的。由于是微创手术且手术结果更符合正常脑脊液生理循环,故该方法较传统的脑室腹腔分流术更具优越性。

(一)手术适应证

(1)导水管狭窄梗阻性脑积水。

(2)松果体区及颅后窝占位引起的梗阻性积水。

(3)禁忌行脑室-腹腔分流的患者,如有腹腔积液、腹腔感染等。

(二)麻醉方式与手术体位

气管内插管下全麻。患者取仰卧位。

(三)器械、敷料与物品准备

1.特殊器械

内镜手术配套设备、仪器及部件。

2.其他物品

常规脑定向器械 1 套,敷料包(脑科包与脑外加)。

(四)手术步骤及配合要点

1.切口

以冠状缝前 1 cm、矢状窦旁 3 cm 交点为中心,行中线旁纵行约 3 cm 头皮切口。颅骨钻开 1 个直径为 1 cm 的骨孔。硬脑膜十字切开,以刚好能放入内镜为准。

2.进入侧脑室

将带导芯直径为 3～6 mm 镜鞘插入侧脑室,拔出导芯插入内镜,借助隔静脉、脉络丛及丘纹静脉标志找到同侧室间孔。

3.进入第三脑室

内镜通过室间孔进入第三脑室内,达到第三脑室底部时可见双侧白色反光的乳头体,透过其间变薄的室管膜可见基底动脉及双侧大脑后动脉的起始段。

4.造口

脚间池造口位置在基底动脉稍前方中线处,将变薄的室管膜剪开 1 个小口,应用球囊导管将造口扩大到直径 5 mm,使第三脑室与脚间池相同,疗效比较持久。

(五)手术护理重点

(1)接好电源插头,电线妥善放置,防止缠绕,避免手术时因电线牵拉,导致松动脱落,影响手术。

(2)将内镜、监视器等仪器放置在手术者的对侧,调节好高度及角度,使术者操作时视野保持清晰。

(3)确保术中操作在清晰的窥测视野下进行,采用 37 ℃林格液作为脑室冲洗液,因其渗透压与脑脊液的渗透压更接近,持续滴注,且有止血的作用。注意灌注液的温度和速度的调节。护士可用棉垫包裹灌注瓶,或借用血液加温器,以保证灌注液的恒温,从而使颅内压及脑深部温度保持恒定。灌注液的滴速不能太快或太慢,过快可导致颅压增高,对脑组织有损伤;过慢会使术者视野不清晰,一般速度为 30～50 滴/分钟,灌注液管道内的空气要排空,防止气颅的发生。

四、电磁刀切除脑肿瘤术

电磁刀是由无线电辐射发生器产生的 13.56 MHz 的电磁波,这一辐射能量通过回路从电极头传至机体组织,而这一回路的电阻与机体电阻相适应。电极头与机体组织的电阻不同,当电极头接触组织时,放电器即放出较高的热量,可对组织进行切割、电凝及气化。

1.电磁刀的特性

(1)具有切割、电凝和气化功能。

(2)它的热效应对周围正常组织、血管和脑神经的影响很小。

(3)与脑组织和肌肉、血管直接接触可发生热灼伤。

(4)配有双极和单极两种模式,可以进行切割、电凝和气化。

(5)双极与单极功能的切换可由一个按钮控制,按压此按钮,双极、单极模式可相互转换。

(6)探针是专为颅底及颅内深部显微手术设计的,手术必须在显微镜下完成。

(7)使用此电磁刀的不需要接受专门培训。

2.使用电磁刀的注意事项

(1)患者体内带有金属植入物,安装有起搏器或任何其他植入体内的设备,易受到高频效应的影响,不能使用此设备。

(2)在使用电磁刀时,手术室禁止使用易燃的麻醉气体。

(3)电磁刀在使用时,周围保留至少30 cm的空间,以利于通风。该设备使用高频电流,为避免对其他设备的影响,应使用单独的电源插座。用一次性塑料袋将脚踏包裹,避免液体流入脚踏开关。

(4)使用电磁刀切取肿瘤时,调节输出功率要适当,一般以切割和气化肿瘤最低功率为佳,调节时速度由小到大,慢速调节,禁止大起大落。注意用棉片对重要神经和血管进行保护。不能将电磁刀刀头直接接触神经和血管,以免造成损伤。经常给操作区冲洗生理盐水,以降低电磁能量产热可能造成的正常组织结构损伤。

(一)手术适应证

电磁刀对脑膜瘤、神经鞘瘤、实体性颅咽管瘤和质地较硬的胶质瘤,特别是对质地坚韧的瘤体进行听切割和气化方面更能显示其优点。

(二)手术步骤及配合要点

(1)常规开颅显露肿瘤,调节显微镜于可见视野,用电磁刀双极或单极模式依次切割气化和破碎肿瘤。

(2)电磁刀有4种刀头,分别为针形刀头、环形刀头、球形刀头和双刃形刀头。针形刀头可用于肿瘤的分离、切割和气化;环形刀头可用于对质地坚韧肿瘤的分块切除和切除受累硬膜;球形刀头主要用于肿瘤的气化。在选择刀头后,要同时调节输出功率,其原则是在使用中要较少发生刀头粘连或出现病变部焦化。

根据肿瘤部位和大小,先用常规方法,对于较小肿瘤,用头部为小球形探头;较大肿瘤用环状探头对瘤体进行破碎,或用刀形探针进行瘤体内切割摘除肿瘤;肿瘤如果与神经和重要血管发生粘连,使用针形刀头,在其间隙操作,小块切割或气化很易分离和切除肿瘤,由于该种刀头如针状,加之在显微镜下操作,可避免与减少常规手术切除肿瘤时牵拉撕扯对神经和血管的损伤。

五、介入手术

(一)手术适应证

(1)外伤性颈内动脉海绵窦瘘。

(2)颈内动脉海绵窦瘘急诊治疗。

(3)动脉性鼻出血。

(4)由于瘘逆行盗取对侧颈内动脉或椎-基底动脉系统血液,继发缺血性脑卒中。

(5)继发蛛网膜下隙出血。

(二)麻醉方式与手术体位

患者仰卧于血管造影床上,凡能合作患者均采用神经安定镇痛麻醉加穿刺部位浸润麻醉,以便于术中观察患者意识状态、语言功能、肢体运动等。对不能合作的小儿及特殊患者采用气管插管全身麻醉。患者取平卧位。

(三)器械、敷料与物品准备

1.特殊器械

16 G或18 G穿刺针1根,5 F、8 F导管鞘各1套,5 F脑血管造影管1根,8 F导引管1

根,带三通软连接管 1 根,Y 形带阀接头 1 个,二通开关 2 个,加压输液袋 3 套,Magic-BDTE 导管 1 根,BALT 带 X 线标记球囊 1 号、2 号、3 号各若干,球囊镊 1 把,眼科直剪 1 把,非离子等渗造影剂碘 100～300 mL(含碘 180 mg/mL)。注射器 1 mL、5 mL、10 mL 各 1 支。

2.其他物品

常规脑科器械 1 套,敷料包。

(四)手术步骤及配合要点

(1)会阴及两侧腹股沟常规消毒,铺无菌单。

(2)用 1‰～2‰的盐酸普鲁卡因分别在右、左侧腹股沟韧带下 1.5～2.0 cm,股动脉搏动明显处逐层进行浸润麻醉。并给患者神经安定镇痛麻醉。

(3)用 16 G 或 18 G 穿刺针穿刺股动脉,采用 Seldinger 法在右侧插入 8 F 导管鞘,左侧插入 5 F 导管鞘,导管鞘侧臂带三通连接管与动脉加压输液袋输液管相连,注意排净管道内气泡。调节加压输液袋速度缓慢滴入,并用消毒胶布固定导管鞘。

给患者实施全身肝素化:一般成人首次剂量为 40 mg,1 h 后追加半量,然后每过 1 h 追加 10 mg。

(4)将 5 F 脑血管造影管经 5 F 导管鞘插入,在电视监视下,分别插入左、右颈内、外动脉与椎动脉,行全脑血管造影,明确诊断和了解颅内动脉侧支循环情况后,将 5 F 造影管暂留置在健侧颈内动脉或椎动脉。

(5)经 8 F 导管鞘插入 8F 导引管,在透视监视下插入患侧颈内动脉,达 C_2 水平。8 F 导引管尾端接一"Y"形带阀接头,Y 形阀侧臂与带三通软连接管的动脉加压输液管道相连,在排净管道内空气后,缓慢滴入生理盐水。

(6)根据脑血管造影所见瘘口大小,选择适宜的球囊装在 Magic-BDTE 导管末端。

1)用眼科剪刀剪去球囊颈部多余部分。

2)将球囊阀移至 Magic-BDTE 导管末端 Teflon 导管中 1/3 段,并用每毫升含碘 180 mg 非离子造影剂充满导管。

3)用球囊镊将球囊颈张开,把带阀的 Magic-BDTE 导管插入球囊颈部,使球囊阀恰位于球囊颈中 1/3 部。

(7)将装运球囊的 Magic-BDTE 导管经 Y 形带阀接头,由阀臂送入 8 F 导引管内,在透视监视下将其慢慢送入患侧颈内动脉,拔除支持导丝,利用血流将球囊带入颈内动脉海绵窦瘘口或海绵窦腔内,当在监视下看到球囊突然改变方向时,即表明球囊已进入海绵窦瘘口或海绵窦腔。

(五)手术护理重点

(1)手术间严格消毒,由于 DSA 系大型设备,管道、线路较多,且易老化,应采用移动式紫外线消毒车,主要在手术床前后进行空气消毒,地面以 84 消毒液拖擦消毒。

(2)术前检查患者腹股沟区及颈部备皮情况,碘过敏试验,心、肺、肾功能,血常规检查、出凝血时间以及全部影像资料。检查各种监护装置设备,如心电监护、脉搏氧等。

(3)配合介入治疗,护士应熟悉 CCF 的病因病理以及治疗程序和护理要点。术中所用各种管子切勿打折,使用前用生理盐水冲洗两遍。保持静脉通路及尿管的通畅,记录肝素化的使用时间,及时追加。

(4)术中密切注意观察股动脉导管旁路上的液体加压装置,压力袋及灌注液内的压力要始终保持高压,保持压力表上的刻度在 300 mmHg 左右。观察动脉加压输液系统有无回血,及时更换输液袋,使生理盐水呈持续滴注状态。在更换生理盐水时,通知台上医师关闭输液管避免血液回流,防止液体流空,空气进入股动脉,形成空气栓塞。

(5)术中协助麻醉师监护患者生命体征,密切注意患者意识、瞳孔、生命体征、血氧饱和度及神经系统变化,随时记录,以便掌握动态变化,做好并发症处理和抢救工作,准备氧气、吸引器、气管插管、心电监护等抢救设备和抢救药品,以备急用。

(6)接受颈内动脉海绵窦瘘栓塞术的患者大部分采用的治疗方法是可脱性球囊栓塞技术,当球囊置入后,护士应立即用听诊器仔细听颅内血管杂音是否消失,及时向医师汇报。

(7)术中经常与患者交流,反馈栓塞过程中患者体位、感觉、肢体活动度等信息。

(8)手术毕,插管局部压迫止血 15 min,并沙袋加压包扎。如若凝血机制差者,可肌内注射酚磺乙胺(止血敏)。

六、重型颅脑损伤手术的急救配合

(一)颅脑损伤概述

1.颅脑损伤概念和分类

颅脑损伤是由于外界暴力作用于头部引起的损伤。由于损伤伤及中枢神经系统,致死率、致残率高,需在最短的时间内,及时、有效地进行抢救和治疗,挽救患者生命,最大限度地减少致残率。

颅脑损伤分类,由于涉及解剖生理、损伤生理、病理改变及治疗措施的选择等多方面因素,分类方法较多。临床上多采用以下分类:一是根据受伤部位分为头皮伤、颅骨骨折及脑损伤;二是根据是否与外界相通分为闭合性颅脑损伤和开放性颅脑损伤,其中开放性颅脑损伤又分为非穿透伤和穿透伤;三是根据伤情程度分为轻型、中型、重型颅脑损伤。

轻型颅脑损伤指单纯性脑震荡伴有或无颅骨骨折;中型颅脑损伤指轻度脑挫裂伤伴有或无颅骨骨折及蛛网膜下隙出血,无脑受压者;重型颅脑损伤指广泛颅骨骨折,广泛脑挫裂伤及脑损伤或颅内血肿;特重型指重型中更急更重者。

2.颅脑损伤原因及危害

颅脑损伤的主要原因为交通事故、建筑及工矿事故、高空坠落、暴力打击、火器伤等。损伤以青年男性为多见,在中国,每年大约 60 万人发生颅脑损伤,其中死亡 10 万人左右,造成直接和间接经济损失高达 100 亿元以上。颅脑损伤已成为人类继心脏病、恶性肿瘤、脑血管意外之后的第 4 位死因。

(二)颅脑损伤的临床表现

1.意识障碍

多数患者伤后立即出现意识丧失,即原发性昏迷,对外界刺激无反应或反应迟钝,深浅反射、瞳孔对光反射减退或消失,肌张力减退、消失或轻度增强。

2.头痛、呕吐

头痛多因颅内血肿、颅内压升高或脑血管痉挛引起,呈持续性剧痛并进行性加重;呕吐是头部外伤的常见症状,呕吐不断加剧者,应警惕颅内血肿。

3.眼球变化

若双侧瞳孔大小不等或时大时小,眼球歪斜及意识障碍,多示中脑损伤;双侧瞳孔极度缩小,对光反应消失,伴中枢性高热,为桥脑损害;一侧瞳孔先缩小,继而散大,对光反应差,患者意识障碍加重,对侧瞳孔早期正常,随后散大,为小脑幕切迹疝;深度昏迷、双侧瞳孔均散大,对光反应消失,多示濒死状态;双眼运动不协调,眼球分离、歪斜,多示脑干损伤。

4.肢体偏瘫

一侧肢体少动或不动,疼痛刺激反应迟钝或无反应,并呈进行性加重,出现大脑强直为脑疝晚期的表现。

5.颅骨骨折

鼓室积血,脑脊液耳漏或鼻漏,乳突区瘀斑或双侧眶周瘀斑,提示颅底骨折。多数硬膜外血肿的患者存在颅骨骨折。硬膜下血肿的颅骨骨折常在血肿侧的对侧,40%～80%颅内血肿和脑挫伤的患者合并颅骨骨折。

6.生命体征变化

脑损伤时,立即出现意识障碍、面色苍白及四肢松软等一过性表现,同时伴有呼吸、脉搏浅弱,节律紊乱,血压下降,经数分钟及10几分钟后恢复正常。若持续性的低血压,则应注意有无复合伤、内出血;若呼吸、脉搏、血压久无恢复,应考虑脑干损伤;若生命体征恢复正常后,又逐渐出现血压升高,脉压加大,呼吸及脉搏变慢,则提示有进行性颅内压增高,可能继发颅内血肿。

7.脑疝

脑疝是指颅内压增高后,由于颅内各腔室间压力不均衡,以致推压某些部分的脑组织向靠近的解剖间隙移位,并引起危及患者生命的综合症候群。也是颅脑损伤后颅内压增高的严重后果。最常见脑疝有小脑幕切迹疝和枕骨大孔疝。

小脑幕切迹疝表现为患侧瞳孔散大,对侧肢体偏瘫和进行性意识障碍;枕骨大孔疝,是因后颅窝占位病变或幕上占位病变导致全颅压力增高的后果,表现为血压升高、双侧锥体束征,急性者可迅速死亡。

8.不同伤情颅脑损伤的临床表现

(1)轻型颅脑损伤:昏迷0～30 min;有轻度头昏、头痛等自觉症状;神经系统和脑脊液检查无明显改变。

(2)中型颅脑损伤:昏迷在12 h以内;有轻度神经系统阳性体征;体温、呼吸、脉搏、血压有轻度改变。

(3)重型颅脑损伤:深昏迷,昏迷在12 h以上,意识障碍逐渐加重或出现再昏迷;有明显神经系统阳性体征;体温、呼吸、脉搏、血压有明显改变。

(4)特重型颅脑损伤:脑原发伤重,伤后深昏迷,有去大脑强直或伴有其他部位的脏器伤、休克等;已有晚期脑疝,包括双瞳散大,生命体征严重紊乱或呼吸已近停止。

(三)重型颅脑损伤手术的急救配合

颅脑损伤是一种严重而又复杂的创伤,及时正确地处理十分重要。手术治疗的原则是救治患者生命,纠正或保存神经系统重要功能,降低病死率和伤残率。所以做好手术配合工作非常重要。

1.迅速将患者接至手术室

对伤情特别严重的患者,由急诊科医护人员经绿色生命通道直接将患者送入手术室。在抢救的同时,手术室医护人员与急诊科医护人员认真交接,包括患者生命体征、各种管道、皮肤等,填写"手术患者交接记录表"并签名。对已入院的重型颅脑损伤患者,手术室接到手术通知后,应立即备好抢救器材,与麻醉师、护工一道,迅速将患者接至手术室,途中密切观察患者生命体征,保持呼吸道通畅,严防患者呕吐物反流、误吸引起窒息。

2.手术准备

(1)药品准备:准备足够的液体、血液制品、20％的甘露醇溶液、血管活性药物等。

(2)手术用物:常规开颅手术器械、单双极电凝、颅骨动力系统、吸引装置等,特殊手术用物颅骨钉、人工脑膜、止血纱等。

3.术中配合

(1)建立2条或2条以上静脉通路,尽快恢复有效循环量是抢救成功的关键。快速静脉输液、输血,纠正休克。

(2)正确安置手术体位,为避免头部静脉回流受阻,加重术中出血及脑组织肿胀,可抬高头部略高于心脏水平20°。

(3)器械护士迅速铺好手术器械台,整理手术器械,协助医生消毒、铺巾,妥善固定各种仪器,准确、及时供给手术器械及其他手术物品,稳、准、轻、快配合手术。

(4)巡回护士立即将颅骨动力系统、双极电凝、吸引装置等仪器调试并连接好,及时补充手术台上所需物品,根据手术需求调整仪器工作参数,满足手术需求。

(5)术中密切监测血氧饱和度、指(趾)端循环、瞳孔变化等,协助麻醉师吸痰,确保呼吸道通畅,发现异常应及时告知。出现紧急情况时,应及时呼救并协助麻醉师、手术医生抢救。

(6)及时降低颅内压。颅内压增高,可引起全身性癫痫发作,造成致命性损害。有效循环量及休克纠正后,尽早给予镇静剂及脱水药物,常用的方法:快速静脉滴注20％的甘露醇溶液250 mL,并根据医嘱控制输液的种类、速度,不应再大量输注晶体溶液,以免加重脑组织肿胀。但休克未纠正前,不宜大剂量使用甘露醇,避免血管衰竭和低血压。在输注甘露醇时,应严密监测血压、脉搏等生命体征,加强对输注部位的观察、保护。

(7)妥善固定各种管道。患者常规留置导尿管,需妥善固定并记录尿量,以了解循环及肾功能。妥善固定术中安置的硬膜下及脑室引流管。保持各种管路引流通畅。

(8)颅脑外伤合并身体其他部位严重损伤时,应立即启动应急预案,优先处理危及生命的损伤。准确把握手术节奏,及时通知相关手术人员实施手术,缩短手术等待时间。

(李　寅)

第四十二节　眼科手术护理配合

一、概述

(一)解剖结构

成人的眼球近似球形,其前后径约为 24 mm,垂直径约为 23 mm,水平径为约 23.5 mm。眼球前面顶点称为前极,后面顶点称为后极。在前后极之间绕眼球一周称赤道。眼球位于眼眶的前半部,借筋膜与眶壁、周围脂肪、结缔组织和眼肌等包绕以维持其正常位置,减少眼球的震动。眼球前面的角膜和部分巩膜暴露在眼眶之外,眼球前面有上下眼睑保护。

眼由眼球及其眼附器构成:眼球分眼球壁和眼内界物两部分;眼的附属器包括眼眶、眼睑、结膜、泪器和眼外肌。

(二)常现物品备

棉球、纱布、棉签、带有球后针头的 5 mL 和 10 mL 注射器、1 mL 注射器、冲洗针头、医用护皮膜、无菌手套。

(三)麻醉方式

局部麻醉、神经阻滞或全身麻醉。

(四)手术体位

眼科常见手以仰卧侧为主(以下不再单独注明)。

(五)手术铺巾步骤

(1)治疗巾两块错位重叠,用拇指、示指及中指、无名指分别夹住上、下两巾一边的二角,助手扶起患者头部,将治疗巾置入患者颈后,即放开底巾作为枕部垫巾。

(2)上层的治疗巾向上裹住术眼耳际及非手术眼,再把左右两巾的巾角在前额处交叉,然后用巾钳夹好,注意上布巾钳时应避免夹伤患者。

(3)铺对侧眼的治疗巾,再铺术眼的治疗巾。留出菱形术野。

(4)铺洞巾。

二、眼内容摘除联合义眼植入术

(一)适应证

(1)球内恶性肿瘤。

(2)绝对期青光眼。

(3)严重眼球萎缩。

(二)麻醉方式

局部麻醉、神经阻滞或全身麻醉。

(三)物品准备

1.器械和敷料

眼科包、眼科器械 20 件或眼科 15 件、眼球剪刮匙、义眼台、眼科敷料。

2.其他

眼科常规物品、6-0 可吸收线、15 号刀片、绷带、利多卡因、丁哌卡因、盐酸肾上腺素、庆大霉素、地塞米松、红霉素眼药膏。

3.仪器设备

显微镜。

(四)手术步骤及配合

(1)消毒、铺巾。

护理配合:准备消毒液。

(2)开睑、麻醉。

护理配合:准备 1 支利多卡因、1 支丁哌卡因或者罗哌卡因,协助医师抽取麻药。

(3)剪除角膜、取出眼内容物。

护理配合:观察生命体征及静脉液体输入情况。

(4)剪断视神经、剪除后极部巩膜组织。护理配合:观察生命体征及静脉液体输入情况。

(5)植入义眼台。

护理配合:再次与医师核对义眼台名称、型号,打到台上。准备1支庆大霉素,医师稀释后浸泡义眼台。

(6)缝合、结膜下注药。

护理配合:准备好 6-0 可吸收线,庆大霉素 1 支,地塞米松 1 支。

(7)涂眼药膏、加压包扎。

护理配合:准备红霉素眼药膏、胶布、绷带(四头带,加压包扎)。

(五)护理要点

义眼台打开前要再次核对品牌及型号。

三、小梁切除联合虹膜周边切除术

(一)适应证

(1)原发性和继发性开角型青光眼。

(2)小梁排出功能丧失或基本丧失的闭角型青光眼。

(二)麻醉方式

局部麻醉、神经阻滞或者全身麻醉。

(三)物品准备

1.器械和敷料

眼科包、白内障器械 16 件、眼科敷料。

2.其他

眼科常规物品、10-0 尼龙线、5-0 丝线、眼科铲针、15 号刀片、利多卡因、丁哌卡因或罗哌卡因、庆大霉素、地塞米松、红霉素眼药膏。

3.仪器设备

显微镜。

(四)手术步骤及配合

(1)消毒、铺巾。

护理配合:准备消毒液。

(2)麻醉、开睑。

护理配合:准备 1 支利多卡因、1 支丁哌卡因或者罗哌长因,协助医师抽取麻药。

(3)做结膜瓣。

护理配合:观察生命体征,液体情况。

(4)烧灼止血,做巩膜瓣。

护理配合:点燃酒精灯,协助医师灼烧。

(5)切除小梁网组织。

护理配合:观察生命体征及静脉液体输入情况。

(6)行虹膜根切,恢复瞳孔至圆形。

护理配合:观察生命体征,液体情况。

(7)缝合巩膜瓣,查虑过可。

护理配合:遵医嘱备上 10-0 尼龙线。

(8)球结膜复位,结膜下注药,涂眼药膏,包盖术眼。

护理配合:遵医嘱备 1 支庆大霉素,1 支地塞米松,红霉素眼药膏,胶布。

(五)护理要点

(1)局部麻醉药中不加肾上腺素,以避免瞳孔缩小。

(2)注意对显微器械尖部的保护。

(3)保持角膜湿润。

四、斜视矫正术

(一)适应证

(1)眼部肌肉功能异常引起的斜视。

(2)动眼神经麻痹引起的麻痹性斜视。

(二)麻醉方式

局部麻醉、神经阻滞或者全身麻醉。

(三)物品准备

1.器械和敷料

眼科包、斜视器械 18 件、眼科敷料。

2.其他

眼科常规物品、6-0 可吸收线、利多卡因、丁哌卡因或罗哌卡因、庆大霉素、地塞米松、红霉素眼药膏。

(四)手术步骤及配合

(1)消毒、铺巾。护理配合:准备消毒液。

(2)麻醉、开睑。护理配合:准备 1 支利多卡因、1 支丁哌卡因或罗哌卡因,协助医师抽取麻药。

(3)烧灼止血,做结膜切口,分离肌肉,调整长度,查看效果。护理配合:点燃酒精灯,协助医师灼烧。准备手电筒,协助医师查看调整效果。

(4)缝合结膜切口。护理配合:遵医嘱准备好 6-0 可吸收线。

(五)护理要点

(1)小儿多行全麻,术前应认真核对患者手术部位。

(2)注意保持角膜湿润。

(3)及时协助检查斜视矫正是否满意。

五、眼内探查联合硅油取出联合人工晶状体植入手术

(一)适应证

硅油填充眼。

(二)麻醉方式

局部麻醉、神经阻滞或者全身麻醉。

（三）物品准备

1. 器械和敷料

眼科包、眼科器械 20 件、眼科敷料。

2. 其他

眼科常规物品、8-0 可吸收线、巩膜穿刺刀、3.2 mm 穿刺刀、2.2 mm 穿刺刀、输液器、导光纤维、角膜接触镜、人工晶体、晶状体推助器、视网膜镊、笛针、1 mL 注射器、利多卡因、布比长因或罗哌卡因、庆大霉素、地塞米松、红霉素眼药膏、黏弹剂，眼科灌注液（复方氯化钠注射液 500 mL＋庆大霉素 0.1 mL＋盐酸肾上腺素 0.3 mL＋碳酸氢钠 14 mL＋50％葡萄糖溶液 0.9 mL）。

3. 仪器设备

玻璃体切割机、显微镜。

（四）手术步骤及配合

（1）消毒、铺巾。护理配合：准备消毒液。

（2）麻醉、开睑。护理配合：准备 1 支利多卡因、1 支丁哌卡因或者罗哌卡因，协助医师抽取麻药。

（3）做巩膜穿刺口，固定灌注头，置入导光，探查眼底，未见视网膜脱离，缝合巩膜口。护理配合：遵医嘱准备 8-0 可吸收线，巩膜穿刺刀，3.2 mm 穿刺刀，2.2 mm 穿刺刀，黏弹剂，连接灌注、导光。

（4）做板层巩膜隧道切口，穿刺刀进入前房，打开灌注，置换硅油。护理配合：观察生命体征及静脉液体输入情况。

（5）前房内注入黏弹剂，植入人工晶体，注吸残留黏弹剂。护理配合：再次与医师核对晶体名称、型号，打到台上。

（6）缝合巩膜口，结膜口观察生命体征，液体情况。

（7）结膜下注药，涂眼药膏，包盖术眼。护理配合：备 1 支庆大霉素，1 支地塞米松，红霉素眼药膏，胶布。

（五）护理要点

（1）术前检查玻璃体切割机的工作状态，并调整好相应的功率。

（2）严格根据医嘱配置灌注液。

（3）注意保持角膜湿润。

六、玻切联合剥膜联合视网膜修复联合巩膜外冷凝联合硅油注入术

（一）适应证

（1）各玻璃体混浊。

（2）增生性玻璃体视网膜病变。

（3）眼球内异物。

（4）玻璃体内肿瘤或寄生虫。

（5）复杂的视网膜脱离。

（二）麻醉方式

局部麻醉、神经阻滞或者全身麻醉。

（三）物品准备

1. 器械和敷料

眼科包、眼科器械 20 件、眼科敷料。

2. 其他

眼科常规物品、8-0 可吸收线、激光头、冷凝头、视网膜镊、笛针、玻切包、角膜接触镜、利多卡因、丁哌卡因或罗哌卡因、庆大霉素、地塞米松、阿托品和红霉素眼药膏、眼科灌注液。

3. 仪器设备

玻璃体切割机、冷凝机、激光机、显微镜。

（四）手术步骤及配合

(1) 消毒、铺巾。护理配合：准备消毒液。

(2) 麻醉、开睑。护理配合：备 1 支利多卡因、1 支丁哌卡因或者罗哌卡因。

(3) 于角膜缘后做三个切口，分别放置导光，灌注头，玻切头，8-0 线缝合灌注头及角膜接触环。护理配合：准备上 8-0 可吸收线，玻切包，甲纤，角膜接触镜，连接灌注、玻切机。

(4) 排出视网膜下积液，对周边视网膜进行激光和冷凝。护理配合：准备好激光头，冷凝头，连接玻切机，冷凝机。

(5) "气-液"交换，拆除角膜环。护理配合：观察生命体征及静脉液体输入情况。

(6) 玻璃体腔内注入硅油。护理配合：于医师核对硅油型号，打上硅油。

(7) 8-0 线缝合巩膜穿刺口。护理配合：观察生命体征，液体情况。

(8) 结膜下注药，涂眼药膏，包扎双眼。护理配合：准备好 1 支庆大霉素，1 支地塞米松，红霉素、阿托品眼药膏，胶布。

（五）护理要点

(1) 激光头使用前线路勿打折，以免折断光纤，损害激光头。

(2) 玻切机使用完毕，应将氮气气源拔掉。

(3) 冷凝头使用完毕，应将二氧化碳气瓶关闭，取冷凝头时用脚踏放完管中的余气，再将冷凝头拔出。

七、眼眶内占位切除手术

（一）适应证

眶内可触及的局限性良性肿瘤。

（二）麻醉方式

全身麻醉。

（三）物品准备

1. 器械和敷料

开眶器械包、眼科器械 15 件、小器械敷料包、手术衣包。

2. 其他

眼科常规物品、吸引器、电刀、11 号和 15 号刀片、5-0 丝线、6-0 可吸收线、绷带、利多卡因、丁哌卡因、盐酸肾上腺素、庆大霉素、地塞米松、红霉素眼药膏，眼科铲针。

3. 仪器设备

电刀、眼科电钻。

(四)手术步骤及配合

(1)消毒、铺巾。

护理配合:准备消毒液。

(2)麻醉。

护理配合:准备 1 支利多卡因、1 支丁哌卡因,1 支盐酸肾上腺素,协助医师抽取麻药。

(3)睫毛下弧形切口,分离皮下组织、肌肉,暴露肿物。

护理配合:观察生命体征,液体情况。

(4)钝性分离肿物与周围粘连组织。

护理配合:观察生命体征,液体情况。

(5)庆大霉素溶液冲洗术野,6-0 可吸收线缝合肌肉、皮下组织及皮肤。

护理配合:备上 1 支庆大霉素,6-0 可吸收线。

(6)结膜下注药,涂眼药膏,加压包扎术眼。

护理配合:备 1 支庆大霉素,1 支地塞米松,红霉素眼药膏,胶布,绷带。

(五)护理要点

(1)肿瘤摘除手术中,为避免医源性种植,注意术中器械、纱布的更换与隔离。

(2)手术出血较多,注意及时配合止血。

八、白内障囊外摘除联合人工晶状体植入术

(一)适应证

除晶状体脱位外所有白内障患者。

(二)麻醉方式

局部麻醉、神经阻滞或者全身麻醉。

(三)物品准备

1.器械和敷料

眼科包、白内障器械 16 件、眼科敷料。

2.其他

眼科常规物品、5-0 丝线、眼科铲针、黏弹剂、3.2 mm 穿刺刀、2.2 mm 穿刺刀、输液器、人工晶状体、晶状体推助器、庆大霉素、地塞米松、眼科灌注液、利多卡因和丁哌卡因(局麻时用)。

3.仪器设备

显微镜。

(四)手术步骤及配合

(1)消毒、铺巾。护理配合:准备毒液。

(2)麻醉、开睑,悬吊上直肌,庆大霉素与生理盐水混合液冲洗结膜囊。护理配合:准备 1 支利多卡因、1 支丁哌卡因,1 支庆大霉素,协助医师抽取麻药。准备上 5-0 丝线,眼科铲针,黏弹剂,3.2 mm 穿刺刀,2.2 mm 穿刺刀。

(3)沿角膜缘剪开球结膜,暴露巩膜,灼烧止血,做巩膜穿刺口,放置灌注头。护理配合:点燃酒精灯,协助医师灼烧,连接灌注。

(4)做板层巩膜隧道切口,穿刺刀进入前房,植入黏弹剂,环形撕囊。护理配合:观察生命体征,推入液体情况。

（5）摘除晶状体。护理配合：观察生命体征，液体情况。

（6）囊袋内注入黏弹剂，植入人工晶体，注吸残留皮质及黏弹剂。护理配合：再次与医师核对晶体名称、型号，打到台上。

（7）缝合切口，重建前房水压，测眼压。护理配合：观察生命体征及静脉液体输入情况。

（8）缝合结膜切口，结膜下注药。护理配合：备1支庆大霉素，1支地塞米松，协助医师。

（9）包扎双眼。护理配合：准备好胶布。

（五）护理要点

（1）白内障手术多采用局麻，术中应注意观察患者的生命体征，特别是老年患者。

（2）打开晶体前应再次核对晶体的度数。

九、巩膜环扎术、巩膜垫压术

（一）适应证

（1）赤道部至锯齿缘同一圆周多发小裂孔或变性。

（2）广泛玻璃体牵拉、视网膜固定皱褶。

（3）因屈光间质原因找不到裂孔。

（4）与其他术式联合增强巩膜加压效果。

（5）无晶体眼及曾行视网膜脱离手术失败而巩膜条件差者。

（二）麻醉方式

局部麻醉、神经阻滞或者全身麻醉。

（三）物品准备

1.器械敷料

眼科包、眼科器械20件、眼科器械15件、眼科敷料。

2.其他

眼科常规物品、8-0可吸收线、3-0丝线、5-0涤纶编织线、硅胶带、庆大霉素、地塞米松、红霉素眼药膏、利多卡因、丁哌卡因或罗哌位因（局麻时用）。

3.仪器设备

显微镜。

（四）手术步骤及配合

（1）消毒、铺巾。护理配合：准备消毒液。

（2）麻醉、开睑。护理配合：准备1支利多卡因、1支丁哌卡因或者罗哌卡因，协助医师抽取麻药。

（3）360°打开球结膜，暴露手术野，缝四直肌牵引缝线。护理配合：准备上8-0可吸收线、3-0丝线，5-0涤纶编织线，硅胶环。

（4）植入硅胶环，结扎缝线。护理配合：观察生命体征，液体情况。

（5）缝合结膜，结膜下注药。护理配合：准备好1支庆大霉素，1支地塞米松，协助医师抽取。

（6）涂眼药膏，包扎术眼。护理配合：准备好胶布，准备红霉素、阿托品眼膏。

（五）护理要点

若为局麻患者应密切观察患者的生命体征变化，术中随时安抚患者，解除其紧张的情绪。

十、白内障超声乳化摘除联合人工晶状体植入

（一）适应证

除晶状体脱位、硬核晶状体外所有的白内障患者。

（二）麻醉方式

局部麻醉、神经阻滞或者全身麻醉。

（三）物品准备

1. 器械和敷料

眼科包、白内障器械 16 件、超乳器械 5 件、眼科敷料。

2. 其他

眼科常规物品、5-0 丝线、眼科铲针、黏弹剂、3.2 mm 穿刺刀、2.2 mm 穿刺刀、15°穿刺刀、输液器、输血器、人工晶体、晶体推助器、庆大霉素、地塞米松、眼科灌注液、利多卡因和丁哌卡因（局麻时用）。

3. 仪器设备

显微镜、超乳机。

（四）手术步骤及配合

（1）消毒、铺巾。护理配合：准备消毒。

（2）麻醉、开睑，悬吊上直肌，庆大霉素与生理盐水混合液冲洗结膜囊。护理配合：准备1 支利多卡因，1 支丁哌卡因，1 支庆大霉素，协助医师抽取麻药。准备上 5-0 丝线，眼科铲针，黏弹剂，3.2 mm 穿刺刀，2.2 mm 穿刺刀。

（3）沿角膜缘剪开球结膜，暴露巩膜，灼烧止血，做巩膜穿刺口，放置灌注头。护理配合：点燃酒精灯，协助医师灼烧，连接灌注。

（4）做板层巩膜隧道切口，穿刺刀进入前房，植入黏弹剂，环形撕囊。护理配合：观察生命体征，液体情况。

（5）超生乳化晶状体核，抽吸晶状体皮质。护理配合：连接产超生乳化机，进行机器测试。

（6）囊袋内注入黏弹剂，植入人工晶体，注吸残留皮质及黏弹剂。护理配合：再次与医师核对晶体名称、型号，打到手术台上。

（7）缝合切口，重建前房达水密，测眼压。

护理配合：观察生命体征及静脉液体输入情况。

（8）缝合结膜切口，结膜下注药。

护理配合：备 1 支庆大霉素，1 支地塞米松，协助医师。

（9）包扎双眼。护理配合：备胶布。

（五）护理要点

（1）整理超声乳化器械时，避免碰撞以免造成器械损害。

（2）余同白内障囊外摘除联合人工晶体植入术。

（李　寅）

第四十三节　耳科手术护理配合

一、解剖结构

耳部解剖结构按部位分为外耳、中耳和内耳三部分。外耳:包括耳郭及外耳道。中耳:包括中耳鼓室、咽鼓管、骨窦及乳突。内耳:骨迷路(前庭、半规管、耳蜗)及膜迷路。

二、开放式乳突根治术

(一)适应证

(1)胆脂瘤型中耳炎。

(2)中耳乳突肿瘤未涉及颅内。

(二)手术体位

仰卧位(头偏向健侧,在健侧头下垫一头圈)。

(三)物品准备

1. 器械和敷料

乳突包、小器械敷料包、显微镜。

2. 其他

无菌保护套、吸引器管、医用护皮膜、15 号刀片、5×12 角针、3-0 丝线、双极和(或)单极电凝(刀)、咽鼓管导丝(可用剪成 8 cm 左右的硬膜外导管管代替)、球后针头、5 mL 和 20 mL 注射器、医用护皮膜、液状石蜡纱布、绷带、碘仿纱条、可吸收止血海绵(如吸收性明胶海绵、止血材料等)盐酸利多卡因、盐酸肾上腺素、地塞米松。

3. 仪器设备

电刀、显微镜、耳钻、面神经监护仪。

(四)麻醉方式

局部麻醉或全身麻醉。

(五)手术步骤及配合

1. 消毒皮肤

(1)器械护士配合:递环钳夹持 0.5% 碘附纱布消毒术区。

(2)巡回护士配合:固定双上肢,放置头圈,红霉素眼膏保护眼,粘贴负极板。

2. 铺巾

(1)器械护士配合:递 2 块治疗巾包头、布巾钳 1 把固定,递 2 治疗巾、1 块中单层中单、1 块中洞巾。

(2)巡回护士配合:托起头部放置无菌治疗巾,托盘放置于头部健侧。

3. 局部浸润麻醉

(1)器械护士配合:递 5 mL 注射器,连接球后针头,抽吸局麻药注射。

(2)巡回护士配合:托起头连接电刀,吸引器、耳钻、冲水管,放置电钻脚踏。

4. 于耳后沟切开皮肤及皮下组织至骨膜

器械护士配合:递 15 号刀片切开,小纱条拭血,粗吸引器头吸引。

5.剥离外耳道后壁及乳突区组织牵开切口

器械护士配合:递黏膜剥离子分离,递乳突开展器显露术野。

6.显微镜下电钻磨开乳突气房行乳突轮廓化

(1)器械护士配合:递电钻磨乳突皮质及骨窦,开放鼓窦及上鼓室。

(2)巡回护士配合:托起头关闭无影灯,打开显微镜。

7.清除乳突气房病变组织

器械护士配合:递黏膜剥离子分离,乳突刮匙、中耳刮匙及黏膜钳、中耳黏膜钳清除病变组织,枪状镊加持棉片止血,细吸引器头吸引。

8.磨除外耳道后壁,断桥,磨低面神经嵴

器械护士配合:更换合适大小金刚砂钻头。

9.清除鼓室腔病变

(1)器械护士配合:递直针、钩针剥离,细吸引器吸血,中耳刮匙、中耳麦粒钳或黏膜钳清除病变组织,肾上腺素小棉球止血。

(2)巡回护士配合:需使用面神经监护者可打开监护仪。

10.探查清除耳咽管病变组织

(1)器械护士配合:递耳咽管刮匙、中耳刮匙清除病变组织,递咽鼓管导丝探查是否通畅。

(2)巡回护士配合:准备咽鼓管导丝和合适型号的人工听骨,粘贴标签并记录。

11.冲洗术腔

(1)器械护士配合:递 10 mL 注射器用生理盐水、抗生素及地塞米松反复冲洗术腔。

(2)巡回护士配合:准备生理盐水、地塞米松,抗生素。

12.填塞术腔

(1)器械护士配合:递浸有地塞米松的止血材料及碘仿纱条。

(2)巡回护士配合:遵医嘱准备止血材料及碘仿纱条。

13.缝合切口

(1)器械护士配合:更换粗吸引吸器头吸净积血,递针持夹 5×12 角针,3-0 丝线或角针4-0 可吸收线缝合切口。

(2)巡回护士配合:整理电钻。

14.加压包扎切口

(1)器械护士配合:递纱布覆盖切口,胶布固定,打绷带加压包扎。

(2)巡回护士配合:备清洁绷带。

(六)护理要点

(1)将红霉素眼膏涂布于患者眼睑处,用棉球及胶布保护,使上下眼睑闭合,以免铺巾时角膜损伤。

(2)将托盘右上角固定患者下颌处,调节至合适的高度。注意将托盘固定牢固,以防下滑压迫患者面部及全麻通气管。

(3)显微镜放于患者头侧,吸引器瓶放于同侧,吸引器管及电刀固定于术者左手侧,电钻固定于术者右手侧,以方便术者操作。

(4)使用面神经监护仪者须在消毒前将电极连接好。

三、人工耳蜗植入术

（一）适应证

(1)耳毒性药物所致的中毒性耳聋。

(2)头颅外伤所致的语后聋。

(3)双耳 0.55 kHz 范围听力损失超过 90 dB。

（二）麻醉方式

全身麻醉。

（三）手术体位

仰卧位(头偏向健侧,在健侧头下垫一头圈)。

（四）物品准备

1.器械和敷料

乳突包＋小器械敷料包、耳蜗专用器械,耳蜗专用钻头(0.5～3.0 的切割及金刚砂)、脑压板中号。

2.其他

无菌保护套、吸引器管、电钻、15 号刀片、5×12 角针、3-0 丝线、一次性电刀头、3-0 可吸收线、4-0 可吸收线、5-0 可吸收线、球后针头、5 mL 注射器和 20 mL 注射器、医用护皮膜、液体石蜡纱布、骨蜡、绷带、碘仿纱条、吸收性明胶海绵(备用)、0.5％碘附(消毒术区)、盐酸利多卡因、盐酸肾上腺素、地塞米松。

3.仪器设备

显微镜、耳钻、电刀。

（五）手术步骤及配合

1.消毒皮肤

(1)器械护士配合:递环钳夹持碘附纱布消毒术野。

(2)巡回护士配合:固定双上肢,放置头圈,红霉素眼膏保护眼睛,粘贴负极板。

2.铺巾

(1)器械护士配合:递 2 块治疗巾包头、布巾钳 1 把固定;递 2 治疗巾、1 块单层中单、1 块中洞巾。

(2)巡回护士配合:托起头部放置无菌治疗巾,托盘放置于尾侧。

3.局部浸润麻醉

(1)器械护士配合:递 5 mL 注射器连接球后针头抽吸局麻药注射。

(2)巡回护士配合:连接电刀,吸引器,耳钻,冲水管,放置电钻脚踏。

4.取耳后"S"形切口,制备带在前之骨膜瓣

分离暴露乳突接顶枕部骨皮质表面。

(1)器械护士配合:递 15 号刀片切开,小纱条拭血,粗吸引器头吸引,递小拉钩拉开,准备耳钻器械。

(2)巡回护士配合:备耳钻。

5.暴露鼓窦入口和砧骨短突

器械护士配合:换合适大小的切割钻。

6.显微镜下电钻磨开乳突气房行乳突轮廓化

(1)器械护士配合:递电钻磨开乳突,行乳突轮廓化。

(2)巡回护士配合:关闭无影灯,打开显微镜。

7.外耳道后壁尽可能磨薄,透明面神经骨和鼓索神经后开放后鼓室

(1)器械护士配合:更换合适大小金刚砂钻头。

(2)巡回护士配合:密切观察患者生命体征。

8.辨认鼓室结构

可清晰见到圆窗龛缘,暴露圆窗膜。

9.磨除顶枕部皮质骨,根据磨具制备植入体骨床,以容纳固定言语接收刺激器,制备线形骨槽连接乳突腔及接收器骨床,彻底冲洗术腔

(1)器械护士配合:递大号切割钻,准备合适的人工耳蜗。

(2)巡回护士配合:遵医嘱准备合适的人工耳蜗打台上,粘贴标签并记录。

10.安放接收器于骨床内,将作用电极线经线形骨槽放入乳突腔,经后鼓室开放口引入

器械护士配合:递尖针切开圆窗膜,见有少量淋巴液溢出,将作用电极自圆窗插入鼓阶内。

11.自切口取筋膜组织填塞圆窗周围以固定电极,将参考电极置于颞肌下方骨面

(1)器械护士配合:递 10 mL 注射器用生理盐水及地塞米松反复冲洗术腔。

(2)巡回护士配合:准备地塞米松 1～2 支。

12.填塞术腔

(1)器械护士配合:递浸有地塞米松的止血材料填塞乳突腔。

(2)巡回护士配合:准备止血材料。

13.缝合切口

(1)器械护士配合:更换粗吸引吸器头吸净积血,递圆针 3-0、4-0 和 5-0 圆针可吸收线依次缝合切口。

(2)巡回护士配合:准备可吸收线打台上。

14.电极阻抗测试示所有导电极阻抗正常,神经反应遥测示 ECAP 波形分化良好

(1)器械护士配合:递纱布覆盖切口,胶布固定,打绷带加压包扎。

(2)巡回护士配合:准备耳蜗检测设备,整理电钻。

15.加压包扎切口

(1)器械护士配合:递纱布覆盖切口,胶布固定,打绷带加压包扎。

(2)巡回护士配合:备清洁绷带。

(六)护理要点

(1)耳蜗手术患者多为小儿,由于术前禁食禁饮,造成血管条件差,增加了静脉穿刺的难度,静脉穿刺尽量选择四肢浅静脉。

(2)术前将室温调节至 25 ℃～28 ℃,及时打开充气式保温毯。严格记录输液量,控制输液速度。

(3)小儿患者面部皮肤较薄,术毕将固定麻醉气管插管的胶布取下时动作应轻柔,以免面部皮肤损伤。

(4)其余同"开放式乳突根治术"。

四、经颅中窝进路岩尖部胆脂瘤切除术

(一)适应证

路岩尖部胆脂瘤。

(二)麻醉方式

全身麻醉。

(三)手术体位

仰卧位(头偏向健侧,在健侧头下垫一头圈)。

(四)物品准备

1.器械和敷料

乳突包、小器械敷料包、脑压板、平凿、咬骨钳、脑外备用、颅骨锁器械、神经外科显微器械。

2.其他

显微镜无菌保护套、吸引器管、电钻、15 号刀片、5×12 角针、一次性电刀头、双极电凝、头皮夹、3-0 丝线、4-0 可吸收线、球后针头、5 mL 和 20 mL 注射器、医用护皮膜、脑棉片术中修剪、绷带、碘仿纱条、吸收性明胶海绵(备用)、200 mL 高负压引流瓶、可吸收止血纱布、医用胶、碘附(消毒术区)、利多卡因、盐酸肾上腺素、地塞米松、20%甘露醇。

3.仪器设备

显微镜、耳钻、电刀、双极脚踏。

(五)手术步骤及配合

1.消毒皮肤

(1)器械护士配合:递环钳夹持 0.5%的碘附纱布消毒术野。

(2)巡回护士配合:固定双上肢,放置头圈,红霉素眼膏保护眼睛,粘贴负极板。

2.铺巾

(1)器械护士配合:递 2 块治疗巾包头、布巾钳 1 把固定;递 2 治疗巾、1 块单层中单、1 块中洞巾。

(2)巡回护士配合:托起头部放置无菌治疗巾,托盘放置于尾侧。

3.局部浸润麻醉

(1)器械护士配合:递 5 mL 注射器连接球后针头抽吸局麻药注射。

(2)巡回护士配合:连接电刀单双极,吸引器,耳钻,冲水管,放置双极、电钻脚踏。

4.耳郭前上方颞部纵行"S"形切口

器械护士配合:递 22 号刀片切开皮肤、皮下,递头皮夹,双极止血,分离颞肌至颞骨鳞部骨面,递牵开器。

5.磨开颅骨

(1)器械护士配合:递电钻磨开颅骨,在颞线上缘做一 4 cm×3 cm 骨窗,掀开骨片,将骨瓣浸泡于庆大霉素盐水内,将硬脑膜自颞骨岩布骨面分离,暴露颅中窝。

(2)巡回护士配合:快速静脉输注甘露醇 250 mL。

6.清除岩部胆脂瘤

(1)器械护士配合:递电钻,磨除岩尖部骨质,递耳显微器械,清理岩尖部病变。

(2)巡回护士配合:关闭无影灯,打开显微镜。

7. 清理内耳病变

(1)器械护士配合:更换合适大小金刚砂钻头,递黏膜剥离子分离,乳突刮匙、中耳刮匙及黏膜钳、中耳黏膜钳清除病变组织,枪状镊加持棉片止血,细吸引器头吸引。递直针、钩针剥离,细吸引器吸血,中耳刮匙、中耳麦粒钳或黏膜钳清除病变组织,肾上腺素小棉球止血。

(2)巡回护士配合:需使用面神经监护者可打开监护仪。

8. 分离面神经

(1)器械护士配合:准备脑外显微器械,如果面神经断裂,9-10/0 无损伤缝线吻合,耳脑胶固定面神经。

(2)巡回护士配合:遵医嘱准备 9-10/0 无损伤缝线及医用耳脑胶。

9. 修复颅中窝底

(1)器械护士配合:取合适大小的颞肌筋膜修补颅中窝底,庆大霉素冲洗。

(2)巡回护士配合:备庆大霉素。

10. 止血

(1)器械护士配合:充分止血,用止血材料。

(2)巡回护士配合:遵医嘱备止血材料。

11. 复位骨瓣,固定颅骨

(1)器械护士配合:递颅骨锁器械固定颅骨,放置引流。

(2)巡回护士配合:准备合适的颅骨锁,备 150～300 mL 高负压引流装置。

12. 缝合切口

(1)器械护士配合:更换粗吸引吸器头吸净积血,递针持夹 5×12 角针 3-0 丝线或角针 4-0 可吸收线缝合切口。

(2)巡回护士配合:整理电钻。

13. 加压包扎切口

(1)器械护士配合:递纱布覆盖切口,胶布固定,打绷带加压包扎。

(2)巡回护士配合:备清洁绷带。

(六)护理要点

(1)显微镜置于患者头侧,吸引器瓶放于患者健侧,吸引器管及双极电凝固定于术者左手侧,电钻固定于术者右手侧,以方便术者操作,必要时可自制袋子固定于消毒巾上,防止器械滑落。

(2)取下的颅骨及较大骨片需用生理盐水纱布包好备用。

五、鼓室成形术(含人工听骨听力重建术)

(一)适应证

(1)慢性中耳乳突炎。

(2)胆脂瘤型中耳炎。

(3)鼓室硬化症。

(4)外伤引起的中耳传音系统的缺损。

(二)麻醉方式

局部麻醉或全身麻醉。

(三)手术体位

仰卧位(头偏向健侧)。

(四)物品准备

1.器械和敷料

乳突包、小器械敷料包。

2.其他

无菌保护套、吸引器管、一次性电刀头、15 号刀片、5×12 角针、3-0 丝线、5 mL 注射器、球后针头、清洁绷带、碘仿纱条、吸收性明胶海绵、红霉素眼膏、不同型号的人工听骨、盐酸利多卡因、盐酸肾上腺素、地塞米松。

3.仪器设备

显微镜、电刀。

(五)手术步骤及配合

1.消毒皮肤

(1)器械护士配合:递环钳夹持碘附纱布消毒术野。

(2)巡回护士配合:固定双上肢,放置头圈,红霉素眼膏保护眼睑,粘贴负极板。

2.铺巾

(1)器械护士配合:递 2 块治疗巾包头、布巾钳 1 把固定;递 2 治疗巾、1 块单层中单、1 块中洞巾。

(2)巡回护士配合:托起头部放置无菌治疗巾,放置托盘。

3.局部浸润麻醉

(1)器械护士配合:递 5 mL 注射器连接球后针头抽吸局麻药注射。

(2)巡回护士配合:连接电刀,吸引器,耳钻,冲水管,放置脚踏。

4.于耳后沟切开皮肤及皮下组织至骨膜

器械护士配合:递 15 号刀片切开,纱条拭血,粗吸引器头吸引。

5.剥离外耳道后壁及乳突区组织牵开切口

器械护士配合:递黏膜剥离子分离,递乳突开展器显露术野。

6.显微镜下电钻磨开乳突气房行乳突轮廓化

(1)器械护士配合:关闭无影灯,递电钻磨开乳突皮质及骨窦,开放鼓窦及上鼓室。

(2)巡回护士配合:关闭无影灯,打开显微镜。

7.清除乳突气房病变组织

(1)器械护士配合:递黏膜剥离子分离,乳突刮匙、中耳刮匙及黏膜钳、中耳黏膜钳清除病变组织,枪状镊加持棉片止血,细吸引器头吸引。

(2)巡回护士配合:密切观察生命体征。

8.磨除外耳道后壁,断桥,磨低面神经嵴

(1)器械护士配合:更换合适大小金刚砂钻头。

(2)巡回护士配合:密切观察生命体征。

9.清除鼓室腔病变

(1)器械护士配合:递直针、钩针剥离,细吸引器吸血,中耳刮匙、中耳麦粒钳或黏膜钳清除病变组织,肾上腺素小棉球止血。

（2）巡回护士配合：需使用面神经监护者可打开监护仪。

10.探查清除耳咽管病变组织

（1）器械护士配合：递耳咽管刮匙、中耳刮匙清除病变组织，递咽鼓管导丝探查咽鼓管是否通畅（探查镫骨底版，活动尚好，如需植入人工听骨，根据医生需要准备合适的人工听骨）。

（2）巡回护士配合：粘贴标签并记录。

11.冲洗术腔

（1）器械护士配合：递 10 mL 注射器用生理盐水、抗生素及地塞米松反复冲洗术腔。

（2）巡回护士配合：遵医嘱准备地塞米松，抗生素。

12.填塞术腔

（1）器械护士配合：递浸存地塞米松的吸收性明胶海绵或胶原蛋白海绵及碘仿纱条。

（2）巡回护士配合：准备止血材料。

13.缝合切口

（1）器械护士配合：更换粗吸引吸器头吸净积血，递针持夹 5×12 角针 3-0 丝线或角针4-0可吸收线缝合切口。

（2）巡回护士配合：与器械护士清点手术器械及用物。

14.加压包扎切口

（1）器械护士配合：递纱布覆盖切口，胶布固定，打绷带加压包扎。

（2）巡回护士配合：备清洁绷带。

（六）护理要点

同"开放式乳突根治术"。

六、鼓膜切开置管术

（一）适应证

分泌性中耳炎、中耳积液、大疱性中耳炎。

（二）麻醉方式

局部麻醉或全身麻醉。

（三）手术体位

仰卧位（头偏向健侧，在健侧头下垫一头圈）。

（四）物品准备

1.器械和敷料

鼓膜切开包、备用敷料包。

2.其他

医用无菌保护套、吸引器管、5 mL 注射器、地塞米松针、中耳通气管、红霉素眼膏、盐酸利多卡因、盐酸肾上腺素、地塞米松。

3.仪器设备

显微镜。

（五）手术步骤及配合

1.消毒皮肤

（1）器械护士配合：递环钳夹持碘附纱布消毒术野。

(2)巡回护士配合:固定双上肢,放置头圈红霉素眼膏保护眼睛,粘贴负极板。

2.铺巾

(1)器械护士配合:递2块治疗巾包头、布巾钳1把固定;递2块治疗巾、1块单层中单、1块中洞巾。

(2)巡回护士配合:托起头部放置无菌治疗巾放置托盘,连接电刀,吸引器。

3.显微镜下于鼓膜前下方切开

(1)器械护士配合:递鼓膜切开刀。

(2)巡回护士配合:打开显微镜。

4.于切口处用吸引器头吸引

器械护士配合:递吸引器头。

5.从切口处向鼓室内灌注地塞米松或糜蛋白酶冲洗

(1)器械护士配合:递5 mL注射器抽吸地塞米松或糜蛋白酶,需要时更换不同大小的吸引器头将鼓室内积液彻底清除。

(2)巡回护士配合:准备地塞米松或糜蛋白酶。

6.于切口处放置通气引流管

(1)器械护士配合:递麦粒钳,中耳通气管,尖针或置管器。

(2)巡回护士配合:中耳通气管打台上,粘贴标签并记录。

7.转头,同法行另一侧耳手术

器械护士配合:改变头位,另一侧耳朝上,细吸引器头吸引。

(六)护理要点

(1)行双侧鼓膜切开置管时,一侧术毕,需与麻醉医师共同协助将患者变换头位,使另一侧耳朝上。

(2)局麻者在术前、术中与患者沟通及疏导,解除其恐惧、焦虑情绪,更好地配合手术。

(3)手术医师有时要用耳内镜进行操作,需要提前沟通,及时准备。

(4)术中如中耳积液黏稠需应用糜蛋白酶或地塞米松反复冲洗中耳腔,以利积液排出。

七、耳前瘘管切除术

(一)适应证

(1)先天性耳前瘘管感染控制后。

(2)反复感染的前瘘管急性期感染控制后。

(二)麻醉方式

局部麻醉或全身麻醉。

(三)手术体位

仰卧位(头偏向健侧,在健侧头下垫一头圈)。

(四)物品准备

1.器械敷料

乳突包、小器械敷料包。

2.其他

吸引器管、15号刀片、5×12角针、3-0丝线、5 mL注射器、球后针头、亚甲蓝注射液、平头注射针头、绷带、敷贴。

3.仪器设备

电刀。

(五)手术步骤及配合

1.消毒皮肤

(1)器械护士配合:递环钳夹持 0.5%碘附纱布消毒术野。

(2)巡回护士配合:固定双上肢,放置头圈红霉素眼膏保护眼睛,粘贴负极板。

2.铺巾

(1)器械护士配合:递 2 块治疗巾包头、布巾钳 1 把固定;递 2 治疗巾、1 块单层中单、1 块中洞巾。

(2)巡回护士配合:托起头部放置无菌治疗巾放置托盘,连接电刀、吸引器。

3.局部浸润麻醉

(1)器械护士配合:递 5 mL 注射器连接球后针头抽吸局麻药注射。

(2)巡回护士配合:密切观察生命体征。

4.于耳前瘘管周围行棱形切口切开皮肤及皮下组织

(1)器械护士配合:递 15 号刀片切开,小纱条拭血,粗吸引器头吸引。

(2)巡回护士配合:密切观察生命体征。

5.沿瘘管走向分离瘘管

(1)器械护士配合:递皮针、3-0 号丝线,眼科剪,血管钳。

(2)巡回护士配合:密切观察生命体征。

6.清理肉芽组织及纤维瘢痕组织。

(1)器械护士配合:递刮匙,血管钳。

(2)巡回护士配合:密切观察生命体征。

7.冲洗术腔

(1)器械护士配合:递 5 mL 注射器连接球后针头抽吸生理盐水、庆大霉素及地塞米松。

(2)巡回护士配合:密切观察生命体征。

8.修剪皮缘,对位缝合

(1)器械护士配合:递眼科剪,可吸收线或滑线。

(2)巡回护士配合:准备可吸收线或滑线、止血材料。

9.加压包扎

(1)器械护士配合:递碘附纱布、无菌纱布、绷带。

(2)巡回护士配合:备清洁绷带。

(六)护理要点

(1)根据术中需要备刮匙。

(2)根据术者习惯及患者情况使用可吸收线或滑线。

(3)局麻者在术前、术中与患者沟通及疏导,解除其恐惧、焦虑情绪,更好地配合手术。

(李　寅)

第四十四节　鼻咽喉头颈手术护理配合

一、概述

（一）解剖结构

鼻分为外鼻、鼻腔、鼻窦三部分。外鼻：隆起于面部正中，其下方左右各有一个鼻孔，中间为鼻小柱。鼻腔：按前后分为鼻前庭、固有鼻腔。鼻前庭内表面是皮肤，长有鼻毛；鼻前庭往内，就是固有鼻腔，固有鼻腔左右各一，中间为鼻中隔。鼻窦：也称鼻旁窦，左右两侧4对，共有8个，分别称为上颌窦、额窦、筛窦、蝶窦。鼻腔和鼻窦位于颅前窝、颅中窝、口腔及眼眶之间，相互之间仅有一层薄骨板相隔。咽包括鼻咽、口咽、喉咽三个部位。鼻咽：位于鼻腔的后方，其左右两侧有通向中耳腔的开口，称咽鼓管咽口，咽鼓管的后上方部位是鼻咽癌的常见部位，其顶部与后部交界处是咽扁桃体的附着处。口咽：位于口腔后方，口咽部的悬雍垂在软腭正中呈下垂状；其两侧是腭扁桃体。扁桃体为近似卵圆形的淋巴组织团块，位于咽侧壁的扁桃体窝内。扁桃体的动脉分为五支，均来自颈外动脉。喉咽：在口咽部下方，自然延续，既与声门上区相连，也与食管连接。喉为呼吸及发声器官，位于颈前部，上通喉咽，下接气管，位于颈前正中，在成人相当于第3~6颈椎平面。由软骨、肌肉、韧带、纤维结缔组织和黏膜构成。软骨构成喉的支架。喉的各软骨之间、喉和周围组织之间均由纤维组织互相连接。喉的静脉和动脉伴行，最终汇入颈内静脉。喉部有复杂的淋巴管网与淋巴结连接，头颈部淋巴结全体按横行及纵行分布。横行链包括枕、耳后、面、颌下淋巴结群。纵行链主要为沿颈内静脉排行的颈深淋巴结和沿副神经排列的副神经淋巴结群及颈浅、颈前、咽后、内脏旁淋巴结群。

（二）麻醉方式

全身麻醉和局部麻醉。

（三）手术体位

（1）半坐位。

（2）仰卧位。

（四）手术铺巾方法

（1）手术区域消毒，巡回护士协助托起患者头部，第一助手将两块治疗巾叠加铺于头下。

（2）将上层治疗巾包裹头部及双眼，1把布巾钳固定。

（3）两块治疗巾在颈部上方交叉铺于鼻子两侧。

（4）一块折合中单包围患者头部及床头部，两把布巾钳固定双侧。

（5）铺双层于患者胸前，骨科单铺于患者胸前及托盘上，单层完全打开横铺于托盘上。

二、鼻内镜手术

（一）适应证

（1）诊断和治疗鼻窦炎性疾病。

（2）鼻中隔矫正术。

（3）鼻窦囊肿摘除术。

（4）经鼻脑脊液漏修补术。

（二）麻醉方式

全身麻醉。

（三）手术体位

半坐位（手术床背板抬高 30°）。

（四）物品准备

1.器械和敷料

鼻息肉包、内镜、鼻内镜器械、中下甲剪、小器械敷料包和手术衣。

2.其他

吸引器管、15 号刀片（备用）、5×12 角针、5×12 圆针、3-0 丝线（备用）、5 mL 注射器、球后针头、凡士林纱条、纱条、棉片、75％乙醇（消毒术区）、利多卡因和盐酸肾上腺素。

3.仪器设备

鼻内镜成像系统。

（五）手术步骤及配合（以鼻内镜鼻窦手术为例）

1.消毒铺巾

护理配合：抬起患者头部，协助铺巾。

2.连接并固定鼻内镜导线、吸引器

护理配合：连接吸引器管。

3.鼻腔黏膜表面麻醉

护理配合：备 0°镜，肾上腺素。

4.鼻腔黏膜下局部浸润麻醉

护理配合：备 5 mL 注射器，5 号针头。

5.摘除鼻腔息肉

护理配合：连接鼻钻手柄，接通电源，调节转速。

6.开放鼻窦

护理配合：备 30°和 70°内镜及鼻内镜特殊器械。

7.去除偏曲软骨，对位缝合切口

护理配合：备 15 号黏膜刀片、5×12 圆针、3-0 丝线。

8.下鼻甲行低温消融治疗

护理配合：备下鼻甲低温等离子刀头，连接电源。

（六）护理要点

(1)镜头轻拿轻放，勿震动、撞击硬物，使用前后检查镜头是否完好。

(2)术后光源线及摄像机线，顺其弧度盘绕存放，不应扭曲打折。

三、鼻出血手术

（一）适应证

鼻出血患者。

（二）麻醉方式

局部浸润麻醉和表面麻醉。

(三)手术体位

半坐位。

(四)物品准备

1.器械、敷料

鼻息肉器械、小器械敷料包、手术衣。

2.其他

5 mL 注射器、吸引器、电刀、膨胀海绵、止血材料、棉片、丁卡因、盐酸肾上腺素。

(五)手术步骤及配合

1.检查鼻腔

护理配合:连接吸引器管及低温等离子系统。

2.实施局部麻醉

护理配合:备肾上腺素和丁卡因(50 mg 丁卡因加 5 mL 盐水)。

3.局部止血

护理配合:粘贴电极片,连接电刀或低温探头。

4.鼻腔填塞

护理配合:备膨胀海绵、止血材料。

(六)护理要点

(1)注意观察患者有无休克发生(呼吸、神志、皮肤、口唇的色泽变化)。

(2)术中输液速度根据血压情况进行调节,必要时遵医嘱输血。

四、上颌窦根治术

(一)适应证

(1)慢性上颌窦炎。

(2)上颌窦肥厚及有息肉样变。

(3)上颌窦内有黏膜下囊肿或含齿囊肿。

(二)麻醉方式

全身麻醉。

(三)手术体位

半坐卧位(头部抬高 30°)。

(四)物品准备

1.器械和敷料

上颌窦器械包、小器械敷料包。

2.其他

5×12 圆针、3-0 号丝线、5 mL 注射器、球后针头、利多卡因、盐酸肾上腺素、凡士林纱条、碘仿纱条(备用)、吸收性明胶海绵、小纱条、75%乙醇(消毒术区)。

(五)手术步骤及配合

1.鼻腔黏膜表面麻醉

护理配合:连接吸引器,备 10 mL 注射器、利多卡因。

2. 于唇龈穹隆处切开黏膜、骨膜达骨面

护理配合:备齐手术用物。

3. 剥离骨膜,牵开显露上颌骨的犬齿窝区骨面

护理配合:备齐手术用物。

4. 凿开上颌窦前壁

护理配合:备齐手术用物。

5. 剥离上颌窦内病变黏膜

护理配合:备齐手术用物。

6. 凿开下鼻道外侧骨壁,扩大、修整创缘

护理配合:备齐手术用物。

7. 自鼻内切开黏膜,并翻入窦底,使鼻腔和上颌窦相通

护理配合:观察出血及血压情况。

8. 清除鼻腔内积血,纱条

护理配合:观察出血及血压情况。

9. 填塞鼻腔

护理配合:备凡士林纱条。

10. 复位

将上颌窦前壁骨及软组织复位。

11. 于切口对应之面颊部至上颌窦处用绷带纱球加压固定

护理配合:备绷带纱球及胶布。

(六)护理要点

尽量缩短手术时间,减少手术中的出血量。防止手术时间过长而出现的相对性脑缺血。

五、鼻侧切术

(一)适应证

(1)鼻腔内较大的良性肿瘤。

(2)筛窦、蝶窦、上颌窦较大的肿瘤。

(3)鼻内筛窦切除术不能彻底处理的筛窦病变或其并发症。

(二)麻醉方式

全身麻醉。

(三)手术体位

仰卧位。

(四)物品准备

(1)器械、敷料:鼻侧切器械包、小器械敷料包。

(2)其他:22 号刀片、3-0 丝线、2-0 丝线、1-0 丝线、吸引器管、5×12 脚针及三角针、碘仿纱条、凡士林纱布及纱条。

(3)仪器设备:双极电刀。

(五)手术步骤及配合

(1)切口:护理配合:连接电刀、吸引器,准备肾上腺素与医师核对后加于 300 mL 盐水中。

(2)用剥离器沿鼻骨下缘分离鼻腔外侧壁软组织,显露鼻骨、泪骨、额窦、眶缘等周围骨质。

(3)分离鼻腔外壁软组织,去除鼻骨及部分上颌骨棘突,纱条止血。护理配合:观察血压情况。

(4)扩大梨状孔边缘,切开鼻黏膜。护理配合:观察血压情况。

(5)切除病变组织。护理配合:观察血压情况。

(6)冲洗切口,彻底止血。护理配合:碗内倒碘附和生理盐水。

(六)护理要点

(1)保护眼睛。

(2)术前做好输血准备,术中密切观察生命体征和出血情况,必要时遵医嘱输血。

六、支撑喉镜下显微手术

(一)适应证

(1)声带小结、肥厚、白斑。

(2)声带早期恶性肿瘤。

(3)喉室外病变。

(4)会咽喉病者。

(二)麻醉方式

全身麻醉。

(三)手术体位

仰卧位。

(四)物品准备

1.器械、敷料

支撑喉镜包、支撑喉镜器械一套、必要时备喉刀。

2.其他

镜套、吸引器、7×17圆针、1-0丝线、防粘连药物。

3.仪器设备

电刀、冷光源系统。

(五)手术步骤及配合

1.插入喉镜

护理配合:连接冷光源,备支撑架。

2.暴露声带前联合

护理配合:观察生命体征。

3.切除病灶

护理配合:及时进行清点、记录。

4.处理伤口

护理配合:备电刀止血,防粘连药物涂抹防止声带粘连。

(六)护理要点

(1)术前认真检查患者牙齿是否松动。

(2)确保吸引器通畅。

(3)术前术后认真核对棉球数量,以免棉球遗留患者体内引起误吸或窒息。

七、扁桃体摘除术及腺样体刮除术

(一)适应证

(1)慢性扁桃体炎反复急性发作或多次并发扁桃体周围脓肿。

(2)扁桃体重度肥大,妨碍吞咽、呼吸。

(3)慢性扁桃体炎已成为引起体内其他脏器病变的病灶,上呼吸道急性炎症和急性中耳炎与扁桃体炎有明显关联。

(4)白喉带菌者,经保守治疗无效者。

(二)麻醉方式

全身麻醉。

(三)手术体位

仰卧位(肩部垫高)。

(四)物品准备

1.器械、敷料

扁桃体器械包、小器械敷料包。

2.其他

吸引器管及头、12 号刀片、7×17 圆针、2-0 丝线备用、1-0 丝线(全麻手术固定气管插管用)、5 mL 注射器、纱条、75%乙醇(消毒术区)、电刀笔、一次性低温探头、利多卡因、盐酸肾上腺素(局麻备用)。

3.仪器设备

电刀、等离子低温消融系统、鼻内镜系统、鼻动力系统。

(五)手术步骤及配合

1.沿前后柱黏膜切开咽鄂部

护理配合:连接吸引器和电刀,备 12 号刀片。

2.检查扁桃体有无缺损和出血

护理配合:注意观察血压,调节输液速度

3.用腺样体刮匙深入软腭后面,于鼻咽顶部将肥大增生体紧紧压入刮匙的刀空中刮除。

护理配合:根据术者习惯,准备等离子低温消融机器和 MC 401 探头,70°鼻内镜及鼻显像系统,或备腺样体刀头和鼻动力系统及 70°鼻内镜及鼻显像系统。

4.检查切口,电凝止血

护理配合:调节手术灯光线。

5.清除鼻腔、咽部积血和分泌物

护理配合:注意患者鼻咽部无异物存留。

(六)护理要点

(1)观察患者吐出的分泌物中有无鲜血并估计出血量,注意有无频繁吞咽动作,有无面色苍白、脉搏细速和血压下降等症状,如疑有活动出血,则要检查咽部判明情况,做好与手术医师及麻醉医师的抢救配合工作。

(2)凡全身麻醉者,用红霉素涂抹眼睛,覆盖双眼,保护眼角膜。

八、气管切开术

(一)适应证

(1)各种原因造成呼吸困难。

(2)下呼吸道分泌物增多积聚。

(二)麻醉方式

局部麻醉+心电监护。

(三)手术体位

仰卧位(肩部垫高)。

(四)物品准备

1.器械、敷料

气管切开包、小器械敷料包、气管套管、吸引器管及头。

2.其他

11 号和 22 号刀片、7×17 圆针、7×17 角针、2-0 和 3-0 丝线、5 mL 和 10 mL 注射器、纱条、电刀笔、吸痰管、利多卡因、盐酸肾上腺素(备用)。

3.仪器设备

电刀。

(五)手术步骤及配合

1.局部浸润麻醉

护理配合:准备利多卡因、盐酸肾上腺素,遵医嘱配制局麻药。备好静脉通路,连接好氧气管,电极片、血压计、氧饱和度测量仪、吸引器及电刀。

2.于颈前正中,上自环状软骨下缘,下至胸骨上切迹稍上切开皮肤、皮下组织

护理配合:连接电刀、吸引器。

3.分离、牵开颈前筋膜

暴露、切开气管软骨环护理配合:观察患者血压和氧饱和度情况,及时调节液体。

4.插入气管套管

护理配合:准备合适的气管套管。

5.固定气管套管,覆盖切口

护理配合:擦拭伤口处血迹,保持气管套管口处通畅,必要时吸引器吸痰。

(六)护理要点

(1)急诊患者做好抢救准备工作,准备器械物品并使吸引器使其处于备用状态。

(2)对于小儿及不合作者,由专人双手固定患者头部并保持正中位,便于术者操作。

九、气管异物取出术

(一)适应证

疑为气管异物者。

(二)麻醉方式

全身麻醉。

（三）手术体位

仰卧位。

（四）物品准备

1.器械和敷料

支气管镜器械 12 件、气管切开包（备用）、光纤 1 根、镜头、丁卡因喷壶、治疗巾。

2.其他

生理盐水、吸引器管、胶布、无菌纱布。

3.仪器设备

支气管镜系统。

（五）手术步骤及配合

1.暴露声门裂

护理配合：备丁卡因喷壶，连接吸引器。

2.插入支气管镜并寻找异物

护理配合：严密观察患者的生命体征。

3.取出异物

护理配合：保持输液通畅。

4.检查异物的完整性

护理配合：清点手术器械并记录。

（六）护理要点

(1)术中患者可能发生窒息而引起死亡，因而手术人员要有高度的责任感。

(2)保持患者静脉输液通畅，以便随时给药。

(3)备好吸氧装置，保持吸引器处于备用状态，做好抢救准备。

十、全喉切除术

（一）适应证

(1)声门癌 T_1 或 T_2。

(2)放射治疗后复发的喉癌。

（二）麻醉方式

全身麻醉。

（三）手术体位

颈仰伸位。

（四）物品准备

1.器械和敷料

喉全切包、小器械敷料包、气管套管（备各种型号）。

2.其他

吸引器管及头，22 号刀片，7×17 圆针，7×17 角针，3-0、2-0、1-0 丝线，2-0、3-0、4-0 可吸收线，3-0 可吸收缝合线，微创电刀头，5 mL、10 mL 注射器，纱条，电刀笔，甲状腺套针，22 号引流管或 22 号 T 形管，负压引流鼓，绷带，吸收性明胶海绵（备用），一次性气管插管，14F 吸痰管,利多卡因,盐酸肾上腺素(局麻备用)。

3.仪器设备

电刀,双极。

(五)手术步骤及配合

1.消毒皮肤

(1)器械护士配合:递环钳夹碘附纱布消毒。

(2)巡回护士配合:协助患者抬头。

2.铺巾

(1)器械护士配合:铺治疗巾4块于术区,4把布巾钳固定,依次递1块双层中单、1块骨科单、1块单层中单及1块中孔单。

(2)巡回护士配合:协助铺巾,连接吸引器管,调整手术灯。

3.局部浸润麻醉

(1)器械护士配合:递10 mL注射器连接针头抽吸麻药注射。

(2)巡回护士配合:遵医嘱配制局麻药。

4.切开皮肤、皮下及颈阔肌

上自一侧乳突尖,向下内侧走向达环状甲膜平面中线,向对侧延长至乳突下方,切开皮肤、皮下及颈阔肌。

(1)器械护士配合:递22号刀切开,直钳止血,干纱布止血,3-0丝线结扎或电凝止血。

(2)巡回护士配合:连接电刀吸引器,粘贴电极板。

5.牵开切口,显露喉周围肌肉

器械护士配合:递甲状腺拉钩牵开显露。

6.离断喉外肌群

器械护士配合:递黏膜剥离子分离肌肉,递小弯钳夹持,11号刀离段,或2-0丝线结扎。

7.剪断、切除舌骨体,松动喉体

器械护士配合:递骨剪剪断,盐水纱布拭血。

8.游离、结扎两侧喉上动脉

(1)器械护士配合:递小直角钳游离动脉,中弯钳钳夹,11号刀切断,2-0丝线结扎。用法处理对侧。

(2)巡回护士配合:严密观察患者生命体征,保持液体通畅,记录。

9.离断两侧甲状软管,食管间隙,切开环气管韧带,离断气管并缝合在皮肤上

(1)器械护士配合:递弯蚊式钳夹持或中弯钳分离,递中弯钳夹持纱布穿过气管、食管间隙,组织钳提起,11号刀切断气管,7×17圆针,3-0丝线缝合皮肤。

(2)巡回护士配合:观察尿量,做好体温、皮肤压疮的保护。

10.游离喉体,将喉体后面与食管分离

器械护士配合:递脑膜剪分离,中弯钳止血,3-0丝线结扎,组织钳提起喉体,中弯钳钝性分离。

11.剪开喉咽黏膜,进入喉腔,喉体完全游离后取下

(1)器械护士配合:递组织钳提夹黏膜,黏膜剪剪开,分离出喉体,盐水纱布拭血,递吸引器头,碘附盐水冲洗。

(2)巡回护士配合:准备碘附及无菌盐水。更换手术衣、手套、手术敷料、吸引器管及头,电刀和手术器械。

12.缝合伤口

器械护士配合:递无齿镊,7×17 圆针、3-0 丝线分别缝合肌肉,皮下组织,7×17 角针缝合皮肤。

13.更换器官套管及包扎伤口

(1)器械护士配合:处置气管造口,递全喉气管套管更换掉普通气管套管,递无菌敷料包扎伤口。

(2)巡回护士配合:准备无菌敷贴,负压引流鼓,22 号 T 形管,观察气管套管是否通畅,擦拭伤口周围血迹,保持清洁。

(六)护理要点

(1)此类手术前先行局麻下气管切开术,故应提高备齐急救物品;手术结束后,安装气管套管。

(2)手术注意无菌操作,切除肿瘤后及时更换器械、手术衣及无菌手套。

(3)因手术时间较长,应保护好受压部位,防止压疮发生。

(4)术中切除的淋巴结,及时做好登记,必要时送快速冰冻病理检查。

(5)术野消毒前嘱患者闭眼,以免消毒液溅入眼内,全身麻醉后注意保护患者眼部及受压部位皮肤。

十一、甲状舌管囊肿手术

(一)适应证

(1)甲状腺舌骨囊肿。

(2)瘘管。

(二)麻醉方式

全身麻醉。

(三)手术体位

仰卧位(头稍后仰)。

(四)物品准备

1.器械和敷料

小器械包、小器械敷料包。

2.其他

2-0 丝线、10 号刀片、纱布、橡皮引流条、吸引器、盐酸肾上腺素、生理盐水。

3.仪器设备

电刀。

(五)手术步骤及配合

(1)切开皮肤,皮下组织。护理配合:连接吸引器和电刀,准备肾上腺素与医师核对后加于 300 mL 盐水中备用。

(2)游离切口皮瓣。护理配合:观察生命体征,保持液体通畅。

(3)剥离囊肿或瘘管。

（4）剪除部分舌骨。

（5）切除全部瘘管。

（6）冲洗伤口，彻底止血。护理配合：备2-0丝线、橡皮引流条。

（7）包扎伤口。护理配合：备无菌敷料并擦拭伤口。

（六）护理要点

常规术前给予抗菌药物，以防止伤口感染。

（李　寅）

第四十五节　颌面外科手术护理配合

一、概述

（一）解剖结构

口腔是以骨性口腔为基础形成的，前方的开口叫口裂，由上下唇围成；后方为咽峡和咽交通；上壁（顶）是软腭和硬腭；下壁是口底；两侧壁为颊。整个口腔被上、下牙弓（包括牙槽突、牙龈和牙列）分隔为前、后两部；前部叫口腔前庭，后部叫固有口腔。在上、下牙列咬合时，两部可通过两侧第三磨牙后方的间隙相通，在牙关紧闭时可经此间隙插管或注入营养物质。口腔内有牙齿和舌，并有三对唾液腺开口于口腔黏膜表面。腮腺是口腔涎腺中最大的一对腺体，呈倒锥体型。其外周被颈深筋膜浅层所形成的腮腺咬肌筋膜所包绕。

上附于颧弓，前与咬肌筋膜相连续，下至下颌骨下缘与下颌角；上部深面止于颅底，后下部增厚形成茎突下颌韧带。腮腺上界是外耳道、颞下颌关节的后面及部分颅底，前内面为下颌升支后缘、嚼肌及翼内肌的后缘，后内面为乳突、胸锁乳突肌、二腹肌后腹及茎突，面神经各分支及腮腺的前上、下缘传出。下颌骨是构成面部下1/3的主要骨骼，也是头部唯一能活动的骨骼，呈"U"形，力量打击于一侧时，除受力部位发生直接骨折外，对侧之薄弱部可发生间接骨折。

颌下区的范围：上界为下颌骨下缘，前下界为二腹肌前腹，后下以二腹肌后腹为界。颌下腺：为颌下三角的主要内容物，腺与鞘之间连以蜂窝组织。腺体的浅面，上部与下颌体内侧面的颌下腺窝及翼内肌下部邻接，下部越过下颌骨下缘，居颌下腺鞘浅层的深面。腺体的深面与下颌舌骨肌、舌骨舌肌相邻。

（二）常用物品准备

1.器械和敷料

小器械包、小器械包敷料、手术衣。

2.其他

吸引器管、吸引器头，7×17圆针、5×12角针，3-0丝线，5 mL、10 mL注射器，10号和11号刀片，纱布，亚甲蓝，电力，盐酸肾上腺素。

（三）麻醉方式

全身麻醉或局部麻醉。

(四)手术体位

仰卧位。

(五)手术铺巾步骤

(1)头下垫两块治疗巾,上层包住头部布,布巾钳固定。

(2)另外两块治疗巾铺于对侧和近侧,与头部治疗巾形成三角形,巾钳固定。

(3)取一块单层桌单横折1/4包绕患者头部,另外两块单层桌单铺于患者身上,再铺一骨科单后铺洞巾。

二、先天性腭裂修补手术

(一)适应证

软腭裂和硬腭裂或软硬腭裂部穿孔。

(二)麻醉方式

全身麻醉。

(三)手术体位

平卧颈仰伸位。

(四)物品准备

1.器械和敷料

腭裂修补包、小器械敷料包。

2.其他

吸引器管及头,11号、12号刀片,7×17、5×12圆针,4-0、3-0、1-0丝线,5 mL、10 mL注射器,凡士林纱布,碘仿纱条及纱条,盐酸肾上腺素。

(五)手术步骤及配合

1.常规消毒铺巾,调整体位

(1)器械护士配合:递盛有碘附纱布的消毒弯盘及有齿环钳作口腔、口周面部的消毒。将两块治疗巾展成领形,重叠一起递送,铺于患者枕下,其中上方的一块包裹头发及上面部,递一巾钳固定。

再递两块治疗巾铺双肩、一折合中单铺颏下,形成切口区布,巾钳固定。然后将双层及骨科单铺于胸前、另一折合中单铺于头部、孔单铺盖在最上层显露术野。

(2)巡回护士配合:与麻醉师一同将患者头部托起、协助铺巾。清点术中用物。将手术床床头卸去,或协助将患者上移。连接吸引器、电刀。

2.局部麻醉,做腭两侧、腭垂处局麻注射

(1)器械护士配合:递全麻开口器牵开口腔,钳加消毒纱布再次消毒口腔黏膜,鼻孔内滴入消毒液并抽吸干净。咽腔放置一盐水纱布,递盛有200 mL含1∶20万肾上腺素盐水的治疗碗和5 mL注射器。

(2)巡回护士配合:密切观察手术进程和患者的生命体征。

3.切口,沿硬腭的齿龈缘2～3 mm切开黏膜,深达骨膜深层,向后直到上颌结节,再弯向外侧,绕过后磨牙向外向后延伸切口。切开两侧裂隙缘,显露软腭的肌肉,前端横过硬腭转向裂隙,与裂缘切口重叠

（1）器械护士配合：递 11 号、12 号刀。

（2）巡回护士配合：小儿患者应注意保暖，必要时备暖风机。

4.剥离黏膜骨膜瓣，分离至硬腭骨后缘形成两块硬腭的黏膜骨膜瓣

器械护士配合：递腭黏膜剥离子和长无齿镊，在骨膜下分离黏膜骨膜瓣，递 1∶20 万肾上腺素盐水纱布压迫创面止血。

5.松解腭大血管神经束

在腭大孔穿出的腭大血管神经周围钝性分离其外周组织，并稍加钝性分离磨牙后内的翼钩和腭帆张肌。器械护士配合：递长无齿镊和脑膜剪。

6.成形缝合

两侧黏膜骨膜瓣和犁骨黏膜瓣，再缝合悬雍垂及软腭鼻侧黏膜，在鼻侧打结。然后牢靠缝合肌层，使裂开的肌肉恢复其正常的解剖结构。

（1）器械护士配合：递 7×17 圆针、3-0 丝线缝合，递 5×12 圆针、4-0 丝线缝合口腔侧的软硬腭的黏膜层。

（2）巡回护士配合：与器械护士共同清点缝针数目及完整性，手术用纱布、纱条。术毕将患者体位调整好。

7.将缝合好的黏膜瓣后退为软腭，两侧的创面填入碘仿纱条

并用凡士林纱布包裹碘仿纱条做成纱包，覆盖压迫颚部创面。取出咽腔纱布，移去开口器。

（1）器械护士配合：递 7×17 圆针、1-0 号线做牙间拴扎固定纱包。于舌体前部缝线，口外打结。

（2）巡回护士配合：与器械护士共同清点缝针数目及完整性，手术用纱布、纱条。术毕将患者体位调整好。

（六）护理要点

（1）体位安置在铺巾后进行，操作时应注意防止污染、脱管及颈部悬空。

（2）术中用全麻开口器时注意保护患者牙齿和口唇。

（3）术毕守护患儿，擦净口周，防止误吸。

三、先天性单侧唇裂修补术

（一）适应证

中侧唇裂。

（二）麻醉方式

全身麻醉。

（三）手术体位

仰卧（肩下垫薄枕）。

（四）物品准备

1.器械和敷料

整形器械包、小器械敷料包。

2.其他

吸引器管及头、11 号刀片、7×17 圆针、4×12 角针、5-0 丝线、3-0 丝线、5 mL 和 10 mL 注

射器、尺子、圆规、盐酸肾上腺素。

(五)手术步骤及配合

1.常规消毒铺巾

(1)器械护士配合:同"腭裂修补手术"。

(2)巡回护士配合:与麻醉师一同将患者头部托起、协助铺巾。

2.定点

(1)器械护士配合:递尺子、圆规、5 号针头及亚甲蓝,确定上唇的表面解剖基本点。

(2)巡回护士配合:密切观察患者生命体征。患者多为婴幼儿,术中注意保暖。

3.分离

(1)器械护士配合:如鼻基底裂隙较宽,递 7×17 圆针和 3-0 丝线于两侧唇红各做一缝线牵引。

递 11 号刀片在牙槽沟部略偏唇侧作黏膜切开,用刀柄紧贴骨膜向上分离,然后用1:20万肾上腺素生理盐水溶液小纱布堵塞,压迫止血。如果裂隙较窄,可不必分离。

(2)巡回护士配合:密切观察患者生命体征。患者多为婴幼儿,术中注意保暖。

4.切开,再分离皮肤、肌肉、黏膜各层,将其分成 2～3 个三角形的肌肉瓣

(1)器械护士配合:递 11 号刀片、弯蚊式钳,按定点画线方向自下向上全层斜行切开,5-0 丝线结扎。

(2)巡回护士配合:密切观察患者生命体征。患者多为婴幼儿,术中注意保暖。

5.先将外侧上部三角瓣缝合在鼻小柱根部,下部三角瓣交叉缝合在红唇上方使口轮匝肌完全复。

按设计切口,先缝合黏膜,缝结打在口腔侧,再交叉缝合肌层,自上而下。缝合皮肤,最后做"Z"形唇红缝合。

器械护士配合:递 5×12 圆针和 3-0 丝线、眼科镊,递 5×12 圆针和 5-0 丝线,递角 4×12 针和 5-0 丝线。

6.撑开鼻孔覆盖伤口

(1)器械护士配合:递外裹湿纱布的 1.5 cm 长橡胶管,置于患侧鼻孔。纱布覆盖伤口。

(2)巡回护士配合:术毕,伤口处涂红霉素眼膏。

(六)护理要点

(1)严格无菌操作防止感染。

(2)术中随时拭干或吸引口鼻分泌物和血液,保持呼吸道通畅。

四、腮腺(肿瘤)切除术

(一)适应证

(1)腮腺混合瘤。

(2)腮腺癌。

(二)麻醉方式

全身麻醉。

(三)手术体位

仰卧侧头(垫肩垫)。

(四)物品准备

1.器械和敷料

小器械包、小器械敷料包、脑膜剪、镊、手术衣包。

2.其他

电刀、吸引器管及头、10 号刀片、7×17 圆针、5×12 角针、3-0 丝线、5 mL 和 10 mL 注射器、引流片或引流管、负压鼓、9 cm×15 cm 或 9 cm×20 cm 敷贴、盐酸肾上腺素。

3.仪器设备

电刀。

(五)手术步骤及配合

1.常规消毒铺巾

(1)器械护士配合:递两块治疗巾包头,布巾钳固定,再递治疗巾、中单、洞巾铺单。

(2)巡回护士配合:连接吸引器、电刀,清点手术台上物品。

2.作局部麻醉

(1)器械护士配合:以 10 mL 注射器抽吸含 1∶20 万肾上腺素盐水,作局部注射。

(2)巡回护士配合:遵医嘱准备肾上腺素,与器械护士核对后,配合器械护士抽取。提供亚甲蓝给术者。

3.切口,有齿镊、二块干纱布由耳道颧弓根部开始,沿耳屏前向下至耳垂部,然后弯向乳突,再向下前方,止于下颌角,依次切开皮肤、皮下组织,呈"S"形切口

(1)器械护士配合:递 10 号刀。

(2)巡回护士配合:遵医嘱准备肾上腺素,与器械护士核对后,配合器械护士抽取。提供亚甲蓝给术者。

4.提起皮缘,分离切口前方的皮瓣至腮腺筋膜,显露腮腺组织

(1)器械护士配合:递组织钳。

(2)巡回护士配合:遵医嘱准备肾上腺素,与器械护士核对后,配合器械护士抽取。提供亚甲蓝给术者。

5.沿腮腺浅叶后下缘进行游离,找出面神经主干后,即可进一步由面神经主干上找出颞支及颧支,并加以保护

(1)器械护士配合:递神经剥离子、脑膜剪。

(2)巡回护士配合:密切观察患者生命体征。

6.由外耳道软骨部向前分离腮腺,结扎腮腺管,切除肿瘤及整个腮腺浅叶

器械护士配合:递脑膜剪、镊,递双 3-0 丝线,10 号刀。

7.如需切除深叶时,须将面神经与深叶组织仔细分离

将面神经拉向上外方,再分出深叶周围的重要组织(如颈外动脉,颌内动脉),勿使损伤;结扎上方的颞浅动脉。切除深叶。

器械护士配合:递小神经钩,3-0 丝线结扎。

8.引流、缝合

(1)器械护士配合:递生理盐水冲洗伤口,递橡皮片或 18 号引流管引流于腮腺窝内,分别用 3-0 丝线缝合腮腺筋膜和皮下组织、4-0 丝线或 3-0 丝线缝合皮肤。切口用敷贴覆盖,绷带加压包扎。

(2)巡回护士配合：备适合型号的敷贴,清点物品。

(六)护理要点

(1)术中密切监测患者的生命体征,保持静脉通路通畅。

(2)术前双眼涂红霉素膏,并外贴棉球加胶布保护眼角膜。

五、颌下腺及颌下肿物摘除术

(一)适应证

颌下腺囊肿或良性肿瘤。

(二)麻醉方式

全身麻醉。

(三)手术体位

仰卧侧头(垫肩枕)。

(四)物品准备

同"腮腺(肿瘤)切除术"。

(五)手术步骤及配合

1.常规消毒铺巾

(1)器械护士配合：同"腮腺(肿瘤)切除术"铺巾。

(2)巡回护士配合：连接吸引器、电刀,清点术中用物。

2.局部麻醉

(1)器械护士配合：以 5 mL 注射器抽吸含 1∶20 万肾上腺素盐水,做局部注射。

(2)巡回护士配合：准备肾上腺素,与器械护士核对之后,配合器械护士抽取。

3.显露颌下腺

(1)器械护士配合：递 10 号刀、有齿镊切开皮肤、皮下组织,再用中弯钳、脑膜剪切开颈阔肌、颈深筋膜,电凝止血。

(2)巡回护士配合：准备肾上腺素,与器械护士核对之后,配合器械护士抽取。

4.游离及摘除颌下腺

(1)器械护士配合：递中弯钳、脑膜剪沿颈深筋膜深面自下往上钝性分离,遇血管及导管3-0 丝线结扎、剪断。

(2)巡回护士配合：准备肾上腺素,与器械护士核对之后,配合器械护士抽取。

5.引流、缝合

(1)器械护士配合：递生理盐水冲洗伤口,递橡皮片引流于颌下腺窝内,分别用 7×17 圆针、5×12 角针,3-0 丝线缝合颈阔肌和皮下组织、皮肤。切口用纱布、棉垫加压包扎。

(2)巡回护士配合：清点术中用物,准备绷带,加压包扎。

六、下颌骨全切除术

(一)适应证

下颌骨受到其他部位肿瘤的侵犯。

(二)麻醉方式

全身麻醉。

（三）手术体位

仰卧侧头（垫肩垫）。

（四）物品准备

同"腮腺（肿瘤）切除术"，另备骨科器械专用包。

（五）手术步骤及配合

1. 常规消毒铺巾

（1）器械护士配合：同"腮腺（肿瘤）切除术"铺巾。

（2）巡回护士配合：连接电刀、吸引器，清点术中物品。

2. 局部麻醉

（1）器械护士配合：10 mL 注射器抽吸含 1∶20 万肾上腺素盐水，作局部注射。

（2）巡回护士配合：遵医嘱准备肾上腺素，与器械护士核对后，配合。

3. 切口

从下唇正中开始，垂直向下直达颏下并继续沿下颌下缘 2 cm 处向后绕过下颌角直达乳突尖，切开皮肤、皮下组织、颈阔肌直至颌下腺外侧面。

（1）器械护士配合：递 10 号刀，小弯钳夹闭出血点，器械护士抽取电凝止血。

（2）巡回护士配合：遵医嘱准备肾上腺素，与器械护士核对后，配合。

4. 翻开皮瓣

潜行分离，在相当于咬肌前缘的下颌骨下缘处可找到颌外动脉（可触及搏动）及与之平行的面前静脉，结扎颌外动脉和面前静脉。

（1）器械护士配合：递脑膜剪、无齿镊，3-0 丝线结扎、切断。

（2）巡回护士配合：遵医嘱准备肾上腺素，与器械护士核对后，配合。

5. 切断颏神经血管束

掀起下颌骨外侧面的软组织，包括下颌体部的骨膜和下颌升支部的咬肌纤维，在颊沟处切开颊黏膜。

（1）器械护士配合：递 11 号刀，骨剥离递小弯钳，3-0 丝线在颏孔处结扎，切断颏神经血管束。

（2）巡回护士配合：密切观察患者生命体征，遵医嘱输血，备止血材料。准备标本袋。

6. 锯断颏部联合

（1）器械护士配合：递拔牙钳拔除患侧第一门齿，递线锯截断颏部联合。

（2）巡回护士配合：密切观察患者生命体征，遵医嘱输血，备止血材料。准备标本袋。

7. 剪开附着于下颌骨舌侧的口底肌肉和黏膜

剪开附着于下颌骨舌侧的口底肌肉和黏膜再剪开翼内肌和颞肌的附着处、下牙槽神经、血管，最后将髁状突周围的关节囊和翼外肌附着处剪断，即可取下一侧的下颌骨。剪断喙突及髁状突的连接。

（1）器械护士配合：递脑膜剪、小弯钳，2-0 丝线结扎或缝扎。

（2）巡回护士配合：密切观察患者生命体征，遵医嘱输血，备止血材料。准备标本袋。

8. 严密缝合口底粘切缘与颊部膜切缘

（1）器械护士配合：递 7×17 圆针和 3-0 丝线。

（2）巡回护士配合：清点所有物品，备敷贴。

（六）护理要点

（1）术前备骨科器械，保证手术顺利，缩短手术时间。

（2）手术结束时注意观察患者呼吸情况，防止舌后坠堵塞咽腔引起窒息。

（3）下颌骨切除术节奏快，护士配合要熟练准确、快速，器械准备完善，以应对紧急情况。

（七）下颌骨部分切除手术方法

切口与全切除的切口相似，但长度较短，同样结扎。切断颌外动脉和面前静脉，掀开下颌骨外侧面软组织，切开颊沟黏膜。

距肿瘤两侧约 2 cm 处将下颌骨截断，剪断口底的肌肉和黏膜，然后将下颌骨体部连同肿瘤去除。随之缝合口底与颊黏膜的切缘，取长度、大小合适的一段髂骨进行下颌骨体部缺损的即时植骨。缝合皮下组织、皮肤，加压包扎。

（八）下颌骨良性肿瘤手术方法

下颌骨良性肿瘤一般作局部切除，原则上保存下颌骨下缘，颌骨囊肿以刮匙清理、碘酒、石炭酸擦拭处理囊壁。对临界肿瘤（如造釉细胞瘤）宜在肿瘤边缘外 0.5 cm 处截骨，尽量保存下颌骨下缘。

七、下颌骨骨折切开复位内固定术

（一）适应证

下颌骨各种线性骨折。

（二）麻醉方式

全身麻醉。

（三）手术体位

仰卧位（垫肩枕、头后仰）。

（四）物品准备

1.器械和敷料

常规器械、专用骨科器械包、内固定物。

2.其他

10 号、11 号刀片，7×17 圆针，5×12 角针，3-0 丝线，5 mL、10 mL 注射器，盐酸肾上腺素。

3.仪器设备

口腔动力固定系统。

（五）手术步骤及配合

1.切口，在骨折两端沿下颌骨下缘下 1～2 cm 处切开皮肤，皮下组织与颈阔肌，向上找及下颌骨下缘

（1）器械护士配合：递 10 号刀切皮，递 11 号刀切开背膜，递骨剥剥离暴露骨折断端，手法复位。

（2）巡回护士配合：备骨折内固定用物，清点钛板、钛钉、外来工具。将灭菌后 3 M 胶带贴于手术护理记录单上。

2.钻孔

（1）器械护士配合：递微钻在靠近下颌下缘处的两断端的相应位置各钻两个洞，递钛板、螺

钉固定。

(2)巡回护士配合:连接动力系统。

3.缝合

(1)器械护士配合:递生理盐水冲洗创口后,置橡皮引流条后逐层缝合。

(2)巡回护士配合:清点用物。

4.正颌,恢复正常咬合关系

(1)器械护士配合:递牙弓夹板、细钢丝、橡皮筋作颌间牵引。

(2)巡回护士配合:将所用钛板钛钉数量记于手术护理记录单上。

(六)护理要点

(1)备骨科器械、内置物,确保手术顺利进行。

(2)使用电钻时钻头部位要持续滴注生理盐水,以降低局部温度,防止烧伤组织。

(3)钛钉体积小,使用时要注意勿使钛钉掉落或者被吸引器吸走。

(4)将植入物灭菌指示粘贴到手术护理记录单内。

八、舌颌颈联合根治术

(一)适应证

(1)下颌骨原发恶性肿瘤。

(2)可完全切除原发癌及颈部转移癌者。

(二)麻醉方式

全身麻醉。

(三)手术体位

仰卧位(垫肩垫、头后仰)。

(四)物品准备

1.器械和敷料

甲状腺器械包、甲状腺敷料包,骨科器械包,如需内固定,则另备内固定物品。

2.其他

骨蜡,9 cm×15 cm、9 cm×20 cm 和 9 cm×30 cm 敷贴,盐酸肾上腺素,其余同腮腺肿瘤切除术。

3.仪器设备

口腔内固定动力系统。

(五)手术步骤及配合

1.消毒与铺巾

消毒患者面部至颧弓上四指,耳朵后四指、全颈及第 4 肋间以上胸部。

(1)器械护士配合:递环钳和碘附纱布递一块中单和治疗巾置于患者脑后,治疗巾包头布巾钳固定。然后递治疗巾、中单、递洞巾,协助铺巾。

(2)巡回护士配合:涂红霉素眼膏保护患者眼角膜,连接电刀,吸引器,协助抽 1 支亚甲蓝液,建立两路静脉通路,清点台上所有物品。

2.切口

自下唇正中向下作阶梯形线交于舌骨上横线之中点,形成清除术中的上皮瓣与后皮瓣。

颈前舌骨下皮肤是备作舌骨下肌皮瓣供舌重建用。锁骨下皮肤是备作胸横筋膜皮瓣以修复颈前供区缺损用。

(1)器械护士配合:递注射器针头和亚甲蓝画线,做手术切口标示;递 10 号刀先作舌骨上横切口。

(2)巡回护士配合:将内植物备好。观察患者生命体征。保持静脉通路畅通。

3.后皮瓣分离

切开后皮瓣的垂直切口,切开皮肤、皮下组织及颈阔肌不要伤及颈深筋膜浅层。然后依此层面先后同法切开后皮瓣之上下横切口。

(1)器械护士配合:递电刀递脑膜剪小弯钳,在颈深筋膜浅层的浅面分离,直至斜方肌前缘止。

(2)巡回护士配合:将内植物备好。观察患者生命体征。保持静脉通路畅通。

4.上皮瓣分离

在颈深筋膜浅层之浅面分离至下颌骨下缘,显露颌下腺、面动静脉、面神经下颌缘支与颌下支、腮腺下极、耳大神经、面后静脉以及耳后静脉。

(1)器械护士配合:递脑膜剪小弯钳。

(2)巡回护士配合:将内植物备好。观察患者的生命体征。保持静脉通路畅通。

5.清除颈后三角

(1)在胸锁乳突肌两个头之间,自下颌骨下缘至锁骨上缘,切开颈深筋膜浅层,然后沿锁骨上缘平行切开此浅层筋膜至斜方肌在锁骨之止点。

(2)向深部切开胸锁乳突肌于其起点处以及肩胛舌骨肌下腹于锁骨上,但要先保护好颈外静脉。

(3)自下而上先断后扎颈外静脉、断胸锁乳突肌于乳突,找到二腹肌后腹与从其深面穿出的颈内静脉与副神经,脑膜剪切断副神经。以电刀将位于二腹肌下、颈内静脉后、斜方肌前、胸锁乳突肌上段深面以及头夹肌浅面的脂肪淋巴组织向下清除。

1)器械护士配合:递脑膜剪,递小弯钳、3-0 丝线。

2)巡回护士配合:术中出血比较多,准备好纱布、纱垫以便及时添加。观察患者易受压部位。

6.清除颈内静脉淋巴结链

在颈外静脉前后缘切开,将此静脉与胸锁乳突分离后保留之。进一步全部切断胸锁乳突肌之起止点。将此肌前份的颈深筋膜浅层向舌骨下肌皮瓣侧分离,然后将胸锁乳突肌前份从其肌膜(即上述浅层筋膜)中剥离出来。断扎淋巴导管或其分支(右侧)或者断扎胸导管或其分支(左侧)。切开颈总动脉鞘,将颈内静脉下端后面的淋巴脂肪组织连同颈动脉鞘清除出来。清除颈动脉上三角,显露颈内静脉各分支、迷走神经,颈总动脉、颈外动脉及其分支以及舌下神经与颈襻在保留上述组织情况下清除颈动脉上三角脂肪、淋巴组织及胸锁乳突肌至二腹肌后缘与颌下连在一起。

器械护士配合:递小弯、电刀、脑膜剪。血管、神经以 3-0 丝线结扎或 2-0 丝线,5×12 小圆针缝扎。

7.颏下及颌下三角清除

器械护士配合:颏下三角内容与颌下三角内容相连。将颈清除下部内容向上后翻转,显露舌下神经、二腹肌后腹,在后腹上缘后方,予以 3-0 丝线断扎面动脉起始段。

8.原发灶切除,保留全部下颌骨的颊瓣,分离舌癌限于舌内

沿着下颌下缘切开骨膜,贴着骨面向上剥离至下颌舌骨肌之止点,下颌骨分离。全层正中切开下唇,在两侧龈唇沟各切开 1～2 cm。

(1)器械护士配合:递 11 号刀骨剥,电刀分离,10 号刀全层切开。递骨剥将下唇从骨面分离 2～3 颗牙齿阔度,递线锯作下颌骨阶梯形锯开。递中弯、电刀切断二腹肌前腹、颏舌骨肌和颏舌肌在下颌骨的附着,3-0 丝线结扎。

(2)巡回护士配合:切原发灶时出血较多,密切观察患者血压变化,根据医嘱及时准备输血。

9.下颌骨上半截除的颊瓣制备

将颈清除术的上瓣继续向上分离,切开下颌骨下缘骨膜,将下颌骨外侧而骨膜推离下颌骨留于上瓣中,直至龈颊、龈唇沟水平,断扎颏神经、血管于颏孔。正中切开下唇转向病侧,切至龈龈颊沟切开直至臼后。将下颌骨内侧骨膜推离下颌骨,至下颌舌骨肌水平切断。锯断下颌骨水平支上半,基底达下齿槽神经管水平。

(1)器械护士配合:递 11 号刀,骨剥,3-0 丝线结扎,递 10 号刀,电刀,切开,递骨剥、电刀线锯切断。

(2)巡回护士配合:遵医嘱备骨蜡、止血材料。

10.半侧下颌骨一起切除的颊瓣制备

下唇正中全层切开,沿肿瘤边缘外 1.5 cm 切开龈唇及龈颊沟,在较浅的表情肌或皮下组织层面将颊瓣与下颌骨分离。分离至嚼肌前缘时用电刀切断该肌在下颌骨升支的附着直至下颌切迹。紧贴喙突用电刀切断颞肌所有附着,再在下颌正中或第 4 与第 3 个牙齿间锯断下颌骨完成下颌骨的截断。

(1)器械护士配合:递电刀、小弯盘、2-0 丝线结扎。

(2)巡回护士配合:手术时间长,注意患者保暖,及时备好充气加温毯,准备好温热盐水为取好的皮瓣准备。

11.半舌切除

沿舌背中央与正中间隙分开两半舌,将患侧附着于颏结节的肌肉组织皆从下颌骨的附着处用电刀紧贴骨质切断。将两侧颏舌肌全层分开,然后电刀切开舌背中央至舌盲孔,切断茎突舌肌、茎突舌骨肌、二腹肌后腹、舌神经和舌下神经完成舌内侧与后部的切除。沿舌骨上缘切断颏舌肌、舌骨舌肌、茎突舌骨肌与二腹肌。在舌骨舌肌后缘附近 1-0 丝线缝扎切断舌动静脉完成半舌前及深部的切除。内侧面用电刀分离,这样就可将下颌骨连同舌颈清除组织一起取走,完成舌颌颈清除手术。

(1)器械护士配合:舌尖两侧各缝 1-0 号线一根缝线作牵引,递中弯钳、电刀从中线切开舌尖、舌系带及前口底与舌骨上中线切口相连,5×12 小圆针,2-0 丝线"8"字缝合来止血。

(2)巡回护士配合:密切观察生命体征,确保液体通畅,注意观察尿量。

12.舌及口腔重建

用生理盐水清洗口腔与颈部。将置备好的舌骨下肌皮瓣顺移入口腔,肌皮瓣的舌骨端缝于舌缺损后部,胸骨端重建舌与前口底,对侧边与对侧舌中线对缝,同侧边与患侧口腔侧牙龈缝合或与颊黏膜切缘缝合。下唇两侧对齐缝合重建口腔。

(1)器械护士配合:递小弯钳,5×12 小圆针,2-0 丝线缝合。

(2)巡回护士配合:连接口腔科动力系统机器,将脚踏放至主刀脚下,将内固定用物打到器械台上,记录所备钛钉、钛板以及工具的数量,将灭菌的 3 M 胶带贴至手术护理记录单上。

13.关闭颈部切口

引流管置颌下与再造舌深面,从颏下引出固定于皮肤。另一置于颈后三角斜方肌前缘与锁骨上,从内下切口端引出,将对侧颈瓣作适当分离,拉拢切口直接缝合颈阔肌及皮肤。颈阔肌缝合无漏气再缝合皮肤。大于半舌体或半舌根及其以上切除者,术毕即作预防性气管切开。

(1)器械护士配合:再次用生理盐水清洗创面。递 22 号橡皮引流管 2 根,9 cm×30 cm 敷贴遮盖切口即可,不宜加压包扎以免影响术后观察。

(2)巡回护士配合:提供负压引流管和负压引流器;清点物品;根据切口提供敷贴;准备气管切开包。

(六)护理要点

(1)术中使用器械较多,器械护士应提前整理器械,做好器械和敷料的清点管理。

(2)术中执行无菌技术操作,接触原发病灶的器械不能再接触其他组织。

(3)手术时间长,密切监测生命体征,注意患者保暖。

(4)取皮瓣时应用温热生理盐水纱布覆盖创面,减少体液蒸发。

(5)建立至少两条静脉通路,保证输液通畅,输血做好"三查八对"。

九、颞下颌关节成形术

(一)适应证

颞下颌关节病变。

(二)麻醉方式

全身麻醉。

(三)手术体拉

仰卧侧头位。

(四)物品准备

1.器械和敷料

常规器械、专用骨科器械包、丁字形开口器。

2.其他

吸引器官和头、15 号和 11 号刀片、5×12 角针、7×17 圆针、3-0 丝线、5 mL 和 10 mL 注射器、可吸收止血材料、盐酸肾上腺素。

3.仪器设备

电刀。

(五)手术步骤及配合

1.切口,自耳屏至耳垂长

(1)器械护士配合:递 15 号刀,有齿镊、电刀。

(2)巡回护士配合:配合医师连接电刀、吸引器。清点物品数量。

2.暴露关节囊

与皮肤切口平行切开腮腺咬肌筋膜,沿此切口由浅至深找到面神经颞支,推开腮腺组织。

器械护士配合:递小弯钳、电刀。

3.切开关节囊

(1)器械护士配合:递 11 号刀在关节囊上做"T"形切口。

(2)巡回护士配合:观察患者生命体征,保持静脉通路通畅。

4.截骨,在关节凹平面以下,乙状切迹水平以上截断及切除部分粘连的病变骨质

(1)器械护士配合:递骨锤。

(2)巡回护士配合:观察患者生命体征,保持静脉通路通畅。

5.骨断端间隙的处理

将内侧骨膜切断或切除一部分,咬去下颌支断曲前、后缘及上、下断面之间的骨质,使形成弧形断面,以利下颌骨的运动。

(1)器械护士配合:递 11 号刀、小弯钳,递咬骨钳。

(2)巡回护士配合:遵医嘱备可吸收止血材料。

6.缝合

(1)器械护士配合:递 7×17 圆针和 3-0 丝线逐层缝合,5×12 角针和 4-0 丝线缝皮。根据情况准备引流条。

(2)巡回护士配合:清点手术物品数量。

(六)护理要点

(1)严格无菌操作,防止感染。

(2)双眼涂抹红霉素药膏,以保护患者眼角膜。

十、面血管畸形环扎注药术

(一)适应证

(1)面部血管瘤。

(2)面部淋巴管瘤患者。

(二)麻醉方式

局部麻醉或全身麻醉。

(三)手术体位

仰卧位。

(四)物品准备

1.器械和敷料

简易器械包(环钳、针持、剪刀、齿镊各 1 把,弯盘药杯各 1 个)、敷料包(4 块治疗巾)。

2.其他

10×30 圆针、2-0 丝线、5 mL 和 10 mL 注射器、地塞米松、利多卡因、平曲霉素。

(五)手术步骤及配合

1.绕畸形血管周围作环形缝扎,线结之间交错相连形成

护理配合:递 10×30 圆针、2-0 丝线。

2.注药 5 mL 注射器穿刺抽吸出圆包内血性液,去掉针柄留针头

用 10 mL 注射器将平曲霉素以地塞米松 1 支、2%利多卡因 2.5~5 mL 稀释后,递予术者接在原穿刺针头上注入畸形血管内。

护理配合:准备 5 mL 和 10 mL 注射器,与术者共同核对平曲霉素 1 支、地塞米松 1 支、2%利多卡因 2.5~5 mL 无误时,让术者抽吸药物。按压穿刺针孔 1~2 min,并观察患者全身状况 30 min,无溢液及不良反应,送恢复室。

(六)护理要点

(1)手术开始前应备齐手术物品及注射药品。

(2)术中加强防护,防止小儿坠床。

(3)做好患儿的保暖。

(4)局麻手术结束后,观察 20~30 min,待患者情况稳定后送回病房。

十一、颌面胸大肌肌皮瓣移植术

(一)适应证

(1)颌面部大型缺损的修复。

(2)颊癌、舌癌、口底癌和下颌龈癌切除术后的重建。

(二)麻醉方式

全身麻醉。

(三)手术体位

仰卧位。

(四)物品准备

1.器械和敷料

甲状腺器械包,腹大包,手术衣,脑膜剪、镊。

2.其他

22 号刀片,7×17 圆针,7×17 角针,3-0、2-0 和 1-0 丝线,5 mL 和 10 mL 注射器,盐酸肾上腺素。

3.仪器设备

电刀。

(五)手术步骤及配合

1.消毒铺巾

(1)器械护士配合:递环钳,消毒纱布;消毒供皮瓣区皮肤。递四块治疗巾铺单,然后递单层、双层,最后铺洞巾。

(2)巡回护士配合:备亚甲蓝,连接吸引器、电刀。清点手术物品。

2.设计皮瓣

根据缺损情况、胸大肌营养血管走向设计皮瓣的大小、形状。

(1)器械护士配合:递注射器针头、亚甲蓝。

(2)巡回护士配合:建立静脉通路并保持畅通。

3.切开皮肤、皮下组织

(1)器械护士配合:递 22 号大刀,纱布,沿画线切开皮肤,递小弯钳分离皮下组织。

(2)巡回护士配合:密切观察生命体征。

4.固定瓣的肌肉、皮下组织

(1)器械护士配合:递 5×12 圆针、3-0 丝线缝合固定。

(2)巡回护士配合:密切观察生命体征。

5.游离肌皮瓣,并翻起适当宽的肌血管蒂至锁骨,即可向上转移至缺损部位

(1)器械护士配合:递血管钳,脑膜剪游离。

(2)巡回护士配合:准备温热盐水取皮瓣后使用。

6.供区创面缝合

(1)器械护士配合:递小弯钳、7×17 圆针和 2-0 丝线缝合皮下组织,7×17 角针和 3-0 丝线缝合皮肤。

(2)巡回护士配合:清点手术用物。

(六)护理要点

(1)注意患者保暖,必要时准备气加温毯。

(2)提前准备温热生理盐水。

(3)由于手术时间长,准备体位垫防止患者压疮。

十二、颌面前臂皮瓣移植术

(一)适应证

(1)舌、口底、腭的重建。

(2)颊部的缺损。

(二)麻醉方式

全身麻醉。

(三)手术体位

仰卧位(手外展)。

(四)物品准备

1.器械和敷料

小器械包、甲状腺器械包、腹大包、口腔科显微器械 15 件、脑膜剪、镊、手术衣包。

2.其他

电刀、吸引器管及头、22 号刀片、7×17 圆针、5×12 角针,3-0 号和 2-0 号丝线、5 mL 和 10 mL 注射器、9 cm×15 cm 敷贴,8-0 无损伤线,无菌绷带、肝素、盐酸肾上腺素、利多卡因。

3.仪器设备

电动止血带、显微镜。

(五)手术步骤及配合

1.消毒铺巾

(1)器械护士配合:递环钳,消毒纱布;递手术敷料,布巾钳。

(2)巡回护士配合:备亚甲蓝,连接吸引器、电刀。

2.设计皮瓣

(1)器械护士配合:递注射器针头、亚甲蓝,根据缺损情况设计皮瓣的大小、形状,标记切口线。

(2)巡回护士配合:清点手术物品。

3.上止血带

(1)器械护士配合:递无菌绷带进行驱血。

(2)巡回护士配合:上止血带,启动电动止血带,压力为 280～300 mmHg。设定止血时间为 1 h 并记录。

4.切取皮瓣

沿标记线切开皮肤、皮下、浅筋膜,在浅筋膜与肌膜之间锐性分离皮瓣并翻起,结扎血管供区断端。

(1)器械护士配合:递 22 号刀,递纱布,电凝止血。递血管钳分离组织,2-0 丝线剪断并结扎远心端血管。

(2)巡回护士配合:观察生命体征。

5.供区缺损修复

遗留创面缺损较小可直接缝合,较大可以全厚皮片修复。

(1)器械护士配合:递 5×12 圆针,3-0 丝线缝合,加压包扎。

(2)巡回护士配合:准备无菌绷带准备限显微镜做血管吻合用。

6.皮瓣移植

(1)器械护士配合:递 8-0 无损伤线将移植皮瓣与受区创缘对位缝合。

(2)巡回护士配合:清点手术物品。

(六)护理要点

(1)皮瓣移植手术时间一般比较长,术前准备好硅凝胶垫及头圈以防压疮,术中注意保暖。

(2)密切监测术中患者生命体征的变化。

(3)注意勿将静脉通路建立在取皮瓣的上肢。

(陈 雯)

第四十六节　甲状腺、乳腺手术护理配合

一、甲状腺手术护理配合

(一)解剖结构

喉返神经来自迷走神经,支配声带的运动,行走在气管和食管之间的沟内,多在甲状腺下动脉的分支间穿过。

(二)适应证

甲状腺肿瘤,甲状腺功能亢进。

(三)手术体位

颈仰卧位。

(四)手术铺巾步骤

(1)颈部两侧先各置一圆筒形治疗巾。

(2)依次铺四块治疗巾于切口周围,顺序为对侧→上侧→下侧→近侧。

(3)铺双层桌单于切口以上部位。

(4)依次铺骨科单、单层桌单于切口以下部位。

(五)物品准备

1.器械和敷料

甲状腺器械包、甲状腺敷料、手术衣。

2.其他

吸引器管及头、11号、22号刀片、丝线(3-0、2-0、1-0)、4-0皮内缝合线、9 cm×20 cm敷贴、22号引流管1根、负压引流鼓、备长纱垫(出血多时)、超声刀头及电刀笔。

3.仪器设备

电刀、超声刀。

(六)手术步骤及配合

1.常规消毒,铺巾。皮肤消毒:碘附消毒三遍。范围:上至唇下,下至乳头连线,两侧至斜方肌前缘

(1)器械护士配合:递环钳碘附纱布消毒,传递治疗巾、中单、大单,协助铺巾,2把组织钳固定电刀笔、吸引器及超声刀头。

(2)巡回护士配合:调节手术灯,固定尿袋,连接电刀、吸引器和超声刀等仪器设备。

2.标志切口:胸骨切迹上2横指沿颈部皮肤横纹做正中弧形切口

(1)器械护士配合:递2-0丝线和一把直血管钳做切口标志。

(2)巡回护士配合:三方核查手术患者信息,评估手术风险预警,并记录。

3.切开皮肤,皮下组递织及颈阔肌

(1)器械护士配合:22号刀切口,2块干纱布拭血;3-0丝线或电刀止血。

(2)巡回护士配合:管理手术间环境,监督无菌技术操作。

4.游离皮瓣,上至甲状软骨,下至胸骨颈静脉切迹,两侧达胸锁乳突肌缘

(1)器械护士配合:递组织钳分别提起切口上下缘,递电刀在颈阔肌深面潜行分离皮瓣。

(2)巡回护士配合:调低电凝功率。

5.保护切口

(1)器械护士配合:递干纱布2块,9×24角针1-0丝线,小直钳夹两侧。

(2)巡回护士配合:密切观察患者生命体征,保持输液通畅,观察尿量。

6.结扎颈前静脉,切开颈白线

(1)器械护士配合:递甲状腺拉钩拉开切口递无齿镊,6×14圆针2-0丝线缝扎两侧颈前静脉;中弯钳2把,提起正中线两侧筋膜,电刀切开颈白线。

(2)巡回护士配合:密切观察患者生命体征,保持输液通畅,观察尿量。

7.显露甲状腺,处理甲状腺上、下极

切断结扎甲状腺悬韧带,露出上极,缝扎甲状腺做牵引;钝性分离甲状腺组织;分离、结扎、剪断、缝扎甲状腺上动、静脉;结扎、剪断甲状腺中静脉、下静脉和动脉。

(1)器械护士配合:递甲状腺拉钩,蚊式钳分离,电刀或超声刀止血,更换湿纱布;递解剖剪,小弯血管钳游离中静脉,2-0丝线结扎,进一步显露上、下极动静脉,递小直角钳,1-0丝线引过后结扎,近端1-0丝线双重结扎。

(2)巡回护士配合:同上。

8.分离腺体包膜下小血管,甲状腺峡部及腺体下部切除甲状腺峡部

(1)器械护士配合:递中弯钳分离峡部与气管前间隙,钳夹后,用超声刀切断峡部并进行

止血。

(2)巡回护士配合:同上。

9.楔状切除甲状腺

(1)器械护士配合:递小弯或蚊氏钳,钳夹甲状腺结节及四周部分正常组织,超声刀切除甲状腺病变及部分正常组织;递 6×14 圆针,2-0 丝线,腺体边缘缝合。

(2)巡回护士配合:填写标本袋,核查患者基本信息、标本部位,送术中冰冻。

10.以上同法切除另一侧甲状腺

(1)器械护士配合:同上。

(2)巡回护士配合:同上。

11.创面止血,检查有无出血,放置引流

(1)器械护士配合:递电刀或缝线止血,温水冲洗,更换纱布,放置 22 号引流管;整理手术器械台。

(2)巡回护士配合:准备温盐水,和器械护士共同核对手术器械及敷料等,并记录。

12.缝合颈前肌群、颈阔肌和皮下

(1)器械护士配合:递无齿镊,6×14 圆针,2-0 丝线间断缝合颈前肌间的颈白线;3-0 缝线缝合颈阔肌和皮下。

(2)巡回护士配合:抽出肩下垫物。

13.缝合切口,黏合皮肤,覆盖切口

(1)器械护士配合:递有齿镊,4-0 可吸收缝线皮内缝合,对合皮肤,9 cm×20 cm 敷贴覆盖。

(2)巡回护士配合:再一次核对手术器械及敷料等;完成三方再一次核查并记录。

(七)护理要点

(1)患者年龄大,颈、胸椎钙化或脊柱有畸形的患者,有手术体位安置问题:颈仰卧位,胸、颈、头枕部不在一水平线上,肩部与头枕和床无着力点,安置体位可斟酌情况撤除肩垫加厚颈部支撑点和头圈,防止颈部过度牵拉或头部悬空而致颈椎损伤。

(2)甲状腺血运和神经丰富,有失血的可能,尤其是甲亢、甲状腺恶性肿瘤侵犯广泛或二次手术的患者。器械护士必须熟悉手术步骤,处理血管时传递器械准确快速;巡回护士提前准备止血材料。

(3)甲状旁腺瘤手术患者,在安置体位和转运患者时,轻抬轻放防骨折。

(4)甲状腺功能亢进的手术患者,术中要严密观察心率变化,防止房颤的发生;突眼症状严重,麻醉后眼睛仍无法闭合的,用红霉素眼膏涂抹后用敷料覆盖,保护患者的眼角膜。

(5)较大的甲状腺术前压迫气管,长时间可致气管狭窄和软化。术前准备好气管切开包,术后严密观察患者的呼吸情况,出现呼吸困难情况要及时抢救。

(6)甲状腺瘤较大,延伸到胸骨后或恶性肿瘤侵犯到胸骨后的手术患者,术中有改变术式的可能,要提前准备开胸器械。

(7)术中口头医嘱送检快速病理切片时,标本袋外患者信息要准确,标本的名称与部位必须和手术医师重复核对。

(8)术中使用超声刀切割止血,器械护士需及时清除钳端结痂组织,保证超声刀的切割止血效果。

二、乳腺手术护理配合

（一）乳房单纯切除术

1.应用解剖

(1)位置：乳房位于胸前部，胸大肌和胸筋膜的表面，上起第2～3肋，下至第6～7肋，内侧至胸骨旁线，外侧可达腋中线。

(2)构成：乳房由皮肤、纤维组织、脂肪组织和乳腺构成。

(3)血供及神经支配：乳房的动脉主要来自胸廓内动脉，乳房的神经主要由第2～6肋间神经的外侧皮支及前皮支所支配。

2.手术适应证

(1)乳房内巨大的或多发性良性肿瘤。

(2)增生活跃的慢性囊性乳腺病。

3.麻醉方式、手术体位与切口

局部麻醉或连续硬脊膜外隙阻滞麻醉。患者取平卧位，患肢外展，肩下垫小橡皮方垫（30 cm×20 cm×15 cm）。以乳头为中心，在第2～6肋从外上到内下做一斜梭形切口；或以乳头为中心做横梭形切口。

4.器械、敷料与物品准备

(1)器械：乳腺器械。

(2)敷料：剖腹包、剖腹外加、剖腹盆、乳腺外加。

(3)物品：一次性无菌手术用品（手套、手术贴膜、吸引器皮管、引流管），体位垫，标本盆。

5.手术步骤及配合要点

(1)顺切口切开皮肤、皮下组织。

(2)沿乳房上缘，围绕乳房基底部用电刀边切边止血，直切到胸大肌筋膜，小出血点用电凝止血，大出血点以4号丝线、7×17圆针缝扎。

(3)用组织钳将病变乳房组织提起，电刀将整个乳房从胸大肌筋膜上切除。

(4)彻底止血，冲洗放引流管，关闭切口。

6.手术护理重点

胸部伤口包扎不宜过紧，以免影响呼吸。

三、乳腺癌改良根治术

1.手术适应证

Ⅰ、Ⅱ期乳癌；Ⅲ期乳癌及经综合治疗可切除的Ⅳ期乳癌。

2.麻醉方式、手术体位与切口

连续硬脊膜外隙阻滞麻醉或全身麻醉。手术体位同"乳房单纯切除术"。行患侧胸前梭形切口。

3.器械、敷料与物品准备

同"乳房单纯切除术"。

4.手术步骤及配合要点

(1)做梭形斜切口，在皮肤和浅筋膜浅层分离皮瓣，沿胸骨切断胸大肌、胸小肌，显露胸锁筋膜,按解剖顺序彻底清除淋巴结群,处理侧胸壁血管,切断整个乳房、腋窝淋巴结群。

(2)放置引流管,紧贴胸壁,缝合固定皮瓣,适当加压包扎。

5.手术护理重点

(1)注意观察患者血压、脉搏及呼吸情况。

(2)失血多者应及时输血输液并保持通畅。

(3)胸部伤口包扎不宜过紧,以免影响呼吸。

(陈　雯)

第四十七节　心脏手术护理配合

一、动脉导管结扎术

(一)应用解剖

动脉导管通常位于降主动脉与左肺动脉之间。右位主动脉弓患者,少数可位于无名动脉根部远端的主动脉和左肺动脉之间,双侧动脉导管者极为罕见。根据未闭动脉导管的解剖形态,可将其分成管形、漏斗形、窗形和动脉瘤形4种。

(二)手术适应证

由于患有动脉导管未闭的儿童或成人远期自然预后不佳,且有并发感染性心内膜炎的危险,除症状不明显的幼儿可延期手术外,一般情况下,一经确诊即应手术治疗。根据我国目前医疗现状,较理想的手术年龄是3~5岁。

(三)手术禁忌证

(1)合并严重肺动脉高压。

(2)合并其他复杂先天性心脏病。

(3)主动脉弓离断。

(四)麻醉方式、手术体位与切口

1.麻醉方式

采用气管内插管、静脉复合麻醉的全麻方式。

2.手术体位

取右侧卧位,右腋下放软垫垫高,左手臂摆于前方,可使术侧肋间隙增宽,同时肩胛骨向前上牵拉,利于手术野显露。

3.手术切口

较大儿童或成人多选用左胸后外切口,皮肤和胸壁肌肉切开应从肩胛骨下角下方1横指处绕过,以免术后肩胛骨活动时摩擦而引起疼痛。婴幼儿因胸廓小,术野浅,导管韧性较好,可选用左腋窝小的"S"形切口或直切口,第4肋间进胸。

(五)器械、敷料与物品准备

1.器械

除常规器械外,另需准备S拉钩、肩胛拉钩及动脉导管钳。

2.敷料

体循包、体循外加、体循衣、体循单。

(六)手术步骤及配合要点

(1)右侧卧位开胸后,递一块打开的湿纱布包裹肺,用S拉钩将左肺上叶尖向前下牵拉,在主动脉峡部多数可见一膨出部并向肺动脉侧延伸,即动脉导管之部位。

(2)递剥离剪,沿降主动脉纵轴中线剪开纵隔胸膜,上至左锁骨下动脉根部,下至肺门。用小圆针、4号丝线在纵隔胸膜边缘缝牵引线4～5针,牵拉并固定于消毒巾上,将肺组织和手术野隔开。

(3)导管的游离是手术的关键,分离多采用先前壁,再下缘、上缘,最后分离后壁的顺序。根据导管的长度,适当扩大后壁用直角钳分离间隙,以便套过结扎线。

(4)结扎线采用不可吸收的双10号丝线。准备结扎时,请麻醉师通过药物将主动脉压收缩至70～80 mmHg,先结扎动脉导管的主动脉端,然后再结扎肺动脉端。

(5)导管顺利结扎后,彻底止血并冲洗胸腔,纵隔胸膜间断用小圆针、4号线缝合4～5针,安放闭式引流,请麻醉师膨肺后,递大圆针双10号线关闭胸腔,10号线、胖圆针缝合肌肉层,中圆针、4号线缝合皮下组织,最后用4-0#可吸收线进行皮内缝合。

(七)手术护理重点

(1)摆好体位,注意舒适,勿使受压,手臂固定时,不宜过度外展,防止损伤臂丛神经。

(2)保持输血、输液管道通畅。保证血库可随时供应配好的血。

(3)结扎线应预先浸泡于抗生素溶液之中,既可减少污染机会,又可保持引套过程中滑润不涩。

(4)关胸前清点器械、敷料等,避免遗留在伤口内。

(5)送回病房前将引流管连接于引流瓶,注意勿折、勿污染。

二、法洛四联症根治术

法洛四联症是一种常见的先天性心脏病。根据四联症的病理特征,一般多选择四联症根治术,实行手术时较安全,效果颇为理想。

(一)应用解剖

法洛四联症原发病理解剖改变,主要为右室流出道狭窄、室间隔缺损、主动脉骑跨与右心室肥大。

1.右室流出道狭窄

右心室流出道包括漏斗部、瓣环、瓣膜、肺动脉脉干和其分支5个部位。整个右心室流出道可以在一处或几处发生狭窄。

2.室间隔缺损

四联症的室间隔缺损不是膜部缺损,根据缺损的位置主要可分为两种类型,一是嵴内型缺损,另一是肺部动脉瓣下型缺损。

3.主动脉骑跨

在四联症中,主动脉骑跨有3个含义。

(1)主动脉根部顺时向转位,较正常位置转向右侧。

(2)主动脉根部扩大,比正常骑跨右心室较多。

(3)由于漏斗隔向前移位和巨大室间隔缺损,因此主动脉起源于两骑跨于心室间隔缺损之上,主动脉起源于两心室和骑跨在室间隔上。

4.右心室肥厚

四联症右心室肥厚是右室流出道狭窄的后果,与右心室压力高和室内分流有关,无须手术解除。

(二)器械、敷料与物品准备

1.器械

除准备常规器械外,还应准备下列心血管手术器械。

(1)胸骨劈开刀:用于前胸正中切口,现偶尔应用再次手术病例。用作分段劈开胸骨,以避免引起心脏和大血管的损伤。

(2)高速电动胸骨锯:通过软轴引起带细齿的刀片上下振动,锯开胸骨。如果锯刀的振动为左右摆动,称作振动胸骨锯,用于二次切开胸骨。

(3)胸骨剪:适用于横断胸骨及婴幼儿胸骨切开。

(4)胸骨撑开器:由支架连接两个半弧形撑开翼组成,其宽度及深度适用于前胸壁的胸骨撑开。

(5)无损伤组织镊:镊的钳夹面为凹凸齿,夹持组织时不引起损伤,适用于心内手术操作。

(6)镶片持针器:在持针器的头部,持针侧嵌有硬质合金镶片,夹针牢且寿命长,持针器的手把部位涂有金色的金属镀层,尤其适用于缝瓣及心内及血管直视手术操作用。

(7)心房拉钩:用于显露心房切口,暴露病变,进行手术操作。

(8)心室拉钩:可分为直角和凹面半圆式两种,都有不同号码和宽度,适用于牵开心室、心房和室间隔缺损边缘等。

(9)大血管游离钳:用于游离上、下腔静脉、主动脉及大、中等血管后壁组织置放束带用。常用的有蒂钳、直角钳。

(10)无损伤血管钳:具有各种形状,常用的无损伤血管钳有升主动脉阻断钳(凹凸齿)、心耳钳(凹凸齿)、动脉导管阻断钳以及各种动脉钳。

(11)心内吸引头:头部为硬塑料管,后部为软塑料管和接头,连接吸引泵,可按需要放入心脏内空腔,在任何部位,抽吸积血、积液都不会妨碍心内操作,使用时注意吸引头可能堵塞而引起不畅通。

2.敷料

体循包,体循外加,体循衣,体循单。

3.物品

手套,各型号无损伤涤纶线,各型号缝线,丝带,针头,套针,贴膜,敷贴,吸引器皮条,刀片,电刀头,胸骨锯,骨蜡,阻断管。

(三)手术步骤及配合要点

1.建立体外循环

递胸骨锯正中劈开胸骨后,预留足够心包补片,展平后用0.75%的戊二醛固定备用。递1-0#涤纶线大半针在主动脉上缝荷包,剥离剪剪开主动脉外膜,尖刀划开主动脉壁插入主动脉插管,心耳钳夹住右心耳并剪下,插入上腔静脉插管开始体外转流并降温;用1-0#涤纶线大半针在下腔静脉上缝荷包,插入下腔静脉插管并入体外循环;分别用蒂钳和直角钳分离下腔静脉和上腔静脉,套入阻断带。经右上肺静脉根部插入左心房减压管。在主动脉插管下方用3-0#涤纶线缝荷包,插入冷灌针;阻闭上、下腔静脉,递阻闭钳给一助阻闭升主动脉,冷灌开始。

2.解除右心室流出道阻塞

右心室流出道行纵切口或横切口,递剥离剪剪除肥厚壁束及隔束,达到解除右心室流出道阻塞的目的。合并肺动脉瓣狭窄者,应沿交界用半圆刀切开,有瓣环和肺动脉干狭窄者应跨过瓣环切开至狭窄上方。

3.室间隔缺损的修补

根据室缺大小剪下合适的涤纶补片,用3/0带垫片的涤纶线做间断褥式缝合,缝合10~14针。

缝线分别穿过补片相应部分,将补片送下后结扎。现多采用国产涤纶补片或聚四氟乙烯补片修补室间隔缺损。

4.施行右心室流出道修补加宽

右心室内修复完毕后,递四联症探子测量右心室流出道。根据梗阻解除情况,决定是否用心包补片对流出道加宽,如需加宽,切开右心室流出道,用4-0#或5-0#聚丙烯线将固定好的心包补片连续缝合在右心室切口上。

5.房间隔缺损修补

有房间隔缺损时,则经右心房另做一切口进行修补。对左上腔静脉引流到左心房者,视情况矫正。对合并动脉导管未闭者,可在转流开始前分离出导管并结扎。

6.拔出心脏插管

停体循环转流后,拔出心脏插管并予缝合。

7.引流与缝合

手术结束后进行彻底止血,并放置纵隔及心包引流管,然后逐层缝合。

(四)手术护理重点

(1)用心包补片加宽右室流出道时,应用无菌生理盐水反复冲洗,防止补片上残留有戊二醛。加宽时用连续缝合法。

(2)重症患者,术终应严密止血,防止再次开胸止血。

(3)注意清点并记录纱布、敷料、手术器械数量,术毕清点核对,避免遗留在伤口内。

(4)术前及术中,称干、湿纱布重量,计算好输血量,并保持输血、输液通畅。

(5)按时记录血压、脉搏、呼吸。

(6)随时记录术中各项用药。

(7)送患者回病室时,注意各种引流管及导管等的通畅,勿使扭曲、受压、污染。

(8)注意观察并记录尿排出量。

(9)输大量胶体应以血浆为主。

三、右心室双出口矫治术

(一)应用解剖

右心室双出口的病理解剖与分类主要取决于两大动脉位置和相互关系以及室间隔缺损的位置。

两大动脉的关系可分为两动脉并列、右侧大动脉异位、左侧大动脉异位和两大动脉关系正常 4 种。室间隔缺损可分为主动脉下、肺动脉下、靠近和远离两大动脉 4 种。

(二)手术禁忌证

(1)右心室双出口无肺动脉狭窄,严重肺动脉高压及阻塞性肺血管病者,不适合心内修复,应考虑心肺移植。

(2)右心室双出口合并两侧肺动脉发育不良者,不适合行两心室修复,应用体-肺动脉分流术。

(3)有严重呼吸功能不全、严重肝肾功能损害者也为手术禁忌。

(三)麻醉方式、手术体位与切口

采用气管内插管,静脉复合麻醉的全麻方式。患者仰卧位,行胸部正中切口。

(四)器械、敷料与物品准备

按体外循环心内直视手术常规准备。

(五)手术步骤及配合要点

右心室双出口的类型众多,产生的血流动力学各不相同,所以其手术时间和手术方法应根据室间隔缺损的位置、有无肺动脉狭窄以及合并畸形决定。现以 Rastling 手术方法为例。

(1)胸部正中切口,升主动脉插管,经右心房插入上、下腔静脉插管,常规建立体外循环,经右肺上静脉或在心脏停博后经卵圆孔未闭或房间隔缺损插入左心减压管。

(2)修复心室内隧道。此手术适用于右心室双出口主动脉下和靠近两大动脉室间隔缺损无肺动脉狭窄的病例。观察冠状动脉走行,递剥离剪行右心室横切口或纵切口,探查室间隔缺损的部位、大小以及与两大动脉开口的关系。裁剪 1.6～1.8 cm 内径的人工血管 1/2 或 2/3,两端呈半圆形,长度约等于主动脉口上缘至缺损下缘。用 3-0# 或 4-0# 带垫片的涤纶线依次缝经缺损前和后缘到主动脉瓣环上缘肌肉,做一圈带垫片的褥式缝合。将缝针按顺序穿过人工血管边缘,推下结扎。探查心室内隧道膨出有无阻塞右心室流出道,如有阻塞应用补片加宽右心室流出道。

(3)停体循环转流后,拔出心脏插管。

(4)手术快结束时进行仔细止血,放置纵隔及心包引流管。然后逐层缝合并包扎,包扎不宜过紧。

(六)手术护理重点

同"法洛四联症根治术"。

四、胸腔镜下部分性房室隔缺损矫治术

(一)应用解剖

部分性房室隔缺损是一组连续形态变化的心脏畸形,为单纯原发孔房间隔缺损合并二尖瓣大瓣裂,同时伴有瓣膜边缘卷曲、增厚或有异常腱索存在。有 85% 的患者可合并三尖瓣的发育不全及隔瓣裂隙。

(二)手术适应证

部分性房室隔缺损。

(三)麻醉方式、手术体位与切口

采用静吸复合全身麻醉双腔插管的方式。患者平卧位,右肩胛部抬高 15°～30°。胸腔开

孔,第 1 孔开于右锁骨中线第 4 肋间,第 2 孔开于右腋中线第 4 肋间,第 3 孔开于右腋中线第 6 肋间,每孔直径为 3~4 cm,同时,行腹股沟切口。

(四)器械、敷料与物品准备

胸腔镜全套设备,胸腔镜器械,常规体循包,胸腔闭式引流瓶,铁头左房引流管,50 mL 注射器,红色橡胶导尿管(粗)。

(五)手术步骤及配合要点

(1)胸部打孔后,行股动静脉切口,剥离右股动脉及股静脉,插入股动脉,股静脉插管(双腔),妥善固定。

(2)接光源、镜头、显示器,将镜头放入第 3 孔,剪开心包并悬吊,套上下腔静脉并阻闭,插冷灌针,阻闭主动脉。

(3)抓钳抓住右心房,剪开并悬吊,探查二尖瓣裂位置,用 5-0# Prolene 线从二尖瓣裂尖部开始间断缝合,缝合完毕用 50 mL 注射器连接红色橡胶导尿管进行测试,测试满意后,从第 3 孔放置铁头左房引流管入左房,测量房缺大小剪涤纶补片,使用 4-0# 小针 Prolene 线带垫片将涤纶补片修补房缺。探查三尖瓣闭合情况,必要时使用 4-0# Prolene 线带垫片成型。

(4)关闭右心房,开放复跳后开放上下腔静脉,拔冷灌针。

(5)检查心脏及胸腔各部位有无出血,温盐水冲洗并使肺复张,拔除股动静脉管,关闭腹股沟切口,由第 3 孔放置胸腔引流管,关闭各切口。

(六)手术护理重点

(1)为防止胸内热气在内镜镜头表面产生的雾化,台上准备碘伏擦拭镜头。

(2)妥善固定股动、静脉插管,以防脱出。

(3)胸腔镜镜头避免剧烈碰撞,震荡以防损坏,光源线不可打折。

(4)胸壁止血使用时电刀头须加套。

(5)术中使用过的缝针及物品及时收回,以防遗留体腔。

(6)术中测试二尖瓣关闭情况使用 0.9% 氯化钠盐水。

五、胸腔镜下左房黏液瘤摘除术

(一)应用解剖

心脏黏液瘤多为良性肿瘤,70%~90%发生于左心房,依次为右心房。多数左心房黏液瘤通过一个粗而短的蒂附着于左心房房间隔的卵圆窝处。瘤体的外观类似胶冻样组织,随心脏收缩和舒张而活动,常呈分叶状或葡萄串珠样,且非常松脆,容易破碎。

(二)手术适应证

体重 20 kg 以上,右房黏液瘤及蒂部在房间隔上的左房黏液瘤。

(三)麻醉方式、手术体位与切口

静吸复合全身麻醉双腔插管。手术体位:平卧位,右肩胛部抬高 15°~30°。胸腔开孔,第 1 孔开于右锁骨中线第 4 肋间,第 2 孔开于右腋中线第 4 肋间,第 3 孔开于右腋中线第 6 肋间,每孔直径为 3~4 cm,同时,行腹股沟切口。

(四)器械、敷料与物品准备

胸腔镜全套设备,胸腔镜器械,常规体循包,胸腔闭式引流瓶,瘤体捕捞器,心外吸引器。

(五)手术步骤及配合要点

(1)胸部打孔后,行股动静脉切口,剥离右股动脉及股静脉,插入股动脉,股静脉插管,妥善固定。

(2)连接光源、镜头、显示器,将镜头放入第3孔,剪开心包并悬吊,套上下腔静脉并阻闭,插冷灌针,阻闭主动脉。

(3)抓钳抓住右心房,剪开并悬吊,探查并悬吊瘤蒂位置,尖刀沿瘤蒂切开,将瘤体完整地由左房拖出,放入瘤体捕捞器中,经第1孔取出,冲洗切口。

(4)关闭房间隔(必要时用涤纶线打补片,4-0[#] Prolene线带垫片连续缝合)及右心房,开放复跳后开放上下腔静脉,拔冷灌针。

(5)检查心脏及胸腔各部位有无出血,温盐水冲洗并使肺复张,拔除股动静脉插管,关闭腹股沟切口,由第3孔放置胸腔引流管,关闭各切口。

(六)手术护理重点

同"胸腔镜下部分性房室隔缺损矫治术"。

六、经胸非体外封堵术

(一)应用解剖

房间隔缺损可单独存在,亦可与其他心血管畸形合并发生。继发孔型房间隔缺损是临床常见的先天性心血管畸形,可分为中央型、下腔型、上腔型和混合型4种类型。中央型房间隔缺损又称卵圆孔型缺损,位于房间隔中部,相当于卵圆窝的位置,多数有完整边缘,是最常见类型。

(二)手术适应证

(1)无法采用介入方法封堵,无其他心内畸形的继发孔房缺。

(2)房缺有完整边缘,且直径小于30 mm。

(3)房缺下腔缺缘角度小于30°。

(三)麻醉方式、手术体位与切口

采用气管内插管,静脉复合麻醉的全麻方式。患者仰卧,右肩背部垫高30°。在患者胸骨右缘第4肋间做2～3 cm切口。

(四)器械、敷料与物品准备

1. 器械

常规心脏外科器械,经胸封堵推送导管。

2. 敷料

体循包、体循单、体循衣。

(五)手术步骤及配合要点

(1)在患者胸骨右缘第4肋间做一2～3 cm切口,剪开心包并悬吊心包,暴露右心房。

(2)1-0[#]涤纶线在右心房外侧壁行荷包缝合,直径约8 mm。

(3)在荷包中央穿刺入右心房,在食管超声实时扫描图像引导下将推送导管经右心房送入左心房,经推送导管送入合适型号的房缺封堵器。

(4)反复推拉闭合器确认无移位,经食管多普勒超声彩色血流图显示无血液穿隔分流后,释放闭合器,退出推送导管,结扎荷包缝线,间断缝合心包切口,严密缝合胸壁表面切口。

(六)手术护理重点

(1)保持外周静脉通畅,建立两路外周静脉通道。

(2)术前将 B 超诊断仪安置于合适位置,既便于手术医生观察又不影响操作。术中配合 B 超医生置入食管超声探头。

(3)术中严密监测患者生命体征,一旦出现因牵拉引起的心律失常、血压骤降或封堵器脱落情况,立即备好急救药物,并协助体外循环医生随时准备建立体外循环。

(4)防止血栓形成,切开心包后肝素化血液。

(5)严格无菌操作,封堵器应用庆大霉素稀释液反复冲洗且术中静脉滴注抗生素一次。

七、夹层动脉瘤腔内隔绝术

(一)应用解剖

主动脉夹层分离可位于主动脉的某一部位,一般多侵犯主动脉的大部分,而且有时分离到主要的分支,特别是主动脉和盆腔分支。很少累及全部主动脉,通常有一部分主动脉仍然完整。DeBakey 分类法将主动脉夹层动脉瘤分为以下三型。

1 型:夹层从升主动脉根部开始,侵犯大部或全部主动脉,包括主动脉弓与部分或全部降主动脉。

2 型:夹层仅累及升主动脉,从升主动脉根部开始到无名动脉的开口近端,该型在慢性期多见。

3 型:夹层仅累及降主动脉,即从左锁骨下动脉开口的远端向降主动脉分离。

3a 型:夹层仅累及胸部降主动脉。

3b 型:夹层累及胸、腹部降主动脉。

(二)手术适应证

适用于 3 型夹层动脉瘤。

(三)麻醉方式、手术体位与切口

采用局部浸润麻醉方式。患者仰卧,左臂外展置于托手板上。在患者左或右腹股沟 3～5 cm切口。

(四)器械、敷料与物品准备

1. 器械

股动脉切开器械、造影导管、带膜人工血管支架、输送器及装载器、输送鞘管、超强导丝。

2. 敷料

体循包、体循单、体循衣。

(五)手术步骤及配合要点

(1)酌情局麻后在患者左或右腹股沟顺股动脉走向做 3～5 cm 切口,游离股动脉,两端套橡皮筋备用,分离股深动脉,橡皮筋阻断。

(2)16# 静脉穿刺针穿刺股动脉,置入动脉鞘管,通过动脉鞘管置入造影导管造影,判别夹层真假腔、动脉夹层开口位置及内径。

(3)放入超强导丝,取出造影导管,选择适宜支架,取出动脉鞘管,阻断股动脉远端,尖刀在穿刺点做切口,将支架顺导丝放入主动脉,使支架覆膜部分完全遮盖破口位置。

(4)患者收缩压降至 80～90 mmHg,缓慢释放,记忆合金支架完全张开,完全封闭破口及夹层。再次置入造影导管造影,检查支架放置效果后拔出造影导管。

(六)手术护理重点

(1)建立两路外周静脉通道,保持特殊药泵通畅。

(2)参加手术人员,须穿铅衣戴铅帽,做好有效防护。

(3)术中严密监测患者生命体征,注意观察血管活性药效果,及时调整,控制血压缓慢下降。

(刘晶菁)

第四十八节　气管、支气管手术护理配合

气管上接喉部,下端经隆凸与左右主支气管相连。成人气管自环状软骨下缘至隆凸的顶点,全长为 10～13 cm。气管的前壁和两侧壁由呈"C"字形的 20～22 个软骨环为支架,软骨环间由平滑肌连接形成管道状,其后壁由膜样纤维平滑肌构成,称为膜样部,以疏松的结缔组织与食管相贴连。气管的前壁呈弧形,后壁平坦,横断面为"马蹄形",前、后径为 1.8～2.0 cm,横径为 2.0～2.2 cm,女性略小于男性。主支气管以下各级支气管口径逐渐变细,至末梢支气管仅为 0.1 cm 左右。

气管壁由外到内有外膜、肌层、软骨、黏膜下层和黏膜。外膜菲薄,由纤维结缔组织组成。肌层为弹性平滑肌,维持气管壁的弹性。软骨环宽为 3～4 cm,占气管断面的 2/3。黏膜下层充满微血管、淋巴管和神经纤维。黏膜为柱状上皮,表面有纤毛,可将分泌物向上推送。气管的血液供应来自甲状腺下动脉的分支,其下端亦有来自支气管动脉的分支;静脉汇入甲状腺静脉丛,淋巴引入气管前和气管旁淋巴结;肌肉纤维受喉返神经支配。

主支气管在第 2 肋软骨平面隆凸处,气管分为左、右两主支气管,其确切界限难分辨。分叉角度通常为 60 °～75 °,右主支气管与中线的角度较小,为 20 °～25 °,几乎与气管延续。左主支气管与中线的角度较大,为 40 °～45 °。自隆凸至右上肺叶支气管开口一般称右主支气管,长为 10～25 mm;自隆凸至左上肺叶支气管开口一般称左主支气管,长为 45～55 mm。气管隆凸位置偏左,右主支气管横过胸椎,当胸部前后被挤压伤时,易导致断裂。主支气管的结构基本与气管结构相似,其血液供应来自支气管动脉;神经来自肺丛。在肺门支气管上前方为肺动脉,动脉下方为肺静脉。支气管周围有支气管动脉、淋巴结和神经丛。

一、隆凸支气管切除和成形术

(一)手术适应证

(1)治疗隆凸或气管、支气管新生物。选择性地用于早期癌肿。

(2)隆凸部或其邻近区受肿瘤侵犯时,将隆凸部切除,重建呼吸道。

(二)麻醉方式、手术体位与切口

1.麻醉方式

气管插管静脉复合麻醉。

2.手术体位

颈仰卧位或左侧卧位。

3.手术切口

颈部横切口或右后侧胸壁切口。

(1)涉及气管上 1/2 到 2/3 的病变,可通过常规颈部领状切口获得满意暴露,有时需要延长切口,切开胸骨。

(2)气管下 1/3 病变一般通过第 4 肋间右后外侧切口开胸手术。

(三)器械、敷料与物品准备

1.器械

常规开胸手术器械。

2.敷料

常规胸科手术包。

3.特殊用物

规格不等的无菌气管插管和延长螺纹管,无损伤针线。

(四)手术步骤及配合要点

1.切口

常规消毒铺单,常规颈部领状切口或右后外侧切口。

2.显露后纵隔

结扎切断奇静脉,将肺向上、向内牵拉,显露后纵隔,切开纵隔胸膜。

3.游离隆凸

用 7 号丝线牵开迷走神经,游离出气管下部及隆凸,用牵引带将气管及左、右主支气管分别牵起。

4.切断主支气管

将麻醉气管内插管送入右主支气管内供氧,隆凸及支气管下垫 2 块干纱布,切断左侧主支气管,用无菌的另一气管插管,经术野插入切断的左主支气管远侧端内供氧或高频通气。

5.切除隆凸

吸除原气管插管内的分泌物,松开气囊,将该管自右主支气管缓慢拔退至气管内,切断右主支气管,然后再切断肿瘤上方的气管,取出隆凸段。

6.缝制新隆凸

先从左右主支气管的内侧软骨部缝合,缝制成新隆凸。

7.吻合

将左主支气管的外侧壁与气管进行吻合,继而缝合气管与左、右主支气管的前壁,约将软骨吻合半周左右时,缝合膜样部。当全周吻合 2/3 左右后,拔出无菌插管,将气管内插管送入左主支气管内,继续缝合剩余的部分。

8.检查吻合口

吻合完毕,插管退回至气管内。吻合时软骨部尽量做黏膜下缝合,膜样部可全层缝合。检查吻合口有无漏气及出血,必要时做组织片被覆。

9.关胸

大量无菌温 0.9% 的氯化钠注射液冲洗胸腔,放置胸腔引流管,清点器械、纱布、纱垫、缝针等无误后关闭胸腔。

10.做皮肤缝线

10#丝线缝吊下颌与前胸皮肤,使下颌贴靠胸壁,保持颈项前屈位 15°～30°位置 2 周,以减少气管吻合处张力。

(五)手术护理重点

(1)因病变压迫气管,术中应严密观察呼吸和血气监测指标的变化,特别是在更换气管插管时,注意呼吸节律的改变及有无缺氧的发生。

(2)注意控制术中输液、输血的量及速度,准确地观察并记录术中尿量及出血量,密切观察生命体征,发现问题及时报告处理。

(3)术中严格无菌操作技术,在更换无菌气管插管时,注意防止气管内分泌物对术野的污染,了解手术步骤,配合默契。

(4)其他护理要点见胸部手术护理配合。

二、气管切除吻合术

(一)手术适应证

(1)局限性气管狭窄(由于放置气囊气管插管的时间过久而引起的局部损伤或气管切开的并发症)。

(2)呼吸道烧伤引起的局部瘢痕狭窄。

(3)特异性或非特异性局部气管炎症引起的狭窄。

(4)气管新生物。

(二)麻醉方式、手术体位与切口

1.麻醉方式

气管插管静脉复合麻醉。若已放置气管切开导管,用以进行诱导,可由此插管。狭窄不严重时,尽量保持插管位于病变之上。狭窄严重(口径小于 4 mm)时,术前可以用内镜进行扩张,但不应强行,以免造成额外损伤和炎症,影响手术操作。

2.手术体位

根据病变部位的不同,决定手术体位。颈仰卧位或左侧卧位。

3.手术切口

根据病变部位的不同决定。

(1)病变位于气管上部者,可采用颈部横切口,加向下正中切口。劈开胸骨上半部分,不仅可充分暴露颈部和纵隔气管,而且可行肺门心包内游移。不切开胸膜腔,有利于肺功能差的病员。

(2)对下 1/3 气管病变,常采用右后侧胸壁切口。该切口不仅有利于气管隆突部的切除和成形,而且便于肿瘤的切除。

(三)器械、敷料与物品准备

1.器械

常规开胸手术器械。

2.敷料

常规胸科手术包。

3.特殊用物

规格不等的无菌气管插管和延长螺纹管,无损伤针线。

(四)手术步骤及配合要点

1.切口选择

常规消毒铺单,病变位于气管上部者,可采用颈部横切口,加向下正中切口。对下 1/3 气管病变,常采用右后侧胸壁切口,经第 4 肋间隙或第 4 肋骨床进入胸腔。

2.游离病变

递血管钳紧贴气管进行游离,暴露环状软骨到隆突间的气管。

3.切除病变

气管充分显露后,探查判断气管肿瘤的位置、毗邻关系、有无外侵。在切除部位的近、远端各 2 cm 处,递 7×20 圆针、7# 线,在气管的两侧各缝一牵引线,递刀在病变的下方切开气管,观察病变的极界,予以切断,尽量保留正常的气管。

4.放入气管插管

将带气囊的气管插管迅速放入气管远端,保持通气和辅助呼吸,充起气囊,吸引器及时吸除远端的血液和囊上的积血。牵起病变气管的近端,血管钳游离至正常分界,予以切除。

5.对端吻合

拉拢上下方气管牵引线,使上、下端切口对拢。对拢后,将颈项放于中位,以 4-0# 可吸收线间断缝合后壁,待后壁缝完,撤去术野中气管插管,将原经口腔气管插管越过吻合口插入远侧气管,继续缝前壁(如颈部切口者,先吻合气管后壁;胸部切口者,先吻合气管前壁),完成气管吻合。

6.检查吻合口

检查吻合口有无漏气及出血,必要时可用邻近胸膜或心包瓣缝盖于吻合口。

7.常规对合

无菌 0.9% 的氯化钠注射液冲洗,放置胸腔引流管,清点器械、纱布、纱垫、缝针无误后逐层关闭切口。10# 线缝吊下颌与前胸皮肤,使下颌贴靠胸壁,保持颈项前屈位 15°～30°位置 2 周,以减少气管吻合处张力。

(刘晶菁)

第四十九节　纵隔肿瘤切除手术护理配合

一、应用解剖

(1)纵隔系指双侧胸膜间及胸腔上口至膈肌的间隙。前界为胸骨,后界是胸椎,两侧为胸膜的纵隔层。通过胸骨角至第 4 胸椎的平面,将纵隔分为上、下两部分。

(2)上纵隔位于心包以上,前为胸骨柄,后为 1～4 胸椎,侧为胸膜的纵隔层,其中含胸腺上部分、食管上端、气管、胸导管、主动脉弓及其三大主干,无名静脉和上腔静脉,并有膈神经、喉返神经和迷走神经以及交感神经节等。

（3）下纵隔分为前、中、后三部分。前纵隔介于胸骨后及心包前,内含胸腺的下部分和疏松结缔组织,无重要结构。中纵隔内有心包与心脏及进出心脏的大血管、气管分叉、左右支气管和周围的许多淋巴结。后纵隔位于心脏的后方,第4～8胸椎之前,内有降主动脉、食管、胸导管、奇静脉、迷走神经、椎旁交感神经节等。

二、手术适应证

胸骨后甲状腺瘤,纵隔畸胎瘤和胸腺瘤及神经源性肿瘤等。

三、麻醉方式、手术体位与切口

1. 麻醉方式

气管插管静吸复合麻醉。

2. 手术体位

根据手术切口采取仰卧位、斜卧位或侧卧位。

3. 手术切口

（1）前纵隔肿瘤:前胸外侧切口。

（2）后纵隔肿瘤:后外侧切口。

（3）前上纵隔肿瘤及双侧性前纵隔肿瘤:胸骨正中切口。

（4）胸内甲状腺:颈部切口,必要时部分劈开胸骨。

四、器械、敷料与物品准备

1. 器械

常规开胸手术器械。

2. 敷料

常规胸科手术包。

3. 特殊用物

纵劈胸骨器械、胸骨锯,胸骨钢丝、胸骨打孔器或硬膜外针头,骨蜡。

五、手术步骤及配合要点

以胸腺瘤切除术为例。

1. 切口

常规消毒铺单,胸骨正中切口。

2. 显露胸腺、前纵隔及心包

递盐水纱垫2块保护切口,胸腔牵开器显露手术野,递0.9％的氯化钠注射液湿手探查。

3. 显露胸腺瘤

递长镊、剥离子钝性分离,向两侧剥离胸膜反折。

4. 分离胸腺瘤上、下极

由下至上剥离,递中弯钳钳夹提起胸腺瘤,长扁桃剪剥离,长分离钳钳夹出血点,4号线结扎或电凝止血。

5. 切除肿瘤

分离出胸腺瘤或一并切除部分胸腺组织（胸腺瘤与部分正常组织相连）,5×20圆针、4号线间断缝合胸腺断端。

6．切断无名静脉分支

递小直角钳分离分支血管，中弯钳带双 4 号线分别结扎血管远、近两端，再递 5×14 圆针、1 号线缝扎中间 1 针，10 号刀切断。

7．准备关胸

递 0.9% 的氯化钠注射液冲洗，电凝止血。

8．置引流管

于胸骨后放置引流管，于剑突下、上腹壁引出体外。

9．关胸

递大量 0.9% 的氯化钠注射液冲洗胸腔，清点器械、纱布、纱垫、缝针无误后关胸。

六、手术护理重点

（1）纵劈胸骨对呼吸循环的影响较大，术中应严格监测呼吸、循环的变化，发现问题及时处理。

（2）纵隔实质型肿瘤占位明显时，如行后外侧切口手术，应注意患者体位变化或胸腔切开后，由于胸腔内压力失去平衡及瘤体下坠，使纵隔移位而致呼吸、循环障碍，须做好各项抢救准备。

（3）术中分离肿瘤粘连时可能会造成大血管的破裂，应沉着冷静，递吸引器吸净手术野，准备无损伤血管钳和无损伤针线缝扎止血。并保障静脉输液、输血通畅。

（4）术中出血及渗血可能较多，应预先备热 0.9% 的氯化钠注射液及止血材料，以备出血时压迫止血。

（5）纵隔肿瘤常有不同程度的上腔静脉压迫症状，上肢静脉回心血量减少，故应在下肢静脉穿刺输液，以增加下肢静脉回心血量。

（刘晶菁）

第五十节　胸部手术护理配合

一、胸科常用手术切口

开胸手术切口的选择对于安全而又顺利地完成手术十分重要。胸部手术常用的切口有：标准开胸切口（以后外侧切口和前外侧切口为代表）、胸骨正中切口、胸腹联合切口等。

（一）后外侧切口

1．适用范围

多用于肺、食管、膈肌或胸内大血管手术及突出于胸腔内的纵隔肿瘤切除，或胸膜内、外胸廓成形术。

2．体位

患者取侧卧位，健侧在下，根据手术需要，患者的背与手术台平面的角度可稍前倾或后仰，需妥善固定,以防偏倒。必要时将手术床摇成"折刀位"以利加宽术侧肋间隙。头部垫海绵枕,双臂向前伸,腋下衬以软垫。切忌过分牵引,以免损伤臂丛神经。患侧大腿稍弯曲,两膝间及足踝部垫软垫,用骨盆固定架衬软垫将患者固定于手术台上,但应注意勿使下胸部和腹部的呼吸受限制。

3.优点

切口长、术野大、显露好,尤其是便于对后纵隔的显露,且对胸膜粘连的处理较容易。

4.缺点

(1)影响健侧通气功能,对有大量痰液的患者亦易导致支气管扩散感染。

(2)肺门位置较深,不便于解剖。

(3)手术需切断胸壁多层肌群,损伤较大,出血较多,手术后创口疼痛较剧。

(二)前外侧切口

1.适用范围

适用于前纵隔肿瘤切除术,肺上、中叶切除术,心脏手术(如左心房手术、心包部分切除术),动脉导管未闭结扎术。

2.手术体位

患者取仰卧位,用小枕垫将手术侧臀部和背部垫高 30°,同侧上臂前屈,以棉垫包裹放于支架上,术中注意勿过度推牵上臂,以免损伤臂丛神经。

3.前外侧切口分型

(1)弧形切口:起自第 2 或第 3 肋软骨(依需要而定),离胸骨缘 1～2 cm 顺胸骨旁向下,至第 4 或第 5 肋间隙后再绕向外,沿第 4 或第 5 肋间隙切开,女性则沿乳房下缘,至腋中线。

(2)波形切口:将上述弧形切口,自腋中线转向后方延长,沿肩胛前缘约 2 cm,直至肩胛角下方,形成一波形切口。当需要广泛显露胸腔时,采用此切口。

(3)横切口:适用于高位胸腔切开术,由第 2 或第 3 肋间隙,自胸骨缘到腋线做横切口,切开胸肌,经肋间进胸。注意结扎、切断胸廓内动脉,一般用于表浅肺良性局限性病灶,小儿未闭导管或主-肺动脉吻合手术。

4.优点

(1)患者近于仰卧位,较少影响心肺功能,便于麻醉观察或意外处理。

(2)肺门、纵隔距体表近,纵隔较稳定,利于肺门重要结构的解剖和处理。

(3)切开胸壁肌群较少,手术后创口疼痛和胸壁运动受限较轻。

5.缺点

对后纵隔和胸后下部手术显露较差。

6.前、后外侧切口的基本手术步骤及配合

(1)常规消毒铺单:皮肤粘贴自粘型手术薄膜保护切口,两块干纱布放置切口两侧。

(2)切口:根据手术选择切口类型,逐层切开皮肤、皮下组织。递有齿镊,23 号刀切皮,电刀切开皮下组织,边切边凝血或用止血钳钳夹出血点,1 号线结扎。

(3)切开肌层:中弯钳游离、钳夹需离断的肌肉,电刀切开,4 号、7 号丝线结扎或电凝止血。

(4)剥离肋骨骨膜:递肩胛拉钩拉起肩胛骨,电刀切开骨膜,骨膜剥离器剥离肋骨骨膜。

(5)切除或切断肋骨:递肋骨剪截断肋骨两端,骨蜡止血。

(6)经肋骨床进入胸腔:递湿纱垫2块保护切口,递胸腔自动牵开器牵开切口,方头咬骨钳咬平肋骨残端,以免手术时尖锐端刺破肺组织,骨蜡止血,11×40 圆针、10 号线缝扎肋间血管。

(7)胸腔内探查:递术者0.9%的氯化钠注射液浸湿手,探查胸腔,更换深部手术器械(手术配合略)。

(8)冲洗胸腔:关闭胸腔前用0.9%的氯化钠注射液彻底冲洗胸腔并吸净,清点器械、纱布等数目。

(9)留置胸腔闭式引流:于腋中线与腋后线之间第7、第8肋间留置胸腔引流管,纱球消毒皮肤,23 号刀片切一小口,大弯钳分离进入胸腔,引出胸腔引流管,9×28 角针7号线做U形缝合,固定引流管,连接水封瓶。

(10)闭合胸腔:肋骨合拢器拉拢肋骨,11×40 圆针、10 号线间断缝合胸膜、肋间肌及各层肌肉。

(11)缝合皮下组织及皮肤:递纱球消毒切口皮肤,递有齿镊,9×28 角针、1 号线间断缝合。

(12)对合皮肤:递有齿镊2把对合皮肤,敷料覆盖伤口。

(三)胸骨正中切口

1.适用范围

此切口可使下颈部和胸部充分暴露,适用于气管切除重建、胸内甲状腺和甲状旁腺肿瘤切除、颈部食管肿瘤切除、累及双侧的前纵隔肿瘤或囊肿切除、双肺病变切除等。由于该切口对心脏大血管的显露极佳,所以是大多数心脏直视手术的标准切口。

2.手术体位

患者取仰卧位,两肩之间垫一小枕,使背部垫高,胸部向前突出。

3.优点

显露心脏、近端大血管和前纵隔极佳,能同时显露双侧肺、肺门和胸膜腔。操作迅速、安全,愈合快(尤其是部分胸骨劈开者)。

4.开、关胸基本手术步骤及配合

(1)常规消毒铺单:皮肤粘贴自粘型手术薄膜保护切口,两块干纱布放置切口两侧。

(2)切口:自胸骨切迹至剑突与脐间,做一稍偏离正中线的弧形切口,使皮肤切口与胸骨正中劈开口不在同一纵面上。切开皮肤、皮下组织,分离皮瓣,电凝止血。

(3)游离胸骨:直有钩血管钳夹持剑突软骨,线剪纵向剪开;递小直角钳撑开胸骨上窝处肌肉组织,剥离胸骨甲状肌的胸骨附着处;递胸骨后剥离子或环钳紧贴胸骨后壁游离,全长推开胸骨后疏松结缔组织。

(4)纵向锯开胸骨:电刀切开胸骨膜,电锯沿正中线由下而上纵行劈开胸骨,胸骨断面用骨蜡密封止血,骨膜出血处电凝止血。

(5)显露胸腺、前纵隔及心包:递盐水纱垫2块保护切口,胸腔牵开器显露手术野。

(6)纵隔内探查及手术操作:略。

(7)冲洗,放置引流管:在纵隔下方放置1根剪有侧孔的橡皮引流管,如切开心包应同时放置心包引流,分别从上腹壁切小口引出,连接水封瓶。胸膜破损时放置该侧胸腔引流管,连接水封瓶。

（8）关胸，固定胸骨：清点器械、敷料等数目无误后关胸。递钢丝穿透两侧胸骨，绞紧钢丝闭合胸骨，钢丝钳剪断多余钢丝结头，钢丝结头埋入胸骨断隙内。同时气管内加压通气，充分膨肺。

（9）缝合骨膜、胸大肌筋膜、皮下组织和皮肤：递 7 号、4 号、1 号丝线或可吸收线间断或连续缝合。

（10）缝合皮肤，覆盖伤口：递有齿镊 2 把对合皮肤，敷料覆盖伤口。

（四）胸腹联合切口

1. 适用范围

适用于胸下部、腹上部、腹膜后区手术的显露。

（1）左侧：可用于胃、食管、贲门部病变手术。

（2）右侧：可用于食管的中、上段切除术，亦可用于所谓的"三切口"的贲门食管切除术、胃-食管重建术。

2. 缺点

切口长，损伤大，术后肋弓不稳定，疼痛重。

3. 手术步骤及配合要点

（1）常规消毒铺单：皮肤粘贴自粘型手术薄膜保护切口，两块干纱布放置切口两侧。

（2）切口：经第 7 肋间沿肋骨床切开，延伸胸部切口与腹直肌切口相连。

（3）分离、切开胸壁肌肉和腹壁浅层肌肉：电刀切开背阔肌、前腹壁浅层肌肉及腹直肌前鞘，中弯钳钳夹止血，甲状腺拉钩牵开手术野。

（4）分离、切开深层肌肉：骨膜剥离器游离肋软骨，肋骨剪剪断；电刀逐层切开肋间肌、腹内斜肌及腹横肌，切断同侧腹直肌，中弯钳协助钳夹止血，必要时 7 号线结扎。

（5）进入胸腔和腹腔：扁桃剪剪开胸膜；组织剪剪开腹直肌后鞘及腹膜和膈肌，进入腹腔。

（6）探查及手术操作：略。

（7）缝合膈肌：递长镊，7×20 圆针、7 号线间断缝合。

（8）关闭胸腔和腹腔：0.9％的氯化钠注射液彻底冲洗胸腔并吸净，留置胸腔闭式引流和腹腔引流，合拢肋骨，逐层缝合筋膜、肌肉、皮下组织与皮肤。

二、胸腔闭式引流术

（一）目的

（1）使液体、血液和空气从胸膜腔排出。

（2）重建胸膜腔正常的负压，使肺复张。

（3）平衡压力，预防纵隔移位。

（二）适应证

（1）胸内手术结束后。

（2）中等量（超过第 4 前肋平面）血胸。

（3）开放性气胸经清创术后缝闭伤口者。

（4）张力性气胸经减压后又复发者。

（5）自发性气胸漏气时，经反复胸穿抽气后，气体还明显增加者。

（6）早期脓胸，特别是脓气胸等。

(三)手术步骤

(1)选内径为 0.6~1.0 cm,长为 50 cm 的橡皮管或硅胶管,管前端剪成鸭嘴状,管侧近端开两个相对的椭圆孔(儿童可选小口径管)。

(2)水封瓶在使用前需先倒入无菌 0.9% 的氯化钠注射液,并在瓶上贴一胶布注明液面高度,连接引流管应置于水封瓶水面下 3~4 cm。

(3)选择胸腔较低部位(开胸术后在膈顶平面腋中线稍后)置引流管。

(4)非常规开胸手术患者可取低半坐位。如同时为排气减压,可在锁骨中线外侧第 2 肋间另置一闭式引流管。

(四)影响引流的因素

1.引流装置的位置

胸腔闭式引流主要是靠重力引流,水封瓶应置于患者胸部水平下 60~100 cm,搬运患者时需用止血钳双重夹住胸腔引流管,搬运后把水封瓶置于低于胸腔的位置,再松止血钳。引流管的长度以能将引流管固定在床沿,且能使它垂直降到引流瓶为宜。过长时易扭曲,还会增大无效腔,影响通气;过短时患者翻身或坐起时易牵拉引流管。

2.维持引流系统的密闭

为避免空气进入胸膜腔,所有的接头应连接紧密。如密闭性被破坏,应立即夹闭引流管处理漏气处,然后松开止血钳,鼓励患者咳嗽和深呼吸,排出胸膜腔内的空气和液体。

3.维持引流通畅

密切观察引流管是否通畅,是否有气体排出和长管内水柱的波动。正常的水柱上下波动 4~6 cm。若波动消失,则表明该系统有堵塞或肺已完全膨胀。

4.预防感染

各项操作应遵守无菌原则,换瓶时拔出的接头要用无菌纱布包裹,水封瓶内需装蒸馏水或无菌 0.9% 的氯化钠注射液。

(五)胸腔引流管的拔除及注意事项

(1)胸腔引流管安置 48 h 后,如查体及胸片证实肺已完全复张,8 h 引流量少于 50 mL,无气体排出,患者无呼吸困难,可拔除胸腔引流管。

(2)拔管时患者应取半卧位或坐在床沿,鼓励患者咳嗽。挤压引流管后夹闭,嘱患者深吸一口气后屏住,患者屏气时拔管,拔管后立即用凡士林纱布覆盖伤口。

(3)拔管后,要观察患者有无呼吸困难、气胸和皮下气肿,检查引流口覆盖情况,是否继续渗液,拔管第 2 d 后应更换敷料。

三、开胸手术术中护理要点

1.密切观察生命体征

开胸手术创伤大,出血多,手术时间长,因此术中应密切观察循环、呼吸等各项生命体征。

2.注意体位变动对机体的影响

开胸手术常采用侧卧位,翻身时会引起呼吸、循环功能的改变。所以在体位变换时动作力求轻缓,并随时测量脉搏、呼吸和血压,以便及时发现症状及时处理。

3.避免组织损伤

由于麻醉后肌肉松弛,要注意肢体功能位的维护,避免过分牵拉造成神经等组织损伤。

4.皮肤完整性的护理

侧卧位的术中应防止对侧眼、耳、上肢、下肢直接受压;男性患者防止阴囊受压;使用高频电刀时,要注意负极板的正确使用,防止皮肤灼伤。

5.体温观察

开胸后体热散失运转加快,故术中需注意观察体温。必要时采取保暖、输注加温液体等措施,以避免体热散失过多。

6.引流管护理

放置胸腔引流管胸腔闭合后,及时连接于水封瓶上,搬动患者时防止各种引流管道滑脱。

7.污染手术处理

在污染的腔道切开前注意保护伤口,污染与非污染器械应分区放置,污染操作结束后需更换器械和加盖无菌巾。

8.伤口覆盖

开胸伤口覆盖无菌纱布需封闭固定。

四、胸膜剥脱术

(一)解剖结构

胸膜是一层薄而光滑的浆膜,具有分泌和吸收等功能。可分为互相移行的内、外两层,内层被覆于肺的表面,叫作脏胸膜或肺胸膜;外层衬于胸腔壁内面,叫作壁胸膜。脏胸膜紧贴于肺的表面,与肺实质紧密结合,在肺叶间裂处深入于裂内,包被各肺叶。壁胸膜依其所贴附的部位不同可分为四个部分。包被在肺尖上方的部分叫胸膜顶,呈穹隆状突入颈部,高出锁骨内侧 1/3 上方 2~3 cm。贴附在胸壁内面的叫肋胸膜,与胸壁易于剥离。纵隔胸膜呈矢状位、贴附于纵隔两侧,其中部包绕肺根后移行于脏胸膜。脓胸患者,胸腔合并感染,胸膜腔长期积脓,大量纤维素沉积在胸膜上并逐渐增厚机化,形成厚为 0.3~2 cm 的纤维层,表面有肉芽组织,结核性脓胸有干酪样物质及钙化,脏层的纤维层紧裹在肺脏表面,使肺不能膨胀,严重影响呼吸功能。

(二)适应证

(1)慢性脓胸,肺内无病灶,无广泛的肺纤维性变,病程已经 3 个月左右,脓腔较大而肺膨胀受限,且剥除后估计肺组织能扩张者。

(2)慢性脓胸无结核性支气管炎、支气管狭窄、支气管扩张和支气管胸膜瘘者。

(2)机化性和凝固性血胸,肺膨胀受限。

(三)麻醉方式

全身麻醉。

(四)手术体位

侧卧位。

(五)物品准备

1.常规物品

"花生米"、过氧化氢。

2.仪器设备

电刀、冷冻机。

(六)手术步骤及配合

1.气管插管全麻后患者取侧卧位;手术医师外科刷手后消毒术野

(1)器械护士配合:递四块碘附纱布消毒术野;协助铺巾;铺四块对折桌单于术野周围;再铺四块治疗巾于术野周围;铺双层中单于患者头侧;铺一块骨科单于患者尾侧及器械盘上;最后铺大洞巾;贴 B-P 护皮膜于术野。

(2)巡回护士配合:协助手术医师摆放体位。手术开始前与器械护士共同清点物品。铺巾完成后,连接电刀,吸引器,手术灯对准术野。

2.在第 6 肋间切开皮肤皮下组织

器械护士配合:递 22 号刀、电刀逐层切开。

3.切开各层肌肉

(1)器械护士配合:递电刀逐层切开各层肌肉,甲状腺拉钩协助暴露术野。

(2)巡回护士配合:观察患者生命体征。

4.经肋间进入胸腔;进入胸膜外层

器械护士配合:递 2 块纱垫保护切口;递开胸器牵开切口,换长电刀头。

5.钝性分离胸膜外,剥离壁层胸膜,止血

(1)器械护士配合:递组织剪或纱垫;钝性分离,递花生米分离,电凝或纱条压迫止血。

(2)巡回护士配合:观察受压情况,与器械护士清点"花生米"。

6.分离肺表面脏层胸膜

(1)器械护士配合:递组织钳拉起纤维层,花生米、组织剪和电刀剥离脏层纤维板。

(2)巡回护士配合:与器械护士核对标本,准备标本袋。观察患者受压部位情况。

7.手术结束前,正压通气,使肺膨胀,检查漏气部位并止血

器械护士配合:漏气的部位递 7×17 圆针 2-0 丝线缝合,出血点递纱条压迫或电凝止血。

8.冲洗胸腔

(1)器械护士配合:依次用过氧化氢、生理盐水、碘附水和生理盐水冲洗胸腔再递生理盐水冲洗 2 次。

(2)巡回护士配合:给无菌台上倒碘附水,生理盐水。

9.分别在腋中线第 8 肋间和锁骨中线第 2 肋间常规放置胸腔引流管,连接水封瓶,缝合切口

(1)器械护士配合:递碘附纱布消毒皮肤,11 号刀片切皮,电刀切开各层,中弯钳撑开,放置引流管,9×24 角针 1-0 丝线缝合固定,13×34 圆针双 1 号丝线缝合肋骨 3 针,固定;递 13×24 圆针和 1-0 丝线缝合肌肉,生理盐水冲洗伤口,递 13×24 圆针 2-0 丝线缝合皮下。碘附纱布消毒皮肤,9×24 角针 2-0 丝线缝合皮肤,碘附纱布再次消毒,纱布覆盖,敷贴覆盖切口。

(2)巡回护士配合:再次清点物品,与手术医师、麻醉医师共同将患者恢复平卧位。

(七)护理要点

(1)术中密切观察患者生命体征、出血量和尿量,并保证静脉液体输入通畅。

(2)双眼涂抹红霉素眼膏,并用胶带粘贴使其闭合。

(3)手臂外展不超过 $90°$,以免引起手臂过度牵拉损伤臂丛神经。

(4)腋下放软枕,防止臂丛神经长时间受压引起损伤。

五、胸膜内胸廓成形术

(一)应用解剖

(1)胸廓是一个密闭、可扩张的圆锥形笼体。正常胸廓外形两侧大致对称。成人胸廓前后径较左右径短。前后径与左右径的比例为1：1.5。

(2)胸膜包绕肺并覆盖胸膜腔,分为脏层和壁层胸膜。脏层覆盖肺表面并在肺根部与纵隔面之壁层会合。

壁层覆盖纵隔外侧,膈肌上表面和胸壁内层。虽然壁层与脏层胸膜在正常情况下是相互接触的,但在二者之间有一间隙即胸膜腔存在,并含有一薄层浆液。

(二)手术适应证

(1)伴有肺实质病变的长期慢性脓胸,如结核性脓胸等。

(2)支气管胸膜瘘后感染,脓腔不闭合、胸膜极度增厚等。

(三)麻醉方式、手术体位与切口

气管插管静吸复合麻醉。患者取侧卧位。行后外侧切口,适当延长。

(四)器械、敷料与物品准备

1.器械

常规开胸手术器械。

2.敷料

常规胸科手术包。

3.特殊用物

鹰嘴咬骨钳,骨膜剥离器,大量骨蜡,弹力绷带。

(五)手术步骤及配合要点

1.切口

常规消毒铺单,切口自腋前线沿脓腔底部的肋骨或肩胛下角下方2 cm,向后至肋角,然后转向上,在肩胛旁区与脊柱平行直至脓腔的顶部,以便掀起肩胛骨,切除肋骨。

2.显露肋骨

游离胸壁软组织,用纱布垫覆盖,减少污染,游离肋骨膜,显露所需切除肋骨的范围。

3.切除肋骨

递肋骨剪于骨膜下切除肋骨。电凝止血或温盐水纱布填压以控制骨床渗血。

4.清理脓腔

切除肋骨后,从脓腔较低部位的肋床切入,吸净积存的脓液,肋骨剥离器刮除附于脏层、壁层胸膜上的纤维沉积和肉芽组织,以温盐水充分冲洗。

5.游离肋间肌,填充腔隙

将肋间肌及其血管、神经和肋骨膜,从壁层纤维板游离并保留,仅切除增厚的纤维板,利用肋间肌束填充腔隙。有时候可将脏层胸膜纤维板作横竖交错的切口,以帮助肉芽组织的生长,促进愈合。

6.冲洗脓腔,放置胸腔引流管

递大量0.9%的氯化钠注射液彻底冲洗脓腔和全部显露的软组织,局部撒以抗生素粉剂,于脓腔底部置放胸腔引流管,清点纱布、纱垫、缝针无误后关闭胸腔。术后伤口加压包扎。

(六)手术护理重点

(1)胸廓成形手术创面大,需取多根肋骨,对呼吸、循环影响较大,术中应密切观察呼吸频率、节律的变化。

(2)手术创伤大,术中出血可能多,准备大量温盐水止血。

(3)建立静脉通路,保证输液、输血的畅通。

(4)严格无菌操作制度和术中污染防护,防止术后感染的发生。

(5)术后伤口严密加压包扎。

六、肋间神经冷冻技术护理配合

(一)解剖结构

肋间神经由胸髓发出后经前根和后根联合而组成。共有 12 对,胸神经分为前支、后支、脊膜支和交通支。前支位于肋间内、外侧肌之间叫作肋间神经,走行在肋间动脉的下面。为减少术后疼痛,近年来在术中广泛地应用了冷冻治疗仪。通过二氧化碳制冷,使肋间神经冷冻、冻结,从而减轻术后疼痛。

(二)适应证

胸外科术后可广泛应用。

(三)物品准备

冷冻机、冷冻头。

(四)操作步骤

1.准备工作

连接电源线,脚踏开关,正确接入探针组件,打开气瓶开关。

2.开机

按"POWER"键并保持,直至屏幕最下一行显示"KOOLAND"方可松开。

3.冷冻

(1)按"左"键或"右"键,使光标在"冷冻"指示下方,按"OK"键,确定冷冻操作,进入冷冻界面。

(2)在冷冻界面,踩脚踏开关并保持,执行冷冻操作,报警声响后松开脚踏开关,听到排气声后,结束本次冷冻操作,然后进行下次冷冻。

(3)按"OK"键退出冷冻界面。

4.关机

关闭气瓶开关。按"左"键或"右"键,使光标停在"关机"指示下方,按"OK"键,确定"关机"操作。

5.机器关闭后

确认机器已经关闭后,拆下电源线、脚踏开关、探针接头及温度计接口。

6.手术结束后

应及时将探针接头及探针接口上的防尘帽拧上,擦拭干净,避免螺纹生锈。

7.注意事项

(1)冷冻探针在使用过程中严禁同高频电刀笔等器械接触。

(2)气瓶工作压力较低时,屏幕右上角将出现红色闪动的压力值,提示及时更换气瓶。如果继续进行冷冻操作,请按右键,当右上角红色压力值变为白色时方可踩脚踏进行冷冻操作。手术结束后应及时更换气瓶。

（3）当屏幕提示检测不到温度传感器时,按"OK"键可以继续操作,术后应迅速通知厂家进行维修。

（4）请勿选择"清洁"项。

（5）冷冻探针一定要接插、拧紧,确保安全。

（6）电源线、脚踏开关、探针在和治疗机连接或断开时,必须保证在关机状态下进行。

七、漏斗胸矫正术护理

漏斗胸是胸骨及其相邻肋骨的凹陷畸形。以近剑突处位置最深、形成圆锥形陷窝,形似漏斗,故称漏斗胸。病理改变严重者,可使胸腔内脏器如心、肺、食管严重受压移位。临床易反复发生上呼吸道感染,随年龄增加,凹陷可加重亦可并发脊柱侧弯等病症,对小儿生长发育造成很大影响,因此矫形是必要的。

传统的矫形手术包括胸骨肋骨截骨术以及胸骨翻转术等,虽能有效改善畸形,但须切断肋骨,创伤大,疼痛明显,术后恢复慢。1987年开始,美国Nuss医师根据"胸廓受外力的作用可以重新塑形"的原理提出经前胸壁在胸骨后直接放置特制钢板,支撑胸骨,予以抬高,从而实现了不用切除肋软骨、不用胸骨截骨的微创手术方法。该术式手术时间短,小切口位于两侧腋窝,胸前无刀口,美观,矫正效果好,不易复发,出血少,术后恢复快。尤其是对对称性及伴有扁平胸的重度漏斗胸及复发性漏斗胸有着更为优良的治疗效果。

（一）应用解剖

（1）胸廓呈前后略扁的圆锥形,上窄下宽。胸廓由12个胸椎、1块胸骨和12对肋借助关节和韧带连结而成。胸骨自上而下分为胸骨柄、胸骨体和剑突三部分。胸骨柄上方凹陷为颈静脉切迹,柄、体交界处形成略微向前隆凸的胸骨角。胸骨角平对第2肋软骨,是计数肋的标志。

（2）肋共12对,前部为肋软骨,后部为肋骨,末端有肋头,内面下缘处有肋沟。肋的后端连于胸椎。前端连结不尽相同。第1肋借肋软骨连于胸骨柄。第2肋借肋软骨连于胸骨角。第3～7肋借肋软骨与胸骨体相连。第8～10肋借肋软骨依次连于上位肋软骨,形成肋弓。第11、第12肋前端游离于腹肌之中,称浮肋。

（3）胸廓上口由第1胸椎、第1肋、胸骨的颈静脉切迹围成,向前下倾斜。胸廓下口由第12胸椎、第12肋、第11肋、肋弓、剑突围成。膈肌就是附着于胸廓下口周围的骨面。吸气时,胸廓和肋上升。呼气时,胸廓和肋下降。

（二）手术适应证

（1）年龄＞3岁,最佳年龄为6～12岁。

（2）中、重度对称性漏斗胸畸形,CT检查Haller指数大于3.2。

（3）肺功能检查提示限制性或阻塞性气道病变,易患上呼吸道感染,剧烈活动耐受量降低,跑步或登楼梯时会气喘。

（4）心脏受压移位,心电图检查示心肌损害。

（5）其他手术方法失败者。

（6）心理负担严重,要求矫正外观的青少年。

(三)麻醉方式、手术体位与切口

1.麻醉方式

气管插管静吸复合麻醉。

2.手术体位

患者仰卧位,胸下垫一软垫。双上肢外展90°。

3.手术切口

行双侧腋前线至腋中线间横行或纵向切口,长为2～2.5 cm。

(四)器械、敷料与物品准备

1.器械

常规开胸手术器械。

2.敷料

常规胸科手术包。

3.特殊用物

钢板、塑型钳、引导器、翻转器、固定卡。

(五)手术步骤及配合要点

1.切口

常规消毒铺单,在两侧胸壁腋前和腋后之间做约为3 cm大小切口。

2.选择钢板

根据患者的胸廓形状,选择合适长度的钢板,并将钢板塑型,弧度与预设抬举高度一致。

3.导入引导器

通过右侧切口经胸膜腔外在直视下将引导器尖端经右侧切口肌层下隧道置于肋骨最高点肋间隙,引导器轻轻游离开肋间肌,于胸膜外间隙向胸骨最低点钝性分离,引导器的作用点紧贴肋骨,避免刺破胸膜,使引导器在胸膜外紧贴胸膜游离达胸骨最低点后,继续贴胸骨分离至对侧肋间穿出。

4.导入钢板

将塑型好的钢板用10#线连到引导器上,引导钢板凸面朝后拖过胸骨后方,穿过隧道,带到右侧。

5.调整钢板

调整钢板使其与胸壁弧度完全一致。用翻转器将钢板翻转180°,使钢板弓背向上,支撑于胸骨后。

6.固定钢板

钢板左右端上固定器,使局部成"T"形。钢板与固定器以尼龙线或钢丝线予以捆绑固定,再以胸壁肌肉、筋膜包埋缝合固定钢板两端及固定器。

7.关闭切口

逐层缝合皮下组织、皮肤。

(六)手术护理重点

(1)年龄较大的漏斗胸患儿思想顾虑较重,主要表现在对手术、麻醉的恐惧,担心漏斗胸手术矫形的效果,以及手术对学习、生活的影响。术前访视时要及时同患儿及家属进行沟通,根据不同患儿的年龄和心理特点,讲解漏斗胸手术的必要性、简要过程和术后效果。取得他们的信任。

(2)术中护理要特别查对,操作前作好解释。

(3)密切观察生命体征,记录出入量。

(4)术后 3 d 可下床活动,进行深呼吸锻炼。

(5)避免外伤及剧烈运动。

(6)支架于术后 2 年后取出。

(7)如遇外伤、呼吸困难,立即就诊拍胸部正侧位 X 线片。

八、肺切除术护理配合

肺切除术包括全肺切除、肺叶切除、肺段或肺楔形切除术。

(1)肺位于胸膜腔内,主要由支气管树及肺泡为基础而构成,表面包以一层脏层胸膜。肺组织具有显著的弹性及延伸性,受压后变形,可迅速恢复原形。正常健康的肺,仅在肺门及肺韧带处附着,其他部位能游离活动。

(2)肺分左、右侧两肺,在外形上,左、右肺各有肺尖、肺底、肋面、纵隔面、膈面、前缘、后缘及下缘。左右肺的大小及形状并不一致。右肺分为上、中、下三叶,上叶又分为前、尖、后三段;中叶分为内及外段;下叶分为尖段及前、内、外与后基底段。左肺则分为上、下两叶,上叶又分为尖后、前及上下舌段;下叶分为尖、前、内、外及后基底段。段为肺分级的基本单位,可以分离单独切除。各肺叶及段有相应支气管连通并与之同名。

(3)肺的表面为脏层胸膜,在肺门处脏层胸膜延续至纵隔面,继续向外伸延与壁层胸膜相连接,在肺与胸壁之间形成一个双层袋结构,即胸膜腔。

(4)肺的纵隔面中部凹陷,为支气管、血管、淋巴管及神经出入肺的部位,称肺门。这些结构间为疏松结缔组织形成的囊,称为肺根。

(5)肺受迷走神经及交感神经支配。

(6)肺的血管含有两个系统,一个是肺循环动脉与静脉,主要功能是气体交换;另一个是属于体循环,主要功能为供应动脉血液,以维持肺本身的活动与新陈代谢。

(7)肺的淋巴可分为深、浅两组,深组与支气管、动脉和静脉相连,浅组与组织脏层胸膜相邻。

(一)全肺切除术

全肺切除术是切除一侧广泛性病变的肺。

1.手术适应证

适用于肺功能良好、病变较为广泛的病例。它包括肿瘤已侵犯肺叶支气管开口,或肿瘤起源于或侵犯到一侧主支气管的病例。此外,如果左侧原发癌已累及一叶以上,也适宜做全肺切除术。有的中心型肺癌虽局限于一叶,但病变较大并向肺门突出,使安全解剖、切断肺叶动脉极为困难,甚至不可能,不得已而做全肺切除。

2.麻醉方式、手术体位与切口

气管内插管静脉复合麻醉。患者取侧卧位,患侧在上。行后外侧切口。

3.器械、敷料与物品准备

(1)器械:常规开胸手术器械。

(2)敷料:常规胸科手术包。

4.手术步骤及配合要点

(1)切口:常规消毒铺单,后外侧切口进入胸腔。

(2)探查病变:递0.9%的氯化钠注射液给术者浸湿双手进行探查,更换深部手术器械。

(3)分离胸膜粘连:递"花生米"钝性分离,递剪刀锐性分离,电刀或长分离钳钳夹后7号丝线结扎止血。

(4)显露肺门:递长分离钳分离下肺韧带,钳夹后剪断,7号丝线结扎,肺叶钳夹持肺叶向外牵开显露上肺静脉、动脉。

(5)切开纵隔胸膜:长分离钳夹持胸膜,长扁桃剪剪开,7号丝线结扎。

(6)处理肺上叶动、静脉:递"花生米"或长分离钳分离,小直角钳游离后壁并绕过血管,钳口分开,递10号线于直角钳夹线引过。共2条丝线分别在近、远端结扎,7×20圆针、7号线贯穿缝扎近端,10号刀切断。

(7)分离下肺动、静脉:方法同上。

(8)分离支气管周围组织:递长分离钳或"花生米"分离,7号线结扎,递10号刀切开或长扁桃剪剪开支气管周围组织。

(9)切除全肺:递大直角钳夹住支气管、长镊夹持纱布保护切口周围,递10号刀紧贴大直角钳切断(以下按污染手术配合),递消毒棉签处理残端,5×20圆针、4号线缝合;或用气管残端缝合器闭合支气管,长分离钳夹住支气管,10号刀切断。

(10)检查支气管残端是否闭合完全:0.9%的氯化钠注射液倒入胸腔,进行充气检查支气管残端闭合情况,漏气处递5×14圆针、1号线加强缝合。

(11)包埋支气管残端:递5×14圆针、1号线间断缝合周围胸膜或肺组织,以包埋支气管残端。

(12)关胸:大量无菌0.9%的氯化钠注射液冲洗胸腔,放置胸腔引流管,清点器械、纱布、纱垫、缝针等无误后关闭胸腔。

5.手术护理重点

(1)术前严格核对患者,体位安置时注意病变侧部位在上,体位固定稳妥,防止前后摆动。

(2)实施单肺通气时,密切观察血氧饱和度变化。

(3)肺叶与胸膜粘连渗血多者,需备热盐水及止血材料止血;缝扎血管和气管缝合时要求使用针小线粗的无损伤缝线进行缝合,以防止针孔过大出血;若遇血管意外损伤,一般选用4-0～5-0聚丙烯无损伤缝线,如施支气管成形术则可采用3-0聚丙烯或可吸收缝线。

(4)肺上叶切除时,需备2套胸腔引流管。

(5)术前准备好2套吸引装置,一套供手术台上用,另一套供麻醉师吸除气管内分泌物。

(6)严格无菌操作是预防感染的关键,处理支气管时要按污染手术要求处理。

(7)术中注意无瘤操作,减少手术引起的医源性扩散。

(8)肺的手术,冲洗胸腔是必不可少的步骤,但大量的冷水冲洗,会使患者的体温下降,甚至血压降低,故应使用38℃～40℃温度0.9%的氯化钠注射液进行冲洗。

(二)肺叶切除术

1.手术适应证

适用于完全局限于肺叶内的中央型或周围型肺癌。空洞性肺结核、结核瘤、支气管结核性狭窄,经长期内科治疗未愈;空洞性肺结核经胸廓改形术失败者;肺肿瘤经内科治疗未愈,且无淋巴结及远处转移者;毁损肺(多由于长期肺结核、支气管扩张等引起肺组织纤维化病变)、一侧支气管扩张,长期内科治疗未愈者。

2.麻醉方式、手术体位与切口

气管内插管静脉复合麻醉。患者侧卧位,患侧在上。行后外侧切口。

3.器械、敷料与物品准备

(1)器械:常规开胸手术器械。

(2)敷料:常规胸科手术包。

(3)特殊用物:支气管残端缝合器、大直角钳、无损伤血管钳、肺动脉钳、无损伤针线。

4.手术步骤及配合要点

以左肺下叶切除术为例。

(1)切口:常规消毒铺单,后外侧切口进入胸腔。

(2)探查病变:递 0.9% 的氯化钠注射液给术者浸湿双手进行探查。

(3)松解下肺韧带:递肺叶钳钳夹拟切除的肺叶;递长镊、长分离钳分离、钳夹下肺韧带,长扁桃剪剪断,7# 线结扎。

(4)切断下肺动、静脉:递长镊,长扁桃剪剪开胸膜;递长分离钳、直角钳游离、钳夹肺动脉分支,双 4 号线结扎近、远端,5×20 圆针、双 4 号线加固缝扎中间 1 针,长扁桃剪剪断。同法处理下叶静脉。

(5)切断肺叶支气管,切除病变肺叶:分离支气管周围结缔组织,递大直角钳夹住拟切除的肺叶支气管,纱布保护切口周围,递 10 号刀紧贴大直角钳切断,取下病变的肺叶放入标本盘。或用气管残端缝合器闭合支气管,长分离钳夹住支气管,10 号刀切断。

(6)处理支气管残端:消毒棉签处理残端;5×20 圆针、4 号线间断缝合。

(7)冲洗胸腔,检查支气管残端是否漏气:递 0.9% 的氯化钠注射液冲洗胸腔,备 5×14 圆针 1 号线修补。

(8)胸膜或余肺覆盖支气管残端:递长镊,5×14 圆针、1 号线缝合、覆盖残端。

(9)关胸:电凝止血,常规放置胸腔引流管,清点器械、敷料无误后关胸。

(三)支气管袖状成形肺叶切除术

将有病变的支气管进行一小段袖式切除,再重建吻合,亦称支气管成形肺叶切除术。这一方法保留了更多的健康肺组织,避免了全肺切除术,已成为目前治疗肺癌的一种定型的手术技术。该术式既切除了癌瘤,保存了健康肺组织,又最大限度地切除了病肺组织,改善了术后患者的生活质量,更符合生理要求。

1.手术适应证

对于肿瘤位于肺叶支气管口,要切除所有由肺叶支气管凸入主支气管的肿瘤可能要行全肺切除,但肺功能储备差不能耐受全肺切除者。

2.麻醉方式、手术体位与切口

气管插管静脉复合麻醉。患者取侧卧位,患侧在上。行后外侧切口。

3.器械、敷料与物品准备

(1)器械:常规开胸手术器械。

(2)敷料:常规胸科手术包。

（3）特殊用物：支气管残端缝合器、大直角钳、无损伤血管钳、肺动脉钳、无损伤针线。

4.手术步骤及配合要点

以右肺上叶袖状切除术为例。

（1）切口：常规消毒铺单，右后外侧切口进入胸腔。

（2）探查病变：递0.9%的氯化钠注射液给术者浸湿双手进行探查。

（3）松解下肺韧带：递肺叶钳，钳夹拟切除的肺叶；递长镊子、长分离钳分离、钳夹下肺韧带，长扁桃剪剪断，7#线结扎。

（4）处理右肺上叶动脉和静脉：递长镊子，长扁桃剪剪开胸膜，递长分离钳、直角钳游离、钳夹肺动脉分支，双4#线结扎近、远端，5×20圆针，双4#线加固缝扎中间1针，长扁桃剪剪断。

（5）游离右主支气管和右中间干支气管：在奇静脉下方及右上支气管远端分别解剖出右主支气管和右中间干支气管，用橡皮条牵引。

（6）切断右主支气管和右中间干支气管：将肺动脉钝性向前剥离，使其远离右中间干支气管，在两软骨环之间分别切断右主支气管和右中间干支气管，移除右上叶。

（7）根据冰冻结果判定切除范围：肺癌患者支气管切缘的近端（主支气管）和远端（中间干支气管）均送病理科行冷冻切片检查。若报告为阳性，则要扩大切除。若冰冻切片为阴性，此时行右主支气管和中间干支气管的端端吻合。

（8）检查吻合口是否漏气：用3-0#无损伤可吸收缝线行连续缝合。吻合完毕，冲洗胸腔，检查吻合口是否漏气。

（9）胸膜或奇静脉覆盖吻合口：递长镊子，5×14圆针，1#线缝合、覆盖吻合口。

（10）关胸：逐层关胸，电凝止血，常规放置胸腔引流管，清点器械、敷料无误后关胸。

（四）支气管肺泡灌洗术

支气管肺泡灌洗（BAL）是以纤维光束支气管镜嵌入到肺段或亚段支气管水平，用无菌0.9%氯化钠注射液直接灌注，清除呼吸道和（或）肺泡中滞留的物质，用以缓解气道阻塞，改善呼吸功能，控制感染的治疗方法。近年来应用纤维光束支气管镜进行支气管肺泡灌洗法，除用作治疗外，还进行采样作为研究肺部疾病的病因、发病机制、诊断、评价疗效和判断预后的一项手段。

1.手术适应证

适用于卡氏肺囊虫病的检出，间质性肺纤维化的诊断，石棉肺的诊断，肺泡蛋白沉着症的诊断与治疗，支气管哮喘持续状态、支气管扩张时痰液多、慢性支气管炎和间质性肺炎等的治疗。

2.麻醉方式与手术体位

气管插管静脉复合麻醉。患者取平卧位。

3.物品准备

纤维支气管镜，冷光源，低负压吸引器（≤13.3 kPa），硅质灌洗液收集瓶，50 mL注射器，高频通气机。

4.手术步骤及配合要点

（1）术前3~4 h禁食。术前30 min肌内注射地西泮（安定）10 mg及阿托品0.5 mg。2%利多卡因行鼻腔、气道局部黏膜麻醉。

（2）纤维支气管镜经鼻腔插入气管，嵌入右肺中叶或左肺舌叶段支气管管口（局限性肺病

变应选相应支气管肺泡段),注入 2% 的利多卡因 2~3 mL 局部麻醉后,用 50 mL 注射器将
37 ℃的 0.9%氯化钠注射液分次注入,每次 25~50 mL,总量为 100~300 mL。注入后立即通
过负压吸引装置吸引、回收至硅质灌洗液收集瓶内。一般回收液量应达注入液量的
40%~60%。

(3)回收液用双层无菌纱布过滤,除去黏液,记录总回收液量,装入硅质容器中,置于冰水
(一4 ℃)中送检验室,应在 2~3 h 对灌洗液进行检查、分析。

5.手术护理重点

(1)严格掌握适应证。年老、体衰患者检查中应以心电图及经皮检测血氧饱和度进行监
护。术中给予鼻导管吸氧或高频通气供氧。

(2)术中严格无菌操作,防止继发感染。

(3)按要求正规操作,合格的灌洗液应达到规定的回收量,不混有血液。

(刘晶菁)

第五十一节　食管手术护理配合

部分食管切除隧道式食管-胃吻合术是治疗食管癌常用手术方法之一。食管癌以中段多
见,下段次之,上段较少见,应争取早期诊断,早期治疗。可根据病变部位选用胃、空肠、结肠代
食管术。其中最常用的是食管胃吻合术。

(1)食管系中空的肌肉管,自第 6 颈椎与环状软骨下缘相对处的咽喉部开始,至相当于第
10 胸椎处,穿过膈肌与胃相接。成年人食管为 25~30 cm,确切长度随个体身高而变化。食管
基本上位于中线,但在颈部偏向左侧。在胸部随脊柱的曲度位于中线的右侧,食管下端又偏向
左侧并向前穿过膈裂孔。食管的这些偏移有重要的临床意义。颈段食管最好选择左侧入路。
胸段食管从右侧,而下段及贲门部可由腹部及左胸腹途径进入。

(2)食管按其部位可分为颈、胸、腹(或上、中、下)3 段,从食管开口至主动脉弓上缘平面为
上段,肺静脉平面以下为下段,其间为中段。

(3)食管有 3 个生理性狭窄:第 1 狭窄是咽与食管相接处;第 2 狭窄位于主动脉和气管分
叉的后方;第 3 狭窄是食管通过膈肌食管裂孔处。

(4)食管颈段由甲状腺下动脉分支供血,胸段上部食管由支气管动脉及降主动脉的食管支
供血,胸段下部由主动脉或肋间动脉小支供血。腹段由腹主动脉的横膈动脉终支供血,食管上
部的静脉回流至甲状腺下动脉,汇入上腔静脉,下部回流入胃冠状静脉,再汇入门静脉。

(5)食管的神经由交感神经及副交感神经支配。交感神经有上、下颈交感神经节、第 4 及
第 5 胸交感神经节、大小内脏神经节及腹丛的分支。副交感神经有迷走神经的分支及部分喉
返神经的分支。

一、食管备颈部手术

(一)解剖结构

食管是消化道的最上部,一富有弹性的肌性管腔。上接漏斗状的喉咽部,起自环状软骨下

缘、环咽肌下缘,下通胃贲门,相当于第 10～11 胸椎体平面。成人男性食管长为 21～30 cm,平均为 24.9 cm,成人女性食管长为 20～27 cm,平均为 23.3 cm。食管的横径在环状软骨下缘为1.3 cm,气管分叉部为 1.3 cm,横膈裂孔处为 1.55 cm,贲门部为 2.2 cm,平时食管前后壁几乎相贴,吞咽时可作小同程度的扩张。

食管分颈段与胸段食管,胸段食管又分为胸上段、胸中段与胸下段三部分。食管有 3 处生理性狭窄,其与上切牙间的距离因年龄不同、食管长度不一而各异。第 1 狭窄为食管入口,由环咽肌收缩所致,距上切牙约 16 cm 处,是环咽部狭窄,为食管最狭窄部位。第 2 狭窄为主动脉弓处狭窄,由主动脉弓压迫食管所产生,位于距上切牙约 23 cm 处。第 3 狭窄为支气管处狭窄,由左主支气管横越食管前壁压迫食管所致,位于第 2 狭窄下 4 cm 处。因第 2、第 3 狭窄位置邻近,临床上常合称为第 2 狭窄。第 3 处位于食管穿膈的食管裂孔处,距上切牙约 40 cm处。这些狭窄是食管癌好发部位。

(二)适应证

(1)0 期、Ⅰ期、Ⅱ期的食管胸中段和胸上段癌,胸下段癌可放宽至Ⅲ期;较局限的贲门癌,全身情况良好,无手术禁忌者。

(2)食管癌放疗后复发、病变范围不大、无远处转移、全身情况良好者。

(3)食管高度梗阻、未发现远处转移、全身情况允许者,应积极争取手术探查。无法切除者,可行转流术,再辅以放疗、化疗及免疫治疗。

(三)物品准备

1.常规物品

食管带、胸内吻合器、直线型切割缝合器、2-0 滑线、过氧化氢、灭菌注射用水、三叶钳、3-0丝线和备用敷料(颈部吻合时用)、止血材料、订皮机。

2.仪器设备

电刀、冷冻机。

(四)麻醉方式

全身麻醉。

(五)手术体位

右侧卧位。

(六)食管备颈部手术配合及护理

1.气管插管全麻后患者取侧卧位,消毒,铺巾

(1)器械护士配合:递 6 块碘附纱布消毒两处术野。协助铺巾:治疗巾卷成卷状塞于颈部两侧;铺两块对折桌单铺盖切口两侧的下方;再各铺四块治疗巾于术野周围;铺双层桌单于患者头侧;铺一块骨科单和单层桌单在患者尾侧及器械盘上;用桌单将患者左上肢包裹放于胸前,两条食管带固定;最后铺大洞巾;纱布擦下皮肤后,贴 B-P 护皮膜于术野。

(2)巡回护士配合:与手术医师、麻醉医师一起摆放体位。手术开始前与器械护士共同清点所有物品。铺巾完成后,连接电刀,吸引器,手术灯对准术野。

2.在第 6 肋间切开皮肤皮下组织、脂肪层

(1)器械护士配合:递 22 号刀片,电刀逐层切开。

(2)巡回护士配合:观察电刀频率大小,及时调节。

3.切开各层肌肉

(1)器械护士配合:递电刀逐层切开各层肌肉。协助暴露术野,换长电刀头。

(2)巡回护士配合:观察患者生命体征。

4.经肋间进入胸腔

器械护士配合:递两块纱垫,保护切口;开胸器牵开切口。

5.探查病变,暴露后纵隔,牵引食管

(1)器械护士配合:递肺钳将肺牵拉到上方,小直角游离,递中弯钳带食管带穿过食管做牵拉,小直角、电刀游离食管,大弯协助。

(2)巡回护士配合:观察患者受压情况。

6.自下向上游离食管

(1)器械护士配合:递直角,电刀游离,大弯钳带 2-0 丝线结扎食管周围小血管,直到游离到胸廓上方。

(2)巡回护士配合:观察出血量及尿量。

7.打开膈肌,缝扎隔下动脉

(1)器械护士配合:递大弯钳牵拉膈肌,打开膈肌后,递环钳纱布挡胃,充分打开膈肌。递1-0 丝线缝扎膈下动脉。

(2)巡回护士配合:术中手术医师查看胃是否胀气,胃管是否在胃内,是否需要送胃管。

8.于胃大弯处切断大网膜

(1)器械护士配合:递大弯钳分离、钳夹,组织剪剪断,1-0 丝线结扎。

(2)巡回护士配合:观察生命体征。

9.游离胃体,经膈肌切口,提起胃体

(1)器械护士配合:递长镊子、湿纱垫提起胃体。

(2)巡回护士配合:观察生命体征,防止术者压右患者肢体。

10.处理胃短、胃左动脉

(1)器械护士配合:递大弯钳带 1 号线结扎胃左动脉、胃短动脉。大弯钳带 1-0 丝线,再次结扎胃左、胃短动脉。

(2)巡回护士配合:根据出血量遵医嘱输血。

11.退胃管

巡回护士配合:退出胃管及营养管并固定。

12.在贲门部断胃

(1)器械护士配合:打切割闭合器把贲门部离断,1 号丝线结扎食管断端,7×17 圆针 2-0丝线包埋胃残端。递无损伤镊,7×17 圆针 2-0 丝线在胃底最高端缝合两道三针标记钱。

(2)巡回护士配合:准备手术所用闭合器。

13.打开颈部切口

(1)器械护士配合:递两块无菌巾垫于颈部,递碘附纱布消毒,22 号刀片切皮,中弯钳、组织钳协助牵拉,甲状腺拉钩辅助暴露术野。

(2)巡回护士配合:观察体位变化及液体。

14.将食管拉出将胃底部拉至颈部

器械护士配合:递有齿环钳辅助。

15. 食管胃吻合

(1)器械护士配合:递三叶钳,22 号刀切除肿瘤食管,碘附纱布消毒食管残端,标本盘接标本,7×17 圆针 3-0 丝线缝合。

(2)巡回护士配合:提供三叶钳。

16. 送胃管

巡回护士配合:动作轻柔,如遇阻力稍微停顿,待调整后缓慢送入胃内,再送营养管入十二指肠处并固定。

17. 食管裂孔、膈肌缝合前清点物品数目,冲洗胸腔

(1)器械护士配合:递 7×17 圆针 2-0 丝线缝合食管裂孔;递 13×24 圆针 1 号丝线缝合膈肌;依次用生理盐水→碘附盐水→生理盐水→过氧化氢→生理盐水,冲洗胸腔。

(2)巡回护士配合:清点物品。

18. 检查胃左动脉结扎处及吻合口彻底止血

(1)器械护士配合:递长镊子、长纱垫,电凝止血,协助使用止血材料。

(2)巡回护士配合:备止血材料。

19. 常规放置胸腔引流管,连接水封瓶,切口,关闭胸腔

(1)器械护士配合:递碘附纱布消毒皮肤,11 号刀片切皮,电刀切开各层,中弯钳撑开,放置引流管,9×24 角针 1-0 丝线缝合线固定,13×34 圆针双 1 号丝线,缝合肋骨 3 针,固定;递 1 号和 1-0 丝线缝合肌肉,肌肉间放胃管作引流。依次用过氧化氢、生理盐水、碘附水及生理盐水冲洗伤口,递 2-0 丝线缝合皮下。碘附纱布消毒皮肤,9×24 角针 2-0 丝线缝合皮肤,碘附纱布再次消毒,纱布覆盖,10 cm×30 cm 敷贴覆盖切口。

(2)巡回护士配合:清点物品。

20. 缝合颈部

(1)器械护士配合:放吸痰管作颈部引流,9×24 角针 2-0 丝线缝合皮肤,9 cm×15 cm 敷贴覆盖切口。

(2)巡回护士配合:再次清点物品,并准确记录,与手术医师、麻醉医师共同将患者恢复平卧位。

(七)护理要点

(1)手术医师、麻醉医师、巡回护士三方在患者麻醉开始前、切皮前以及患者离开手术室时共同核对患者信息。

(2)术中密切观察患者生命体征、出血量和尿量,并保证静脉液体输入通畅,防止意外发生,以便及时抢救。

(3)注意勿使患者胃管和营养管脱出,术中送入或拔出胃管时动作应轻柔,特别是经过吻合口处时应注意;防止管道压于患者面部,造成压伤。

(4)双眼涂红霉素眼膏,并用胶带粘贴使其闭合。

(5)摆体位时,距腋窝约 10 cm 处垫一软垫,防止上臂受压腋神经损伤;手臂外展不超过 90°,避免过度外展引起臂丛神经损伤。两腿和两脚踝之间放置软垫,避免骨隆突处受压。对于消瘦的患者,髋部前后各垫一软垫后固定。

(6)术毕转运患者时,保证引流瓶的位置低于引流管,以防反流。

二、食管中、下段癌切除术

(一)手术适应证

(1)早期食管癌病变仅限于黏膜下层,无其他处转移,患者一般情况允许,则应积极手术。

(2)中期患者,中下段病变长度≤5 cm。

(3)中期患者病变长度＞5 cm,无远处转移,且全身情况允许时,应采取术前放疗与手术切除的综合治疗。

(4)复发性食管残端癌,其他部位无转移者。

(5)放疗治疗后复发,一般情况好,无远端转移者。

(6)良性食管疾病有恶变或并发食管癌者。

(二)麻醉方式、手术体位与切口

气管插管静吸复合麻醉。患者右侧卧位。行左后外侧切口。

(三)器械、敷料与物品准备

1.器械

常规开胸手术器械。

2.敷料

常规胸科手术包。

3.特殊用物

不同型号的吻合器、闭合器,荷包钳,荷包线,灭菌安全套 2 个,胃管 1 根,营养管 1 根,糖球 1 颗(以灭菌安全套包住后系在营养管末端备用)。

(四)手术步骤及配合要点

1.隧道式食管-胃吻合术

(1)切口:常规消毒铺单,后外侧切口进入胸腔。

(2)探查病变:递 0.9％的氯化钠注射液给术者湿手进行探查,更换深部手术器械,检查胸主动脉旁有无淋巴转移及粘连。

(3)切开纵隔:递长镊,长扁桃剪于膈上纵向剪开胸膜,牵开肺,显露后纵隔。

(4)游离食管及迷走神经:长分离钳游离食管,食管带穿过食管做牵引,组织钳固定。

(5)切开膈肌:2 把长分离钳提起膈肌,电刀切开,长分离钳钳夹出血点,结扎或缝扎止血、7×20 圆针、7 号线缝扎膈动脉。

(6)分离胃网膜及其胃脾韧带、肝胃韧带:递中弯钳夹持,扁桃剪剪断,7 号线结扎。

(7)结扎切断胃网膜左动脉及其分支:递 3 把长分离钳夹住胃左动脉,近端 2 把,远端 1 把,递 10 号刀切断,7 号线结扎两端,近端 7×20 圆针、7 号线再贯穿缝扎。

(8)离断胃:递 2 把柯柯钳,在距贲门 1～2 cm 处夹胃体,长镊夹持干纱布保护切口周围;递 10 号刀切断(以下按污染手术处理),纱球消毒断端。5×20 圆针、4 号线全层缝合胃体断端后用荷包缝合包埋断端。灭菌安全套保护食管近端,10 号线固定。

(9)"隧道"切口:于胃底最高点做垂直于胃长轴的两道平行切口,深度达黏膜层。

(10)游离"隧道":递 3 把长平镊,短扁桃剪将两道平行切口于浆肌层和胃黏膜层之间游离并贯通,形成宽约为 4 cm,长约为 3 cm 的"隧道",5×14 圆针、1 号线行浆膜下缝合止血。

(11)固定食管与胃:5×20 圆针、4 号线 3 针将食管与胃固定,将食管从隧道内拉出。

(12)切断病变段食管:3 块干纱布衬垫,保护吻合口周围,用心耳钳夹住食管近端(距离食管肿瘤上缘 5 cm 处,在食管、胃固定缝合时要充分预留),柯克钳夹远端;递刀切除病变段食管,纱球消毒断端。

(13)吻合食管、胃后壁:距食管胃固定线 1.5～2.0 cm 处,扁桃剪修整食管吻合口,相应切开胃壁,吸引器头吸净胃内容物,递长镊、5×20 圆针、4 号线全层缝合胃及食管后壁。

(14)置胃管和营养管、吻合前壁:后壁吻合完后,递两块治疗巾保护切口,将无菌胃管与术前所置胃管连接后,自吻合口逆行引出,并用环钳协助将无菌胃管及营养管的引导糖球置入胃及十二指肠内,吻合食管前壁。

(15)固定食管:吻合完毕,用 5×14 圆针、1 号线将食管固定在纵隔胸膜上 3 针,减少吻合口张力。

(16)缝合膈肌:检查胃左动脉结扎处及食管床,1 号线结扎或电凝止血;4 号线固定膈肌与胃壁以恢复膈裂孔;清点纱布,纱垫,缝针无误后,12×20 圆针、10 号线"8"字缝合膈肌。

(17)关胸:无菌盐水冲洗胸腔,放置胸腔引流管,清点纱布、纱垫、缝针无误后关闭胸腔。

2.食管-胃机械吻合术

(1)切口:常规消毒铺单,后外侧切口进入胸腔。

(2)探查病变:递 0.9％的氯化钠注射液给术者湿手进行探查,更换深部手术器械,检查胸主动脉旁有无淋巴转移及粘连。

(3)切开纵隔:递长镊,长扁桃剪于膈上纵行剪开胸膜,牵开肺,显露后纵隔。

(4)游离食管及迷走神经:长分离钳游离食管,食管带穿过食管做牵引,组织钳固定。

(5)切开膈肌:2 把长分离钳提起膈肌,电刀切开,长分离钳钳夹出血点,结扎或缝扎止血、7×20 圆针、7 号线缝扎膈动脉。

(6)分离胃网膜及胃脾韧带、肝胃韧带:递中弯钳夹持,扁桃剪剪断,7 号线结扎。

(7)结扎切断胃网膜左动脉及其分支:递 3 把长分离钳夹住胃左动脉,近端 2 把,远端 1 把,递 10 号刀切断,7 号线结扎两端,近端 7×20 圆针、7 号线再贯穿缝扎。

(8)离断胃:递 2 把柯柯钳,在距贲门 1～2 cm 处夹胃体,长镊夹持干纱布保护切口周围;递胃残端缝合器进行缝合关闭,10# 刀在两排缝合钉之间切断胃(以下按污染手术处理),纱球消毒断端。5×20 圆针、4 号线全层缝合胃体断端后用荷包缝合包埋断端。灭菌安全套保护食管近端,10 号线固定。

(9)做食管荷包缝线:在肿瘤上缘 5 cm 预定切除食管部位,7×20 圆针,7# 丝线围绕食管纵轴一周做一贯穿食管壁全层的荷包缝线,暂不打结。在胃前壁另做一小切口并经此切口装入吻合器主件。

(10)插入抵钉座于食管腔内:在食管荷包缝线下方 3～3.5 cm 之食管前壁顺其纵轴做一长 3 cm 纵形切口,切开食管前壁并显露食管腔,经此切口将抵钉座向上插入食管腔内;结扎荷包缝线,7# 丝线固定食管残端于抵钉座的中心杆上。

(11)切除肿瘤:于食管荷包缝线及结扎线之下 0.5 cm 切除食管肿瘤,近侧断端用安尔碘纱球消毒。

(12)贯通胃壁:上拉胃至胸内,将吻合器主件内之塑料钉架一端从胃腔内抵住胃底最高点或预定吻合的部位,递 10# 刀片对准塑料钉架上的环形刀具中心戳一直径为 0.3～0.5 cm 的戳口,用中弯钳略加扩大,贯通胃壁。

（13）食管-胃机械吻合：将抵钉座之中心杆尾端通过上述小戳口插至吻合器主体内,使两者重新对合并旋紧尾端螺丝,调节间距,使被吻合的食管和胃两端紧密靠拢。打开保险闸,用力合拢手柄,击发吻合器,完成吻合和切割。松开尾端螺丝,使吻合器离开吻合口和胃腔。

（14）置胃管和营养管：递两块治疗巾保护切口,将无菌胃管与术前所置胃管连接后,自吻合口逆行引出,并用环钳协助将无菌胃管及营养管的引导糖球置入胃及十二指肠内,吻合食管前壁。

（15）包埋吻合口：吻合口周围用 5×14 小圆针,$1^{\#}$ 线行间断浆肌层褥式缝合一周,并用胃壁组织包埋吻合口,使之浆膜化。胃体做适当缝缩,胃底部或胃大弯侧悬吊固定。

（16）缝合膈肌：查胃左动脉结扎处及食管床,$1^{\#}$ 线结扎或电凝止血;4 号线固定膈肌与胃壁以恢复膈裂孔;清点器械、纱布、纱垫、缝针无误后,12×20 圆针,$10^{\#}$ 线缝合膈肌。

（17）关胸：无菌盐水冲洗胸腔,放置胸腔引流管,清点器械、纱布、纱垫、缝针无误后关闭胸腔。

（五）手术护理重点

（1）保持呼吸道通畅。胸腔是一个内感受器极为丰富的体腔,这些感受器主要分布在肺门、主动脉弓部、膈肌以及肋间神经分布的胸壁部位,游离食管时刺激主动脉弓、膈肌、肋间神经常可引起纵隔摆动及反常呼吸加深,严重者可出现心动过缓、低血压等,故术中应加强循环和呼吸功能的观察。

（2）密切观察术中失血量。胸壁切口出血及胸腔的深在部位出血常蓄积而不易察觉,术中应密切观察,测定失血量,保持输血、输液通畅。

（3）了解手术过程,熟练掌握吻合器的使用。在使用器械吻合前洗手护士应仔细检查吻合器的性能及各配件的完整性,熟悉吻合器的工作原理及安装方法,避免错误安装。根据切除肿瘤位置的不同,选择不同型号的吻合器,确保吻合顺利。

（4）严格无菌操作,处理胃、食管时按污染手术处理。

三、食管上段癌切除术

（一）手术适应证

（1）早、中期食管癌的一部分情况较好的患者。

（2）患者一般情况尚好,其心、肺功能可耐受全身麻醉及手术。

（3）复发性食管癌,其他部位无转移灶。

（二）麻醉方式、手术体位与切口

气管插管静吸复合麻醉。患者右侧卧位。行左后外侧切口、颈部切口。

（三）手术步骤及配合要点

1. 切口

常规消毒铺单,左后外侧切口进入胸腔。

2. 探查病变

递 0.9% 的氯化钠注射液给术者浸湿手进行探查,更换深部手术器械,探查胸主动脉旁有无淋巴结转移及粘连。

3. 切开纵隔

递长镊,长扁桃剪于膈上纵行剪开胸膜,牵开肺,显露后纵隔。

4.游离食管及迷走神经

长分离钳游离食管,食管带穿过食管做牵引,组织钳固定。

5.切开纵隔

2 把长分离钳提起膈肌,电刀切开,长分离钳夹住出血点,结扎或缝扎止血,7×20 圆针、7#线扎膈动脉。

6.分离胃网膜及胃脾韧带、肝胃韧带

递中弯钳分离、剪断,7#线结扎。

7.切断结扎胃左动脉及其分支

3 把中弯钳夹住胃左动脉(近端夹 2 把,远端 1 把),递刀切断,7#线结扎两端,近端递吻合针 4#线贯穿缝扎。

8.缝支持线

在胃大小弯用吻合针 4#线缝支持线,两把蚊式钳夹线。

9.切断食管

两把血管钳夹住贲门上之食管,递刀切断,胃端用 4#线结扎,7×20 圆针,7#线"荷包"缝合一层。

10.结扎胸导管

递长分离钳分离,7#线结扎。

11.继续游离食管至主动脉弓上

递长分离钳分离,递刀切断,7#线结扎。

12.在胃底部缝支持线

5×20 圆针,4#线缝合,递蚊式钳夹线,取下牵开器。

13.颈部切口

递安尔碘纱球消毒,依次切开皮肤、皮下组织,电刀止血,两块纱布保护切口。

14.游离并将食管胃牵出

将食管经主动脉后方提到胸膜顶部,再送至颈部切口,血管钳分离,4#线结扎。

15.食管胃吻合

5×20 圆针,4#线缝两针支持线,间断缝合食管胃后壁,全层及前壁。

16.缝合膈肌

检查胃左动脉结扎处及食管床,1#线结扎或电凝止血;4#线固定膈肌与胃壁以恢复膈裂孔;清点器械、纱布、纱垫,缝针无误后,12×20 圆针,10#线"8"字缝合膈肌。

17.关胸

无菌 0.9% 的氯化钠注射液冲洗胸腔,放置胸腔引流管,清点器械、纱布、纱垫、缝针,无误后关闭胸腔。

18.缝合颈部切口

递安尔碘纱球消毒切口,7×20 圆针,4#线缝合皮下组织,9×28 角针,1#线缝合皮肤。

19.覆盖伤口

包扎切口。

四、结肠代食管术

高位食管癌,或食管化学性烧伤所致狭窄,由于病变位置高、手术难度大、术后原有的食管不能再被利用,必须采用患者的结肠代替食管来重建消化道。

(一)应用解剖

(1)结肠包括盲肠、升结肠、横结肠、降结肠和乙状结肠,长约为 130 cm,约为小肠的 1/4。

(2)结肠比小肠短而粗,盲肠直径为 7.5 cm,向远侧逐渐变小,乙状结肠末端直径只有2.5 cm。

(3)结肠的解剖特点:①结肠带:为肠壁纵肌纤维形成的 3 条狭窄的纵行带。结肠带在盲肠、升结肠及横结肠较为清楚,从降结肠至乙状结肠逐渐不明显。②结肠袋:由于结肠带比附着的结肠短 1/6,因而结肠壁缩成了许多囊状袋,称结肠袋。③肠脂垂:由肠壁黏膜下的脂肪组织集在结肠壁上,尤其是在结肠带附近有多数肠脂垂,在乙状结肠较多,多并有蒂。

(4)食管系中空的肌肉管,自第 6 颈椎与环状软骨下缘相对处的咽喉部开始,至相当于第 10 胸椎处,穿过膈肌与胃相接。成年人食管长为 25~30 cm,确切长度随个体身高而变化。食管基本上位于中线,但在颈部偏向左侧。在胸部随脊柱的曲度位于中线的右侧,食管下端又偏向左侧并向前穿过膈裂孔。食管的这些偏移有重要的临床意义。颈段食管最好选择左侧入路。胸段食管从右侧,而下段及贲门部可由腹部及左胸腹途径进入。

(5)食管按其部位可分为颈、胸、腹(或上、中、下)3 段,从食管开口至主动脉弓上缘平面为上段,肺静脉平面以下为下段,其间为中段。

(6)食管有 3 个生理性狭窄:第 1 狭窄是咽与食管相接处;第 2 狭窄位于主动脉和气管分叉的后方;第 3 狭窄是食管通过膈肌食管裂孔处。

(7)食管壁由黏膜、黏膜下层及肌层构成,食管壁无浆膜层,此为一个重要的解剖学特点。

(8)食管的血液供应:食管颈段血管由甲状腺下动脉分支供应,胸段上部食管的动脉由支气管动脉及降主动脉的食管支供应,胸段下部由主动脉或肋间动脉小支供应。腹段由腹主动脉的横膈动脉终支供应。食管上部的静脉回流至甲状腺下动脉,汇入上腔静脉,下部回流入胃冠状静脉再汇入门静脉。

(9)食管的神经由交感神经及副交感神经支配。交感神经有上、下颈交感神经节,第 4 及第 5 胸交感神经节,大小内脏神经节及腹丛的分支。副交感神经有迷走神经的分支及部分喉返神经的分支。

(二)结肠替代食管的优点

(1)结肠有足够的长度,可提到胸颈部任何高度进行重建吻合。

(2)结肠血管粗大、系膜血管弓跨度大、血供丰富,有利于吻合口愈合。

(3)结肠有较强的抗酸能力。

(4)结肠有较好的收缩蠕动和通过固体物的能力,有利于食物团通过。

(5)无胸内致命的吻合口瘘并发症之虑。

(三)手术适应证

(1)预计长期生存的食管先天性缺损或闭锁者。

(2)高位食管良性肿瘤或狭窄切除后。

(3)食管化学烧伤后。

(4)多次抗反流手术无效或失败之后。

(5)某些食管气管瘘患者。

(6)部分高位食管癌或下咽癌。

(7)胃本身病变或曾经手术过不能再利用者。

(8)胃或空肠代食管均失败者。

(四)麻醉方式、手术体位与切口

1.麻醉方式

气管插管静吸复合麻醉

2.手术体位

患者平卧位,胸部垫高30°。

3.手术切口

行右胸部前外侧切口、左腹正中旁切口、左颈部斜切口。

(五)器械、敷料与物品准备

1.器械

胸科器械:供颈、胸部切口用;急腹腔器械:供腹部切口用。

2.敷料

常规胸科手术包、剖腹包。

3.特殊用物

结肠代补充包、血管器械、血浆管、橡皮引流条。

(六)手术步骤及配合要点

手术分颈胸及腹部两组同时进行。

1.颈胸组

(1)切口:患者取仰卧位,右胸部垫高30°～35°,常规消毒铺单,颈胸组行右胸部前外侧切口,经第3或第4肋间进胸。

(2)探查病变:进入胸腔后,递0.9%的氯化钠注射液给术者浸湿手进行探查,更换深部手术器械,S拉钩将肺向前牵开,在癌肿上方切开纵隔胸膜,探查癌肿范围、活动度以及有无向外浸润或局部淋巴结转移等情况。

(3)游离胸段食管:递长分离钳由肿瘤上下方游离食管,各用一根食管带分别向外牵引,分离肿瘤左侧及后侧的粘连,向上至颈根部,向下至食管裂孔。

(4)离断胸段食管:于膈肌上方2～3 cm平面处将食管用钳夹住切断,远端用5×20圆针、4#线间断贯穿缝合关闭,保留缝线。递安尔碘纱球消毒近端,7#线结扎,保险套保护。

(5)颈部切口,递安尔碘纱球消毒,递手术刀、电刀、血管钳在左颈部胸锁乳突肌前缘依次切开皮肤、皮下组织,电刀止血,两块纱布保护切口。做左颈部斜切口显露颈部食管。

(6)上提远端食管至颈部:递长分离钳游离胸段食管远端,递大弯钳扩通右胸到左颈的食管隧道,将胸段食管远端经右胸到左颈隧道引出,递刀切除颈段食管。

2.腹部组

(1)切口:递安尔碘纱球消毒腹部皮肤,递手术刀、血管钳,依次切开皮肤、皮下组织,电刀电凝止血,左腹正中旁切口进入腹腔,两块腹纱保护切口。

(2)选择移植结肠段:进腹后递0.9%的氯化钠注射液给术者浸湿手进行探查,递血管钳分离显露结肠,检查结肠边缘动脉分布情况,选定使用的结肠段。

(3)阻断结肠动脉血供:递无损伤血管夹,暂时夹住预计要切断的结肠及中结肠动脉,递套有橡皮管的肠钳,将预计要切断的结肠两端夹住10～15 min,观察边沿动脉的搏动情况与肠管的色泽,观察使用结肠段的血供情况。

(4)游离并切断结肠:分离钳游离选定的结肠段,递肠钳离断降结肠,远断端用消毒纱球处理,近残端用保护套套好结扎。递肠钳离断左半结肠及中结肠,7#线双重结扎动脉两断端,保留结肠血管弓,递血管钳离断结肠系膜。

(5)肠肠吻合:递 5×20 圆针,4#线荷包缝合 2～3 层,对端吻合横结肠起始端与远断端降结肠。

(6)胃肠吻合:切开胃肝韧带,将游离的结肠由胃后提至胃前方,递 5×20 圆针、4#线,双层内翻吻合横结肠起始部之远端结肠与胃小弯前壁。

(7)胃造口:以胃前壁作为造口位置,递 5×20 圆针、4#线荷包缝合 2～3 层,递刀在荷包缝合中心切开胃壁,从胃前壁造口置入菌状管并固定。

3.做胸骨后隧道

(1)开辟隧道:颈胸组与腹部组人员相互配合,分别从胸骨上下两个方向开辟隧道。

(2)贯通隧道:递咬骨钳,腹部组术者切除胸骨剑突,用手指紧靠胸骨后间隙向上及两侧分离。递刀,颈胸组术者切开附着在胸骨柄上缘的颈深筋膜,手指紧贴在胸骨后从胸骨后正中向下及两侧进行分离,使隧道上下贯通。或使用胸骨后隧道扩张器,操作更为方便。

(3)上提结肠:在胃后网膜上做一切口,将移植结肠从胃后通过,用测量杆量出结肠所需长度,双 10#线牵引将结肠经胸骨后隧道上提至颈部切口部位。

(4)吻合:递 5×20 圆针、4#线,端端吻合结肠远端与颈部食管近残端。

(5)缝合颈部切口:递安尔碘纱球消毒切口,置橡皮引流条,9×28 角针、1#线固定。7×20 圆针、4#线缝合皮下组织,9×28 角针、1#线缝合皮肤。

(6)关闭胸、腹腔:无菌盐水冲洗胸、腹腔,放置引流管,清点器械、纱布、纱垫、缝针,无误后逐层关闭胸、腹腔。

(7)覆盖伤口:包扎切口。

(七)手术护理重点

(1)手术操作复杂,手术切口多,术前认真查阅病历,了解病情,熟悉手术步骤,了解所需的特殊用物。

(2)因手术时间长,手术范围大,术前对患者的身体状况进行评估,针对患者情况做好体位防护。术中经常检查负极板放置位置是否正确,避免使用高频电刀时造成患者皮肤的灼伤。

(3)术中严密观察呼吸的变化,注意呼吸节律的改变及有无缺氧的发生。

(4)手术操作易致出血,术中应严密监测循环系统的变化,以防出血过多造成的低血压和心动过缓。术前建立 2 条静脉通道,及时输血、输液,保持循环的稳定。

(5)注意控制术中输液、输血的量及速度;准确观察并记录术中尿量及出血量;密切观察生命体征;随时与麻醉医师联系,发现问题及时处理。

(6)术中严格执行无菌操作,颈胸部手术器械与腹部手术器械须严格分开,避免污染。处理胃、食管、肠道时按污染手术处理。

(7)由于移植结肠血管蒂中的静脉容易受到损伤,因此在通过胸骨后隧道时准备热盐水,在上提结肠时淋洒于结肠上,防止结肠血管受冷刺激而痉挛。

(8)关闭胸、腹腔时,应认真清点所有物品,切勿残留物品在体腔内。

(刘晶菁)

第五十二节　胃肠手术护理配合

一、胃癌根治术

（一）解剖结构

胃大部分位于腹上部的左季肋区。上端与食管相续的入口叫贲门，下端连接十二指肠的出口叫幽门。上缘凹向右上方叫胃小弯，下缘凸向左下方叫胃大弯，贲门平面以上向左上方膨出的部分叫胃底，靠近幽门的部分叫幽门部；胃底和幽门部之间的部分叫胃体。

毗邻：前壁-肝左叶、膈、腹前壁；后壁-胰、横结肠、左肾、左肾上腺；胃底邻脾、膈。

（二）适应证

胃窦部癌，胃体远端癌。

（三）手术体位

仰卧位。

（四）手术铺巾步骤

(1)依次铺四块治疗巾于切口周围，顺序为对侧→上侧→下侧→近侧。

(2)铺双层桌单于切口以上部位。

(3)依次铺骨科单、单层桌单于切口以下部位。

(4)铺洞巾。

（五）物品准备

深剖器械、腹大包、肠钳、荷包钳、丝线、荷包线、电刀、超声刀或能量平台器械、吻合器、闭合器等。

（六）手术步骤与配合

1.常规消毒，铺巾。

皮肤消毒：碘附消毒三遍。范围：上至乳头，下至耻骨联合。

(1)器械护士配合：递环钳碘附纱布消毒。传递治疗巾、中单、大单，协助铺巾。2把组织钳固定电刀、吸引器及超声刀。

(2)巡回护士配合：调节手术灯，固定尿袋。连接电刀、吸引器和超声刀或能量平台等仪器设备，调节功率。

2.上腹正中切口。切开皮肤及皮下组织

(1)器械护士配合：递22号刀切开，干纱布拭血，电凝止血或者2-0丝线结扎止血，递甲状腺拉钩牵开显露术野。

(2)巡回护士配合：三方核查：三方核查手术患者信息，评估手术风险并记录。

3.切开腹白线及腹膜

(1)器械护士配合：递22号刀切开一小口，电刀或者组织剪扩大，打开腹膜。

(2)巡回护士配合：管理手术间环境，监督无菌技术操作。

4.探查腹腔

(1)器械护士配合：治疗巾保护皮肤，递生理盐水洗手，探查腹腔，更换深部器械，及盐水纱垫，递腹腔自动牵开器或者悬吊拉钩牵开显露术野。

(2)巡回护士配合:更换器械台上生理盐水;安装悬吊拉钩。

5.分离大网膜

(1)器械护士配合:递电刀或中弯钳分离,钳夹,组织剪剪断,2-0 丝线结扎。

(2)巡回护士配合:密切观察患者生命体征,保持输液通畅,观察尿量。

6.切断左、右胃网膜血管

(1)器械护士配合:递直角钳分离,中弯钳钳夹,组织剪剪断,2-0 丝线结扎或 6×14 圆针 2-0 丝线缝扎。

(2)巡回护士配合:密切观察患者生命体征,保持输液通畅,观察尿量。

7.分离全部小网膜,清除腹腔动脉旁淋巴结

(1)器械护士配合:递长镊,组织剪分离,中弯钳钳夹,2-0 丝线结扎。

(2)巡回护士配合:密切观察患者生命体征,保持输液通畅,观察尿量。

8.清除肝十二指肠韧带内肝动脉侧的淋巴组织

(1)器械护士配合:无瘤技术操作。

(2)巡回护士配合:根据手术医师医嘱准备一次性吻合器和闭合器。

9.游离切断十二指肠

(1)器械护士配合:递闭合器,消毒碘附;接触过胃肠道内面的器械,不可再用于手术,隔离放置。

(2)巡回护士配合:与手术医师核对一次性吻合器和闭合器的型号、种类,拔营养管,留置 20 cm 做好保护性隔离,防止污染。

10.切除胃

(1)器械护士配合:递切割闭合器,消毒碘附,取下之标本及污染剪刀一并放入弯盘内。递吸引器头吸尽胃内容物,钳夹碘附纱布消毒残端,更换吸引器头。递一 7×17 圆针 2-0 丝线加固闭合口。

(2)巡回护士配合:拔胃管,留置 20 cm 做好保护性隔离,防止污染。

11.消化道重建:于结肠前,做空肠与胃吻合;三方核查空肠侧侧吻合

(1)器械护士配合:递长平镊,一 6×14 圆针 2-0 丝线缝合。

(2)巡回护士配合:送胃管、营养管,并固定。加温无菌注射用水,以备腹腔冲洗。

12.冲洗腹腔,放置引流管

(1)器械护士配合:温热灭菌注射用水冲洗腹腔,碘附纱布消毒引流管切口,递 11 号刀及 28 号引流管,10×28 角针丝线固定引流管。整理器械台;接引流袋。

(2)巡回护士配合:放置引流管后,和器械护士共同清点手术器械和敷料等物品并记录。

13.关闭腹腔,缝合切口

(1)器械护士配合:递一 10×28 圆针 1 号丝线;一 10×28 圆针 0 号丝线;一 10×28 角针 2-0 丝线依次关腹。

(2)巡回护士配合:抽出胸腹下软枕;关闭体腔后,缝合皮肤前和器械护士共同清点手术器械和敷料等物品,并记录。完成三方再次核查,并记录。

14.包扎伤口

(1)器械护士配合:根据伤口大小准备敷贴。

(2)巡回护士配合:严密观察生命体征的变化;确认标本,及时送检。

(七)护理要点

(1)准备充足消毒碘附纱布,消毒肠管用。

(2)做好保护性隔离,凡接触过胃肠道内面的器械,一律不可再用于手术,隔离放置。

(3)根据手术医师习惯安装悬吊拉钩。

二、右半结肠癌根治术

(一)解剖结构

大肠是消化管的下段,全长为 1.5 m,分为盲肠、阑尾、结肠、直肠和肛管 5 部分。盲肠是大肠的起始部,长为 6~8 cm,其下端为盲端上续升结肠。结肠是介于盲肠与直肠之间的一段大肠,分为升结肠、横结肠、降结肠和乙状结肠 4 部分。直肠是消化管位于盆腔下部的一段,全长为10~14 cm。起自乙状结肠,沿骶、尾骨前面下行,穿过盆膈移行于肛管。肛管长为 3~4 cm,上接直肠,下终于肛门,肛管被肛门括约肌包绕。

(二)适应证

右半结肠癌应包括盲肠、升结肠、结肠右(肝)曲部癌。

(三)麻醉方式

全身麻醉。

(四)手术体位

平卧位。

(五)手术铺巾步骤

对折 1 块中单于患侧腋下,然后常规铺巾。

(1)依次铺四块治疗巾于切口周围,顺序为对侧→上侧→下侧→近侧。

(2)铺双层桌单于切口以上部位。

(3)依次铺骨科单、单层桌单于切口以下部位。

(4)铺洞巾。

(六)物品准备

1.器械和敷料

深剖包、荷包钳、腹大包、手术衣。

2.其他

9×24 角针,7×17 圆针,5×12 圆针、3-0、2-0 和 1-0 丝线,11 号和 22 号,0 号可吸收圈线,2-0 荷包线,吸引器,纱布,大纱垫,长纱条,28 下橡胶引流管,引流袋,9 cm×30 cm 敷贴,9 cm×10 cm 孔贴,24 管状吻合器,75 直线型闭合器,盆,无菌灯柄。

3.仪器设备

电刀,Ligasure(结扎束)或超声刀。

(七)手术步骤及配合

1.常规消毒,铺巾

(1)器械护士配合:递环钳碘附纱布消毒。传递治疗巾、中单、大单,协助铺巾。2 把组织钳固定电刀、吸引器及超声刀。

(2)巡回护士配合:协助医师摆放体位;与器械护士共同清点物品并及时登记于清点记录

单上;调节手术灯,固定尿袋;连接电刀、吸引器和超声刀或能量平台等仪器设备,调节功率。

2.**右侧中上腹经腹直肌切口。切开皮肤及皮下组织**

(1)器械护士配合:递22号刀切开,干纱布拭血,电凝止血或者2-0丝线结扎止血,递甲状腺拉钩牵开显露术野。

(2)巡回护士配合:三方核查:三方核查手术患者信息,评估手术风险,并记录。

3.**逐层切开皮肤、皮下、腹直肌前鞘、腹直肌、后鞘、腹膜**

(1)器械护士配合:递甲状腺拉钩、干纱垫拭血,中弯钳电凝止血。

(2)巡回护士配合:管理手术间环境,监督无菌技术操作。

4.**洗手,护皮**

(1)器械护士配合:递无菌盐水洗手,护皮巾(两块治疗巾)腹腔牵开器拉开,两把布巾钳钳夹固定于大洞单上。

(2)巡回护士配合:管理手术间环境,监督无菌技术操作。

5.**探查腹腔**

(1)器械护士配合:治疗巾保护皮肤,递生理盐水洗手探查腹腔,更换深部器械,及盐水纱垫,递腹腔自动牵开器或者悬吊拉钩牵开显露术野。

(2)巡回护士配合:更换器械台上生理盐水;安装悬吊拉钩。

6.**离断所要切除段肠系膜、肝结肠韧带,清扫淋巴结**

(1)器械护士配合:脑膜剪电刀游离,2-0丝线钳线结扎、7×17圆针2-0丝线缝扎血管或用Ligasure离断。

(2)巡回护士配合:密切观察患者生命体征,保持输液通畅,观察尿量。

7.**离断回肠**

(1)器械护士配合:递荷包钳荷包线,递22号刀离断后两块碘附纱布消毒上三把组织钳提拉回肠壁放入吻合器头收紧荷包线固定。

(2)巡回护士配合:提供合适型号吻合器、闭合器、荷包线,及时将添加缝针数登记于清点记录单上。

8.**离断横结肠**

器械护士配合:递22号刀离断标本,递标本盘,组织钳提拉结肠壁两块碘附纱布消毒后插入吻合器柄。

9.**回肠-横结肠吻合,闭合结肠残端**

器械护士配合:吻合器柄经结肠侧壁与吻合器头对接行端侧吻合,结肠残端闭合器闭合。

10.**吻合口加固,关闭系膜孔**

器械护士配合:5×12圆针3-0丝线加固,7×17圆针2-0丝线线关闭肠系膜。

11.**止血,蒸馏水冲洗腹腔**

器械护士配合:电凝止血。

12.**放置引流管并固定**

(1)器械护士配合:递28下引流管9×24角针2-0丝线固定。

(2)巡回护士配合:清点物品。

(八)护理要点

(1)准备充足的消毒碘附纱布,消毒肠管用。

(2)做好保护性隔离,凡接触过胃肠道内面的器械,一律不可再用于手术,隔离放置。

(3)安装好悬吊拉钩。

三、经腹直肠癌根治术(Dixon 手术)

(一)解剖结构

直肠是大肠的末端,上端平第 3 骶骨上缘水平,与乙状结肠相连,向下沿骶尾骨屈曲,穿过盆底终于齿状线,与解剖学肛管相接,全长 12~15 cm。

直肠与乙状结肠交界处最狭窄,向下扩大成为直肠壶腹,是直肠最宽大的部分,下端又变狭窄,形成两头狭小、中间宽大的形态。直肠上 1/3 的前面及其两侧有腹膜覆盖,中 1/3 仅在前面有腹膜,然后在此反折成直肠膀胱陷窝或直肠子宫陷窝。腹膜反折与肛门之间的距离约7.5 cm,女性较低。

直肠后面无腹膜遮盖。直肠前面在男性与前列腺、精囊、输精管及膀胱毗邻,在女性与阴道、子宫颈及子宫毗邻。

(二)适应证

适应证适用距齿状线 5 cm 以上的直肠癌,原则上是以根治性切除为前提,要求远端切缘距癌肿下缘 2cm 以上。

(三)麻醉方式

全身麻醉。

(四)手术体位

截石位。

(五)手术步骤

1.腹部切口

(1)依次铺四块治疗巾于切口周围,顺序为对侧→上侧→下侧→近侧。

(2)铺双层桌单于切口以上部位。

(3)依次铺骨科单、单层桌单于切口以下部位。

(4)铺洞巾。

2.会阴部

(1)一块骨科单对折后塞于患者臀下。

(2)用腿套套于患者腿部。

(3)依次铺四块治疗巾于患者会阴部,顺序为:上侧→双侧→腿内侧→下侧。

(4)铺双层桌单覆盖切口以上部位。

(5)两块桌单分别铺于两腿部。

(6)铺洞巾。

(六)物品准备

1.器械和敷料

深剖包、荷包钳、盆腔拉钩(直角拉钩和圣马克拉钩)腹大包、备用敷料、手术衣。

2.其他

9×24 角针、7×17 圆针、2-0 和 1-0 丝线、11 号和 22 号刀片、0 号可吸收圈线、2-0 荷包线、电刀、Ligasure、吸引器、显影纱布、大纱垫 1 包、长纱条、28 下橡胶引流管 2 根、引流袋、

9 cm×30 cm敷贴、9 cm×10 cm孔贴、9 cm×15 cm敷贴、29 或 32 吻合器、弧线型闭合器、50 mL 注射器、盆、灯柄。

3.仪器设备

电刀、能量平台。

(七)手术步骤及配合

1.消毒铺巾

(1)器械护士配合:递环钳、消毒盘,盘内 5 块碘附纱布消毒按截石位手术常规铺巾。

(2)巡回护士配合:协助医师摆放体位。器械托盘置于头端,手术开始前与器械护士共同清点物品并及时登记于清点记录单上。在医师铺巾完成后,协助接电刀,吸引器 Ligasure 等,清空垃圾桶并摆放到位。

2.右下腹旁正中切口

(1)器械护士配合:递 22 号刀切开,干纱垫拭血,中弯钳止血。

(2)巡回护士配合:切皮前,三方再次核查。

3.逐层切开

(1)器械护士配合:递甲状腺拉钩、干纱垫拭血,中弯钳电凝止血。

(2)巡回护士配合:观察生命体征及输液部位。

4.洗手、护皮

器械护士配合:递无菌盐水洗手,护皮巾腹腔牵开器拉开。

5.探查

(1)器械护士配合:递盐水大纱垫,若有肿瘤侵犯递蒸馏水浸泡。

(2)巡回护士配合:准备温蒸馏水 500~1 000 mL。

6.乙状结肠下段结扎肠管

器械护士配合:递盐水纱布结扎。

7.游离乙状结肠及系膜

器械护士配合:电刀、Ligasure 离断。

8.游离两侧腹膜

器械护士配合:大弯钳,电刀、Ligasure 离断。

9.结扎肠系膜血管

器械护士配合:Ligasure 闭合离断或小圆针 2-0 丝线缝扎。

10.分离直肠

器械护士配合:盆腔拉钩拉开,大弯钳,电刀、Ligasure 离断必要时 1-0 丝线结扎,2-0 丝线缝扎依次游离直肠后壁、直肠前壁直肠侧韧带。

11.断直肠

(1)器械护士配合:弧形切割闭合器在距离肿瘤 2 cm 以上处闭合直肠肠腔,递碘附纱布消毒两残端。

(2)巡回护士配合:遵医嘱提供合适型号吻合器闭合器并将追溯单粘贴于病历内。

12.断乙状结肠

(1)器械护士配合:在距离肿瘤 10 cm 以上血运良好处递荷包钳夹住,递针持夹荷包线与术者远端大弯钳夹住,递大刀片切断标本,碘附纱布消毒,松开荷包钳递三把组织钳提拉结肠壁,碘纱消毒肠腔后放入吻合器头收紧荷包线。

(2)巡回护士配合:填写标本袋备用。

13.肠吻合

器械护士配合:递碘纱 1~2 块与术者擦拭肛门,术者行扩肛,50 mL 注射器碘附水冲洗直肠后,将吻合器经肛伸入直肠,与吻合器头对接吻合。退出吻合器放置肛管并角针固定 15 cm 敷贴覆盖。

14.止血、冲洗腹腔,关闭盆底

(1)器械护士配合:大量温盐水冲洗,纱垫拭血电刀止血。圆针 2-0 丝线关闭盆腔。

(2)巡回护士配合:备大量温生理盐水。

15.放置引流管

(1)器械护士配合:碘附纱布消毒放管处皮肤,11 号刀片切开中弯钳拉出引流管角针 1-0 丝线固定。

(2)巡回护士配合:清点物品。

16.清点器械敷料逐层关腹,覆盖敷贴

(1)器械护士配合:0 号圈线关闭至前鞘,碘纱布消毒皮肤,9×24 角针 2-0 丝线缝合皮肤,再次清点器械敷料。

(2)巡回护士配合:清点物品完善记录单协助包扎后将标本交与手术医师送检,带齐物品将患者送至复苏室。

(八)护理要点

(1)巡回护士、洗手护士要有高度的责任心。

(2)连台手术术前彻底清扫手术间,清除与本台手术无关的桶内垃圾。

(3)术中所用纱布、纱条、纱垫、碘附纱布等必须带有显影条。

(4)碘附纱布一次性制作 12~14 块,术中不再追加。若不够用,用台上显影纱布浸泡碘附,此部分按显影纱布计数。

(5)截石位摆放时要按照标准摆放、固定,手术人员尤其助手避免外力压迫患者。

(6)术中补充物品及时登记于手术清点记录单上。

四、直肠黏膜环切术

(一)解剖结构

人体直肠末端黏膜下和肛管皮肤下静脉丛发生扩张和屈曲所形成的柔软静脉团,称为痔,又名痔疮、痔核、痔病、痔疾等。

医学所指痔疮包括内痔、外痔、混合痔,是肛门直肠底部及肛门黏膜的静脉丛发生曲张而形成的一个或多个柔软的静脉团的一种慢性疾病。

(二)适应证

Ⅱ、Ⅲ 期内痔、环形脱垂内痔和以内痔为主的混合痔。

(三)麻醉方式

全身麻醉。

(四)手术体位

截石位。

(五)物品准备

PPH 包、手术衣、一次性裤腿、无菌手套、9×24 角针、2-0 滑线、3-0 可吸收线(备用)、1-0 丝线、纱布 2 包、吸引器、痔吻合器 1 个。

(六)手术步骤及护理配合

1.消毒皮肤,铺巾(裤腿)

(1)器械护士配合:递环钳、碘纱消毒后,将一次性裤腿递于术者并协助铺巾。

(2)巡回护士配合:协助医师摆放体位。手术开始前与器械护士共同清点物品。在医师铺巾完成后,协助接电刀,吸引器。

2.直肠再次消毒后,充分扩肛

(1)器械护士配合:递扩肛器。

(2)巡回护士配合:打开适合型号痔吻合器。

3.置入痔吻合的肛窥并固定

器械护士配合:用 9×24 的角针和 1-0 丝线在 0 点,3 点,6 点和 9 点将肛窥固定。

4.在齿状线上 2 cm 和 2.5 cm 处的黏膜处做荷包缝合

(1)器械护士配合:用 2-0 滑线。

(2)巡回护士配合:提供 2-0 滑线。

5.将痔吻合器旋钮旋至最大,将其置入肛门,使吻合器头通过双荷包,然后打紧两个荷包缝合线于吻合器中心杆上;击发吻合器,保持 30 s,松开吻合器的旋钮,退出吻合器

(1)器械护士配合:递吻合器勾线器。

(2)巡回护士配合:标本袋填写准确备用。

6.检查切除的痔上直肠黏膜为完整的环状,同时检查吻合口是否有出血,止血后拆除肛窥。

(1)器械护士配合:若有出血,用 3-0 可吸收缝合止血,线剪拆除肛窥。

(2)巡回护士配合:提供 3-0 可吸收线。

7.包扎

(1)器械护士配合:递纱布、9 cm×15 cm 敷贴。

(2)巡回护士配合:清点物品完善记录单,协助包扎后将标本交与手术医师送检,带齐物品将患者送至复苏室。

(七)护理要点

(1)巡回护士、器械护士要有高度的责任心。

(2)连台手术术前彻底清扫房间,清除与本台手术无关的桶内垃圾。

(3)术中所用纱布、纱条、纱垫、碘附纱布等必须带有显影条。

(4)碘附纱布一次性制作 12~14 块,术中不再追加。若不够用,用台上显影纱布浸泡碘附,此部分按显影纱布计数。

(5)截石位摆放时要按照标准摆放固定,手术人员尤其助手避免外力压迫患者。

(6)术中补充物品及时登记于手术清点记录单上。

(7)高值耗材及时登记并将追溯标签粘贴于病历内相应位置。

五、肛瘘挂线治疗

(一)解剖结构

肛瘘是肛管或直肠下端同肛门周围皮肤之间或邻近组织、器官之间,因病理性原因形成的不正常的通道。肛瘘一般由内口、瘘管和外口组成。内口为原发灶,即感染的入口,绝大多数在肛管后侧齿线平面的肛隐窝内。外口是脓肿溃破部位,多在肛门皮肤周边常不止一个,多数在距肛门 5 cm 内。肛瘘有直有弯,位于括约肌直到肛管周围皮肤下,以坐骨结节为界。

(二)适应证

高位肛瘘,复杂肛瘘。

(三)麻醉方式

全身麻醉。

(四)手术体位

截石位。

(五)物品准备

小器械包、肛肠器械 12 件、裤腿、电刀、吸引器、纱布 2 包、5 mL 和 10 mL 注射器、9 cm×15 cm 敷贴、1-0 丝线、无菌手套、凡士林、亚甲蓝、过氧化氢。

(六)手术步骤及配合

1.消毒肛周皮肤,扩张肛管

(1)器械护士配合:持环钳夹持碘附纱球消毒,递消毒液状石蜡、肛窥扩张肛管。

(2)巡回护士配合:协助医师摆放体位,手术开始前与器械护士共同清点物品。在医师铺巾后,协助接电刀,吸引器。

2.切开瘘管的外侧部直至外括约肌

器械护士配合:递有齿镊,电刀切开。

3.将探针自瘘管口轻轻送入,自肛门拉出

(1)器械护士配合:将探针尾端缚一橡皮筋递给术者。

(2)巡回护士配合:打开无菌手套一双于无菌台上。

4.拉紧橡皮筋

器械护士配合:递中弯钳夹住拉紧的橡皮筋,1-0 丝线在钳下方双重结扎。

5.肛周注射亚甲蓝

(1)器械护士配合:10 mL(亚甲蓝 2 mL+丁哌卡因 5 mL+生理盐水 3 mL)注射器,更换球后注射针头,混匀并递于术者。

(2)巡回护士配合:提供亚甲蓝、丁哌卡因与术者核对无误后交给器械护士抽吸。

6.创面过氧化氢盐水冲洗消毒、覆盖切口

巡回护士配合:清点物品,完善记录单协助包扎后将标本交给手术医师送检,带齐物品将患者送复苏室。

(七)护理要点

(1)连台手术术前彻底清扫房间,清除与本台手术无关的桶内垃圾。

(2)术中所用纱布、纱条、纱垫、碘附纱布等必须带有显影条。

(3)截石位摆放时要按照标准摆放固定。

（张慧玲）

第五十三节　肝胆胰脾手术护理配合

一、肝脓肿切开引流术

（一）适应证

(1)其他疗法无效,中毒症状愈加严重者。

(2)腹腔内有原发感染病灶(阑尾炎、胆道感染),需一并处理的病例。

(3)脓腔大且脓液稠厚者,脓腔分隔,脓肿部位无法穿刺置管引流者。

（二）麻醉体位

全身麻醉。

（三）手术切口

右腹直肌切口或肋缘下切口。

（四）手术体位

左肝脓肿一般取平卧位,右肝脓肿则右肩及臀部垫以沙袋,使身体向左侧倾斜 30°。

（五）手术步骤及护理操作配合

1.手术野皮肤常规消毒,铺单,开腹,腹腔探查

递擦皮钳夹小纱布蘸碘酒、酒精消毒皮肤,铺治疗巾,贴手术膜,铺大单、中单,递 22 号刀、有齿镊切开皮肤,电刀切开皮下组织,电凝止血或中弯血管钳钳夹 1 号丝线结扎,切口两旁各置一块干纱垫,递腹腔自动牵开器显露手术野。

2.探查肝脏,明确脓肿部位,做肝脓肿穿刺

用盐水纱垫保护肝脓肿术野四周,递注射器吸脓液放置培养管内送检。

3.脓腔扩创

递 10 号刀切开脓肿或用中弯血管钳插入脓腔,术者用手指轻轻分离脓腔内间隔组织,递吸引头吸净脓液;如复发脓肿,术中超声定位。

4.置管引流

递长无齿镊、中弯血管钳将引流管置于脓腔内。

5.清点物品,逐层缝合切口

冲洗腹腔,清点器械、纱布、纱垫、缝针,常规关腹。

二、开腹胆囊切除术

（一）适应证

(1)发病 72 h 以内的有明确手术指征的急性胆囊炎(包括化脓性、坏疽性、梗阻性胆囊炎)患者。

(2)有症状的慢性胆囊炎,经全面检查可除外能引起类似症状的其他上腹部疾病,超声提

示胆囊壁增厚或胆囊造影证实已无功能；引起长期的消化不良症状或因反复发作影响日常的生活和工作者。

(3)有症状的胆囊结石患者。

(4)胆囊隆起性病变患者，直径为 1 cm 以上的胆囊息肉或胆囊癌患者。

(5)胆囊内、外瘘患者，特别是胆囊造口术后的黏液性瘘患者。

(6)胆囊管已发生阻塞，引起胆囊积水或胆囊积脓。

(7)胆囊因外伤而发生破裂穿孔者。

(二)禁忌证

年老、体弱，有严重其他疾病，不能耐受胆囊切除术者。

(三)麻醉方式

联合麻醉或全身麻醉。

(四)手术切口

右肋缘下切口或右上经腹直肌切口。

(五)手术体位

仰卧位，右后肋下部用体位垫垫高。

1.常规消毒皮肤、铺巾

递擦皮钳夹小纱布蘸碘酒、酒精消毒皮肤，铺治疗巾，贴手术膜，铺大单、中单。

2.切开皮肤及皮下组织

沿肌纤维方向切开腹直肌前鞘、腹外斜肌腱膜并牵开，分离腹直肌内外侧缘，切断腹直肌，切开肌腱膜，分离腹内斜肌及腹横肌，显露腹膜，打开腹膜并保护。

递22号刀、有齿镊切开皮肤、皮下组织，干纱布2块拭血，甲状腺拉钩牵开，递中弯血管钳提夹切口，10号刀切开，组织剪延长切口打开腹膜并保护。

3.分离粘连，显露胆囊

递甲状腺拉钩牵开，递电刀切开，手指协助分离，推开腹膜外脂肪组织。

4.分离胆囊管

显露其与胆总管、肝总管的关系，递湿纱垫隔开腹腔内脏器，递腹壁拉钩牵开；递大弯钳血管钳提夹胆囊颈前腹膜，电刀切开，递组织剪分离周围组织。

5.结扎胆囊管、胆囊动脉

递血管分离钳带4号丝线先从其后方穿过，于靠近颈部处结扎。①顺切法切除：结扎胆囊动脉及胆囊管，递直角钳分离，钳带4号丝线双重结扎；6×17圆针、1号丝线缝扎，剥离胆囊，递中弯血管钳钳夹上提胆囊颈部，递电刀切开胆囊浆膜层；②逆切法切除：先从底部剥离胆囊，递中弯血管钳提夹胆囊底部，递电刀，切开胆囊浆膜层，于胆囊动脉汇入胆囊壁处切断胆囊动脉，递直角钳分离，钳带4号丝线结扎或6×17圆针、1号丝线缝扎近端。

6.切除胆囊，充分止血

递大弯血管钳钳夹，组织剪剪断，4号丝线结扎，线剪剪线；递电刀止血，6×17圆针、1号丝线间断缝合胆囊床。

7.冲洗

根据术中情况放置引流管，温生理盐水冲洗手术野或腹腔，吸引器吸净，递干纱布蘸拭胆囊床及胆囊管残端,递 11 号刀切开皮肤,中弯血管钳协助引流管放置在肝下区,递 9×28 角针、4 号丝线固定引流管。

8.清点无误后逐层关腹

清点手术器械、缝针、敷料,缝合腹直肌后鞘及腹膜;递中弯钳依次钳夹腹膜,9×28 圆针、4 号丝线间断缝合;缝合腹横肌、腹内外斜肌腱膜、腹直肌前鞘,递 9×28 圆针、7 号丝线间断缝合;再次清点器械、纱布、纱垫、缝针,缝合切口,递生理盐水冲洗,干纱布一块;递酒精棉球消毒,9×28 圆针、1 号丝线间断缝合皮下,递有齿镊、9×28 角针、1 号丝线间断缝合皮肤。

三、胆总管探查 T 形管引流术

(一)适应证

(1)急性化脓性胆管炎、慢性胆管炎、管壁增厚患者。

(2)胆总管内结石或异物者。

(3)阻塞性黄疸患者。

(4)从手术探查或术中造影发现肝胆管病变患者。

(5)胆总管显著扩张患者。

(6)胆囊管显著扩张而胆囊内细小结石者患者。

(7)胰头肿大、胆总管明显扩张、有急性胰腺炎病史或行胆总管穿刺抽出脓性、血性胆汁或泥沙样胆色素颗粒患者。

(8)有梗阻性黄疸病史患者。

(9)严重肝外伤缝合或切除,以及肝外胆管修复或吻合术后,应行胆总管切开引流术患者。

(二)麻醉方法

联合麻醉或全身麻醉。

(三)手术切口

右肋缘下切口或右上腹直肌切口。

(四)手术体位

仰卧位,右后肋下部及上腹部用体位垫垫高。

(五)手术步骤及护理操作配合

1.手术野皮肤常规消毒,铺单

开腹配合同"胆囊切除术"。

2.探查并显露胆总管

递 2 块湿纱垫隔开腹腔脏器,马蹄拉钩、S 状拉钩牵引,显露肝十二指肠韧带;在小网膜孔内放置湿纱布保护,递长无齿镊、长组织剪或钳夹"花生米"分离胆总管,弯血管钳止血,带 4 号丝线结扎。

3.确认并切开胆总管

递 5 mL 注射器于胆总管前壁试穿抽取胆汁,递 6×17 圆针、1 号丝线在穿刺点内外侧各缝一针作牵引线,蚊式钳夹住线尾端;递 11 号刀在两牵引线间纵行切开胆总管壁,吸净溢出的胆汁,递组织剪扩大切口,遇有出血递 6×17 圆针、1 号丝线缝扎止血。

4.探查胆总管,取石

由小到大依次递胆道探条探查左右肝管及胆总管下段,如有结石,递取石钳取出结石;递

50 mL 注射器抽吸温盐水,连接型号合适的普通尿管反复冲洗检查。

5.放置"T"形管引流

递长镊将"T"形管置入胆总管,6×17 圆针、1 号丝线间断缝合胆总管切缘,递 20 mL 注射器抽吸温盐水,注入"T"形管检查是否通畅及漏水。

6.放置腹腔引流管

递温盐水冲洗腹腔,递 11 号刀、中弯血管钳放置腹腔引流管,于切口下方、腋前线戳口引出,"T"形管于右侧腹直肌外缘引出,递 9×28 角针、4 号丝线、有齿镊固定于皮肤上。

7.清点手术用物,关腹

配合同"胆囊切除术"。

四、腹腔镜胆囊切除术

(一)适应证

(1)各种不同类型有明显临床症状的胆囊结石患者,如单纯慢性胆囊炎并结石,慢性萎缩性胆囊炎并结石,充满型胆囊结石,慢性胆囊炎结石嵌顿等。

(2)胆囊息肉样病变患者。

(3)无症状性单纯胆囊结石患者。下列患者应采取腹腔镜胆囊切除术(laparoscopic cholecystectomy,LC)治疗:①陶瓷胆囊,因其胆囊癌发生率高达 25%;②胆囊结石超过 3 cm,即使无明显症状亦应积极治疗,因结石>3 cm 的胆囊结石患者,其胆囊癌发生率明显高于结石<3 cm 者;③无症状性胆囊结石合并胆囊息肉者。

(4)糖尿病患者合并胆囊结石,一旦出现临床症状,应尽早手术治疗,甚至目前有观点认为即使无症状也应手术。

(5)慢性胆囊炎并结石急性发作患者,大多数经用解痉、镇痛、抗感染等治疗后,急性胆绞痛的临床症状和体征能迅速缓解,抓紧手术时机,可实行此手术;另一类型为胆囊结石嵌顿,虽已对症用药处理,体征和症状均不能缓解,胆囊壁易发生坏死,甚至胆囊穿孔形成腹膜炎,这种患者尽早手术,超过 24 h 不宜做 LC 手术。

(二)禁忌证

1.相对禁忌证

(1)结石性胆囊炎急性发作期。

(2)慢性萎缩性结石性胆囊炎。

(3)有上腹部手术史。

(4)腹外疝。

2.绝对禁忌证

(1)伴有严重并发症的急性胆囊炎,如胆囊积脓、坏疽、穿孔等。

(2)梗阻性黄疸。

(3)胆囊癌。

(4)胆囊隆起性病变疑为胆囊癌变。

(5)肝硬化肝门静脉高压症。

(6)中、后期妊娠。

(7)腹腔感染、腹膜炎。

(8)伴有出血性疾病、凝血功能障碍。

(9)重要脏器功能不全,难以耐受手术、麻醉和安放有起搏器者(禁用电凝、电切)。

(三)麻醉方式

全身麻醉。

(四)Trocar 位置

(1)脐孔内上缘或内下缘。

(2)上腹正中线剑突下 3 cm 处。

(3)右锁骨中线右肋缘下 3 cm 处。

(五)手术体位

平卧头高脚低位,左侧倾斜 15°~30°。

(六)手术步骤及护理操作配合

1.常规皮肤消毒铺单

将腹腔镜器械,按使用顺序排列于无菌器械桌上。递擦皮钳夹、1 块碘酒小纱布、3 块酒精小纱布,消毒皮肤;其中一块酒精小纱布留置于肚脐上。铺置无菌单刷手护士递进气管、吸引器管、冷光源线、单极线,协助套好摄像镜头线;巡回护士连接冷光源线、镜头线、电视系统、气腹机、单极线、吸引器管,并将脚踏放于术者脚侧。

2.建立气腹

脐上缘或下缘做一 10 mm 弧形切口,气腹针穿刺腹壁,证实气腹针已进入腹腔后,连接 CO_2 气腹机,达气腹腹压(1.73~2.00 kPa)后开始手术操作。递 11 号刀在脐孔上缘或下缘做一 10 mm 弧形切口,递 2 把巾钳将脐窝两侧腹壁提起,递气腹针给术者穿刺,并用装有生理盐水的无针头的 10 mL 注射器与气腹针相连,证实气腹针已进入腹腔后,连接 CO_2 气腹机,直至达到预定气腹腹压(1.73~2.00 kPa)后取出气腹针。

3.放置 Trocar,观察腹腔、胆囊情况

递 10 mm Trocar 由切口插入,递观察镜插入套管观察,依次置入其余相应的 Trocar,巡回护士可将患者置头高脚低位,并向左侧倾斜 30°,以便术者操作。

4.解剖胆囊三角区,处理胆囊管及胆囊动脉

递有齿爪钳钳夹胆囊底部,电凝分离钩游离胆囊管与胆囊动脉,递钛夹钳分别在胆囊管近端和远端各施加 1 枚钛夹,递电凝剪剪断,在胆囊动脉近端施加 2 枚钛夹,递电凝分离钩或电凝剪离断。也可用可吸收夹或尼龙夹。

5.切除胆囊,处理肝床创面

递抓钳与电凝分离钩分离胆囊床,胆囊放在肝右上方,递电凝棒或电凝板对肝床仔细止血,递冲洗吸引器连接温盐水冲洗并检查有无活动出血及胆漏,将手术床回复水平位。

6.取出胆囊

递抓钳钳夹胆囊颈部,于脐部切口或剑突下切口连同穿刺套管一起提出,递中弯血管钳、吸引器头、剪刀备用。

7.检查腹腔内有无积血及液体

拔出腹腔镜,打开套管的阀门排出腹腔内的 CO_2 气体,缝合伤口。清点器械、敷料,关闭气腹机及光源,递酒精棉球消毒切口皮肤,4-0 号 角针可吸收线缝合切口,伤口贴术后膜。

五、脾切除术

(一)适应证

(1)脾外伤。左上腹或左肋部穿透性损伤及闭合性损伤引起的脾破裂或包膜下破裂,自发性脾破裂,以及手术中损伤等,均可引起致命的大出血,须立即行脾切除术止血,挽救生命。

(2)游走脾(异位脾)。由于脾蒂过长,脾可过度活动而成游走脾。甚至出现脾蒂扭转,造成脾坏死。无论脾蒂扭转与否,均应行脾切除术。

(3)脾局部感染。脾脓肿常发生在脓毒血症后,如脓肿局限在脾内,可行脾切除术,如脓肿周围炎症已波及脾的四周,则仅能做引流术;局限性脾结核,也可行脾切除术。

(4)肿瘤。原发性肿瘤比较少见,但不论良性的(如血管瘤)或恶性的(如淋巴肉瘤)均应行脾切除术;转移性肿瘤较多见,大多数已广泛转移不适宜手术。

(5)囊肿。上皮性、内皮性和真性囊肿;非寄生虫性假性囊肿;寄生虫性囊肿(如脾包囊虫病);均易继发感染、出血、破裂,应予切除。

(6)胃体部癌、胃底贲门癌、胰体部、尾部癌、结肠脾曲部癌行根治切除术时;无论有无脾的转移,为清除脾动脉周围或脾门部淋巴结,均应行脾切除术。

(7)肝内型肝门静脉高压症合并脾功能亢进者;肝外型肝门静脉高压症;脾动脉瘤、脾动静脉瘘及脾静脉血栓等引起充血性脾大者,均应行脾切除术。

(8)其他脾功能亢进性疾病:①原发性血小板减少性紫癜,适于年轻患者,首次发作,经药物治疗半年不愈;慢性反复发作者;急性型,药物治疗后不能控制出血(儿童宜在1～2周手术)和早期妊娠的患者(4～5个月手术)。②先天性溶血性贫血,适于药物(激素)治疗后1个月内不见效者;长期用药发生严重不良反应,无法继续用药者。术前应行放射性[51]Cr肝脾区测定,表明脾为红细胞主要破坏场所者则手术;如肝为红细胞主要破坏场所时,则不宜手术。③原发性脾性中性粒细胞减少症。④原发性全血细胞减少症。⑤再生障碍性贫血,使用药物治疗无效,骨髓检查存在代偿性增生者(周围血内网织红细胞检查多次为零者不宜手术)。

(二)禁忌证

15岁以下的患儿或有溶血危象者,不宜行脾切除术。

(三)麻醉方式

(1)全身麻醉或联合麻醉。

(2)术中麻醉存在的问题:①维持循环功能。②维护水、电解质平衡。③选择全身麻醉,术中配好去甲肾上腺素(2毫克/支加入250 mL 0.9%生理盐水)和酚妥拉明。④术中夹脾动脉时,注入去甲肾上腺素水在脾动脉,然后可在脾脏内注入些去甲肾上腺素水。如果高血压使用酚妥拉明。

(四)手术体位

平卧位。

(五)手术切口

左上腹正中旁切口或经腹直肌切口,左上腹肋缘下斜切口。

(六)手术步骤及护理操作配合

1.消毒皮肤

递擦皮钳夹小纱布蘸碘酒、酒精消毒皮肤,铺治疗巾,贴手术膜,铺大单、中单。

2.切开皮肤、皮下组织

递 22 号刀,电刀,2 块纱布拭血,中弯血管钳止血,2 块纱垫保护皮肤切探查口(巾钳 2 把固定两端),切口保护器;递腹部牵开器显露术野,更换深部手术器械。

3.处理脾胃韧带,结扎脾动脉

递直角钳分离,分次递长血管钳钳夹,剪刀剪断,递钳带 4 号或 7 号丝线结扎。

4.处理脾结肠韧带及脾肾韧带

递直角钳分离,分次递长血管钳钳夹,剪刀剪断,递钳带 4 号或 7 号丝线结扎。

5.游离脾,将脾托出切口

递长无齿镊、热盐水纱垫填塞脾床压迫止血,显露脾蒂。

6.切除脾

递 3 把无损伤血管钳钳夹脾动、静脉及脾蒂,递 10 号刀切断,远端递 7 号丝线结扎,近端递 6×17 圆针、4 号丝线或 5-0 涤纶线缝扎。

7.检查脾床创面,充分止血

递温盐水冲洗腹腔,递长无齿镊、纱布检查脾床创面。

8.放置引流

递 11 号刀、中弯血管钳将引流管置于膈下或脾窝处。

9.清点物品,关腹

清点器械、纱布、纱垫、缝针,常规关腹。

(张慧玲)

第五十四节　泌尿外科手术护理配合

一、肾上腺手术

(一)概述

1991 年后随着微创外科技术的飞速发展,腹腔镜已成为多数肾上腺疾病的首选方法。1992 年 Gagner 等首先报道了使用腹腔镜技术为 1 例嗜铬细胞瘤患者进行了肾上腺肿瘤切除术,手术取得了成功。从此以后,随着诊疗设备性能及生化技术的不断提高,肾上腺疾病的确诊率已有很大的提高。传统的大创面切除小病灶手术方式常使患者难以接受,相比传统手术,腹腔镜手术具有许多优越性:手术时间明显短于开放手术的时间、患者术后疼痛轻、损伤小、出血少、恢复快、并发症少、效果好,被视为肾上腺手术的"金标准"。

(二)应用解剖

肾上腺是一对位于腹膜后双肾上内侧的内分泌器官,与肾共同包在肾筋膜内。长约为 5 cm,宽约为 3 cm,厚为 0.5~1 cm,重为 5~7 g。右侧肾上腺呈三角形,左侧肾上腺呈新月形,肾上腺由较厚的中间嵴和较薄的内侧支、外侧支组成。肾上腺分为 2 层,外层为皮质,约占肾上腺的 90%,内层为髓质,呈棕褐色,约占肾上腺的 10%。在淡黄色的肾周围脂肪中,肾上腺皮质呈一种特有的金黄色,是手术中辨认肾上腺的重要依据。

在发生学上,皮质与髓质的来源不同,而且两者也都和肾脏无关。皮质来自体腔上皮(中胚层);髓质与交感神经系统相同,来源于神经冠(外胚层)。在胎儿期皮质和髓质相互靠近,形成肾上腺器官。而与髓质同系统的若干细胞,则不参与髓质的形成,形成小块散在主动脉附近,称为旁神经节。髓质或与之同系统的旁神经节,都具有嗜铬细胞。皮质含多量胆固醇、类脂、维生素 C、类胡萝卜素、葡萄醛酸,并分泌肾上腺皮质激素。髓质分泌肾上腺素。对铬酸的上述反应,是由于肾上腺素的还原作用所产生的二氧化铬所致。摘除肾上腺时,可出现各种症状,以至死亡。这些症状都是因缺少肾上腺皮质激素而引起的。如果摘除一侧,则对侧可出现代偿性肥大。

1.肾上腺皮质

肾上腺皮质位于表层,较厚,约占肾上腺的 80%,从外往里可分为球状带、束状带和网状带三部分。肾上腺皮质分泌的皮质激素分为三类,即盐皮质激素、糖皮质激素和性激素。各类皮质激素是由肾上腺皮质不同层上皮细胞所分泌的,球状带细胞分泌盐皮质激素,主要是醛固醇;束状带细胞分泌糖皮质激素,主要是皮质醇;网状带细胞主要分泌性激素,如脱氢雄酮和雌二醇,也能分泌少量的糖皮质激素。肾上腺皮质激素属于类固醇(甾体)激素,其基本结构为环戊烷多氢菲。盐皮质激素与糖皮质激素是 21 个碳原子的类固醇,雄激素含有 19 个碳原子,雌激素含有 18 个碳原子。

(1)球状带:紧靠被膜,约占皮质厚度的 15%。细胞呈低柱状或立方形,排列成球形细胞团,核小而圆,染色深,胞质少,弱嗜碱性,含少量脂滴。此带细胞分泌盐皮质激素,主要代表为醛固酮,调节电解质和水盐代谢。

(2)束状带:约占皮质厚度 78%,由多边形的细胞排列成束。细胞体积大,胞核染色浅,位于中央。胞质内充满脂滴,在普通染色标本,脂滴被溶去,留下许多小空泡,使束状带细胞呈泡沫状。该带细胞分泌糖皮质激素,主要代表为可的松和氢化可的松,调节糖类、脂肪和蛋白质的代谢。

(3)网状带:约占皮质厚度的 7%,紧靠髓质,细胞排列成不规则的条索状,交织成网。细胞较束状带的小,胞核亦小,染色深,胞质弱嗜酸性。含有少量脂滴和较多脂褐素。此带细胞分泌雄激素,但分泌量较少,在生理情况下意义不大。肾上腺可以分泌糖皮质激素,过多的糖皮质激素会导致脸部肥胖,不过只要能调节肾上腺素就能调节糖皮质激素。

2.肾上腺髓质

位于肾上腺的中央部,周围有皮质包绕,上皮细胞排列成索,吻合成网,细胞索间有毛细血管和小静脉。此外,还有少量交感神经节细胞。该部上皮细胞形态不一,核圆,位于细胞中央,胞质内有颗粒。该上皮细胞若经铬盐处理后,显棕黄色,故称为嗜铬细胞。嗜铬细胞用组织化学方法又可分为两型:一为肾上腺素细胞,胞体大,数量多;另一个为去甲肾上腺素细胞,胞体小,数量少。

肾上腺髓质分泌肾上腺素和去甲肾上腺素。前者的主要功能是作用于心肌,使心跳加快、加强;后者的主要作用是使小动脉平滑肌收缩,从而使血压升高。

右肾上腺向前与肝脏的下后面相贴,前内侧毗邻下腔静脉,手术中将肝向上推开有助于显露;左肾上腺前面有胃、胰腺及脾动、静脉,内侧为腹主动脉,显露时应将脾向上或向内游离;双侧肾上腺后面都是膈肌;两肾上腺之间有腹腔神经节等。

肾上腺血供丰富,达 6~7 mL/(g·min);血供来源较多,其上、中、下部分分布有三支动脉,起源于膈下动脉的肾上腺动脉是最主要血供来源,由肾上腺上方分成多支进入肾上腺;肾上腺中动脉来源于主动脉,通常管径细小;肾上腺下动脉起自肾动脉,性腺动脉也有分支进入肾上腺。这些动脉围绕肾上腺相互吻合成为一个动脉环,从环上发出小分支,如梳齿样向心性进入腺体,在被膜内形成丰富的吻合,肾上腺的前后表面为相对无血管区。肾上腺通常只有一条中央静脉。右肾上腺中央静脉很短,直接汇入下腔静脉,在右肾上腺切除术中结扎其中央静脉时容易撕裂出血;另有少数右肾上腺中央静脉汇入右副肝静脉,因此在行右肾上腺切除术中,应在其汇入副肝静脉前结扎切断。左肾上腺中央静脉汇入左肾静脉,长约为 3cm,汇入位置常与性腺静脉相对;左侧膈下静脉常与其相连,分离左肾上腺内侧时易被损伤而出血。

(三)术中护理配合

1.巡回护士配合

(1)药品准备:术前将术中可能用到的药品准备齐全:如去甲肾上腺素、肾上腺素、间羟胺、硝普钠、艾司洛尔、酚妥拉明、硝酸甘油、毛花苷 C、利多卡因等。

(2)体位护理:全麻插管成功后,患者摆健侧斜卧位,背部与床面成 70°夹角;腰桥抬高15cm,使腰背筋膜稍有张力,腋下垫软枕,双上肢平伸放于托手架上;肩背部及骶尾部各置一骨盆卡并垫软枕,健侧下肢弯曲,患侧下肢伸直,两膝间置软枕,固定;避免患者裸露的皮肤直接与手术床及体位架的金属部分接触,以免使用高频电刀时电流灼伤患者。摆放体位时动作轻柔,勿挤压肿瘤部位,以免引起血压升高;骨突和关节部位垫海绵,防止血管、神经及皮肤受压。

(3)仪器的合理摆放:熟练掌握各种仪器的性能和注意事项,术中根据手术要求及时合理地调整各仪器参数。将监视器置患者背侧头部,面向手术医生;连接各导线,调节光源强度,对白平衡;设定气腹机各参数,一般设定腹内压为 12~14 mmHg;正确连接电刀、吸引器。

(4)密切观察生命体征:因为麻醉体位改变,CO_2 气腹等对血流动力学、呼吸及内分泌均有影响。尤其可以引起心率变异使交感活性升高,导致血压升高,心率增快。在全麻诱导、气管插管、切开皮肤、CO_2 气腹,手术中操作探查及剥离肿瘤时,血压可能骤增,立即根据麻醉师医嘱应用血管活性药物,将血压维持在正常范围。当结扎肿瘤血管和瘤体摘除后,立即停用降压药,同时加快输液,根据患者血压情况,应用升压药,维持血压至麻醉前水平,术中积极处理各种并发症。

2.器械护士配合

(1)器械护士应充分了解手术步骤,熟悉腹腔镜各种器械名称,掌握其性能和手术步骤,注意观察视屏,密切关注手术进程,提前备好医生所需的器械。做到准确、快速传递器械,主动配合手术,以缩短手术时间。

(2)建立腹膜后操作间隙,在腋后线第 12 肋间做长为 1~2 cm 的小切口,用血管钳钝性分离腰背筋膜,示指探入腹膜后间隙推开腹膜,腹膜后置入双层指套捆扎制成的水囊扩张导管,注水 200~400 mL,扩张腹膜后腔隙,经 3~5 min 放水退出水囊,置入 1 mm 套管针,导入腹腔镜,充 CO_2 至压力 14~16 mmHg(1 mmHg=0.133 kPa),在腹腔镜监视系统直视下,于肋缘下腋后、腋前线处分别穿刺置入 5 mm、10 mm 套管针,用超声刀和电刀、弯钳在肾表面分离肾上腺和肾上级,游离大部分肾上腺组织后,提起肾上腺下极,分离周围结缔组织,找到中央静脉,钛夹双重结扎,切除肾上腺或肿瘤装入标本袋。腹膜后放置引流管,观察无活动性出血、无胸膜损伤后退出操作器械。

（3）器械护士要随时保持每一件器械的良好使用状态，手术中应及时清理电凝钩上的焦痂；在处理血管时，要备好钛夹。

二、肾手术

（一）概述

腹腔镜下实施外科手术已在全世界广泛应用，与传统的手术相比，腹腔镜手术有安全可靠，视野广阔，可以同时进行疾病诊断和病灶治疗，创伤小，减轻患者痛苦，恢复快，没有明显手术瘢痕等明显优点。

肾囊肿是一种良性病变，成人常见。过去主要是行穿刺治疗或行开放肾囊肿去顶减压术。经腹膜后间隙入路性腹腔镜肾囊肿去顶减压术，不会对腹腔内脏器造成干扰和污染。其途径更为直接，损伤少，所造成的应激及炎症反应轻，术后患者痛苦小，住院时间短，康复快，经腹膜后腹腔镜技术治疗肾囊肿的疗效明显优于开放性手术。

肾肿瘤是泌尿科常见疾病，传统治疗方法是开放性肾肿瘤剜除术或开放性肾癌根治术。传统的肾脏手术对患者的损伤较重、创伤大，患者术后卧床时间长，恢复比较慢，而在腹腔镜下的肾切除术以其创口小、愈合好、恢复快等优点，越来越多地应用于泌尿外科临床。

（二）应用解剖

1. 肾的结构、位置与毗邻

肾为成对的扁豆形器官，成年男性肾大约长为 12 cm、宽为 6 cm、厚为 4 cm，重为 150 g；成年女性肾稍小，约为 135 g。肾可分为上、下极，内、外侧缘和前、后面。内侧缘中部凹陷，是肾的血管、淋巴管、神经和肾盂出入的部位，称为肾门。出入肾门的结构合称肾蒂。肾蒂的主要结构排列关系：由前向后依次为肾静脉、肾动脉和肾盂；从上到下依次为肾动脉、肾静脉和肾盂。因下腔静脉位于中线右侧，致使右侧肾蒂较左侧为短。肾门向肾内有一个较大的腔隙，由周围的肾实质围成，称为肾窦，内含肾动脉、肾静脉的主要分支和属支、肾小盏、肾大盏、肾盂、神经、淋巴管和脂肪组织等。

成年人肾脏位于脊柱的两侧，腹膜后间隙内，两肾肾门相对，上极相距稍近。受肝右叶的影响，右肾低于左肾 1～2 cm（约半个椎体），右肾上端平第 12 胸椎，下端平第 3 腰椎；左肾上端平第 11 胸椎，下端平第 2 腰椎。左侧第 12 肋斜过左肾后面的中部，第 11 肋斜过左肾后面的上部；右侧第 12 肋斜过右肾后面的上部。临床上，肾的位置与体形有关，瘦长型的人，肾的位置相对较低，矮胖型者较高。

肾的体表投影：在后正中线两侧 2.5 cm 和 7.5～8.5 cm 处各做两条垂线，通过第 11 胸椎和第 3 腰椎棘突各做一水平线，肾即位于此纵横标志线所组成的 2 个四边形范围内。肾门在腹前壁投影于第 9 肋前端，在腹后壁位于第 12 肋下缘与竖脊肌外缘的交角处。此角称为肾角或脊肋角。

肾的毗邻关系：肾的上方附有肾上腺，共同由肾筋膜所包绕，二者之间连以疏松结缔组织。两肾的内下方以肾盂续接输尿管。左肾的内侧有腹主动脉、右肾的内侧有下腔静脉，两肾的内后方分别有左、右腰交感干。

由于右肾邻近下腔静脉，右肾肿瘤或炎症常侵犯下腔静脉，右肾切除时，需注意保护，以免造成难以控制的出血。肾前方的毗邻，左、右侧有所不同。右肾前上部分有肝右叶、结肠肝曲、肝结肠韧带，十二指肠降部紧邻右肾肾门、肾盂，前下部分有升结肠。左肾的前方，由上到下依次为脾门、胰尾、结肠脾曲及降结肠。其中,脾门与胰尾与左肾仅有肾筋膜前层相隔。在经腹部入路时需游离肾前方的这些结构,应注意避免损伤。肾后面第12肋以上部分与膈邻贴,并借膈与胸膜腔相邻。在第12肋以下部分,除了有肋下血管、神经外,自内向外有腰大肌及其前方的生殖股神经,腰方肌及其前方的髂腹下神经、髂腹股沟神经等。

2.腹膜后间隙解剖特点

腹膜后间隙位于后腹膜与腰背筋膜之间,被脂肪结缔组织充填,为一潜在的间隙。其前面是后腹膜及腹内脏器,上面为膈肌,后外侧为腰背部及侧腹壁肌肉及腰背筋膜,其下方与盆腔腹膜外间隙相连。其内有腹腔大血管、肾、肾上腺及输尿管上段等重要器官,是腹膜后手术必须进入的间隙。由于腹膜后间隙前面的腹膜及脏器可向前移动,使该间隙增大,因而可通过气囊扩张及分离的方法形成手术操作空间。腹膜后间隙从外到内有肾旁脂肪、肾筋膜、脂肪囊和纤维囊。其中内三层合称为肾被膜。

(三)术中护理配合

1.巡回护士配合

(1)患者准备:患者进入手术室查对无误后,应给予患者心理安慰,消除其紧张情绪,协助麻醉师行颈内静脉穿刺置管。

(2)器械准备:将腹腔镜系统摆放在患者头侧手术者对面,按手术医生要求随时调整气腹机、高频电刀的参数,做好中转开腹的准备。手术结束时保护冷光源的光纤及摄像镜头,避免打折,以防导光纤维折断。

(3)安置体位:患者采用70°~90°健侧卧位,患侧朝上,患侧下肢伸直,健侧下肢弯曲,健侧腋下和两腿之间各置一软枕,骨盆固定器固定,髋部用约束带固定,双上肢平伸于托手架上,不能外展>90°。将床头和床尾各摇低20°~30°,使腰部处于最高位充分展开。将肩托置于患者肩部,内垫沙袋固定,防止头部下滑受伤,并注意保暖。注意避免皮肤直接与手术床的金属部分接触,以免灼伤。

2.器械护士配合

(1)肾囊肿去顶减压术:常规消毒、铺巾,巡回护士连接好各种导线和管道,将高频电凝频率调小为2档,备用。器械护士给医生递小尖刀、气腹针,建立气腹。巡回护士将CO_2流速调节为1~2 L/min,压力为12 kPa,向患者腹腔内注入CO_2气体,使腹腔内压力维持至1.6~1.8 kPa,以利于手术操作。建立气腹同时,巡回护士应密切观察患者的生命体征,防止意外发生。如有情况,立即通知医生,停止CO_2的注入,并做好抢救准备。器械护士协助医生在髂嵴上2~3 cm水平切开皮肤1.5 cm,置入第一个穿刺器,按 Hasson 法切开腹壁各层,并由此通道直视下放置腹腔镜器械,先用30°腹腔镜观察腹腔内情况,无严重粘连或其他手术禁忌证,并在直视下,于肋缘下、肋前线、肋后线分别穿刺置入直径为1.0 cm、5 cm 导管。根据医生需要分别递予抓钳、分离钳或游离钳、超声刀,协助医生分开肾周筋膜,推开周围脂肪组织,电凝烧灼小血管止血,沿肾脏表面游离囊肿,至囊肿充分显露,沿囊肿边缘向外0.5~1.0 cm,切除囊壁,吸尽囊液,止血彻底后放置橡皮引流管,放出CO_2,此时巡回护士应摇平手术床使患者腰部放松,缝合切口。

(2)肾肿瘤部分切除术:在腋中线平髂嵴上2 cm处做一长为2 cm水平切口,用血管钳钝性分离,撑开肌层及腰背筋膜,用手指分离腹膜后间歇,置入10 mm 穿刺套管,放入腹腔镜镜头,建立气腹。在腋后线和腋前线第12肋缘下做穿刺点,分别置入10 mm 和5 mm 穿刺套管,放入超声刀和吸引器。

腹腔镜套管的位置与操作区形成三角形或菱形关系。递给术者超声刀打开 Gerota 筋膜,于肾门处游离肾动脉,递阻断带,穿过肾动脉,套以硅胶管,置于体外,分离钳牵拉硅胶管为肾动脉阻断做准备。沿肾表面直接暴露瘤体,在距瘤体外 0.5cm 处正常肾组织,用超声刀切除瘤体,并双极电凝止血。递自制取物袋,将标本装入袋中。洗手护士备好 2 块止血纱布,分成 2 组。将止血纱布卷成卷,末端用 5-0 可吸收线扎紧,用分离钳夹好放入转换套筒内递给医生,用生物蛋白胶专用双腔输送管将混合好的生物蛋白胶喷涂在肾的创面上。递持针器夹好 2-0 可吸收线,将止血纱布缝合、固定于肾的创面上。

肾旁置引流管,在腋前线穿刺孔引出固定,将取物袋连同切下的标本从髂嵴上穿刺孔取出。放出腹腔内多余的 CO_2 气体,观察 5 min 后重新建立气腹,再次确认无活动性出血,关闭穿刺切口。

(3)肾切除术:常规消毒、铺巾,连接光源、电凝、超声刀、气腹机、冲洗器及吸引器并固定于适当位置。将器械与电源线连接调试后备用。用两把布衣钳将右腹直肌外缘平脐处提起,用尖刀切开,气腹针穿刺腹腔,建立气腹,压力维持在 12～14 mmHg,置入套管针,将镜头喷防雾油,经穿刺器导入,查看腹腔内有无损伤,并进一步确定最佳穿刺点。在内镜直视下分别置入套管针,并依次导入扇式肠挡、超声刀、分离钳、无损伤牵引钳,助手协助调节镜头及挡开肠管、网膜,术者以超声刀及分离钳分离肾周筋膜、肾下极,推开肾周脂肪组织,显露肾脏。在肾表面分离纤维组织,完全游离肾,显露肾动脉。在肾下极处找到输尿管,用钛夹钳钳夹输尿管,然后离断。于肾动脉及肾静脉分别上带锁扣肽夹,切断。取标本时,备一只手套,在手套指端剪小孔,将标本装入手套内,抓钳固定好,扩大第一穿刺点,取出标本,以 0.9% 的氯化钠注射液冲洗腹腔,并检查有无活动性出血,进行彻底止血,备引流管引流,解除气腹,拔出穿刺针,缝合切口,整理台上器械,检查器械及配件是否完好。

(4)器械护士配合要点:①器械护士必须具有熟练的配合常规开腹手术的技术及经验,还应具备较强的应变能力,以便在发生意外的损伤、大出血等情况下转换手术方式,立即开腹时临危不乱,配合自如。②器械护士必须严格执行无菌技术操作,熟悉手术步骤,准确无误地传递每一件腹腔镜专用器械,因为手术时医生往往全神贯注于手术区域,一切操作器械均由器械护士传递,而腹腔镜专用器械均为杆细柄长,如传递失误或管理不当,极易碰撞造成污染或损伤。③器械护士必须全面掌握各器械的性能及使用方法,保养及保管,保证手术能顺利进行。如:和冷光源连接的纤维导线不得弯曲、折叠成角,保持自然状态,否则会损坏纤维导线,影响腹腔镜的清晰度,从而影响手术的进行。④整个手术过程中,器械护士必须保证镜面的清晰度,因为当视镜面进入腹腔后,因体腔和体外的温差而使镜面上水分凝结成雾,影响清晰度,故镜面进入腹腔前应预热或在镜面上擦拭防雾剂等,保证镜面的清晰度。⑤注意标本的保存,术中切取的标本置于量杯中,手术结束后送病理检查。

三、膀胱手术

(一)概述

回肠代膀胱、正位回肠新膀胱术是治疗膀胱癌的首选治疗方法。近年来随着腹腔镜手术器械不断完善,在腹腔镜手术技巧训练和经验积累的基础上,国内外相继开展了腹腔镜膀胱全切回肠代膀胱、正位回肠新膀胱术。与传统的开放手术相比,腹腔镜手术具有很多优点:①损伤小,切口小,出血少;②手术效果确定,可以达到开放手术的效果;③术后并发症少;④恢复快,住院时间缩短等。

(二)应用解剖

膀胱的形态、大小和位置都随着充盈状态的改变而有所变化。空虚的膀胱完全位于盆腔内呈四面锥体形,分为尖、底、体、颈四个部分。

膀胱尖部指向耻骨联合,借膀胱正中韧带(胚胎时期的脐尿管)与脐部相连;底部朝向后下,呈三角形,两个外侧角是输尿管穿入的地方;在尖部和底部之间是膀胱体,它有一个上面,左、右外侧面;膀胱体与尿道连接处为膀胱颈。充盈的膀胱呈卵圆形,可上升至耻骨联合上缘以上,伸入腹前壁的腹膜与腹横筋膜之间,因此在耻骨联合上缘行膀胱穿刺术时可以不损伤腹膜。

儿童期膀胱位置较高,排空时仍超出耻骨联合以上,随着年龄的增长而逐渐下降。膀胱上面被腹膜覆盖,腹膜向前与膜前壁的腹膜延续,腹膜向后继而向下延伸,在男性覆盖输尿管、输精管壶腹部,于精囊平面转折向上覆盖直肠上2/3的前面,形成直肠膀胱陷凹。膀胱后下面腹膜有两道弓状隆起,下方的弓状隆起深面为输精管壶腹部及精囊,是腹腔镜下膀胱切除首先进入的部位。在女性腹腔覆盖子宫体,形成膀胱子宫陷凹。膀胱的正常容积,在成人为350～500 mL,最大时可达到800 mL,在老年人容积可以更大,新生儿大约只有50 mL,女性的容积相对较小。

膀胱在空虚时,由于肌肉层的收缩,黏膜形成很多皱襞。在膀胱的底部有一个三角形的区域,叫膀胱三角区。其下角是尿道内口,两侧角是左、右输尿管开口。这个区域没有黏膜下层,黏膜光滑平坦没有皱襞。它是膀胱肿瘤和结核的好发部位。输尿管间嵴是左、右输尿管口之间的黏膜,在膀胱镜下是一条稍隆起的苍白带。

输尿管在膀胱壁内行走的部分称为膀胱壁内段,长为1.5～2 cm。膀胱充盈时,内压增高,膀胱扩大,膀胱壁肌纤维被拉长,输尿管的壁内段被压扁而闭合,防止了尿液从膀胱反流入输尿管。

膀胱的前外侧面为膀胱前间隙,由于位于耻骨及耻骨联合后方亦称为耻骨后间隙,间隙内充满脂肪组织和疏松结缔组织。其相对面为盆内侧壁,其下界为男性的左右耻骨前列腺韧带、阴茎背深静脉复合体及盆内筋膜反折,在女性为耻骨膀胱韧带、阴蒂背深静脉,及盆内筋膜反折。

该间隙是膀胱手术腹膜外入路的分离平面。在膀胱和前列腺的后外侧,与肛提肌表面的筋膜之间,有膀胱外侧韧带,膀胱的血管、神经、输尿管和输精管等都包含其中。膀胱底和膀胱颈的毗邻,男、女性不同,在男性膀胱底后面是精囊、输精管壶腹和输尿管末段,膀胱颈下方是前列腺。

在女性是子宫及阴道前上1/3,彼此粘连,但不紧密,易通过手术分离。膀胱顶部与前腹壁之间有脐正中韧带,是脐尿管的遗迹,其外侧为脐内侧韧带,是脐动脉闭锁后形成。膀胱外侧韧带不明显,位于膀胱两侧,主要由膀胱静脉、膀胱下动脉、膀胱神经丛等被结缔组织包裹而形成,有承托膀胱的作用。

(三)术中护理配合

1.巡回护士配合

(1)患者入手术室后常规查对,左上肢外展,用静脉留置针加三通延长管建立静脉通路,保证输液、输血通畅和麻醉药的应用。

（2）手术实施前取头低足高位，臀部用四方枕垫高 10 cm，以利于手术野的暴露；再将头位调高 15 cm，减少头部充血；在患者肩部放置两肩托，固定于床的两侧，这样可防止调节体位时患者向头方向下滑，确保患者安全；保护双外踝及关节处，减少受压。

（3）将电视监视系统及 CO_2 摆放在床尾，血管结扎束和超声刀置于左侧，连接好电源及各种管道，备齐术中所需的物品，及时供给。

（4）仪器的使用：术中使用的电刀、超声刀切割器、血管结扎速系统需用脚踏开关，将脚踏开关用塑料套保护好，摆放在适宜的位置，以利于术者操作。

超声刀切割精确，在手术中极少有烟雾和焦痂的形成，一般选择所需能级为 3 档；血管结扎速系统用于血管结扎离断处理，以减少异物存在，一般以 2 光棒为宜；气腹机压力为 15 mmHg，每分钟流量调至 3 档，气腹完毕换套管针后压力调回 12 mmHg；各种仪器均需先调试、后使用。

（5）术中密切观察患者生命体征、病情变化，出入量、血压、血氧饱和度的变化，及时调整输液速度。

2.器械护士配合

（1）器械护士提前 20 min 洗手上台，检查手术器械，协助医生消毒、铺巾，与巡回护士配合，将各种管道、导线与仪器连接，检查、调试腔镜的清晰度，用纱布蘸络合碘擦拭镜头，按操作程序安装好超声切割止血器。

（2）协助医生建立气腹，在脐上做 10 mm 横向切口，用气腹针穿刺，连接 CO_2 气腹机输入管，流量从低速（1 L/min）开始。

根据进气时的快慢情况及腹压上升速度来判断气腹针位置是否正确，然后逐渐增大流速（10～40 L/min），注气过程中应仔细观察腹部是否对称，认真监测腹内压，叩诊为鼓音，维持腹内压 1.56 kPa 后维持，注意避免气腹针脱落。

（3）递给术者超声刀，游离并清除髂内外血管间及闭孔神经周围的淋巴结，用电凝钩切断输精管、精囊动脉、耻骨前列腺韧带及膀胱侧韧带，缝扎并用血管结扎束切断阴茎背深静脉复合体，离断双侧输尿管及尿道直肠肌，直至膀胱前列腺完全游离，从尿道插入三腔尿管，充盈气囊牵拉尿管，压迫创面以减少渗血，超声刀精细贵重，注意在安装时将刀头方向调节好，为保证超声刀的性能，在不使用超声刀时，台上护士应将超声刀头在肝素盐水中震荡，以清洁超声刀头。

（4）递手术刀，在下腹正中线做 4～5 cm 切口，进入腹腔，取出标本，隔离切出约 50 cm 回肠，用碘仿冲洗干净，剖开肠壁，用可吸收线做"M"形缝合，形成新的储尿囊，双输尿管插入支架后与储尿囊后顶部吻合，储尿囊底部切开约 0.8 cm 小孔，形成流出口后还纳回腹腔，关闭切口。

（5）重建气腹，用长柄针持可吸收线将储尿囊流出口与尿道断端做间断吻合，恢复尿道的连续性，缝合后充盈膀胱，检查是否渗漏，有无出血，关闭切口。

（原高燕）

第五十五节　骨科手术护理配合

一、指屈肌腱腱鞘切开术

(一)适应证

(1)经用醋酸氢化可的松鞘内注射无效或多次复发者。

(2)先天性弹响拇指,伸屈指困难者。

(3)屈指肌腱狭窄性腱鞘炎的晚期或非手术治疗无效者。

(二)麻醉方式

局部浸润麻醉或臂丛麻醉。

(三)手术体位

平卧位,患肢外展置于手术桌上。

(四)手术切口

在指(拇)掌骨头处的肿胀结节做"L"形切口,直切口在结节的一侧,横切口于远端掌横纹附近。避免切入指根部的胼胝,也不可越掌横纹。

(五)手术步骤及护理操作配合

1.手术野皮肤常规消毒,铺单

递擦皮钳夹小纱布蘸碘酒、酒精消毒皮肤;递治疗巾及手术单协助铺单。

2.显露腱环和腱鞘

递驱血带驱血,上止血带;递22号刀切开皮肤;递有齿镊、弯蚊式钳钝性分离皮下组织显露腱环和腱鞘。

3.切开腱鞘

递10号刀将腱环纵行切开;递弯蚊式钳、小骨膜剥离器剥离腱鞘;递组织剪开窗剪除肥厚的腱鞘0.5~1 cm。

4.冲洗、缝合切口

递20 mL注射器抽吸生理盐水冲洗伤口,松开止血带,递蚊式钳彻底止血;递一6×17角针、1号丝线缝合皮肤。

二、跟腱断裂修补手术

(一)适应证

(1)新鲜断裂跟腱的急性损伤,如锐器伤、外力撕裂伤、开放性损伤等。

(2)陈旧性断裂损伤时间较长,跟腱已回缩,无法直接拉伸,其间有大量瘢痕组织粘连。

(二)麻醉方式

联合麻醉。

(三)手术体位

俯卧位或侧卧位,患侧大腿根部绑扎气囊止血带。

(四)手术切口

(1)新鲜跟腱断裂修复,沿跟腱外缘直切口,长约为15 cm。

(2)陈旧性跟腱断裂修复,采用后外侧入路,修复的方法多采用 Bugg-Boyd 缝合法修复。

(五)手术步骤及护理操作配合

1.常规消毒皮肤,铺无菌单

递擦皮钳夹小纱布,碘酒、酒精消毒皮肤,递无菌单协助铺单,套袜套,贴手术膜。

2.显露跟腱,修整跟腱断裂处

递驱血带驱血,上止血带;递 22 号刀,小弯血管钳切开皮肤,皮下组织及深筋膜,显露小腿三头肌肌肉与跟腱交界处,以及跟腱断裂处;递组织剪,将断裂跟腱断端游离并修整好。

3.一期修补肌腱(直接缝合肌腱)

递 2-0 号或 30 号聚酯编织线、短有齿镊缝合肌腱两断端,使膝关节屈曲 90°,踝关节跖屈 30°后将缝合线抽紧、打结;递 2-0 号或 3-0 号聚酯编织线在断端周围间断褥式缝合。

4.二期修补肌腱(肌腱移植)

(1)取掌长肌腱及阔筋膜或腓肠肌筋膜,递 10 号刀于前臂内侧做 1 cm 长横切口 3 个;递肌腱分离器分离肌腱周围组织,游离掌长肌腱;递组织剪剪断游离的掌长肌腱,用盐水纱布包好备用;递 10 号刀、组织剪、有齿镊于大腿外侧取阔筋膜 5 cm×7 cm 一片,盐水纱布包好备用。

(2)吻合肌腱,递 2-0 号或 3-0 号聚酯编织线、有齿镊,用所取的掌长肌腱贯穿缝合,连接两断端;递 2-0 号或 3-0 号聚酯编织线,将所取的阔筋膜包绕两断端与跟腱吻合。

5.缝合伤口

递生理盐水冲洗伤口后,清点器械、纱布、缝针;递 1 号丝线,9×17 圆针或 2-0 号可吸收线缝合皮下组织,清点器械、纱布、缝针,递 1 号丝线、9×28 角针缝合皮肤。

6.石膏外固定

递石膏、绷带等用物。

三、腘窝囊肿切除术

(一)适应证

腘窝囊肿影响膝关节活动,经非手术治疗无效者。

(二)禁忌证

(1)有严重的心、肺、肝、肾病及糖尿病患者不能承受手术者。

(2)全身有潜在感染病者。

(三)麻醉方式

腰麻或硬脊膜外腔阻滞麻醉。

(四)手术切口

囊肿隆起部做一"S"形或弧形切口,长为 8~10 cm。

(五)手术体位

俯卧位。

(六)手术步骤及护理操作配合

1.常规消毒,铺单

递擦皮钳夹小纱布蘸碘酒、酒精消毒皮肤;递治疗巾及手术单协助铺单,套袜套,贴手术膜,辅大单、中单。

2.显露囊肿

递驱血带驱血,上止血带;递 22 号刀切开皮肤、皮下组织及深筋膜,显露囊肿;递中弯血管钳、组织剪沿囊壁做钝性分离至囊肿的蒂部。

3.切除囊肿

递中弯血管钳夹住囊肿的蒂部,电刀或剪刀切除,递一 9×28 圆针、4 号丝线缝扎囊肿的基底部。

4.缝合切口

(1)递生理盐水冲洗伤口,松止血带。

(2)电凝或递中弯血管钳钳夹,钳带 4 号丝线结扎止血。

(3)清点器械、纱布、缝针,递 9×28 圆针、7 号丝线或 0 号可吸收线缝合深筋膜,9×17 圆针、1 号丝线或 2-0 号可吸收线缝合皮下组织,清点器械、纱布、缝针,递 9×28 角针、1 号丝线缝合皮肤,递敷料、覆盖伤口并包扎。

四、肩关节脱位切开复位术

(一)适应证

(1)外伤性肩关节前脱位 3 周以内未复位或手法复位失败者。

(2)陈旧性肩关节前脱位,关节附近有明显软组织钙化,合并有血管、神经受压或合并大结节、外科颈骨折者。

(二)麻醉方式

颈丛麻醉或全身麻醉。

(三)手术切口

于肩前内侧做一弧形切口,以喙突为标志,向外上延长至肩胛关节三角肌前至此肌前缘中下 1/3 交界处,长为 12~15 cm。

(四)手术体位

全身麻醉坐位。

(五)手术步骤及护理操作配合

1.手术野皮肤常规消毒、铺单

递擦皮钳夹小纱布蘸碘酒、酒精消毒皮肤;递治疗巾及中单、大单协助铺单,贴膜。

2.切开皮肤、皮下组织

切口两侧各置一块干纱布,递 22 号刀切开皮肤;递电刀、中弯血管钳切开皮下组织,止血。

3.显露肩关节前方的喙突和附着其上的喙肱肌与肱二头肌短头的联合肌腱

递甲状腺拉钩显露术野,递中弯血管钳分离三角肌并切断三角肌在锁骨上的附着点,显露喙突和联合肌腱。

4.切断联合肌腱和肩胛下肌

递中弯血管钳、骨膜剥离器游离联合肌腱;递骨刀、骨锤切断喙突的前 1/3;递 7 号或 4 号丝线、9×17 圆针于肩胛下肌上、下缘各缝一根牵引线。

5.显露肩关节

递扣扣钳、11 号刀切开关节囊,显露关节腔。

6. 修复关节囊

递 7 号丝线,11×24 圆针缝合肩胛下肌。

7. 缝合切口

递生理盐水冲洗并检查伤口,清点器械、纱布、缝针,递 2-0 号可吸收线缝合关节囊及皮下组织,清点器械、纱布、缝针,递酒精棉球消毒切口皮肤,9×28 角针、1 号丝线、有齿镊间断缝合皮肤,递酒精棉球再次消毒切口皮肤,递敷料覆盖伤口。

五、锁骨骨折切开复位内固定术

(一)适应证

(1)骨折不连接或存在明显移位者。

(2)骨折伴有神经、血管损伤者。

(3)有些职业要求体型较好者。

(二)麻醉方式

可采用颈丛麻醉或全身麻醉。

(三)手术切口

(1)以骨折部为中心沿锁骨上缘做一场为 2.5～5 cm 横切口,若行钢板螺丝钉内固定术,切口则稍长些。

(2)钢丝张力带固定主要用于锁骨远端骨折,切口在锁骨外端做长约为 5 cm 横切口。

(四)手术体位

仰卧位,患侧肩下垫软枕,略抬高;双上肢固定于身体两侧,双下肢用约束带固定;静脉通路建立在下肢。

(五)手术步骤及护理操作配合

1. 手术野皮肤常规消毒、铺单

递擦皮钳夹小纱布蘸碘酒、酒精消毒皮肤;递治疗巾及中单、大单协助铺单,贴手术膜

2. 显露锁骨

(1)切开皮肤、皮下组织。

递 2 块干纱布置于切口两侧,递 22 号刀切开皮肤;递电刀、中弯血管钳切开皮下组织,电凝止血。

(2)剥离锁骨骨膜。

递甲状腺拉钩拉开切口,显露锁骨;递骨膜剥离器剥离骨膜;递盐水纱布保护锁骨下组织,避免损伤锁骨下静脉,必要时显露肩锁关节。

3. 复位、内固定(钢板螺钉内固定)

递复位钳或复位钩对合骨折两端并复位,递持骨钳固定,递骨膜剥离器保护锁骨下组织,递合适的钢板、钻头连接电钻钻螺钉孔,递测深器测量螺丝钉孔深度,递适合的螺丝钉及配套起子将螺丝钉拧紧。同法上其余各枚螺丝钉。

4. 缝合伤口

递生理盐水冲洗并检查伤口,清点器械、纱布、缝针,递 2-0 号可吸收线缝合皮下组织,清点器械、纱布、缝针,递酒精棉球消毒切口皮肤,递 9×28 角针、1 号丝线、有齿镊间断缝合皮肤,递酒精棉球再次消毒切口皮肤,递敷料覆盖伤口。

六、陈旧性肘关节脱位切开复位术

(一)适应证

3 周以上的陈旧性肘关节脱位,不适合闭合复位者。

(二)麻醉方式

可采用臂丛阻滞麻醉或全身麻醉。

(三)手术切口

肘关节外侧切口,从尺骨鹰嘴上 6～8 cm 正中向下,绕过鹰嘴外侧,至鹰嘴 4～6 cm。

(四)手术体位

仰卧位或健侧卧位。

(五)手术步骤及护理操作配合

1.手术野皮肤常规消毒,铺单

递擦皮钳夹小纱布蘸碘酒、酒精消毒皮肤,递治疗巾及无菌单,递袜套包裹前臂下段,贴手术膜,套腹口,将患肢固定于胸前。

2.切开皮肤、皮下组织

递驱血带驱血,巡回护士上气囊止血带压力;递 2 块干纱布置于切口两侧,递22 号刀切开皮肤,递电刀、小弯血管钳切开皮下组织,电凝止血。

3.切开深筋膜,分离保护尺神经

递电刀、有齿镊切开深筋膜,递小弯血管钳分离、保护尺神经。

4.显露肘关节

递 10 号刀或剪刀将肱三头肌腱及关节囊切开,递骨膜剥离器显露肱骨远端及尺骨鹰嘴。

5.松解肘关节,整复脱位

(1)递剪刀和刮匙清除鹰嘴窝及半月板切迹内的瘢痕组织,适当松解内外侧软组织。

(2)复位前即应松开止血带,彻底止血。

(3)复位后,将肘关节做全程伸屈活动数次,测试复位后的稳定性。

6.缝合伤口

(1)递生理盐水冲洗并检查伤口,专人维持肘关节于屈曲 90°位。

(2)清点器械、纱布、缝针,递2-0 号可吸收线缝合关节囊及皮下组织,清点器械、纱布、缝针,递酒精棉球消毒切口皮肤,递 9×28 角针、1 号丝线、有齿镊间断缝合皮肤,递酒精棉球再次消毒切口皮肤,递敷料覆盖伤口。

七、肘关节融合术

(一)适应证

(1)全肘关节结核者。

(2)病变已静止的化脓性肘关节炎,功能明显障碍,窦道愈合半年以上者。

(二)麻醉方式

臂丛阻滞麻醉或全身麻醉。

(三)手术切口

做肘后侧纵切口。

(四)手术体位

仰卧位,向健侧倾斜 30°,肘关节稍屈曲置于胸前。

(五)手术步骤及护理操作配合

1.手术野皮肤常规消毒,铺单

递擦皮钳夹小纱布蘸碘酒、酒精消毒皮肤,递治疗巾及无菌单,递袜套包裹前臂下段,贴手术膜,套腹口,将患肢置胸前,用扣扣钳夹住固定。

2.切口显露

(1)递 2 块干纱布置于切口两侧,递 22 号刀切开皮肤,递电刀、小弯血管钳切开皮下组织,小弯血管钳分离尺神经,递神经拉钩牵开保护。

(2)对肱三头肌有挛缩者,可将其腱膜做舌状切开;递骨膜剥离器显露肱骨下端、鹰嘴。

3.切除软骨面和桡骨头

如关节腔有病灶先做清除,递骨刀凿除肱骨滑车及嘴的软骨面,切除桡骨头,锉平残端,用周围筋膜缝合覆盖以保证前臂旋转功能。

4.关节外融合

(1)将肘屈曲于 90°位,递骨刀、骨锤于滑车上部的肱骨下段后面凿一长为 4 cm、宽为 2 cm 的纵向浅骨槽。

(2)在骨槽延长线上相应的鹰嘴顶部凿一短槽,取大小合适的植骨片嵌入槽内。

(3)递螺钉将两端固定于肱、尺骨上,取松质骨碎片填充关节间和植骨片下的空隙。

5.前移尺神经

递小弯血管钳、神经拉钩将尺神经向上、向下扩大分离,并移至肘关节的内前方皮下,防止迟延性尺神经麻痹。

6.缝合伤口

冲洗伤口,清点器械、纱布、缝针,逐层缝合切口;做前、后长臂石膏托外固定肘于功能位(屈肘 90°、前臂中立位);递敷料覆盖伤口。

八、尺骨鹰嘴骨折切开复位张力带钢丝内固定术

(一)适应证

尺骨鹰嘴横断、斜形或移位不大的尺骨鹰嘴骨折者。

(二)麻醉方式

臂丛阻滞麻醉。

(三)手术切口

肘后纵形切口,起自尺骨鹰嘴上方 2～3 cm,沿其桡侧向远侧延长 5～6 cm。

(四)手术体位

仰卧位,患肢肘关节屈曲 90°置于胸前,上臂绑气囊止血带,健肢固定于体侧,双下肢用约束带固定,静脉通路建立在下肢。

(五)手术步骤及护理操作配合

1.手术野皮肤常规消毒,铺单

递擦皮钳夹小纱布蘸碘酒、酒精消毒皮肤,递治疗巾及无菌单,递袜套包裹前臂下段,贴手

术膜,套腹口,将患肢固定于胸前。

2.切开皮肤、皮下组织

递驱血带驱血,巡回护士上气囊止血带;递 2 块干纱布置于切口两侧,递 22 号刀切开皮肤,递电刀、小弯血管钳切开皮下组织,电凝止血。

3.显露骨折处

递电刀、小弯血管钳切开筋膜,递中弯血管钳分离肌肉,递甲状腺拉钩牵开,递电刀切开骨膜,递骨膜剥离器剥离骨膜,显露骨折处。

4.整复骨折

屈曲肘关节,显露并探查关节腔;递刮匙清除关节腔内积血、骨屑以及夹入骨折端间的筋膜,伸直肘关节,递复位钳复位骨折端。

5.钢丝内固定

递电钻、克氏针,钻骨孔,同时递骨膜剥离器保护周围组织;递中弯血管钳夹钢丝分别穿过骨折远、近端骨孔,做"8"字形交叉固定,递钢丝钳拉紧钢丝拧紧并结扎。

6.缝合伤口

递盐水纱布压迫伤口,松止血带压力;递中弯血管钳或电凝止血;递生理盐水冲洗伤口,清点器械、纱布、缝针,递 2-0 号可吸收线缝合筋膜和皮下组织,清点器械、纱布、缝针,递酒精棉球消毒切口皮肤,递 9×28 角针、1 号丝线、有齿镊间断缝合皮肤,递酒精棉球再次消毒切口皮肤,递敷料覆盖伤口。

(原高燕)

第五十六节　周围血管手术护理配合

一、大隐静脉曲张激光治疗术

(一)应用解剖

(1)大隐静脉是全身最长的浅静脉,自足背静脉弓内侧端起始,经内踝前方,沿小腿内侧伴隐神经上行,过膝关节内后方。

再沿大腿内侧转至大腿前面上行,于耻骨结节下方 3～4 cm 处,穿过阔筋膜的隐静脉裂孔注入股静脉。

(2)大隐静脉除收集足、小腿内侧、大腿前内侧部浅层结构的静脉血外,还收集大腿外侧、脐下腹前壁层及外阴部的静脉血。

(二)手术适应证

(1)原发性大隐静脉曲张症状明显、影响劳动者。

(2)下肢静脉曲张并发小腿溃疡者。

(三)麻醉方式、手术体位与切口

蛛网膜下隙麻醉。患者平卧位,髋、膝关节略屈曲,大腿稍外展,外旋。沿曲张静脉做0.5 cm的微创切口。

(四)器械、敷料与物品准备

1.器械

手外伤器械,激光治疗仪配用手术器材。

2.敷料

骨科包、剖腹外加、骨科盆。

3.物品

一次性无菌手术用品(手套、手术贴膜),激光治疗仪。

(五)手术步骤及配合要点

(1)确定曲张明显的血管走向。

(2)腹股沟内侧微创切口,将激光导线置入血管内。

(3)按照激光治疗仪的使用步骤准确使用。

(六)手术护理重点

(1)妥善保管激光治疗仪及配用手术器材。

(2)确定激光导线置入血管内后再使用,避免激光头工作时烫伤患者的正常皮肤组织。

(3)加压包扎手术患肢,但不宜过紧,以免影响血液循环。

二、腹主动脉瘤切除术

(一)应用解剖

腹主动脉瘤是一种常见的动脉扩张性疾病。位于肾动脉水平以上的腹主动脉瘤称为胸腹主动脉瘤;位于肾动脉水平以下的,称为腹主动脉瘤。随着高龄人和动脉硬化的增多,腹主动脉瘤的发病也在增加。

(二)手术适应证

(1)直径>5.0 cm 的无症状的动脉患者能耐受手术者。

(2)直径<5.0 cm 但有破裂危险者。

(3)不论动脉瘤的大小,已有破裂的高危因素。

(4)凡是症状重者,均应手术。

(三)麻醉方式、手术体位与切口

全身麻醉。患者平卧位,行剑突至耻骨联合的腹正中切口;脐上的腹部横切口;腹部正中切口加经腹股沟纵切口。

(四)器械、敷料与物品准备

1.器械

剖腹器械、血管器械。

2.敷料

剖腹包、剖腹外加、剖腹盆。

3.物品

一次性无菌手术用品(手套、手术贴膜、吸引吸管、血管缝线),标本盆。

(五)手术步骤及配合要点

(1)开腹,将腹腔内脏器妥善安置,充分暴露动脉瘤。

（2）切开十二指肠横部和肠系膜下静脉之间的后腹膜，显露腹主动脉前壁，游离肠系膜下动脉，游离双侧髂总动脉。

（3）选择合适的 Y 形或筒形人造血管，充分显露动脉瘤的远近端，全身肝素化，切除动脉瘤。

（4）血动重建，Y 形血管体部和主动脉行端端吻合；远端（Y 形血管分支）与髂总动脉的中段行端端吻合。

（5）开放血管检查吻合口情况，逐层关闭腹腔。

（六）手术护理重点

（1）动脉瘤随时都有破裂的可能，静脉通道必须通畅。

（2）全身肝素化之后密切观察患者的出血情况。

三、下肢动脉取栓术

（一）应用解剖

1. 发病部位

动脉栓塞多发生在动脉分叉或内腔狭窄的部分。

2. 发病顺序

按发病多少的顺序为：股动脉及股深动脉分叉处，腹主动脉分叉处，腘动脉分叉处，髂总动脉分叉处，股动脉下段。

（二）手术适应证

下肢主要动脉干的栓塞，在肢体出现坏死前尽早手术。

（三）麻醉方式、手术体位与切口

局部浸润麻醉或持续硬脊膜外隙阻滞麻醉。患者仰卧，患侧腿略屈、外旋。根据血栓形成部位在其上方做切口。

（四）器械、敷料与物品准备

1. 器械

大隐静脉器械、血管器械。

2. 敷料

骨科包、剖腹外加、骨科盆。

（五）手术步骤及配合要点

（1）根据血管造影情况确定手术切口。

（2）在栓塞的上方，动脉钳夹闭血管两端，纵行切开动脉壁，肝素盐水冲洗血管壁，将球囊导管置入血管内，超过血栓之后，充盈气囊，轻轻拉出将血栓清除。

（3）开放动脉钳将残余血栓借助动脉血的压力冲出血管外。

（4）重新阻断血管，肝素盐水冲洗血管内腔，5-0# 血管缝线缝合动脉上的切口，检查血流恢复情况。放置皮下引流管，逐层关闭伤口。

（原高燕）

第五十七节　腹腔镜手术护理配合

一、腹腔镜胆囊切除术

（一）解剖结构

胆囊呈梨状，大小为 12 cm×5 cm，位于肝左叶下面胆囊窝内，借结缔组织附于肝，称胆囊床。其中有时含有小血管和小胆管，连通胆囊和肝。胆囊表面概以腹膜。胆囊分为底、体、颈三部，容积为 40～60 mL，胆囊内压可达 0.392 kPa，其中底部壁薄易穿孔。

（二）适应证

(1)有症状的胆囊结石，以及结石直径大于 3 cm 的无症状胆囊结石。

(2)有症状的慢性胆囊炎，以及发病 48 h 以内的急性胆囊炎。

(3)有症状和手术指征的胆囊隆起性病变，包括直径大于 0.6 cm 的胆囊息肉。

（三）手术体位

仰卧位。

（四）手术铺巾步骤

(1)依次铺四块治疗巾于切口周围，顺序为对侧→上侧→下侧→近侧。

(2)铺双层桌单于切口以上部位。

(3)依次铺骨科单、单层桌单于切口以下部位。

（五）物品准备

1.器械和敷料

腹腔镜常规器械包、腔镜器械、腹大包、手术衣。

2.其他

10 mL 注射器、10×28 角针、13×24 圆针、2-0 丝线、22 号引流管、输血器、9 cm×10 cm 敷贴、吸引器管。

（六）手术步骤及配合

1.消毒

(1)器械护士配合：传递碘纱，有齿环钳。

(2)巡回护士配合：充分暴露手术范围，备消毒液。

2.铺巾

(1)器械护士配合：协助铺巾。

(2)巡回护士配合：充分暴露手术范围，备消毒液。

3.连接腹腔镜连线

(1)器械护士配合：与巡回护士清点物品，递一次性无菌腔镜套，和手术医师连接腹腔镜连线。

(2)巡回护士配合：和器械护士共同核查清点器械和敷料等手术物品并记录。与洗手护士配合，连接调节腹腔镜各系统，调节各种所需的数值。

4.两把布巾钳夹住切口处皮肤提起，插入气腹针

进气腹针插入，连接气腹管，CO_2 气体至腹内压 15 mmHg。

(1)器械护士配合:递布巾钳两把提起腹壁,递气腹针插入,连接气腹管。

(2)巡回护士配合:三方核查:三方核查手术患者信息,评估手术风险,并记录。开气腹,调节气腹流量。

5.拔出气腹针,穿刺 10 mm Trocar

(1)器械护士配合:收好气腹针,递 10 mm Trocar。

(2)巡回护士配合:打开气腹机,显示器,冷光源,管理手术间环境,监督无菌技术操作。

6.接冷光源导光束,对腹腔镜镜头置入腹腔探查

巡回护士配合:密切观察患者生命体征,保持输液通畅,观察尿量。

7.依次做2、3、4 切口

(1)器械护士配合:递 11 号刀片,第二切口给 10 mm Trocar,第三、第四切口给 5 mm Trocar。

(2)巡回护士配合:头高足低 15°~20°,手术台向左倾斜 20°,使胃、大网膜、横结肠偏离右上腹,肝门下移,充分显露胆囊三角区。

8.提起胆囊

剥离胆囊临近大网膜至胆囊颈部,暴露胆囊管和胆囊动脉,生物夹或钛夹夹闭顺行剥离胆囊床电勾止血,剪刀切断胆囊颈切掉胆囊从 10 mm Trocar 处取出。

(1)器械护士配合:递抓钳提起胆囊,递分离钳游离动静脉及胆囊管,递电凝勾止血,递剪刀剪断。

(2)巡回护士配合:调节电凝功率。密切观察生命体征,静脉通路是否通畅。填写标本袋,核查患者信息,标本部位,送常规标本。和器械护士共同核对手术器械及敷料等并记录。

9.检查术野,冲洗止血放引流管

(1)器械护士配合:清点物品数目,取回纱布与腔镜器械。递 28 号引流管和引流袋。

(2)巡回护士配合:调平手术床。再一次核对手术器械及敷料等,完成三方再一次的核查,并记录,整理用物,保护腔镜机器。

(七)护理要点

(1)手术环境布局合理,腹腔镜显示器应放在手术患者右侧。

(2)手术开始前应认真检查各仪器设备性能及各导线情况。

(3)及时备好热盐水或碘附纱布,保持镜头清晰。

(4)初始充气应使用低流量充气(1~2 L/min),并同时观察气腹机,现实的腹腔内压力一般不超过 1.6 kPa(12 mmHg),当充入的二氧化碳气体 1.5 L 左右时,可改用高流量充气,直至腹腔内压力达到预定值 1.7~2 kPa(13~15 mmHg)。此时一般已造成二氧化碳 3~4 L 气腹。建立气腹时对小儿、老年人、高血压、心功能差的患者不能快进,应将气腹压力降到 8~10 mmHg,开始注入气流速小于 3 L/min。

(5)术中各套管穿刺完毕后,巡回护士应及时摆好体位,取头高脚低位,左侧倾斜 30°,以利用重力因素使肠管和网膜向左下腹移位,显露胆囊。

二、腹腔镜阑尾切除术

(一)解剖结构

阑尾是一条细长的盲管,长为 5~10 cm,直径为 0.5~0.7 cm,起自盲肠根部,为三条结肠

带的汇合点,通常为腹膜所包,其远端游离于右下腹腔。其内腔开口于回盲瓣远侧 2～3 cm 处,系膜呈三角形,与回肠系膜相连,内有血管、神经和淋巴管,因其较短,常使阑尾远端弯曲而成半月形。

阑尾动脉为回结肠动脉的分支,是一种无侧支的终末动脉,所以血运障碍时易发生阑尾坏死。阑尾静脉与动脉伴行,最终汇入门静脉;当阑尾炎细菌栓子脱落时,可引起门静脉炎和细菌性肝脓肿。阑尾的淋巴管与系膜内血管伴行,引流到回结肠淋巴结。

(二)适应证

(1)诊断明确的急慢性阑尾炎。

(2)妇女、老年人、小儿、不能确定诊断的肥胖患者、糖尿病患者。

(3)有易混淆的右下腹疼痛的临床症状及表现的患者。

(4)腹腔镜手术中,发现阑尾有粪石或寄生虫者。

(三)手术体位

仰卧位。

(四)手术铺巾步骤

(1)依次铺四块治疗巾于切口周围,顺序为下侧对侧→上侧→近侧。

(2)铺双层桌单于切口以上部位。

(3)依次铺骨科单、单层桌单于切口以下部位。

(4)铺洞巾。

(五)物品准备

1.器械和敷料

腹腔镜常规器械包、腹大包、腔镜器械。

2.其他

10 mL 注射器、10×28 角针、10×24 圆针、2-0 丝线、28 号引流管、输血器、9 cm×10 cm 敷贴、吸引器管。

(六)手术步骤及配合

1.消毒

(1)器械护士配合:传递碘纱,有齿环钳。

(2)巡回护士配合:充分暴露手术范围,备皮肤消毒液。

2.铺巾

(1)器械护士配合:协助铺巾。

(2)巡回护士配合:充分暴露手术范围,备皮肤消毒液。

3.连腔镜连线

(1)器械护士配合:递一次性无菌腔镜套,和手术医师连接腹腔镜连线。

(2)巡回护士配合:和器械护士共同核查清点器械和敷料等手术物品,并记录。与医师配合,连接调节腹腔镜各系统,调节各种所需的数值。

4.在脐窝下缘做一弧形切口

(1)器械护士配合:递 11 号刀片。

(2)巡回护士配合:Time out:三方核查手术患者信息,评估手术风险预警,并记录。

5.两把布巾钳夹住切口处皮肤提起,插入气腹针。

进气腹针插入,连接气腹管 CO_2 气体至腹内压 15 mmHg。

(1)器械护士配合:递布巾钳两把提起腹壁,递气腹针插入,连接气腹管。

(2)巡回护士配合:开气腹,调节气腹流量。

6.拔出气腹针,穿刺 10 mm Trocar

(1)器械护士配合:收好气腹针,递 10 mm Trocar。

(2)巡回护士配合:打开气腹机,显示器,冷光源,管理手术间环境,监督无菌技术操作。密切观察患者生命体征,保持输液通畅,观察尿量。

7.接冷光源导光束,对腹腔镜镜头置入腹腔探查

巡回护士配合:打开气腹机,显示器,冷光源,管理手术间环境,监督无菌技术操作。密切观察患者生命体征,保持输液通畅,观察尿量。

8.依次做 2、3,4 切口

(1)器械护士配合:递 11 号刀片,第 2 切口给 10 mm Trocar,第 3、第 4 切口 5 mm Trocar。

(2)巡回护士配合:打开气腹机,显示器,冷光源,管理手术间环境,监督无菌技术操作。密切观察患者生命体征,保持输液通畅,观察尿量。

9.分离阑尾系膜

处理阑尾动脉,夹钛夹电凝切断,处理阑尾根部,用 1-0 线结扎,夹钛夹,切除阑尾,从 5 mm Trocar 取出。

(1)器械护士配合:递抓钳提起阑尾,递分离钳游离动脉。递钛夹钳及电凝勾,递分离钳及 1-0 线,递剪刀。

(2)巡回护士配合:调节电凝功率。密切观察生命体征,静脉通路是否通畅。填写标本袋,核查患者基本信息,标本部位和器械护士共同核对手术器械及敷料等,并记录。

10.检查术野,冲洗止血,下引流管

(1)器械护士配合:清点物品数目,取回腔镜器械及敷料。递 28 号引流管和引流袋。

(2)巡回护士配合:再一次核对手术器械及敷料等。完成再一次的三方核查,并记录。整理用物,保护腔镜机器。

(七)护理要点

(1)术前检查腹腔镜摄像系统、气腹系统及电切割系统。

(2)术中各套管穿刺完毕后,及时调整头低脚高、向左倾斜体位,以使肠管和网膜向上、向左移,便于显露阑尾。

(3)如阑尾较粗大,直径大于套管的阑尾或为坏疽性阑尾炎时,阑尾质脆易断裂和穿孔,应将阑尾装入无菌标本袋内,再将阑尾和标本袋一起取出,以免污染穿刺口。

(原高燕)

第五十八节　妇产科常见助产手术护理配合

一、会阴切开缝合术

会阴切开缝合术是妇产科常见的手术之一。适时的会阴切开有助于保护盆底软组织,避免其过度伸展及胎头长时间压迫造成的组织损伤。在妇科有时为阴道手术扩大视野而行会阴切开术。

(一)适应证

(1)会阴弹性差、阴道口狭小或会阴部有炎症、水肿等情况,估计胎儿娩出时难免会发生会阴部严重的撕裂。

(2)胎儿较大,胎头位置不正,再加上产力不强,胎头被阻于会阴。

(3)35岁以上的高龄产妇或者合并有心脏病、妊娠期高血压疾病等高危妊娠时,为了减少产妇的体力消耗,缩短产程,减少分娩对母婴的威胁,当胎头下降到会阴部时,就要行会阴切开术。

(4)子宫口已开全,胎头较低,但是胎儿有明显的缺氧现象,胎儿的心率发生异常变化,或心跳节律不匀,并且羊水混浊或混有胎便。

(二)操作方法

会阴切开之前,通常采用阴部神经阻滞麻醉及局部皮下浸润麻醉。

1.会阴左侧后-侧切开术

(1)会阴切开:常选择会阴左后-侧切开。冲洗消毒会阴部并铺无菌洞巾。阴部神经阻滞及局部浸润麻醉生效后,术者于宫缩时以左手示、中两指伸入胎先露和阴道左侧后壁之间,既可保护胎儿又可指示切口的位置,右手持侧切剪刀在会阴后联合正中偏左0.5 cm处,向左45°剪开会阴,长3~4 cm。切开后用纱布压迫止血。

(2)会阴缝合:胎盘娩出后,检查阴道有无其他部位的裂伤,阴道内填塞带尾纱布。检查会阴切口,找到阴道黏膜顶端,用0号或1号肠线自切口顶端上方0.5~1 cm处开始,连续褥式缝合阴道黏膜及黏膜下组织,至处女膜外缘处打结。采用2-0可吸收性缝线间断缝合会阴部肌层、皮下组织,常规丝线缝合会阴皮肤。缝合时应注意缝线松紧适宜、皮肤对合整齐。

(3)取出带尾纱布,进行肛门指诊,了解有无阴道后壁血肿及肠线穿过直肠黏膜。

2.会阴正中切开术

(1)会阴切开:冲洗消毒会阴部后铺无菌洞巾。当胎头着冠时,沿会阴正中向下切开,根据产妇会阴后联合长短而定,一般剪开2~3 cm。切开后立即保护会阴,协助胎头俯屈以最小径线通过产道。

(2)会阴缝合:用1号肠线对位缝合阴道黏膜至阴道外口。将两侧皮下组织对位缝合,常规丝线缝合皮肤。虽然会阴正中切开的切口小,出血少且易缝合,但应避免切口延长导致会阴3度裂伤,伤及肛门括约肌。

(三)护理及注意事项

(1)护理人员术前向产妇讲清会阴切开术的目的,取得产妇理解并积极配合。

(2)术中指导产妇正确使用腹压,完成胎儿经阴道娩出。并密切观察产程进展,协助医师掌握会阴切开的时机。

(3)术后嘱产妇右侧卧位(会阴左侧后-侧切开时),保持外阴部清洁干燥。及时更换会阴垫。每日进行会阴冲洗2次,并嘱其排便后及时清洗会阴。产后6周内,应避免性生活。

(4)术后观察会阴切口有无渗血、红肿、硬结及脓性分泌物,有异常时及时通知医生处理。

(5)会阴切口肿胀伴明显疼痛时,选用50%的硫酸镁溶液湿热敷或95%的酒精湿敷,加用切口局部理疗,有利于愈合。

(6)会阴后一侧切口一般于术后3～5 d拆线,正中切口于术后第3 d拆线。

(四)会阴切开的并发症

1.伤口血肿

表现为在缝合后1～2 h刀口部位即出现严重疼痛,而且越来越重,甚至出现肛门坠胀感。此时应立即告诉医护人员,及时进行检查,可能是医生在缝合时止血不够。对这种情况,只要及时拆开缝线,清除血肿,缝扎住出血点,重新缝合伤口,则疼痛会很快消失,绝大多数可以正常愈合。

2.伤口感染

伤口感染表现为在产后2～3 d,伤口局部有红、肿、热、痛等炎症表现,并可有硬结,挤压时有脓性分泌物。遇到这种情况,应服用合适的抗生素,并拆除缝线,以便脓液流出。同时可采用理疗来帮助消炎或用1∶5 000的高锰酸钾温水溶液坐浴。采取这些措施后,由于会阴部血运丰富,有较强的愈合能力,一般2周后即会好转或愈合。

3.伤口拆线后裂开

个别产妇在拆线后发生会阴伤口裂开,如已经出院,应立即去医院检查处理。如果伤口组织新鲜,裂开时间短,可以在妥善消毒后立即进行第二次缝合,5 d后拆线,大多可以愈合;如伤口组织不新鲜且有分泌物,则不能缝合,可用高锰酸钾溶液坐浴,并服抗生素预防感染,待其局部形成瘢痕后愈合。

二、胎头吸引术

胎头吸引术是将胎头吸引器外口置于露出的胎头上,再用注射器将吸引器内空气吸出,形成负压区,利用负压吸引原理,吸住胎头,配合宫缩,娩出胎头的一种助产技术。常用的胎头吸引器有锥形胎头吸引器和金属扁圆形胎头吸引器两种。

(一)适应证

(1)产妇患心脏病、子痫前期等需要缩短第二产程者。

(2)产妇子宫收缩乏力致第二产程延长,或胎头拨露达半小时,胎儿仍不能娩出者。

(3)产妇有剖宫产史或子宫有瘢痕,不宜过分屏气加压用力者。

(二)禁忌证

(1)严重头盆不称、面先露、产道阻塞等,不能经阴道分娩者。

(2)宫口未开全或胎膜未破者。

(3)胎头位置高,未达到阴道口者。

(三)物品准备

胎头吸引器1个、100 mL注射器1个、血管钳2把、吸氧面罩1个、治疗巾2张、纱布4块、一次性吸引管1根、供氧设备、新生儿低压吸引器、抢救药品等。

（四）操作方法

(1)导尿排空膀胱后,协助产妇取膀胱截石位,冲洗后消毒外阴,铺巾。

(2)阴道检查确认宫口开全,阴道口见胎头,已破膜,胎位明确。

(3)放置吸引器,左手分开两侧小阴唇,并以示、中两指撑开阴道后壁,右手将涂以润滑剂的吸引器头端缓缓送入阴道,紧贴胎儿头颅顶部,避开囟门。注意勿夹住阴道软组织、宫颈或脐带等。

(4)开启电动负压吸引器,使负压达 37.24～46.55 kPa。听胎心,如无异常,可在阵缩时缓缓牵引,开始稍向下牵引,随胎头的下降、会阴部有些膨隆时转为平牵,当胎头枕部露于耻骨弓下,会阴部明显膨隆时,渐渐向上提牵。吸筒应随胎头的旋转而转动。

(5)在胎头双顶径平面娩出时,可松开止血钳,消除负压,取下吸筒,用手助胎头娩出。

(6)牵引时若听到"嘶嘶"声,说明漏气,可能与放置或牵引方向不妥有关,可稍旋转移动吸筒或重新抽出一些空气后再牵。牵引方向也可稍予改变。必要时取下重新放置。

（五）护理及注意事项

(1)护理人员术前向产妇讲解胎头吸引术助产目的及方法,取得产妇积极配合。协助产妇取膀胱截石位,消毒外阴、导尿,不做会阴切开者一般不需麻醉。手指聚拢如圆锥状,涂消毒浸润剂慢慢伸入阴道,进一步检查宫颈口开大情况及胎头位置的高低及方位。阴道较紧者,可行会阴侧切术,便于胎头通过。

(2)术中牵拉胎头吸引器前,应检查吸引器有无漏气。吸引器负压要适当,压力过大容易使胎儿头皮受损,压力不足容易滑脱。若发生滑脱,虽可重新放置,但不应超过 2 次,否则改行剖宫产。

(3)术中牵引时间不应超过 20 min。

(4)术后应仔细检查软产道,有撕裂伤应立即缝合。

(5)术后密切观察新生儿有无头皮血肿及头皮损伤的发生,以便及时处理;注意观察新生儿面色、反应、肌张力,警惕发生新生儿颅内出血,做好抢救准备;新生儿应静卧 24 h,避免搬动;常规给予新生儿 10 mg 维生素 K_1 肌内注射,防止出血。

(6)胎头吸引可造成胎儿头皮水肿,但多在产后 24 h 内消失。但负压过大,或吸引时间过长,吸筒吸附位置不当,可产生头皮水泡、脱皮或头皮血肿,须较长时间才能消退、愈合。严重时,胎吸可造成胎儿颅内出血,应加以预防。

三、臀位助产术

臀位分娩时,胎儿下肢及臀部自然娩出,仅脐以上部分由手法牵引娩出,称为臀位助产术。

（一）适应证

(1)经产妇单臀位和完全臀位,初产妇单臀位。

(2)胎儿体质量小于 3 500 g;胎心好。

(3)产妇第二产程超过两小时而无进展者。

(4)产妇有严重并发症如心力衰竭,须立即结束分娩又无剖宫产条件。

(5)胎儿窘迫或脐带脱垂。

（二）禁忌证

(1)有明显产道阻塞等骨产道异常,不能经阴道分娩者。

(2)宫口未开全或胎膜未破者。

(3)死胎、胎儿畸形者,应行穿颅术,避免手术时损伤产妇软产道。

（三）术前准备

产妇膀胱截石位,外阴消毒,导尿;双侧阴部神经阻滞麻醉;初产臀位或会阴较紧的经产妇,须做较大的会阴切开;产钳备用。

（四）操作方法

1.堵臀法

堵臀法主要用于完全或不完全臀先露。其要点是适度用力阻止胎足娩出阴道,使宫缩反射性增强,迫使胎臀下降,胎臀与下肢共挤于盆底,有助于宫口和软产道充分扩张。

(1)堵臀:见胎儿下肢露于阴道口时,即用一消毒巾盖住阴道口,并用手堵住。每次宫缩时以手掌抵住,防止胎足早期脱出。这样反复宫缩可使胎臀下降,充分扩充阴道,直至产妇向下屏气强烈,手掌感到相当冲力时,即准备助产。

(2)娩出臀部:待宫口开全,会阴膨起,胎儿粗隆间径已达坐骨棘以下,宫缩时逼近会阴时,做会阴切开。然后选择一次强宫缩时,嘱产妇屏气用力,胎臀及下肢即可顺利娩出。

(3)娩出肩部:术者用治疗巾包住胎臀,双手拇指放在骶部,其余各指握持胎髋部,随着宫缩轻轻牵引并旋转,使骶部边下降边转至正前方,以利双肩进入骨盆入口。术者应注意双手勿握胎儿胸腹部,以免损伤内脏。并当脐部娩出时,将脐带轻轻向外拉出数厘米,以免继续牵引时过度牵拉。继续向外、向下牵引胎儿躯干的同时,徐徐将胎背转回原侧位。于耻骨联合下可见腋窝时娩出胎肩和上肢。

(4)娩出胎头:将胎背转至前方,使胎头矢状缝与骨盆出口前、后径一致,胎头枕骨达耻骨联合下时,将胎体向母亲腹部方向上举,甚可翻至耻骨联合上,胎头即可娩出。

2.扶着法

扶着法主要用于单臀先露,即腿直臀位。由于胎儿伸直的下肢与躯干能较好地扩张宫颈及阴道,并保持两壁在胸前交叉,防止上举,故单臀先露在无指征时,勿过早干预,尽量任胎臀自然娩出,至娩出达脐部时使胎背向上,术者两拇指放于胎儿大腿后面,其余四指放于骶部握住胎臀,将胎体上举并轻轻牵引,至双足脱出阴道后,即可按堵臀法娩出胎儿其他部分。

（五）护理及注意事项

(1)术前护理人员应向产妇及家属解释臀牵引术的目的,取得其配合,并减轻焦虑。术前充分考虑适应证,权衡利弊,若估计臀位分娩有困难时,应及早行剖宫产。

(2)术中密切观察产妇宫缩及胎心变化,视病情给产妇吸氧或补充能量。堵臀时应严密监护产妇和胎心情况,注意有无脐带脱垂及宫缩异常,防止胎儿窘迫和子宫破裂。避免暴力而造成骨折、颈椎脱白臂丛神经损伤、颅内出血等产伤。

(3)术中脐部至胎头娩出不宜超过 8 min,否则胎儿将因窒息而死亡。估计胎头娩出有困难时,应及早决定应用产钳助产,以免延误时间。

(4)术后观察新生儿有无产伤;检查产妇宫缩、阴道流血、会阴切口及排尿等。

四、剖宫产术

（一）适应证

(1)产道异常:骨盆狭窄或畸形、软产道阻塞(如肿瘤、畸形)。

（2）产力异常：子宫收缩乏力，发生滞产经处理无效者。

（3）胎儿异常：异常胎位，如横位、初产臀位、胎儿宫内窘迫、巨大胎儿等。

（4）妊娠合并症及并发症：妊娠合并心脏病、重度子痫前期及子痫、前置胎盘、胎盘早剥。

（5）过期妊娠儿、早产儿、"珍贵儿"、临产后出现胎儿窘迫情况等。

（6）瘢痕子宫、生殖道修补术后，以及各种头盆不称的情况。

（二）禁忌证

死胎及胎儿畸形，不应行剖宫产术终止妊娠者。

（三）物品准备

剖宫产手术包 1 个，内置卵圆钳 6 把，1 号、7 号刀柄各 1 把，解剖镊 2 把，小无齿镊 2 把，大无齿镊 1 把，18 cm 弯血管钳 6 把，不锈钢小盆 1 个，弯盘 1 个，不同型号的直血管钳各 4 把，爱丽丝钳 4 把，阑尾拉钩 2 个，腹腔双头拉钩 2 个，巾钳 4 把，持针器 3 把，吸引器头 1 个，刀片 3 个，双层剖腹单 1 块，手术衣 6 件，治疗巾 1 块，纱布垫 4 块，纱布 20 块，1、4、7 号丝线各 1 个，可吸收缝线若干根，手套 10 副。

（四）操作方法

1.子宫下段剖宫产术

子宫下段剖宫产术为当前产科临床常见的剖宫产术式。

（1）切开腹壁：方式有中线纵切口、中线旁纵切口和耻骨联合上横切口。切口大小应以充分暴露子宫下段及顺利娩出胎儿为原则。

（2）探查腹腔：探查子宫旋转方向及程度、下段形成情况、胎头大小、先露高低，以估计子宫切口的位置及大小、手术的难易和准备做相应措施，探查后分别在宫体两侧与腹壁之间填入盐水纱垫，以推开肠管和防止羊水及血液进入腹腔。

（3）剪开膀胱反折腹膜：距子宫膀胱腹膜反折 2 cm 处钳起返折腹膜，横行剪开一小口，向两侧弧形延长至 10～12 cm，两侧各达圆韧带内侧。

（4）分离下推膀胱：用鼠齿钳将子宫下段返折腹膜切口近膀胱侧的游离缘提起，术者以左手示指及中指钝性将膀胱后壁与子宫下段分离并向下推移，使子宫下段充分暴露。如果膀胱后血管明显，可将宫颈前筋膜剪开，在筋膜下推离膀胱，以减少出血。

（5）切开子宫：常规取子宫下段横切口，切口高度根据胎头位置高低而定，一般以胎头最大径线所在水平即下段最膨隆处为宜。

1）胎头深嵌者宜低，最低距膀胱不应短于 2 cm。

2）胎头高浮者宜在子宫下段与宫体交界处下 2 cm 为宜，若在交界处切开，宫壁厚薄相差悬殊，缝合困难，影响愈合；在子宫下段正中横行切开为 2～3 cm，然后用两手示指向左、右两侧钝性撕开延长切口，阻力大时，切不可用暴力，应改用子宫剪刀剪开，左手示指引导下用子宫剪刀直视下弧形向两侧向上剪开，切口长度 10～12 cm，尽量避免刺破羊膜囊；子宫下段纵切口：适用于下段已充分扩张，两侧有静脉曲张或胎头已深深嵌入盆腔的产妇。在子宫下段中部纵行切开2～3 cm，力求羊膜囊完整，以左手示中二指入切口下指引，右手持子宫剪向下剪至距离膀胱游离缘 2 cm 处，以免娩出胎头时损伤膀胱，同法向上剪开下段。若下段形成不够，向宫体部延伸而成为下段-宫体剖宫产术，目前已极少采用。

2.子宫体部剖宫产术

该术式操作简易迅速，可在紧急情况下迅速娩出胎儿，争取抢救机会。但其缺点是切口部肌肉组织厚,缝合常不理想,出血多,再孕时子宫破裂率高,术后粘连发生率高。

(1)切开腹壁和探查腹腔:同子宫下段剖宫产术。

(2)切开子宫:取两侧圆韧带之间的子宫壁正中纵切口 4～5 cm 至胎膜前,用子宫剪刀将上下端延长至 10～12 cm,然后刺破胎膜,及时吸净溢出的羊水。

(3)娩出胎儿:原则上以臀位助产方式完成。术者以右手扩大胎膜破口后伸入宫腔内握住胎足,以臀牵引方式娩出胎儿。

(4)娩出胎盘、胎膜:同子宫下段剖宫产术。

(5)缝合子宫切口:子宫前壁的缝合按肌层厚薄而定。目前大都采用两种缝合法。其一,间断＋连续缝合法:用大圆针及 1-0 络制肠线间断"8"字缝合肌层,不穿透子宫内膜及浆膜;第二层连续褥式缝合浆肌层。其二,连续＋间断＋连续缝合法:第一层连续缝合肌层内 2/3,不穿透子宫内膜及浆膜;第二层间断缝合浆肌层;第三层连续水平褥式缝合浆膜层,此时进针宜稍深以使浆膜完全覆盖子宫切口。

(6)清理腹腔:吸净溢入腹腔的羊水、胎便及血液,用生理盐水冲洗净腹腔,然后撤除堵塞纱垫,扶正子宫,探查双侧附件有无异常,用大网膜遮盖住子宫切口减少粘连,点清纱布敷料及器械。

(五)护理及注意事项

1.术前准备

(1)向家属讲解剖宫产术的必要性、手术过程及手术后的注意事项,消除患者紧张情绪,以取得患者及家属的配合。

(2)腹部备皮同一般腹部手术。

(3)术前禁用抑制剂,如吗啡等,以防新生儿窒息。

(4)安置保留导尿管,做好输血准备。

(5)准备好新生儿保暖和抢救工作,如气管插管、氧气及急救药品。

(6)产妇体位取仰卧位,必要时稍倾斜手术台或侧卧位,可防止或纠正产妇血压下降和胎儿窘迫情况。

2.术中配合

注意观察产妇生命体征,配合医师顺利完成手术过程。按医嘱输血、给宫缩剂。如因胎儿下降太低,取胎头困难,助手可在台下戴消毒手套,自阴道向上推胎头,以利胎儿娩出。

3.术后护理

按一般腹部手术后常规护理及产褥期妇女的护理,应该注意以下方面。

(1)术后 24 h 取半卧位,以利恶露排出。

(2)鼓励产妇勤翻身,早下床活动以防肺部感染及粘连等并发症;鼓励产妇 6 h 后进流食,以保证产妇营养,有利于乳汁的分泌。

(3)注意产妇子宫收缩及阴道流血情况。

(4)留置导尿管 24 h,拔除后注意产妇排尿情况。

(5)出院指导:保持外阴清洁;避孕 2 年以上;鼓励产妇坚持母乳喂养;进食营养丰富、全面的食物,保证产后恢复及母乳喂养的进行;坚持做产后保健操,以助身体的恢复;产后 42 d 到门诊复查子宫复旧情况。

(原高燕)

第五十九节　妇科腹腔镜下手术护理配合

一、腹腔镜下卵巢良性肿瘤剥除术的护理配合

卵巢肿瘤是最常见的妇科肿瘤,可以发生于任何阶段的女性。腹腔镜对诊断和治疗卵巢肿瘤有一定的优势,目前腹腔镜下卵巢肿瘤剥除术是腹腔镜最常见的手术,其风险相对较小。随着操作经验的不断积累和器械及设备的不断完善,在我国已经成为较为普通和最常见的妇科腔镜手术。

在现阶段此手术时间相对较短,手术方法也不断地简化,但其治疗效果确显著提高。在快速病理诊断下,如为早期恶性肿瘤,也可以在腹腔镜下完成卵巢癌减灭术。

(一)适应证
(1)卵巢瘤样病变。
(2)卵巢良性肿瘤。
(3)卵巢囊肿(5 cm≤卵巢囊肿≤12 cm)。
(4)巧克力囊肿。
(5)浆液性卵巢囊肿≥12 cm 者。
(6)卵巢畸胎瘤。
(7)肿块直径<5 cm。
(8)经过 2 个月以上期待治疗仍未消失者。

(二)用物准备
1.基础用物准备

基础器械、敷料包、11#手术刀片、吸引器管、腔镜套 2 个、丝线(1#、4#)、11×17"○"针、8×24"△"针、10×34"△"针、腹腔引流管(24#蘑菇头或乳胶管)、引流袋。

2.腔镜仪器准备

腹腔镜仪器 1 套(显示器、视频机、光源机、气腹机、分屏显示器、超声刀主机、高频电刀)。

3.腔镜器械准备

10 mm 30°镜头 1 个、气腹针、10 mm Trocar 2 个、5 mm Trocar 3 个、摄像头、光源线、气腹管、冲吸器、分离钳(直、弯各 1 把)、腔镜剪刀(直、弯各 1 把)、直角分离钳 1 把、无创抓钳 2 把、针持 2 把(直、弯各 1 把)、超声刀手柄、双极电凝钳、可吸收施夹钳 1 把。

4.一次性耗材

可吸收夹、一次性电钩、一次性标本袋(可以自制)。

(三)麻醉方式与体位
1.麻醉方式

全身麻醉(静-吸复合)。

2.体位

改良截石位。

(四)入路
(1)脐旁(脐下缘)穿刺,置入 10 mm Trocar。

(2)左下腹麦氏点处穿刺,置入 5 mm Trocar。

(3)第一、二穿刺点中间穿刺,置入 10 mm Trocar。

(4)必要时右下腹麦氏点处穿刺,置入 5 mm Trocar。

(五)手术配合

1.清点用物

(1)器械护士配合:清点器械、敷料、缝针和特殊用物等。

(2)巡回护士配合:与器械护士共同清点,并详细记录在《手术物品清点记录单》上。

2.消毒、铺单

(1)手术详细步骤:按截石位部手术消毒范围消毒铺单。

(2)器械护士配合:递消毒纱布、铺单。

(3)巡回护士配合:倒消毒液、监督无菌操作。

3.固定连接线

(1)手术详细步骤:固定视频线、光源线、气腹管、超声刀线、连接吸引器。

(2)器械护士配合:递各种连线、纱布(倒少许碘伏备用)。

(3)巡回护士配合:连接各种导线,遵医嘱将各仪器调至备用状态。

4.建立气腹

(1)手术详细步骤:在脐旁布巾钳提起腹壁 0.5 cm 处做长约为 1 cm 切口,切开皮下组织,置入气腹针,用"滴水试验"确认进入腹腔,连接气腹管,再置入 10 mm Trocar。

(2)器械护士配合:递纱布、11# 手术刀、巾钳 2 把、6 寸弯钳、5 mL 注射器注水、10 mm Trocar。

(3)巡回护士配合:打开气腹机,根据手术需要调节进气流速,报告气腹压力和工作状态。

5.探查盆腔

(1)手术详细步骤:置入观察镜探查盆腔情况。

(2)器械护士配合:递腹腔镜镜头。

(3)巡回护士配合:关闭无影灯,调节光源亮度。

6.建立通路

(1)手术详细步骤:左下腹麦氏点处穿刺,置入 5 mm Trocar。第一、二穿刺点中间穿刺,置入 10 mm Trocar。

(2)器械护士配合:递 11# 手术刀、10 mm Trocar。递 11# 手术刀、纱布、5 mm Trocar。

7.探查囊肿位置

(1)手术详细步骤:探查囊肿与卵巢的关系。

(2)器械护士配合:递分离钳。

8.削盖

(1)手术详细步骤:单极电钩切开一小口,抽出液体,观察内容的性质与量。

(2)器械护士配合:电钩、吸引器。

(3)巡回护士配合:遵医嘱调节电凝功率。

9.剥离肿瘤

(1)手术详细步骤:用电钩切开肿瘤包膜,用抓钳剥离囊壁,在剥离过程中如有出血,用双极止血。

(2)器械护士配合:递分离钳、抓钳、吸引器、双极电凝钳。

(3)巡回护士配合:根据医嘱调节双极电凝功率。

10.检查止血

(1)手术详细步骤:在卵巢创面严密止血或用可吸收线缝合卵巢。

(2)器械护士配合:递双极或持针器、缝线。

(3)巡回护士配合:测试超声刀并调节功率。

11.标本取出

(1)手术详细步骤:放入标本袋后,从 10 mm Trocar 取出。

(2)器械护士配合:递标本袋(自制或一次性),分离钳和剪刀。

(3)巡回护士配合:备一次性标本袋。

12.腹腔冲洗

(1)手术详细步骤:生理盐水冲洗,冲洗后,再次检查有无出血。

(2)器械护士配合:递冲吸管。

(3)巡回护士配合:提前准备好 2～3 瓶冲洗液。

13.放尽余气

(1)手术详细步骤:挤压或者负压吸引。

(2)巡回护士配合:关闭仪器设备。

14.清点用物

(1)器械护士配合:清点器械、敷料、缝针和特殊用物。

(2)巡回护士配合:与器械护士共同清点,并详细记录在《手术物品清点记录单》上。

15.缝合伤口

(1)手术详细步骤:缝合伤口,包扎。

(2)器械护士配合:递酒精纱布、持 11×17 "○"针,穿 $4^{\#}$ 线缝合肌肉和皮下组织,递 8×24 "△"针,穿 $1^{\#}$ 丝线缝合皮肤,贴好敷料。

(3)巡回护士配合:撤收仪器设备。

16.器械处理

(1)手术详细步骤:擦去表面血迹。

(2)器械护士配合:器械交由供应室统一回收清洗、消毒、灭菌。

(3)巡回护士配合:归置仪器设备。

(六)护理要点和注意事项

(1)手术开始前要准备一块碘伏纱布,擦拭腔镜头,保障腔镜头更加清晰。

(2)巡回护士协助医生摆体位时,注意保护局部皮肤、骨隆突处、大关节处、神经血管处,在上述位置放置体位硅胶软垫。

(3)在抽吸囊肿内容物时,注意其性质,如是液体,要记录液体量,如果是巧克力样或是油脂状,则要准备一些热生理盐水,防止油脂凝固堵塞吸引器。

(4)使用等离子主机的双极时,转换到双极模式。

二、腹腔镜输卵管异位妊娠清除术的护理配合

输卵管异位妊娠是妇科最常见的急腹症手术,也是早期妊娠阶段妇女死亡的主要原因之

一。可以根据人绒毛膜促性腺素(β-hCG)的测定、B超和腹腔镜做出早期明确诊断,并且明确妊娠部位,对其进行治疗和及时处理,腹腔镜手术是较佳的治疗方案。

(一)适应证

(1)尚未破裂的早期输卵管妊娠或破裂口较小者(<1 cm)。

(2)陈旧性输卵管妊娠,包块直径<5 cm。

(3)妊娠部位局限在输卵管峡部,妊娠块<3 cm,病变与正常输卵管有明显界限。

(二)用物准备

1.基础用物准备

基础器械、敷料包、11#手术刀片、吸引器管、腔镜套2个、丝线(1#、4#)、11×17"○"针、8×24"△"针、10×34"△"针、腹腔引流管(24#蘑菇头或乳胶管)、引流袋。

2.腔镜仪器准备

腹腔镜仪器1套(显示器、视频机、光源机、气腹机、分屏显示器、超声刀主机、高频电刀)。

3.腔镜器械准备

10 mm 30°镜头1个、气腹针、10 mm Trocar 2个、5 mm Trocar 3个、摄像头、光源线、气腹管、冲吸器、分离钳(直、弯各1把)、腔镜剪刀(直、弯各1把)、直角分离钳1把、针持2把(直、弯各1把)、超声刀手柄、双极电凝钳、可吸收施夹钳1把、异物钳。

4.一次性耗材

可吸收夹、一次性电钩、一次性标本袋(可以自制)。

(三)麻醉方式与体位

1.麻醉方式

全身麻醉(静-吸复合)。

2.体位

改良截石位。

(四)入路

(1)脐旁(脐下缘)穿刺,置入10 mm Trocar。

(2)左下腹麦氏点处穿刺,置入5 mm Trocar。

(3)第一、二穿刺点中间穿刺,置入10 mm Trocar。

(4)必要时右下腹麦氏点处穿刺,置入5 mm Trocar。

(五)手术配合

1.清点用物

(1)器械护士配合:清点器械、敷料、缝针和特殊用物等。

(2)巡回护士配合:与器械护士共同清点,并详细记录在《手术物品清点记录单》上。

2.消毒铺巾

(1)手术详细步骤:按截石位部手术消毒范围消毒铺单。

(2)器械护士配合:递消毒纱布、铺单。

(3)巡回护士配合:倒消毒液、监督无菌操作。

3.固定连接线

(1)手术详细步骤:固定视频线、光源线、气腹管、电钩线、超声刀线、连接吸引器。

（2）器械护士配合：递各种连线、纱布（倒少许碘伏备用）。

（3）巡回护士配合：连接各种导线，遵医嘱将各仪器调至备用状态。

4.建立气腹

（1）手术详细步骤：在脐旁布巾钳提起腹壁 0.5 cm 处做长约 1 cm 切口，切开皮下组织。置入气腹针，用"滴水试验"确认进入腹腔，连接气腹管，再置入 10 mm Trocar。

（2）器械护士配合：递纱布、11#手术刀、巾钳 2 把、6 寸弯钳、5 mL 注射器（注水）、10 mm Trocar。

（3）巡回护士配合：打开气腹机，根据手术需要调节进气流速，报告气腹压力和工作状态。

5.探查盆腔

（1）手术详细步骤：置入观察镜探查盆腔情况。

（2）器械护士配合：递腹腔镜镜头。

6.建立通路

（1）手术详细步骤：左下腹麦氏点处穿刺，置入 5 mm Trocar。第一、第二穿刺点中间穿刺，置入 10 mm Trocar。

（2）器械护士配合：递 11#手术刀、纱布、5 mm Trocar。递 11#手术刀、10 mm Trocar。

7.显露输卵管妊娠部

（1）手术详细步骤：在探查盆腔后，显露子宫和输卵管。

（2）器械护士配合：递分离钳，无损伤钳。

8.检查妊娠部位

（1）手术详细步骤：检查输卵管妊娠部或有无破裂。

（2）器械护士配合：递分离钳、无损伤钳。

9.切开妊娠部位

（1）手术详细步骤：用电钩在妊娠包块纵向切开。

（2）器械护士配合：递分离钳和电钩。

（3）巡回护士配合：遵医嘱调节电钩功率。

10.取出妊娠物

（1）手术详细步骤：用取石钳取出妊娠物。

（2）器械护士配合：递分离钳和取石钳。

11.检查止血

（1）手术详细步骤：双极钳。

（2）器械护士配合：递双极钳。

（3）巡回护士配合：遵医嘱调节双极功率。

12.检查绒毛是否取出

（1）手术详细步骤：检查取出的妊娠物内是否有绒毛，盆腔内是否有遗留。

（2）器械护士配合：递标本。

（3）巡回护士配合：打开无影灯，如需标本送检准备送检标本。

13.腹腔冲洗

（1）手术详细步骤：生理盐水冲洗，冲洗后，再次检查有无出血。

（2）器械护士配合：递冲洗管。

(3)巡回护士配合:提前准备好 2～3 瓶冲洗液。

14.放尽余气

(1)手术详细步骤:挤压或者负压吸引。

(2)巡回护士配合:关闭仪器设备。

15.清点用物

(1)器械护士配合:清点器械、敷料、缝针和特殊用物。

(2)巡回护士配合:与器械护士共同清点,并详细记录在《手术物品清点记录单》上。

16.缝合包扎

(1)手术详细步骤:缝合伤口,包扎。

(2)器械护士配合:递酒精纱布、持 11×17"○"针,穿 4#线缝合肌肉和皮下组织,递 8×24 "△"针,穿 1#丝线缝合皮肤,贴好敷料。

(3)巡回护士配合:撤收仪器设备。

17.器械处理

(1)手术详细步骤:擦去表面血迹。

(2)器械护士配合:器械交由供应室统一回收清洗、消毒、灭菌。

(3)巡回护士配合:按规定撤收设备,放置在仪器间内。

(六)护理要点和注意事项

(1)探查时出血量加大或妊娠部继续出血,可进行中转开腹,巡回护士备好中转开腹的器械和敷料。

(2)妊娠部已破裂出血,首先清理出血,在能显露子宫、输卵管、妊娠部时进行妊娠部切除。

(3)没有发现绒毛情况下要进行诊断性刮宫,巡回护士准备刮宫用物。

三、腹腔镜下输卵管切除术的护理配合

输卵管切除术多是无须保留输卵管者或是有输卵管妊娠要求绝育者,手术方式和步骤与输卵管异位妊娠切除有所不同。

(一)适应证

(1)输卵管妊娠。

(2)输卵管间质部妊娠。

(3)除间质部以外的输卵管妊娠。

(4)要求绝育者。

(5)无生育要求的输卵管积水积脓。

(6)慢性炎症可能再次妊娠。

(7)绝育手术后的输卵管妊娠者。

(二)用物准备

1.基础用物准备

基础器械、敷料包、11#手术刀片、吸引器管、腔镜套 2 个、丝线(1#、4#)、11×17"○"针、8×24"△"针、10×34"△"针。

2.腔镜仪器准备

腹腔镜仪器 1 套(显示器、视频机、光源机、气腹机、分屏显示器、能量平台、高频电刀)。

3.腔镜器械准备

10mm 30°镜头 1 个、气腹针、10 mm Trocar 2 个、5 mm Trocar 2 个、摄像头、光源线、气腹管、冲洗器头、分离钳(直、弯各 1 把)、腔镜剪刀(直、弯各 1 把)、直角分离钳 1 把、无创抓钳 2 把、针持 2 把(直、弯各 1 把)、超声刀手柄、双极电凝钳。

4.一次性耗材

一次性电钩、LigaSure、一次性标本袋(可以自制)。

(三)麻醉方式与体位

1.麻醉方式

全身麻醉(静-吸复合)。

2.体位

改良截石位。

(四)入路

(1)脐旁(脐下缘)穿刺,置入 10 mm Trocar。

(2)左下腹麦氏点处穿刺,置入 5 mm Trocar。

(3)第一、二穿刺点中间穿刺,置入 10 mm Trocar。

(五)手术配合

1.清点用物

(1)器械护士配合:清点器械、敷料、缝针和特殊用物。

(2)巡回护士配合:与器械护士共同清点,并详细记录在《手术物品清点记录单》上。

2.消毒、铺单

(1)手术详细步骤:按截石位部手术消毒范围消毒铺单。

(2)器械护士配合:递消毒纱布、铺单。

(3)巡回护士配合:倒消毒液、监督无菌操作。

3.固定连接

(1)手术详细步骤:固定视频线、光源线、气腹机、摄像机、超声刀、电刀、连接吸引器。

(2)器械护士配合:递各种连线、纱布(倒少许碘伏备用,擦拭镜头)。

(3)巡回护士配合:连接各种导线,遵医嘱将各仪器调至备用状态。

4.建立气腹

(1)手术详细步骤:在脐旁用布巾钳提起腹壁 0.5 cm 处做长约 1 cm 切口,切开皮下组织,置入气腹针,用"滴水试验"确认进入腹腔,连接气腹管,再置入 10 mm Trocar。

(2)器械护士配合:递纱布、11#手术刀、巾钳 2 把、6 寸弯钳、5 mL 注射器(注水)、10 mm Trocar。

(3)巡回护士配合:打开气腹机,根据手术需要调节进气流速,报告气腹压力和工作状态。

5.探查盆腔

(1)手术详细步骤:置入观察镜探查盆腔情况。

(2)器械护士配合:递腹腔镜镜头。

6.建立通路

(1)手术详细步骤:左下腹麦氏点处穿刺,置入 5 mm Trocar。第一、第二穿刺点中间穿刺,置入 10 mm Trocar。

（2）器械护士配合：递 11# 手术刀、纱布、5 mm Trocar。递 11# 手术刀、10 mm Trocar。

7. 显露输卵管

（1）手术详细步骤：在探查盆腔后，显露子宫和输卵管。

（2）器械护士配合：递分离钳，无损伤钳。

8. 检查妊娠粘连情况

（1）手术详细步骤：检查输卵管病变部位与其他组织的粘连情况，如有出血检查，在吸净血后，再检查。

（2）器械护士配合：递分离钳、无损伤钳和冲吸器管。

（3）巡回护士配合：连接冲洗水和冲洗机。

9. 游离输卵管伞部

（1）手术详细步骤：用分离钳提起输卵管伞部；用 LigaSure 离断伞端系膜和漏斗韧带。

（2）器械护士配合：递分离钳和 LigaSure。

（3）巡回护士配合：遵医嘱调节功率。

10. 剪断输卵管

（1）手术详细步骤：在输卵管妊娠部上端用 LigaSure 离断。

（2）器械护士配合：递分离钳和 LigaSure。

11. 游离输卵管系膜

（1）手术详细步骤：用 LigaSure 离断输卵管与卵巢系膜。

（2）器械护士配合：递 LigaSure。

12. 检查创面，止血

（1）手术详细步骤：检查创面，LigaSure 止血。

（2）器械护士配合：递 LigaSure。

13. 标本取出

（1）手术详细步骤：放入标本袋后，从 10 mm Trocar 取出。

（2）器械护士配合：递标本袋（自制或一次性），分离钳和剪刀。

（3）巡回护士配合：备一次性标本袋。

14. 腹腔冲洗

（1）手术详细步骤：生理盐水冲洗，冲洗后，再次检查有无出血。

（2）器械护士配合：递冲吸管。

（3）巡回护士配合：提起准备好 2～3 瓶冲洗液。

15. 放尽余气

（1）手术详细步骤：挤压或者负压吸引。

（2）巡回护士配合：关闭仪器设备。

16. 清点用物

（1）器械护士配合：清点器械、敷料、缝针和特殊用物。

（2）巡回护士配合：与器械护士共同清点，并详细记录在《手术物品清点记录单》上。

17. 缝合包扎

（1）手术详细步骤：缝合伤口，包扎。

（2）器械护士配合：递酒精纱布、持 11×17"○"针，穿 4# 线缝合肌肉和皮下组织，递 8×24

"△"针,穿 1[#] 丝线缝合皮肤,贴好敷料。

（3）巡回护士配合:撤收仪器设备。

18.器械处理

（1）手术详细步骤:擦去表面血迹。

（2）器械护士配合:器械交由供应室统一回收清洗、消毒、灭菌。

（3）巡回护士配合:归置仪器设备。

（六）护理要点和注意事项

（1）中转开腹的概率较小,但出血较凶猛时或无法判断活动性出血的位置时,不可盲目止血,必要时中转开腹,巡回护士须备好中转开腹的器械和敷料。

（2）分离输卵管时一定要注意输尿管行径,注意"桥下流水",切忌误伤输尿管,器械护士必要时提醒医生。

（3）使用自制标本袋,要保护标本和标本袋的完整性,医生助手、器械护士、巡回护士共同查对确认。

四、腹腔镜下子宫肌瘤剥除术的护理配合

子宫肌瘤是女性生殖器最常见的良性肌瘤,多为平滑肌瘤。结合子宫肌瘤的性质、大小、数量和位置其治疗方案和手术方法也有多种,有保留子宫剥除肌瘤,还有子宫部分切除或全子宫切除,目前腹腔镜下子宫肌瘤剥除是治疗子宫肌瘤的主要的方案之一。

（一）适应证

（1）未生育或已生育坚决要求保留子宫者。

（2）子宫肌瘤,浆膜下子宫肌瘤、肌壁间肌瘤或阔韧带内肌瘤且单个肌瘤直径为 10 cm。

（3）肌壁间肌瘤最好不超过 3 个,浆膜下肌瘤不受大小和数目的限制。

（二）用物准备

1.基础用物准备

基础器械、敷料包、11[#]手术刀片、吸引器管、腔镜套 2 个、丝线（1[#]、4[#]、7[#]）、11×17"○"针、8×24"△"针、10×34"△"针、腹腔引流管（24[#]蘑菇头或乳胶管）、引流袋。

2.腔镜仪器准备

腹腔镜仪器 1 套（显示器、视频机、光源机、气腹机、分屏显示器、高频电刀）。

3.腔镜器械准备

10 mm 30°镜头 1 个、气腹针、10 mm Trocar 2 个、5mm Trocar 3 个、摄像头、光源线、气腹管、冲吸器、分离钳（直、弯各 1 把）、腔镜剪刀（直、弯各 1 把）、直角分离钳 1 把、无创抓钳 2 把、粗齿抓钳、肌瘤钻 1 套、双极电凝钳。

4.一次性耗材

一次性电钩等。

（三）麻醉方式与体位

1.麻醉方式

全身麻醉（静-吸复合）。

2.体位

改良截石位。

(四)入路

(1)脐旁(脐下缘)穿刺,置入 10 mm Trocar。

(2)左下腹麦氏点处穿刺,置入 5 mm Trocar。

(3)第一、第二穿刺点中间穿刺,置入 10 mm Trocar。

(4)右下腹麦氏点处穿刺,置入 5 mm Trocar。

(五)手术配合

1.清点用物

(1)器械护士配合:清点器械、敷料、缝针和特殊用物等。

(2)巡回护士配合:与器械护士共同清点用物等,并详细记录在《手术物品清点记录单》。

2.消毒、铺单

(1)手术详细步骤:按截石位部手术消毒范围消毒铺单。

(2)器械护士配合:递消毒纱布、铺单。

(3)巡回护士配合:倒消毒液、监督无菌操作。

3.固定连接

(1)手术详细步骤:固定视频线、光源线、气腹机、摄像机、连接吸引器。

(2)器械护士配合:递各种连线、纱布(倒少许碘伏备用,擦拭镜头)。

(3)巡回护士配合:连接各种导线,遵医嘱将各仪器调至备用状态。

4.建立气腹

(1)手术详细步骤:在脐旁用布巾钳提起腹壁 0.5 cm 处做长约 1 cm 切口,切开皮下组织,置入气腹针,用"滴水试验"确认进入腹腔,连接气腹管,再置入 10 mm Trocar。

(2)器械护士配合:递纱布、11$^\#$手术刀、巾钳 2 把、6 寸弯钳、5 mL 注射器(注水)、10 mm Trocar。

(3)巡回护士配合:打开气腹机,根据手术需要调节进气流速,报告气腹压力和工作状态。

5.探查盆腔

(1)手术详细步骤:置入观察镜探查盆腔情况。

(2)器械护士配合:递腹腔镜镜头。

(3)巡回护士配合:关闭无影灯,调节光源亮度。

6.建立通路

(1)手术详细步骤:左下腹麦氏点处穿刺,置入 5 mm Trocar;第一、第二穿刺点中间穿刺,置入 10 mm Trocar;右下腹麦氏点处穿刺,置入 5 mm Trocar。

(2)器械护士配合:递 11$^\#$手术刀、纱布、5 mm Trocar;递 11$^\#$手术刀、10 mm Trocar;递 11$^\#$手术刀、5 mm Trocar。

7.显露输卵管

(1)手术详细步骤:在探查盆腔后,显露子宫和输卵管。

(2)器械护士配合:递分离钳,无损伤钳。

8.注射垂体后叶素

(1)手术详细步骤:用注射针在子宫肌层注射垂体后叶素。

(2)器械护士配合:递注射针。

(3)巡回护士配合:配合抽取垂体后叶素。

9. 切开肌瘤假包膜层

(1)手术详细步骤：待子宫收缩后，用电钩切开肌瘤的包膜，显露瘤体。

(2)器械护士配合：递电钩和分离钳。

(3)巡回护士配合：根据医嘱调节电钩功率。

10. 夹住瘤体、去除包膜

(1)手术详细步骤：用有齿抓钳，钳抓瘤体。

(2)器械护士配合：递有齿抓钳。

11. 剔除肌瘤

(1)手术详细步骤：用电钩沿瘤体切除肌瘤。

(2)器械护士配合：递电钩和分离钳(如需使用肌瘤钻配合安装肌瘤钻)。

12. 止血缝合探查

(1)手术详细步骤：在出血点处用电钩止血。

(2)器械护士配合：递电钩。

(3)巡回护士配合：连接冲洗水和冲洗机。

13. 粉碎或不粉碎取出肿瘤

(1)手术详细步骤：用肌瘤钻将肿块粉碎。

(2)器械护士配合：递肌瘤钻。

14. 腹腔冲洗

(1)手术详细步骤：生理盐水冲洗，再次检查有无出血。

(2)器械护士配合：递冲洗管。

(3)巡回护士配合：提前准备好2～3瓶冲洗液。

15. 放尽余气

(1)手术详细步骤：挤压或者负压吸引。

(2)巡回护士配合：关闭仪器设备。

16. 清点用物

(1)器械护士配合：清点器械、敷料、缝针和特殊用物。

(2)巡回护士配合：与器械护士共同清点，并详细记录。

17. 缝合包扎

(1)手术详细步骤：缝合伤口，包扎。

(2)器械护士配合：递酒精纱布、持 11×17 "○"针，穿 $4^{\#}$ 线缝合肌肉和皮下组织，递 8×24 "△"针，穿 $1^{\#}$ 丝线缝合皮肤，贴好敷料。

(3)巡回护士配合：撤收仪器设备。

18. 器械处理

(1)手术详细步骤：擦去表面血迹。

(2)器械护士配合：器械交由供应室统一回收清洗、消毒、灭菌。

(3)巡回护士配合：归置仪器设备。

五、腹腔镜下子宫次全切除术的护理配合

腹腔镜下子宫次全切除是指在腹腔镜下切除子宫体部而保留宫颈的手术，是操作较简单、

并发症较少的一种子宫切除术,镜下一般按经腹子宫切除步骤切除。

(一)适应证

子宫腺肌瘤须行子宫切除坚决要求保留宫颈者,以及其他疾病须切除子宫要求保留宫颈者。

(二)用物准备

1.基础用物准备

基础器械、敷料包、11#手术刀片、吸引器管、腔镜套 2 个、丝线(1#、4#)、11×17"○"针、8×24"△"针、10×34"△"针、腹腔引流管(24#蘑菇头或乳胶管)、引流袋。

2.腔镜仪器准备

腹腔镜仪器 1 套(显示器、视频机、光源机、气腹机、分屏显示器、能量平台、高频电刀)。

3.腔镜器械准备

10 mm 30°镜头 1 个、气腹计、10 mm Trocar 2 个、5 mm Trocar 3 个、摄像头、光源线、气腹管、冲吸器、分离钳(直、弯各 1 把)、腔镜剪刀(直、弯各 1 把)、直角分离钳 1 把、无创抓钳 2 把、针持 2 把(直、弯各 1 把)、双极电凝钳、肌瘤钻。

4.一次性耗材

一次性电钩、LigaSure、一次性标本袋。

(三)麻醉方式与体位

1.麻醉方式

全身麻醉(静-吸复合)。

2.体位

改良截石位。

(四)入路

(1)脐旁(脐下缘)穿刺,置入 10 mm Trocar。

(2)左下腹麦氏点处穿刺,置入 5 mm Trocar。

(3)第一、二穿刺点中间穿刺,置入 10 mm Trocar。

(五)手术配合

1.清点用物

(1)器械护士配合:清点器械、敷料、缝针和特殊用物等。

(2)巡回护士配合:与器械护士共同清点,并详细记录在《手术物品清点记录单》上。

2.消毒、铺单

(1)手术详细步骤:按截石位部手术消毒范围消毒铺单。

(2)器械护士配合:递消毒纱布、铺单。

(3)巡回护士配合:倒消毒液、监督无菌操作。

3.固定连接

(1)手术详细步骤:用纱布固定视频线、光源线、气腹机、摄像机、LigaSure 线、电钩线、连接吸引器。

(2)器械护士配合:递各种连线、纱布(倒少许碘伏备用,擦拭镜头)。

(3)巡回护士配合:连接各种导线,遵医嘱将各仪器调至备用状态。

4. 置入举宫器

器械护士配合:递举宫器。

5. 建立气腹

(1)手术详细步骤:在脐旁用布巾钳提起腹壁 0.5 cm 处做长约 1 cm 切口,切开皮下组织,置入气腹针,用"滴水试验"确认进入腹腔,连接气腹管,再置入 10 mm Trocar。

(2)器械护士配合:递纱布、11# 手术刀、巾钳 2 把、6 寸弯钳、5 mL 注射器、10 mm Trocar。

(3)巡回护士配合:打开气腹机,根据手术需要调节进气流速,报告气腹压力和工作状态。

6. 探查盆腔

(1)手术详细步骤:置入观察镜探查盆腔情况。

(2)器械护士配合:递腹腔镜镜头。

(3)巡回护士配合:关闭无影灯,调节光源亮度。

7. 建立通路

(1)手术详细步骤:左下腹麦氏点处穿刺,置入 5 mm Trocar。第一、第二穿刺点中间穿刺,置入 10 mm Trocar。必要时右下腹麦氏点处穿刺,置入 5 mm Trocar。

(2)器械护士配合:递 11# 手术刀、纱布、5 mm Trocar。递 11# 手术刀、10 mm Trocar。

8. 离断韧带、输卵管

(1)手术详细步骤:用 LigaSure 在圆韧带中外 1/3 处离断,依次离断骨盆漏斗韧带、阔韧带,游离宫旁组织。

(2)器械护士配合:递 LigaSure、弯分离钳。

9. 游离圆韧带

(1)手术详细步骤:剪开膀胱腹膜反折,到圆韧带,稍下推膀胱,紧贴子宫。

(2)器械护士配合:递 LigaSure、弯分离钳。

10. 游离子宫颈

(1)手术详细步骤:助手上推举宫器,显露子宫颈,电钩游离宫颈组织。

(2)器械护士配合:递电钩。

11. 显露子宫动脉

(1)手术详细步骤:剪开腹膜反折,下推膀胱,紧贴子宫寻找子宫动脉。

(2)器械护士配合:递剪刀、直分离钳。

12. 离断子宫动脉

(1)手术详细步骤:用 LigaSure 电凝子宫动脉、剪刀。

(2)器械护士配合:递 LigaSure、剪刀、分离钳。

13. 取出子宫体

(1)手术详细步骤:用肌瘤钻分割瘤体后取出子宫。

(2)器械护士配合:抓钳、肌瘤钻、剪刀。

14. 处理宫颈残端

(1)手术详细步骤:0# 可吸收线连续缝合宫颈残端。

(2)器械护士配合:递针持 0# 可吸收线、抓钳。

15. 腹腔冲洗

(1)手术详细步骤:500 mL 生理盐水冲洗。冲洗后,再次检查有无出血。

（2）器械护士配合：递冲吸管。

（3）巡回护士配合：连接 500 mL 生理盐水和冲洗机。

16.检查输尿管

（1）手术详细步骤：检出输尿管有无损伤，查看输尿管的走行和蠕动情况。

（2）器械护士配合：递无损伤抓钳，分离钳。

17.检查止血

（1）手术详细步骤：在切缘处严密止血。

（2）器械护士配合：递双极钳。

（3）巡回护士配合：测试超声刀并调节功率。

（六）护理要点和注意事项

（1）子宫血供较为丰富，在剥除肌瘤时要谨慎剥除，切勿伤及其他血管。护士应勤于观察、防止意外发生。

（2）巡回护士全力保障 LigaSure 正常工作，发生报警时及时处理。

六、腹腔镜下子宫全切术的护理配合

腹腔镜下子宫全切术是妇科最常见的手术之一，是指子宫切除所有的步骤均在腹腔镜下进行，切断连接子宫的所有血管、韧带和阴道皱襞，子宫自盆腔游离后经阴道取出，阴道残端的缝合在腹腔镜下完成，与子宫次全切除相比步骤更加复杂。

（一）适应证

（1）多发性子宫肌瘤或宫颈肌瘤，年龄≥50 岁。

（2）重度子宫内膜病变。

（3）早期子宫内膜癌患者。

（二）用物准备

1.基础用物准备

妇科腔镜基础器械、敷料包、11#手术刀片、吸引器管、腔镜套 2 个、丝线（1#、4#）、11×17 "○"针、8×24"△"针、10×34"△"针、腹腔引流管（24#蘑菇头或乳胶管）、引流袋。

2.腔镜仪器准备

腹腔镜仪器 1 套（显示器、视频机、光源机、气腹机、分屏显示器、能量平台、高频电刀）。

3.腔镜器械准备

10 mm 30°镜头 1 个、气腹针、10 mm Trocar 2 个、5 mm Trocar 3 个、摄像头、光源线、气腹管、冲吸器、分离钳（直、弯各 1 把）、腔镜剪刀（直、弯各 1 把）、直角分离钳 1 把、无创抓钳 2 把、针持 2 把（直、弯各 1 把）、粗齿抓钳、电动或手动肌瘤钻、双极电凝钳。

4.一次性耗材

一次性电钩、一次性标本袋、LigaSure。

（三）麻醉方式与体位

1.麻醉方式

全身麻醉（静-吸复合）。

2.体位

改良截石位。

（四）入路

（1）脐旁（脐下缘）穿刺，置入 10 mm Trocar。

（2）左下腹麦氏点处穿刺，置入 5 mm Trocar。

（3）第一、二穿刺点中间穿刺，置入 10 mm Trocar。

（4）右下腹麦氏点处穿刺，置入 5 mm Trocar。

（五）手术配合

1. 清点用物

（1）器械护士配合：清点器械、敷料、缝针和特殊用物等。

（2）巡回护士配合：与器械护士共同清点，并详细记录在《手术物品清点记录单》上。

2. 消毒、铺巾

（1）手术详细步骤：按截石位部手术消毒范围消毒铺单。

（2）器械护士配合：递消毒纱布、铺单。

（3）巡回护士配合：倒消毒液、监督无菌操作。

3. 固定连接

（1）手术详细步骤：用纱布固定视频线、光源线、气腹机、LigaSure、摄像机、电钩线、连接吸引器。

（2）器械护士配合：递各种连线、纱布（倒少许碘伏备用，擦拭镜头）。

（3）巡回护士配合：连接各种导线，遵医嘱将各仪器调至备用状态。

4. 置入举宫器

器械护士配合：递举宫器。

5. 建立气腹

（1）手术详细步骤：在脐旁用布巾钳提起腹壁 0.5 cm 处做长约 1 cm 切口，切开皮下组织，置入气腹针，用"滴水试验"确认进入腹腔，连接气腹管，再置入 10 mm Trocar。

（2）器械护士配合：递纱布、11#手术刀、巾钳 2 把、6 寸弯钳、5 mL 注射器、10 mm Trocar。

（3）巡回护士配合：打开气腹机，根据手术需要调节进气流速，报告气腹压力和工作状态。

6. 探查盆腔

（1）手术详细步骤：置入观察镜探查盆腔情况。

（2）器械护士配合：递腹腔镜镜头。

（3）巡回护士配合：关闭无影灯，调节光源亮度。

7. 建立通路

（1）手术详细步骤：左下腹麦氏点处穿刺，置入 5 mm Trocar；第一、第二穿刺点中间穿刺，置入 10 mm Trocar；右下腹麦氏点处穿刺，置入 5 mm Trocar；耻骨联合左上方左 3 cm 处穿刺，置入 5 mm Trocar。

（2）器械护士配合：递 11#手术刀、纱布、5 mm Trocar；递 11#手术刀、10 mm Trocar；递 11#手术刀、5 mm Trocar；递手术刀、纱布、5 mm Trocar。

8. 离断韧带、输卵管

（1）手术详细步骤：用 LigaSure 在圆韧带中外 1/3 处离断，依次离断骨盆漏斗韧带、阔韧带，游离宫旁组织。

（2）器械护士配合：递 LigaSure、分离钳。

9.游离圆韧带

(1)手术详细步骤:剪开膀胱腹膜反折,到圆韧带,稍下推膀胱,紧贴子宫。

(2)器械护士配合:递 LigaSure、分离钳。

10.游离子宫颈

(1)手术详细步骤:助手上推举宫器,显露子宫颈,电钩游离宫颈组织。

(2)器械护士配合:递电钩。

11.离断子宫动脉

(1)手术详细步骤:用 LigaSure 电凝,子宫动脉。

(2)器械护士配合:递 LigaSure、分离钳。

12.离断韧带

(1)手术详细步骤:用 LigaSure 电凝,离断子宫骶韧带和主韧带。

(2)器械护士配合:递 LigaSure、分离钳、剪刀。

13.离断阴道穹窿

(1)手术详细步骤:用 LigaSure 沿阴道穹窿环形切除。

(2)器械护士配合:递 LigaSure、分离钳。

14.取出子宫体

(1)手术详细步骤:分离钳夹住残端,将举宫器连同子宫体取出,断端用碘伏纱布填塞。

(2)器械护士配合:递分离钳、碘伏纱布。

15.处理阴道残端

(1)手术详细步骤:0$^{\#}$ 可吸收线连续缝合宫颈残端。

(2)器械护士配合:递针持 0$^{\#}$ 可吸收线。

16.检查输尿管

器械护士配合:检查输尿管有无损伤。

17.检查止血

(1)手术详细步骤:在切缘处严密止血。

(2)器械护士配合:递双极钳。

(3)巡回护士配合:测试超声刀并调节功率。

18.腹腔冲洗

(1)手术详细步骤:生理盐水冲洗,冲洗后,再次检查有无出血。

(2)器械护士配合:递冲吸管。

(3)巡回护士配合:提前准备好 2～3 瓶冲洗液。

19.放尽余气

(1)手术详细步骤:挤压或者负压吸引。

(2)巡回护士配合:关闭各使用的仪器。

20.清点用物

(1)手术详细步骤:清点器械、敷料、缝针和特殊用物。

(2)巡回护士配合:与器械护士共同清点,并详细记录在《手术物品清点记录单》上。

21.缝合包扎

(1)手术详细步骤:缝合伤口,包扎。

（2）器械护士配合：酒精纱布、持 11×17"○"针，穿 48#线缝合肌肉和皮下组织，递 8×24 "△"针，穿 1#丝线缝合皮肤，贴好敷料。

（3）巡回护士配合：撤收仪器设备。

22.器械处理

（1）手术详细步骤：擦去表面血迹。

（2）器械护士配合：器械交由供应室统一回收清洗、消毒、灭菌。

（3）巡回护士配合：归置仪器设备。

七、腹腔镜下广泛子宫全切术及盆腔淋巴结清扫术的护理配合

腹腔镜下广泛子宫全切术及盆腔淋巴结清扫术，手术技术要求高，手术操作复杂，所需的设备和器械更加精细。需要手术医师腔镜操作经验丰富，腔镜专科护士配合默契。

（一）适应证

宫颈浸润癌 Ⅰb-Ⅱa 期，Ⅰa 期中有脉管浸润及融合性浸润者。

（二）用物准备

1.基础用物准备

妇科腔镜基础器械、敷料包、11#手术刀片、吸引器管、腔镜套 2 个、丝线（1#、4#）、11×17 "○"针、8×24"△"针、10×34"△"针、腹腔引流管（24#蘑菇头或乳胶管）、引流袋。

2.腔镜仪器准备

腹腔镜仪器 1 套（显示器、视频机、光源机、气腹机、分屏显示器、高频电刀、超声刀主机）。

3.腔镜器械准备

10 mm30°镜头 1 个、气腹针、10 mm Trocar 2 个、5 mm Trocar 3 个、摄像头、光源线、气腹管、冲吸器、分离钳（直、弯各 1 把）、腔镜剪刀（直、弯各 1 把）、直角分离钳 1 把、无创抓钳 2 把、针持 2 把（直、弯各 1 把）、Hem-o-lok 施夹钳 3 把（大、中、小各 1 把）、粗齿抓钳、双极电凝钳。

4.一次性耗材

一次性电钩、一次性标本袋、Hem-o-lok 夹、LigaSure、超声刀刀头。

（三）麻醉方式与体位

1.麻醉方式

全身麻醉（静-吸复合）。

2.体位

改良截石位。

（四）入路

（1）脐旁（脐下缘）穿刺，置入 10 mm Trocar。

（2）左下腹麦氏点处穿刺，置入 5 mm Trocar。

（3）第一、二穿刺点中间穿刺，置入 10 mm Trocar。

（4）右下腹麦氏点处穿刺，置入 5 mm Trocar。

（5）耻骨联合左上方左 3 cm 处穿刺，置入 5 mm Trocar。

（五）手术配合

1.清点用物

（1）器械护士配合：清点器械、敷料、缝针和特殊用物。

（2）巡回护士配合：与器械护士共同清点器械、敷料、缝针和特殊用物，并记录在安全核查本上。

2.消毒、铺单

（1）手术详细步骤：按截石石位部手术消毒范围消毒铺单。

（2）器械护士配合：递消毒纱布、铺单。

（3）巡回护士配合：倒消毒液、监督无菌操作。

3.固定连接

（1）手术详细步骤：用纱布固定视频线、光源线、气腹机、摄像机、超声刀、LigaSure 线、双极线、电钩线、连接吸引器。

（2）器械护士配合：递各种连线、纱布（倒少许碘伏备用，擦拭镜头）。

（3）巡回护士配合：连接各种导线，遵医嘱将各仪器调至备用状态。

4.置入举宫器

器械护士配合：递举宫器。

5.建立气腹

（1）手术详细步骤：术者与医助在脐旁 0.5 cm 处用布巾钳提起腹壁，用尖刀纵行切开皮肤约 1 cm，切开皮下组织，递气腹针，与腹壁垂直穿刺，在有两次突破感的情况下，用"滴水试验"，确认在腹腔后，递气腹管给气。

（2）器械护士配合：递纱布、11#手术刀、6 寸弯钳、5 mL 注射器（注水）、10 mm Trocar。

（3）巡回护士配合：打开无影灯，关闭无影灯，根据手术需要调节进气流速，报告气腹压力和工作状态，调节光源亮度。

6.探查盆腔

（1）手术详细步骤：置入观察镜探查盆腔情况。

（2）器械护士配合：递腹腔镜镜头。

7.建立通路

（1）手术详细步骤：右下腹麦氏点第二个切口，置入 5 mm Trocar；左下腹麦氏点第二个切口，置入 5 mm Trocar；在耻骨联合左上方 3 cm，第四个切口，置入 5 mm Trocar；在耻骨联合右上方 3 cm，第五个切口，置入 10 mm Trocar。

（2）器械护士配合：递 11#手术刀、5 mm Trocar；递 11#手术刀、5 mm Trocar；递 11#手术刀、5 mm Trocar；递 11#手术刀、10 mm Trocar。

8.打开盆腔筋膜

（1）手术详细步骤：在圆韧带和输卵管之间打开盆腔腹膜。

（2）器械护士配合：递 LigaSure 钳、分离钳。

9.游离髂外淋巴结

（1）手术详细步骤：用剪刀分离髂外动脉外侧的脂肪组织（即髂外淋巴结组织）。

（2）器械护士配合：递分离钳、腔镜组织剪。

（3）巡回护士配合：准备标本袋，标记淋巴结名称和位置。

10.游离髂内淋巴结

（1）手术详细步骤：用剪刀分离髂内动脉脂肪。

（2）器械护士配合：递分离钳、腔镜组织剪。

（3）巡回护士配合：准备标本袋，标记淋巴结名称和位置。

11.游离闭孔淋巴结

（1）手术详细步骤：在髂外动脉内侧沿盆壁向深层分离，在膀胱外侧窝外侧可见闭孔神经，其周围的脂肪就是闭孔淋巴结。

（2）器械护士配合：递 LigaSure 钳、腔镜组织剪、分离钳。

（3）巡回护士配合：准备标本袋，标记淋巴结名称和位置。

12.游离髂总淋巴结

（1）手术详细步骤：在髂外往上分离，向外侧髂总方向分离。

（2）器械护士配合：递腔镜组织剪、分离钳。

（3）巡回护士配合：准备标本袋，标记淋巴结名称和位置。

13.游离腹股沟淋巴结

（1）手术详细步骤：在髂外上方剥离腹股沟脂肪。

（2）器械护士配合：递 LigaSure、腔镜组织剪、分离钳。

（3）巡回护士配合：准备标本袋，标记淋巴结名称和位置，将上述标本送检。

14.检查止血

（1）手术详细步骤：在切缘处严密止血。

（2）器械护士配合：递超声刀。

（3）巡回护士配合：测试超声刀并调节功率。

15.离断骨盆漏斗韧带

（1）手术详细步骤：超声刀切开阔韧带，显露输尿管和髂血管，游离卵巢血管，用 Hem-olok 夹夹闭血管，LigaSure 离断韧带。

（2）器械护士配合：递超声刀、弯分离钳、LigaSure、Hem-o-lok 夹。

16.游离圆韧带

（1）手术详细步骤：向后、内下剪开切开阔韧带至圆韧带处，用 LigaSure 离断。

（2）器械护士配合：递剪刀、LigaSure、弯分离钳。

17.切开子宫膀胱腹膜反折

（1）手术详细步骤：助手上推举宫器，显露并剪开子宫膀胱腹膜反折。

（2）器械护士配合：递无损伤抓钳、剪刀。

18.分离直肠阴道

（1）手术详细步骤：用剪刀剪断子宫直肠反折处，使阴道和直肠分离。

（2）器械护士配合：剪刀、弯分离钳。

19.离断子宫骶韧带

（1）手术详细步骤：用超声刀，离断子宫骶韧带和血管。

（2）器械护士配合：递超声刀、分离钳。

20.分离输尿管

（1）手术详细步骤：用超声刀分离输尿管。

（2）器械护士配合：递超声刀、无损伤抓钳。

21.处理阴道旁组织

（1）手术详细步骤：用超声游离阴道旁组织，环形切开阴道皱襞。

(2)器械护士配合:递超声刀、分离钳、五叶钳。

22.取出标本

(1)手术详细步骤:分离钳夹住残端,将举宫器连同子宫体一同取出,断端用碘伏纱布填塞(或肌瘤钻打碎取出)。

(2)器械护士配合:分离钳、碘伏纱布。

23.处理阴道残端

(1)手术详细步骤:盆腔内放置引流管,从阴道引出,0#可吸收线连续缝合阴道残端。

(2)器械护士配合:递引流管、弯分离钳、针持和0#线。

24.探查盆腔

(1)手术详细步骤:探查盆腔有无出血。

(2)器械护士配合:超声刀、无损抓钳。

25.缝合后腹膜

(1)手术详细步骤:0#可吸收线连续缝合后腹膜。

(2)器械护士配合:弯分离钳、针持和0#线。

26.腹腔冲洗

(1)手术详细步骤:生理盐水冲洗,冲洗后,再次检查有无出血。

(2)器械护士配合:递冲吸管。

(3)巡回护士配合:提前准备好2～3瓶冲洗液。

27.放尽余气

(1)手术详细步骤:挤压或者负压吸引。

(2)巡回护士配合:关闭仪器设备。

28.清点用物

(1)器械护士配合:清点器械、敷料、缝针和特殊用物。

(2)巡回护士配合:与器械护士共同清点,并详细记录在《手术物品清点记录单》上。

29.缝合包扎

(1)手术详细步骤:缝合伤口,包扎。

(2)器械护士配合:递酒精纱布、持11×17"○"针,穿4#线缝合肌肉和皮下组织,递8×24"△"针,穿1#丝线缝合皮肤,贴好敷料。

(3)巡回护士配合:撤收仪器设备。

30.器械处理

(1)手术详细步骤:擦去表面血迹。

(2)器械护士配合:器械交由供应室统一回收清洗、消毒、灭菌。

(3)巡回护士配合:归置仪器设备。

(六)护理要点和注意事项

(1)手术开始时调整手术床置头低足高位,在分离淋巴结时调整手术床充分显露手术部位。

(2)在医生指导下摆放体位,骶尾部和腘窝处放置硅胶软垫,防止皮肤压疮和神经的损伤。

(3)清扫淋巴结时,巡回护士将能量平台输出调至最低档次。

(4)清扫淋巴结时,多在动脉旁进行剥离,发现不可控活动性出血时立即开腹止血。巡回护士提前做好中转开腹准备工作。

(5)每一处淋巴结切除后,巡回护士配合器械护士将标本放在相应的标本盒内,防止差错。

(原高燕)

第六十节 小儿气管异物取出术护理配合

气管异物有 80%～91.8%发生于 5 岁以下儿童,异物多见于花生、瓜子、果类、豆类、图钉、骨片、缝针等。常见于口里含物的小儿受惊后突然哭、叫或笑时深吸气的过程中落入气道。解剖学上右侧支气管粗大且较短直,好像气管的延续,此乃是异物容易经常落入的管道。

小异物引起反射性呛咳和完全失音、气喘,较大的异物则引起呼吸困难。如异物完全堵塞气管时可致窒息死亡,需行紧急气管切开术,以抢救生命。患儿一般病情危急,需争分夺秒进行抢救。

一、手术方法

(一)直达喉镜下异物取出术

将直达喉镜送入声门下,将异物钳经声门放入后立即打开,并继续轻轻推下感觉异物进入钳口后将钳关闭取出。这种方法较简单,可避免引起喉水肿。

(二)支气管镜下异物取出法

直达喉镜下将支气管镜放入,直至气管支气管,异物钳伸出镜口立即张开,夹住异物后,较小异物可通过支气管镜取出,异物较大者则需连同气管镜一同取出。该手术配合主要针对经支气管镜异物取出术。

二、术前准备

(一)患儿的术前准备

(1)术前 4 h 禁奶或禁食,避免术中呕吐发生误吸。

(2)术前半小时注射阿托品 0.02 mg/kg。

(3)患儿送入手术室后尽量避免哭闹增加氧耗,手术准备应迅速,尽量缩短手术等待时间。

(二)麻醉

以全麻为宜。

(三)物品准备

(1)器械:小儿侧开式直达喉镜、喉钳、支气管镜、支气管异物钳、吸引管、冷光源系统、气管切开包。器械消毒方法:金属材质的器械可高压蒸汽灭菌,如带光源者则采取浸泡或熏蒸消毒。

(2)准备氧气及急救药品:盐酸肾上腺素、阿托品、地塞米松、氨茶碱等。

(3)高凳和阶梯凳各 1 个。

(四)体位

仰卧位,肩部垫高,头向后仰。

(五)麻醉

全麻。

麻醉用品准备:面罩、气管插管、高频喷射式供氧设备、全麻呼吸机。

三、手术配合

(1)建立有效静脉通道并妥善固定,使之既不妨碍手术又便于抢救。

(2)人员布局:手术者站于患儿的头侧,抱头护士站在患儿头的右侧,助手站在患儿身体的右侧,协助固定胸、肩部,麻醉师站在患儿的左侧。

(3)根据患儿的体重配合麻醉师静脉给麻醉药、阿托品及地塞米松,以减少呼吸道分泌物及减轻喉黏膜水肿。

(4)抱头方法:解开患儿衣领及裤带,患儿仰卧位,抱头护士在患儿右侧,脚踩阶梯凳,膝部作为支撑托住患儿的头部,使头颈部离开手术床,肩部平手术床沿,头向后仰,颈部伸直,使喉和气管成一条直线。当支气管镜进入声门时,患儿头的枕部应高于床台面 10~15 cm,进入气管后逐渐下降。在插入右支气管时,患儿头部应向左展及左旋转各 30°;插入左侧时头应右展及右旋 45°,此时头位高低及外展和旋转的程度按手术的需要而调整。

四、取异物过程中的抢救配合

(1)如发现患儿口唇、面色发绀、血氧饱和度逐渐下降,应告知医生。如血氧饱和度下降到 70%,应立即取出支气管镜,面罩加压给氧,并配合麻醉师做好抢救准备,备好气管插管、麻醉剂、抢救药品。待血氧饱和度到达 100% 再行支气管镜检查,取出异物。

(2)如血氧饱和度继续下降,心率逐渐减慢,立即配合麻醉师行气管插管。

(3)如发生心跳停止,即刻胸外心脏按压并遵医嘱给盐酸肾上腺素、阿托品等急救药品。

(4)如出现支气管或喉痉挛,遵医嘱给地塞米松、氨茶碱,紧急时行环甲膜穿刺,必要时行气管切开。

异物取出后,注意观察患儿的状态和呼吸的顺畅度。一旦出现喉头水肿,应行气管切开术。

(陈　雯)

第六十一节　肿瘤手术中的无瘤技术护理配合

一、概述

(一)无瘤技术的概念

1954 年医学家 Cole 等提出了无瘤技术的概念,无瘤技术是指在恶性肿瘤的手术操作中,为减少或防止癌细胞的脱落、种植和播散而采取的一系列措施。无瘤操作技术的目的一是防止癌细胞沿血道、淋巴道扩散,二是防止癌细胞的创面种植。无瘤操作技术是外科医护人员在手术中必须遵循的基本原则。大量的研究已证实,无瘤操作技术可有效减少根治性手术后肿瘤的局部复发和远处转移,从而改善患者的预后,延长患者的无瘤生存期。

（二）无瘤技术的重要性

1896 年，Lack 指出癌细胞可以直接种植而播散，同时提出了医源性自身接种性肿瘤的种植转移。有研究显示：胃癌患者剖腹探查时和手术结束关腹前，腹腔冲洗液中游离癌细胞的阳性检出率分别为 36.3％和 52.9％；在胃肠道肿瘤术后复发、转移的患者中，其发生在吻合口和腹膜者占 76％；手术操作使癌细胞医源性扩散增加。在我国，结直肠癌患者手术后 5 年生存率仍然徘徊在 50％左右。其中原因之一就是手术操作过程中未注意无瘤技术导致癌细胞播散，造成手术后的局部复发、种植或转移。因此，在肿瘤手术过程中建立无瘤观念及操作规程，是决定肿瘤根治手术成败的关键，它与无菌观念同等重要。

（三）无瘤技术的原则

1.肿瘤手术的不可挤压原则

1913 年，Tyzzer 提出手术时挤压肿瘤能增加肿瘤播散机会。肿瘤手术中，不可挤压肿瘤。

2.隔离肿瘤原则

手术中应用盐水纱布隔离肿瘤，使正常组织减少被沾染肿瘤细胞的机会。

3.锐性解剖原则

术中尽量应用器械锐性分离，少用钝性分离，不用带齿拉钩，以免损伤血管、淋巴管，导致肿瘤细胞扩散。

4.减少术中扩散机会原则

术中接触过瘤体组织的器械和敷料不再使用。

5.减少癌细胞污染原则

癌组织及其邻近组织内的血液中可能藏有癌细胞，故在癌组织周围解剖时应注意避免血液流出污染手术区。

6.整块切除原则

切除癌灶时要遵循整块切除原则，先切除周围部分，再处理癌灶临近部分。淋巴结清扫时，先清扫较远的淋巴结，再清扫肿瘤近侧淋巴结，力求将癌灶、区域淋巴结及邻近组织作整块切除。

二、无瘤技术的实施

（一）手术不宜选择小切口

恶性肿瘤手术不能过分追求小切口。手术野暴露充分，在直视下完成整个手术操作，以减少对肿瘤的刺激与牵拉，同时也有利于术中出血等意外情况的处理。

（二）重视手术切口的保护

（1）使用腹膜保护巾。首先将腹膜保护巾缝合于两侧腹膜，再上腹壁牵开器，然后将腹膜保护巾与切口上下角严密缝合，起到保护腹膜及切口的作用。

（2）使用 3 L 腹壁保护圈。切开腹膜后，将保护圈置入，展开圈旁塑料薄膜遮覆切口，这样既保护切口，又起到牵开、暴露手术野的作用。

（3）晚期癌症伴大量腹腔积液，在皮肤切口处铺好双袋式切口膜，使溢出的腹腔液体流入袋中，以防止癌细胞在创面种植。

（三）探查体腔的注意要点

术中探查时应按照由远及近的顺序，先探查肝、脾、盆腔、腹主动脉周围淋巴结及肿瘤两端肠管,最后再探查原发肿瘤及受累器官。探查时动作要轻柔,完毕后应更换手套。

(四)术中减少各个方面的扩散机会

(1)使用一次性止血纱布。专家研究发现,肿瘤手术中纱布等手术用品及冲洗液的瘤细胞检测均有较高阳性检出率。

(2)处理肿瘤血管先在根部结扎静脉,再处理动脉和淋巴管,以阻断癌细胞术中血行转移。结扎用的缝线不应重复使用。

(3)应用电刀或氩气刀切割、止血或解剖,减少止血结扎时挤压肿瘤的机会,同时可凝固淋巴管和毛细血管断端,防止癌细胞经开放的断端进入淋巴道和血管,局部高温可杀死癌细胞。

(4)切除病灶后更换手套和器械,关闭腹腔前手术野用蒸馏水或抗肿瘤药物冲洗。

(五)冲洗液的选择

(1)43 ℃的蒸馏水。蒸馏水是一种低渗性液体,可破坏肿瘤细胞膜的完整性,杀灭手术过程中脱落的瘤细胞。此外,癌细胞主要以无氧酵解为获能方式,加热条件下细胞内乳酸堆积,pH 低,增加了癌细胞对热的敏感性,同时癌细胞含水量明显高于一般组织,蓄热潜能大,因此温热可选择性破坏癌细胞。

(2)氯己定冲洗液。用 43 ℃的蒸馏水 4 000 mL 加醋酸氯己定 0.6 g 冲洗腹腔。氯己定可以迅速吸附细胞质,使细胞胞浆成分外渗,抑制细胞多种酶的活性。

(3)碘伏溶液冲洗可以预防腹腔感染,并防止肿瘤细胞种植。

(4)抗癌药物溶液。根据医嘱,在生理盐水或蒸馏水中加入配制的 5-Fu。其作用原理是种植或游离的癌细胞较长时间浸润在高浓度药物中,增强了抗癌药物的直接杀伤作用。

(六)腹腔内热灌注化疗

近年来开展腹腔蒸馏水和化疗药物联合的热灌注化疗是一种集温热效应、药物化疗和机械灌洗于一体的综合疗法,具有对癌细胞多重杀伤的效果。本法是一种安全、有效、无副反应、简便的方法。其作用原理如下。

1.药物化疗

将抗肿瘤药物直接注入腹腔、空腔脏器,药物浓度远远高于血浆,使种植或游离的癌细胞能充分、较长时间地浸泡在高浓度的抗肿瘤药物中,提高其对癌细胞的直接杀伤作用。如术前 30 min 膀胱内灌注抗癌药,使部分脱落的癌细胞受到化疗药物的作用后被杀死,另一部分癌细胞经药物作用后其细胞膜受到损伤而失去黏附能力不能在后尿道种植。

2.温热效应

日本学者古贺成昌研究认为,温热(45 ℃)可使肿瘤组织缺氧,血管受损,癌细胞变性坏死,增加了化疗药物对肿瘤细胞的毒性作用。国内陈峻青研究认为,43 ℃蒸馏水将癌细胞浸泡 20 min,可使癌细胞失活,温热低渗液联合化疗药物对肿瘤细胞生长有明显的抑制作用。温热效应对细胞膜具有独特作用,可改变生物膜的流动性,导致细胞浆破坏,同时热效应能抑制细胞 DNA、RNA 及蛋白质的合成与修复。

三、手术台的无瘤管理

(1)树立无瘤操作的观念。洗手护士的手要保持无菌和无瘤状态,术中应密切监督并配合手术医生严格执行无瘤技术。

(2)器械台相对划分"有瘤区"和"无瘤区"。器械护士整理无菌器械台,准备好相关器械。

当肿瘤切除后,所有接触过肿瘤的器械均放置于"有瘤区",严禁再使用于正常组织,以免将器械上的肿瘤细胞带入其他组织。

(3)体表肿瘤,如头面部或乳腺等,若肿瘤表面有破溃流脓或菜花样外翻时,在术中应采取隔离措施,可用手术薄膜粘贴等方法将肿块表面遮盖,杜绝血水脓液流溢,保持手术区干燥和防止癌细胞创面种植。

(4)胸腹腔肿瘤手术时,术中要注意保护癌浆膜面。对肿瘤已浸润至浆膜层时,可用多层纱布缝合受累浆膜面,也可用癌浆膜层封闭(F-TH 胶)涂在浆膜面上。

对肿瘤已穿透皮肤或估计已穿透癌浆膜面时,就要准备好足够的 F-TH 胶,消毒术野后,协助医生用 F-TH 胶封闭肿瘤创面,或进腹后先用纱布将胶层覆盖密封,使之与正常组织手术野隔离开,再行探查。

(5)带蒂的肿瘤用无菌密封袋将瘤体装入袋内,使其与其他正常组织和创面隔离。

(6)肿瘤切除及清扫淋巴必须使用两套器械。

(7)切下的肿瘤标本及淋巴结要用弯盘接递,不得用手直接接触。在肿瘤切除后要在切口周围加盖无菌单,更换所用过或接触过肿瘤的物品诸如手套、缝针、纱布等。

(8)术中要准备两把电刀,肿瘤切除后应及时更换,这是因为电刀切割不仅可减少出血,还可封闭淋巴管或血管,减少肿瘤的血道播散和局部种植。

(9)术中器械护士应用无菌盆装冲洗液冲洗术野,冲洗时将冲洗液灌满创面各间隙并保留 3~5 mm 再吸出,不能用纱布垫擦吸,以免癌细胞种植。

(10)手术过程中贯彻标准预防的措施。术后物品的处理按常规程序进行。

四、腹腔镜手术的无瘤技术

随着腹腔镜微创手术在胃癌、直肠癌、肾癌等肿瘤手术治疗的逐步推广和应用,对于恶性肿瘤患者来说,减少对免疫系统的损伤,缩短术后恢复的时间,可以更早地开始实施术后放疗、化疗等综合治疗,对提高恶性肿瘤的治疗效果又创造了更有利的条件。如何预防或减少腹腔镜手术术中肿瘤细胞的播散种植已成为腔镜下手术的重要研究内容,腹腔镜手术术中的无瘤技术显得尤为重要。

(1)由于腹腔镜手术的特殊性,无瘤技术的要求也有所不同。REYMOND 等在腹腔镜操作器械和切口处发现了肿瘤细胞,证明直接污染可造成肿瘤播散。因此,在操作中应尽量避免器械触及或抓破肿瘤。

(2)由于穿刺鞘与切口紧密接触并可能黏附肿瘤细胞,因此操作中穿刺鞘上下移动可增加戳口种植转移的机会。

穿刺成功后,用缝线将穿刺器固定在腹壁上,防止术中器械进出时穿刺器滑出,气体泄漏或使用带螺纹的穿刺鞘可防止套管的意外脱落。一旦脱落气腹将逐渐消失,腹腔内脱落的肿瘤细胞就会污染创口。

(3)在操作过程中和消气腹时要通过穿刺鞘阀门排气,不要通过切口或穿刺鞘创口直接排气。拔出穿刺套管前先排除腹腔内的气体,防止"烟囱"效应。

(4)取出肿瘤标本时一定要保护好切口。器械护士应备好灭菌标本袋给医生放入穿刺孔并打开,使取瘤的时候穿刺孔与瘤体隔离。

(5)手术切除瘤体后,用 43 ℃~45 ℃的温热蒸馏水 1 000~3 000 mL 浸泡冲洗腹腔。根据医嘱放置抗癌药,保留 5～10 min 或更长。关闭辅助小切口前用碘伏彻底消毒。

(陈　雯)

第六十二节　经外周静脉置入中心静脉导管术及护理配合

经外周静脉置入中心静脉导管术(peripherally inserted central catheter,PICC)是一种经外周静脉插入中心静脉的导管,它简化了中心静脉的穿刺过程,降低了中心静脉的穿刺风险和感染概率,延长了导管的留置时间。目前 PICC 导管已经成为发达国家和地区继中心静脉导管之后的又一种极其重要的输液途径和方式,为医护人员和患者提供了更多种选择。

PICC 导管采用生物相容性极好的聚氨酯或硅胶管制成,导管非常柔软,无论是穿刺过程还是长期留置,都不会损伤血管内膜,保留时间长达 1 年,患者活动不受限制。一般 PICC 导管因其管径较细,不用于输血和从管中采血,但美国巴德 PICC 导管,由于其特殊的三向瓣膜设计,则具备输血和采血功能。

一、概念

经外周静脉置入中心静脉导管(PICC)是将血管通道器材由外周静脉穿刺导入,使其尖端位于上腔静脉或锁骨下静脉的置管技术,具有创伤小、安全性高、易操作、保留时间长等优点,给患者提供了一条无痛性输液通路。

二、适应证和禁忌证

(一)适应证

(1)外周静脉穿刺困难,需长期(间断性、持续性)输液的患者,如化疗、危重、衰竭者及早产儿。

(2)需要输入刺激性强或毒性强的药物,如肿瘤化疗患者。

(3)需要输注高渗性或黏稠度较高的液体,如完全胃肠外营养 TPN。

(4)需要接受大量液体而使用输液泵或压力输液治疗。

(5)需反复输血或血制品,或采血的患者。

(6)需经常测量中心静脉压的患者,放置中心静脉导管风险较高或失败时。

(二)禁忌证

(1)已知或怀疑有全身感染或全身感染源的患者。

(2)缺乏外周静脉通道的患者。

(3)不能确认静脉者。

(4)既往在预定插管部位有放射治疗史、静脉血栓形成史、外伤史或血管外科手术史的患者,乳腺癌根治术后患侧。

(5)血小板明显减少、凝血功能障碍性疾病及有严重出血性疾病的患者。

(6)血管顺应性差的患者。

(7)患者确诊或疑似导管的材料有过敏反应。

三、PICC 置管操作程序

(1)操作人员自身准备:剪指甲、规范洗手、戴口罩。

(2)患者准备:检测患者血小板计数、出凝血时间、穿刺点皮肤有无异常,征得患者或家属同意,并在知情同意书上签名。

(3)用物准备及质量检查:碘伏、酒精、止血带、胶布、无菌敷贴、污物杯、锐器盒、20 mL 注射器 3 个、无菌生理盐水、肝素生理盐水、静脉穿刺包(棉球、镊子、弯盘 2 只、小药杯 2 只、纱布、洞巾、治疗巾)、PICC 导管一套、污物桶、无菌手套两副、软尺、无菌手术衣。

(4)解释:向患者说明穿刺目的、方法、配合要点,并消除患者紧张情绪。

(5)穿刺前准备:选择静脉:首选贵要静脉,其管径粗、行走方向直、位置较深;其次是肘正中静脉、头静脉、腋静脉和无名静脉。确定穿刺点,尽量避开肘关节横纹处。测量送管长度(患者平卧,穿刺侧上肢外展,与躯干成 90°角,测量自穿刺点至右胸锁关节然后下行至第三肋间的长度,再减去 2~5 cm 即为置管长度。导管末端位于上腔静脉的中下 1/3 处。),同时测量双侧上臂周长(肘窝上四横指处),有利于置管后观察是否有静脉炎、血栓的发生;②消毒:打开静脉穿刺包,戴无菌手套;取一无菌治疗巾垫在患者手臂下;以穿刺点为中心上下 10 cm,两侧至臂缘为消毒范围,先用 75%酒精消毒 3 遍,再用碘伏消毒 3 遍。顺时针与逆时针交替消毒;③穿无菌手术衣;④更换无菌手套:用无菌生理盐水冲洗手套上的滑石粉,用无菌纱布擦干;⑤铺巾:暴露穿刺点铺无菌洞巾,根据需要铺无菌治疗巾,保证足够大的无菌区;⑥肝素液冲管:用肝素生理盐水预冲 PICC 导管、连接器、肝素帽、穿刺针。

(6)穿刺置管:①扎止血带:让助手在无菌区城外预定穿刺点上方扎止血带,使静脉充盈;②静脉穿刺:穿刺者一手固定皮肤,一手与皮肤呈 15°~30°角行静脉穿刺,见回血后减小穿刺角度,推进 1~2 mm,然后保持钢针针芯位置不变,单独向前推进外插管鞘;③拔出针芯:松开止血带,一拇指固定插管鞘,示指或中指压插管鞘末端处静脉以防止出血,另一手拔出针芯;④置 PICC 管:一手固定插管鞘,一手缓慢匀速推进导管,PICC 导管顶端至腋静脉时,约 20 cm 时嘱患者向静脉穿刺侧转头并将下颌压肩膀(以防导管误入颈静脉),送管到所需长度,拔出管鞘,穿刺点压迫止血(缓慢拔出内导丝)。调整导管长度,保留 5 cm 导管以便安装连接器;⑤安装连接器;⑥抽回血、冲管:用注射器抽回血,然后用生理盐水 20 mL 脉冲式冲管,接肝素帽,再用生理盐水或肝素生理盐水正压封管。

(7)导管固定:①碘伏消毒穿刺点;②导管固定方法:先用无菌胶布固定 PICC 导管连接器,穿刺点置无菌小纱布(或吸收性明胶海绵),透明无菌贴膜加压贴;透明敷贴盖住连接器的翼形部分一半,然后用抗过敏胶布交叉固定连接器和肝素帽。

(8)宣教注意事项。

(9)整理用物,处理污物。

(10)记录:穿刺时间、导管型号、置管长度、穿刺位置、导管顶端到达位置、双臂周长。

(11)确定导管位置:X 线检查确定导管顶端位置,近右心房开口处,即胸骨右缘第二肋间。

四、置管时常见并发症及处理

(1)机械性损伤:在放入导管过程中出现明显阻力时,应及时停止操作,不要强行推进导管,以免穿刺过程中的机械损伤导致静脉穿破和血肿形成。

(2)误入心脏:术前应准确测量置入导管的长度,以免导管过深进入心脏引起心律失常及其他心脏并发症。

(3)误入颈外静脉:当导管送入的长度已达整个上臂时,嘱患者头部向穿刺侧转动并紧贴肩部,以增加颈外静脉的压力。

(4)回抽困难:①检查导管的露出部分有无打折,或缝合点有无压迫;②活动一下患者的上臂或头部,尝试一下改变位置后是否可以回抽;③用 20 mL 肝素生理盐水冲洗导管,然后慢慢回抽注射器,停顿一会即可以抽出血液;④如果回抽仍有阻力,可作胸透或造影检查,以确定导管的位置和状态;⑤如检查证明是由于血凝块或药物沉淀物引起的堵塞,可遵医嘱使用尿激酶或其他药物疏通导管。

五、PICC 的维护和使用步骤

(一)冲洗导管

每次静脉输液前、给药后,立即冲管;每次输血、血制品或 TPN,脂肪乳、白蛋白等黏滞性药物后或采血后立即冲管;治疗间歇期,每 7 d 冲管 1 次。

(1)每次输液后,先用 75%乙醇棉签消毒肝素帽 3 遍,再用 20 mL 注射器取足量肝素生理盐水,使用 7 号针头刺入肝素帽,以连续脉冲方式注入肝素生理盐水,当剩余最后 2 mL 水时,边推注射器的活塞边分离注射器,以对抗撤针的瞬间产生的负压,防止血液反流导管而发生堵管。

(2)如果经导管抽血、输血、输注其他黏滞性液体,必须先用此方式冲洗干净导管后再接其他输液。

(3)重力输注生理盐水或其他任何方式都不能有效冲洗导管。

(4)不能使用 10 mL 以下的注射器冲管,以免过高的压力损坏导管。

(二)更换敷料

穿刺置管后 24 h 应更换透明敷料,不必更换肝素帽,以后每 7 d 更换敷料和肝素帽,此外在敷料松动或潮湿时立即更换。

用物:治疗盘 1 个、无菌镊子 1 个、活力碘及乙醇棉球、无菌手套 1 双、无菌包装的肝素帽 1 个、10 cm×12 cm 的透明敷料 1 张、预充有 20 mL 生理盐水的注射器 1 个。

(1)自下而上小心地拆除原有敷料并丢弃,切忌将导管带出体外。记住换药维护前穿刺点导管的刻度,如导管带出 1 cm 左右,严禁再送回导管,避免感染。不要用手触动透明敷料覆盖区域内的皮肤,以免污染无菌区。

(2)评估患者:观察穿刺点有无发红、肿胀、渗血及渗液;导管有无移动,是否脱出或滑入体内;贴膜有无潮湿、脱落、污染。

(3)打开无菌换药包,戴无菌手套。

(4)患者手臂下铺无菌治疗巾,建立无菌区。

(5)用酒精和活力碘棉球消毒穿刺点各 3 次,方法及范围同 PICC 穿刺。

(6)用无菌技术打开肝素帽的包装,用肝素生理盐水预冲肝素帽,排尽空气。

(7)取下原有肝素帽,消毒连接器的螺旋头,用预充有 20 mL 肝素生理盐水的注射器脉冲并正压封管。

(8)连接新的肝素帽,并用活力碘棉签消毒。

(9)以穿刺点为中心,贴好透明敷料。导管出皮肤处逆血管方向盘绕一流畅的"S"弯,透明敷料覆盖全部体外部分导管,下面边缘固定到连接器的翼形部分的一半。

(10)用抗过敏胶布以交叉方式固定好连接器和肝素帽。

(三)更换肝素帽

除每 7 d 更换透明敷料时要更换肝素帽外,以下 4 种情况可只更换肝素帽:①肝素帽穿刺超过 18 次;②任何原因取下肝素帽;③肝素帽已被破坏时;④每次经由肝素帽抽过血、输过血后且不能将残留血液清除时。

用物:新的无菌包装的肝素帽、活力碘及棉签、抗过敏胶布、预充有 20 mL 生理盐水的注射器。

(1)用无菌技术打开肝素帽的包装,用生理盐水预冲肝素帽,排尽空气。

(2)取下原有肝素帽,用 0.5% 的活力碘棉签消毒连接器的螺旋头,用预充有 20 mL 生理盐水的注射器脉冲并正压封管。

(3)用活力碘棉签消毒连接器的螺旋头,用预充有 20 mL 肝素生理盐水的注射器脉冲并正压封管。

(4)用抗过敏胶布以交叉方式固定好连接器和肝素帽。

(四)更换连接器

(1)准备一套符合要求的连接器。

(2)小心地揭去透明敷料。

(3)检查导管,确定应由何处剪断导管。尽量多保留导管露出体外的原有部分,至少要有 5 cm 的导管露出皮肤之外才能修复导管。

(4)消毒穿刺点周围,特别是导管露出皮肤的部分。

(5)预冲连接器的减压套筒和翼型部分。

(6)垂直剪断导管远端,去掉有的受损导管部分。

(7)将减压套筒套在导管外,把导管套在连接器翼形部分的金属柄上,并推进到底,勿出皱褶。

(8)把减压套筒上的沟槽与翼形部分上的倒钩对齐,锁死。安装时必须握住硬质塑料部分,勿握套筒的蓝色柔软处。

(9)用 20 mL 生理盐水冲洗导管,接肝素帽。

(10)用贴膜和抗过敏胶布妥善固定导管。

(五)采血

由于经由 PICC 取血会增加导管堵塞机会,也会有血液损失,所以除非必须,尽量避免自 PICC 采血,并且只有三向瓣膜式 PICC 才能经导管采血。

(1)用 20 mL 注射器取 20 mL 生理盐水备用。

(2)停止经由此导管的一切静脉输液,包括同一导管的另外一腔的输液。

(3)分离肝素帽/输液器。

(4)消毒导管接头外壁,并连接 10 mL 空注射器。

(5)向后拉出注射器活塞大约 1～2 mL,停顿 2 s,使导管末端的瓣膜打开、血液流进导管。慢慢抽足 5 mL 血。

(6)分离注射器,弃置不用(因为导管内的生理盐水会稀释样品,造成诊断数据不准)。接另一个空的 10 mL 以上的注射器,抽取足够诊断的标本量。

（7）分离这一注射器并连接已经抽好生理盐水的注射器，将 20 mL 生理盐水冲洗导管。

（8）分离注射器，并消毒导管接头，连接新的肝素帽，或者连接无菌的输液器。

（六）护理

（1）妥善固定导管，防止患者活动时拔出导管。

（2）保证 PICC 导管的通畅，定期对导管进行冲洗和封管，最好用生理盐水冲管，用 $10\sim100\ \mu g/mL$ 肝素生理盐水封管。

（3）严格遵守无菌操作规程，防止感染发生。

（4）应经常观察 PICC 输液的速度，若发现流速明显减慢，应及时查明原因并妥善处理。

（5）置管后常见问题的观察及处理。

1）穿刺点出血：穿刺后 24 h 内有少量出血是正常现象，如果出血量大，不能被敷料吸收，是不正常的。可在穿刺点导管上方轻轻加压 10 min 以上；告之患者屈肘 $10\sim20$ min；如出血不止，应通知医生处理。在插管前检查患者的血小板或凝血因子，可预防不必要的大出血发生。

2）导管堵塞常见的原因有：血栓或纤维鞘阻塞、药物沉积。若是不完全堵塞，表现为输液速度减慢，及时用生理盐水脉冲方式冲管，如无效则用 $5\,000\ \mu g/mL$ 尿激酶注入 1 mL，保留 20 min，回抽后立即用 20 mL 以上的生理盐水脉冲冲管。

如果完全堵塞，则要用负压方式再通：①摘下肝素帽，换上预冲好的三通；②三通的一直臂接导管，另一直臂接尿激酶溶液（$5\,000\ \mu g/mL$），侧臂接 20 mL 的空注射器；③先使导管与侧臂通，回抽注射器活塞 5 mL，迅速使三通两直臂通，导管内的负压会使尿激酶溶液进入管内 0.5 mL（相当于全部导管的容积）；④20 min 后将侧臂空注射器转移到直臂处，回抽注射器活塞，将导管中的药物和溶解掉的血液回抽，弃置；⑤换一个 20 mL 的充满肝素生理盐水的注射器，冲洗导管以确认其通畅；⑥装上肝素帽；⑦用透明敷料妥善固定连接器和肝素帽。如果尿激酶无法清除凝块，怀疑是脂质沉积物堵塞时，可用 75% 的乙醇缓慢灌注 1 mL 并使之保留 1 h，然后把灌注液抽回并用生理盐水冲洗；如果是碱性溶液的沉积物堵塞导管，可用 5% 的碳酸氢钠溶液再通管道。

3）静脉炎：表现为穿刺点红肿→硬结化脓。处理：①湿敷，用硫酸镁或庆大霉素溶液交替湿敷；②抬高手臂；③避免剧烈运动；④局部外用扶他林软膏；⑤若炎症不能控制则需拔管。

4）导管断裂：用手指压迫导管远端处的血管，行静脉切开术，取出断裂的导管。不能用止血带来防止导管漂浮，以免阻断动脉血流。

（6）拔管。

1）拔管指征：①导管堵塞；②由导管引起的感染；③全部治疗（化疗、静脉营养）结束；④置管时间超过 1 年。

2）拔管方法：①在让患者取舒适体位（坐位或卧位），插管侧上肢外展 45 ℃～90 ℃，手臂下放置一条止血带，以应付导管断裂的情况；②去除敷料，沿与皮肤平行方向轻缓地将导管拔除。

如拔管时阻力较大，不要强行用力，可局部热敷 20 min 再慢慢拔出；③测量导管的长度，检查导管是否完整，确定导管是否全部拔出；④剪取一小段导管末端送细菌培养，监测导管是否污染；⑤有出血倾向的患者，加压止血时间要超过 20 min；⑥拔除后用小块无菌纱布覆盖伤口，再用透明敷料粘贴 24 h，以免发生空气栓塞和静脉炎。

(七)健康教育

(1)向患者介绍置管的目的及优越性,同时告之置管可能发生的并发症,征得患者及家属的同意,并签知情同意书。

(2)置管前嘱患者淋浴、更衣。若病情不允许淋浴时,则必须用肥皂水彻底清洁穿刺处皮肤。

(3)穿刺前向患者讲解置管过程的注意事项及术中配合,以确保穿刺时血管处于最佳状态。

(4)告诉患者导管中期放置时间为两周至 3 个月,导管长期放置可达 1 年。

(5)嘱患者保持穿刺部位的清洁及干燥,不要擅自撕下贴膜。

(6)置管后的患者,可从事一般性日常工作、家务劳动,但避免用穿刺侧手臂提重物,不做引体向上等大幅度的运动,以免导管漂移。

(7)置管 24 h 后可以淋浴,淋浴前用塑料保鲜膜保护肘部,避免浸水。

(8)治疗间歇期每 7 d 对 PICC 导管进行冲管、换透明敷料、换肝素帽的维护。如出院后不能回院维护和治疗,应在当地找正规医院指定专业护士维护和治疗。

(张慧玲)

第十六章　麻醉复苏与护理

第一节　生命体征评估

麻醉复苏室内,生命体征是进行监测和评估的首要项目,是用来判断患者病情轻重和危急程度的基本指征。

一、体温评估

人体体温维持恒定。一项对健康志愿者的研究结果表明,正常人的核心温度变化范围是36.5 ℃～37.5 ℃。患者实施麻醉后,会抑制机体正常的体温调节功能,当环境温度过高或过低时,会导致体温出现波动,体温超出正常范围,均有引起机体器官发生功能障碍的可能。

(一)影响体温的因素

1.环境

手术室温度保持在24 ℃～25 ℃,湿度在40%～60%较为合适。室内温度低,会因术中患者肢体暴露面积较大,散热多,出现血管收缩及寒战的可能;室内温度高,患者体温会因散热不良导致体温上升。

2.麻醉药物

麻醉药物几乎都可影响体温调节,降低冷反应阈值。丙泊酚和阿片类药物,有升高出汗发生阈值的作用;肌肉松弛剂可降低骨骼肌张力,减少产热,引起皮肤血管扩张,使机体易受环境温度影响,引起体温下降。有数据表明,温度以每小时0.5 ℃的速度下降。直至体温调节系统开始控制调节,引起外周血管收缩,减少散热,维持体温稳定。椎管内麻醉则更容易使体温下降,主要是由于阻滞区域血管收缩作用减弱,不能有效建立核心温度平衡所致。

3.术中操作

皮肤消毒、体腔暴露、室温液体反复冲洗、输注大量液体或低温血制品等,都是造成体温降低的影响因素。而如骨水泥等特殊手术材料、保温用具调节不当、药物或血制品导致的过敏等均可使体温升高。

4.自身因素或疾病因素

老年人和婴幼儿体温调节更易受环境影响。一些疾病会导致患者体温升高,如严重感染性疾病、甲状腺功能亢进、恶性高热、脑部损伤等。

(二)体温异常

(1)体温过高:以腋下温度为标准,低热为37.3 ℃～38.0 ℃;中度热为38.1 ℃～39 ℃;高热为39.1 ℃～41.0 ℃;超高热为＞41 ℃。发热过程表现为:①体温上升期,乏力、酸痛、皮肤苍白、寒战;②高热持续期,寒战消失、灼热感、呼吸加快;③体温下降期,出汗多,皮肤潮湿。

(2)体温过低:体温低于正常范围。轻度低体温,是指体温34.0 ℃～36.4 ℃,此时即可导致器官开始发生功能障碍。当体温＜35 ℃,也称为体温不升,表现为躁动、嗜睡、昏迷、心跳及呼吸减慢、血压下降、颤抖、皮肤苍白、四肢冰冷。

（三）评估方法

患者体温的评估应从术前、术中、术后三个阶段分别进行。

1. 术前评估

（1）评估围术期体温异常的危险因素。

（2）评估患者入院时测量体温。

（3）确定患者的温度舒适水平。

（4）评估体温异常的症状和体征。

（5）记录并与麻醉手术者沟通体温异常危险因素评估结果。

2. 术中评估

（1）明确患者围术期体温异常的危险因素。

（2）常规术中密切监测体温的变化。

（3）评估是否有体温异常的症状和体征。

（4）确定患者的温度舒适水平。

（5）记录并与麻醉手术者沟通体温异常危险因素评估结果。

3. 术后评估

（1）确定围术期体温异常的危险因素。

（2）记录并与照护团队沟通体温异常危险因素评估结果。

（3）患者入麻醉复苏室时测量体温。若患者体温正常，至少每小时测量一次体温，转科时或病情需要时测量体温。若患者体温异常，至少每 15 min 测量一次体温，直至体温正常。

（4）确定患者的温度舒适水平。

（5）评估是否有体温异常的症状和体征。

围术期体温降低的危害需引起重视，因为低体温可减慢药物代谢，出现麻醉过深、苏醒延迟；可增加心律失常发生率，诱发房扑、房颤，甚至心室颤动；低体温引起的寒战，使患者紧张焦虑，引起伤口牵拉痛，同时对监护数据也会产生干扰，影响病情判断；还可导致凝血功能障碍，影响伤口愈合，增加感染风险。而围术期患者出现高温的情况较体温降低要少见，但其后果严重。由于体温升高时常伴有水电解质紊乱、酸碱平衡失调，如代谢性酸中毒、呼吸性酸中毒及高钾血症。还可增加耗氧量，加重循环负担，出现心律失常、心肌缺血等。在患者的意识方面，高热可使患者出现意识障碍，如烦躁、谵妄、幻觉、嗜睡，甚至昏迷等。恶性高热所导致的病死率相当惊人。因此，围术期对患者体温进行正确的评估和管理是十分必要的。

二、心肌电活动

脉搏，在一定程度上能反映心血管的机能，如心搏的节律性、心率、心室收缩力、外周阻力及动脉管壁的弹性等，是临床诊疗的一种重要手段。麻醉和手术过程中影响心脏节律和传导的因素很多，神经系统、内分泌系统、电解质和体液酸碱度改变都可引起心律的变化。手术患者不仅需要测量脉搏，同时还应该进行连续的 ECG（electrocardiogram，ECG）监测。

（一）脉搏

1. 脉搏的意义

脉搏形成的原因有两点：一是心脏的舒缩；二是动脉管壁的扩张性和弹性。正常脉率

60～100 次/分钟,脉律均匀规则,间隔时间相等,每搏强弱相同,正常人的脉搏和心率是一致的。

动脉脉搏波形图的一个图形内由上升支和下降支两部分组成。其中,上升支受射血速度、心排血量和射血时遇阻力的因素影响。上升支的斜率和幅度小,说明射血速度慢、心排血量小和射血时遇阻力大;反之,上升支显示相反。下降支主要反映外周阻力的大小,分前后两段:前段显示为心室射血后期,射血速度减慢,进入主动脉的血量减少,大动脉开始回缩,动脉血压渐低;后段表示心室舒张,动脉血压继续降低。因此,外周阻力大,脉搏下降支的下降速率慢;反之,则下降速率快。

脉搏波形表现异常时,常提示以下情况发生:上升支斜率和幅度均小,提示主动脉狭窄;下降支陡峭,提示主动脉瓣关闭不全。

2.脉搏评估

(1)脉率异常

1)过速:脉率>100 次/分钟,常见于发热、甲状腺功能亢进、心力衰竭、血容量不足等。体温每增高 1 ℃,成人心率增加 10 次/分钟,儿童增加 15 次/分钟。

2)过缓:脉率<60 次/分钟,见于传导阻滞、颅内压增高、甲状腺功能减退、阻塞性黄疸等。

(2)节律异常

1)间歇脉:在正常均匀的脉搏中出现一次提前而较弱的搏动,其后有一正常延长的间歇,称为间歇脉。见于各种器质性心脏病。

2)脉搏短绌:在同一单位时间内,脉率少于心率。其特点为心律完全不规则,心率快慢不一,心音强弱不等。见于心房纤颤。

(3)强弱异常

1)洪脉:其描述为"脉来极大,如波涛汹涌,来盛去衰"。见于高热、甲亢、主动脉瓣关闭不全。

2)细脉:其描述为"脉细如丝",但脉起落搏指明显,能分清次数。见于心功能不全、大出血、休克、主动脉狭窄。

3)交替脉:是指脉律正常而脉搏强弱交替出现。见于高血压性心脏病、冠心病。

4)水冲脉:其描述为"骤起骤落,犹如潮水涨落"。见于主动脉瓣关闭不全、甲亢。

5)奇脉:指吸气时脉搏明显减弱甚至消失,呼气时又出现或恢复原状的现象。见于心包积液和缩窄性心包炎。

(二)心率和心律

麻醉手术后,有许多诱发因素,包括交感或迷走神经传出冲动增加,水、电解质和酸碱平衡紊乱,低氧血症,高碳酸血症,心肌缺血等,均可诱发心律失常。ECG 持续监测是评估诊断心率和心律异常的常规方法。

1.窦性心动过速

成人窦性心律大于 100 次/分钟。心电图显示心律规律,Ⅱ、avF 导联中 P 波直立。窦性心动过速可能由疼痛,情绪激动、低血容量、发热、体温过高、低氧血症、高碳酸血症、充血性心力衰竭及肺栓塞引起。

2.窦性心动过缓

成人窦性心律小于 60 次/分钟。心电图显示心律规律,Ⅱ、avF 导联中 P 波直立。可能由高位神经阻滞、阿片类药物(除哌替啶外)的应用、迷走神经刺激、β肾上腺素能受体阻滞和颅内压增高、低体温所致。

3.室性心动过速

连续出现3个或3个以上的室性早搏且频率超过100次/分钟。

4.房性期前收缩(早搏)

冲动起始于窦房结以外心房的任何部位为房性期前收缩。心电图显示心律不规则,P波提早出现,期前收缩P波形态与窦性P波不同,同时出现不完全性代偿间歇。QRS波一般正常,但当有室内差异性传导时,QRS波可增宽。

5.室性早搏

冲动起始于窦房结以外心室的任何部位为室性早搏。心电图显示提前出现宽大、畸形的QRS波,QRS波前无有关的窦性P波;同时出现完全性代偿间歇。室性早搏主要由低氧血症、心肌缺血、酸中毒、低钾血症、低镁血症所引起。

6.房室传导阻滞

房室传导阻滞是指心房冲动传导延迟或不能下传到心室。Ⅰ度房室传导阻滞表现为心律规则,每个P波后均有正常波形QRS波,P-R间期0.02 s。Ⅱ度Ⅰ型表现为心房律规则而心室律不规则、P-R间期进行性延长直至QRS脱漏、心室脱漏后的第一个P-R间期正常或接近正常。Ⅱ度Ⅱ型表现为P-R间期固定、可正常或延长,QRS波群呈周期性脱漏、传导比例可呈2∶3或3∶1等,下传的QRS波可呈束支传导阻滞。Ⅲ度传导阻滞表现为P波与QRS波无固定关系,心房率快于心室率。

7.心室颤动

出现振幅、波形、节律均无规律的心室颤动波。

三、呼吸

在麻醉手术过程中,影响患者呼吸的因素很多,通过呼吸系统的生理学习,可以预判术中或术后患者可能会出现呼吸功能紊乱的情况,以便于提前做好应对措施,保障患者安全。

(一)影响呼吸的因素

1.药物

麻醉过程中,吸入麻醉药、静脉麻醉药及阿片类药物都能抑制呼吸,并且抑制二氧化碳引起通气增强反应。如苯二氮䓬类药可使患者潮气量减少;丙泊酚对二氧化碳通气反应的抑制程度与剂量和输注速度呈正相关;依托咪酯和芬太尼则无组胺释放作用,对肺血流动力学无影响。

2.麻醉方式

硬膜外麻醉阻滞平面过高时,可减少肺活量;全身麻醉时,潮气量减少。

3.体位

患者置于头高脚低位可降低肺、胸廓顺应性,减少肺活量和潮气量。

4.呼吸道梗阻

有呼吸道梗阻患者,呼吸道阻力增加,肺泡吸气和呼气所需的时间延长。

5.机械通气装置

如麻醉回路,可增加机械性无效腔;气管导管过细或未妥善放置而造成的管道扭曲,会增加呼吸道阻力；气管插管、气管切开可使解剖无效腔减少 1/2。

6.肺泡表面活性物质减少

如长时间吸入高浓度氧、二氧化碳蓄积、体外循环、肺血流减少、脂溶性吸入全身麻醉药等，使肺泡表面活性物质数量减少，且活性降低，肺顺应性降低。

7.低血压

血压低时，可引起心排出量减少，肺血流量减少，使肺泡 V_A/Q 比值增加，肺泡无效腔增加。

（二）评估

1.一般评估

正常呼吸节律均匀，深浅度适中，成人呼吸频率为 12～20 次/分钟，新生儿呼吸频率为 30～40 次/分钟。儿童及男性常呈腹式呼吸，女性常呈胸式呼吸。

（1）频率异常：呼吸过速，见于发热、缺氧、甲亢等；呼吸过缓，见于麻醉剂过量、颅内压增高。

（2）深浅度异常：呼吸深快，见于过度通气、呼吸性碱中毒、剧烈运动、情绪激动；呼吸深大，见于代谢性酸中毒，如尿毒症、糖尿病；呼吸浅快，见于呼吸麻痹、严重腹腔积液、肺炎等。

（3）节律异常：间断呼吸，见于颅内病变、呼吸中枢衰竭；叹息样呼吸，见于神经衰弱、精神紧张、抑郁及临终患者。

（4）声音异常：蝉鸣样呼吸，见于喉头水肿痉挛、喉头异物患者；鼾式呼吸，见于深昏迷患者。

2.复苏期间呼吸评估

当全身麻醉术后患者恢复自主呼吸时，评估呼吸功能的主要指标有以下方面：

（1）呼吸模式：观察患者的呼吸是否规律，有无出现异常呼吸模式或呼吸暂停现象。

（2）呼吸频率：当患者呼吸频率<10 次/分钟，或>40 次/分钟时，提示呼吸功能不全。

（3）潮气量：根据患者体重计算，潮气量正常值为 6～10 mL/kg，若患者实际测量值<3.5 mL/kg，提示呼吸功能不全。

（4）血气分析：血气分析用于判断机体是否存在缺氧及缺氧程度、有无酸碱平衡失调等。主要通过采集动脉血标本进行分析，常规指标有如下。

1）pH：正常值为 7.35～7.45。pH<7.35 为失代偿性酸中毒，pH>7.45 为失代偿性碱中毒。但当发生代偿性酸、碱中毒时，pH 仍可在正常的 7.35～7.45 范围内。

2）$PaCO_2$：正常值为 35～45 mmHg，超出正常值低或高，分别表示出现低碳酸血症或高碳酸血症。也是判断各类型酸碱中毒的主要指标。

3）PaO_2：正常值为 80～100 mmHg，低于 60 mmHg 说明出现呼吸衰竭。

4）乳酸：组织缺氧最显著的异常表现之一是持续加重的代谢性酸中毒，主要是乳酸酸中毒。大量乳酸堆积，表明机体组织器官存在无氧代谢情况。目前，乳酸监测在临床上越来越受到重视，它对判断组织氧合情况及疾病预后有着重要参考价值。

5）血气分析仪直接测定的是 pH、$PaCO_2$、PaO_2 三项内容。获得此三项值后，可推算出血氧饱和度、碳酸氢根量、碱剩余、CO_2 结合力等。

3.低氧血症程度分级评估表

在麻醉复苏室内，若患者出现低氧血症的情况，可使用低氧血症程度分级表进行评估。通

过对 PaO_2、SaO_2、$PaCO_2$、发绀程度四个方面进行评价。

四、血压

动脉血压通常指主动脉血压,可用收缩压、舒张压、脉压和平均动脉压等数值来表示。正常健康年轻人的血压大概为 120/80 mmHg 左右,年龄越大,血压也会逐渐升高。麻醉期间,患者的血压受到麻醉药物、出入量的差异、内环境变化等多种因素的影响而波动。因此,在麻醉手术过程中,血压应维持在合理的范围之内,上下波动越小越好。

(一)麻醉对血压的影响

麻醉期间高血压患者血压波动的诱发因素很多,常见的可归纳以下几个方面。

1.后负荷

后负荷的增加和减少可导致血压的上升和下降。

1)精神因素:如情绪激动、畏惧、焦虑等。

2)操作刺激:如手术刺激、气管插管和拔管、吸痰等操作。

3)麻醉深度:在浅麻醉或患者手术结束即将苏醒时。

4)药物作用:如各种 α 受体激动药、氯胺酮等。

5)通气障碍:通气不足引起 CO_2 潴留、缺氧早期等。

6)疾病因素:如患有嗜酪细胞瘤、妊娠高血压、库欣综合征等疾病。

(2)后负荷减少的常见原因

1)药物作用:使用吸入麻醉药物和静脉全身麻醉药,如安氟醚、硫喷妥钠、异丙酚等;或术前使用 α 受体阻断药、多巴受体阻断药,如酚妥拉明、氯丙嗪、氟哌利多等;术前或术中使用降压药、扩血管药,如卡托普利、硝普钠等。

2)过敏反应:如输血或药物过敏等。

3)疾病因素:如脓毒血症引起的休克等。

2.心排出量

心排出量(cardiac output,CO)也是血压升高和下降的决定因素之一。而 CO=每搏量(Stroke Volume,SV)×心率(heart rate,HR),因此影响 CO 的原因很多。

(1)心率和心律的变化

1)心率增快,可使血压上升。常见的原因如下。①应激反应:如疼痛、焦虑、手术操作等。②麻醉深度:如麻醉过浅时。③药物作用:如氯胺酮、α 受体激动药、阿托品、异氟醚等。④通气不足:如 CO_2 潴留、缺氧早期等。

2)心率减慢、心律失常均可导致血压下降。常见的原因有:①药物作用:如吸入麻醉药物和静脉全身麻醉药物、α 受体阻断药和 β 受体激动药等。②手术操作:如剖腹探查牵拉内脏、翻动心脏和大血压。③缺氧。④电解质紊乱:如高钾血症、低钾血症、低钠血症和高镁血症等。⑤疾病因素:如高血压合并冠心病等。另外,心率过快,心室充盈减少,心肌氧耗增多,也可导致 SV、CO 下降,以致血压下降。

3.前负荷

(1)前负荷增加:SV、CO 上升,血压上升。常见的原因是:①循环血量增加:如输注大量晶体、胶体和血液等。②体位改变:如抬高肢体。③药物作用:如各种强心药等。

(2)前负荷减少 SV、CO 下降,血压降低。常见的原因有:①血容量不足:如大量失血、脱水、发热等;②体位改变:如头高位;③药物作用:如扩血管药、降压药和利尿药等;④麻醉方法:如椎管内麻醉等。

4.心肌收缩力

(1)心肌收缩力增强:SV、CO 增加,血压.上升。常见的原因如下。①机体刺激:如疼痛、手术刺激导致交感神经兴奋、儿茶酚胺释放增多。②药物作用:如洋地黄、氯化钙、肾上腺素等各种强心药,α受体激动药。③循环血量增加:进行扩容治疗,输注羟甲淀粉用品、血液及血液制品。

(2)心肌收缩减弱:SV、CO 减少,血压下降。常见的原因有:①药物作用:各种吸入麻醉药物和静脉全身麻醉药均有不同程度抑制心肌作用,尤其是深麻醉时,或使用 α 受体阻断药、β 受体阻断药等。②严重缺氧。③血容量不足:如失血、大量失液等。④酸碱平衡失调及电解质紊乱:如各种原因引起的酸中毒、低钠血症、低钙血症、低钾血症、高钾血症或低镁血症等。

(二)血压评估

血压监测是临床上最常使用的心血管功能评估方法,可间接判断心排血出量和器官的灌注。血压的测量方法主要有"无创动脉测压"和"有创动脉测压"两种。在围手术麻醉期,对患者的循环管理难度较大,使用无创血压监测对于某些特殊患者而言是不能及时反映其循环状态的。因此,有创动脉血压的监测因其能实时反映出血压的细微变化而显得极为重要。

据文献报道,有近 20% 的成人手术患者有高血压,即血压超过 140/90 mmHg。而麻醉期间的患者,尤其是高血压患者的血压变化更是波动明显。但如果患者的各个重要器官和组织灌注良好,没有缺血缺氧的表现,那么血压上下波动范围在基础血压的 20% 以内是可以被允许的。若血压变化超出此范围,需积极进行处理。

除此四项基本生命体征评估外,在麻醉复苏室还可通过监测中心静脉压、肺动脉压、心排血量等结果,对患者进行综合评价。

(牛丽娜)

第二节 意识评估

到目前为止,人类对意识尚未实现真正的理解。也就是说,意识是如何产生的这个谜题,还未解开。另外,就麻醉在神经学基础上而言,麻醉的工作机制也没有被完全了解。因此,对意识进行准确评估仍然存有难度。

尽管如此,虽然无法直接对意识加以测量,但临床上利用可以监测意识的替代方法,如监测脑电波、患者生理反应和疼痛敏感度的存在情况等,来间接判断意识的变化。对意识评估是麻醉复苏室内监测的一项重要内容,这对患者的睁眼时间、语言反应时间、拔管时间、定向力恢复及在麻醉复苏室内停留时间,都有着积极的指导意义。

一、脑电双频谱指数

脑电双频谱指数(bispectral index,BIS),是基于统计学理论,由时域、频域和高阶频谱参数相结合而得到的复杂经验参数。其独特之处在于,它利用了大量的临床数据,证明镇静、深睡眠状态之间是具有相关性的。1997 年 FDA 批准 BIS 作为监测麻醉深度和镇静水平的指标，进入临床应用和研究阶段。多项报道显示，使用 BIS 监测仪控制麻醉深度，使得患者术后认知功能障碍的发生率降低 8.5% 且术中知晓的发生率更是降低了 50%。

（一）评估方法

BIS 将脑电信号的不同双频谱描述整合，将多个不同的脑电图变量综合成为一个单一变量，并用 0～100 来表示。BIS 指数越大，说明患者意识越清楚；变小，则表示大脑的抑制程度加深。通常术中麻醉的适宜指数范围为 40～60。

（二）注意事项

1.药物相关性

研究发现，在静脉全身麻醉药物中，异丙酚的麻醉深度与 BIS 值的相关性好，能准确监测单纯使用异丙酚时的麻醉深度。而小剂量氯胺酮和瑞芬太尼对 BIS 值不产生影响。

2.电极放置

使用脑电双频谱指数麻醉深度监测仪时，需正确放置头皮电极，以保证信号质量。同时，需辨别手术电刀、电凝在使用时所出现的干扰。

二、麻醉意识深度指数

麻醉意识深度指数也称为脑状态指数（cerebral state index，CSI），使用的是自适应神经模糊推论系统，综合了多种脑电图参数，它能很好地反映意识深度变化。它可以对全身麻醉患者的麻醉深度指标、额肌电指标以及脑部电信号等级指标进行记录，是一种麻醉药效的监测指标。

（一）评估方法

CIS 值的波动范围为 0～100，当 CSI 指数达到 90 以上时，患者处于清醒状态，可考虑将其转出麻醉复苏室。

（二）注意事项

1.药物相关性

在静脉麻醉药中，与异丙酚的浓度改变有良好的相关性，但同样不能使用到氯胺酮麻醉时的监测。

2.体动反应相关性

CSI 与体动反应相关性差，不能预测伤害性刺激的体动反应。

三、麻醉趋势指数

麻醉趋势指数（narcotrend index，NI）变化来自于患者的脑部电信号，不会受患者额肌电的影响，因此可对患者全身麻醉苏醒期意识恢复情况进行反映。通过监测仪器系统监视大脑的状态，记录和显示原始脑电图信号，经处理后，将脑电信号以 6 个阶段 15 个级别作为量化指标。即：A、B0-2、C0-2、D0-2、E0-2、F0-1，并同时显示 α、β、θ、δ 波的功率谱变化情况和趋势。

（一）评估方法

A 阶段表示清醒状态；B 阶段是浅镇静状态；C 是深镇静状态；D 是常规普通麻醉状态；E 是深度麻醉状态；F 是过度麻醉，脑点活动逐渐消失。为了应用方便，在此基础上形成了 NI 指数。

（二）注意事项

NI 指数和 BIS 指数相同,均可区分各个麻醉阶段,但存在其数值变化具有延迟性的不足,这使其对麻醉及清醒状态的预测性受到限制。同样,NTI 与丙泊酚作用良好,对阿片类药物无法监测。

四、意识指数

意识指数(index of consciousness,IOC),是反应大脑意识状态的一种新的镇静深度指数。它是利用意识水平对 β 波比率、EEG 抑制率及符合动力学通过数学运算所获得。与 BIS 不同的是,IOC 使用的是符号动力学法计算,可以分开脑电图的线性和非线性,从而分离开脑电图与肌电图的数据,计算出脑电的频率范围在 30～42Hz。

五、听觉诱发电位指数

听觉诱发电位指数(auditory evoked potentials index,AAI)是利用 ARX 数学方法从 MLAEP 中提取出来的一个指数,可作为麻醉深度的量化指标,直观简便地监测麻醉深度。它是通过耳机给予噪声刺激脑部对噪声的反应,以监测诱发脑电位。当麻醉达到手术要求时,听觉反应消失。

（一）评估方法

AII 与麻醉深度关系。

AAI 数值:60～100、40～60、30～40、<30、<10。

对应的麻醉深度:正常清醒状态、嗜睡状态、浅麻醉状态、临床麻醉状态、深麻醉状态。

（二）注意事项

AAI 的主要优点在于噪声范围较小,且对刺激的响应性较好,但不能预测患者对伤害性刺激的运动反应。另外,对有听力障碍的患者不适用。

六、警觉/镇静观察评定分级

警觉/镇静观察评定分级(observer's assessment of alterness/sedation,OAA/S)。由观察患者对呼叫姓名和推摇身体的反应程度、面部表情、眼部表现等评定。由于简单易行,临床上较为常用。

1. 1级

完全清醒,对正常呼名的应答反应正常。

2. 2级

对正常呼名的应答反应迟钝。

3. 3级

对正常呼名无应答反应,对反复大声呼名有应答反应。

4. 4级

对反复大声呼名无应答反应,对轻拍身体才有应答反应。

5. 5级

对拍身体无应答反应,但对伤害性刺激有应答反应。对伤害性刺激无反应为麻醉。

（牛丽娜）

第三节　残余肌松评估

肌肉松弛是临床麻醉状态的组成要素之一,使用肌肉松弛剂(以下简称肌松药),可以为气管插管提供条件、满足各类手术的要求、消除患者自主呼吸、避免出现人机对抗等,有利于手术操作和方便呼吸管理。术后呼吸肌功能恢复良好,才能保证安全地拔除气管内导管。

一、残余肌松的危害

麻醉后残余肌松是麻醉复苏室患者发生并发症和意外的主要原因之一。临床研究和数据库资料分析显示,残余肌松会导致术后早期发生低氧和呼吸道梗阻、肌无力不适感、患者麻醉复苏室滞留、气管导管拔除延迟及术后肺炎发生率升高等情况。资料显示,进入麻醉复苏室的全身麻醉患者中,约40%存在残余肌松。但是实际因残余肌松引发的临床不良事件仍较少,占1%～3%,所以有人认为术后患者可以耐受轻度残余肌松。事实上,有时也很难明确分清楚是残余肌松还是残余麻醉药物。

二、降低残余肌松作用危险性的方法

麻醉过程中,为降低残余肌松作用的危险性,可使用以下方式来避免。

(一)尽量避免使用长效肌松药

有研究结果表明,术中使用长效肌松药,术后残余肌松作用的发生率是使用中短效肌松药者的3～4倍。目前,临床上已较少使用长效肌松药,使用长效肌松药多数是在要求术后进行长时间机械通气的情况下进行。

(二)麻醉期间常规进行相关监测

有报道显示,麻醉期间应用标准的外周神经刺激器或加速度仪监测术中肌松程度,可以显著降低术后残余肌松作用的发生率;手术期间和拔管前监测加速度肌图可减少肌松残余作用的发生率。

(三)术中避免全部颤搐抑制

对于神经外科或眼科手术,术中一定要避免患者移动或呛咳,但在神经功能自然恢复开始前,不宜进行拮抗。

(四)常规使用拮抗剂

使用拮抗剂有出现如心动过缓、支气管痉挛、恶心、呕吐等不良反应,所以也有选择性使用拮抗剂的观点存在,认为拮抗剂的不良反应比肌松药残余作用还要危险。但这种方法仍然会增加术后肌无力的危险,常规应用肌松拮抗剂更为安全可靠,选择拮抗时机非常重要。

三、残余肌松的评估

判断术后是否存在残余肌松,确定神经-肌肉功能恢复是十分重要的步骤。多年来,许多学者对残余肌松的主观和客观判断进行了深入研究。客观评定,即应用能记录或显示监测数据或图形的监测仪进行监测;主观评定,是根据临床体征的观察或感觉进行评定。

(一)肌松监测仪

根据神经-肌肉兴奋传递过程原理,神经传递功能(neuromuscular transmission,NMT)监测人为以神经刺激器刺激运动神经,使其产生冲动,检测效应部位肌纤维反应。

再通过换能器,将肌肉收缩力转变为电信号,经微电脑放大、数字化处理后显示在屏幕上或打印记录,一旦检测到肌肉反应复合动作电位,会出现放大的信号。

目前临床所应用的肌松监测方法主要有四种:单次与强直刺激、四次成串刺激(train of four stimulation,TOF)、强直后计数(post tetanic count stimulation,PTC)、双重爆发刺激(double-burst stimulation,DBS)等。TOF 是应用得最为广泛的一种方法。它的具体使用方式为:连续给予四个波宽为 0.2～0.3 ms、频率为 2 Hz 的成串电刺激波,每组刺激持续时间为 2 s,刺激间隔为 12 s,记录肌颤搐强度,电流强度为 40～60 mA。使用神经传递功能监测的手段评估肌肉松弛剂的神经肌肉阻滞性质与效能,称为肌松时效监测。对于全身麻醉术后患者而言,TOF 比值评定肌松药的残余作用敏感程度高,用以决定是否可以拔管。

(二)肌松恢复主观评价标准

在《肌肉松弛药合理应用的专家共识(2013 年)》中提到的肌松药残留阻滞作用基本消除的临床体征有以下四点:①清醒、呛咳和吞咽反射恢复;②头能持续抬离枕头 5 s 以上;③呼吸平稳、呼吸频率 10～20 次/分钟,最大吸气压≤-50 cm H_2O;④$P_{ET}CO$(呼吸末二氧化碳分压)和 $PaCO_2$≤45 mmHg。另外,判断肌松状态,要根据患者是处于清醒还是嗜睡状态进行评估。

(三)肌力分级

1.肌力评估方法

肌力是指肌肉在收缩或紧张时所表现出来的能力,以肌肉最大兴奋时所能负荷的重量来表示。在评估术后患者残余肌松时,通过嘱患者握拳、抬头、抬手等动作,可了解患者肌力情况。临床上常用的手法肌力检查(manual muscle test,MMT),是检查者用自己的双手,根据现行标准,通过观察肢体主动运动的范围及感觉肌肉收缩的力量,来确定所检查肌肉或肌群的肌力是否正常及其等级的一种半定量检查方法。

2.肌力评估注意事项

(1)判断患者意识,选择适当的时机测试肌力。

(2)采取正确的测试姿势以确保正确判断肌力的级别。

(3)尽可能在同一体位完成所需测试的肌力情况,以减少患者因不断变换体位带来的不便。

(4)中枢神经系统疾病和损伤所致的痉挛性瘫痪不宜进行徒手肌力测试。

(5)禁止在患肢测试。

(牛丽娜)

第四节　疼痛评估

1979 年国际疼痛研究会将疼痛定义为,"疼痛是一种不愉快的感觉和情绪上的感受,伴随着现有的或潜在的组织损伤。"现在的麻醉过程中,术中和术后镇痛是一个重要的不可或缺的组成部分,其主要目标就是减少手术应激和干扰。2001 年亚太地区疼痛论坛就提出:消除疼痛是患者的基本权利。通过十几年来的不断努力,现在越来越多的医护人员对患者疼痛更加重视,疼痛已成为"人类第五大生命体征"。控制疼痛已成为提高围术期医疗品质过程中的一项重要环节。

一、术后疼痛对机体的影响

手术后疼痛称为术后痛是手术后立即发生的急性疼痛,是机体对疾病本身和手术创伤所导致的一种复杂反应,是临床上最常见、最需紧急处理的疼痛。疼痛对机体组织损伤有警示作用,可避免机体进一步受到损害,有利于受损组织的愈合,但严重的术后疼痛会造成一系列病理生理影响。据统计,有75%以上的患者,术后都存在中、重度的疼痛。

其疼痛特点为持续时间短,疼痛程度剧烈,造成患者心理和精神上的双重打击,对全身各系统器官均会造成严重影响,甚至危及患者生命。

(一)对心血管系统的影响

疼痛刺激可引起机体释放儿茶酚胺、醛固酮、皮质醇、抗利尿激素和肾素-血管紧张素这些内源性活性物质。这些激素将直接作用于心肌和血管平滑肌,并通过使体内水、钠潴留而间接增加心血管系统的负担。

(二)对呼吸系统的影响

进行胸腹部手术的患者,疼痛可引起患者的肌张力增加,导致肺顺应性下降,通气功能下降,出现术后肺不张,发生缺氧和二氧化碳蓄积,甚至呼吸衰竭。所以术后疼痛可延缓患者术后呼吸功能的恢复。

(三)对神经系统的影响

患者术后出现精神紧张、烦躁不安、哭闹,甚至发生虚脱、意识丧失,都与术后急性疼痛对中枢神经系统产生兴奋或抑制有关。

(四)对胃肠道及泌尿系统的影响

疼痛可反射性地抑制胃肠道功能。临床上表现为术后胃肠绞痛、腹胀、恶心、呕吐等不良反应。

(五)对泌尿系统的影响

术后膀胱平滑肌张力下降,可导致术后患者尿潴留。

(六)对凝血功能的影响

疼痛,会导致机体处于高凝状态,这是由于应激反应使血小板黏附功能增强,纤溶活性降低。对本身已存在凝血功能障碍、心脑血管疾病的患者极为不利,增加了血栓形成、脱落,造成心、脑血管意外的风险。

(七)对骨骼肌的影响

疼痛导致肌张力增加,发生肌肉痉挛,运动障碍,血栓发生概率大大增加。除以上主要影响外,术后疼痛会对患者心理产生严重影响,出现失眠、焦虑等,对术后康复造成阻碍。

二、影响术后疼痛的因素

造成术后痛的主要因素有麻醉因素、手术因素及患者因素 3 个方面如下。

(一)麻醉因素

在麻醉状态下,药物使手术患者暂时不会有痛觉产生,但随着药物作用的消失,患者痛觉逐渐恢复。

（二）手术因素

术后疼痛与手术的种类、手术的部位和创伤的程度有关。按术后疼痛严重程度分：胸腹腔联合手术后疼痛程度最为严重，患者易并发肺部感染及肺不张；胸腔手术疼痛感也很强烈，因切口较长，有肋骨损伤，创伤大；其次为上腹部手术，因切口一般较大，手术操作涉及范围广，加之深呼吸或咳嗽时腹肌会受牵扯，患者常因疼痛不敢深呼吸甚至限制正常呼吸，不敢咳嗽咳痰；再次为四肢和体表手术后疼痛；头、颈部手术后疼痛最轻。

（三）患者因素

每个人对疼痛的感受和耐受程度各不相同，这与患者的年龄、性别、社会地位、文化程度、所处环境等方面因素有关。

1. 年龄

目前，研究证明，在胎儿晚期和新生儿期疼痛的感觉已经完整，在新生儿期，疼痛感觉就可以通过皮肤传入大脑皮层，感知伤害性刺激的信号；对于儿童而言，对疼痛的表达、疼痛的程度与成人是完全不同的，这种个人体验，会激起恐惧和愤怒的情绪。一般认为老年人因神经系统退变，痛阈提高，对疼痛不太敏感，但部分老年人对疼痛的敏感性也会增强，需要区别对待。

2. 性别

在性别方面，女性被认为比男性更能忍受疼痛，更易口头表达出对疼痛的反应。

3. 社会、文化程度

不同的社会文化背景使人对疼痛的感受和表达有所不同。例如，在推崇勇敢、忍耐精神的文化氛围中，人更善于耐受疼痛。同时，患者的文化、受教育程度也会影响其对疼痛的反应和表达。

4. 个人经历

个体早期的生活经验对疼痛的感受起着重要作用。例如不同父母对儿童发生的轻微创伤反应不一，有的大惊小怪，有的镇静如常，这种经年累月的影响，会使个体对疼痛产生的反应不同。另外，他人的疼痛经历也会带来一定影响。例如，已进行完手术的患者所产生的疼痛，会对同病室将要做相同手术的患者带来恐惧心理，增强其疼痛敏感度。

5. 心理因素

性格外向、稳定的人，疼痛阈值较高，耐受力较强；内向、神经质的人，对疼痛较敏感，易受其他疼痛患者的暗示；消极的情绪，如恐惧、焦虑、悲伤、失望等，可以引起局部肌肉持续性收缩使疼痛加剧，而疼痛加剧又会使情绪进一步恶化；当注意力高度集中于其他事物时，疼痛可以减轻甚至消失。

6. 认知因素

对疼痛的认知可影响个人对疼痛的态度，影响一个人的思维及行为，甚至包括对疼痛的处理。这些行为可使其按计划正确用药，或做出释放疼痛感受、接受疼痛等行为。

7. 外力支持

专业人员、亲属等对患者的关爱，以及他们的知识、经验的传播，会给予患者在对待疼痛的态度上的有力支持。因此，术后疼痛受多方面因素的影响，需给予生理、心理等各个层面的关心和帮助，才能使患者得到有效的治疗。

三、疼痛的评估

疼痛评估可采用多种方法来进行，但最可靠的方法仍是患者的主诉。客观评估只能以患者面部表情、语言反应、肢体动作等表现来评判,因此客观的疼痛评估是极为困难的。评估时,同时还要考虑到疼痛的病因、部位、性质、强度、持续时间等。

(一)数字等级评分法

数字等级评分法(numerical rating scale,NRS)该方法最早由 Budzynski 和 Melzack 等提出,目前临床应用非常广泛,是术后疼痛患者最易使用的方法,是通过数字评估疼痛强度的一种直观的表达方法。它是用数字 0~10 的刻度表示疼痛强度,"0"为不痛,"10"为最剧烈疼痛,患者自行指出最能表达自己疼痛程度的数值。

由于疼痛与睡眠的关系可反映出疼痛的强度,因此,4 分以下,代表疼痛完全不影响睡眠,为轻度疼痛;4~6 分,代表疼痛影响睡眠但仍可自然入睡,为中度疼痛;者最易使用的方法,是通过数字评估疼痛强度的一种直观的表达方法。

它是用数字 0~10 的刻度表示疼痛强度,"0"为不痛,"10"为最剧烈疼痛,患者自行指出最能表达自己疼痛程度的数值。由于疼痛与睡眠的关系可反映出疼痛的强度,因此,4 分以下,代表疼痛完全不影响睡眠,为轻度疼痛;4~6 分,代表疼痛影响睡眠但仍可自然入睡,为中度疼痛;7~10 分为重度疼痛,说明疼痛严重影响睡眠,导致不能入睡或在睡眠中痛醒,只能依靠药物或其他方式帮助入眠。

与此类似的还有 11 点数字评分法(the 11-point numeric rating scale,NRS-11)和 101 点数字评分法(the 101-point numeric rating scale,NRS-101),在此不做过多介绍。

(二)视觉模拟评分法

视觉模拟评分法(visual analogue scale,VAS)VAS 是临床上常用的测痛方法,该方法应用"0~10"的标尺,0 端代表无痛,10 端代表最剧烈的疼痛,让患者根据疼痛强度标出相应的位置,医师读出相对应的疼痛评分。此方法一般应用于 7 岁以上人群,因其可以正确表达自身感受。

(三)语言等级描绘法

通过文字描述,将疼痛的强度分为无痛、轻度、中度、重度和剧烈疼痛。

(四)术后疼痛评分法

这是利用咳嗽和深呼吸的方式来评价疼痛的一种方法。具体分值代表:0 分—咳嗽时无痛;1 分—咳嗽时有疼痛,深呼吸时无痛;2 分—深呼吸时疼痛,安静时无痛;3 分—安静时微痛;4 分—安静时剧痛。其优点是能评价从安静状态转至运动状态时的疼痛强度。

(五)wong-baker 面部表情量表

由 6 张从微笑或幸福直至流泪的不同表情的面部象形图组成。这种方法适用于交流困难,如儿童(3~5 岁)、老年人、意识不清或不能用言语准确表达的患者。

(六)非言语性疼痛指标量表

非言语性疼痛指标量表是由 Feldt KS 等在亚拉巴马伯明翰大学疼痛行为评估量表(the University of Alabama Pain Behavior Scale,UAB-PBS)的基础上改编而成。评估时应分别在患者休息和活动时进行,总分在 0~6 分,0 分表示无痛,6 分表示最痛。

该表由 6 个与疼痛相关的项目组成,包括:发声(如叹息呻吟等)、疼痛面容(如皱眉、牙关及嘴唇紧闭等)、用手抓身边的设备或患处、按摩患处、烦躁不安(如不断地变换姿势或体位)、主诉(如主诉疼痛)。

(七)交流障碍患者疼痛评估工具

交流障碍患者疼痛评估工具包括4个主要部分：①观察护理操作过程中患者有无疼痛出现，包括穿衣、翻身等9个护理操作；②有无疼痛相关行为，包括主诉有关疼痛的词语、表情、在活动时借助家具或其他设备支撑、呻吟或哭泣、按摩患处、烦躁不安6个方面；③疼痛部位、范围；④评估疼痛强度。

(八)重症监护疼痛观察工具

重症监护疼痛观察工具是专门针对机械通气患者的疼痛观察工具。其总分为0～8分，评分＞3分为判定疼痛的截止值。机械通气患者是疼痛的高危人群，由于气管插管不能有效表达，疼痛常被忽视。有研究显示，超过82％的患者在转出ICU后能回忆与气管插管相关的痛苦经历，但当时未被发现且做处理。而未被发现的主要原因则是缺乏与此相关的客观评估工具。

(九)CRIES量表

CRIES量表用于孕32周以上新生儿的术后疼痛评估。它包括5个指标如下：哭闹(cry)、吸氧使氧合达95％(requirements of oxygen)、生命体征改变(increasing of vital signs)、表情(expression)、睡眠障碍(sleepless)。在评估时，生命体征测量在其他四项之后进行，以免惊醒患儿；睡眠障碍则是基于记录1 h前的观察结果。

(十)FLACC评分

FLACC(face legs activity cry consolability,FLACC)量表是一种主要用于2个月到7岁小儿术后疼痛评估的有效方法。FLACC总评最高分数为10分，每一项内容按0～2评分。使用此法评估时，需对小儿观察1～15 min，若评分超过3分时应给予镇痛处理。

四、疼痛评估的实施

定时疼痛评估，应作为术后镇痛治疗的一项常规工作，对患者的疼痛过程及时记录，便于对患者给予治疗和处理。一般对术后患者进行疼痛评估，要注意以下几点。

(1)对突发的剧烈疼痛，并伴有生命体征明显改变的，应立即评估。

(2)根据评估结果采取相应止痛措施。

(3)对每次药物治疗或干预方法后的效果再次评估；在疼痛未稳定得到控制时，应反复评估、治疗、再评估。

(4)原则上静脉给药后5～15 min，口服给药后1 h应再评估治疗效果。

(牛丽娜)

第五节　术后出血

一、定义

术后出血是指手术结束后发生的手术部位出血、吻合口出血等。术后出血是各种外科手术后的常见并发症。造成出血有以下几个原因。

（1）手术时止血不完善，如血管结扎不牢，在患者活动时滑脱。

（2）小动脉断端处于痉挛状态未被发现，术后舒张，造成出血。

（3）大块结扎时，术后组织坏死脱落，造成出血，且渗血未完全控制。

（4）凝血机制障碍等均可造成手术后出血。出血的表现因手术部位不同而不尽相同。腹腔手术后出血主要表现为腹痛、腹胀、发热等。另外，吻合口的出血有可能进入腹腔或流入胃肠道，严重者可出现休克，具体表现为面色、口唇发白，血压低，心率快，中心静脉压低，尿量少等。特别是进行快速、大量输血输液后，休克现象无好转迹象，反而加重，或一度好转，随后又恶化者，都说明存在手术后出血。

二、病因与发病机制

（一）患者因素

1.血管因素

由于血管壁异常、免疫或感染等因素造成的血管壁受损而致。表现为皮肤瘀点、瘀斑及黏膜出血，压迫可止血。

2.血小板计数异常或功能缺陷

主要原因有：①原发或继发性血小板减少症，这类疾病可有自发性出血或轻微创伤时大出血，皮肤出血最常见，黏膜出血次之；②原发性血小板增多症，常表现为内脏出血和血栓形成；③先天性血小板功能缺陷疾病，如血小板无力症、血小板第3因子缺乏症等；④获得性血小板功能缺陷性疾病，多见于骨髓增生综合征、尿毒症、肝硬化、异常蛋白血症和DIC等。术前唯一有效的防治措施是输注新鲜血小板。

3.凝血因子缺乏

主要原因有：①遗传性凝血因子缺乏，最常见的是因子Ⅷ缺乏症（血友病甲）、因子Ⅸ缺乏症（血友病乙）和血管性假血友病（VWD），常表现为关节、肌肉等深部组织及手术部位出血，轻者可表现为皮肤、黏膜出血。临床上以自发性或轻微伤后出血难止为特征，术中则可出现严重出血不止，术前须用相应凝血因子作替代疗法，使其达到止血所需的血浆浓度。②获得性凝血因子缺乏，大多数凝血因子缺乏为后天获得性且呈多因子综合性缺乏，如弥散性血管内凝血（DIC）、严重肝病、白血病、大量库血输入等，DIC可表现为全身多个部位的广泛出血及原发病的表现。压迫不能止血，补充凝血因子可止血。

（二）麻醉因素

麻醉药物可通过干扰凝血过程、使末梢血管扩张、使动脉或静脉压升高等途径，使手术区出血增加。

麻醉药物对凝血过程的影响并不一致，长时间或大量应用乙醚、氟烷可抑制血小板聚集，引起纤溶亢进，而恩氟烷、异氟烷对凝血过程没有影响。一般认为，深麻醉下易致血管扩张、渗血增加；浅麻醉导致的应激反应增强，可引起血中可的松水平升高，有增强纤溶活性的可能。麻醉中常用的一些血管活性药物如硝酸甘油、亚硝酸异戊酯、普萘洛尔及硝普钠等可抑制血小板的聚集和释放，但对出血时间无影响。

（三）手术因素出血

1.围术期

多数是由于手术原因如打结线脱落，术中止血不全等。

2.低温

当温度降至32 ℃以下后,表面血管对寒冷转为麻痹后扩张,致皮肤红润,但深部血管仍处于收缩状态,血管阻力仍高;到28 ℃时,小动脉开始扩张,而小静脉仍处于收缩状态,毛细血管静水压可远超过胶体渗透压,从而使血管内液体往组织间隙外渗,出现血浆容量降低,血液浓缩和黏稠度增高;温度进一步降低,还可使血小板减少,各种凝血因子及纤维蛋白原减少。

3.体外循环

体外循环对凝血的影响较为复杂,引起出血的原因也较多。主要与血小板减少、纤溶活性增强、凝血因子消耗、肝素中和不足以及鱼精蛋白过量等因素有关。体外转流过程中由于血液稀释和大量凝血因子的消耗以及纤溶系统的激活,表现为出血时间延长、血小板聚集降低、α颗粒、致密颗粒内容物减少以及手术后异常出血。

(四)输液的影响

大量输血、输液,如生理盐水、乳酸林格液、血浆代用品、库存血、红细胞等必会导致稀释性血小板减少症,也会导致凝血因子的稀释,从而引发出血倾向,在原有严重肝、肾疾病等出凝血功能障碍患者中更易发生。血液中的因子 V、VII、VIII等放置10～15 d后即减少50%。因此,输入大量库存血,应注意补充血小板和凝血因子。

三、临床表现

1.血管因素

常表现为皮肤瘀斑、瘀点、紫癜、黏膜出血。

2.血小板因素引起出血

血小板减少导致出现皮肤瘀点、瘀斑最常见,黏膜出血次之,女性患者可有月经过多的症状。血小板增多症主要见于原发性血小板增多症及继发于慢性粒细胞白血病、脾切除后、感染、创伤等。

3.凝血功能障碍

凝血功能障碍常表现为内脏、肌肉出血或软组织血肿,亦常有关节腔出血。如先天性凝血因子缺乏症中常见的血友病,出血往往表现为创伤后迟发性出血,关节出血、软组织血肿多见。

4.纤溶过度引起出血

纤溶过度引起出血常呈皮下片状出血,有时可有深部组织出血。常表现为手术创面渗血不止、血液不凝固或形成脆弱的小凝块后很快又复溶解。

5.其他

有引流管者,可见血性引流液,无引流管者严重内出血表现为烦躁不安、脉搏细速、面色苍白、四肢湿冷、血压下降、尿量减少。

四、观察和处理

(一)术前实验室检查

若患者存在凝血功能异常,应分析病因并加以纠正,积极治疗原发病。

1.检查血管壁和血小板相互作用的试验

(1)毛细血管抵抗力试验(capillary resistance test,CRT):又称毛细血管脆性试验或束臂试验。CRT是在手臂局部加压,使静脉血流受阻,给毛细血管以负荷,检查一定范围内新出现的出血点数目来估计血管壁的完整性及其脆性。血管壁的完整性和脆性与其结构和功能、血小板的量和质以及血浆 vWF 等因素有关。正常值:男性 0~5 个,女性 0~10 个。见于:血管壁结构和(或)功能缺陷、血小板的量和(或)质异常、血管性血友病(von willebrand disease, VWD)等。

(2)出血时间测定:将皮肤毛细血管刺破后,血液自然流出到自然停止所需的时间称为出血时间(bleeding time,BT)。BT 的长短主要受血小板数量和功能以及受血管壁的通透性和脆性的影响,血浆凝血因子的影响较小。

2.检查血小板的实验

(1)血小板计数(blood platelet count,BPC):指单位容积的血液中血小板的含量,正常值(100~300)×10^9/L。若低于正常值表示血小板减少,常见于原发性或继发性血小板减少症。当血小板数超过 400×10^9/L 称为血小板增多,引起血小板增多的原因见于原发性及反应性增多,反应性增多见于急性感染、急性溶血、某些癌症患者,但这种增多是轻度的,多在 500×10^9/L 以下。

(2)血浆血小板第 4 因子(platelet factor 4,PF4):PF4 为反映血小板激活的指标。正常值:2.89~3.2 μg/L。如 PF4 大于正常值,常表示血栓形成前期或血栓形成。

3.检查血液凝固机制的实验

(1)全血凝固时间(clotting time,CT):又称凝血时间,是将静脉血放入玻璃试管中,观察自采血开始至血液凝固所需的时间,主要反映内源性凝血系统的凝血功能。正常值:5~10 min。该法虽简单,但敏感性与特异性均较差。CT 延长常见于凝血因子Ⅷ、Ⅸ、Ⅺ缺乏症,严重的凝血因子Ⅱ、Ⅴ、Ⅹ缺乏及纤溶活动亢进等。CT 缩短见于高凝状态。

(2)激活全血凝固时间(activated coagulation time,ACT):又称硅藻土激活凝血时间(celiteactivated clotting time),将惰性硅藻土加入血液内,以加速血液的凝固过程。正常值:90~130 s。该法常用于体外循环监测肝素抗凝效果,并用以计算鱼精蛋白拮抗肝素的用量。

(3)活化部分凝血活酶时间(activated partial thromboplastin time,APTT):是在受检血浆中加入 APTT 试剂(接触因子激活剂和部分磷脂)和钙离子后,观察其凝固时间。

本试验是反映内源性凝血系统各凝血因子总的凝血状况的筛选试验。正常参考值:32~43 s,较正常对照值延长 10 s 以上为异常。

同凝血时间(CT),但较普通试管法 CT 为敏感,它是目前推荐应用的内源凝血系统的筛选试验。此外,APTT 还是监测肝素的首选指标。

(4)简易凝血活酶生成试验(simple thromboplastin generation test,STGT):受检者稀释的全血溶液中含形成凝血酶原酶的各种凝血因子和红细胞溶解产物(代替 PF3),按一定时间加入正常基质血浆(提供凝血酶原和纤维蛋白原),测定凝血活酶生成所需的时间,以检查内源凝血系统凝血活酶生成有无障碍。正常值:10~14 s。

(5)凝血酶原时间(prothrombin time,PT):在血浆中加入过量的组织凝血活酶和适量的钙,观察血浆凝固时间。PT 主要反映外源凝血系统缺陷的筛选实验,正常值:12±1 s。PT 较正常对照延长 3 s 以上有诊断意义。PT 延长表示凝血因子Ⅱ、Ⅴ、Ⅶ、Ⅹ缺乏,获得性Ⅱ、Ⅴ、Ⅶ、Ⅹ因子缺乏常见于严重肝病、DIC、阻塞性黄疸、维生素 K 缺乏、纤溶亢进、口服抗凝剂、异常凝血酶原增加等;PT 缩短见于血液高凝状态如 DIC 早期、心肌梗死、脑血栓形成,多发性骨髓瘤等。

4.检查纤维蛋白溶解的试验

(1)凝血酶凝固时间(thrombin clotting time,TCT):又称凝血酶时间(thrombin time,TT),将标准化凝血酶加入受检血浆,观察血浆凝固所需时间,即为 TT。正常值为 16~18 s。TT 延长(超过正常对照 3 s 以上)表示血液含肝素或类肝素物质,纤维蛋白原减少或纤维蛋白降解产物(FDP)的抗凝血活性增高。

(2)血浆鱼精蛋白副凝试验(plasma protamine paracoagulation test,3Ptest):在高凝状态和继发性纤溶时,血浆含大量纤维蛋白单体,与纤维蛋白降解产物结合,可形成可溶性复合体。正常人 3P 试验为阴性。阳性见于 DIC 早期,但假阳性率较高,可见于上消化道出血、外科大手术后、分娩、败血症等,需结合临床具体分析。

(3)纤维蛋白原降解产物(fibrinogen degradation products,FDP)和 D-二聚体(D-dimer,D-D)检测:纤维蛋白溶解时产生 FDP,具有与纤维蛋白原相同的抗原决定簇,利用纤维蛋白原抗血清与 FDP 起抗原-抗体反应,可检测 FDP。FDP 正常值为 0~6 mg/L。FDP 增高见于原发性或继发性纤溶、溶栓治疗、尿毒症等。D-D 是继发性纤溶的标志,正常为阴性,阳性是诊断 DIC 的辅助条件。

(二)术中操作仔细、止血彻底

术中操作需谨慎,剩余血管残端应牢固结扎,以防止脱落;缝线的粗细须与被结扎血、管的口径相适应。在手术过程中,应随时止血;术毕缝合前,仔细冲洗手术野和复查。缝合切口前应注意是否有低血压症状,创面较大、渗血较多者,切口内应正确放置引流管并妥善固定,注意保持其通畅。

(三)出血情况观察及护理

1.出血部位的观察

观察皮肤、黏膜、伤口、消化道、泌尿道、鼻咽部有无出血症状。

2.生命体征的监测

观察血压、脉搏、呼吸、意识、尿量等。

3.观察伤口引流情况

观察引流液颜色、性状、量等。定时挤捏引流管,防止堵塞。如引流液颜色鲜红或短时内引流量明显增多,均应及时告知医师,协助处理。

4.特殊手术伤口部位出血的观察

(1)颈咽部手术:颈咽部手术后出血的危险性,首要的不在于血容量的丧失,而在于有引起窒息的可能。如甲状腺术后、咽喉部手术等患者应谨防术后出血致呼吸道梗阻,发生窒息危险。术后监测呼吸、脉率、血压等,并观察颈部是否有皮下淤血斑等及创口引流情况,夜间尤其不能疏忽;凡有引流管流血不止、颈部肿胀、口吐血性分泌物、患者呼吸困难等情况,立即告知医师,随时检查创口和准备再次手术探查。应该特别指出,少数患者可因头部活动、吞咽动作、咳嗽等,导致结扎线脱落,可引起创口活动性出血。这种出血多发生在术后 24 h 内,特别是 6 h 以内;多表现为术后 4~6 h,引流血量大于 100 mL 或术后短期内,突然急剧增多,并有颈部肿胀,则应立即处理。在床边常规备粗针头、消毒拆线包和气管切开包,以备急需。术后应使患者尽量避免咳嗽、呕吐等使胸膜腔内压增高的动作。渗血较重的患者术后 2 天内应加强止血药物的应用。

(2)胸腹部手术:如胸腔积血多时,可产生支气管及纵隔移位,加重患者缺氧,甚至可因脑组织缺氧而造成昏迷。腹部术后腹腔引流管持续引流出较多血性液,或胸腹部呈高度腹胀伴进行性的血压下降、血细胞比容降低,有些高度腹胀的患者腹内高压造成肾血管压迫,导致少尿或无尿。若胸腔或腹腔引流管引出的血性液体较多或出现呼吸困难、腹胀、心率加快、脉搏细速、脸色苍白、尿量减少和口干等症状,表示胸腔或腹腔内出血,应立即告知医师,给予对症处理,必要时需进行再次手术止血。进行肝移植术后患者腹腔内出血一般发生在术后 48 h内。肺叶切除时肺部血管结扎得不够牢固,术后发生线结脱落而造成大出血,患者表现为突然血压测不出,或引流瓶内突然出现大量血液,往往来不及抢救便死亡。

5.术后消化道出血的观察

胃肠道手术或其他腹部手术后常出现消化道出血,应严密观察。腹部手术后易出现循环不稳定,组织器官血液灌流不足,易发生缺血缺氧。另外,大量激素的应用也容易对消化系统造成影响,可诱发应激性消化性溃疡出血等。应加强观察胃肠减压管的引流情况有无便血等。

6.及时镇静镇痛

所有术后患者在无禁忌的情况下均应给予充分的镇痛处理,对于烦躁不安的患者应在镇痛基础上加以镇静,也可根据情况给予肢体约束。充分的镇静镇痛可减少患者因疼痛不适而躁动、引起伤口渗血,甚至伤口裂开导致大出血的风险。

7.心理护理

告知患者手术和麻醉顺利,及时传递积极有利的信息,增加患者的康复信心;加强生活护理,使患者倍感亲人般的关爱,消除焦虑情绪,积极配合治疗。

(牛丽娜)

第六节　术后疼痛

术后疼痛的性质为伤害性疼痛,是临床最常见和最需紧急处理的急性疼痛,通常疼痛持续时间不超过 7 d。术后痛如果不能在初始状态下充分被控制,可能发展为术后慢性疼痛,其性质也可能转变为神经病理性疼痛或混合性疼痛。

一、定义

疼痛是当组织有损伤或潜在损伤时,一种不愉快的感觉和情感体验。手术后疼痛简称术后痛,是手术后即刻发生的急性疼痛,是机体在手术后对有害刺激的一种主观感受,也是对疾病本身和手术所致创伤的一种复杂反应。

二、临床表现

1.躯体疼痛

为手术直接波及的部位,如皮肤、肌肉、关节、韧带、骨骼及神经,定位准确,常为锐痛、刺痛或电击样痛,疼痛强度与创伤程度密切相关。

2.内脏疼痛

内脏手术或内脏受牵拉所致的疼痛,术后管腔类脏器功能恢复前胀气、积液、痉挛,组织填塞、水肿造成的胀痛,定位不明确,多为深在部位钝痛,疼痛程度与内脏的敏感性有关。

三、观察和处理

(一)术前指导

对已确定手术时间的患者,立即开始术前指导,应详细了解和掌握患者对手术治疗所产生的心理活动,应有针对性地解除患者的思想顾虑,同时还需结合患者的病种,讲解手术目的、方式及术后的注意事项,尤其是对手术后留置的引流管的种类、目的、时间、引流部位将会出现怎样的疼痛,体位变动、牵拉切口、咳嗽等均可诱发疼痛等情况向患者说明,并将缓解疼痛的方法告诉患者,使其有充分的思想准备。

(二)术后观察

术后的患者通常在麻醉药对机体作用逐渐消失时,感觉开始恢复,疼痛逐渐加剧,多出现痛苦面容、脸色苍白、血压上升、脉搏加快、呼吸急促等种种体征。具体表现为出汗、呻吟、辗转不安、不敢移动身体,不敢用力咳嗽。

(三)评估

1. 目的

为了明确诊断,更准确地判定疼痛的特征和程度,有助于确定控制疼痛最有效的治疗方案。

2. 内容

①疼痛的身体部位;②疼痛对全身的影响;③疼痛的时间特征;④疼痛发作的剧烈程度和持续时间;⑤疼痛的病因学。

(四)临床处理

术后镇痛不仅可以减轻患者的手术后疼痛,而且可以提高患者自身防止围术期并发症的能力。术后镇痛治疗能够提高大手术患者围术期的安全性,可以减少术后患者体内儿茶酚胺和其他应激性激素的释放,减轻或防止机体一系列应激反应,利于患者术后康复。术后镇痛方法有很多种,可根据患者具体情况选择。

1. 局部镇痛

手术结束时将局部麻醉药浸润注射到手术切口周围,可使切口疼痛减轻或消失数小时。

2. 神经阻滞

外周神经阻滞技术可为术后患者提供安全有效的镇痛,这包括采用长效局部麻醉药进行手术切口局部浸润外周神经或神经丛阻滞等。外周神经阻滞技术通常用于四肢手术的麻醉和术后镇痛,外周神经置管和连续给药技术将外周神经阻滞演变为术后镇痛的有效方法,术后经臂丛神经鞘、股神经鞘、腰丛神经丛和坐骨神经连续输注局部麻醉药或患者自行给药镇痛等方法已成功地用于术后患者的镇痛。

3. 椎管内镇痛

国内外对椎管内注射药物用于术后镇痛进行了大量的研究,其作用机制可能是药物进入脑脊液与脊髓后角阿片受体结合,通过激动阿片受体产生镇痛作用。椎管内应用镇痛药的镇痛效果与穿刺间隙关系不大,而与镇痛的剂量和药物在脑脊液中的弥散有关。

4. 硬膜外腔镇痛硬

膜外镇痛既可以选用利多卡因、丁哌卡因或罗哌卡因等局部麻醉药物,也可选用吗啡类镇痛药物。局部麻醉药与阿片类药物联合使用时具有协同作用。单纯使用,局部麻醉药进行硬膜外镇痛时需要配合使用全身镇痛药(阿片类药物或 NSAIDs)。硬膜外镇痛具有镇痛作用强、降低手术后应激反应的作用,对缺血性心脏病和急性心肌梗死患者具有心肌保护作用。

5.神经电刺激

常用经皮电刺激(transcutan eouselectrical nerve stimulation,TENS)痛目的。有人报道TENS 治疗术后疼痛的满意率达 71.6%,疼痛减轻者占 20.9%,无效仅占 7.5%。

6.患者自控镇痛(PCA)

PCA 是用一种新型的注射泵将镇痛药物由患者按需注射而获得满意镇痛效果的一种方法。PCA 泵使用时机和剂量在麻醉医师设定的范围内,能满足不同个体在不同时刻、不同疼痛强度下的镇痛要求,避免疼痛和镇痛大幅度波动,患者有一种主动参与感,有利于全身情况的恢复。患者佩戴输液控制装置,当意识到疼痛时,通过控制器将一次镇痛药物注入体内,从而达到止痛目的。根据 PCA 给药途径的不同,将其分为硬膜外患者自控镇痛、静脉患者自控镇痛、神经丛患者自控镇痛和皮下患者自控镇痛等。

(1)硬膜外患者自控镇痛(patient controlled epidural analgesia,PCEA):主要适用于胸背部及其以下区域疼痛的治疗。PCEA 镇痛效果确切,不良反应相对较少。常用局部麻醉药或阿片类镇痛药。

(2)静脉患者自控镇痛(patient controlled intravenous analgesia,PCIA):操作容易,使用药物广泛,包括麻醉性镇痛药和非甾体镇痛药。PCIA 起效快,适用范围较广,但其是全身用药,不良反应较高,镇痛效果逊于硬膜外患者自控镇痛。

(3)神经丛患者自控镇痛(patient controlled nervean algesia,PCNA):常用药物是局部麻醉药丁哌卡因和若比卡因,可以在局部麻醉药中加适量的麻醉性镇痛药。

(4)经皮患者自控镇痛(patient controlled subcutaneous analgesia,PCSA):PCSA 在静脉穿刺困难的患者及长期需要 PCA 治疗的患者有其优点,可避免其他 PCA 方法穿刺和导管留置引起的并发症。与 PCIA 相比,其镇痛效果和不良反应相似。常用药物有吗啡、丁丙吗啡和氯胺酮。

7.其他镇痛药物

(1)非甾体类抗感染药(NSAIDs):酮洛酸、塞来昔布、罗非考昔。NSAIDs 可用于轻度至中度疼痛的治疗,还可以辅助阿片类药物的镇痛。因它主要作用于外周,而不是中枢神经系统,所以可以作为其他镇痛药的辅助用药。

(2)阿片类药物:阿片类镇痛药物是术后疼痛治疗的一类基础用药,一般通过 μ 受体发挥镇痛效应。全身应用阿片类药物的原则是先给予足够的药物,以达到有效镇痛的血药浓度,然后间断规律小剂量给药以维持稳定的血药浓度。临床上最常使用的阿片类药物是吗啡。吗啡可以扩张血管引起低血压,它的代谢产物去甲哌替啶仍具活性,仍会激动中枢神经系统,易出现毒性反应,特别是在肾功能不全的患者更应加以注意。哌替啶可引起欣快感,成瘾性较强。氢吗啡酮的作用时间类似于吗啡,但它没有活性代谢产物和组胺释放。羟考酮(oxycodone)为中效阿片类镇痛止咳药,不良反应有头晕、嗜睡、恶心等,肝肾功能不全、甲状腺功能严重减退、艾迪生症、前列腺肥大和尿道狭窄者应慎用。

芬太尼(fentanyl)及其衍生物—舒芬太尼(sufentanil)、阿芬太尼(alfentanil)、瑞芬太尼(remifentanil)均为人工合成的苯基哌啶类阿片类镇痛药,为 μ 阿片受体激动药;用于术后镇痛、分娩镇痛和癌痛治疗,常通过硬膜外腔或静脉连续给药;芬太尼常见的不良反应有眩晕、恶心、呕吐、出汗、嗜睡等，静脉注射时可引起胸壁肌肉强直，注射速度过快，可出现呼吸抑制，此外芬太尼尚有较弱的成瘾性。

呼吸抑制是阿片类药物最严重的不良反应，因此，接受阿片类药物治疗的患者需要严密监测意识状态、呼吸频率、呼吸幅度及模式、皮肤及黏膜颜色。术后早期及存在危险因素的患者（如原有呼吸系统疾病）应进行脉搏氧饱和度监测。一旦出现严重呼吸抑制时可静脉注射纳洛酮治疗。

（3）氯胺酮（ketamine）：一种苯环哌啶类衍生物，系非巴比妥类静脉全身麻醉药。氯胺酮可通过增强镇痛效果和降低阿片类药物的不良反应，成为多模式镇痛策略的有益补充，是阿片类药物和局部麻醉药的辅助用药。与静脉给药一样，硬膜外氯胺酮也有一定的不良反应，但一般不会引起循环系统的过度兴奋，不抑制呼吸。小剂量氯胺酮一般不会引起幻觉或认知功能损害，但头昏、瘙痒、恶心、呕吐等不良反应的发生率与阿片类药物相当。高血压、颅内高压、严重心功能不全患者禁用氯胺酮。

（4）曲马朵（tramadol）：人工合成的非阿片类中枢性镇痛药。曲马朵通过至少两种不同而互补的作用机制而产生镇痛作用，即弱阿片机制和非阿片机制。曲马朵可通过抑制神经元突触对去甲肾上腺素的再摄取，并增加神经元外 5-羟色胺浓度，从而增强中枢神经系统对疼痛的下行性抑制作用而产生镇痛作用。曲马朵的治疗剂量时不抑制呼吸，对心血管系统基本无影响，也无致平滑肌痉挛作用，不引起便秘及排尿困难。曲马朵主要用于中度到重度的各种急性疼痛及手术后疼痛的镇痛治疗，对各种类型的慢性癌性疼痛和非癌性疼痛，包括神经源性疼痛均有效。曲马朵常见的不良反应包括消化道不适、眩晕、疲倦等。

（5）可乐定：α_2 肾上腺素受体拮抗药，与镇痛效应密切相关，α_2 肾上腺素受体激动剂可用于硬膜外镇痛、椎管内镇痛。不仅有节段性镇痛作用，而且有全身镇痛作用。无阿片药物的不良反应，不影响运动功能和本体感觉功能。但因其降压作用，故不适用于血流动力学不稳定的患者。

（五）护理

1.创造安静的休养环境

调节光线，减少噪声，去除异味，保持适宜的温度和湿度。保持良好的体位姿势，定时更换卧位，尽量保持舒适。

2.心理护理

寻找并消除精神因素，保持患者安定、镇静。告知术后疼痛对机体可。能产生的不利影响，使患者积极参与疼痛治疗，强调大部分术后疼痛可以缓解。劝告患者及时向护理人员叙述心中的疑虑和担忧，避免因过分担心疾病的康复导致高度焦虑从而降低耐受性，加重疼痛。

3.分散注意力

通过躯体或精神上的活动使患者转移对疼痛的注意力。引导患者注意力集中于疼痛以外的刺激，忽视疼痛的感觉。常用的方法有讲述患者感兴趣的故事、与好友交谈、听喜欢的音乐、闭目想象。

4.做好宣教

向患者说明何时表达疼痛反应及如何表达，疼痛反应包括疼痛强度、性质、持续时间和部位，并说明这些主诉将成为疼痛治疗的依据，护士将根据主诉所反映的疼痛特点采取必要的护理措施。向患者介绍自我解痛方法，在镇痛治疗的同时辅助使用放松、想象、冷敷和热疗等方法缓解疼痛。告知患者或家属镇痛药物的作用、效果和不良反应等，解除排斥心理。向 PCA 泵使用患者讲述给药的方式和时机，患者应在感觉疼痛开始时自行给药，以达到良好的镇痛效果。对于胸痛影响呼吸者，患者不敢呼吸、翻身，应协助翻身、拍背、咳嗽，防止并发症发生。

（牛丽娜）

第七节　苏醒延迟

手术结束麻醉停止后患者逐渐苏醒，对刺激可用语言或行为做出有思维的应答，是麻醉状态结束和意识恢复的指征。现代麻醉技术能使大多数患者在手术结束后不久即清醒，但仍有一部分患者未能如期恢复意识。

一、定义

全身麻醉结束后超过 2 h 意识仍不恢复，不能对外界刺激用语言或行为做出有思维的应答，即可认为苏醒延迟。目前对苏醒延迟的时间界限还没有很明确的定论，较多文献支持以 2 h 为界。

二、病因

1. 药物因素

麻醉药物过量或麻醉药物残留是麻醉后苏醒延迟最常见的原因。如单位时间内药物过量或总剂量过大，患者肝肾功能障碍导致对药物耐量及清除率降低。

（1）镇静药：如安定常作为麻醉前用药，其半衰期可超过 12 h，作用可延续到手术结束后。咪达唑仑用于老年患者，很小剂量就可以达到较深睡眠状态并且持续时间较长。

（2）吸入全身麻醉药：肥胖患者吸入全身麻醉药超过 3 h，停药后药物排出时间也相应延长。

（3）麻醉性镇痛药：可抑制中枢神经系统，尤其是芬太尼，脂溶性高，反复多次注射，可产生蓄积作用。中等剂量或大剂量芬太尼进行心胸外科麻醉，苏醒延迟发生率会增加。

（4）肌松药：术后肌松药的残余作用虽不是苏醒延迟的直接原因，但由于影响呼吸，可延缓吸入麻醉药的排出。

2. 患者因素

（1）高龄：老年患者由于生理原因，对全身麻醉药物的敏感性增高、代谢降低，易引起某些药物蓄积。

（2）既往基础疾病：①高血压、冠心病、慢性阻塞性肺疾病患者，术后容易发生缺氧、低心排出量，组织器官灌注不足，药物清除减慢。②肝肾功能障碍患者，会影响需要在肝脏代谢或肾脏排泄药物的清除，即使常规剂量，也易引起药物蓄积。

（3）电解质紊乱：严重酸碱失衡、高钠、低钠、低钾、低镁均可引起意识障碍。

（4）糖代谢紊乱：如低血糖、糖尿病酮症酸中毒等。高渗性高糖性非酮症昏迷，是全身麻醉后苏醒延迟的原因之一。

（5）中枢神经系统病变：如颅脑损伤、脑血管意外。

3.麻醉因素

(1)低氧:①麻醉中低血压,特别是对伴有动脉硬化的高血压患者,一旦发生严重低血压,更易出现苏醒延迟。②术后呼吸衰竭也可导致苏醒延迟。通气不足不仅可引起呼吸性酸中毒和低氧血症,而且可延缓吸入麻醉药的排出。如果是大脑遭受严重缺血缺氧损害,术后可长时间昏迷不醒。

(2)低温:低温可通过降低抑制性药物的生物转化、增加吸入麻醉药溶解度或直接影响神经系统功能出现苏醒延迟。

4.手术因素

(1)上腹部手术、胸腔手术,术后切口疼痛或膈肌活动受限,引起通气不足,延缓吸入麻醉药的排除。

(2)术中出现严重意外,如急性大出血、心肌缺血或梗死、颅内动脉瘤破裂或出血等。

三、临床表现

苏醒延迟的患者临床可表现为昏睡或不同程度的昏迷。因麻醉药物相对过量是其常见原因,所以更多见于年老体弱、术前有多种并发症及肝肾功能低下的患者。苏醒延迟的患者常伴有呼吸抑制,对刺激无反应或反应轻微。有的患者对吸痰有轻微反应,但不吸痰时即刻陷入昏睡。

四、处理

1.预防

纠正患者内环境,增强对手术和麻醉的耐受性。麻醉医师应了解各种麻醉药的作用时间,对患者情况全面评估,根据手术时间,合理选择用药。麻醉期间加强术中监测,维持氧的供需平衡及血流动力学稳定。建议对于危重患者监测脑电双频指数,以减少药物用量,防止脑损害。加强术中保温及重要脏器的保护。

2.病因治疗

结合患者的病史、年龄、术前用药、手术麻醉管理等进行综合性分析,寻找导致苏醒延迟的因素,针对其原因进行相应的治疗与处理。

(1)麻醉药物过量或残留:①维持呼吸道通畅和血流动力学稳定,加大通气使吸入麻醉药尽快呼出;②补充血容量,纠正贫血。

(2)低氧:①从病史和手术经过分析原因,清除呼吸道分泌物,检查肺部情况,持续呼吸支持直至患者苏醒。②开颅手术后要密切观察呼吸情况,若发现异常,及时与手术医师联系。如果存在 CO_2 蓄积,要给予纠正,避免过度通气。

(3)根据实验室检查结果及时纠正水电解质紊乱、酸碱失衡和糖代谢紊乱。

(4)低温患者加强保温措施,适当升高体温。

(5)既往脑功能异常的患者,维持良好的血压水平,确认患者有无神经学定位体征。

检查双瞳孔大小、形态及光反射。可疑患者应做颅脑磁共振或 CT 检查。

3.加强监测

①一般监护:常规监测 ECG、NBP(或 ABP)、SpO_2、$P_{ET}CO_2$、体温。根据病情需要监测 CVP(Central venous pressure,CVP)和心排血量。②神经系统监测:对于未清醒或昏迷的患者要观察瞳孔大小、对光反射、肌力等。③出入量监测:观察每小时的输液量和尿量及各种引

流量。④实验室检查：动脉血气分析、血清电解质检查和血糖检查。

4.拮抗剂的应用

有针对性地使用特异性拮抗剂。

(1)纳洛酮：拮抗镇痛药引起的苏醒延迟。但应注意纳洛酮在催醒的同时，药物的镇痛作用也同时被拮抗，故患者苏醒时会因感到伤口疼痛而烦躁不安，这种情况与用药剂量和给药速度有关系，应以小剂量开始，静脉注射为宜。对高血压和严重心脏病患者要慎用。用法为：纳洛酮 0.4 mg 静脉注射，呼吸恢复后半小时再次肌内注射 0.2 mg。

(2)氟马西尼：拮抗镇静药所致的苏醒延迟。如咪达唑仑过量，氟马西尼可通过竞争性机制抑制咪达唑仑与受体结合，消除其药理作用，而对咪达唑仑的生物利用度和药代动力学均无影响。氟马西尼对苯二氮䓬类药物拮抗效应具有明显的剂量依赖关系。用法为：氟马西尼 0.2 mg 静脉注射，以 0.1 mg/min 维持，直至患者清醒，总量可达 1 mg。

(3)多沙普仑：非特异性拮抗药，拮抗麻醉药、麻醉性镇痛药与镇静药所引起的呼吸抑制与苏醒延迟。其优点为作用缓和，不影响药物的镇痛作用，效果确切。但患者苏醒后仍呈嗜睡状态，留有倦意。用法为：多沙普仑 0.5～1.0 mg/kg 缓慢静脉注射，必要时可重复用量 0.2 mg。

(4)新斯的明：拮抗非去极化肌松药。用法为：新斯的明 1～2 mg 与阿托品 0.5～1 mg 联合静脉注射；吡斯的明 0.15～0.25 mg/kg 与阿托品 0.005～0.01 mg/kg 联合静脉注射。

5.患者苏醒延迟

只要病因明确、处理及时、对症治疗得当，可很快苏醒，不会造成严重后果。对于短时间内不能查明原因者要转至 ICU 治疗。

（牛丽娜）

第八节　水、电解质代谢紊乱及处理

水、电解质广泛分布在细胞内外，参与体内许多重要的代谢活动，对正常生命活动的维持起着非常重要的作用。体内水、电解质的动态平衡是通过神经、体液的调节实现的。

许多器官系统的疾病、一些全身性的病理过程、外界环境的某些变化、创伤及手术等均可引起水、电解质紊乱。如果得不到及时的纠正，水、电解质代谢紊乱本身又可使全身各系统特别是心血管系统、神经系统的生理功能和机体的物质代谢发生相应的障碍，严重时可导致死亡。水、电解质代谢紊乱是麻醉复苏期极为严重的并发症之一，应高度重视。

在麻醉复苏期应全面评估患者体液和电解质分布情况，精确计算液体出入量及全面监测各项生理指标和电解质浓度等，从而有针对性地给予补充和纠正，对预防麻醉复苏期水、电解质代谢紊乱的发生十分重要。麻醉复苏期常见的水、电解质代谢紊乱有容量不足、急性肺水肿、低钠血症、高钠血症、低钾血症及高钾血症。

一、容量不足

容量不足是外科术后最常见的并发症之一。由于容量不足可经细胞内液补充且临床症状和体征不明显，因此轻、中度容量不足，常不易发现。当发展到严重的容量不足时会出现低血容量性休克、急性肾衰竭、心肌梗死、脑缺血等并发症。因此对于术后容量不足，要引起重视，严密监测，发现异常及时处理。

(一)病因

1.麻醉原因

麻醉方法或麻醉药物引起血管扩张和轻度心肌抑制造成的相对容量不足。

2.术前原因

术前禁食、灌肠或伴有呕吐、腹泻等情况及胃肠引流过多等。

3.麻醉手术期间体液在体内再分布

部分体液进入第三间隙，血管内液体转移至血管外，皮肤蒸发及创面暴露造成的水分丢失均可导致血管内容量明显减少。

4.手术出血

术中及术后出血是麻醉复苏期体液变化的重要原因之一。

5.其他情况

如心、肝、肾功能障碍，不适当的利尿脱水等。

(二)临床表现

急性容量不足时，患者往往以循环症状为主，表现为心动过速、低血压、心音下降、脉搏细弱、颈静脉塌陷、中心静脉压降低、尿量减少。

症状加重后出现神经精神症状，如嗜睡、反应减弱，甚至昏迷。舌和口腔黏膜干燥、双眼凹陷、皮肤弹性减退等症状出现较迟。

(三)治疗及护理

1.严密监测

(1)心率：心率增快常出现在血压下降之前，是休克的早期诊断指标。

(2)血压：是临床上监测循环容量的主要指标，也是液体治疗的重要依据。

(3)尿量：尿量对指导补液意义重大，最好连续监测尿量。

(4)中心静脉压(CVP)：CVP反映右心对回心血量的泵出功能，反映右心室充盈和排空的情况，在反映全身血容量及心功能方面比动脉压要早。

(5)实验室监测指标：动脉血气、电解质、血乳酸、血红蛋白及凝血功能等。

2.密切观察病情

(1)密切观察患者意识情况。

(2)观察全身皮肤、口唇、黏膜颜色及温度等。

(3)观察伤口出血及引流情况，当发现伤口渗血较多、单位时间内血性引流物较多或颜色鲜红时，及时通知医师并协助处理。

3.液体治疗

术后所需要的体液量主要包括两个方面。

(1)生理需要量：术后不能进食，主要通过静脉补液。

(2)术后额外丢失量：呕吐、胃肠减压、引流、瘘管及伤口等丢失体液。

4.液体选择

液体选择时应考虑血钠、渗透压及体内的酸碱状态。临床上常用的液体大体分为晶体液和胶体液。胶体液分子量大，几乎不能通过正常毛细血管半透膜，能维持足够的血管内容量及胶体渗透压。晶体液价格便宜且容易获取,在临床上广泛使用。出血的患者控制出血并输注红细胞及其他血制品;血容量不足及碱中毒的患者输注生理盐水。

5.输液管理

根据液体治疗要求制订输液计划。一般遵循"先盐后糖,先晶后胶"的原则。补液速度取决于体液缺失的程度、输入液体的种类及患者年龄、手术方式、心肺功能等。在补液过程中密切观察血流动力学变化,每小时行动脉血气分析,根据各项监测指标的结果,及时调整输入的速度和液体类别,防止补液过多过快。

6.准确记录

准确计算每小时出入量并做好记录。出入量的准确计算是协助诊断、决定补液方案的重要依据。入量包括饮水量、输液量、输血量和管饲量;出量包括尿量、大便量、呕吐量、引流量、伤口渗血渗液量。为保证计算结果的准确,临床上常使用精密测量工具,如精密测尿仪、有刻度的量筒、精密测量秤等。

二、急性肺水肿

麻醉复苏期发生急性肺水肿比较少见。急性肺水肿是由各种原因引起肺组织血管外液体异常增多,液体由间质进入肺泡,表现为急性呼吸困难、发绀、呼吸做功增加、两肺布满湿性啰音,甚至从气道涌出大量粉红色泡沫样痰液。如果处理不及时会引起昏迷甚至心搏骤停。

(一)病因

1.补液速度过快或补液过量

输入液体过多过快,超过了患者能排出的能力。

2.心排出量降低

当心肌严重受损和左心负荷过重时,会引起心排出量降低和肺淤血,导致过多的液体从肺泡毛细血管进入肺间质甚至肺泡内,而产生急性肺水肿。常见于合并冠心病、心肌炎、高血压、主动脉狭窄、主动脉关闭不全等手术患者。

3.急性上呼吸道梗阻

急性上呼吸道梗阻时,患者用力吸气造成胸膜腔负压增加,促使血管内血液进入肺组织间隙。加之梗阻时患者会表现为缺氧和交感神经兴奋,使肺小动脉痉挛性收缩、肺小静脉收缩、肺毛细血管通透性增加。而酸中毒又可抑制心脏做功,加速肺水肿的发展。

4.肺部手术

出现单侧肺不张或单肺通气时,过大的潮气量全部进入一侧肺内,会出现肺过度膨胀,随后出现肺水肿。

5.长时间吸入高浓度氧

麻醉中吸氧浓度大于 60% 且时间超过 12 h,会造成肺泡表面物质减少,肺泡透明膜形成。

6.麻醉药过量

主要因抑制呼吸中枢引起缺氧,缺氧导致下丘脑周围血管收缩,引起肺血容量增加,最终引发肺水肿。也与某些患者对药物的敏感性高有关。可见于吗啡、美沙酮等药物中毒。

(二)临床表现

1.先驱症状

恐惧、面色苍白、心动过速、血压升高、出冷汗。

2.间质性肺水肿

呼吸急促,继而出现呼吸困难、端坐呼吸、发绀、颈静脉怒张、喘鸣。

3.肺泡性肺水肿

严重呼吸困难、咳大量粉红色泡沫样痰,晚期出现休克、神志模糊、心律失常等。听诊可闻及大量湿啰音。

(三)治疗及护理

1.观察及预防

(1)密切观察生命体征:观察心率和血压变化、每小时尿量和出入量。

(2)缺氧情况:观察皮肤、口唇、甲床等颜色,实时监测 SpO_2、动脉血 PaO_2 和 $PaCO_2$。

(3)保持呼吸道通畅:观察呼吸频率、节律及气道压力变化。避免吸痰负压过大,吸引时间过长,观察痰液颜色和性状。

(4)适当补液:补液治疗时,对老年人、婴幼儿和心功能较差的患者应相对控制输液速度。有冠心病等心脏疾患的患者,术中输液量应维持在正常的下限,慎用血管活性药物。

(5)避免术中长时间高浓度吸氧。

2.治疗

一旦发生急性肺水肿,应及时处理。

(1)减少回心血量和减轻心脏前负荷:控制入量,给予利尿剂脱水等。

(2)增强心肌收缩力:常用药物有毛花苷 C、氨茶碱。

(3)降低心脏后负荷:应用血管扩张药,如酚妥拉明、硝普钠和硝酸甘油。

(4)使用皮质醇类药物减轻毛细血管通透性:常用药物有氢化可的松、地塞米松、甲泼尼龙。

(5)氧疗:采取高浓度氧疗或呼吸末正压通气。湿化器内加入酒精,使吸入氧气经 $20\%\sim30\%$ 的酒精湿化以降低肺泡内泡沫表面张力。

(6)镇静:减少呼吸肌做功,使患者呼吸平稳。

三、低钠血症

钠离子是细胞外液的主要阳离子,是决定细胞外液渗透压的主要因素,因而低钠血症多伴有低血浆渗透压(血浆渗透压 $<280\ mOsm/L$),是麻醉手术后最常见的电解质紊乱类型。血清钠离子浓度正常值为 $135\sim145\ mmol/L$。低钠血症是指血清钠浓度 $<135\ mmol/L$。按血浆渗透浓度的改变和细胞外液容量的多少将低钠血症分为低渗性低钠血症、等渗性低钠血症和高渗性低钠血症,围术期最常见的是低渗性低钠血症。

(一)病因

1.钠丢失过多

(1)消化液大量丢失:术后频繁呕吐、腹泻、胃肠减压、胃肠胰胆造瘘或引流等。

(2)利尿脱水:渗透性利尿剂及或排钠利尿药的应用,可使钠和水经肾从尿中大量丢失,而且常常是失钠大于失水。如充血性心力衰竭、急性肺水肿、脑水肿和颅脑术后的脱水治疗。

(3)体液丢失过多:体液可从烧伤创面大量渗出及蒸发或大量渗出物潴留于第三间隙,常致水、钠及血浆蛋白大量丢失。见于大面积深度烧伤、胰腺炎、腹膜炎等患者。

(4)手术创面出现大量渗血可造成血钠的直接丢失。

(5)其他原因:盐皮质激素缺乏可致肾小管对钠的重吸收障碍而引起钠过多丢失。高热出汗也可引起钠丢失过多。

2.钠摄入不足

麻醉手术后绝大多数患者均需禁食禁饮,若输液中补钠不足,则会造成医源性的钠摄入不足。

3.水摄入过多

麻醉手术后的水摄入过多主要有两方面:一方面是输液量过多,尤其是在纠正低血容量性休克时大量输入葡萄糖溶液;另一方面是水的吸收过多,主要见于膀胱前列腺内镜手术中,用大量葡萄糖溶液或蒸馏水冲洗膀胱和创面。

4.其他原因

在某些中枢神经疾病、恶性肿瘤、肾上腺皮质功能不全或应激反应等情况下,抗利尿激素的大量释放,可使肾小管增加水的重吸收,血钠被稀释而降低。

(二)临床表现

临床表现与血清钠离子降低程度和发生速度、低钠血症的类型和病因有很大关系。当血清钠离子降低至 120 mmol/L 时,会引起重要脏器功能的损害。

1.低钠血症的类型

(1)低容量性低钠血症:又称低渗性脱水,失钠多于失水,血浆渗透浓度降低。如果细胞外液的低渗状态得不到及时的纠正,则水分可从细胞外液移向渗透压相对较高的细胞内液,从而使细胞外液容量进一步减少,低血容量进一步加重,患者常因低血容量而易发生休克。

(2)等容量性低钠血症:血浆钠离子浓度降低但细胞外液量正常或轻度增高。此类型低钠血症患者的尿钠浓度很高,通常尿钠浓度>20 mmol/L。主要是抗利尿激素释放过多,肾小管对水重吸收增加,血钠被稀释。

(3)高容量性低钠血症:又称为稀释性低钠血症,水摄入多而钠摄入不足,见于水钠潴留全身性水肿如心力衰竭、慢性肾衰竭、肝硬化的患者。

2.临床表现

(1)中枢神经表现:表情淡漠、嗜睡、惊厥、昏迷等脑水肿的临床表现。急性低钠血症所致的脑水肿病死率高,应引起高度重视。

(2)循环系统表现:取决于有效循环血容量的变化,低容量性低钠血症易引发休克和循环功能衰竭。

(3)肾功能表现:尿少而浓,尿钠浓度可增高也可降低。

(三)治疗及护理

1.严密监测

(1)密切观察中枢神经系统和循环系统的症状及体征。

(2)观察出入液体量及钠的摄入量。

(3)监测血清电解质、血浆渗透压、血浆蛋白含量。

(4)监测肾功能,包括血尿素氮、血肌酐以及 24 h 尿量,必要时测定尿钠和尿渗透压。

(5)必要时进行心功能和肝功能的检查。

2.病因治疗

(1)低容量性低钠血症:对于轻度的低钠血症,给予适量 5% 葡萄糖氯化钠即可。严重低钠血症特别是有明显血容量不足的患者,先快速输入胶体溶液扩充血容量,然后给予生理盐水或高渗盐水输注。

(2)等容量性和高容量性低钠血症:应严格限制水及(或)钠的摄入,尤其是合并有血液稀释或心肾衰竭者。对于 ADH 过多分泌者可给予利尿剂。急性水中毒患者,使用大剂量利尿剂脱水的基础上再输入高渗盐水。对于合并低蛋白血症的患者应输入血浆或清蛋白,以提高血浆胶体渗透压,减轻细胞和组织间水肿。

(3)血清钠离子低于 120 mmol/L 同时有神经系统症状和体征的患者,在 4 h 将血钠提升到 125 mmol/L 或以上水平。每日所需钠量=[142 mmol/L-实测血钠(mmol/L)]×体重(kg)×0.6。

四、高钠血症

血清钠离子浓度高于 145 mmol/L 即称为高钠血症,多伴有高血浆渗透压(>310 mOsm/L)状态。高钠血症可分三大类型:低容量性高钠血症、高容量性高钠血症、等容量性高钠血症。临床上麻醉手术后的高钠血症多属前二者。

低容量性高钠血症主要是失水多于失钠所致,出现血钠离子浓度增高的同时细胞外液量或有效循环血量降低,又称高渗性脱水。高容量性高钠血症主要是钠摄入过多所致,此时不仅钠盐液体输入过多,而且还因为细胞内水可向细胞外转移,细胞外液量或血容量增多,甚至可造成循环超负荷而致充血性心力衰竭。

(一)病因

1.水摄入不足

术后绝大多数患者禁食禁饮,如果输液量不足,便造成水的摄入不足。

2.水丢失过多

术后可因引流、呕吐、腹泻、高热(肾外性水丢失)或高渗性利尿、尿崩症(肾性水丢失)等造成水的丢失多于钠的丢失,血钠浓度高于正常。

3.高渗性钠盐溶液输入过多

(1)纠正低容量性休克输入过多的 5%碳酸氢钠时常继发高钠血症。

(2)纠正低容量性休克或低渗性低钠血症时大量输入生理盐水或过多的高渗性盐水。

(3)钠潴留过多,主要是因为肾近曲小管对钠的重吸收加强而造成钠的潴留多于水的潴留。

(二)临床表现

1.口渴

早期突出症状,是细胞内脱水的重要标志。

2.中枢神经系统表现

一般早期表现为嗜睡、软弱无力或烦躁不安,继续发展则逐渐变为激动、肌震颤、肢体动作笨拙、腱反射亢进、肌张力增高,严重者则可出现四肢抽搐、惊厥,甚至昏迷乃至死亡。当血钠浓度高于 158 mmol/L 时,惊厥发生率可高达 71%,并可出现严重的不可逆性神经损害。

3.循环系统表现

血容量明显增高者,可有血压升高,甚至可出现充血性心力衰竭。低血容量者可有血压降低、心动过速、皮肤黏膜干燥、脉率及脉压差较小。

（三）治疗及护理

1.严密监测

同低钠血症。

2.病因治疗

（1）高容量性高钠血症：首先要限制含钠液体的输入，同时也要注意到在高容量状态未缓解前不能强调补水来稀释血钠而使其降低，否则可能会导致充血性心力衰竭或肺水肿。若肾功能明显损害，利尿效果不佳，可考虑进行腹膜透析或血液透析。

（2）低容量性高钠血症：首先要补充血容量，开始治疗时可输入生理盐水或复方氯化钠，严重时可给予血浆或其他胶体溶液。

（3）对于因下丘脑-垂体损伤或功能抑制所致的尿崩症者，可给予适量的抗利尿激素如血管加压素来进行治疗，以减少水的大量丢失。

（4）当高钠血症无明显细胞外液容量不足时，补充低渗溶液和水分，纠正其高渗状态。

五、低钾血症

钾离子是细胞内液的主要阳离子，具有维持细胞新陈代谢、维持细胞渗透压、参与调节酸碱平衡、维持神经肌肉和心肌细胞的兴奋性和应激性等生理功能。血清钾离子浓度低于正常将对神经肌肉和心脏的生理功能产生严重的影响。血清钾离子浓度正常值为$3.5 \sim 5.5$ mmol/L，<3.5 mmol/L 即称为低钾血症。血清钾离子浓度 $3.0 \sim 3.4$ mmol/L 为轻度低钾血症；$2.5 \sim 2.9$ mmol/L 为中度低钾血症；<2.5 mmol/L 为重度低钾血症。

（一）病因

1.钾摄入不足

术后大多数患者均需禁食禁饮，尤其是神经外科、胸心外科、胃肠外科手术患者，若未补钾或补钾不足时，就可出现体内钾总量降低。

2.钾丢失过多

（1）经消化道丢失：消化液中钾的浓度比血钾要高出数倍，因此，频繁呕吐、腹泻，胃肠减压，胰、胆管外引流，以及肠瘘、胆瘘等患者，可因大量消化液丢失而导致体内钾的总量降低。

（2）经肾脏排泄：肾对钾的排泄主要发生在远曲肾小管部位。常见的因素有：①排钠排钾利尿药的应用，如呋塞米、噻嗪类利尿药。②渗透性利尿因素的作用，常用的渗透性利尿药有20%甘露醇、高渗葡萄糖液。③糖尿病酮症酸中毒。④原发性醛固酮增多症、继发性醛固酮增多症，以及创伤、手术等的应激反应。体内醛固酮分泌增多，在醛固酮的作用下，远曲肾小管加强钠的重吸收和钾的排泌，钾离子丢失增多。

3.钾离子向细胞内转移

主要有：①碱中毒。此种情况下不仅有钾离子而且还常伴有氯离子向细胞内转移，可造成细胞外低钾低氯，常被称为低钾低氯碱中毒。②代谢性或加重低钾血症。③胰岛素的应用。胰岛素作用下葡萄糖向细胞内转移而且糖原合成也增加，这过程伴有钾离子通过易化扩散的方式向细胞内转移并参与糖原的合成。④低温。有研究表明降温过程中可有钾离子向细胞内转移。

4.稀释性血钾降低

快速大量输入不含钾的液体可使血钾降低。

(二)临床表现

低钾血症时以神经肌肉和心脏方面的症状和体征为主要临床表现。

1.中枢神经的表现

轻度低钾血症可有神志淡漠、倦怠、恶心、呕吐等表现,严重者可有反应迟钝、嗜睡甚至昏迷。

2.骨骼肌的表现

主要为骨骼肌细胞兴奋性降低所致,轻者表现为四肢软弱无力、肌张力降低、腱反射减弱,重者可出现软瘫、腱反射消失,累及呼吸肌时可出现呼吸困难。

3.胃肠平滑肌的表现

轻者表现为腹胀、便秘,重者表现为麻痹性肠梗阻。

4.心脏的表现

低钾血症对心肌兴奋性、收缩性、传导性和自律性均有明显的影响,可出现多种心律失常,如室性早搏、室性心动过速等,以室性早搏最为常见。慢性低钾时心肌细胞缺钾,能量代谢障碍,心肌细胞可出现变性坏死,心肌收缩性下降。严重低钾患者可有肌无力、腹胀、肠麻痹、反射迟钝或消失及松弛性瘫痪等症状,甚至可出现心室颤动或心脏停搏于收缩期。低血钾时心电图示 P-R 间期延长,QRS 波群增宽,出现 U 波,ST 段下移,QT 间期延长,T 波低平、双相或倒置。

5.肾功能的表现

①尿浓缩功能降低,尿量可增加,可能是因为低钾抑制抗利尿激素(AntiDiuretic Hormone,ADH)分泌及肾小管对 ADH 敏感性降低所致。②尿 pH 升高,这是因为一方面肾小管对氯离子吸收减少,排泌氢离子增多,重吸收碳酸氢根离子也增多;另一方面氨的生成增多,氨弥散入尿中使 pH 增高。

(三)治疗及护理

1.严密监测

(1)监测血电解质及血糖,关注血钾、钠、镁等情况。

(2)实时动脉血气分析,动态观察血钾变化。

(3)严密观察心电图。

(4)观察出入量、尿量、尿比重、尿 pH。准确计算钾的摄入与排出。

(5)监测肾功能指标如血 BUN、Cr 等。

2.去除引起钾丢失的原因

同时也应注意酸碱平衡、肾功能以及其他电解质的变化。

3.静脉补钾

麻醉手术后补钾方式一般为静脉滴注或泵入氯化钾注射液。由于血钾浓度的骤变可严重影响心血管系统和呼吸肌的功能,所以钾的补充应缓慢和持续地进行。静脉补钾时应注意以下几点。

(1)对于少尿或无尿者,补钾应谨慎小心,注意浓度和速度。稀释后钾的浓度一般不超过0.3%,病情需要时也不应超过 0.5%,滴注速度一般每小时不超过 1 g,但严重低钾者可达到每小时 2 g。

(2)补钾过程中应实时监测血钾和尿钾,随时调整补钾方案。补钾过程中应每 2~4 h 监测血钾一次,不能单纯依靠心电图来判断血钾浓度变化。血钾达到 3.5 mmol/L 则应停止或改为缓慢补钾。

(3)对有任何心脏阻滞或任何程度肾功能减退者,补钾速度应减半,每小时控制在 5～10 mmol,尿量应在每小时 30～40 mL 以上补钾才是安全的。

(4)酸中毒合并低钾,应在纠正酸中毒前补钾。

(5)补钾时应关注血、钠、镁、钙等离子的情况。

低钾血症的处理若只凭血钾下降及其下降程度予以补钾是不可靠的。由于血液中钾的浓度与机体缺钾程度不完全一致,且血液中钾浓度并不能真正反映细胞内钾离子的情况,故补钾不应仅以血钾作为计算依据,必须根据发生低钾的原因、临床症状及实验室检查予以全面考虑。如因低血容量性休克导致少尿或无尿,一般应先补充血容量,纠正休克状态,待尿量达到 0.5～1 mL/kg 后再开始补钾,补钾的一般原则是"见尿补钾,多出多补,少出少补,无尿不补"。

六、高钾血症

钾离子直接参与细胞内的代谢活动,适当的钾离子浓度及其在细胞膜两侧的比值对维持神经-肌肉组织的静息电位的产生,以及电兴奋的产生和传导有重要作用,也直接影响酸碱平衡的调节。钾离子紊乱是临床上最常见的电解质紊乱之一,且常和其他电解质紊乱同时存在。血钾>5.5 mmol/L 称为高钾血症,>7.0 mmol/L 则为严重高钾血症。麻醉术后发生高钾血症时应及时抢救处理,否则可能导致心跳停止。

(一)病因

1.补钾过多或过快

腹部外科手术后患者经过术前数天或更长时间的禁食,均需要进行补钾。若补钾量过多,大大超过肾脏排钾的能力,或者出现肾衰竭、肾排钾减少而未相应调整补钾治疗计划,均可导致高钾血症。虽然补钾量没有过多,但补给时浓度过高或速度过快,也可以造成急性血钾增高。

2.酸中毒

急性代谢性或呼吸性酸中毒时,一方面 Na^+/K^+-ATP 酶活性降低,细胞外钾离子向细胞内转运减少,另一方面通过 H^+-K^+ 交换机制而使钾离子从细胞内向细胞外转移,均导致血钾增高。酸中毒若同时伴有肾功能障碍,则更易引起血钾增高。糖尿病酮症酸中毒者也常伴有高钾血症,这与糖尿病患者体内胰岛素缺乏和高渗状态有关。

3.组织细胞损伤

严重创伤、大面积烧伤等患者,组织细胞缺氧、组织坏死或细胞破坏,细胞内钾大量释出,均可引起高钾血症。溶血患者可因大量红细胞崩解而释出大量钾离子。各种休克状态、细胞缺氧、ATP 生成不足、Na^+/K^+-ATP 酶功能障碍,可使细胞外钾离子增多而引起高钾血症,同时休克状态往往伴有肾功能障碍而排钾减少。

4.肾衰竭

急性肾衰竭少尿期,由于钾的排泄急剧减少,血钾也可逐渐增高。因严重创伤、感染性休克、挤压综合征等所致的急性肾衰竭者,血钾更易增高,甚至引起心搏骤停。肾移植者,早期可因移植肾尚无排钾功能或因排斥反应导致少尿,可出现高钾血症。

5.其他

大量快速输入库血时也可发生高血钾。

(二)临床表现

1.对心脏的影响

高血钾可使心肌兴奋性、传导性、自律性和收缩性降低或消失,心脏可停搏于舒张期。当血钾浓度>5.5 mmol/L 时,由于心肌细胞静息电位减小,去极速度和幅度也减小,而复极加速,心肌不应期缩短,临床上心电图表现为高尖 T 波和 Q-T 间期缩短;当血钾浓度>6.5 mmol/L时,由于传导性降低,可使 QRS 波群增宽,此时 Q-T 间期相应延长,ST 段压低;当血钾浓度>7 mmol/L时,P 波变平坦,P-R 间期延长;当血钾浓度>8.5 mmol/L 时,心房肌电活动被抑制,P 波消失。继续增高则可出现各种恶性室性心律失常,如室性心动过速、心室扑动、心室颤动甚至心脏停搏。另外在严重低钠血症、低钙血症或酸中毒时,血钾上升达到 6 mmol/L 时即可能引起致命的心律失常或心搏骤停。

2.神经肌肉系统症状

神经肌肉系统症状主要有乏力、反应迟钝、下肢腱反射减弱或消失,甚至软瘫。

3.消化道症状

消化道症状主要有恶心、呕吐及腹痛等。

(三)治疗及护理

高钾血症应视为危急状态,临床上应以预防为主,出现高钾血症时应及时积极治疗处理,以免产生严重后果。

1.严密监测

同低钾血症。

2.预防

注意有高钾血症倾向者,例如大面积烧伤、严重创伤或挤压综合征早期,以及急性肾衰竭少尿期等,应禁止补钾和禁用保钾利尿药;有急性代谢性或呼吸性酸中毒者应慎重补钾。

3.去除病因

立即停止钾的摄入。当血钾过高(>6 mmol/L),心电图有改变时,需采用紧急治疗措施。

(1)拮抗钾的生理作用:应用最广泛的是钙剂,用 5% 氯化钙或 10% 葡萄糖酸钙 10~20 mL静脉注射,必要时可重复使用。钙剂在几分钟内可发挥作用,但持续时间仅为 30 min。

(2)5% 碳酸氢钠静脉滴注:常用剂量 200 mL 左右,滴注后 30 min 开始起效,持续约数小时,对代谢性酸中毒合并高血钾患者更有效。

(3)促进钾向细胞内转移:临床常用 25%~50% 葡萄糖溶液 50~100 mL 加入胰岛素10 U静脉滴注,30 min 输完,可迅速降低血钾。高渗盐水具有对抗高血钾毒性作用,对伴有低钠性脱水患者效果较好,可使细胞外液增加而降低血钾浓度。

4.高钾血症所致心律失常的处理

降低血钾是治疗高钾血症所致心律失常的前提条件。心动过缓和传导阻滞者,在血钾浓度降低到正常后会得到缓解或恢复正常,同时可给予适量阿托品或多巴胺,必要时给予小剂量肾上腺素。室性早搏或室性心动过速者,可给予利多卡因治疗,发生心室颤动时应立即进行非同步直流电除颤,并按心肺脑复苏要求处理。

(牛丽娜)

第九节　麻醉复苏室监测技术

手术后由于麻醉药、肌松药的神经阻滞作用尚未完全消失，常易发生低血压、心律失常、呕吐，误吸、缺氧等并发症，导致心血管功能与呼吸功能紊乱。因此，在麻醉复苏室内应对患者进行严密的监测，及时发现病情变化，并给予有效的支持治疗，提高手术麻醉后患者的安全性。麻醉复苏室常用的监测技术包括心电监测、脉搏血氧饱和度监测、血压监测、中心静脉压监测、呼气末二氧化碳监测以及脑电双频指数监测。

一、心电监测

心电监测是通过监护仪显示屏连续观察患者心电活动的一种无创监测方法，提供可靠的有价值的心电活动指标，并指导实时处理。

（一）监测目的

对术后患者进行动态心电图观察，及时发现心电改变和心律失常，在病情观察和临床治疗中发挥着积极作用。

（二）适应证

术后患者的常规监测项目。

（三）监测方法及原理

通常采用简化的心电图导联来代替标准体表心电图的导联系统。将四个肢体导联电极分别移动到胸前壁的四个角落，采用粘贴式纽扣电极片代替标准的银氯化物电极夹。通过导联线直接将与患者皮肤接触电极的心电信号引入监护仪内，显示心电波形及心率。监护仪具有显示、打印和记录功能，有设置报警功能，有图像冻结功能，有趋势记录功能，有分析诊断功能。标准导联亦称双极肢体导联，反映两个肢体之间的电位差。

（四）临床意义

心电监护只是为了监测心率、心律的变化。若需分析 ST 段异常或更详细地观察心电图变化，应作常规导联心电图。

（1）心率的观察：正常成人在安静状态下心率为 60～100 次/分钟。心率增快常见于发热、缺氧、呼吸窘迫、血容量不足、心力衰竭、疼痛刺激、躁动不安等；心率减慢常见于颅内压增高、电解质紊乱等。

（2）及时发现，识别心律失常。

（3）及时发现心肌缺血或心肌梗死。

（4）监测电解质的改变。

（5）观察起搏器的功能。

二、脉搏血氧饱和度监测

血氧饱和度是血液中氧合血红蛋白（HbO_2）的容量占全部可结合的血红蛋白容量的百分比，正常值为≥95％。动脉血氧饱和度（arterial oxygen saturation，SaO_2）是采集动脉血样，运用血气分析仪测得的血氧饱和度。这种方法测量准确，但不能提供连续、实时的数据。脉搏血氧饱和度（SpO_2）监测是一种无创连续的血氧饱和度监测方法。

(一)监测目的

持续监测 SpO_2 及时发现患者出现的低氧血症,对机械通气患者呼吸模式的选择和参数的调节有指导作用。

(二)适应证

术后患者的常规监测项目。

(三)监测方法及原理

根据氧合血红蛋白与还原血红蛋白对红光和红外光吸收光谱不同的原理设计,将不同规格和形状的传感器妥善固定在毛细血管搏动部位(手指、脚趾、耳垂或前额)即能测得脉率,脉搏波形及脉搏血氧饱和度。

(四)临床意义

通过 SpO_2 监测,间接了解患者动脉血氧分压(partial pressure of oxygen,PaO_2)的高低,以便了解组织的氧供情况。

由氧解离曲线可知,在一定范围内 SpO_2 升高,PaO_2 也随之升高。$PaO_2 > 100$ mmHg 时,氧解离曲线呈平坦状,SpO_2 水平为 100%。$PaO_2 < 90$ mmHg 时,SpO_2 较敏感地反映 PaO_2 变化,特别是当 $PaO_2 < 60$ mmHg 时,氧解离曲线在陡直部位 SpO_2 下降比 PaO_2 降低更为迅速。因此持续监测 SpO_2,可早期发现低氧血症。

(五)影响因素

临床上有多种内在和外界的因素会影响 SpO_2 的准确性,出现异常时注意分析。

(1)患者活动。

(2)传感器位置。

(3)异常血红蛋白。

(4)指甲颜色。

(5)皮肤颜色(高胆红素血症)。

(6)贫血。

(7)末梢循环灌注(血压低、体温低、使用血管活性药物)差。

三、有创血压监测

血压是指血管内的血液对于单位面积血管壁的侧压力。有创血压监测是一种经动脉穿刺置管后直接测量血压的方法,能够反映每一个心动周期的血压变化情况,是术后患者血流动力学监测的常用手段。

(一)监测目的

有创血压监测是评估心血管功能最常用的方法,连续、准确、及时的监测血压,对于了解病情、指导心血管药物治疗和保障术后患者安全具有重要意义。

(二)适应证

(1)各类休克患者。

(2)心血管的大手术。

(3)需反复采取动脉血样者:呼吸机治疗者。

(4)循环不稳定需连续监测血压者:嗜铬细胞瘤手术、脑膜瘤等。

(5)无法使用无创血压监测者:四肢外伤、烧伤者。

(6)使用血管活性药物者。

(三)监测方法及原理

经动脉穿刺置管直接测压,常用的穿刺部位有桡动脉、股动脉和足背动脉。股动脉距离会阴部近,感染机会有所增加;足背动脉很表浅,较易摸到,但增加远端肢体缺血的危险;桡动脉位置表浅且相对固定,它与尺动脉在掌部组成掌深、浅动脉弓,即使桡动脉发生阻塞或栓塞也不会影响手部的血供,故为首选穿刺部位。

行桡动脉穿刺前必须测试尺动脉血流情况(改良 Allen′s 试验)。改良 Allen′s 试验的方法为:①将患者穿刺侧的前臂抬高,用双手大拇指分别触摸其桡、尺动脉的搏动;②嘱患者做 3 次握拳和松拳动作,接着用大拇指压迫阻断其桡、尺动脉的血流,直至手部颜色变白;③将前臂放平,只解除对尺动脉的压迫,观察手部颜色转红的时间。正常为<7 s,提示侧支循环良好;8~15 s 属可疑,提示动脉弓充盈延迟;>15 s 提示侧支循环障碍。一般>7 s 为改良 Allen′s 试验阳性,不宜进行桡动脉穿刺。将留置好的动脉导管与压力换能器相连,换能器将压力信号转化成电信号,放大显示在多功能监护仪上,得到压力波形,以腋中线第四肋间为零点测量收缩压、舒张压和平均动脉压。

(四)临床意义

心室收缩的中期,动脉内侧压力的最高值为收缩压(SBP),正常值为 90~139 mmHg;心室舒张末期,动脉内侧压力的最低值为舒张压(DBP),正常值为 60~89 mmHg;两者之差为脉压,正常值为 30~40 mmHg;心动周期的平均血压为平均动脉压,正常值为 60~100 mmHg,有创监测与无创监测的血压值之间存在一定的差异,一般认为有创测压的收缩压比无创法高出 5~20 mmHg,不同部位的动脉存在压差,从主动脉到远心端的周围动脉,收缩压依次升高,而舒张压逐渐降低。

(1)血压高于正常,常提示高血压、容量负荷过重,疼痛刺激等。

(2)血压低于正常,常提示血容量不足、休克、心衰竭等。

(3)脉压增大常见于主动脉瓣关闭不全、主动脉硬化等。

(4)脉压减小常见于主动脉瓣狭窄,休克、心衰竭等。

(5)平均动脉压是反映脏器组织灌注情况的指标之一。

(五)影响因素

有创压力监测的结果是否有价值,取决于测量结果准确与否。以下因素会影响有创压力监测的准确性,在临床应用中要加以注意。

1.测压管路的参数

以质地较硬、长度为 60~120 cm,直径>0.3 cm 的测压管路为宜,以防压力衰减。

2.测压系统的阻力

压力换能器和放大器的频率应为 0~100 Hz,测压系统的谐频率和阻尼系数为 0.5~0.7。阻尼过高使收缩压读数增加,同时使舒张压读数降低,而平均动脉压变化较小。仪器需定时检修和校对,确保测压准确性和可靠性。

3.测压管路的状态

必须排尽测压管路中的空气,不能有任何气泡存在。保持测压管路的通畅,防止凝血的发生。确保测压管路各个接头处连接紧密。妥善固定管路,防止管路打折。

4.压力换能器的校零

测压时,应将压力换能器置于腋中线第四肋间水平处,让换能器与大气相通归零,使压力基线定位于零点即可。压力换能器的位置过低或过高均可造成测量值的偏差。当患者体位改变时应及时校零。

(六)并发症

1.感染

操作过程无菌不严格,消毒不彻底,置管时间长等因素可导致感染。留置动脉导管、更换敷贴时应严格遵守无菌技术原则;每天更换冲管液,密切观察穿刺部位有无红肿;动脉导管留置时间不超过 72 h,如需继续监测有创动脉血压应重新置管。

2.血栓形成与动脉栓塞

置管时间长,冲管不当、多次穿刺造成血管内膜损伤等因素可导致血栓形成。建议超声引导下留置动脉导管,减少动脉损伤;冲管液给予加压包加压,定期评估加压包压力,维持压力在 300 mmHg,保持管道的通畅;当导管内发生凝血时,应立即抽出血凝块,千万不可用力推注,以免造成血栓栓塞。

3.出血与血肿

患者凝血功能障碍、穿刺损伤动脉、动脉导管脱出及测压管路连接不紧密等因素可导致出血和血肿形成。穿刺前应检查患者的凝血功能状况,评估置管的危险因素;建议超声引导下留置动脉导管,减少动脉血管损伤;怀疑动脉血管壁穿透时,穿刺成功后局部压迫 3~5 min,若穿刺失败应按压穿刺处 5~15 min,防止形成血肿;妥善固定动脉导管,防止导管脱出;确保整个监测系统的封闭状态,防止导管之间分离引起出血。

4.动脉空气栓塞

操作时空气进入动脉内所致。换能器及测压管路内的空气要排尽;推荐使用袋装冲管液加压冲管;在采集血气标本时,应特别注意排尽接头处的空气,防止空气进入动脉内。

5.远端肢体缺血

Allen's 试验结果阳性者应避免桡动脉穿刺置管。严密观察穿刺侧远端肢体的皮肤颜色、温度、血液循环情况,如发现皮肤颜色苍白、温度降低、感觉麻木等缺血征象应立即拔出导管。固定置管肢体时。切勿行环形包扎或包扎过紧。适当予以抬高,促进局部血液循环。

四、中心静脉压监测

中心静脉压(central venous pressure,CVP)是指上、下腔静脉进入右心房的压力,正常值为 5~12 cmH$_2$O。它受右心泵血功能、循环血容量及体循环静脉系统血管紧张度 3 个因素影响,是临床观察血流动力学的主要指标之一。

(一)监测目的

测定 CVP 对了解有效循环血容量和右心功能有重要意义。CVP 不能直接反映患者的血容量、连续观察其数值变化,以监测血容量的动态改变。

(二)适应证

(1)心功能不全。

(2)需要大量补液、输血者。

(3)行大手术的危重患者。

（4）各类重症休克、脱水、失血和容量不足。

（三）监测方法及原理

经锁骨下静脉、颈内静脉穿刺置管至上腔静脉，或经股静脉穿刺置管至下腔静脉，将留置的导管或导管的主管与压力换能器相连，换能器将压力信号转化成电信号，放大显示在多功能监护仪上，得到压力波形，以腋中线第四肋间为零点测量中心静脉压。

（四）影响因素

有创血压监测当中阐述的测压管路的参数、测压系统的阻尼、测压管路的状态及压力换能器的校零等问题同样会影响 CVP 测量的准确性。此外，CVP 常常还受到下列因素的影响如下。

1.病理因素

CVP 升高见于心力衰竭、心包填塞、缩窄性心包炎、肺梗死、支气管痉挛、输血补液过量、纵隔压迫、张力性气胸慢性肺部疾患、腹内压增高等各种疾病。CVP 降低见于失血和脱水引起的低血容量、周围血管扩张，如失血性和过敏性休克等。

2.神经体液因素

交感神经兴奋、儿茶酚胺、抗利尿激素等分泌增加，血管张力增加，CVP 升高。反之，某些扩血管活性物质使血管张力减小，导致血容量相对不足，CVP 降低。

3.药物因素

快速补液、应用去甲肾上腺素等血管收缩药时，CVP 明显升高。应用扩血管药或心功能不全的患者应用洋地黄等强心药后，CVP 下降。

4.其他因素

患者缺氧、挣扎和躁动，机械通气时胸膜腔内压增加，腹腔手术等均使 CVP 升高。麻醉过深或椎管内麻醉时血管扩张，CVP 降低。

（五）并发症

1.感染

感染是 CVP 监测的常见并发症。导管相关血流感染（Catheter Related Blood Stream Infection，CRBSI）是指带有血管内导管或者拔除血管内导管 48 h 内的患者出现菌血症或真菌血症，至少一次外周静脉血培养细菌或真菌阳性，并伴有发热（>38 ℃），寒战或低血压等感染表现，除血管导管外没有其他明确的感染源。CRBSI 的集束化预防策略包括：①正确的手部卫生；②留置导管时使用最大化无菌屏障；③选用合适的皮肤消毒剂，推荐使用 2％氯己定溶液；④选择理想的置管部位，优先选择锁骨下静脉；⑤每日评估是否有保留导管的必要性，尽早拔除不必要的导管。紧急置管时未保证严格无菌操作，导管留置不宜超过 48 h。

2.血栓形成和栓塞

导管引起的血栓形成在临床上很常见，其发生率与导管置留的时间及穿刺的部位有关。有研究表明，锁骨下静脉穿刺置管有较低的血栓形成风险。

3.气胸

锁骨下静脉穿刺置管发生气胸的风险较高。胸膜圆顶突起超过第一肋水平以上 1 cm，此处与锁骨下静脉和颈内静脉交界处仅相距 5 mm，穿刺过深或穿刺针与皮肤夹角太大均易损伤胸膜。所以操作时要倍加小心，有怀疑时听诊双肺呼吸音，早期发现并及时给予胸腔闭式引流。

4.出血和血肿

颈内静脉穿刺时易穿破颈动脉,凝血机制不好或肝素化后的患者易在颈部形成血肿。较大血肿可压迫气管,造成呼吸困难。

一旦发生血肿,应作局部压迫,不要急于再穿刺。锁骨下静脉穿刺易误穿锁骨下动脉,不易压迫止血,可形成纵隔血肿。所以需按解剖关系准确定位,推荐在超声引导下进行中心静脉穿刺,避免损伤动脉引发意外。

5.心律失常

导管插入过深时,对心肌造成机械性刺激可诱发心律失常。操作过程应持续监测 ECG,避免导丝或导管插入过深,发生心律失常时可将导管退出 $1\sim2$ cm。

6.空气栓塞

中心静脉在吸气时可能形成负压,穿刺过程中、更换输液器时、测压管路没有连接好时易造成空气进入静脉。因此操作过程中应注意关闭导管夹封闭静脉导管,换能器及测压管路内的空气要排尽,推荐使用袋装冲管液加压冲管。

五、呼气末二氧化碳监测

呼气末二氧化碳分压(Partial pressure of end-tidal carbon dioxide,$PETCO_2$)是呼气终末气体中所含的二氧化碳分压,正常值为 $35\sim45$ mmHg。由于 CO_2 的弥散能力强,并且呼气末气体常为肺泡气,在无明显心肺疾患且 V/Q 比值正常时,$PETCO_2$ 可反映 $PaCO_2$(动脉血二氧化碳分压)。

(一)监测目的

临床上通过监测 $PETCO_2$ 反映 $PaCO_2$ 的变化,以监测患者的通气功能。$PETCO_2$ 还可以反映患者的代谢和循环状态。

(二)适应证

(1)麻醉机和呼吸机的安全应用。

(2)各类呼吸功能不全。

(3)心肺复苏。

(4)严重休克。

(5)心力衰竭和肺梗死。

(6)确定气管插管的位置。

(三)监测方法及原理

CO_2 能吸收波长为 4 260 nm 的红外线,让红外光通过检测气样时,光线的衰减与 CO_2 浓度呈相关性。最常用的 $PETCO_2$ 监测就是根据红外线吸收光谱原理设计的,能测出 CO_2 波形及 $PETCO_2$ 具有无创、简便、反应快等特点。

根据检测气样的采样方法分为旁流型和主流型。旁流型采样是在气管导管末端,通过一个连接头使一细长的导管持续地收集呼出气体小样,将其传送至测试室用于分析。该方法最大的问题是水和黏液的凝聚,会引起细管的阻塞而影响气体的采样。主流型采样是在气管导管末端接一个特殊的气体适配器,让呼出气体直接经过适配器来进行测量。该方法识别反应快,气道内分泌物或水蒸气对监测效果影响小,但适配器重量较大,增加额外无效腔量(大约 20 mL)。仪器使用前需按要求进行预热和校正。

(四)临床意义

1.PETCO₂过高

主要是肺泡通气不足或输入肺泡的 CO_2 增多所致,常见于患者通气不足、体温过高、输注大量 $NaHCO_2$ 等情况。

2.PETCO₂过低

主要是肺泡通气过度或输入肺泡的 CO_2 减少所致,常见于患者通气过度、体温过低、低心排出量、肺动脉栓塞等情况。

3.无 CO_2 波形

提示气管导管误入食管、呼吸回路异常、心搏骤停等情况。

六、BIS 监测

脑电双频指数(bispectral index,BIS)是指对脑电图的功率和频率进行标准化和数字化处理得到的综合指数,范围为 0~100。

(一)监测目的

BIS 是以脑电来判断患者麻醉深度、镇静水平和大脑的清醒程度,指导临床麻醉药物镇静药物的使用,避免用药不足或过量导致不良后果的发生,确保患者的安全。

(二)适应证

(1)手术中患者麻醉深度的评价。

(2)患者镇静程度的评价。

(3)脑损伤程度及预后的评价。

(4)脑死亡、心肺复苏后脑功能及预后的评价。

(三)监测方法及原理

使用专用的 4 极组 BIS 监测电极,电极放置位置为:1 号电极置于前额正中心(鼻根向上 5 cm),4 号电极置于任一侧眉毛上部,2 号电极置于 1 号、4 号电极之间,3 号电极置于同侧太阳穴(眼角与发际之间)。电极放置好以后紧压 5 s,确保电极和皮肤紧密接触。连接电极传感器与 BIS 监护仪,所有的电极状态均为绿色后显示 BIS 数值及波形。其工作原理是测定脑电图的线性成分(频率和功率),然后分析成分波之间的非线性关系(位相和谐波),把能代表不同镇静水平的各种脑电信号挑选出来,进行标准化和数字化处理,最后转化为一种简单的量化指标。

(四)临床意义

BIS 值范围为 0~100;0 代表完全无脑电活动状态;0~40 提示大脑被过度抑制,意识丧失;40~65 为麻醉状态;65~85 为镇静状态;85~100 时,随着 BIS 值的升高,患者逐渐进入清醒状态;100 代表完全清醒。BIS 监测在很大程度上弥补了主观评估的缺陷,可以对患者的镇静程度进行客观、实时的监测,避免给患者实施外部刺激。但 BIS 值会受到一些混杂因素的影响,如低血糖、低体温、肌电活动、脑缺血、年龄等的干扰,如能排除干扰因素,BIS 监测将在临床拥有更加广泛的应用前景。

(牛丽娜)

第十节　麻醉复苏室护理操作技术

当患者出现紧急并发症时,医护人员除了能及时准确地给予病情评估之外,还必须有较强的操作技能,能够为患者提供快速有效的急救措施。因此,麻醉复苏室的医护人员要加强对专科操作技术及急救护理技术的学习,从容应对各种紧急情况的发生,确保患者的生命安全。

一、氧疗技术

氧疗(oxygen therapy)是指利用各种方法将高于空气中氧浓度或压力的氧气输送给人体,用以提高人体氧输送(delivery of oxygen,DO,),纠正组织缺氧的一种治疗方法。

(一)目的

缺氧可导致组织的代谢紊乱、功能障碍和细胞损害,并引起相应的临床表现。实施氧疗的目的就是纠正机体缺氧,提高动脉血氧分压,改善组织氧供,促进机体功能恢复。

(二)适应证

(1)低氧血症。

(2)在急性状况下,高度怀疑缺氧。

(3)严重外伤。

(4)急性心肌梗死。

(5)短期治疗(如麻醉复苏期)。

(三)给氧方法

麻醉复苏室常用的给氧方法包括鼻导管或鼻塞给氧、各种面罩给氧以及呼吸机给氧。

1.鼻导管或鼻塞给氧

这是临床上常用的方法,操作简便易行、经济、耐受性好。该方法吸入氧浓度不恒定,可受患者呼吸深度和频率的影响。给氧流量不宜过大,否则易产生局部刺激性及鼻黏膜干燥,患者不易接受。

2.面罩给氧

(1)普通面罩:氧气与面罩相连接,氧流量应在 6 L/min 以上,以确保将呼出的 CO_2 冲出,防止 CO_2 的重复吸入。面罩可储存患者每次呼吸之间的氧气,呼出气体主要经面罩的侧孔排出。患者吸气时,若氧流量无法满足其最大吸气峰流速的需要,周围空气即由侧孔进入,导致吸入氧浓度下降,普通面罩所能提供的氧气浓度一般为 35%～55%。

(2)部分重复呼吸面罩和无重复呼吸面罩:在普通面罩的基础上增加一个储氧袋就形成了部分重复呼吸面罩,所提供的氧气浓度可增至 60% 左右。患者呼气时部分先呼出的气体与氧气一起进入储氧袋,储氧袋内压力增高后呼出的气体才经侧孔排出,因此患者会重复吸入部分呼出气体。在面罩和储氧袋连接处以及侧孔处加装单向活瓣就形成了无重复呼吸面罩,患者呼出气体无法进入储氧袋,周围空气也无法经侧孔进入面罩,所提供的氧气浓度可达 60%～100%。使用部分重复呼吸面罩和无重复呼吸面罩时氧流量均应在 6 L/min 以上。

(3)文丘里(Venturi)面罩:一种以文丘里效应为技术基础的给氧面罩,文丘里效应即氧气通过射流孔后形成高速气流,使开孔周围形成负压,形成高流量的空氧混合气流。该气流一般能超过患者的最大吸气流量,从而达到稳定的吸入氧浓度。文丘里面罩提供的吸入氧浓度氧与氧流量,射流孔径及空气人口口径相关。临床常用的氧流量表最大输出量是 15 L/min,因此其提供的吸入氧浓度最高为 50%,它适用于需要精准控制吸入氧浓度且无重复呼吸的患者(如 COPD 患者)。

3.呼吸机给氧

麻醉复苏室中呼吸机常通过喉罩、气管插管或气管切开管为患者输送氧气,氧浓度可调控范围为 21%～100%。呼吸机应用的是对高压空气和氧气按精确比例混合的空氧混合器,不仅能提供浓度精确的氧气,还可提供一定的气道压力,利于开放萎陷的气道或肺泡,改善患者的通气血流比值,纠正缺氧。

(四)注意事项

(1)保持呼吸道通畅是有效氧疗的前提条件。

(2)根据患者病情选择合适的给氧方法和吸入氧浓度。

(3)供氧装置均应专人使用,按照要求更换,预防感染的发生。

(4)安全用氧,做好四防。

(5)密切观察氧疗效果,根据病情及时调整吸入氧浓度,避免不良反应的发生。氧疗的常见不良反应如下。

1)氧中毒:长时间吸高浓度氧可产生氧的毒性作用,主要影响呼吸与神经系统,出现恶心、烦躁不安、咳嗽、胸痛、呼吸困难等症状。现在一般认为氧浓度＞50%为高浓度氧,需要强调的是吸入高浓度氧,只要未出现高动脉血氧分压(PaO_2)则没有较大损害。因此氧中毒主要取决于患者的 PaO_2 及暴露于高浓度氧的时间。在保证患者组织足够氧供的前提下,尽可能避免 PaO_2 过高。在氧疗过程中常做动脉血气分析,动态观察氧疗的效果,避免长时间高浓度氧疗,严防氧中毒的发生。

2)吸收性肺不张:呼吸空气时,肺内含有大量不被血液吸收的氮气。吸入高浓度氧气后,肺泡内氮气被氧气置换,氧气易被血液吸收而发生肺泡萎陷,形成吸收性肺不张。

这种现象,在通气/血流比值低的肺单位中更易发生,主要表现为胸闷、气急、呼吸困难、发绀等症状。根据病情及时调整吸入氧浓度,鼓励患者咳嗽、深呼吸,给予翻身拍背,促进排痰,可减少吸入性肺不张的发生。

3)呼吸道分泌物干燥:氧气是一种干燥气体。吸入后可导致呼吸道黏膜干燥,破坏呼吸道的防御功能。根据患者情况选择合适的气道湿化方式,利于分泌物引流,保持呼吸道通畅。

4)晶状体后纤维组织增生:仅见于新生儿,以早产儿多见。过高的 PaO_2 可引起视网膜血管收缩,视网膜后瘢痕形成,导致视网膜剥离和失明。美国小儿协会推荐,保持新生儿 PaO_2 低于 80 mmHg 是降低视网膜病变的最佳方法。

5)呼吸抑制:Ⅱ型呼吸衰竭患者由于动脉血二氧化碳分压($PaCO_2$)长期处于高水平,呼吸中枢失去了对二氧化碳的敏感性,主要依靠缺氧对周围化学感受器的刺激来调节呼吸。若这类患者吸入高浓度氧,便解除了缺氧对呼吸的刺激作用,使呼吸抑制加重,甚至呼吸停止。因此Ⅱ型呼吸衰竭患者应给予持续低浓度、低流量吸氧。

二、气管插管技术

气管插管术(endotracheal intubation)是将一种特制的气管导管,经口腔或鼻腔从声门置入气管的急救和麻醉技术。该技术是快速建立通畅稳定的人工气道,进行有效通气的最佳方法之一。气管内插管的方法有多种,大致可分三大类。经口明视插管法是临床应用最确切,最常用和最广泛的一种气管内插管方法,下面主要介绍这种插管方法。

(一)目的

(1)开放气道,保持呼吸道的通畅。

(2)改善通气,纠正缺氧。

(3)便于清除呼吸道分泌物。

(4)便于呼吸道管理及进行辅助或控制呼吸。

(5)便于气管内给药。

(二)适应证

(1)呼吸心搏骤停。

(2)呼吸衰竭。

(3)呼吸道阻塞。

(4)各种全身麻醉或静脉复合麻醉手术者。

(三)禁忌证

1.绝对禁忌证

喉水肿、急性喉炎、喉头黏膜下血肿者。

2.相对禁忌证

呼吸道不全梗阻、出血性血液病、主动脉瘤压迫气管者。

(四)插管方法

1.评估患者

对患者进行细致、全面、综合的评估。

(1)全身情况:评估患者年龄、病情和麻醉药物过敏史,特别注意呼吸频率和节律。

(2)局部情况

1)牙齿:评估患者有无松动的牙齿、活动性义齿及异常牙齿。

2)张口度:正常最大张口时,上下门齿间距介于 3.5～5.6 cm,平均为 4.5 cm(相当于 3 指宽);如果仅 2.5～3.0 cm(相当于 2 指宽),为Ⅰ度张口困难;如果为 1.2～2.0 cm(相当于 1 指宽),为Ⅱ度张口困难;如果<1 cm,为Ⅲ度张口困难。Ⅱ度以上张口困难者(如颞颌关节病变、颌面部瘢痕挛缩等)无法置入喉镜,不可能行经口明视插管法,多采用其他方法插管。

3)颈部活动度:正常人颈部能随意前屈后仰左右旋转或侧弯,从上门齿到枕骨粗隆之间划连线,取其与身体纵轴线相交的夹角,正常前屈为 165°,后仰>90°。如果后仰不足 80°提示颈部活动受限,见于颈椎病变(类风湿性关节炎、颈椎半脱位或骨折等)。此类患者可有正常的张口度,但不能充分显露声门,插管可能遇到困难,多采用其他方法插管。

4)咽喉部情况:咽腔炎性肿物、喉病变及先天性畸形等患者,可有正常的张口度和颈部活动度,但因插管径路的显露有阻挡,无法经声门作气管插管。

(3)心理状态:清醒的患者行气管插管时,评估患者有无紧张和恐惧等心理反应及对气管内插管的合作程度。

2.用物准备

给氧装置、加压面罩、简易呼吸器、插管用药、喉镜、气管导管、导管管芯、牙垫、吸引器、吸痰管、注射器、听诊器、导管固定器或胶布、气囊测压表等,必要时准备急救药物、护目镜、防护围裙等。

(1)喉镜:明视插管时供窥视咽喉区、显露声门用。其镜片一般有弯型、直型两种。临床大多使用的是弯型喉镜片,对咽喉组织刺激小,操作方便、易于显露声门和便于插管。但对于婴幼儿、会厌长而大或会厌过于宽而短的成人,使用直型喉镜片则更便于直接挑起会厌而暴露声门。

(2)气管导管:目前多采用聚氯乙烯气管导管,应备齐各种号码的气管导管,供婴幼儿儿童及成年人选用。

1)成人导管内径(ID)的选择:经口腔气管导管在男性一般需用内径为 7.5~8.0 mm 的导管,女性需用内径为 7.0~7.5 mm 的导管。

2)儿童导管内径需根据年龄和发育情况来选择,表中列出较合适的导管内径,需据此准备比其大一号和小一号的导管各一根,在喉镜下直视声门大小后,再选定内径最适合的导管用于插管。

3)6 岁以内小儿导管内径的选择已如上述,也可运用以下公式做出初步估计。

公式 1:导管的内径(mm)=(年龄+4)+4.0

公式 2:导管的内径(mm)=(16~18+年龄)+4

3.操作步骤

(1)插管前的麻醉:清醒患者可在适当镇静的状态下,给予完善的表面麻醉后插管;也可在全身麻醉药和肌松药的快速诱导下使患者意识消失、肌肉完全松弛、呼吸停止,插管较容易且无痛苦,但患者失去了维持气道的张力,有发生误吸的可能。

(2)给氧去氮:为防止患者缺氧,插管前应常规用面罩加压给氧或吸纯氧,氧进入肺泡置换出氮气,使肺的功能残气量中储备更多的氧气,可提高体内氧的储备量和氧分压,纠正潜在的低氧血症,确保患者安全。

(3)患者体位:患者取仰卧位,头略后仰,使口、咽、喉三轴线尽量重叠呈一条轴线,以充分显露声门。

(4)打开口腔:操作者立于患者的头端,将右手拇指伸入患者口腔内的下臼齿部位,握住下颌向前推并将其向上提起,可使患者的口腔充分开大,同时拨开下唇。

(5)置入喉镜:打开喉镜,左手持喉镜柄沿口角右侧置入口腔,将舌体推向左侧,使喉镜片移至正中位,此时可见到腭垂(此为显露声门的第 1 个标志);慢慢推进喉镜使其顶端抵达舌根,稍上提喉镜,可见到会厌的边缘(此为显露声门的第 2 个标志)。

(6)显露声门:使用弯喉镜,看到会厌后将镜片深入至会厌与舌根交界处,左手慢慢上提喉镜以翘起会厌而显露声门。

(7)插入导管:右手以握毛笔式姿势持气管导管,斜口端对准声门裂,紧贴喉镜的镜片,在患者吸气末(声门外展最大位)顺势将导管轻柔地插过声门而进入气管。在导管气囊过声门后,先拔出导管芯,再将导管沿弧形弯度旋转继续进入气管并缓慢送至预定的

深度,立即放置牙垫,然后退出喉镜,给气囊充气。导管插入气管内的长度,成人约为 5 cm,小儿为 2~3 cm。导管插入的长度自牙槽嵴计算起,女性导管插入长度为 20~22 cm,男性导管插入长度为 22~24 cm;小儿导管插入的长度可用公式估计:经口插管的长度(cm)=12+(年龄+2)。

(8)判断导管的位置：通过呼吸囊或呼吸机送入气体，同时做如下观察：①听诊腋窝和剑突上的肺泡呼吸音，双侧肺完全一致；②观察胸廓起伏活动，双侧均匀一致；③观察呼出气的 CO_2 参数为阳性。即可排除导管误入食管或深入支气管，判断气管导管位置正确。

(9)妥善固定：确定气管导管位置正确后方可用导管固定器固定，或用胶布以"八字法"将气管导管与牙垫一起固定于面颊。

(10)辅助呼吸：插管成功后，将呼吸机和气管导管相连，给予呼吸支持。

(11)证实气管导管位置：患者的通气和供氧得到保障后，通知放射科进行床边 X 线胸片拍摄，确定导管位置是否在隆突上 $1\sim2$ cm。

(五)注意事项

(1)对呼吸困难或呼吸停止者，插管前应先行有效人工呼吸，以免因插管费时而增加患者缺氧的时间。

(2)喉镜的着力点应始终放在喉镜片的顶端，并采用上提喉镜的手法，严禁将上门齿作为支点，利用撬的手法，否则极易撬松门齿。

(3)显露声门是气管内插管术的关键，插管时应使喉部暴露充分，视野清晰；声门显露困难时。可请助手按压喉结部位，有助于声门显露。

(4)选择合适的气管导管，送管遇阻挡可能为声门下狭窄（漏斗喉）或导管过粗所致，应更换较细的导管，切忌强行硬插管。

(5)插管动作要轻柔，操作要迅速准确，勿使缺氧时间过长引起反射性心脏、呼吸骤停。

(6)气囊充气时保证充气适量，用气囊测压表监测压力，以 $25\sim30$ cm H_2O 为宜。

(六)并发症

1.损伤

常见有口唇、舌、咽后壁、声带的损伤，出血，牙齿松动或脱落以及喉头水肿。操作者要技术熟练，动作轻柔，操作时迅速准确。初学插管者最常见的失误是以上门齿作为喉镜的支点，从而导致牙齿的缺损。应将喉镜着力点始终放在喉镜片的顶端，避免牙齿的损伤。插管困难时不应强行插入，可改用小一号的导管，避免声带的损伤。

2.误吸

由于上呼吸道的插管容易引起呕吐，导致胃内容物误吸入肺内。引起呕吐时，可用 Sellick 手法，立即在会厌处后压环状软骨，从而压闭食管入口，避免胃内容物反流和误吸入肺。

3.缺氧

插管前先行人工呼吸或吸氧，以免因插管时加重患者缺氧状态。要求操作者熟练掌握操作技术，尽量缩短插管时间，通常每次插管操作时间为 $30\sim45$ s。如果一次操作未成功，应立即给予充分地吸氧，然后方能重复上述步骤。

4.导管位置不当

由于操作不当导管误入食管内，置管过深进入右侧支气管，导致单侧肺通气。因此插管完毕后应正确判断导管位置并拍胸部 X 片确定。

5.喉痉挛

麻醉期间的疼痛刺激、不用肌松剂的情况下试图行气管插管、拔管后血液或分泌物仍存留于气道内等因素都容易诱发喉痉挛和支气管痉挛。这是气管内插管的严重并发症，可导致严重缺氧，甚至心搏骤停。可使用肌松剂或镇静剂缓解此反应，必要时立即给予环甲膜穿刺或气管切开,保持气道通畅。

三、气管插管拔管技术

手术结束后的拔管术应持谨慎态度,严格掌握拔管的适应证与禁忌证,避免拔管后窒息事故的发生。

(一)适应证

(1)患者意识清楚,生命体征平稳。

(2)肌松剂的残余作用已被满意逆转,肌力恢复正常。

(3)麻醉性镇痛药的呼吸抑制作用已消失,自主呼吸气体交换量恢复正常。

(4)气道保护性反射恢复:咽、喉、气管及隆突反射恢复。

(二)禁忌证

下列情况需等待暂不宜拔管。

(1)循环系统功能尚不稳定。

(2)麻醉仍深,自主呼吸气体交换量尚未满意恢复。

(3)气道保护性反射未恢复:咳嗽吞咽反射尚未恢复。

(4)饱胃患者:一般应继续留置气管导管直至患者完全清醒,在拔管前先安置为侧卧头低位的条件下慎重拔管,以防止呕吐误吸意外。

(5)对颌面、鼻腔手术涉及呼吸道且呼吸交换量尚不足者:应继续留置导管等待患者完全清醒、呼吸交换量满意后再予拔管,并在拔管前做好施行选择性气管造口插管术的准备。

(6)颈部甲状腺手术有可能损伤喉返神经或有气管萎陷者:拔管后有需要紧急重新插管的可能。

(7)遇到因喉痉挛将气管导管夹住而不能顺利拔出的情况时,不应用力强行拔管,应在充分给氧的基础上等待喉松弛以后再行拔管。

(三)拔管方法

(1)拔管前停用镇静剂或肌松剂。

(2)向患者做好解释工作,消除恐惧心理。

(3)对于带管时间长的患者,拔管前可给予地塞米松 0.1 mg/kg 静脉注射,以防喉头水肿。

(4)准备好物品:负压吸引器,吸痰管,吸氧装置。

(5)拔管前充分吸净存留在口鼻、咽喉部及气管内的分泌物。

(6)患者给予半卧位,拔管前充分给氧。

(7)松解胶布,抽掉气囊中的气体,轻柔拔除导管。

(8)拔管后立即给氧,嘱患者深呼吸并协助其排尽口咽部的分泌物。

(四)注意事项

(1)必须严格遵守无菌技术原则。

(2)拔管后应继续将口、鼻咽腔内的分泌物吸尽,鼓励患者咳嗽。

(3)拔管后要密切观察呼吸道是否通畅、通气量是否足够、血氧饱和度是否正常,若低于正常值应立即给予面罩吸氧,直至正常。

(4)对待插管困难患者的拔管,必须持十分谨慎的态度,因为拔管后有可能出现呼吸困难而需要再次插管时,将会遇到极大的困难。因此拔管的原则应是:患者自主呼吸完全恢复,逐步渐进,随时都能做到主动控制气道。

(五)并发症

1.喉水肿、声门下水肿

主要因导管过粗或插管动作粗暴引起。喉水肿较为常见,成人一般仅表现为声嘶、喉痛,往往2~3天可以自愈。婴幼儿的气管细、环状软骨部位呈瓶颈式缩窄,一旦发生喉水肿和声门下水肿,往往可能因窒息而致命。小儿拔管后声门下水肿,主要于拔管后30 min内出现,先为轻度喉鸣音,经2~3 h逐渐明显,并出现呼吸困难的征象,可因严重缺氧而心搏骤停。关键在于预防,措施包括选择合适尺寸的气管导管、避用带气囊的导管、插入过程遵循毫无阻力的原则,手法轻巧温柔。一旦发生喉水肿和声门下水肿,应严密观察病情变化,给予积极处理:

(1)吸氧。

(2)行雾化吸入。

(3)静脉给予激素治疗。

(4)应用抗生素以预防继发性肺部感染。

(5)患儿烦躁不安时,可酌情给予镇静治疗,使其安静以减少氧耗量。

(6)当喉水肿仍进行性加重,出现呼吸困难明显、心率增快、血压升高、大汗或发绀等症状时,应立即作气管切开术。

2.声带麻痹

插管后并发声带麻痹的原因尚不清楚,通常都是暂时性麻痹。单侧麻痹表现为声嘶;双侧麻痹表现为吸气性呼吸困难或阻塞,由松弛的声带在吸气期向中线并拢所致。

3.感染

气管炎鼻腔插管后可发生颌窦炎和咽壁脓肿。经鼻插管后出现菌血症者,较经口插管者为常见。

4.咽喉痛

咽喉痛是最常见的并发症,于头颈部手术后的发生率最高。喉头炎表现,为声嘶和咽喉痛,均为暂时性的,恢复良好,一般无须特殊处理。

四、经气管导管内吸痰

经气管导管内吸痰是人工气道患者比较普遍的一项操作,是清除气道分泌物,治疗和预防机械通气患者气道阻塞技术的重要组成部分。气道吸引程序包含患者准备、气道吸引和吸引后护理三个步骤。吸引技术包含开放式吸引和密闭式吸引两种。开放式吸引技术需断开呼吸机与人工气道的连接,密闭式吸引技术包含一个无菌辅助装置,内置式吸引管进行气道吸引,无须断开呼吸机连接。

(一)目的

清除患者气道分泌物,保持呼吸道通畅,保证有效的通气。

(二)适应证

(1)需要维持人工气道的通畅。

(2)需要清除气道内积聚的分泌物,有以下指征之一时。

1)流速-容量呼吸环有锯齿状改变或气道内有明显的大水泡音。

2)容量控制模式时气道峰压增加或压力控制模式时潮气量减少。

3)氧合和或血气分析状况的恶化。

4)气道内明显有分泌物。

5)患者没有有效的自主咳嗽能力。

6)急性呼吸窘迫。

7)怀疑胃内容物或上气道分泌物的误吸。

(3)需要获取痰液标本进行化验检查时。

（三）方法

1.评估患者

评估患者的意识、合作程度、病情、生命体征、气管导管情况、双肺呼吸音以及呼吸机参数设置。

2.用物准备

心电监护仪、吸引装置、治疗盘（吸痰包2个、生理盐水1瓶、气囊测压表、手消毒剂、弯盘）。

3.操作步骤

(1)核对医嘱,准备用物。

(2)核对患者身份,向患者解释并取得合作。评估患者。

(3)洗手、戴口罩。

(4)携用物至患者床旁,再次核对。

(5)将呼吸机的氧浓度调至100%,给予患者纯氧2 min,观察血氧饱和度的变化,以防止吸痰造成的低氧血症。整理呼吸机管路,倾倒冷凝水。

(6)检查床旁负压吸引装置,调节负压吸引压力,推荐儿童负压为80～100 mmHg,成人负压<150 mmHg。指导患者进行深呼吸和有效咳嗽。

(7)洗手,打开冲洗瓶,撕开吸痰管外包装前端,一只手戴无菌手套,铺好无菌治疗巾,将吸痰管抽出并盘绕在手中,根部与负压管相连。

(8)非无菌手断开呼吸机与气管导管,将呼吸机接头放在无菌巾上。用戴手套的一只手迅速并轻轻地沿气管导管送入吸痰管,吸痰管遇阻力略上提后加负压,边上提边旋转边吸引,避免在气管内上下提插。

(9)吸痰过程中应当观察患者痰液情况,血氧饱和度、生命体征变化情况。

(10)吸痰结束后立即接呼吸机通气,给予患者100%纯氧2 min,待血氧饱和度升至正常水平后再将氧浓度调至原来参数。

(11)吸痰毕,脱手套,冲洗负压吸引管。如需再次吸痰,应重新更换吸痰管。

(12)听诊患者双肺呼吸音,观察气管导管位置,深度,测量气囊压力。

(13)询问需要,协助患者取舒适卧位,整理床单位。

(14)处理用物。

（四）注意事项

(1)注意观察患者生命体征及呼吸机参数变化,如心律、血压、呼吸、血氧饱和度明显改变时,应立即停止吸痰,接呼吸机并纯氧吸入。

(2)遵循无菌原则,每次吸痰时均须更换吸痰管,应先吸口鼻处,再吸气管内。

（3）吸痰前整理呼吸机管路,倾倒冷凝水。

（4）掌握适宜的吸痰时机。

（5）注意吸痰管插入是否顺利,遇有阻力时应分析原因,不得粗暴操作。

（6）选择型号适宜的吸痰管:儿童和成年人使用小于气管内导管内径 50% 的吸痰管,婴儿应使用小于气管内导管内径 70% 的吸痰管。

（7）操作动作应轻柔、准确、快速,每次吸痰不超过 15 s,连续吸痰不超过 3 次,吸痰间隔予以纯氧吸入。

（五）并发症

（1）减小肺的动态顺应性和功能残气量。

（2）肺不张。

（3）缺氧、低氧血症。

（4）气管或支气管黏膜损伤。

（5）气道狭窄/气道痉挛。

（6）增加下呼吸道细菌定植。

（7）改善颅内血流灌注和增加颅内压。

（8）心血管并发症:高血压、低血压、心律失常。

五、口/鼻咽通气道的放置

在麻醉诱导期或患者昏迷等紧急情况下,患者极易舌根后坠而陷入咽腔,这是急性呼吸道阻塞最常见的原因,一般只需及时将患者的下颌向前、向上托起(Jackson 位,俗称托下颌)就可立即解除阻塞,然后插入口咽或鼻咽通气管,以谋求较长时间解除。

（一）目的

使舌根与咽后壁分隔开,从而使呼吸道恢复通畅。

（二）适应证

（1）麻醉诱导后有完全性或部分性上呼吸道梗阻和(或)需要牙垫的意识不清的患者。

（2）需要协助进行口咽部吸引的患者。

（3）需要用口咽通气道引导进行插管的患者。

（4）意识不清患者因呕吐反射减弱或颌部肌肉松弛引起的气道梗阻。

（三）禁忌证

（1）清醒或浅麻醉患者。

（2）前四颗牙齿有折断或脱落的高度危险的患者。

（四）放置方法

（1）选择合适的口咽通气道:长度以患者门齿到下颌角的距离为合适长度,宽度以能接触上颌与下颌 2~3 个牙齿为最佳。

（2）患者平卧,头后仰,使用压舌板将舌向下向前推开,口咽通气道弓背向下插入(顺插法)。

（3）另一种方法是口咽通气道弓背向上插入口中,当通气道的顶端触及硬腭的后方时将其旋转 180°向下推送至合适位置(反插法)。

（4）口咽通气道的顶端通常位于舌根与喉的后方,翼缘置于双唇间舒适的位置。

（5）在使用期间反复评估气道是否通畅并听诊双肺呼吸音是否清晰与对称。

（五）注意事项

（1）昏迷或半昏迷患者放置口咽通气道可能会因刺激而导致呕吐或喉痉挛。

（2）不正确的插入可将舌推向咽部而致进一步的气道梗死。

（3）口咽通气道太小时不能有效打开气道，太大则将阻塞气道。

（4）放置前未清除口咽部异物可能导致误吸。

（5）为避免误吸及呕吐，患者呕吐反射恢复后应立即拔管。

（六）并发症

（1）口咽部创伤。

（2）气道高反应性。

（3）气道梗阻。

六、动脉血气采集

（一）目的

通过动脉血气分析可监测有无酸碱平衡失调、缺氧和二氧化碳潴留，判断急、慢性呼吸衰竭的程度，为诊断和治疗呼吸衰竭提供可靠依据。

（二）适应证

（1）各种疾病，创伤、手术所导致的呼吸功能障碍者。

（2）呼吸衰竭的患者，使用机械辅助呼吸治疗时。

（3）抢救心、肺复苏后，对患者的继续监测。

（三）采集方法

1.操作前的评估

（1）全身情况：病情、体温、吸氧状况或呼吸机参数等。

（2）配合程度：患者神志及心理状态，沟通、理解和配合能力。如患者不能配合，则需要在他人的协助下一起进行操作。

（3）穿刺部位：评估穿刺部位的皮肤（疤痕、红肿、伤口、结节）及动脉搏动情况。理想的采血部位应是表浅易触及、穿刺方便、创伤小、侧支循环丰富处。桡动脉是最理想的选择，如果桡动脉无法穿刺，足背动脉、肱动脉、股动脉都能用于穿刺采血。有下肢静脉血栓的患者，应避免从股动脉及下肢动脉采血。

2.操作前准备

（1）患者准备：测量体温，意识清楚的患者告知操作目的和配合方法，及采血前后的注意事项。

（2）用物准备：化验单、检验标签、棉垫、快速手消毒剂、治疗盘（碘附、血气针、治疗巾、棉签、体温表、弯盘）。

3.操作步骤

（1）双人核对医嘱、化验单及标签。

（2）洗手，戴口罩。携备齐的用物至床旁，再次核对患者身份。

（3）根据患者情况选取穿刺部位（以桡动脉为例），常规消毒患者皮肤（以动脉搏动最强点为中心，直径为 5 cm）及操作者左手中指和示指。

（4）右手持血气针,在搏动最强点下 0.5～1 cm 处,穿刺针向上与皮肤之间呈 45°,逆动脉血流方向刺入,见鲜红色动脉回血后固定针头,采集到 1～2 mL 后迅速拔针,压迫穿刺部位 10～15 min。

（5）立即将针头刺入血气针针帽中,轻轻转动针筒使血与抗凝剂充分混匀。

（6）记录患者吸氧的方法,浓度、时间及体温,将标本立即送检。

（7）洗手、取口罩。签临时医嘱,记录。

（四）注意事项

（1）严格执行"三查七对"和无菌技术操作原则。

（2）凝血功能异常或使用抗凝药的患者,应适当延长压迫止血时间,并尽量避免进行股动脉穿刺,以免形成血肿。

（3）动脉血必须防止空气混入,取血后不可抽拉注射器,以免空气混入。

（4）回套采血针帽或刺入橡皮塞时应单手操作,避免针刺伤的发生,避免医源性感染,注意自身防护。

（5）填写血气分析申请单时,采血单上注明采血时间、体温,患者吸氧方法,氧浓度等,并在 30 min 内送检。

七、心肺复苏

心肺复苏(cardiopulmonary resuscitation,CPR)是针对呼吸心跳停止的急危重患者所采取的抢救关键措施,即胸外按压形成暂时的人工循环,采用人工呼吸代替自主呼吸,快速电除颤转复心室颤动,以及尽早使用血管活性药物来重新恢复自主循环的急救技术。

（一）目的

心肺复苏的目的是开放气道、重建呼吸和循环,以挽救患者生命,提高生存质量。

（二）适应证

因各种原因所造成的呼吸、循环骤停。

（三）操作步骤

（1）评估现场抢救环境的安全性。

（2）判断患者意识:呼叫患者、轻拍患者肩部,确认患者意识是否丧失。注意颈椎保护。

（3）快速检查是否有呼吸或不能正常呼吸,记时间。

（4）立即呼叫,寻求他人帮助,请医务人员备除颤仪和急救车。

（5）使患者仰卧,身体无扭曲,注意颈椎保护。解开衣扣,松裤带。

（6）判断患者颈动脉搏动,方法:术者示指和中指指尖触及患者气管正中部(相当于喉结的部位),旁开两指,至胸锁乳突肌前缘凹陷处,判断时间为 5～10 s。

（7）如无颈动脉搏动,应立即给予胸外心脏按压。

1）按压部位:胸骨体中下 1/3 交界处。

2）按压手法:一手掌根部放于按压部位,另一手平行重叠于此手背上,十指交扣离开胸壁,只以掌根部接触按压处;双臂位于患者胸骨正上方,双肘关节伸直,使肩、肘、腕在一条直线上,并与患者身体垂直,利用上身重量垂直下压;手掌根不离开患者胸部。

3）按压幅度:成人胸骨下陷至少 5 cm;婴儿和儿童按压深度至少为胸部前后径尺寸的 1/3 (婴儿约为 4 cm,儿童约为 5 cm)。

4)按压时间:放松时间＝1：1。

5)按压频率:至少 100 次/分钟。

6)每次按压应让胸廓充分回弹,以保证心脏得到充分的血液回流。

7)尽可能不中断胸外按压。

8)胸外按压:人工呼吸＝30：2。

(8)开放气道

1)如有明确的呼吸道分泌物,清理呼吸道。如有活动义齿,则取下。

2)仰头抬颏法开放气道:操作者一手置于患者前额,手掌向后下方施力,使头充分后仰;另一手示指、中指将颏部向前抬起,使耳垂与下颌角连线与地面垂直。

(9)将简易呼吸器连接氧气,氧流量 8～10 L/min。一手以"EC"法固定面罩,另一手挤压呼吸器,每次送气 400～600 mL,频率 10～12 次/分钟。

(10)操作 5 个循环(约 2 min)后,判断复苏是否有效,有效指征为:自主呼吸恢复;能触摸颈动脉搏动;瞳孔由大变小,光反射存在;面色、口唇由发绀转为红润;有眼球活动或睫毛反射。

(11)若复苏有效,记录恢复时间;如未恢复,继续上述操作,直至有条件进行高级生命支持。

(12)操作完成后将患者头偏向一侧,进入下一步的生命支持。

(四)注意事项

(1)胸外按压时要确保足够的深度及频率,尽可能不中断按压,每次胸外按压后,要让胸廓充分回弹,以保证心脏得到充分的血液回流。

(2)胸外按压时,肩、肘、腕在一条直线上,并与患者身体长轴垂直。按压时,手掌掌根部不能离开胸壁。

(3)人工呼吸时送气量不宜过大,避免过度通气。

(五)并发症

1.胸骨骨折、肋骨骨折、胸骨分离

保证按压的位置、姿势、力度、方法的准确。

2.胃胀气、吸入性肺炎

清理呼吸道分泌物,避免过度通气。

八、电除颤技术

电除颤技术是将一定强度的电流直接或经胸壁作用于心脏,使全部或大部分心肌在瞬间除极,然后心脏自律性最高的起搏点(通常是窦房结)重新主导心脏节律的方法。

(一)目的

纠正消除异位性快速心律失常,使之转复为窦性心律。

(二)适应证

(1)心室颤动。

(2)室扑。

(3)无脉性室速。

(三)操作步骤

(1)评估患者监护仪示心室颤动波,轻摇患者肩部,呼叫患者姓名,患者无反应(意识丧失），记录时间，呼救。

（2）去枕，摆正体位（四肢无扭曲），解开衣扣，松裤带，立即给予胸外心脏按压。

（3）助手推除颤仪到患者床旁，连接电源插头，评估皮肤情况（干燥、完好、未佩戴金属饰物、无起搏器植入）。

（4）将导电糊均匀涂在除颤电极上。

（5）打开除颤仪，选择非同步电除颤，遵医嘱给予合适能量，充电。

（6）充电完毕，再次确认患者仍为心室颤动心律，将除颤电极分别放于患者心尖部（左腋前线四、五肋间）和心底部（胸骨右缘二、三肋间），紧贴胸壁。

（7）操作者及其他人员身体离开病床，加压放电。

（8）观察心电监护判断除颤是否成功：若恢复窦性心律则记录时间，若心电图呈一条直线，继续给予胸外心脏按压。患者恢复窦性心律后将电极反向先置于除颤仪顶部，关闭除颤仪。

（9）擦拭干净患者胸前区皮肤上的导电糊，观察有无红肿灼伤。整理衣裤及床单位，头偏向一侧，进入下一步生命支持。

（10）拔除电源插头，清理除颤仪上导电糊，清理用物并做好抢救记录。

（11）加强巡视病房，观察患者及监护情况。

（12）除颤仪放于固定地点充电，保持功能状态。

（四）注意事项

（1）除颤电极板应避开瘢痕、伤口。

（2）充电后电极板间避免相互接触，以免不慎放电发生意外。

（3）放电时，操作者及旁人身体不得接触病床，以免电击伤。

（4）患者身体上无金属饰物。

（5）如电极板部位安放有医疗器械，除颤时电极板应远离医疗器械2～5 cm。

（6）患者右侧卧位时，STERNUM 手柄电极，置于左肩胛下区与心脏同高处；APEX 手柄电极，置于心前区。

（7）安装有起搏器的患者除颤时，电极板距起搏器至少10 cm。

（8）使用后将电极板充分清洁，及时充电备用；定期充电并检查性能。

（9）放电时，需要确保没有高浓度氧气流经患者胸廓周围，避免发生火灾。

（五）并发症

1.心律失常

大多心律失常在数分钟后可自行消失，无须特殊处理。对频发室性早搏、室早二联律和短暂室速，应遵医嘱使用抗心律失常药物。

2.皮肤灼伤

电击时电极板要与皮肤充分接触，勿留间隙，电极板均匀涂抹导电糊。

3.心肌损伤

合理选择电击能量和次数。

九、约束工具使用

（一）目的

对可能自伤或伤及他人的患者限制其身体或肢体活动，确保患者安全，保证治疗护理顺利进行。防止患儿过度活动,以利于诊疗操作顺利进行或者防止损伤肢体。

(二)适应证

高热、谵妄、躁动、昏迷等自伤或可能伤及他人的患者及患儿。

(三)方法

1.评估

(1)患者病情、意识状态、肢体活动度、约束部位皮肤色泽、温度及完整性。

(2)评估患者非约束部位的活动能力、约束部位及其皮肤情况。

(3)评估需要使用保护性约束具的种类和时间。

2.操作前准备

(1)了解患者或家属对使用保护工具的接受程度,告知其约束的重要性,取得患者及其家属同意后,签署知情同意书。

(2)约束带或大单。

3.操作步骤

(1)四肢约束法

1)暴露患者腕部并垫以棉垫(或使用带有棉垫饼可调节松紧度的改良式约束带)。

2)将保护带打成双套结套在患者腕部,稍拉紧,使之不松脱。

3)将保护带系于两侧床沿,为患者盖好盖被。

4)暴露患者踝部并垫以棉垫。

5)同法约束踝部,稍拉紧,使之不松脱。

(2)肩部约束法

1)将枕头取下横立于床头。

2)暴露患者双肩,将双侧腋下垫棉垫,大单置于患者双肩下,在腋下交叉后固定于床头,盖好被。

(3)全身约束法

1)将大单折成自患儿肩部至踝部的长度。

2)将患儿放于大单中间。

3)用靠近护士一侧的大单紧紧包裹同侧患儿的手足至对侧,自患儿腋窝下掖于身下。

4)将大单的另一侧包裹手臂及身体后,紧掖于靠护士一侧身下,盖好盖被。

5)必要时可用绷带系好。

(四)注意事项

(1)使肢体处于功能位,约束带松紧适宜,能伸进一到两只手指为原则。

(2)密切观察约束部位的皮肤情况。

(3)需较长时间约束者,每 1 小时松解约束带 1 次并活动肢体,并协助患者翻身。

(4)准确记录交接班,包括约束的原因、时间,约束带的数目,约束部位,约束皮肤状况,解除约束时间等。

(五)并发症

1.肢体瘀血的预防

(1)注意约束带的松紧。

（2）使用棉质软约束带，必要时垫衬垫。

（3）密切观察约束部位的血液循环。

2.皮肤破损的预防

（1）约束前，先检查皮肤的情况，伤口敷料有无脱落。

（2）减少皮肤摩擦，约束时注意伤口不可受压。

（牛丽娜）

第十一节　麻醉复苏室仪器使用

　　麻醉复苏室常常配备有心电监护仪、呼吸机、心肺复苏机、除颤仪等监测、生命支持类设备，正确地使用它们为术后患者提供准确地监护、安全有效的生命支持，成为每一位麻醉复苏室医务人员的必修课。本节将逐一介绍这些常用仪器的使用及维护知识。

一、心电监护仪的使用

（一）操作流程

1.评估患者

年龄，意识、局部皮肤情况、治疗情况、活动能力及合作程度，向患者解释监护的目的、方法及注意事项。

2.用物准备

监护仪 1 台，各种传感器及连接系统 1 套，治疗盘内放置电极粘贴纸 5 个、弯盘、生理盐水纱布、记录单接线板，必要时备屏风。

3.操作步骤

（1）核对患者，连接电源，打开电源开关。

（2）暴露胸前皮肤，必要时给予生理盐水纱布清洁皮肤，正确安置电极。

（3）脉搏血氧饱和度传感器的安放：临床一般采用手指、脚趾，耳垂等具有毛细血管搏动且组织厚度较薄的部位安放传感器。

（4）无创血压监测的连接：根据患者臂围大小选择合适的袖带，袖带的动脉符号对准肱动脉，袖带下缘应在肘弯上 2.5 cm，松紧度以伸进一指为准。

（5）有创压力监测换能器的安装及连接：将压力换能器与监护仪的有创压力测量模块连接，选取相应的标名。压力换能器给予冲管液排气后与患者的中心静脉导管或动脉测压管连接，正确归零后即可。

（6）仪器的设置

1）选择最佳心电监测导联，调整波幅，使心电波形清晰可辨。

2）根据患者病情合理设置无创血压重复测量时间。

3）有创压力监测设置合理标尺，使压力波形清晰可辨。

4）合理设置各种参数的报警范围。

（7）观察病情及各种参数变化，发现异常及时报告医师并做相应的处理。

(8)整理好各监护导线及床单位。

(9)洗手,记录。

(二)注意事项

(1)患肢、动静脉造瘘肢体、静脉注射侧及循环不良的肢体严禁测量血压。

(2)不要将脉搏血氧饱和度传感器放在有动脉导管,有血压袖带的肢体上;选择末梢循环良好的肢体,局部皮肤不能太厚;指(趾)甲下无血肿,指(趾)甲未涂指甲油。

(3)勿在监护仪附近使用手机和电脉冲治疗仪,以免干扰监测数字及波形。

(4)定期检查血压袖带及脉搏血氧饱和度传感器贴附位置的皮肤,定时更换位置,以免引起压疮。

(三)常见故障及排除方法

1.心电扫描基线不稳,时而上移时而下移,甚至漂出显示区域

(1)机器受潮,性能不稳定:检查仪器是否受潮,将仪器连续开机 24 h,自身排潮。

(2)电极片与人体接触不良:更换良好的电极片,清洗人体接触电极片的部位。

2.无血氧饱和度波形和数值显示

(1)探头脱离探测部位:重新安放探头。

(2)动脉受压:避免在同一侧肢体测量血压和血氧饱和度。

(3)监护室内温度太低:在气温低的环境注意保暖。

(4)如血氧饱和度波形通道无信号接收,则表示血氧饱和度模块与主机通信有问题:关机后再开机,若仍有此提示,则需要更换模块。

3.血压计充气不足,不能进行血压测量

(1)袖带与充气泵连接管脱落:检查血压计袖带是否脱落或破裂。

(2)袖带漏气:重新连接袖带,如破裂则应更换。

(四)仪器的维护

(1)使用干净柔软的棉布擦拭主机外壳,显示器表面的尘埃可用无水酒精擦拭。清洁设备前必须关闭电源,在仪器充分冷却后进行。

(2)在清洁时不要让清洁液进入各种连接线路的接插口。

(3)血压袖带定期进行清洗:袖带外套可用清水冲洗,清洗时需将气袋取出,气袋和连接管在消毒液中清洗时,要把管口封住,避免液体进入里面。

(4)推荐使用的清洁剂:稀释的肥皂水、洗涤用漂白粉、3％过氧化氢,70％酒精等,不得使用环氧乙烷进行消毒,禁止使用苯酚类的消毒剂,否则会使电缆线绝缘层加快老化,且残余物可能导致过敏反应。

(5)主机的维护保养:监护仪固定放置,避免阳光直射,确保良好的散热和通风。一般需每半年检查一次主机内滤网,及时清除上面的灰尘。

二、呼吸机的使用

呼吸机是指能改善呼吸功能、减少呼吸功能消耗和节约心脏储备能力的生命支持装备。呼吸机的主要作用是替代和改善外呼吸,解决肺的通气功能障碍。

(一)适应证

(1)任何疾病导致的通气和(或)氧合功能障碍。

(2)预防性短暂呼吸机支持,如手术麻醉的苏醒。

(二)禁忌证

无绝对禁忌证,存在下列相对禁忌证时宜谨慎使用:

(1)为气胸与纵隔气肿未行引流者。

(2)肺大泡及肺囊肿。

(3)呼吸道严重灼伤。

(4)严重肺出血。

(5)气管-食管瘘。

(三)操作流程

1.评估患者

评估患者的意识、生命体征、血氧饱和度.病情,人工气道情况、体重、动脉血气分析结果、合作程度等,确定患者是否有机械通气的指征。

2.物品准备

根据患者情况选择合适的呼吸机、呼吸管路及湿化用物(人工鼻或湿化器、湿化罐及灭菌用水),另需模拟肺、电源、空气源、氧气源、吸痰装置和用物、气囊测压表。

3.操作步骤

(1)洗手,正确连接呼吸机的电源、空气源、氧气源、呼吸回路。

(2)开机,进行仪器及呼吸回路的自检。

(3)根据医嘱和病情设置合适的通气模式、参数、报警限值及后备通气参数,观察呼吸机的工作状态。

(4)确认呼吸机工作正常后与患者气道相连,固定好管道,防止滑脱。

(5)测量患者人工气道的气囊压力,$25\sim30$ cmH_2O 为宜。

(6)若无禁忌证将患者床头抬高 $30°\sim45°$。

(7)听诊患者双肺呼吸音,观察胸廓起伏情况和呼吸机运转情况。

(8)根据患者病情及监测指标的变化调节呼吸机模式和参数。

(9)动态监测患者呼吸功能的变化,及早开始对撤机可能性进行评估。

(四)正压通气的相关并发症

1.呼吸机相关性肺损伤

呼吸机相关肺损伤指机械通气对正常肺组织的损伤或使已损伤的肺组织损伤加重,包括气压伤,容积伤、萎陷伤和生物伤。为了避免和减少呼吸机相关肺损伤的发生,机械通气应避免高潮气量和高平台压,吸气末平台压不超过 35 cmH_2O,以避免气压伤、容积伤,同时设定合适呼气末正压,以预防萎陷伤。

2.呼吸机相关性肺炎

呼吸机相关性肺炎(ventilator associated pneumonia,VAP)是指机械通气(MV)48 h 后至拔管后 48 h 内出现的肺炎。其非药物性防治策略如下。

(1)严格执行手卫生。

(2)无禁忌证将患者床头抬高 $30°\sim45°$。

(3)口咽部去污:推荐氯己定口腔护理 $2\sim4$ 次/天。

(4)维持人工气道的气囊压力于 $25\sim30$ cm H_2O。

（5）声门下吸引。

（6）每日评估患者,早期拔除气管插管。

3.呼吸机相关的膈肌功能不全

呼吸机相关的膈肌功能不全特指在长时间机械通气过程中膈肌收缩能力下降。机械通气患者尽可能保留自主呼吸,加强呼吸肌锻炼,以增加肌肉的强度和耐力,同时,加强营养支持可以增强或改善呼吸肌功能。

（五）常见报警及处理

1.气道高压报警

（1）呼吸道方面:分泌物堵塞气道、管道扭曲打折等原因所致。处理:做好气道湿化,保持气道通畅;理顺管路。

（2）患者方面:咳嗽、气道痉挛、人机对抗、呼吸系统顺应性减低等原因所致。处理:及时清理呼吸道分泌物,调整呼吸模式或给予适当镇静,治疗原发病。

（3）呼吸机方面:报警设置过低、活瓣故障等原因所致。处理:合理设置压力报警参数,机械故障时更换呼吸机。

2.气道低压报警

（1）呼吸道方面:管道脱落、管道漏气(常见于气囊充气不足,气囊破裂、喉罩密封不严时)等原因所致。处理:加强监管,保持循环管道密闭;更换气管导管;调整喉罩位置。

（2）患者方面:支气管胸膜瘘后经胸腔导管漏气、气管食管瘘经食管漏气等原因所致。处理:治疗原发病。

3.潮气量过低报警

（1）呼吸道方面:常见于导管气囊密封不严、破裂漏气、管道漏气、湿化罐漏气、导管脱出等。处理:保持呼吸回路密闭,更换导管。

（2）患者方面:常见于患者呼吸肌力量弱(SIMV、PSV 等模式时)、呼吸系统顺应性减低等。处理:加大支持力度,治疗原发病。

（3）呼吸机方面:常见于呼吸机活瓣漏气,监测失灵等。处理:做好呼吸机的保养及维护。

4.潮气量过高报警

（1）呼吸道方面:额外增加气流,如 PB 呼吸机以氧气驱动做雾化等。处理:适当上调报警线。

（2）患者方面:患者呼吸肌力量较强,见于 SIMV、PSV 等模式时过度通气;原发病控制,呼吸系统顺应性恢复等。处理:降低支持力度,适时脱机。

（3）呼吸机方面:参数设置不当、监测失灵等。处理:做好呼吸机的保养及维护,合理设置报警参数。

5.每分通气量过低报警

（1）呼吸道方面:管道系统密封不严漏气,常见于导管气囊密封不严、破裂漏气,管道漏气,湿化罐漏气,导管脱出等。处理:更换导管、呼吸回路保持循环管道密闭。

（2）患者方面:患者呼吸肌力量弱,见于 SIMV、A/C 等模式时;气道痉挛;呼吸系统顺应性减低、控制通气时,呼吸频率设置较低等。处理:加大支持力度,解除气道痉挛,治疗原发病,合理设置参数。

（3）呼吸机方面:呼吸机活瓣漏气、参数设置不当等。处理:做好呼吸机的保养及维护,合理设置报警参数。

6.每分通气量过高报警

(1)呼吸道方面:额外增加气流如气动雾化、呼吸频率浅快等。处理:适当上调报警线,加大支持,控制呼吸频率等。

(2)患者方面

原因:患者呼吸肌力量较强,见于 SIMV、A/C 等模式时,通气过度;呼吸系统顺应性恢复;控制通气时,呼吸频率设置较高等。处理:降低支持力度,适时脱机。

(3)呼吸机方面:参数设置不当等。处理:合理设置报警参数。

7.窒息报警

窒息报警见于压力支持通气时,常因疾病本身、药物(过量的镇静剂)、中枢驱动力降低,呼吸肌肉力量减弱及呼吸机触发阈值设置高等,患者自主触发时间长于预设窒息时间,呼吸机切换为控制通气。处理:治疗原发病,更换呼吸机模式,合理设置参数,合理用药。

(六)仪器的维护

(1)呼吸机外部机身及管托臂部每日用软布和含氯消毒剂擦拭。

(2)呼吸机使用完毕后,按要求进行拆卸呼气阀、流量传感器等零部件,按说明书要求彻底清洁和消毒。

(3)定期清洗机内各处滤网,滤网破损时,及时更换。

(4)及时登记使用情况,专人管理,定期检测仪器功能、定期保养。

三、输液泵的使用

输液泵(infusionpump)是指机械或电子的控制装置,通过作用于输液导管达到控制输液速度的目的。因其具有体积小、操作简单、节省人力,而且准确、定量控制给药剂量和给药均匀等特点而广泛用于临床。

(一)适应证

适用于临床静脉滴注的各种场合,特别是要求定剂量、定时间、定速度进入患者体内的药物、液体和血液等治疗。

(二)操作流程

1.评估患者

(1)全身情况:患者的意识、年龄、体重、生命体征、血液循环状况及自理能力,目前的医疗诊断和病情。患者的用药史和目前用药是否需要精准控制药液流速和流量。

(2)局部情况:注射穿刺部位皮肤和血管状态、肢体活动度、输注通路的通畅情况及有无药物配伍禁忌。

(3)心理状态:患者对治疗的态度、对疾病的认识及使用输液泵的目的、方法、注意事项及配合要点的认知程度。

2.用物准备

(1)输液泵及电源连线、固定支架、输液泵管、按医嘱配好的液体、网套、弯盘、消毒剂、棉签。

(2)在使用前,检查及调试输液泵:检查电源线是否完好,插上电源,绿色灯亮,说明该设备正常。

3.操作步骤

(1)洗手,戴口罩,核对输液卡及药物,检查药品质量及有效期,按要求配置液体。

(2)备齐用物至床旁,核对患者,解释并取得其合作。

(3)妥善固定输液泵,接通电源。

(4)检查输液泵管的质量和有效期,连接到所需液体上,确保排尽泵管内空气。

(5)打开泵门,正确安装输液泵管后关上泵门,打开止液夹。

(6)按电源开关,开机自检,根据医嘱设置输液速度和输液总量。

(7)再次核对患者和药物,将输液泵管与患者静脉通路连接,按"START"键开始输液,观察输液泵运行状态,运转正常时可见绿灯闪烁。

(8)再次核对患者和药物,记录液体泵入时间、泵入速度并签名。

(9)健康指导:协助患者取舒适的体位,询问清醒患者用药后的感受,向患者和家属告知注意事项。

(10)整理床单位,清理用物,洗手。

(11)加强巡视,观察用药反应。

(三)注意事项

(1)为保证输注药物剂量和速度的准确性,应选择与输液泵配套的输液管路;持续输液时,每24 h更换1套输液管路;避光药物应使用避光的输液泵管。

(2)正确设定输液速度及其他必需参数,及时排除报警和故障。

(3)随时查看输液泵工作状态,以确保液体持续以设定的速率输入。

(4)向患者及其家属说明使用方法及治疗目的、注意事项,防止自行调节。

(5)在使用过程中应加强巡视,观察管道连接是否紧密,穿刺部位的皮肤有无渗漏。

(四)常见报警及处理

1.空气报警

(1)气泡出现在输液器的软管中:取下输液泵管,排除气泡。

(2)药液排空:更换药液。

2.阻塞或压力报警

(1)输液泵管调节器关闭:及时打开输液调节器。

(2)输液管路打折受压:妥善放置输液管路,保持管路通畅。

(3)患者留置静脉通路问题:检查静脉通路有无回血、血栓,观察穿刺点有无渗漏。

3.泵门报警

输液泵门未关紧,打开泵门重新关好。

4.低电报警

未连接电源或电源线接触不良导致输液泵储存电池快耗尽,立即检查电源连接情况,需尽快充电。

(五)仪器的维护

1.清洁干燥

输液泵外壳用软布和含氯消毒剂擦拭,保持机器的清洁干燥。

2.电池的维护

保证首次充电完全,使用时及时充电,每月充分放电一次。

3.专人负责

输液泵由专人保管,定期由专业技术人员进行检测维修,保证速率准确。

四、微量泵的使用

微量泵是一种由微电脑精确控制小剂量静脉给药,保持药液持续、匀速泵入患者体内的注射装置。

(一)适应证

所有需静脉推注的药物;需限定时间内给予的抢救药物;需限定给药浓度的特殊药物;需限制入量时间的静脉给药。

(二)操作流程

1.评估患者

(1)全身情况:患者的意识、年龄、体重、生命体征、血液循环状况及自理能力,目前的医疗诊断和病情。患者的用药史和目前用药是否需要精准控制。

(2)局部情况:注射穿刺部位皮肤和血管状态,肢体活动度、输注通路的通畅情况及有无药物配伍禁忌。

(3)心理状态:患者对治疗的态度,对疾病的认识及对使用微量泵的目的、方法、注意事项及配合要点的认知程度。

2.用物准备

(1)微量泵及电源连线,固定支架、按医嘱配好的液体(置于注射器中)、三通、延长管、弯盘、消毒剂、棉签。

(2)在使用前,检查及调试微量泵,是否处于功能状态。

3.操作步骤

(1)洗手,戴口罩,核对输液卡及药物,检查药品质量及有效期,按要求配置液体。

(2)备齐用物至床旁,核对患者,解释并取得其合作。

(3)妥善固定微量泵,接通电源。

(4)检查三通、延长管的质量和有效期,连接到所需液体上,确保排尽空气。

(5)正确安装注射器于微量泵上。

(6)按电源开关,开机自检,根据医嘱设置注射速度和注射总量。

(7)再次核对患者和药物,将三通与患者静脉通路连接,按"START"键开始注射,观察微量泵运行状态。

(8)再次核对患者和药物,记录液体泵入时间、泵入速度并签名。

(9)健康指导:协助患者取得舒适的体位,询问清醒患者用药后的感受,向患者和家属告知注意事项。

(10)整理床单位,清理用物,洗手。

(11)加强巡视,观察用药反应。

(三)注意事项

(1)为使给药剂量准确,选择与注射泵配套的注射器。需避光的药液,应用避光注射器和避光延长管。注意药物配伍禁忌,严格检查药液,保证安全注射。

(2)正确设定注射速度及其他必需参数,及时排除报警和故障。

(3)随时查看微量泵工作状态,以确保液体持续以设定的速率输入。

(4)向患者及其家属说明使用方法及治疗目的、注意事项,防止自行调节。

(5)在使用过程中应加强巡视,观察管道连接是否紧密,穿刺部位的皮肤有无渗漏。

(6)在使用过程中要保证交流电接口干燥清洁,以免发生意外。

(7)应用微量泵注射药物时,应密切观察用药效果及反应。

(四)常见报警及处理

1.注射器安装不当报警

检查针筒固定器和推进器是否安装正确,注射器必须正确放置于微量泵,否则将导致注射器规格不被确认,仪器无法运行。

2.阻塞或压力报警

(1)三通阀关闭:及时打开三通阀。

(2)延长管打折受压:妥善放置延长管,保持管路通畅。

(3)患者留置静脉通路问题:检查静脉通路有无回血、血栓,观察穿刺点有无渗漏。

3.NEAR EMPTY 报警

注射余量接近 2 mL 时发出声光报警,提示药液将尽。按"静音"键,继续泵入,并尽快准备需要更换的药物。

4.低电报警

未连接电源或电源线接触不良导致微量泵储存电池快耗尽,立即检查电源连接情况,需尽快充电。

(五)仪器的维护

1.清洁干燥

微量泵外壳用软布和含氯消毒剂擦拭,保持机器的清洁干燥。

2.电池的维护

保证首次充电完全,使用时及时充电,每月充分放电一次。

3.专人负责

微量泵由专人保管,定期由专业技术人员进行检测维修,保证速率准确。

五、复/降温机的使用

医用控温毯是通过控制设备内循环液体的温度,对人体进行体外物理升温和(或)降温,达到辅助调节人体温度目的的设备。其工作原理是:在主机供水口与回水口上接上内有循环管路的毯子,中央控制器通过人体温度控制反馈对压缩机、风扇、水泵等进行实时控制,即可实现毯子的循环水制冷、制热的温度控制,循环水与患者发生热量交换,达到控制体温目的。临床上控温毯采取在躯干下放置毯子和在躯干或四肢覆盖毯子两种不同热传导方式进行温度控制。按控温目的可以将控温毯分为:单冷型、单热型、冷热型。

(一)适应证

(1)高热患者物理降温。

(2)低温患者物理复温。

(3)需要保持体温的患者。

(4)亚低温治疗。

（二）操作流程

1. 评估患者

评估患者的体温、生命体征及皮肤情况，做好解释取得配合。

2. 用物准备

备好控温毯主机、体毯、头帽、温度传感器、电源线、体温计、中单等用物，检查控温毯机器的完好性；从注水口注入蒸馏水至要求水位刻度。

3. 操作步骤

（1）核对患者，将机器安放在其床边，四个侧面应与墙壁或其他物体保持 10 cm 以上，保证通风良好。

（2）将毯面平铺于患者身下（肩部到臀部）或覆盖在躯体上，用连接管将主机接头与毯面相应部位连接好。

（3）将温度传感器插头端插入主机侧板的传感器插口，并将传感器的另一端置于患者腋下和鼻咽部。

（4）接上电源后，打开电源开关。

（5）根据患者情况、医师的治疗目标，设定水温，预期体温等各类参数。

（6）妥善固定连接管，保持管路通畅。

（7）密切观察患者意识、生命体征、心率，末梢循环及皮肤情况。

（8）做好相关记录，并进行详细交班。

（三）注意事项

（1）保持病房温湿度适宜，床单位清洁干燥。

（2）密切观察患者意识、生命体征、心率、末梢循环等方面的病情变化，评价控温效果。

（3）做好患者的皮肤护理，预防烫伤、冻伤及压疮的发生。

（4）使用过程中观察仪器是否运转正常，确保水槽水量足够、连接管通畅无漏水、体温探头与患者接触紧密。

（5）尽量避免与强电磁干扰设备一起使用。

（6）控温毯使用或闲置一个月后，请将水箱中的水排尽，重新按要求加入纯净水或蒸馏水。

（7）按照说明书要求对控温毯进行定期维护和保养。

（四）并发症

1. 寒战

观察患者是否有寒战，当出现寒战时可提高毯温，如寒战严重可加用冬眠药物，防止肌肉收缩影响降温效果。

2. 皮肤相关并发症

主要包括烫伤（升温时）、冻伤与压疮（降温时）。使用控温毯过程中，毯面必须保持平整，严防折叠或皱褶，每 1 h 翻身检查局部皮肤情况，翻身时枕头应置于毯下，以免减少控温毯接触皮肤面积而影响控温效果。使用控温毯降温时，由于温差大，易产生冷凝水，引起床单衣物潮湿时应及时更换。使用冰帽时，双耳、枕后及后颈部应垫上干毛巾或棉布，以免发生冻伤。

六、心肺复苏机的使用

心肺复苏机是一类以机械代替人力实施人工呼吸（机械通气）和胸外按压等基础生命支持

操作的设备。2010年发布的心肺复苏(CPR)指南中强力推荐快而深的胸部按压,稳定、有效的胸外心脏按压是保证心肺复苏成功必不可少的措施。但恒定有效的胸外心脏按压由人工很难完成,心肺复苏机可提供高水平无间断的人工循环和通气支持,大大地提高了CPR的成功率。心肺复苏机操作方便,快捷,适用于所有的医疗急救系统和医院中。

(一)适应证

对心搏骤停和呼吸骤停的患者进行紧急抢救。

(二)禁忌证

婴幼儿或胸骨骨折者禁用。

(三)操作流程

(1)评估现场抢救环境的安全性。

(2)判断患者意识:呼叫患者、轻拍患者肩部,确认患者意识丧失。

(3)快速检查是否有呼吸或不能正常呼吸,记时间。

(4)立即呼救,寻求他人帮助,备心肺复苏机、除颤仪和急救车。

(5)使患者仰卧,身体无扭曲,注意颈椎保护。解开衣扣,松裤带。

(6)判断患者颈动脉搏动,方法:术者示指和中指指尖触及患者气管正中部(相当于喉结的部位),旁开两指至胸锁乳突肌前缘凹陷处,判断时间为5～10 s。

(7)如无颈动脉搏动,应立即给予徒手心肺复苏。

(8)心肺复苏机准备好后,迅速将患者仰卧安置在复苏板上,调整胸部压缩器,使其中心点贴准患者胸骨中下1/3处;将呼吸管经面罩或人工气道与患者连接(有条件的给予呼吸机辅助呼吸),根据患者情况调节按压深度及呼吸参数。此过程要迅速,尽量减少按压中断的时间。放置妥当后立即打开控制开关,给予持续有效的心脏按压与呼吸。

(9)密切观察患者意识、瞳孔、生命体征变化。

(10)患者恢复自主心律、呼吸后关闭所有控制键,撤去心肺复苏机,整理患者床单位。

(11)清理用物,洗手并做好抢救记录。

(12)加强巡视病房,观察患者及监护情况。

(13)心肺复苏机放于固定地点,保持功能状态。

(四)注意事项

(1)尽量减少按压中断的时间。

(2)在心肺复苏机工作时,须留人在患者床旁密切关注仪器的工作状态,确保患者的安全。

(3)密切观察患者意识、瞳孔、生命体征的变化。

(4)根据需要,可以在按压同时对患者进行给药等高级生命支持。

(五)并发症

1. 消化道胀气

保持呼吸道通畅,选择适合的通气量,避免过度通气。

2. 机械性损伤

肋骨、胸骨骨折保证按压位置的准确、设置合适的按压深度、力度,避免机械性损伤。

(六)仪器的维护

(1)保持仪器干燥清洁,用软布和含氯消毒液擦拭仪器表面,不要让液体进入机壳。

(2)心肺复苏机分为电动式和气动式2种,电动式心肺复苏机按要求做好电池的维护。

(3)定期行功能检测,保证仪器处于功能状态。

(4)及时登记使用情况,专人管理,定期送检。

七、除颤仪的使用

除颤仪(defibrillator)是应用电击来抢救和治疗心律失常的一种医疗电子设备。根据除颤波形的不同,现代除颤仪分为两种类型,即单向型和双向型。单向波是指半个正弦波,双向波是指完整的正弦波。

双向波所需能量小,对心肌的损伤小。治疗模式包括非同步电复律(又称为心脏电除颤)和同步电复律。

(一)适应证

1.非同步电复律

心室颤动,心室扑动及无脉性室速。

2.同步电复律

心房扑动、心房颤动、室上性心动过速、室性心动过速等。

(二)禁忌证

(1)缓慢心律失常,包括病态窦房结综合征。

(2)洋地黄过量引起的心律失常,除心室颤动外。

(3)伴有高度或完全性传导阻滞的房颤、房扑、房速。

(4)严重的低钾血症暂不宜做电复律。

(5)左房巨大,心房颤动持续一年以上,长期心室率不快者。

(三)操作流程

1.评估患者

(1)全身情况:应重点评估患者的生命体征、测体温(T)、呼吸(R)、脉搏(P)和血压(BP),进行心电监护,监测心电图和血压,准确评估心律失常类型。

(2)局部情况:包括患者胸部皮肤情况(是否干燥、完好、未佩戴金属饰物、无起搏器植入),贴放心电监测的电极片时,注意避开除颤部位。

(3)心理状态:清醒患者,评估患者有无紧张、焦虑和恐惧等情绪及对电复律的态度。

(4)健康知识:评估清醒患者对所患心律失常防治相关知识的了解情况。

2.操作准备

(1)用物准备:电除颤仪、导电糊(膏)、心电监护仪、给氧装置、镇静药物、抢救物品和药品。检查电源接地是否良好,所有的电缆是否正确连接。

(2)同步电复律的特殊准备:心房颤动患者应先进行抗凝治疗;使用维持量洋地黄类药物的心房颤动患者,遵医嘱复律前停用洋地黄药物24~48 h,并给予改善心功能、纠正低钾血症和酸中毒药物。复律前4 h禁食,排空膀胱。

3.操作步骤

同步电复律的操作步骤如下。

1)患者空腹,排空小便,建立静脉通道,仰卧于硬板床上,充分暴露胸壁,评估胸前皮肤(是否干燥、完好、未佩戴金属饰物、无起搏器植入),清洁并擦干电击处的皮肤。

2)除颤仪连接电源,开机,连接除颤仪上的心电监测导线,选择以 R 波为主的心电示波导联。

3)电极板上均匀涂上导电糊,按下"sync"键选择同步电复律模式。给予镇静药物使患者达到睫毛反射开始消失的深度即可施术,此时须严密注意呼吸并给予充足氧气。

4)根据不同心律失常选择所需能量,充电。

5)放置电极板:电极板(APEX)放于左腋前线第 4 肋间(心尖部),电极板(STER-NUM)放于胸骨右缘第 2、第 3 肋间(心底部),使电极板紧贴胸壁。操作者及有关人员必须注意不与患者及病床接触,加压放电。

6)放电后通过心电监护仪的显示屏观察患者是否恢复窦性心律,心脏听诊并作心电记录,测血压、呼吸,观察神志情况,直至完全清醒。患者恢复窦性心律后将电极反向先置于除颤仪顶部,关闭除颤仪。

7)擦拭干净患者胸前区皮肤上的导电糊,观察有无红肿灼伤,整理衣裤及床位。

8)拔除电源插头,清理除颤仪上导电糊,清理用物并做好抢救记录。

9)加强巡视病房,观察患者及监护情况。

10)除颤仪放于固定地点充电,保持功能状态。

(四)注意事项

(1)除颤电极板应避开疤痕、伤口。

(2)充电后电极板间避免相互接触,以免不慎放电发生意外。

(3)放电时,操作者及旁人身体不得接触病床,以免电击伤。

(4)患者身体上无金属饰物。

(5)如电极板部位安放有医疗器械,除颤时电极板应远离医疗器械 2~5 cm。

(6)患者右侧卧位时,STERNUM 手柄电极,置于左肩胛下区与心脏同高处;APEX 手柄电极,置于心前区。

(7)安装有起搏器的患者除颤时,电极板距起搏器至少 10 cm。

(8)使用后将电极板充分清洁,及时充电备用;定期充电并检查性能。

(9)放电时,需要确保没有高浓度氧气流经患者胸廓周围,避免发生火灾。

(10)为了降低经胸阻抗,就必须确保除颤电极板与皮肤良好接触。

(11)准确掌握适应证。

(12)接受同步电复律的患者给予镇静药物后密切关注其呼吸、循环情况。

(五)并发症的预防

(1)心律失常:大多心律失常在数分钟后可自行消失,无须特殊处理。对频发室性早搏、室早二联律和短暂室速,应遵医嘱使用抗心律失常药物。

(2)栓塞和低血压:有栓塞史的患者,复律前后宜进行抗凝治疗 2 周,以防止新生成的血栓在转复时脱落。电复律后出现低血压,一般无须特殊处理。血压下降明显和持续时间长,遵医嘱使用多巴胺等升压药。

(3)心肌损伤:合理选择电击能量与次数。

(4)呼吸抑制和喉痉挛:通知医师,给予相关呼吸兴奋剂。严重时行气管插管等方式以辅助呼吸。

(5)皮肤灼伤:电极板与患者皮肤密切接触,导电糊涂抹均匀。

(六)仪器的维护

1.保持仪器干燥清洁,所有线缆接触良好

清洁前关闭仪器电源,用软布和含氨消毒液擦拭仪器表面,不要让液体进入机壳。

2.电池的维护

保证首次充电完全,每月充分放电一次。

3.电极板的维护

每次使用后将电极板上的导电糊清除干净,再用酒精擦净电击板。

4.日常能量检测

开机到除颤档,能量调到 30 J(以 ZOLL 除颤仪为例)充电,除颤板在主机上放电(在短路模式下),测试通过,则仪器工作正常。

5.记录仪的维护正确安装

打印记录纸,定期清除打印头上的灰尘。

6.管理和检查

及时登记使用情况,专人管理,定期送检。

(牛丽娜)

第十二节　胸科手术麻醉

胸科手术的剖胸和侧卧位对呼吸和循环带来一系列的不良影响,加上胸腔又是一个内感受器十分丰富的体腔,这些感受器主要分布在肺门、主动脉弓部、膈以及肋间神经分布的胸壁部位,手术的强烈刺激常可引起应激反应的加剧。一些肺部手术又容易引起肺内感染的扩散或气道梗阻以致窒息。胸科手术麻醉的特点便体现在如何解决这些问题上。胸科手术的麻醉对麻醉管理特别是呼吸管理有较高的要求,必须维持呼吸道通畅,尽可能避免低氧血症和高二氧化碳血症,并有适宜的麻醉深度。为此一般认为,胸腔内手术以气管内或支气管内全身麻醉为安全。至于选用气管内插管或支气管内插管,选用何种麻醉药物,除应考虑病情外,主要决定于麻醉者的经验、习惯、技能以及对有关药物的药代动力学和药效动力学的了解。

一、胸科手术麻醉的基本要求

(一)消除或减轻纵隔摆动与反常呼吸

纵隔摆动与反常呼吸可严重干扰呼吸、循环功能。如果麻醉偏浅或手术操作刺激相对强烈,在患者有自主呼吸的情况下就会出现剧烈的纵隔摆动,而反常呼吸的程度与摆动气量的大小和气道阻力成正比;所以要消除或减轻纵隔摆动与反常呼吸首先就应保持呼吸道通畅和有适当的麻醉深度,其次是管理好呼吸。临床上一般采用静吸复合全麻或静脉复合全麻的方式,应用肌肉松弛药在较深的麻醉控制呼吸下开胸,基本上可克服纵隔摆动和反常呼吸的干扰。如能用局麻药阻滞肺门等敏感部位,麻醉会更加平稳。

(二)避免肺内物质的扩散

剖胸后的肺萎陷及肺部手术操作均可将肺内病灶处的分泌物、脓液挤压到气管内甚至对侧的总支气管内;在手术操作过程中特别是切断支气管时,痰、血可经断端流入同侧健肺或对侧支气管内。这些均可引起感染的扩散以及气道的阻塞或肺不张。如果脓、血、分泌物的量大,情况就更为严重。例如肺脓肿、支气管扩张症,或原有大咯血史的患者,大量脓、血涌入气道可以造成窒息。避免肺内物质扩散的原则是,凡能吸除的物质必须尽量吸除干净,不能吸除者则利用体位或分隔、堵塞等办法使其不致扩散。因此在麻醉过程中及时进行呼吸道内的吸引清除至关重要。进行呼吸道内吸引时应注意以下几点。

(1)如麻醉偏浅,应适当加深麻醉。

(2)每次吸引时间一般在成人不宜超过 10 s,如需再次吸引应在吸引间歇期内吸氧,以免发生急性缺氧造成严重后果。

(3)吸引负压不应超过 25 cmH_2O,吸引管外径不超过气管导管内径的 1/2,吸引操作应符合无菌要求。

(4)吸引要及时。对肺内分泌物多的患者,吸引更应配合麻醉及手术操作来进行,即在分泌物有可能自脓腔或支气管流出时均进行吸引。一般来说,在气管内或支气管内插管后、体位由仰卧改侧卧位后、开胸肺萎陷后、挤压病灶后均进行吸引。如呼吸道有"痰鸣音"应及时进行吸引。

对肺内物质扩散可能性较大的患者,一般均行支气管内插管进行双侧肺分别通气或单肺通气,以防止健侧肺被污染并保持健侧肺呼吸道通畅。即使如此,残留于支气管断端内的物质仍可随支气管导管的拔出而逸入气管或对侧支气管内。因此,在患侧支气管切断后最好由术者经断端进行吸引清除。必要时应进行纤维支气管镜检查、吸引,以免发生急性窒息或肺不张。

(三)保持 PaO_2 和 $PaCO_2$ 于基本正常水平

剖胸手术均是在剖胸侧肺部分萎陷或萎陷的情况下进行手术,肺内分流量增加,导致肺静脉血掺杂,可出现低氧血症。如行单肺通气,这种情况更为明显。故无论作气管内全麻还是行单肺通气,呼吸管理的任务之一都是要尽量缩小 V_A/Q 比值的失调。一般在手术全程均吸入较高浓度的氧,潮气量以 10 mL/kg 为宜,过低则有可能出现卧侧肺部分萎陷。由于剖胸后卧侧肺及胸廓顺应性均降低,吸气正压应稍高于非剖胸手术患者。稍高的吸气正压有助于改善 V_A/Q 比值,防止术后肺不张。可适当加快吸入气流或延长吸气时间,以使吸入气在终末气道的分布比较均匀,增强气体交换。对于术侧肺,因其尚有部分肺血流,可能以不完全肺萎陷为宜,在不影响手术的前提下,可每小时定时使塌陷的肺膨胀数次,对于减少术中、术后的低氧血症和预防术后肺不张均有益处。注意保持生理范围内的 $PaCO_2$ 水平。如出现 $P(ET)CO_2$ 或 $PaCO_2$ 增高,不宜增大潮气量,因潮气量过大可增加卧侧肺的气道压及肺血管阻力,从而增加肺血流向剖胸侧肺的分布。可适当增加每分钟的通气频率,即增加每分通气量来降低 $PaCO_2$,但亦不宜过度通气致 $PaCO_2$ 显降低造成呼吸性碱中毒的危害。

在有关监测方面,血气分析是需要的,但 $P(ET)CO_2$ 和 SpO_2 的反应更为及时。

(四)减轻循环障碍

剖胸后该侧胸腔内负压消失,腔静脉的回心血量即减少,心排血量也相应减少。如欲维持腔静脉术前的回心血量和心排血量,就需要适当增加输液量和维持稍高的中心静脉压(接近术前)。故对于剖胸手术的患者除应考虑禁食的影响外,还应注意剖胸这一因素,在胸腔剖开前适当较快输入一定量的液体。至于输入的量和速度应根据患者的心脏情况,宜在有中心静脉压监测的情况下进行。此外,胸科手术麻醉的患者均采用间歇正压通气,如正压过大将影响腔静脉血回流;如麻醉偏浅、呼吸管理不当,剖胸后出现纵隔摆动,也会使腔静脉回流受到间歇性的阻碍,致回心血量下降。故为消除剖胸所带来的循环障碍,还必须麻醉深度适宜,呼吸管理得当。

胸部外科手术时,体液和血液的丧失常较一般手术为多。因胸腔蒸发面积大,手术创面往往较大,故失液较多。失血则因手术而异,多数情况下可能失血较多,特别是在胸膜有慢性炎症粘连或再次手术的病例。对失血、失液应进行合理的估计。特别要注意胸腔的深在部位可能有血液蓄积而未察觉,或血液经敞开的对侧胸膜进入对侧胸腔导致估计失误。应重视对血流动力学的监测,做出合理的判断。对估计失血较多或病情较重的至少应作中心

静脉压监测,有条件的可作漂浮导管监测。过去主张对胸科手术患者进行"逾量输血",现认为并不尽然,血液适当稀释和一般的输血原则也同样适合于胸科手术患者。对全肺切除的患者,因术后心脏输出的血液全由一侧肺通过,肺血管床骤然大量减少,宜采取减量输血的原则,在病肺循环钳闭后,输液、输血即应减速、减量,以免发生急性肺水肿。

(五)保持体热

胸腔剖开后,体热的丧失远较腹腔手术时为多。对术时较长的病例特别是小儿患者,应注意体温监测。如有条件,可用变温毯保温,用加热器加温输血、输液。

二、单肺通气

单肺通气指胸科手术患者在剖开胸腔后经支气管导管只利用一侧肺(非手术侧)进行通气的方法。由于支气管导管的改进,对单肺通气所引起的生理改变认识的深入,以及必要时利用纤维支气管镜进行协助,单肺通气的安全性及成功率已有明显提高。目前支气管内麻醉的应用范围已经大大扩展,除用于肺内分泌物多、肺脓肿、大咯血("湿肺")、支气管胸膜瘘等患者外,还经常用于食管、肺叶、全肺、胸腔镜等手术以方便手术操作,减轻剖胸侧肺损伤,防止两肺间的交叉感染。

(一)单肺通气的生理变化

进行单肺通气时,非通气侧肺完全萎陷,但仍接受部分来自右心室的心排血量,产生肺内分流。在通气侧肺则由于重力作用而接受大部分的肺血流并接受全部的通气量。由于体位等影响,通气侧肺也可能仍有部分肺组织通气/灌流比值失调。尽管通气侧肺的通气量和肺血灌流量均增加,但不可能使 V_A/Q 比值完全趋于正常。在单肺通气时全部肺内分流量可达 $20\% \sim 40\%$。肺内分流量增加导致肺静脉血掺杂可产生低氧血症。肺内分流量的大小首先受到缺氧性肺血管收缩(HPV)的影响。萎陷肺产生缺氧性肺血管收缩可减少血流进入萎陷肺,使较多血流进入通气侧肺,这样可使 V_A/Q 比值失调得到一定缓解。据研究,如果 HPV 作用发挥正常,肺内分流量为 $20\% \sim 25\%$。但吸入性麻醉药、血管扩张药等均可抑制 HPV,静脉麻醉药一般则无此作用。其次,如萎陷肺是正常的健康肺组织则肺内分流量较大;如为病变肺,则由于已有不同程度的肺血管阻力增加、肺间质损害,则肺血流减少,故于单肺通气时其 V_A/Q 比值失衡较轻,肺内分流量较小。

在进行单肺通气时,一般认为 PaO_2 $67.5 \sim 70$ mmHg 是可以接受的低限。

(二)单肺通气时的呼吸管理

为减少单肺通气时低氧血症的发生,麻醉时应注意以下事项。

（1）尽可能采用双肺通气，在取得术者配合的情况下尽量缩短单肺通气时间；在不影响手术的前提下争取在手术侧肺大血管结扎后即开始改用单侧肺通气法。

（2）在由双肺通气改为单肺通气时，应先进行手法通气以使机体迅速适应肺顺应性的变化并观察肺隔离的效果。在已明确肺的顺应性情况和潮气量并观察到术侧肺已萎陷后，可再进行机械通气。

（3）单肺通气的潮气量为 $8 \sim 10$ mL/kg，过低可致通气侧肺萎陷，过高则可致非通气侧肺血流量增加。在排除机械性梗阻的前提下，如果气道压明显提高则需要增加呼吸频率，减少潮气量。当下肺存在严重疾病时，可以选择性地实施 PEEP（<5 cmH$_2$O）。

（4）应调整呼吸频率使 PaCO$_2$ 维持于 $37 \sim 40$ mmHg，避免过度通气和高二氧化碳血症。一般通气频率约较双肺通气时增加 20%。

（5）应监测 SpO$_2$ 和 P$_{(ET)}$CO$_2$，进行血气分析。

（6）如发现 PaO$_2$ 下降或低氧血症，其处理包括：①如麻醉用了氧化亚氮，应立即停止使用。②检查有无操作不当、导管位置是否正确、麻醉机有无故障、血流动力学状态是否稳定等，作相应的纠正；并对支气管内进行吸引，清除分泌物。③如经以上处理仍无改善，可酌用以下措施：先改善上肺（非通气肺）的 V$_A$/Q 比值。有多种办法，如经该侧总支气管置入细管进行高频喷射通气；或用另一 Mapleson 环路以 $5 \sim 10$ cmH$_2$O 压力作 CPAP 以减少该侧肺血流和改善氧合，一般先在直视下使萎陷肺膨胀至不致干扰手术，而后予以维持；对无自主呼吸的患者，可用纯氧充气吹胀上肺，然后关闭呼气口，约 20 min 重复一次。如果上述效果不佳，可再采用通气侧呼气末正压通气（PEEP），也可一开始就行通气侧 PEEP 以改善 V$_A$/Q 比值，但压力不宜过高，以免更多的血被驱入非通气肺。PEEP 值以不超过 5 cmH$_2$O 为宜，最多不超过 10 cmH$_2$O。进行通气侧肺 PEEP 时可结合进行改善非通气肺 V$_A$/Q 比值的有关措施。若前述处理无效，SpO$_2$ 明显降低，应通知术者进行双肺通气，至情况好转后再让术侧肺萎陷。以后可能需间断定时双侧肺通气才能完成手术。如低氧血症持续存在，术者可压迫或钳夹术侧肺动脉或其分支以改善 V$_A$/Q 比值。从以上可以看出，处理的原则不外乎减少非通气侧的肺血流（减少肺内分流）和避免通气肺的肺不张或肺泡顺应性降低。对个别氧合极度障碍的患者，结合进行心肺部分转流可能是改善氧合的唯一方法。

（7）在由单肺通气恢复至双肺通气时，应先进行手法通气，并适当延长吸气时间使萎陷的肺组织膨胀。

（管进进）

第十七章 护理管理

第一节 护理管理学概述

护理管理作为医院管理的重要组成部分,在提高医疗质量、为患者提供优质服务、保护和增进人民的健康等环节起到关键作用。

一、护理管理和护理管理学的概念

(一)护理管理

1.护理管理的定义

世界卫生组织(WHO)对护理管理的定义为:护理管理是为了提高人们的健康水平,系统地利用护士的潜在能力和有关的其他人员或设备、环境,以及社会活动的过程。

美国护理管理专家 Gillies 指出,护理管理是使护理人员为患者提供照顾、关怀和舒适的工作过程。她认为,护理管理的任务是通过计划、组织以及对人力、物力、财力资源进行指导和控制,以达到为患者提供有效而经济的护理服务的目的。

2.护理管理的特点

护理管理是以提高护理质量和工作效率为主要目的的活动过程,它的发展与护理事业的发展同步。护理管理在长期的社会实践中,体现出以下几方面的特点。

(1)护理管理的专业性:护理是"诊断和处理人类对现存的或潜在的健康问题的反应"的活动。护理人员在工作中,面对年龄、性格、生活习惯、文化水平、经济状况、社会背景等各不相同的服务对象,要综合自然科学和社会科学方面的知识,同时也要结合护理自身的理论知识和技术规范,来满足他们的不同需求,帮助、指导、照顾人们保持或重新获得身体内外环境的相对平衡,以达到身心健康。护理活动绝非简单执行医嘱,而是在综合运用各种科学知识的前提下独立进行的,护理管理正是在充分适应这些护理专业特点的基础上开展的,体现了护理管理的专业性。

(2)护理管理的实践性:指护理管理活动广泛存在于护理实践过程,护理管理的过程是管理理论与管理实践加以结合的过程。首先,当既定目标制订后,在执行过程中,管理理论十分重视人的因素和团队的作用,注重与人的沟通和交流,使每一位被管理者都能明确自己的职责;其次,护理管理主张在实践中准确及时地收集、传递、储存、反馈、分析和使用管理信息;最后,护理管理强调在执行护理活动中,用科学的方法做好前瞻性控制,创造性地开展护理工作。

(3)护理管理的广泛性:这里的广泛性是指护理管理对象的范围广、参与管理的人员多两个方面。护理管理分为护理行政管理、护理业务管理和护理教育管理。护理行政管理包括组织管理、物资管理与经济管理;护理业务管理包括临床管理与科研管理;护理教育管理主要指培养护理人才。参与管理的人员从护理部主任到每一位在岗的护士,而且每个管理者都有自己的管理任务。如护理部主任,必须站在护理管理的最高点,建立全院性总的护理工作目标、任务和相关考核标准,组织和指导全院性护理工作,控制护理服务质量等;护士的主要管理任务是参与管理患者、病房及病房物品的保管等。

(二)护理管理学

护理管理学是研究护理管理活动中存在的普遍规律、基本原理、一般方法的一门学科,是管理科学在护理管理工作中的具体应用。

二、护理管理学的研究范畴

随着护理学科的发展,新的护理管理模式逐渐运用到不同等级医院临床护理工作中。通过采取一些切实可行的措施及创新护理服务模式,不仅提高了护理诚信服务水平,而且促进了护理业务技术、服务水平的提高,同时,也使护理管理学研究的范畴不断扩大。

(一)创新护理管理体系的研究

目前我国唯一的一套全国统一的护理质量标准,是 1989 年由国家卫生部颁布的《综合医院分级管理标准》中的护理标准。

全国各地区、各级医院相继建立和完善了自己的护理质量标准体系。随着医疗水平的迅速发展,为患者提供优质服务要求的不断提高,由此而引发的临床护理管理工作的难度和范畴在增加。这就要求管理者不断修订与完善适合自身医院发展需求的护理技术操作质量标准、护理管理质量标准、护理文件书写质量标准、护理服务质量标准、临床护理质量标准等,建立一套科学化、规范化、标准化的护理质量管理体系,以减少各种差错、事故的发生,保证医疗安全。同时,应对护理人员执业标准进行统一规定。

(二)创新护理服务模式的研究

现代护理学由"以患者为中心"向"以人的健康为中心"的整体观念转变后,护理的行为与目的也发生了变化,从重视护理工作的完成转向重视患者需要的满足;从重视对疾病的护理质量转向对患者的全方位的护理质量;从短期护理行为的管理转向长期护理行为管理。各种先进的管理模式亦层出不穷,如"5S"护理管理模式、分层护理管理模式等。通过不断探索新型的护理管理模式,将有效地促进护理工作的健康发展。

(三)创新护理工作模式的研究

通过统一规范临床护理服务路径,对传统的护理工作流程进行重新塑造,以提高护理工作效率。同时,通过加强环节质量管理,使护理质量有预见性、连续性,环环相扣,提高护理管理的科学性。比如,从国外引进的"TQC"管理方法理论(即全面质量管理法),规范患者从入院到出院的护理服务行为,使护士由以往传统的思维定式转变为以流程为中心的新型流程导向型管理模式,实现护理工作模式的根本转变,达到提高工作效率、减少护理缺陷的目的。

(四)创新护理培训模式的研究

根据不同医院的特点,采取多形式、多渠道的培训模式,以及根据不同的培训对象、培训目的,选择不同的培训内容,分别开展全科护士、专科护士的培训。同时,完善考核方式,加大奖惩力度,提高新毕业护士的整体素质。另外,应积极探索新的护理培训模式,即培训-考核-管理-使用一体化的良性循环模式。

三、护理管理的发展趋势

随着现代护理学和管理学的发展,护理管理的发展趋势如下。

（一）管理人才专业化

长期以来，在临床护理管理工作中，护理管理者往往凭借自己的经历、借鉴他人的经验，作为管理工作的准则，而这种管理方法已很难应对社会多元化的医疗服务需求、现代化管理经营策略、人力资源的有效利用以及护理信息的转化和使用等新要求。21 世纪的临床护理管理工作，仅靠积累的一些经验去承担具有较高管理水准要求的工作，是难以胜任的。临床护理管理者必须通过适当的教育，使其具有较高的文化水准和管理水平的基础上，才能名副其实地行使职能。

管理人才专业化具体地说，就是一个优秀的临床护理管理者，应具备必要的护理专业知识外，还要懂得人事管理和开发、财务管理和控制、临床信息系统、质量管理、卫生政策、卫生保健成本控制、人际关系学等方面的知识。由此可见，一个未来的优秀临床护理管理者，不仅要掌握护理学专业知识，而且要接受上述交叉学科的相关知识培训，只有这样才能满足 21 世纪临床护理管理工作对管理者的要求，并在强烈的工作竞争中成为胜者。临床护理管理者必须在临床经验管理的基础上，不断学习和运用管理学理论去思考和解决问题，才有助于临床护理管理工作的开展。

（二）管理方法柔性化

柔性化管理也称柔性管理，指通过激发护士的事业心、责任感、成就感、进取精神、爱心等思想情感因素来实现个体价值观与医疗机构群体价值观相一致，从而发挥护士的主观能动性和工作潜力的一种现代管理模式。目前，我国护理管理强调人性化，引入柔性化管理，使护士在工作团队、工作内容、工作时间、工作标准等方面有更多的自主权，调动工作积极性、主动性和创造性，符合管理人性化的要求。柔性化管理在一些医院实践后取得一定成效，护理工作质量和患者满意度都有显著提高。其主要方法是：针对临床护理实际需要，采取护士自由组合排班、弹性工时制、协商绩效标准、岗位轮换、工作设计和再设计等措施，来调配、使用、考核和激励护士。当然，临床护理柔性化管理的前提是科学管理和良好的护理文化建设，特别是建设高素质的护理队伍，这样才能做到"软管理"和"硬管理"有机结合。

（三）管理手段自动化

随着科学技术的飞速发展，网络作为一种管理工具，已经广泛应用于社会的各个领域，日益改变着管理工作的传统模式。

护理管理手段自动化，包括护理办公系统管理、护理科研管理、护理质量管理及护理质量监测记录等模块的自动化，各模块相互关联，涵盖了各项护理管理工作内容及质量管理的信息及功能。其规范了护理工作中办公管理程序的流程，拓展了护理管理的模式，已成为实现医院信息化的管理改革、提高工作效率与管理水平的快捷途径。

目前，护理管理办公自动化已基本实现：护理部可直接进入医院信息系统中的护士工作站系统和护理病历系统，对护理文书与护理技能进行质控；护士长处理各种行政事务的时间缩短、护理管理工作办公流程简化、质量监控直接管理科室的时间增加、护理管理工作质量和效率提高。

护理管理办公自动化，改变了传统的管理思想组织形式，因为网络信息处理系统能及时将管理者的指令告知被管理者，提高与员工直接交流和沟通的效率，且指令传递迅速，表达明了，沟通流畅，有利于调动护士参与管理的自觉性，形成团队协作精神。

随着社会的进步与科技的发展，护理管理手段自动化的内容会更加丰富，相信在不久的将来局域网的概念会打破,管理信息共享、管理资源共享会成为现实,届时,又将是一个全新的护理管理模式。护理管理办公自动化对 21 世纪的护理人员是一个挑战,它能有效地促进医院管理规范化、现代化。

(宋　菲)

第二节　护理人力资源管理

人力资源是人类社会发展中最重要、最富有活力的资源。随着全球化竞争的加剧和知识经济时代的到来,越来越多的管理学者、企业家和管理者认为,人力资源逐渐成为各行业竞争优势的基础。

人力资源作为各国综合国力和发展潜力的关键因素,已引起世界各国的普遍重视。随着医疗卫生改革的进一步深化,在医疗市场竞争日趋激烈、护理专业技术人员凸显匮乏的状况下,提高护理人员的整体素质,开发护理人力资源潜能,发挥护理人力资源的巨大作用,保证医院护理学科建设强有力的发展势头,为人们提供高质量的医疗护理服务已成为医院可持续发展的关键因素之一。因此,护理人力资源的管理是护理管理的核心职能之一,在护理管理活动中显得尤为重要。

一、护理人力资源管理概述

(一)基本概念

护理人力资源是指在医疗卫生体系中能够提供护理、预防、保健、康复服务,接受过正规的护理教育和职业培训,取得学历或达到一定的技术水平,获得护士执业资格的人员。护理人力资源管理是人力资源的微观管理,是卫生服务组织通过对护理人员进行合理有效的规划、选聘、使用、培训、考评等,使护理人员与护理岗位相匹配的过程,从而使护理人员的潜能得到充分发挥,自身价值得到体现,以促进医院护理事业的发展,提高护理服务水平。

(二)护理人力资源管理的特点

1. 主观能动性

能动性特点是区别人力资源和非人力资源的最关键特点。由于人力资源是体力与智力的结合,能主动接受学习,主动选择职业,对组织制度和报酬具有反应,渴望需求的满足,具有创造性,所以,护理人力资源的主观能动性主要表现在两方面:一是个体对组织目标的认同和对工作任务的态度直接受本人意志支配;二是个体对自己劳动能力的使用程度和方式直接受本人意志支配。即护理人员会有意识地对所采取的行为、手段及结果进行分析、判断、预测,从而确定自己在工作中的努力程度和工作方式。

2. 可变性

人力资源的可变性是指人力资源在使用过程中发挥作用的程度存在变化。人力资源不但受到人的生命周期这一客观因素的作用,同时还与人们在社会生活中所受到的激励及所呈现的思想、理念、文化、观点、意识方面的多样化状态有关。可变性的特点要求我们,在人力资源管理中应创造条件,使人力资源配置达到最佳状态。

3.组合性

两个护理人员共同协作可以达到 $1+1>2$ 的效果或出现 $1+1<2$ 的现象,体现了人力资源的组合性。

科学合理的人员组合是护理人力资源管理的重要内容。护理管理者如果能注意个人能力的互补作用,发挥各自潜能,则可以提高组织护理人力资源的使用价值;反之则影响护理工作的效率和组织人力资源的使用价值。

4.消耗性

为了维持人本身的存在,处于闲置状态的护理人力资源也会消耗一定数量的其他资源,如粮食、水等。因此,有效的护理人力资源管理就应该注重护理人员的有效使用,降低其消耗性。

5.流动性

人力资源流动是指人力资源的流出、流入和在组织内流动所发生的人力资源变动,它会影响组织人力资源的有效配置。影响人力资源流动的因素很多,主要有环境、职业、个人因素等。为了实现医院人员队伍的整体优化,不断改善人员结构和人员素质,实行人力资源的合理流动是必要的。

6.可塑性

可塑性是指人力资源可以被培养和改造的属性。通过教育与训练,可以使人力资源的本性得到改变而具有较高的品质和较强的能力。如护理人员可以通过工作经验的积累和不同形式的培训、教育,提高职业素质和综合素质。

二、护理人力资源管理的内容

(一)护理人力资源规划

人力资源规划是指企业为实现与其目标相适应的人力资源配置,在不断变化的内外环境中,合理分析和预测企业对人力资源的需求和供给情况,制订必要的政策和措施,保证企业在特定的时间和岗位上获得特定的人力资源的活动过程。

1.概念

护理人力资源规划是指医院人力资源管理部门和护理职能部门,根据护理服务和护理专业建设的要求,预测各类护理人员的需求和供给,并做出人员规划决策的过程。

2.护理人力资源规划的目的

(1)规划护理人力资源发展。人力发展包括人力预测、人力增补及人员培训,这三者紧密联系,不可分割。

护理人力资源规划一方面要对目前护理人员的状况予以分析,了解人力动态;另一方面则要对未来护理人力资源需求做出预测,以便对护理人力的增减进行通盘考虑,再据此制订人员增补和培训计划。因此,护理人力资源规划是人力发展的基础。

(2)促使护理人力资源合理利用。护理人力资源规划可改善人力分配不平衡的状况,以需求为基础,动态调整护理人员,进而谋求合理化,使护理人力资源不仅能满足医院的发展需要,还能有效地调动护理人员的工作积极性。

(3)适应专业发展的需要。随着护理模式的转变,护理专业从服务内容到服务方式各方面都在发生变化,而促进和满足这种变化的主要因素是护理人力资源的获得和运用,即适时、适量、适质地使医院获得所需的护理人员。

（4）降低用人成本。影响医院人力需求的因素很多，如机器设备、组织工作制度、工作人员的能力等。人力资源规划可对现有的人力资源情况做一些分析，并找出影响人力资源有效运用的瓶颈，使人力资源效能充分发挥，降低人力资源成本在护理服务成本中的比例。

3.护理人力资源规划的程序

（1）评价现有护理人力资源，预测人力需求和供给。评价现有护理人力资源就是要弄清现有护理人员的数量、质量、结构及分布状况，为规划工作做准备。同时根据医院战略规划和组织的内外条件选择预测技术，然后对人力需求结构和数量进行预测。

（2）确定实际需求量。根据医院不同发展时期的需求量和供给量，确定人员的数量、质量、结构和分布情况，并与实际情况比较，从而得出医院发展过程中每个阶段人员的净需求量。

（3）制订供求平衡政策和计划。根据供求及护理人员实际需求量，制订出相应的政策，确保医院发展的各个时间点上人员供需的平衡，如制订晋升、补充、培训、配置等具体规划，并在政策的指导下确定具体实施计划。

（4）执行计划和反馈控制。执行计划即落实各项具体规划。反馈控制是保证执行过程不偏离目标，因为规划在执行过程中会受到各种因素的影响，通过反馈信息可及时纠正执行过程中的偏差。

（二）护理人员编配

护理人力资源编配是护理人力资源规划的重要组成部分。人员编配是否正确合理、比例是否科学，直接影响护理工作效率、护理质量、护理服务水平和护理成本消耗，甚至关系到护理人员的流失率和护理队伍的稳定性。因此，护理管理者要遵循基本的编配原则，考虑影响编配的因素，掌握一定的编配方法，保证人员编配的科学性和合理性。

1.护理人员编配的基本原则

（1）满足患者护理需要的原则。医院的服务目标是"一切为了患者"，所以患者的需要是编配护理人员数量和结构的主要依据。护理管理的核心问题是护理质量，而护理人员是护理质量的保证者。护理人力资源的合理配置，不仅是保障和提高护理质量的基础，也是确保护理专业可持续发展、满足人民群众和社会健康服务需求的必要条件。因此，所配置护理人员的数量、结构等应满足患者的护理需要，这样才有利于实现护理目标。

（2）优化组合原则。护理人员编配不仅要考虑数量，还要考虑人员整体结构的合理组合。对医院内一定数量、不同层次结构的护理人员，在编配上要进行人才组织结构优化和合理配置，使不同个性、年龄、学历、职称和特长的护理人员优化组合，优势互补，各尽其能。这样既有利于充分发挥个人的潜能，又能保证护理工作状态稳定和后继有人。

（3）动态调整原则。随着护理服务需求的变化、护理专业的发展、卫生服务体制与政策等的改革，护理的组织目标也在不断地发生变化。这就从客观上要求人员编配应是动态的。护理管理者应根据政策和形势的要求，不断细化和规范护理人员的动态调配，重视和落实护理岗位管理，配合医院战略规划和总体发展，发挥管理职能应有的作用。

（4）能级对应原则。能级对应原则是指护理人员的资历、能力、思想品质等应与所担负的工作相适应。护理工作岗位有层次和种类之分，它们处于不同的位置，需要不同的能级水平。每个人具备的能力水准不尽相同，在纵向上也是处于不同的能级位置。因此，配置护理人员应做到能级对应，量才使用，知人善用，唯才是用，用人之长，容人之短，外不避仇，内不避亲，使每个人所具有的能级水平与所处的层次和岗位的能级要求相适应。这样既可以保证护理工作质量,又可以发挥和调动护理人员的工作积极性。

(5)责权利一致原则。护理人员与岗位结合的同时,就意味着赋予其责权利,这是"人"与"事"的协调。职责是各级护理人员的工作任务,也是他们的义务,要求在各自的岗位上必须尽职尽责;权力是指给予一定程度的自主性,让他们在所管理的职责范围内有权做出决定。恰当的权力可以使护理人员主动实施工作计划,担当起所负的责任。同时,与责权相匹配的利益、待遇也是必不可少的保障因素,它可以充分调动护理人员的积极性,提高工作效率和质量。因此,管理者在护理人员编配时要做到责权利三者统一。

2.影响护理人员编配的因素

(1)工作任务。工作任务轻重是影响护理人员编配的主要因素。任务轻重取决于护理工作数量和工作质量要求。工作数量主要受床位数、床位使用率、床位周转率、门(急)诊患者就诊率、手术开出率等因素影响;工作质量要求与护理业务范围的广度和技术难度有关,不同类型与级别的医院、不同护理方式、不同护理级别的患者所要求的护理质量标准不同。如开展优质护理的病区,则对护理人员的数量和质量会提出更高的要求。

(2)护理人员的素质。护理人员的素质包括职业素质、知识技能素质、心理素质和身体素质,这些都直接影响护理人员的编配。若护理人员训练有素、能力强,能独当一面,并能充分发挥自身优势,可使编制少而精;反之,人员素质及能力较差,必然会影响工作效率,从而使人力需求增加。

(3)管理水平。护理人员编配的全过程都受管理因素的制约。护理系统的管理水平以及医院行政、医技、后勤等部门的相互协调,直接影响护理工作的效率和对护理人员的编配。若能有效协调,则可节省人力并提高工作效率;反之,则会降低工作效率。

(4)工作环境条件。工作环境条件主要包括建筑设施、设备、后勤保障和自然条件等。如医院建筑布局集中、设备自动化、现代化程度高,就比较节省人力。自然条件则影响人群发病率,不同地区、季节和气候所需的人力也有一定的差异。另外,服务对象的文化教育背景、卫生服务部门的竞争等也会影响护理人员的编配。

(5)政策法规。某些政策法规,如节假日、公休日、病事假、产假、教育培训等也会影响护理人员的编配。护理人员中女性占多数,国家有政策照顾,妇女五期受到保护,因此护理人员的假期较多,尤其是二孩政策放开后,产假天数增加,将增加护理人员的编配难度。

随着社会的不断发展,还会产生新的影响因素。因此,在进行护理人员编配时,应综合考虑各方面的因素,这样才能合理编配护理人力资源。

3.护理人员编配的方法

随着现代医学的发展,医院内新业务、新技术的开展,仪器设备不断更新,对各类技术人员都提出了新的要求。因此,作为管理者首先应该更新观念,转变管理模式,科学有效地利用有限的护理人力资源,挖掘其最大潜能,为患者提供更好、更高效的护理服务。

(1)按医院床位编配:原卫生部在1978年发布了《综合医院组织编制原则试行草案》(卫医字〔1978〕第1689号,简称《编制原则》)。目前,我国大多数医院护理人员的编配主要参照《编制原则》中对综合医院组织机构和人员编制做出的具体规定。具体内容如下。

1)护理管理人员:300张床位以上的医院可设护理副院长,护理部主任1名,副主任2~3名。300张床位以下的医院,如县级和县级以上的医院,可设护理部总护士长1名,实行总护士长-护士长二级负责制。但如果医疗、教学、科研任务比较繁重的专科医院,可设护理部主任 1 名、副主任 1～2 名。每个病区可设护士长 1 名,对于病床多、任务重的病区可增设副护士长 1 名。

2)临床护理人员:按病床与工作人员之比配备临床护理人员。300 张床位以下的医院,床位与护理人员之比为 1:(0.4～0.46);300～500 张床位的为 1:(0.5～0.52);500 张床位以上的为 1:(0.58～0.61)。二、三级医院护理人员占卫生技术人员总数的 50%,病房床位与病房护理人员之比为 1:0.4,医生与护士之比为 1:2。

3)各类人员的比例:卫生技术人员占医院总编设的 70%～72%,其中护理人员占 50%,医师占 25%,其他卫生技术人员占 25%;行政管理和工勤人员占总编设的 28%～30%,其中行政管理人员占总编设的 8%～10%。

(2)按医院等级编配

1)三级综合医院和部分三级专科医院:医院实际开放床位与全院护理人员总数之比不低于 1:0.8,病区实际开放床位与全院护理人员总数之比不低于 1:0.6。

2)二级综合医院和部分二级专科医院:医院实际开放床位与全院护理人员总数之比不低于 1:0.6,病区实际开放床位与全院护理人员总数之比不低于 1:0.4。

3)其他类别、等级的医院,应根据服务量、服务效率和功能任务等,科学配置护理人员,保障临床护理质量。

(3)按工作量编配:按工作量进行护理人员的编配,可以增强现有护理人力资源利用的合理性。其计算公式很多,各有特点,但在实际应用中由于受到多种因素的影响,很难完全实施。

(三)护理人员排班

能否合理地利用临床护理人员,直接关系到医院护理质量、患者安全、护理人员身心健康和护理队伍的稳定性。排班是护理管理者履行管理职责的一项基本任务,合理的排班可以提高护理人员在班时间的利用率,保证护理人员的工作质量,提高患者的满意度。

1.护理人员排班的原则

(1)以患者的护理需要为中心的原则。按照护理工作 24 h 不间断的特点,合理有效地安排各班次,保证相互衔接,尽量使医疗、护理、保洁及后勤人员的工作互不干扰,提高工作效率。

(2)合理搭班原则。遵循能级对应原则,结合护理人员工作能力和岗位需要,合理搭配各层次护理人员,做到新老搭配,优势互补,尽可能消除排班中的薄弱环节,确保落实及时、正确的治疗和护理,防范护理不良事件的发生。

(3)掌握工作规律,保持各班工作量均衡的原则。护理人员的工作量以工作日多、节假日少,白班多、夜班少为特点,排班时应根据患者的需要、护理人员的时间和护理工作的主、次、缓、急来合理安排护理人员,在保证各班工作量均衡的同时,使护理工作既能保证重点,又能兼顾一般。

(4)有效运用人力资源,充分发挥个人专长的原则。通过按职上岗,将护理人员的专长、优势与患者的护理需要相结合,可以提高护理人员工作成就感,提高患者满意度。

(5)公平公正原则。排班时应以一视同仁的态度对待所有护理人员,在维护患者权利的同时,也要维护护理人员的权益。按规定轮班,并注意节假日的休息轮换,在保证工作质量的基础上适当考虑护理人员的特殊需要,使其产生满意感和公平感。

2.护理人员排班的类型

依照排班权力的归属可以分为以下三种类型。

（1）集权式排班。排班者为护理部或科护士长。其优点是管理者掌握全部护理人员，可依据各部门的工作需要，灵活调配人员，避免忙闲不均。缺点是对护理人员的个别需要照顾少，会降低护理人员的满意度。

（2）分权式排班。排班者为病区护士长。其优点是管理者能根据本部门的人力需求状况进行有效安排，并能照顾护理人员的个别需要。缺点是无法调派其他病区的人力，且排班花费的时间较多。

（3）自我排班。由护理人员自行排班。自我排班是护理管理者激励护理人员自主性与工作满意度最有效的方法之一。其优点是可以提高护理人员的积极性，改善护理管理者和护理人员的合作关系，提高团体凝聚力，同时还可以节省护士长的排班时间。但自我排班要事先拟订排班规则，以满足患者需要和保证高质量护理服务为前提，给予护理人员充分的自主权。

3.护理人员排班的方法

（1）周期性排班法。周期性排班法又称循环排班法，一般以 4 周为一个排班周期，依次循环。其特点是排班模式相对固定，每位护理人员对自己未来较长时间的班次可以做到心中有数，从而提前做好个人安排，为满足护理工作的同时兼顾护理人员的个人需要提供了方便。由于周期性排班可以为护士长节约大量排班时间，因此还具有省时省力的特点。这种排班方法适用于病区护理人员结构合理稳定、患者数量和危重程度变化不大的护理单元。

（2）周排班法。排班以 1 周为周期的方法为周排班法，一般由病区护士长根据病区护理工作情况进行安排。周排班法的特点是对护理人员的值班安排周期短，有一定灵活性，护士长可根据具体需要对护理人员进行动态调整，做到合理使用护理人力，一些不受护理人员欢迎的班次，如夜班、节假日等，可由护理人员轮流承担。缺点是班次轮转频繁，排班费时费力。

（3）小时制排班法。小时制排班法根据护理工作 24 h 不间断的特点，可以保证护理人员在各班次的均衡性，减少护理人员交接班次数和护理不良事件的发生。常见的有每日 3 班制和每日 2 班制排班法。3 班制排班法是将 1 d 的 24 h 分为 3 个基本班次，按照早班、小夜班、大夜班等进行安排，每班工作 8 h，一般由 7～8 名护士进行轮班。每日 2 班制排班法是将 1 d 的 24 h 分为 2 个基本班次，按白班、夜班排班，每班安排 1 个或多个护士，工作 12 h，同时上下班，由 6～8 名护士进行轮换，必要时增加白班人数，白班与夜班之间进行患者、病情及物品交接。主要适用于重症监护病房、急诊室等。

（4）自我排班法。自我排班法是一种班次固定、由护理人员根据个人需要选择具体工作班次的方法。这种排班方法适用于护理人员整体成熟度较高的护理单元。自我排班能较好地满足护理人员的个人需求，但也会给管理者带来一些问题。

（四）护理人员绩效考核

绩效考核是管理者用以控制达到组织目标的一种方法。对护理人员实施一系列的绩效考核制度，可以使护理人员不断地明确职务期望标准与个人工作表现之间的距离，从而促进其成长。通过绩效考核还可以促进管理者与护理人员的沟通，有利于提升护理品质。

1.概念

护理人员绩效考核是指护理管理者或相关人员对护理人员的工作做出系统的评价，是人力资源管理的重要组成部分。正确有效的绩效考核有利于激励护理人员士气，鼓励护理人员投入工作，提高对工作的满意度和认同感。绩效考核也可以为奖惩、晋升、调动及解雇人员提供客观的评判标准。

2.绩效考核的原则

(1)全面性。对各级护理人员的绩效考核内容不但要与其聘任的职务要求相匹配,而且要对其政治思想、道德品质、敬业爱岗、工作态度、专业知识水平、专业技术水平等进行全面、综合的评定。

(2)经常性。过程考核与终末考核相结合,使考核成为一种制度。可采用平时考核与年底考核相结合、重点考核与全面考核相结合、定期考核与不定期考核相结合、直接考核与间接考核相结合等方法进行考核。

(3)务实性。考核内容应能够体现被考核者的实际业绩、具体的工作量及工作效果。

(4)反馈性。对护理人员的考核,可以为护理管理者提供人力资源管理的信息,然后不断地调整护理人员考核的标准,修改各级护理人员的培训计划,从而不断地提高护理质量。

(5)公平性。医院制订各类考核内容时应符合客观情况,并用科学的方法制订考核标准,采用定性考核和定量考核相结合,努力减少考核者的主观因素对考核结果的影响,做到实事求是、公平合理地对待每位被考核者。

3.绩效考核的内容

护理人员绩效考核的内容主要包括德、能、勤、绩4个方面。

(1)德。政治立场坚定,具有强烈的事业心及进取精神,爱岗敬业,具有良好的职业道德,热心为患者服务,认真履行有关医务工作者的各项规定。

(2)能。精通本专业的护理理论,了解本专业国内外护理现状和发展趋势,能熟练掌握本岗位的专业技能和技术操作,具有解决疑难技术问题的能力,能独立承担相关科研攻关任务,积极开展新业务,有自己的专业发展方向和特色,具有带教和授课能力,能积极开展教学活动,指导培养下级护理人员。

(3)勤。工作态度、出勤情况、遵守劳动纪律情况、岗位职责完成情况等。

(4)绩。工作效率、效益以及科研成果、奖励和贡献等。

4.护理人员绩效考核方法

(1)评语法。评语法包括被考核者的自我鉴定和考核者的评语两个方面。自我鉴定是被考核者通过书面或口头形式对某一阶段的绩效进行评价,并提供获得的荣誉证书、考核情况及成绩情况。评语是考核者通过书面或口头语言对被考核者进行评价。评语法能够反映考核者和被考核者的自我感知情况,但无法避免人为因素影响考核结果。

(2)评议法。评议法通过书面或口头征求同行或护理对象对被考核者的意见,进行综合分析,做出综合评价。它是一种定性考核的方法。

(3)考试法。考试法包括笔试和口试,常用于护理技术操作、理论知识、外语水平等考核。考试法具有标准统一的优点,但对考核标准和考核者要求较高,常会出现考核水平与实际能力有差异的情况。

(4)量表评定法。量表评定法是指通过量化考核内容进行考核。优点是有统一的量化指标,较容易比较,但对量表的信度和效度要求较高。

5.护理人员绩效考核的程序

(1)建立健全绩效考核组织。根据医院实际工作情况,建立由领导、专家、同行和群众共同参与的绩效考核委员会,定期对各级护理人员进行考核。

(2)制订绩效考核标准。绩效考核委员会依据具体工作岗位的基本要求,结合考核目的,制订绩效考核标准。

（3）建立真实完整的技术档案。医院应为护理人员建立完整的技术档案，包括个人简历、学历、学术论文、发明创造、考核成绩、进修成绩、技术职称等。

（4）反馈绩效考核结果。护理管理者应将绩效考核结果反馈给护理人员，这样可以让被考核的护理人员了解自己的工作情况，促进护理管理者与护理人员一起分析工作中存在的不足并确定改进的措施。

（宋　菲）

第三节　护理成本管理

自 2001 年我国加入世界贸易组织以来，我国医疗服务市场进一步开发，卫生服务改革更为深入，护理管理者面临着巨大的挑战。

面对知识经济、信息技术飞速发展和越来越激烈的人才竞争，医院应充分利用有限的护理资源向全社会提供有效的护理服务，提高护理生产力。这就要求护理管理者必须有成本的概念，注重护理服务的合理测算、护理效益的综合评价和护理市场的有效开发。开展护理成本研究，正日益成为护理管理的重要课题。

一、护理成本管理相关概念

（1）成本是指生产过程中的生产资料和劳动的消耗。它包括 3 个方面的含义：①成本是指消耗的物质资料、人力及其他服务资源；②成本必须以货币单位来衡量；③成本以衡量资源的使用为目的。

（2）成本管理是以降低成本、提高经济效益、增加社会财富为目标而全面进行的各项管理工作的总称，其对医院经济效益起决定性的作用。在医院服务工作中，成本管理包括医疗服务成本投入的计划、实施、反馈、评价、调整和控制等环节。

（3）护理成本是指医院为患者提供护理服务所消耗的全部费用或指在给患者提供诊疗、监护、防治、基础护理技术及服务的过程中物化劳动和活劳动的消耗。其中物化劳动是指物质资料的消耗，生活劳动是指脑力和体力劳动的消耗。

（4）标准护理成本一般指在社会平均劳动生产率和生产规模基础上执行医疗护理服务应当支付的成本。它是控制成本开支、评价实际成本、衡量工作效率的依据和尺度的一种目标成本，主要分为基本的标准成本、理想的标准成本和现实的标准成本三类。

二、护理成本管理的内容

护理成本管理贯穿于护理服务活动的全过程，包括编制护理预算、开展护理服务的成本核算、进行护理成本-效益分析、开发应用护理管理信息系统等。

1.编制护理预算

编制护理预算是为了将有限的资源合理地分配给预期的或计划中的各项护理活动。

2.开展护理服务的成本核算

实行护理服务成本核算，可合理配置人力资源，制订合理的护理服务价格，并有助于改善护理管理和运营的模式,进而降低医院的整体成本,提高医院的经济效益和社会效益。

3.进行护理成本-效益分析

进行护理成本-效益成本分析,即计算护理投入成本与期望产出之比,帮助管理者判定医院花费所产生的利益是否大于投资成本。

4.开发应用护理管理信息系统

开发应用护理管理信息系统有助于对成本进行实时、动态的监测与控制,利用有限的资源提供高质量的护理服务。

三、降低护理成本的方法

1.人力成本方面

人力成本是护理成本中最重要的部分,在实际工作中,常采用以下方法降低人力成本。

(1)机动护理人员制度。将某些病区过剩的护理人员进行机动的调配,以便支援其他病区的护理工作,从而降低护理人力成本。

(2)兼职制或部分工时制。这项制度可以较好地缓解人力不足的现象,同时也可以增加护理人员的收入。

(3)辅助人力的运用。运用非专业护理人员,经训练合格后协助完成部分基础护理工作。

(4)信息化。建立护理信息化系统,如电子病例、移动工作站等,可以在很大程度上减少护理工作量,降低护理人力成本。

2.物力成本方面

器材与设备成本占医院运营成本的 $30\%\sim50\%$,其管理的好坏对医院运营有关键影响。对仪器设备建立领取、定期清点、使用登记、交接制度,实行零库存,做到专管专用、定期检查和维修;严格控制直接服务所用药品、医用材料、各种低值易耗品的丢失、过期、损坏等浪费现象。

3.简化工作程序

简化工作程序是各级护理主管的基本管理方法。各级主管需要了解组织中的各项问题,应用科学的方法分析现行的、复杂的工作流程,找出其缺点,寻求更经济有效的方法与程序,提高工作效率,降低成本。

(宋　菲)

第四节　护理物品设备管理

为了保证医院工作的正常开展,医院各部门均有很多物品与设备。加强医院护理物品、设备的管理,能够提高物品、设备的完好率和使用率,使其得到充分利用,减少浪费,为临床护理工作提供可靠的物质基础,保证安全高效地实施护理措施。比如,面对呼吸衰竭患者,正要使用呼吸机之时却发现管道裂隙漏气,那是何等严重的情况,因此,管理好各护理单元的物品与设备,是护理管理者必须重视的问题。

一、护理物品的管理

护理物品是指护理、治疗使用的用具和用物,包括三类:一是一般物品,如血压计、听诊器、流量表、轮椅和平车等;二是患者被服;三是病区的药物。

(一)一般物品管理制度

1.专人负责制

护士长或由护士长指定专人全面负责。护士长工作调动,必须办理移交手续,交接双方共同清点并签字。凡因不负责任、违反操作规程等损坏、丢失各类物品的,应根据医院赔偿制度进行处理。

2.登记制

建立登记本,详细记录物品的请领、外借、损坏和遗失等情况。借出物品,必须履行登记手续,借物人要签字。贵重物品须经护士长同意方可借出。抢救器材一般不外借。

3.物品管理

按物品种类建立物品清单。定期清点物品,对需补充的物品应及时请领;破损物品需及时办理报废手续,并与破损物品一起送物品管理部门。管理人员要掌握各类物品的领取、使用时间,做到定位放置、定人管理、定期保养维修、严格交接。

(二)被服管理制度

1.保证数量

各病区根据床位数确定被服基数与机动数,定期清点,如基数不符或遗失,须立即追查原因。

2.被服使用

患者入院时,值班护理人员应向其介绍被服管理制度,以取得患者的配合。患者出院时,值班护理人员应将被服清点、收回。脏衣、被服放于指定地点,由洗衣部人员收洗、消毒。患者不得私自借用病区的被服。

(三)病区药品管理

1.药品取用

各病区应根据科室临床病种及患者用药的需要,经专业主任审核,报药剂科和主管院长审批,设置一定基数的常用药物存于病区的药柜,便于临床应急使用,工作人员不得擅自取用。不得使用过期、变质的药品。及时清退患者未使用完的针剂等余药,贵重药物专人专用。

2.药品存放

药品应分类保管,根据药品种类、性质、针剂、内服、外用、剧毒药等分类放置、专人管理,并有明显的标签,注明药品名称、剂量、浓度,用中英文对照书写,瓶签字迹清楚、规范。药柜每周整理一次,包括清洁卫生、清点药品数量。定期检查药品质量,发现过期及变质药品,应立即停止使用,及时清理。发现药品标签模糊或经涂改者,不得使用。同类针剂但不同批号不得混放。药柜内的口服药应使用统一药瓶,药瓶内不能混放不同规格、颜色的药片,以确保用药安全。

3.麻醉药品

第一类精神药品严格按照《医疗机构麻醉药品、第一类精神药品管理规定》(卫医发〔2005〕438号)进行管理,做到专人、专册、专制、专柜、专锁、专处方保管。

4.抢救药品

一切抢救药品,要求做到"五定":定数量品种,定点放置,定专人管理,定期消毒、灭菌,定期检查维修。

二、护理设备的管理

病房常见的护理设备有心电监护仪、呼吸机、输液泵等,保持其状态完好是保证医疗措施安全实施的必要条件。

1.五定制度

护理仪器设备应执行"五定"制度,即定数量品种,定点放置,定人负责保管,定期消毒、灭菌,定期检查维修。必须每班交接,并设本登记。

2.专人保管

护理仪器设备由病区护士长指定专人负责保管,每周负责检查仪器设备的性能、数量、定点位置、使用维修、清洁消毒等情况,并记录在册。

3.建立档案

各科室应建立仪器设备的档案资料,内容包括:原始的使用说明书及有关资料、原始操作方法的依据、操作程序、重要仪器的使用情况和维修情况等。

4.建立设备卡

建立设备卡,注明品名、用途、厂家、出厂日期和使用时间等。

5.了解仪器设备性能

使用者必须了解仪器的性能,严格按照操作程序进行规范操作。不熟悉机器性能者,不允许随便操作仪器。如对新进护理人员、实习生进行培训时须经护士长同意,并在带教老师指导下方可使用。

三、易消耗品的管理

易消耗品是指短期使用的物品,如文具、纸张、一次性护理用品、清洁用品等。

1.规范购买计划

每月统计消耗量,分析使用情况,减少浪费。

2.完善管理制度

按规定时间及时请领,保证供应,避免积压、过期。各种物品要按用途进行分类,固定摆放,便于取用。

（宋　菲）

第五节　护理风险管理

护理是一项高风险工作。如何提高护士的风险意识,采用有效的方法和手段降低医疗护理风险,保证患者安全,是所有护理管理者必须高度关注的问题。

一、护理风险概述

护理风险是指因护理行为,如操作、处置、配合抢救等各个环节引起的、导致医院、患者和护士遭受损失和伤害的可能性。护理风险是一种职业风险,即从事医疗护理服务的职业,具有一定的发生频率并由该执业者或医疗护理机构承受的风险,包括经济风险、技术风险、法律风险、人身安全风险等。在护理工作中一切影响患者康复的因素,如工作人员自身健康因素,医院环境、设备、卫生学因素,组织管理因素等都成为护理工作中的风险因素。护理风险除具一般风险的特性外,还具有风险水平高、风险不确定性、风险复杂性、并存在于护理工作的各个环节、风险后果严重等特性。

(一)护理风险的分类

护理风险可分为直接风险和间接风险。直接风险常常来自护士直接对患者的操作过程,例如给错药、住院期间发生压疮、冷热疗时发生的冻伤及烫伤等;间接风险常源于后勤支持系统,例如输液器的质量不合格、医疗设备故障、护理用品供应不充足等,还包括安全保卫、医疗设施安全、防火、防暴、防盗、防自然灾害、重大意外事故等。间接风险也可能来自行政管理系统,例如聘用护士离职、制度不健全等。

(二)常见的护理风险事件

1.意外事件

护理意外事件常常是由无法抗拒的因素而导致的难以预料和防范的不良后果,例如药物注射所引起的过敏性休克,有些药物虽然按操作规程进行了过敏试验,但仍有个别过敏试验结果为阴性者发生过敏反应。另外非护士与医院责任的患者跌倒、烫伤、导管脱落、化学药物外渗、自杀等现象也属意外事件。

2.并发症

并发症是指在诊疗护理过程中,患者发生了现代医学能够预见但却不能避免和防范的不良后果,例如产妇分娩出现的羊水栓塞等。由于并发症能够预见,所以医护人员需要事先向患者及其家属说明,让其有一定的心理准备。当并发症发生时,患者和家属通常会主动配合医护人员采取适当的措施,尽最大努力减轻患者所遭受的不良后果。

3.错误执行

治疗指在护理工作中,护士因责任心不强、不严格执行规章制度或知识与技术水平差等原因而错误执行治疗。

临床上比较常见的有因执行医嘱不当发生给药错误(包括忘记发药、药物发错患者、用药时间错误、药物剂量或给药途径错误等),因护士对患者查对不当引发的执行医嘱错误,因护理操作不当给患者造成的伤害等。

4.护理记录缺陷

护理记录是保证护理质量和患者安全的主要依据,也是发生护理纠纷时重要的法律文件。研究数据显示,护理记录中存在许多缺陷,包括关键内容记录不全或无记载、记录不规范、涂改、与医生记录不符等。这些缺陷有可能导致患者安全风险和护患纠纷。

5.职业安全事件

由于医院工作环境的特殊性,护士在执行医疗护理活动过程中也存在很多可能危及护士身体安全的因素。这些危险因素包括物理性因素、化学性因素和生物性因素。例如针刺伤、化疗药物伤害、血源性感染等。

6.护患纠纷

护患纠纷指护理人员在护理服务过程中,护患双方出现的争执。临床上,护士是与患者接触最多的医务工作者。如果护士工作态度差、责任心不强、技术操作水平差,很容易导致患者及其家属的不满意,进而引发投诉,甚至引发护患纠纷。

7.护理管理不善引发的事件

由于护理管理不善,如临床护士数量配备不足、规章制度不健全、物品配备不充足、抢救物品未处于备用状态、与护理相关的费用有误等,有可能导致护理不安全事件。

8.仪器、设备故障

医院的仪器设备在使用过程中,有可能突然发生故障,从而影响治疗、检查,甚至失去对患者的抢救机会。

二、护理风险产生的原因

(一)护理工作方面的因素

1.护士人群因素

由于知识、技术的不断更新,护理工作中复杂程度高、技术要求高的内容不断增多,对护士带来较大的工作压力,导致技术风险增大。新毕业、低年资、护理操作不规范、知识老化、责任心不强、专业水平低下、新轮转工作科室的护士、实习护士等属于风险发生的高危护理人群。

2.护士主观因素

由于个别护士职业道德观念不强、安全意识薄弱、法制观念淡薄等原因,使护理风险增大。①护士职业道德素质差,遇事容易情绪化,对患者态度生硬或语言、行为不当给患者造成不安全感或不安全后果;②不尊重患者的知情同意权,进行一些有创的诊疗和操作前没有及时履行,或没有充分履行告知义务,从而引发护患纠纷;③工作责任心不强、注意力不集中、疏忽大意或过于自信等,违背了医疗卫生法律法规、护理规范制度等,从而导致护理服务工作出现失误,增加护理风险的机会。

3.工作时段因素

治疗及抢救危重患者、工作繁忙、交接班前后、中午、夜班、节假日等是护理风险发生的高危时段。例如在手术科室,中午往往是手术患者返回病房的高峰时段,如果这个时段的护士人力不足或护士的经验不足,容易发生护理风险事件。

4.临床经验因素

护士的临床经验建立在对大量病例的护理实践体会之上。临床经验丰富、业务水平高的护士,会从患者早期不典型的症状、体征中推测出疾病的本质及发展变化的动向,并进一步追踪观察,一旦发现新的症状、体征与原诊断存在矛盾或者不符,便会立即报告医生。而临床经验缺乏、业务素质较差的护士可能会将典型的症状、体征看作正常现象,容易错失抢救、治疗的机会。

(二)患者本身的因素

1.患者个体差异与病情的复杂性

人体是一个复杂的系统,疾病的发生、发展与转归在每个人身上是不同的,并呈现出多样性和复杂性。患者的个体差异和疾病的复杂性与严重程度决定了护理质量的不确定性和相应的风险性。例如,高度过敏体质的患者,有应用药物时发生过敏反应的风险;老年患者及婴幼儿患者因视、听、触觉等感知能力差也会产生不安全因素,使护理过程风险加大。此外,因疾病的自然过程或发展而导致不幸的情况时有发生,而这些情况有时会被患者或其他非医疗人员误认为是医疗事故,例如患有急性心肌梗死的患者,可能会因与疾病有直接关系的心律失常而导致死亡。

2.患者不合作或遵医行为依从性差

护理活动是一项需要护患双方共同参与的活动,有赖于患者的密切配合和支持。患者的就医动机和行为对疾病转归有着重要影响,如若患者有冒险行为、不健康的生活方式或采取不合作的态度,护理风险将会上升。例如,心肌梗死的患者住院期间在行动与饮食方面都有严格的要求,如果患者及其家属不能遵从医护人员的嘱咐,则有可能发生再次心肌梗死。

3.患者和家属对医护结果的期望值过高

无论医学技术如何发达,医务人员对于疾病的诊断及治疗能力总是有限的。但部分患者及家属却对医院抱着很高的期望值,无论多么严重的疾病,总希望患者能完全恢复正常。例如,在矫形外科领域,美容整形手术后,因为患者期望值过高经常引发医疗纠纷。护士在给婴幼儿穿刺时,家长也总是希望能一针见血。

但由于患儿血管细、肥胖、哭闹等原因,很多时候难以一次穿刺成功,因而可能会招致部分家长的不理解、谴责,甚至辱骂。

(三)医疗器械、药品、血液等因素

医疗检查设备、治疗设备、辅助运行设备的使用也是护理风险增大的原因。例如,一旦呼吸机、除颤仪、麻醉机、吸痰器等设备出现故障,可能延误抢救时机,甚至导致患者死亡;医院的消毒灭菌器械出现故障,可导致医用器械、卫生材料不合格,造成大规模医院感染;医院的计算机系统未建立可靠的后备系统,也可能导致医疗运作信息的失败,发生信息丢失、错误等事故。药品的毒副作用在临床上也是难以避免的客观风险。再好的药物,用药的时机不当、剂量不当或方法不当,都可能会对患者造成伤害。临床使用的血液及血液制品及其保存运输环节也可能出现风险。

(四)管理因素

1.系统性因素

所谓系统性因素是指医院整体协调管理、人力资源管理、设备与环境管理、安全保障制度的建设等方面的因素。这些因素都可能直接或间接给患者或护士造成伤害。例如,如果护士缺乏必要的培训、人员配备不足、管理监督不严,那么对患者或护士造成伤害则具有必然性。研究者认为,改进医院系统及流程可以减少或有效预防不良事件的发生。

2.护理技术常规不健全或不完善

医院各项护理技术操作常规是医院对护士护理行为的科学规范,它不仅可以保证护理技术质量,而且还起到规避护理风险的作用。如果一个医院的护理技术操作常规不健全或不完善,就会导致护士的行为出现盲目性和随意性,出现护理风险的机会也会增加。

3.护理管理制度不健全或有缺陷

护理管理制度是保证护理服务运作质量、防范护理风险的基础。护理管理制度包括各种相关的卫生法律、法规,以及医院的各种规章制度,任何一种制度不健全或有缺陷都会带来护理风险。如果没有护士从业的准入制度,在治疗、手术配合、基础护理等护理行为中,必然造成因护士水平不合格的护理风险;同样,没有医疗护理用物的审批、准入制度,也有造成护理风险的可能。

(五)医疗技术的局限性因素

现代医学虽然有了很大的发展,但由于人体的特异性和复杂性难以完全预测,人们对许多疾病的发生机制认识不全、不彻底,因而现代医学科学诊疗技术仍存在一些不可预知或不能完

全避免的风险。例如,肿瘤患者使用化疗药物时,虽然杀死了癌细胞,但同时也杀死了大量人体所必需的正常细胞。这就使得本来就很虚弱的身体遭受了新的伤害,从而增加了患者死亡的风险。

(六)护患沟通因素

护士沟通技巧不够全面、对病情和诊治风险解释不足或患者及其家人沉浸在悲痛之中未能明白、理解或接纳护士的解释,都会导致沟通不畅的问题。同时,不少护士的观念和行为仍停留在功能制护理模式上,不注重通过全面了解患者的生理、心理状况,护患间沟通不及时、不全面、不彻底,导致护理诊断、护理决策、护理措施错误,从而引发护理风险。

三、护理风险管理的程序

护理风险管理是一个不断完善的过程。由于科室护士不断更替,新技术、新药物、新设备和新程序不断出现,疾病谱和社会文化特征在不断演变,法律环境也在不断发展,因而诱发了新的护理风险。

护理风险管理包括护理风险识别、护理风险评估、护理风险处理和护理风险管理效果评价,四个阶段构成了一个风险管理的周期循环过程。

(一)护理风险识别

护理风险识别是对潜在的和客观存在的各种护理风险进行系统地连续识别和归类,并分析产生护理风险事故原因的过程,是护理风险管理基本程序的第一步,也是护理风险管理的基础。由于护理服务过程中患者的流动、设备的运转、疾病的护理都是一个动态的过程,因此,风险的识别实际上也是一个动态监测过程。

1.护理风险识别的主要关键点

①建立非惩罚性的不良事件报告制度;②审查医疗记录和护理记录;③观察临床医疗和护理活动;④分析患者的投诉信息;⑤审查诉讼与赔偿记录;⑥分析访谈记录(面向患者或医护人员)和调查问卷;⑦审查常规的临床绩效数据。

2.护理风险识别的主要方法

识别护理风险的方法有多种,这些方法通常结合在一起加以实施。

(1)及时搜集相关信息:鼓励护士及时呈报风险事件,掌握已经发生和可能发生的风险事件信息。不同科室的患者病情、护理工作量及复杂程度不同,因此风险发生的频率也不尽相同,而频率的高低则在一定程度上反映了护士面临风险的大小。风险呈报的目的在于及时收集信息,以利于进一步掌握全院风险事件的动态,发出风险预警,制定防范风险的措施,使风险事件不再发生。

(2)分析掌握风险规律:护理工作过程中有一些环节和时段风险比较高,且具有一定的规律性。如治疗抢救、交接班、患者调换床位等,属于高危环节;工作繁忙、医护团队合作、交接班前后、中午、夜班、节假日等,属于高危时段。分析和明确各类风险事件的易发环节和人员,能使护理管理者抓住管理重点,针对薄弱环节加强质量控制,防范风险事件的发生。

(3)预测防范护理风险:通过模拟一种危重患者的诊疗护理情境,也可以预测护理风险。例如,医院开展一种新的外科手术项目,可以模拟接受新手术患者的诊疗护理情境,确认实施路径中的主要措施和步骤,然后设想每一措施和步骤可能发生的不良事件,从而更好地加以防范。

（二）护理风险评估

护理风险评估是测定护理风险发生的概率及其损失程度,是在风险识别的基础上进行定量分析和描述,通过对这些资料和数据的处理,发现可能存在的风险因素,确认风险的性质、损失程度和发生概率,为选择处理方法和确定风险管理措施提供依据。

1.护理风险描述

风险评估一般运用概率论和数理统计方法来完成,其中期望值和标准差是描述某个特定风险损失概率分布特征的重要指标。一般来说,频率高、幅度小的损失标准差小,频率低、幅度大的损失标准差大。

2.护理风险定量分析

常采用风险量化分析来评价。例如:风险的危险性＝风险严重程度×风险频率。临床风险损失的概率和严重程度共同决定了这种临床风险的等级,也提示护理管理者选择合适的护理风险管理策略和行动计划。

（三）护理风险的处理

护理风险处理是护理风险管理的核心内容。风险处理是在风险识别和风险评估基础上采取的应对风险事件的措施。

1.护理风险预防

护理风险预防是在风险识别和风险评价基础上,在风险事件出现前采取的防范措施。在护理风险预防方面应落实的工作如下。

(1)建立护理风险管理制度:实施护理风险控制的前提是制定完善的、有执行力的政策、制度和程序,包括护理风险管理的组织建设,护理风险的报告、分析评价和控制制度,教育制度,临床护理常规和操作规程,护理紧急风险预案等。

(2)加强护士风险教育:护理管理中首先应将风险教育纳入新毕业护士的岗前培训计划中,对在职护士进行持续的风险警示教育和风险意识培养,使护士对容易造成护理风险的工作环节提高警惕;其次要依据护理规范、操作程序进行培训,让护士掌握规避护理风险的方法。护理风险培训应该持续、定期进行,但每次的重点可以根据各医院护理风险控制的具体情况而有所不同。每次的护理风险教育项目开展之后还必须对教育的效果进行考核和监控,并有相应的奖惩措施来保障。

(3)加强护士对国家医疗护理法律法规的培训:护理部应有计划地组织医疗护理相关法律法规、医疗纠纷与医疗事故的预防等方面的报告或讲座,让护士以法律法规来规范自己的行为。而护理管理者更应该熟悉国家医疗护理法律法规的变化,一方面便于在护理管理各环节进行监控,另一方面可以在思想上先行,从管理层次上督促护士加强法律法规的学习。

(4)加强患者安全督导:对患者安全目标落实情况进行定期、不定期的督导,特别要关注危重患者的风险管理;将督导过程中发现的高发或高危护理风险环节和事件进行通报,并对护理不良事件进行分析、讨论,查找原因。通过对护士专业知识和技能进行定期考核,对护理行为进行现场督查,对护士服务态度满意度进行测评等活动,及时发现风险、防范风险。

(5)充分发挥不良事件报告系统的作用:为了确保护理不良事件呈报准确、及时、全面,护理管理部门应采取相应的措施,如不将风险事件作为奖惩的依据,在呈报中不涉及具体的姓名,不要求当事人进行书面检查,仅呈报事件发生的客观过程,将风险事件如实呈报作为对护士长考核的一项内容等,以督促风险呈报制度的落实。

（6）加强护理记录管理：护理管理部门应经常进行护理文件书写格式、内容等方面的培训，对典型的护理记录书写案例进行讨论。定期进行护理文书督查，对共性和重要个性问题进行汇总和分析，使护理记录达到客观、真实、准确、及时、完整的要求，并体现护士对患者进行观察及为患者提供治疗、护理的措施。以避免因护理记录缺陷而导致的护理风险的发生。

2.护理风险控制

风险管理要着眼于控制，护理风险控制重点是预防和阻止患者安全事故及其他侵权行为的发生，避免医院风险损失或降低风险损失的程度，包括护理风险规避、护理风险预防、降低护理风险损失、护理风险转移等策略。

（1）护理风险规避：护理风险规避是一种能够完全避免患者护理风险发生、彻底消除护理风险损失可能性的风险控制策略。例如，医院通过建立有效的护理绩效考核分配方案、护士在职培训方案、护士晋升考核方案等激励机制，做好护士人力储备，降低因护士流失而导致的风险。

（2）护理风险预防：护理风险无处不在，我们不仅要承认临床风险难以避免的客观现实，还要积极采取增进患者安全、预防护理风险的系统化方案，在医院的护理服务过程中既要尽力减少个人的临床失误，又要及时监测、控制、阻止或拦截临床护理风险。

（3）降低护理风险损失：如果说护理风险规避和护理风险预防是在护理风险事件发生前而采取的护理风险控制策略，那么努力降低护理风险损失就是在护理风险事件发生后所采取的护理风险控制策略。努力降低护理风险损失的目的是使护理风险损失最小化，以降低护理风险的不良后果。

（4）护理风险转移：即利用某种方法或途径将医院可能面临的风险转由其他团体或个体来承担，医疗保险就是风险转移的方法之一。

美国、澳大利亚、日本、新西兰等国家都普遍开展了医疗风险保险业务，由医疗机构或医师协会向保险公司购买医疗风险保险。一旦发生风险，经法庭判决经济赔偿后，由保险公司负责赔偿。全面、精确以及符合临床实际的风险识别与评估成果，可以协助护理管理者全面、清楚地认识医院所面临的各种风险，并依据风险的特性和严重程度采取相应的护理风险管理措施。

反之，风险识别与评估中的错误、遗漏等会造成护理管理者对风险的认识失真，导致相应的风险管理行为和体系出现偏差、遗漏，或者缺乏应有的针对性、有效性。医院护理管理者应在制定或参考已有风险管理制度的基础上，对全院的护理风险进行全面监测，可以通过医院系统工作流程图，参照已有的护理风险分类资料，确定高风险发生环节，利用调查手段分析风险发生的原因，收集风险评估信息，作为改进或制定风险管理制度的依据。

（四）护理风险管理效果评价

护理风险管理效果评价是对风险管理方法、措施和手段的效益性和适用性进行分析、检查、评估和修正的活动，其目的是为下一个周期提供更好的决策。常用的护理风险管理效果评价方法，主要有以下两个。

1.采用效益比值判断风险管理效益的高低

该方法主要看护理风险管理能否以最小的成本取得最大的安全保障。效益比值等于因采取某项风险处理方案而减少的风险损失与因采取某项风险处理方案所支付的各种费用的比值。若效益比值<1，则该项风险处理方案不可取；若效益比值>1，则该项风险处理方案可取。效益比值越大，说明管理越有效。

2.对护理风险管理效果进行信息统计及反馈风险管理效果

信息统计一般是采取前后对照的方法,对各个临床科室在采取风险管理措施前后,潜在护理风险的减少情况、不良事件的发生情况、患者的满意度等进行评价。通常采用调查问卷法、安全指标监测、不定期组织护士理论考试等方法来完成。采集的数据全部录入计算机进行分析和总结,使护理风险管理更为有效率。例如,评价患者满意度、护理记录合格率是否提高,护士的法律意识和防范风险意识是否增强等,以便为今后的风险管理提供参考依据。

四、医疗、护理安全(不良)事件的管理

(一)医疗、护理安全(不良)事件的定义和等级划分

1.定义

医疗、护理安全(不良)事件是指在临床诊疗活动中以及医院运行过程中,任何可能影响患者的诊疗结果、增加患者的痛苦和负担并可能引发医疗纠纷或医疗事故,以及影响医疗、护理工作的正常运行和医务人员人身安全的因素和事件。

2.等级划分

医疗、护理安全(不良)事件按事件的严重程度分为以下 4 个等级。Ⅰ级事件(警告事件)——非预期的死亡,或是非疾病自然进展过程中造成永久性功能丧失。Ⅱ级事件(不良后果事件)——在疾病医疗过程中是因诊疗活动而非疾病本身造成的患者机体与功能损害。Ⅲ级事件(未造成后果事件)——虽然发生了错误事实,但未给患者机体与功能造成任何损害,或有轻微后果而不需任何处理可完全康复。Ⅳ级事件(隐患事件)——由于及时发现错误,未形成事实。

(二)医疗、护理安全(不良事件)报告处理制度

中国医院协会发布的《2009 年度患者安全目标》提出,建立积极倡导医护人员主动报告医疗安全(不良)事件的制度(非处罚性)与措施,鼓励医务人员积极参加原卫生部医政司主办《医疗安全(不良)事件报告系统》网上报告活动。这是对原卫生部《重大医疗过失行为和医疗事故报告制度的规定》的补充,要求各医院主动、自愿上报。各医院可依此制定自己的制度,但目前国家尚没有统一的标准。

1.医院护理不良事件报告制度管理的内容

(1)各护理单元有防范处理护理不良事件的预案。

(2)凡是在医院内发生的或在患者转运过程中发生的非疾病本身造成的异常医疗事件均属不良事件,需要主动上报。

(3)各科室应建立护理不良事件登记本,及时据实登记。建立有效的不良事件上报流程,保证信息上报及时、有效及保密。

(4)发生护理不良事件后的报告顺序:立即口头报告值班医生、护理组长或高级责任护士,必要时同时上报科主任、护士长、护理部、主管院长;在规定时间内填写《护理不良事件报告表》并上报。由本人登记发生不良事件的经过、分析原因、后果及本人对不良事件的认识和建议。

(5)发生护理不良事件的科室或个人,如不按规定报告,有意隐瞒,事后经领导或他人发现,须按情节严重程度给予处理。

(6)发生护理不良事件后,有关的记录、标本、化验结果及相关药品、器械均应妥善保管,不得擅自涂改、销毁。

（7）护士长应负责组织对本科室发生的不良事件进行调查，组织科内讨论，分析管理制度、工作流程及层级管理等方面存在的问题，确定事件的真实原因并提出改进意见或方案。

（8）护理部对严重不良事件要组织护理质量管理委员会调查讨论，找出工作流程或质量管理体系中的问题，以便有针对性地制定防范措施。对发生的护理不良事件，提交处理意见。造成不良影响时，应做好有关善后工作。

（9）医院建立主动上报不良事件奖励制度，发生护理不良事件的科室或个人，如不按规定报告，有意隐瞒，事后经领导或他人发现，须按情节严重程度给予处理。

2.医疗、护理安全（不良）事件报告的原则

（1）Ⅰ级和Ⅱ级事件属于强制性报告范畴，报告原则应遵照国务院《医疗事故处理条例》、原卫生部《重大医疗过失行为和医疗事故报告制度的规定》。

（2）Ⅲ、Ⅳ级事件报告具有自愿性、保密性、非处罚性和公开性的特点。①自愿性：医院各科室、部门和个人有自愿参与（或退出）的权利，提供信息报告是报告人（部门）的自愿行为；②保密性：该制度对报告人以及报告中涉及的其他人和部门的信息完全保密。报告人可通过网络、信件等多种形式具名或匿名报告，相关职能部门将严格保密；③非处罚性：报告内容不作为对报告人或他人违章处罚的依据，也不作为对所涉及人员和部门处罚的依据；④公开性：医疗安全信息在院内通过相关职能部门公开和公示，分享医疗安全信息及其分析结果，用于医院和科室的质量持续改进。

3.医疗、护理安全（不良）事件的上报流程

（1）发生或者发现已导致或可能导致医疗事故的医疗、护理安全（不良）事件时，医务人员除了立即采取有效措施，防止损害扩大外，应立即向所在科室负责人报告，科室负责人应及时向医务部、护理部报告。

（2）Ⅰ、Ⅱ级事件报告流程主管医护人员或值班人员在发生或发现Ⅰ、Ⅱ级事件时，当事科室需在2个工作日内向医务部提交《医疗护理安全（不良）事件报告表》。

（3）Ⅲ、Ⅳ级事件报告流程报告人在5个工作日内经OA系统或其他途径向医务部、护理部提交《医疗安全（不良）事件报告表》。

（宋　菲）

第六节　护理安全管理

护理安全是指在实施护理过程中，患者不发生法律、法规允许范围以外的心理、机体结构或功能上的损害、障碍、缺陷或死亡，从广义的角度和现代护理管理的发展看，护理安全还应包括护士的执业安全，即在执业过程中不允许可承受范围之外的不良因素的影响和损害，安全的管理是护理管理的重点。

一、护理安全管理的重要性

1.影响护理质量

安全、有效的护理可促使患者疾病痊愈或好转，而护理不安全因素则使患者疾病向坏的方

向转化,如病情恶化,甚至造成患者器官功能障碍或死亡。由此可见,护理安全管理与护理效果存在因果关系,护理安全产生高质量的护理效果。护理效果体现护理安全水平。

2.影响医院的社会效益与经济效益

护理不安全带来的后果,如出现护理差错或事故,不仅损坏医院在患者和公众心目中的形象,给医院的信誉造成负面影响,而且还增加医疗费用的支出及物资消耗,使医疗成本上升,增加患者经济负担和医院额外开支。

3.衡量医院的护理管理水平

护理管理是将护理工作的各个要素,如人员、技术、设备、信息等进行科学的计划、组织、控制、协调,使护理系统达到最优化运转,发挥最大功能,最终达到为患者提供最优质的护理,如果护理安全管理不到位,不安全因素得不到有效控制,就会给患者带来痛苦甚至伤残,达不到护理管理的目标,所以,护理安全是衡量医院护理管理水平的重要标志。

二、影响护理安全的因素

随着社会不断进步,医疗水平的不断提高,现代医疗护理日趋复杂,各种影响因素越来越多,其中最主要的有以下几方面。

1.人员素质

个人素质是指护理人员思想素质、职业道德素质、心理素质、身体素质,当这些素质不符或偏离了护理职业的要求,就可能造成言语,行为不当或过失,给患者身心带来不安全的结果或不安全感。常见的现象:①劳动纪律差,离岗,脱岗;②服务态度差,言语冲撞;③有章不循,违反制度或技术操作常规;④缺乏同情心,不重视患者的主诉;⑤弄虚作假,不懂装懂;⑥发生错误不报告,不采取或不及时采取补救措施;⑦依赖陪护、护工及实习同学;⑧工作责任心差,观察不细,粗疏;⑨工作计划性不强,工作不按时或遗漏;⑩注意力分散,错误用药或错误执行医嘱。

2.技术因素

业务知识缺乏,经验不足,技术水平低或不熟练,操作失误或操作错误等均可给患者造成不良后果。常见的现象:①新药品种多,更新快,护士对药物的用途、不良反应不明;②对一些新的医疗产品的认识不够,使用错误或考虑不周;③专业理论知识缺乏,对病情观察不细致、不周到、不及时,记录不详细;④对急救设备不会使用,使抢救不得力;⑤技术操作不熟练,延误抢救。

3.管理因素

管理不严或失控是影响护理安全的重要因素。常见的现象:①思想工作薄弱,教育不落实;②制度不健全、措施不得力、监控不严;③不重视业务技术培训,业务技术水平差;④护理管理人员对患者中存在的不安全因素缺乏预见性,未采取措施或措施不及时;⑤护理人员严重不足、配置不合理,超负荷工作或分工协调不当。

4.物质因素

护理物品、设备与药品是构成护理能力的重要组成部分,质量好坏直接关系到护理技术的正常发挥,影响护理效果,形成护理不安全的因素。常见的现象:①药品质量差、失效、变质;②护理药品数量不足、质量不好;③设备性能不好,不配套,如电源失灵,给微泵输液的患者造成不良后果。

5.环境因素

环境隐患因素是指患者住院期间的生活环境安全。常见的现象:①医院的基础设施、病区物品配备和放置存在的不安全因素,如地面过滑引致跌伤,床旁无护栏造成坠床,热水瓶放置不当致烫伤;②环境污染所致的隐性不安全因素,如因隔离消毒不严造成的院内感染,危险品管理及使用不当也是潜在的不安全因素,如氧气的管理;③病区的治安问题,如防火、防盗、防止犯罪活动等。社会环境中,患者的经济状况、家庭及社会对患者的关心度对患者的情绪构成影响。

6.患者因素

护理是一项护患双方共同参与的活动,护理活动的正常开展有赖于患者的密切配合与支持。患者的心理素质,对疾病的认识及承受能力,将影响患者的情绪,进而影响患者的行为及医嘱的依从性,形成护理安全隐患。

三、医院护理安全管理策略

1.加强教育,提高护理安全认识

护理人员对护理安全重要性的认识是做好护理安全工作的前提。因此,应对全体护理人员进行经常性安全教育,树立"安全第一"的意识,增强其保证护理安全的自觉性。第一,应注意规章制度的学习,使护理人员明确规章制度是护理安全的保证;第二,应和职业道德教育相结合,使护理人员明白护理安全是职业道德的基本要求,自觉地按职业道德的要求,全心全意,以高度的责任感做好护理安全工作,防范护理质量缺陷的发生;第三,要加强对护理法规的学习,护理安全与法律、法规有着密切的关系,护理人员应自觉守法,防范由于法治观念不强而造成的护理质量缺陷。

2.建立护理安全监控机制

①明确责任,实行"护理部、科护士长、病区护士长"三级目标管理责任制,各级护理人员明确分工,定期检查,分析实际情况,发现隐患,及时控制;②建立健全各项规章制度,落实安全管理制度是有效防范护理缺陷的重要措施,因此,应建立健全安全管理制度,如交接班制度、差错事故登记报告制度、分级护理制度、查对制度、抢救工作制度、消毒隔离制度、健康教育制度、病房管理制度、药品管理制度、陪护探视制度等,各级护理管理人员要严格要求、严格管理,促进安全管理制度的落实,使护理安全工作走上制度化、标准化、规范化的道路;③坚持预防为主,重视事前控制,做到"三预、四抓、两超",即预查、预想、预防,抓易出错的人、时间、环节、部门,超前教育、超前监督;④把好物品采购关,护理用品质量对防止护理缺陷,保证护理安全具有重要作用,在采购护理物品时应检查物品质量、性能是否符合要求,能否对患者和操作人员构成潜在危险,检查物品有无商标、厂址、合格证书等,以防购入假冒伪劣商品。

3.提高护理人员素质,合理配置人力资源

加强护理人员专业理论技术培训,如不断完善各种操作规程和护理常规,对专科开展的新项目及新技术应及时制定护理常规,定期进行专业培训,不断提高护理人员的专业技术和理论水平,同时要合理配置护理人力资源,使护理人员数量适宜,各类职称、各种层次的护理人员比例适当,避免由于人员素质低、人力配备不足引起的安全隐患的发生。

(宋　菲)

第七节　护理规章制度

护理规章制度是护理工作长期实践的经验总结,是客观工作规律的反映。它,不仅是护理人员进行护理活动的准则,还是保护患者利益的重要措施,对护理工作和护理人员具有约束力,是实现管理制度化、操作常规化、工作规范化、设置规格化的基础。

一、概述

(一)护理规章制度的概念

护理规章制度是对护理人员在为患者和社会人群服务过程中应当履行的工作职责,享有的工作权限,以及工作程序、工作方法等做出的文字规定。

(二)护理规章制度的意义

1.规范护理人员的行为,保证护理工作

正常运行护理工作具有细致、复杂、涉及面广等特点,如果没有一个统一的行为规范作为共同的行为准则,护理工作就不能安全有序地进行,护理目标就难以实现。建立科学、系统的护理规章制度,可以使护理人员行为有章可循,保证护理工作正常进行。

2.协调护理工作,防止护理差错事故

护理工作复杂烦琐,又具有严格的连续性和继承性。护理人员在为患者实施护理的过程中,既需要分工又需要协作。护理规章制度的建立,不但可以使分工更加周密,协作更加协调,使群体力量得到充分发挥,提高护理工作效率;同时可以使各项工作,各个时间段、各个人员之间的衔接更加紧密,保证护理工作无缝隙的延续,预防差错事故的发生,保证护理质量和护理安全。

3.维护患者权益,提升患者满意度

护理工作的目标是为患者提供优质护理服务,满足患者的需求。规章制度的建立是保证护理目标实现的有力措施。如优质护理服务工作制度、分级护理制度等从各个方面界定了护理服务项目内容,使护理服务内容更为规范和充实,为维护患者权益,提升患者满意度起到了一定的作用。

(三)护理规章制度的分类

常见的护理规章制度有一般管理制度、部门管理制度、护理技术操作规程、护理业务管理制度、卫生行业标准等。

1.一般管理制度

一般管理制度是指护理行政管理部门与各科室护理人员需要共同贯彻执行的有关制度。主要包括:护士岗位管理制度,人力资源管理制度,护理核心制度如值班、交接班制度,查对制度,分级护理制度,患者入院、出院制度,消毒隔离制度,探视制度,护理风险防范管理制度,差错事故管理制度,护理业务查房制度,药品管理制度等。

2.业务部门管理制度

业务部门管理制度是指具体部门的护理人员共同遵守和执行的有关工作制度。主要包括:病房工作制度、门诊工作制度、急诊科(室)工作制度、手术室工作制度、分娩室工作制度、婴儿室工作制度、供应室工作制度、介入中心造影室(简称 DSA 室)工作制度、内镜中心工作制度等。

3.护理技术操作规程

护理技术操作规程是对护理技术工作的程序、方法和质量等方面做出的规定,是护理技术管理的基本制度。包括基础护理技术操作规程,如铺床、无菌技术、口服给药、吸氧等操作技术规范。其次是专科护理技术操作规程,如心电监护仪的使用、除颤术、呼吸机的使用等。

4.护理业务管理常规制度

护理业务管理常规制度是指护理业务管理的基本制度,分为一般护理常规和专科护理常规两类。一般护理常规如高热患者的护理常规,疼痛护理常规等。专科护理常规是根据专科疾病特点而制定的特定的护理常规,如骨折患者护理常规、血液透析患者护理常规等。

5.中华人民共和国卫生行业标准

中华人民共和国卫生行业标准分为强制性卫生行业标准和推荐性卫生行业标准。护理分级(WS/T 431—2013)、静脉治疗护理技术操作规范(WS/T 433-2013)、放射性皮肤疾病护理规范(WS/T475—2015)等属于推荐性卫生行业标准。医院消毒供应中心第 1 部分:管理规范(WS 310.1—2009)、医院消毒供应中心第 2 部分:清洗消毒及灭菌技术操作规范(WS 310.2—2009);医院消毒供应中心第 3 部分:清洗消毒及灭菌效果监测标准(WS310.3—2009)等属于强制性卫生行业标准。

二、护理规章制度的建立与实施

(一)建立护理规章制度的基本原则

1.把握基本目的

护理工作是为患者提供服务的,所以在制定任何规章制度时,必须以患者的利益和安全为重,将保护患者利益和安全作为基本出发点,不能因考虑便于工作或便于管理而有所偏离。

2.体现科学性

规章制度是开展工作的依据和规范,所以必须具有良好的科学性,充分体现工作的基本规律,符合工作的质量要求,包括执行者应具备的基本条件和岗位职责。

3.保证可行性

规章制度应重点突出,文字简明扼要,便于护理人员理解、记忆和执行。规章制度只有被执行者掌握才能发挥作用,因此内容不宜繁杂、条目不宜过多,应有较好的可行性。

4.注意更新完善规章制度

应在实践的基础上不断修订、更新。随着医学与护理学的发展,高新技术在医药卫生领域应用不断增加,医疗仪器设备不断更新,医护人员的水平不断提高,规章制度应注意完善、修订,以便达到规章制度的目的要求。

5.程序规范规章制度的制定

应按规范程序进行,首先应明确目标和质量标准,起草初稿;其次,应在广泛征求各级护理人员的意见的基础上修订初稿,使之具有较好的群众基础;最后,应先试行,然后经有关领导审核批准执行。

(二)护理规章制度的贯彻实施要点

1.加强组织领导

制定的规章制度得到贯彻执行,才能发挥作用。因此各级领导应该予以重视,领导要以身作则。护理指挥系统应该发挥组织领导作用,督促各部门认真贯彻落实。

2.重视培训工作

贯彻实施规章制度要重视培训工作,使全体护理人员明确执行规章制度的重要性和必要性,充分理解规章制度的科学基础和法律意义,掌握各项规章制度的内容、要求,提高执行的自觉性。

3.注重部门协作

医院是一个整体,规章制度的贯彻实施需要有关各部门的协作和全体人员的共同努力,包括患者及其家属的理解与配合。

4.建立监督、指导、反馈机制

护理管理部门应该对临床一线加强监督和指导,特别是对工作的薄弱环节要重点管理。要建立反馈机制,对有章不循或破坏规章制度的情况,要给予纠正;对执行规章制度中存在的问题,要及时研究解决,保证工作正常进行。

(宋　菲)

第八节　护理信息管理

护理信息具有来源广泛、信息复杂、相关性强、随机性强、质量要求高等特点。建立完善的护理信息系统能够提升护理工作的整体服务质量,有助于高效地应对护理工作中的突发事件。现代护理信息管理的核心与实质就是按照护理信息管理的特点,以科学的方法处理各项护理信息,建立完善的护理信息管理系统,发挥医学护理信息的情报作用,最大限度地挖掘护理资源。护理信息的准确运用将为现代护理管理提供重要依据。

一、护理信息管理概述

(一)信息

信息是指经过加工整理后,对于接收者具有某种使用价值的数据、情报等的总称,通常用声音、图像、文字、数据等方式进行表达。

(二)信息的特征

1.可识别性

信息是客观存在的,可被人们感知、认识和利用。识别又可以分为直接识别和间接识别。直接识别是指通过感官的识别;间接识别是指通过各种测试手段进行识别。不同信息源有不同的识别方法。因此,我们可以利用信息可识别这一特性,采用结构式信息方法,对信息进行自动识别和计算,完成信息的二次加工,实现复杂的信息统计功能。

2.可传递性

信息的可传递性是信息的本质特征。各个信息系统间可以共享同一信息,并且一个信息元素经传递,在不同系统内完善,最终形成多元信息,便于人们进行复杂的临床判断。此外,患者也可以自己携带,将自身的疾病诊治相关信息从一个医疗机构转移到另一个医疗机构,实现会诊功能。

3.可压缩性

可压缩性指人们通过对信息进行收集、加工、整理、分析、归纳而提炼、浓缩信息。可以通过编程实现信息的可压缩性,为信息使用者提供所需要的呈现形式。

4.可储存性

无论多么庞大的信息,都可储存于计算机硬盘、光盘等存储设备中。用户可通过快速的检索获得所需要的信息资料,如护理病案、护理科研数据、患者用药情况、患者费用结算、护理人员劳动报酬等。

5.可转换性

信息的可转换性是指信息可以由一种形态转换成另一种形态。信息可因不同表达平台展现出不同形态,或者借助不同的输出终端以各种形态呈现给人们。

6.可分享性

医院计算机网络系统能接受和储存临床医疗护理工作、教学、科研及医院管理部门的信息和数据,各类人员可以根据需要随时查阅所储存的信息,大大提高工作效率。

7.可扩充性

随着时代的变迁和事物的发展,知识不断更新,人们在计算机中能很方便地修改信息、扩充新的信息,以满足用户的需求。

(三)信息的种类

(1)以产生信息的来源分类,信息可分为自然信息、生物信息和社会信息。

(2)以信息的表现形式分类,信息可分为文本信息、声音信息、图形图像信息和数据信息等。

二、护理信息管理

(一)护理信息

护理信息是指在护理活动中产生的各种消息、数据、指令、情报、报告等,是护理管理中最活跃的因素,具有来源广泛、信息复杂、相关性强、随机性强、质量要求高等特点。

(二)护理信息的特点

1.生物医学属性

护理信息主要涉及与患者相关的健康问题,因而具有生物医学属性。由于人体处于健康、亚健康与疾病的连续动态过程,因此护理信息亦具有连续性和动态性。

2.分散性

护理信息种类繁多且较为分散,有来自临床的护理信息,来自护理管理的信息,也有来自医疗文件的信息;信息的类型有数据信息、图像信息、声音信息、有形和无形信息等。能否对这些信息进行正确的判断和处理,直接关系到护理质量和护理管理效率的高低。

3.广泛性

护理信息涉及面广泛、来源广泛,信息量大,涉及的部门及人员多。以一位患者为例,其护理信息涵盖该患者的各项生命体征监测、情志护理信息、饮食护理信息、药物护理信息、休息与运动护理信息及健康教育信息等。

4.随机性

在日常护理工作中,突发事件往往无法预测,需要护理人员有敏锐的观察、判断及分析能力,以便及时准确地捕捉到患者病情变化的信息。

5.准确性

护理人员要以慎独精神来要求自己的日常工作行为,许多护理信息直接关系到患者的生命安危,各项护理工作都应准确无误,细致入微,对护理信息的管理也应做到迅速、及时、准确。

6.相关性

护理信息之间是相互关联、相互影响的,牵一发而动全身,每一条护理信息的正确与否往往牵扯出多方面的护理信息内容,因此要确保护理信息的精确、及时。

一旦护理人员对护理信息收集不及时、判断不准确、处理不得当,都将会对患者健康甚至生命造成不可逆的伤害。

(三)护理信息的收集

护理信息的收集是护理信息管理的基础。护理信息的收集可以从院内收集,如护理工作的各种报表、其他辅助科室的统计数字等,也可从院外收集,如国内外各种护理学杂志、各种学术交流会议等。

1.内部途径

内部途径一般指卫生行政管理机构、疾病控制中心、医疗单位、医学教学与科研机构、医药厂家和医疗设备部门等内部形成的各种信息通道。随着信息化技术的高速发展,越来越多的医疗卫生组织建立了自己的信息管理机构及内部组织信息资源数据库,有效地实现了机构内部及系统内部的信息资源共享。信息系统的建立者也是使用者,通过不同的身份限制,在建立相关护理信息过程中可满足共享信息的需求。未建立内部局域网的卫生机构,可以向相关管理部门收集该机构各管理环节的现状信息,如各种机构文件、统计资料、财务报表等,向其业务部门收集如疾病监测数据、个人健康保健、卫生服务记录、病案病例信息等信息。内部途径的不足之处是:机构外成员若想通过内部资源获取信息,将会产生一定的费用,甚至缴纳费用也根本无法获得需要的信息。

2.外部途径

外部途径一般指组织机构以外的各种信息来源渠道。信息的来源渠道有多种,信息需求者可以通过政府部门获取国家的法律政策性文件,以及用于机构宏观管理的各种数据资料;通过文献机构(如图书馆管理系统)获取相关专业的各种核心文献;通过协会、学会等团体组织获取本行业的最新动态、研究方向及最新科研进展;通过各种传播媒介(如报刊、图书、广播、电视、网络等)了解卫生系统及行业信息;也可以向领域中的权威人士请教获取渠道,或从互联网获取相关资源等。由此可见,网络技术的发展为信息收集提供了十分广阔的平台。

护理信息源于各个不同的环节,呈现出不同的表现形式,如最原始的数据和记录、初加工的图表、组织内部交流的报告、已公开发表的论文、著作等。

一般来说,已公开发表的文献信息便于收集整理,工作中随时产生的数据信息的收集较为困难。但相对于文献信息,原始数据更为真实、基础,反映的现实情况最为可靠,因此原始数据必不可少。文献数据信息的收集一般通过专业的信息服务机构,而原始资料的收集则需要人工完成。

(四)护理信息的传递方式

1.计算机处理的传递方式

应用计算机处理的传递方式具有运算速度快、计算精准、存储容量大和逻辑判断能力强的优点,是一种目前大部分大中型医院广泛采用的先进的信息管理方式。应用计算机处理的护理信息系统主要有:护士注册系统、护理管理信息系统、临床护理信息系统,以及主要用于护士论文检索和护理诊断查询的护理知识库信息系统。

2.人工处理的传递方式

(1)口头方式。口头方式是较常用的护理信息人工处理方式,如在抢救过程中执行的口头医嘱、床旁交接班等。该方式的优点是方便、传递迅速;缺点是信息在传递过程中容易发生偏差,较难查证。

(2)文书传递。文书传递是较传统的信息传递方式,如护理记录、交班报告、各种护理文件等。其优点是准确、易查证、保留时间长;缺点是传递速度慢。

(3)简单的计算工具。简单的计算工具可用于如护理工作量统计、护理工作质量评价结果统计、护理人员工作质量结果统计等。其优点是操作简单;缺点是无法将获得的结果进行科学的统计与分析,不适应现代护理管理的发展。

(五)护理信息管理的内容

1.护理行政管理

护理行政管理包括计算机排班,查阅出勤情况,考核护理人员工作质量,查阅、修改、补充及打印患者动态,护理常规制度信息。可与住院处、药房等相关部门相互制约,使收费、药品发放更加规范。

2.护理业务信息管理

护理业务信息管理包括床位管理、患者病情与饮食、护理计划、医疗计划、医嘱、医疗费用、健康教育等资料。

3.护理质量管理

护理质量管理应规范化、标准化、科学化。护理质量管理包括病房管理、基本护理操作技能管理、医疗文件的记录与管理、护理管理制度、整体护理、护士素质等。对护理质量进行管理能够准确评价护理工作强度和工作质量,更好地促进护理信息交流和护理质量的提高。

4.护理科研管理

护理科研管理是指通过计算机建立信息库,将特殊病例、科研数据、参考文献的目录、索引、科研成果、新业务新技术等输入计算机储存,有利于管理护理人员的科技档案。

5.供应室管理

供应室管理包括物品的种类、数目、价格、发放情况、回收情况、使用后破损情况等,质量监控如物品准备、热源检测、微粒含量、蒸馏水质量、高压灭菌性能等数据都可以输入计算机。通过数据库的使用可以监控供应室工作质量,帮助管理者分析各类指标是否得当,提供与质量失控相关的数据,有利于制订改进措施。

6.重症监护患者的管理

重症监护患者的管理包括对人体重要的生理、生化指标等有选择性地进行经常性或连续性监测的监护系统,具有信息储存、显示、分析和控制功能,有利于及时发现病情变化,立即采取处理和抢救措施,减少手工操作及主观判断造成的误差。

(六)护理信息管理的措施

1.组织学习

护理部应组织护理人员认真学习计算机知识,加强护理人员业务素质的培养,遇到异常信息能够准确识别,果断处理。

2.加强管理

护理部应健全垂直护理信息管理体系,做到分级管理,保证信息的完整、真实和渠道通畅。各级护理人员应对信息及时传递、反馈,经常检查和督促信息管理工作。

(宋　菲)

第九节　医院感染管理

医院感染(hospital acpuired infection,HAI)严重威胁着住院患者的身心健康和预后,给卫生资源带来了巨大的损失,因此控制感染是现代化医院质量管理的重要目标。

医院感染的预防和控制措施贯穿于护理活动的全过程,涉及护理工作的诸多方面。世界卫生组织(WHO)提出的有效控制医院感染的关键措施为消毒、灭菌、无菌技术、隔离、合理使用抗生素以及监测和通过监测进行效果评价。这些无一不与护理密切相关。因此,研究医院感染的发生、发展规律及预防和控制方法,尽力降低感染发生率不仅是护理管理学的主要任务,也是提高护理质量、促进护理学科发展的重要内容之一。

一、医院感染的基本概念

(一)医院感染的定义

医院感染是指住院患者在医院内获得的感染,包括在住院期间发生的感染和在医院内获得出院后发生的感染,但不包括入院前已开始或入院时已存在的感染。医院工作人员在医院内获得的感染也属医院感染。

医院感染定义明确了以下几点:①感染必须是医院内获得;②感染与发病是在不同阶段产生的,潜伏期是判断感染发生时间与地点的重要依据;③包括一切在医院内活动的人群,即患者、医院工作者、陪护和探视者等,均可发生医院感染;④医院感染多数在患者住院期间发病,但潜伏期较长的病也存在医院受感染,对于出院以后发病者,如病毒性乙型肝炎,虽在医院内受感染,发病往往在出院以后;⑤在入院前受感染处于潜伏期的患者,在入院后发病的,不属于医院感染,但在实践中和医院感染不易区分,一方面依靠潜伏期区别,另一方面可以根据流行病学和临床资料进行分析判断。

(二)医院感染的分类

1.外源性感染

病原体来自患者体外,即来自其他住院患者、医务人员、陪护家属和医院环境。来自其他患者的病原体由于在其体内通过传代毒力及侵袭力增强而有重要意义。医务人员和陪护家属中的慢性或暂时病原携带者,可以直接或通过污染环境而间接引起外源性感染;诊疗器材和制剂的污染造成的医源性感染也属外源性感染。

2.内源性感染

病原体来自患者自身(皮肤、口咽、泌尿生殖道、肠道等)的正常菌丛或外来的已定植菌。在医院中当人体免疫功能下降、体内生态环境失衡或发生细菌易位时即可发生感染;如做支气管纤维镜检查可将上呼吸道细菌带至下呼吸道引起感染,这类感染呈散发性。内源性感染发生机制较复杂,涉及患者基础疾病、诊疗措施等多种因素,因此内源性感染的预防和控制是国内外学者研究的热点。

(三)医院感染的相关因素

医院感染贯穿于疾病诊治的全过程,它的发生发展不仅与医务人员的医疗技术熟练程度、无菌操作水平、医院环境及医用设备的消毒隔离条件以及医院的管理水平有关,而且还与患者的相关情况密切相关。

1.侵入性诊治

各种侵入性诊治如内镜、泌尿系导管、动静脉导管、气管切开、气管插管、吸痰、脏器移植、牙钻、采血针、留置导尿、机械通气等侵入性诊疗手段,不仅可把外界的微生物导入体内,而且损伤了机体的防御屏障,使病原体容易侵入机体。

2.环境污染

医院是患者密集的场所,医院环境最容易被病原微生物污染,从而为疾病的传播提供外部的条件,促进医院感染的发生。医院中污染最严重的是感染者的病房、厕所以及病区中的公共用品,如水池、浴室、便器等。

3.患者免疫抑制剂的治疗

使用了激素或免疫抑制剂,接受化疗、放疗后,致使患者自身免疫机能下降而成为易感染者。

4.抗生素的应用

从辩证角度分析抗生素在临床的应用,既是保护因素,又是危险因素。合理地应用抗生素是医院感染的保护因素,但由于大量或不合理的应用,会引起人体内的菌群失调出现二重感染;同时由于抗生素的使用耐药菌群增加,感染的机会也增多。

5.患者的年龄

患者的年龄越大,医院感染率越高,因老年患者本身生理防御功能减退,同时患有各种基础疾病,抗病能力低易引起医院感染。

6.患者基础疾病和病情严重程度

当患者存在糖尿病、慢性支气管炎、脑血管意外、肿瘤等多种基础疾病时,发生医院感染的机会增加。另外,病情的严重程度与其发生感染的机会成正比关系。

7.医源性因素

医院组织管理不够完善,医疗设备的消毒隔离条件不够完善,医护人员在操作时违反操作规程,医护人员为患者提供服务时没有遵守洗手的准则,造成病原菌的传播等。

二、预防与控制医院感染的措施

医院感染的预防与控制是一个综合性的措施,护理部门在医院感染的预防与控制中起着重要的作用。在整个医院感染的管理中,护理系统应主动和独立地制订出行之有效的预防措施并建立严格的控制感染管理制度,做到层层落实把关,以最大限度地避免因护理管理失误而引发的医院感染。

1.加强组织领导与健全监督检查

医院的感染管理是一个复杂的系统工程,护理管理则是该系统的重要子系统,它的运行状况会直接影响整个医院感染管理的质量与水平。为了实现预防和控制医院感染这个大目标，必须建立健全组织并实施科学而有效的管理。护理部在医院感染管理委员会的指导下，组织本系统有关人员成立预防医院感染的消毒隔离小组，即护理指挥系统，通过计划，定期检查，随时抽查或深入第一线等途径，了解情况并根据所获得的各方面的信息及时处理存在的问题，或做出相应的调整，使医院感染的各项预防措施持续处于良好的运行状态。护理指挥系统还应对医院护理人员进行消毒、灭菌、无菌操作和隔离技术的教育，进行合理使用抗菌药物正确配制和选择合适溶液、观察用药后的反应，以及各种标本的正确留取及运送等有关预防感染的培训，定期进行无菌操作达标率和消毒灭菌合格率等的统计，了解护理人员遭受医院感染的情况，以及住院患者的感染发生率等，使感染管理有序、有效，从而达到预防医院感染的目的。

2.全员培训，提高人员的整体素质

在医院感染的预防与控制工作中，必须重视对全体医护人员的培训教育，特别是对医院感染知识的培训、抗生素合理使用的培训等。只有人人都了解预防医院感染的意义、具体要求和实施方法，才能使预防感染的各项计划和措施变为实际行动，才能切实控制和防止感染的发生。

3.强化高危人群的感染管理

由于老年患者免疫功能低下，抗感染能力减弱，尤其是有疾患并处于卧床不起的老年人，由于呼吸系统的纤毛运动和清除功能下降，咳嗽反射减弱，导致防御机能失调易发生坠积性肺炎。而且这类患者的尿道多有细菌附着，导管中绿脓杆菌、大肠埃希菌、肠球菌分离率高，也可能成为医院感染的起因。因此住院的老年患者必须加强系统护理，做好患者口腔和会阴的卫生，协助患者进行增加肺活量的训练，促进排痰和胃肠功能恢复。

4.强化重点部门的感染管理

重症监护病房(ICU)是医院感染的高发区，由于多数患者都是因其他危重疾病继发感染后转入 ICU 或各种类型休克、严重的多发性创伤、多脏器功能衰竭，大出血而住 ICU，其身心和全身营养状况均较差，抗感染能力低等极易引起医院感染。因此对 ICU 的感染管理，是医院感染管理的重点部门。

另外，新生儿科、手术室、腔镜室、供应室等部门的感染管理工作，也是重点部门之一，管理部门必须根据医院的具体情况随时做出相应的管理措施。

5.加强侵入性操作的管理

临床上对侵入性操作的诊疗，要选择适当的适应证，严格注意操作规程，建立细菌监测、感染情况的登记上报制度，定期分析细菌的检出情况，对感染部位、菌种、菌型及耐药性、感染来源和传播途径等做好记录，以便制订针对性的控制措施。

6.消毒措施的贯彻和落实

消毒是预防感染传播的基本手段之一，能否防止或控制感染的扩散往往取决于消毒工作的质量，因此必须严格按原卫生部《医院感染管理规范(试行)》《医院消毒技术规范》中的要求，做到专人负责、定期消毒、按时检查、定期监测。另外，医护人员在为患者提供服务或行操作时，必须严格遵守洗手规范，防止由于医务人员的手造成病原菌传播的不良后果。

7.做好护理人员感染的自身防护

在医院众多职工中，护理人员接触患者机会最多，每日需要处理各种各样的感染性体液和分泌物，导致护理人员时刻处于各种病原菌包围之中，受到感染的威胁，因此必须加强护理人员的自我防护与感染管理,提高护理人员的自我防护意识,强化预防感染的具体措施。

8.严格病房管理和做好健康教育,减少环境造成的污染

医院环境的污染是发生医院感染的另一个途径,护理人员要落实管理好各项措施,如搞好病房内的洁净,控制患者的陪护,减少病房的人流量等,保护住院患者的医疗安全和减少感染机会的发生。另外,护理人员应向患者宣教防止疾病传播与控制医院感染等知识,如教会患者及其家属、探访者养成接触患者前后洗手的习惯。对需要隔离的患者宣传隔离的目的和意义,使他们主动自觉地配合医护人员做好隔离消毒工作,减少医院感染的发生。

(宋　菲)

第十节　护理质量管理

护理质量是医院质量的重要组成部分,也是护理管理工作的重点。护理质量不仅取决护士的业务素质,还取决于管理方法是否得当和管理水平的高低。在护理质量管理中,恰当的选择和运用质量管理的基本原理和方法是确保护理工作科学化、规范化、标准化的必要手段。

一、循环管理法

PDCA、SDCA被管理界并称为两个经典的循环管理法。PDCA表示"改进",其目的则是提高流程的水准;而SDCA表示"维持",其目的就是标准化和稳定现有的流程。此为管理阶层的两项主要职责,而管理者掌握这两个循环管理法及其思维模式,并将其充分运用到工作实践中去,将会逐渐变得卓越。

(一)PDCA循环法

1. PDCA循环法的概述

PDCA循环又称戴明环或质量环,是管理学中的一个通用模型,由"统计质量控制之父"——美国著名统计学家沃特·阿曼德·休哈特在20世纪20年代首先提出,在当时引入了"计划-执行-检查"的概念。20世纪50年代,美国质量管理专家爱德华·戴明博士将PDS循环进一步发展成为:计划-执行-检查-处理。PDCA循环是一种程序化、科学化、标准化的管理方式。

2. PDCA循环的流程

PDCA是英语单词plan(计划)、do(执行)、check(检查)和action(处理)的第一个字母,PDCA循环就是按照这样的顺序进行质量管理,并且循环不止地进行下去的科学程序。每一次PDCA循环的实施过程分为4个阶段8个步骤。

(1)P(plan)计划:包括方针和目标的确定,以及活动规划的制定。计划阶段包括以下四个步骤:第一步,分析现状,找出存在的质量问题,确立质量改进项目;第二步,逐项分析产生质量问题的原因和影响因素;第三步,找出影响质量的主要因素;第四步,针对影响质量的主要因素研究对策,制定措施,拟定改进计划,并预测效果。解决问题的措施应具体而明确,在进行这一步时,要反复考虑并明确回答以下问题:①为什么要制定这些措施(Why)?②制定这些措施要达到什么目的(What)?③这些措施在何处执行(Where)?④什么时候执行(When)?⑤由

谁负责执行(Who)？⑥用什么方法完成(How)？以上六个问题，归纳起来就是原因、目的、地点、时间、执行人和方法，亦称5W1H问题。

(2)D(do)执行：实施阶段，即第五步，按照制定的质量改进计划及要求，进行具体操作，组织相关人员实现计划中的内容。

(3)C(check)检查：检查阶段，即第六步，根据计划要求、实际执行情况，把执行结果与要求达到的目标进行对比检查，衡量和考察所取得的效果，发现问题并制定下一步改进措施。

(4)A(action)处理：处理阶段分为两个步骤：第七步把成功的经验总结出来，纳入各项标准，巩固已取得的成绩，防止不良结果再次发生；第八步把没有解决的或新发现的质量问题转入下一个循环，并制定新的循环计划。

3.PDCA循环法在护理质量管理中的应用

护理质量管理是医院质量管理循环中的一个子循环，与医疗、医技、行政、后勤等部门质量管理子循环共同组成医院质量管理大循环。而各护理单元又是护理质量管理体系中的子循环。整个医院运转的绩效，取决于各部门、各环节的工作质量，而各部门、各环节必须围绕医院的方针目标协调行动。因此，大循环是小循环的依据，小循环是大循环的基础。通过PDCA循环把医院的各项工作有机的组织起来，达到彼此促进、持续提高的目的。此外，PDCA循环对护理质量管理有着长远的意义。

(1)促进护理质量的持续改进：PDCA循环既强调基于现状的科学调查，又注重具体的改进措施，并强化追踪落实与效果评价，使护理质量控制更具有规律性和系统性，有利于形成护理质量管理的良性循环体系，提高管理效能，促进护理质量持续改进。

(2)有利于提高患者满意度：周而复始的PDCA循环可有效强化"以患者为中心"的护理质量管理理念，完善各项规章制度，优化护理工作流程，提高患者的满意度。

(3)有利于激发护士的积极性：PDCA循环强调全员参与，注重构建透明的质量管理网络，使护士既是检查者，又是被检查者，人人有目标、有压力、有动力，从而有利于激发护士的工作积极性。

(二)SDCA循环法

1.SDCA循环法的概述

SDCA循环是一种在流程管理中实施标准化、执行、检查、总结(调整)的循环模式，即标准、执行、检查、总结。包括所有和改进过程相关的流程的更新(标准化)，并使其平衡运行，然后检查过程，以确保其精确性，最后作出合理分析和调整，使得过程能够满足愿望和要求。

2.SDCA循环的流程

S是标准(standard)，即企业为提高产品质量编制出的各种质量体系文件；D是执行(do)，即执行质量体系文件；C是检查(check)，即质量体系的内容审核和各种检查；A是总结(action)，即通过对质量体系的评审，做出相应处置。不断的SDCA循环将保证质量体系有效运行，以实现预期的质量目标。

3.SDCA循环法在护理质量管理中的应用

所谓标准化，就是将企业里各种各样的规范，如：规程、规定、规则、标准、要领等，形成文字化的东西统称为标准(或称标准书)。制定标准，而后依标准付诸行动并不断完善的过程称之为标准化。护理质量管理中，不管是临床护理质量、护理管理质量还是护理技术操作质量，都需要执行"标准化"。制定良好的标准要注意以下几个方面。

(1)目标指向标准：必须是面对目标的，即遵循标准总是能保持护理质量的同质化。

(2)显示原因和结果：比如"安全地转运患者"，这是一个结果，应该描述如何转运患者的具体步骤。

(3)准确：要避免抽象，"转运患者时要小心"，如此模糊的词语不宜出现，要具体描写关键注意点。

(4)数量化：每个读标准的人必须能以相同的方式解释标准。为了达到这一点，标准中应该多使用图和数字。

(5)现实标准：必须是现实的，基于现有条件的，可操作的。

(6)修订标准：在需要时必须及时修订。护理工作是按标准进行的，因此标准必须是最新的，是当时正确的操作情况的反映。同时还需注意的是，标准制定以后，必须经过指导、训练、实施、改善才是实施了标准化。没有 SDCA 循环，改善成果就得不到有效巩固，没有 PDCA 循环就只能坚持现有水平，不能取得突破和提高。

二、品管圈

(一)品管圈的概述

品管圈（QCC）亦称持续质量改善小组、质量控制圈、质量小组等，由日本石川馨博士于 1962 年所创，是指由同一个工作场所的人员，为了解决质量问题或突破工作绩效，自动自发地结合成一个小组（圈），然后分工合作，解决工作场所的障碍问题，以达到质量与业绩持续改善的活动。

(二)品管圈的流程

1.组圈

根据同一部门或工作性质相关联、同一班次原则，组成品管圈；选出圈长；以民主方式决定圈名、圈徽。

2.活动主题

选定结合部门工作目标，采用头脑风暴法，每位成员提出 2~3 个问题点，以民主投票方式产生活动主题。

3.制定活动计划

使用甘特图制定活动计划及进度表，并决定适合每一个圈员的职责和工作分工。

4.现状调查

把现行工作进行归纳总结，绘制成流程图；制定检查表收集现况与标准的差距；制作成柏拉图直观反映，找出影响问题点的关键项目。

5.目标设定

从实际出发，根据现况值、改善重点、圈能力设置目标值。

6.原因分析

运用头脑风暴法展开特性要因分析，找出影响的主要因素。

7.对策制定

根据 5W1H 原则针对主要影响因素讨论具体对策。

8.对策实施及检讨

按照 PDCA 循环实施对策，及时发现问题并持续改进。

9.效果确认

使用检查表、推移图、层别图、柏拉图等分析比较 QCC 开展前后有形成果;使用雷达图展示无形成果。

10.标准化

把品管圈有效对策纳入公司或部门标准化体系中。

11.检讨与改进

总结优点,分析缺点,明确今后努力方向。

12.成果发表

可通过书写论文、编写著作或申请专利等方式分享 QCC 成果。

(三)品管圈的特点

品管圈的特点是强调参加人员领导、技术人员、员工三结合,发挥员工的脑力,将大脑"联网",创造愉悦的工作环境;强调自我启发,自我检讨,自主管理,解决自己工作现场的问题。现代的 QCC 管理内容和目标突破了原有的质量管理范围,向着更高的技术、工艺、管理方面扩展,改善企业运作。

(四)品管圈在护理质量管理中的应用

近年来,品管圈活动已在护理质量管理中广泛应用。开展 QCC 活动,一方面有利于增强团队合作意识,提升团队协作性和凝聚力,提高护士评判性思维能力和解决问题的能力;另一方面改变了以往护理质量管理大都是自上而下的模式,护士是被管理者、被检查者,而品管圈则提供由下而上的管理模式,使护士自动自发地参与管理活动,并在工作中获得满足感;同时,参与活动的护士必须通过认真观察、学习才能提出问题,采用科学的统计技术和工具来分析问题,并制定出改进措施,培养了科学管理的意识。

三、根本原因分析(root cause analysis,RCA)

(一)根本原因分析的概述

根本原因分析(RCA)是一种回溯性医疗事件分析工具,其对已发生的不良事件进行分析,找出系统中的根本原因,并改善流程,以减少同类事件的发生。

(二)根本原因分析的流程

1.组建 RCA 小组

在执行 RCA 之前,应该组建一支包括经过培训的根本原因分析调查员、事故相关领域专业人员、维修员或操作员的调查小组。组长组织 RCA 小组学习护理不良事件、根本原因分析法等相关理论知识。RCA 小组成员负责收集资料并分析其产生原因,制定对策并实施。

2.确定问题

RCA 的执行质量取决于确定问题的质量。当问题被准确地确定时,RCA 才能被成功地执行,一个好的问题陈述应该是简洁易懂的。

3.资料收集

收集数据和信息的目的是量化和确定事故或故障。环境数据、现场照片、目击者证词等都应该被收集并记录。数据和信息收集完成后,对于事故应该有宏观的认识。包括查阅相关病历、保存记录及访谈当事医护人员;访谈内容包括发生的时间、地点、经过、工作流程等,尽可能真实地还原事件过程。资料收集汇总后,RCA 小组成员进行根本原因分析。

4.确定事件顺序

事故都是由一系列事件产生的。RCA 调查员需组织分析收集到的数据、信息,找到事故或故障发生的事件顺序。

5.确定原因

直接原因和根本原因在 RCA 的过程中,使用收集到的数据、信息,建立因果链,确定直接原因和根本原因。直接原因是因果链中的第一项,即直接导致事故或故障的原因。根本原因是事故产生的最基础的原因,即消除根本原因就能够避免事故的发生。

6.确定改正或预防措施

确定根本原因后,需要确认改正或预防措施,以此消除已经确定的根本原因,防止事故的重复发生。

(三)根本原因分析的特点

RCA 是一项结构化的问题处理法,用以逐步找出问题的根本原因并加以解决,而不是仅仅关注问题的表征。RCA 是一个系统化的问题处理过程,包括确定和分析问题原因,找出问题解决办法,并制定问题预防措施。在组织管理领域内,RCA 能够帮助利益相关者发现组织问题的症结,并找出根本性的解决方案。RCA 必须利用分析人员的知识,同时防止他们的偏见控制调查方向。分析小组应包括专家和不了解被调查过程的人员。RCA 必须描述事实,以明确因果关系并验证事实间的因果关系。通过实施针对 RCA 的纠正措施,希望可以使再次发生的可能性最小化。然而通过单一干预阻止再次发生并非总是可行的,因此,RCA 往往是一个反复的过程,而且常常作为一种不断改进的有用工具。

(四)根本原因分析在护理质量管理中的应用

(1)在日益重视患者安全的潮流下,RCA 善于发现系统的缺陷,有利于建立安全的护理管理体系,营造安全护理文化,保障患者安全。国内研究报道,系统缺陷占护理缺陷的比重高达81%。任何完整的系统都存在缺陷,问题的关键是分析组织的防御系统如何失灵,以及为何失灵,而不单单是追究谁犯的错误。

(2)RCA 加强了护理人员与其他医疗团队间的沟通与合作。国内多项研究也证实,沟通不当已日渐成为医院不良事件发生的主要原因之一。而 RCA 的实施使得来自不同科室的医护人员在 RCA 会议上开始彼此熟悉,无形中加强了医护人员的沟通与互动。随着不同领域医护人员关系的密切,使得医护人员开始彼此信任,更加真诚地讨论不良事件,促进 RCA 的有效实施。

(3)RCA 为护理管理者提供了一种系统的科学的护理安全管理新方法,对保障患者安全、减少护理不良事件有重大意义,值得在临床上借鉴使用。但 RCA 的执行有其局限性,比如比较耗费时间,其推广实施依赖于领导的支持等,且目前我国护理安全管理模式仍然较传统,RCA 的应用未得到有效推广,仍有待学者进一步研究。

四、临床路径

(一)临床路径的概述

临床路径是指针对某一疾病建立一套标准化治疗模式与治疗程序,是一个有关临床治疗的综合模式,以循证医学证据和指南为指导来促进治疗组织和疾病管理的方法,最终起到规范医疗行为,减少变异,降低成本,提高质量的作用。

(二)临床路径的流程

1.准备阶段

成立临床路径实施小组;收集基础信息;分析和确定实施临床路径的病种或手术。选入原则为常见病、多发病,治疗方案相对明确,技术相对成熟,诊疗过程中变异相对较少的病种。

2.建立路径

制定临床路径方法主要为专家制定法、循证法和数据分析法。制定过程中需要确定流程图、纳入标准、排除标准、临床监控指标与评估指标、变异分析等相关的标准,最终形成临床路径医护和患者版本,各版本内容基本相同,但各有侧重,详略程度和适用范围有所不同,这也可以增进医护人员与患者的沟通,有利于患者参与监控,保证临床路径措施的落实。

3.实施临床路径

按照既定路径在临床医疗护理实践中落实相关措施。

4.变异处理

变异是指按纳入标准进入路径的个别患者偏离临床路径的情况,或在沿着标准临床路径接受医疗护理的过程中,出现偏差的现象。变异处理应遵循以下步骤。

(1)记录:及时、真实、简明地将变异情况记录在医护版临床路径表单中。

(2)分析:分析变异的原因并制定处理措施。

(3)报告:及时向临床路径实施小组报告变异情况及处理措施。

(4)讨论:通过讨论、查阅相关文献来探索解决和修正变异的方法。

5.测评与持续改进

评估指标可分为以下 5 种:年度评估指标(平均住院天数及费用等)、质量评估指标(并发症与再住院率等)、差异度评估指标(医疗资源运用情况等)、临床成果评估指标(降低平均住院天数,降低每人次的住院费用,降低资源利用率等)及患者满意度评价指标(医生护士的诊疗技术、等待时间、诊疗环境等)。临床路径实施过程中,根据 PDCA 循环的原理,借鉴国内外最新进展,结合本医院的实际,定期对实施过程中遇到的问题及时修改、补充和完善。

(三)临床路径的特点

临床路径是相对于传统路径而实施的,传统路径即是每位医师的个人路径,不同地区、不同医院、不同的治疗组或者不同医师针对某一疾病可能采用不同的治疗方案。采用临床路径后,可以避免传统路径中同一疾病出现不同的治疗方案,避免了其随意性,提高医疗执行效率,降低成本,提高质量。

(四)临床路径在护理质量管理中的应用

临床护理路径(CNP)是针对特定的患者群体,以时间为横轴、以各种理想护理措施为纵轴的日程计划表。在临床路径管理模式下,护士是执行临床路径团队的核心成员之一,医护关系发生了根本的变化,由从属配合关系变为平等合作关系。护理工作不再是盲目机械地执行医嘱或等医生指示后才为患者实施治疗护理,而是有计划、有预见性地进行护理工作。临床护理路径的实施,可以减少护士进行文书记录的时间,提高其工作效率,同时由于护理活动的程序化和标准化,护理项目也不会被遗漏,将诊疗护理工作规范具体到每个环节,将护理质量的管理从终末管理转变为环节管理。

(赵金荣)

参 考 文 献

[1] 程梅,那娜,潘静,等.实用专科护理理论与实践[M].北京:科学技术文献出版社,2015.

[2] 王爱平.现代临床护理学[M].北京:人民卫生出版社,2015.

[3] 程红缨,杨燕妮.基础护理技术操作教程[M].北京:人民军医出版社,2015.

[4] 王亚宁,周巧玲.护理技能实用手册[M].长沙:中南大学出版社,2014.

[5] 陈顺萍,谭严.妇科护理学[M].北京:中国医药科技出版社,2015

[6] 李小寒.尚少梅.基础护理学[M].北京:人民卫生出版社,2014

[7] 徐庆锋,杨桂芳,侯淑华,等.现代肿瘤诊疗与护理[M].昆明:云南科技出版社,2015.

[8] 杨登科.实用泌尿生殖外科疾病诊疗学[M].北京:人民军医出版社,2015.

[9] 缪建华.恶性肿瘤相关治疗临床应用解析[M].南京:东南大学出版社,2016.

[10] 曹波.外科常见病诊治[M].石家庄:河北科学技术出版社,2013.

[11] 柴家科.实用烧伤外科学[M].北京:人民军医出版社,2014.

[12] 申永璋.外科疾病的现代诊断与治疗[M].天津:天津科学技术出版社,2011.

[13] 富京山.胃肠疾病与常见急症超声诊断[M].北京:人民军医出版社,2012.

[14] 李京枝.妇产科护理学[M].北京:中国中医药出版社,2012.

[15] 李乐之.外科护理学[M].第5版.北京:人民卫生出版社,2012.

[16] 吴蓓雯.肿瘤专科护理[M].北京:人民卫生出版社,2012.